全国高级卫生专业技术资格考试指导

麻 醉 学

主　编　米卫东　王国林

副主编　张铁铮　闵　苏　冯　艺　缪长虹

人民卫生出版社
·北京·

图书在版编目（CIP）数据

麻醉学/米卫东，王国林主编. —北京：人民卫生出版社，2021.5（2024.11重印）

全国高级卫生专业技术资格考试指导

ISBN 978-7-117-29755-4

Ⅰ.①麻… Ⅱ.①米…②王… Ⅲ.①麻醉学-资格考试-自学参考资料 Ⅳ.①R614

中国版本图书馆 CIP 数据核字（2021）第 085502 号

人卫智网	www.ipmph.com	医学教育、学术、考试、健康，购书智慧智能综合服务平台
人卫官网	www.pmph.com	人卫官方资讯发布平台

全国高级卫生专业技术资格考试指导
麻醉学
Quanguo Gaoji Weisheng Zhuanye Jishu Zige Kaoshi Zhidao
Mazuixue

主　　编：米卫东　王国林
出版发行：人民卫生出版社（中继线 010-59780011）
地　　址：北京市朝阳区潘家园南里 19 号
邮　　编：100021
E - mail：pmph @ pmph.com
购书热线：010-59787592　010-59787584　010-65264830
印　　刷：三河市宏达印刷有限公司
经　　销：新华书店
开　　本：889×1194　1/16　印张：55
字　　数：1665 千字
版　　次：2021 年 5 月第 1 版
印　　次：2024 年 11 月第 3 次印刷
标准书号：ISBN 978-7-117-29755-4
定　　价：339.00 元

打击盗版举报电话：010-59787491　E-mail：WQ @ pmph.com
质量问题联系电话：010-59787234　E-mail：zhiliang @ pmph.com

编 者

(以姓氏笔画为序)

刁玉刚　中国人民解放军北部战区总医院

于泳浩　天津医科大学总医院

于钦军　中国医学科学院阜外医院

马浩南　天津大学泰达医院

王　军　北京大学第三医院

王　庚　北京积水潭医院

王　俊　中国医科大学附属第一医院

王　强　西安交通大学第一附属医院

王　颖　哈尔滨医科大学附属第四医院

王天龙　首都医科大学宣武医院

王古岩　首都医科大学附属北京同仁医院

王东信　北京大学第一医院

王志萍　徐州医科大学附属医院

王国林　天津医科大学总医院

王祥瑞　同济大学附属东方医院

车向明　首都医科大学附属北京妇产医院

仓　静　复旦大学附属中山医院

卞金俊　海军军医大学第一附属医院

邓晓明　中国医学科学院整形外科医院

左明章　北京医院

卢悦淳　天津医科大学第二医院

卢家凯　首都医科大学附属北京安贞医院

卢锡华　河南省肿瘤医院

叶　茂　重庆医科大学附属儿童医院

田　鸣　首都医科大学附属北京友谊医院

冯　艺　北京大学人民医院

吕　欣　同济大学附属上海市肺科医院

刘　慧　四川大学华西医院

刘存明　南京医科大学第一附属医院

刘志强　同济大学附属第一妇婴保健院

米卫东　中国人民解放军总医院第一医学中心

安海燕　北京大学人民医院

孙　莉　中国医学科学院肿瘤医院

孙莹杰　中国人民解放军北部战区总医院

孙绪德　空军军医大学第二附属医院

苏殿三　上海交通大学医学院附属仁济医院

李　民　北京大学第三医院

李天佐　首都医科大学附属北京世纪坛医院

李文献　复旦大学附属眼耳鼻喉科医院

李金宝　上海交通大学附属第一人民医院

杨建军　郑州大学第一附属医院

吴镜湘　上海交通大学附属胸科医院

何开华　重庆医科大学附属第一医院

邹望远　中南大学湘雅医院

闵　苏　重庆医科大学附属第一医院

沈晓凤　南京医科大学附属妇产医院

张　卫　郑州大学第一附属医院

张　欢　北京清华长庚医院

张　兵　哈尔滨医科大学附属第二医院

张建敏　首都医科大学附属北京儿童医院

张铁铮　中国人民解放军北部战区总医院

陈　果　四川大学华西医院

陈新忠　浙江大学医学院附属妇产科医院

武庆平　华中科技大学同济医学院附属协和医院

林献忠　福建医科大学附属第一医院

欧阳文　中南大学湘雅三医院

易　杰　中国医学科学院北京协和医院

罗　艳　上海交通大学医学院附属瑞金医院

金　毅　中国人民解放军东部战区总医院

郑　晖　中国医学科学院肿瘤医院

赵　平　中国医科大学附属盛京医院

赵　晶　中日友好医院

赵　磊　首都医科大学宣武医院

赵丽云　首都医科大学附属北京安贞医院

胡春晓　南京医科大学附属无锡人民医院

闻庆平　大连医科大学附属第一医院

姜　虹　上海交通大学医学院附属第九人民医院

姚　兰　北京大学国际医院

袁红斌　海军军医大学第二附属医院

夏中元　武汉大学人民医院

晏馥霞　中国医学科学院阜外医院

倪新莉　宁夏医科大学总医院

徐　颖　重庆医科大学附属儿童医院

郭向阳　北京大学第三医院

郭克芳　复旦大学附属中山医院

黄立宁　河北医科大学第二医院

梅　伟　华中科技大学同济医学院附属同济医院

戚思华　哈尔滨医科大学附属第四医院

董海龙　空军军医大学第一附属医院

韩如泉　首都医科大学附属北京天坛医院

喻文立　天津市第一中心医院

傅志俭　山东第一医科大学附属省立医院

曾维安　中山大学附属肿瘤医院

谢克亮　天津医科大学总医院

蔡宏伟　中南大学湘雅医院

缪长虹　复旦大学附属中山医院

戴茹萍　中南大学湘雅二医院

编写秘书

曹江北　中国人民解放军总医院第一医学中心

史立凯　中国人民解放军总医院第一医学中心

序 一

"国以才立,政以才治,业以才兴。"人才是最活跃的先进生产力,是支撑发展的第一资源和核心要素。党的十九大报告把人才工作作为保证党和国家事业发展的重要举措,强调"人才是实现民族振兴、赢得国际竞争主动的战略资源"。卫生健康人才是国家人才队伍的重要组成部分,是推进健康中国建设的重要保障。

我国每年有数十万卫生专业技术人员需要晋升副高级和正高级职称,这部分专业技术人员是我国卫生健康事业发展的中坚力量,肩负承上启下的重任。为进一步深化卫生专业技术职称改革工作,不断完善职称聘任制,根据国家有关文件规定,我国卫生行业工作人员的高级专业技术资格采取考试和评审结合的办法取得。高级卫生专业技术资格考试有助于促进不同地区的同专业、同职称的医务人员职称与实践能力的同质化和均衡化,有助于推动提高专业技术人员的能力和水平。

为满足卫生行业专业技术人员应试需要,同时也为加强科学、客观、公正的社会化卫生人才评价体系建设,国家卫生健康委人才交流服务中心《中国卫生人才》杂志社与人民卫生出版社共同组织国内权威专家,编写了"全国高级卫生专业技术资格考试指导用书"。本套书的内容包括了卫生行业高年资专业技术人员应掌握的知识,反映了各学科国内外现状及发展趋势,不仅能帮助巩固和提高主治医师及以上职称专业技术人员综合分析疑难案例、开展先进技术应用与临床实践的能力,还可作为职称考试的参考依据之一。

相信本套书的出版不仅能帮助广大考生做好考前复习工作,还将凭借其不断更新的权威知识成为高年资专业技术人员的案头工具书,指导并提高其临床综合服务能力,推进我国卫生健康事业蓬勃发展。

国家卫生健康委人才交流服务中心

序 二

健康是每个国民的立身之本,也是一个国家的立国之基。人民健康是民族昌盛和国家富强的重要标志。习近平总书记在 2016 年全国卫生与健康大会上指出,健康是促进人的全面发展的必然要求,要把人民健康放在优先发展的战略地位,努力全方位全周期保障人民健康。健康中国建设离不开一支高素质、专业化的医药卫生人才队伍。2016 年 10 月中共中央、国务院印发《"健康中国 2030"规划纲要》,要求加强健康人力资源建设,推进健康中国建设,提高人民健康水平。

高层次卫生专业技术人才专业理论基础扎实、临床经验丰富,对医学发展和人类健康发挥了重要作用。根据《关于深化卫生事业单位人事制度改革的实施意见》《关于加强卫生专业技术职务评聘工作的通知》要求,高级专业技术资格采取考试与评审相结合的办法取得。国家卫生健康委人才交流服务中心组织开展高级卫生专业技术资格考试,全国每年考生有 25 万 ~30 万人。《医药卫生中长期人才发展规划(2011—2020 年)》中明确提出要改进卫生人才评价方式,对专业技术人员进行科学合理评价,使其更加符合高级卫生专业技术人才的工作特性和能力要求。

为探索建立适应行业特点的高级卫生人才评价模式,进一步推动高级卫生专业技术资格考试工作,帮助广大考生做好考前复习,国家卫生健康委人才交流服务中心《中国卫生人才》杂志社与人民卫生出版社共同组织行业权威专家编写出版了全国高级卫生专业技术资格考试指导及习题集丛书。丛书编委均为国内各学科的学术带头人、知名专家,以保证内容的权威性。考试指导的编写基于教材而又高于教材,保证本专业教材体系的连贯性、统一性和发展性;基于考试大纲而又高于考试大纲,内容既紧密结合临床工作实际,又体现专业的最新进展,保证内容的科学性和实用性;基于临床而又高于临床,凝聚了专家的临床思维和临床经验,有利于提升高级专业技术资格医师的临床诊疗水平和技能。

衷心希望本套丛书能够帮助我国广大医务工作者不断提升诊疗服务水平,增强人文素养,修炼过硬本领,进而推动我国高层次医学人才队伍建设,满足新时代、新形势下我国人民群众日益增长的健康服务需求,保障人民群众生命安全和健康权益,推进我国医药卫生事业改革与发展,为健康中国建设发挥更积极、更深远的作用。

中国工程院副院长
中国医学科学院北京协和医学院院校长
国家呼吸临床研究中心主任

人民卫生出版社有限公司
董事长、党委书记

出版说明

　　根据《关于深化卫生事业单位人事制度改革的实施意见》(人发〔2000〕31号)、《关于加强卫生专业技术职务评聘工作的通知》(人发〔2000〕114号),高级卫生专业技术资格采取考试和评审结合的办法取得,国家卫生健康委人才交流服务中心组织开展高级卫生专业技术资格考试。目前高级卫生专业技术资格考试开考专业共计114个,全国每年参加考试人数近30万,并有逐年增长的趋势。

　　为进一步指导高级卫生人才评价工作,满足对医学创新理念、高精技术总结的需求,国家卫生健康委人才交流服务中心《中国卫生人才》杂志社与人民卫生出版社共同组织全国的权威专家,编写出版了本套"全国高级卫生专业技术资格考试指导用书"。本套指导用书在介绍基本理论知识和常用诊疗技术的基础上更注重常见病防治新方法、疑难病例综合分析、国内外学科前沿进展,不仅能指导拟晋升高级职称的应试者进行考前复习,还可以帮助医务工作者提高临床综合服务能力。

　　全国高级卫生专业技术资格考试指导用书由各专业知名专家编写,确保了内容的权威性、先进性、实用性和系统性。内容密切结合临床,既满足考生备考的需求,又能指导广大医务工作者提高临床思维能力和处理疑难病症的能力,以高质量的医疗服务助力健康中国建设。

　　考生在使用本套指导用书时如有任何问题和建议,欢迎将反馈意见发送至邮箱zcks@pmph.com。

主编简介

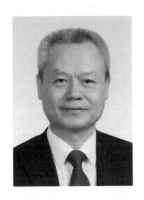

米卫东

教授、博士生导师。中国人民解放军总医院第一医学中心麻醉科主任。享受国务院政府特殊津贴。兼任中国医师协会麻醉学医师分会会长、中华医学会麻醉学分会副主任委员、全军麻醉与复苏学专业委员会主任委员、北京医学会麻醉学分会主任委员、《麻醉安全与质控》主编、《中华麻醉学杂志》《临床麻醉学杂志》《北京医学》副总编辑及多家专业杂志的编委或常务编委。

从事教学工作24年。主编及参编专著11部。以第一负责人承担和完成多项国家重点研发计划项目、国家自然科学基金项目、军队"十二五"重点项目等。获国防发明专利1项,实用新型专利多项。获军队科技进步奖一等奖1项、军队科技进步奖二等奖1项和军队医疗成果奖二等奖2项。2008年获卫生部等四部委"抗震救灾先进个人"称号;2016年荣获"中央保健先进个人"称号。2016年获"军队优秀专业技术人才一类岗位津贴",多次荣获"解放军医学院优秀研究生导师"称号。

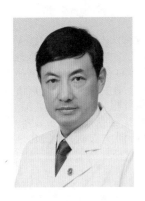

王国林

教授、博士生导师。天津医科大学总医院麻醉科、重症医学科学科带头人。兼任中国老年医学学会常务理事、中国老年医学学会麻醉学分会会长、中华医学会麻醉学分会常委、中华麻醉学会神经外科学组组长、天津市医学会常务理事、天津市临床麻醉质量控制中心主任、国家自然科学基金评审专家、《中华麻醉学杂志》《临床麻醉学杂志》《国际麻醉与复苏杂志》副主编等。

从事临床麻醉工作36年。主编《麻醉学》《老年麻醉学》《妇产科麻醉学》等13部教材或参考书;发表论著300余篇。连续获得5项国家自然科学基金及天津市科技支撑重点项目资助。获国家科技进步奖二等奖1项,天津市科技进步奖二等奖2项、三等奖1项。获第三届"中国杰出麻醉医生"、首届"天津名医"等称号。

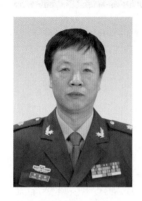

张铁铮

中国人民解放军北部战区总医院麻醉科主任医师、全军麻醉中心主任。享受国务院政府特殊津贴。兼任国家心血管病专家委员会麻醉学委员会副主任委员、中国心胸血管麻醉学会心血管麻醉分会副主任委员、全军麻醉与复苏专业委员会副主任委员、辽宁省医学会麻醉学分会主任委员等职。

从事临床麻醉、教学、科研工作35年。主编、副主编、参编专著46部。发表论文453篇。授权专利36项。主持完成国家、军队及省部级课题8项。获中华医学科技奖二等奖1项，军队医疗成果奖一等奖1项、二等奖3项，辽宁省科技进步奖一等奖1项、二等奖3项。

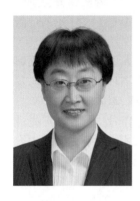

闵　苏

重庆医科大学麻醉学系副主任、麻醉学教研室主任，重庆医科大学附属第一医院麻醉科主任。兼任国家卫生健康委员会能力建设和继续教育麻醉学专委会委员、教育部高校教指委麻醉学分委员会委员、全国高等医学教育学会麻醉学教育研究会常务理事。

从事教学工作38年。全国五一劳动奖章、重庆市五一劳动奖章获得者。先后荣获"全国职工职业道德建设标兵""重庆市职工职业道德建设标兵"，中国医师协会"白求恩式好医生""住院医师心中好老师""优秀专业基地主任"，重庆市"最美教师""英才·名家名师"等荣誉称号，重庆市学术技术带头人。

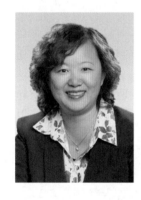

冯　艺

北京人民医院麻醉科、疼痛医学科主任，北京大学医学部麻醉学系副主任，北京大学医学部疼痛医学中心副主任。兼任中华医学会麻醉分会（CSA）全国委员、中华医学会疼痛分会（CASP）全国常务委员、中国女医师协会疼痛专委会主任委员、中国中医药学会疼痛分会全国常委、中国医师协会外科分会MDT专业委员会副主任委员、北京市卫健委住院医师规范化培训委员会麻醉分会主任委员、《医学参考报》疼痛频道主编、《中华麻醉学杂志》编委及英文编委、《临床麻醉学杂志》《中国疼痛学杂志》常务编委。

从事教学工作30年。曾获北京教育协会住院医师规范化培训优秀管理奖、北京大学医学部名师奖、"北京大学优秀教师"称号。

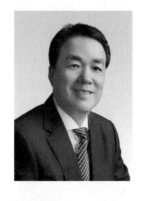

缪长虹

复旦大学附属中山医院麻醉科主任。兼任中国心胸血管麻醉学会副会长、中国医师协会麻醉学医师分会副会长、中华医学会麻醉学分会常务委员、上海市医学会麻醉学分会主任委员、*Anesthesiology*中文版副主编、《中华麻醉学杂志》副总编辑。

国家重点研发项目首席科学家。作为课题负责人先后承担国家自然科学基金项目5项、科技部重点专项子课题1项、973计划项目子课题1项。2018年获上海市科技进步奖一等奖。已培养博士研究生18名、硕士研究生38名，近5年发表SCI论文70余篇。上海市优秀学科带头人、上海市领军人才。

前　言

　　作为前沿科学学科,医学新理念、新技术、新方法不断涌现,尖端技术、设备不断更新,对高级卫生人才评价提出了更高的要求。现行医学教材系统地阐述了医学理论和技术,以基本的普适性技术为主。而高级卫生人才培养和评价则需要突破普适性技术屏障,及时对医学新进展、新理念、新技术、新成果进行梳理和总结。为进一步指导高级卫生人才评价工作,并满足对医学创新理念、高精技术总结的需求,国家卫生健康委人才交流服务中心《中国卫生人才》杂志社与人民卫生出版社共同组织麻醉学领域的权威专家出版了《全国高级卫生专业技术资格考试指导　麻醉学》及配套习题集。

　　我国每年有数千名需要晋升高级职称的麻醉专业医师,这些人员是我国麻醉学发展的中坚力量,身兼承上启下的重任。麻醉学考试指导不仅包括高年资麻醉医师应该掌握的知识,也涵盖目前麻醉学发展的国际规范指南和前沿动态,能巩固和提高主治医师以上职称的医务人员临床诊治、综合分析疑难病例以及开展医疗先进技术的能力。考试指导及其配套习题集除可作为职称考试的参考依据,帮助广大拟晋升高级职称的麻醉医师做好考前复习,也有助于促进不同地区麻醉医师职称与实践能力均衡化,还将凭借其不断更新的权威知识成为高年资医务人员的案头工具书。

　　麻醉学考试指导及其配套习题集的编委均为国内麻醉学的学术带头人及知名专家。在编写过程中曾多次召开编写会和定稿会,各位专家、教授群策群力,在繁忙的临床和教学工作之余高效率、高质量地完成了编写工作。在此表示衷心的感谢!

　　尽管在编写中努力求精求新,但书中难免不足之处,敬请读者指正,以便再版时完善。请将反馈意见发送至邮箱 cjb2019@ vip. sina. com。

2020 年 9 月

目　录

第二篇　各　　论

第一章　麻醉生理

第一节　麻醉与循环系统

【知识点】

1. 心脏功能及血压
2. 冠状动脉循环与麻醉
3. 微循环生理
4. 心血管功能调节机制
5. 临床麻醉中特殊的循环管理技术
6. 控制性降压
7. 术中血压目标值
8. 麻醉及手术应激对循环的影响

1. 心排血量及相关概念

心排血量(cardiac output,CO)指一侧心室每分钟输出到周围循环的血量,是衡量心脏泵血功能的重要指标。正常的心脏,左、右心室的 CO 是相同的。如不特别说明,CO 通常指左心室的排血量。心室每次搏动所射出的血量称为每搏量(stroke volume,SV),是左心室舒张末期容量(left ventricular end-diastolic volume,LVEDV)与左心室收缩末期容量(left ventricular end-systolic volume,LVESV)之差。心排血量(CO)= 每搏量(SV)×心率(HR)。正常 70kg 的成人,当心率为 80 次/min 时,每搏量为 60~80ml,CO 约为 5~6L/min;心率为 60 次/min 时,CO 约为 3.5~5L/min;在麻醉状态下可降至 2.5L/min 左右。健康成人在剧烈运动时,CO 可高达 25~35L/min。

心排血量与代谢相适应,而代谢与体表面积成正比,而以单位体表面积计算的心排血量,称为心指数(cardiac index,CI)。心指数(CI)= 心排血量(CO)/体表面积(BSA),例如,中等身材的成年人体表面积约 1.6~1.7m^2,安静状态下的 CO 为 5~6L/min,CI 则为 2.5~3.5L/(min·m^2)。

2. 围术期影响心排血量的因素

凡能影响每搏量和心率的因素均可影响心排血量。心排血量主要由 4 个因素决定:前负荷、后负荷、心率和心肌收缩力。

(1) 前负荷(preload):舒张期末期心肌收缩开始之前的心室负荷称前负荷,是舒张末期心肌纤维长度,与心室内容量有关,又称容量负荷,以 LVEDV 表示。临床上测定 LVEDV 十分困难。当心脏无病变,顺应性正常时,心室内压力与容量关系恒定,则可以通过测定左心室舒张末压(left ventricular end-diastolic pressure,LVEDP)来代替 LVEDV,反映前负荷。当二尖瓣功能正常时,左房压与 LVEDP 相近;当肺血管的阻力正常时,肺毛细血管楔压(pulmonary capillary wedge pressure,PCWP)与左房压相近;因此,临床上常使用肺动脉漂浮导管(Swan-Ganz)测量 PCWP,以反映左心室前负荷。当三尖瓣功能正常时,中心静脉压(central venous pressure,CVP)可代表右心室前负荷。如左、右心室功能正常,CVP 也可以间接反映左心室前负荷。但如果左、右心室功能差异显著,则不能用 CVP 反映左心室前负荷。

根据 Frank-Starling 心功能曲线的原理,在一定范围内,前负荷增加,心肌初长度增加,心肌收缩力加强,每搏量增加。因此,当心率固定时,在达最适前负荷之前,前负荷与 CO 的变化成正比。手术中,充足的前负荷是维持 CO、保障组织灌注的基础。

(2) 后负荷(afterload):是心肌收缩时所遇到的阻力,即心室射血时所要克服的压力,又称压力负荷。瞬间的主动脉抗阻是精确测量后负荷的方法,但可行性不强。临床上,体循环阻力(systemic vascular resistance,SVR)是最常用的描述后负荷的指标。通过无创或有创的方法测定 CO、MAP 等可计算 SVR,其公式为:

$$SVR = 80 \times (MAP - CVP)/CO$$

参考值为 900~1 500dyn/$(s \cdot cm^5)$。可见,CO 和 SVR 成反比,应用扩血管药降低 SVR,可以提高 CO,改善组织灌注和心功能。公式还提示,MAP 与 SVR 成正比,因此临床上,也常用 MAP 或收缩压反映后负荷的大小。但是,如将上述公式变形为:

$$MAP - CVP = SVR \times CO/80$$

就容易看出,MAP 受到 CO 和 SVR 两个变量的影响。同样的 MAP 水平,可以是高 CO、低 SVR(高排低阻),也可以是低 CO、高 SVR(低排高阻),应用血管扩张药治疗心力衰竭的原理就是降低后负荷,使低排高阻转变为高排低阻。

(3) 心肌收缩力(myocardial contractility):是指心肌不依赖于前、后负荷而改变其力学活动(包括收缩的强度和速度)的内在特性。在前、后负荷不变的情况下,心肌收缩力增强时,心肌缩短速度增快,室内压上升,进而射血分数增大,每搏量增大,使心脏泵血功能增强。

很多因素可以影响心肌的收缩性,如运动、肾上腺素能神经刺激、pH 变化、温度、药物等。临床上常用射血分数(ejection fraction,EF)反映心室收缩功能,EF = (LVEDV-LVESV)/LVEDV,也就是每搏量占心室舒张末期容积的百分比。EF 的参考值为>55%。可以通过超声心动图、血管造影术、放射性核素心室造影进行评估。

心肌收缩力包括收缩强度和收缩速度,凡可影响心肌细胞兴奋-收缩耦联过程的每个因素都可影响心肌收缩力。影响收缩强度的关键因素是肌质网内 Ca^{2+} 浓度和可利用性,影响收缩速度的关键因素是横桥 ATP 酶活性。

儿茶酚胺类(如去甲肾上腺素和肾上腺素)、磷酸二酯酶抑制剂(如米力农)、洋地黄等正性肌力药物作用机制的共同点就是增加心肌细胞内 Ca^{2+} 浓度,从而增加心肌收缩力,增加 CO。新型正性肌力药左西孟旦的作用机制有所不同,该药为钙离子增敏剂,增加肌钙蛋白对钙离子的敏感性,使心肌细胞在细胞内 Ca^{2+} 浓度不变的情况下增加心肌收缩力,而不影响心脏的舒张功能,不增加心肌氧耗。临床上,在儿茶酚胺类药物治疗心力衰竭效果不佳时,加用左西孟旦可以收到较好的效果。另外,甲状腺激素可提高肌球蛋白 ATP 酶的活性,通过增加心肌收缩速度进而增强心肌收缩力。老年、甲状腺功能减退、心力衰竭和酸中毒患者的横桥 ATP 酶活性降低,使心肌缩短速度减慢,心肌收缩能力减弱。

(4) 心率:是指每分钟心跳的次数,也是决定 CO 的心脏内在因素。心率受多种机制调控,如心脏传导系统、中枢神经系统、自主神经系统等。在一定范围内,心率加快可使心排血量增加。但如果心率过快,超过 160 次/min 时,心室舒张期明显缩短,导致心室充盈明显减少,每搏量也明显减少,引起心排血量下降。另一方面,如果心率过慢,低于 40 次/min 时,由于心室舒张期过长,心室充盈已接近最大限度,舒张期的延长已不能进一步增加充盈量和搏出量,因此心排血量也会减少。此外,研究表明,心率本身也可以增强心肌的收缩性,可能与细胞内 Ca^{2+} 浓度增加有关。但在心动过速状态下,细胞内 Ca^{2+} 浓度增加最终引起 Ca^{2+} 超载,导致心力衰竭。

3. 影响心室舒张功能的因素

临床上,有超过 40% 的慢性充血性心力衰竭患者为收缩功能正常的舒张功能不全,提示医师在重视心脏收缩功能时应同样关注心脏的舒张功能。众所周知,心动周期由等容收缩期、射血期、等容舒张期和充盈期组成,这 4 个时期是连续完整的,舒张功能不全将影响心室的充盈,而导致收缩期射血减少,降低 CO。心室的舒张功能受损是由心室僵硬度增加和心肌松弛功能下降引起的;老年人、高血压、冠状动脉粥样硬化性心脏病、肥厚型心肌病、主动脉瓣狭窄患者的心肌僵硬度大大增加,如存在心室肥厚,还会同时影响僵硬度和松弛性,引起 LVEDP 升高,舒张期左室充盈的血量和速度均下降。因此,这类患者在麻醉手术过程中应尤其避免心率过快(<70 次/min 为佳),防止因舒张期缩短、充盈不足,诱发舒张性心力衰竭。正常的心脏,心房收缩约占到左室充盈的 25% 左右;对于肥厚型心肌病等舒张顺应性下降的患者,心房收缩可以达到左室充盈的 40%,如果术中

发生心房颤动,易诱发心力衰竭,需积极预防和处理;如果该类患者术前已有心房颤动,提示病情重,术中需密切关注心功能。

4. 经食管超声心动图评价心功能的方法与价值

近年来,随着经食管超声心动图(transesophageal echocardiography,TEE)的广泛应用,不仅能够完整评估心脏的结构和功能,还能动态监测前负荷、室壁运动、心肌收缩力等,起到重要的循环监测作用,为围术期的循环管理提供重要依据。评估心脏的泵功能和前负荷主要有以下几种方法:测量面积变化分数、Quinones 法、Simpson 法、多普勒法、三维法。

(1)面积变化分数:经胃左室短轴切面,可以描记出左室舒张末期面积(end-diastolic area,EDA)、收缩末期面积(end-systole area,ESA)、计算面积变化分数(fraction of area change,FAC)。FAC% = (EDA−ESA)/EDA,FAC 参考值为 45%~80%;FAC<20% 提示左室衰竭;FAC>80% 提示低血容量或低外周血管阻力。可以反映左室收缩功能、前负荷,指导液体治疗。如果出现前内侧乳头肌和后外侧乳头肌的对吻征,可充分证明前负荷不足。

(2)Quinones 法:经胃左室短轴切面,应用 M 型超声,测量左室舒张末期直径(end-diastolic diameter,EDD)、收缩末期直径(end-systolic diameter,ESD),计算 EF 值,EF% = (EDD^2−ESD^2)/EDD^2。

(3)Simpson 法:食管中段四腔心切面、食管中段两腔心切面,描记左室舒张末期容积(EDV)、收缩末期容积(ESV),计算 SV、EF、CO。

(4)多普勒法:食管中段左室长轴切面,通过测量左室流出道血流速度、直径,利用速度时间积分法计算 SV、CO。每搏量=时间速度积分×横截面积。

(5)此外,可以创建三维图像,描记左室收缩末期容积(ESV)、舒张末期容积(EDV),计算 SV、EF、CO。

TEE 还可以评估心室壁的运动幅度、速度、方向、协调性、收缩期的增厚率等,完成心室收缩功能和舒张功能的评价。此外,TEE 有助于发现心肌缺血、心功能不全、低血容量、心内异常血流、心脏压塞、肺栓塞、左室流出道梗阻等情况,指导麻醉方案的实施。

5. 血压调控及其影响因素

心脏射血和外周血管阻力是形成动脉血压的根本因素。平均动脉压、心排血量和外周血管阻力三者间的相互关系,可用公式简单表示:

$$平均动脉压(MAP) = 心排血量(CO) × 外周血管阻力(SVR)$$
$$心排血量(CO) = 每搏量(SV) × 心率(HR)$$

因此,影响动脉血压的因素有以下几点。

(1)每搏量:每搏量会通过改变 CO,进而影响 MAP。每搏量的变化主要影响收缩压。每搏量增加,收缩期射入动脉的血量增多,动脉管壁所承受的压强增大,收缩压明显升高。血压升高,血流加快,在舒张期末存留在大动脉的血量增加不多,舒张压升高较小,故脉压增大;反之,每搏量减少,收缩压的降低比舒张压的降低更显著,故脉压减小。因此,收缩压的高低主要反映每搏量的多少。

(2)心率:心率的变化主要影响舒张压。心率加快时,舒张期明显缩短,舒张期流向外周的血量减少,存留在主动脉内的血量增多,使舒张压明显升高。而收缩期主动脉内的血量增多,虽然收缩压也相应升高,但由于血流速度加快、较多的血液流向外周,因此收缩压升高程度较小,所以当心率增加时,脉压减小。反之,心率减慢时,舒张压下降程度明显大于收缩压下降,因此脉压增大。

(3)外周血管阻力:外周血管阻力主要影响舒张压。外周阻力增大时,舒张期内血液流向外周的速度减慢,因而舒张压明显升高。在收缩期,血压升高使血流加快,因而收缩压升高不如舒张压升高明显,故脉压减小。反之,外周血管阻力减小时,舒张压和收缩压都减小,但舒张压降低幅度更大,故脉压增大。因此,舒张压的高低主要反映外周阻力的大小。

(4)主动脉和大动脉的血管张力:此作用主要使心动周期中血压的波动幅度减小。老年人、动脉粥样硬化患者由于动脉管壁弹性纤维减少而胶原纤维增多,血管可扩张性降低,大动脉的弹性贮器作用减弱,对血压的缓冲作用减弱,从而收缩压增高,舒张压降低,脉压加大;对于相同的前、后负荷变化和手术应激,该类患者更易产生大幅的血压波动。

(5)有效循环血容量:有效循环血容量主要通过影响前负荷而影响血压。生理情况下,循环血容量与血管容量两者互相匹配,维持一定的平均充盈压。大失血时,循环血量减少,此时如果血管容量变化不大,则体循环平均充盈压降低,血压下降。反之,血管容量明显增大而循环血量不变(如使用扩血管药物时),也将导致血压下降。

6. 冠状动脉血流的生理特点和调节因素

（1）冠状动脉血流的生理特点主要有以下 3 点。

1）灌注压高，血流量大：冠状动脉直接开口于主动脉根部，其开口处的压力相当于主动脉压，冠状动脉血流途径短、阻力小，压力降低幅度小，正常成年人安静状态下的冠状动脉血流量（coronary blood flow，CBF）为每 100g 心肌 60~80ml/min，总量为 200~250ml/min，占 CO 的 4%~5%。

2）摄氧率高，耗氧量大：心肌富含肌红蛋白，其摄氧能力很强。心肌代谢几乎全是有氧代谢，供能多，耗能也多。安静时，冠状动脉循环血液中的氧含量较低，氧的储备量低。当手术刺激、剧烈运动，心肌氧耗量明显增加时，心肌主要依靠扩张冠状动脉增加血流量来增加氧供。

3）具有多重调节因素：受到灌注压、心肌对冠状动脉的压迫、心肌代谢和神经体液的调节。

（2）调节冠状动脉血流的 4 个主要因素。

1）灌注压：CBF 与灌注压成正比。但由于冠状动脉具有自身调节能力，当灌注压在 60~150mmHg 范围内波动时，冠状动脉血管平滑肌将发生相应的舒缩反应，CBF 可保持相对恒定。

2）心肌收缩和舒张：冠状动脉小分支大多呈垂直方向穿过心肌，当心室收缩时，压迫肌纤维之间的小血管，可使 CBF 明显减少。因此，舒张期对冠状动脉灌注十分重要。右心室对心肌的压迫较轻，因此在收缩期也有供血，而左心室则主要靠舒张期供血。心率减慢，舒张期延长，CBF 会相应增加。

3）心肌代谢：心肌做功和氧耗增加可引起代谢性冠状动脉血管扩张，CBF 可比静息时增加 3~5 倍。CBF 对组织缺氧十分敏感，缺氧时体内产生腺苷，是一种强力血管扩张物质，使冠状动脉扩张。缺氧、pH 下降、CO_2 蓄积以及乳酸血症等均可使冠状动脉扩张，CBF 增加，最终维持心肌氧的供需平衡。

4）神经体液：支配心脏的自主神经包括交感神经和副交感神经。一般认为兴奋交感神经引起心率增快、心肌收缩力和血压升高，代谢增加，引起冠状动脉扩张，CBF 增加。相反，刺激迷走神经会引起心率减慢、心肌收缩力减弱、血压下降，代谢减少，引起冠状动脉收缩，CBF 减少。此外，循环血中的某些物质也参与对冠状动脉血管和血流的体液调节。包括腺苷、ATP、前列腺素 I_2、一氧化氮、内皮素、肽类激素等。其中腺苷、ATP、前列腺素 I_2、一氧化氮均可使血管平滑肌舒张，冠状动脉扩张。内皮素是血管收缩因子，导致血管收缩。

冠状动脉的自身调节机制比较复杂，受上述灌注压、心肌收缩、心肌代谢和神经体液 4 方面的共同影响。

7. 冠状动脉粥样硬化性心脏病患者的病理生理特点及麻醉管理原则

随着人口的老龄化，有越来越多的冠状动脉粥样硬化性心脏病患者接受心脏或非心脏手术。掌握冠状动脉粥样硬化性心脏病患者的病理生理特点和麻醉管理原则已成为麻醉医师的基本功之一。

冠状动脉的内皮细胞具有重要的调节血管平滑肌张力，抑制血小板聚集的作用，如其功能受损将导致动脉粥样硬化。高脂血症、高血压、糖尿病、吸烟和遗传等会引起内皮功能障碍，是冠状动脉粥样硬化性心脏病的危险因素。冠状动脉、肾动脉和颈内动脉是公认的容易发生粥样硬化的动脉，提示冠状动脉粥样硬化性心脏病患者可能同时合并颈动脉狭窄、肾动脉狭窄。临床上，有一部分心肌梗死的患者冠状动脉的狭窄程度小于 50%，提示粥样硬化斑块的稳定性和冠状动脉内皮完整性的重要性。斑块破裂引起的炎症反应和血栓形成可加重冠状动脉的狭窄使病情恶化。

冠状动脉粥样硬化性心脏病患者的病理生理特点是心肌的氧供/需（耗）失衡。麻醉医师在术中应尽量维持氧供/需平衡，防止心肌缺血的发生。由于冠状动脉存在狭窄，很难依靠增加冠状动脉血流量来增加心肌氧供，欲维持心肌氧供/需平衡，主要应降低心肌氧耗。

心肌的氧供/需的决定因素包括心率、心肌收缩力和室壁张力。

（1）心率是决定心肌氧供/需平衡的重要因素。心率增快不仅增加心肌氧耗，同时因舒张期缩短而减少心肌氧供。心率还影响冠状动脉血流的自身调节。清醒状态下犬的实验显示，当心率为 100 次/min 时，冠状动脉灌注的压力低限是 38mmHg；当心率增加一倍，到 200 次/min 时，冠状动脉灌注的压力低限上升到 61mmHg。也就是说，欲维持同样的冠状动脉血流灌注，心率越快，需要的灌注压（血压）就越高。对于冠状动脉粥样硬化性心脏病患者，术中心率应控制在 70 次/min 以下。

（2）心肌的氧耗会随心肌收缩力的增强而增加。对于术前心功能正常的冠状动脉粥样硬化性心脏病患者，应避免预防性应用正性肌力药。对于术前已存在心肌梗死、心功能不全的患者，术中可能需要给予正性肌力药,此时建议以相对恒定速度静脉泵入,尽量避免单次推注,以防心肌收缩力和心率的剧烈增加,而显著增加心肌氧耗。

（3）室壁张力是指心室射血时室壁所负担的压力,血压（MAP）的变化与其呈正相关。血压对心肌氧供/需的影响是一把双刃剑,血压升高既增加心肌氧供,也增加心肌氧耗。围术期避免血压的剧烈波动,有利于维持心肌氧供/需平衡。

MAP 与心率的比值对于临床有很大的指导意义。欲维持氧供/需平衡,术中应维持 MAP/心率>1;对于 65 岁以上的老年人,应维持 MAP/心率>1.2。

8. 围术期麻醉用药对冠状动脉循环的影响

大量基础和临床研究显示了现代吸入麻醉药（如异氟烷、七氟烷、地氟烷等）的心肌保护作用,因此,有指南推荐将吸入麻醉应用于冠状动脉旁路移植术或冠状动脉粥样硬化性心脏病患者的非心脏手术。但 Giovanni Landoni 等于 2019 年发表在新英格兰杂志的关于吸入麻醉与全静脉麻醉在冠状动脉搭桥手术中的多中心、大样本研究发现:在择期接受冠状动脉搭桥术（coronary artery bypass graft,CABG）的患者中,吸入麻醉组与全静脉麻醉组在术后 1 年内的死亡率、心肌梗死等不良事件发生率无显著差异。

β 肾上腺素受体（简称 β 受体）拮抗剂、钙通道阻滞剂和硝酸甘油是最常用的维持冠状动脉粥样硬化性心脏病患者心肌氧供/需平衡的围术期药物。β 受体拮抗剂降低心率和心肌收缩力,减少心肌氧需,增加心肌氧供,在老年、冠状动脉粥样硬化性心脏病、高血压等患者的围术期中的地位越来越高。由于 β 受体拮抗剂的心脏抑制作用,对于心功能不全的患者,术中使用时,应在严密监测动脉压的情况下,小剂量缓慢静脉注射,一旦出现心率下降的趋势即刻停止给药。钙通道阻滞剂也可抑制心肌收缩力,减少心肌氧耗;还可松弛血管平滑肌,常用于预防和治疗冠状动脉痉挛。硝酸甘油可扩张狭窄的冠状动脉,增加心肌缺血区的血流量;同时可扩张静脉,使回心血量减少,降低前负荷和心肌氧需,有利于心肌氧供/需平衡。

对于老年和冠状动脉粥样硬化性心脏病患者,指南推荐术中采用目标导向液体治疗联合应用 α_1 肾上腺素受体（简称 α_1 受体）激动剂来提高外周血管阻力,提高灌注压,改善心肌及组织灌注。常用的 α_1 受体激动剂包括去甲肾上腺素、去氧肾上腺素和甲氧明。去甲肾上腺素除了激动 α 受体外,兼具 β 受体激动作用,更适用于存在心功能不全的冠状动脉粥样硬化性心脏病患者。α_1 受体主要有 α_{1A}、α_{1B} 和 α_{1D} 3 种亚型,外周血管主要为 α_{1A}、α_{1B} 受体,冠状动脉则主要为 α_{1D} 受体。去氧肾上腺素是非选择性 α_1 受体激动剂。甲氧明主要作用于 α_{1A}、α_{1B} 受体,对外周血管有明显收缩作用,但对冠状动脉几乎没有作用,更适用于冠状动脉粥样硬化性心脏病患者。

9. 微循环的结构与功能

微动脉和微静脉之间的血液循环称为微循环（microcirculation）。作为机体与外界环境进行物质和气体交换的场所,微循环对维持组织细胞的新陈代谢和内环境稳态起着重要作用。典型的微循环结构包括微动脉、后微动脉、毛细血管前括约肌、真毛细血管、通血毛细血管、动-静脉吻合支和微静脉。微循环包括下列 3 种血流通路。

（1）迂回通路（circuitous channel）:是指血液从微动脉流经后微动脉、毛细血管前括约肌进入真毛细血管网,最后汇入微静脉的微循环通路。真毛细血管具有良好的通透性,成为血液与血管外组织间液交换物质和液体的场所,故又称为交换血管。在静息时,只有小部分血流通过真毛细血管。

（2）直捷通路（thoroughfare channel）:是指血液从微动脉经后微动脉和通血毛细血管进入微静脉的通路。直捷通路通常有血液流通,血流速度较快的特点,但交换功能有限,因此,在骨骼肌微循环中较为多见。

（3）动-静脉短路（arterio-venous shunt）:是指血液从微动脉直接经动-静脉吻合支而流入微静脉的通路。这些吻合支在体温调节中发挥作用,但无交换功能。

外周的组织和细胞通过细胞膜和毛细血管壁,在细胞膜与组织液,及组织液和血液之间进行物质、液体和气体的交换。扩散是血液和组织液之间进行物质交换最重要的方式,滤过和重吸收虽在物质交换中仅占很小一部分,但对组织液的生成至关重要。

10. 微循环的调节机制

微循环的调节机制主要有 3 种。

（1）神经调节:外周血管末梢均受交感和副交感神经支配。毛细血管前括约肌、动静脉吻合支和中间微动脉管壁周围平滑肌都有交感和副交感神经纤维分布。血管壁末梢有 α 和 β 肾上腺素受体。兴奋交感神经末梢,释放肾上腺素能递质——去甲肾上腺素,作用于 α 受体,引起血管收缩。

（2）体液调节：是通过肾上腺释放儿茶酚胺,再经血液循环作用于外周血管。病理情况下（如出血性休克）血浆中儿茶酚胺明显上升,对血管调节起重要作用。骨骼肌小动脉对不同浓度的肾上腺素具有双相效应：低浓度肾上腺素作用于血管壁 β 受体,使血管扩张;高浓度作用于 α 受体,使血管收缩。去甲肾上腺素对血管的作用主要是收缩作用。此外,肾素、血管紧张素、前列腺素和缓激肽都参与体液调节,可直接或间接地通过交感神经进行调节。

（3）局部调节：可分为代谢性和肌原性调节。

1）代谢性调节是通过某些代谢底物或产物（如 O^-、CO_2 和 H^+ 等）的浓度变化进行微循环的调节。血中 K^+、H^+、腺苷、磷酸盐、镁盐和二氧化碳等的浓度增加,以及氧分压降低,都能引起血管扩张。

2）肌原性调节是通过增强血管壁的膨胀力使血管壁的平滑肌张力增加。主要调节毛细血管前括约肌和小动脉。

11. 机体对心血管功能调节的机制

心血管功能的调节包括中枢神经调节、自主神经调节、神经反射和体液调节。机体对心血管功能的调节不仅能保持正常的心率、心排血量、动脉血压和各组织器官血流量等心血管功能指标的相对稳定,同时还能在机体内外环境变化时做出相应的调整,参与机体的保护机制及适应机制。

12. 中枢神经系统对心血管功能的调节作用

控制心血管活动的神经元广泛分布于从脊髓到大脑皮质的各个水平,其中延髓是调控心血管活动最重要的神经中枢。下丘脑也在心血管活动调节中起重要作用。

（1）脊髓：脊髓胸腰段灰质中间外侧柱有支配心脏和血管的交感节前神经元,脊髓骶段还有支配血管的副交感节前神经元。脊髓的活动主要受高位心血管中枢活动的控制,是中枢调控心血管活动的最后传出通路。脊髓交感节前神经元能完成某些原始的心血管反射,维持一定的血管张力,但调节能力较低,且不够完善。

（2）延髓：延髓是调节心血管活动的重要中枢。横断脑干的实验表明,只要保持延髓及其以下中枢部分完整,血压就能接近正常水平,并能完成一定的心血管反射。延髓前端网状结构的背外侧部分有加压中枢,实际上是缩血管中枢和心交感中枢,兴奋该区域能引起全身交感神经兴奋,血压急剧上升。脑桥下部前外侧区也具有调节血管作用。在延髓后端网状结构的腹内侧部分,通过抑制延髓或脊髓交感神经神经元的兴奋,引起动脉压急剧下降。上述各区域的肾上腺素能细胞内分出许多纤维进入脊髓,在体内肾上腺释放的儿茶酚胺调节下,促进心脏的自律性和收缩性。

（3）下丘脑：下丘脑室旁核在心血管活动的整合中起重要作用,其下行纤维不仅直接到达脊髓灰质中间外侧柱,参与调控交感节前神经元活动;同时还到达延髓头端腹外侧区,调节其心血管神经元活动。下丘脑前部参与对压力感受性反射、肾脏反射和水盐平衡的调节。下丘脑后部和外侧部发出的下行纤维投射到脊髓灰质中间外侧柱和延髓,可增强交感神经活动。生理状态下,电刺激下丘脑引起防御反应的同时,可引起一系列心血管活动变化,如心率加快、心肌收缩力增强、心排血量增加、皮肤和内脏血管收缩而骨骼肌血管舒张,以及血压轻度升高。这些心血管反应有利于骨骼肌获得充足的血液供应,以适应防御、搏斗或逃跑等行为的需要。

（4）其他心血管中枢：在延髓以上的其他脑干部分以及大脑和小脑中,均有调节心血管活动的神经元,参与心血管活动和机体其他功能之间的复杂整合。

13. 自主神经系统对心血管的调节作用

（1）自主神经系统对心脏功能的调节作用：支配心脏的传出神经有交感神经和副交感神经系统的迷走神经。前者兴奋心脏活动,后者抑制心脏活动。

1）心交感神经节前纤维为胆碱能纤维,起自脊髓胸段 1~5 节灰质侧角,其轴突末梢释放的递质为乙酰胆碱,可激活节后神经元膜中的 N_1 型胆碱受体（简称 N_1 受体）。心交感节后神经元为肾上腺素能纤维,其神经纤维支配窦房结、房室结、房室束和心房、心室肌,递质为去甲肾上腺素,作用于心肌细胞膜上的 $β_1$ 受体,引起心肌收缩力增强,心率加快和传导速度增快,这些效应分别称为正性变力作用、正性变时作用和正性变传导作用,可被 $β_1$ 受体拮抗剂所阻断。我国《心血管疾病防治指南》明确了 $β_1$ 受体拮抗剂可降低心率、心肌收缩力和传导速度、减少氧耗,同时可延长舒张期,延长冠状动脉充盈时间,增加血流量。因此,$β_1$ 受体拮抗剂在冠状动脉粥样硬化性心脏病、心肌梗死、心力衰竭、心律失常等方面具有重要的应用价值。左右心交感神经对心脏的支配有所不同,右心交感神经主要支配窦房结和心房,兴奋时主要影响心率,对心肌收缩力和心排血量增加的影响不大;左心交感神经主要支配房室交界区和左心室,兴奋时增加心脏泵血功能,对心率影响不大。

2)心迷走神经节前纤维起自延髓迷走神经背核和疑核,抵达心脏后,与心内神经节细胞形成突触联系,心迷走神经的节后纤维支配窦房结、房室交界、房室束和心房肌。心室肌也有少量纤维支配,心迷走神经的节前、节后纤维均为胆碱能纤维。神经末梢释放的递质是乙酰胆碱,作用于心肌 M 型胆碱受体(简称 M 受体),可引起心率减慢、心肌收缩力降低及房室传导减慢,这些效应分别称为负性变时、负性变力和负性变传导作用。应用阿托品可阻滞胆碱能 M 受体,引起心动过速。

3)心脏移植后,去神经支配的心脏依靠心脏内受体的自身调节仍可产生节律性兴奋和跳动。正常人的心脏接受交感神经和迷走神经的调节,在静息状态下,以迷走紧张占优势。心脏移植患者,由于缺乏迷走紧张性抑制作用,静息时心率通常快于正常人,为 95~115 次/min;同时由于缺乏交感神经的兴奋作用,运动时心率增快仅能依靠血液中的儿茶酚胺的水平,心率增快比正常人要滞后,增加的峰值也低于正常人。由于支配心脏的神经被切断,颈动脉窦、主动脉弓压力感受器的刺激不再引起心率减慢。那些本来可以通过影响自主神经突触传递的药物,如抗胆碱能药物(阿托品、东莨菪碱)、胆碱酯酶抑制剂(新斯的明、溴吡斯的明)等将不再影响去神经心脏的心率。另外,通过血压升降而反射性影响心率的药物,如扩血管药(硝苯地平、硝普钠)、缩血管药(去氧肾上腺素)等也不再有效。但是,当肾上腺儿茶酚胺分泌增多,或输注儿茶酚胺类药物时,仍可通过与心脏上受体的直接作用引起心率增快、心肌收缩力增强。

(2)自主神经系统对血管功能的调节作用:支配血管平滑肌的神经称为血管运动神经(vasomotor nerve),分为缩血管神经和舒血管神经两大类。除毛细血管外,所有血管的平滑肌均受交感神经的支配,由于绝大部分交感神经能引起血管收缩,故称交感缩血管神经。副交感神经和小部分交感神经能引起血管舒张,称为副交感舒血管神经和交感舒血管神经。

1)交感缩血管神经:其节后纤维末梢释放的递质为去甲肾上腺素。血管平滑肌细胞有 α 和 β₂ 两类肾上腺素受体,去甲肾上腺素与 α 受体结合的能力较强,而与 β₂ 受体结合的能力较弱,因此,交感缩血管神经纤维兴奋时的主要效应是促进血管收缩,体循环阻力增加,进而动脉压上升,血管容积减小,并增加静脉张力,促使静脉血回流至心脏。

2)副交感舒血管神经:少数器官,如脑膜、唾液腺、胃肠外分泌腺和外生殖器的血管平滑肌,除接受交感缩血管神经纤维支配外,还接受副交感舒血管神经纤维的支配。促进乙酰胆碱释放,并与血管平滑肌的 M 受体结合,引起局部血管舒张和血流量增加,但对循环系统总外周阻力的影响很小。

3)交感舒血管神经:骨骼肌血管不仅受交感缩血管神经纤维支配,还受交感舒血管神经纤维支配。节后纤维末梢释放乙酰胆碱,作用于血管平滑肌的 M 受体,引起骨骼肌血管舒张,骨骼肌血流量增加,以适应在情绪激动和发生防御反应时骨骼肌对血流量需求的增加。

14. 神经反射对心血管的调节作用

当机体生理状态或内外环境发生变化时,神经系统对心血管活动的调节是通过各种心血管反射进行的,以增加机体自适应调控。以下是几种主要的心血管反射:

(1)颈动脉窦和主动脉弓压力感受器反射:当动脉血压突然升高时,可反射性引起心率减慢、心排血量减少、血管舒张、外周血管阻力和血压下降,这一反射称为压力感受性反射或降压反射。在同一血压水平,颈动脉窦压力感受器通常比主动脉弓压力感受器更敏感。压力感受器并不直接感受血压变化,而是感受血管壁所受到的机械牵张刺激。在少数情况下,术中对患者颈部的牵拉(如摆体位时转动头部)可直接刺激颈动脉窦压力感受器,引起心率减慢、血压下降,严重时可出现心搏骤停。多数情况下,压力感受器是感受压力的变化。当动脉血压升高时,动脉管壁被牵张的程度加大,压力感受器的传入冲动增多,使得动脉管壁反射性扩张。正常人血压升高到 170mmHg 时,压力感受器开始受到刺激,而长期高血压的患者,触发点会上调;反之,当血压下降时,交感神经兴奋,引起动脉收缩血压上升;同时迷走神经受到抑制,心率加速,也会造成动脉血压升高。压力感受器反射对血压急剧变化反应,特别对急性失血患者维持其血压尤其重要,但有一定的限度,当血压降至 50~60mmHg 时,压力感受器会基本丧失功能。

(2)颈动脉体和主动脉体化学感受器反射:颈动脉体位于颈总动脉分叉处,而主动脉体分散在主动脉弓、锁骨下动脉和颈总动脉分叉处。这两种感受器可感受动脉血中的 O_2 分压降低、CO_2 分压升高和 H^+ 浓度升高等刺激,经窦神经和迷走神经上行至延髓孤束核,进而造成延髓内呼吸运动神经元和心血管活动神经元发生改变,该通路称为化学感受器反射。化学感受器反射的效应主要是调节呼吸,反射性地引起呼吸加深加快,并通过呼吸的改变,进一步反射性影响心血管活动。一般情况下,化学感受器反射的作用并不明显,通常在缺氧、窒息、失血、低血压和酸中毒等情况下发挥调节作用。

(3) 心肺感受器反射:心肺感受器位于心房、心室和肺循环大血管内,感受静脉回心血量的变化,又称容量感受器。当静脉回心血量增加时,右心房压升高,感受器兴奋,传入冲动经迷走神经传到中枢,引起交感神经抑制和迷走神经兴奋,使心率减慢、心排血量减少,体循环阻力降低、血压下降。容量感受器兴奋,还能降低血浆血管升压素和醛固酮水平,使肾排水和排钠增多,降低循环血量和细胞外液量。此外,当左心室内容量降低时,会通过 Bezold-Jarisch 反射,使心率减慢,为心室赢得更多的充盈时间,以维持满意的心排血量。

在椎管内阻滞后,特别是合并容量不足时,静脉回心血量减少,前负荷显著降低,腔静脉、右心房和左心室压力感受器兴奋,可反射性地出现严重的心动过缓,甚至心脏停搏。

(4) 眼心反射:压迫或牵拉眼球及其周围结构可刺激眼外肌上的受体,沿睫神经至睫神经节,再沿动眼神经至半月神经节,使副交感张力增加,心率减慢,甚至心搏骤停。30% ~ 90% 的动眼神经手术中,会出现眼心反射。常见于斜视矫正术、白内障手术、眶内肿物切除术等。有效的球后阻滞麻醉、合适的麻醉深度、术者的操作轻柔都可以有效避免眼心反射。一旦发生眼心反射,应立即暂停手术,应用阿托品等提高心率,并给予必要的呼吸、循环支持。

(5) 脑缺血反射(Cushing 反射):急性大出血、严重低血压、颅内高压等原因导致脑血流量明显减少时,会激活脑缺血反射。该反射通过兴奋中枢交感神经,使心率加快、心肌收缩力增强、外周血管强烈收缩,使血压升高,脑血流量增加。因为脑血流存在自身调节机制,轻、中度的动脉血压降低,不影响脑血流量,只有当动脉压低于 50mmHg 时,脑缺血反射才会发挥作用。脑缺血反射是脑灌注的"最后防线"。

15. 体液因素对心血管功能的调节作用

心血管活动的体液调节是指血液和组织液中的某些化学物质对心肌和血管平滑肌活动的调节作用。包括局部体液调节和全身性体液调节。

(1) 局部体液调节:当组织细胞代谢活动增强,代谢率增加,或血流灌注不足时,局部组织的代谢产物如 CO_2、乳酸、腺苷、激肽、H^+、K^+ 等增多或 O_2 分压降低,使局部组织的微动脉和毛细血管前括约肌舒张,造成局部组织血流量增多,带走代谢产物,改善缺氧;与之相反,当局部血流量过多时,则引起相应血管收缩。

缺氧可能是引起局部血管扩张的主要原因。CO_2 和 H^+ 增加可引起局部血管扩张,过度通气后 PCO_2 下降,能引起脑血管痉挛,脑血流减少,因此,在颅脑手术中应尽量避免 PCO_2 的明显降低。K^+ 浓度升高,对大部分组织有明显的扩血管效应。腺苷是一种具有扩血管作用的特殊的代谢性递质,参与冠状动脉血管和骨骼肌血管的调节。当冠状动脉血管痉挛或栓塞时,冠状静脉末端立即释放腺苷,使冠状动脉扩张,改善心肌血供。当肢体缺血时,肢体静脉末端也释放腺苷,促使血管扩张,增加局部循环。激肽可引起血管平滑肌舒张,参与对血压和局部组织血流量的调节。

(2) 全身性体液调节:主要通过内分泌系统释放激素,经血液循环作用于全身心血管系统,发挥调节作用。①肾素-血管紧张素系统广泛存在于心肌、血管平滑肌、骨骼肌、脑、肾、性腺、颌下腺、胰腺等多种器官组织中,共同参与对靶器官的调节,对血压的调节以及心血管系统的正常发育、心血管功能稳态、电解质平衡的维持等均起着重要作用。②肾上腺素和去甲肾上腺素主要来自肾上腺髓质,都属于儿茶酚胺类物质。肾上腺素与 α 和 β 受体结合的能力都很强,在心脏,肾上腺素与 $β_1$ 受体结合后可产生正性变时和正性变力作用,使心排血量增多。在血管,肾上腺素的作用取决于血管平滑肌上 α 和 $β_2$ 受体的分布情况。肾上腺素可引起 α 受体占优势的皮肤、肾和胃肠道血管平滑肌收缩;引起 $β_2$ 受体占优势的骨骼肌血管舒张,大剂量时由于 α 受体也兴奋,则引起血管收缩。去甲肾上腺素主要与血管平滑肌 α 受体结合,也能与心肌 $β_1$ 受体结合,与血管平滑肌 $β_2$ 受体结合的能力较弱。③血管升压素是由下丘脑视上核和室旁核神经元合成的,与集合管上皮的 V_2 受体结合可促进水的重吸收,起到抗利尿的作用,也称为抗利尿激素。作用于血管平滑肌的 V_1 受体则引起血管收缩,血压升高。④此外,甲状腺激素、前列环素、一氧化氮、内皮素等多种血管活性物质,参与血管平滑肌舒缩的调控。

16. 控制性降压

控制性降压(controlled hypotension)是指利用药物和/或麻醉技术使动脉血压下降并控制在一定水平,以减少手术失血、改善术野环境、利于手术操作的方法。

（1）控制性降压的适应证：一是术中可能出血量大、止血困难的复杂手术，如主动脉瘤、动脉导管未闭、颅内动脉瘤、脑膜瘤等血管外科的手术。二是内镜和显微外科的手术，如鼻内镜、内耳、后颅窝、垂体等手术，由于视野小、位置深且要求精细，需降压以减少创面渗血，保证术野清晰。

（2）控制性降压的原则：①血压降低的水平以能维持心、脑、肾等重要脏器灌注为限度。MAP 安全低限为 50～55mmHg；②控制性降压的时间应尽量缩短，每次降压时间不宜超过 30 分钟，降压速度不宜过快，使机体有适应过程；③控制性降压时，$PaCO_2$ 过高或过低均可造成大脑缺血缺氧，应加强呼吸管理，保证供氧充分，维持 $PaCO_2$ 在正常范围；④加强监测：常规监测血压、心电图、$EtCO_2$、SpO_2、体温、尿量，必要时监测有创动脉压、中心静脉压、脑氧饱和度、脑电图、听觉诱发电位等。

（3）控制性降压的方法：①生理性降压，通过体位改变（如头高脚低位）、机械通气等方式实现；②椎管内麻醉可以阻滞交感神经，使动、静脉扩张，回心血量减少，前、后负荷降低，血压下降；③吸入麻醉药如异氟烷、七氟烷、地氟烷等，可通过扩张外周血管与抑制心肌收缩力降低血压；④静脉麻醉药降压常选用丙泊酚、瑞芬太尼和右美托咪定。丙泊酚具有扩张血管、抑制心肌、降低颅内压的作用。瑞芬太尼有减慢心率、抑制心肌、降低血压的作用。右美托咪定也有降低血压和心率的作用；⑤血管扩张药降压：硝普钠主要作用于小动脉，使血管平滑肌松弛降低外周血管阻力；硝酸甘油主要作用于容量血管，静脉扩张，回心血量减少，心排血量减少，血压降低；酚妥拉明是短效非选择性 α 受体拮抗剂，使血管扩张、外周血管阻力降低、后负荷降低、血压降低，常用于嗜铬细胞瘤的手术；⑥钙通道阻滞剂，具有扩张周围血管、冠状动脉及脑血管的作用；⑦β 受体拮抗剂，具有减慢心率、降低血压、降低心肌耗氧的作用。

（4）不同手术中控制性降压方法的选择

1）对于腹主动脉瘤和动脉导管未闭等血管外科手术，为防止阻断钳松脱，动脉大出血，通常需要将 MAP 控制在 60mmHg 以下。在麻醉深度足够的情况下，往往需要联合静脉泵入硝普钠等血管扩张药，以达到降压的目标值。

2）对于鼻内镜等五官科手术，控制性降压的目的主要是减少黏膜毛细血管床渗血，使术野清晰。MAP 维持在 65～70mmHg 的适度水平即可。术中采用头高脚低体位（10°～15°），同时应用以丙泊酚、瑞芬太尼（可加用右美托咪定）为基础的全凭静脉麻醉，即可达到此血压目标，往往不需额外应用血管扩张药。扩血管药物如硝普钠、钙通道阻滞剂、七氟醚、异氟醚等虽然可以降低体循环阻力，但并不能改善术野质量（黏膜血管扩张）；还会反射性引起心率增快，增加心排血量，影响降压的效果。

17. 围术期血压管理的目标值

术中控制性降压仅适用于某些特殊类型的手术，并限定在某一特定的有限的手术时段内。术中长时间的低血压，尤其对于高龄、术前高血压患者，与不良预后和并发症密切相关。相关的并发症有：①脑血栓形成与脑缺血；②心肌缺血、心肌梗死；③急性肾功能不全，表现为少尿或无尿；④血管栓塞；⑤循环虚脱，甚至心搏骤停；⑥苏醒延迟。术中高血压同样也会增加出血等并发症，也与不良预后有关。

不同类型手术，不同的基础血压患者，术中血压的目标值应维持在什么范围内，长期以来，缺乏共识。基于现有的文献证据，2018 年发表的系统综述提出如下指导建议：

（1）对于基础血压较低（收缩压<90mmHg，舒张压<50mmHg）的非心脏手术患者：术中血压管理的目标是保持 MAP≥60mmHg，血压保持在基线 100%～120%的范围内。也就是说，术中血压不低于术前基础值，不高于基础值的 20%。

（2）对于基础血压正常（收缩压为 90～129mmHg，舒张压为 50～79mmHg）的非心脏手术患者，术中血压管理的目标是：保持 MAP 在 65～95mmHg，血压保持在基线 90%～110%的范围内。也就是说，术中血压的上下波动不超过基础值的 10%。

（3）对于基础血压较高（收缩压≥130mmHg，舒张压≥80mmHg）的非心脏手术患者，术中血压管理的目标是：血压保持在基线 80%～110%的范围内。也就是说，术中血压不低于基础值的 20%，不高于基础值的 10%。同时，收缩压不超过 160mmHg。

（4）对于心脏手术患者体外循环前后的血压管理目标缺乏相关证据，可参考对非心脏手术的建议。体外循环期间血压目标是：保持 MAP 在 70～100mmHg。

（5）对于颈动脉内膜剥脱术患者，颈内动脉暂时阻断期间的目标血压为基础值的 120%。

基础血压是指患者在没有应激、疼痛且清醒（或轻度镇静）状态下进行多次测量的平均值。

18. 应激反应对循环的影响及其临床意义

应激反应(stress response)是机体受到创伤、失血、缺氧等伤害性刺激时,机体交感神经兴奋和肾上腺皮质、髓质功能增强为主要特点的一系列神经内分泌反应。麻醉手术过程中恐惧、手术操作、气管插管及疼痛刺激同样产生不良的伤害性刺激。一方面,机体通过蓝斑-交感兴奋-肾上腺髓质系统兴奋,使儿茶酚胺分泌增加,表现为外周阻力增高,血压升高,心率增快,心肌收缩力增强,冠状动脉血流减少及心肌氧供失衡;另一方面,通过下丘脑-垂体-肾上腺皮质轴兴奋,使糖皮质激素分泌增加,引起应激性高血糖等,伴随全身代谢增强。强烈而持久的应激可以直接或间接引起某些疾病,如应激性溃疡、创伤后应激障碍、高血压、心肌损伤、心律失常甚至心源性猝死。完善的镇痛、镇静、保证足够的麻醉深度和充分的供氧,可减弱应激反应对机体的不利影响。因此,推荐全身麻醉时联合区域神经阻滞,可以降低手术等伤害性刺激引起的应激反应,减少术中阿片药的用量。

19. 对循环产生影响的麻醉相关因素

(1) 机械通气:生理状态下,吸气时胸膜腔内压进一步降低,使胸腔内的大静脉和右心房更加扩张,中心静脉压下降,有利于静脉回流。反之,在呼气时静脉回流相应减少。呼吸运动对静脉回流起着"泵"的作用。麻醉状态下,间歇正压通气(intermittent positive pressure ventilation,IPPV)时,通过正压将空气压入肺内而完成吸气,可直接压迫心房和腔静脉,使中心静脉压升高,静脉回流减少。此外,肺泡内压增加,挤压肺泡壁毛细血管,使肺循环阻力增大,加重右心后负荷。两者均可降低心排血量,使动脉血压有不同程度的下降,当患者容量不足时,血压下降程度更显著。因此,在临床上,当患者的动脉压(尤其在连续有创监测时)随每次机械呼吸产生较大幅度波动时,提示容量不足。

(2) 体位:生理状态下,体位改变时通过复杂的反射调节静脉、动脉的舒缩活动,以维持血压的稳定。在麻醉状态下,由于肌肉松弛、心肌收缩力的抑制、血管平滑肌的舒张、机械通气以及各种生理反射功能的抑制,不仅可加重因体位改变引起的循环变化,而且严重抑制了机体的代偿调节能力。循环系统内的血液几乎完全可被体位的改变所支配,重力作用成为调节血液流向的主要因素。如头高30°体位,可因静脉回流速度减少立即出现严重低血压,立即改为头低30°体位,则因静脉回流增多又可使血压有效回升。最新研究发现,在鼻内镜手术中采用15°的头高位,可有效减少鼻内镜手术的术中出血,且对脑氧饱和度没有影响。在心脏手术中,如果患者血压出现下降,可通过将平卧位改为头低脚高体位,来帮助麻醉医师初步判断原因:改为头低脚高位后,如血压迅速上升,可基本判断存在容量不足,需迅速补充容量;如血压上升不明显,说明可能存在心功能不全,可能需要给予正性肌力药处理。

(3) 人工气腹(artificial pneumoperitoneum):气腹对腹内压的影响主要表现为腹内压的增高和 CO_2 所致的高碳酸血症。腹内压增加,压迫腹腔内的动、静脉血管而影响血流动力学。当腹内压<20mmHg 时,可压迫腹腔内静脉,回心血量增加,中心静脉压和心排血量增加。当腹内压>20mmHg 时,则造成下腔静脉受压,回心血量减少,心排血量下降。另外,CO_2 还可直接抑制心肌收缩,扩张外周血管,导致外周阻力下降;并通过化学感受器兴奋交感神经,间接促进心肌收缩和外周血管的收缩,两方面作用互相抵消。因此,人工气腹手术中,应密切监测气腹压和呼吸末 CO_2。

(4) 止血带的应用:止血带充气时,使周围血管阻力增高,回心血量增加,可使血压升高和肺动脉压力升高;放气时,可导致血压和肺动脉压一过性降低,代谢性酸性产物进入血液循环发生一过性酸中毒,血管扩张。

(5) 体温:围术期体温异常也会影响循环。术中低体温的患者,术后心肌缺血的发生率是体温正常者的3倍。低体温抑制窦房结功能,减慢传导,心率和心排血量随体温降低而下降;同时,低体温还增加心肌细胞对钙离子敏感性,易出现心室颤动。严重低体温可导致外周血管阻力升高,室性心律失常和心肌抑制。反之,当体温过高时,代谢率增高,氧耗量增大,心率加快,心脏负荷增加,容易发生心律失常和心肌缺血;出汗和血管扩张可使血容量降低及静脉回流减少。

恶性高热(malignant hyperthermia)是指某些麻醉药激发的全身肌肉强烈收缩,体温急剧上升,循环进行性衰竭的代谢亢进危象。多表现为"三高一紧":高热、高 $PaCO_2$、高代谢及全身肌肉强直,严重者出现室性心律失常、严重低血压肺水肿、肌红蛋白尿及急性肾功能不全等,死亡率很高,特效药物是丹曲林。

（王古岩）

第二节 麻醉与呼吸系统

【知识点】

1. 肺支气管解剖生理要点
2. 肺循环及肺泡毛细血管膜通透性
3. 压力性肺水肿和渗透性肺水肿
4. 麻醉对肺通气及肺循环的影响
5. 氧供需平衡的影响因素
6. 二氧化碳运输及弥散特点
7. 呼吸调节的特点
8. 机械通气性相关肺损伤

1. 两侧支气管的结构特点及对临床的影响

气管是呼吸系统的重要组成部分,在第五胸椎上缘水平分为左、右主支气管。成人右主支气管长约 2.5cm,直径为 1.5~2.3cm,与体中线夹角仅为 20°~30°,其口径较粗,是气管的直接延续,进入肺门后形成上、中、下叶三叶支气管;左主支气管长约 5cm,直径为 1~1.5cm,与体中线夹角为 40°~55°,在第六胸椎平面处进入肺门,分为上、下两叶支气管。形态上,右主支气管具有粗、短、直的解剖特点,而左主支气管细、长且倾斜。

由于此特殊的解剖特点,气管异物(常见于 5 岁以下小儿,及咽部反射减弱的老年人)易进入右侧支气管;麻醉中气管插管过深,亦多进入右主支气管;支气管插管时,右支气管插管定位也较为困难。

值得强调的是,有些患者支气管结构会出现变异情况,如右主支气管开口接近隆突,有的几乎与隆突持平,使得右支气管插管或封堵的实施更为困难。

2. 肺通气的临床意义与影响因素

肺通气是肺与外界环境之间的气体交换过程,包括吸气与呼气。实现肺通气的组织器官包括呼吸道、肺泡和胸廓等。其中,呼吸道是肺泡与外界环境的通道;肺泡是气体进行交换的场所;胸廓的节律性呼吸运动是实现通气的动力。气体进入肺取决于两方面因素的相互作用,一是推动气体流动的动力,二是阻止其流动的阻力,前者须克服后者方能实现肺通气。促进肺通气的动力因素包括呼吸运动、肺内压及胸膜腔内压。引起呼吸运动的肌肉为呼吸肌,呼吸肌的舒张与收缩是肺通气的原动力,引起胸廓的张缩。由于胸膜腔和肺的结构功能特征,肺随胸廓的张缩而张缩,肺容积的变化造成肺内压和大气压之间的压力差,此压力差直接推动气体进出肺。根据这一原理,人为地制造肺内压和大气压之间的压力差来维持肺通气,这便是人工呼吸。

影响肺通气的阻力因素包括:①弹性阻力,是平静呼吸时主要阻力,约占总阻力的 70%;②非弹性阻力,包括气道阻力,惯性阻力和组织的黏滞阻力,约占总阻力的 30%,以气道阻力为主。肺弹性阻力与肺泡表面张力及肺弹性回缩力有关。肺泡表面活性物质具有降低肺泡表面张力的作用,该物质具有重要的生理功能。肺扩张变形时所产生的弹性回缩力,其方向与肺扩张的方向相反,因此是吸气的阻力,呼气的动力。胸廓也具有弹性,呼吸运动时也产生弹性阻力。肺与胸的弹性阻力可用肺-胸顺应性(lung-chest compliance)表示。全身麻醉后,由于肺泡萎陷及肺表面活性物质功能降低,肺的顺应性降低,采取肺复张策略可使顺应性恢复。

3. 全身麻醉实施过程中, 气道阻力增加的因素

全身麻醉后可使功能残气量(functional residual capacity,FRC)减少 15%~20%,远超过仰卧位本身对 FRC 的影响,一般认为是肌肉松弛后膈肌上移的结果。全身麻醉所致的 FRC 降低可使气道阻力增加,但是由于挥发性吸入麻醉气体具有支气管扩张作用,气道阻力增加通常不明显。气道阻力增加的原因多与病理性原因有关,如舌后坠、喉痉挛、分泌物阻塞等等。此外,气管导管粗细长短、麻醉机回路阻塞、活瓣失灵、钠石灰更换、气体流速均可影响气道阻力。在腹腔镜手术中,人工气腹以及头低脚高体位使膈肌上抬,隆突向头侧移位,气管导管尖端可移位或进入支气管,因此,需注意术中不明原因的低氧血症和气道压升高。

4. 肺循环的生理特点, 麻醉对肺循环的影响及降低肺动脉高压患者肺血管阻力的措施

肺循环主要从右心向左心输送血液,并提供充分的空气与血的接触面,从而进行气体交换,此外还有一定的贮血作用。肺循环是低压系统,正常时右心与左心排血量基本相当,肺动脉压只有主动脉压的 1/6~1/5,约 14mmHg,肺静脉压仅有 6mmHg。肺动脉管壁厚度仅为主动脉的 1/3,其分支短而管径较粗,故肺动脉扩张度大,血流阻力小。肺微动脉无肌组织,毛细血管平均压或静水压仅为体循环毛细血管的 1/4,约为 8mmHg,而血浆渗透压为 25mmHg,肺组织中的液体易吸收进入肺毛细血管,有利于肺泡与血液之间的气体交换。在某些病

理情况下,如左心衰竭时,肺静脉压升高,肺循环毛细血管压也随之升高,液体积聚在肺泡或肺组织间隙,形成肺水肿。

肺动脉收缩压超过 30mmHg,平均压超过 20mmHg,即为肺动脉高压(pulmonary arterial hypertension)。肺动脉高压分为:①高流量性肺动脉高压(high-flow pulmonary arterial hypertension),血流量增大所致,常见于各种左向右分流的先天性心脏病;②阻塞性肺动脉高压(obstructive pulmonary arterial hypertension),肺小动脉和毛细血管广泛痉挛性收缩或器质性狭窄阻塞使肺循环阻力增加所致,常见于各种肺部疾病和先天性或不明原因的肺动脉病变;③缺氧性肺动脉高压(hypoxic pulmonary arterial hypertension),长期低氧引起血管内皮细胞损伤,血管内皮合成和分泌的各种血管舒张因子平衡失调导致早期的低氧性肺血管收缩以及后期的肺血管重建,最终导致肺动脉高压,常见于各种病因如慢性阻塞性肺疾病(COPD)、间质性肺疾病、睡眠呼吸紊乱、导致混合性通气障碍的其他肺部疾病、肺泡通气不足、长期高原暴露、发育异常等。

根据肺动脉高压的原因,术中可使用强心利尿剂、血管扩张剂、前列环素等降低肺动脉血管阻力,同时预防肺部感染。血管扩张剂包括钙通道阻滞剂(硝苯地平)、ACEI 类、α 受体拮抗剂(酚妥拉明、乌拉地尔等),直接扩张血管的药物,如硝普钠、硝酸甘油等,可直接作用于血管平滑肌、扩张肺血管,从而降低肺动脉压力和肺血管阻力。由于肺动脉高压后期可合并右心功能不全,需根据病情给予相应的治疗,如强心利尿剂。

静脉麻醉药对肺血管张力和肺动脉压力影响较小,丙泊酚可降低肺血管阻力和平均肺动脉压,改善氧合,对右心室的影响尚有不同说法;依托咪酯和氯胺酮对肺血管阻力几乎没有影响;芬太尼和舒芬太尼对肺血管张力没有显著影响。异氟醚、安氟醚、七氟醚对肺血管张力影响不大,但可影响肺血管对血管扩张药物的舒张反应以及对缺氧(如单肺通气等)的收缩反应,从而抑制低氧性肺血管收缩。氧化亚氮增加肺血管阻力,特别是已有肺动脉高压存在的患者,应谨慎使用。

5. 低氧性肺血管收缩的概念、机制以及麻醉药物对低氧性肺血管收缩的影响

低氧性肺血管收缩(hypoxic pulmonary vasoconstriction,HPV)是肺循环对缺氧的一种重要的代偿反应,当局部肺泡缺氧(肺泡氧分压低于 60mmHg)时,肺通过可逆性收缩小阻力血管,促使血液更多分布到通气较好的肺泡区,纠正肺内通气血流比例失调,减少低氧血症的发生。

HPV 的作用机制包括:①缺氧时各离子通道对肺动脉平滑肌的直接作用。缺氧导致钾通道抑制,使外向性 K^+ 电流减少,膜去极化导致电压依赖性钙通道开放,Ca^{2+} 内流引起血管收缩。此外,缺氧也可直接活化钙通道使细胞外 Ca^{2+} 内流增加,引起平滑肌收缩。②体液因素:缺氧导致血管内皮细胞分泌内皮素(ET)、花生四烯酸及其代谢物(如 TXA_2 等)、一氧化氮(NO)、降钙素基因相关肽(CGRP)、肾上腺髓质素等调节血管的舒张功能。③缺氧时交感神经兴奋通过激活肺血管的肾上腺素 α 受体也可引起血管收缩。

HPV 在单肺通气维持氧合中起了重要作用,而麻醉期间相关药物对 HPV 有不同的影响:①大量研究表明,几乎所有吸入麻醉药物可抑制 HPV,改变通气血流比例,并且呈剂量依赖性;在相同麻醉剂量下,吸入麻醉药扩张肺动脉作用最强的是氟烷,其次是异氟烷;②而大部分静脉麻醉药对 HPV 不产生明显抑制效应;丙泊酚、氯胺酮、右美托咪定在单肺通气期间应用安全有效;③麻醉性镇痛药物包括芬太尼、瑞芬太尼和舒芬太尼对 HPV 无影响;④肺血管存在 $α_1$ 受体、$β_2$ 和 DA_1 受体。肾上腺素、多巴胺、多巴酚丁胺、异丙肾上腺素均会抑制 HPV,而吸入临床剂量的 $β_2$ 受体激动剂会促进 HPV。$α_1$ 受体激动剂如去甲肾上腺素或去氧肾上腺素有利于 HPV 反应,会引起肺血管收缩,但也能使体循环血管收缩,临床中维持氧合的作用有限。硝普钠、硝酸甘油均会降低 HPV,严重时还会引起低氧血症;此外,给予 COPD 患者钙通道阻滞剂(如硝苯地平、地尔硫䓬等)、西地那非(磷酸二酯酶抑制剂)均可以抑制 HPV,会使 COPD 患者氧合更差。皮质类固醇如甲泼尼龙对 HPV 无作用。还有诸多其他非药物因素,会对 HPV 产生影响,如心排血量、混合静脉血氧分压、低氧持续时间、PaO_2、体温等,临床需予以关注。

6. 影响肺泡毛细血管膜通透性的因素

肺泡毛细血管膜是由肺泡内表面的液膜、肺泡上皮细胞膜、肺泡上皮与肺毛细血管内皮之间的间质及毛细血管的内皮细胞膜等四层膜构成,这四层膜又称为呼吸膜(respiratory membrane)。其平均厚度不到 $1\mu m$,有很高的通透性,故气体交换十分迅速。正常情况下,肺毛细血管具有肌性毛细血管的特点,内皮细胞间的连接虽较紧密,只有水和某些溶质可经裂隙渗出血管外。但因其胞质的伸展较差,故较其他组织的肌性毛细血管具有较高的通透性,除钠、钾、氯等离子外,不带电荷的代谢物如尿素也可通过。至于高分子物质如蛋白质则受到一定的限制。但当毛细血管充血或毛细血管管腔容积增加时,内皮间的裂隙受牵拉而增宽,可引起通透性增高。

裂隙的宽度还受某种生物物理因素如内毒素的影响而发生改变。肺泡的上皮由 I 型细胞所组成,细胞间的连接极为紧密,对液体和溶质的通透性远较毛细血管内皮为低,是构成肺泡膜的主要成分。由于血管内皮和肺泡上皮对液体滤过速率的不同,则出现如下的现象:①液体不断从血管内滤出至肺组织间隙,以保持肺的正常湿润;②肺组织间隙的液体不能进入肺泡内,而是通过淋巴系统进行有效的转移。一旦肺泡上皮细胞及其细胞间连接遭到破坏,同时有肺毛细血管内皮通透性增高,则为肺水肿的发生创造了解剖学条件。

7. 压力性肺水肿和渗透性肺水肿的常见因素

肺水肿(pulmonary edema)是指由于某种原因引起肺内组织液的生成和回流平衡失调,使大量组织液在很短时间内不能被肺淋巴和肺静脉系统吸收,从肺毛细血管外渗,积聚在肺泡、肺间质和细小支气管内,从而造成肺通气与换气功能严重障碍。肺水肿根据病理机制可以分为压力性肺水肿与渗透性肺水肿。

(1) 压力性肺水肿(hydrostatic pulmonary edema):当肺毛细血管压超过血浆胶体渗透压,使组织液生成大于回流,并超过淋巴回流的代偿能力,就可以发生压力性肺水肿。

1) 肺毛细血管静水压增高:①心源性因素,如二尖瓣狭窄、左心室衰竭、左心房黏液瘤、三腔心、心肌病等。在正常情况下,两侧心腔的排血量相当恒定。若右心排血量一时性超过左心室,其所增加的血量滞留在肺血管内,使肺扩张压力、肺静脉压和左心房充盈压都呈一时性增高,直至左心排血量作出相应的调节,使两侧心腔的排血量又处于平衡状态。如果左心的调节能力不能作出相应的反应,势必导致肺毛细血管静水压增高。②非心源性因素,多与肺静脉的狭窄、闭锁性疾病有关。主要表现为肺动脉压显著升高,右心室功能减退,但左心功能仍可正常。尽管肺动脉楔压尚属正常,仍可出现进行性肺水肿。③输液过量,包括输入的液体过量和单位时间内输液过快两方面问题,以致出现肺组织间隙的水肿。

2) 肺间质负压的增高,临床常见的有 2 种情况,即上呼吸道梗阻后肺水肿和复张后肺水肿。①上呼吸道梗阻后肺水肿,喉痉挛常见于麻醉诱导期,由于药物的强烈刺激、解剖学的异常或气管内插管困难所引起,常见于成人。会厌炎、痉挛性哮喘和喉气管支气管炎则多见于婴儿和儿童,是该年龄组上呼吸道梗阻后肺水肿的主因。在气道通畅的情况下,胸膜腔负压对肺组织间隙压力的影响不大。当上呼吸道梗阻时,用力吸气造成胸膜腔负压的增加,静息状态吸气仅$-5\sim-2cmH_2O$,而此时吸气负压峰值可超过$-50cmH_2O$,且几乎可全部传导至血管周围的间隙。因此有利于血管内液向肺组织间隙转移。吸气时,对左心室舒张末容积的影响不恒定,但致左心室舒张末压增高显著。此因吸气时回右心室的血容量增加,引起室间隔的左移,左心顺应性下降,也促使肺静脉压增高。另一方面,上呼吸道梗阻时竭力吸气(处于挣扎状态),此时缺氧和肾上腺素能神经活动亢进所引起的效应包括促使循环血流量向肺循环转移;肺血管阻力普遍增高;增加肺毛细血管的通透性。酸中毒状态又增加了对心肌做功的抑制。②肺复张性肺水肿,临床上见于气胸或胸腔积液(血)所引起的肺不张,病程可以是数小时,但多见于 3 日之后进行快速肺复张,可在 1 小时内出现肺水肿的临床症状。肺复张性肺水肿的特点为:多见于用负压吸引设备进行肺复张,但肺水肿也发生于进行胸腔闭式引流的患者;在短时间内吸引出大量的胸腔积液(>2 000ml);50 岁以上占发生肺水肿患者的一半;水肿液蛋白质含量与血浆蛋白之比(EF/P)$\geqslant0.6$。

(2) 渗透性肺水肿(osmotic pulmonary edema)

1) 血管壁通透性增加,具体包括:①体液因素,许多体液因素由血细胞释放,特别是血小板和中性粒细胞,引起毛细血管内皮细胞的损害。这些体液因素包括组胺、5-羟色胺、激肽、前列腺素、内毒素、补体、激肽酶、蛋白酶、过氧化物、血纤维蛋白肽、脂肪酸等;②细胞因素,因不同的原因造成外周细胞聚集,当进入肺循环时产生微栓塞,可引起灌注压不均衡和肺血管阻力增高。其结果为不均衡的机械性微血管闭合或毁坏,使受累部分血管的静水压增高;聚集的细胞或损坏肺组织释放化学性或血管活性物质,直接损害毛细血管膜或进一步增高毛细血管静水压。例如休克、脓毒症所致的血小板聚集和血小板减少,血小板的微聚集则可释放化学介质如 ADP、ATP、前列腺素、组胺、5-羟色胺、缓激肽和纤维蛋白降解产物等,均可引起肺动脉压增高和肺毛细血管通透性改变。此外,肺白细胞淤积和补体激活均被认为是引起血管通透性肺水肿的主要因素。

2) 胶体渗透压降低,如肝、肾疾病所致的低蛋白血症,营养缺乏和肠道蛋白的丢失。

8. 氧供需平衡的影响因素

氧供(oxygen delivery,DO_2)是指单位时间内循环系统输送到细胞内利用氧的总量。氧输送包括肺通气、肺换气、氧在血液中的运输及氧在组织的释放 4 个部分。其中任何一个阶段发生障碍,都会引起缺氧。氧耗(oxygen consumption,VO_2)是指单位时间全身组织消耗氧的总量。在正常情况下,机体输送到全身组织的氧供量超过组织的氧耗量，DO_2 与 VO_2 相互匹配以维持组织细胞能量代谢平衡。当 DO_2 在正常范围波动时，VO_2 可维持恒定。随着 DO_2 的逐渐降低，组织仍可通过提高氧摄取率来维持 VO_2 相对恒定，即非氧供依赖关系。当 DO_2 低于临界值，VO_2 将随 DO_2 的降低而减少，二者呈线性关系，于是发生组织缺氧。调控氧供与氧耗对于指导危重患者的治疗、降低危重患者的死亡率有着重要意义。

凡是能影响肺通气、肺换气、氧在血液中的运输及氧在组织的释放的因素都能够影响机体的氧供。影响肺通气和换气的因素有：①吸入氧分压过低；②肺泡通气不足；③弥散功能障碍；④肺泡通气血流比例失调；⑤右向左分流。影响氧在血液中的运输的因素有：①各种原因引起的血红蛋白降低；②循环性因素，常见于心排血量降低、心力衰竭、急性心肌梗死、各种原因引起的休克等。

影响氧在组织的释放的因素：①一氧化碳（CO）中毒，由于 CO 与 Hb 结合力是 O_2 的 250 倍，大量 Hb 与 CO 结合妨碍 O_2 与 Hb 的结合，同时 CO 可使氧解离曲线左移，O_2 不易与 Hb 解离，而进一步加重缺氧；②亚硝酸盐等氧化剂中毒时，体内生成高铁血红蛋白，丧失携氧能力，并使氧解离曲线左移；③血红蛋白与氧结合力异常增强，如输入大量库存血时，氧解离曲线左移，而输入大量碱性液体，血液 pH 升高，也可使氧解离曲线左移，不利于 O_2 从 Hb 解离。

细胞代谢率决定整体氧耗。围术期增加氧耗的因素有：①体温每增高 1℃，耗氧量增加 10%～15%；②感染或全身炎症反应综合征；③烧伤、创伤或手术；④交感神经兴奋、疼痛、寒战或癫痫发作等，例如寒战可使机体耗氧量增加 100%；⑤$β_2$ 受体激动剂、苯丙胺和三环类抗抑郁药等；⑥高代谢状态或高血糖状态。而应用镇静剂、止痛药和肌肉松弛药等可降低细胞代谢率，使机体氧耗降低。

9. 影响氧与二氧化碳输送的因素

心肺系统的基本功能是为组织供氧，并将二氧化碳从组织中排出，以满足组织代谢的需要。肺的外呼吸功能将空气中的氧输入肺泡，氧与流经肺泡毛细血管的混合静脉血进行气体交换，使静脉血重新富氧，成为动脉血，运输至全身各组织脏器。由组织细胞代谢产生的二氧化碳，进入血液，随循环进入肺泡。

血液中所含的 O_2 约 5% 以物理溶解的形式运输，其余 95% 主要以氧合血红蛋白的方式运输。扩散入血的 O_2 能与红细胞中血红蛋白发生可逆性结合。在肺部由于氧分压高，促进 O_2 与 Hb 结合，将 O_2 由肺运输到组织，在组织处氧分压低，则氧合血红蛋白解离，释放出 O_2。血液 O_2 的运输量主要取决于心排血量、血红蛋白浓度和动脉血氧饱和度 3 个主要因素。Hb 是否与 O_2 结合是影响 CO_2 运输的主要因素。Hb 与 O_2 结合可促进 CO_2 释放，而释放 O_2 之后的 Hb 则容易与 CO_2 结合，这一现象称为何尔登效应（Haldane effect）。因此，在组织中，HbO_2 释出 O_2 而成为 Hb，可通过何尔登效应促进血液摄取并结合 CO_2；反之，在肺部，则因 Hb 与 O_2 结合，何尔登效应可促进 CO_2 释放。

10. 低氧血症常见的病因

从肺内分流公式来看，动脉氧含量与肺毛细血管氧含量、静脉氧含量、静脉血掺杂的变化相关。引起肺毛细血管氧含量降低的主要因素有：①低通气，各种阻塞性或限制性呼吸系统疾病、麻醉药或镇静药对呼吸功能的抑制、气管导管或支气管导管扭曲打折或被分泌物阻塞、严重肺纤维化、胸廓畸形、气胸或胸腔积液以及手术体位使肺及胸壁顺应性下降等均可引起肺通气功能障碍，导致肺泡通气不足；②低吸入氧浓度（FiO_2）；③通气血流比例异常，肺泡通气血流比例失调，如支气管哮喘、慢性支气管炎、肺气肿、肺栓塞、肺水肿、肺纤维化或急性呼吸窘迫综合征等都可由于病变的轻重程度及分布不均匀，使各部分肺的通气血流比例不一，导致通气血流比例失调；④气体弥散障碍，如肺不张、肺切除等可使参与换气的肺泡膜面积减少，而发生肺水肿或肺纤维化时，肺泡膜厚度增加，弥散距离增宽，弥散速度减慢。

引起静脉氧含量降低及静脉血掺杂的主要因素有：①先天性心脏病，如室间隔缺损伴肺动脉高压时出现右向左分流和低心排血量；②支气管麻醉单肺通气；③代谢增加，如发热、甲状腺功能亢进和寒战；④动脉氧含量下降，如贫血。

11. 呼吸调节的具体机制

人体通过中枢神经系统、神经反射和体液化学变化等 3 种途径进行呼吸调节。

呼吸调节的主要目的在于为机体提供氧和排除二氧化碳，调控血液 pH，维持内环境稳态平衡。

（1）呼吸中枢（respiratory center）分布在脑干、大脑皮质和脊髓等部位，不同的部位在呼吸节律的产生和调控中起到的作用不同。脑干的呼吸中枢主要分布在延髓和脑桥内，是自主呼吸节律的起源部位，能够调控节律性的自主呼吸。大脑皮质支配随意性的呼吸动作，且与脑干呼吸调节系统的下行通路是分开的。脊髓支配呼吸肌的运动神经元位于第 3~5 颈段和胸段的脊髓灰质前角,是脑内传出呼吸冲动和呼吸肌之间的中继站以及整合呼吸反射的初级中枢。

（2）中枢神经系统也接受各种感受器传入的冲动而实现对呼吸的调节,称为呼吸的神经反射调节,其中机械性刺激引起的反射有:①黑-伯反射（Hering-Breuer reflex）,包括肺扩张反射和肺缩小反射。肺充气或扩张时反射性地抑制吸气,而肺放气或缩小时,上述的抑制性冲动减少,反射性地引起吸气,这一反射是通过迷走神经进行的。②呼吸肌本体感受性反射,肌梭和腱器官是呼吸肌中的两种本体感受器,当呼吸肌受到牵拉时,本体感受器将冲动由脊神经背根传到脊髓中枢,再由脊髓前角运动神经元传出,产生呼吸肌反射性收缩。③防御性呼吸反射（defensive respiratory reflex）,整个呼吸道都存在末梢感受器,分布在黏膜上皮的迷走传入神经末梢,在收到机械或化学刺激时,引起防御性呼吸反射,以清除激惹物。主要包括咳嗽反射和喷嚏反射。

（3）呼吸运动产生肺通气,使肺泡内气体更新,通过肺换气维持动脉血氧分压（PaO_2）和二氧化碳分压（$PaCO_2$）以及 H^+ 的相对稳定,当机体代谢变化而致动脉血中上述成分含量改变时,这些化学因素作用于化学感受器反过来影响呼吸频率和呼吸深度,保证肺通气适应机体代谢水平。化学感受器包括外周化学感受器和中枢化学感受器两类。最重要的外周化学感受器是颈动脉体和主动脉体,当动脉血 PaO_2 下降或 $PaCO_2$、H^+ 增高时,其传入神经纤维的放电频率增加,中枢化学感受器位于延髓腹外侧浅表部,主要接受 H^+ 的刺激。血流中的 CO_2 能自由透过血-脑脊液屏障和血脑屏障,解离出 H^+,刺激中枢化学感受器。CO_2 既可通过刺激中枢化学感受器又能通过刺激外周化学感受器兴奋呼吸,中枢化学感受器较外周化学感受器对 CO_2 的升高更为敏感。低氧主要通过刺激外周化学感受器起作用。而血液中的 H^+ 不容易通过血脑屏障,故不能直接刺激中枢化学感受器。低氧对呼吸中枢的直接作用,则表现为抑制,低氧在正常呼吸活动调节中所起的作用不大,但在某些特殊情况下,如严重肺心病的患者,由于中枢化学感受器对 CO_2 敏感性降低,CO_2 的刺激效应逐渐减弱。此时将主要依靠低氧刺激外周化学感受器,反射地兴奋呼吸中枢以增大通气量,补偿肺气体交换的不足。

12. 全身麻醉对呼吸功能的影响及针对性的保护措施

全身麻醉对呼吸功能的影响显著。全麻诱导始终伴随着功能残气量（functional residual capacity,FRC）的显著降低（15%~20%）,这与膈肌向头侧移位有关,肺顺应性通常下降,气道阻力增加。麻醉开始的最初几分钟,FRC 下降最为显著。FRC 能够很好地反映肺萎陷的发生情况,是研究围术期肺萎陷的较好指标。全麻下肺萎陷的机制尚不完全清楚,可能与全麻下呼吸肌调节功能降低,导致胸腔内局部压力增高,进而压迫肺脏、肺表面活性物质功能下降等因素有关。此外,麻醉导致气体交换异常包括呼吸无效腔增加、低通气和肺内分流增加,通气血流比例（$\dot{V}/\dot{Q}$）增加的区域十分广泛,肺泡无效腔增加常见于机械通气。全麻通常可以引起 5%~10% 的静脉血掺杂,这可能是由肺膨胀不全和肺下垂部位的气道塌陷所致。术前低 $\dot{V}/\dot{Q}$ 比的肺区一旦将肺泡内的残余 O_2 完全吸收,则可能发生完全性肺不张。麻醉期间,大多数患者的动脉氧合功能都会受到损害,尤其对老年患者、肥胖患者和吸烟患者的损害更严重。

鉴于全身麻醉对呼吸功能的影响,麻醉期间可施行针对性的肺保护措施:

（1）坐位或头高 30° 可减少麻醉降低 FRC 的作用,这一作用在肥胖患者中的效果更显著。

（2）麻醉诱导时采用 5~10cmH₂O 持续气道正压通气,以减少 FRC 下降。

（3）合理设置吸入氧浓度:在保证氧合与氧供的条件下尽量降低吸入氧浓度,这是预防肺泡萎陷的重要措施。生理状况下,空气中氧浓度只有 21%,而其他主要成分为氮气。在机体达到氮平衡状态时,每个呼吸周期肺泡中的氧气被血液摄取,而氮气依然存留在肺泡内。客观上,存留的氮气对肺泡起到一定的支撑作用,避免了整个呼吸周期中,肺泡的萎陷。故而,在麻醉机械通气过程中降低吸入氧浓度,吸入一定比例的空气,对预防肺泡萎陷具有重要意义。临床麻醉中建议的吸入氧浓度在 30%~40%。但如果为了满足机体氧供需平衡的需要,可增加至 80%,甚至更高。临床研究显示,用肺活量方法使之前萎陷的肺泡再开放后,吸入纯氧行机械通气,会立即再次发生肺不张;而使用含氧量 40% 气体后,肺泡萎陷比例明显减少。因此,麻醉期间机械通气应使用适当的吸入氧浓度（如 FiO_2 0.3~0.4）,只有动脉氧合功能不好时才增加吸入氧浓度。

（4）个体化的呼气末正压通气（PEEP）:术中应用 PEEP 的理由有如下几条。①全麻时适宜的 PEEP 能减少并逆转通气侧肺泡萎陷;②对肥胖者,PEEP 可改善气体交换;③对于合并轻度阻塞性气道疾病的患者,加用 PEEP 可明显改善肺泡萎陷。手术中建议的压力值,通常为 5~10cmH₂O。但临床实践中,科学有效的 PEEP 实施,应该遵循个体化的原则。生理状况下,由于人体胸膜腔内负压的存在,在整个呼吸周期中,所有肺泡均处于相对正压的状态(肺泡内压力始终高于胸膜腔压力),从而维护肺泡始终处于开放状态。麻醉实施后,特别是使用肌肉松弛药后,胸膜腔内负压消失,甚至为正压;此时,需主动干预,维持肺泡内压力始终高于胸膜腔压力,才能避免或减少肺泡的萎陷。需要说明的是,麻醉中不同个体的胸膜腔内压力值并不完全一致,特别在肥胖患者等特殊群体,胸膜腔内压力可能高于 $10cmH_2O$。所以,应在了解个体胸膜腔内压力值的基础上,设定此患者所需的压力值(个体化)。需进一步强调的是,由于 PEEP 对回心血量及心排血量的负性影响,PEEP 值并非越高越好。所以临床麻醉中,如何精确测定各个机体胸膜腔内压力值,科学设定 PEEP,需进一步研讨。实践中,可根据压力-容量曲线设定最佳 PEEP 值,具体方法是:急性去氧饱和的患者采用压控呼吸模式,呼吸频率为 10 次/min,吸呼比为 1∶1,气道峰压 $20cmH_2O$,PEEP 在 1~2 分增加到 $25~40cmH_2O$,持续监测患者循环变化;之后将 PEEP 调整至基线。如果患者氧饱和再次下降,重复此操作,并将 PEEP 基线调高 $5cmH_2O$。这一过程不断重复,直至患者氧和可以维持。应用高水平 PEEP 前,为增加安全性,应强调及时发现血管内容量不足,调整血流动力学至最佳水平。

(5) 肺复张策略:即每隔 30 分钟,将正压通气压力阶梯式增至 $35~40cmH_2O$,并维持 30 秒以上,配合个体化 PEEP 的实施,可使萎缩肺泡重新开放,并得以维持。

13. 减轻呼吸机相关性肺损伤的措施

呼吸机相关性肺损伤(ventilator-induced lung injury,VILI)是指机械通气时肺泡过度扩张、肺内压过高或肺内剪切力形成所导致的肺组织及间质结构破坏和肺泡膜损伤,表现为肺水肿、肺顺应性降低和氧合功能障碍,并可引起纵隔气肿、皮下气肿和气胸等。VILI 与肺吸气末容量、气道压及持续时间等因素相关,而肺泡吸气终末容量是影响 VILI 的主要因素。VILI 的主要病理改变为肺泡毛细血管膜的通透性增加。此现象与肺表面活性物质减少或失活、肺表面张力升高、肺泡内皮通透性增加、炎性细胞和递质释放等因素有关。正确认识机械通气对肺脏的影响,选择适当的通气模式、呼吸参数及辅助治疗措施等,对于提高麻醉医疗质量及减少并发症,具有重要意义。

(夏中元)

第三节　麻醉与中枢神经系统

【知识点】

1. 脑灌注的自我调节特点及其影响因素
2. 麻醉对血脑屏障及颅内压调节的影响
3. 意识和记忆的特征及麻醉药物的影响
4. 麻醉药物对神经发育的影响
5. 围术期神经认知功能障碍
6. 术后恶心呕吐
7. 麻醉与体温调节中枢
8. 麻醉与睡眠

1. 脑灌注压的定义及生理情况下脑灌注自身调节的影响因素

脑灌注压(cerebral perfusion pressure,CPP),即平均动脉压(mean arterial pressure,MAP)与颅内静脉压之差。由于颅内压(intracranial pressure,ICP)与颅内静脉压相差仅 1~2mmHg,临床上可用颅内压代替颅内静脉压。CPP 的参考值为 70~100mmHg 之间(亦有学者认为 90mmHg 为参考值)。健康人群具有完整的自主调节功能,MAP 在 50~150mmHg 范围内可保证脑毛细血管床的血流恒定。

中枢神经系统具有快速精准的调节机制,通过局部脑血流(cerebral blood flow,CBF)和能量物质运输的增加,代谢需求的增加可以很快得到满足。中枢神经系统内环境一般可以通过自动调节保持在稳态。脑血管床的调节分两部分,远端血管对组织代谢需求的突然改变可以迅速做出反应;近端血管在正常灌注压范围内确保充足的供血。这两种调节方式很可能相互联系,其中部分通过非肾上腺素能/非胆碱能神经元支配远端穿支小动脉进行关联。

在脑代谢、灌注压和周围内环境改变时,脑血管所表现出的显著性特征改变,是由许多细胞机制介导的,包括 NO、前列腺素(PGE_2、PGI_2 和 $PGF_{2\alpha}$)、血管活性肽、钾通道以及内皮素等。

NO 自身不能直接参与压力自动调节,但 NO 可以调节影响血管张力的因子和神经递质。NO 作为血管张力的调控介质,发挥"内皮衍生松弛因子"的作用。前列腺素中 PGE_2 和 PGI_2 是血管扩张剂,而 PGF_2 和血栓素

A_2 是血管收缩剂。前列腺素在调控新生儿 CBF 中所起的作用很可能比调控成人 CBF 更重要。此外,前列腺素可能不是高碳酸血症性血管扩张的直接介导因子,而少量前列腺素对于高碳酸血症引起的血管扩张是必备的,因此前列腺素发挥一种所谓的允许作用。内皮素是一种血管活性肽,由脑和血管内皮细胞合成。内皮素有两种受体,内皮素 A(endothelin A,ETA)受体和内皮素 B(endothelin B,ETB)受体。ETA 受体激活引起血管收缩,ETB 受体激活可以引起血管舒张或收缩。血管舒张是由内皮细胞的内皮素受体所介导的,而血管收缩很可能由平滑肌细胞的内皮素受体介导。

2. 常用麻醉药对脑灌注压影响的异同点

麻醉药物(如异氟烷、地氟烷和七氟烷)同血压和 CO_2 一样,与血管活性反应的改变具有剂量相关性。挥发性麻醉药浓度大于 1.5MAC 时有明显的脑血管舒张作用。此外,浓度大于 1.5MAC 时,挥发性麻醉药可以抑制脑血管对 CO_2 的反应性,使脑血流-压力调节作用减弱。术中应用的麻醉性镇痛药如芬太尼或瑞芬太尼及丙泊酚,均可完全保留 CO_2 反应性,且保留的 CO_2 反应性和压力自动调节作用优于挥发性麻醉药。由于存在血流-代谢耦联,逐步增加丙泊酚的麻醉深度,可使脑代谢降低,CBF 也随之下降;相反,挥发性麻醉药浓度超过 1.5MAC 时,CBF 反而增加,提示血流-代谢失耦联。

在清醒志愿者中,小剂量氯胺酮轻度镇静会增加脑部某些区域的 CBF 和脑氧代谢率。对于全麻患者,上述效应会因为合用苯二氮䓬类药物或控制通气而减弱。右美托咪定是一种 α_2 受体拮抗剂,可以使 CBF 减少,但动物实验证实其不会降低脑氧代谢率。对狗的实验提示,上述作用部分源于对脉管系统的直接作用,而不是低血压或者低脑氧代谢率的作用结果。

3. 麻醉期间影响颅内压的因素

首先,麻醉可以通过改变脑血容量(cerebral blood volume,CBV)来改变 ICP。其次,CBF 的增加会使 CBV 增加,从而造成 ICP 升高。尽管 CBV 与 CBF 之间的相关性不会一直存在,但一般来说,CBV 的变化与 CBF 的变化是成比例的。因此,当血压升高,尤其是在脑血管自主调节功能受损时,也会造成 CBV 增加,从而导致 ICP 升高。另外,麻醉期间其他因素(如患者体位、呼吸模式等机械作用)也可以影响 ICP。也有研究发现,麻醉药物还可能通过改变脑脊液(CSF)生成及再吸收率而影响 ICP。

4. 不同麻醉药物对颅内压的影响

一般来讲,所有的吸入性麻醉药物均为脑血管扩张药,会增加 ICP。除笑气(N_2O)外,吸入性麻醉药通常都会抑制代谢。尽管响应脑血管反应的神经元细胞活化偶联在高浓度的吸入性麻醉药下依然可发挥作用,但直接血管扩张会通过减少脑氧代谢率(cerebral metabolic rate of oxygen,$CMRO_2$)而超过间接血管收缩,造成 $CBF/CMRO_2$ 比偏高。表 1-3-1 综述了吸入性麻醉药对 CBF、CMR 及 ICP 的影响。

表 1-3-1 吸入性麻醉药对脑血流、脑代谢率及颅内压影响汇总

吸入性麻醉药	脑血流	脑代谢率	颅内压
一氧化二氮	↑↑	↑或→	↑↑
氙气	灰质↓白质↑	↓	↑或→
异氟烷	↑或→	↓↓	→或↗或↑
七氟烷	↑或→或↗	↓或↓↓	→或↗或↑
地氟烷	↑或↓	↓↓	↑或→

静脉麻醉药有减少 CBF、降低 $CMRO_2$ 的作用。然而,这些麻醉药并不是直接收缩血管。体外实验中,苯巴比妥类药物使脑血管发生了扩张。大多数静脉麻醉药造成的 CBF 减少继发于脑功能抑制的脑代谢降低,而氯胺酮可造成 CBF 及 $CMRO_2$ 升高。表 1-3-2 总结了静脉麻醉药对 CBF、CMR 和 ICP 的影响。

合成阿片类药物的具体作用与背景麻醉药物、阿片类药物及血管活性药物的种类及剂量有关。当使用血管扩张药作为背景药物时,阿片类药物是一种大脑血管舒张剂。相反,当使用血管收缩剂作为背景药物或无麻醉药时,阿片类药物不改变 CBF 或会使之增加。在不使用背景麻醉药时,大剂量的阿片类药物会使 CBF 减少。当同时使用 N_2O 时,大多数的阿片类药物会使 $CMRO_2$ 下降。阿片类药物对于 ICP 的功效也取决于背景麻醉药物,以及体循环血压自主调节状态。阿片类药物不影响脑血管自主调节及其对 CO_2 的反应性。

表 1-3-2 静脉麻醉药对脑血流、脑代谢率及颅内压影响汇总

静脉麻醉药	脑血流	脑代谢率	颅内压
巴比妥酸盐	↓↓	↓↓	↓↓
依托咪酯	↓↓	↓↓	↓↓
丙泊酚	↓↓	↓↓	↓↓
氯胺酮	↑↑	↑或→	↑或↑↑
苯二氮䓬类药物	↓	↓	↓或→
合成阿片类药物	→或↗或↘	→或↓	→或↗
右美托咪定	↓	→或↓	→

非去极化肌松药对 ICP 几乎没有影响。阿曲库铵、D-筒箭毒碱和甲筒箭毒造成的组胺释放理论上会使脑血管扩张,造成 CBV 和 ICP 升高,尤其是在大量快速给药时。去极化肌肉松弛药——琥珀胆碱可使 ICP 显著升高,但多为一过性。这种效应的机制可能是肌肉传入冲动增加,似乎和可见的肌束颤动无关。如果使用有脑血管收缩作用的麻醉药使患者达到深麻醉状态就可以减轻或防止琥珀胆碱的这些脑作用的出现。

5. 血脑屏障的作用

血脑屏障(blood brain barrier,BBB)是指脑毛细血管壁与神经胶质细胞形成的血浆与脑细胞之间的屏障和由脉络丛形成的血浆和脑脊液之间的屏障,这些屏障能够阻止某些物质(多半是有害的)由血液或脑脊液进入脑组织,使脑组织少受甚至不受循环血液中有害物质的损害,从而保持脑组织内环境的基本稳定,对维持中枢神经系统正常生理状态具有重要的生物学意义。

由于脑毛细血管内皮细胞膜是以类脂为基架的双分子层膜结构,具有亲脂性,脂溶性物质容易通过血脑屏障。因此,血中溶质的脂溶性高低决定其通过血脑屏障的难易和快慢。脂溶性越高的溶质通过血脑屏障进入脑组织的速度也越快。

中枢神经系统疾病或其他因素会明显影响血脑屏障的结构和功能,使脑毛细血管内皮细胞间紧密连接开放,显著增加屏障的通透性,甚至血浆白蛋白(分子量为 69 000D)这样的大分子物质都可通过屏障。严重脑损伤导致血脑屏障的严重破坏,使血清蛋白也可通过屏障进入脑组织。随着损伤的修复,大分子物质入脑首先停止,损伤完全恢复后,小分子物质交换加快现象也会消失,此时血脑屏障功能恢复正常。另外,电离辐射、激光、超声波及部分麻醉药物都可使血脑屏障的通透性增加。

6. 麻醉药物对血脑屏障的影响

全身麻醉药物对中枢神经系统产生作用的前提是药物必须首先通过血脑屏障入脑,并在神经元细胞外液达到一定的血药浓度。全麻药物通过血脑屏障的能力基本符合 pH 分配理论。吸入性全麻药中的氧化亚氮、氟烷、异氟烷、七氟烷、地氟烷及静脉麻醉药中的氯胺酮、丙泊酚、依托咪酯等有较大的分配系数,易透过血脑屏障,故起效较快。

一些具有血管扩张作用的麻醉药,随着用量的加大、应用时间的延长,导致 CBF、脑容量和颅内压呈不同程度的升高。这是因为药物使脑灌注压超过了脑血管自身调节的上限,从而引起颅内压升高。当脑血管扩张达到一定限度时,血脑屏障的通透性随之受到影响,使水和溶质、甚至血浆蛋白透过血脑屏障进入脑内。

应用具有明显脑血管扩张作用的麻醉药时,突然升高动脉压能引起血脑屏障功能明显障碍。因此,麻醉状态下,特别对于高血压、代谢性疾病、脑血管疾病、颅脑疾病患者,麻醉中应力求血压平稳。对有可能有血脑屏障功能损伤的患者,应选择对 CBF、MAP 和 ICP 影响较小的麻醉药物,术中避免缺氧,维持适宜的 $PaCO_2$,同时审慎使用过度通气。

7. 意识的定义以及麻醉药物对意识的影响

意识为大脑对外界环境和自身状况的感知理解能力。可通过言语、躯体运动和行为表达出来,是脑干网状上行激动系统和大脑半球皮质神经元的中枢整合机构协同作用的一种生理活动。正常情况下,意识是在人进入无梦睡眠时消失、醒来后又恢复的主观体验。当脑干网状上行激动系统或大脑皮质广泛性损害时,患者觉醒程度降低、意识内容减少或混乱导致其对环境刺激的应答能力发生改变,即意识障碍。

全麻药是作用可逆的,可以诱导机体丧失意识、丢失记忆的一类药物。随着现代神经科学技术的发展,近

年来关于麻醉对意识的影响也有了较深入的了解,可能的作用机制如下,①抑制大脑功能:麻醉药能降低脑的新陈代谢并抑制脑电活动。多数麻醉药首先抑制脑电活动,随后诱导脑电中的β波活化。应用现代影像学技术研究还发现,不同的麻醉药可能作用于不同的脑区。②意识开关学说:意识的"开关"系统包括特异性上行投射和非特异性上行投射系统(主要指脑干网状结构的上行网状激活系统)。丘脑-皮质连接处丘脑的活性可能是一个非常重要的"开关"候选部位。而意识模型被描述为中央丘脑、额叶皮质、顶、枕、颞叶皮质、纹状体和苍白球等结构间的信息传递。③破坏脑区间的功能性连接:麻醉药可通过改变既定网络的连接模式来执行网络控制,并改变其他高级传导网络连接。在亚催眠状态下,丘脑皮质连接存在,但是皮质下(豆状核)及丘脑的活动控制性降低。进一步加深镇静后,高级神经网络的连接进一步减少,默认网络和执行控制网络间的对应投射关系也消失。在深麻醉状态下,仅存在低等的感觉,且感觉传导的模式也发生了改变。④大脑神经网络断裂:异丙酚可以减弱某些神经网络间及皮质间的功能连接,这被认为是其产生镇静、意识消失的物质基础。⑤皮质投射与反射间失衡:反射神经在觉醒状态下占主导,但是在全身麻醉下反射在皮质间的传递减少。反射信号选择性减少很可能是麻醉造成无意识的重要原因。全身麻醉时脑区间从前至后的方向性功能连接减少,而当患者对言语性指令恢复的时候,功能连接开始增加。⑥信息整合受阻:研究认为意识的基础不仅在于激活或抑制丘脑-皮质不同位置和数量的神经元,而且在于所激活的神经元组信息整合的速度和效率。有研究者认为麻醉诱导的无意识是由于大脑对于接收的感觉信息整合和解释失败,以及丘脑-皮质系统信息整合功能受阻引起的。⑦神经元整体工作状态抑制:大脑皮质分散的神经元根据各自的功能,接收或回馈信息,通过多数起源于锥体第二、第三细胞层的长轴突向位于其他皮质区域对应的神经元发射信息,构成了神经元的整体工作环境。研究表明神经元活性在长距离连接中受麻醉药的影响较大,这可能是麻醉致意识消失的机制所在。

8. 术中知晓及其相关风险因素

术中知晓(intraoperative awareness),即全身麻醉手术中意外知晓,是指全身麻醉患者在术后能回忆起术中(即全麻诱导入睡后至全麻苏醒前)所发生的事,并能告知有无疼痛的情况。其发生与麻醉药物对大脑意识维持网络和记忆系统抑制不充分有关。记忆包括外显记忆(explicit memory)和内隐记忆(implicit memory)。术中知晓定义为回忆,只限定为外显记忆,而不包括内隐记忆,也不包括全麻诱导入睡前和全麻苏醒之后所发生的事件。国内报道全身麻醉术中知晓的发生率为0.4%,较国外报道的发生率0.1%~0.2%要高。术中知晓最严重的并发症为创伤后应激障碍(post-traumatic stress disorder,PTSD),表现为再体验、回避反应及高警觉。症状轻者出现失眠、噩梦、易怒、易受惊吓等,重者表现为焦虑、抑郁、情感及性格变化。

术中知晓的危险因素包括多发伤、心脏手术、急诊剖宫产术、困难气道以及既往有术中知晓的病史等。一般认为女性发生率是男性的3倍,但女性比男性恢复快,非高龄患者(<60岁)的发生率更高。其他与麻醉相关的风险因素包括:①手术结束前为了加快周转而过早减浅麻醉;②全身麻醉中过度的深肌松、浅麻醉;③急诊ASA分级高的危重患者;④以丙泊酚为主的全凭静脉麻醉;⑤老年,特别是超高龄患者;⑥术中出血较多等循环不稳定患者;⑦产科手术患者。目前,使用麻醉深度监测来指导麻醉管理对有效减少术中知晓起到了非常有效的作用。这些监测包括脑电双频指数(BIS)、Narcotrend脑电意识监测、熵指数、患者状态指数(PSI)、大脑状态指数(CSI)及听觉诱发电位(AEP)。

9. 麻醉药物对发育期神经元的影响及可能机制

在世界范围内,每年有数百万儿童由于手术和影像学检查等接受全身麻醉。因此,麻醉对中枢神经系统,特别是发育期机体中枢神经系统的影响已经受到越来越多的关注。动物研究结果显示,相比丙泊酚及七氟烷,氯胺酮和异氟烷引起的凋亡性神经退行性变较为严重;而复合麻醉(如:丙泊酚与氯胺酮合用)引起新生期大鼠脑细胞凋亡更为广泛。但是,目前全身麻醉药物在临床对发育期机体,特别是年龄小于3岁婴幼儿的影响还存在着争议。有研究认为即使存在一定的影响,这种影响也是非常轻微的。麻醉药物引起的神经毒性与使用剂量和患者年龄有关,相关机制包括麻醉药物可能引起的神经细胞凋亡、细胞死亡、突触发芽减少及神经再生受损等。目前多数研究结果认为,在3岁之前接触单次的麻醉并不影响幼儿后期的智力,而多次接触麻醉与手术则极有可能会对智力发育产生一定的影响。

10. 围术期神经认知功能障碍及其分类

围术期神经认知功能障碍(perioperative neurocognitive disorder,PND)特指患者在术前或术后出现的神经认知功能损害或改变。根据发生时间和严重程度,可进一步区分为:①术前即存在的认知功能障碍:术前即存在的、可以测量的、客观的认知功能受损;②术后谵妄(POD):发生在术后1周内或者出院前,符合精神诊断与统计手册(DSM-5)对谵妄的诊断标准;③神经认知恢复延迟:术后30天内,在排除POD的前提下,存在的认知功能减退;④术后30天到12个月,根据DSM-5中的诊断标准为术后轻度神经认知紊乱和术后重度神经认知紊乱;⑤术后12个月以后、首次被诊断的认知障碍,则根据DSM-5中的诊断标准,根据病情严重程度分为轻度神经认知障碍和重度神经认知障碍,论断名称不加"术后"。此时,术后发生的认知功能障碍并不能确定与之前的麻醉和手术存在着因果关系(表1-3-3)。

表1-3-3　围术期神经认知功能障碍(PND)

类别		内容
术前		轻度神经认知障碍(mild NCD)
		重度神经认知障碍(major NCD)
术后12个月以内	术后即刻到术后7天或者出院	术后谵妄(POD)
	术后即刻到术后30天	神经认知恢复延迟(DNR),排除POD
	术后30天到12个月	术后轻度神经认知障碍(mild NCD)
		术后重度神经认知障碍(major NCD)
术后12个月以后		轻度神经认知障碍(mild NCD)
		重度神经认知障碍(major NCD)

由于围术期神经认知障碍是通过神经心理学量表测得的患者处于一种认知能力下降的状态。因此,不同研究人员如果采用不同的神经心理学量表做标准,可以得到不同的发生率。目前,围术期神经认知障碍的防治研究很多,但如何有效预防、治疗围术期神经认知障碍知之甚少。既往的研究虽然发现术后患者脑脊液中tau蛋白、β淀粉样蛋白和S100β水平升高与全身麻醉的短期内神经损害密切相关,但腰穿的有创性限制了脑脊液指标的临床常规应用。有研究显示,老年患者全麻手术后血浆tau蛋白和神经丝蛋白轻链(NFL)水平变化可能成为认知功能障碍潜在的血清生物标志物。

11. 术后谵妄和术后神经认知障碍之间的关系

术后谵妄是指完成外科手术后出现的急性认知功能改变,强调注意力和意识水平紊乱两大因素,是指急性起病、新发的、几小时至几天发生的认知功能损害。临床表现为随时间波动的注意力不集中和意识水平紊乱,可以有认知功能损害。术后神经认知障碍是指麻醉手术后患者持续存在的记忆力、抽象思维、定向力障碍,同时伴有社会活动能力的减退,即术后人格、社交能力及认知能力、技巧的变化。术后谵妄与术后神经认知障碍之间的关系尚未澄清。谵妄与长期认知功能下降有关,可能在术后神经认知障碍的发病机制中发挥重要作用。术后谵妄与术后神经认知障碍可能是由手术、麻醉和术前基础神经系统疾病导致的神经认知紊乱的不同表现。有研究认为术后谵妄可能会增加术后1个月认知功能障碍的风险,但与非心脏手术后2个月和6个月认知功能障碍无相关性。也有人认为术后谵妄与术后神经认知障碍可能是围术期神经认知紊乱的两种不同表现。

12. 外周炎症与中枢炎症的关系、老年患者更容易发生术后神经认知障碍的原因

外周炎症可以引起中枢神经炎症,从而损伤学习与记忆能力。外周炎症导致中枢神经炎症的机制可能包括:①炎性细胞、促炎因子损伤血脑屏障完整性,并进入中枢。TNF-α激活NF-κB通路,将损伤血脑屏障完整性,使巨噬细胞渗入,而表达趋化因子受体-2的骨髓巨噬细胞也可在单核细胞趋化蛋白-1的趋化下,经血脑屏障入脑。②炎症因子可通过转运蛋白跨膜入脑。在缺乏连续性的血脑屏障处如室周区,外周炎症因子可被动扩散顺浓度梯度进入中枢;而在完整的血脑屏障区,则由某种未知的转运蛋白消耗ATP主动转运入脑。③外周炎性因子可与血脑屏障内皮细胞上的相应受体结合。构成血脑屏障的内皮细胞本身具有分泌能力,在外周信号刺激下可以产生免疫活性分子,活化中枢炎症反应,诱发疾病行为。④腹腔内迷走神经的初级神经元在受到免疫相关刺激后,可将信息传入到中枢。这些神经和体液机制最终活化小胶质细胞,并产生一系列促炎因子、细胞因子、补体、氧自由基等。

中枢炎症反应普遍存在,但大部分时候易于消退。当炎症反应过于强烈或炎症消退机制出现异常时,自限性的神经炎症反应转为持续存在状态,即对中枢神经系统产生持久性损害。老年患者术后更容易发生神经认知障碍:一方面,在老化过程中,中枢小胶质细胞表面MHC Ⅱ类分子、补体受体、TLR$_4$和CD$_4$表达均增加,处于待激活态的比例升高。这种待激活态小胶质细胞一旦受到外周固有免疫系统刺激后迅速进入激活态。因此，相同手术（甚至是小手术）可以触发老年患者产生更多的炎症因子，导致中枢炎症反应加剧、持续时间延长。另一方面，衰退的中枢神经系统对活化的小胶质细胞调节能力降低。诸多关键抗炎因子水平降低，效能减退；维持小胶质细胞于静息态的诸多调节蛋白在老化中均有不同程度降低。小胶质细胞的调节机制衰退致其活化时间延长。高水平且持续存在的炎症因子，打破了免疫细胞在神经生理活动调节中的精细平衡，对学习记忆、神经可塑性、神经元再生产生有害影响。这在临床上便表现为老年患者术后更容易发生神经认知障碍。

13. 呕吐中枢及术后恶心呕吐发生的机制

呕吐中枢包括延髓外侧网状结构的背外侧缘、第四脑室腹侧面的极后区化学触发带和孤束核上方，分为神经反射中枢和化学感受触发带。化学触发带包括 $5-HT_3$ 受体、$5-HT_4$ 受体、阿片受体、胆碱受体、大麻受体、多巴胺受体等多种与恶心呕吐相关的部位。神经反射中枢接受皮质、咽喉、胃肠道、内耳前庭迷路、冠状动脉及化学触发带的传入刺激，激活呕吐中枢，引发恶心呕吐。恶心呕吐的传出神经包括迷走神经、交感神经和膈神经。

术后恶心呕吐（postoperative nausea and vomiting，PONV）是手术后常见的并发症之一。在全部住院手术患者中 PONV 的发生率为 20%～30%，主要发生在术后 24～48 小时，少数患者可持续达 3～5 天。PONV 包括 3 个主要症状：恶心、呕吐和干呕。恶心是一种主观不适感，与（或不与）呕吐同时发生。PONV 的发生主要涉及两个方面：一是 PONV 的神经传导通路，另一个是与其相关的各种神经递质及受体。

全身麻醉时自主神经功能以副交感神经张力占优势，椎管内麻醉后因交感神经阻滞，副交感神经张力占优势，这都可引起恶心、呕吐的发生。不同麻醉方式 PONV 的发生率不同，一般认为 PONV 的发生率由高到低依次为全身麻醉、椎管内麻醉、周围神经阻滞麻醉。吸入麻醉药、氧化亚氮、阿片类镇痛药物等与 PONV 的发生密切相关。丙泊酚复合瑞芬较吸入麻醉发生率低。

14. 术后恶心呕吐的风险因素及预防措施

PONV 的风险因素包括患者因素、手术因素以及麻醉相关的影响因素。PONV 的国际指南明确了其中女性患者为最强的 PONV 的预测因素，随后依次为 PONV 史、不吸烟、晕动病史及年龄。与 PONV 相关的手术因素包括手术时间及手术类型，PONV 的风险随着手术时间的延长而增大，尤其是持续时间超过 3 小时的手术，风险明显增加。另外，围术期相关药物的应用也是影响 PONV 的重要因素。术前使用咪达唑仑及普瑞巴林、亚催眠剂量丙泊酚、右美托咪定、非甾体抗炎药能够减轻术后的 PONV 的发生率；而术中应用挥发性麻醉药、阿片类药物、N_2O、肌肉松弛拮抗剂如新斯的明为 PONV 的风险因素。另外术后疼痛也是 PONV 的危险因素。

PONV 的防治一般原则是首先确定患者发生 PONV 的风险，并对中危以上患者给予有效的药物预防。去除基础病因包括适当的术前禁食以及对消化道梗阻患者术前持续引流等。而对 PONV 高危患者的麻醉选择包括使用丙泊酚麻醉或区域阻滞麻醉，选用短效阿片类药物，术中足量补液，避免脑缺氧缺血，术后使用非甾体类药物镇痛等。

治疗 PONV 的药物主要通过作用于相关受体而发挥作用。恶心呕吐的信号传递主要通过多种神经递质受体系统介导完成，包括 5-羟色胺（5-HT）、多巴胺、组胺、胆碱和神经激肽等。而预防和治疗恶心呕吐的药物，就是通过阻断一个或多个受体发挥作用。常用的镇吐药有 $5-HT_3$ 受体拮抗剂（如昂丹司琼、托烷司琼）、神经激肽-1 受体拮抗剂（阿瑞匹坦）、皮质激素类（地塞米松、甲泼尼龙）、吩噻嗪类（氯丙嗪、异丙嗪）、丁酰苯类（氟哌利多，氟哌啶醇）、苯甲酰胺类（甲氧氯普胺）、抗胆碱类（东莨菪碱透皮贴）、抗组胺类（茶苯海明）以及小剂量纳洛酮等。其中 $5-HT_3$ 受体拮抗剂是防治 PONV 的一线药。不同作用机制的 PONV 药物联合用药防治作用优于单一用药，作用相加而不良反应不相加。

PONV 的非药物治疗有透皮电神经刺激、催眠、生姜、中医的针刺和穴位按压等。中医认为术后胃肠功能紊乱的机制是气血两虚、肝的疏泄功能不畅、脾升胃降之职失常所导致。针灸、灌肠、贴敷、耳穴贴压等方法通过平衡阴阳的方法，治疗 PONV 的疗效确切且不受手术类型和禁食水的限制，已作为辅助治疗手段在临床广泛使用。

15. 麻醉对体温调节的影响

人体的体温调节包括中枢和外周调节。中枢性调节主要指下丘脑的产热和散热中枢，根据体温调节点阈值维持体温稳定；外周调节表现为产热（血管收缩和寒战）和散热（血管舒张和出汗）。寒冷信号主要由 Aδ 神经纤维传导，温觉信号主要由无髓鞘的 C 纤维传导，有时两者会重叠。由于 C 纤维还可感知和传导痛觉，因此，有时酷热和锐痛容易混淆。

麻醉后，体温调节功能被打乱，出现产热和散热之间的失平衡。全身麻醉主要影响中枢性体温调节，使体温调节阈值区间从正常的 0.2℃增大 5~20 倍。椎管内麻醉同时抑制中枢和外周的体温调节。椎管内麻醉扩张外周血管以及对外周体温调节的抑制是导致患者术中低体温的重要原因,而其中枢性体温调节的抑制程度与麻醉阻滞平面呈正相关。围术期多种因素综合作用均可导致患者散热增多,一旦麻醉后体温调节阈值区间增宽,患者不能对增多的散热做出正确的调节反应,就容易处于低体温状态。诱发围术期低体温的常见因素包括全身麻醉降低机体代谢率、手术室温度较低、患者体表覆盖较少、较冷的液体输入以及大量低温冲洗等。

16. 正常睡眠的特点及术后睡眠障碍的影响因素

睡眠是一种自然发生的可逆的静息状态,表现为机体对外界刺激的反应性降低和意识的暂时中断。睡眠主要分为两个阶段:快速眼动睡眠(rapid movement sleep,REMS)和非快速眼动睡眠(non-REM sleep,NREMS)。在睡眠期间大脑活动依旧非常活跃,尤其是在快速眼动睡眠期间。睡眠的大部分时间属于非快速眼动睡眠,其特点是与清醒期相比,脑电图显示波形的频率下降,但振幅增大。因此,从清醒阶段到 NREM 睡眠时,脑电图显示从 α 波向 θ 波过渡,甚至出现 δ 波。非快速眼动睡眠时期,肌张力节律变化、体温下降、心率减慢。快速眼动睡眠期则出现肌张力缺失,脑电图显示慢波消失,并出现快速眼动。其他的显著特征包括不规则的呼吸和心率等。快速眼动睡眠多与生动梦境相关。这一过程和全身麻醉诱导的意识消失和意识中断具有一定的相似性。如丙泊酚诱导的意识消失与非快动眼睡眠的 EEG 活动十分相似,且发源自相似的皮质区域。

手术患者,特别是大手术患者往往在手术后立即出现明显的睡眠障碍。患者可能会主诉睡眠时间缩短、觉醒或觉醒次数增加、睡眠质量下降和频繁的噩梦。多导睡眠图监测显示术后患者严重睡眠剥夺、睡眠碎片、以及术后夜间非快速眼运睡眠(NREM)和快速眼运睡眠(REM)的总体减少甚至是缺失。一般术后 1 周内,睡眠结构逐渐恢复正常,REM 出现反弹。近年来的研究表明,围术期多种因素与术后睡眠障碍的发生有关,包括年龄、围术期合并症、麻醉类型、手术创伤大小和术后因素等。而术后睡眠障碍与术后谵妄、疼痛、心血管事件以及术后恢复相关。药物和非药物措施均可改善术后睡眠,有助于术后恢复,其中非药物措施包括局部麻醉,降低手术创伤程度(比如进行微创术式),提供多模式镇痛等。而目前在临床上用于改善术后睡眠障碍的药物包括唑吡坦、褪黑素和右美托咪定。但促进睡眠疗法的长期疗效值得进一步研究。

17. 围术期焦虑与抑郁

焦虑、抑郁是围术期常见的心理问题。焦虑是一种处于应激状态时的内心紧张不安情绪,预感要发生某种不利情况的感觉。而抑郁是一种负性情绪,以情绪低落、兴趣降低为主要表现。两者都属于人体防御性的心理反应,但是若持续时间较长甚至持久,显著影响社会功能,则发展为需要医学干预的病理性焦虑抑郁状态以及焦虑抑郁障碍。围术期焦虑发生较为普遍,但由于评估量表不同,文献报道的发生率差异较大。

围术期焦虑、抑郁会给患者带来诸多不良影响并直接影响手术预后。围术期抑郁、焦虑与术后并发症发生率和死亡率呈明显相关性,可能与术后疼痛、术后感染发生率高、恶性肿瘤进展、健康相关生活质量差以及其他并发症有关。此外,手术患者的精神障碍发生率高于非手术患者,这表明麻醉和外科手术可能增加精神障碍的发病率。但需要进行大规模的多中心随机对照试验,以确认围术期抑郁焦虑的筛查和有效治疗,从而增强手术的结果。同时,也需对抑郁症的病因和脑损伤的分子机制进行进一步深入探讨,寻找逆转围术期焦虑和抑郁新的治疗方法。

(米卫东)

第四节　麻醉与其他系统

【知识点】

1. 肾脏生理功能及调节
2. 麻醉对肾功能的影响
3. 麻醉与肝脏生理功能
4. 围术期胃肠生理功能
5. 糖代谢及其内分泌调节
6. 甲状腺激素生理作用及调节
7. 应激反应与内分泌调节
8. 围术期血液系统变化特点

1. 肾单位的组成及功能

肾单位由肾小球和肾小管组成,约 2×10^6 个肾单位组成了肾脏。肾单位调节循环容量、渗透压、酸碱和电解质的平衡,并将代谢的终产物排出体外;肾单位还可以分泌激素,参与维持体液内环境稳定、骨代谢、红细胞生成等过程。

2. **交感肾上腺轴调节肾功能的机制**

通过循环血液内肾上腺素和神经元释放的去甲肾上腺素,交感神经系统对肾功能具有极其重要的调控作用。肾皮质内含有密集的自主神经纤维丛,这些纤维丛源于脊髓 T_{12} 至 L_4 节段,经腹腔丛到达肾脏。交感神经系统反射的主要信号源来自主动脉弓、颈动脉窦和入球小动脉的压力感受器,这些感受器可感知动脉压的变化。传入纤维通过迷走神经上行,大大加速了信号到达下丘脑调节中枢的冲动传递速度,从而支配肾上腺素能神经活性变化。肾脏没有副交感神经支配。

3. **肾素-血管紧张素-醛固酮系统对肾功能的调控机制**

肾素的分泌受数个机制调控,实际血容量低(出血、利尿、钠丢失或摄入受限)或有效循环血容量低(正压通气、充血性心力衰竭、脓毒症、有腹水的肝硬化)可引起肾素的分泌。在肾功能正常和异常情况下,此机制均可通过连续的反馈回路对肾小球滤过率(glomerular filtration rate,GFR)发挥调节作用。

血管紧张素 I 可激动与其作用一致或相反的许多反应,还可通过负反馈机制抑制肾素的分泌。使用血管紧张素酶(angiotensin enzyme,ACE)抑制剂阻止血管紧张素的形成可使血管扩张,但会增加血浆肾素的水平。血管紧张素 I 激活磷脂酶 A_2,引起肾内前列腺素类物质的合成。扩血管性前列腺素物质可调节血管紧张素 I 的活动,使其在低血容量下时优先作用于出球小动脉。血管紧张素引起的血管收缩可增加心房压并释放心房钠尿肽(atrial natriuretic peptide,ANP),ANP 与肾素-血管紧张素-醛固酮系统的作用恰好相反。

ACE 抑制剂对肾功能的作用与患者的容量状况、全身血流动力学、肾灌注基线有关。在对高血压和充血性心力衰竭、特别是糖尿病的长期治疗中,使用 ACE 抑制剂可降低肾血管阻力并对肾功能有益。应用卡托普利进行短期预治疗可防止 CPB 期间肾血流(renal blood flow,RBF)和 GFR 的降低以及维持钠排泄。但是,已有报道显示在有低血压、肾功能不全、单侧肾动脉狭窄的患者中使用 ACE 抑制剂,会导致肾功能恶化和高钾血症,可能与代偿性血管紧张素介导的出球小动脉收缩受到抑制有关。应注意的是,对于围术期血流动力学不稳定的患者,应避免使用 ACE 抑制剂。

醛固酮(aldosterone)是皮质类固醇,在高钾血症或低钠血症时,由肾上腺皮质的球状带分泌。血管紧张素 I 和促肾上腺皮质激素(ACTH)也可促使其释放。醛固酮作用于髓袢升支粗段、远端小管的主细胞和集合管,增加钠的主动重吸收和水的被动重吸收,直至血容量扩张。管壁的钠潴留可增强其对血管收缩物质的反应。

与交感神经性血管紧张素 I 对低血容量的迅速反应不同,醛固酮从分泌到发挥钠重吸收的作用会延迟 1~2 小时。醛固酮与位于远端小管主细胞膜上的受体形成复合物。醛固酮-受体复合物进入细胞核,引发胞质内 mRNA 转录。这一转录过程合成了构成顶端细胞膜上钠通道的蛋白,增强了基底外侧细胞膜上 Na^+-K^+-ATP 酶泵,钠离子与钾离子交换,由小管液转运至管周的毛细血管。慢性腹水导致血管内容量减少,造成长期的醛固酮分泌,最终引起缺钾和低钾性碱中毒。

4. **麻醉方式对肾生理功能的影响**

蛛网膜下腔麻醉或硬膜外麻醉可以阻断 T_4~T_{10} 节段的交感神经,能有效地抑制交感肾上腺素反应,阻断儿茶酚胺、肾素及 AVP 的释放。全身麻醉药物基本上均有降低心排血量和动脉血压的作用,导致 GFR 降低,术中尿量减少。尽管肾自身调节能力依然存在,但是任何导致低血压的麻醉方法均会改变管周毛细血管的静水压梯度,导致尿量减少。除非术前患者就有肾功能异常、或长时间血容量不足、肾毒性损伤加重,否则麻醉本身很少引起永久性肾损伤。

为了保护围术期肾功能,麻醉管理应尽量满足以下要求:①保持肾血流量及肾灌注压;②抑制血管收缩及手术疼痛刺激引起的钠潴留;③避免或减少肾毒性损害。

5. **麻醉药物对肾生理功能的影响**

吸入麻醉药复合氧化亚氮,可引起 RBF 和 GFR 轻中度减少,主要源于复合氧化亚氮对有效循环容量的影响,充分的液体容量可削弱该作用;大剂量阿片类药物对 RBF 和 GFR 影响较小,与吸入麻醉药相比,术中使用阿片类药物能抑制儿茶酚胺、血管紧张素 II、醛固酮及 AVP 的释放;静脉麻醉药,丙泊酚和右美托咪定可能有肾保护所用的抗炎效果。丙泊酚可增加骨形态发生蛋白-7(BMP-7)的生成,而 BMP-7 可在脓毒症诱发的急性肾损伤期间抑制肿瘤坏死因子(TNF-α)诱导的炎症级联反应。右美托咪定除了可以改变肾血流量和抑制抗利尿激素分泌,还可以通过与肾上腺素受体结合、抑制应激反应等方面保护肾脏,亦可通过一系列信号通路和抗炎、抗氧化及抗凋亡等减轻肾缺血再灌注损伤。氯胺酮可增加 RBF,但减少尿流率,可能与交感神经兴奋有关。

6. 围术期可能对肾生理有影响的因素

围术期麻醉与手术主要通过改变肾小球滤过率影响正常肾功能。血压波动对肾血流量和肾小球滤过功能具有重大影响。

机械通气和呼气末正压通气可能引起 RBF、GFR、钠分泌及尿流率减少,甚至导致急性肾损伤,是其引起血流动力学变化所致。气道压及胸膜内压力增加传递至血管管腔,导致静脉回流量减少,跨壁心脏充盈压和心排血量降低;平均气道压过高可压缩肺动脉循环,增加右心室后负荷,使室间隔左移,减少左心室充盈和心排血量;正压通气可增加下腔静脉压力和肾静脉压力,通过增加管周毛细血管压力促进肾小管对钠的重吸收;心排血量和体循环动脉压降低,颈动脉和主动脉压力感受器使神交感神经张力增强,引起肾血管收缩、抗利尿、抗利钠作用;心房充盈压的下降,导致心房容量受体减少 ANP 分泌,引起交感神经张力增加,激活肾素和精氨酸加压素。

围术期急性肾损伤(acute kidney injury,AKI)的诱因根据发病机制可以分为血流动力学不稳定(心脏手术、主动脉手术、低血压及低血容量)、微循环障碍(脓毒症、造影剂)、内皮功能障碍(脓毒症)、微血管血栓形成(脓毒症、肝疾病、炎症状态)、炎症(脓毒症、炎症状态)、肾小管细胞损伤(肾毒性药物、溶血)、肾静脉淤血(充血性心力衰竭)等。在非心脏手术患者中,围术期低血压(平均动脉压<55mmHg)是 AKI 的独立危险因素,随着低血压持续时间的延长,这种危险性增加。心脏手术和心肺转流的患者围术期发生 AKI 的比例高达 20%～30%,已确定的高危因素包括术前肾功能不全、高血压、糖尿病、心脏功能受损、心肺转流时间延长、高龄等。为避免围术期 AKI 的发生,可根据手术及患者的具体情况采取相应预防及干预措施。血压维持在满足肾脏灌注状态,平均动脉压一般应>65mmHg,科学控制液体负荷,已有肾功能损害患者避免使用羟乙基淀粉,避免心肺转流,术中缩短肾脏缺血缺氧时间,维持血红蛋白水平>80g/L 等方法可一定程度上避免 AKI 的发生。局部应用治疗性低温可能降低肾脏的代谢需求和耗氧量,这些效应与肾脏温度相关。在温度降低到 30℃、20℃和 10℃之后,肾脏耗氧量分别降低到 40%、15%和小于 5%。

理论上,小剂量多巴胺 1～3μg/(kg·min)具有一定肾保护作用:①心肌正性作用使心排血量增加,增加肾脏灌注;②提升血压,增高肾动脉灌注压;③直接作用于肾小管导致利钠,但并不总是伴有肾血流量增加及肾小球滤过率的增加;④可以使肾血管舒张,抑制 Na$^+$-K$^+$-ATP 酶泵功能,使肾小管的氧耗降低。但小剂量多巴胺的肾保护作用,尚缺乏充分临床数据的支持。

感染性休克患者有显著的低血压和少尿,给予去甲肾上腺素可以通过提高肾灌注压而改善肾功能。另外有研究表明,心脏手术期间输注非诺多泮、利尿钠肽、N-乙酰半胱氨酸有预防 AKI 的作用。

7. 肝脏生理基本功能单位的组成和特点

肝脏生理最小功能单位是肝腺泡。肝腺泡是由位于中心的门脉三联管和周边的中心静脉组成,富含营养物质和氧气的血流通过肝血窦从门脉区进入中心静脉。肝血窦壁由肝窦内皮细胞组成,内皮细胞间有 50～150nm 间隙,允许相对较大颗粒通过,如脂质和脂蛋白;肝血窦壁没有基底膜,因此通透性大,对白蛋白等大的分子没有屏障作用。有利于肝细胞摄取血浆物质和排出其分泌产物。

8. 肝脏的生理功能

(1) 药物代谢:肝脏是药物代谢和排毒的主要器官。药物通过 3 个阶段肝反应(肝反应Ⅰ、Ⅱ和Ⅲ)被代谢后以水溶性更强的形式经尿液和胆汁排泄。第一阶段是由 P450 家族蛋白一系列氧化、还原和水解反应组成的。第二阶段的反应是物质的偶联,如葡糖醛酸和氨基酸。第三阶段的反应是由内源性肝蛋白质-三磷酸腺苷的结合,排泄各种物质。

(2) 蛋白质代谢:成年人每天合成 12～15g 蛋白质,血浆中几乎所有的蛋白都在肝脏中合成,包括白蛋白、α-酸性糖蛋白、假性胆碱酯酶和除Ⅲ、Ⅳ、Ⅷ因子外的所有凝血因子。白蛋白仅由肝脏合成,半衰期 20 天,是最重要的药物结合蛋白,α-酸性糖蛋白与碱性药物结合,如酰胺类局麻药和阿片类药。假性胆碱酯酶负责琥珀胆碱米库氯铵和酯类局麻药的降解。

(3) 糖代谢:肝脏参与血糖水平的调控,包括糖原合成和糖异生。正常的肝脏可储存足够的糖原提供禁食 12～24 小时内葡萄糖的需要量。

(4) 脂代谢:人体内大部分脂蛋白、磷脂和胆固醇由肝脏合成。肝脏也是甾类激素主要的降解场所,肝衰竭会导致甾类激素过剩。

(5) 胆汁和肝肠循环:肝脏每天产生 800ml 胆汁,胆盐是一种去污剂,可以辅助脂类的吸收转运和排泄。

胆汁也可将代谢产物运至小肠,胆汁合成或分泌障碍影响脂肪和脂溶性维生素的吸收,导致脂肪泻、维生素缺乏和凝血功能障碍。

（6）肝脏与凝血功能:肝脏合成除Ⅲ、Ⅳ、Ⅷ因子外的所有凝血因子。此外,肝脏还合成调节凝血和纤溶的 S 蛋白、C 蛋白、Z 蛋白、纤溶酶原激活物抑制剂和抗凝血酶Ⅲ。

（7）亚铁血红素代谢、胆红素和血卟啉病:肝脏参与了亚铁血红素的合成与分解代谢,80%~90% 的亚铁血红素在骨髓合成,剩余的大部分在肝脏生成。血清胆红素来源于血红素的分解代谢。血红素加氧酶以氧气为底物将血红素分解产生 CO,CO 有很多生理作用,包括血管张力调节、血小板聚集、神经递质释放和抗氧化抗凋亡等等。肝细胞摄取胆红素生成结合胆红素,大部分经小肠排走,小部分再摄取循环利用。卟啉病是罕见的遗传性血红蛋白合成障碍性疾病,这种患者通常无明显症状,在一定的诱发因素作用下才表现出来,最常见的诱发药物是巴比妥类药物和细胞色素 P450 诱导剂。

（8）内分泌调节和免疫功能:肝脏通过对多种内分泌激素的合成与分解代谢调节体内激素水平。肝脏合成很多内分泌物质,如铁调素、血小板生成素和胰岛素样生长因子-1 等。肝脏灭活其他很多激素,如抗利尿激素、胰岛素和雌激素等。肝脏是人体内最大的网状内皮器官,内部的肝巨噬细胞可以过滤内脏静脉血中的细菌。

9. **麻醉手术对肝血流量的影响**

所有吸入麻醉药均降低门脉血流,以氟烷最多,异氟烷最小。异氟烷直接扩张肝动脉,肝动脉血流量增加。除氟烷同时降低肝动脉门静脉血流,其他吸入麻醉药降低门静脉血流时,通过肝动脉缓冲反应增加肝动脉血流。硫喷妥钠、乙托咪酯、丙泊酚均可使总肝血流量下降。氯胺酮轻度增加肝血流量。阿片类药物对肝血流量影响轻微,但是可引起奥迪括约肌痉挛而增加胆道内压:芬太尼>吗啡>哌替啶>布托啡诺。除了麻醉药物,手术因素也影响肝血流量。如腹腔镜手术,过高的腹内压通过压迫下腔静脉和门静脉,使肝血流量下降,从而影响麻醉药物的代谢和肝功能异常。有研究观察到腹腔镜术后丙氨酸转氨酶和天冬氨酸转氨酶一过性升高。转氨酶升高的程度与气腹压有关,术中在满足手术的条件下尽可能地降低气腹压。使用经肝脏代谢的肌肉松弛药时需注意追加时间,有研究提示罗库溴铵在腹腔镜手术时的作用时间延长。

10. **麻醉药物的肝细胞毒性**

首先手术创伤对肝功能的影响比麻醉大,麻醉药物一般不引起肝功能长期异常。但是要注意的是氟烷性肝炎,其机制与肝毒性代谢产物和过敏反应有关,相关危险因素为"中年、肥胖、女性、重复接受氟烷(28 天内)"。Ⅰ型氟烷性肝炎(halothane hepatitis Ⅰ):是麻醉后约 20% 的患者引起轻度的肝功能紊乱,以转氨酶增高为主要表现。Ⅱ型氟烷性肝炎(halothane hepatitis Ⅱ):约 1/35 000~1/40 000 例氟烷麻醉患者术后会引起暴发性肝坏死,表现为高热,黄疸和严重的转氨酶升高。

11. **肝功能下降与麻醉药物的相互关系**

麻醉药物对肝功能无明显影响。但是大部分静脉麻醉药、麻醉性镇痛药、局麻药和肌肉松弛药经肝脏进行生物转化代谢,所以肝功能下降时会导致麻醉药物的起效和消除。瑞芬太尼的代谢不依赖肝肾途径,受肝功能的影响小。长期使用巴比妥类药物会产生酶诱导。酯类局麻药和酰胺类局麻药均需在肝内进行代谢,肝功能下降时,代谢受抑制,剂量应适当减少。肝功能下降时,胆碱酯酶合成减少,延缓去极化肌肉松弛药(如琥珀胆碱)的药效,用药间隔时间应延长。

12. **胃肠道功能的调节机制**

胃肠道的生理功能主要包括运动、消化、吸收、分泌和血液循环功能,近年来,胃肠道其他重要功能得到广泛研究,包括胃肠道局部和全身性的免疫功能及其在炎症反应中总的作用。

（1）内分泌调节:内分泌调节在整合整个胃肠道对食物的反应中起到重要的作用。当一种激素被释放时,可以影响到消化系统及其他系统的多处受体。

（2）神经分泌调节:可远距离传递信息,从神经纤维末梢释放神经递质,激活相应受体,作用于效应器。这种调节局限但精确。

（3）旁分泌和近分泌(免疫)调节:主要在介质释放的邻近产生效应。旁分泌调节中释放介质的不是神经而是细胞。免疫分泌调节是通过肠道黏膜免疫系统来发挥作用的。

（4）肠道菌群对肠道屏障功能的调节作用:肠道黏膜屏障由 4 部分构成,机械屏障、化学屏障、生物屏障及免疫屏障。肠道细菌对于机械屏障中紧密连接蛋白的调节作用以及细胞旁途径侵入肠道黏膜主要是通过炎症细胞因子实现的。肠道内由于缺乏胃酸形成的酸性环境,主要依靠结肠菌群酵解难消化性多糖产生的短链脂肪酸抑制病原菌定植生长。一般认为共生菌群主要通过以下途径发挥其生物屏障的作用:抢先占领定植位点、营养竞争、产生有机酸及短链脂肪酸降低肠腔 pH、产生细菌素、诱导适度的炎症反应。肠道细菌可以通过抗原成分激活固有免疫和特异性免疫,细菌的代谢产物也参与其中。近年来,肠道菌群在肠道黏膜屏障功能障碍中的调控作用受到越来越多的关注。

13. 麻醉对胃肠道动力的影响

手术操作对胃肠道功能的影响远大于麻醉的影响。阿片类镇痛药可抑制胃肠动力功能,但具体机制并不完全清楚。目前,认为多通过中枢和胃肠阿片类受体起作用,可能的作用部位是中枢神经系统、脊髓背角、胃壁或腹腔神经丛。短效阿片类药物对胃肠动力的抑制明显小于吗啡,曲马多不会明显延长胃排空。吸入麻醉药延迟胃排空时间,影响术后胃肠功能恢复。胸段硬膜麻醉和镇痛有利于腹部手术的胃肠功能恢复。腰段硬膜外麻醉或腰麻对胃肠功能的影响有待进一步研究。

近年来,加速术后康复(enhanced recovery after surgery,ERAS)理念日益受到重视和推广,其中很重要的一项内容就是维护胃肠道功能和防治术后胃肠道麻痹。临床实践中的禁饮禁食、创伤、手术应激、疼痛以及药物等因素容易导致肠道微生物群紊乱、肠屏障功能损伤、肠道黏膜炎症和肠源性感染等。随后全身炎症反应综合征和多器官衰竭接踵而来。麻醉医师在围术期可采取各种有效的措施来保护胃肠道功能和维持正常胃肠动力,目前研究推荐的措施如下。术前:①缩短禁饮禁食时间,术前 2~3 小时可饮用 50g 碳水化合物清饮;②不机械性灌肠;③对患者家属进行宣教和安抚,减轻焦虑情绪。术中:①术中目标导向液体治疗避免液体过多造成的肠道水肿炎症;②多种麻醉方案结合以减少阿片类药物使用,尽量使用短效阿片类药物如瑞芬太尼;③术中使用丙泊酚或右美托咪定或地塞米松,并联合 5-羟色胺-3 受体拮抗剂可减少术后恶心呕吐发生率;④注意保温。术后:①尽早恢复饮食,尽早下床活动;②多模式镇痛,减少阿片类药物镇痛的量,可选用硬膜外镇痛或外周神经阻滞;③咀嚼口香糖有利于胃动力的恢复。

14. 甲状腺激素的主要生理作用及其分泌调节

(1) 甲状腺激素的主要作用是促进代谢。促进蛋白质的合成,促进糖的吸收、糖原的分解和糖原异生,葡萄糖的细胞摄入,促进细胞内糖的利用。甲状腺激素增加脂肪细胞的脂质代谢,提高游离脂肪酸水平。甲状腺激素对维持正常的生长发育和中枢神经系统的发育和功能调节非常重要。对心血管系统有一定影响,其分泌增多时,心肌收缩力增强、心率增快、心排血量增加。此外,甲状腺增加机体产热量,释放能量等。

(2) 甲状腺激素的分泌调节

1) 下丘脑-腺垂体-甲状腺轴(hypothalamic-pituitary-thyroid axis)调节。寒冷刺激使下丘脑释放促甲状腺激素释放激素,后者刺激腺垂体释放促甲状腺激素,使甲状腺激素分增多。同时,甲状腺激素对下丘脑和腺垂体的分泌产生负反馈调节。

2) 甲状腺功能的自身调节。根据血碘水平甲状腺调节其自身对碘的摄取量和甲状腺激素的合成量。

3) 自主神经作用。交感神经和副交感神经分别促进和抑制甲状腺激素的分泌。

15. 手术、麻醉对甲状腺功能的影响

手术创伤和应激可通过下丘脑-垂体和交感神经系统使甲状腺激素分泌适当增加。如果患者术前甲状腺功能亢进,可能因手术、创伤、分娩、感染、应激等因素诱发甲状腺危象(常可在术后 6~24 小时出现,也可见于术中,表现出意识障碍、高热、心动过速与低血压等临床表现)。

围术期多数麻醉药物对甲状腺功能影响不明显,如苯二氮䓬类、阿片类、氯氨酮等对甲状腺功能影响不明显。乙醚明显兴奋内分泌系统,但目前常用的吸入麻醉药对甲状腺功能影响不大。

麻醉方式可能对甲状腺功能有一定影响。低温时,甲状腺在降温初期亢进,随着温度降低被抑制。椎管内麻醉对甲状腺功能影响不大,全麻与硬膜外麻醉对术中 T_3 和 T_4 的影响相似,但全麻患者术后可见 T_3 水平升高,可能与全麻对 T_4 脱碘过程干扰有关。

16. 胰岛素的作用机制及其分泌调节因素

(1) 胰岛素作用机制

1) 促进葡萄糖的利用和糖原的合成,抑制糖原分解和糖异生。

2) 促进氨基酸转运、蛋白质合成,抑制蛋白质分解。

3) 促进脂肪合成,抑制脂肪分解。

(2) 胰岛素的分泌调节

1）血糖和氨基酸水平:血糖是调节胰岛素分泌的最重要的因素。

2）激素:胃肠激素如抑胃肽、促胃液素、促胰液素等均促进胰岛素的分泌,一些升糖激素如生长激素、甲状腺激素、皮质醇等可通过升高血糖间接刺激胰岛素分泌。

3）自主神经:刺激迷走神经,促进胰岛素分泌,刺激交感神经,则以抑制胰岛素效应为主。

17. 能升高机体血糖的激素

（1）胰高血糖素:是体内主要的升高血糖激素,促进物质分解代谢。主要作用于肝,促进肝糖原分解为葡萄糖,并促进糖异生,加速氨基酸转化为葡萄糖。

（2）糖皮质激素:具有抗胰岛素作用,显著升高血糖。

（3）肾上腺素和去甲肾上腺素:属于儿茶酚胺类激素,主要在应激状态下升高血糖。

（4）生长激素:具有抗胰岛素效应,通过抑制外周组织摄取和利用葡萄糖,从而升高血糖。

（5）甲状腺激素:其对血糖的调节依剂量而定。甲状腺激素对糖代谢呈双相效应,大量的甲状腺激素促进糖的分解代谢更明显。

18. 胰高血糖素的作用机制及其分泌调节因素

（1）胰高血糖素是体内主要的升高血糖激素,主要作用于肝,促进肝糖原分解为葡萄糖并促进糖异生,加速氨基酸转化成葡萄糖。

（2）分泌调节

1）糖和氨基酸水平,前者为主因素。血糖降低可促进胰高血糖素分泌。血中氨基酸增加在促进胰岛素分泌降低血糖的同时,能刺激胰岛素的分泌而升高血糖,预防低血糖的发生。

2）激素:促胃液素和缩胆囊素促进胰高血糖素分泌,促胰液素抑制其分泌。

3）自主神经:交感神经兴奋,促进胰高血糖素分泌,迷走神经兴奋抑制其分泌。

19. 手术、麻醉对胰腺内分泌功能的影响

创伤、手术等会诱发血糖升高,交感-肾上腺髓质兴奋、下丘脑-垂体-肾上腺皮质激素系统激活,导致促分解性代谢激素如儿茶酚胺、胰高血糖素、皮质醇等分泌增加,同时交感兴奋可抑制胰岛素分泌,最终由于胰岛素分泌不足和组织细胞对胰岛素抵抗而出现应激性高血糖。手术创伤还可以诱发胰腺内分泌功能紊乱,术中低温可能抑制胰腺内分泌功能等。

麻醉药物及其他围术期用药可影响胰腺内分泌功能。苯二氮䓬类可减少胰岛素的分泌、增加生长激素的产生,单次镇静剂量影响轻微,但需特别注意 ICU 长期应用对血糖的影响。β 受体激动剂可刺激胰高血糖素分泌诱发高血糖,而 β 受体拮抗剂则增加低血糖发生风险。术前使用巴比妥类和吗啡可使血糖增加。阿片类药可有效抑制交感神经系统和下丘脑-垂体功能,有利于血糖的控制。

不同麻醉方式对胰腺内分泌的影响不同。椎管内麻醉和神经阻滞麻醉较全麻影响轻微,前者可更有效的阻断手术应激反应,减轻皮质醇、儿茶酚胺的增高,从而减轻血糖波动。

20. 机体应激反应时主要的内分泌变化

在内分泌系统介导的体液调节中,应激反应以垂体-肾上腺皮质系统(pituitary-adrenocortical system)和交感-肾上腺髓质系统(sympathetico-adrenomedullary system)参加为主。

应激反应时,血中促肾上腺皮质激素、肾上腺素、去甲肾上腺素和糖皮质激素水平迅速升高。肾上腺皮质激素增强机体对伤害性刺激的耐受性,髓质激素提高机体的应变能力。此外,血中阿片肽、生长激素、催乳素、抗利尿激素、胰高血糖素、醛固酮等均升高,在手术、烧伤、创伤等应激时,机体组织可对胰岛素敏感性下降,心理应激时,胰岛素分泌减少。

21. 糖皮质激素的分泌调节

（1）下丘脑-腺垂体-肾上腺皮质轴(hypothalamus-pituitary-adrenal cortex axis)作用。应激反应时,下丘脑促肾上腺皮质激素释放激素(CRH)分泌增多,使腺垂体促肾上腺皮质激素(ACTH)分泌增多,从而促进肾上腺分泌大量糖皮质激素,并且三者的分泌具有昼夜节律。

（2）反馈作用。糖皮质激素浓度升高可以反馈抑制 CRH、ACTH 分泌;ACTH 分泌增多可抑制 CRH 分泌;CRH 分泌增多抑制下丘脑 CRH 神经元活动。

（3）应激性作用。应激原刺激,CRH 分泌增加,刺激 ACTH 分泌增加,促进糖皮质激素大量分泌。应激时,血中高浓度的糖皮质激素对 CRH、ACTH 的负反馈调节作用可暂时失效。

22. 手术、麻醉对肾上腺皮质功能的影响

术前紧张焦虑和手术刺激会通过下丘脑-垂体-肾上腺皮质轴引起皮质激素分泌增加,其中皮质醇是对激惹刺激最敏感的激素。应激状态下,垂体 ACTH 分泌增加可使皮质醇和醛固酮分泌增加。术中皮质醇分泌增加可持续至术后数日,升高程度和持续时间主要取决于创伤应激的大小。术中低血压可使肾上腺皮质激素分泌增加,低血容量低血压时肾血流减少,促使肾上腺球旁细胞释放肾素,通过血管紧张素促使醛固酮分泌增加。缺氧或二氧化碳蓄积时垂体分泌 ACTH 使血浆皮质醇浓度增加,但重度低氧血症时皮质醇分泌会被抑制。低温时垂体-肾上腺皮质应激反应受到抑制。

不同的麻醉药对肾上腺皮质功能影响不同。丙泊酚不影响皮质醇的合成和机体对 ACTH 的反应,依托咪酯抑制肾上腺皮质的 11-β 羟化酶功能,减少皮质醇和醛固酮的合成。巴比妥类和麻醉性镇痛药有助于降低皮质醇的分泌。氟哌利多、右美托咪定、苯二氮䓬类对肾上腺皮质功能影响不明显。乙醚使皮质醇浓度增加。吸入麻醉药对肾上腺皮质功能均有一定程度的抑制。

椎管内麻醉时肾上腺皮质功能变化不大,血浆皮质醇和醛固酮无明显变化。全身麻醉时不同麻醉药物的使用配方对血浆皮质醇的影响不同。如静脉持续输注瑞芬太尼较间断静脉注射芬太尼更能抑制 ACTH 和皮质醇的分泌。一般认为静吸复合麻醉对肾上腺皮质功能的抑制大于单纯硬膜外麻醉。

23. 长期使用糖皮质激素的患者不能骤然停药的原因

糖皮质激素长期大量使用时,对下丘脑、腺垂体产生负反馈调节,可使促肾上腺皮质激素释放激素(CRH)和促肾上腺皮质激素(ACTH)分泌减少,患者肾上腺皮质萎缩,使内源性糖皮质激素分泌减少。如果骤然停药,患者会出现急性肾上腺皮质功能不全的症状,所以应逐渐减少剂量。

正常人每天分泌 15~25mg 皮质醇,应激时可增加到 400mg,垂体-肾上腺皮质功能正常者,术中不需激素替代治疗。需补充治疗者仅限于皮质功能异常者。术前因为内科疾病需持续服用糖皮质激素患者,原则上不停药,可改为等效剂量的静脉制剂于麻醉诱导后补给。

围术期急性肾上腺皮质功能不全较为罕见,但来势凶猛,临床症状是非特异的,可表现为原因不明的低血压、低血糖、恶心、呕吐、大汗、心动过速、电解质紊乱(低钠、低钾血症)、酸中毒及心肌收缩力减低。术中或术后出现无法解释的低血压或休克,液体治疗无效,应考虑此症可能,并给予紧急治疗。治疗方法包括输液,补充糖皮质激素(氢化可的松 100~150mg 或甲泼尼龙 20~40mg,继之氢化可的松 30~50mg/8h),酌情给予加强心肌收缩力的药物,防治低血糖,纠正电解质紊乱等。

24. 手术、麻醉对交感-肾上腺髓质功能的影响

手术刺激可使交感-肾上腺髓质系统兴奋,肾上腺素、去甲肾上腺素分泌增加,激活肾素-血管紧张素-醛固酮系统。术中出血、血容量不足、缺氧、二氧化碳蓄积均可增加儿茶酚胺分泌。酸中毒时可增加交感神经活性,碱中毒时交感神经活动可被抑制。术中低温可导致儿茶酚胺的变化,随温度下降至 32℃ 儿茶酚胺水平增加,进一步下降到 24℃ 时下降到基础水平。

许多围术期用药可能影响肾上腺髓质功能。瑞芬太尼、舒芬太尼、芬太尼可抑制肾上腺髓质释放儿茶酚胺,阿托品可使血浆儿茶酚胺增加,氯丙嗪对儿茶酚胺有一定的抑制作用,氯胺酮可使血浆儿茶酚胺浓度明显增加。吸入麻醉药异氟烷、七氟烷均不能够有效抑制手术应激反应时儿茶酚胺的增加,特别是去甲肾上腺素的增加。椎管内麻醉对儿茶酚胺的影响较小。

25. 血浆渗透压的概念及其生理作用

血浆渗透压包括晶体渗透压和胶体渗透压,具有吸取水分透过生物半透膜的力量。

(1)晶体渗透压指溶解于血浆中的低分子物质所形成的渗透压,对维持细胞内、外水分的正常交换和分布,保持红细胞的正常形态有重要作用。例如,当血浆晶体渗透压降低时,进入细胞内的水分增多,致使红细胞膨胀,直至膜破裂。

(2)由血浆蛋白这类高分子物质所形成的渗透压叫胶体渗透压。毛细血管壁不允许蛋白质等大分子通过,血浆胶体渗透压调节毛细血管内外水分的正常分布,促使组织液中水分渗入毛细血管以维持血容量。对于术前已有低蛋白血症患者,在围术期应注意适当纠正,避免血浆胶体渗透压降低,导致血浆中的水向组织液渗透,组织液增加,引起组织水肿及血容量不足。

26. 血细胞的种类及其生理作用

(1)红细胞的生理功能:运输 O_2 和 CO_2,及在酸碱平衡中起一定的缓冲作用。此作用主要由红细胞中的血红蛋白发挥,若红细胞破裂,血红蛋白释放出来,溶解于血浆中,即丧失上述功能。

（2）白细胞的生理功能:通过吞噬和产生抗体等方式来抵御和消灭入侵的病原微生物。

（3）血小板的功能:①促进止血和加速凝血;②血小板的营养和支持作用,维护毛细血管壁完整性。

27. 机体凝血过程

机体凝血系统包括凝血和抗凝两个方面。机体的正常凝血,主要依赖于完整的血管壁结构和功能,有效的血小板质量和数量,正常的血浆凝血因子活性。凝血途径包括内源性凝血途径、外源性凝血途径和凝血的共同途径(图1-4-1)。抗凝系统不仅包括抗凝因子,还包括纤溶系统。

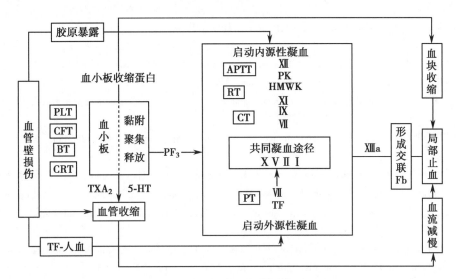

图 1-4-1　凝血机制过程

PLT:血小板计数;CFT:束臂试验;BT:出血时间;CRT:血块收缩试验;TF:组织因子;
TXA_2:血栓烷 A_2;5-HT:5-羟色胺;PF_3:血小板第 3 因子;APTT:活化部分血活酶时间;
RT:复钙时间;CT:凝血时间;PT:凝血酶原时间;PK:激肽释放酶原;HMWK:高分子量
激肽原;Fb:纤维蛋白;Ⅰ、Ⅱ、Ⅴ、Ⅶ、Ⅸ、Ⅹ、Ⅺ、Ⅻ为凝血因子。

28. 麻醉对于血液系统的影响

麻醉本身对于血液系统的生理功能影响较小,主要由于围术期的应激、失血等,及对其的治疗措施而对血液系统产生影响,如等容性贫血、变态反应及矛盾出血等现象。

（1）大量临床试验表明,丙泊酚因其结构与花生四烯酸相似,可抑制血小板聚集,但对于凝血功能的影响不显著,并不会增加出血风险。但丙泊酚的这种抑制能力与使用剂量与时间呈正相关,对于合并凝血功能紊乱、或需大剂量长时间使用丙泊酚,或合并使用其他影响血小板功能的药物的患者,使用丙泊酚时可能增加其出血风险,其安全性尚需进一步的临床研究。

此外,有文献提出,右美托咪定因其抗交感作用,可以通过调节患者免疫功能、改善血压心率等间接降低促炎细胞因子的分泌和提高血流动力学稳定性,从而改善患者凝血功能,降低创伤性凝血病患者术后血栓事件的发生率。

（2）手术期间急性血液丢失通常由晶体液替代,如果容量充足就会造成急性等容性血液稀释。代偿性改变包括交感兴奋,引起心动过速和心排血量增加。血液黏滞度降低从而后负荷降低,前负荷升高并提高毛细血管的流量。另外,会出现对氧供依赖组织(如心和脑)血液的再分布和氧摄取的增加。值得一提的是,正常循环情况下心肌的氧摄取是很高的,所以储备很少。心脏依赖血流的增加提高氧运输,在冠状动脉疾病中这一点尤其重要。

（3）围术期输注血浆产生变态反应发生率较高,以荨麻疹及发热反应多见,过敏反应虽然少见,但常常危及生命。

（4）在输冷沉淀物时会出现矛盾出血现象,即当Ⅷ因子的水平达到正常水平的30%~50%,足以满足凝血需求时,异常出血仍未得到控制。甚至在Ⅷ因子水平正常的情况下也不例外。这是由于冷沉淀物中富含纤维蛋白原,输注冷沉淀物的同时,血浆中纤维蛋白原的浓度也在上升,造成出血概率增加。单纯输注Ⅷ因子则不出现上述情况。

（5）大量输血的并发症：继发于稀释性血小板减少、V和Ⅷ因子缺乏及弥散性血管内凝血的凝血障碍；库存血引起的代谢紊乱，包括高钾血症、低钙血症（柠檬酸毒性）、代谢性酸中毒和由 2,3-二磷酸甘油酸减少造成的氧运输障碍；低体温，已发现轻度低体温（34~36℃）增加 16% 血液丢失，增加 22% 输血相关风险。低体温也损伤血小板和凝血瀑布中蛋白质的功能。

（蔡宏伟）

参 考 文 献

[1] 王庭槐,罗自强,沈霖霖.生理学.9 版.北京:人民卫生出版社,2019.

[2] FUN-SUN F YAO. YAO & ARTUSIO 麻醉学.8 版.王天龙,张利萍,译.北京:北京大学医学出版社,2018.

[3] BENDER S P,PAGANELLI W C,GERETY L P,et al. Intraoperative Lung-Protective ventilation trends and practice patterns：A report from the multicenter perioperative outcomes group. Anesth Analg,2015,121:1231-1239.

[4] LUMB A B,SLINGER P. Hypoxic pulmonary vasoconstriction：Physiology and anesthetic implications. Anesthesiology,2015,122:932-946.

[5] FOSS N B,KEHLET H. Perioperative haemodynamics and vasoconstriction：Time for reconsideration? Br J Anaesth,2019,123:100-103.

[6] MENG L,YU W,WANG T,et al. Blood pressure targets in perioperative care. Hypertension,2018,72:806-817.

[7] SAUGEL B,REESE P C,SESSLER D I,et al. Automated ambulatory blood pressure measurements and intraoperative hypotension in patients having noncardiac surgery with general anesthesia：A prospective observational study. Anesthesiology,2019,131:74-83.

[8] ACKLAND G L,BRUDNEY C S,CECCONI M,et al. Perioperative Quality Initiative consensus statement on the physiology of arterial blood pressure control in perioperative medicine. Br J Anaesth,2019,122:542-551.

[9] KONSTAM M A,KIERNAN M S,BERNSTEIN D,et al. Evaluation and management of Right-Sided heart failure：A scientific statement from the american heart association. Circulation,2018,137:e578-e622.

[10] HARJOLA V P,MEBAZAA A,CELUTKIENE J,et al. Contemporary management of acute right ventricular failure：A statement from the Heart Failure Association and the Working Group on Pulmonary Circulation and Right Ventricular Function of the European Society of Cardiology. Eur J Heart Fail,2016,18:226-241.

第二章 麻醉药理

第一节 吸入性麻醉药

【知识点】

1. 吸入麻醉药分类
2. 吸入麻醉药分配系数及意义
3. 最低肺泡有效浓度及意义
4. 吸入麻醉药的摄取、分布和清除

5. 低流量吸入麻醉的临床应用
6. 吸入麻醉药的药效学特点
7. 吸入麻醉药对神经元发育的影响
8. 吸入麻醉药对恶性肿瘤手术预后的影响

1. 吸入麻醉药的分类

吸入麻醉药分类上主要分为挥发性吸入麻醉药和气体吸入麻醉药两大类,气体吸入麻醉药包括氧化亚氮、氙气、乙烯和环丙烷;挥发性吸入麻醉药又分为烃基醚(乙醚、双乙烯醚、乙基乙烯醚等)、卤代烃基醚(甲氧氟烷、恩氟烷、异氟烷、七氟烷、地氟烷)和卤烃(氟烷、三氯乙烯、氯仿等)3 类。目前临床上氧化亚氮、异氟烷、七氟烷和地氟烷是最常用的吸入麻醉药,其他旧式麻醉药由于自身的理化性质和不良反应而被弃用。氙气的临床应用中,具有诸多优点,但由于其只能经空气中分离获得,成本极高且产量较少,目前多见于基础研究和少数欧洲国家临床使用。

2. 时间常数、第二气体效应和弥散性缺氧的概念

时间常数(time constant):在气体交换系统中表示某一容积中的气体,用另外的气体去置换所需要的时间,反映的是容积内气体被置换比例的常数。经过 1 个时间常数可置换 63%,3 个时间常数为 95%。吸入麻醉临床实践中,时间常数包括吸入麻醉挥发罐/肺泡时间常数、肺泡/血时间常数和组织/血时间常数,临床比较关注吸入麻醉挥发罐/肺泡时间常数,是指挥发罐刻度改变引起肺泡内麻醉药浓度发生相应改变(平衡)所需的时间,计算公式为:

$$时间常数=系统总容积÷(新鲜气体流量-人体摄取的气体容量)$$

$$系统总容积=呼吸回路容积+呼吸道容积=(麻醉机无效腔+呼吸管路容积)+(潮气量+功能残气量)。$$

时间常数的概念有助于指导麻醉医师控制吸入麻醉的节奏,正确调整吸入麻醉参数,提高麻醉质量。

第二气体效应(second gas effect):由于 N_2O 不溶于血,肺泡气中的 N_2O 迅速吸收摄取,导致与其混合吸入的挥发性麻醉药(第二气体)在肺泡内浓缩(浓度急剧上升),在下一个吸入相吸入气浓度更高,并通过增大吸入气容量使第二气体随新鲜气流进入肺泡的量增加。这是浓度效应的直接结果,可以加快吸入麻醉药的诱导。

弥散性缺氧(diffusion hypoxia):当停止吸入 N_2O 后,N_2O 迅速从血液排出进入肺泡,从而导致肺泡内氧分压降低,如果此时不增加氧供将会导致缺氧和低氧血症。多发生于苏醒期,给予 100%的纯氧可以避免其发生。

3. 吸入麻醉药的分配系数及其对药物临床麻醉特性的影响

吸入麻醉药的分配系数(partition coefficient):是指吸入麻醉药在两相中达到动态平衡时的浓度比值。按照亨利定律(Henry law),在等温等压下,气体溶解在溶剂中的分子数与液面上气体分压成正比。所以分配系数反映了麻醉药在体内各组织间的溶解度(solubility),是决定吸入麻醉药摄取、分布及排出的重要因素。分配系数一般不受麻醉药绝对浓度的影响,吸入麻醉药本身理化性质、溶剂类别(水<血液<脂肪)(不同年龄不同种属血液成分不同也有影响)、温度(温度越高溶解度越低)都能影响分配系数。临床上对吸入麻醉药性能的评价,血/气分配系数和油/气分配系数是两项重要的指标。吸入麻醉药的可控性大小与其血/气分配系数成反比,吸入麻醉药的血/气分配系数越低,溶解度越低,被血液摄取越少,麻醉诱导期肺泡气吸入麻醉药浓度(F_A)上升快,麻醉恢复期 F_A 降低快,麻醉气体分压在肺泡、血液和脑组织之间更容易达到平衡,麻醉诱导期更短,麻醉恢复期更快,可控性更好,比如地氟烷、氧化亚氮、七氟烷的血/气分配系数分别为 0.45、0.47 和 0.65,而异氟烷为 1.40,所以应用地氟烷、氧化亚氮、七氟烷麻醉诱导和苏醒都较迅速;吸入麻醉药的麻醉效能(强度)与油/气分配系数成正比,氧化亚氮、地氟烷、七氟烷的油/气分配系数分别为 1.3、19 和 47~54,而异氟烷为 90.8,所以异氟烷的麻醉强度大得多。

4. 最低肺泡有效浓度的概念、临床意义及其影响因素

最低肺泡有效浓度(minimum alveolar concentration,MAC)是指在一个大气压下,50%的患者在伤害性刺激下不发生体动反应时,肺泡气中吸入麻醉药的浓度。

(1) 临床意义:①反映吸入麻醉药的效能,可作为所有吸入麻醉药效能的统一评价标准,MAC 愈小麻醉效能愈强;②判断吸入麻醉深度:当达到平衡时,肺泡气内吸入麻醉药的浓度与动脉血及效应部位的浓度平行,因此可通过监测 MAC 来了解效应部位吸入麻醉药的浓度,方便监测麻醉深度。

(2) 升高 MAC 的因素:①中枢神经系统兴奋剂(可卡因);②体温升高(但 42℃ 以上时 MAC 则减少);③慢性酒精中毒(可使异氟烷或氟烷的 MAC 增加 30%~50%);④中枢神经系统高渗(如高钠血症)。

(3) 降低 MAC 的因素:①年龄,6 个月时 MAC 最大,之后随年龄增大敏感性增加,40 岁以后每增加 10 岁,MAC 下降 6%;②低体温,体温每降低 1℃,MAC 值约降低 2%~5%;③合并用药,如阿片类药物、静脉麻醉药、α_2 受体激动剂、局麻药等;④妊娠,妊娠 8 周时 MAC 降低 1/3,而产后 72 小时 MAC 恢复至正常水平;⑤中枢神经系统低渗(如低钠血症);⑥急性酒精中毒;⑦代谢性酸中毒;⑧贫血(血细胞比容在 10% 以下,血中含氧量<43ml/L)。

(4) 不影响 MAC 的因素:①性别;②麻醉和手术时间的长短;③手术刺激的强度;④甲状腺功能;⑤低碳酸血症、高碳酸血症和代谢性碱中毒;⑥高钾血症和血镁水平。

5. 临床上常见 MAC 扩展值的定义

临床上 1MAC 所达到的麻醉深度大都不能满足临床麻醉所需的浓度,因此在麻醉时必须增加呼出气吸入麻醉药浓度(大于 1MAC)或与其他麻醉药如阿片类药物、静脉麻醉药和肌肉松弛药联合应用。MAC 反映吸入麻醉药量-效反应曲线中的一个点(有效剂量的中位数),量-效曲线上其他部位的点所代表的麻醉深度可以衍生出一系列的 MAC 扩展值。

(1) 半数苏醒肺泡气浓度(MAC awake$_{50}$):指 50% 患者对简单指令能睁眼睛时的肺泡气吸入麻醉药浓度,强效吸入麻醉药 MAC awake$_{50}$ 通常是 0.34MAC,而 N_2O 的 MAC awake$_{50}$ 大约是 0.7MAC。

(2) 95% 麻醉剂量(MAC$_{95}$):MAC 相当于半数麻醉剂量,MAC$_{95}$ 指 95% 的患者对伤害性刺激不发生体动时的肺泡气吸入麻醉药的浓度,相当于 1.3MAC。

(3) 半数气管插管肺泡气浓度(MAC EI$_{50}$):指吸入麻醉药使 50% 患者于喉镜暴露声门时容易显露会厌、声带松弛不动,插管时或插管后不发生肢体反应的肺泡气内吸入麻醉药浓度,相当于 1.5MAC。MAC EI$_{95}$ 是指 95% 患者达到上述气管插管标准时肺泡气内的吸入麻醉药浓度,相当于 1.9MAC。

(4) 半数抑制自主神经反应的肺泡气吸入麻醉药浓度(MAC BAR$_{50}$):指 50% 患者在切皮时不发生自主神经反应(交感、肾上腺素能反应)(通过测定静脉血内儿茶酚胺的浓度)所需要的肺泡气内吸入麻醉药浓度,相当于 1.7MAC。与其他吸入麻醉药不同,七氟烷的 MAC BAR$_{50}$ 为 2.2MAC。

(5) 亚 MAC(Sub MAC):0.65MAC 较常用,通常是一种挥发性麻醉药与 N_2O 或其他静脉麻醉药、麻醉性镇痛药合用时,此种吸入麻醉药的常用浓度。

(6) 超 MAC(super MAC):一般为 2MAC,目的在于确定吸入麻醉药的毒、副作用以及确定麻醉药的安全界限。

6. 影响吸入麻醉药摄取、分布和清除的因素

临床常用肺泡气吸入麻醉药浓度(F_A)和F_A/F_I(F_I为吸入气麻醉药浓度)来衡量不同吸入麻醉药肺泡浓度上升的速度、被血液摄取的速度和全麻诱导速度,取决于麻醉药的输送和由肺循环摄取的速度,影响摄取的因素有:

(1) 吸入气麻醉药浓度:受挥发罐浓度、呼吸环路容积、新鲜气流速及全麻药在呼吸环路中吸收率的影响,吸入浓度越高,则麻醉药在残气量中的浓度愈大,肺泡气中的浓度也愈高。

(2) 肺泡通气量:在增加肺泡每分通气量,但不改变其他影响吸入全麻药输送和摄取的条件下,可以加快肺泡气浓度与吸入气浓度间的平衡(F_A/F_I),加快吸入诱导。

(3) 血/气分配系数(溶解度):低血液溶解度(血/气分配系数)使血流摄取吸入全麻药减少,因此F_A/F_I上升速率增加,诱导和苏醒可控性更好。卤族挥发性麻醉药在血液中的溶解度在低温和高脂血症时略有增加。

(4) 第二气体效应:低溶解度的吸入麻醉药与高浓度的快速吸收的气体(如N_2O)同时吸入,高浓度气体快速吸收后肺泡内吸入麻醉药浓度升高促进其吸收。

(5) 心排血量:增加心排血量,肺血流量也增加,则改变了通气血流比例,增大吸入全麻药的摄取,肺泡气中麻醉药浓度降低,因此降低F_A/F_I上升的速率。反之,心排血量减少则增加F_A/F_I上升的速率。心排血量的这种效应在无重复吸入的环路或高脂溶性麻醉药中更明显,在麻醉药应用初期也比较明显。

(6) 麻醉药在肺泡和静脉血中的分压差:麻醉开始时动脉血内的麻醉药完全移行给组织,静脉血内麻醉药含量少。随着麻醉时间增长,静脉血内麻醉药含量愈渐增多,肺泡气与静脉血吸入麻醉药分压梯度减少,从肺泡气中摄取麻醉药的能力愈渐缓慢,直至静脉和肺泡内的分压相近时,摄取停止。

影响吸入麻醉药分布的因素:麻醉药的组织溶解度(组织/血液分配系数)、组织血流速度以及麻醉药动脉血和组织之间的分压差。

影响吸入麻醉药清除的因素:吸入麻醉药的清除可以通过生物转化、经皮丢失或呼出。生物转化对肺泡分压降低的影响很小,而吸入麻醉药经皮肤排出很少,因此吸入麻醉药的清除的主要途径是经肺泡呼出。许多加快诱导的因素也加快清除:停止吸入、高新鲜气流量、低麻醉回路容积、麻醉回路低吸收率、降低溶解度、增加通气量和高组织血流灌注。因此影响麻醉药清除速率的最容易改变的因素是新鲜气流量和每分通气量。

7. 半紧闭和紧闭回路麻醉时新鲜气流量的分类、低流量吸入麻醉的定义和优点

半紧闭和紧闭回路麻醉时,新鲜气流量的分类:>4L/min 称为大流量(very high flow)、2~4L/min 称为高流量(high flow)、1~2L/min 称为中流量(medium flow)、500~1 000ml/min 称为低流量(low flow)、250~500ml/min 称为最低流量(minimal flow)、<250ml/min 称为代谢流量(metabolic flow)。

低流量吸入麻醉(low flow inhalational anaesthesia),广义上讲,使用带有 CO_2 吸收器的半紧闭或紧闭回路麻醉时,新鲜气流量小于 1L/min(可以是 50%的氧气和 50%氧化亚氮)的吸入麻醉统称为低流量吸入麻醉,通常包括上述低流量、最低流量和代谢流量。

低流量吸入麻醉的优势来自于吸入麻醉药消耗的减少:①减少工作场所麻醉气体浓度;②减少吸入麻醉药向大气中的扩散(导致温室效应/臭氧层破坏);③减少麻醉费用;④提高麻醉气体的温度和绝对湿度。

8. 吸入麻醉药对中枢神经系统的影响

吸入麻醉药通过影响脑和脊髓的神经元功能,使患者出现记忆丧失和制动,同时还能影响患者的脑血流(cerebral blood flow,CBF)、脑代谢率(cerebral metabolic rate,CMR)、颅内压(intracranial pressure,ICP)和脑电活动。

(1) 对脑代谢和脑血流的影响:强效吸入麻醉药能降低脑血管阻力(cerebral vascular resistance,CVR)和脑代谢率,并在此基础上使脑血流增加和颅内压增高,当吸入麻醉药浓度超过 1MAC 时更明显。临床常用的吸入麻醉药脑血管扩张作用强度由强到弱依次为:氟烷>恩氟烷>异氟烷=七氟烷=地氟烷。

(2) 对颅内压的影响:常用吸入麻醉药促使脑血管扩张、CBF 增加,从而继发 ICP 升高,其升高的程度为:氟烷>恩氟烷>氧化亚氮>地氟烷>异氟烷。

(3) 对脑电图(EEG)的影响:强效吸入麻醉药可影响脑电活动,随着吸入浓度的增加,其对 EEG 波形的影响越明显,1MAC 时 EEG 进行性慢波化,随着麻醉药浓度的增加,暴发抑制、等电位或癫痫样放电逐渐加剧。对于较深麻醉状态或麻醉前有脑惊厥性电活动病史者,恩氟烷和七氟烷易诱发大脑产生惊厥性电活动,而地氟烷和异氟烷无此影响,因此后两者更适用于神经外科手术麻醉。此外,EEG 的变化和麻醉药物的用量在整体上具有相关性,因此未经处理的 EEG 和各种加工过的 EEG 可用于监测全身麻醉或镇静期间的意识水平(镇静成分),其中以脑电双频指数(bispectral index,BIS)(BIS 监测对氯胺酮、N_2O 和右美托咪定麻醉镇静无效,小儿可靠性也欠佳)和 Narcotrend 指数最常用。

(4) 对老年患者术后认知的影响:2018 年提出围术期神经认知功能障碍(perioperative neurocognitive disorder,PND)新概念,包括术前已经存在的和术后新发生的神经认知功能损害,传统的术后认知功能障碍(postoperative cognitive dysfunction,POCD)按发生时间被分为 3 类:术后 30 天内的神经认知功能恢复延迟、术后 30 天~1 年的术后轻度/重度神经认知功能障碍和 1 年以后的轻度/重度神经认知功能减退。POCD 的发生是多因素共同参与的结果,其中主要的几个因素包括药物、手术以及患者相关因素。麻醉是否导致长期 POCD 目前仍存在争议。吸入麻醉药物(如七氟烷、地氟烷、异氟烷)与神经功能保护和损伤关系均有研究报道,尚无法明确哪种吸入麻醉药在降低 POCD 方面更有优势;与吸入麻醉相比,近期有荟萃分析和随机对照研究显示,采用丙泊酚为基础的全凭静脉麻醉维持减少了术后早期 POCD 发生。2019 年《中国老年患者围术期脑健康多学科专家共识(二)》推荐:对于老年手术患者,建议首选区域阻滞麻醉。对于需要全身麻醉的患者,建议采用基于丙泊酚的静脉麻醉。对于需要镇静的区域阻滞麻醉患者,建议采用右美托咪定浅镇静。

9. 吸入麻醉药对循环系统的影响

常用吸入麻醉药对循环系统都有不同程度的影响,随着麻醉的加深尤其对血压和心率影响明显。

(1) 对血压、心率及外周血管阻力的影响:所有卤族类吸入麻醉药都不同程度地抑制心肌收缩力,且呈剂量相关性。1MAC 时,对心肌收缩力抑制的程度依次为:氟烷 = 恩氟烷>地氟烷 = 异氟烷 = 七氟烷。除 N_2O 外,其他吸入麻醉药均不同程度地引起血压降低,氟烷主要通过抑制心肌收缩力,而异氟烷、地氟烷和七氟烷则通过松弛血管平滑肌,扩张血管降低外周阻力来降低血压。氟烷可减慢窦房结的传导,引起心率降低;吸入异氟烷和地氟烷的早期,尤其快速增加浓度时,可引起暂时性心率增快;七氟烷对心率几乎无影响。

(2) 致心律失常作用:除氟烷外,其他吸入麻醉药均不易引起室性期前收缩;氟烷还可增加心肌对儿茶酚胺的敏感性,诱发心律失常,慎用于肾上腺素水平异常增加的患者如嗜铬细胞瘤切除术患者。七氟烷延长 Q-T 间期,对于先天性或继发性 Q-T 间期延长的患者应慎用。

(3) 对冠状动脉的影响:异氟烷有较强的冠脉扩张作用,但对冠脉血流无明显影响。七氟烷和地氟烷扩张冠脉的作用较弱,1.5MAC 的异氟烷、七氟烷和地氟烷均未发现冠脉窃血现象。

(4) 卤族类吸入麻醉药对心脏缺血再灌注损害的保护作用:目前吸入麻醉药的心肌保护效应主要通过预处理和/或后处理方式来实现,心脏保护机制主要依赖于细胞水平的线粒体和抗凋亡信号通路以及器官水平的抗炎作用。其心脏保护作用与下列因素有关:①吸入麻醉药的浓度,大于 1MAC 可产生显著的心脏保护效应;0.5~0.6MAC 效能显著下降;②用药时机,心脏缺血前或缺血/再灌注期间用药,均可产生显著的心脏保护效应;也有缺血后处理的报道;③用药持续时间,吸入麻醉药用药 5 分钟即可产生显著的心脏保护效应,延长至 15~20 分钟甚至更长时间,其心脏保护效应并无进一步增强。既往中等样本量的在体随机对照研究和荟萃分析表明卤族吸入麻醉药(地氟醚,异氟烷和七氟醚)可降低心脏手术患者的死亡率、心肌梗死面积和机械通气需求,尤其是接受冠脉搭桥手术的患者,与之相反,丙泊酚全凭静脉麻醉没有显示任何临床相关的益处。但是,2019 年 *NEJM* 发表的 MYRIAD 研究显示,与全凭静脉麻醉相比,使用含挥发性麻醉药(地氟醚、异氟醚、七氟醚)的麻醉方案行择期冠脉搭桥的患者,术后 30 天(1.4% vs. 1.3%)和 1 年内(2.8% vs. 3.0%,$P=0.71$)的全因死亡率没有显著差异。因此,卤族吸入麻醉药对心脏手术患者远期预后的影响还存在争议。

10. 吸入麻醉药对呼吸系统的影响

(1) 抑制呼吸作用:吸入麻醉药呈剂量依赖性的直接抑制延髓呼吸中枢和肋间肌功能,导致潮气量降低、呼吸频率增加,总的结果是每分通气量降低和 $PaCO_2$ 升高。同时也剂量依赖性地降低了中枢神经系统对低氧和高碳酸血症所产生的通气反应。

(2) 对支气管平滑肌的作用:随着用量的增加,氟烷、恩氟烷和七氟烷可抑制乙酰胆碱、组胺引起的支气管收缩。在气道高反应及术中支气管痉挛患者,吸入麻醉均为加深麻醉的最佳选择。

(3) 气道刺激性:与吸入浓度呈正相关,超过 1MAC 时可发生气道刺激,地氟烷最明显,异氟烷次之,氟烷、N_2O 和七氟烷较小或没有。所以七氟烷是吸入麻醉诱导的首选药物。

11. **吸入麻醉药对肝脏的影响**

（1）对肝血流的影响：卤族类吸入麻醉药对心血管系统存在剂量相关性的抑制作用，即减慢心率、降低心排血量和 MAP，从而使肝血流量不同程度地减少。

（2）对肝功能的影响：卤族类吸入麻醉药在肝内的生物转化主要依赖细胞色素 P450 氧化酶系统。不同药物肝内代谢率不同，氟烷 20%、七氟烷 5%、恩氟烷 2.4%、异氟烷 0.2%、地氟烷 0.02%。氟烷肝内代谢率最高，肝毒性最高。

12. **吸入麻醉药对肾脏的影响**

（1）对肾血流量、肾小球滤过率和尿量的影响：几乎所有的吸入麻醉药在某种程度上均可使肾血流量、肾小球滤过率和尿量减少。肾血流降低是导致肾小球滤过率和尿量减少的重要原因。与卤族类吸入麻醉药不同的是（循环抑制、MAP 和 CO 下降），N_2O 主要是通过增加肾血管阻力来减少肾血流量。吸入麻醉药对肾血流量的影响与剂量相关，具有一过性和可逆性，术前适当扩容能减弱或消除此种影响。

（2）吸入麻醉药的肾毒性：吸入麻醉药代谢所产生的氟化物和复合物 A 对肾脏有一定的毒性作用，可能对肾功能产生一定影响。

13. **吸入麻醉药对神经元发育影响的研究进展**

越来越多的研究表明，吸入麻醉药可对发育期神经元产生神经毒性作用，目前的研究多认为异氟烷和地氟烷比七氟烷的神经毒性更大。影响发育神经元神经损伤程度的因素包括麻醉暴露时的年龄和麻醉药的累积剂量。许多研究发现麻醉药物易损的窗口期和神经元突触发育的峰值期相一致，这个时期被称为"脑快速生长期"，啮齿类动物为出生后第 7 天，人类则从孕中期持续到出生后第 3 年。最近 5 年发表的 3 个关于吸入麻醉药发育神经元毒性的前瞻性大规模临床研究值得关注：①GAS（general anestheisa compared to spinal anesthesia）研究表明：与区域麻醉比较，小于 1 小时的七氟烷麻醉接触并不增加婴幼儿术后呼吸暂停的发生率，也不降低 2 岁时的发育评分和 5 岁时的智力量表评分；②PANDA（pediatric anesthesia and neurodevelopment assessment）研究显示：健康儿童在 3 岁以前接受单次麻醉不会导致认知障碍；③MASK（mayo anesthesia safety in kid）研究显示：对于主要终点事件，3 岁前麻醉暴露（无论单次暴露还是多次暴露）对日后智力 IQ 值没有影响；尽管对于次要终点事件的解释需谨慎，但作者建议 3 岁前多次麻醉暴露可能与患儿日后的计算速度、运动能力、执行能力、学习能力下降相关。

目前多数有良好设计的临床研究都提示幼年时期单次或简短的全麻暴露不会引起远期明显的神经认知缺陷，然而不可否认的是每个研究都有它的局限性。美国 FDA 曾于 2016 年发出警告：在 3 岁前或妊娠晚期进行手术或相关诊疗期间，如果反复多次或长时间（超过 3 小时）暴露于全麻药和镇静药，可能影响儿童大脑发育。临床上，对于将要接受全麻手术，尤其是年龄小于 3 岁的儿童，外科医师、麻醉医师和患儿家长应仔细权衡手术的迫切性和麻醉药的潜在毒性之间的利弊再慎重地做出决定。

14. **吸入麻醉药对恶性肿瘤手术预后影响的研究进展**

最近的实验研究表明，挥发性吸入麻醉药可增强肿瘤血管生成、迁移、侵袭、增殖和引起多种肿瘤细胞对化疗产生耐药；除了对癌细胞的作用外，挥发性吸入性麻醉药还直接损害免疫细胞的效应功能（免疫细胞在肿瘤免疫中起着免疫监视和免疫清除作用），导致离体实验中肿瘤细胞杀伤减少和在体实验肿瘤细胞转移增强。相反，丙泊酚静脉麻醉已被证明能通过减少基质金属蛋白酶的合成和阻碍肿瘤细胞运动来抑制肿瘤细胞的迁移、侵袭和转移，同时避免吸入麻醉药对细胞免疫的有害影响。近 5 年多项回顾性分析发现，接受消化系统恶性肿瘤（食管癌、胃癌、结肠癌、肝细胞癌）大手术的患者，实施丙泊酚麻醉（有/无联合区域阻滞麻醉）较吸入麻醉（异氟烷/七氟烷/地氟烷）的术后生存率更高。2019 年柳叶刀杂志发表的一项国际多中心大样本随机对照研究发现，与吸入麻醉相比，丙泊酚联合区域麻醉（硬膜外或椎旁）并没有改善乳腺癌患者术后的长期生存率，似乎与之前的其他实体肿瘤的回顾性研究不一致，对此作者推测可能是由于乳腺癌患者手术的创伤（小手术）较其他消化道肿瘤手术（大手术）的创伤小，因为除外麻醉药物的选择，不同种类的手术、手术的范围大小以及术后疼痛的程度都能引起不同的围术期应激和炎症反应。此外，术前存在亚临床微转移，术中手术操作导致肿瘤细胞手术野、血液和淋巴液播散，以及肿瘤细胞所处微环境和机体免疫相关因素的复杂相互作用，这些都可能对肿瘤免疫与患者长期预后产生影响。总之，今后有必要进行前瞻性多中心大样本随机对照研究，以评估术中麻醉方案的选择（丙泊酚静脉麻醉 vs. 吸入麻醉）是否有助于改善恶性肿瘤手术患者（非乳腺癌)的长期预后。

15. 常见吸入麻醉药的理化性质和药理特性

常见吸入麻醉药(七氟烷、地氟烷、氧化亚氮、氙气)的理化性质和药理特性见表 2-1-1。

表 2-1-1　常见吸入麻醉药的理化性质和药理特性

麻醉药	氧化亚氮	七氟烷	地氟烷	氙气
分类	气体吸入麻醉药	挥发性吸入麻醉药	挥发性吸入麻醉药	气体吸入麻醉药
临床上市时间	19 世纪 40 年代	1990 年	1992 年	2001 年
分子量/D	44.0	200.1	168.0	131.2
沸点/℃	−88.5	58.6	22.8	−107.1
密度/$(g \cdot L^{-1})$	1.84×10^{-3}	1.50	1.45	5.4×10^{-3}
气味	甜味	醇香味	明显刺激	无味
油/气分配系数(37℃)	1.3	47~54	19	1.9
血/气分配系数(37℃)	0.47	0.65	0.45	0.115
碱石灰中稳定性	稳定	不稳定	稳定	稳定
MAC/%(约 40 岁)	104	2.05	6.0	63

16. 七氟烷的临床药理及临床应用要点

(1) 药理作用

1) 中枢神经系统:用面罩吸入 4% 七氟烷,2 分钟后患者意识消失,脑电出现有节律的慢波,随麻醉加深慢波逐渐减少,出现类似使用巴比妥盐的棘状波群。用 1% 七氟烷行慢诱导,10 分钟后意识尚不消失,脑电也无变化。七氟烷抑制中脑网状结构的多种神经元活动,且与剂量相关。麻醉过深时可引起全身痉挛,可增加脑血流、颅内压、降低脑耗氧量。

2) 循环系统:七氟烷麻醉时左心室收缩功能降低,且与剂量相关。收缩压和平均动脉压均下降,可能与心功能抑制、心排血量减少及阻力血管扩张有关。对心率的影响不明显,也不增加心肌对儿茶酚胺的敏感性,很少引起心律失常。可扩张冠脉血管、降低冠脉阻力。

3) 呼吸系统:对气道刺激非常小,经常通过面罩吸入进行小儿的麻醉诱导。气道分泌物不增加,可松弛支气管平滑肌,能抑制乙酰胆碱、组胺引起的支气管收缩,可用于哮喘患者。对呼吸呈剂量依赖性抑制,但停药后恢复快,也抑制机体对缺氧和 $PaCO_2$ 增高的通气反应。

4) 肝脏:七氟烷麻醉后肝血流量下降,并与麻醉深度相关,麻醉结束后迅速恢复正常。门静脉血流也减少,麻醉后恢复较慢。目前尚无严重肝损害的报道。

5) 肾脏:七氟烷的组织溶解性低,化学性质较稳定,在体内的代谢相对较低。目前尚未见有七氟烷造成肾损伤的报道。偶有少尿、多尿、蛋白尿和血尿,发生率<1%。

6) 肌肉松弛作用:对维库溴铵的肌肉松弛效果有强化作用。各种吸入麻醉药加强维库溴铵作用的顺序是七氟烷>恩氟烷>异氟烷>氟烷。

(2) 不良反应:七氟烷与钠石灰反应可使其温度升高,产生多种裂解产物,其中复合物 A(五氟异丙烯基氟甲基醚,PIFE,$C_4H_2F_6O$)有一定的肾毒性,尤其是在二氧化碳吸收剂的温度升高至 45℃ 时,但产生肾毒性浓度需>200ppm,临床上一般不会达到如此高的浓度。在施行七氟烷循环紧闭麻醉时应注意降低吸收器的温度、注意调整新鲜气体流量和使用钙石灰(复合物 A 产生量从大到小:钡石灰>钠石灰>钙石灰)。美国 FDA 七氟烷药品说明书指出:在七氟烷麻醉期间,临床医师应调整吸入浓度和新鲜气体流速,以最大程度地减少与化合物 A 的接触。在 1~2L/min 的新鲜气体下,七氟烷不应超过 2MAC/h;不建议新鲜气体流量<1L/min。

(3) 临床应用:七氟烷麻醉诱导迅速、苏醒快,很少有兴奋现象,麻醉深度易掌握,因此,凡需要全身麻醉的短小手术和长时间手术均可应用。因对气道刺激性小,更适用于小儿吸入麻醉诱导。1 个月内施用吸入全麻有肝损害者,本人或家属对卤化麻醉药有过敏或有恶性高热因素者以及肾功能差者慎用。

17. 地氟烷的临床药理及临床应用要点

（1）药理作用

1）中枢神经系统:对中枢神经系统的抑制作用与剂量相关,相同 MAC 时脑电图表现与异氟烷相似,脑皮质电活动呈剂量相关性抑制,但不引起癫痫样改变,也不引起异常的脑电活动。大剂量时可引起脑血管扩张、脑血流量增加、颅内压增高、脑耗氧量降低,并减弱脑血管的自身调节功能。对神经元的抑制程度与剂量呈正相关。

2）循环系统:地氟烷可降低心肌收缩力、心排血量、外周血管阻力和平均动脉压,升高静脉压,并呈剂量依赖性。很少引起心律失常。浅麻醉下心率无明显变化,但在深麻醉时出现剂量相关的心率增加。对心血管功能影响小是地氟烷的突出优点之一。

3）呼吸系统:地氟烷抑制呼吸,减少每分通气量、增加 $PaCO_2$ 并降低机体对 $PaCO_2$ 增高的通气反应,其抑制作用与剂量有关,但程度不如氟烷、异氟烷强,因此可通过观察潮气量和呼吸频率的变化来估计麻醉的深度。

4）其他:对肝肾功能影响不大。能产生满意的肌肉松弛作用,且较其他氟化烷类吸入麻醉药强。

（2）不良反应:有一定的刺激性,可引起咳嗽、屏气和喉痉挛。诱导期间常见兴奋现象。地氟烷可以和 CO_2 吸收剂（钡石灰＞钠石灰＞钙石灰）反应产生 CO（相同 MAC 下从大到小:地氟烷＞安氟烷＞异氟烷＞氟烷≈七氟烷）,避免产生更多 CO 的措施包括使用钙石灰、防止吸收剂干燥（手术结束后切断麻醉机新鲜气流、吸收剂加少量水）、避免吸收剂温度过高。

（3）临床应用:地氟烷在血液和组织中的溶解度低,麻醉诱导及苏醒快,但由于地氟烷对气道的刺激性,临床上很少单独加氧气用于麻醉诱导。一般是先用静脉麻醉诱导后,单纯吸入地氟烷或加用氧化亚氮、静脉麻醉药、阿片类镇痛药或相应部位的硬膜外阻滞进行麻醉维持。因其对循环功能干扰小,更适用于心血管手术麻醉。日间手术需要在保证围术期安全的同时尽量缩短恢复时间,地氟烷由于苏醒迅速,常用于日间手术喉罩麻醉。有荟萃分析比较在日间手术使用丙泊酚全凭静脉麻醉、地氟烷和七氟烷麻醉,显示全凭静脉麻醉术后早期 PONV 发生率低于吸入麻醉,但在患者再入院率和出院后 PONV 发生率与吸入麻醉无显著差异,且全凭静脉麻醉费用更贵。既往也有将地氟烷联合芬太尼用于需术中唤醒试验的脊柱手术,近年来由于脊柱手术更多使用术中电生理监测较少实施唤醒。

18. 氧化亚氮的临床药理及临床应用要点

（1）药理作用

1）中枢神经系统:麻醉作用极弱,吸入 30%～50% N_2O 有镇痛作用,80% 以上才有麻醉作用,但也难以达到手术要求,MAC 值为 105。N_2O 有扩张脑血管、增加脑血流、升高颅内压作用,但脑血流量对 CO_2 的变化仍有反应。与氟化全麻药降低脑代谢不同,N_2O 可增强脑代谢,这可能与交感-肾上腺系统兴奋有关。镇痛作用强,并可被纳洛酮部分拮抗,提示 N_2O 的镇痛作用与内源性阿片肽-阿片受体系统有关。

2）循环系统:对心肌无直接抑制作用,对心率、心排血量、血压、静脉压、周围血管阻力等均无影响,也不增加心肌对儿茶酚胺的敏感性。另外,N_2O 可使肾血流量减少,认为 N_2O 有 α 肾上腺素能作用。可增加肺血管阻力,尤其对已经存在肺动脉高压的患者更明显。

3）呼吸系统:对呼吸道无刺激,亦不引起呼吸抑制,但术前用镇痛药的患者,吸入 N_2O 可加重硫喷妥钠诱导时的呼吸抑制作用。

4）其他:对肝、肾、子宫和胃肠道无明显影响。肌肉松弛作用差。

（2）不良反应

1）骨髓抑制:N_2O 在体内经肠道内细菌与维生素 B_{12} 反应生成 N_2,灭活维生素 B_{12},影响维生素 B_{12} 依赖的生化途径,如出现骨髓抑制,骨髓涂片出现渐进性细胞再生不良,与恶性贫血时的骨髓改变相似。维生素 B_{12} 可部分对抗 N_2O 的骨髓抑制作用。因此,吸入 50% N_2O 以限于 48 小时内为安全。

2）体内密闭气体空腔容积增大:由于 N_2O 弥散率大于氮,N_2O 麻醉可使体内含气腔隙容积增大,麻醉 3 小时后最为明显,故肠梗阻、气胸、气脑造影、中耳手术等存在体内密闭空腔时,N_2O 麻醉应列为禁忌。长时间麻醉时气管导管或喉罩套囊的压力也明显增高,尤其在小儿,应检测套囊压力。

3）弥散性缺氧:因需要吸入高浓度,有发生缺氧的危险,长时间麻醉使用浓度应控制在 70% 以下。麻醉结束时如果转换为吸入空气,血液中溶解的 N_2O 迅速弥散至肺泡内,冲淡肺泡内的氧浓度,导致弥散性缺氧,因此,在 N_2O 麻醉后应继续吸纯氧 5~10 分钟。

（3）临床应用

1）全身麻醉复合使用:与其他吸入麻醉药、静脉麻醉药或硬膜外阻滞联合应用于低流量麻醉或全紧闭吸入麻醉,临床使用浓度不超过 70%;开胸或颅内手术时,应将吸入浓度降至 50% 以下,防止组织缺氧;因镇痛效果强、循环抑制轻,可用于危重和休克患者。

2）程序性镇静镇痛（procedural sedation and analgesia,PSA）:N_2O 由于无色、有甜味,且具有良好镇痛、诱导苏醒迅速、不抑制呼吸、对气道无刺激及循环影响小等优点,常与氧气混合吸入用于需要保留自发性心血管功能和呼吸功能时的镇静镇痛,常用于口腔诊室的镇静镇痛（缓解成人和小儿的焦虑和疼痛）、分娩镇痛（宫缩前吸入 1:1 预混的 N_2O/O_2,费用低、无创且可作为椎管内禁忌时的替代）、门诊无痛诊疗（无痛人流和无痛胃肠镜）。

此外,由于吸入 N_2O 可使人产生轻松、快乐,需警惕滥用（全球第七大滥用药物）以及因此导致的 N_2O 急性（缺氧）和慢性（维生素 B_{12} 缺乏导致的神经系统症状）中毒。

19. 氙气的临床药理及临床应用要点

（1）药理作用:氙气（xenon,Xe）通过抑制 NMDA 受体和乙酰胆碱受体发挥作用。

1）中枢神经系统:吸入 33% 氙气可使脑血流减少,脑耗氧量降低;吸入氙气浓度大于 60% 时,可使脑血流增加,不宜用于有颅内高压患者。NMDA 受体的激活与一些兴奋性和神经退行性疾病有关（如癫痫、卒中和脑损伤）,氙气通过拮抗 NMDA 受体可减轻短暂性局灶性脑缺血后的脑损伤,减少梗死面积,改善神经系统预后,具有神经保护作用。

2）心血管系统:氙气不影响心肌的电压门控性离子通道,也不增加心肌对儿茶酚胺的敏感性,肠系膜血管阻力也无明显变化,不抑制心肌收缩力,对心排血指数、血压或全身血管阻力几乎没有明显影响。氙气麻醉具有高度的心血管稳定性,因此特别适用于心血管手术和需要维持血流动力学稳定的患者。

3）呼吸系统:吸入氙气时呼吸频率可显著下降,并伴有潮气量的代偿性增加,从而使每分通气量变化不明显,这与其他麻醉药增加呼吸频率、减少潮气量和每分通气量不同。临床浓度氙气麻醉不会明显增加气道阻力,高浓度时可能使气道阻力增加。

4）器官保护效应:所有的挥发性麻醉药物都可减少局部血流,然而在氙气麻醉时,脑、肝、肾和肠的局部血流却仍能保持高灌注,这一特性使氙气有望成为器官移植手术麻醉的最佳选择。此外,氙气麻醉还可通过抑制 NMDA 受体产生神经保护作用。

5）其他:氙气的镇痛作用与等效剂量的氧化亚氮相似,对维库溴铵肌肉松弛效应恢复的影响较七氟烷轻,神经肌肉阻滞效应低于七氟烷。

（2）不良反应

1）弥散性缺氧:因吸入高浓度有发生缺氧的危险,氙气麻醉诱导与维持的适宜浓度应控制在 55%~70%。在麻醉结束时,若由 Xe/O_2 混合气体直接转换为空气,体内大量氙气迅速从血液弥散入肺泡,稀释肺泡内的氧浓度,导致弥散性缺氧,但氙气的溶解度低,弥散入肺泡的速度较 N_2O 慢,所以氙气弥散性缺氧的发生率低。为防止发生低氧血症,在停止吸入氙气后应吸纯氧数分钟。

2）闭合空腔增大:氙气与 N_2O 类似具有向含气空腔扩散的趋势,但氙气是作为惰性气体,在化学性质方面与 N_2O 又存在差别。与 N_2 和 N_2O 向含气空腔扩散比较,N_2 对压力无影响,氙气会使压力略升高,而 N_2O 则会使压力明显升高。

（3）临床应用:氙气目前被认为是一种较接近理想的气体麻醉药:①无色、无味、无燃烧性、无爆炸性、毒性低、无可知致畸性、无环境污染;②在所有吸入麻醉药中血/气分配系数最低,所以诱导迅速、苏醒快;③高度的心血管稳定性、神经保护作用、肝肾等器官保护作用。因此,氙气麻醉尤其适合于心血管不稳定患者的麻醉（包括心脏消融、经导管心脏瓣膜手术）、存在脑损伤风险患者的麻醉（如体外循环手术）以及器官移植麻醉。但由于价格昂贵和产量较少,目前仅在欧洲一些国家用于临床麻醉,相信随着低流量紧闭循环麻醉回路系统的改进,氙气麻醉的临床应用范围将会有很大的扩展。

（梅　伟）

第二节　静脉麻醉药

【知识点】

1. 房室模型、一级速率过程和零级速率过程
2. 药物吸收、分布及清除的评价指标
3. 药物的不良反应和安全性
4. 常用静脉麻醉药物的作用机制、药理特点和临床应用
5. 巴比妥类药物的作用机制及其药理作用
6. 苯二氮䓬类药物及其拮抗剂的作用机制,药理特点和临床应用
7. 全凭静脉麻醉的进展

1. 药物分布的房室模型理论

房室模型(compartment model)理论是将整个机体视为一个系统,并根据药物代谢动力学参数特点,将该系统划分为若干个房室,以反映药物的分布及代谢特性。房室的划分主要根据药物与组织的亲和力、蛋白结合率以及组织、器官的血流量、生物膜的通透性等因素而定。了解这一理论系统,对于掌握静脉麻醉药物的药理特性尤为重要。

一室模型把机体看作一个隔室,该模型假设静脉给药后药物能迅速分布到全身的体液与组织中,并能立即完成转运间的动态平衡。但实际上大部分药物随血液循环送到各组织、器官都需要一个相对较长的时间才能达到动态平衡,此时就应把机体视为多房室模型,如二室模型、三室模型等。从理论上说,房室增加越多,越符合生理特性。但是过多的房室会明显增加数学计算的复杂性,而采用二室或三室模型均可以对静脉麻醉药达到满意的描述。

二室模型是把机体划分为一个中央室和一个外周室。中央室包括血液以及血流丰富的组织、器官,例如肝、肾、心、脑等;外周室包括脂肪、皮肤及静止状态的肌肉组织等血流差的组织、器官。静脉给药后药物从中央室向外周室快速移动,中央室药物浓度迅速衰减,后段血药浓度-时间曲线则以单指数形式衰减,而外周室药物浓度则在给药后逐渐递升达到动态平衡,后段与中央室一样呈单指数衰减,因此血药浓度-时间曲线呈现双指数函数的特征。不论剂量大小,静脉麻醉药氯胺酮的药代动力学特性都可以用二室模型来描述,给药后分布快速使其半衰期短(11~16分钟),高脂溶性导致其分布容积大,清除率也相当高,因此消除半衰期较短(2~3小时)。

三室模型是把机体划分为一个中央室、一个快速平衡周围室和一个缓慢平衡周围室。单次给药后,其血药浓度-时间曲线经历了快速分布期、缓慢分布期和清除期。在快速分布期,药物从血浆到平衡组织快速移动。在缓慢分布期,药物从快速平衡组织进入缓慢平衡组织或返回血浆。最后的阶段是清除期,此时药物浓度降低是因为药物在体内清除。大部分哺乳动物给药后的药物分布都符合三室模型,包括静脉麻醉药丙泊酚、依托咪酯、右美托咪定以及镇痛药物芬太尼、舒芬太尼和瑞芬太尼。如丙泊酚单次静脉给药后,其血药浓度因迅速分布到不同部位而迅速下降,初始和慢相分布半衰期分别为1~8分钟和30~70分钟,消除半衰期为4~23.5小时,消除半衰期长说明深部房室的灌注有限,从而导致丙泊酚返回中央室缓慢。依托咪酯的初始分布半衰期为2.7分钟,再分布半衰期为29分钟,清除半衰期为2.9~5.3小时,其清除半衰期较丙泊酚短,清除快。根据三室模型还设计出了以血浆药物浓度为靶浓度的计算机控制静脉输注系统(CACl),使得麻醉药物的调控更加容易和精准。

2. 一级速率过程和零级速率过程的特点

一级速率过程(first order rate process)又称一级动力学过程,是被动转运的特点,多数药物如丙泊酚均属于一级动力学过程。其特点包括:①药物转运呈指数衰减,每单位时间内转运的百分比不变(或称速率不变),但是单位时间内药物的转运量随时间而下降;②半衰期恒定,与剂量或药物浓度无关;③血药浓度-时间曲线下面积与剂量成正比;④按照相同剂量间隔给药,约经过5个半衰期达到稳态血药浓度,停药后约经过5个半衰期药物从体内清除。

零级速率过程(zero order rate process)又称零级动力学过程,是主动转运的特点,某些药物如阿司匹林剂量过大时,机体对其消除能力有限,体内药物以零级速率消除。其特点包括:①转运速度与剂量或浓度无关,按恒

量转运,但每单位时间内转运的百分比是变化的;②半衰期不恒定,它与初始药物浓度或给药量有关,剂量越大,半衰期越长;③血药浓度-时间曲线下面积与剂量不成正比,剂量增加,其面积可以超比例增加。

3. 评价药物吸收和分布的指标

（1）生物利用度（bioavailability,F）的含义包括吸收速率和吸收程度。但实际工作中生物利用度常常只用来说明药物吸收的程度或药物进入全身循环的量。血管外给药的生物利用度（F）常根据血药浓度-时间曲线下总面积（AUC）与静脉注射同剂量的药物曲线下总面积之比来估算：$F = \dfrac{AUC(\text{口服})}{AUC(\text{静注})} \times 100\%$。

（2）血药浓度-时间曲线下面积（area under the blood concentration,AUC）,简称曲线下面积,常被用于评价药物的吸收程度,是通过给药后以血浆药物浓度为纵坐标,时间为横坐标,在绘制的血药浓度-时间曲线的基础上,由坐标横轴与药时曲线围成的面积,代表一段时间内,血液中的药物的相对累积量。

（3）表观分布容积（apparent volume of distribution,V_d）是药物在体内达到平衡后,按血药浓度（C）推测体内药物总量（A）在理论上应占有的液体容积,即 $V_d = A(\text{mg})/C(\text{mg/L})$。主要反映药物在体内分布广窄的程度,通常以 L/kg 表示。

4. 药物的主要清除指标

（1）清除率（clearance,CL）是指单位时间内整个机体或消除器官消除相当于多少毫升血中所含的药物,即单位时间内消除的药物表观分布容积,其单位为 ml/min。

（2）消除速率常数（elimination rate constant）K 是药物从体内消除的一个速率常数,表示药物在单位时间内消除或转运的百分率。

（3）K_{e0} 是药物在效应室的清除率常数,$t_{1/2(K_{e0})}$ 是到达稳态时,效应室浓度到达稳态浓度一半的时间,即 $t_{1/2(K_{e0})}$ 为 0.693/K_{e0}。$t_{1/2(K_{e0})}$ 反映了给药后效应部位与血药浓度的平衡时间,即效应部位药物浓度上升至峰值所需时间,也代表药物的起效时间,其值越小,起效越快。$t_{1/2(K_{e0})}$ 和 K_{e0} 对临床追加药量具有决定作用。

（4）药物消除半衰期（half life time,$t_{1/2}$）指血浆中药物浓度下降一半所需时间,用 $t_{1/2}$ 表示。

（5）血浆半衰期（plasma half-life）是指血浆药物浓度下降一半所需时间。对于一室模型药物,消除半衰期和血浆半衰期相等,对于多室模型则两者不相等。

（6）输注即时半衰期（context-sensitive halftime）是指静脉输注维持血浆药物浓度恒定时,任一时间停止输注,血浆药物浓度下降50%所需时间。与消除半衰期不同,持续输注即时半衰期不是一个常数,随着持续输注时间从几分钟到几小时的变化,其持续的输注即时半衰期会有显著的增加。靶控输注静脉麻醉中,宜选用此半衰期短,并随输注时间延长变化不大的药物。如丙泊酚、瑞芬太尼等。

5. 药物的不良反应

凡是与用药目的无关,并给患者带来不适或痛苦的反应统称为药物不良反应,主要包括以下几种。

（1）副反应（side reaction）:由于药物的选择性低,药效可涉及多个器官,当某一效应作为治疗目的时,其他效应就成为副反应。药物的副反应往往是不能避免的,而且随着治疗目的的变化而变化。如阿托品用于麻醉中抑制呼吸道腺体分泌时,可引起心动过速等副反应。

（2）毒性反应（toxic reaction）:是指在剂量过大或用药时间过长（体内药物蓄积过多）,对机体功能、形态产生的损害作用。一般比较严重,毒性反应通常是可以预知的,应避免发生。毒性反应可分为急性和慢性毒性反应。

（3）后遗效应（residual effect）:指停药后血药浓度已经降至阈浓度以下时残存的药物引起的生物学效应。如巴比妥类和苯二氮䓬类催眠药物往往会引起次晨乏力、头晕、困倦等现象。

（4）停药反应（withdrawal reaction）:是指突然停药后原有疾病加剧或复发,又称为回跃反应。如长期服用可乐定降血压,停药数日血压将明显回升。

（5）变态反应（allergic reaction）:又称过敏反应（hypersensitive reaction）是一类免疫反应,是指药物对少数过敏体质的人所引起的病理性免疫反应。与药物剂量和原药理作用无关,有时很小量即可引起严重的变态反应。并且可能存在交叉过敏现象,即机体对一种以上的物质存在过敏。

（6）特异质反应（idiosyncrasy）:指少数有特殊遗传缺陷的患者对某种药物反应异常增高所导致的不良反应。其反应性质也可能与常人不同,但与药物固有的药理作用基本一致,反应严重程度与剂量成正比。

6. 药物安全性的评价

通常将药物的 LD_{50}/ED_{50} 的比值称为治疗指数（therapeutic index，TI），该指数可以用来评价药物的安全性。半数有效量（median effective dose，ED_{50}），即能够引起一半实验动物出现阳性反应时的药物剂量。如果效应为死亡，则称为半数致死量（median lethal dose，LD_{50}）。治疗指数大，药物的安全性更高。但考虑到表示治疗作用的量效曲线和表示致死作用的量效曲线两者的位置关系，TI 数值较大并不总能反映其安全性较大，还必须参考 1% 致死量（LD_1）和 99% 有效量（ED_{99}）的比值或者 5% 致死量（LD_5）与 95% 有效量（ED_{95}）之间的距离来综合考虑，做出评价。

7. 根据药物与受体相互作用后的反应将药物分为两类

（1）激动药：指既有较强的亲和力，又有内在活性的药物。依照其在体内活性大小又分为完全激动药和部分激动药。前者具有较强的亲和力和较强的内在活性，后者具有较强的亲和力，但内在活性不强。

（2）拮抗药：指具有较强的亲和力而无内在活性的药物。按照作用性质可以分为：竞争性和非竞争性拮抗药，竞争性拮抗药能与激动药竞争相同受体，其结合是可逆的。非竞争性拮抗药与激动药并用时，可使亲和力与活性均降低。

8. 理想静脉麻醉药应具备的条件

理想静脉麻醉药（ideal intravenous anesthetics）应具备以下条件：溶液稳定，注射部位无疼痛，对组织无损伤，组胺释放少，起效迅速，在催眠的同时有镇痛作用，代谢迅速而安全，代谢产物无药理活性，人体存在对该药物有效地清除或/和再分布机制，对循环和呼吸功能影响小，停药后药理作用迅速消除，意识完全恢复，麻醉后不良反应少（如恶心、呕吐、谵妄、头痛）。目前尚未有理想的静脉麻醉药物。

9. 常用静脉麻醉药物的药物代谢动力学特点

常用静脉麻醉药物的药物代谢动力学特点见表 2-2-1。

表 2-2-1　常用静脉麻醉药物的药物代谢动力学特点

药物	硫喷妥钠	氯胺酮	丙泊酚	依托咪酯	右美托咪定
消除半衰期/h	7~17	2~3	4~23.5	2.9~5.3	2~3
稳态分布容积/($L \cdot kg^{-1}$)	1.5~3.5	2.5~3.5	3.5~4.5	2.2~4.5	2~3
蛋白结合率/%	72~86	12~47	97~99	77	94
代谢途径	肝脏	肝脏	肝脏	肝脏	肝脏
排泄途径	肾脏和消化道	肾脏和消化道	肾脏	肾脏和胆汁	肾脏和消化道
血浆清除率/($ml \cdot kg^{-1} \cdot min^{-1}$)	3~4	16~18	30~60	10~20	10~30

10. 常用静脉麻醉药物的药效学特点

常用静脉麻醉药物的药效学特点见表 2-2-2。

表 2-2-2　常用静脉麻醉药物的药效学特点

系统	药物				
	硫喷妥钠	氯胺酮	丙泊酚	依托咪酯	右美托咪定
中枢神经系统	收缩脑血管，减少 CBF，降低 ICP、脑代谢率和脑耗氧量	增加 CBF、脑代谢和 ICP，不影响脑血管对 CO_2 的反应性	降低 CBF、脑氧代谢率和 ICP	减少脑代谢率、CBF 和 ICP，维持脑灌注正常或升高	通过中枢 α_2 受体产生镇静催眠镇痛作用，可减少 CBF，降低脑代谢率
心血管系统	抑制心脏收缩，扩张容量血管，引起血压下降	兴奋中枢，升高 BP 增快 HR，增加 CO。儿茶酚胺不足时，直接抑制心肌	降低 SBP、DBP 和 MAP	外周血管阻力和 MAP 轻微下降，心肌收缩力和 CO 均无影响，轻微扩张冠状动脉	减慢心率，降低外周血管阻力，间接降低心肌收缩力，CO 及血压

续表

系统	药　物				
	硫喷妥钠	氯胺酮	丙泊酚	依托咪酯	右美托咪定
呼吸系统	有明显呼吸抑制，并使喉部和支气管应激性增高	偶有短暂呼吸抑制；松弛支气管平滑肌，增加肺顺应性，增加分泌物	对呼吸有明显抑制，持续输注时，呼吸中枢对 CO_2 反应减弱	诱导引起短暂的过度通气，随后有短暂的呼吸暂停以及 $PaCO_2$ 轻度上升	降低自主呼吸患者的 MV，不影响动脉氧合、pH 及二氧化碳通气反应曲线的斜率
其他	贲门括约肌松弛，易反流误吸；降眼压和抑制宫缩	轻度增高眼压，增强妊娠子宫张力及其收缩频率	亚催眠剂量有明显止吐作用；降眼压	降眼压，不促进组胺释放。有潜在生成卟啉可能	增加尿量，抗呕吐，抗寒颤

注:ICP. 颅内压;CBF. 脑血流;SBP. 收缩压;DBP. 舒张压;MAP. 平均动脉压;MV. 每分通气量。

11. 巴比妥类药物的作用机制及其药理作用

巴比妥类药物(barbiturates)是巴比妥酸的一系列衍生物,其药效与 C5 位置上的取代基密切相关。GABA$_A$ 受体是目前唯一被证实的巴比妥类药物在中枢神经系统的作用位点,巴比妥类药物与 GABA$_A$ 受体结合可增强氯离子的内流,使突触后神经元细胞膜超极化,阈值升高,兴奋性降低,从而增强或模拟 GABA 的作用。巴比妥类药物的另一个机制是作用于突触离子通道而抑制兴奋性神经递质如谷氨酸、乙酰胆碱的突触传递作用。

巴比妥类药物可呈剂量依赖性的降低脑氧代谢率和脑血流量,但不影响维持基础代谢功能的脑代谢率以及主要参与神经信号传导相关的脑代谢活动。巴比妥类药物可引起剂量依赖性的中枢呼吸抑制,又可通过中枢和外周作用抑制心血管系统。临床上主要用于麻醉前给药以及麻醉诱导和维持。

12. 丙泊酚的临床药理及研究进展

丙泊酚(propofol)是目前最常用的静脉麻醉药物,它具有高度脂溶性,起效快(30~40 秒)、作用时间短,静脉输注时量相关半衰期在连续静脉输注 8 小时后仍小于 40 分钟,因此适合长时间输注而不影响苏醒。又因其可能有肝外代谢或肾外清除途径,因此在肝肾功能受损的患者中其清除不受影响。

丙泊酚即可增强中枢抑制性神经传递,也可通过抑制中枢兴奋性神经递质的释放,发挥镇静、催眠和遗忘以及短时间镇痛的作用。主要作用位点是中枢抑制性的 GABA$_A$ 受体,临床常用于麻醉诱导和维持以及手术室外的镇静。诱导剂量为 1~2.5mg/kg 静脉注射,取决于年龄、去脂体重和中枢血容量。麻醉维持为 50~150μg/(kg·min)静脉输注,镇静剂量为 25~75μg/(kg·min)静脉输注。靶控输注时,血浆靶浓度在单纯丙泊酚诱导时设定为 4~6μg/ml,复合用药时设为 3~3.5μg/ml,患者意识消失后可调至 2.5~3.5μg/ml,维持阶段设为 3~6μg/ml,术中根据手术刺激强弱,患者的心率血压变化以及合并用药实时调整。

近些年研究发现丙泊酚还具有一些非麻醉效应,如:①剂量依赖性的抗惊厥作用,既可治疗癫痫发作,也可诱发癫痫大发作。②器官保护作用,通过减少凋亡蛋白的表达,抑制凋亡,以及降低脑氧代谢率和颅内压,起到脑保护的作用。又通过抗氧化和清除自由基的作用,对于其他器官如心、肝、肾等均有保护作用。③降低术后恶心呕吐发生率,与抑制 5-HT 受体活性相关。④预防肿瘤复发,丙泊酚可以通过影响辅助性 T1 细胞/辅助性 T2 细胞的比例以及肿瘤坏死因子 α 和白介素、干扰素等的表达调节免疫,还可以抗氧化、抗炎,抑制肿瘤细胞的黏附、转移和促进肿瘤细胞凋亡,从而降低肿瘤的复发和转移。

大剂量、长时间(>48 小时)输注可引起丙泊酚输注综合征(propofol infusion syndrome,PIS),该综合征少见,但后果严重。临床表现有急性顽固性心动过缓甚至心脏停搏,伴以下一项或多项:代谢性酸中毒、横纹肌溶解、高脂血症和肝大或脂肪肝,其他表现还有伴急性心力衰竭的心肌病、骨骼肌病、高脂血症和高钾血症。在有些情况下,血脂升高可能是发生丙泊酚输注综合征的第一个表现。具体机制不清,可能与线粒体代谢和电子传递链的功能改变相关。处理原则主要是停止输注,通过血透或血滤的方式增加丙泊酚及其代谢产物的排泄以及对症支持治疗。

13. 氯胺酮和右旋氯胺酮的药理学特点和临床应用进展

氯胺酮(ketamine)是苯环己哌啶类药物,是目前临床唯一可以产生较强镇痛作用的静脉全麻药物。氯胺酮是消旋混合物。右旋氯胺酮[S(+)-ketamine]由于其生物利用度高、清除率高、代谢快、不良反应小，具有显著优势，在我国即将上市，有望在未来绽放精彩。

（1）药理学特点：氯胺酮脂溶性高，可迅速透过血脑屏障，口服生物利用度低（20%~30%），肌内注射生物利用度高（93%），静脉注射30秒即可起效，1分钟血浆药物浓度达到峰值，分布半衰期为11~16分钟，稳态表观分布容积为3.1L/kg，清除率为12~17ml/(kg·min)，消除半衰期较短（2~3小时）。右旋氯胺酮清除率[(26.3±3.5)ml/(kg·min)]和分布容积均较高，这意味着，右旋氯胺酮在体内的代谢相对更快，清除半衰期更短，麻醉更加可控。右旋氯胺酮可经静脉、口服、肌内、舌下、鼻内和直肠给药。氯胺酮主要在肝脏代谢，其代谢产物中的去甲氯胺酮具有药理活性，可使得麻醉苏醒期延长。

氯胺酮作用于中枢多个受体，包括NMDA受体、阿片类受体和单胺能受体等，其镇痛作用部分通过阻断NMDA受体，另一部分通过直接兴奋阿片μ受体。右旋氯胺酮也是多靶点作用的药物，包括NMDA受体、AMPA受体、GABA受体、阿片类受体等。它主要通过阻断NMDA受体产生麻醉镇痛及遗忘作用，又可间接阻断阿片类受体预防阿片类药物导致的痛觉过敏，减少术后镇痛药物用量以及延长术后镇痛时间等。右旋氯胺酮对NMDA受体的亲和力是消旋氯胺酮的2倍，是左旋氯胺酮的4倍，同时，右旋氯胺酮对阿片μ受体的亲和力也是左旋氯胺酮的2~4倍，因此，达到相同的麻醉效果，右旋氯胺酮所需的剂量更小，相应的不良反应也更小。静脉注射亚麻醉剂量的氯胺酮0.2~0.4mg/kg，血浆浓度达到0.1μg/ml时痛阈值即可提高，这意味着氯胺酮全麻术后的镇痛时间会持续比较长。此外，氯胺酮可以抑制中枢痛觉敏化，减少阿片类药物的急性耐受。麻醉剂量的氯胺酮具有神经毒性作用，而亚麻醉剂量的氯胺酮具有明确的神经保护作用。

（2）临床应用进展

1）特殊患者中的应用：因氯胺酮具有激活交感神经系统以及支气管扩张作用，使得它在一些特殊患者的麻醉诱导中优势显现，如低血容量患者、心血管系统疾病（缺血性心脏病除外）、气道高反应性患者（哮喘和COPD急性期患者）以及其他病情较危重的患者。右旋氯胺酮用于麻醉诱导时，较氯胺酮呼吸抑制更轻、分泌物更少，因此在小儿麻醉中安全性更高。

2）疼痛治疗：氯胺酮可作为局部麻醉、神经阻滞麻醉及椎管内麻醉的辅助用药，与苯二氮䓬类药物联合使用可以产生镇痛、镇静以及遗忘作用，同时减少不良反应。由于氯胺酮有减少阿片类药物耐受和抑制痛觉敏化的作用，以及其直接的镇痛作用，可以在围术期小剂量使用，以减少术后镇痛药的用量。因为消旋氯胺酮含有防腐剂，不推荐在椎管内使用，右旋氯胺酮因未添加防腐剂，可安全用于椎管内，研究发现椎管内加用小剂量右旋氯胺酮，可缩短局麻药起效时间，增强麻醉效果，同时不延长总的麻醉时间。右旋氯胺酮还可以显著减轻术后疼痛，延长镇痛时间，减少阿片类药物的用量。氯胺酮和右旋氯胺酮还可通过阻断NMDA受体，抑制中枢神经敏化，减轻疼痛，在预防慢性疼痛和痛觉过敏中发挥作用。

3）抗抑郁：氯胺酮具有快速抗抑郁作用，对于难治性抑郁，伴有自杀倾向的抑郁患者治疗有效，但是其不良反应等限制了其临床应用。右旋氯胺酮无疑是该领域的最佳选择之一。

4）治疗癫痫：癫痫的持续状态可引起突触膜上NMDA受体增多，右旋氯胺酮可能通过阻断NMDA受体缓解癫痫的持续状态，有望成为治疗耐药性癫痫的安全药物。

5）神经系统疾病患者中的应用：目前有研究表明氯胺酮只增加自主呼吸患者的脑血流和颅内压，而在机械通气和镇静的情况下，患者的脑血流和颅内压不会有明显增加。与此同时，氯胺酮又能很好地维持血流动力学的稳定，且对于脑灌注压的维持优于阿片类药物，因此近年来也用于神经重症患者的镇静。

14. 依托咪酯在危重症患者中的应用及不良反应

依托咪酯（etomidate）是一个超短效的非巴比妥类的静脉麻醉药，是咪唑类衍生物，主要通过作用于GABA受体产生中枢镇静催眠和遗忘作用，无镇痛作用。

（1）在危重患者中的应用：依托咪酯属于起效快、作用时间短的静脉麻醉药，由于对循环呼吸影响小，治疗指数大（LD_{50}/ED_{50}为26.4），因此适用于合并心血管疾病、呼吸系统疾病、颅内高压和严重休克或创伤的患者。①麻醉诱导：剂量为0.2~0.6mg/kg，在老年患者、肝肾功能受损的患者或与其他麻醉剂复合使用时需适当减量；②短时间镇静：依托咪酯还可用于血流动力学不稳定患者在心脏复律术以及手术室外检查时的短时间镇静，一般采用单次给药，如需持续给药，建议剂量为2.5~7.5μg/(kg·min)持续输注。

（2）依托咪酯对肾上腺皮质功能的作用：依托咪酯最严重的不良反应是对肾上腺类固醇激素合成的短暂抑制作用，单次给药剂量可以导致11β-羟化酶（可将11-脱氧皮质醇转化为皮质醇）剂量依赖性的抑制长达6~

12 小时,因此不推荐用于肾上腺皮质功能不全、免疫功能低下、卟啉病和器官移植术后的患者,严重创伤、脓毒症休克的患者也应慎用。最新研究表明依托咪酯对肾上腺皮质功能抑制作用下降范围仍在正常生理范围,结合其具有静脉输注时量相关半衰期较短的药理学特点,考虑其可以用于肾上腺皮质功能正常的患者的麻醉维持。临床上还可利用依托咪酯抑制肾上腺皮质功能的作用来控制高皮质醇血症,治疗库欣综合征。

(3)其他不良反应:麻醉诱导时,30%~60%的患者发生短暂性的肌阵挛,表现为震颤样的不自主运动,可能与控制锥体束外运动活性的神经系统去抑制作用相关,预先给予芬太尼(0.1mg)或镇静药咪达唑仑、丙泊酚等可以降低其发生率。麻醉后恶心、呕吐发生率高达 30%~40%,加用芬太尼时发生率更高,对于恶心、呕吐高危人群最好避免使用依托咪酯。

15. 右美托咪定的药理特点和临床应用

右美托咪定(dexmedetomidine)是一种高选择性 α_2 肾上腺素受体激动药,具有镇静、镇痛、抗交感、抗焦虑作用。除此之外,它在降低应激反应、稳定血流动力学、抑制唾液腺分泌、抗寒战、利尿和器官保护等方面也发挥着作用。

(1)药理特点:右美托咪定对 α_2 受体和 α_1 受体的选择比率高达 1 600:1(可乐定为 220:1)。它不光通过作用于蓝斑核 α_2 受体及激动内源性促睡眠通路产生镇静催眠作用,还通过激活脊髓背侧角的 α_2 受体产生镇痛作用。与其他作用于 GABA 的镇静药物不同,右美托咪定使患者进入一种非快动眼自然睡眠状态,处于该状态的患者可被刺激或语言唤醒,且一般不会产生严重的呼吸抑制。

右美托咪定在给药初期血压一过性升高,可能是与外周 α_2 受体相关。静脉注射"单次注射量"可导致低血压和心动过缓,若不给予单次注射量或者给药剂量小于 0.4μg/kg,则会减少低血压的发生。静脉或肌内给予右美托咪定后,有部分患者发生严重的心动过缓,甚至窦性停搏,通常可自动缓解或者通过给予抗胆碱药物纠正,在伴有心动过缓、低血压以及心衰患者中需谨慎使用。

(2)临床应用

1)手术室内麻醉:麻醉诱导前静脉输注 0.5~1.0μg/kg(10~15 分钟),可使麻醉诱导平稳,减少插管反应。全麻期间持续输注右美托咪定 0.2~0.4μg/(kg·h),术中血流动力学更稳定,与吸入麻醉药、静脉麻醉药和镇痛药产生协同作用,应适当调节镇静和镇痛药物的剂量,为防止苏醒延迟,应手术结束前 40~60 分钟停药,或手术结束前 40 分钟静脉输注右美托咪定 0.8μg/kg(10 分钟),可使患者苏醒平稳,减少术后恶心、呕吐、寒战、谵妄和躁动的发生。右美托咪定联合局部麻醉药使用可以延长神经阻滞作用时间和术后镇痛时间,相关机制尚不清楚。右美托咪定还可用于手术室中的特殊患者如纤维支气管镜引导清醒气管插管处理困难气道、术中唤醒等等。

2)ICU:用于气管插管重症患者和非插管患者的镇静,静脉持续输注 0.2~0.7μg/(kg·h),能够缓解患者焦虑和烦躁,改善术后睡眠,减少术后谵妄,提高患者认知功能和生活质量。

3)术后辅助镇痛(PCIA):与阿片类药物联合用于术后镇痛,右美托咪定的背景输注剂量为 0.03~0.05μg/(kg·h),PCA 为 0.06~0.1μg/kg,可减少镇痛药的用量,降低患者术后恶心呕吐发生率,改善术后睡眠,但是心动过缓或心脏传导阻滞患者应慎用或禁用。

4)器官保护:右美托咪定可以通过激活中枢的 α_2 肾上腺素受体,降低中枢交感神经活性,下调炎性因子表达,在多种炎症动物模型(缺血再灌注和脓毒症模型)中发挥着心、脑、肾等多器官的保护作用。

16. 苯二氮䓬类药物的作用机制、药理特点和临床应用

苯二氮䓬类药物(benzodiazepines)是目前临床应用最为广泛的一类镇静催眠药,主要通过大脑网状结构和大脑边缘系统起作用。一方面可以通过提高脑内 5-羟色胺水平,增强抑制性神经递质能神经元发挥作用,另一方面可以和苯二氮䓬(BDZ)受体结合,通过增强抑制性神经递质 γ-氨基丁酸(GABA)的作用发挥其对中枢神经系统的一系列作用。

单独使用苯二氮䓬类药物对心血管系统影响不大,主要是通过中枢降压以及舒张小动脉降低全身血管阻力,减轻心脏后负荷导致动脉压下降,但对心肌收缩力无明显影响。苯二氮䓬类药物对呼吸中枢的抑制作用呈剂量依赖性,对肝肾功能无明显影响,其作用可被特异性拮抗剂氟马西尼逆转。

目前临床苯二氮䓬类药物常用于镇静、催眠、抗焦虑以及酒精及苯巴比妥类药物依赖的戒断综合征治疗及抗惊厥治疗。苯二氮䓬类药物因具有顺行性遗忘的作用特点被用于全麻诱导,可增强麻醉作用减少全麻药物用量,并可作为预防局麻药中毒和减少氯胺酮的精神反应的辅助用药。

17. 苯二氮䓬类代表药物及其拮抗剂的药代参数

苯二氮䓬类代表药物及其拮抗剂的药代参数见表 2-2-3。

表 2-2-3　苯二氮䓬类代表药物及其拮抗剂的药代参数

药物	咪达唑仑	瑞马唑仑	氟马西尼
水溶性	+	+	较弱
分布半衰期/min	6~15	NA	NA
清除半衰期	1.7~3.5 小时	37~53 分钟	48~70 分钟
清除率	5.8~9.0ml/(kg·min)	(54~75)L/h	13~16ml/(kg·min)
稳态分布容积/(L·kg^{-1})	1.1~1.7	0.76~0.98	0.9~1.9
血浆蛋白结合率/%	94~98	NA	40~50

注:NA 为无可用数据。

18. 咪达唑仑的临床药理特点

咪达唑仑(midazolam)是水溶性的苯二氮䓬类药物,其溶解度具有 pH 依赖性,在 pH<4 的酸性介质中可配制成稳定的水溶性盐,因此,临床所用的制剂为盐酸盐或马来酸盐。在人体内生理性 pH 的条件下,其亲脂性碱基释出,可以快速透过血脑屏障,起效迅速。

(1) 药理特点:咪达唑仑口服以后迅速吸收,约 0.5~1 小时后血药浓度达到峰值,但因其肝脏首过代谢显著,其生物利用度不足 50%。主要经肝脏代谢,脂溶性高。咪达唑仑的代谢产物 1-羟基咪达唑仑具有镇静作用,但是因其消除半衰期短和清除率高,因此对肝肾功能正常的患者影响不大,但是当患者合并肾功能不全时,主要代谢产物则有可能导致过度镇静。

(2) 对各系统的影响:①中枢神经系统,具有抗焦虑、催眠、抗惊厥和顺行性遗忘等作用;②呼吸系统,呼吸抑制作用具有剂量依赖性,同时与给药速度相关;③心血管系统,影响轻微,作用强度与用药剂量有关,其主要的血流动力学变化是由于外周血管阻力下降导致动脉压的轻度下降和心率的轻度增快,但对心肌收缩力无明显影响;④其他,无组胺释放作用,不抑制肾上腺皮质功能。

(3) 常见的不良反应:有全麻苏醒期的嗜睡、过度镇静以及共济失调等。静脉注射时可产生局部刺激,但通常较轻微,偶尔可引起血栓形成或血栓性静脉炎。对本药或其他苯二氮䓬类药物过敏者禁用。

(4) 临床应用:①麻醉前用药;②麻醉的诱导和维持阶段,咪达唑仑复合丙泊酚、阿片类药物以及肌肉松弛药是我国目前临床上最常用的全麻诱导方法之一;③辅助用药,咪达唑仑可以作为局部麻醉、神经阻滞麻醉、椎管内麻醉的辅助用药,产生抗焦虑、镇静以及顺行性遗忘作用,同时可以提高局麻药的惊厥阈;④手术室外的检查和 ICU 患者的镇静。

19. 瑞马唑仑的临床病理特点

瑞马唑仑(remimazolam)是继咪达唑仑之后新研发的又一水溶性苯二氮䓬类药物,是超短效的 GABA α 受体激动剂。给药后 1 分钟药物浓度即达峰值。瑞马唑仑的药物代谢动力学呈线性,且符合二房室模型,清除率和体重不相关,可按固定剂量给药。消除半衰期短且恒定,不受输注时间的影响,故在人体内无蓄积,入血后可被体内组织酯酶分解为无活性代谢产物,经肾脏代谢,其药理作用可被氟马西尼快速逆转。研究报道临床使用瑞马唑仑无注射痛、对呼吸和心血管影响小、代谢和苏醒快。动物依赖性实验表明瑞马唑仑有一定的躯体和精神依赖性,临床应用时应警惕药物滥用的情况。

临床可用于麻醉诱导和静脉全身麻醉的维持,诊断或治疗性操作时患者的镇静,ICU 患者镇静。

20. 苯二氮䓬类药物的拮抗及关注点

氟马西尼(romazicon)是第一个被批准用于临床的特异性苯二氮䓬类受体拮抗剂,其化学结构类似其他苯二氮䓬类(BDZ)药物,可同其他 BDZ 药物竞争性结合 BDZ 受体,从而逆转 BDZ 药物的中枢作用。

(1) 临床应用:氟马西尼可用于诊断 BDZ 药物中毒及过量、麻醉,拮抗 ICU 长期镇静患者 BDZ 药物残余作用,也可拮抗儿童水合氯醛和大麻中毒,卡马西平和酒精过量以及抗组胺药物摄入过量。

(2) 注意事项:氟马西尼消除半衰期约为 1 小时,显著短于常用 BDZ 药物(仅比瑞马唑仑长)。氟马西尼用于单次拮抗长效 BDZ 药物时,随着拮抗剂被清除,而残余 BDZ 药物浓度仍处于较高水平时,可能出现再次镇静和呼吸抑制的现象,应加强监测。同时为了维持稳定的血药浓度及避免再次抑制,可小剂量分次给药或持续输注。长期使用 BDZ 药物出现躯体依赖症状的患者在使用氟马西尼时可能诱发癫痫等戒断症状。

21. 全凭静脉麻醉的定义

全凭静脉麻醉(total intravenous anesthesia,TIVA)是指采用多种静脉麻醉药完成诱导和维持全过程的技术,随着药物的发展、新的药代药效概念的应用以及给药技术的进步,目前已逐渐成为主流的麻醉方式。TIVA 适用于日间手术和需要神经电生理监测、气道开放以及体外循环的手术,也适用于恶性高热易感和颅内高压患者。

TIVA 常用药物包括镇静催眠药、阿片类镇痛药以及肌肉松弛药三大类。需注意不同镇静药物之间以及镇静药和阿片类药物之间的相互作用。目前最常用的 TIVA 组合是丙泊酚和瑞芬太尼。而在高龄、危重症患者中依托咪酯和氯胺酮也有其优势。老年患者使用 TIVA 时需同时监测麻醉深度,并酌情使用血管活性药。小儿患者应注意调整药物剂量和靶控输注小儿模式。孕妇使用 TIVA 需注意麻醉诱导药物剂量和种类,避免新生儿呼吸抑制。TIVA 术后恶心呕吐和术后认知功能障碍的发生率均较低。采用 TIVA 应结合 BIS 等麻醉深度监测手段,可减少术中知晓的发生。

TIVA 的给药方式包括单次注射、间断给药、恒速输注和靶控输注(TCI)。TCI 以药代动力学为基础,控制药物输注速度达到特定的血浆或效应室浓度,使得药物输注更加精准。在此基础上,闭环药物输注系统希望通过监测药效并直接反馈调节药物剂量,达到药物输注个体化。后续还会出现多种药物复合适用的 TCI。因此随着未来新药物、新技术和新理论的应用,全凭静脉麻醉的可控性和安全性将会继续提高,拥有更加广阔的应用平台。

(欧阳文)

第三节　阿片类药物

【知识点】

1. 阿片类受体
2. 阿片类药物的镇痛机制
3. 阿片类药物遗传药理学和表观遗传学
4. 阿片类药物与加速术后康复理念下的多模式镇痛
5. 阿片类药物的依赖与耐受
6. 阿片类药物戒断反应
7. 阿片类药物诱导的免疫抑制及 5-羟色胺综合征
8. 临床常用阿片类药物

1. 阿片类受体的主要类型和内源性配体的种类

阿片类受体(opioid receptor)由 7 个跨膜区受体和异源多聚体的 G 蛋白构成,属 G 蛋白偶联受体。阿片类受体目前主要包括 μ 受体、κ 受体、δ 受体和 NOP 受体(最初被称为 ORL1、伤害素受体或孤啡肽受体,NOP-R)。阿片类受体在中枢神经系统(CNS)内的分布以及对不同阿片类受体配型的结合能力存在差异。

内源性和外源性配体激活阿片类受体可产生多种效应,包括镇痛、呼吸抑制、欣快、摄食、激素释放、抑制胃肠道蠕动及产生焦虑等。阿片类受体内源性配体有脑啡肽、强啡肽、内吗啡肽和孤啡肽,分别有不同的基因编码,对不同阿片类受体的亲和力不同。脑啡肽对 δ 受体选择性较强,强啡肽对 κ 受体选择性较强,内吗啡肽对 μ 受体选择性较强,其结合力比对 δ 和 κ 受体强 100 倍以上。

2. μ 受体的亚型和体内分布

μ 受体分为 μ_1、μ_2 和 μ_3 3 个亚型,其中 μ_1 与镇痛关系最密切,μ_2 与呼吸抑制、欣快感、成瘾等不良反应相关,μ_3 与释放一氧化氮有关。μ 受体广泛分布于中枢神经,但分布并不均匀。在大脑皮质额部、皮质颞部、中央丘脑、侧丘脑、脑室和导水管周围灰质区受体密度高,这些部位与痛觉的整合和感受有关;在边缘系统和蓝斑核受体也呈高度分布,涉及情绪和精神活动;中脑艾魏氏核与缩瞳有关;在延髓孤束核,与咳嗽反射、呼吸调整和交感活动相关;脑干极后区和迷走神经背核与胃肠活动(恶心、呕吐)有关;脊髓背角胶状质、固有层、三叉神经背束尾端核的胶质区,交感神经节前纤维也有受体分布,这些区域是痛觉冲动传入中枢的转换站。

3. κ 受体、δ 受体和 NOP-R 的主要生理功能

（1）κ 受体：分为 κ₁、κ₂ 和 κ₃ 3 个亚型。κ 受体激动剂对内脏化学刺激引起的疼痛抑制作用较好，而对热和炎性痛的抑制作用弱。纯 κ 激动剂在镇痛的同时较少引起躁动、呼吸抑制和躯体依赖作用。

（2）δ 受体：参与脊髓上镇痛作用，而且与内分泌关系密切。人的 δ 受体由 372 个氨基酸组成，也属于 G 蛋白偶联受体，长期应用 δ 受体拮抗剂可产生免疫抑制，并加重阿片类依赖的免疫力低下。

（3）NOP-R：20 世纪 90 年代研究发现 NOP-R 与所有已知阿片样物质配体的结合水平均低，因此被称为"孤儿蛋白 FQ（orphanin FQ）""伤害素受体（nociceptin）"或"ORL-1（opioid receptor-like 1）"。鞘内注射 NOP-R 激动剂孤啡肽可产生镇痛作用，但脑室内给药则引起痛觉过敏并拮抗阿片类药物的镇痛作用。

4. 阿片类受体亚型的研究进展

σ 受体（SKF10047）最初被分类为阿片类药物受体。1996 年克隆该受体后，发现该受体是单个跨膜蛋白，是其他药物滥用如苯环利定及其类似物的靶标，所以不再被视为阿片类受体家族的成员。

目前研究发现还有其他阿片类受体，这些受体不符合与 μ 受体、κ 受体、δ 受体或 NOP-R 相类似的基本药理学特性。如 ζ（zeta）受体，该受体最近已被克隆并归类为与经典阿片类受体无同源性的阿片类生长因子受体（OGFr）。另外，研究还发现 λ（lambda）受体以及对 β-内啡肽敏感的 ε（epsilon）受体。然而，这些受体的特征尚不清楚，通过鉴定它们各自的基因来证明它们的存在仍然缺乏证据。

5. 阿片类药物常见的分类方法

（1）按照受体类型，可分为 μ、κ 和 δ 受体激动剂：①μ 受体激动剂，如吗啡、氢吗啡酮、芬太尼、舒芬太尼、阿芬太尼和瑞芬太尼等。同 μ 受体的结合力与 δ 和 κ 受体的结合力比较，超过 100 倍；②κ 受体激动剂，具有封顶效应的止痛和呼吸抑制作用，并参与神经内分泌及免疫调节。临床已使用的 κ 受体激动剂选择性不高，大多兼具其他受体兴奋作用如 μ 受体，此类药物包括喷他佐辛、布托啡诺、纳布啡等；③δ 受体激动剂，参与脊髓上镇痛作用，而且与内分泌关系密切，目前发现的较高选择性的 δ 受体激动剂包括内源性的 deltorphin、met-enkephalin 和合成的 DPDPE 等，尚未用于临床。

（2）按照药理作用，可分为激动药（吗啡、芬太尼及其衍生物、羟考酮等）、激动-拮抗药（地佐辛、喷他佐辛、纳布啡、布托啡诺等）、部分激动药（丁丙诺啡）和拮抗药（纳洛酮、纳曲酮、纳美芬等）。

（3）按照镇痛强度（μ 受体的亲和力）可以分为强阿片药和弱阿片药。

（4）按照化学结构可以分为吗啡类和异喹啉类。

（5）按照来源可以分为天然阿片类（如吗啡、可待因）、半合成衍生物（如双氢可待因、二乙酰吗啡）和合成阿片类药（临床常用的阿片类药物多为此类，如芬太尼及其衍生物等）。

6. 阿片类药物镇痛的作用机制

阿片类药物镇痛的作用机制涉及多方面：与外周神经阿片类受体结合，发挥镇痛作用；与位于脊髓背角胶状质（第 2 层）感觉神经元上阿片类受体结合，抑制神经元兴奋性，阻止疼痛传入脑内；作用于大脑和脑干的疼痛中枢，发挥下行性疼痛抑制作用。

阿片类药物与受体结合后如何抑制痛觉的冲动传递目前仍不清楚。阿片类药可抑制腺苷酸环化酶，使神经细胞内 cAMP 浓度下降，同时涉及钠离子、钙离子、钾离子和氯离子的传导。阿片类受体激动剂与受体结合后激活 G 蛋白，介导细胞内多条信号通路的激活，启动一系列复杂的瀑布级联反应，如腺苷酸环化酶活性的抑制、G 蛋白偶联受体激酶（G-protein coupled receptor kinase，GPK）、蛋白激酶 C（protein kinase C，PKC）和促分裂原活化蛋白激酶（mitogen-activated protein kinase，MAPK）的激活等，从而关闭 N 型电压控制型钙通道，开放钙依赖性内控型钾通道，最终导致超极化和神经元兴奋性下降。另外，阿片类药物抑制神经末梢释放乙酰胆碱、去甲肾上腺素、多巴胺及 P 物质等，从而发挥镇痛作用。

7. 影响阿片类药物镇痛效能的常见因素

影响阿片类药物镇痛效能的常见因素主要包括以下几个方面：①药物结合阿片类受体的亲和力，亲和力高的效能强；②完全或部分激动剂，完全激动剂效能强；③次要药理学特性，亲脂性高的药物效能强；④通过血脑屏障（BBB）的能力，通过 BBB 能力强的药物效能强。

8. 影响阿片类药物药代动力学的因素

阿片类药物代谢与吸收同样遵循着基本的药代动力学原理。分子量的大小影响着阿片类药物吸收入血的速率：较小分子（如哌替啶，分子量为 247D）的吸收要快于较大分子（如丁丙诺啡，分子量为 467D）。另外，脂溶性高的阿片类药物(例如芬太尼)比脂溶性低的阿片类药物(例如吗啡)吸收更快。分子的疏水性直接受其电离状态的影响,带电离子的亲水性更高,而不带电离子的亲脂性更高。因此,药物的电离常数也直接影响吸收速率。阿片类药物透过 BBB 并作用于 CNS 的速率和程度也各不相同。分子量大和/或脂溶性低的阿片类药物更难穿过 BBB 进入 CNS。扩散入 CNS 的速率还受到血浆蛋白结合率和表观分布容积(V_d)以及药物电离常数的影响(表2-3-1)。应当注意的是,虽然高度亲脂性的阿片类药物更容易穿过血脑屏障进入 CNS,但它们也更容易从血浆中进入其他身体组织,从而增加了其 V_d,因此减少了可用于扩散进入 CNS 的游离药物的量。几乎所有的阿片类物质都是弱碱,因此在生理 pH(7.4)下主要以离子化状态存在。因此,解离常数(pK_a)接近生理pH 的阿片类药物能够更快地进入和离开 CNS,而 pK_a 较高(更碱性)的阿片类药物则较不容易通过 BBB,但一旦穿过,便不容易转运出去,通过与受体结合而发挥作用。

表 2-3-1 常见强阿片类药物的药代动力学参数

药物名称	峰效应时间[*]/min	维持时间[#]/h	非离子化百分比	血浆蛋白结合率/%	V_d/(L·kg^{-1})	清除率/(ml·min^{-1}·kg^{-1})
吗啡	20~30	3~4	23	20~40	3~3.5	15~30
舒芬太尼	3~5	0.5~1	20	93	2~2.5	10~15
芬太尼	3~6	0.5~1	8	84	3~5	10~20
瑞芬太尼	1.5~2	0.1~0.2	67	80	0.2~0.3	30~40

注:[*] 表示静脉注射;[#] 表示静脉注射,pH 7.4;V_d 为表观分布容积。

阿片类药物的代谢主要通过肝脏中的细胞色素 P450(CYP450)家族的酶进行代谢为无活性的产物。需要注意,吗啡、氢可酮和羟考酮的代谢产物有药理学活性。同时给予两种以上的阿片类药物,可能存在竞争性抑制的情况从而导致药物在体内过量的蓄积。

9. 阿片类药物的遗传药理学进展

遗传药理学是研究临床药物治疗中个体反应差异遗传学因素的学科。患者对阿片类药物反应的变异性受遗传和环境因素控制。长期以来,人们一直在努力寻找能够解释个体间疼痛敏感性和镇痛药剂量差异的遗传因素。分子生物学的飞速发展使研究人员能够识别个体的遗传特征与药物反应之间的关联。主要的研究热点是评估单核苷酸多态性(SNP)对候选疼痛基因的影响,这些候选疼痛基因编码涉及疼痛调节的受体和离子通道和/或编码药物代谢酶和转运蛋白的基因,从而对镇痛药药代动力学产生影响。虽然大量的基因关联研究已经评估了 SNP 在各种涉及疼痛调节和镇痛的基因中负责编码受体、酶和离子通道的影响。但是,需要注意的是,这些研究结果仍缺乏稳健性,这也是阻碍临床医师为患者制定个性化精准医疗和基因分型设备开发的主要原因。

10. μ 阿片受体基因和镇痛作用的关系

强效阿片类镇痛药通过激动该基因编码的 μ 阿片受体而产生镇痛作用以及造成诸多的不良反应。人类的 μ 阿片受体(染色体6q24~q25)跨度超过200kb,具有至少 9 个外显子和 19 个不同的剪接变体。外显子 1 中的 *A118G SNP* 在普通人群中具有罕见的等位基因频率,占 20%~30%。尽管 *G118* 等位基因与患者对吗啡或其活性代谢物吗啡-6-葡糖醛酸苷的镇痛反应没有明显关系。但初步数据表明,*G* 等位基因与药物不良反应的严重程度相关,包括恶心、呕吐、瞳孔扩大和镇静。因此,*G118* 等位基因携带者可能比非携带者耐受更高的阿片类药物剂量。尽管阿片类受体与激动剂之间的化学结合似乎没有重要的遗传变异性,但在术后阿片类药物的需求量之间经常存在较大的个体差异。这种现象的潜在分子机制尚未完全阐明,但已表明可能与受体数量而非功能变化相关的启动子多态性和许多基因与环境因素作用产生的痛觉有关。

11. 阿片类药物的表观遗传学研究热点

表观遗传学是连接基因和环境的桥梁。在疼痛领域动物和人类遗传关联的研究发现,疼痛相关表型的遗传力受到基因和环境相互作用的影响,而这就构成了疼痛的表观遗传学领域。目前认为,调节疼痛的某些表观遗传学发生的改变,例如 DNA 甲基化、组蛋白修饰、染色质重塑以及小的调节性非编码 RNA。表观遗传过程对慢性疼痛状态下基因抑制或激活的影响的评估尚处于初期阶段。此外,受体靶基因的表观遗传调节和药物代谢酶可能分别改变镇痛药的药效学和药代动力学。

12. 加速术后康复理念下多模式镇痛方案中阿片类药物的使用

加速术后康复（enhanced recovery after surgery，ERAS）的理念，已成为提高外科质量和改善预后的最佳策略。阿片类药物使用的最小化和减少其不良反应是几乎所有 ERAS 镇痛途径的关键组成部分，其多模式镇痛（multimodal analgesia）方案主要由镇痛药物和镇痛技术组成。常见的镇痛技术主要包括区域神经阻滞、持续硬膜外镇痛、切口局部浸润等技术。常用的非阿片类药物有对乙酰氨基酚、非甾体抗炎药（NSAID）、曲马多、加巴喷丁类药物（加巴喷丁和普瑞巴林）、N-甲基-D-天冬氨酸（NMDA）拮抗剂等。

典型的多模式镇痛方案始于术前，此时无药物禁忌证的患者通常接受联合或单一使用对乙酰氨基酚，NSAID 和加巴喷丁类药物的镇痛方案。术中最好使用区域麻醉或全麻复合上述的镇痛技术，以及减少阿片类药物的使用。对于术后阶段，使用持续局部镇痛技术是更可取的（特别是禁食的患者），继续服用对乙酰氨基酚、NSAID 和加巴喷丁类药物。对于术后爆发痛，可给予曲马多后联合阿片类药物治疗。

13. 临床常用的阿片受体激动-拮抗药及其药理学特性

阿片类受体激动-拮抗药，其镇痛作用均有"封顶效应"，对 μ 受体具有激动拮抗的双重作用，可部分逆转或阻断 μ 受体激动药引起的呼吸抑制。常见的药物有地佐辛、喷他佐辛、纳布啡、布托啡诺等。除了对 μ 受体的作用外，地佐辛对 κ 受体不产生典型的受体效应，对 δ 受体几乎无活性，抑制去甲肾上腺素和 5-羟色胺的重吸收；喷他佐辛选择性激动 κ 受体，较大剂量时可激动 σ 受体；纳布啡激动 κ 受体，能与 δ 受体结合；布托啡诺主要作用于 κ 受体，对 δ 受体作用不明显。

14. 纳美芬与纳洛酮相比具有的独特药理学特性

纳洛酮（naloxone）结构类似吗啡，为特异性阿片类药物拮抗剂，通过竞争阿片类受体而起作用；同时伴有激动作用，即激动-拮抗的结合作用。纳曲酮（naltrexone）化学结构与纳洛酮相似，只是 N 上环丙甲基被取代为烯丙基，与纳洛酮具有相似的药理作用，拮抗阿片类药的作用强度约为纳洛酮的 2 倍，对中枢和外周阿片类受体均可阻断。纳美芬（nalmefene）是纳曲酮的衍生物，于 1975 年合成，是一种具有高选择性和特异性的阿片类药物拮抗剂，与纳曲酮的区别是 6 位的氧被亚甲基取代。

纳美芬是纯粹的阿片类受体拮抗药，本身无激动作用，但能竞争性拮抗 μ、κ、δ 阿片类受体，其中与 μ 受体的亲和力最强，6 位的亚甲基基团明显增加了其效价和延长其半衰期，其效价为纳洛酮的 16 倍，为纳曲酮的 12 倍。纳美芬用于手术后逆转阿片类药物引起的不良反应初始剂量 $0.25\mu g/kg$ 静脉注射，$2\sim5$ 分钟后再给 $0.25\mu g/kg$ 补充，呈现阿片逆转作用后立即停止给药，累计剂量超过 $1\mu g/kg$ 不会增加治疗效应，在使用剂量为推荐剂量的 15 倍亦未显示严重毒性。

15. 不同种类阿片类药物联用时的注意事项

同时使用不同种类的阿片类药物，除了需要关注对代谢酶竞争性抑制的作用外，还应注意：根据经典理论，已应用纯激动药治疗的患者在药效有效时间内不宜换用混合激动-拮抗药或部分激动药，否则可能导致戒断反应，而用激动-拮抗药或部分激动进行治疗的患者可较安全地换用纯阿片激动药，不会产生戒断反应。国内临床研究表明，在非成瘾患者，同时给予临床剂量的激动-拮抗药和纯激动药似乎不影响镇痛疗效，而且可减少不良反应。

16. 药物依赖性及常见依赖性药物的种类

药物依赖性（drug dependence）又称药物成瘾，是指反复用药所引起的人体心理上和/或生理上对该药品的依赖状态，表现出一种强迫性或非强迫性的需要连续或定期用药的行为和其他反应。药物依赖性可分为精神依赖性和躯体依赖性。

常见依赖性药物的种类：①阿片类药物，包括天然的、半合成或全合成的阿片类受体激动药，如吗啡、哌替啶、芬太尼和二氢埃托啡等；②镇静催眠药，包括丙泊酚、巴比妥类、苯二氮䓬类等；③苯丙胺类药物；④中枢神经兴奋性药物，如氯胺酮、可卡因、大麻类、致幻剂；⑤其他类，如曲马多。

17. 阿片类药物耐受和依赖性的作用机制

阿片类药物耐受性可能是由于受体偶联、受体数量、效应蛋白量或效应体受阿片调节能力的改变所致。目前研究发现的主要机制有：①受体脱敏和转运，μ 受体与许多其他 G 蛋白偶联受体一样，在暴露于激动剂后会迅速脱敏和内化。这些急性受体调节过程在对吗啡和其他 μ 受体激动剂的细胞耐受性发展中起了关键作用。μ 受体脱敏和内化的普遍公认机制，是始于 G 蛋白偶联受体激酶（GRK）激活的受体磷酸化，然后是抑制素结合。此时，受体在质膜处于脱敏状态，然后可以通过网格蛋白依赖性途径将抑蛋白酶（arrestin）

结合的受体内化,并再循环至细胞表面或下调。蓝斑核(locus coeruleus,LC)位于第四脑室底部,是脑内最大的去甲肾上腺素能神经核,是最重要的阿片类药物躯体依赖性的调控部位。阿片戒断时 LC 的放电频率大幅度增强,向 LC 内注射阿片拮抗剂可诱发戒断症状,且比脑室内给药产生的戒断症状更严重。②其他可能影响耐受性的蛋白质,如 δ 受体,神经激肽和其他神经递质。③G 蛋白调节剂和受体转运蛋白。④突触传递及可塑性。

18. 戒断综合征及其防治原则

戒断综合征(withdrawal syndrome)是指停止或减少某些类型的药物(如阿片类药物)的情况下,或使用阿片类受体拮抗剂后出现的一组特殊症状群。阿片类戒断症状的严重程度和持续时间依所使用的阿片类物质种类、剂量、半衰期、停药方式和使用拮抗剂的不同而异。短效类(如吗啡、海洛因)戒断症状一般在停药后 8~12 小时出现,高峰期在 48~72 小时,持续 7~10 天;长效类(如美沙酮)戒断症状出现在停药后 1~3 天,高峰期在 3~8 天,可持续数周。使用拮抗剂(如纳洛酮或纳曲酮)后戒断症状可即刻出现,持续数小时到 1 天。

常用的治疗方法有药物治疗和非药物治疗两部分。药物治疗包括阿片类受体激动剂、部分激动剂、拮抗剂、精神药物和其他对症及支持药物治疗,分为替代递减治疗和非替代治疗;非药物治疗常用的有简短干预、行为治疗、认知和行为治疗、动机强化治疗、社区强化治疗、人际关系治疗,以及针对青少年的多维度家庭治疗和多系统治疗等。

19. 戒断复发及药物治疗防复发的机制

复发指完成脱毒治疗并停止使用阿片类物质一段时间后又重新回到既往寻找和反复使用阿片类物质的状态。药物防复发治疗的机制,一是通过阻断阿片类物质的正性强化作用,抑制患者因反复用药而复发;二是通过缓解应激反应和治疗相关精神障碍,避免患者再次使用阿片类物质。纳曲酮是阿片 μ、δ 和 κ 受体长效纯拮抗剂,具可逆性阻断阿片类物质的作用,可防止机体对吗啡、海洛因和其他阿片类物质产生躯体依赖,本身无阿片样作用,无耐受性,停药后不产生戒断症状,无滥用潜在危险。

20. 阿片类药物是否会诱导免疫抑制

阿片类药物会诱导免疫抑制(immunosuppression)状态并增加感染的风险。阿片类药物可能是通过对促炎细胞因子表达和活性的影响介导了这种效应,因为促炎细胞因子和慢性促炎状态与免疫抑制有关。不同种类的阿片类药物产生的免疫抑制的作用有所不同(表 2-3-2)。已经证实,吗啡在动物和人类以及体外模型中均能抑制免疫反应。阿片类药物(至少是吗啡)的免疫抑制作用是由 μ 受体介导,部分通过依赖于皮质酮系统的调节发挥效应。同样,芬太尼也存在着显著且剂量依赖性的免疫抑制作用。

表 2-3-2　常用不同阿片类药物的免疫抑制作用

药物	免疫抑制	药物	免疫抑制
吗啡	显著抑制	氢吗啡酮	未发现
芬太尼及其衍生物	显著抑制	丁丙诺啡	未发现
羟考酮	未发现		

然而,并不是所有的 μ 受体激动剂都具有免疫抑制的作用。研究发现,羟考酮不具有吗啡类似的免疫抑制作用;同样对免疫功能没有影响的阿片类药物还有丁丙诺啡。另外,一些 μ 受体激动剂(如曲马多)不仅未发现免疫抑制作用,相反还可以增强机体免疫功能。阿片类药物的抗伤害感受和免疫抑制作用与其化学结构有关。某些化学结构会导致高度的免疫抑制活性,而阿片类药物共有的结构特征却几乎没有免疫抑制作用。

21. 阿片类药物是否会导致产生 5-羟色胺综合征

5-羟色胺(5-HT)综合征,又称血清素综合征(serotonin syndrome,SS),是一种由医源性药物引起的中毒反应,与 CNS 突触内 5-HT 浓度升高有关,亚急性或慢性起病,可分为轻度和重度。临床症状常表现为以神经肌肉亢进(反射亢进、肌阵挛、晚期肌强直),自主神经系统功能亢进(体温升高、心动过速、发汗和瞳孔散大)以及认知功能改变(易激惹、兴奋、躁动、晚期昏睡)为主的三联征。常见的血清素能药物包括许多抗抑郁药(选择性 5-HT 再摄取抑制剂、单胺氧化酶抑制剂、三环类抗抑郁药等),非典型抗精神病药(奥氮平等)和阿片类镇痛药,特别是芬太尼、曲马多、哌替啶和美沙酮,但吗啡及衍生物少有涉及。5-HT 综合征的症状归因于 5-HT 的突触浓度增加引起的对单胺能传递的影响。血清素转运蛋白(SERT)保持较低的血清素浓度,对于将神经递质重新摄取到突触前神经末梢很重要。一些阿片类药物通过抑制 SERT 来抑制 5-HT 的再摄取,从而增加血浆和突触间隙血清素浓度,进一步激活血清素受体。此外,曲马多还具有直接的 5-HT 释放作用。芬太尼引起 5-HT 外流,并与 5-HT1A 和 5-HT2A 受体结合。而美沙酮、哌替啶与 5-HT2A 受体结合,但不与 5-HT1A 受体结合。

5-HT 综合征较为少见,症状不具有典型性,容易与其他疾病(如恶性高热、败血症、甲状腺危象等)相混淆,麻醉医师必须对可能发生的情况保持高度警惕,并准备进行早期治疗以避免不良后果。

22. 吗啡的代谢途径及其产物是否有药理活性

吗啡(morphine)属于纯天然阿片类生物碱,目前仍被世界卫生组织(WHO)推荐为阿片类镇痛药物的标准用药,也作为其他阿片类药物临床评估的参照标准(表 2-3-3)。虽然大多数的阿片类镇痛药是通过 CYP450 酶代谢为没有药理活性的水溶性代谢产物,并且很容易通过肾脏从体内排出。但是吗啡在某种程度上是独特的,因为它是由 UGT2B7 酶葡萄糖化,生成两种葡糖醛酸代谢物:吗啡-3-葡糖醛酸苷(M3G)和吗啡-6-葡糖醛酸苷(M6G)。M6G 的镇痛效果比其母体化合物高 3 倍,并且与阿片类受体结合的亲和力高达 20 倍,而 M3G 阿片类受体的亲和力很小。脑脊液中极少量 M6G 即可发挥镇痛效应,包括导致呼吸抑制。因此,对于肾功能不全的患者,M6G 易发生蓄积导致吗啡作用时间延长。口服时,大部分吗啡会在进入大脑之前在肝脏中代谢,约 90% 的吗啡会转化为非活性 M3G,从而大大降低了生物利用度。

表 2-3-3 常用阿片类药物相对效价比*

药物名称	剂量/mg	药物名称	剂量/mg
吗啡	10	地佐辛	10
氢吗啡酮	1	纳布啡	10
芬太尼	0.1	喷他佐辛	30
瑞芬太尼	0.1	布托啡诺	2
舒芬太尼	0.01	哌替啶	100
羟考酮	10	曲马多	100

注:*表示静脉注射;根据不同参考文献,药物剂量数值为估算值。

23. 与吗啡相比,氢吗啡酮具有的优势

氢吗啡酮结构与吗啡相似,主要是将吗啡 C 环改造,将 7、8 位间双键氢化还原,6 位羟基氧化成酮。与吗啡类似,氢吗啡酮主要作用于 μ 受体,对 δ 受体有较弱的激动作用,对 κ 受体没有作用,镇痛强度是吗啡的 5~10 倍。氢吗啡酮同样不通过 CYP450 酶代谢,而是在肝脏中生成双氢异吗啡-3-葡糖苷酸和氢吗啡酮-3-葡糖醛酸(H3G)。与吗啡相比,氢吗啡酮代谢不产生 M6G,但氢吗啡酮产生的 H3G 具有神经兴奋作用,给大鼠脑室内注射 H3G,可表现出肌阵挛和触摸诱发情绪激动等反应。瘙痒和恶心的发生率低于吗啡,其他不良反应基本与吗啡类似。

24. 芬太尼及其衍生物的镇痛效能

芬太尼(fentanyl)及其衍生物舒芬太尼、瑞芬太尼等是现今临床麻醉中使用最广泛的镇痛药,芬太尼透皮贴剂是治疗慢性疼痛及癌痛的重要工具。芬太尼、舒芬太尼与瑞芬太尼,主要是通过激活 μ1 型受体介导,同时也激活部分 μ2 型受体和 δ 受体。临床上芬太尼的镇痛强度约为吗啡的 75~125 倍。舒芬太尼与 μ1 受体的亲和力是芬太尼的 12~27 倍;和芬太尼相比,瑞芬太尼的镇痛效应强,起效快,且不通过肝脏 CYP 酶,而是经过组织和血液中的非特异性酯酶进行代谢。芬太尼剂量依赖性的减低吸入麻醉药的最低有效肺泡浓度(MAC),但具有封顶效应。

25. 羟考酮的药理学特性

羟考酮是 1916 年从阿片类生物碱蒂巴因提取合成的半合成阿片类药。羟考酮是阿片 μ 和 κ 受体激动剂,主要是通过激活 CNS 突触前膜上的受体发挥作用。镇痛作用强度约为吗啡的 2 倍,且无封顶效应;由于其 κ 受

体激动作用,较单纯 μ 受体激动药,对内脏痛具有更好的镇痛效应。此外还具有抗焦虑和止咳等作用。羟考酮的药效个体间差异较小,年龄和性别对药效作用影响不大,血药浓度和药效之间有较好相关性。由于羟考酮对内脏痛的镇痛优势和无免疫抑制作用,被广泛应用于癌痛的治疗,但需关注其成瘾性的问题。

26. 丁丙诺啡的药理学特性

丁丙诺啡是阿片类受体部分激动药,对 μ、κ、δ 受体均有亲和力,激动 μ 受体而对 δ 受体产生拮抗作用,对 ORL1 受体也有一定亲和力。丁丙诺啡与 μ 受体的结合与分离均较慢,作用时间长达 6~8 小时,拮抗其作用所需的纳洛酮剂量也比较大,镇痛强度约为吗啡的 30 倍。其呼吸抑制等 μ 受体介导的不良反应有封顶效应:静脉给药,0.05~0.6mg 的剂量范围内,呼吸抑制有天花板效应且出现延迟,但镇痛效能无封顶效应。丁丙诺啡成瘾性低,无免疫抑制效应,不引起自然杀伤细胞、T 细胞和巨噬细胞结构和功能改变,对血浆皮质醇水平无影响。在老年患者和肾功能减退患者,无需调整剂量和给药间隔时间。

(杨建军)

第四节　肌肉松弛药

【知识点】

1. 神经肌肉接头的解剖结构及信号传递过程
2. 乙酰胆碱受体的分类、分布和功能
3. 肌肉松弛药的分类与药理学特点
4. 神经肌肉传导功能监测常用模式及肌肉松弛监测的意义
5. 肌肉松弛残余作用
6. 肌肉松弛拮抗时机及拮抗药物的不良反应
7. 新型肌肉松弛拮抗剂的研究进展
8. 特殊患者及特殊手术的肌肉松弛药使用原则

1. 神经肌肉接头的解剖结构及信号传递过程

神经肌肉接头(neuromuscular junction)是指神经末梢和肌肉间传递和接受化学信号的特异性结构。这类神经末梢在结构上与其他神经轴突差别很大,当神经末梢到达肌纤维后,脱髓鞘形成一束终末神经束分布于肌表面,被施万细胞覆盖,形成突触结构,而神经末梢与肌细胞之间的间隙称为突触间隙。神经与肌肉之间以蛋白丝紧密联合,蛋白丝被称为基底膜。肌肉表面有很多皱褶,皱褶中又有很多凹陷,因此终板处肌纤维膜总表面积很大。传递去极化电流的钠离子通道分布于皱褶的底部,乙酰胆碱受体(AChR)密集分布于皱褶的肩部,每个接头约有 500 万个 AChR。而在皱褶的底部,AChR 比较稀少。

胎儿出生前,每个肌细胞通常和几个神经接触,形成突触。出生时,只保留一个终板。突触结构一旦形成,尤其是终板,则为永久性结构,即使原来的神经死亡,也会有其他神经在原来的区域代替其支配同一区域的肌肉。快肌纤维表面的神经末梢比慢肌纤维表面的神经末梢体积更大、更复杂,其原因不明。此结构的差异可能于快/慢纤维对肌肉松弛药的反应不同有关。由于单个运动单位中的所有肌纤维都由同一个神经元支配,因此,任何一种激动均可以导致一个运动单位的肌纤维细胞同步收缩,即肌束颤动。通常肌束颤动很明显,可以肉眼可见。

神经肌肉的传导机制比较直观。神经组织合成乙酰胆碱,并将其储存在小而均一的囊泡中。当神经收到刺激时,这些囊泡移动到神经表面,并将乙酰胆碱释放在神经肌肉接头的间隙。乙酰胆碱与位于肌肉终板上的乙酰胆碱受体结合后,运动终板上的钠离子通道开放并产生终板电位;肌肉组织的终板电位沿肌膜传导,使肌膜上的钠离子通道开放并去极化,从而最终引发肌肉收缩。神经肌肉接头间隙的游离乙酰胆碱由乙酰胆碱酯酶降解。

药物,尤其是去极化肌肉松弛药、烟碱或卡巴胆碱也可以作用于乙酰胆碱受体,模拟乙酰胆碱的作用,使运动终板去极化。这些药物不同程度地激动乙酰胆碱受体或者触发受体的兴奋性,因而称为受体的激动剂。而非去极化肌肉松弛药也作用于受体,其作用是阻止乙酰胆碱与受体的结合,从而阻断激动剂的去极化作用,被称之为乙酰胆碱受体的拮抗剂。新斯的明、溴吡斯的明,通过抑制乙酰胆碱酯酶的活性来抑制乙酰胆碱的水解,未降解的乙酰胆碱可与非去极化肌肉松弛药形成竞争性拮抗,使乙酰胆碱受体恢复对乙酰胆碱的反应,从而恢复肌肉的收缩;这类药物称作神经肌肉松弛拮抗剂。

2. 乙酰胆碱受体的结构、分类、分布和功能

乙酰胆碱受体由 5 个糖蛋白亚单位构成:2 个 α、1 个 β、1 个 δ 和 1 个 ε。这些亚单位呈圆筒状排列,圆筒的中心是离子通道。乙酰胆碱结合于 α 亚基。胆碱受体的分类、分布和功能见表 2-4-1。

表 2-4-1 胆碱受体的分类、分布和功能

受体分类	分布	作用
M 胆碱受体	皮质、海马回	记忆
M$_1$(神经)	胃壁	胃酸分泌
	肠腺	胃肠动力
M$_2$(心脏)	窦房结	减慢自主性去极化
	心房	缩短动作电位时程降低收缩力
	房室结	降低传导速度
	心室	降低收缩力
M$_3$	平滑肌	收缩
	分泌腺	血管扩张;分泌增加
M$_4$	中枢神经系统	?
M$_5$	中枢神经系统	?
N 胆碱受体		
N$_1$	神经节突触后膜	自主神经节的节后神经元兴奋
N$_2$	骨骼肌终板	骨骼肌收缩

注:? 表示不确定。

胆碱能神经的递质是乙酰胆碱,是胆碱和乙酰辅酶 A 在胆碱乙酰化酶催化下,在胆碱能神经末梢内合成,然后转运到囊泡中储存,部分游离于胞质中。神经冲动到达神经末梢时,囊泡中的乙酰胆碱以量子释放形式,释放到突触间隙,与突触后膜的胆碱受体结合,产生效应。

能选择性地与乙酰胆碱结合的受体称为胆碱受体,对以毒蕈碱为代表的拟胆碱药敏感者,称为毒蕈碱型受体(M 胆碱受体);而位于神经节细胞和骨骼肌细胞膜的胆碱受体对烟碱敏感,称为烟碱型受体(N 胆碱受体),并将位于神经节突触后膜的受体称为 N$_1$ 受体,位于骨骼肌终板膜的受体称为 N$_2$ 受体。

3. 理想肌肉松弛药的临床特点

理想肌肉松弛药应具有以下特点:非去极化,起效迅速,作用可靠,个体差异小,作用具有可逆性,恢复迅速而完全,无心血管作用,不通过胎盘,无蓄积,无组胺释放,代谢产物无活性,肌肉松弛作用可被拮抗。

目前经常使用的苄异喹啉类肌肉松弛药如顺式阿曲库铵、米库氯铵等,多以原形经肾脏排出,但可能引起组胺释放,肌肉松弛作用有时难以拮抗。氨基甾类肌肉松弛药如罗库溴铵、维库溴铵等,肌肉松弛作用可靠,无组胺释放,多无心血管作用,但其代谢和排泄明显依赖于肝肾功能。临床上使用的肌肉松弛药多为非去极化肌肉松弛药,但都存在起效慢,作用时间长的特点,为缩短起效时间而增大使用剂量时,临床作用时间显著延长。因此,研究者们始终在积极研发新型理想肌肉松弛药。

4. 常用肌肉松弛药的分类与药理学特点

通常按作用机制的不同,可将肌肉松弛药分为去极化肌肉松弛药和非去极化肌肉松弛药两大类。非去极化肌肉松弛药根据化学结构可分为甾类和苄异喹啉类。

根据作用时效不同则分为短时效、中时效和长时效三类。

去极化肌肉松弛药的药理学特点:去极化肌肉松弛药使突触后膜持续去极化,注药后在肌肉松弛出现前,由于肌纤维的不协调收缩可导致肌纤维的成束收缩;胆碱酯酶抑制药不仅不能拮抗肌肉松弛作用,反而有增强效应。去极化肌肉松弛药的典型药物为琥珀胆碱。

非去极化肌肉松弛药的药理学特点:非去极化肌肉松弛药阻滞部位在神经-肌肉结合部,占据突触后膜上的乙酰胆碱受体;神经兴奋时突触前膜释放的乙酰胆碱的量并未减少,但被肌肉松弛药竞争性占据了突触后膜

的受体,不能发挥肌肉收缩作用;出现肌肉松弛前无肌纤维成束收缩;能被胆碱酯酶抑制药拮抗。非去极化肌肉松弛药与突触后膜的乙酰胆碱受体结合,一般只需要结合 1 个 α 亚基,即可防止离子通道开放,从而抑制突触后膜的去极化。正常的神经冲动虽可引起乙酰胆碱的释放,但如果不能结合足够的乙酰胆碱受体相结合,便不会引起肌纤维的收缩。一般情况下,需 80% 以上的突触后膜乙酰胆碱受体被非去极化肌肉松弛药占据,才能阻断神经肌肉的正常传导功能。因此,非去极化肌肉松弛药和乙酰胆碱与受体呈竞争性结合,肌肉松弛程度与肌肉松弛药量有关,具有剂量依赖性。使用胆碱酯酶抑制剂(如新斯的明),使乙酰胆碱分解减慢,大量的乙酰胆碱可反复与肌肉松弛药竞争受体。一旦乙酰胆碱与受体结合的数量达到阈值,即可引起肌肉收缩。因此非去极化肌肉松弛药的作用可被胆碱酯酶所拮抗。

5. 拮抗非去极化肌肉松弛药机制的封顶效应

医学上,封顶效应是指一种药物达到最大作用的现象,进一步增加药物剂量不会增加其效能。

神经动作电位量子式释放的乙酰胆碱与烟碱样受体结合产生终板电位,所有非去极化肌肉松弛药(nondepolarizing muscle relaxants,NDMR)通过竞争性阻止乙酰胆碱与其受体结合来减弱或阻断神经-肌肉兴奋传递,其最终结果取决于肌肉松弛药与乙酰胆碱的相对浓度及与乙酰胆碱受体的相对亲和力。1 个乙酰胆碱分子只和 1 个受体作用,未结合的乙酰胆碱在突触间隙被胆碱酯酶迅速降解(不到 1 毫秒)。消除肌肉松弛药的作用依肌肉松弛药的种类而有不同的方法,概括而言主要包括 2 类方法:①通过抑制胆碱酯酶,增加接头乙酰胆碱含量,间接产生竞争性拮抗作用;②通过螯合或加强分解肌肉松弛药进行选择性肌肉松弛药拮抗(包括选择性螯合肌肉松弛药和特异性分解肌肉松弛药)。

胆碱酯酶抑制剂新斯的明、吡啶新斯的明、依酚氯铵逆转 NDMR 的作用机制:通过抑制胆碱酯酶,减少突触间隙的乙酰胆碱(受体激动剂)分解,产生乙酰胆碱累积、与 NDMR 竞争乙酰胆碱受体的作用。这种拮抗的一个重要特征是存在封顶效应(ceiling effect),表现为需将肌肉松弛阻滞深度减至 TOF 值达 60%~65% 或以上时,方可发挥拮抗效应。其相关机制为:①内源性乙酰胆碱的生理浓度存在上限;②机体对 NDMR 的代谢和清除能力存在上限;③与受体亲和力不同导致效价不同:乙酰胆碱需要跟受体的两个识别位点都结合才能发挥作用,而 NDMR 只需要结合一个位点就足以阻止受体的去极化作用,因此乙酰胆碱的分子浓度必须是 NDMR 分子浓度的 2 倍以上才能够与 NDMR 产生有效的竞争拮抗作用,所以只有当神经-肌接头周围 NDMR 通过再分布或清除等作用降低到较低浓度后,即在 TOF 达到一定数值时,临床剂量的新斯的明才能发挥真正的拮抗作用。

舒更葡糖钠(sugammadex)可直接螯合血浆中的氨基甾类非去极化肌肉松弛药(如罗库溴铵、维库溴铵、泮库溴铵等),使血浆肌肉松弛药浓度在 2~3 分钟内迅速下降,进而间接降低神经-肌接头处肌肉松弛药浓度,从而实现早期深度阻滞拮抗,无封顶效应。输注血浆胆碱酯酶能直接分解美维库铵,半胱氨酸能在神经-肌接头处非酶性分解某些特殊肌肉松弛药(gantacurium 和 AV002)而达到快速有效拮抗。

6. 常用肌肉松弛药的 ED_{95}、插管剂量、起效和维持时间

常用肌肉松弛药物的 ED_{95}、插管剂量、起效时间和维持时间在不同年龄阶段存在显著差异,具体参见表 2-4-2 和表 2-4-3。

表 2-4-2 常用肌肉松弛药的 ED_{95}

单位:$mg \cdot kg^{-1}$

肌肉松弛药	新生儿 (<1 个月)	婴幼儿 (1 个月~3 岁)	儿童 (3~12 岁)	成人
琥珀胆碱	0.625	0.729	0.423	0.3
米库氯铵		0.065	0.103	0.078
阿曲库铵	0.226	0.26	0.316	0.23
顺阿曲库铵		0.043	0.047	0.05
罗库溴铵		0.225	0.402	0.30
维库溴铵	0.047	0.048	0.081	0.05
泮库溴铵	0.072	0.066	0.093	0.07

表 2-4-3 常用肌肉松弛药的插管剂量、起效时间、T1 90%恢复时间和恢复指数

肌肉松弛药	气管插管剂量/ ($mg \cdot kg^{-1}$)	起效时间/min	T1 90%恢复 时间/min	恢复指数/min
琥珀胆碱	1.0	1.0	6~12	
米库氯铵	0.2	3	30	6~7
阿曲库铵	0.5	3~4	50~60	11~12
顺阿曲库铵	0.15	4~5	70~80	12~15
罗库溴铵	0.6	1.5	60~70	14
维库溴铵	0.08~0.1	3	50~60	12
泮库溴铵	0.07~0.1	3.5~4	120	30~40

7. **影响肌肉松弛药作用的因素**

（1）吸入麻醉药:吸入麻醉药在临床常用浓度范围内一般不会影响机体的肌颤搐反应,但能延长神经-肌肉传递的平均不应期。吸入麻醉药达到一定深度时可产生不同程度的肌肉松弛作用。吸入麻醉药可增强非去极化肌肉松弛药对肌颤搐反应的抑制,延长作用时间,减少其用量。不同吸入麻醉药增强非去极化肌肉松弛药作用不尽相同,且与剂量相关,一般来说,增强肌肉松弛作用强度依次是异氟烷、安氟烷、地氟烷、氟烷,最弱的是氧化亚氮。

（2）低温:全身低温时,肌肉松弛药在循环和神经肌肉之间移动缓慢,起效、恢复延迟,肝肾代谢及自身降解均受到影响,清除半衰期延长。低温对肌肉松弛药作用的影响与低温程度有关。

（3）胆碱酯酶数量和质量异常:血浆胆碱酯酶浓度的下降可不同程度地延长琥珀胆碱和米库氯铵的作用时间。

（4）重症肌无力:由于这类患者烟碱受体功能下调,对非去极化肌肉松弛药异常敏感,而对去极化肌肉松弛药有轻度的拮抗作用。

（5）肌肉去神经支配:肌肉去神经支配后(特别是几周到半年之内),烟碱受体功能上调,肌接头外受体增多,对琥珀胆碱十分敏感,可能出现致命性高钾血症。

（6）局麻药:可增强肌肉松弛药的作用。

（7）某些抗生素:可增强肌肉松弛药的作用。氨基糖苷类抗生素中新霉素和链霉素抑制神经肌肉传递的功能最强,庆大霉素、卡那霉素均可增强非去极化肌肉松弛药的作用。多黏菌素引起的神经肌肉传导阻滞作用既有突触前又有突触后膜作用,不能用钙剂和新斯的明拮抗。林可霉素和克林霉素也可增强非去极化肌肉松弛药的作用。

（8）镁剂:可抑制乙酰胆碱的释放和去极化作用,锂也可加强神经肌肉阻滞。

（9）长期使用类固醇:可导致肌病,对神经肌接头产生影响,特别是很长一段时间使用肌肉松弛药的患者。

8. **不同类型肌肉松弛药合用时的注意事项**

合理使用肌肉松弛药,不仅可以增加肌肉松弛药物的使用效果,同时还可以减少肌肉松弛药使用的不良反应。不同肌肉松弛药之间的合用包括琥珀胆碱与非去极化肌肉松弛药合用以及非去极化肌肉松弛药之间的合用。

（1）琥珀胆碱与非去极化肌肉松弛药之间的合用

1）先用少量非去极化肌肉松弛药再用琥珀胆碱,可以预防或减轻使用琥珀胆碱可能引起的不良反应如肌颤、术后肌痛、高钾血症及眼压、颅内压、胃内压升高。一般在静脉注射琥珀胆碱前数分钟先静脉小剂量的非去极化肌肉松弛药,同时,为保证预期琥珀胆碱的阻滞效果,需要增加琥珀胆碱的剂量。一般推荐非去极化肌肉松弛药的预注量为 $1/5$~$1/3$ ED_{50},3~5 分钟后给予琥珀胆碱 1.5~2mg/kg。

2）先用琥珀胆碱后再用非去极化肌肉松弛药,如使用琥珀胆碱进行气管插管,术中肌肉松弛维持使用非去极化肌肉松弛药。此时琥珀胆碱可增强非去极化肌肉松弛药的作用,因此非去极化肌肉松弛药使用时宜适当减量。

3）使用非去极化肌肉松弛药后再用琥珀胆碱:长时间手术,手术快结束时非去极化肌肉松弛药作用消退,如关闭腹膜时要求加深肌肉松弛,静脉注射琥珀胆碱,可能减弱非去极化肌肉松弛药作用,又产生去极化阻滞,

还有可能发生琥珀胆碱的Ⅱ相阻滞（phase Ⅱ block），总的肌肉松弛效果难以预计。这种给药方式并不可取，推荐仍使用小剂量同种非去极化肌肉松弛药，性质单一，必要时用新斯的明拮抗残余肌肉松弛。

（2）非去极化肌肉松弛药之间的复合应用

1）前后复合应用：两种不同时效的肌肉松弛药前后复合应用，则先用的肌肉松弛药影响后用肌肉松弛药的时效，如先用中、长时效肌肉松弛药则可使后用的短时效肌肉松弛药时效延长；反之，先用短时效的肌肉松弛药则可使长或中时效肌肉松弛药的作用时效缩短。

2）同时复合应用：作用取决于肌肉松弛药的化学结构。如果化学结构为同一类的两肌肉松弛药复合应用，为相加作用；如果不是同一类的两肌肉松弛药复合应用，为协同作用。机制与肌肉松弛药在乙酰胆碱受体处的浓度有关，由于大部分乙酰胆碱受体被先前肌肉松弛药所占据，所以药代动力学表现为更近似于先前肌肉松弛药，但随着后用肌肉松弛药的浓度增加，药代学表现也逐步近似。

9. 肌肉松弛药的常见不良反应及防治

肌肉松弛药不仅能与 N_2 胆碱受体结合，同时还可作用于 N_1 和 M 胆碱受体，这是肌肉松弛药引起心血管和自主神经系统不良反应的重要原因。同时非去极化肌肉松弛药还可引起不同程度的组胺释放。甾类肌肉松弛药易引起解迷走神经作用，而苄异喹啉类肌肉松弛药易引起组胺释放。

非去极化肌肉松弛药引起的不良反应包括组胺释放、过敏反应、自主神经节阻滞、解除迷走神经和交感神经兴奋等产生的相应作用。组胺释放可引起皮肤潮红、血管扩张、外周阻力降低和血压下降，哮喘患者可诱发哮喘发作。组胺释放与药物剂量和注药速度有关，剂量大、注射速度快会增加组胺释放。肌肉松弛药是围术期严重过敏反应的主要致敏原之一。肌肉松弛药的过敏反应一般属于Ⅰ型变化态反应，约80%的患者发病于首次应用肌肉松弛药，约20%的患者是因为之前曾经使用过肌肉松弛药而发生的交叉过敏反应。所有肌肉松弛药均可能引起过敏反应，但罗库溴铵是目前临床应用肌肉松弛药中，过敏反应发生率最高的肌肉松弛药。泮库溴铵可引起心率增快和血压升高，主要原因包括解迷走作用、自主神经节作用，兴奋交感神经，增加去甲肾上腺素释放和抑制儿茶酚胺在交感神经末梢的摄取。所以为避免或减轻非去极化肌肉松弛药引起的不良反应，使用时需选择合适剂量及注药速度，做到合理用药。

去极化肌肉松弛药琥珀胆碱给药后15～20秒即出现肌纤维颤动，在给药前给予小剂量非去极化肌肉松弛药，可减轻或消除肌颤。琥珀胆碱一般不影响血流动力学变化，但可引起一过性血钾升高，严重者可导致心律失常，组胺释放轻，不会引起支气管痉挛。肌肉强直收缩可引起眼压、颅内压和胃内压升高，有的患者术后主诉肌痛。因此，对于青光眼、颅内压增高、大面积烧伤或肢体坏死的患者，应避免使用去极化肌肉松弛药。另外，去极化肌肉松弛药琥珀酰胆碱也是导致恶性高热易感患者发生恶性高热的重要触发因素之一。它的发生机制与易感患者肌浆肉膜上的 Ryanodine 受体存在异常有关。主要症状有代谢性酸中毒、呼吸性酸中毒、低氧血症、高钾血症、心律失常、肌酸磷酸激酶增高、肌红蛋白尿、肌肉水肿，严重者可出现脑水肿、弥散性血管内凝血、心肾衰竭等。

10. 神经肌肉传导功能监测仪的重要特征及临床常用的刺激模式

神经肌肉传导功能监测仪刺激脉冲为宽度0.2～0.3毫秒，单相正弦波，输出电压300～400mV，当皮肤阻抗为0～2.5Ω时，输出电流25～50mA。使用表面电极，直径7～8mm，远端电极放于距离近端腕横纹1cm尺侧屈腕肌桡侧，近端放在距离远端电极2～3cm处。刺激腕部尺神经进行超强刺激，产生拇内收和其余四指屈曲，凭视觉或触觉估计肌肉松弛程度。

神经肌肉传导功能监测仪能提供的神经刺激模式包括单次刺激（1Hz），四个成串刺激（2Hz）、强直刺激（50Hz）及强直刺激后计数等：

（1）单次颤搐刺激（single twitch stimulation）：是肌肉松弛作用监测的方法之一，属于超强电刺激（频率0.1～1.0Hz，时间0.2毫秒，间隔10秒刺激一次），需要在给予肌肉松弛药前测定反应的对照值，用药后测定值以对照值的百分比表示神经肌肉阻滞程度。肌颤搐抑制90%以上可顺利完成气管插管和大部分腹部手术。此方法优点是简单，可用于清醒患者，反复测试。缺点是敏感性差。

（2）四个成串刺激（train of four stimulation，TOF）：是目前应用周围神经刺激器监测肌肉功能的重要方法。TOF由频率2Hz的4个超强单刺激组成一串刺激，每次刺激波宽为0.2～0.3毫秒，每组刺激时间共2秒，两个刺激相隔12秒。给予肌肉松弛药前测定对照值，4个颤搐反应相同，即TOF（T4/T1）= 1.0。给药后T4到T1顺序衰减，根据TOF（T4/T1）比值判断神经肌肉功能阻滞的类型和深度。使用去极化肌肉松弛药时，4次颤搐反应同时降低，一般情况不发生顺序衰减；但如果发展成为Ⅱ相阻滞时T4/T1比值变小，当T4/T1<0.5时即可作

出诊断。麻醉期间保持 T1、T2 肌颤搐即能满足腹部手术肌肉松弛要求。恢复期间,当第 3 个肌颤搐出现时表明神经肌肉阻滞已大部分恢复。

(3)强直刺激(tetanic stimulation,TS):临床上最常采用的模式是 50Hz 持续 5 秒的电刺激。神经肌肉传递功能正常和去极化阻滞时,肌肉对持续 5 秒的 50Hz 强直刺激可以保持不变。而非去极化阻滞和使用琥珀胆碱后的 II 相阻滞,强直刺激时肌力反应出现衰减现象。但停止强直刺激后,乙酰胆碱合成增多,颤搐反应增强,称强直后增强。部分非去极化肌肉松弛药,强直刺激后,颤搐幅度增强一倍以上,即强直后易化现象(PTF)。强直刺激能引起刺激部位疼痛,清醒患者难以忍受。

(4)强直后计数(post tetanic count,PTC):主要用于应用非去极化肌肉松弛药后单次颤搐刺激或 TOF 刺激无反应时神经肌肉阻滞程度的评估。当肌肉松弛药作用使 TOF 和单次颤搐反应完全消失时,先给予 1Hz 单次刺激 1 分钟,然后用 50Hz 强直刺激 5 秒,3 秒后用 1Hz 单次刺激,共 16 次,记录强直刺激后单次颤搐刺激反应次数,即 PTC。PTC 与 T1 开始出现时间具有良好的相关性,可以预计神经肌肉收缩开始恢复的时间。

(5)双短强直刺激(double burst stimulation,DBS):由连续 2 组频率为 50Hz、每串 3~4 个波宽为 0.2 毫秒的矩形波组成的强直刺激,两组强直刺激间相隔 750 毫秒。DBS 的衰减与 TOF 的比值更为明显,应用 BDS 的目的是便于临床在没有记录装置时更敏感地用拇指感觉神经肌肉功能的恢复程度。

11. 肌肉松弛监测的临床意义

肌肉松弛药作用于神经肌肉接头阻断神经肌肉兴奋正常传递产生肌肉松弛,当所有肌纤维的接头后膜受体被阻滞达 75% 以上时,肌颤搐的肌张力才出现减弱。接头后膜受体被阻滞 95% 左右时,肌颤搐才完全抑制。由于后膜受体密度和血供不同,全身骨骼肌对肌肉松弛药的敏感性不同,上呼吸道肌群对肌肉松弛药敏感,如咽部肌、咬肌、食管上括约肌等,其肌肉松弛消退比四肢要慢。依照对肌肉松弛药的敏感程度分别为咽喉肌>拇内收肌>膈肌。早期认为四个成串刺激比率(train of four ratio,TOFr)>0.7 时,肌肉松弛药的残留作用就已经消除,肌张力已充分恢复。但近期进一步研究证实,当拇内收肌 TOFr<0.9 时,年轻成人志愿者咽部功能异常的发生率为 17%~28%,机体对低氧的调节功能仍未充分恢复;而 60 岁以上患者此异常发生率还会增加两倍以上。表现为上呼吸道容积和上呼吸道舒张肌功能明显降低,上呼吸道关闭压力和塌陷的概率增加。一般来说,肌肉松弛作用消退肌群肌力恢复具有先后顺序:先呼吸肌和膈肌;其次,为非呼吸肌如躯干和四肢骨骼肌;最后,为上呼吸道肌群,如骸骨舌骨肌和咽肌等。因此,术后拔除气管内导管时,有时抬头、抬臂和握力并不能很好反映肌力恢复程度,仍需对呼吸功能恢复进行综合评估再行决定。

肌肉松弛监测的临床意义包括:①指示肌肉松弛程度;②判断肌肉松弛消退情况;③琥珀胆碱双相阻滞的判断。非去极化肌肉松弛药神经肌肉功能阻滞,主要用 TOF 监测:从注药到 TOF 完全消失为起效时间;TOF 消失期间为无反应期;T1 消失为中度阻滞;T1 恢复 25%~75% 的时间为恢复率或恢复指数;TOF 四次反应都出现,表示神经肌肉恢复 60%~95%。总之,使用肌肉松弛监测仪能客观地定量、定性并及时反映肌肉松弛药的神经肌肉阻滞程度,可以指导临床上肌肉松弛药物的合理使用。

神经肌肉功能恢复的临床指征(表 2-4-4)。

表 2-4-4　神经肌肉功能恢复的临床指征

试验内容	结果	受体结合比例/%
潮气量	>5m/kg	80
肺活量	>20m/kg	70
吸气力量	>-40cmH$_2$O	50
抬头试验	持续 5 秒	50
握力	回到术前	50
咬力	持续紧咬压舌板	50
单次刺激	回到基线水平	75~80
TOF	无衰减	70~75
DBS	无衰减	60~70
持续强直(50Hz,5 秒)	无衰减	70

12. 肌肉松弛残余的危害及其拮抗要点

残余肌肉松弛作用的危害:①呼吸肌无力,肺泡有效通气量不足,导致低氧血症和高碳酸血症;②舌和咽喉部肌无力,不能维持上呼吸道通畅;③咳嗽无力,无法有效排出呼吸道内分泌物,引起术后肺部并发症;④颈动脉体缺氧性通气反应受抑制,导致低氧血症;⑤患者术后出现乏力、复视等不适征象。

为了保证全身麻醉患者术后安全,临床上常常需要拮抗残余的肌肉松弛作用。传统的肌肉松弛拮抗药物为胆碱酯酶抑制药,包括新斯的明、溴吡斯的明和依酚氯铵等。按起效时间排序,依酚氯铵最快(<5分钟),新斯的明其次(7~10分钟),溴吡斯的明最慢(10~15分钟)。

肌肉松弛拮抗时机:非去极化阻滞的肌肉松弛程度是由突触后受体乙酰胆碱和肌肉松弛药物相对浓度决定的。乙酰胆碱酯酶抑制剂通过使肌神经连接处的真胆碱酯酶失活而起作用,从而增加烟碱受体处的乙酰胆碱浓度。然而一旦这种酶完全失活,给予额外的拮抗剂,不会进一步增加乙酰胆碱浓度。此种效应被称为封顶效应。因此给予非去极化肌肉松弛药后,早期给予胆碱酯酶抑制药,一方面由于封顶效应的存在,不能完全拮抗肌肉松弛药的效应,另外残存的肌肉松弛药作用时间长于抗胆碱酯酶可导致神经肌肉的再箭毒化。国外临床研究表明:通常给予中时效肌肉松弛药后30分钟以上、长时效肌肉松弛药1小时以上、TOF计数≥2或开始有自主呼吸时拮抗肌肉松弛药残留阻滞作用具有较好的效果。

胆碱酯酶抑制剂可引起暂时性心律失常,如心动过缓、房性或结性心律、室性早搏、房室传导阻滞等;瞳孔缩小,支气管收缩和分泌物增多;胃肠蠕动增快等。对支气管哮喘、心脏传导阻滞、血压过低、窦性心动过缓、心肌缺血、机械性肠梗阻和尿路梗阻、胃肠吻合术患者禁用。因此,在给予胆碱酯酶抑制剂时通常需合并使用格隆溴铵或阿托品。

13. 新型肌肉松弛拮抗剂舒更葡糖钠的临床优势

胆碱酯酶抑制剂拮抗肌肉松弛时,存在一些缺点。在神经肌肉传导深度阻滞时,胆碱酯酶抑制剂不能有效拮抗肌肉松弛作用,有时反而会延长某些肌肉松弛药的肌肉松弛作用;胆碱酯酶抑制剂对胆碱酯酶的抑制作用时间过长,多在60分钟以上;其心血管毒蕈碱作用会产生严重不良反应,需要与M受体拮抗剂同时使用。

舒更葡糖钠(sugammadex)是新型氨基甾类肌肉松弛药特异性拮抗剂,是环糊精的衍生物,为修饰后的γ环糊精,为晶状结构复合物。这种新型肌肉松弛药拮抗剂不作用于胆碱酯酶,对毒蕈碱受体和烟碱受体无作用,与氨基甾类肌肉松弛药以1:1比例形成化学螯合形成无活性的复合物。该复合物可使甾类肌肉松弛药(特别是罗库溴铵)分子离开乙酰胆碱受体,从而迅速使神经肌肉接头功能恢复常态,但对苄异喹啉类肌肉松弛药和去极化肌肉松弛药无效。

舒更葡糖钠现已安全应用于成人及小儿麻醉,对这甾类肌肉松弛药的临床应用产生了显著影响。舒更葡糖钠具有高水溶性,静脉注射耐受性好,2.0mg/kg和4.0mg/kg可逆转中度和深度肌肉松弛,拮抗罗库溴铵比拮抗泮库溴铵、维库溴铵效果好。舒更葡糖钠逆转肌肉松弛呈量效关系,在临床观察中,静脉注射大剂量罗库溴铵(1.2mg/kg)3分钟后予舒更葡糖钠16mg/kg,可立即逆转肌肉松弛效应,TOF值达0.9的平均时间仅为1.3分钟。而当TOF监测T2再现时静脉注射舒更葡糖钠(2mg/kg),2分钟内TOFr可恢复到0.9。

目前的研究没有发现舒更葡糖钠引起心率血压等血流动力学明显变化,也没有类似胆碱酯酶抑制剂引起的心血管、呼吸系统和消化系统的不良反应,可安全应用于小儿(>2岁)、老人和心血管系统和呼吸系统疾病患者。舒更葡糖钠及舒更葡糖钠-罗库溴铵螯合物主要经肾脏排出,严重肾功能不全患者排出缓慢,必要时可采用血液透析方法消除;由于其不能经胆汁排出,在严重肝脏疾病患者中应慎用。而在肥胖尤其是病态肥胖患者中,由于其易发生低氧血症、气道梗阻等呼吸道并发症,推荐足量拮抗,用药量按患者实际体重计算。

14. 特殊患者及特殊手术中肌肉松弛药使用的原则

(1) 婴幼儿患者:婴幼儿时期神经肌肉接头发育未成熟,肌肉的收缩性在变化,肌肉量在身体的比例在增加,因此,神经肌接头对肌肉松弛药的敏感性随之变化。出生后早期体内分布容积较大,临床上需要更大的负荷量才能达到预期血药浓度。琥珀胆碱是目前临床唯一应用的去极化肌肉松弛药,由于可能导致潜在的肌病,FDA提出警告"小儿应用琥珀胆碱限于紧急插管或维持呼吸道所必须",另外有导致恶性高热的潜在风险。

(2) 肝肾功能不全患者:需评估脏器功能受损程度,明确肌肉松弛药体内的代谢、消除途径。避免使用主要依赖于肝或肾脏消除的肌肉松弛药,选用不经肝肾代谢而依赖于霍夫曼消除的药物。同时要注意机体内环境改变对霍夫曼消除的影响。

（3）肥胖患者：肥胖患者体脂率明显增加，肌肉所占体重比值减小，肌肉松弛药的药代学参数有所变化，因此计算肥胖患者用药量时，需用理想体重或瘦体重为依据，达到个体化用药的目的。

（4）腹腔镜（包括机器人腹腔镜）手术：腔镜手术对于肌肉松弛程度要求高，为获得满意的术野和操作空间，可能需要一定的气腹压，当气腹压明显高于正常门静脉压力时，可影响胃、肠、肝、胰、脾等内脏静脉回流，引起内脏缺血再灌注损伤和全身炎症反应。因此此类手术需要深度肌肉松弛，可减少术后腹壁及肩部疼痛的发生。肌肉松弛药合理应用的专家共识（2017）建议该类手术患者术中应达深肌肉松弛，减低气腹压，同时需注意术后肌肉松弛药残留阻滞作用的诊治。必要时可以使用肌肉松弛拮抗剂进行拮抗。

15. 罗库溴铵的药理特性、临床特点和不良反应

罗库溴铵（rocuronium），商品名为爱可松，为中时效甾类肌肉松弛药，是起效最快的非去极化肌肉松弛药。罗库溴铵是维库溴铵的衍生物，作用强度为维库溴铵的 1/7。它竞争性地与运动神经末梢突触上的胆碱受体结合，以拮抗乙酰胆碱的作用。其水溶液性质稳定，无明显心血管反应和蓄积作用，不释放组胺。成年人罗库溴铵的 ED_{95} 约为 0.3mg/kg，注射 2 倍 ED_{95} 剂量即 0.6mg/kg 罗库溴铵后神经肌肉传导阻断 90% 和 100% 的时间分别为 0.8 分钟和 1.3 分钟，而神经肌肉传导恢复 25% 所需的时间为 27 分钟。老年患者（70 岁以上）起效时间与年轻人相似，但作用时间延长。罗库溴铵主要依靠肝脏消除，其次是肾脏。肾衰竭患者虽然血浆清除减少但并不明显影响其时效与药代动力学，而肝功能障碍可延长时效达 2~3 倍。罗库溴铵不引起组胺释放，不引起明显心率血压变化。

罗库溴铵尤其适用于琥珀胆碱禁用患者。静脉注射后，一般 60~90 秒内即可行气管插管，作用维持时间为 30~40 分钟。快速诱导气管插管用量增至 1.0mg/kg 时，在 2 分钟内可以提供极好或较好的插管条件。罗库溴铵术中维持剂量可间断静脉注射 0.1~0.2mg/kg，或者以 0.3~0.6mg/（kg·min）的速度恒速泵入。肥胖患者对罗库溴铵的敏感性增强，如果按实际体重给药，术后肌肉松弛残余事件发生率高。而儿童使用罗库溴铵剂量应适当加大。随年龄增长，患者对罗库溴铵的起效时间也增快，同时作用时间也明显延长。因此，老年人用药量应略减。罗库溴铵还是目前深肌肉松弛的最理想用药。

静脉注射罗库溴铵最常见的不良反应是注射部位疼痛。在成年患者中的发生率为 50%~80%，在儿童患者可高达 80% 以上。目前处理罗库溴铵注射疼的方法主要包括非药物措施和药物措施两大类。药物措施包括静脉药物预处理，以麻醉镇痛药物为主；而非药物措施包括减慢注射速度和稀释罗库溴铵的注射浓度。同时，罗库溴铵还有较高的 IgE 介导的过敏反应，发生率约为 8/10 万。有统计围术期麻醉相关过敏反应，约 70% 与肌肉松弛药有关，而与肌肉松弛药相关的过敏反应，罗库溴铵占 60% 以上。罗库溴铵导致过敏反应的发生率与其用量有一定的关系，用量增加则过敏比率增加；因此不可为追求起效时间和作用时间而增加其剂量。罗库溴铵导致过敏反应的具体机制尚不清楚，可能由于注入时血液浓度一过性升高，增加 IgE 抗体活性，发生速发性过敏反应。全身麻醉过程中过敏反应的皮肤征象一般不明显，支气管痉挛和循环衰竭常常是首先被发现的症状。罗库溴铵引起的过敏反应除了常规的治疗外，新型肌肉松弛拮抗药舒更葡糖钠可以改善其引起的多种临床症状，如可以改善血流动力学变化。但舒更葡糖钠-罗库溴铵复合物本身也是一个潜在的独特的过敏原。

16. 顺苯磺酸阿曲库铵的药理特性、临床特点和不良反应

顺苯磺酸阿曲库铵（cisatracurium）属于中时效的苄异喹啉类非去极化肌肉松弛药。是阿曲库铵的 1-R 构型和 1′-R 构型的顺式异构体，在生理 pH 及体温下，约 80% 通过 Hofmann 降解，几乎无非特异性酯酶水解方式降解，代谢产物为正甲基四氢罂粟碱和单季铵盐丙烯酸盐代谢物，主要由尿及胆汁排出。因此，此药在体内消除不依赖肝肾功能，特别适用于肝肾功能不全患者。顺阿曲库铵活性比阿曲库铵强 50%，ED_{95} 为 0.05mg/kg，起效时间也比阿曲库铵长，约为 5 分钟，临床作用时间约为 15~35 分钟。

顺苯磺酸阿曲库铵呈剂量依赖性，如果将剂量增加到 4 倍 ED_{95}，约 2~4 分钟后可以达到良好至极佳的插管条件。预注法可以使起效时间缩短。术中维持可间断静脉注射 0.04~0.1mg/kg，或以 1~2μg/（kg·min）的速度静脉输注。老年人药效动力学特性与成年人类似，无需调整用药量，但可能起效稍慢。而 2~12 岁儿童首次剂量为 0.1mg/kg，起效快于成人，作用时间短、自然恢复快。复合给药或持续静滴无蓄积作用，恢复指数不受用药总量影响。成人肌肉松弛恢复至 10% 或 20% 时应用 0.045mg/kg 的新斯的明拮抗，完全恢复（T4/T1 ≥ 0.7）的时间分别为 12 分钟和 9 分钟。增大新斯的明的用量不能缩短恢复时间。依酚氯铵在儿童对顺苯磺酸

阿曲库铵的拮抗作用更佳,但依酚氯铵虽然起效快,却不适用于拮抗深度肌肉松弛。

临床剂量范围内,不良反应少。顺苯磺酸阿曲库铵不引起剂量相依赖的组胺释放,无明显解迷走抑制作用或神经节阻滞作用,因此临床上对心率无明显影响。主要不良反应包括静脉注射后偶有皮肤潮红或皮疹,心动过速、支气管痉挛等。

17. 米库氯铵的药理特性、临床特点和不良反应

米库氯胺(mivacurium)是短时效双脂类苄异喹啉类肌肉松弛药。米库氧铵有 3 种异构体,其中最具药理活性为顺-反和反-反式两种异构体,这两种的异构体的消除半衰期为 2~3 分钟。顺-顺式异构体只占米库氯铵混合物的 4%~8%,药理活性不足其他两种异构体的 10%。顺-顺式异构体的消除半衰期为 55 分钟,但对米库氯铵的作用时程无决定性影响。由于米库氯胺能迅速被血浆胆碱酯酶分解,因此停止静滴后肌张力能恢复迅速,其自然恢复时间与琥珀胆碱相近。米库氯铵的 ED_{95} 为 0.08mg/kg,气管插管剂量为 0.2mg/kg,起效时间为 90 秒,临床作用时间约为 15~20 分钟,持续静脉注射 5~10μg/(kg·min)。静脉持续用药基本不影响肌颤搐恢复时间,肌颤搐从 5% 恢复到 95% 的时间约为 15 分钟。因此,米库氯铵尤其适用于停药后需肌张力迅速恢复,而又不希望用抗胆碱酯酶药拮抗的患者。

米库氯铵在体内消除不直接依赖肝和肾功能。但肝和肾功能均衰竭患者,由于胆碱酯酶活性降低约 30%~50%,米库氯铵的时效也会相应延长。米库氯铵心血管不良反应与阿曲库铵相似。当剂量达 0.2mg/kg 时,有 1/3 患者可因释放组胺而引起一过性低血压及面部红斑;剂量增至 0.25mg/kg 时,有 50% 患者存在组胺释放现象,减少用量和延缓给药速度可减轻组胺释放。

18. 琥珀酰胆碱的药理特性、临床特点与不良反应

琥珀酰胆碱(succinylcholine)是去极化肌肉松弛药的代表药物,也称为琥珀胆碱、司可林。琥珀酰胆碱是唯一起效迅速而且作用时间程超短的神经肌肉阻滞剂,ED_{95} 为 0.51~0.63mg/kg。琥珀酰胆碱与骨骼肌 N_2 胆碱受体结合,产生去极化状态,从而使骨骼肌松弛。注射到体内的琥珀酰胆碱只有 10% 能到达神经肌肉接头,其余的在体内被丁酰胆碱酯酶(血浆胆碱酯酶或假性胆碱酯酶)水解成琥珀酰胆碱和胆碱。丁酰胆碱酯酶可以通过控制琥珀酰胆碱的水解速度影响琥珀酰胆碱的起效时间和作用时间。

由于琥珀酰胆碱起效迅速,神经肌肉阻滞充分,作用时间短,琥珀酰胆碱在临床依然深受欢迎。该药目前主要用于全身麻醉手术时的气管插管,亦如辅助骨折脱臼复位等短小手术。气管插管剂量一般为 1~1.5mg/kg,最高 2mg/kg。给予 1mg/kg 的琥珀酰胆碱大约 60 秒就能完全抑制神经肌肉对刺激的反应;而肌肉强度恢复到 90% 水平需要 9~13 分钟。而降低插管时琥珀酰胆碱的用量可以降低缺氧的风险。使用琥珀酰胆碱完成气管插管后,一般均用非去极化肌肉松弛药维持术中肌肉松弛的需求。琥珀酰胆碱可以增强阿曲库铵和罗库溴铵的作用时间,而对泮库溴铵、哌库溴铵或米库氯铵(美维松)的作用时间无影响。而如果大剂量使用琥珀酰胆碱则神经肌肉阻滞的性质由去极化肌肉松弛特点转为非去极化肌肉松弛药特点,也即 Ⅱ 相阻滞(phase Ⅱ block)。

琥珀酰胆碱临床应用常见的不良反应有:①心律失常,琥珀酰胆碱可诱发多种心律失常,包括窦性心动过缓、结性心律、室性心律失常等。琥珀酰胆碱即刺激位于交感和副交感神经节上的胆碱能自主神经受体也刺激心脏窦房结上的毒蕈碱受体。低剂量时,可出现负性变力作用和变时作用;而大剂量应用琥珀酰胆碱时变力和变时作用都会转为正性。由于琥珀酰胆碱的去极化作用可以使骨骼肌的钾离子释放,故如果患者合并高钾血症则可发生严重的室性心律失常;②肌纤维成束收缩,可引起术后肌痛,可采用预先给予小剂量非去极化肌肉松弛药进行预防;③高钾血症,原本钾离子正常的患者行择期外科手术时,使用琥珀酰胆碱可以使血浆钾离子水平增加 0.5mmol/L。而烧伤、大面积创伤、上运动员损伤患者,由于接头外乙酰胆碱受体的表达变化,使用琥珀酰胆碱可发生危及生命的血清钾浓度升高;④眼压、胃内压升高、颅内压。注射琥珀酰胆碱 1 分钟后眼压开始上升,2~4 分钟达到高峰,6 分钟时开始消退。可能与张力肌纤维收缩和/或一过性脉络膜血管扩张有关。琥珀酰胆碱引起胃内压升高的主要与是腹部骨骼肌发生肌束颤搐相关。而琥珀酰胆碱引起颅内压升高的危险的机制尚不明确。利用非去极化肌肉松弛药预处理后再使用琥珀酰胆碱能够避免或减轻以上的压力变化;⑤咬肌痉挛和恶性高热。成人和儿童使用琥珀酰胆碱后咬肌张力增加是较为常见的反应;⑥琥珀胆碱引起过敏反应较少见,但一旦发生多属重度或严重过敏反应。由于琥珀酰胆碱常见不良反应较多,目前临床应用已越来越少。

(米卫东)

第五节　局部麻醉药

【知识点】

1. 局部麻醉药的分类
2. 局部麻醉药的药代动力学特点及临床意义
3. 局部麻醉药作用机制
4. 局部麻醉药药效学特点及临床意义
5. 局部麻醉药药理作用的影响因素
6. 局部麻醉药的中枢神经系统毒性反应
7. 局部麻醉药的心血管系统毒性反应
8. 局部麻醉药的神经毒性

1. 局部麻醉药的分类

局部麻醉药物分子结构主要由3部分构成,芳香基团、中间链及胺基团。芳香基团为苯环,包括苯甲胺、苯胺,属于亲脂疏水性结构。中间链由酯键或酰胺键构成,与局部麻醉药的代谢密切相关。胺基团大部分是叔胺或仲胺,与分子的亲水性有关。局部麻醉药根据中间键的不同分为酯类和酰胺类局部麻醉药。酯类局部麻醉药包括普鲁卡因、氯普鲁卡因、丁卡因、可卡因和苯佐卡因。酰胺类局部麻醉药包括利多卡因,甲哌卡因,罗哌卡因,布比卡因,丙胺卡因,依替卡因和阿替卡因。局部麻醉药物根据作用时间长短分为短效局部麻醉药和长效局部麻醉药。短效局部麻醉药包含普鲁卡因,氯普鲁卡因,中效局部麻醉药有利多卡因,甲哌卡因,丙胺卡因;长效局部麻醉药包含丁卡因,布比卡因,罗哌卡因和依替卡因。

2. 局部麻醉药的化学结构与理化性质对临床特性的影响

局部麻醉药的理化性质取决于其分子结构式。芳香基团属于亲脂性结构,胺基基团属于亲水性结构。芳香基团的取代基可以改变原分子的解离常数(dissociation constant)及脂溶性。局部麻醉药物多呈弱碱性,临床上应用的局部麻醉药常用盐酸作为溶液,呈酸性,pH为$5.0\sim7.0$。局部麻醉药在体液中不同程度的解离为解离型及非解离型。解离常数以及体液的pH决定药物的解离程度,解离度(pK_a)是指药物解离50%时所在体液的pH,以解离常数的负对数表示。解离度及其与细胞外液pH的关系会影响带电荷的解离型与其不带电荷的非解离型比例,进而影响起效时间。目前认为只有非解离型麻醉药可扩散进入间隙组织,并且能够穿过神经膜。pK_a较低提示非解离型比例更高,会更容易通过亲脂性细胞膜转运到起效位点。局部麻醉药随着非解离型比例增加,会更迅速扩散进入组织。局麻药物的芳香基团决定脂溶性,脂溶性越强,通过神经膜的能力越强。如丁卡因在芳香基上加丁基,即显著增加脂溶性,麻醉效能和毒性均增强。局部麻醉药物主要与α_1酸性糖蛋白结合,其次是与白蛋白和组织蛋白结合,局部麻醉药物的蛋白结合率与其作用持续时间有关。局部麻醉药与蛋白的亲和力越高,游离在循环中的药物有效浓度越低。蛋白水平较低可增加血浆中游离局部麻醉药浓度,相应局麻药物中毒的风险增加。高动力循环状态如妊娠患者可迅速吸收局部麻醉药,血药浓度可迅速升高。肝脏清除能力下降的患者重复给局部麻醉药后血药浓度增加,毒性增加。在考虑局部麻醉药物作用强度,起效时间,作用时间需综合考虑药物的血浆蛋白结合率、解离常数以及脂溶性。

3. 局部麻醉药的作用机制及不同类型神经局部麻醉药物的作用顺序

局部麻醉药是通过结合神经纤维膜上的电压门控钠通道(sodium channel),使钠离子无法内流,可逆性地抑制神经冲动的传导。局部麻醉药物首先阻滞自主神经传出纤维中的交感神经,引起外周血管扩张;其次是阻滞感觉神经,锐痛、温度觉及触压觉顺序消失;最后是阻断运动神经。罗哌卡因感觉运动分离阻滞程度高于其他长效局麻药,分娩镇痛专家共识推荐$0.0625\%\sim0.15\%$的浓度联合$1g/ml$芬太尼用于连续硬膜外镇痛。

4. 影响局部麻醉药物吸收的因素

局部麻醉药物的剂量,注射部位,局部组织的血供,局麻药物的脂溶性及蛋白结合率,以及是否加用血管收缩药等因素均可影响药物的吸收。下列部位注药后血药浓度从高到低的顺序为肋间、骶管、硬膜外、臂丛、蛛网膜下腔、皮下浸润。

5. 影响局部麻醉药分布的因素

局麻药物吸收以后,随着血液循环迅速分布到全身,不同的局部麻醉药理化性质存在差异,各组织器官的血流量也有差异,故药物在体内的分布也不相同。影响药物分布的因素有:①血浆蛋白结合率,药物与血浆蛋白结合达到饱和以后,继续增加剂量会迅速升高游离药物浓度,毒性增加;丙胺卡因与血浆蛋白结合率

55%,易通过胎盘,不适用于临产孕妇;②组织器官的贮积作用对分布的影响,表现为体内脂肪总量相对较多时,脂溶性高的药物分布到脂肪组织部分贮存,从而减弱药理作用;③各种屏障对药物分布的影响,所有的局部麻醉药都可以通过血脑屏障。2-氯普鲁卡因不能通过胎盘,可以安全地用于产科麻醉;④体液的 pH 对药物分布的影响,如局部麻醉药物属于弱碱性药物多集中于 pH 较低部位。

6. 酯类局部麻醉药和酰胺类局部麻醉药代谢方式的区别

酯类局部麻醉药由血浆胆碱酯酶水解,当胆碱酯酶活性下降时,代谢减低。如妊娠期间假性胆碱酯酶水平降低约24%,分娩后 2~6 周恢复正常。酰胺类局部麻醉药通过肝脏酶进行 N-脱烷基化代谢。转氨酶功能降低或肝血流量减少时,局部麻醉药清除延长,因此阻滞时间和血浆水平增加。如肝肾或心脏疾病的患者重复或持续给药时,应减少局部麻醉药的剂量。

7. 局部麻醉药对中枢、循环和呼吸系统的作用

局部麻醉药对中枢的影响与脑血药浓度有关。静脉滴注利多卡因或普鲁卡因时,初始脑电图显示睡眠波形,在毒性反应发作前,表现为 α 波消失和 θ 波及 δ 波增加,在惊厥发作时出现典型的癫痫波形。

非心脏毒性剂量的局部麻醉药有程度不同的抗心律失常作用。在中毒剂量时,局部麻醉药明显降低浦肯野纤维和心肌的最大去极化速率,降低心肌动作电位的幅度和传导速度,而静息膜电位无变化。随着血药浓度增加,室内传导时间延长,最终导致窦房结功能受抑制,引起窦性心动过缓和窦性停搏。局部麻醉药对血管平滑肌的影响与血药浓度有关。低浓度时血管平滑肌收缩,血管阻力增加。血药浓度进一步增加时,血管平滑肌舒张,血管阻力下降。

局部麻醉药可以收缩支气管平滑肌引起平滑肌痉挛,对于合并慢性阻塞性肺疾病以及哮喘的患者,应降低局部麻醉药物剂量。

8. 影响局部麻醉药药理作用的因素

局部麻醉药药理作用(pharmacological action)主要受其理化性质的影响。药物解离度和周围组织的 pH 共同决定解离型和非解离型麻醉药的比例。

溶液或组织的酸性增加如感染的皮肤,会使非解离型局部麻醉药比例降低。通过在局部麻醉药中加入碳酸氢钠,将 pH 升高至 7.2~7.4,会使非解离型局部麻醉药比例升高,增强麻醉作用。例如,加入缓冲剂的利多卡因麻醉作用增强,但是易出现光降解、生成乙醛及其他变性反应,保质期仅 3 周。布比卡因加入碳酸氢钠后容易发生沉淀,不能缩短起效时间。

溶液中加入肾上腺素可以使神经阻滞的深度和时效增强。在局部浸润或者外周神经阻滞时,肾上腺素可以增加所有局部麻醉药的作用时间。但在硬膜外阻滞时,肾上腺素可明显延长利多卡因的时效,但不增加布比卡因和依替卡因的作用时间,具体机制上不明确,可能与局部麻醉药脂溶性有关。

亲脂性与局部麻醉药的效价相关,亲脂性越高,则药物穿过脂质双层膜结构到达作用位点的能力更强。以丁卡因为例,其是在普鲁卡因的苯环上加上丁基,脂溶性显著增加,蛋白结合率增加。酰胺类局部麻醉药中间链的延长或胺基上的取代基碳链延长,可以使局部麻醉药的脂溶性增加。如依替卡因的中间碳链比利多卡因增加 C_2H_5 侧链,脂溶性增强。

9. 局部麻醉药的中枢神经系统毒性反应及防治

大脑血液中局部麻醉药浓度上升,出现中枢神经系统毒性反应。起初阻断皮质抑制通路,因此可能先引起兴奋性症状和体征,包括口周麻木、口中金属味、精神状态变化或焦虑、视觉变化、肌肉颤搐,最后出现癫痫发作。血管内注入小剂量局部麻醉药或在注射较大剂量后早期,发生的这些毒性反应可能更轻微。一旦出现这些症状和体征,医师需立即停止注射局部麻醉药,并为进一步发展为更严重的中枢神经系统和心血管事件做好准备。血液中局部麻醉药浓度持续升高,进而导致广泛性中枢抑制,可引起嗜睡、昏迷和呼吸抑制。

预防中枢神经系统毒性反应的方法有以下几种:包括使用局部麻醉药的最低有效剂量、安全的注射方法、超声引导神经阻滞、避免重度镇静。在决定使用剂量时,参考最大剂量,考虑给药部位和方法,以及增加局麻药毒性反应的危险因素。尽可能个体化给药,并考虑以下因素:局部麻醉药的最大剂量应根据去脂体重,而不是实际体重;如果患者有从注射部位快速摄取局部麻醉药的风险(如妊娠女性或尿毒症患者),应减少局部麻醉药剂量;新生儿及妊娠 α_1 酸性糖蛋白水平低,注射后血中游离局部麻醉药浓度有增高风险,应该减少局部麻醉药剂量;老年人神经组织对局部麻醉药敏感性增加,应减少局部麻醉药剂量;患者的清除能力较低如肝肾疾病患者,重复用药时剂量应减少。在局部麻醉药中加入肾上腺素不仅可以减少吸收速度,还可降低局部麻醉药血浆峰浓度。安全的注射方法包括缓慢分次注射,注射前回抽以及给予试验剂量。将肾上腺素(1∶200 000)加入局麻溶液中作为试验剂量,血管内注射15μg肾上腺素通常会在20~40秒之内导致心率增加大于10次/min,收缩压升高大于15mmHg,即为试验剂量阳性,特别是在全身麻醉下更能准确地提示血管内注射。实施区域麻醉时应避免重度镇静,患者的反馈能帮助我们发现神经损伤,运动和感觉阻滞的程度,以及中枢神经系统毒性反应的早期征象。如果未发现轻微毒性反应症状:耳鸣、口周麻木、头晕等,心血管毒性可能是毒性反应的首发征象。

中枢神经系统毒性反应的成功处理关键要点包括快速反应,维持氧供和通气,抑制癫痫发作,以及心血管支持。一旦怀疑中枢神经系统毒性反应需按照以下步骤处理:①立即停止注射。②寻求帮助。如果发现中枢系统毒性反应的症状或体征进展或严重时,立即寻求帮助,包括人员、物品及药物如脂肪乳,检查并建立静脉通路。③给予20%脂肪乳。起始用药剂量1.5ml/kg,静脉推注,随后按每分钟0.25ml/kg的速率输注;心血管持续不稳定时,再静脉推注1或2次,并以2倍速率输注;血流动力学稳定后,持续输注至少10分钟;最大用量约12ml/kg。④气道管理。面罩给予100%纯氧,必要时使用面罩、声门上气道如喉罩或气管插管来控制通气。目标在于防止缺氧以及酸中毒。⑤控制癫痫发作。立即控制癫痫发作,从而减少氧耗、预防脑缺氧和高碳酸血症。首选苯二氮䓬类药物,如咪达唑仑,可静脉给予1~2mg。谨慎使用小剂量的丙泊酚或硫喷妥钠,因为这些药物可引起低血压和加重局部麻醉药的心血管毒性。如有必要,给予肌肉松弛药来终止强直-阵挛性肌肉活动及减轻代谢性酸中毒,但在给予肌肉松弛药以前必须确保麻醉机处于可用状态,以及相应的气管插管工具,以便维持患者面罩通气或机械通气。⑥治疗心律失常和提供心血管支持。局部麻醉药导致的心律失常和心搏骤停的治疗方法可能不同于其他原因,可能需要长时间复苏。治疗的目标是维持冠状动脉灌注以及预防心脏组织缺氧。心搏骤停期间必须进行高质量的胸外按压,以维持冠状动脉灌注。⑦有条件使用体外循环,是挽救生命可尝试的最终手段。

10. 局部麻醉药的心血管系统毒性反应及防治

心血管系统毒性反应症状和体征虽可单独出现,但通常发生在中枢神经系统症状之后,或与之一起出现。研究显示,局部麻醉药可阻断钠通道、钙通道、钾通道,进而导致传导障碍、心肌收缩力受损,以及失去血管张力。临床上,局麻药的毒性常采用引起心血管衰竭和引起癫痫发作的剂量比值评价安全系数,比值越高,安全系数越高。常用的局麻药中,该比值从低到高的顺序为布比卡因、左旋布比卡因、罗哌卡因和利多卡因。最初的交感神经兴奋可引起心动过速和高血压。随着血药浓度的增加,心血管系统毒性反应可进展为室性心律失常和/或心搏停止。预防同中枢神经系统毒性反应,治疗要点包括立即停止注射,吸入纯氧,建立人工气道,应用缩血管药物及正性肌力药物纠正低血压,溴苄铵可用于布比卡因引起的室性心律失常,出现心搏骤停立即启动心肺复苏,同时要治疗中枢神经系统毒性反应。

11. 局部麻醉药的过敏反应

局部麻醉药的过敏反应(anaphylactic response)比较少见。由IgE介导的速发型(Ⅰ型)超敏反应,表现为全身性荨麻疹和全身性过敏反应,非常罕见。临床表现为瘙痒,荨麻疹,血管性水肿,喉水肿、支气管痉挛或全身性过敏反应,常常在给药后1小时内出现。可以通过麻醉前评估患者焦虑情绪,必要时应用抗焦虑药物,对于有毒性反应的患者,尽可能降低局部麻醉药的累积使用剂量。治疗上可采用脱敏疗法,给予脱敏治疗可以减少患者的过敏反应。局部麻醉药在注射部位引起的迟发性肿胀、局限性皮炎或者黏膜的炎症性改变,常见于迟发型(Ⅳ型)超敏反应。主要的临床表现是局部麻醉药物注射部位72小时内出现的局限性湿疹或者痒疹,少见囊泡或者水疱形成。还可见用药部位迟发性肿胀,黏膜水疱形成,严重者可发生坏死。对于此类患者需要明确患者的药物过敏史,避免使用同类药物,选择患者能够耐受另一种结构的局部麻醉药。

12. 局部麻醉药的神经毒性及防治

所有的局麻药物均有神经毒性(neurotoxicity),所受影响因素较多。实验表明,局麻药物中利多卡因神经毒性强于布比卡因和罗哌卡因,交感神经干的敏感性强于脊髓背根神经节细胞和视网膜神经节细胞。脊神经毒性与局麻药的浓度和暴露时间呈正相关。有研究表明,局麻药中加入肾上腺素可以增加神经毒性,局部缺血是可能的机制。

局麻药的直接毒性是损伤神经纤维膜上的磷脂和蛋白结构,同时破坏细胞氧化磷酸化,影响线粒体功能,引起神经元程序化死亡。临床表现为短暂神经综合征、马尾综合征、延迟性骶神经障碍等。有研究提出局麻药引起的神经局部缺血以及血-神经屏障的破坏假说;以及局麻药导致细胞内钙离子超载、干扰细胞内亲神经因子的传递等因素也可能是神经损伤的机制。易感人群包括婴幼儿及老年人，妊娠及尿毒症等患者，酸中毒、缺氧及高碳酸血症患者，以及肝脏疾病患者，对于此类患者宜降低局麻药物使用剂量，密切监测生命体征。

局麻药神经毒性预防为主，治疗为辅。在进行硬膜外阻滞和脊神经麻醉时应用最低浓度的麻醉药物；联合应用阿片类药物或者采用腰硬联合阻滞，避免加入缩血管药物；腰麻时避免使用利多卡因；避免反复穿刺，硬膜外麻醉时给予试验剂量，避免过量。一旦出现临床并发症，采用康复治疗、理疗、神经阻滞疗法、神经营养药物等治疗。

13. 目前缓释长效局部麻醉药的临床进展

局麻药缓释剂型的研究方面取得了显著的进步。微球（microsphere）技术是采用直径 $1 \sim 40\mu m$ 的微球包裹局麻药，其对局麻药缓慢释放延长神经阻滞时间。常用微球分为蛋白类、聚乳酸类、淀粉微球等。动物实验表明布比卡因微球皮下浸润持续作用时间可达 24 小时。局麻药微球载药量大，缓释作用持久，其作用时间与包含的药物总量呈正相关，存在单位时间内释放过多的风险。研究表明，微球包裹局麻药引起低血压和脱髓鞘作用降低，但仍存在炎症反应、肌肉损伤和异物反应等并发症。局麻药脂质体（liposome）也为长效剂型的一种，是由一层或多层双分子磷脂膜包裹水相组成的微型球状物，直径约 $10 \sim 20\mu m$。脂质体与细胞膜亲和力强，靶向性好，具有药物缓释作用，是临床最受关注的一种剂型。目前，所制备的脂质体局麻药有，布比卡因、左旋布比卡因、罗哌卡因及利多卡因等。在志愿者皮下注入 0.5%、1.0%、2.0% 布比卡因脂质体，针刺无痛的时间达到 19 小时、38 小时、48 小时。脂质体还可以促进药物渗透皮肤。脂质体本身没有毒性，药物释放后由巨噬细胞和淋巴系统清除，目前尚未发现脱髓鞘报道。

14. 左旋布比卡因的临床药理及特性

左旋布比卡因属于酰胺类局部麻醉药，是布比卡因的单一异构体，中枢神经系统毒性和心血管毒性低于布比卡因。临床药理学研究中，静脉给予 40mg 左旋布比卡因，平均半衰期约为（80 ± 22）分钟，最大血浆浓度（C_{max}）为（1.4 ± 0.2）$\mu g/ml$，曲线下面积（AUC）为（70 ± 27）$\mu g \cdot min/ml$。硬膜外应用 112.5mg（0.75%）左旋布比卡因时，平均最大血浆浓度和 AUC 值分别为 0.58$\mu g/ml$ 和 3.56$\mu g \cdot h/ml$。左旋布比卡因血浆蛋白结合率为 97%，静脉给药其表观分布容积为 67L，生物半衰期为 3.3 小时，平均清除率和血浆消除半衰期分别为 39L/h 和 1.3 小时。左旋布比卡因在肝脏代谢降解，在尿、便中难以查到原型药物。

左旋布比卡因主要用于硬膜外阻滞麻醉，常用药物浓度 0.5%~0.75%，使用剂量 50~150mg 产生中度至全部运动阻滞。临床研究表明，经硬膜外给药后 10~15 分钟感觉阻断起效，适于进行手术，约 6~9 小时后阻断消退。成人最大单次给药剂量为 150mg，24 小时不超过 400mg。对于衰弱、年老或急性起病的患者，应根据其身体状况适当减少左旋布比卡因的用量。左旋布比卡因不通过乳汁分泌，局部麻醉后可以哺乳，但其禁用于宫颈旁阻滞，可能发生胎儿心动过缓。儿童的安全性尚不明确。左旋布比卡因的代谢可能受 CYP3A4 抑制剂（如酮康唑）和 CYP1A2 抑制剂（甲基黄嘌呤）的影响。使用抗心律失常药物（美西律）或者Ⅲ类抗心律失常药物治疗的患者应慎用左旋布比卡因，因为这些药品的毒性反应可能会累加。

15. 罗哌卡因的临床药理及特性

罗哌卡因是纯左旋体长效酰胺类局麻药，有麻醉和镇痛双重效应，小剂量时产生感觉和运动阻滞分离。罗哌卡因总血浆清除率 440ml/min，游离血浆清除率为 8L/min，肾清除率为 1ml/min，稳态分布容积为 47L，终末半衰期为 1.8 小时。罗哌卡因在血浆中主要和 α_1 酸糖蛋白结合，非蛋白结合率约 6%。罗哌卡因易于透过胎盘，非结合浓度很快达到平衡。与母体相比胎儿体内罗哌卡因与血浆蛋白结合程度低，胎儿的总血浆浓度也比母体的低。罗哌卡因主要是在肝脏通过芳香羟基化作用而充分代谢，静脉注射后总剂量的 86% 通过尿液排出体外，其中的 1% 为未代谢的药物。

罗哌卡因主要用于硬膜外阻滞、蛛网膜下腔阻滞和外周神经阻滞。0.5% 的浓度用于硬膜外阻滞和外周神经阻滞，作用时间 3~6 小时。成人最大单次给药剂量为 200mg。0.2% 的浓度用于分娩镇痛可以产生良好的运动-感觉分离阻滞效果。儿童应用的安全性和有效性尚不明确。慢性肾功能不全患者常伴有酸中毒及低蛋白血症，其发生全身性中毒的可能性增大。对于有二度或三度房室传导阻滞的患者要谨慎。同时对于老年患者和伴有严重肝病患者用药宜减量。Ⅲ类抗心律失常药物（如胺碘酮）可能与罗哌卡因存在对心脏的相加作用，需加强心电监护。

（王天龙）

第六节　非甾体抗炎药

【知识点】

1. 非甾体抗炎药分类
2. 非甾体抗炎药作用机制
3. 非甾体抗炎药常见不良反应
4. 非甾体抗炎药的相关安全风险
5. 特殊人群围术期非甾体抗炎药的应用
6. 非甾体抗炎药在加速术后康复中的应用
7. 非甾体抗炎药代表药物及特点

1. 非甾体抗炎药的分类

非甾体抗炎药(nonsteroidalanti-inflammatorydrugs,NSAID)是一类具有解热、镇痛作用,绝大多数还兼有抗炎和抗风湿作用的药物。按照化学结构,NSAID 分为水杨酸类、苯胺类、吲哚类、芳基乙酸类、芳基丙酸类、烯醇酸类、吡唑酮类、烷酮类、异丁芬酸类等。NSAID 主要作用机制是抑制体内环氧化酶(cycloxygenase,COX)活性,减少局部组织前列腺素(prostaglandin,PG)的生物合成。根据其对 COX 作用的选择性又可分为选择性 COX-2 抑制药(如帕瑞昔布等)和非选择性 COX 抑制药(如酮洛酸等)。

2. NSAID 的药理作用及作用机制

(1) 解热作用:NSAID 仅对内生致热原所致发热有效。其解热机制是抑制下丘脑 COX,阻断 PGE_2 合成,使体温中枢的体温调定点恢复正常。对正常的体温不会产生影响。

(2) 镇痛作用:COX-1 参与局部的炎症和疼痛反应;COX-2 是诱导型酶,通过促使 PG 合成增加,促发炎症反应等机制促使痛觉敏化。NSAID 通过抑制 COX 使 PG 合成减少而减轻疼痛及痛觉敏化。主要用于组织损伤或炎症引起的疼痛,具有中等程度的镇痛作用。

(3) 抗炎作用:NSAID 的抗炎作用强度相差较大,苯胺类药物几乎不具有抗炎作用,而多数药物具有较好的抗炎作用。其作用机制为:①NSAID 抑制炎症部位 COX-2,减少 PG 合成,从而抑制参与炎症反应的中性粒细胞游走、聚集、向血管内皮黏附和内皮下间隙转移;②NSAID 可抑制自由基、超氧化物和白介素生成,稳定溶酶体膜并抑制溶酶体酶释放,影响 T 淋巴细胞产生淋巴因子,降低血管对缓激肽和组胺的敏感性。

(4) 其他:NSAID 通过抑制 COX-1 而对血小板聚集产生显著的抑制作用。研究表明,NSAID 对肿瘤的发生、发展及转移均有抑制作用。此外,尚有预防和延缓阿尔茨海默病发病、延缓角膜老化等作用。

3. NSAID 在术后镇痛及加速术后康复中的应用

疼痛的致病机制复杂,NSAID 可通过多种机制发挥镇痛作用。其具有确切的镇痛、抑制炎症、减少应激等作用,且无阿片类药物恶心呕吐、呼吸抑制等不良反应,可用于术后患者的轻中度疼痛镇痛或中重度疼痛的多模式镇痛治疗。NSAID 用于术后镇痛的主要指征是:①中小手术后镇痛或作为局部镇痛不足时的补充;②与阿片类药物或曲马多联合或多模式镇痛用于大手术镇痛,有显著的节约阿片类药物的作用;③停用 PCA 后,大手术残留痛的镇痛;④在创伤或疼痛发生前给药,增强术后镇痛作用和加强吗啡的作用。帕瑞昔布镇痛作用强、效果持久,也可有效抑制外周和中枢痛觉敏化,具有良好的预防性镇痛作用。

NSAID 均有"封顶"效应,即镇痛疗效达到一定程度后其作用不随药物剂量增加而增加,故不应超量给药;缓慢静脉滴注不易达到有效血药浓度,应给予负荷量再给维持量;除对乙酰氨基酚等少数药物外,NSAID 药物的血浆蛋白结合率高,为避免竞争性与血浆蛋白结合故不能同时使用两种药物;但 NSAID 中,一种药物效果不佳,可能另外一种药物仍有较好作用。

在围术期的疼痛治疗中 NSAID 具有重要作用,疼痛管理是践行加速术后康复(ERAS)理念的重要环节。在排除禁忌证后,以其为基础的多模式镇痛方案已成为儿童和成人患者 ERAS 疼痛管理中的主流趋势。但应注意 NSAID 在临床使用时,需评估患者的风险因素,在满足患者止痛需求的同时,避免长时间、超剂量使用,以减少不良反应的发生。

4. NSAID 的常见不良反应

(1) 胃肠道反应:胃肠功能紊乱是最常见的 NSAID 的不良反应,主要机制是:①抑制胃部的 COX-1,减少胃黏膜的血流;②对 COX-1 的阻断,使由 COX-1 生成的 PG 减少,胃黏膜的保护防御和修复功能受损。临床表现为上腹部不适、恶心、呕吐甚至溃疡、出血、穿孔等。

（2）过敏反应：①某些哮喘患者服用阿司匹林或其他 NSAID 后会诱发哮喘，称为"阿司匹林哮喘"。肾上腺素治疗无效，可联合应用抗组胺药和糖皮质激素治疗；②皮肤反应，如皮疹、荨麻疹、剥脱性皮炎等，以甲氯芬酸、吡罗昔康多见。

（3）肾脏损害：健康个体使用治疗剂量的 NSAID 一般很少引起肾功能损伤，但对一些易感人群会引起急性肾损伤，停药多可恢复。机制主要是 NSAID 抑制了对维持肾脏血流量起重要作用的 PGE_2 和 PGI_2 因子的生成。

（4）肝脏损害：轻者表现为转氨酶的升高，重者表现为肝细胞变性坏死，但发生率低。

（5）心血管系统不良反应：包括心律不齐、血压升高、心悸等，对血压的影响主要由于 NSAID 对 PG 的抑制作用以及抗利尿和收缩血管作用。另外，NSAID 可通过下调基础血浆肾素的活性，使 β 受体拮抗剂不能发挥作用。

（6）血液系统反应：可抑制血小板聚集，延长出血时间，但只有阿司匹林的反应是不可逆的。吲哚美辛、保泰松、双氯芬酸发生再生障碍性贫血风险较大。

（7）其他不良反应：中枢神经系统反应，如头晕、头痛、嗜睡甚至精神错乱等。其他如耳鸣、视力模糊味觉异常等。

5. NSAID 的相关风险

（1）消化道风险：NSAID 尤其是非选择性 COX 抑制药有引起胃肠道溃疡、出血的风险。目前，关于 NSAID 是否会增加术后发生吻合口瘘的风险仍存在争议，有研究认为由于 NSAID 可减少过度炎症反应对吻合口愈合带来的负面影响，因而较少的病例术后发生吻合口瘘。但多数研究认为 NSAID 与吻合口瘘的发生率增高相关。尽管如此，有指南认为仍缺乏充分的证据围术期停止使用作为术后多模式镇痛一部分的 NSAID，临床应用时需权衡获益和风险，建议密切观察以便及时发现不良反应。

（2）心血管风险：NSAID 相关心血管事件曾被推测与抑制 COX-2 密切相关，目前多数研究认为使用 NSAID 存在相似的心血管风险。值得注意的是，其心血管安全性数据来自于观察长期用药患者的研究，而围术期镇痛通常是短期应用 NSAID。有研究认为在短期内常规剂量使用 NSAID 并不会增加患者心血管风险。具有缺血性心血管风险的患者围术期推荐使用非选择性 COX 抑制药。

（3）血小板功能的影响：非选择性 COX 抑制药通过作用于 COX-1，导致血小板聚集功能的改变，可能会增加术中及术后出血风险。阿司匹林不可逆地抑制血小板功能作用可持续 7~10 天。其他非选择性 COX 抑制药的抑制作用多呈可逆性，如治疗剂量布洛芬对血小板的作用只持续 2 小时。主要以选择性抑制 COX-2 为主的选择性 COX-2 抑制药对血小板功能影响较小。若患者具有术后出血的高危因素，建议在术前停用非选择性 COX 抑制药，可选择选择性 COX-2 抑制药。

（4）其他风险：部分 NSAID 影响脊柱融合术及骨折手术术后愈合的风险尚有争议，在这些手术中使用 NSAID 前应充分权衡利弊。另外，使用 NSAID 已报道的其他不良反应包括：影响肾功能、肾功能不全；肝功能损伤；精神病及其他心理状况改变；哮喘或鼻炎发作、皮肤损伤等。在具有相关高危因素的人群中应谨慎使用 NSAID，当怀疑不良反应与其相关时，应及时调整治疗方案。

6. 围术期使用 NSAID 需特殊关注的人群

（1）心血管疾病患者：目前除对乙酰氨基酚外所有 NSAID 都禁用于冠脉搭桥术。对于具有心血管疾病的手术患者，应严格掌握 NSAID 适应证与禁忌证。围术期使用 NSAID 应充分评估患者的心血管风险，其危险因素包括吸烟、高血压、心力衰竭、血脂异常等。有心血管疾病或心血管疾病危险因素的患者，心血管事件发生风险更大。充血性心力衰竭、水肿或高血压控制不佳的患者应慎用 NSAID。

（2）胃肠道手术患者：胃肠道手术时，需根据情况权衡 NSAID 控制疼痛的获益和吻合口瘘的潜在风险，谨慎选择 NSAID，并密切观察。如怀疑不良反应与 NSAID 相关，及时调整方案。使用 NSAID 易发生消化道风险的患者因素主要有以下几点：①年龄>65 岁；②大剂量或长期使用 NSAID；③同时使用低剂量阿司匹林、抗凝剂或糖皮质激素；④既往有消化性溃疡或出血史，或近期出现上腹痛；⑤合并心血管疾病、肾病等；⑥伴有幽门螺杆菌感染或喝酒、吸烟等。根据所合并的消化道风险个数，可实行以下危险分层：①高危，有多个（>2 个）危险因素；②中危，有 1~2 个危险因素；③低危，无危险因素。在既往有消化性溃疡史，长期服用糖皮质激素、阿司匹林等发生胃肠道不良反应风险较高的患者中，慎用非选择性 COX 抑制药，可考虑选择性 COX-2 抑制药。部分非选择性 COX 抑制药如氟比洛芬酯采用脂微球靶向制剂等技术，能有效地降低消化道风险。

（3）肝肾功能不全患者：对于肝肾功能不全的患者，需在把握适应证及禁忌证的前提下，合理评估 NSAID

相关肝肾毒性风险,并注意根据其药代动力学特点调整用法用量,避免药物蓄积。肾毒性相关风险因素包括年龄>65岁、肾衰竭、肾动脉粥样硬化、糖尿病、肝硬化、心功能不全、容量不足及合并使用利尿剂等;具有肾毒性风险的患者需慎用 NSAID。肝毒性风险因素包括肝硬化、酒精中毒及合并使用其他肝毒性药物等,有此类风险的患者如需使用,则应该根据肝功能情况调整剂量,并严格遵从少量、短期的使用原则。

（4）妊娠期、哺乳期患者:对乙酰氨基酚是妊娠期应用经验较多的药物,在围孕期和妊娠期均可使用。但妊娠期长期使用对乙酰氨基酚会增加儿童哮喘风险,因此推荐间隔使用。非选择性 COX 抑制药可能增加流产及畸形风险,妊娠初期应慎用。除小剂量阿司匹林外,其他 NSAID 均应在孕32周前停用,以避免 NSAID 引起动脉导管早闭。选择性 COX-2 抑制药可能会引起孕妇子宫收缩无力,帕瑞昔布还可能引起严重出生缺陷,禁用于妊娠期的后三分之一阶段。美国儿科学会和母乳喂养协会认为酮咯酸是目前最适合哺乳期妇女的镇痛药物。

（5）儿童患者:NSAID 在儿童疼痛治疗中应用较为普遍,但其对儿童患者的有效性及安全性尚缺乏严格的系统验证,用于儿童术后镇痛多数属于超说明书范畴。目前不建议 NSAID 作为镇痛药物用于3月龄以下婴儿。阿司匹林可引起瑞氏综合征,应避免用于儿童。布洛芬和对乙酰氨基酚是目前小儿患者中使用较为安全的药物。对于2~16岁的儿童术后镇痛还可选用酮咯酸氨丁三醇注射剂。需注意此类药物慎用于合并肾脏疾病及脱水的儿童,以避免增加肾毒性风险。患有严重湿疹和过敏体质的儿童慎用,肝衰竭者禁用。

（6）老年患者:NSAID 是老年患者术后多模式镇痛的基础用药,但需密切监护其消化道、心脑血管、肾脏等不良反应。NSAID 在体内的代谢时间随年龄而延长,因此老年人使用时,应小剂量开始并避免长疗程,关注用药剂量和间隔。不推荐用于肾功能不全者。

（7）正在使用其他药物的患者:①糖皮质激素,与 NSAID 尤其是非选择性 COX 抑制药合用时,消化道出血和溃疡的发生风险增高。②抗凝药,应避免与 NSAID 合用,以防导致严重出血风险上升,选择性 COX-2 抑制药出现该不良反应的风险相对较小。③噻嗪类或髓襻利尿剂,服用 NSAID 可能会影响这些药物的作用。④喹诺酮类抗生素,如依诺沙星、洛美沙星、诺氟沙星等,不可与氟比洛芬酯同时使用,避免抽搐发生的风险。

7. NSAID 的代表药物及主要特点

常见的 NSAID 药物及其特点见表2-6-1。

表2-6-1　NSAID 代表药物及主要特点

分类	药物	主要特点
非选择性 COX 抑制药	阿司匹林	解热、镇痛、抗炎等作用;有胃肠反应及出血倾向
	对乙酰氨基酚	有解热镇痛作用,抗炎作用极弱,胃肠反应常见
	吲哚美辛	强效抗炎镇痛作用,不良反应发生率高
	双氯芬酸	中等强度抗炎镇痛药,不良反应发生率较低
	布洛芬	一线药,不良反应发生率低
	氟比洛芬	临床用于术后及癌症的镇痛
	吡罗昔康	胃肠不良反应发生约20%,有耳鸣、皮疹等
	美洛昔康	与其他非选择性 COX 抑制药比较,胃肠反应轻
	萘丁美酮	前体药,肝脏激活,不良反应少,解热作用显著
	舒林酸	前体药,体内转化为磺基代谢物,不良反应中等程度
	酮咯酸	镇痛、抗炎疗效较强,较严重急性疼痛的短期治疗
选择性 COX-2 抑制药	塞来昔布	有抗炎解热镇痛作用,胃肠系统毒性显著降低
	罗非昔布	胃肠系统毒性显著降低
	帕瑞昔布	前体药,术后疼痛治疗,胃肠系统毒性显著降低

8. 对乙酰氨基酚的药理特点

（1）药理作用及临床应用:非选择性 COX 抑制药。通常认为对乙酰氨基酚在中枢神经系统抑制前列腺素合成,产生解热镇痛作用,在外周组织对 COX 没有明显作用。临床主要用于解热镇痛,抗炎作用极弱。对乙酰氨基酚单用对轻、中度疼痛有效,也可与阿片类、曲马多或其他 NSAID 联合应用,发挥联合镇痛作用。常用剂量为每 6 小时口服 6~10mg/kg,最大剂量不超过 3 000mg/d,联合给药或复方制剂日剂量不超过 1 500mg,否则可能引起严重肝脏损伤和急性肾小管坏死。

（2）不良反应:短期不良反应轻,常见恶心、呕吐,偶见皮疹、粒细胞缺乏、贫血、黏膜损害等过敏反应。过量中毒可引起肝损害。长期大量用药可引起肾损害。

（3）禁忌证:①活动性及重度肝疾病;②对乙酰氨基酚或其任何组成成分过敏;③重度肝功能不全。

9. 氟比洛芬酯的药理特点

（1）药理作用及临床应用:非选择性 COX 抑制药。可抑制环氧化酶减少前列腺素的合成而发挥镇痛作用。临床用于术后及癌症的镇痛。由于采用脂微球制剂等技术,起效更迅速,药效更强,作用时间更长,能增加药物对手术切口及血管损伤部位的靶向作用,有效减轻药物的胃黏膜损害和全身反应,且能入泵使用。有研究认为氟比洛芬酯也能较快透过血脑屏障,发挥中枢镇痛作用,可用于预防性镇痛。推荐手术结束前 15 分钟静脉推注（>1 分钟）,单次剂量 50mg,3~4 次/d,日剂量不超过 200mg。

（2）不良反应:胃肠反应,过敏反应,泌尿系统（尿路感染,罕见急性肾衰、肾病综合征）,精神和神经系统（发热,头痛,偶有嗜睡、畏寒、伴意识障碍的抽搐）。

（3）禁忌证:使用阿司匹林或其他 NSAID 后出现哮喘、荨麻疹或其他类型过敏反应,对氟比洛芬或其任何组成成分过敏,冠状动脉搭桥术。

10. 酮咯酸的药理特点

（1）药理作用及临床应用:非选择性 COX 抑制药,通过抑制环氧化酶影响花生四烯酸代谢,使前列腺素（PG）合成减少,从而抑制发热、疼痛和炎症反应。适用于较严重的急性疼痛的短期治疗,通常用于术后镇痛及癌症镇痛。主要用于需要阿片类药物镇痛的急性中重度疼痛的短期治疗,不适用于慢性疼痛的治疗。推荐手术结束后肌内注射或静脉推注（>15 秒）,单次剂量 30mg,以后 15~30mg/6h,日剂量不超过 120mg,连续用药不超过 2 天。

（2）不良反应:胃肠反应（便秘、呕吐等）、过敏反应（瘙痒、皮疹等）、精神和神经系统（头痛、嗜睡、头晕等）,长期应用可引起肾功能不全。

（3）禁忌证:使用阿司匹林或其他 NSAID 后出现哮喘、荨麻疹或其他类型过敏反应;对酮咯酸或其组成成分过敏;活动性消化性溃疡;孕妇和儿童;与抗凝药或其他 NSAID 合用。

11. 帕瑞昔布的药理特点

（1）药理作用及临床应用:为伐地考昔的前体药物,是选择性 COX-2 抑制药,能快速透过血脑屏障,有效抑制外周和中枢痛觉敏化,发挥良好的预防性镇痛作用,且对 COX-1 影响小,不影响血小板的正常功能,其镇痛作用强、效果持久。临床用于手术后疼痛的短期治疗。推荐剂量为 40mg 静脉注射,间隔 12 小时可重复给药,日剂量不超过 80mg。也可作为多模式镇痛的组合成分用于术后疼痛的预防与治疗,于手术开始前 15 分钟静脉注射 40mg。

（2）不良反应:最常见不良反应为恶心,严重不良反应少见或罕见,包括心肌梗死和严重低血压事件,以及过敏反应等。

（3）禁忌证:使用阿司匹林或其他 NSAID 后出现哮喘、荨麻疹或其他类型过敏反应,对帕瑞昔布或伐地考昔存在超敏反应,急性消化性溃疡或胃肠道出血。

（王天龙）

第七节　其　他　药　物

【知识点】

1. 抗胆碱药的药理学特性
2. 抗凝药物的药理与临床应用
3. 新型抗凝药物利伐沙班的作用机制及临床应用
4. 纤溶酶原激活剂的药理及临床应用
5. 抗血小板药物的药理及临床应用
6. 血小板糖蛋白拮抗剂的作用机制及临床应用
7. 抗纤维蛋白溶解药的作用机制及应临床用
8. 促凝血药物的药理及临床应用

1. 抗胆碱药的作用机制

根据胆碱受体拮抗药(cholinergic blocker)对胆碱受体的选择性不同,可分为:M 胆碱受体拮抗药、N_N 胆碱受体拮抗药和 N_M 胆碱受体拮抗药。其中 N_N 受体拮抗药又称神经节阻断药,可竞争性阻断 ACh 与受体结合,使 ACh 不能引起神经节细胞除极化,从而阻断神经冲动在神经节中的传递。N_M 受体拮抗药又称骨骼肌松弛药,能作用于神经肌肉接头后膜的 N_M 胆碱受体,产生神经肌肉阻滞作用。而传统意义上的抗胆碱药物是 M 胆碱受体拮抗药。

抗胆碱药物(anticholinergicdrug)与乙酰胆碱受体的有效结合主要是通过酯键(ester bond)实现的,其通过与乙酰胆碱受体的竞争性结合,阻断 ACh 或胆碱受体激动药与平滑肌、心肌、腺体细胞、外周神经节和中枢神经系统的 M 胆碱受体结合,阻止乙酰胆碱受体激活,从而抑制了第二信使介导的乙酰胆碱的细胞效应,表现出胆碱能神经被阻断或抑制的效应,通常对 N 胆碱受体激动作用较小。但是,阿托品及其类似药物的季铵类衍生物具有较强的拮抗 N 胆碱受体的活性,可干扰外周神经节或神经肌肉的传递。中枢神经系统的胆碱能传递涉及 M 和 N 胆碱受体的功能,大剂量的阿托品及其相关药物通常对中枢神经系统具有先兴奋后抑制的作用,而季铵类药物由于较难透过血脑屏障,对中枢神经系统的影响很小。

2. 常见抗胆碱药的药理学特性

常见抗胆碱药的药理学特性见表 2-7-1。

表 2-7-1 抗胆碱药物的药理学特性

抗胆碱药物	阿托品	东莨菪碱	格隆溴铵	盐酸戊乙奎醚
心动过速	+++	+	++	0
支气管扩张	++	+	++	++
镇静	+	+++	0	+
抑制腺体分泌	++	+++	+++	++

注:0 为无作用;+为作用小;++为作用中等;+++为作用明显。

3. 阿托品的临床特点

(1)临床应用:①抑制腺体分泌,唾液腺和汗腺最敏感;②眼:使瞳孔括约肌和睫状肌松弛,有助于虹膜睫状体炎的炎症消退,利于验光和进行眼底检查;③解除平滑肌痉挛:适用于各种内脏绞痛,对胃绞痛和膀胱刺激症状效果较好;④阿托品的衍生物异丙托溴铵可用于治疗支气管痉挛;⑤缓慢型心律失常:治疗迷走神经过度兴奋所致的缓慢型心律失常;⑥抗休克:对部分感染性休克,大剂量治疗时,能解除血管痉挛,舒张外周血管,改善微循环。但休克伴有高热或心率过快者慎用;⑦解救有机磷酸酯类中毒。

(2)不良反应:常见的不良反应有口干、视力模糊、心率加快、瞳孔扩大及皮肤潮红等,随着剂量增大,不良反应逐渐加重,甚至出现明显中枢中毒症状。

(3)禁忌证:闭角型青光眼、幽门梗阻及前列腺肥大。

4. 东莨菪碱的临床特点

(1)临床应用:①麻醉前给药,不但抑制腺体分泌,且有中枢抑制作用;②治疗晕动症;③预防术后恶心呕吐。

(2)不良反应:常见不良反应有口干、嗜睡、视物模糊、瞳孔散大。严重不良反应如青光眼及精神障碍。

(3)禁忌证:同阿托品。

5. 格隆溴铵的临床特点

(1)临床应用:由于格隆溴铵不能通过血脑屏障,因此对中枢神经系统和眼几乎没有作用。①作为麻醉前用药,抑制腺体分泌;②成人慢性阻塞性肺疾病患者维持性支气管扩张治疗以缓解症状;③静脉注射可以提升心率,但肌内注射无此作用。

(2)不良反应:常见不良反应有皮肤潮红、便秘、尿路感染、鼻塞、上呼吸道感染等。严重不良反应如房颤、恶性高热、假性肠梗阻、癫痫发作、青光眼、支气管痉挛、血管性水肿。

(3)禁忌证:①同时使用固体剂型的口服氯化钾;②胃肠道梗阻,肠迟缓的老年患者或虚弱患者,严重的溃疡性结肠炎或中毒性巨结肠并发溃疡性结肠炎者;③青光眼;④尿路梗阻;⑤重症肌无力;⑥对格隆溴铵、格隆铵或制剂的任何成分过敏。

6. 盐酸戊乙奎醚的临床特点

（1）临床应用：具有广泛的抑制腺体分泌及松弛平滑肌作用。围术期使用可有效减少黏液分泌及血管渗出、松弛气道平滑肌、扩张支气管、增加肺顺应性，从而降低气道高反应性，改善肺通气，预防肺部并发症。不作用于心脏 M_2 受体，不增加心肌氧耗。

（2）不良反应：常伴有口干、面红和皮肤干燥等。如用量过大，可出现头晕、尿潴留、谵妄和体温升高。

（3）禁忌证：孕妇及哺乳期妇女用药尚不明确，暂未发现生殖毒性、胚胎毒性及致畸作用。前列腺肥大及高热（>38.5℃）者慎用。青光眼患者禁用。

7. 肝素的作用机制及其临床应用

肝素（heparin）本身并不能直接灭活凝血因子，其通过特殊的戊糖结构与抗凝血酶Ⅲ（AT-Ⅲ）结合后，使后者对活化的X因子（Ⅹa）和凝血酶（Ⅱa），以及活化的Ⅸ、Ⅺ和Ⅻ因子的抑制作用显著增强。其中对Ⅱa的抑制需要肝素分子有足够的长度（至少达到18个单糖，分子量超过5 400D），在结合 AT-Ⅲ 的同时结合Ⅱa形成三联体复合物，最终影响非溶性纤维蛋白的生成。肝素的抗Ⅹa：抗Ⅱa约为1∶1。

肝素的临床应用：肝素在体内外都有抗凝作用，可被鱼精蛋白拮抗。临床上常通过静脉注射用于防治血栓形成或栓塞性疾病（如心肌梗死、血栓性静脉炎、肺栓塞等）；各种原因引起的弥散性血管内凝血；也用于血液透析、体外循环、导管术、血管手术等操作中及某些血液标本或器械的抗凝处理。

肝素除抗凝作用外还具有多种其他的生物活性，这主要是由于其松散的分子结构能与多种蛋白结合而发挥作用。这些生物活性包括：①调节炎症及血管再生，主要通过结合趋化因子如白细胞介素-8、基质细胞衍生因子1a、中性粒细胞弹性蛋白酶以及血小板因子Ⅳ等；②参与生长因子信号传导，调节细胞增殖、分化、形态发生及血管生成，主要通过结合多种生长因子及受体如成纤维细胞生长因子、成纤维细胞生长因子受体、内皮生长因子以及血小板衍生生长因子等；③参与多种疾病过程。例如研究发现Ⅱa因子在肿瘤的进展中发挥重要作用，肝素因导致Ⅱa因子灭活而具有抗肿瘤性；肝素可减少 β 样淀粉蛋白的产生、聚集及沉积，减弱其毒性作用并加速其去除，已被推荐用于阿尔茨海默患者的治疗；细胞表面的肝素可与人类免疫缺陷病毒-1 包膜蛋白、单纯疱疹病毒包膜蛋白及肝炎病毒等相结合，成为这些病毒入侵机体的受体。抗凝作用引起的出血风险限制了肝素其他生物活性在临床上的应用。已有研究表明肝素经鼻内给药能够用于哮喘及过敏性鼻炎的治疗而没有出血风险。随着无抗凝活性肝素的问世，肝素将具有更广泛的临床应用前景。

8. 低分子量肝素的作用机制及其临床应用

低分子量肝素（low molecular weight heparin）的平均分子量在 4 000~6 000D，大部分在 5 400D 以下，仅25%~50% 的低分子量肝素具有 18 个单糖，因此其抑制Ⅱa因子的能力较肝素大幅下降，但抑制Ⅹa因子的能力仍较强。低分子量肝素的抗Ⅹa/抗Ⅱa约为 1.5∶1~4∶1，在保证抗凝作用的同时，出血风险较肝素降低。

由于分子长度较短，较少结合其他蛋白，低分子量肝素具有生物利用度高、血浆半衰期长、并发症少、临床效应可预测性强等特点。临床上常通过皮下注射来治疗不稳定冠脉疾病、缺血性脑卒中，防治肺栓塞及深静脉血栓，并用于肾病综合征及血液透析的抗凝治疗。

9. 利伐沙班的作用机制及临床特点

利伐沙班（rivaroxaban）为新型口服直接Ⅹa因子抑制剂。Ⅹa因子为内源性和外源性凝血途径的关键环节，是共同凝血途径的第一步。每分子Ⅹa因子活化产生大约 1 000 分子凝血酶，因此抑制Ⅹa因子比灭活凝血酶具有更强的抑制纤维蛋白生成的作用。利伐沙班为小分子抑制剂，无需辅助因子即能够特异性地直接抑制游离和结合的Ⅹa因子，阻断凝血酶生成而抑制血栓形成。其作用于凝血级联反应的扩增阶段，不影响已生成的凝血酶活性，对凝血酶诱导的血小板聚集无直接作用，对生理性止血功能影响小。

利伐沙班的抗凝作用具有可预测性好、治疗窗宽、多次给药后无蓄积、与药物和食物相互作用少、无需常规监测凝血指标等特点。临床上已广泛用于择期髋、膝关节置换术后静脉血栓栓塞症预防，非瓣膜病心房颤动患者卒中和全身性栓塞预防，以及静脉血栓栓塞症治疗和二级预防。

（1）术前：长期服用利伐沙班的患者拟行择期手术时，包括中度（如腹部手术、泌尿生殖系统手术、大范围口腔手术、胸科手术、关节置换术）及高度出血风险大手术（如神经外科、复杂眼科、复杂心脏及血管外科手术）建议应在末次给药 24 小时后进行；包括接受治疗剂量和预防剂量治疗的患者。对于术中需要肝素/低分子量肝素抗凝的心脏/大血管手术，在术前按手术需求进行利伐沙班与非口服抗凝药物桥联抗凝。如需急诊手术，术前应监测凝血功能并给予凝血酶原复合物或新鲜冰冻血浆。低出血风险手术时,如体表脓肿切开或简单拔牙,无需停药。如可能,避免在利伐沙班给药后 2~4 小时进行有创操作。

（2）术后:手术（择期或急诊手术）或有创操作后,如果临床情况稳定且止血充分的情况下,应在术后 6~10 小时恢复利伐沙班给药。术中使用肝素/低分子量肝素抗凝的手术,术后止血充分且临床情况稳定后,可在术后 12~24 小时恢复利伐沙班给药。对于高出血风险的患者,在术后 24 小时后重新开始利伐沙班给药。尽可能在术后大出血风险降低后开始抗凝。手术后重新开始利伐沙班给药时不需要其他抗凝药物进行桥接。

（3）椎管内麻醉:椎管内麻醉或椎管内穿刺时,抗凝可增加硬膜外或硬膜下血肿的风险。因此,应密切监测神经受损的体征和症状。如可能可考虑全麻。接受有创性脊柱穿刺（如腰穿）的患者,利伐沙班给药需延迟 24 小时。

（4）硬膜外留置导管:术后使用硬膜外留置导管的患者不推荐同时使用利伐沙班。拔出留置的导管后至少 6 小时才可给予利伐沙班。

目前,国内临床应用的同类药物还有达比加群、阿哌沙班等。

10. 口服抗凝血药（华法林）的作用机制及其临床应用

华法林（warfarin）的作用机制:凝血因子 II、VII、IX、X 需要经过 γ-羧化后才具有生物活性,可结合到磷脂表面加速血液凝固,而羧基化过程需要维生素 K 参与。华法林是一种双香豆素衍生物,通过抑制维生素 K 及其 2,3-环氧化物（维生素 K 环氧化物）的相互转化而抑制羧基化过程,从而发挥抗凝作用。同时,华法林还因抑制抗凝蛋白 C 和 S 的羧化作用而具有促凝作用。蛋白 C 和 S 均为依赖维生素 K 在肝脏合成的血浆蛋白,通过灭活凝血因子 V 和 VIII 发挥抗凝作用,其数量不足或功能异常均可使血栓的形成不受抑制,导致凝血过度。华法林的抗凝作用能被维生素 K_1 拮抗。香豆素类药物还可以干扰在骨组织中合成的谷氨酸残基的羧化所用,孕妇服用华法林可能导致胎儿骨质异常。由于蛋白 C 和 S 的半衰期较短（6~8 小时）,凝血酶原的半衰期长（约为 72 小时）,因此口服华法林初期能够更快地降低蛋白 C 和 S 水平而表现为促凝作用,至少服药 3 天后,待体内原有的凝血酶原水平明显减低时才真正开始发挥抗凝作用。肝素不作用于蛋白 C 和蛋白 S,因此开始华法林治疗时可考虑用肝素桥接治疗。

华法林在 INR 为 2.0~3.0 时具有最佳的抗凝强度,此时出血和血栓栓塞的危险均最低。作为最古老的口服抗凝药,华法林目前仍是需要长期抗凝治疗患者的最常用药物,其临床应用主要包括预防和治疗静脉血栓栓塞性疾病、心房颤动血栓栓塞的预防、瓣膜病、人工瓣膜置换术和心腔内血栓形成的抗凝治疗等。

11. 纤溶酶原激活剂的作用机制及其临床应用

纤溶酶原激活剂包括组织纤溶酶原激活剂（tissue plasminogen activator,t-PA）和尿激酶纤溶酶原激活剂（urokinase plasminogen activator,u-PA）,两者同属丝氨酸蛋白酶家族,均可裂解纤溶酶原为纤溶酶,纤溶酶降解不溶性纤维蛋白为水溶性降解片段,从而起到溶解血凝块、维持血流通畅的作用。临床上常用于急性肺栓塞、急性心肌梗死、急性脑血管栓塞等血栓栓塞性疾病的溶栓治疗。

12. 阿司匹林的作用机制及其临床应用

阿司匹林（aspirin）的作用机制与剂量有关。血小板活化后释放的花生四烯酸在环氧合酶-1（COX-1）的作用下转变为内过氧化物前列腺素 G_2,后者最终转化为血栓素 A_2（TXA_2）,促进血小板聚集。<100mg/d 时,阿司匹林通过共价键结合,不可逆地抑制 COX-1 的活性最终导致 TXA_2 减少,抑制由 TXA_2 引起的血小板聚集。这一抑制作用持续血小板的整个生命周期（8~9 天）,临床表现为出血时间延长。此外还可抑制中性粒细胞来源的血小板活化,抑制内皮前列环素的合成,使一氧化氮合成减少;300mg/d 可以保护低密度脂蛋白免于氧化修饰,抑制动脉粥样硬化的进展;>650mg/d 则通过抑制 COX-1 和 COX-2,阻断前列腺素合成,主要发挥止痛、退热和抗炎作用。

临床上阿司匹林常用于预防与血小板聚集相关的血栓栓塞性疾病,如一过性脑缺血发作、心肌梗死、心房颤动、人工心脏瓣膜、动静脉瘘或其他手术后的血栓形成等。

13. 腺苷二磷酸受体抑制剂的作用机制及其临床应用

常见的腺苷二磷酸受体抑制剂（adenosine diphosphate receptor antagonists）包括氯吡格雷和噻氯匹定。这两种药物本身不抑制血小板聚集,其活性代谢产物能够不可逆地拮抗血小板膜上的腺苷二磷酸受体 P2Y12,对血小板的 I 相和 II 相聚集均有抑制作用。

噻氯匹定由于不良反应后果严重,已被氯吡格雷取代。氯吡格雷临床多用于预防脑血管、心血管及周围动脉硬化伴发的血栓栓塞性疾病,主要包括脑卒中、短暂脑缺血发作、冠心病及间歇性跛行等与血小板聚集相关的疾病。

14. 血小板糖蛋白拮抗剂的作用机制及其临床应用

任何激活剂引起的血小板聚集最终都必须通过血小板膜糖蛋白Ⅱb/Ⅲa受体使相邻的血小板经纤维蛋白原交联而连接。血小板糖蛋白拮抗剂(platelet glycoprotein antagonist)(阿昔单抗、替罗非班等)能够阻断血小板膜糖蛋白Ⅱb/Ⅲa受体,因此可以阻断任何激活剂引起的血小板聚集,此作用具有可逆性。

由于其阻断循环内所有血小板上的血小板膜糖蛋白Ⅱb/Ⅲa受体,可引起严重的出血并发症,因此临床上多用于进行冠脉血管成形术且术前未服用P2Y12的患者以预防心脏缺血并发症,或者有严重的局部病理改变的高危患者,比如血栓极高危患者。某些研究血小板膜糖蛋白Ⅱb/Ⅲa受体拮抗剂的临床研究甚至得出了阴性结果。

15. 服用抗血小板药物的患者的围术期管理要点

围术期是否继续应用抗血小板药物除应考虑患者本身的血栓风险和手术本身的出血风险外,还应充分考虑手术团队术中的止血技术。最终围术期抗血小板策略的决定需要与患者及家属充分沟通。若经过充分权衡出血、血栓风险及其他因素后,在手术前停用抗血小板药物治疗,建议在术后止血完全后24小时内尽快重启抗血小板药物治疗。对于急诊或半急诊手术,应召开多学科讨论,以商讨围术期抗血小板药物的使用。建议在条件允许的情况下,急诊或半急诊手术围术期不停用双重抗血小板药物,或单独应用阿司匹林治疗。对明确因阿司匹林或氯吡格雷引起的术中或术后出血,建议输注血小板进行治疗,但使用氯吡格雷12小时以内引起的出血,输注血小板治疗无效。

对于牙科手术、皮肤手术、白内障手术,可以继续使用抗血小板药物。对于大多数手术尤其是心脏手术,建议围术期继续阿司匹林治疗。低、中出血风险的手术前后可以继续服用阿司匹林。高出血风险手术或低卒中风险患者,术前应停用阿司匹林7~10天。高卒中风险的患者应继续应用单药抗血小板治疗,但应向患者及家属充分告知围术期出血增加的风险。椎管内麻醉前可以继续服用阿司匹林,但其他抗栓药物或阿司匹林联合其他抗栓药物均有增加椎管内血肿的风险。阿司匹林可增加骨科出血但不增加出血相关的并发症发生率和病死率,并且可以用于骨科围术期静脉血栓栓塞的预防,因此建议骨科手术继续使用阿司匹林。如条件允许,氯吡格雷应停用5天后才能进行手术。冠状动脉搭桥术建议继续使用阿司匹林,停用氯吡格雷5~7天,术后尽早添加氯吡格雷。裸金属支架术植入后应服用抗血小板药物至少4周以上,药物涂层支架植入术后应服用抗血小板药物3~12个月,除非因该药物引起的手术出血风险极高,危及患者生命,否则应该吃够时间。

冠脉支架植入术后行择期非心脏手术者,如为裸金属支架则应服用双重抗血小板药物至少30天,如为药物涂层支架则应服用双重抗血小板药物12个月后再行手术;如冠脉药物涂层支架植入术后12个月内需要手术,并且手术延迟的风险超过预期缺血或支架内血栓形成的风险,则双重抗血小板药物应至少服用180天后再行手术;如冠脉药物涂层支架植入术后6个月内需要手术,则应继续双重抗血小板治疗,并与患者及家属充分沟通围术期出血风险。

16. 抗纤维蛋白溶解药的作用机制及其临床应用

常见的抗纤维蛋白溶解药物包括氨甲环酸(tranexamic acid)、氨基己酸以及氨甲苯酸。这三种药物均为赖氨酸类似物,能够与纤溶酶原上赖氨酸受体结合,抑制纤溶酶的活化,从而保护纤维蛋白不被纤溶酶降解,达到止血的效果。由于同等剂量下,氨甲环酸抗纤溶的效价优于氨基己酸以及氨甲苯酸,且安全性高于其他抗纤溶药物,因此临床抗纤溶治疗中以氨甲环酸最为常用。氨甲环酸为抗纤维蛋白溶解的药物,本身没有促凝作用。

氨甲环酸可用于急性、慢性、局限性或全身性纤溶亢进所致的出血,比如:富有纤溶酶原激活物脏器(前列腺、尿道、肺、脑、子宫、肾上腺、甲状腺、肝等)的外伤及手术出血;亦可作为纤溶酶原激活物的拮抗剂。

在大型手术中,最早出现且影响最大的凝血功能异常即为纤溶亢进。广泛的组织损伤能够产生大量的组织激活物(组织纤溶酶原激活物、尿激酶、激肽释放酶),激活纤溶酶原变为纤溶酶,进而引起纤溶亢进,导致出血增加,另一方面,纤溶酶能够促进凝血酶的产生,最终导致消耗性凝血病,引起出血。这些结果又进一步刺激组织释放纤溶酶原激活物,从而形成恶性循环。氨甲环酸的预防性应用,能够在凝血功能出现异常之前维持凝血功能的稳定,从而减少失血量及输血。在成人严重创伤出血、心血管大手术、产科出血,脊柱大手术及全膝关节、全髋关节成形术,儿童心脏外科、脊柱外科以及颅骨重建术等术式中已经证明,术中预防性使用氨甲环酸,能够阻止手术创伤导致的纤溶亢进,减少围术期失血及输血需求,并且不增加血栓栓塞风险。目前已有欧洲指南推荐在创伤性大出血及产科大出血中早期使用氨甲环酸以减少出血。

17. 纤维蛋白原浓缩物的作用机制及其临床应用

纤维蛋白原浓缩物(fibrinogen concentrate)来源于健康人血,经过病毒灭活而制得,其规格为0.5g/瓶。其纤维蛋白原含量稳定,输入人体后,能够迅速提高纤维蛋白原浓度,作为形成血凝块的底物参与机体凝血过程,并且发生病原感染的可能性极低。

纤维蛋白原浓缩物在临床上用于纠正各种先天性及获得性低纤维蛋白血症。随着对围术期凝血功能改变的进一步研究,纤维蛋白原在围术期减少出血的重要性逐渐被重视。有研究表明,低纤维蛋白原血症是神经外科手术发生严重出血并发症的独立危险因素。同样的,低纤维蛋白原血症也被证明与产后大出血、产科输血需求增加及心脏手术的出血和输血增加有显著关系。因此,纤维蛋白原浓缩物在术中主要用于纠正各种大出血情况下的获得性低纤维蛋白原血症,比如严重创伤、神经外科手术、心脏手术、脊柱手术及产科大出血等。一般于大出血早期即给予3~4g的冲击量,之后通过凝血功能检测,按需要补充。

18. 凝血酶原复合物的作用机制及其临床应用

凝血酶原复合物(prothrombin complex concentrate,PCC)来源于健康人血,经过病毒灭活而制成。其活性成分为凝血因子Ⅱ、Ⅶ、Ⅸ和Ⅹ。规格为200IU/瓶,每瓶含Ⅸ因子200IU、Ⅱ因子200IU、Ⅶ因子50IU,以及Ⅹ因子200IU。凝血酶原复合物输入人体后,能够快速补充凝血因子Ⅱ、Ⅶ、Ⅸ和Ⅹ,参与机体凝血过程,因此多用于纠正先天性或者获得性的凝血因子Ⅱ、Ⅶ、Ⅸ、Ⅹ缺乏症(单独或联合缺乏)。

其临床应用包括凝血因子Ⅸ缺乏症(乙型血友病),以及Ⅱ、Ⅶ、Ⅹ凝血因子缺乏症;抗凝剂过量、维生素K缺乏症;肝病导致的出血患者需要纠正凝血功能障碍时;各种原因所致凝血酶原时间延长而拟作外科手术的患者,但对凝血因子Ⅴ的缺乏无效;逆转香豆素类抗凝剂诱导的出血。

欧洲创伤后大出血及凝血病管理指南推荐早期使用凝血酶原复合物来紧急逆转维生素K依赖性口服抗凝药的作用,对于血栓弹力检测显示凝血时间延长的出血患者,如果纤维蛋白原水平正常,除了给予血浆外,亦推荐可给予凝血酶原复合物。口服活化因子Ⅹ抑制剂或者凝血酶抑制剂的患者大出血危及生命时,如果没有特异拮抗剂,则推荐给与大剂量(25~50U/kg)的凝血酶原复合物。

19. 注射用血凝酶的作用机制及其临床应用

注射用血凝酶(hemocoagulase injection)是从蛇毒提取的血凝酶和磷脂依赖性凝血因子Ⅹ激活物的混合物,不含神经毒素和其他毒素。其中血凝酶可使纤维蛋白原的精氨酸-甘氨酸连接处裂解,产生纤维蛋白肽A及纤维蛋白Ⅰ单体,后者在血管破损处形成纤维蛋白Ⅰ多聚体,然后促进血管破损处血小板聚集,从而促进初期止血效应。磷脂依赖性凝血因子Ⅹ激活物能够活化血管破损处的Ⅹ因子,从而使其高效地激活血凝酶原,促使血液凝固。

注射用血凝酶广泛用于临床各科室的出血及出血性疾病,也可于手术前用药以减少术中及术后出血。临床研究表明,其应用于乳腺癌手术、与骨折相关的髋关节置换术、脊柱融合术、腹部手术及拔牙等术式中具有安全有效的止血作用。

需要注意的是,长期或者大剂量使用注射用血凝酶有可能引起消耗性的低纤维蛋白原血症,从而导致患者出血增加,甚至弥散性血管内凝血的发生。已有研究发现,大剂量血凝酶为颅内肿瘤切除术患者发生术后低纤维蛋白原血症的危险因素。亦有在闭合性肝损伤以及因下颌恶性肿瘤行全下颌切除术的患者中静脉使用血凝酶导致低纤维蛋白原血症发生的病例报道。因此,使用血凝酶后,应警惕低纤维蛋白原血症和出血的发生。

(王天龙)

参 考 文 献

[1] 邓小明,姚尚龙,曾因明. 2017麻醉学新进展. 北京:人民卫生出版社,2017.
[2] 吴新民,薛张纲,马虹,等. 右美托咪定临床应用专家共识(2018). 临床麻醉学杂志,2018,34(8):820-823.
[3] 徐建国. 成人手术后疼痛处理专家共识. 临床麻醉学杂志,2017,33:911-917.
[4] 中华医学会麻醉学分会. 成人手术后疼痛处理专家共识. 临床麻醉学杂志,2017,33(9):911-917.
[5] 中华医学会老年医学分会《中华内科杂志》编辑委员会,《中华老年医学杂志》编辑委员会. 阿司匹林在动脉粥样硬化性心血管疾病中的临床应用:中国专家共识(2016). 中华内科杂志,2017,56(1):68-80.
[6] DAVIDSON A J,DISMA N,DE GRAAFF J C,et al. Neurodevelopmental outcome at 2 years of age after general anaesthesia and awake-regional anaesthesia in infancy(GAS):an international multicentre,randomised controlled trial. Lancet,2016,387:

239-250.

［7］ MCCANN M E,DE GRAAFF J C,DORRIS L,et al. Neurodevelopmental outcome at 5 years of age after general anaesthesia or awake-regional anaesthesia in infancy(GAS):an international,multicentre,randomised,controlled equivalence trial. Lancet, 2019,393:664-677.

［8］ SUN L S,LI G,MILLER T L,et al. Association between a single general anesthesia exposure before age 36 months and neurocognitive outcomes in later childhood. JAMA,2016,315:2312-2320.

［9］ DAVID O,WARNER,MICHAEL J,et al. Neuropsychological and behavioral outcomes after exposure of young children to procedures requiring general anesthesia:the MASK study. Anesthesiology,2018,129(1):89-105.

［10］ PERRY N J S,BUGGY D,MA D. Can anesthesia influence cancer outcomes after surgery. JAMA,2019,154(4):279-280.

［11］ HEMPHILL S,MCMENAMIN L,BELLAMY M C,et al. Propofol infusion syndrome:a structured literature review and analysis of published case reports. Br J Anaesth,2019,122(4):448-459.

［12］ GRUNEBAUM M F,GALFALVY H C,CHOO T,et al. Ketamine for rapid reduction of suicidal thoughts in major depression: a midazolam-controlled randomized clinical trial. American Journal of Psychiatry,2018,175(4):327-335.

［13］ KOEHL A,HU H,MAEDA S,et al. Structure of the micro-opioid receptor-Gi protein complex. Nature,2018,558:547-552.

［14］ HOLLMANN M W,RATHMELL J P,LIRK P. Optimal postoperative pain management:redefining the role for opioids. Lancet,2019,393:1483-1485.

［15］ CAPODANNO D,ANGIOLILLO D J. Aspirin for primary cardiovascular risk prevention and beyond in diabetes mellitus. Circulation,2016,134(20):1579-1594.

［16］ FRANCHI F,ROLLINI F,RIVAS RIOS J,et al. Pharmacodynamic effects of switching from ticagrelor to clopidogrel in patients with coronary artery disease:Results of the SWAP-4 Study. Circulation,2018,137(23):2450-2462.

第三章　麻醉方法与技术

第一节　全　身　麻　醉

【知识点】

1. 全身麻醉的分类及实施要点
2. 低流量吸入麻醉的实施及并发症
3. 全身麻醉期间呼吸并发症
4. 全身麻醉期间循环并发症
5. 全身麻醉期间体温异常的防控
6. 全身麻醉后苏醒期并发症
7. 全身麻醉后恢复期管理要点

1. 全凭静脉麻醉的概念与实施方法

全凭静脉麻醉(total intravenous anesthesia,TIVA)是指完全采用静脉麻醉药及其辅助药来对患者实施麻醉的方法。此方法诱导迅速、麻醉过程平稳,无污染、苏醒也较快,对于某些特殊的手术(如肺泡蛋白沉积症的肺灌洗手术)及一些存在严重呼吸系统疾病的患者,TIVA 则极大地体现了其固有的优势。

静脉诱导开始使用强力短效催眠药(目前临床常用的为咪达唑仑),意识消失之后,应给予其他静脉药物维持麻醉,同时给予镇痛药以消除气管插管的刺激,最后给予肌肉松弛药。静脉给药方式分为:单次注入、分次注入、连续注入和靶控输注(target controlled infusion,TCI)。麻醉维持时应强调联合用药。联合用药不仅可以最大限度地体现每类药物的药理作用,而且还可减少各药物的用量及不良反应。完善的静脉全身麻醉主要涉及 3 大类药:静脉全麻药,如丙泊酚、咪达唑仑等;麻醉性镇痛药,如芬太尼、舒芬太尼、瑞芬太尼等阿片类药物;骨骼肌松弛药,如去极化肌肉松弛药琥珀胆碱及非去极化肌肉松弛药维库溴铵、罗库溴铵等。

2. 吸入麻醉的基本原理及分类

吸入麻醉(inhalation anesthesia)是指挥发性麻醉药或麻醉气体经呼吸系统吸收入血,抑制中枢神经系统而产生的全身麻醉的方法。吸入麻醉药在体内代谢、分解少,具有较高的可控性、安全性及有效性。吸入麻醉药在肺泡被吸收后经血液循环带入中枢神经系统,作用于一些关键部位产生全麻作用,吸入麻醉药在脑中的分压就非常重要。脑组织中吸入麻醉药分压受到以下因素影响:①麻醉药吸入浓度;②麻醉药在肺内分布;③麻醉药跨肺泡膜扩散到肺毛细血管血液的过程;④循环系统的功能状态;⑤经血脑屏障向脑细胞内扩散状态。

根据呼吸气体与空气接触方式、重复吸入程度以及有无二氧化碳吸收装置,吸入麻醉可以分为开放法、半开放法、半紧闭法及紧闭法四种。紧闭循环系统新鲜气流量的分类,目前尚无统一标准。比较具有说服力的是 Aldrete 提出的 2.5 倍数法则。该分类标准根据 Brody 公式将新鲜气流量分为低流量、中等流量和高流量。但在实际临床工作中,如果是非紧闭回路麻醉,一般无须复杂计算。通常将 1L/min 以上的新鲜气流量称为中、高流量;而低于 1L/min 的新鲜气流量称为低流量。

3. 实施低流量吸入麻醉的方法及其常见并发症

低流量麻醉操作简单,易于掌握,推荐术中监测吸入 O_2 浓度,呼吸末 CO_2 浓度以及挥发性麻醉气体浓度。

低流量麻醉(low flow rate anesthesia)实施前,必须用高流量氧气去填充肺泡功能残气量和呼吸回路。通常残气量为 3 000ml,回路容量为 6 000ml,以6L/ml 的高流量氧气去吸氧去氮,则时间常数为 1.5 分钟,经过 4.5 分钟可以认为肺泡和回路内充满了氧气。吸入麻醉开始时先予以较高流量的新鲜气体 5L/min,10~15 分钟后将新鲜气流量降低至1L/min(其中 $O_2:N_2O$ 为 1:1)。在 1~2 小时后,将新鲜气流量调整为 O_2 流量 0.6L/min,N_2O 流量 0.4L/min。术中根据肺泡气麻醉药浓度及手术需要调节挥发罐的刻度。低流量吸入麻醉的并发症包括缺氧、通气缺氧和呼吸模式的变化、二氧化碳蓄积、吸入麻醉药的意外超剂量、直接由减少新鲜气体流量导致的风险。

4. 复合全麻的概念与特点

对患者同时或先后实施静脉全麻技术和吸入全麻技术的麻醉方法称之为静脉-吸入复合麻醉技术,简称静吸复合麻醉(combined intravenous-inhalation anesthesia)。其方法多种多样,如静脉麻醉诱导,吸入麻醉维持;或吸入麻醉诱导,静脉麻醉维持;或者静吸复合诱导,静吸复合维持。由于静脉麻醉起效快,诱导平稳,而吸入麻醉易于管理,麻醉深浅易于控制,因此静脉麻醉诱导后采取吸入麻醉或静吸复合麻醉维持在临床麻醉工作中占主要地位。静脉麻醉与吸入麻醉的优缺点比较见表 3-1-1。

表 3-1-1　静脉麻醉与吸入麻醉的比较

静脉麻醉	吸入麻醉
起效快、诱导迅速、无兴奋期	起效慢、诱导过程有兴奋期
基本无镇痛作用	有镇痛效应
无肌肉松弛作用	有肌肉松弛作用
术中可能知晓	无知晓
术后恶心呕吐发生率低	术后恶心呕吐多见
所需麻醉设备简单	需要一定复杂的麻醉设备
操作可控性差	操作简单、可控性好
无环境污染	有环境污染
代谢物可能有药理活性	基本不代谢
个体差异大	个体差异小
尚无明确表示的麻醉深度指标(最小滴注速率 MIR)	可用 MAC 表示麻醉深度

5. 全身麻醉时支气管痉挛的处理原则

在麻醉过程和手术后均可发生急性支气管痉挛,表现为气道变窄,气道阻力骤然增加,呼气性呼吸困难,引起严重缺氧和 CO_2 蓄积。若不及时予以解除,患者不能进行有效通气,不仅发生血流动力学的变化,甚至发生心律失常和心搏骤停。发生支气管痉挛的原因包括:①气道高反应性:患有呼吸道疾病的患者如支气管哮喘或慢性炎症;②与麻醉手术有关的神经反射:如牵拉反射、疼痛反射,乃至咳嗽反射和肺牵张反射都可成为诱发气道收缩的因素;③气管插管等局部刺激是诱导期发生气道痉挛最常见的原因。由于气道上皮下富含迷走神经传入纤维,尤其隆突部位。气管插管过深直接刺激隆突,或浅麻醉下行气管插管、吸痰也都可引起反射性支气管痉挛。手术后早期的支气管痉挛,多非哮喘所致,常见的原因是由于气管内导管移位或受阻,以至气管发生部分梗阻或受到刺激而引起支气管痉挛。

发生支气管痉挛后:①首先要明确诱因、消除刺激因素,若与药物有关应立即停用并更换之;②如因麻醉过浅所致,则应加深麻醉;③面罩吸氧,必要时施行辅助或控制呼吸;④静脉输注皮质类固醇类药(如氢化可的松和地塞米松)、氨茶碱等,两药同时应用可能收效更好。若无心血管方面的禁忌,可用 β 受体激动药如异丙肾上腺素稀释后静脉滴注或雾化吸入。目前,还可采用选择性 $β_2$ 受体激动药如吸入间羟叔丁肾上腺素,尤其适用于心脏病患者。

6. 全身麻醉期间低氧血症的处理原则

易于引起麻醉后低氧血症(hypoxemia)的因素:①患者的年龄>65 岁;②体重超重的患者,如>100kg;③麻醉时间>4小时;④施行腹部手术者对呼吸的影响显著于胸部,以肢体手术的影响较为轻微;⑤麻醉用药:如苯二氮䓬类与阿片类药物并用,用硫喷妥钠诱导麻醉对呼吸的影响要显著于异丙酚。非去极化肌肉松弛药的应用剂量、时效和肌肉松弛残余都是极其重要的因素。

在全麻后发生低氧血症的原因是多因素的,也较为复杂:

(1) 由于供氧浓度的低下或因设备的故障引起吸入氧浓度<0.21。尽管发生此意外并不多见,但发生误接气源或混合气体装置的失灵的可能性仍然存在。

(2) 通气不足,因肺泡通气的降低引起 $PaCO_2$ 的增高。手术后通气不足的原因:①中枢性呼吸驱动的削弱;②呼吸肌功能恢复的不足;③体内产生 CO_2 增多;④由呼吸系统急性或慢性疾病所致。

(3) 术后肺内右致左的分流增加,如术后发生肺不张、急性气胸或急性肺梗死等,使经肺的静脉血得不到充分的氧合,造成动脉低氧血症是必然的结果。

(4) 肺通气血流比例($\dot{V}/\dot{Q}$)的失衡,如因麻醉药的影响损害了低氧下肺血管收缩的补偿, $\dot{V}/\dot{Q}$ 的失衡加重。术后患者心排血量低下也促进了这种失衡。

(5) 不正确的吸痰方法是易被忽视的原因。应用过高的吸引负压、过粗的吸痰管和超时限的吸引,可以引起患者 SaO_2 的显著下降,尤其是危重和大手术后患者。

(6) 其他:术后患者的寒战可使氧耗量增高500%,对存在肺内分流患者,通过混合静脉血氧张力,使 PaO_2 也下降。

临床上不能忽视肉眼的观察,如呼吸的深度、呼吸肌的协调和呼吸模式等,监测方面包括脉搏血氧饱和度、 $P_{ET}CO_2$ 和 $PaCO_2$ 的监测。

以下患者即使其 PaO_2 处于正常范围,但仍有发生组织低氧或缺氧的可能:①低血容量(低 CVP、少尿);②低血压;③贫血,血红蛋白<70g/L;④心血管或脑血管缺血患者;⑤氧耗增高,如发热的患者。

7. 全身麻醉期间急性肺不张的处理原则

发生急性肺不张(acute atelectasis)的高危因素:①围术期患者存在急性呼吸道感染;②呼吸道急性或慢性梗阻,术后最常见的原因是气道被黏稠的分泌物所堵塞;③慢性气管炎;④吸烟;⑤肥胖;⑥老年患者肺容量小,如非阻塞性肺病,胸廓畸形,或因肌肉、神经肌肉和神经疾病所致的呼吸肌障碍或受限;⑦通气不足综合征;⑧中枢性或梗阻性睡眠-呼吸暂停综合征患者。

手术后的危险因素:①呼吸道分泌物多,且引流或排出不畅;②胸部或上腹部大手术患者;③外科手术切口疼痛;④镇痛药应用不当;⑤应用具抑制中枢神经系统的药物。

肺不张处理的主要目的是消除呼吸道梗阻的原因,积极预防感染,并使萎陷的肺复张,措施包括:①积极鼓励患者咳嗽排痰,或诱导发生呛咳;②施行纤维光导支气管镜检查,不仅可明确梗阻的部位和原因,且可进行分泌物的吸引和异物的钳取;③若患者存在明显低氧血症,可用机械性正压通气辅以 PEEP($10\sim15cmH_2O$),有助于肺泡的复张;④其他如雾化吸入,祛痰药,支气管扩张药,激素等应用有助于改善通气的功能;⑤根据痰液细菌培养结果和药敏试验,选用有效的抗生素。

8. 全身麻醉期间张力性气胸的处理原则

张力性气胸(tension pneumothorax)多与麻醉和手术的操作有关,如气道压力过高,使有先天性缺陷或病变的肺泡破裂,对肺气肿、支气管扩张或肺大疱患者施以过大压力的辅助或控制呼吸就可造成肺泡破裂。有创性中心静脉监测(颈内或锁骨上、下静脉)、气管造口术、甲状腺切除术、颈部广泛解剖(尤其累及颈深筋膜),即使膈肌下的手术如脾、肾切除术、腹腔镜手术也都有损伤脏胸膜或壁胸膜之可能,或一侧胸内手术时损伤了对侧胸膜没有及时发现和修补。

对张力性气胸患者应立即采取措施,除了给予必要的呼吸循环支持外;应在无菌条件下,用粗径针头对患侧经锁骨中线第2或第3肋间进行穿刺抽气。如果抽气后症状仍不缓解或需多次抽气时,则应在胸腔内置管进行闭式胸腔负压吸引,以促进萎陷肺的复张。同时应积极预防感染。

9. 全身麻醉期间高血压的处理原则

全身麻醉恢复期,麻醉药作用的消退、疼痛不适,以及吸痰、拔除气管内导管的刺激等原因极易引起高血压。尤其有高血压病史的患者,如果在术前突然停用抗高血压药物,则发生高血压的情况更严重。

处理原则如下:

(1) 发现和了解引起高血压的原因并给予相应的处理,如镇痛,呼吸支持,以纠正低氧血症,计算液体的出入量以减缓输液的速率或输入量。

（2）减少不必要的刺激，当患者呼吸功能恢复和血流动力学稳定时，应尽早拔除导管。

（3）药物治疗：多数患者并无高血压病史，且在术后4小时内高血压能缓解，故不必应用长效抗高血压药物。可选用的药物包括：①硝普钠，优点在于发挥药效迅速，且停止用药即可反转，对动脉、静脉壁均有直接的扩张效应；②压宁定，可有效预防拔管时高血压反应；③β受体拮抗剂如拉贝洛尔和艾司洛尔；④对高龄、体弱或心脏功能差的患者，可采用硝酸甘油降压。对心脏无抑制作用，可扩张冠脉血管，改善心肌供血和提高心排血量。停药后血压恢复较缓，且较少发生反跳性血压升高。

10. 全身麻醉期间急性心肌梗死的处理原则

诱发心肌梗死（myocardial infarction）的危险因素：①冠心病患者；②高龄；③外周血管疾病，如存在外周血管狭窄或粥样硬化，则提示冠脉也有相同的病变；④高血压患者心肌梗死发生率为正常人2倍；⑤手术期间有较长时间的低血压；⑥手术种类：心血管手术的发生率为16%，胸部为13%，上腹部为8%；⑦术后贫血。

急性心肌梗死的处理原则如下。

（1）麻醉期间或手术后心肌梗死的临床表现很不典型，主要依据心电图的提示和血流动力学的改变，宜及时请心血管专科医师会诊和协同处理。

（2）血流动力学监测如平均动脉压、中心静脉压、体温、尿量，漂浮导管置入可以进一步了解肺动脉压（PAP）、肺毛细血管楔压（PCWP）和左室舒张末压（LVEDP）等。

（3）充分供氧，必要时行机械性辅助呼吸。

（4）暂停手术或尽快结束手术操作。

（5）应用血管活性药物如多巴胺、去甲肾上腺素以保持冠状动脉血液灌注。

（6）应用辅助循环装置-主动脉内球囊反搏（IABP），通过降低收缩压，减少左室做功，使心肌氧耗量随之下降，同时增加舒张压，有利于冠状动脉血流和心肌供氧。

（7）其他对症治疗，如应用镇静和镇痛药（罂粟碱或吗啡）。

11. 全身麻醉期间脑血管意外的处理原则

全身麻醉下发生脑血管意外（cerebrovascular accident），未必能及时发现，只有当麻醉后发生苏醒延迟、意识障碍，或相关病理部位的功能受损所反映出特殊体征时才引起临床注意和诊断。事实上术前患者存在脑血管病，在麻醉手术过程中，发生卒中约有80%是因脑血管供血不足的缺血性卒中，其余20%属于出血性卒中。围术期脑卒中相关问题见第五章第七节。

12. 全身麻醉期间体温异常的处理原则

恶性高热（malignant hyperthermia，MH），临床上多因吸入强效的吸入麻醉药和使用琥珀胆碱时诱发以肌肉强直、挛缩为特征的骨骼肌高代谢状态，呼出CO_2和体温骤然增高、心动过速，并出现肌红蛋白尿等综合征。麻醉期间多为骤然发病，少数患者也可延缓数小时，乃至回到苏醒室才趋显著。其发病和死亡率是与发病速率、诊断治疗早晚和疾病的性质有关。务必与麻醉过程中发热、甲状腺危象、中暑和神经抑制性高热综合征等相鉴别。

恶性高热的处理原则如下：

（1）立即停用一切麻醉药并终止手术，用纯氧进行过度通气，排出CO_2。

（2）积极降温：包括体表冷却降温，若是开腹或开胸手术，可用冷却的生理盐水反复进行胸腹腔冲洗；更有效的方法是行体外循环，利用变温器进行血液降温。为了避免意外的低温，体温保持在38~39℃即可。

（3）纠正代谢性酸中毒：可先给予5%碳酸氢钠溶液2~4ml/kg，待动脉血氧分析的结果后做进一步用药。

（4）补液和利尿：可在45~60分钟内静脉输入冷却的乳酸钠复方生理盐水1 500~2 500ml，并用20%甘露醇或呋塞米静脉输入，尿量保持在2ml/（kg·h）以上。

（5）应用较大剂量的地塞米松或氢化可的松。

（6）应用拮抗骨骼肌挛缩的药物——丹曲林：目前对其诱发肌肉松弛的真正机制还不完全了解，但仍是治疗MH肌挛缩最有效的药物。

（7）加强观察和监测，如体温、心电图、CVP、动脉压、动脉血气分析、呼吸和呼气末CO_2、电解质和凝血的检查。注意尿量和肌红蛋白尿的出现可能。

（8）其他支持疗法和预防感染。

低体温（hypothermia）是围术期常见的问题。儿科患者和老年患者对术中低温特别敏感。合并烧伤、脊髓损伤包括自主神经功能障碍、内分泌紊乱的患者亦存在风险。

围术期低体温及其相关问题见第三章第七节。

13. 全身麻醉期间严重过敏反应的处理原则

在手术室内导致超敏反应（hypersensitivity）的最常见原因是：抗生素、丙泊酚、胶体、肝素和鱼精蛋白、局麻药、抗生素。严重反应发生在有预接触的患者再次接触时，和对某些日用品交叉致敏后首次接触时。呼吸道症状包括水肿，尤其是黏膜和喉头水肿，支气管痉挛和肺水肿。心血管症状包括低血压和心动过速。皮肤表现包括充血和荨麻疹。过敏性休克的处理见第七章第十二节。

14. 全身麻醉后恢复期并发症的处理原则

全身麻醉包括吸入性、静吸复合、全凭静脉麻醉在停止给药后，患者一般在60~90分钟可清醒，对指令动作、定向能力和术前的记忆得以恢复。若超过此时限神志仍不十分清晰，可认为全麻后苏醒延迟（delayed recovery）。处理原则：①支持疗法，无论何种原因引起的苏醒延迟，首先是保持充分的通气（包括机械性通气），补充血容量的不足，保持电解质的平衡；②实验室检查：包括血清 K^+、Na^+、Cl^- 水平，血糖、酮体；动脉血气分析以及尿常规（尿糖、酮体）。若有异常，则可行纠正，采用相应治疗；③若是吸入性药物麻醉过深，在停止给药并保持充分通气后可逐渐苏醒，不必盲目应用呼吸兴奋药。若可疑麻醉性镇痛药和肌肉松弛药联合用药的残留作用，除了进行肌肉松弛的监测外，一般可先拮抗麻醉性镇痛药（如纳洛酮）的效应，随后再拮抗肌肉松弛药的残留效应；④可请内分泌或神经科有关专业医师进行会诊与治疗。

全麻恢复期，大多数患者呈嗜睡、安静或有轻度定向障碍和脑功能逐渐恢复趋于正常，但仍有部分患者出现较大的情感波动，表现为不能控制的哭泣和烦躁（躁动）不安。躁动的出现除了与术前、术中用药有关外，术后疼痛可能是引起躁动的重要因素。对强烈躁动的患者必要时应予适当的防护措施，以防止对患者本人或麻醉后恢复室内的人员造成伤害。

躁动的处理原则：①维持合适的麻醉深度、充分的术后镇痛，保持充分通气供氧和血流动力学的稳定，避免不良的刺激，外环境的安静对患者平稳的恢复也很重要。②消除引起躁动的因素，包括减少或即时拔除有创性各种导管和引流管刺激，定时地变动患者体位不仅有利于呼吸功能改善，且避免长时间固定体位的不适。必要时适当地应用镇痛药和镇静药。③防止因躁动引起的患者自身的伤害，定时进行动脉血气分析，以免发生低氧血症或二氧化碳的潴留。全麻时能够回忆术中事件称为术中知晓。术中知晓多发生于需要麻醉深度较浅的手术中，如体外循环、血流动力学不稳定、创伤、产科手术时。术中知晓的表现并无特异性，应用肌肉松弛剂会增加潜在知晓的风险。如患者发生术中知晓的风险较高，应在术前谈话时提及。在全凭静脉麻醉时，应用脑电监测（如 BIS 监测）可以降低伴回忆知晓的发生，而在吸入麻醉时，监测呼气末麻醉剂浓度就足够。

确定术中知晓后，应详细采集病史。倾听患者，回应患者，并向其说明相关情况（心血管不稳定性、创伤等）。同时为患者提供心理支持。需通知手术医师、护士及医院，对高危患者，应在术前访视时说明其发生术中知晓的风险增加。术前应用苯二氮䓬类药物，特别是对高危患者，可能减少术中知晓的发生。

15. 全身麻醉后恢复期的管理要点

麻醉后管理是围术期管理和麻醉医师职责的一部分。转入麻醉后恢复室（post anesthesia recovery room，PACU）时麻醉医师需与 PACU 护士交接患者既往史、手术类型、术中时间、麻醉药种类以及麻醉过程。肌肉松弛药的使用、神经肌肉阻滞的转复、术中镇痛方案和术中输注的液体和血制品种类可以指导 PACU 的治疗方案。PACU 护士对患者的初步评估包括生命体征、基础反应性、是否充分通气及是否充分镇痛。监测患者的护理评分可通过各种评分系统测定，并成为转出指标之一。此外，体温、尿量、伤口引流需要适当监测。

患者在 PACU 期间可能出现：通气不足、血流动力学不稳定、术后疼痛、术后恶心呕吐。残余肌肉松弛作用，阿片类药物影响以及吸入麻醉药未排出均可导致术后通气不足。

残余肌肉松弛作用导致的通气不足应当尽快积极处理。可分次给予拮抗药，累计不超过正常最高剂量。麻醉未完全苏醒的治疗更有难度，措施包括持续刺激直至自主通气或口/鼻人工气道可缓解气道梗阻。其他支持性措施包括增加吸入氧浓度（FiO_2）。但是，增加 FiO_2 只能掩盖通气不足的存在，而无法逆转。除了麻醉药物的原因，PACU 中大多数低氧血症源于肺不张，可嘱患者坐直，深吸气或咳嗽，鼓励行诱发性肺活量测定法。

PACU 转出标准为 Alderete 评分 8~10 分(表 3-1-2),需要患者氧合充分,术后疼痛可控,并解决术后恶心呕吐。疑似睡眠呼吸暂停患者应当按照已确诊患者处理。吸氧,常规检查和监测氧饱和度是治疗的最佳标准。

表 3-1-2　麻醉后恢复评分表(Alderete)

观察指标	评　分		
	0	1	2
肌力	无肢体活动	能活动两个肢体,有限地抬头	能活动四肢与抬头
呼吸	需辅助呼吸	能保持呼吸道通畅	正常呼吸与咳嗽
循环/mmHg 与手术前血压相比	≥±50,心电图明显变化	±20~50,心电图轻微变化	±20,无心电图变化
SpO$_2$	辅助吸氧下<92%	辅助吸氧下>92%	吸空气下>92%
神志	无任何反应	嗜睡,但对刺激有反应	清醒

(于泳浩)

第二节　椎管内麻醉

【知识点】

1. 椎管的解剖
2. 椎管内麻醉的作用机制
3. 椎管内麻醉对机体的影响
4. 抗血栓药治疗患者实施椎管内麻醉的时机
5. 超声引导下椎管内阻滞
6. 脊髓电刺激
7. 椎管内麻醉辅助用药

1. 与椎管内阻滞相关的解剖要点

(1) 骨性结构:脊椎由 7 节颈椎、12 节胸椎、5 节腰椎、融合成一块的 5 节骶椎以及 3~4 节尾椎组成。位于上、下两棘突之间的间隙是椎管内麻醉的必经之路,成人脊椎呈现 4 个弯曲,即颈曲、胸曲、腰曲、骶曲。从侧面看,颈曲和腰曲向前,胸曲和骶曲向后。这一解剖特点提示我们,不同节段椎间隙穿刺应采取不同角度进针。从颈椎到第 4 胸椎棘突与椎体的横截面呈水平方向,穿刺时可垂直进针,从第 4 胸椎至第 12 胸椎,棘突呈叠瓦状排列,穿刺方向要向头侧倾斜 45°~60°,方能进入,而腰椎的棘突又与椎体平行,垂直进针较易刺入椎管。骶管裂孔是骶管下后面的斜形三角形裂隙,是硬膜外间隙的终点,用腰部硬膜外相似的穿刺方法,经骶裂隙垂直进针,以提高穿刺成功率。

(2) 韧带:相邻两节椎骨的椎弓及其棘突由三条韧带相互连接,从椎管内向外依次为:黄韧带、棘间韧带及棘上韧带。穿刺针刺入黄韧带时的阻力感和刺穿后的阻力消失感均较显,常以此作为是否刺入硬膜外间隙的依据。

(3) 脊髓:脊髓近端与脑干相连,末端以终丝(纤维的延伸部分)和马尾(神经的延伸部分)终止于脊髓圆锥。由于骨性椎管与中枢神经系统的生长速度不同,随着年龄的增长,脊髓末端从婴儿时期的 L$_3$ 水平下降至成人的 L$_1$ 下缘水平、L$_2$ 上缘水平。

(4) 在骨性脊柱内由内到外包绕脊髓的三层膜为软脊膜、蛛网膜和硬膜。软脊膜和蛛网膜之间的腔隙为蛛网膜下腔(即鞘内),内含脑脊液;硬脊膜内外两层之间的腔隙为硬膜外腔。

2. 蛛网膜下腔阻滞的作用机制

脊麻并不是局麻药作用于脊髓的化学横断面,而是通过脑脊液阻滞脊髓的前根神经和后根神经,导致感觉、交感神经及运动神经被阻滞,局麻药阻滞顺序先从自主神经开始,次之感觉神经纤维,而运动神经纤维及本体感觉纤维最后被阻滞。消失顺序与阻滞顺序则相反。交感神经阻滞总是先起效而最后消失,因而易造成术后低血压,尤易出现体位性低血压,故术后过早改变患者体位是不恰当的。交感神经、感觉神经、运动神经阻滞的平面并不一致,交感神经阻滞的平面比感觉消失的平面高 2~4 神经节段,感觉消失的平面比运动神经阻滞平面高 1~4 个节段。

3. 硬膜外阻滞的作用机制

硬膜外阻滞时,局麻药经多种途径发生作用,主要包括椎旁阻滞、经根蛛网膜绒毛阻滞脊神经根以及局麻药通过硬膜进入蛛网膜下腔产生延迟的脊麻这三种作用方式。局麻药在硬膜外腔中要进行多处扩散分布,需要比蛛网膜下腔阻滞大得多的容量才能导致硬膜外阻滞,所以容量是决定硬膜外阻滞节段的重要因素,大容量局麻药使阻滞范围更广。而浓度是决定硬膜外阻滞程度的重要因素,高浓度局麻药使神经阻滞更完全,包括运动、感觉及自主神经功能均被阻滞。而通过稀释局麻药浓度,则可获得分离阻滞(differential block)的效果,即仅阻滞感觉神经而保留运动神经功能,这种分离阻滞尤其适用于术后镇痛和无痛分娩。

硬膜外阻滞可在任何脊神经节段处穿刺,通过调节局麻药的量和浓度来达到所需的阻滞平面和阻滞程度。

4. 椎管内麻醉中常见的并发症及处理原则

(1) 血压下降:椎管内麻醉时,由于交感神经被阻滞,使阻滞神经支配区域的小动脉扩张而致外周血管阻力降低;静脉扩张而使静脉系统容量增加,故出现回心血量减少。但是,低血压的发生和血压下降的幅度则与阻滞范围的大小、患者的全身状况和机体的代偿能力密切相关。脊髓发出的交感神经广泛起源于胸腰段(T_1~T_5)。因此,椎管内麻醉对循环的影响是不同的。局限于腰骶节段的椎管内麻醉不会引起循环的改变,但是阻滞平面上升到胸部中段时将导致部分交感神经阻滞,高位椎管内麻醉可能导致交感神经完全阻滞,包括支配心脏的交感神经(通常起源于 T_1~T_4)。阻滞平面高、麻醉范围广和患者循环系统代偿能力不足是阻滞后发生血压下降的主要原因。升压药物输注或滴定是目前用于椎管内麻醉后血流动力学不稳的一线治疗方法,液体仅用于低血容量患者的容量替代治疗。

(2) 心率减慢:是椎管内麻醉后第二个常见现象。其原因有两点,一是支配心脏的交感神经受到抑制,从而迷走神经兴奋性增强;二是静脉回心血量减少引起的心脏内在反射,即容量反射,包括 Bainbridge 反射,右心房的容量感受器感知右房张力降低,通过迷走神经,引起心率减慢;Bezold-Jarisch 反射,左心室的压力感受器在左心室容量降低时兴奋,使心率减慢;无名的心脏内反射,通过心肌细胞内的起搏牵张感受器引起心动过缓。椎管内麻醉无心肌抑制作用,心动过缓可使用阿托品来治疗。心动过缓已被确定为椎管内麻醉中心搏骤停的主要前驱症状,严重心动过缓推荐早期使用肾上腺素。

(3) 呼吸抑制:对呼吸功能的影响主要取决于支配肋间肌和膈肌运动功能的脊神经被阻滞的范围和程度。当肋间肌大部或全部麻痹,肺通气功能有不同程度的影响。一旦膈神经也被阻滞,则可能导致严重通气不足或呼吸停止。当患者出现通气不足时,应立即给予吸氧,必要时给予辅助通气,如果呼吸停止则立即施行气管插管人工呼吸。

(4) 恶心、呕吐:椎管内麻醉时交感神经被阻滞,迷走神经的功能相对亢进,胃肠蠕动增强,可引起恶心、呕吐。手术牵拉腹腔内脏或血压下降迅速且下降幅度较大时,中枢缺血缺氧,可兴奋呕吐中枢亦会引起恶心、呕吐。出现恶心、呕吐时,应检查是否有阻滞平面过高或血压下降,并采取相应措施;暂停手术以减少牵拉刺激;施行内脏神经阻滞,亦能收到良好效果。若仍不能制止呕吐,可考虑使用抗恶心、呕吐药物。

(5) 尿潴留:尿潴留由位于腰骶水平支配膀胱的交感神经和副交感神经麻痹所致,也可因应用阿片类药物或患者不习惯卧位排尿所引起。为预防尿潴留,尽可能使用能满足手术需求的短效局麻药和最小有效剂量,在椎管内麻醉作用消失前,可能的范围内控制静脉输液量;已经尿潴留的,可导尿或放置导尿管。

5. 接受抗凝或抗血小板药物治疗的患者施行椎管内麻醉原则

近年来,服用抗凝、抗血小板等抗血栓药物预防或治疗心血管疾病的患者日益增多。此类患者接受椎管内麻醉时,容易出现椎管内血肿,导致严重不良后果。为了减少这种风险,需重点考虑两个时间点:阻滞前抗血栓药停药时间和阻滞后抗血栓药再次用药时间。由于拔除硬膜外导管导致出血的风险不亚于穿刺时的风险,所以拔管前停药时间及拔管后再次用药时间可分别参考阻滞前停药时间及阻滞后用药时间,必要时结合凝血功能的检查做出选择。

2017 中国版《抗凝或抗血小板药物治疗患者接受区域麻醉与镇痛管理的专家共识》指出:

(1) 大量研究已证明单独服用阿司匹林不增加施行椎管内麻醉的出血及血肿形成风险,谨慎起见,心脑血管事件低危的择期手术患者在术前宜考虑停用阿司匹林。当阿司匹林与其他 NSAID、氯吡格雷、华法林、低分子量肝素(LMWH)或肝素合用时,患者接受区域麻醉时出血风险增加。

（2）ADP受体抑制剂和GPⅡb/Ⅲa拮抗药则必须停用,在其作用完全消除后才可以实施椎管内麻醉。停用时间分别为:噻氯匹定14天、氯吡格雷7天、阿昔单抗48小时、依替巴肽和替罗非班8小时。凝血酶抑制药:重组水蛭素衍生物,包括地西卢定、重组水蛭素和比伐卢定,应在用药8~10小时后进行椎管穿刺或硬膜外腔置管、拔管,椎管穿刺或硬膜外腔置管、拔管后至少2~4小时才能重新应用水蛭素。对于肾功能受损者,水蛭素排泄减慢导致出血的危险性增加。

（3）口服华法林治疗的患者,一般需要在区域阻滞前4~5天停用,术前评估INR,要求INR至少≤1.4。若患者停药不到3天且INR>1.4需要手术时,可予患者口服小剂量(1~2mg)维生素K,使INR尽快恢复正常。择期手术可应用维生素K拮抗华法林作用;对于INR明显延长的患者,若需急诊手术,首选凝血酶原复合物,其次是新鲜冰冻血浆,小剂量维生素K难以快速纠正INR。对于植入心脏机械瓣膜或存在心房颤动等血栓高危因素的患者,围术期的抗凝治疗尚存争议,一般认为应停用华法林并使用LMWH或普通肝素进行过渡性抗凝治疗(也称为"桥接疗法"),再按照LMWH和肝素术前停药的方法进行,同时监测INR和APTT。术后镇痛留置导管期间,若需使用预防剂量的华法林,则需每天监测INR及神经症状,尽量使用低浓度局麻药以利于监测神经功能,及时发现并处理相关不良反应。INR≤1.4时可移除导管,INR在1.5~3时撤管需谨慎,INR>3时暂缓撤管并将华法林减量。

（4）行椎管内麻醉前,预防剂量的LMWH需停药至少12小时,治疗剂量的LMWH需停药至少24小时。麻醉后12小时内,不建议重启LMWH治疗。若穿刺或置管较困难,患者出血偏多,LMWH需延迟到24小时启用。建议施予神经阻滞后24小时内,只给予单次预防剂量的LMWH。在撤管前需停用LMWH至少12小时。

6. 超声引导椎管内麻醉的意义

传统的椎管内麻醉一般通过体表解剖标志来确定棘突间隙,两侧髂骨最高点连线(Tuffier's线)相交于L_4棘突,两侧肩胛下角连线相交于T_7棘突。然而,一项研究显示:即使非常有经验的麻醉医师,椎间隙的准确定位率仅为29%,51%的情况下他们认为的更偏向头侧。通过超声辅助,预估的误差不会超过一个节段,而单纯通过触诊定位的误差可能多达4个节段。超声引导下测定的椎间隙与MRI结果相比准确率达76%。另一项研究显示:相当一部分人脊髓圆锥超过了L_1水平,MRI检测时达19%,解剖探查时达28%~58%。因此,这部分人依靠体表标志定位,有可能引起脊髓圆锥的损伤。

对于那些解剖标志很难触摸到的患者,比如肥胖、背部水肿或者有异常解剖(脊柱侧弯、椎板切除术后或装有脊柱辅助设备)的患者而言,通过使用超声可以清晰地行椎管结构成像。操作者通过定位扫描可以确定中线,并且准确决定穿刺的椎间隙,预先观察椎管解剖,识别脊柱有无畸形,预测到硬膜外腔的深度,确定进针的最佳位置和进针轨迹。累积的证据表明,在硬膜外穿刺之前进行超声检查可以提高硬膜外穿刺的一次成功率、减少反复穿刺的次数或者在多个位置进行穿刺的概率,并且提高了患者在操作期间的舒适度。扫描对于预测可能有硬膜外穿刺困难的患者有用,比如有穿刺困难史的患者、肥胖患者以及有腰椎后凸或侧凸的患者。当用于产科硬膜外麻醉时,有报道超声引导穿刺可提高麻醉质量、减少不良反应以及提高患者满意度。

7. 描述椎管内麻醉穿刺引导时的超声图像

超声能够识别的重要结构如下。

（1）骨:超声波不能穿过骨质,因此超声图像上骨质呈现强回声且后方无回声。

（2）椎间隙:是相邻两椎板之间的间隙,也是一个"声窗",通过它可看见椎管内的结构。

（3）黄韧带:超声图像上也是强回声,但是不能完全阻挡超声波,因此深部的结构呈现低回声影。

（4）硬脊膜:邻近黄韧带的强回声结构。

（5）硬膜外腔:黄韧带和硬脊膜之间的硬膜外腔是一个低回声区域(几毫米宽)。

（6）脊髓和脑脊液:不能很好地反射超声波,因此可以通过其在图像上的缺失(无回声)来判断其位置。

（7）肌肉:竖脊肌呈现低回声并位于椎板表面。

8. 运用超声引导进行椎管内麻醉的方法

行椎管超声通常使用低频凸阵探头,更利于获得高质量的图像。

为了准确识别椎间隙,首先将探头平行脊柱长轴放置于骶尾部,探头标记点向上,使得脊柱的上方位于超声图像的左侧。稍微向内侧倾斜可让超声波进入旁正中倾斜矢状平面。看到一个不间断的高回声结构并在其下方有一大的声影,这就是骶骨。当超声探头向头部滑动,探头平行脊柱长轴置于棘突旁 1~2cm 处,即旁正中矢状位(图 3-2-1),在骶骨和 L$_5$ 椎体的椎板之间可见一裂缝,就是 L$_5$~S$_1$ 椎间隙。保持相同的角度继续向头端滑动,每一个椎体和椎间隙都能够清楚地被识别,需要穿刺的间隙可以被标示。椎板超声影像的表现类似于马的头和颈部,Karmakar 将这种表现定义为马头征。超声波可以通过椎管间隙,穿过黄韧带。

探头旋转 90°,保持探头中点位于选择的椎间隙水平,即横向扫描(图 3-2-2)。这种扫描位置能更好地识别中线和间隙的深度。通过横向椎间成像,可以看到典型的蝙蝠征图像,其中,黄韧带、硬脊膜外腔和硬脊膜的复合图像被称之为"后复合体",黄韧带和硬脊膜显像为高回声亮线产生"="征,"="征两条线之间的距离大约为椎管的直径。

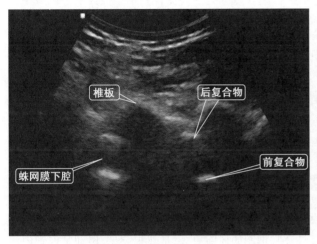

图 3-2-1　旁正中矢状位

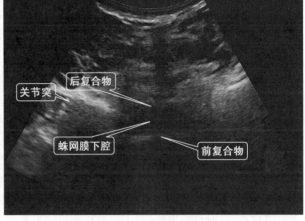

图 3-2-2　横向扫描

最近有学者提出了一项简化的椎管内穿刺技术—棘突旁入路。对于超声上仅能识别中线的肥胖患者,这种方法更易实施。横轴扫描识别好中线后,标记好棘突,穿刺位置在棘突上缘旁开 1cm。针尖抵达骨质后再调整针的角度进入椎管内。

9. 脊髓电刺激

脊髓电刺激(spinal cord stimulation,SCS)是指将脊髓刺激器的电极安放于椎管的硬膜外腔后部,通过电流刺激脊髓后柱的传导束和后角感觉神经元,阻断疼痛信号通过脊髓向大脑传递,从而达到控制疼痛或其他疾病的一种治疗方法。脊髓电刺激装置由刺激电极、延长导线、电脉冲发生器组成。电极有单极、双极及多极阵列等,多电极的出现增加了电场的刺激范围和部位,从而提高了疗效。

适应证:①背部手术后顽固性腰腿痛;②复杂性局灶性疼痛综合征,如一些周围神经损伤后的疼痛;③周围缺血性疼痛,如糖尿病足,肢体动脉痉挛症等;④顽固性心绞痛;⑤残肢痛,幻肢痛;⑥其他,如带状疱疹后遗神经痛,神经根病,蛛网膜炎等。

作用机制:①电场刺激脊髓后部的上行结构:脊神经背根,脊髓后角神经元,脊髓丘脑束等;②γ-氨基丁酸神经元高度参与 SCS 的镇痛机制,传入性伤害性刺激可以通过 γ-氨基丁酸来缓解。SCS 可以刺激脊髓后角释放此神经递质;③SCS 通过增加脊髓后角 GABA 的释放可以明显抑制触觉过敏;④促使体内自身内源性镇痛物质的释放。当低频率电刺激时,可使 CNS 脑脊液中的脑啡肽、内啡肽增多;高频率刺激时使脊髓内强啡肽含量增多,释放增加,从而发挥内源性镇痛效应;⑤闸门学说(gate control theory of pain):即脊髓存在有控制疼痛信号进入大脑的入口,低电流刺激脊髓后活化疼痛抑制神经纤维,因而关闭了疼痛信息的传递,进而缓解和阻断疼痛感觉。

具体操作:分为两个阶段。

第一阶段,也称试验性筛选。患者取俯卧位,局麻下进行操作。用硬膜外穿刺针或 Touhy 套管针穿刺至硬膜外腔,在 X 线透视下将临时试验电极经套管针送入硬膜外腔,直至临时试验电极到达需要的部位。将电极的连接导线与体外发射器相连,给予刺激后产生异感,同时设置刺激的振幅、脉宽、频率、电极,使异感尽可能覆盖整个或大部分疼痛区域,然后将导线电极留在该位固定,拔出套管针观察。观察 2~7 天左右,临时置入的电极在硬膜外腔内保留,一般不应超过 10 天。

第二阶段,永久性刺激器的置入。如果患者对 SCS 有明确反应,则可进入第二阶段,取出临时置入物,安放完整的 SCS 系统。患者俯卧位,在上胸椎(治疗上肢)或腰椎(治疗下肢)作 5cm 长的正中切口,切除椎板,用前述方法置入永久电极并固定。之后再呈侧卧,在左下腹切 5cm 长的切口,形成一皮下囊,此处安放电脉冲发生器。将导线经皮下隧道打通器与背部切口的电极导线接通,关闭两处切口。开通脉冲发生器发送刺激。

10. 椎管内麻醉的辅助用药

许多药物已被作为椎管内麻醉辅助用药,如阿片类药物、α_2 肾上腺素受体激动剂、肾上腺素、新斯的明、咪达唑仑等。辅助药物的加入通常能加快麻醉起效时间、提高镇痛效果、延长镇痛持续时间、通过降低局麻药浓度或总剂量来减少局麻药毒性反应。其中阿片类药物、可乐定、肾上腺素是在药品说明书中被提及可以应用于椎管内的。而其他药物在椎管内的应用则属于超药品说明书用药。

(1)阿片类药物

1)阿片类药物是最常用的椎管内辅助用药,当阿片类药物注入硬膜外腔后,以 3 种方式与阿片受体结合产生镇痛作用。

A. 通过硬膜和蛛网膜弥散,与脊髓背角阿片受体结合。

B. 通过脑脊液,与大脑阿片受体结合。

C. 全身吸收入血,与大脑阿片受体结合。

2)主要药物:吗啡、芬太尼、舒芬太尼。

无防腐剂的吗啡是椎管内麻醉中最广泛应用的亲水性阿片类药物,它起效慢,作用时间长,镇痛时间可达 24 小时。亲脂性阿片类药物如芬太尼和舒芬太尼,起效快,作用持续时间短。高脂溶性除增加神经组织的吸收外,还可促进血管(全身效应)和脂肪组织对药物的快速吸收,故亲脂性阿片类药物在脑脊液中的扩散比亲水性阿片类药物局限,因此,亲水性阿片类药物发生迟发性呼吸抑制的风险更大,虽然很罕见,但却是椎管内注射阿片类药物最严重的并发症。

(2)α_2 肾上腺素受体激动剂

1)可乐定:可乐定是选择性 α_2 肾上腺素受体激动剂,可作用于脊髓背角的节前和节后 α_2 受体。激活突触前受体可减少神经递质的释放,而突触后受体的激活可引起超极化和减少脉冲传导,从而延长感觉和运动阻滞时间并改善镇痛作用。

2)右美托咪定:右美托咪定是一种高选择性 α_2 受体激动剂,其对受体的亲和力是可乐定的 10 倍,具有更强的镇静镇痛作用。其作用机制与可乐定相似。虽然已有很多研究证实,右美托咪定复合局麻药行椎管内麻醉,使感觉和运动阻滞的起效时间缩短,维持时间延长,镇痛效果更加完善,且血流动力学平稳。但是右美托咪定在椎管内的应用仍属于超说明书使用,对于存在重度心脏传导阻滞、心功能不全、低血容量和呼吸功能障碍的患者更需要谨慎使用。

(3)肾上腺素:肾上腺素作为最常见椎管内麻醉辅助药的使用已超过一个世纪,肾上腺素能通过 α_1 受体介导的血管收缩,延缓局麻药吸收,从而延长局麻作用,减少毒性反应。肾上腺素还能激动 α_2 受体,减少脊髓背角的 Aδ 纤维及 C 纤维释放突触前神经递质,产生一定镇痛作用。一般配比浓度 1:20 万(5μg/ml)。

(4)其他药物:除了上述药物,尚有多种椎管内辅助用药用于临床和研究,并被证实是有效的,只是这些药物并没有被批准用于椎管内麻醉,都是属于超说明书使用。

新斯的明是乙酰胆碱酯酶抑制剂,椎管内注射能增加脑脊液乙酰胆碱量,通过脊髓烟碱受体、毒蕈碱型受体及其他间接作用产生镇痛效应。近年来,硬膜外镇痛应用新斯的明增多,多数研究认为镇痛效果确切且不良反应不明显。

咪达唑仑是水溶性的苯二氮䓬类药物,体外放射自显影术显示在脊髓背角存在高密度的苯二氮䓬受体。咪达唑仑能增强突触抑制效应以及 γ-氨基丁酸能神经传递功能。研究发现,2mg 无防腐剂的咪达唑仑鞘内给药,可缩短感觉阻滞起效时间,增加有效镇痛持续时间,减少术后镇痛剂的用量,且无受体激动剂或者阿片类药物的不良反应。咪达唑仑是否具有神经毒性,目前的研究证实是安全的。

氯胺酮、腺苷、曲马多、硫酸镁和非甾体抗炎药也可通过鞘内途径给药,但是有待进一步研究来证实这些药物的临床价值。

(倪新莉)

第三节　外周神经阻滞

【知识点】

1. 外周神经阻滞的适应证和禁忌证
2. 外周神经阻滞与凝血功能
3. 外周神经的定位方法
4. 局麻药的外周神经毒性
5. 临床常见的下肢神经阻滞
6. 临床常见的上肢神经阻滞
7. 临床常见的躯干神经阻滞
8. 各手术部位神经阻滞方法的选择

1. 外周神经阻滞的适应证、禁忌证和并发症

（1）适应证：脊神经根从椎间孔发出后，走行至外周神经末端，理论上在此范围内的任何位置行神经阻滞技术，都能达到此位置远端神经支配区感觉和/或运动阻滞的目的。因此，只要手术部位局限于某一或某些神经干（丛）所支配的范围，并且阻滞时间能满足手术需要即可采用外周神经阻滞麻醉，尤其适用于椎管内麻醉有禁忌证或全身状态差、对全身麻醉耐受差的患者。

外周神经阻滞如欲获得满意的效果，应选择解剖清晰、位置固定、局麻药液扩散局限性好的位置进行穿刺。此外，还应具备 3 个条件：①局麻药达到足够的浓度；②必须有充分的作用时间；③有足够的神经长轴与局麻药物直接接触，至少接触 1cm 神经（因为有鞘神经纤维的冲动能跳跃 2~3 个 Ranvier 结）。

（2）禁忌证：外周神经阻滞的禁忌证主要为穿刺部位及周围组织感染、肿瘤、对局麻药过敏、无法配合操作、患者拒绝、同侧或对侧存在神经肌肉疾病或损伤、操作者对解剖不熟悉或对技术不熟练等。

此外，当患者出现以下情况时应慎重选择外周神经阻滞技术。

1）神经存在短期难以恢复的病变（如神经脱髓鞘）。

2）涉及神经本身的手术（如神经损伤探查术）。

3）阻滞的目标神经已经发生缺血、水肿、断裂等损伤。

（3）并发症：外周神经阻滞的常见并发症包括潜在感染、神经损伤、局麻药中毒、血管损伤、出血或血肿等。

2. 外周神经阻滞时对凝血功能的要求

凝血功能对区域麻醉影响的研究主要集中于椎管内麻醉技术，关于外周神经阻滞方面的研究很少。

（1）不同患者行外周神经阻滞时发生出血的风险

1）凝血功能正常的患者：通过大量已发表的关于外周神经阻滞的研究，发现与外周神经阻滞相关的出血风险较低。

2）正在接受预防性抗凝治疗的患者：行单次外周神经阻滞或留置导管的持续外周神经阻滞，都是低风险的。

3）正在接受溶栓治疗的患者：无论是浅表外周神经阻滞，还是置入导管的持续外周神经阻滞，都应慎重；行神经丛或者深部神经阻滞时，则要高度警惕发生出血、假性动脉瘤、肾被膜下血肿和腹膜后血肿的风险，应被视为高风险操作。尤其是当患者合并肝/肾功能不全、肥胖、高龄或全身状态差时，出血风险进一步增加。

（2）增加外周神经阻滞出血风险的因素

1）抗凝药物：出血风险较高的抗凝药物包括肝素和低分子量肝素（例如磺达肝素），而华法林、达比加群、利伐沙班的出血风险略低。

2）深部的神经阻滞，例如颈深丛阻滞、腰丛阻滞、腰方肌阻滞和椎旁阻滞。深部神经阻滞建议参照椎管内麻醉时对凝血功能以及停药时间的要求，详见本章第二节。

3）周围组织血管数量和距离：远离血管的外周神经阻滞（例如竖脊肌平面阻滞）相对风险较低。按照阻滞部位考虑，出血及血肿形成风险由高到低的顺序为：椎旁区域的神经阻滞（椎旁阻滞、腰丛阻滞、颈深丛阻滞）、深层神经阻滞（近端坐骨神经阻滞等）、浅表血管周围神经阻滞（股神经阻滞、腋路臂丛神经阻滞等）、筋膜神经阻滞（髂腹股沟神经阻滞、髂腹下神经阻滞、腹横肌平面阻滞等）、浅表神经阻滞（颈浅丛阻滞等）。

4）留置导管技术较单次阻滞技术风险更高，同时要重视移除导管时也可能出现血肿的风险。

加拿大麻醉学会在 2019 年发表了外周神经阻滞时发生出血风险的共识，见表 3-3-1。

表 3-3-1　外周神经与筋膜平面阻滞的出血风险分级

低风险	中等风险	高风险
枕大神经阻滞	肌间沟臂丛神经阻滞	颈深丛阻滞
颈浅丛阻滞	锁骨上臂丛神经阻滞	腰丛阻滞
腋路臂丛神经阻滞	锁骨下臂丛神经阻滞	腰方肌阻滞
远端尺、桡、正中神经阻滞	股神经阻滞	椎旁阻滞
股外侧皮神经阻滞	腹股沟韧带以上髂筋膜阻滞	
腹股沟韧带以下髂筋膜阻滞	闭孔神经阻滞	
踝阻滞	收肌管阻滞	
竖脊肌平面阻滞	各个入路的坐骨神经阻滞	
	腹直肌鞘阻滞	
	腹横肌平面阻滞	
	腹横筋膜阻滞	
	髂腹下和髂腹股沟神经阻滞	
	胸壁神经阻滞	
	前锯肌阻滞	
	肋间神经阻滞	

3. 外周神经阻滞时局麻药中可以考虑加入的辅助药物及其作用

在局麻药中加入辅助药物对于外周神经阻滞的起效时间、麻醉持续时间以及术后镇痛有不同的效果。常用的药物有肾上腺素、阿片类药物、右美托咪定、可乐定、地塞米松等。可乐定是美国 FDA 允许应用于外周神经的药物，而局麻药中加入地塞米松或右美托咪定则属于超说明书用药。

在中效局部麻醉药物比如利多卡因中加入肾上腺素（一般为 1 : 400 000 或者更低），可以增强阻滞的强度，延长麻醉和镇痛的时间。但辅助肾上腺素可能产生全身效应，包括心率加快、心肌收缩力增强，因此有明确心脏病史的患者应慎用。当阻滞区域血流减少时，应避免使用肾上腺素。

临床研究显示，坐骨神经阻滞时局麻药中加入右美托咪定，感觉阻滞延长的时间与右美托咪定呈剂量相关。锁骨上臂丛阻滞时，与单独应用布比卡因或罗哌卡因相比，加入右美托咪定能延长神经阻滞的作用时间，增加镇痛效果。

大量外周神经阻滞的研究都表明，局麻药中加入地塞米松能显著延长阻滞时间，减少术后 24 小时内阿片类药物的用量。

4. 外周神经的定位方法

外周神经阻滞有多种定位方法，传统方法包括筋膜突破法、异感法、血管旁法、电刺激法和局部浸润法等。随着可视化技术的发展，应用超声、CT、透视、磁共振等技术进行定位也逐渐广泛应用于临床。没有权威研究证实哪种技术最好，多数方法都是可行的。

需要引起注意的是超声引导并不能降低神经阻滞的并发症，必要时还需要联合其他监测方法（例如注射压力监测），以及"水分离"等辅助方法，以减少神经阻滞的并发症。神经电刺激法和超声引导法联合应用，尤其适用于较深部位的阻滞，或者肥胖患者难以确认周围组织结构时，其成功率更高，效果更确切。

5. 常用局麻药物的外周神经毒性及预防

尽管局麻药的外周神经毒性需要引起重视，但按照目前临床推荐的剂量使用局麻药用于周围神经阻滞通常认为是安全的。

（1）局麻药外周神经毒性的机制：局麻药的外周神经毒性主要集中在动物研究，不同的动物模型都证实，局麻药无论神经周围注射还是神经内注射都可导致神经发生组织学改变。有研究发现即使神经内注射生理盐水，也会产生类似的神经损伤，所以尚无法确定神经束内注射局麻药后的神经损伤究竟是针尖机械性损伤还是局麻药神经毒性所致。

目前认为，局麻药可能通过直接的神经毒性和神经束内血管收缩导致的间接作用引起神经功能障碍。除此之外，动物模型研究发现局麻药的神经毒性还与作用的时间和浓度相关，但在人体是否适用尚不明确。也有一些病例报道和临床研究发现，置入导管的连续神经阻滞，暂时性神经功能障碍的发生率较高，症状持续 6 个月以上的发生率达到 0.2% ~ 1.9%。但仍需要更多前瞻性的研究来阐明不同浓度局麻药对神经长期暴露的安全性影响。

（2）局麻药外周神经毒性的判断：由于明显的伦理问题，很多在动物实验中可以采取的判断局麻药神经毒性或者神经损伤的方法，在人类研究中是难以实现的。由于对神经损伤的报告不一致，难以通过一个量化的指标评价神经损伤的程度。而且，神经功能障碍可在术后即刻发生，也可能在外周神经阻滞后 3 周才发生，所以,神经功能的评估时机也难以统一。目前,仅能简单地根据临床症状进行推断,例如持续无力、感觉异常、运动障碍或者神经阻滞操作过程中出现了异常疼痛等。

值得注意的是,手术过程中不适当的体位(如截石位)和外科手术操作本身,也可能导致神经损伤,需要与外周神经阻滞操作造成的损伤相鉴别。可能有效的方法为神经电生理检查(如肌电图),确认损伤部位。一般说来,发生轻微损伤的神经一般几周内可缓慢恢复,严重者可能需要手术探查。

6. 腰丛的支配区域,腰丛阻滞的适应证、常用入路和阻滞方法

腰丛由 $L_1 \sim L_4$ 神经根的腹侧支和 T_{12} 神经根的一部分组成,其分支包括髂腹下神经、髂腹股沟神经、生殖股神经、股外侧皮神经、股神经和闭孔神经。腰丛阻滞(lumbar plexus block,LPB)的范围包括整个腰丛支配区域的感觉和运动功能,大腿的前、内、外侧,膝关节及关节囊前、内、外面,以及小腿内侧 1/3 的皮肤感觉。联合坐骨神经阻滞,可使整个下肢被阻滞,能完成大多数下肢手术的麻醉或镇痛。LPB 包括单次注射或留置导管,已证明其镇痛效果可与硬膜外技术相媲美,而且不需要放置导尿管。腰丛阻滞属于深部神经阻滞,需要与区域阻滞麻醉相同的管理措施。术后应用肝素的患者不适宜留置导管。

LPB 时患者侧卧位,阻滞侧在上,两侧髂嵴连线与棘突的交点外侧 3~4cm 即为穿刺点。常规消毒后,垂直皮肤进针,神经电刺激仪设置 1.5mA。随着针的进入,可观察到椎旁肌肉局部抽动;继续进针,直至观察到股四头肌的抽动(一般深度为 6~8cm)。逐渐降低电刺激仪的电流强度至 0.5mA,此时仍可引出刺激反应,当电流强度低于 0.5mA 时,则不再出现运动反应,提示针尖位置正确,回抽确认无血无气后,可以推注局麻药物 25~35ml 完成阻滞。

超声引导定位时,超声探头选择低频凸阵探头,将探头横向放置于患者侧面腋后线处,寻找髂骨上缘。如果髂嵴(脚端)和胸廓(头端)间空间小限制探头活动,可考虑在对侧下方放置软枕,打开胸廓和髂嵴之间的空间,利于操作。向头或脚方向滑动或倾斜探头,显示完整的 L_4 横突。确认竖脊肌(L_4 横突后方)、腰方肌(L_4 横突外侧)和腰大肌(L_4 横突前方),产生的超声图像类似于"三叶草"的形状(图 3-3-1),肌肉代表三片叶子。然后探头向头或脚方向倾斜,使 L_4 的横突消失,在椎体上方、横突前方 2cm 范围内,腰大肌之间可以见到高回声的椭圆形结构,即为腰丛。应注意的是,此间隙内并非所有高回声声影或条纹都是神经,因为腰大肌内含有肌内腱膜,也会产生高回声声影。

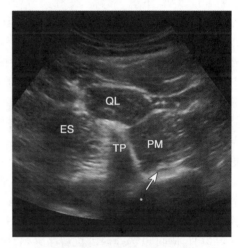

图 3-3-1　腰丛"三叶草"图像
PM:腰大肌;QL:腰方肌;ES:竖脊肌;TP:横突;箭头所指处为腰丛。

7. 骶丛的支配区域,骶丛阻滞的适应证、常用入路和阻滞方法

骶丛由 $L_4 \sim S_4$ 脊神经的腹侧支组成,分支包括臀上神经、臀下神经、股后皮神经、阴部神经和坐骨神经。骶丛阻滞(sacral plexus blocks,SPB)适用于臀部及坐骨神经支配区域的各种手术和疼痛治疗,联合腰丛阻滞可完成几乎全部下肢手术。由于骶丛位置较高,应用超声定位更容易实施。

患者侧卧位,阻滞侧在上,屈髋。在大转子和髂后上棘间做一连线,低频超声探头沿连线的内 1/2,垂直连线向下滑动。超声图像下,连线位置可见连续高回声影像,其下方为声影,是完整的髂骨。随着探头向下滑动,可见高回声影像出现断端,为坐骨大孔。继续下滑,可见内侧出现骶骨,在骶骨和髂骨之间可见一椭圆形高回声的结构,即为骶丛。平面内或平面外穿刺技术均可。主要并发症包括神经损伤、出血、血肿、误入盆腔等。

8. 坐骨神经的支配区域,坐骨神经阻滞的适应证、常用入路和阻滞方法

坐骨神经(sciatic nerve)是骶丛神经的分支之一,是人体内最粗大的神经,自梨状肌下孔出盆腔,在臀大肌深面,经坐骨结节与股骨大转之间至股后,在股二头肌深面下降,一般在腘窝上方分为胫神经和腓总神经。腘窝坐骨神经在腘动脉和腘静脉的外侧,位置更表浅,且被包裹在自己的神经鞘内。因此行腘窝坐骨神经阻滞(popliteal sciatic nerve blocks,PSNB)时全身毒性反应和误入血管的风险相对较低。坐骨神经在较高位发出髋关节支,并从髋关节囊后部穿入囊内,支配髋关节,有文献报道,髋关节手术时容易损伤此神经支。膝以下,腓总神经在腓骨颈外侧走行,位置固定,是容易发生损伤的部位,一旦损伤,表现为腓骨肌和胫前肌无力,足外翻、下垂,伸足趾无力。

坐骨神经阻滞的入路较多,常用的入路包括骶骨旁入路(parasacral approach)、Labat 入路(后入路,posterior approach)、前入路(anterior approach)、侧方入路(lateral approach)、臀肌下入路(subgluteal approach)和腘窝入路(popliteal approach)等。

Labat 入路较为经典,患者侧卧位,阻滞侧在上,小腿向前屈膝,脚跟置于对侧膝关节上方。在股骨大转子与髂后上棘之间做一连线,在此连线中点做一垂线。此垂直线与股骨大转子和骶裂孔连线的交点,即为穿刺点。神经电刺激法时,先出现臀肌的抽动,继续进针引出足背屈或跖屈,或足内翻或外翻,表示针尖接近坐骨神经。超声引导定位时,在臀大肌深面可见粗大的高回声结构,即为坐骨神经。

对于因各种原因不能侧卧者,可采用前路法。前路法时患者仰卧位,下肢完全伸展。首先确认腹股沟韧带,并做三等分,在大转子做一与腹股沟韧带平行的直线,在腹股沟韧带中内 1/3 处做一垂线,与平行线的交点即为穿刺点。此处垂直皮肤进针所遇到的骨质即为小转子,滑过小转子,继续进针约 5cm,可产生异感或电刺激反应。超声引导定位时,轻度屈髋屈膝,更有利于操作。低频探头沿着大转子水平的平行线略向大腿内侧滑动,可显露完整的坐骨神经,位于股二头肌和大收肌之间,进针过程中需避开骨质及血管等结构。

腘窝入路坐骨神经阻滞主要用于小腿下 2/3 的手术,涉及小腿内侧 1/3 的皮肤时,需联合隐神经阻滞。患者俯卧位,小腿下垫一薄枕,使膝关节稍屈。有利于触摸腘窝顶点及降低坐骨神经张力。确认腘横纹中点,与腘窝顶点做一连线,腘横纹上方 7~10cm,连线外侧 0.5~1cm 处,即为穿刺点。可产生异感或电刺激引出足运动反应。超声引导时,探头沿着腘横纹向近端扫描,显示腘动脉,在动脉的外侧是股二头肌,内侧是半膜肌半腱肌。动脉的外侧、浅层就是胫神经,为点状或蜂窝状高回声、椭圆形或圆形结构。比胫神经更靠近体表及外侧的是腓总神经。既可以在两根神经分支分离前阻滞,也可以在分离后分别阻滞。超声下坐骨神经显像不清时,可让患者趾屈或背屈足趾,可见坐骨神经随着足部运动出现跷跷板征。超声引导定位时,既可以选择俯卧位后路穿刺,也可以侧卧位或仰卧位外侧入路穿刺,更适合于因各种原因俯卧位困难的患者(图 3-3-2)。

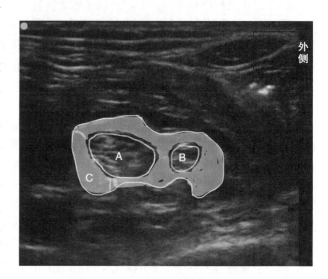

图 3-3-2　腘窝坐骨神经超声图像
A.胫神经;B.腓总神经;C.局麻药。

9. 股神经的支配区域,股神经阻滞的适应证、常用入路和阻滞方法

股神经阻滞(femoral nerve block,FNB)易于掌握且并发症风险低,适用于大腿前侧和膝部手术。股神经是腰丛最大的分支,从腹股沟韧带下方穿过,走行至大腿的表面。在腹股沟韧带下方,股神经位于股动脉外侧,比股动脉稍深的位置,髂腰肌表面,髂筋膜深面,与股动、静脉不在一个鞘内。有研究发现,股神经的第一个神经分支发出的位置,距离腹股沟韧带下方平均 3cm,故进针位置不宜距离腹股沟韧带过远,否则容易发生阻滞不全。

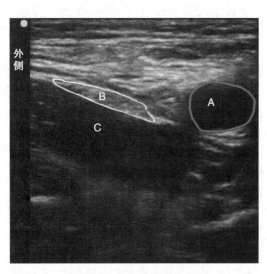

图 3-3-3　股神经超声图像
A.股动脉;B.股神经;C.髂腰肌。

患者仰卧位,双腿伸直。辨认腹股沟韧带,触摸股动脉搏动,股动脉外侧 0.5~1cm 处即为穿刺点。常规皮肤消毒后,由穿刺点垂直皮肤或向外侧倾斜进针。电刺激法可引出股直肌收缩和髌骨上抬运动,此时针尖位置较为理想。超声引导定位时首先确认股动脉,在股动脉的外侧,髂筋膜深面,髂腰肌表面,有一高回声,类似三角形或椭圆形的结构即为股神经。超声引导定位时,需在股深动脉分支发出前的位置行股神经阻滞,效果会更完善。同时需避开旋髂浅动脉,以免发生出血等并发症(图 3-3-3)。

股神经阻滞属于浅表血管周围神经阻滞,并发症较少,在术后镇痛方面与腰丛阻滞效果接近。但缺点是会引起运动阻滞,干扰步行及理疗,患者有摔倒的风险,应加强教育及采取相应预防措施。

10. 髂筋膜间隙阻滞的适应证、常用入路和阻滞方法

髂筋膜间隙阻滞(fascia iliaca compartment block,FICB)适用于髋部、股骨近端及髌骨、膝部手术的术前和术后镇痛,在临床上应用广泛。该技术安全有效、操作简便、并发症少。

传统的 FICB 选择腹股沟韧带中外 1/3 下方 1cm 处为穿刺点。优势是远离股动脉,对存在股动脉穿刺禁忌的患者十分有利。可使用"两次突破法"或超声引导技术。第一次突破感是针尖穿过阔筋膜,第二次是髂筋膜。局麻药注射在髂筋膜下的间隙内。当药液足够多时,能够同时阻滞股外侧皮神经和闭孔神经。

腹股沟韧带上方的髂筋膜阻滞需在超声引导下操作。高频线阵探头垂直放置在腹股沟韧带中外 1/3 处,超声影像下可见高回声的骨盆和附着在骨盆内侧的略低回声髂肌。髂肌表面高回声的亮线即为髂筋膜。平面内技术或平面外技术进针,针尖突破髂筋膜,在髂肌表面,回抽确认无血无气,可推注局麻药。有研究证实,阻滞范围与局麻药容量相关。20ml 局麻药可阻滞股神经和股外侧皮神经,40ml 局麻药则可阻滞髂腹下神经、髂腹股沟神经、股神经、股外侧皮神经和闭孔神经。主要并发症包括误穿旋髂深动脉造成的出血或血肿,误入腹腔造成肠管损伤等(图 3-3-4)。

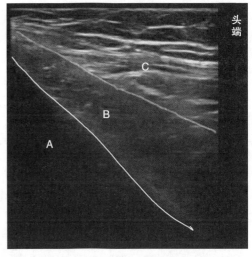

图 3-3-4　腹股沟韧带上髂筋膜超声图像
A. 髂骨;B. 髂肌;C. 腹肌;髂肌表面的"白线"即为髂筋膜。

11. 闭孔神经的支配区域,闭孔神经阻滞的适应证、常用入路和阻滞方法

闭孔神经出骨盆后走行于短收肌的前后间隙内,分为前支和后支,主要支配大腿的内收肌群运动和大腿内侧皮肤的感觉,有时后支也会发出关节支支配膝关节内侧。闭孔神经近端有时也会发出髋关节支至髋关节内。闭孔神经阻滞(obturator nerve block,ONB)可减弱内收肌肌力,但不会使肌力完全消失。

患者平卧位,患侧下肢稍外展,超声深度调至 4cm 左右。在腹股沟水平,探头放置在可显示股血管处,沿腹股沟水平向内侧滑动探头,并稍向头侧倾斜,超声下辨识耻骨肌、长收肌、短收肌和大收肌。闭孔神经的前支在长收肌和短收肌之间,后支在短收肌和大收肌之间。穿刺针先穿过耻骨肌进行闭孔神经的前支阻滞,注射局麻药 5~7ml。退针,调整方向再次进针,当针尖位于短收肌与大收肌的筋膜间隙时注射局麻药 5~7ml。联合神经电刺激仪时,当针尖靠近闭孔神经时,超声下可见收肌群收缩运动。

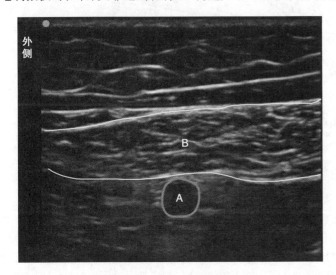

图 3-3-5　收肌管超声图像
A. 股动脉;B. 缝匠肌。

12. 隐神经的支配区域,隐神经阻滞的适应证、常用入路和阻滞方法

隐神经阻滞(saphenous nerve block,SNB)适用于膝关节或小腿内侧 1/3 手术的镇痛,优点是不影响下肢的运动,有利于加速康复。超声引导定位的隐神经阻滞,可以选择收肌管阻滞,当针尖位于股动脉外侧时推注 5~10ml 局麻药,可完成阻滞。也可在小腿内侧阻滞隐神经,利用止血带使大隐静脉充盈,超声引导下在大隐静脉周围推注 2~5ml 局麻药可完成阻滞(图 3-3-5)。

13. 臂丛神经的支配区域,臂丛神经阻滞的适应证、常用入路和阻滞方法

上肢的神经支配分布见图 3-3-6。臂丛神经分为根、干、股、束和分支(图 3-3-7),根据阻滞臂丛神经的位置不同,将臂丛神经阻滞主要分为 4 个入路:肌间沟入路臂丛神经阻滞、锁骨上入路臂丛神经阻滞、锁骨下入路臂丛阻滞和腋路臂丛神经阻滞。随着超声技术的开展,又相继出现很多改良的阻滞入路,例如锁骨后入路臂丛神经阻滞、肋锁间隙入路臂丛神经阻滞等。每一种阻滞都有其优势和不足,操作者需根据手术特点和患者情况选择最佳的方法。

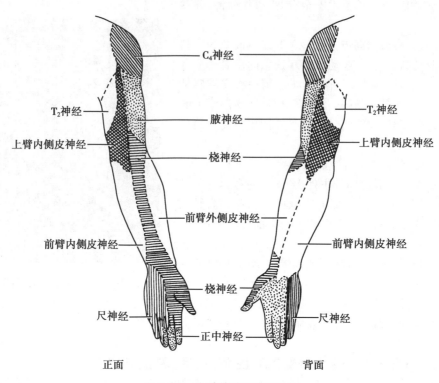

图 3-3-6   上肢的神经支配分布

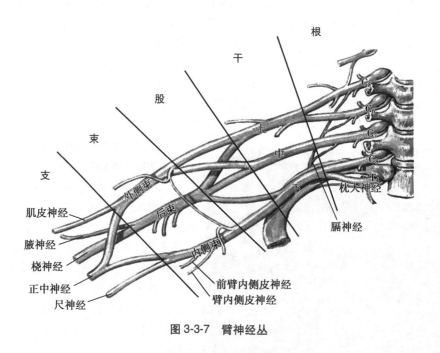

图 3-3-7   臂神经丛

肌间沟入路臂丛神经阻滞(interscalene brachial plexus block,IBPB)适用于肩部及肩以下的手术。优势是对患者手臂姿势无要求,体表标志易于识别;缺点是同侧膈神经阻滞发生率几乎为 100%,可能导致同侧膈肌麻痹,超声下可见膈肌静止,不随呼吸而运动,肺功能降低 25%。大多数患者没有呼吸困难的主观感受,但肥胖、高龄、或肺功能显著下降时可出现脉搏血氧饱和度下降,并主诉呼吸困难,需积极处理。同时,由于发出尺神经的下干位置更深更低,常阻滞不全,需追加尺神经阻滞。超声引导肌间沟阻滞时,能清晰辨认上、中、下干呈"豆荚型"排列在肌间沟内,可分别给药,阻滞效果相对更满意(图3-3-8)。

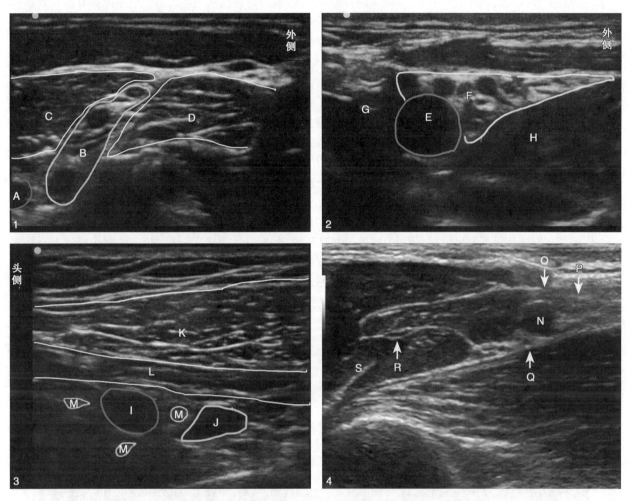

图3-3-8　臂丛神经阻滞的超声图像

1.肌间沟臂丛(A.椎动脉;B.臂丛神经;C.前斜角肌;D.中斜角肌);2.锁骨上臂丛(E.动脉;F.臂丛;G.前斜角肌;H.中斜角肌);3.锁骨下臂丛(I.锁骨下动脉;J.锁骨下静脉;K.胸大肌;L.胸小肌;M.臂丛神经);4.腋路臂丛(N.腋动脉;O.正中神经;P.尺神经;Q.桡神经;R.肌皮神经;S.喙肱肌)。

锁骨上入路臂丛神经阻滞(supraclavicular brachial plexus block,SBPB)适用于肘、前臂和手部手术。优势是锁骨上臂丛神经各股集中在锁骨下动脉的外上方,小量局麻药即可达到满意的阻滞效果,而且不受手臂姿势影响;缺点是距离血管和胸膜顶近,有误穿的风险。患者肥胖时,不宜触及动脉搏动,超声引导定位更有优势;而消瘦的患者常因锁骨上窝过于凹陷,有探头"压"不到的区域,需谨慎进针,以免误穿血管。超声引导定位时,穿刺点要选择远离锁骨下动脉一侧,根据针尖位置及局麻药扩散情况决定单点还是多点给药(图3-3-8)。

锁骨下入路臂丛神经阻滞(infraclavicular brachial plexus block)位于神经束水平,麻醉效果完善,便于留置导管,且不易发生气胸;缺点是神经位于胸大肌和胸小肌深面,无法触及动脉搏动,需借助神经电刺激仪或超声定位。即使在超声引导下进行操作,因进针角度较陡,针尖可见性较差。锁骨下入路臂丛神经阻滞针尖的理想位置是腋动脉后方,局麻药在腋动脉周围呈"U"形扩散,产生完善的阻滞效果(图3-3-8)。

腋路臂丛神经阻滞(axillary brachial plexus block,ABPB)是临床最常用的阻滞入路,适用于前臂和手部手术。以往肌皮神经难以阻滞的缺憾也因超声的应用而得以解决,目前唯一的缺点就是需要手臂外展与身体呈直角。各种定位方式都适用于腋路阻滞,但需注意的是,使用动脉穿透法时要十分小心,避免误将局麻药误注入血管内。肌皮神经由后束发出后,逐渐远离腋动脉,在腋窝水平,肌皮神经走行于肱二头肌和喙肱肌之间,超声下呈高回声,追踪神经走行,极易辨认。超声引导定位时,可选胸大肌与肱二头肌交点处为穿刺点,腋动脉周围尺、桡、正中神经清晰可见,且仅需将针尖退至皮下,调整角度再次进针即可阻滞肌皮神经(图3-3-8)。

14. 颈丛神经的支配区域，颈丛神经阻滞的适应证、常用入路和阻滞方法

颈丛阻滞（cervical plexus block，CPB）分为颈浅丛阻滞和颈深丛阻滞，颈浅丛阻滞可用于锁骨上颈部表浅手术，而颈部较深手术，如甲状腺手术、颈动脉内膜剥脱术等，尚须行颈深丛阻滞。但由于颈部尚有后 4 对脑神经支配，故单纯行颈丛神经阻滞效果不完善，需要辅助药物以减轻疼痛和不适。体表标志定位法经典而易于操作，需警惕颈深丛阻滞时局麻药误入椎管内或椎动脉等严重并发症。超声引导定位法行颈深丛阻滞时可确认 C_4 横突、椎动脉，并观察局麻药扩散范围。超声引导定位法行颈浅丛阻滞时，探头放置于环状软骨水平胸锁乳突肌后缘中点，超声图像下确认胸锁乳突肌前、中斜角肌和椎前筋膜，椎前筋膜下方低回声结节样结构即为颈浅丛。针尖穿过椎前筋膜，位于目标神经丛附近时即可推注局麻药。

15. 尺神经的支配区域，尺神经阻滞的适应证、常用入路和阻滞方法

尺神经阻滞（ulnar nerve block，UNB）适用于尺神经支配范围内的麻醉和疼痛治疗，常作为肌间沟入路臂丛神经阻滞不完善时的补救措施。虽然在肱骨内外髁后方皮下很容易找到尺神经，但容易导致神经炎症，不推荐以此为穿刺点。在超声引导下，可在前臂的尺动脉外侧见一蜂窝状高回声结构，即为尺神经。在此处以极少量的局麻药即可完成阻滞（图 3-3-9）。

16. 桡神经的支配区域，桡神经阻滞的适应证、常用入路和阻滞方法

桡神经在肘关节以下发出分支，分别为桡神经深支和浅支，所以达到完善阻滞的效果，需在肘以上行桡神经阻滞（radial nerve block，RNB）。桡神经通过肱骨后方桡神经沟后，走行于肱骨前外侧，可在肘横纹上方约 3～4cm 处行超声引导定位桡神经阻滞。也可以选择肘横纹水平，超声下可见低回声的肘关节腔、肱动脉和肱二头肌，肱二头肌外侧高回声、椭圆形或三角形的结构即为桡神经（图 3-3-10）。

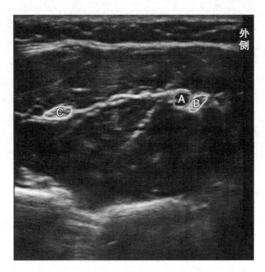

图 3-3-9　尺神经与正中神经超声图像
A. 尺动脉；B. 尺神经；C. 正中神经。

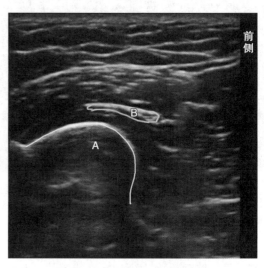

图 3-3-10　桡神经超声图像
A. 肱骨；B. 桡神经。

17. 正中神经的支配区域，正中神经阻滞的适应证、常用入路和阻滞方法

正中神经阻滞（median nerve block，MNB）选择肘水平时，除阻滞手掌正中神经支配区域外，还可阻滞前臂腕屈肌。超声引导定位与肘水平桡神经阻滞相同，不同点在于正中神经位于肱二头肌内侧缘、肱动脉的内侧。前臂水平正中神经阻滞时，超声探头放置于前臂中段正中线处，在指浅屈肌和指深屈肌之间很容易找到圆形或椭圆形的高回声结构，即为正中神经。

18. 胸壁神经阻滞的适应证、常用入路和阻滞方法

胸壁神经阻滞（pectoral nerves block，PECS）主要用于乳腺手术镇痛，极少单独应用，常联合椎旁阻滞或前锯肌阻滞。在胸壁深处，覆盖着胸肌和胸大肌及胸小肌的筋膜，由胸外侧神经和胸壁神经支配。胸壁神经是臂丛外、内侧束的分支，在胸大肌和胸小肌之间走行。与椎旁阻滞相比，胸壁神经阻滞的优势是能够阻滞胸长神经。但是乳房的上部是由颈丛神经的分支支配的，无论是椎旁阻滞还是胸壁神经阻滞都无法达到满意的镇痛效果。

行 PECS 时，患者仰卧位，手臂外展，高频线阵探头放置于腋前线第 3、4 肋间，超声图像下确认胸大肌、胸小肌、肋骨表面的前锯肌和肋骨两侧的胸膜。PECS 1在胸大肌和胸小肌之间的筋膜层给药,PECS 2在胸小肌和前锯肌之间的筋膜层给药。0.25%罗哌卡因,PECS 1推注10ml,PECS 2推注20ml,可达到24小时的镇痛效果。相比于PECS 1,PECS 2可阻滞腋窝和肋间神经,这对前哨淋巴结活检、腋窝淋巴结清扫和乳房扩大切除、全切或其他类型乳腺切除术阻滞效果更好。并发症包括误穿肩峰动脉造成出血,误穿胸膜造成气胸等。

19. **前锯肌平面阻滞的适应证、常用入路和阻滞方法**

前锯肌平面阻滞(serratus anterior plane block,SAPB)通过阻滞胸部肋间神经、胸背神经和胸长神经,给胸壁的前外侧和部分后侧提供镇痛,该阻滞平面可达$T_2 \sim T_9$,可作为胸段硬膜外麻醉和胸椎旁阻滞的替代方法用于胸壁相关手术,如乳腺手术、前路开胸手术、肩关节成形术、肋骨骨折、腋窝部位手术等。

患者仰卧位或侧卧位,使用高频线阵探头,在腋中线平面找到第5肋,同时可以看到较浅的背阔肌和较深的前锯肌,平面内进针,针尖朝向头侧,在前锯肌表面注入局麻药,可观察到药液在前锯肌平面呈梭形扩散。也可通过放置导管在前锯肌表面持续给予局部麻醉药以延续SAP的阻滞时效。

20. **竖脊肌平面阻滞的适应证、常用入路和阻滞方法**

竖脊肌平面阻滞(erector spinae plane block,ESPB)适用于胸部、腹部、妇科、脊柱、各种腔镜手术以及术后的镇痛,临床效果显著。通常将ESPB复合全麻进行术中和术后镇痛,也可单用ESPB进行一些疼痛刺激小的手术。

ESPB能够覆盖脊神经背侧支和腹侧支行走的范围,引发其支配区域的体表感觉阻滞。超声引导下ESPB操作方法:患者采取坐立位、侧卧位或者俯卧位,将高频超声线阵探头放置在棘突旁开大约3cm的位置,并与人体的矢状面平行,采用平面内技术,穿刺针成像后进针至竖脊肌和横突之间的筋膜间隙内,将局麻药物注射到此间隙内。ESPB用药应遵循低浓度、大容量的原则。可行单次注射,也可在穿刺点置管持续注药镇痛。单侧注射量常为0.5%罗哌卡因20~25ml。

21. **腹横肌平面阻滞的适应证、常用入路和阻滞方法**

腹横肌平面阻滞(transversus abdominis plane block,TAPB)是一种具有广泛适应证的阻滞技术,并发症很少。前腹壁的皮肤由$T_7 \sim T_{12}$和L_1前支支配,这些神经的终末支走行于腹内斜肌和腹横肌之间。TAP阻滞可以阻滞从$T_7 \sim L_1$的单侧前腹壁皮肤、肌肉和壁腹膜,阻滞腹部外周疼痛信号传导。

超声引导定位法时,将探头置于肋弓下缘与髂嵴之间的腋中线水平,超声图像下可见皮下组织、腹外斜肌、腹内斜肌和腹横肌。腹内斜肌和腹横肌之间的筋膜层即为腹横肌平面阻滞的目标位置。给药后可见局麻药呈梭形扩散,阻滞范围取决于药液扩散范围。需警惕大量局麻药可能导致的全身毒性反应(图3-3-11)。

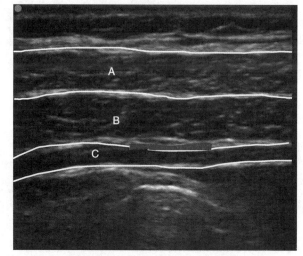

图3-3-11 腹横肌平面超声图像
A.腹外斜肌;B.腹内斜肌;C.腹横肌;红线为目标给药位置。

22. **腰方肌阻滞的适应证、常用入路和阻滞方法**

腰方肌位于下背部,是腹腔后壁的一部分。起源于第十二肋骨的下缘,并延伸至腰椎的横突,向下至髂嵴后。腰方肌有4个小的腱性结构连接于4个腰椎横突上。腰方肌的前侧是腹横筋膜,后、外侧为腹外斜肌、腹内斜肌和腹横肌,以及延续的胸腰筋膜和腹横筋膜。腰方肌阻滞(quadratus lumborum block,QLB)适用于腹部手术、盆腔手术、剖宫产术、骨盆手术及相应区域慢性疼痛的治疗。优势是简单易行、安全性高、阻滞范围广。同时也具有筋膜层阻滞的共性缺点,即局麻药扩散范围可能受限或者异常广泛。

超声引导定位时,首先定位TAP阻滞的三层肌肉,然后将探头向腹壁后方移动,可见与三层肌肉外侧相延续的椭圆形略低回声的腰方肌。腰方肌与腰椎横突关系密切,位于竖脊肌和腰大肌之间。在腰方肌和腰大肌之间的筋膜层(Q3点)推注局麻药30ml即可完成阻滞。改良的腰方肌阻滞包括Q1和Q2两种方法。Q1法针尖的目标位置为腰方肌外侧缘,腹横筋膜浅层与胸腰筋膜深层之间。Q2法针尖的目标位置为腰方肌后侧缘,与竖脊肌的交汇处。主要并发症包括阻滞失败、误入腹腔、肾周血肿、出血等。

23. **椎旁神经阻滞的适应证、常用入路和阻滞方法**

椎旁神经阻滞(paravertebral nerve block,PVB)是一种效果确切、实用的神经阻滞技术,是将局麻药物注射在椎旁间隙,阻滞从此位置穿过的神经根,从而到达神经阻滞的目的。椎旁间隙与肋间隙、硬膜外腔相通,局麻药可向头侧或者尾侧纵向扩散;也可以向肋间隙或硬膜外腔扩散;通过椎前筋膜,椎旁间隙也可与对侧椎旁间隙相通,所以有时局麻也会向对侧横向扩散。椎旁神经阻滞所产生的麻醉和镇痛效果类似于单侧硬膜外阻滞,所以不会引起剧烈的血流动力学波动。椎旁神经阻滞以及留置导管,均可在术前或者术后进行操作。椎旁神经阻滞留置导管,可以延长神经阻滞的作用时间,但同时也增加了感染、出血、血肿的风险。椎旁阻滞麻醉和镇痛的范围,取决于阻滞平面的选择和注入局麻药的容量。同时阻滞多个胸椎节段可获得更加满意的阻滞效果。椎旁神经阻滞的失败率较高,文献报道约 6%～10%。通过超声引导定位或者在关胸前由术者在直视下进行操作,能降低阻滞的失败率(图 3-3-12)。

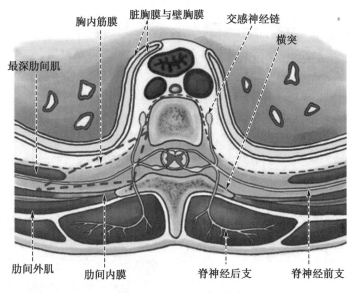

图 3-3-12 椎旁间隙示意图

PVB 适用于各种胸、腹部手术。椎旁神经阻滞的并发症包括感染,因刺破胸膜而产生的气胸和低氧血症,因椎旁间隙血运丰富而造成的出血、局麻药毒性反应,还有神经损伤及意外的全脊髓麻醉。

PVB 方法包括体表标志定位法和超声引导法,超声引导法又分为横向平面内技术和纵向平面外技术两种。

体表标志定位法是根据椎旁间隙的解剖位置,用其体表投影进行定位穿刺的方法。患者取坐位或者侧卧胸膝位,类似于硬膜外麻醉的穿刺体位。首先需确认各个胸椎棘突的上缘,做标记,在正中线外侧 2.5cm 处标记脊柱旁矢状线。矢状线上与胸椎棘突上缘水平的位置即为相应椎体的横突体表投影,从这个位置进针,针尖能触及横突,此时记录进针的深度,成人一般为 3～6cm。然后退针到皮下,向上或者向下调整进针方向约 10°,继续进针。当针尖超过横突 1cm,并且有突破感时,说明针尖位置适合,可以推注局麻药物。此时的突破感可能是针尖刺破肋横突上韧带的征象,但此突破感不是椎旁阻滞的特异征象,所以不能完全据此判断针尖位置。进针时,针尖偏向尾侧,可以减少误入胸膜腔的风险;针尖略偏向外侧,可以避免气胸和误入椎管内的风险;若进针很浅即触及骨质,也可能是由于针尖过于偏向外侧,触及肋骨所致。局麻药首次可推注 5ml,排除误入硬膜外和气胸可能后,推注剩余的局麻药,镇痛可达 8～12 小时。

超声引导下行胸椎旁阻滞可以帮助操作者确认椎旁间隙、穿刺位置和局麻药扩散情况。采用横向平面内技术时,患者取坐位或侧卧位。首先定位穿刺的目标间隙,使用高频线阵探头横向扫描后正中线,超声图像下可以看到棘突。将探头向患侧轻轻滑动找到横突。继续向外侧滑动探头,将横突影像置于超声影像屏幕的内侧边缘,并保持超声平面位于肋间隙内。可以看到典型的横突,高回声的线性结构胸膜,以及同样高回声的肋间内膜,肋间内膜和胸膜之间的低回声区域就是胸椎旁间隙(图 3-3-13)。注药前应常规回吸,注意是否有血液、气体或脑脊液。每个穿刺点给予局麻药 15～20ml,完成胸椎旁阻滞。

采用纵向平面外技术时,患者取坐位或侧卧位,确认间隙后,探头沿矢状面从脊柱外侧 5～10cm 处开始向中线扫描,超声图像下确认弧形高回声的肋骨和下方的高回声的胸膜,然后探头向中线移动直至确认接近方形高回声的横突结构,横突距离皮肤比肋骨更深(图 3-3-13)。采用平面外技术在探头外侧中点进针至胸椎旁间隙,在刺破肋横突上韧带时,可能会有"突破感",回吸无血无气后,缓慢注入局麻药,可见胸膜向深面推移,证

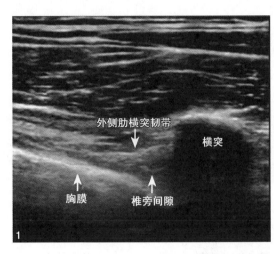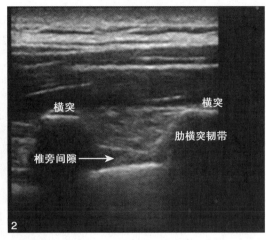

图 3-3-13　椎旁阻滞超声图像
1. 横向平面内技术；2. 纵向平面外技术。

明针尖位置正确。

如果在注射药物前回吸时发现有气体，可能是因为穿刺针进入过深，引起气胸所致。如果在注射药物前回吸时发现有液体，若为透明，可能是脑脊液或胸腔积液；若为红色，可能是针尖误入血管。无论是哪种情况，都应退针，重新定位穿刺。平面内进针应清楚地跟踪针尖及周围的结构，避免进针过深；平面外进针时，有时难以看清针尖，可通过进针时周围肌肉的轻微活动协助判断针尖的位置，还可以根据测量皮肤到胸膜的距离避免进针过深，通过水分离法也有助于判断针尖的位置。

24. 各手术部位常用神经阻滞方法

各手术部位常用神经阻滞方法见表 3-3-2。

表 3-3-2　各手术部位常用神经阻滞方法

手术部位	常见神经阻滞方法	其他选择
颈部	颈丛	
肩	肌间沟臂丛	肩胛上神经、腋神经、肩胛背神经
肱骨近段	肌间沟臂丛	
肘	锁骨上或锁骨下臂丛	
腕	各种入路的臂丛	
手	腋路臂丛	前臂单根神经
髋	腹股沟韧带上方髂筋膜阻滞+近段坐骨神经	股神经、闭孔神经、髂筋膜、股外侧皮神经
膝	腰丛、腰丛+坐骨神经 股神经、股神经+坐骨神经 腹股沟韧带上方髂筋膜阻滞	股神经、腘窝坐骨神经、IPACK、闭孔神经、收肌管
小腿	腘窝坐骨神经+收肌管	股神经
足	腘窝坐骨神经+收肌管	踝周阻滞
乳腺	胸椎旁阻滞+PECS	肋间神经、前锯肌平面、竖脊肌阻滞
胸外科手术	胸椎旁阻滞	肋间神经、前锯肌平面阻滞
上腹部	肋缘下腹横肌平面	胸椎旁阻滞
下腹部	腹横肌平面	腰方肌阻滞、竖脊肌阻滞、腹直肌鞘阻滞
腹股沟疝	髂腹下和髂腹股沟神经	腹横肌平面、腰方肌阻滞

（张　兵）

第四节   气道与困难气道的管理

【知识点】

1. 气道的应用解剖及麻醉前气道评估
2. 经口与经鼻气管插管
3. 常见声门上气道工具以及喉罩的使用
4. 困难气道的定义与分类
5. 困难气道的评估和准备工作
6. 困难气道的处理流程
7. 预充氧合与麻醉诱导
8. 困难气道处理技术
9. 困难拔管

1. 气道的应用解剖

气道的应用解剖:咽分为鼻咽、口咽和喉咽。喉位于第4胸椎到第6胸椎水平,起始于喉的入口,终止于环状软骨下端。环状软骨($C_5 \sim C_6$)位于甲状软骨下方,是呼吸气管树中唯一完整的软骨环。环甲膜连接甲状软骨与环状软骨,成人约为0.9cm×3.0cm。因其在中线部位表浅并很薄,无大血管,使之成为紧急状况下气道外科处理的重要部位。声门是成人气道最狭窄的部位(8岁以上),环状软骨是婴儿气道最狭窄的部位(1岁以内)。气管是纤维肌性管道,在成人长约10~12cm,直径约为20mm。由环状软骨延伸至隆突。它由16~20块U形软骨支撑,开口端向后。

以隆突为标志将气管分为左右支气管。右主支气管长约2.5cm,约与气管成25°;左主支气管长约5cm,约与气管成45°。

2. 经口气管插管的适应证、禁忌证和并发症

(1) 适应证:在患者有误吸危险、难以用面罩维持气道及需长时间控制呼吸的情况下,需要行气管内插管。某些特殊的外科手术(如:头、颈、胸腔或腹腔内操作)也需要行气管内插管。

绝对禁忌证:喉水肿、急性喉炎、喉头黏膜下血肿、插管创伤可引起严重出血,除非急救,禁忌气管内插管。

(2) 相对禁忌证:呼吸道不全梗阻者有插管适应证,但禁忌快速诱导插管。并存出血性血液病(如血友病、血小板减少性紫癜症等)者,插管创伤易诱发喉头声门或气管黏膜下出血或血肿,继发呼吸道急性梗阻,因此为相对禁忌证。主动脉瘤压迫气管者,插管可能导致动脉瘤破裂,列为相对禁忌证。如果需要施行气管插管,动作需熟练、轻巧,避免意外创伤。

(3) 并发症:唇、舌、牙齿、咽或气管插管的损伤。偶尔可发生勺状软骨脱位或声带损伤。

3. 经鼻气管插管的适应证、禁忌证和并发症

(1) 适应证:经口手术的患者可能需要经鼻气管插管。与经口气管插管相比,用于经鼻插管的导管最大直径通常较小,相应的气道阻力也较高。近年来长时间鼻腔插管应用较少,因可增加气道阻力和鼻窦炎的危险。

(2) 禁忌证:颅底骨折、特别是筛骨骨折、鼻骨折、鼻出血、鼻息肉、凝血疾病、计划全身应用抗凝治疗和/或溶栓治疗,均是相对禁忌证。

(3) 并发症:与经口气管插管相似。另外,鼻出血,黏膜下出血,肿大的扁桃体和增殖体脱落也可发生。与经口气管插管相比,经鼻气管插管发生鼻窦炎与菌血症的概率增加。

4. 常见声门上气道工具的适应证、禁忌证和注意事项

常见的声门上气道工具(upper glottic airway tool)包括面罩、口咽通气道、鼻咽通气道、双鼻咽通气管、喉罩等。

(1) 喉罩使用的适应证:①作为面罩通气或气管插管以外的可选择的气道处理方法。但喉罩不能完全代替气管插管;②已知或未预期的困难气道的处理;③复苏时未清醒患者的气道处理。

(2) 禁忌证:有胃内容物误吸危险的患者(紧急情况除外)。呼吸系统顺应性降低的患者,当吸气压力升高时,低压密封的喉罩气囊会发生漏气,产生胃内气体潴留。吸气峰压应低于20cmH₂O,以减少气囊泄漏和胃内气体潴留。需要进行长时间机械通气支持的患者。存在上呼吸道反射的患者,因为插入喉罩时可以引起喉痉挛。

（3）喉罩应用注意事项：儿童和成人使用不同型号的喉罩。选择适当型号的喉罩可以最大限度地增加气囊位置放置适当的概率。保证气囊已放气并润滑。应避免对气囊内侧面的润滑，润滑剂滴入喉部可导致喉痉挛。保证足够的麻醉深度及上呼吸道反射已被抑制。最常见的并发症是咽喉炎，发生率约为10%，多与喉罩过度膨胀相关。

5. 困难气道的定义与分类

（1）困难气道（difficult airway）：经过专业训练的有5年以上临床麻醉经验的麻醉科医师发生面罩通气困难或插管困难，或两者兼具的临床情况。

（2）困难面罩通气（difficult mask ventilation，DMV）：有经验的麻醉科医师在无他人帮助的情况下，经过多次或超过一分钟的努力，仍不能获得有效的面罩通气。根据通气的难易程度将面罩通气分为四级，1~2级可获得良好通气，3~4级为困难面罩通气（表3-4-1）。另有客观面罩通气分级，C和D级为困难面罩通气（图3-4-1）。

表3-4-1　面罩通气分级

分级	定义	描述
1级	通气顺畅	仰卧嗅物位，单手扣面罩即可获得良好通气
2级	轻微受阻	置入口咽和/或鼻咽通气道单手扣面罩；或单人双手托下颌扣紧面罩同时打开机械通气，即可获得良好通气
3级	显著受阻	以上方法无法获得良好通气，需要双人加压辅助通气，能够维持$SpO_2 \geqslant 90\%$
4级	通气失败	双人加压辅助通气下不能维持$SpO_2 \geqslant 90\%$

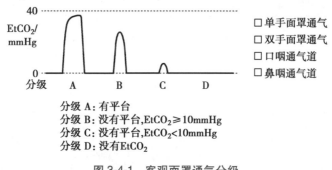

分级 A：有平台
分级 B：没有平台，$EtCO_2 \geqslant 10mmHg$
分级 C：没有平台，$EtCO_2 < 10mmHg$
分级 D：没有$EtCO_2$

图3-4-1　客观面罩通气分级

（3）困难喉镜显露：直接喉镜经过3次以上努力仍不能看到声带的任何部分。

（4）困难气管插管（difficult intubation，DI）：无论存在或不存在气道病理改变，有经验的麻醉科医师气管插管均需要3次以上努力。

（5）困难声门上通气工具（supraglottic airway device，SAD）置入和通气：无论是否存在气道病理改变，有经验的麻醉科医师SAD置入均需3次以上努力；或置入后，不能通气。

（6）困难有创气道建立：定位困难或颈前有创气道建立困难，包括切开技术和穿刺技术。

（7）根据有无困难面罩通气将困难气道又分为非紧急气道和紧急气道。

1）非紧急气道（non-emergency airway）：仅有困难气管插管而无困难面罩通气。患者能够维持满意的通气和氧合，能够允许有充分的时间考虑其他建立气道的方法。

2）紧急气道（emergency airway）：只要存在困难面罩通气，无论是否合并困难气管插管，均属紧急气道。患者极易陷入缺氧状态，必须紧急建立气道。其中少数患者"既不能插管也不能氧合（can't intubation，can't oxygenation，CICO）"，需行紧急气管切开（或环甲膜穿刺切开），可导致脑损伤或死亡等严重后果。

（8）根据麻醉前的气道评估情况将困难气道又可分为已预料的困难气道和未预料的困难气道。

6. 困难气道的评估

充分的术前气道评估是及时发现困难气道，降低未预料困难气道发生的重要手段，也是正确处理困难气道，做好充分准备的前提。

（1）了解病史：术前访视患者，了解患者的一般情况、现病史及既往史，有助于困难气道的识别。询问患者既往手术史以及是否有困难气道的发生是一种简便有效的方法,如果可以获取既往手术麻醉记录单,应注意气道管理方法以及是否有困难气道等特殊情况发生的记录。研究发现,年龄(>55 岁)、BMI>26kg/m² 、打鼾病史、蓄络腮胡和无牙是面罩通气困难的独立危险因素。喉镜显露困难和插管困难与患者的下述特征有关:年龄(>55 岁)、BMI>26kg/m² 、牙齿异常、睡眠呼吸暂停综合征和打鼾病史。某些先天或后天的疾病,例如强直性脊柱炎、类风湿性关节炎、退化性骨关节炎、会厌炎、肢端肥大症、病态肥胖、声门下狭窄、甲状腺或扁桃体肿大、纵隔肿物、咽喉部肿瘤、咽部手术史、放疗史、烧伤、Klippel-Feil 综合征、Goldenhar 综合征、Turner 综合征、Treacher Collins 综合征、Pierre Robin 综合征和 Down 综合征同样也会影响喉镜显露和气管插管。

(2)体格检查:头颈部的解剖改变与困难气道发生密切相关,通过体格检查可以发现气道病理或解剖异常。内容包括上门齿的长度、自然状态下闭口时上下切牙的关系、下颌骨的发育和前伸能力、张口度、咽部结构分级(改良的 Mallampati 分级,表 3-4-2)、上腭的形状、下颌空间顺应性、颏甲距离、颈长和颈围、头颈活动度、喉镜显露分级(表 3-4-3)。其中,Mallampati 分级Ⅲ或Ⅳ级、下颌前伸能力受限、颏甲距离过短(<6cm)等是面罩通气困难的独立危险因素(表 3-4-4)。在喉镜暴露分级中,由于可见会厌的范围与插管的难度关系较为密切,能看见大部分会厌时通常气管插管的难度相对较小,而只能看见会厌尖端时气管插管的难度较大,直接喉镜下使用管芯盲探插管的成功率较低,通常需要使用各种可视化技术完成插管。因此可将 Cormack 和 Lehane Ⅲ级分为Ⅲ级 A 和Ⅲ级 B。

表 3-4-2 改良的 Mallampati 分级

分级	观察到的结构	分级	观察到的结构
Ⅰ级	可见软腭、咽腔、悬雍垂、咽腭弓	Ⅲ级	仅见软腭、悬雍垂基底部
Ⅱ级	可见软腭、咽腔、悬雍垂	Ⅳ级	看不见软腭

表 3-4-3 术前气道评估体格检查内容

体格检查内容	提示困难气道表现
上门齿的长度	相对较长
自然状态下闭口时上下切牙的关系	上切牙在下切牙之前
下颌前伸时上下切牙的关系	不能使下切牙伸至上切牙之前
张口度	少于 3cm
改良的 Mallampati 分级	>2 级
上腭的形状	高拱形或非常窄
下颌空间顺应性	僵硬,弹性小或有肿物占位
颏甲距离	小于三横指
颈长	短
颈围	粗
头颈活动度	下颌不能接触胸壁,或不能颈伸

表 3-4-4 Cormack 和 Lehane 喉镜显露分级

分级	可见到的结构	分级	可见到的结构
Ⅰ级	可见大部分声门	Ⅲ级	只见会厌
Ⅱ级	可见声门的后缘	Ⅳ级	看不到会厌

(3)辅助检查:了解病史并进行体格检查后,对怀疑有困难气道的患者,可以使用辅助检查帮助诊断。超声、X 线、CT 和 MRI 等有助于识别气管偏移、颈椎疾病等一部分先天或后天可以导致困难气道的疾病。对于具有高危因素的可疑困难气道患者,推荐在清醒镇静表面麻醉下行可视喉镜或可视插管软镜等工具的检查与评

估,明确喉镜显露分级。辅助检查不常规应用于正常气道的评估,仅推荐用于怀疑或确定有困难气道的患者。

以上各种方法预测困难气道具有一定的特异性和敏感性,但单一方法还不能预测所有的困难气道,临床上应综合应用。正确地评估气道,可以帮助麻醉科医师在麻醉和气道管理前更加明确地识别出更多的困难气道,以便做好充足的准备。在评估患者气道的同时也必须要关注患者发生反流误吸的风险(包括饱胃状态、食管反流病史、胃排空延迟相关疾病等),以早期采取措施预防反流误吸的发生。

7. 困难气道患者的术前准备

(1) 充分沟通:在准确评估患者存在的困难气道风险后,需与患者和家属进行充分的沟通,求得患者的充分理解和最大配合。

(2) 技术准备:困难气道管理用具和设备的准备也极为重要,先进的设备和可视化工具可以大幅度降低困难插管的难度。由于各种预测手段都存在假阴性的困难,应将每位患者按照困难气道对待,诱导前做好常规的准备工作,并备好配备有一系列困难气道管理工具的困难气道箱或困难气道车。

(3) 团队准备:对已预料的困难气道,应常规进行术前讨论;操作者应熟练掌握使用的气道工具,首选自己最熟悉方法。强调"第一时间"求助的重要性,已预料的困难气道,需是有助手或上级医师在场情况下进行诱导插管操作;未预料的困难气道,出现气道方面的任何问题时,必须在第一时间寻求帮助。科室应建立一支有丰富处理困难气道管理经验的团队,需要强调的是,在困难气道处理过程中,团队的作用不容忽视。

8. 困难气道的处理流程

困难气道处理流程见图3-4-2。

9. 预充氧合的关注要点

(1) 所有患者全麻诱导前均需预充氧合,通过吸入适当流量的纯氧来增加患者体内的氧储备。优化体位下充分预充氧合,可以有效延长呼吸暂停的时间,改善直接喉镜的暴露效果。健康成人仅呼吸空气的情况下,$SpO_2 \geqslant 90\%$的呼吸暂停时间(安全无呼吸时间)仅为1~2分钟,而经过预充氧合,安全无呼吸时间可以延长至8分钟。安全无呼吸时间对于保证麻醉诱导后无呼吸患者的插管安全尤为重要。

(2) 在预充氧合的新鲜气体(氧气)流量超过静息每分通气量(大约5L/min)的条件下,正常潮气量呼吸3分钟,或行深呼吸8次/min,维持1分钟,即可达到预充氧合的效果。理论上,最佳预充氧合是指呼气末氧浓度达到87%~90%。

(3) 优化头颈部体位进行预充氧合。一般患者最好的体位是头以寰枕关节为轴后仰,适当的体位能够增加直接喉镜置入和气管插管的成功率。

(4) 体位对于肥胖患者更为重要,应常规使用轻度头高脚低斜坡位,以保证外耳道水平齐平胸骨上切迹,这样能够在直接喉镜中提供更好的视野,改善气道开放和呼吸动力,促进呼吸暂停时的被动氧合。

(5) 20°~25°头高位和正压通气有助于提高预充氧合的效果,延缓肥胖患者出现缺氧的时间。

(6) 对于危重和困难气道患者,推荐持续使用高流量温湿化鼻导管给氧(15~70L/min)来改善预充氧合的效果。

10. 困难气道患者的麻醉诱导

主要包括清醒镇静表面麻醉气管插管、全麻常规诱导、快速顺序诱导等。已预料的困难气道应尽可能选择清醒镇静表面麻醉下气管插管,未预料的困难气道通常已经选择快速顺序诱导或全麻常规诱导。

(1) 清醒镇静表面麻醉(awake intubation):患者保留自主呼吸,具有一定的合作能力,安全系数高。清醒状态下可视软镜辅助插管在困难气道的患者中成功率较高。清醒镇静表面麻醉包括患者准备、镇静镇痛和表面麻醉等环节。

1) 患者准备:告知患者清醒气管内插管的过程,操作时需要配合的事项,如放松全身肌肉,特别是颈、肩、背部肌肉,不使劲,不乱动;保持深慢呼吸,不屏气等,尽量争取患者全面合作;使用麻醉前用药,如阿托品、东莨菪碱、格隆溴铵等抗胆碱药,减少口腔内的分泌物;饱胃或存在误吸危险的患者需要使用止吐药和抑酸药预防吸入性肺炎;经鼻插管患者,还需用缩血管药物收缩鼻黏膜。

2) 镇静:经口或经鼻清醒插管时,适当的镇静,不仅有助于插管的实施,还能避免患者术后的不愉快回忆。镇静的理想目标是患者闭目安静、镇痛,降低恶心、呕吐的敏感性,减轻遗忘,同时还能被随时唤醒、保持一定的合作状态。临床上应避免过多使用同一药物,推荐联合用药。

苯二氮䓬类药物复合麻醉性镇痛药是常用的镇静方案。咪达唑仑起效和消除较快,具有顺行性遗忘作用,

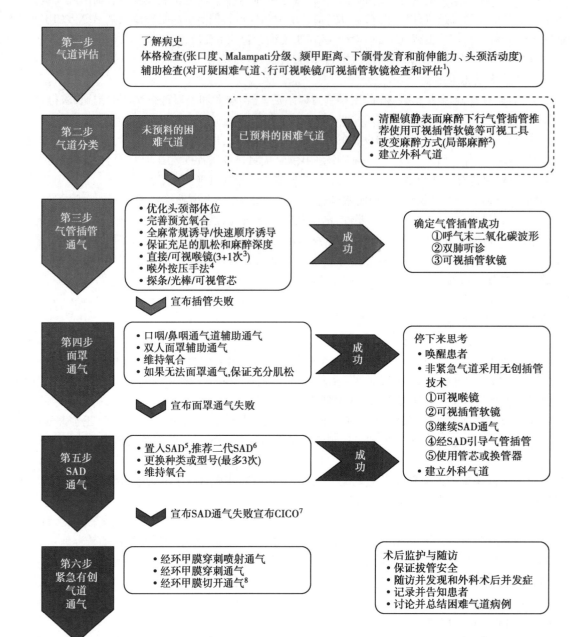

图 3-4-2　困难气道处理流程

注:
1. 有条件时,可行头颈部 X 线/CT/MRI/超声检查;
2. 局部麻醉包括椎管内麻醉、神经阻滞麻醉、局部浸润麻醉等;
3. 喉镜插管尝试的次数应限定在 3 次以内,建议尽早使用可视喉镜,第 4 次尝试只在更换另一位经验丰富的高年资麻醉医师的情况下可进行;
4. 喉外按压手法:通过按压甲状软骨有助于暴露声门,该手法被称为 BUEP(向背、向上、向喉镜检查者的右侧按压);
5. SAD:声门上通气工具,包括喉罩、插管喉罩、喉管;
6. 二代 SAD:胃食管引流型喉罩(双管喉罩);
7. CICO:既不能气管插管又不能氧合的状态;
8. 经环甲膜切开通气:指刀片+探条+气管导管法环甲膜切开通气。

但过量剂量过大可引起镇静偏深。同时使用麻醉性镇痛药可以减弱气道反射,有助于预防气道操作时发生的咳嗽和干呕,但可以加重呼吸抑制,甚至呼吸暂停。芬太尼（1~2μg/kg）是最常用的麻醉性镇痛药,小剂量的舒芬太尼（5~10μg）亦可应用于清醒插管。此外,静脉持续输注小剂量的瑞芬太尼也可以用于清醒插管,但需要注意观察呼吸和心率的改变。麻醉性镇痛药注射过快时可引起呼吸抑制与胸壁强直,使用时应注意。右美托咪定是一种高选择性的 α_2 肾上腺素受体激动剂,具有中枢性抗交感作用,能产生近似自然睡眠的镇静作用,患者容易唤醒并且能够合作,尤其是对呼吸无抑制,同时具有强效止涎和一定的镇痛、利尿、抗焦虑作用,可能是目前最理想的气道处理用药。使用时注意血流动力学变化,因其可导致心动过缓和低血压。以 1μg/kg 剂量缓慢静脉注射,输注时间超过 10 分钟,维持输注速度为 0.2~0.7μg/(kg·h)。

3）表面麻醉:全面完善的咽喉气管表面麻醉是保证清醒插管成功的最重要关键。表面麻醉的先后顺序依次是口咽腔、舌根、会厌、梨状窝、声门、喉及气管内。

A. 咽喉黏膜表面麻醉:用 1%丁卡因或 4%利多卡因循序渐进,按 3 次喷雾的程序,先喷舌背后半部及软腭 2~3 次;隔 1~2 分钟后,嘱患者张口发"啊"声,作咽后壁及喉部喷雾;再隔 1~2 分钟后,用喉镜片当作压舌板轻巧提起舌根,将喷雾器头对准喉头和声门,在患者深吸气时作喷雾。三次喷雾所用的 1%丁卡因或 4%利多卡因总量以 2~3ml 为限。

鼻咽部和鼻黏膜血管分布较为丰富,当患者需要行清醒经鼻插管时,鼻咽部充分的表面麻醉以及相应区域的血管收缩十分必要。常用 4%~5%可卡因,因兼有局部血管收缩作用。先用 1ml 滴鼻,再用可卡因棉片填塞鼻后腔,10~15 分钟内可产生满意的麻醉和血管收缩效果。也可用 0.5%~1%丁卡因麻黄碱混合液,按上法施行表面麻醉。

B. 经环甲膜穿刺注药法:在完成咽喉表面麻醉后,患者取头后仰位,左手拇指和中指放在甲状软骨两侧固定气管,左手示指确定环甲膜的中线和环状软骨的上缘。右手以执笔势持盛有 1%丁卡因或 4%利多卡因 2ml 的注射器,直接连接针头或 20 号的套管针,针头倾斜 45°指向尾部穿过环甲膜进入气管内 0.5cm。经抽吸有气证实针尖位于气管内后,保持套管针针芯固定,继续推送套管针的鞘管,取出针芯,重复抽吸试验再次证实位于气管内后嘱患者深呼吸,在吸气末注入局麻药,可导致患者咳嗽和局麻药的雾化。环甲膜穿刺的表面麻醉效果确实可靠,适用于张口困难等多种困难气道患者,但有可能激惹患者呛咳和支气管痉挛。

C. 经声门注药法:在完成咽喉表面麻醉后,术者用左手持喉镜显露声门,右手持盛有 1%丁卡因或 4%利多卡因 2ml 的喉麻管,在直视下将导管前端插过声门送入气管上段,然后缓慢注入麻醉药。注毕后嘱患者咳嗽数次,即可获得气管上段、声门腹面及会厌腹面黏膜的表面麻醉。无喉麻管装置时亦可采用截断成 8~10cm 的硬膜外导管。本法的优点在避免环甲膜穿刺注药所引起的剧咳和支气管痉挛等不适等痛苦,缺点是患者往往声门显露不佳,效果有时无法保证。

D. 经可视软镜工作通道行逐步表面麻醉:通过可视软镜工作通道注入局麻药是一项刺激较小的无创技术,共有两种方法。第一种需要在吸引口近端安装三通,分别连接氧气管（氧流量 2~4L/min）和装有局麻药的注射器。纤维支气管镜直视下向目标区域喷洒 2%~4%的利多卡因 0.2~1.0ml。30~60 秒后,操控纤维支气管镜向更深的结构推进,并重复以上表面麻醉操作。第二种方法是使用硬膜外导管（内径 0.5~1.0mm）穿过可视软镜工作通道喷洒局麻药。该技术尤其适用于无法实施环甲膜穿刺以及存在胃内容物误吸危险的患者,因为表面麻醉后可快速完成气管内插管。

（2）常规全麻诱导:常用的诱导药物丙泊酚能够抑制喉反射,相较于其他药物能够提供更好的气道插管条件。肌肉松弛药有助于改善面罩通气,通常用于气道评估正常的患者和不能合作的患者。

（3）快速顺序诱导（rapid sequence induction,RSI）:尽可能缩短从意识消失到气管插管的时间间隔。适用于非困难气道的饱胃和急诊患者,也适用于面罩通气困难但插管不困难的患者。推荐使用芬太尼、丙泊酚和琥珀胆碱（1mg/kg）或罗库溴铵（0.9mg/kg）;在患者意识消失前,给予环状软骨向上向后方向的加压（10N）,意识消失后为 30N,如面罩通气困难或置入 SAD 困难时,可以松开环状软骨加压,快速顺序诱导期间,通常不需要面罩通气,对于老年危重患者和儿童,可以采用面罩通气;对于插管困难者,可首选可视喉镜。

11. 困难气道的处理原则

气道管理的核心是任何时候都必须确保患者氧合;强调预先求助或出现困难及时求助;处理困难气道时应遵循先无创后有创的原则建立气道,可以选用多种技术来建立可靠的人工气道;处理非紧急气道的目标是尽可能使用无创技术;而处理紧急气道的目的是挽救生命,需要时迅速使用有创技术。

12. 可选用的气管插管技术

（1）直接喉镜技术：直接喉镜包括弯型镜片（Macintosh）和直型镜片（Miller），成人最常用弯型镜片。直接喉镜暴露声门时，尽可能达到咽、喉和口轴线的重叠。选择合适的镜片非常重要，必要时可以更换。困难插管患者使用直接喉镜时，往往声门暴露欠佳，需要联合弯曲成合适角度的管芯或插管探条才能完成气管插管，必要时还可以辅助使用颈前加压，使用插管探条能减少气道的损伤。此外，从左侧磨牙置入喉镜，可以有效改善部分患者的声门显露条件，提高困难插管的成功率。

（2）光棒技术：是利用颈前软组织透光性以及气管位置比食管更靠前（表浅）的特性，通过颈前光点进行定位的插管技术。当光棒前端进入声门后即可在甲状软骨下出现明亮光点，部分患者还可以出现光线向下放射，其中以红光的穿透性最强。光棒技术的优点是操作简便、成本低、成功率高，可用于张口度小和头颈不能运动的患者。存在上呼吸道解剖异常（肿瘤、息肉、会厌和咽后壁脓肿等）者禁用，显著肥胖等颈前透光性差者慎用。由于小儿颈前软组织较薄，透光性较强，容易出现光点的定位和判断困难，导致插管失败。

（3）视频喉镜技术：视频喉镜是目前解决困难气道使用最广泛的插管工具，主要包括具有类似普通喉镜结构和带有 C 型导引槽的视频喉镜，类似普通喉镜结构的视频喉镜用于困难气道时，多采用角度较大的成角镜片，插管时需要导管芯辅助才能完成气管插管；而有 C 型导引槽的视频喉镜不需要使用管芯，将卡在引导槽上的气管导管直接推送进气管内完成插管。看插管时，推荐初次插管直接使用可视喉镜或操作者最熟悉的工具，以达到首次插管成功率的最大化。插管过程中可同时辅助喉外按压手法、探条、光棒、可视管芯等工具以提高插管成功率。可视喉镜包括 Glidescope、McGrath、C-Mac、Tosight、UE 以及 Airtraq 和 Pentax-AWS 等可视喉镜。

（4）可视管芯技术：可视管芯是一组前端可调节角度或固定角度，并具有可视功能的管芯类插管工具，包括视可尼（Shikani）、Levitan、Bonfils、Clarus Video System（CVS）、爱尔维以及帝视等，能通过目镜看到声门。这些工具主要用于经口插管，特殊情况下也可以完成经鼻插管，既可以直接完成气管插管，也可以与直接喉镜、可视喉镜联合使用。由于硬镜的结构与光棒相近，还可以通过颈前光点帮助定位，减低插管的难度，目前已有带红光的硬镜用于临床，可以根据临床需要选用不同光源。硬镜操作时，由操作者或助手托起下颌，可以保持呼吸道通畅和开放咽喉部空间，及时清除口腔分泌物保持呼吸道干燥是保持良好视野的前提条件，对顺利完成插管操作极为重要。

（5）可视软镜插管技术：可视软镜包括纤维支气管镜和可视电子软镜，软镜具有变形能力强、前端调节范围大、刺激小、成功率高，可以通过经口、经鼻途径完成多种类型、各种难度的困难气管插管。其中经鼻插管的难度较经口插管小，成功率更高。软镜插管技术是目前解决困难气管插管最重要的技术，也是解决困难插管的金标准。软镜插管操作时，保持咽腔的开放和呼吸道的干燥可以提供良好的观察视野，减少镜头的污染，对提高插管的成功率极为重要。插管时还可以辅助使用各种专用的插管面罩、专用口咽通气道以及各种喉罩，确保插管操作时的供氧，减低操作难度，提高插管成功率。由于软镜插管的操作相对复杂，有一定的技术难度，熟练掌握需要进行一段时间的规范培训和反复练习。此外，软镜的消毒也要给予足够的重视，每次使用后均需进行规范的消毒处理。

（6）喉罩通气道技术：喉罩通气道（laryngeal mask airway，LMA）是近年来广泛用于临床的新型气道维持方式，具有置入容易、操作简单、创伤小、循环反应轻、喉罩开口与声门对位较好等优点。临床麻醉时既可以直接用于困难气道的维持，也可以与可视软镜联合应用于困难气管插管。特别是插管型喉罩通气道的研究和应用，使其在解决困难插管方面的作用更加突出，应用范围增加，插管成功率大幅度提高。喉罩与插管型喉罩的应用，能够同时解决困难气道患者的气道维持和气管插管两大难题，成为目前解决困难气管插管最有效和最理想的方法之一。近年来，随着可视喉罩的开发和临床应用，经喉罩完成气管插管更加方便、简单、实用。经喉罩气管插管，术中还可以同时保留喉罩和气管导管，手术结束后可根据患者的麻醉或气道恢复情况进行选择，患者恢复情况好可以同时拔出气管导管和喉罩，如果存在拔管风险，可先拔出气管导管保留喉罩，待患者恢复满意后再拔出喉罩。

通过普通喉罩通气道可以置入内径≤6.0mm 的气管导管，适用于 6 岁以下的儿童。还可以通过弹性探条、气管导管交换芯、Aintree 等工具更换内径更合适的气管导管。气管插管型喉罩通气道（intubating laryngeal mask airway，ILMA）是为气管插管而特殊设计的改良型喉罩通气道，而近期设计发明的鸣人、Ambu 等喉罩，既可作为普通喉罩使用，也具备插管型喉罩的功能。与普通 LMA 相比，具有插管功能的喉罩，通气管内径更粗更短,可通过常用的成人气管导管并便于喉罩的退出,使用专用的退喉罩工具可以使喉罩的退出更加简单容易。插管型喉罩既可以使用喉罩专用的气管导管,也可以使用普通的气管导管。

（7）其他插管方式:经鼻盲探气管内插管是张口受限时常用的气道处理方法。逆行气管内插管技术是一种有创插管技术,适用于普通喉镜、喉罩、纤维支气管镜等方法插管失败,以及颈椎不稳、颌面外伤或解剖异常者,可根据情况选择使用。此外,可视喉镜联合软镜、硬镜等也是处理困难气道的有效方法。需要特别提醒的是,随着 ECMO 技术的成熟和广泛应用,ECMO 已经成为处理困难气道的有效手段之一。

13. 插管失败后的面罩通气

当气管插管不成功时,应立即行面罩通气维持氧合,在"3+1"次不成功后,应宣布插管失败。大部分的患者经单手扣面罩即可获得良好通气,需要时可置入口咽和/或鼻咽通气道配合单手扣面罩的方法,或/和采用双手托下颌扣面罩同时机械通气的方法。有研究证实双手托下颌较单手托下颌更为有效。如仍不能维持满意通气,要立即请求帮助,由双人四手、用力托下颌扣面罩行双人加压辅助通气,嗅物位能够增加喉部空间,更易面罩通气。当麻醉不充分或者肌肉松弛不足时,会增加面罩通气的难度,要特别注意麻醉深度与肌肉松弛状态。

如果面罩通气可以维持氧合,则为非紧急气道,操作者应根据患者喉周的损伤情况和手术的种类,停下来认真思考下一步的计划,是放弃此次手术还是采用其他方法再次尝试。

如果双人加压辅助通气仍不能维持氧合,则立即宣布面罩通气失败,并继续寻求帮助,使用其他无创通气维持氧合。

14. 声门上通气工具和技术的实施要点

声门上通气工具(SAD)包括喉罩、插管型喉罩、喉管等。

当双人加压辅助通气不能维持氧合,面罩通气失败,应迅速置入 SAD 进行通气,维持患者氧合。研究显示喉罩可以在 94.1% 既不能插管也不能使用面罩通气的患者中恢复通气。第二代 SAD 用于困难气道管理,不仅可以改善大多数患者的通气情况,而且可以胃内减压,减少反流误吸的风险。理想的 SAD 应该容易置入、密封性好、有通向食管和胃的引流管、可经 SAD 引导气管插管,目前应用和研究较多的有 ProSeal LMA、the LMA Supreme、i-gel 等。SAD 置入困难时可更换型号或产品种类,但置入次数建议不超过 3 次。

成功置入 SAD(方法包括双侧胸廓起伏,双肺听诊,呼气末二氧化碳监测等),患者氧合得到保障时,应该停下来思考:①是否可以使用 SAD 通气,保障患者整个手术过程中的氧合并完成手术;②是否可通过 SAD 完成气管插管;③是否需要唤醒患者;④是否需要患者恢复自主呼吸后建立外科气道。患者因素、急诊手术、操作者的技巧都会影响最终的选择,但基本原则是保证通气,维持患者氧合,减少误吸风险。如果为非紧急手术,唤醒患者是第一选择。

如果置入 SAD 已 3 次仍不能进行通气,维持患者氧合,则立即宣布 SAD 通气失败,患者处于既不能插管也不能氧合(CICO)状态,迅速建立紧急有创气道进行通气,确保患者氧合。

15. 建立紧急有创气道的技术

当患者宣布 CICO 时,如不立即处理将会出现缺氧性脑损伤甚至死亡,应立刻建立紧急有创气道。这项技术的成功运用取决于决定的时间、计划、准备及技术的掌握。麻醉科医师必须定期反复培训紧急有创气道建立的技术。常用的紧急有创气道通气包括环甲膜穿刺置管和经气管喷射通气(TTJV)、经环甲膜穿刺通气、经环甲膜切开通气。

（1）环甲膜穿刺置管和经气管喷射通气(TTJV):采用套管针(13G 或 15G,长度 5cm 或 7.5cm)行环甲膜穿刺置管,将 TTJV 装置连接套管针,通过套管针行喷射通气。在使用过程中,要确保上呼吸道开放,可置入口咽通气道或鼻咽通气道,并托起下颌。

（2）经环甲膜穿刺通气:导管直径为 4mm(如 Quicktrach 套装),经环甲膜穿刺,可直接进行机械或手控通气。使用时首先确定环甲膜位置,右手持穿刺套件由环甲膜处斜向后下方穿刺入气管。固定穿刺针芯,将外套管向前推入,拔出针芯,套囊充气后接麻醉机手控或机械通气。

（3）经环甲膜切开通气(简称手术刀技术):指刀片+探条+气管导管法环甲膜切开通气技术。2015 年困难气道学会(DAS)推荐使用手术刀环甲膜切开技术。首先喉外手法确认环甲膜位置,刀刃朝向操作者,在环甲膜做横切口,切开环甲膜,顺时针旋转刀片使刀刃朝向尾侧,探条贴刀片下缘潜入气管,气管导管(ID 5.0mm)顺探条导入气管,通气、套囊注气、通过呼出气二氧化碳波形确认导管位置,固定导管。在肥胖或者解剖变异的患者中推荐采用纵切口。

16. 困难拔管及其处理原则

困难拔管是临床上的"中、高风险"拔管,是指患者具有已知或者可疑的气道或全身风险因素,不能完全保证拔管后充分自主通气的情况。

拔管成功的关键是确保患者拔管后呼吸道通畅和良好的自主呼吸,故困难拔管的处理原则是:①拔管前必须对拔管存在的风险进行认真评估;②做好必要物品、设备和人员的准备工作;③通常采用清醒拔管,或采用其他高级技术完成拔管;④如果无法保证拔管后的气道安全,可以延迟拔管或实施气管切开。

17. 相对安全拔管的实施

(1) 清醒拔管:适用于绝大多数困难拔管患者,但一定要明确患者已经完全清醒,能够按照指令完成动作,并能够准确定位。但是在某些情况下,以下一种或多种技术可能对患者更有利。

(2) 瑞芬太尼输注技术:小剂量的瑞芬太尼输注可以减少拔管时的呛咳、躁动和血流动力学波动,避免头面部手术部位的出血。瑞芬太尼的输注主要有两种方式:延续术中继续使用或拔管时即刻使用。成功的关键在于拔管前其他镇静药物(吸入药及丙泊酚)已经充分代谢,调整瑞芬太尼的剂量使既能避免呛咳又能避免清醒延迟及呼吸暂停。瑞芬太尼输注技术的拔管步骤及注意事项如下。

1) 为保证有效的术后镇痛,可静脉注射吗啡。

2) 手术结束前,将瑞芬太尼调至合适的速度。

3) 手术适当阶段给予肌肉松弛拮抗药。

4) 停止使用其他麻醉药物(如吸入麻醉药或丙泊酚)。若使用吸入麻醉,应高流量洗肺。

5) 持续正压通气。

6) 尽量直视下吸引。

7) 使患者保持合适的体位。

8) 不催促、不刺激,等待患者按指令睁眼。

9) 停止正压通气。

10) 自主呼吸良好者,拔管并停止输注。自主呼吸欠佳者,鼓励其深吸气并减小输注量。

11) 患者呼吸改善后拔管并停止输注。

12) 拔管后严密监护至患者完全苏醒。

13) 注意瑞芬太尼无长效镇痛作用。注意瑞芬太尼可被纳洛酮拮抗。

(3) 喉罩替换技术:使用喉罩替换气管导管或先拔出气管导管继续保留喉罩,可以建立一个生理稳定的非刺激气道,并能阻止来自口腔的分泌物和血液对气道的污染。该技术既可用于清醒拔管也可用于深麻醉拔管,主要适用于气管导管引起的心血管系统刺激可能影响手术修复效果的患者,同时对于吸烟、哮喘等其他气道高敏患者可能更有好处,但饱胃风险的患者不适用。喉罩替换技术的拔管步骤及注意事项如下。

1) 保持纯氧吸入。

2) 避免气道刺激,避免深麻醉或使用肌肉阻滞剂。

3) 喉镜下直视吸引。

4) 气管导管后部置入未充气喉罩。

5) 纤维支气管镜检查,确保喉罩位置正确。

6) 喉罩套囊充气。

7) 松气管导管套囊,正压通气下拔除导管。

8) 使用喉罩通气。

9) 置入牙垫。

10) 使患者保持合适的体位。

11) 持续监护至患者完全清醒。

(4) 气道交换导管(airway exchange catheter, AEC)辅助技术:当拔管后存在再次插管困难时,可在拔管前在气管内预先置入气道交换导管、插管探条、硬质胃管或者纤维支气管镜等工具,便于需要时快速重新插入气管导管。气道交换导管(如 Cook 气道交换导管、Frova 插管引导器等)是一种内径很细的中空半硬质导管,国内亦有"换管器"的称呼。常用于气管拔管的 Cook 气道交换导管长 83cm,有外径 3.7mm 和 4.7mm 两种规格。导管可以连接麻醉机或喷射呼吸机,既可以作为重新插管的导引,也可以作为吸氧和通气的通道(如喷射通气),可以给麻醉医生更多的时间来评估重新插管的必要性。AEC 辅助重新插管的成功率较高,但是应以良好的监护设施、训练有素的操作者及充足的器械准备为前提。需要强调的是这些装置并不能绝对保证成功导引气管插管,仍应常备其他方案。AEC 辅助技术的拔管步骤及注意事项如下。

1）判断 AEC 插入深度(成人不超过 25cm),可用纤维支气管镜确认。

2）按预定深度插入 AEC,避免超过隆突。

3）充分吸痰。

4）拔出气管导管,避免 AEC 过深或脱出。

5）固定 AEC。

6）记录 AEC 插入深度。

7）使用麻醉回路确定 AEC 周围有气体泄漏。

8）标记 AEC 以区分鼻胃管。

9）患者送至加护病房或 ICU 护理。

10）保持患者面罩吸氧或持续面罩正压通气供氧。

11）拔除 AEC 前需充分吸出患者口腔分泌物。

12）呛咳时确认是否插入过深,可经 AEC 注入局麻药处理。

13）患者多可保持咳嗽和发声能力。

14）气道安全时移除 AEC,最长可留置 72 小时。

18. 不安全拔管的处理措施

（1）延迟拔管:当气道损害严重时,或不能确保气道安全时,往往需要延迟气管拔管。延迟拔管时间取决于患者气道的恢复或安全情况,可以是几小时或几天。存在 24 小时内再回到手术室风险的患者,明智的做法是保留气管导管。特殊情况下当自身技术和周围条件不足时也可以延迟拔管,例如在深夜里人员不足而患者又是困难气道则建议延迟拔管。

（2）气管切开:当患者由于预先存在的气道问题、手术、肿瘤、水肿以及出血等原因,存在术后较长时间无法保持气道通畅的情况时,可考虑行气管切开。麻醉医师应该与外科医师共同讨论,主要依据以下 4 点:①手术结束时气道受累的程度;②术后气道进一步恶化的可能性;③是否具备重建气道的能力;④气道明显受累可能的持续时间。

19. 拔管后的处理要点

拔管后由于药物残留、意识的恢复状态以及手术和包扎等因素的影响,患者拔管后仍存在一定的风险,特别是术后早期应加强对患者的持续管理、监测。

（1）人员配置:患者气道反射恢复、生理情况稳定前需要专人持续护理,且恢复室内不得少于两人,并保证随时能联系到有经验的麻醉医师。回恢复室或 ICU 时,必须有完整的口头或书面交接。

（2）监测:术后监测包括意识、呼吸频率、心率、血压、末梢血氧饱和度、体温和疼痛程度。及时发现一些气道和手术问题的早期征象,如喘鸣、阻塞性通气症状和躁动常提示气道问题,而引流量、游离皮瓣血供、气道出血和血肿形成常提示手术方面问题。

（3）设备:困难气道抢救车应该随手可得,配置标准监护仪和 CO_2 监护设备。

（4）转运:所有的气管拔管均应由麻醉医师执行,高风险拔管应该在手术室内执行。存在气道风险的患者由麻醉医师送至恢复室或 ICU。

（5）气道损害患者的呼吸管理:存在气道损害的患者应该给予湿化的氧气,同时监测呼气末 CO_2。鼓励患者深吸气或者咳出分泌物,阻塞性睡眠呼吸暂停综合征患者最好保留气管导管进入 ICU 监护。术后第一个 24 小时内,应高度警惕创面的出血和呼吸道的梗阻,术后第 2 天拔管是较安全的选择。拔管后,鼻咽通气道可改善上呼吸道梗阻;头高位或半坐位能减轻膈肌上抬所致的功能残气量降低;皮质激素能减轻气道损伤所致的炎症性水肿,但是对于颈部血肿等机械性梗阻无效。

（6）镇痛:良好的镇痛可促进术后呼吸功能的恢复,但是要避免或谨慎使用镇静药物。同时抗呕吐的药物是十分必要的。

（邓晓明）

第五节 加速术后康复

【知识点】

1. 加速术后康复的核心理念
2. 术前准备和优化
3. 呼吸与循环管理
4. 麻醉深度的监测与调控
5. 术中体温与血糖的监测和管理
6. 围术期各类导管的使用
7. 术后镇痛
8. 术后各类并发症的防治

1. 加速术后康复的核心理念与原则

加速术后康复(enhanced recovery after surgery,ERAS)是一种多模式、多学科参与的围术期综合管理方法。为促进患者快速康复,在围术期通过外科、麻醉、护理、营养等多科室协作,采用一系列经循证医学证据证实有效的优化处理措施,减轻患者心理和生理的创伤应激反应,从而减少并发症,缩短住院时间,降低再入院风险及死亡风险,同时降低医疗费用。

践行 ERAS 策略需要遵循的原则是:最大程度地降低围术期由于各种因素引发的机体各系统过度应激反应。这一优化的临床路径贯穿于住院前、手术前、手术中、手术后、出院后的完整诊疗过程,其核心是强调以服务患者为中心的诊疗理念。虽然 ERAS 是围绕外科患者进行的,但是 ERAS 最核心的应激反应调控在于围术期麻醉管理,麻醉学科的特点决定了其作用贯穿 ERAS 始终。

2. ERAS 在术前准备与优化上的特点

特点包括:①ERAS 理念注重患者的心理疏导与术前宣教,这对缓解患者紧张焦虑情绪,获取患者及其家属的理解和配合具有重要作用;②患者术前良好的身体状态是成功实施 ERAS 的关键因素之一,因此,ERAS 管理下的患者应严格执行戒烟、戒酒不少于 4 周,并根据患者一般情况与不同手术进行适当体能锻炼;③改善术前营养状态和心肺功能,将机体调整至适宜状态,可大大降低围术期严重并发症的发生,加快术后恢复。

3. ERAS 在术前禁食禁饮上与传统观念的区别

根据以往诊疗常规,要求术前 6~8 小时开始禁食,结直肠手术禁食时间可能更长。而后续的研究表明,缩短术前禁食时间,有利于减少手术前患者的饥饿、口渴、烦躁、紧张等不良反应,有助于减少术后胰岛素抵抗,缓解分解代谢,甚至可缩短术后住院时间。除合并胃排空延迟、胃肠蠕动异常、急诊手术等患者外,目前提倡禁饮时间为术前 2 小时,此前可口服清流质,包括清水、糖水、无渣果汁、碳酸类饮料、清茶及黑咖啡(不含奶),不包括含酒精类饮品;禁食时间为术前 6 小时,之前可进食淀粉类固体食物(包括牛奶等乳制品),但油炸、脂肪及肉类食物则需要更长的禁食时间(长于 8 小时)。术前推荐口服含碳水化合物的饮品,通常在术前 10 小时饮用12.5%碳水化合物饮品 800ml,术前 2 小时饮用≤400ml。

4. 术前营养支持与肠道准备

ERAS 推荐对手术患者术前需按照营养风险评分进行全面的营养风险评估。对于营养状态良好的患者,研究表明术前营养治疗并不能使患者获益。但当患者合并下述任一情况时应视为存在严重营养风险:①6 个月内体重下降>10%;②疼痛数字分级量表(NRS)评分>5 分;③BMI<18.5kg/m^2;④血清白蛋白浓度<30g/L。对该类患者应进行营养支持治疗,首选肠内营养。

术前营养支持治疗时间一般为 7~10 天,对于严重营养风险患者可能需要更长时间的营养支持,以改善患者的营养状况,降低术后并发症的发生率。当口服不能满足营养需要或合并肠梗阻时,可行静脉营养支持治疗。术前机械性肠道准备可致脱水及电解质失衡,对于患者特别是老年患者是重要的应激因素。加速术后康复管理不推荐对包括结直肠手术在内的腹部手术患者常规进行机械性肠道准备,以减少患者液体及电解质的丢失,此举并不增加吻合口瘘及感染的发生率。术前机械性肠道准备仅适用于需要术中结肠镜检查、严重便秘、部分左半结肠及直肠手术的患者。因此,机械性肠道准备不再成为胃肠外科手术的常规准备。

5. 麻醉前用药的选择

针对术前用药,ERAS 主张个体化原则,不仅要兼顾到麻醉效能,而且要对患者的早期苏醒影响较小,有助于维持术中循环系统的稳定。国际 ERAS 学会、国际代谢与营养学会和欧洲临床营养与代谢协会联合发布指南提出,应避免术前12小时内使用长效阿片类药物,因其会阻碍患者术后早期活动和进食。推荐通过良好的沟通和交流缓解患者的焦虑和恐惧情绪,不推荐常规使用镇静和抗胆碱药(特殊患者除外)。特别要指出,老年患者术前应慎用抗胆碱药及苯二氮䓬类药物,以降低术后谵妄的风险。对于需要行椎管内麻醉或神经阻滞的老年患者可谨慎给予短效镇静药物,以缓解实施麻醉操作时的焦虑。高选择 α_2 肾上腺素受体激动剂右美托咪定,因镇静作用可靠、无呼吸抑制风险,可用于过度焦虑患者的镇静。

对于择期腹部手术,预防性地应用抗生素可有助于降低术后感染的发生率。但使用时须严格按照用药标准。原则上,预防用药应同时针对需氧菌及厌氧菌,并应在切皮前30~60分钟输注完毕,一般采用单一剂量即可,只有当手术时间大于3小时或术中出血量超过1 000ml时,术中需重复使用1次。

6. 优化麻醉方式及控制术中应激反应

ERAS策略强调麻醉方法的优化,提倡快通道麻醉技术,包括硬膜外阻滞、周围神经阻滞、局部浸润技术及短效麻醉药物的应用,以实现手术应激反应控制、精准麻醉和快速恢复。硬膜外阻滞可阻断伤害性刺激的神经传入、减少皮质醇和儿茶酚胺的释放、减轻手术应激、减少促炎因子分泌、抑制内分泌应激反应、改善机体糖耐量、增加肠道蠕动,从而显著降低手术并发症、改善预后、缩短住院时间;周围神经阻滞和手术部位的切口浸润麻醉也是ERAS策略麻醉管理的重要组成部分,局麻药的长时镇痛效应在一定程度上有助于减少阿片类药物的消耗量,从而大幅降低术后恶心呕吐、尿潴留等并发症的发生率,促进胃肠功能尽快恢复,缩短住院时间;全身麻醉联合硬膜外阻滞,可满足手术的镇痛需求,降低阿片类药物用量,并可有效抑制创伤所致的应激反应;同时,减轻手术结束时麻醉药物的残留效应,可使患者快速苏醒。

全身麻醉药物选择中,短效的镇静药、阿片类镇痛药及肌肉松弛药为用药首选,如丙泊酚、瑞芬太尼、舒芬太尼等,肌肉松弛药可考虑罗库溴铵、顺式阿曲库铵等。肌肉松弛监测有助于精确的肌肉松弛管理。开腹手术创伤强度大,主张全麻联合中胸段硬膜外阻滞及术后患者自控硬膜外镇痛,可提供与创伤强度相匹配的抗应激效应,有助于术后疼痛控制及肠功能恢复。实施中胸段硬膜外阻滞操作前,应确认患者凝血功能和血小板指标正常。有研究结果表明,右美托咪定复合全麻与全麻联合中胸段硬膜外阻滞具有类似的抗应激效应,可作为替代方法。对于创伤大、手术时间长以及经历缺血再灌注损伤的腹内手术,可复合连续输注右美托咪定 $0.2\sim0.7\mu g/(kg\cdot h)$,同时可适当调节麻醉性镇痛药的剂量。腹腔镜腹部手术的创伤程度明显降低,全身麻醉复合躯干神经阻滞或伤口的局部浸润,可降低阿片类药物用量,并有效地抑制手术创伤的应激反应;右美托咪定也被推荐作为复合成分,其抗炎、免疫保护以及改善肠道微循环等效应,可优化此类患者的麻醉管理。

7. 肺保护性通气的策略及实施方法

肺保护性通气策略(lung protective ventilation strategy,LPVS)是指采用低吸入氧浓度、小潮气量通气复合呼气末正压通气(PEEP),联合间断性肺泡复张的通气策略。可减轻压力伤、容量伤及萎陷伤(剪切力)所致机械损伤和肺部炎性反应,保持肺泡开放状态,从而改善通气血流比例,改善氧合,促进肺功能恢复至生理状态,对术后转归和快速康复具有重要作用。ERAS推荐:①低吸入氧浓度,$FiO_2<60\%$,或在保持机体充分氧合的基础上,尽量降低 FiO_2;②低潮气量($6\sim8ml/kg$,理想体重),吸呼比 $1:2.0\sim1:2.5$,其中慢性阻塞性肺疾病(COPD)患者可以调整吸呼比为 $1:3\sim1:4$;③中度PEEP,建议值是 $5\sim8cmH_2O$,但强调PEEP值设定的个体化原则,$5\sim8cmH_2O$ 是针对群体的推荐值,对于某些特殊个体,如肥胖、显著头低位以及高气腹压患者,避免肺泡萎陷的PEEP值,应根据其此时胸膜腔内压力和其他监测指标,个体化进行调控;④间断性肺复张性通气($35\sim40cmH_2O$)是防止肺泡萎陷的有效方法,麻醉机械通气中,应该每30分钟实施一次,并在手术结束、气管拔管前予以实施。术中调整通气频率维持 $PaCO_2$ $35\sim45mmHg$。腹腔镜手术二氧化碳气腹以及特殊体位,可能影响呼气末二氧化碳分压评估 $PaCO_2$ 的准确性,在气腹后应测定动脉血气以指导通气参数的调整,避免潜在严重高碳酸血症。

8. ERAS围术期循环的管理

ERAS液体治疗:①首先通过缩短术前禁食水时间,很大程度避免了患者术前的脱水状况,又及时补充了含糖液体降低胰岛素抵抗的发生率;②强调了术后早期饮水,以尽快恢复机体对容量的生理调控;③在创伤较大的手术、老年患者等容量安全范围较窄的个体,推荐"目标导向液体治疗"方案,即避免了容量不足导致的组织低灌注,又减少了容量超负荷带来的组织水肿,在促进术后胃肠功能恢复、维持电解质平衡等多个方面具有很强的优势。

ERAS液体管理目标,是个体化精准调控机体容量,既要避免液体不足所致组织低灌注,更要避免液体超负荷引起的组织水肿。血容量不足及机体低灌注引起的器官功能障碍,和液体超负荷所致组织水肿、术后肠麻痹等,都是术后各类并发症发生及患者延时恢复的主要原因。因此,术中推荐应用平衡晶体液维持出入量平衡,避免输液过度及不足;辅助应用血管活性药物,以防止术中低血压,避免肠道低灌注并发吻合口瘘的风险,降低低血压相关急性心肌损伤、急性肾损伤及术后肠梗阻的发生率。推荐适当使用α肾上腺素受体激动剂,如去氧肾上腺素、甲氧明或低剂量去甲肾上腺素等缩血管药物,维持术中血压不低于术前水平的80%。术中出血尚未达到输血标准的患者,人工胶体是较好的选择,与晶体液联合使用,在维持围术期体液平衡、降低吻合口瘘风险方面可能具有一定优势。

科学实施液体治疗,关键点在于给需要液体的机体输液,也在通过液体的补充、增加心脏前负荷时,同时可增加心排血量,从而使组织灌注和氧合得以改善。

9. 目标导向的液体治疗及其指导

ERAS提倡以目标导向液体治疗(goal-directed fluid therapy,GDFT)的理念及措施指导循环管理。个体化、功能性血流动力学指标,如每搏量变异率(SVV)、动脉脉压变异率(PPV)等,可较以往的压力指标(如CVP、PAWP)更准确地监测机体容量状况及液体反应性,个体化地准确判断机体对液体的需求。利用这些敏感指标为导向,结合CO、血压等监测,准确判断机体循环功能异常的原因,以指导围术期液体输注、血管活性药物和正性肌力药物使用等,即为目标导向液体治疗或目标导向循环管理。近年来关于容量监测指标的临床研究日益完善,一系列容量敏感指标的应用,可有效预测液体反应性与容量状况,优化了临床液体治疗方案,为目标导向液体治疗提供了有力保证。

(1) SVV/PPV作为导向指标。SVV/PPV是围术期最常用的指标,适用于处于机械通气状态并心律规整的患者:①当SVV/PPV<13%时提示有效循环容量充足,补液应适当减慢;如此时患者MAP过低或微循环灌注异常征象,应考虑心肌收缩及外周阻力等液体外的因素;②当SVV/PPV>13%时提示有效循环容量不足,应加快补液速度。

(2) 每搏量增加率(ΔSV)作为导向指标。当患者处于自主通气状态或存有心律失常时,ΔSV是较好的监测指标。采用液体冲击法(10分钟内,经静脉给予200ml液体快速输注)并且观察ΔSV的反应可以判断有效循环容量的状态:①若ΔSV>10%,提示前负荷不足,应继续给予液体治疗;②若ΔSV<10%,提示前负荷充足,应减慢补液速度。

(3) 脉搏灌注变异指数(PVI)作为导向指标。PVI是一种能用指夹测得的无创指标,但易受各类干扰因素影响。对于情况危急或不具备有创监测条件的机械通气患者,可使用该指标指导循环管理。以14%为阈值,其判断意义同SVV/PPV。

10. 麻醉深度监测与调控的意义

客观判断全麻中患者的麻醉(镇静)深度并进行个体化精准调控,对于手术患者的预后具有重要影响。目前,临床有多种麻醉镇静深度监测技术。其中,脑电双频谱指数(bispectral index,BIS)是以脑电活动来判断镇静水平和监测麻醉深度的较为准确的一种方法。麻醉镇静深度的准确监测和精准调控,可预防麻醉过浅导致的术中知晓,更重要的是避免麻醉过深导致的组织灌注减少、免疫抑制及术后谵妄等。合适的全身麻醉深度BIS值一般维持在40~60;对于老年患者,BIS水平应维持在较高一侧,最好为45~65。麻醉过深是术后谵妄及潜在的远期认知功能损害的危险因素,多个研究表明,麻醉维持期BIS数值在45~65与BIS值低于30相比,术后谵妄的发生率明显降低。术中持续监测BIS,可更加客观地调控麻醉药物剂量和用药速度。临床证据显示,以BIS为参考来调整麻醉用药时,麻醉药的用量显著减少,患者从麻醉中苏醒和恢复的速度明显加快。但需要注意的是,BIS监测也存在局限性:①信号干扰,肌电图信号、起搏器以及电刀电凝等设备会对EEG信号造成干扰,从而导致BIS数值估算错误;②特殊情形,体温每降低1℃,BIS值约降低1.12;对有神经功能疾病的患者,BIS值与意识水平的关系不是非常明确,BIS可以意外降低或升高;③儿科患者,麻醉时BIS与年龄的关系尚不明确,成人BIS的数值可能不适用于小儿。这表明,虽然BIS在判断麻醉深度方面具有良好的临床价值,但仍需要具体情况具体分析,从而获得更高的临床价值。

11. 术中体温管理方法及意义

术中低体温指术中中心体温低于36℃,原因包括内在因素和外部诱因两大类。

(1) 机体内在因素:麻醉药物抑制下丘脑体温调节中枢抑制,机体体温调节阈值区间扩大;麻醉致机体基础代谢降低,产热较少;血管扩张,机体散热显著增加。

(2) 外部诱因:室温偏低、术野暴露散热、躯体暴露散热、低温液体冲洗术野或者腹腔、输注室温液体或血液制品和机械通气致呼吸道散热增加等。

低体温对机体产生不良影响：①可抑制血小板和凝血因子功能,增加创面出血;②抑制机体免疫,增加围术期感染发生率;③寒战致机体氧耗增加,增加心肌缺血、心律失常及机体代谢性酸中毒的风险;④低体温还可造成麻醉药物代谢障碍,致使麻醉恢复延迟。腹部复杂手术中避免低体温可降低伤口感染、心脏并发症的发生率,降低出血和输血需求,改善免疫功能,缩短全身麻醉后苏醒时间。预防低体温首先应加强体温监测并及早采取体温保护措施。

常用的保温措施有：①呼吸回路使用人工鼻,以减少呼吸道热量和水分丢失;②提高手术室环境温度;③使用液体加温输注装置以及温热冲洗液;④皮肤保温或加温,如空气加温毯、加温床垫、循环水暖服以及红外线灯照射等。这些措施的应用有助于维持机体核心体温不低于 36℃,有效降低患者对术中低体温产生的过度应激,降低并发症发生率,从而促进患者的快速康复。

12. 围术期血糖管理的意义

围术期的血糖管理常被忽视,但血糖异常不利于患者术后康复,延缓患者出院,甚至可危及生命,所以科学的血糖管理至关重要,应在积极防治高血糖的同时,避免低血糖。

血糖异常增高是围术期的常见问题。其原因包括：①手术创伤应激诱发机体分泌儿茶酚胺、皮质醇和炎性介质等胰岛素拮抗因子,促使血糖增高;②合并糖尿病、代谢综合征等胰岛素抵抗或胰岛素分泌障碍疾病的患者更容易发生围术期高血糖;③围术期经常使用的激素、含糖营养液等进一步增加了高血糖的风险;④值得注意的是,长时间禁食和不恰当的降糖治疗也有引起患者低血糖和血糖剧烈波动的可能。围术期血糖异常(包括高血糖、低血糖和血糖剧烈波动)可增加感染、伤口不愈合以及心脑血管并发症等不良事件的发生率,延长住院时间,增加死亡率,甚至对患者远期预后也有影响。合理的血糖监测和调控是 ERAS 围术期管理的重要组成部分。

围术期血糖管理的要点在于控制高血糖,同时避免发生低血糖,维持血糖平稳。严密的血糖监测、及时调整降糖治疗方案是保持围术期血糖平稳的关键。应根据患者术前血糖水平、治疗方案、有无并发症、手术类型等进行全面评估,制定个体化的管理方案。

ERAS 血糖管理注重术前的血糖评估与准备,糖化血红蛋白可用于术前筛查糖尿病和评价血糖控制效果。对合并糖尿病的患者,术前还应了解糖尿病类型、病程、目前的治疗方案、低血糖发作情况,特别是有无糖尿病并发症。胰岛素是围术期唯一安全的降糖药物,术前应将原有降糖方案过渡至胰岛素,并根据禁食情况减去控制餐后血糖的胰岛素剂量。术前控制空腹血糖 ≤7.8mmol/L,餐后血糖 ≤10.0mmol/L,更有利于术中的血糖控制与术后恢复速度。

ERAS 强调根据患者手术类型、术前血糖水平、脏器功能,建立围术期血糖控制的个体化目标。整形手术对伤口愈合要求高,血糖目标降至 6.0~8.0mmol/L,有利于减少术后伤口感染;脑血管疾病患者对低血糖耐受差,血糖目标值可适当放宽至 ≤12.0mmol/L;高龄、有严重合并症、频繁发作低血糖的患者,血糖目标值也可适当放宽,原则上血糖最高不宜超过 13.9mmol/L。术中应尽量避免引起血糖升高的因素,如使用地塞米松等糖皮质激素;另外,儿茶酚胺类药物也可引起血糖升高,应予以重视。

围术期血糖调控关注要点：①血糖>10.0mmol/L 可酌情开始胰岛素治疗,持续静脉泵注胰岛素有利于减少血糖波动,糖尿病患者以及术前已经使用静脉胰岛素的患者术中首选持续静脉泵注胰岛素;②应激性高血糖的患者可选择单次或间断静脉推注胰岛素,如血糖仍高,则予持续泵注;③严重高血糖可能造成渗透性利尿,引起高渗性脱水和低钾血症,应注意维持水电解质平衡;④低血糖的危害超过高血糖,血糖 ≤2.8mmol/L 时可出现认知功能障碍,长时间 ≤2.2mmol/L 的严重低血糖可造成脑死亡,需及时行升血糖处理;⑤衰弱、严重感染、肝肾功能不全的患者低血糖风险增加,需严密调控;⑥脑损伤患者难以耐受 5.6mmol/L 以下的血糖水平,应严格避免;⑦静脉输注胰岛素的患者血糖 ≤5.6mmol/L 应重新评估,调整泵速,血糖 ≤3.9mmol/L 立即停用胰岛素,开始升血糖处理。需要警惕的是,全麻镇静患者的低血糖症状可能被掩盖,不易及时发现,更应引起重视。

13. 现代 ERAS 理念下,围术期各类导管的合理使用

在 ERAS 护理中,鼻胃管、导尿管、腹腔引流管等导管不再作为手术患者的常规置管。原因在于引流管若置入不当,会对患者造成严重的心理负担,对其术后活动造成影响,并引发切口感染。长时间留置鼻胃管可能增加术后肺不张及肺炎等肺部并发症发生率,延迟排气及饮食时间。因此,ERAS 择期腹部手术不推荐常规留置鼻胃管减压或腹腔引流管。如果在气管插管时有气体进入胃中,术中可留置鼻胃管以排出气体,但应在患者麻醉苏醒前拔除。腹腔引流并不降低吻合口瘘及其他并发症的发生率或减轻其严重程度,因此,不推荐对腹部

择期手术常规放置腹腔引流管。而对于存在吻合口瘘的危险因素如血运差、张力高、感染、吻合不满意等情况时,建议留置腹腔引流管。导尿管一般 24 小时后应予拔除。行经腹低位直肠前切除术的患者可留置导尿管 2 天左右或行耻骨上膀胱穿刺引流。

14. 优化镇痛的概念

ERAS 的核心是减少应激,而疼痛是围术期重要应激因素之一。一旦术后疼痛管理不当,会导致一系列不利于患者恢复的因素,如严重术后疼痛增加慢性疼痛风险;下地活动延迟,影响胃肠道蠕动恢复;交感神经激活会导致心血管不良事件增加;疼痛不缓解可引起免疫抑制,使伤口愈合延迟、术后感染风险增加;疼痛还会诱发焦虑、抑郁等心理问题。因此,优化围术期疼痛管理是 ERAS 的核心环节和快速康复的先决条件。优化镇痛(optimal analgesia),不仅仅是有效控制疼痛的程度,还应尽可能减少不良反应(如阿片类药物引起的恶心、呕吐、抑制肠道蠕动等),有助于实现快速康复。推荐采用预防性镇痛和多模式镇痛的综合镇痛策略。预防性镇痛(preventive analgesia,也称超前镇痛)先于疼痛发生给予处置,同时全程阻断减少痛觉信号,抑制外周及中枢的敏化;多模式镇痛(multimodal analgesia)则通过联合使用作用机制不同的镇痛药物或镇痛方法,由于作用机制不同而互补,相加或协同镇痛作用,同时减小每种药物的剂量,降低相应不良反应。有证据表明,术后急性疼痛的处理对预防慢性疼痛具有重要意义。另外,联合区域阻滞的术后镇痛与单独应用全身性阿片类药物相比,可显著减少阿片类药物的用量,减少阿片类药物相关不良反应,促进患者快速康复。

15. 术后镇痛的目标及术后疼痛管理

术后镇痛的目标是:①有效控制运动疼痛(VAS<3 分);②减免镇痛相关不良反应;③加速患者术后早期肠功能恢复,确保术后早期经口进食及早期下地活动。

术后疼痛管理同样推荐优化镇痛、多模式镇痛策略。在控制切口痛方面,对于开腹手术,推荐连续中胸段硬膜外患者自控镇痛(patient-controlled epidural analgesia,PCEA)联合 NSAID。NSAID、NMDA 受体拮抗剂、右美托咪定等降低中枢敏化。NSAID 通过抑制 COX 过量表达降低外周敏化,不仅可以有效止痛,还能有效减少阿片类药物对胃肠道的麻痹,有利于患者胃肠功能恢复,但应根据患者年龄、术前并存疾病、手术类型、术前肾功能等状况评价潜在吻合口瘘、急性肾损伤等风险。实施 PCEA 具有低血压、硬膜外血肿、尿潴留等并发症风险,应密切监测并予预防。局麻药伤口浸润或连续浸润镇痛、躯干神经阻滞联合低剂量阿片类药物患者自控静脉镇痛(patient-controlled intravenous analgesia,PCIA)+NSAID,可以作为替代方案。其中,局麻药物可选用罗哌卡因和布比卡因等。对于腹腔镜手术,推荐躯干神经阻滞或局麻药伤口浸润镇痛+NSAID、联合低剂量阿片类药物 PCIA 方案。以激动 μ 受体为主的阿片类药物易致肠麻痹;而以激动 κ 受体为主的阿片类药物对肠蠕动影响较小,并可有效减轻手术导致的内脏痛。对于肠道功能较差的患者,更需优化阿片类药物的选择,以确保有效镇痛,并促进术后肠功能的快速恢复、早期经口进食和下地活动。

16. 术后恶心呕吐的危险因素

全麻患者术后恶心呕吐(postoperative nausea and vomiting,PONV)的发生率为 25%～35%;并存多种 PONV 危险因素患者术后发生 PONV 概率甚至可高达 80%,是患者不满意和延迟出院的主要原因。PONV 的相关危险因素包括年龄(<50 岁)、女性、非吸烟者、晕动病或 PONV 病史以及术后给予阿片类药物镇痛、术中吸入麻醉、腹腔镜手术等。PONV 不仅增加了患者的痛苦,而且延缓了患者出院,造成住院费用增加。因此,对同时具有多种危险因素的患者,应采用多模式镇吐,即联合多种药物预防 PONV。

17. 预防与治疗术后恶心呕吐的措施

5-HT₃ 受体拮抗剂(雷莫司琼、帕诺司琼)为一线用药,多复合以小剂量静脉注射地塞米松(4～8mg)。二线用药包括抗组胺类药(美克洛嗪),丁酰苯类(氟哌利多),M 型胆碱受体拮抗剂(东莨菪碱透皮贴),NK-1 受体拮抗剂(阿瑞匹坦,罗拉匹坦),糖皮质激素类(地塞米松、甲泼尼龙琥珀酸钠)等。也可依据患者的高危因素采取其他措施降低 PONV 的风险,推荐措施包括应用区域麻醉,避免全麻;避免/减量使用吸入麻醉药;静脉麻醉药首选丙泊酚;术中术后阿片类药物用量最小化;复合使用右美托咪定;避免液体不足及过负荷等。

18. 术后谵妄与认知功能异常及其防治措施

谵妄是一种急性波动性的精神状态改变,表现为意识水平下降和注意力障碍。谵妄的特点包括:①急性发病和病情波动性变化;②注意力不集中;③思维混乱;④意识水平改变;这也是谵妄的四个诊断标准。尽管术后谵妄可以发生于任何年龄,但高龄仍是术后谵妄的高危因素。谵妄是老年患者术后最常出现并能够危及生命的严重并发症,年龄 65 岁及以上患者术后谵妄的发生率为 5%～50%。谵妄的发生常导致一系列不良临床结局,包括严重术后并发症、延长住院日、延迟康复、躯体及认知功能下降,甚至死亡。对于成人,欧洲麻醉指南给出的危险因素见表 3-5-1。推荐等级是根据支持的证据级别划分的,A 代表强烈建议,对应高证据级别,B 代表一般建议,对应中等证据级别。其中,有三个强烈建议的危险因素需在临床工作中加以重视,包括术前合并酒精导致的相关认知减退、长时间手术和术后疼痛。

表 3-5-1　基于循证医学和专家共识的成人术后谵妄指南

内容		推荐等级
危险因素	高龄	B
	合并疾病(脑血管疾病、心血管疾病、外周血管疾病、糖尿病、贫血、帕金森病、抑郁、焦虑及慢性疼痛)	B
	术前伴随疾病评分高,如 ASA-PS 分级、CCI 分级、CIAS 分级	B
	围术期禁食、禁饮及脱水	B
	低钠血症及高钠血症	B
	抗胆碱药物应用	B
	酒精导致的相关认知减退	A
	手术部位(腹部或胸外科手术)	B
	术中出血情况	B
	手术时间长短	A
	术后疼痛	A
监测	所有患者进入苏醒室后立刻开始谵妄筛查,直至术后 5 天	A
	用有效的谵妄评分进行术后谵妄的筛查	A
预防和治疗	实行加速术后康复	B
	避免常规使用苯二氮䓬类药物	B
	监测麻醉深度	A
	充分的疼痛评估和处理	A
	术中持续镇痛(瑞芬)	B
	快速诊断、鉴别诊断及处理	A
	小剂量氟哌啶醇和非典型抗精神病药物	B

注:A 表示强烈建议;B 表示一般建议。ASA-PS. 美国麻醉医师协会-体格状况分级系统;CCI. Charlson 合并症指数;CIAS. 临床功能障碍评估。

术后精神及心理并发症还包括术后抑郁状态和术后认知功能障碍(postoperative cognitive dysfunction,POCD)。抑郁状态表现为情绪、心境低落,至少持续 2 周,病情无明显波动;POCD 可出现在术后数天至数月,甚至可能延续数年,主要表现在注意力、专注力、记忆力、执行功能、语言表达能力较术前基础水平下降,造成患者住院时间延长、术后并发症的发生率增加、社会医疗负担增大等影响。目前 POCD 的发病机制尚不清楚,但现有研究表明,老龄是 POCD 的确定性危险因素,其他可能危险因素还包括患者自身因素、手术创伤大小与手术时长、中枢胆碱能系统紊乱、炎症反应、氧化应激水平等。研究显示,术中低氧、低血压、麻醉深度、术后疼痛可能与 POCD 的发生相关。由于 POCD 的发病机制尚不清楚,因此只能从 POCD 的相关因素着手,在围术期加以预防及处理。提高对 POCD 的认识,术前充分了解病情并进行术前宣教以安抚患者焦虑情绪;停用可疑药物;术中吸氧维持血氧饱和度大于 95%;密切监测血压,避免低血压的发生;监测麻醉深度维持 BIS 值 45~65;及时纠正水电解质紊乱;避免使用可能引起认知功能损害的药物,如异氟烷、东莨菪碱、苯二氮䓬类药物等;术中充分镇痛抑制手术应激,推荐多模式镇痛,优化术后镇痛;完善术后管理,必要时进行药物辅助干预,如镇静安定药用于改善睡眠障碍等。

19. ERAS 与传统观念相比,在术后管理中饮食方面的不同之处

研究表明,早期恢复经口进食可以减少腹部手术后的感染并发症,缩短住院日,并不增加吻合口瘘的发生

率。另外,早期进行肠内营养,可以降低高分解代谢。患者麻醉清醒 6 小时后可少量饮水,促进肠道运动功能恢复,有助于维护肠黏膜功能。关于早期进食时间,不同疾病有所差异:有报道显示,直肠或盆腔手术患者术后 4 小时即可开始进流食,术后 6 小时小肠可恢复正常蠕动功能,第 2 天可进普食;结肠及胃切除术后 1 天开始进食、进水,并根据自身耐受情况逐步增加摄入量;胰腺手术后则可根据患者耐受情况于术后 3~4 天逐渐恢复经口进食。

20. ERAS 理念中术后活动的要求

传统的外科护理常规要求"术后患者去枕平躺 6 小时"这一做法,已被摒弃。只有蛛网膜下腔麻醉术后患者为了防止脑脊液外漏导致头痛时需采取此措施。目前,临床上大多数患者采用全身麻醉或硬膜外麻醉,需要患者尽早活动,以防止静脉血栓形成,并可促进呼吸、胃肠、肌肉骨骼等多系统功能恢复,有利于预防肺部感染、压疮等并发症。故术后患者返回病房后,应立即给予四肢的被动活动;待患者完全清醒,可给予斜坡卧位或半坐卧位,并鼓励患者在床上自主活动;术后第 1 日鼓励患者下床活动,活动量由小到大,不仅有助于促进患者肠功能恢复,减轻腹胀、腹痛症状,使患者首次排气时间、排便时间提前,还能预防深静脉血栓形成。

（米卫东）

第六节　出凝血管理和血液保护

【知识点】

1. 生理性凝血过程
2. 出凝血检测
3. 输血的指征及基本原则
4. 大量失血和大量输血的定义
5. 输血治疗的并发症
6. 血液保护的概念及策略

1. 机体止血机制及生理性凝血过程

正常止血机制包括血管收缩与血小板反应、凝血与抗凝系统、纤溶系统三部分。凝血和抗凝系统在正常情况下保持动态平衡,一旦这种平衡失调,就会导致异常出血或血栓形成。凝血的过程可分为凝血酶原酶复合物的形成、凝血酶的激活和纤维蛋白的生成 3 个基本步骤。

（1）内源性凝血途径(intrinsic coagulation pathway):是指参加的凝血因子全部来自血液。即从 $FXII$ 激活到 FX 激活的过程。通常因血液与带负电荷的异物表面接触而启动, $FXII$ 与之结合,在前激肽释放酶和高分子量激肽原的参与下活化为 $FXIIa$。在不依赖钙离子的条件下, $FXIIa$ 将 FXI 激活。在钙离子的存在下, $FXIa$ 又激活了 FIX。单独的 $FIXa$ 激活 FX 的效力相当低,它要与 $FVIIIa$ 结合形成 1:1 的复合物,又称为因子 X 酶复合物。这一反应也必须有 Ca^{2+} 参与。

（2）外源性凝血途径(extrinsic coagulation pathway):由来自于血液之外的组织因子暴露于血液而启动的凝血过程,又称为组织因子途径。组织损伤释放组织因子,组织因子与 $FVIIa$ 相结合,从而形成 $FVIIa$-组织因子复合物,后者在磷脂和 Ca^{2+} 存在的情况下迅速激活 FX 生成 FXa。 FXa 还能反过来激活 $FVII$,形成正反馈。外源性凝血所需的时间短,反应迅速。另外, $FVIIa$-组织因子复合物还能激活 FIX 生成 $FIXa$, $FIXa$ 也能反馈激活 $FVII$。因此, $FVIIa$-组织因子复合物的生成,使内源性凝血和外源性凝血途径可以相互联系起来。

（3）凝血酶原酶复合物的生成: FXa 在 Ca^{2+} 存在的情况下与子 FVa 在磷脂膜表面形成 FXa-FVa-Ca^{2+} 磷脂复合物,即凝血酶原酶复合物,将凝血酶原转变为凝血酶。

（4）凝血酶原的激活和纤维蛋白生成:凝血酶原在凝血酶原酶复合物的作用下激活成为凝血酶。纤维蛋白原被凝血酶酶解为纤维蛋白单体,并交联形成稳定的纤维蛋白凝块,这一过程可分为三个阶段,纤维蛋白单体的生成,纤维蛋白单体的聚合,纤维蛋白的交联。纤维蛋白原在凝血酶作用下脱去两个 A 肽和两个 B 肽后,转变成纤维蛋白单体。凝血酶激活 $FXIII$ 生成 $FXIIIa$, $FXIIIa$ 在 Ca^{2+} 的参与下使纤维蛋白单体相互聚合,形成不溶于水的交联纤维蛋白多聚体凝块。

2. 常用围术期出凝血检测项目及其意义

（1）出血时间(bleeding time,BT):标准的出血时间是评估血小板功能的一种方法。但精确度差、与出血风险增加的相关性较差,正常值不代表不存在出血风险。不推荐将出血时间作为术前筛查。

（2）血小板计数和功能:血小板的活化和聚集是血栓形成的始动因素和重要参与者,抗血小板治疗是血栓性疾病最重要的治疗手段。在术前一方面要关注血小板的数量,更要关注血小板的功能。血小板功能检测可反映血小板功能受抑制的程度,阿司匹林或非甾体类抗炎药抑制 TXA_2 产生是血小板功能异常最常见的原因。

（3）凝血酶原时间(prothrombin time,PT)和活化部分凝血活酶时间(activated partial thromboplastin time,APTT):PT 主要反映外源性凝血系统中凝血因子是否缺乏(Ⅰ、Ⅱ、Ⅴ和Ⅶ因子);APTT 主要反映内源性凝血系统中凝血因子是否缺乏(Ⅰ、Ⅱ、Ⅴ、Ⅷ、Ⅸ、Ⅹ、Ⅺ和Ⅻ因子)。

（4）纤维蛋白原(fibrinogen,Fib):Fib 是肝脏合成的具有凝血功能的蛋白质。升高是血栓形成的独立危险因素,降低可导致出血。因其是凝血过程中消耗的底物,在出血或 DIC 过程中,降低比其他凝血因子更明显。

（5）凝血酶时间(thrombin time,TT):TT 可特异性的检测纤维蛋白原向纤维蛋白的转化(Ⅰ、Ⅱ因子),在监测纤维蛋白原数量不足和纤维蛋白原分子异常方面均很有效。凝血酶时间对极低浓度肝素比 APTT 敏感,可用于测定是否存在残余的直接凝血酶抑制剂(如比伐卢定)及循环中的少量肝素。

（6）纤维蛋白降解产物(fibrin degradation product,FDP)和 D-二聚体(D-Dimer):反映体内纤维蛋白溶解酶活性。FDP 增高见于原发性或继发性纤溶亢进或溶栓治疗。D-Dimer 是交联纤维蛋白被纤溶酶降解的产物,被认为是体内活动性血栓形成的特异性分子标志物。原发性纤维蛋白溶解症的患者 FDP 升高,D-Dimer 正常。

（7）国际标准化比值(international normalized ratio,INR):是用凝血活酶所测得的参比血浆与正常血浆的 PT 比值和所用试剂标出的 ISI(国际敏感度指数)值计算出 INR,使不同的凝血活酶试剂测得的结果具有可比性,是口服抗凝药物(如华法林)治疗监测的首选指标。可用于评估凝血因子Ⅰ、Ⅱ、Ⅴ、Ⅷ、Ⅸ、Ⅹ、Ⅺ和Ⅻ的功能。

（8）凝血时间(clotting time,CT)和激活凝血时间(activated clotting time,ACT):CT 是指血液离开血管,在体外发生凝固的时间,主要测定内源性凝血途径中各种凝血因子是否缺乏,功能是否正常,或者是否有抗凝物质增多。ACT 是指在血液样本中加入激活剂,充分激活因子Ⅻ,并为凝血反应提供丰富的催化表面,以提高检测的敏感性。主要反映体内肝素和类肝素物质,也可反映内源性凝血途径。

（9）血栓弹力图(thromboelastography,TEG)、旋转血栓弹力测定法(ROTEM)或 Sonoclot 凝血分析仪:反映血液凝固动态变化(包括纤维蛋白的形成速度,溶解状态和凝状的坚固性,弹力度)的指标。TEG 由多个参数组成:反应时间(R 值)、凝血时间(K 值)、最大振幅(MA 值)、α 角、MA 值确定后 30 分钟内血凝块幅度减少的速率(LY30)等。改良的 TEG 或 ROTEM 仪器联合使用多种激动剂或抑制剂,可提高对术中凝血缺陷的系统性分析,有针对性地进行治疗。

3. 输血的指征及基本原则

输血可以补充血容量、改善循环、增加组织携氧能力、提高血浆蛋白及改善凝血功能。麻醉医师应在保证外科手术顺利进行、患者病情稳定的前提下合理输血,减少输血相关并发症并节约用血。适应证主要包括以下几个方面:

（1）大量失血:主要目的为补充血容量,用于治疗因手术、严重创伤或其他原因引起的血容量丢失或失血性休克。补充的血量、血液成分应根据患者的失血量、失血速度和患者的临床表现来决定。

（2）贫血或低蛋白血症:慢性失血、烧伤、红细胞破坏增加或肝功能障碍等都可导致贫血或低蛋白血症。

（3）重症感染:全身严重感染或脓毒血症、恶性肿瘤化疗后致严重骨髓抑制引发难治性感染者,当中性粒细胞低下和抗生素治疗效果不佳时,可考虑升白细胞措施,调控蛋白和营养以协助控制感染。但因输注血制品有引起巨细胞病毒感染、肺部并发症等风险,需结合患者病情综合评估。

（4）凝血异常:根据引起凝血功能异常的原因补充相应的成分血液以获得治疗效果。如甲型血友病患者输注Ⅷ因子或抗血友病因子(AHF);纤维蛋白原缺乏症患者补充纤维蛋白原或冷沉淀制剂;血小板减少症或血小板功能障碍患者输注血小板等。

4. 评估出血量的方法

（1）观察法:根据患者皮肤、口唇、巩膜、球结膜、眼结膜及黏膜色泽进行评估,可有效地对体内血细胞比容(Hct)和血红蛋白(Hb)动态变化做出初步判断,但此法评估出血量不够精确。一般成人单一侧股骨骨折出血约 800~1 500ml；成人一侧胫骨骨折出血约 400~1 000ml；骨盆环骨折合并后腹膜血肿出血约 2 000~4 000ml。

凡有以下情况之一者，失血量约 1 500ml 以上：①皮肤苍白、口渴；②颈外静脉塌陷；③快速输入平衡液 1 000ml，血压仍不回升；④一侧股骨开放性骨折或骨盆骨折。

（2）监测生命体征法：基础生命体征的变化可以反映出血占循环血容量比例，见表 3-6-1。

表 3-6-1　生命体征变化与出血量关系

出血占全身血容量%	脉搏/（次·min⁻¹）	呼吸/（次·min⁻¹）	收缩压	脉压	毛细血管充盈	尿量/（ml·h⁻¹）	中枢神经系统
<20	正常	14~20	正常	正常	正常	正常（>30）	正常
20~30	>100	>20~30	稍下降	偏低	延迟	减少（20~30）	不安
30~40	>120	>30~40	下降	低	延迟	少尿（<20）	烦躁
>40	>140	>40	显著下降	低	缺少	无尿	嗜睡

（3）休克指数法：休克指数（shock index）＝心率/收缩压，参考值为 0.54±0.02，较单纯 BP 或 HR 评估失血量更准确，见表 3-6-2。

表 3-6-2　休克指数与失血量估计

休克指数	估计失血量/ml	占血容量/%
0.6~0.9	<500~700	<20
1.0~1.5	1 000~1 500	20~30
1.5~2.0	1 500~2 500	30~50

（4）实验室检查法：Hb 或 Hct 测定，直观了解血液稀释或浓缩情况，为后续处理提供依据。根据 Hb 或 Hct 进行实际失血量的估算：

$$失血量 = (Hct_{术前} - Hct_{测定值}) \times BV / Hct_{术前}$$
$$失血量 = \Delta Hb \times 400ml \quad (\Delta Hb = Hb_{失血前} - Hb_{失血后})$$

BV（blood volume）的计算：

男性：$BV = 0.000\ 366\ 9 \times 身高^3(cm) + [32.19 \times 体重(kg) + 604]$

女性：$BV = 0.000\ 356\ 1 \times 身高^3(cm) + [33.08 \times 体重(kg) + 183]$

（5）称重法和面积法：浸血纱布中出血量的计算，通常采用称重法和面积法，即：

1）失血量（g）＝揩净全部失血后的纱布重量－干纱布重量（g），1g＝1ml。

2）血液浸湿面积按 10cm×10cm 为 10ml 即：10cm² 为 1ml。

（6）容量测定法：此法估计的失血量可能显著大于实际失血量，这是由于随着血液的不断稀释，出血过程中有形成分的丢失也相应减少。因此，通过此法估计的失血量，应慎重输注同样量的全血或 RBC 悬液，否则容易发生容量超负荷现象，重者可诱发肺水肿、心力衰竭甚至死亡。

5. 大量失血和大量输血的定义及大量输血方案

大量失血（massive hemorrhage）是指 24 小时内失血量达到或超过全身血容量；或 3 小时内失血量达到自身血容量的 50%；或成年人出血速度达到 150ml/min；或出血速度达到 1.5ml/（kg·min）超过 20 分钟；或使用扩容治疗和其他干预治疗手段后失血量仍然不能代偿，并导致循环衰竭。

临床上，患者急性失血量达自身血容量的 30%~50% 时，往往需要大量输血。大量输血是指：24 小时内给成年人输注超过 10U 红细胞；或输注血液制品超过患者自身血容量的 1~1.5 倍；或 1 小时内输注血液制品>50% 自身血容量；或输血速度>1.5ml/（kg·min）。

大量输血方案（massive transfusion protocols，MTP）概念的提出，最早在创伤引起大量失血的复苏中，起到了非常积极的作用。MTP 是一份事先制定的输血标准化方案,包括血制品的数量、种类、互相之间的比例等。同时,它对失血量的评估、血制品的保存和运输等内容也做了标准化的管理。MTP 的出现,节约了时间,提高了效率,降低了浪费,但目前尚缺乏统一的 MTP 方案。

有 4 部可推荐的输血指南:①2016 年 AAGBI,血液成分制品及其替代品的应用指南;②2015 年英国 NICE,血液输注指南;③2015 年英国大出血管理指南;④2014 年中华医学会麻醉学分会,围术期输血指南。

6. 输血治疗的并发症,输血相关急性肺损伤的定义及与输血循环超负荷的区别

常见的输血反应和并发症包括非溶血性发热反应、变态反应和过敏反应、溶血反应、细菌污染、循环超负荷、出血倾向、酸碱平衡失调、输血相关性急性肺损伤和传播感染性疾病等。

输血相关性急性肺损伤(transfusion related acute lung injury,TRALI)的定义为输血后 6 小时内出现的急性肺损伤,而患者不存在导致急性肺损伤的其他危险因素。是一种输血后数小时内出现的非心源性肺水肿,病因是某些白细胞抗体导致的免疫反应。所有异体血成分输注均可能引起。TRALI 的主要临床症状包括呼吸困难、呼吸急促和低氧血症,是肺血管通透性增加和肺水肿的结果。一般多见于输注血液制品后 15 分钟~2 天,最常发生在输注血液制品后 6 小时内。

TRALI 的诊断标准如下:①急性起病(输血中或输血后 6 小时内起病);②低氧血症,空气环境下动脉血氧饱和度<90% 或氧合指数(PaO_2/FiO_2)≤300;③胸部 X 线检查提示双肺浸润阴影;④肺毛细血管楔压≤18mmHg 或无左心房压力增高的证据;⑤输血前不存在急性肺损伤;⑥无其他引起急性肺损伤的风险因素。对于输血前即存在急性肺损伤的潜在风险者(如大手术、脓毒血症和肺炎),如符合前 5 项,则为可疑 TRALI;对于输血后 6~72 小时出现急性肺损伤患者,如符合后 5 项,则为迟发 TRALI。

TRALI 需与输血循环超负荷(transfusion associated circulatory overload,TACO)鉴别。TACO 是输血时的严重不良反应。患者在输血后发生心力衰竭,发生率约为 1%~5%。通常可以根据患者的心脏病史发现 TACO 的高危患者,患者多有心功能减退,当输血过量或速度过快时,可因循环超负荷造成心力衰竭和急性肺水肿。临床表现为剧烈的头部胀痛、呼吸困难、发绀、咳嗽、大量血性泡沫痰以及颈静脉怒张、肺部湿啰音、静脉压升高,胸部 X 线片提示肺水肿征象。

TRALI 的治疗主要是支持性治疗。要求输血全程进行监测,一旦出现,应立即停止输血,加强监测并限制输液,纠正缺氧并改善氧合,进行吸氧治疗,70%~90% 的患者需要机械通气,建议使用保护性肺通气策略。

最有效的预防措施是限制性输血策略。对高危患者,使用血液保护策略来减少出血并避免不必要的术中输血是首要的预防策略。

在全身麻醉状态下,输血反应的症状和体征往往被掩盖,不易观察和早期发现,并且还可能会被漏诊,应引起麻醉科医师的警惕。输血前应由两名医护人员严格核对患者姓名、性别、年龄、病案或住院号、床号、血型、交叉配血报告单及血袋标签等各项内容,检查血袋有无破损渗漏,血液颜色是否正常。上述信息准确无误后方可输血。此外,在输血过程中应仔细、定时查看是否存在输血反应的症状和体征,包括荨麻疹、发热、心动过速、低血压、脉搏血氧饱和度下降、气道峰压升高、尿量减少、血红蛋白尿和伤口渗血等。

如发生输血不良反应,治疗措施包括:

(1)首先应立即停止输血。核对受血者与供血者的姓名和血型。采取供血者血袋内血和受血者输血前后血样本,重新化验血型和交叉配血试验,以及做细菌涂片和培养。

(2)保持静脉输液通路畅通和呼吸道通畅。

(3)抗过敏或抗休克治疗。

(4)维持血流动力学稳定和电解质、酸碱平衡。

(5)保护肾功能:碱化尿液、利尿等。

(6)根据凝血因子缺乏的情况,补充相关血制品或辅助用药,如新鲜冰冻血浆、凝血酶原复合物及血小板等。

(7)防治弥散性血管内凝血。

(8)必要时行血液透析或换血疗法。

7. 围术期血液保护的原则

围术期血液保护(perioperative blood conservation,PBC)是指包括围术期减少失血、优化血液制品输注、减少输血相关风险和各种血液保护措施的综合应用。

患者血液保护是指采用基于循证医学证据和多学科联合的方法来管理需要输血的患者,通过改善患者贫血、凝血功能,最大限度减少失血,进而减少或避免异体输血,达到提高临床转归的目的。

围术期血液保护是通过对患者术前、术中和术后三个阶段的综合优化管理来实现围术期血液保护的,基本策略包含如下。

(1) 术前:提高红细胞总量。包括贫血筛查、贫血治疗和凝血功能优化。如补充铁剂、维生素 B_{12}、叶酸和 EPO。

(2) 术中:减少患者血液丢失。如优化手术(无血手术)和麻醉技术(控制性降压、控制性低中心静脉压、血液稀释、保温、内环境稳定)、主动脉球囊阻断技术、介入栓塞技术、使用血液保护药物(氨甲环酸、重组活化 Ⅶ因子、Fib 等)、血液保护技术、自体血回收技术、成分输血、即时凝血检测技术(TEG、ROTEM)以及 MTP 策略等。

(3) 术后:优化患者氧供,改善心肺功能,减少医源性失血,积极纠正术后贫血(同术前),引流血液回收技术及严格的输血管理等。

（刘存明）

第七节 保温技术

【知识点】

1. 正常体温调节机制

2. 产热和散热

3. 麻醉对体温调节的影响

4. 体温监测的方法

5. 围术期低体温的危险因素

6. 低体温的负性影响

7. 低体温的防治措施

8. 术后寒战与低体温的关系

1. 体温的调节机制

在生理情况下,体温变动幅度一般不超过1℃。人体体温的相对恒定,有赖于自主性体温调节和行为性体温调节的功能活动。自主性体温调节是在体温调节中枢的控制下,通过增减皮肤的血流量、发汗或寒战等生理调节反应,使体温保持相对稳定的水平。行为性体温调节是通过在不同环境中采取的姿势和发生的行为来调节体热的平衡。如增减衣服,采取踏步或跑步等方式。显然,人类是以自主性体温调节为基础的。体温控制主要经过三个过程:

(1) 感知信号的传入:主要由外周和中枢的温度感受器发挥作用。

(2) 中枢调控:基于机体全身的热输入情况,由脊髓、大脑,尤其是下丘脑来进行整合。

(3) 自主性调节及行为调节:每次体温调节反应包括阈值、增益和最大反应强度。前毛细血管扩张和出汗反应通常是同步的,它们有着相同的触发核心温度。血管收缩是机体对寒冷的最常见保护性反应,其触发阈值通常只比出汗阈值低零点几度。在出汗和血管收缩阈值之间的范围也就确定了机体的正常体温范围,通常是在37℃左右。

2. 核心温度和表层温度的定义及两者差异

生理学上在研究人的体温时把人体分为核心和表层两部分。机体核心部分的温度称为核心温度(core temperature);机体表层部分的温度称为表层温度(shell temperature)。临床上所说的体温指的是机体核心部分的平均温度。

表层温度和核心温度的比例并不是固定不变的。寒冷时核心温度缩小,炎热时核心温度分布区域扩大。表层温度与核心温度之间存在明显的温差,表层的最外层皮肤温度受局部血流量的影响较大;而人的核心温度是相对稳定的,各部位间温差较小。

3. 产热和散热动态平衡的维持、产热器官和产热形式及散热部位和散热形式

体温调节是产热和散热两个生理过程取得动态平衡的结果。人体的热量是由三大营养物质在组织细胞中进行分解代谢时产生,不同组织器官的产热量有差异见表3-7-1。

表 3-7-1　几种组织器官在不同状态下的产热量

组织器官	占体重的百分比/%	占机体总产热量的百分比/%	
		安静状态	运动或劳动
脑	2.5	16	1
内脏	34	56	8
肌肉、皮肤	56	18	90
其他	7.5	10	1

机体产热量大部分来自全身各组织器官的基础代谢,其中内脏器官和脑组织约占70%。机体安静时在寒冷环境中主要依靠寒战产热和非寒战产热。寒战产热是指在寒冷环境中骨骼肌发生不随意的节律性收缩,此时肌肉收缩不做外功,能量全部转化为热量。非寒战产热亦称代谢产热,是通过提高组织代谢率增加产热的形式。非寒战产热最强的组织是棕色脂肪组织,对新生儿有重要意义。

人体散热的主要部位是皮肤。根据环境温度不同,可通过辐射、传导、对流、蒸发等方式散热。蒸发散热有不感蒸发和发汗两种形式。

4. 围术期低体温的定义

围术期由于各种原因导致机体核心体温低于36℃的现象称为围术期低体温(perioperative hypothermia),又称围术期意外低体温,应与以医疗为目的的控制性低体温相区别。

5. 围术期低体温的发生率及麻醉患者如何实现热平衡

围术期低体温发生率较高(7%~90%),2015年北京地区的报道数据为39.9%,2017年全国部分地区横断面调查报道数据为44.5%。

麻醉诱发的体温调节障碍、过低的手术室温度和暴露等多种因素的结合,是多数患者发生围术期低体温的主要原因。其中最重要的是体温调节障碍,因为非麻醉状态的患者可以轻易地抵抗手术期间的热损失。

全麻诱导后的第1个小时内,机体的核心体温迅速下降。核心体温的快速降低是由麻醉诱导所致血管舒张引起的,导致热量从中心部位向外周组织重新分布。热量的重新分布是接受全麻和椎管内麻醉患者核心体温降低的最主要原因。随后,患者的核心体温呈缓慢的线性降低,这是由于机体在环境中热量的流失超过了自身代谢产热。体温过低的患者中,当丢失和产生的热量均衡时或患者体温低至激活温度调节性血管收缩时,患者的核心体温进入平台期,即在较长时间内,核心体温的降低过程非常缓慢。核心温度平台期是被动的,通常在全身麻醉时,平台期体温是34.5℃左右。此时,动静脉分流血管收缩,将代谢产热限制在核心区,从而阻止核心体温进一步降低,但此时外周组织仍存在热量丢失,因此机体的热量仍是持续下降的。

手术中采用全麻和椎管内复合麻醉时,患者最容易发生低体温,因为麻醉方式对体温调节作用的抑制是可以叠加的,每种麻醉方法均可降低血管收缩的阈值,也降低了血管收缩的增益和最大强度。最终,接受复合麻醉的患者在激活体温调节防御系统之前,会比单纯全身麻醉的患者感到更冷,即使体温调节被激活,接受复合麻醉患者的体温调节能力也较差。

6. 全身麻醉影响体温调节的方式

全身麻醉期间患者处于无意识状态,因此体温调节与行为调节无关。吸入麻醉药,如异氟烷和七氟烷,以及静脉麻醉药,如丙泊酚和阿片类药物,都可以极大地削弱机体的体温调节控制作用。这些药物都可以轻度增加出汗阈值,但每种药物都能大幅度地降低血管收缩和寒战阈值。在临床用药的安全浓度范围内,这些药物对阈值的降低作用呈浓度依赖性,不同药物之间的降低作用不同。静脉麻醉药对阈值降低的浓度呈依赖性线性关系,而吸入麻醉药在高浓度时对阈值降低是不成比例的。在患者接受全身麻醉时,常用的用药剂量和用药组合,可以使血管收缩阈值降低到34.5℃左右,从而导致通常只有零点几度的正常温度变化范围在全麻时增加了10~20倍。但是当温度变化超过这一范围时,麻醉患者的体温调节机制仍将被激活。然而全麻药物如何影响机体的体温调节机制尚不完全清楚。

7. 椎管内麻醉影响体温调节的方式

椎管内麻醉包括硬膜外麻醉和脊麻,这两种麻醉方式均可阻止大多数神经的传入和传出活动。尽管椎管内麻醉使用的局部麻醉药无法进入大脑,但其可以通过以下机制来削弱机体的体温调节作用。

首先,接受椎管内麻醉的患者,即使处在低温环境也不会抱怨感到寒冷。可能是由于中枢系统将下肢冷感觉传入信号的减少解释为感受相对温暖的原因。其次,椎管内麻醉会削弱中枢神经系统的体温调节控制作用,降低血管收缩和寒战阈值。与全身麻醉相比,椎管内麻醉对体温调节作用的削弱较小,并且削弱程度与阻滞平面的高度相关,即阻滞平面越高,削弱作用越强。第三,所有自主体温调节的控制都是由神经介导的。因此,激活血管舒张、出汗、血管收缩和寒战反应都需要完整的神经回路。椎管内麻醉不仅能阻断疼痛的信号,还能抑制控制血管收缩和寒战的传出神经。

与椎管内麻醉相比,外周神经阻滞对机体体温调节作用并没有实质性的影响。

8. 围术期患者的体温监测

温度监测的精确性取决于测量系统和测量部位。最能反映患者体温的是核心温度。显然,深部血液温度很难测量,临床上常用其他部位的温度来代表核心体温。有 4 个监测部位被认为是最能反映核心温度的:肺动脉、食管下段、插入 10~20cm 深的鼻咽部和鼓膜。其中因鼻咽部和鼓膜温度较易获取而更为常用。其他的监测部位还有直肠、膀胱、舌下、腋窝等,临床工作中应根据手术需要灵活选择监测部位和方法。比如,气管插管患者,深部鼻咽温或食管温度简单易得又准确,然而对于拔管后的患者,我们可以选择用接触热敏电阻或热电偶测量鼓膜温度。

9. 围术期低体温的危险因素

围术期任何影响体温调节系统的因素均可导致低体温。这些危险因素包括患者自身因素、麻醉因素(包括药物因素)、环境因素、是否干预以及术中大量输血、输液因素等见表3-7-2。

表 3-7-2   围术期低体温的危险因素

因素	具体描述
患者因素	
年龄	年龄>60 岁的患者低体温发生率更高,体温恢复时间也更长;婴幼儿,尤其是早产和低体重患儿更易发生低体温
BMI	BMI 越大,热量散失越快;但肥胖患者由于脂肪保护作用,体表散热减少,核心体温与体表温度差值减少,低体温发生率更低
ASA 分级	ASA 分级 Ⅱ 级以上患者较 Ⅰ 级患者低体温发生率增加,且 ASA 分级越高,低体温发生风险越高
基础体温	基础体温是独立的高风险因素,术前体温偏低的患者发生低体温风险极高
合并症	合并代谢性疾病可影响体温,如糖尿病合并神经病变者低体温发生风险增加
手术因素	
手术分级	手术分级越高,患者低体温发生率越高
手术类型	开放手术比腔镜手术更易发生低体温
手术时间	手术时间超过 2 小时,低体温发生率明显增高,全麻患者尤甚
术中冲洗	使用超过 1 000ml 未加温冲洗液,患者低体温发生率增高
麻醉因素	
麻醉方式	全麻较椎管内或区域麻醉低体温发生率高;复合麻醉,如全麻合并椎管内或区域麻醉较单纯全麻低体温发生率高
麻醉时间	麻醉时间超过 2 小时患者低体温发生率增高
麻醉药物	吸入性麻醉药、静脉麻醉药及麻醉性镇痛药均可显著影响体温调节中枢,导致低体温发生
术中输血、输液	静脉输注 1 000ml 室温晶体液或 1 个单位 0.5℃ 库存血,可使体温下降 0.25~0.5℃;输入未加温液体超过 1 000ml 低体温发生风险增高
环境因素	
手术间温度	增加环境温度对患者低体温的发生是保护因素,通常低于 23℃ 患者低体温发生风险增高

注:BMI 为体重指数;ASA 为美国麻醉医师协会。

10. 围术期低体温对机体的负性影响

围术期低体温可导致许多不良结局。除外诱导性低温治疗,体温越低,危害越重。机体大多数细胞功能都依赖于正常的体温。因此,即使仅降低 1~2℃ 的轻度低体温也可以引起多种并发症,如凝血功能障碍和切口感染等见表 3-7-3。

表 3-7-3　围术期低体温的不良结局

不良结局	具体描述
凝血功能障碍	血栓素 A_3 释放减少,减弱血小板功能,降低凝血酶活性;通过调节测定温度后的血栓弹力图监测提示,低体温导致血栓形成过程受阻,血液凝集强度减弱
切口感染	宿主防御受损,轻度低体温(1~2℃)也会导致血管收缩,组织氧供减少;降低了免疫系统能力;延迟组织愈合;切口感染的发生率明显增加
苏醒延迟	低体温可延缓麻醉药物代谢,导致患者麻醉苏醒速度减慢,苏醒时间延长
心血管不良事件	低体温可引起低钾,抑制窦房结功能,减慢心率;影响传导系统,引起心律失常;增加循环血中儿茶酚胺水平,出现高血压和全身血管收缩反应;增加心肌做功和耗氧,引起心肌缺血
住院时间延长	低体温导致患者在麻醉恢复室滞留时间延长,进入 ICU 概率增加,术后恢复缓慢,住院时间延长

11. 术前低体温风险评估要点及预防措施

有研究显示,麻醉诱导前低体温的发生率高达 21.3%,男性和年龄(>52 岁)是其独立的风险因素。全麻药物大幅降低血管收缩和寒战阈值,在麻醉诱导后,由于热量再分布和体内热量短时间的快速流失,将不可避免地出现术中体温下降,尤其在麻醉后第 1 个小时内,机体的核心体温迅速下降。因此术前采取积极的保温措施,尤其是发生低体温的高危患者,有效的评估并及时给予体温保护措施可达到预防目的。

术前体温保护原则:①患者术前体温<36℃,应尽快实施主动加温(除非病情紧急需立刻进行手术,如大出血或其他急诊手术);②即使患者术前体温≥36℃,也应于麻醉诱导前实施至少 20 分钟主动体温保护措施;③维持环境温度(包括手术室或患者等候区等)不低于 23℃;④保持患者良好的热舒适感主诉,麻醉前核心体温不低于 36℃;⑤积极采取体温保护措施并贯穿整个围术期。

术前预保温:是指在麻醉前采用主动保温措施对体表或外周组织进行 20 分钟以上的预先保温,使得患者四肢和体表温暖并"储存"足够的热量,降低核心与外周温度梯度,减少甚至避免因热量再分布导致的体温降低。主动预保温干预虽不能消除麻醉后 1 小时内的体温下降,但相比未实施预保温措施患者,术中复温速率更快,且围术期低体温发生率明显减少。

12. 术中常用保温措施

大约 90% 的代谢产热经皮肤丧失,因此减少皮肤散热是体温保护中的重要环节。围术期的保温措施有很多,减少术野的暴露是所有患者所必须的。术中保温措施包括主动保温和被动保温。主动保温措施包括:①压力暖风毯,是目前公认的文献报道的安全、有效和广泛使用的主动加温方法之一。其适用范围广泛,操作简单快捷,可用于手术的各个阶段以预防低体温。压力暖风毯利用加热空气对流或接触增加体温,降低核心与外周温度梯度,维持核心温度。②输液加温设备,包含各类隔热静脉输液管道、水浴加温系统、金属板热交换器、对流加温系统等低流速或高流速加温设备。由于研究表明红细胞在 45℃ 水浴中可检测出溶血的生物学标志物,因此不建议红细胞采用水浴和微波加温方法且温度不应超过 43℃。手术中静脉大量输注液体(>1L/h 或冷藏的血制品)可引起患者体温过低,对输注液体加温提高核心体温几乎没有效果,因为静脉液体只能略微超过核心温度,但可防止由输注冷液体导致的低体温。这对需要大量液体复苏的患者极其有利。③其他保温措施,包括循环温水床垫、电阻加热毯、体腔灌洗液加温至 38~40℃ 等方式,均可有效减少术中热量丢失。

被动保温包括覆盖棉毯、手术单、保温毯等,单层隔离可减少约 30% 的热量散失,但即便是最好的隔离材料也很少能将热量损失减少到 50%。增加隔离层的数量只能使热量损失轻微地减少,原因是覆盖物本身的作用较小,大部分热量是通过皮肤与覆盖物之间的静止空气层保存的。

压力暖风毯相比被动隔离(棉被、棉毯)或电阻加热毯,更能有效预防围术期体温降低并加速低体温患者复温。对于非低体温患者,手术时间<30 分钟的非体腔手术,使用压力暖风毯与被动隔离方式在术后机体耗氧、寒战不适、疼痛等方面并无差异,但手术时间≥30 分钟推荐使用压力暖风毯。压力暖风毯的加温效果与选

择覆盖的压力暖风毯压力、温度、风量及热量是否均匀分布有关。

需要注意的是,单独的升高室温、加热液体(包括输入液体、冲洗液等)、增加棉被等被动保温措施提高核心体温能力有限,相对而言,采取综合的主动保温措施则更有效。

13. **术后寒战的原因、术后寒战与低体温的关系及治疗寒战的措施**

寒战的确切发生机制尚不清楚。有证据表明:保温、输入加温液体并不能有效防止寒战的发生。多数学者认为术后寒战是一种体温调节现象,是麻醉后中心体温降低的一种生理反应。

椎管内阻滞后寒战的发生率高达60%。可能由于阻滞部位血管扩张,散热增加;也可能是外周温度升高给中枢造成错觉,导致产热减少,核心温度下降,引起寒战反应。低温患者从全麻中苏醒时,也常发生寒战。可能是麻醉药降低寒战阈值,麻醉作用消失过程中,寒战的阈值恢复正常,这样就使机体的低温状态与现在接近正常的体温阈值之间出现差值,从而导致寒战的发生。但也发现在严重低体温状态下,常常不出现寒战,而体温接近正常的患者常常发生寒战。另有研究发现有的患者深部体温为38.4℃,故认为手术的刺激可导致体温调定点的上移,导致寒战的发生及体温的升高。

研究证明单胺类、胆碱类、阳离子、内源性肽类物质等均可作用于体温调节系统,参与体温的调节,这些物质现均已应用于临床寒战的治疗。常用的药物包括曲马多(1mg/kg 静脉注射)、右美托咪定(0.3~0.5μg/kg 缓慢静脉注射)、可乐定、$5-HT_3$ 型受体拮抗剂(昂丹司琼 8mg 静脉注射或格拉司琼 3mg 静脉注射)、阿片类药物(哌替啶,20~30mg 静脉注射)、硫酸镁、氯胺酮、多沙普仑(0.5~1mg/kg 静脉注射)、地塞米松等。

寒战反应的特定解剖学结构或生理、药理作用部位尚未发现。可能是神经、内分泌及运动等系统共同调节寒战的发生、发展。因此,除治疗性低体温外,所有的患者均应采取保温措施。各种抗寒战药物通过不同的作用机制达到不同程度的抗寒战目的,临床上可根据患者的麻醉及手术类型及寒战程度选择不同的抗寒战药物。

(刘存明)

第八节　循环支持技术

【知识点】

1. 体外循环的工作原理
2. 体外循环的实施办法
3. 体外循环中的机体功能管理
4. 体外循环期间的心肌保护
5. 体外膜氧合(ECMO)的基本原理
6. ECMO 的临床应用
7. ECMO 应用的并发症
8. 主动脉内球囊反搏(IABP)原理
9. IABP 的临床应用
10. 停止和撤除 IABP 的指征

1. 体外循环的原理

体外循环(cardiopulmonary bypass,CPB)的工作原理是通过体外循环机提供有效的循环和呼吸支持,暂时代替整个或部分心肺功能,从而为外科医师创造必需和良好的手术条件,或使心肺得到充分休息,促进其功能的恢复,需要通过体外循环装置将静脉血通过一根或两根插管引流至体外,在血液氧合器内进行有效的气体交换,经机械泵(液压泵或离心泵)通过动脉管注入体内。

2. 体外循环的主要装置及作用

体外循环的主要装置包括体外循环机、变温系统、氧合器和体外循环的管道与插管。

体外循环机是由一组泵组成的可以驱动血流按照预定的方向和速度流动的机械设备,在体外循环中起到暂时代替心脏泵血功能,还有驱动停搏液的功能以及吸引心腔及术野血液的功能等;变温水箱是体外循环心脏手术过程中,为降低机体代谢率和手术视野清晰,在保证患者安全的前提下,为满足不同手术要求主动控制患者体温至不同低温水平的一种设备;氧合器,代替肺脏使静脉血氧合为动脉血并排出二氧化碳,起到人工肺的作用;体外循环的管道主要包括体外循环期间为患者提供动脉血的动脉泵管、将上下腔等静脉血引回体外循环机的静脉引流管、保持术野清晰和自体血液回收利用的心外吸引管、可以对心腔减压或左心吸引的心内吸引管。

3. 两种主要氧合器及其工作原理和特点

氧合器(oxygenator)主要有鼓泡式氧合器和膜式氧合器两种。鼓泡式氧合器是将氧气经发泡装置后,和血液混合形成无数个微血泡,血液在气泡表面进行氧合,同时进行血液变温,再经祛泡装置成为含氧丰富的动脉血,普通的鼓泡式氧合器由氧合室、变温装置、祛泡室装置、储血室所组成,其最大的特点是血液与氧气的直接接触进行氧气和二氧化碳的交换,麻醉药容易挥发,体外循环期间患者容易麻醉变浅,且易造成红细胞破坏和气栓,目前已经较少使用。

膜式氧合器又称膜肺,血液和气体不直接接触,以人工高分子半透膜模拟人体气体/血液屏障,气体可因膜两侧分压的不同而自由通过膜,液体却不能通过,将特制的化纤物质制成中空纤维,在中空纤维内气体通过而纤维外血液流通,当静脉血液通过中空纤维时由于气体分压的不同而进行了气体交换变为动脉血。较鼓泡式氧合器有以下优点:良好的气体交换功能;对红细胞的损害小;减少栓塞的发生,改善脏器功能;可进行较长时间的循环支持。

4. 两种常用的血泵及其工作原理

常用的血泵包括滚压泵和离心泵。滚压泵需要将一段泵管置于弧形泵槽内,泵旋转臂的设计要求在任何时候总有一个滚压头挤压泵管,通过挤压充满血液的泵管,血液随泵头的运动向前推进,从而形成持续血流;离心泵根据离心力的原理设计,将泵头与驱动马达连接,当驱动马达高速旋转时,通过磁力作用带动泵内结构高速旋转,使血液产生湍流和离心力,离心泵头入口端产生负压,吸引血液进入泵室内,转子高速旋转产生的离心力推动血液前进。

5. 常温体外循环的适应证和实施注意事项

适应证:常温体外循环指在体外循环过程中维持患者体温正常,主要用于少数简单心脏畸形矫正或冠状动脉旁路移植术(又称冠状动脉搭桥术),手术可在短时间内完成者。注意事项包括:①全身常温下需注意心肌保护,可采用心脏表面及心腔内局部深低温,阻断升主动脉后应特别注意心脏的低温保护,可采用常温下持续停搏液灌注;②保证平均动脉压(MAP)在正常范围 60～80mmHg 内,保证脑等重要脏器的足够灌注;③高流量灌注可使手术视野不清晰,高温下机体炎性介质活动活跃,可能导致神经并发症。

6. 中度低温体外循环技术的适应证和实施注意事项

中度低温 CPB 技术指在 CPB 中将患者鼻咽温降至 25℃,肛温降至 28℃,适用于病情严重、心内畸形复杂、心功能差者,如重症单瓣置换术、双瓣置换术、二次瓣膜置换术、冠状动脉旁路移植术、部分大血管手术等。注意事项包括:①对心功能差的患者可采用冷的含血高钾停搏液灌注(钾离子浓度约 20mmol/L),首次灌注量15ml/kg 或酌情加量,有良好的心肌保护作用,可以显著提高心脏的自动复搏率;②冠状动脉搭桥术中除了单纯的顺行灌注停搏液的心肌保护方法,还可以结合使用冠状静脉窦逆行灌注、血管桥灌注等多种心肌保护方法;③对某些需要维持较高平均动脉压的患者,如冠状动脉旁路移植术的患者,可适当地增加灌注流量,保证并行循环时心肌的足够灌注,亦有助于升主动脉阻断期间脑、肾脏等的灌注。

7. 停搏液的种类及各自的停跳原理

主要有晶体停搏液(crystalloid cardioplegia)和含血停搏液(blood cardioplegia)。晶体停搏液包含:①冷晶体停搏液:以高浓度含钾心脏停搏液灌注心肌,使跨膜电位降低,动作电位不能形成和传播,心脏处于舒张期停搏,心肌电-机械活动静止;②仿细胞外液停搏液:其钠、钙离子接近于细胞外液水平,主要通过高钾除极作用,使心脏停搏;③仿细胞内液停搏液:为低钠、无钙溶液,其离子浓度接近于细胞内液水平,钾离子浓度为10mmol/L 左右,低钠 15mmol/L 左右,它可促使心脏在舒张期停跳,减少钙离子内流,使心肌不能收缩而停搏,由于其含有丰富的缓冲物质和营养底物,它的停跳时间可维持较长,约 120～180 分钟。含血停搏液优点是使心脏停搏于有氧环境,避免心脏停搏前短时间内电-机械活动对 ATP 的消耗,心脏停搏期间有氧氧化过程得以进行,无氧酵解降到最低程度,有利于 ATP 保存,较容易偿还停搏液灌注期间的氧债。血液与晶体液的比例通常为 4：1。

8. 体外循环过程中血压波动的原因及处理方法

CPB 初期动脉压过低的原因主要有:①出入量不平衡,腔静脉引流量多于灌注流量;②血液稀释导致血液黏滞度下降,血流阻力下降;③搏动血流消失,微循环血液淤滞,有效循环血量下降;④血管活性物质快速稀释,血管张力下降,外周阻力下降;⑤合并其他畸形,如动脉导管未闭、肺静脉异位引流等,造成血液分流,使动脉灌注流量不足;⑥腔静脉引流不畅,影响动脉灌注流量;⑦小儿血容量较少,缓冲能力差,当预充液温度过低或 pH不当时,易造成心肌收缩无力,使血压下降;⑧动脉插管位置异常,如插入夹层、过深或过浅,常伴有泵压的明显改变。

CPB 中动脉压过高的原因主要有:①麻醉深度不够,应激反应强烈,外周阻力升高;②术前精神过度紧张,体内蓄积过多的儿茶酚胺等血管活性物质;③出入不平衡,灌注流量过高;④晶体液向细胞间质转移,利尿等造成血液浓缩,温度下降使血液黏滞度升高;⑤儿茶酚胺等血管活性物质增多,引起血管阻力持续升高;⑥静脉麻醉药被体外循环管道吸附,或吸入麻醉药被排放至空气使麻醉变浅。

对于 CPB 过程中过高或过低的血压首先应积极纠正原发因素,在此基础上使用血管活性药。CPB 中的低血压以血管 α 受体兴奋药为主;高血压以加深麻醉为主,效果不佳时可辅以血管扩张药。

9. 外循环过程中患者体温的监测及降温、复温过程中的注意事项

鼻咽温近似脑温,体现大脑基底环血流区域的温度,是常用的监测部位。膀胱和直肠温主要反映腹腔脏器的温度,体现下半身的血流状况。在婴幼儿必要时可以监测鼓膜温度,可准确反映大脑的温度。手指、足趾等皮肤温度反映周围组织灌注状态。混合静脉血的温度则反映全身平均温度。

降温水温应大于 4℃,婴幼儿水温应在 15℃ 左右,控制降温速度,减少组织温差。浅低温 CPB 鼻咽温降至 28~30℃,中低温时鼻咽温降至 26~28℃,深低温时鼻咽温降至 20℃ 以下,肛温降至 20℃ 左右。升主动脉阻断期间,心温维持在 15℃ 以下。复温时监测 SvO_2 变化,如 SvO_2 下降很快小于 50%,需控制复温速度或进一步提高流量,复温变温器水温与血温差值应小于 10℃,水温最大不超过 42℃,升主动脉开放前鼻咽温应达 30℃,但最好不超过 34℃,复温过早不利心脏局部低温维持,过晚延长转流时间,复温时麻醉不要太浅,否则外周血管收缩,延长复温时间。临床常见关胸期间温度下降 2~3℃,可能是由于复温不够或复温不均造成的,可导致寒战、心律失常、外周血管阻力上升,可用变温毯体表加温改善。

10. 体外循环中抗凝与拮抗的实施

CPB 中主要用肝素抗凝,肝素在体内和体外都有抗凝作用,对凝血过程的每一环节均有抑制作用。肝素抗凝的效果主要通过 ACT 监测来反映,ACT 的生理值一般在 60~140 秒,反映全血中各个凝血因子及血小板凝血状态的综合程度,体外循环中肝素抗凝使 ACT 维持在 480 秒以上,基本检测不出纤维蛋白单体。当 ACT 小于此值时,则须追加肝素,追加剂量应视具体情况(病种、温度、流量等)而定,一般建议每相差 50 秒追加 50~60U/kg。

脱离 CPB 后,通过鱼精蛋白拮抗肝素的抗凝作用。强碱性的鱼精蛋白可与强酸性的肝素以离子键按 1∶1 的比例结合,即每 1mg 鱼精蛋白可中和 100U 肝素。鱼精蛋白中和应以 ACT 恢复或接近转流前生理值为标准,体外循环后将氧合器和管道内的剩余血回输时用鱼精蛋白(3~5mg/100ml)拮抗。

11. 体外循环后并行的主要任务和停止体外循环的标准

体外循环后并行指从心脏复苏成功开始,至停止 CPB,主要任务包括:①手术后的心脏逐渐恢复功能,从 CPB 过渡到自身循环;②调整电解质及血气;③继续进行体表及血液复温;④调整体内血容量,在心功能允许情况下尽量补充体内血容量;⑤调整血红蛋白浓度,如血细胞比容过低,则使用利尿剂或滤水器使血细胞比容达到预期水平;⑥治疗心律失常,包括必要时安装临时起搏器等。

停止 CPB 的指征包括:①减少 CPB 灌注流量时能维持满意的动脉压;②血容量基本补足,中心静脉压满意;③鼻咽温 36~37℃,直肠温 35℃ 以上;④血红蛋白浓度成人达 80g/L,儿童达 90g/L,婴幼儿达 110g/L 以上;⑤血气、电解质基本正常;⑥心律齐或经药物、安装起搏器已调整到满意程度;⑦血管活性药或正性肌力药已准备就绪或已开始输入。

12. ECMO 的基本原理

体外膜氧合(extracorporeal membrane oxygenation,ECMO),又称膜肺,是将血液从体内引到体外,经膜肺氧合再灌注到体内,通过长时间的体外循环来对心肺进行支持,使衰竭的心肺功能得以恢复。在 ECMO 治疗期间,心肺得到充分休息,使全身氧供和血流动力学处在相对稳定的状态。通过膜肺氧合和排出二氧化碳,使用体外循环机辅助心脏进行血液循环。

13. ECMO 的作用优势

ECMO 在很多临床状态下发挥了极大的作用,显示了其独特的优越性,包括:①有效地改善低氧血症,氧合器能将静脉血氧合为动脉血,每分钟流量可达 1~6L。在 ARDS 急性期,气体弥散障碍,肺小动静脉分流,ECMO 可满足机体氧供,排出二氧化碳,为肺功能恢复赢得时间;②膜肺仿生肺的呼吸模式,氧合过程中血液损伤轻,材料生物相容性的改进,使 ECMO 可进行相当长的时间;③有效地支持循环,ECMO 治疗期间可进行右心辅助、左心辅助或全心辅助,并可通过调节静脉回流,降低心脏前负荷,在没有或较少使用正性肌力药条件下,心脏可

获得充分休息;④给空气时膜肺就可达到正常肺的氧合效果,避免长期吸入高浓度氧所致的氧中毒;⑤ECMO治疗期间,机械通气的目的是避免肺泡萎陷,不需要很高的压力,避免机械通气所致的气道损伤;⑥ECMO治疗中可用人工肾对机体内环境进行调节,安全性高,效果好。

14. 实施 ECMO 的适应证

开始 ECMO 治疗的标准包括病情可能逆转且常规治疗无效的急性严重心力衰竭或肺衰竭。

ECMO 用于呼吸支持的指征有:①尽管优化了包括潮气量、PEEP 和 I∶E 在内的呼吸机参数设置,仍存在低氧性呼吸衰竭伴 $PaO_2/FiO_2<100$,ARDS 柏林指南建议 $PaO_2/FiO_2<70$ 开始 ECMO 治疗;②高碳酸血症性呼吸衰竭且动脉血 pH<7.20;③过渡到肺移植的通气功能支持治疗;④大面积肺栓塞。

ECMO 用于循环支持弱于呼吸支持:①对 IABP 和药物治疗效果不佳的急性顽固性心力衰竭者,ECMO 的治疗关键是心脏功能的可复性,ECMO 前的超声检查可帮助判断;②作为心脏移植或放置心室辅助装置的过渡治疗;③心脏术后 ECMO 循环支持的关键是排除其他心脏畸形的存在,保证对原有心脏畸形矫正满意;④心搏骤停;⑤循环衰竭、难治性心源性休克。

15. 实施 ECMO 的禁忌证

ECMO 的应用正逐渐增加,随着人们对 ECMO 技术的进一步认识和对疾病结局的预期不同,ECMO 的唯一绝对禁忌证是不利于恢复的基础疾病,如严重神经系统损伤和终末期恶性肿瘤。相对禁忌证包括无法控制的出血和原发性疾病预后极差。临床医师应用时酌情而定,传统的 ECMO 禁忌证包括:①体重$<2\,000g$ 或胎龄不足 32 周的新生儿、年龄>65 岁患者;②机械通气治疗长达 7 日为相对禁忌证,长达 10 日以上需慎重考虑;③不可逆的肺疾病,如广泛的肺纤维化;④有明显的出血倾向;⑤多发性创伤;⑥中枢神经系统损害;⑦颅内出血;⑧脓毒血症;⑨晚期恶性肿瘤患者。

16. 实施 ECMO 的并发症

ECMO 主要并发症是出血和血栓栓塞。

(1) 出血:接受 ECMO 治疗的患者出血的发生率约 30%~50%,并可能危及生命。原因包括持续抗凝和血小板功能障碍。干预措施包括手术止血、输注纤溶酶原抑制剂、输注Ⅶa、减少或停止输注抗凝药物等。

(2) 血栓栓塞:ECMO 管路内血栓形成会导致全身性血栓栓塞,其发生率可能高达 16%,这种并发症是致命性的。V-A ECMO 比 V-V ECMO 后果更严重。预防措施包括细致的观察管路中的凝血征象并监测氧合器前后的压力梯度,准备好床旁备用管路。

(3) 置管相关并发症:由于操作粗暴或患者血管条件差,插管时造成血管穿孔、窦道、动脉夹层形成、下肢缺血和置管位置不当(动静脉套管位置错误)。

(4) 肝素诱导的血小板减少症:一旦证实出现肝素诱导的血小板减少症,应更换为非肝素类抗凝药物代替(推荐阿加曲班,半衰期短)。

(5) 神经系统并发症:有研究结果显示,ECMO 辅助患者神经系统并发症发生率为 11.9%,婴幼儿发生率较高,可能与撤离 ECMO 辅助时需结扎颈部血管有关;体外心肺复苏(ECPR)患者神经系统并发症发生率也较高,可能在 ECMO 辅助前,大脑已存在不同程度的缺血缺氧损伤。

(6) 其他:①溶血,在转流期间发现血红蛋白尿,严重时可发生肾衰,应及时更换 ECMO 管路,必要时更换插管;②肾衰竭,是 ECMO 辅助常见并发症之一,尤其在 V-A ECMO 辅助中发生率更高,应尽可能采取预防措施,积极尽早行 CRRT 治疗可能是提高 ECMO 辅助结果的有效途径;③感染,成人 ECMO 辅助并发症分析结果显示其发生率约 30%,目前学界对 ECMO 辅助期间抗生素是否应该预防性使用、使用时机、种类和剂量并不统一,仍存在争议。

(7) V-A ECMO 的特异性并发症:①肺出血,ECMO 期间左心排空障碍时可发生肺水肿或肺出血;②心内血栓形成,股动脉和股静脉的 V-A ECMO 时,升主动脉存在逆向血流,可导致左室血流减慢、停滞、血栓形成;③脑或冠状动脉缺氧,ECMO 是非搏动性灌注,其间氧和血优先灌注下半身和腹腔脏器,可导致上半身缺氧。必要时可向右心房输注氧和血进行纠正(V-A-V ECMO)。

17. V-A ECMO 的工作原理和优缺点

目前临床上常用的 ECMO 模式有两种,静脉-静脉 ECMO(V-V ECMO)和静脉-动脉 ECMO(V-A ECMO)。最常用的 V-A ECMO 方法为中心静脉-动脉转流。由于右颈部血管对插管有很强的耐受力,一般通过颈内静脉插管,经右心房将血液引流至氧合器,氧合血通过颈动脉插管至主动脉弓输入体内。其优点是可以降低肺动脉压力,依赖人工呼吸的成分少,适用于严重的呼吸衰竭患者。不足之处是非搏动灌注成分多,血流动力学不稳定,且插管拔管操作复杂。V-V ECMO适用于仅需要呼吸支持的患者。静脉引流血液,氧合后静脉输入体内。

18. 在ECMO支持阶段患者心肺功能的辅助调整

(1) 在ECMO支持阶段应尽量让肺和心脏得到充分的休息,血管活性药尽量不用,以充分发挥人工心肺的作用。ECMO中的机械呼吸非常重要,可提高肺泡氧分压,降低PVR,常规低压低频的呼吸治疗使肺得到休息,具体方法为:峰值压力为20cmH$_2$O(2.0~2.4kPa),频率10次/min,FiO$_2$为30%。对肺部已有气压伤的患者可不用人工呼吸。

(2) 维持氧供和氧耗的平衡。氧供反映膜肺氧合功能,氧耗反映组织有氧代谢的情况。ECMO时可因温度降低、麻醉和肌肉松弛药的应用、自身心肺休息等使氧耗下降;也可因肌颤、高儿茶酚胺、高温、感染等使氧耗增加。氧供和氧耗的比值一般为4:1。如果动脉血氧合完全、机体的代谢正常,最佳的静脉血氧饱和度应为70%左右。氧供明显减少时,氧耗量也会下降,同时会伴有酸中毒、低血压等。

19. ECMO撤机原则

对于呼吸衰竭的患者,影像学表现、肺顺应性和动脉血氧饱和度的改善提示患者可能具备撤离ECMO的条件。对于心力衰竭的患者,主动脉搏动增强与左心室输出改善相关,提示患者可能具备撤离ECMO的条件。

(1) 机械通气达到FiO$_2$<50%,PIP<30cmH$_2$O,PEEP<8cmH$_2$O,并稳定一段时间后逐渐将膜式氧合器的吸入氧浓度降至21%,转流量逐渐降至1.0L/min,当循环流量降至患者正常血流量的10%~25%后,仍能维持血流动力学稳定或正常代谢时,可考虑停止ECMO。

(2) ECMO一般持续3~4天,在ECMO 7~10天后如出现不可逆脑损伤、顽固性出血、肺部不可逆损伤或其他重要器官功能严重衰竭,应终止ECMO。

(3) 停止ECMO后,需继续观察患者的恢复情况,如病情稳定才可拔除插管,撤离ECMO设备。

20. IABP的原理

主动脉内球囊反搏(intra-aortic balloon pump,IABP)被设计用于增加舒张期心肌供氧,降低收缩期心肌氧耗。将气囊导管经股动脉置于降主动脉上段,左心室舒张时,气囊充气膨胀,以增加主动脉舒张压,增加冠脉血流。主动脉瓣在动脉波形降支关闭时,气囊立即充气膨胀。在下次收缩前,气囊放气以降低主动脉内压力和后负荷,避免增加心肌氧耗。因为冠脉灌注压增高(舒张期充气增压)、阻力降低(收缩期放气减压),从而使心排量增加。

21. IABP的组成部分

IABP组成包括以下2部分。①气囊导管:一次性使用,分双囊和单囊。双囊主要增加冠脉和脑部的血流,单囊同时增加上半身和下半身重要脏器的血流。②球囊反搏机器:包括气体驱动、监测和调控三部分。IABP与心脏搏动同步反向搏动:利用R波触发,经过一段时间延迟,在心电图的T波之后充盈气囊,在P波前或第一动脉波开始时,吸瘪气囊。

22. 放置IABP对患者的帮助

(1) 增加心肌供血:舒张期是心肌供血的主要时期,此时气囊扩张,将主动脉内的血液挤出,增加舒张期的灌注压力,可使冠脉血流增加100%。

(2) 减少心脏做功:收缩时由于动脉空虚,心肌在同等收缩状态下更容易将血液从心腔内泵出,使心肌收缩的后负荷降低,并降低心室充盈压。

(3) 由于心脏功能改善,减少血管活性药和正性肌力药的应用,使心肌得到充分休息,并有较多的能量储备。

23. IABP的适应证

IABP常用于:①冠心病患者在术前或球囊扩张前,心功能Ⅳ级,EF<30%患者;②术中心泵衰竭、脱离体外循环机困难患者;③药物治疗无效的心肌缺血;④当以上适应证并存以下指征时,应考虑使用IABP:①心指数<2L/(min·m^2);②平均动脉压<50mmHg;③左房压>20mmHg;④尿量<25ml/h或1ml/(kg·h);⑤混合静脉血氧分压<30mmHg,混合静脉血氧饱和度<50%;⑥中心静脉压>20cmH$_2$O;⑦末梢循环差,四肢冰凉;⑧当多巴胺用量>20μg/(kg·min)时,仍存在低血压。

24. 放置IABP的禁忌证

(1) 绝对禁忌证:中、重度主动脉瓣关闭不全;主动脉窦瘤破裂;主动脉夹层动脉瘤;脑出血等。

（2）相对禁忌证：不可逆的脑损伤；心脏畸形纠正不满意；转移性肿瘤等。

25. 放置 IABP 后可能出现的并发症

（1）下肢缺血：髂动脉狭窄的患者容易发生，放置时间越长，其发生率越高。

（2）插管部位出血：多与使用抗凝药有关，拔管时压迫力度和时间不够亦可发生。

（3）血栓形成和栓塞：多由抗凝不足所致。

（4）感染：可因皮肤消毒不彻底、敷料更换不勤或空气污染所致。

（5）气囊漏气：多因过度充气、主动脉壁钙化斑块或操作时金属锐器划伤所致。

（6）血小板减少：常发生在 IABP 使用 5~7 天后。

（7）升主动脉夹层动脉瘤：由于主动脉壁严重撕裂穿孔所致，当患者主诉背部或肩胛骨之间有剧痛时，应高度怀疑此种并发症而及时进行排查。

（8）肾、脾、肠系膜和脊髓缺血梗死：多因气囊放置位置不当，阻塞降主动脉相应器官开口所致。

（9）下肢水肿：因导管刺激血管壁，引起渗透性增加，产生组织水肿；或导管压迫下肢静脉，血液回流受阻。

（10）其他并发症：包括乳内动脉闭塞、气体栓塞、IABP 无效、腹膜后出血和动-静脉瘘等。

26. IABP 患者的抗凝管理

在脱离体外循环的初期，术后心包纵隔引流管未拔，可不用抗凝。当引流量少于 100~150ml/h 时，可每 4~6 小时给肝素 0.5~1mg/kg，将 ACT 维持在 180~250 秒。

27. IABP 导管型号的选择

选择标准是气囊充气后可以阻塞主动脉管腔的 90%~95%。气囊容积应大于每搏量的 50%，成年男性选择 40ml，女性多为 35ml。

28. IABP 导管置入最佳位置的选择

IABP 导管经股动脉穿刺置入或切开置入。置入导管时动作要轻柔，以患者胸骨角到切口距离作为插入气囊的预计深度，使气囊顶端正好位于左锁骨下动脉开口处远端。手术中放置时，可在食管超声引导下放入导管，避免阻塞左锁骨下动脉开口。置入后应常规拍摄胸部平片确保导管位置合适。

29. IABP 需要调节的参数

（1）选择 R 波高尖、T 波低平的 ECG 导联触发反搏或选择有创血压波形触发反搏。

（2）根据有创血压波形调整反搏时相：使气囊在心脏舒张期（相当于动脉重搏切迹处）充气，在心脏收缩前排气。调整反搏时相很重要，是达到最佳辅助效果的关键。充气过早，主动脉瓣尚未关闭，阻碍心室排空，增加心脏负担；充气过晚或排气过早，减少舒张压升高时间；排气过迟，增加心脏的射血阻力。

（3）根据心率和血流动力学参数调节反搏频率。最佳反搏效果表现为左房压降低，心室舒张压力/时间指数降低，心率降低。

30. 提高 IABP 效果的其他措施

精确的管理可以有效提升 IABP 的实际效果：①保持合适的前负荷；②纠正电解质和酸碱平衡紊乱；③尽量维持正常的心率和心律，心率过快或心律不齐影响反搏效果；④在保持适当血流动力学前提下逐渐稳妥地减少正性肌力药；⑤一旦有适应证和指征应尽早应用。长时间低血压易造成多脏器衰竭，影响 IABP 的疗效。

31. IABP 停机时机的确定

IABP 停机指征包括：①当多巴胺<5μg/（kg·min）时，血流动力学仍处于稳定状态；②心指数>2L/（min·m²），平均动脉压>70mmHg；③尿量>1ml/（kg·h），末梢循环良好；④自主呼吸时，血气、电解质结果正常。

32. 撤除 IABP 的步骤

IABP 撤除前逐渐将心搏/反搏比例减至 2：1 乃至 3：1，待生命指征平稳后，即可拔管，创口局部压迫 30 分钟，加压包扎 24 小时。

（刘存明）

参 考 文 献

［1］HADZIC A. 外周神经阻滞与超声介入解剖. 李泉，译. 北京：北京大学医学出版社，2016.

［2］李文志，姚尚龙. 麻醉学. 4 版. 北京：人民卫生出版社，2018.

［3］ 胡盛寿,纪宏文,孙寒松,等. 心血管手术患者血液管理专家共识. 中国输血杂志,2018,31(4):321-324.

［4］ RONALD D MILLER. 米勒麻醉学. 8 版. 邓小明,译. 北京:北京大学医学出版社,2017.

［5］ PERLAS A,CHAPARRO L E,CHIN K J. Lumbar neuraxial ultrasound for spinal and epidural anesthesia:a systematic review and meta-analysis. Reg Anesth Pain Med,2016,41(2):251-260.

［6］ CHIN K J,PERLAS A,CHAN V. The ultrasound-assisted paraspinous approach to lumbar neuraxial blockade:a simplified technique in patients with difficult anatomy. Acta Anaesthesiol Scand,2015,59:668-673.

［7］ KLEIN A A,BAILEY C R,CHARLTON A J,et al. Association of Anaesthetists guidelines:cell salvage for peri-operative blood conservation. Anaesthesia,2018,73(9):1141-1150.

［8］ TREML A B,GORLIN J B,DUTTON R P,et al. Massive transfusion protocols:A survey of academic medical centers in the United States. Anesth Analg,2017,124(1):277-281.

［9］ SPAHN D R,BOUILLON B,CERNY V,et al. The European guideline on management of major bleeding and coagulopathy following trauma. 5th ed. Crit Care,2019,23(1):98.

［10］ SESSLER D I. Perioperative thermoregulation and heat balance. Lancet,2016,387(10038):2655-2664.

［11］ JOHN M,CROOK D,DASARI K,et al. Comparison of resistive heating and forced-air warming to prevent inadvertent perioperative hypothermia. Br J Anaesth,2016,116(2):249-254.

［12］ CHANDRASOMA J,HARRISON T K,CHING H,et al. Peripheral nerve blocks for hand procedures. N Engl J Med,2018,6,379(10):e15.

［13］ DILLANE D,OZELSEL T,GREEN J,et al. Anterior suprascapular nerve block or low-volume supraclavicular nerve block. Reg Anesth Pain Med,2018,43(1):98.

第四章 麻醉监测

第一节 心电监测

【知识点】

1. 基础电生理学原理
2. 正常心电图及监测方法
3. 心律失常的基本类型及心电图特征
4. 心脏传导阻滞的心电图表现

5. 心肌梗死的心电图改变及定位诊断
6. 心肌缺血的心电图表现
7. 电解质紊乱及低体温对心电图的影响
8. 起搏器心电图分析

1. 心肌细胞的电生理特性和心电图的产生

心肌细胞的电生理特性:①自律性,细胞不受外界刺激自动并有节律的发出兴奋的能力。自律性的高低主要由细胞的 4 相自动去极化速度来决定。正常情况下,窦房结最高,频率为 60~100 次/min,为一级起搏点;房室结次之,频率为 40~60 次/min,为二级起搏点;心室内浦肯野纤维频率为 20~40 次/min,为三级起搏点。②兴奋性,对外来刺激发生反应的能力。在心肌表现为细胞受到刺激后产生电位变化并发生机械收缩。由静息电位水平、阈电位水平以及离子通道开放程度决定。③传导性,兴奋在心肌细胞扩布至整块心肌激动并收缩的特性。

心肌细胞受到刺激后,细胞膜通透性增加,膜外的钠离子瞬间快速进入细胞内,引起膜内外极化状态的变化,此为心肌细胞的除极;除极后细胞恢复到原来极化状态的过程为复极,由细胞内钾离子快速大量外流引起。无数个心肌细胞每一瞬间均在进行除极和复极,它们产生的电流相互叠加,形成大小方向不同的电位,通过一定的装置描记便获得心动周期曲线,即心电图。通常采用12 导联心电图描记,包括 Ⅰ、Ⅱ、Ⅲ、aVR、aVL、aVF 导联（额面）及 V_1~V_6 导联（冠面）。

2. 正常心电图心动周期的组成、心电图各波段参考值及其含义

正常心电图一个心动周期包括 P 波、P-R 间期、QRS波群、ST 段、T 波、U 波、Q-T 间期（图 4-1-1）。以窦房结发出冲动经心脏传导系统传导并激动整个心脏,称为窦性心律。

（1）P 波代表心房除极,其方向在 Ⅰ、Ⅱ、aVF、V_5、V_6 导联直立,aVR 导联倒置。正常静息状态,肢体导联 P

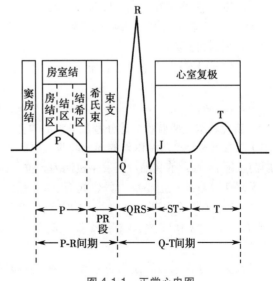

图 4-1-1 正常心电图

波振幅<2.5mm,胸前导联 P 波振幅<2.0mm。

（2） P-R 间期代表激动从心房传导至浦肯野纤维的时间。参考值为 0.12~0.20 秒。

（3） QRS 波群代表心室除极过程,总时长 0.06~0.10 秒。Q 波是 QRS 波群初始向下的波,代表心室初始除极,正常时限<0.04 秒,深度<同导联 R 波的 1/4;R 波是 Q 波后主体向上的波,正常情况下 Rv₁+Sv₅ 不超过 1.2mV,V₁ 导联 R/S 比值<1.0,V₃ 导联 R/S 比值>1.0;S 波是 R 波之后向下的波,代表心室除极终末期,正常时限不应大于 0.04 秒。

（4） ST 段为 QRS 波终点至 T 波开始的水平段,代表心室复极初期,正常情况下应位于等电位线,且除Ⅲ导联,其余导联下移不应超过 0.5mm,V₁~V₃ 导联上移不超过 3mm,其余导联不超过 1mm。ST 段参考值为 0.05~0.12 秒。

（5） T 波代表心室复极晚期,其方向通常与同导联 QRS 波主波方向一致,正常上限男性为 10~14mm,女性为 7~10mm。

（6） U 波是位于 T 波后的小波,其方向与 T 波相同,时限为 0.10~0.30 秒。

（7） Q-T 间期是 QRS 波开始到 T 波结束的间期,代表心室除极和复极的总时长。其受心率影响较大,心率慢则 Q-T 间期延长;心率越快,则 Q-T 间期越短。正常窦性心律(心率 60~100 次/min)时 Q-T 参考值为 0.32~0.44 秒。为排除心率对 Q-T 间期的影响,临床中使用校正的 Q-T 间期(Q-Tc)衡量。

3. 心律失常的定义及心律失常产生的机制

心律失常是指心律起源的部位以及心脏的特殊传导系统由于其收缩性、兴奋性、传导性发生异常从而导致心脏的节律和频率发生改变。按其发生部位可分为窦性心律失常、房性心律失常、交界性心律失常以及室性心律失常。

心律失常产生机制包括以下几点:①冲动发生异常指冲动发自窦房结以外的心肌组织,也称为异位节律。又分为自律性异常和触发活动。如窦房结自律性改变造成的窦性心律不齐,窦性心动过缓,以及触发活动引起的期前收缩或心动过速,都属于冲动发生异常;②冲动传导异常表现为传导速度和传导途径的异常。如冲动传导延迟或阻滞所导致的缓慢型心律失常、预激综合征、折返性心动过速等;③冲动发生及传导异常并存指冲动发生的起源不在正常位置,并且冲动传导也同时发生障碍。较为少见,包括有并行心律、隐匿性交界性期前收缩等。

4. 窦性心律失常分类及其心电图特征

窦性心律失常包括窦性心动过速、窦性心动过缓、窦性停搏、窦房传导阻滞、病态窦房结综合征。

窦性心动过速:发自窦房结的激动的频率超过正常上限。心电图特点:①具备窦性心律的特征,即 P 波为窦性;②P 波频率≥100 次/min;③P-R 间期<0.12 秒。

窦性心动过缓:发自窦房结的激动的频率低于正常下限。心电图特点:①具备窦性心律的特征,即 P 波为窦性;②P 波频率<60 次/min;③P-R 间期>0.12 秒;④常伴有窦性心律不齐或出现逸搏、干扰性房室脱节。

窦性停搏:窦房结在较长一段时间不发放冲动从而导致心房无除极、心室无搏动。心电图特点:①P-P 间期>2.0 秒;②在较平常 P-P 间期显著延长的时间内无 P 波或 P 波与 QRS 波群均不出现;③P-P 间期不是基本窦性 P-P 间期的整数倍。

窦房传导阻滞:窦房结发出的冲动向心房传导过程发生障碍,部分或全部不能到达心房,引起心房和心室停搏。

病态窦房结综合征:由窦房结病变导致功能减退,产生多种心律失常的综合表现。

5. 期前收缩、期前收缩的分型及各型心电图特点

期前收缩是指窦房结以外的异位起搏点提前发生冲动,导致心脏期前收缩。包括房性期前收缩、房室交界性期前收缩、室性期前收缩。其发生机制为异位起搏点兴奋性增高或局部心肌传导障碍产生折返激动。

房性期前收缩是指心房内异位起搏点提前发生激动,P 波提前出现,称为 P′波,其 P′-R 间期≥0.12 秒。心电图表现:①提前出现的房性异位 P′波;②P′-R 间期≥0.12 秒;③提前出现的房性异位 P′波后无 QRS 波、或有一个正常 QRS 波、或有一个宽大畸形的 QRS 波;④多伴有不完全性代偿间歇;⑤可以呈二联律、三联律。

房室交界性期前收缩是指房室交界区异位起搏点提前发生激动,除前向传导激动心室外也可逆向传导激动心房,产生逆行 P′波。心电图表现:①QRS 波提前出现,其形态与正常窦性 QRS 波基本相同;②QRS 波前后可以无 P 波;③激动逆向传导激动心房可产生逆行 P′波,如出现于 QRS 波之前,P′-R 间期多<0.12 秒,如出现于 QRS 波之后,R-P′间期多<0.20 秒;④交界性期前收缩后多伴有完全性代偿间歇。

室性期前收缩是指心室内异位起搏点提前发生激动,提前出现宽大畸形的 QRS 波,时限≥0.12 秒。心电图表现:①提前出现宽大畸形的 QRS 波,时限≥0.12 秒;②伴有继发性 ST-T 改变;③往往伴有完全性代偿间歇;④激动前向传导激动心室,QRS 波前后无 P 波;⑤激动逆向传导激动心房,产生逆行 P′波,逆行 P′波出现于 QRS 波之前,P′-R 间期多<0.12 秒,出现于 QRS 波之后,R-P′间期多<0.20 秒;⑥期前收缩后多伴有完全性代偿间歇。

6. 发生心房扑动和心房颤动的常见疾病及其心电图特征

心房扑动(atrial flutter)的心电图特征:①P 波消失,代以频率为 250~350 次/min 的形态相同、振幅相等、间隔匀齐的锯齿状大 F 波;②房性传导比值固定,则心室律匀齐;若不固定,则心室律可不匀齐;③QRS 波群的形态、时间多属正常,有时因室内差异传导而呈宽大畸形。心房扑动多见于各种器质性心脏病、围术期急性心肌梗死、心肌缺血、肺栓塞及低氧血症等。

心房颤动(atrial fibrillation)的心电图特征:①P 波消失,代以频率为 350~600 次/min 的波幅、形态、间距各不相等的小 f 波;②心室律绝对不齐;③QRS 波群形态通常正常,当心室率过快,发生室内差异传导,QRS 波群增宽变形。心房颤动多见于风湿性心脏病二尖瓣狭窄、心肌病、高血压及冠心病患者。

7. 心脏电复律治疗的原则及心房颤动患者符合电复律治疗的条件

心脏电复律的适应证包括:①各种严重的甚至危及生命的恶性心律失常;②各种持续时间较长的快速型心律失常。原则是对于任何快速型心律失常,如导致血流动力学障碍或心绞痛加重,药物治疗无效时都应考虑电复律治疗。

心房颤动患者符合下列条件考虑电复律治疗:①病史小于 1 年,既往窦性心律不低于 60 次/min;②心房颤动后出现心力衰竭或心绞痛加重;③心房颤动合并快心室率,药物治疗效果不好;④原发病控制后仍然存在心房颤动;⑤预激综合征合并快心室率的心房颤动患者首先电复律;⑥瓣膜置换术后 3~6 个月或以上,先天性心脏病修补术后 2~3 个月或以上仍存在心房颤动。

8. 室性快速性心律分类及其心电图特征

3 个或 3 个以上的室性搏动连续出现形成室性心律,频率达到或超过 100 次/min 时称为室性快速性心律失常,表现为室性心动过速、心室扑动和心室颤动。

室性心动过速心电图特征:①连续出现 3 个或 3 个以上室性期前收缩;②心室率通常为 100~250 次/min,心室律多不规则;③发作中可出现心室夺获或室性融合波;④心房独立活动与 QRS 波无固定关系。心室扑动心电图特征:连续的大幅度正弦曲线样搏动波,波幅大而规则,QRS 波呈单形性,频率为 150~300 次/min。心室颤动心电图特征:波形、振幅与频率均极不规则,无法辨认 P 波、QRS 波群、ST 段和 T 波。

9. 房室传导阻滞的定义、分类及其心电图特征

房室传导阻滞(atrioventricular block,AVB)是指心房冲动传导延迟和不能传导至心室。可分为一度、二度和三度房室传导阻滞。

(1)一度房室传导阻滞:每个心房冲动都能传导至心室,但 P-R 间期超过 0.20 秒,QRS 波群的形态与时限多正常。

(2)二度房室传导阻滞:二度 I 型房室传导阻滞:窦性 P 波,P-R 间期进行性延长,直至 P 波后 QRS 缺失,周而复始。二度 II 型房室传导阻滞:P-R 间期恒定,部分 P 波后无 QRS 波群。

(3)三度(完全性)房室传导阻滞:所有心房激动均不能下传至心室,心房与心室由不同起搏点控制,P 波与 QRS 波群无固定关系,呈完全性房室分离;P-P 间期与 R-R 间期匀齐,心房率大于心室率;QRS 形态可以正常,也可以宽大畸形。

10. 室内传导阻滞的分类及其心电图改变

室内传导阻滞是指希氏束分叉以下部位的传导阻滞。室内传导系统由 3 个部分组成:右束支、左前分支和左后分支,室内传导系统的病变可波及单支、双支或三支。

(1)右束支传导阻滞(RBBB):QRS 时限≥0.12 秒,V_1、V_2 导联呈 rsR′型,R′波粗钝;V_5、V_6 导联呈 qRS,S 波宽阔。T 波与 QRS 主波方向相反。不完全性右束支传导阻滞的心电图特征与上述相似,但 QRS 时间<0.12 秒。

（2）左束支传导阻滞（LBBB）：QRS 时限≥0.12 秒。V_5、V_6 导联 R 波宽大，顶部有切迹或粗钝，其前方无 q 波。V_1、V_2 导联呈宽阔的 QS 波或 rS 波形。V_5、V_6 导联 T 波与 QRS 主波方向相反。不完全性左束支阻滞图形与上述相似，但 QRS 时限<0.12 秒。

（3）左前分支阻滞（LAFB）：额面平均 QRS 心电轴显著左偏（−90°～−45°）。导联 Ⅰ、aVL 导联呈 qR 波，Ⅱ、Ⅲ、aVF 导联呈 rS 波。QRS 时限<0.12 秒。

（4）左后分支阻滞（LPFB）：额面平均 QRS 电轴右偏达+90°～+120°（或+80°～+140°）。导联 Ⅰ 呈 rS 波，导联 Ⅱ、Ⅲ、aVF 呈 qR 波，QRS 时限<0.12 秒。

（5）双分支阻滞与三分支阻滞：前者是指室内传导系统三分支中的任何两分支同时发生阻滞。后者是指三分支同时发生阻滞。如三分支均阻滞，则表现为完全性房室阻滞。由于阻滞分支的数量、程度、是否间歇发生等不同情况组合，可出现不同的心电图表现。最常见为右束支合并左前分支阻滞。

11. 心肌梗死的心电图特征及心肌梗死的定位诊断方法

按有无 ST 段抬高将心肌梗死（myocardial infarction，MI）分为非 ST 段抬高型心肌梗死和 ST 段抬高型心肌梗死。

非 ST 段抬高型心肌梗死（non-ST-segment elevation myocardial infarction，NSTEMI）的心电图表现为两个或多个相邻导联的 ST 段显著压低（下移≥0.1mV）和/或 T 波低平或倒置，且心电图变化持续 12 小时以上。

ST 段抬高型心肌梗死（ST-segment elevation myocardial infarction，STEMI）的心电图特征性改变：

（1）面向透壁心肌坏死区的导联：①宽而深的 Q 波（病理性 Q 波）；②ST 段抬高呈弓背向上型；③T 波倒置，往往宽而深，两支对称。

（2）背向梗死区的导联：与第（1）条呈相反镜像的改变，即：①R 波增高；②ST 段压低；③T 波直立并增高。

心肌梗死发生的部位与冠状动脉相应的供血区域有关。临床工作中，我们可以根据心肌梗死时心电图各导联的特点来初步判断心肌梗死发生的位置（表 4-1-1）。

表 4-1-1　心肌梗死的定位诊断

梗死部位	导联	阻塞的冠状动脉
前间隔	$V_1 \sim V_3$	左前降支
前壁（心尖）	$V_2 \sim V_4$	左前降支
前侧壁	$V_4 \sim V_6$	左前降支、左回旋支
高侧壁	Ⅰ、aVL	左前降支、左回旋支
广泛前壁	Ⅰ、aVL、$V_1 \sim V_6$	左前降支
下壁	Ⅱ、Ⅲ、aVF	右冠状动脉或左回旋支
下间壁	$V_1 \sim V_3$、Ⅱ、Ⅲ、aVF	右冠状动脉或左回旋支
下侧壁	$V_4 \sim V_6$、Ⅱ、Ⅲ、aVF	右冠状动脉或左回旋支
正后壁	$V_7 \sim V_9$（$V_1 \sim V_3$）	左回旋支
下后壁	Ⅱ、Ⅲ、aVF、$V_7 \sim V_9$（$V_1 \sim V_3$）	右冠状动脉或左回旋支

12. 急性心肌梗死的心电图演变及分期

（1）超急性期（早期）改变：可尚无异常或出现异常高大两肢不对称的 T 波，一般于起病数小时内出现。

（2）急性期改变：数小时后，ST 段明显抬高，弓背向上，与直立的 T 波连接，形成单向曲线。数小时~2 日内出现病理性 Q 波，同时 R 波减低。Q 波在 3~4 日内稳定不变，以后 70%~80%永久存在。

（3）亚急性期（近期）改变：如早期不进行干预，ST 段抬高持续数日至两周左右后回落至基线水平，T 波由直立逐渐变为平坦或倒置。

（4）慢性期（陈旧期）改变：数周至数个月后，T 波呈 V 形倒置，两肢对称，波谷尖锐。T 波倒置可永久存在，也可在数个月数年内逐渐恢复。

13. 心肌缺血的心电图表现及心电图负荷试验结果的判断

绝大多数患者在心绞痛发作时表现为 ST 段压低(≥0.1mV),这是由于心内膜下心肌更容易缺血导致的,ST 段在症状缓解后恢复。有时也会出现 T 波倒置,在平时存在 T 波倒置的患者发作时 T 波可变为直立,称"假性正常化"。其他变化还可有传导阻滞、左心室肥大、心律失常等,偶有陈旧性心肌梗死的表现。

平板运动试验的应用现已不再局限于心肌缺血,它对冠心病的疗效评价、预后评估、康复指导及运动性心律失常等方面都有广泛的应用。平板运动试验是目前应用最广泛的运动负荷试验方法,符合下述条件之一判断为阳性:①运动中出现典型心绞痛;②运动中或运动后出现 ST 段呈缺血型压低≥0.1mV,持续时间>1 分钟。

14. 电解质紊乱对心电图的影响

电解质紊乱是指血清电解质浓度的增高与降低,无论增高或降低都会影响心肌的除极与复极及激动传导,并可反映在心电图上。体内各种电解质中,以血钾、血钙对心脏及心电图影响最为明显,也最为重要。

高钾血症(hyperkalemia):正常人体血清钾浓度 3.5~5.5mmol/L,高于 5.5mmol/L,称为高钾血症;超过 7.0mmol/L,为严重高钾血症。心电图主要表现为:①T 波高尖、对称,基底变窄,呈"帐篷状";②QRS 波群振幅降低,时限增宽,S 波变深;③ST 段压低;④P-R 间期延长,P 波振幅减低,甚至消失。

低钾血症(hypokalemia):血钾浓度低于 3.5mmol/L 称为低钾血症。低钾血症常见于消化道梗阻、昏迷、长期服用利尿剂、碱中毒、部分肾脏疾病(肾小管酸中毒)等的人群。心电图表现为:①Q-T 间期延长;②T 波平坦或倒置,U 波显著增高;③ST 段轻度压低;④出现期前收缩及各种心动过速。T 波和 U 波的振幅的变化是低血钾的最特征性的变化。显著的 U 波是由心脏的动作电位复极时间延长而引起的,可引起致命性的尖端扭转型室速。

高钙血症(hypercalcemia):正常人体血清钙离子浓度为 2.25~2.75mmol/L,高于 2.75mmol/L,称为高钙血症。低于 2.25mmol/L,称为低钙血症。高钙血症常见于原发性或继发性甲状旁腺功能亢进、多发性骨髓瘤、转移性骨癌、维生素 D 中毒,静脉补钙过多或过快、甲状腺功能亢进,急性肾衰竭多尿期,使用利尿剂等。高钙血症心电图主要表现:①ST 段缩短或消失;②Q-T 间期缩短,与 ST 段缩短或消失有关;③T 波可正常、低平或倒置。

低钙血症(hypocalcemia):血清钙离子浓度低于 2.25mmol/L,称为低钙血症。低钙血症常见于甲状旁腺功能减退、维生素 D 代谢障碍、肾衰竭、部分药物(二磷酸盐、降钙素、磷酸盐、苯巴比妥、枸橼酸等)及恶性肿瘤伴发的低钙血症。血清钙离子心电图主要表现:①ST 段平坦延长;②Q-T 间期延长,T 波时间不延长。严重低钙血症患者可出现各种期前收缩,传导阻滞等心律失常,在低钙血症纠正以后,心电图可恢复正常。

高镁血症(hypermagnesemia):镁是细胞内仅次于钾的最丰富的二价阳离子,是维持细胞正常生理代谢所必需的,还是参与正常心血管生理活动的一些酶反应的辅因子。正常血镁浓度为 0.75~1.25mmol/L,高于 1.25mmol/L,称为高镁血症。心电图表现主要为:①P-R 间期延长;②QRS 波群增宽;③Q-T 间期延长;④严重时可有 P 波振幅降低。

低镁血症(hypomagnesemia):血镁浓度低于 0.75mmol/L 称为低镁血症。心电图表现主要为:①非特异性的 ST-T 改变;②Q-T 间期延长;③偶有室性心律失常。

15. 低体温时心电图可能出现的特征性改变

当体温低于 30℃时心电图可出现如下特征性改变:①出现心脏搏动减慢,窦性心动过缓较为常见,P-R 间期、QRS 波、Q-T 间期均延长;②可出现特征性 ST 段升高:从 J 点突然升高,然后骤降至等电位线;③接着可出现各种类型的心律失常,缓慢性心房颤动最为常见。

16. 动态心电图及其临床意义

动态心电图(dynamic electrocardiogram,DCG)是通过动态心电图仪在患者日常生活状态下连续 24 小时或更长时间记录其心电活动的全过程,并借助计算机进行分析处理,以发现在常规体表心电图检查时不易发现的心律失常和心肌缺血等,其为临床诊断、治疗及判断疗效提供重要的客观依据。动态心电图仪由美国 Holter 1949 年首创,故又称 Holter 心电图,目前临床上已由单导、双导发展为 12 导联全记录。

动态心电图的临床意义:①心律失常的分析:DCG 应用的主要方面,是公认的评价心律失常的"金标准";②与心脏有关的症状的评价,包括心悸、胸痛、晕厥的鉴别诊断;③评价抗心律失常和抗心绞痛药物的临床疗效:应用抗心律失常药物前后进行 DCG 检查,对比检查结果,对药物疗效进行客观评估,更有利于进行临床用药指导;④心肌缺血的诊断与评价:DCG 诊断心肌缺血采用"3 个 1"标准,即 J 点后 80 毫秒处测量,ST 段水平型或下移型下移≥1.0mm,持续时间≥1 分钟,相邻两次异常事件之间间隔时间>1 分钟;⑤起搏器功能的评价;⑥心脏病患者预后的评估。

17. 在床旁或手术室置入临时心脏起搏器,实现床旁或手术室心脏临时起搏技术的临床意义

通过使用顶端带有球囊的起搏电极导线,可以实现床旁或手术室内临时起搏器置入,具体操作步骤如下:对患者行中心静脉(颈内静脉、锁骨下静脉、股静脉)穿刺术,植入 6F 动脉鞘管,选择 5F 顶端球囊漂浮电极导管,尾端与配备的注射器相连,体外检查气囊是否漏气。首先在体外将电极导管尾部的正负极与心脏临时起搏器相连,将起搏器感知灵敏度调至 2~3mV,起搏电压 5V,起搏频率设定为高于患者自主心率 20 次/min,之后根据体表穿刺点至胸骨右缘第四肋水平距离估计到达右心房距离。经动脉鞘放入球囊漂浮电极导管由助手开启临时起搏器,向顶端球囊注入 1.0ml 空气,术者继续向内送入漂浮电极导管,当出现心室起搏时立即放气,稳住导管,并继续向前推送导管,术中需连续监测并记录 II 导联体表心电图,直至获得稳定的心室夺获后固定导管,并记录植入术所需时间。通过导管上的刻度测量心室起搏后导管顶端至穿刺点的长度。术后描记 12 导联起搏心电图,监测体表心电图下植入漂浮电极导管,II、III、aVF 导联起搏心电图的 QRS 主波方向向上即可推断起搏部位为右心室流出道,此时如果导管过度推送,电极导管必然进入肺动脉造成起搏失败。如果起搏心电图的 QRS 主波方向向下,提示为心室近心尖部起搏,导管适当推送数厘米即完成临时起搏器置入。最后固定起搏电极导线,根据患者病情设置起搏频率。

实现床旁或手术室心脏临时起搏技术能够:①避免术前已经发现心动过缓患者多科室会诊以及在导管室行临时起搏电极置入过程,缩短此类患者术前住院时间,减少患者总的治疗费用,提高病床周转率;②对于患者术中突发心动过缓也是一种安全有效的处置手段,相比于药物治疗具有效果确切和持续性强的优点;③传统观点认为,心动过缓患者阿托品试验阳性则视为麻醉禁忌,必须先行安置心脏临时起搏器,该技术能够解决此类患者急诊手术的相关风险;④可以进一步丰富麻醉科围术期循环管理手段,进一步保障围术期患者安全。此外,该技术还可用于防止各种手术操作诱发的严重心动过缓(如颈动脉球囊扩张术)。

18. 起搏器类型及与其有关的心律失常

起搏器(pacemaker)类型包括:①单腔起搏器,只有一根电极导线放在心房或心室;②双腔起搏器,有二根电极导线被分别放在心房和心室;③频率适应性起搏器,起搏器的频率可随机体状况而改变;④抗心动过速起搏器,能够自动识别心动过速,通过发放刺激脉冲以终止心动过速;⑤植入型心律转复除颤器,可在数秒内转复室性快速心律失常。

与起搏器有关的心律失常:①心室竞争心律,可见于非同步心室起搏器(VOO)或心室感知器失感知时;②心房竞争心律,可见于非同步心房起搏器(AOO)或心房感知器功能不良时;③房室分离,对于完全性或高度房室阻滞患者,当应用的 QRS 波群抑制型起搏器(VVI)不能感知心房电活动时,可出现房室分离;④起搏器逸搏,植入 VVI 起搏器的患者,当窦性冲动下传时可形成起搏器逸搏;⑤起搏器介导的心动过速,是起搏器促使和保持的室性心动过速,双腔起搏器植入后,由房室逆传引发折返性心动过速,是双腔起搏器特有的并发症。

19. 起搏治疗的目的及置入永久性心脏起搏器的适应证

起搏治疗主要目的是通过不同的起搏方式纠正心率和心律异常,或使左右心室协调运动,提高患者生存质量。

置入永久性心脏起搏器的适应证症包括:①心脏变时功能不全;②病态窦房结综合征;③慢性双分支或三分支传导阻滞伴二度 II 型、高度或间歇性三度房室传导阻滞;④清醒状态下无症状性心房颤动患者,有长达 5 秒的 R-R 间期;⑤心脏手术后发生高度或三度房室传导阻滞;⑥神经肌肉疾病导致的高度或三度房室传导阻滞;⑦颈动脉窦刺激或压迫诱导的心室停搏大于 3 秒、反复晕厥的患者。

20. 术中应用电刀、电凝的起搏器患者围术期应注意的问题

现代手术中电刀、电凝大量应用于术中切割、止血,而大多数起搏器都是同步的,具有感知功能,因而易受影响,故电烙术对起搏器的干扰日益引起人们的重视。术中高频电刀可造成心脏起搏器故障,诱发恶性心律失常、心室颤动甚至心脏停搏等严重并发症。

安装起搏器的患者围术期应注意以下几点:①术前选择恰当的起搏模式,将起搏器程序重置为非同步起搏,且起搏频率大于患者基础心率。因为心室非同步型起搏器抗干扰能力较强,其他按需起搏模式的起搏器在

使用电刀或电凝前应将起搏器程序重置为非同步起搏;②电凝是双极电路,电流在两个电极间通过,对起搏器影响小;而电刀是单极电路,电流遍及全身对起搏器影响较大,因此为减少对起搏器的不利影响尽量不用电刀;③必须使用电烙术时,应距离起搏器和导线15cm以上,电烙的能量尽可能低,时间尽可能短,应减少连续电烙次数。必要时短时间关闭起搏器,暂由药物维持患者心率;④检查电操作器械有无绝缘不良;⑤围术期应加强心电监测。

(喻文立)

第二节 血流动力学监测

【知识点】

1. 有创动脉血压监测技术及其临床应用
2. 中心静脉压监测技术及其临床应用
3. 超声引导下动、静脉穿刺置管术
4. 肺动脉导管的临床应用及相关进展

5. 微创或无创心排血量监测技术及其临床应用
6. 动态容量反应性血流动力学监测及其意义
7. 氧动力学监测及其临床应用

1. 血流动力学监测的基础知识

血流动力学监测是临床麻醉和ICU重要的内容之一,是大手术和抢救危重病员不可缺少的手段。可分为无创伤性和创伤性两大类;无创伤性血流动力学监测(noninvasive hemodynamic monitoring)是应用对机体组织没有机械损伤的方法,经皮肤或黏膜等途径间接取得有关心血管功能的各项参数,其特点是安全、无或很少发生并发症。创伤性血流动力学监测(invasive hemodynamic monitoring)通常是指经体表插入各种导管或监测探头到心腔或血管腔内,利用各种监测仪或监测装置直接测定各项生理学参数。通过对所测得的数据进行分析和演算就可获得数量的概念,从而可深入、全面地了解病情,以利于对疾病的诊治和预后的评价。

血流动力学监测亦可划分为基础监测和扩展监测,基础监测包括心电图、无创血压、脉搏血氧饱和度等;扩展性监测则主要包括有创血压、中心静脉压、肺动脉导管、心排血量、容量监测、氧动力学监测和超声心动图等。

(1)有创动脉血压监测(invasive blood pressure,IBP):系指动脉内置管连续动脉内血压测量。能够及时、准确地了解血压的变化。被认为是血压监测技术的金标准。直接动脉测定的压力大小和波形可反映心排血量、外周血管阻力和血管内容量等状态。

(2)中心静脉压监测(central venous pressure,CVP):系指上腔静脉或下腔静脉近右心房入口处的压力,参考值为$5\sim12cmH_2O$,主要反映右心室前负荷及回心血量的排出能力。CVP值可与血压、心率、尿量等指标相结合,用以评估循环血容量和右心功能。

(3)肺动脉导管(pulmonary artery catheter,PAC):可连续监测肺动脉压、CVP、右心腔内压力、肺小动脉楔压,用热稀释法测定心排血量,测定混合静脉血氧饱和度($S\bar{v}O_2$),与外周动脉压、心率、动脉血氧含量等结合可计算心内分流量、全身血管和肺血管阻力、氧供与氧耗等一系列参数,用以评价心肺功能和病变的严重程度。

(4)心排血量(cardiac output,CO):指心脏每分钟将血液泵至周围循环的血量,心脏前负荷、后负荷及心肌收缩力决定着CO,它反映整个循环系统的功能状态,从而能指导对心血管系统的药物和液体治疗。CO正常范围是$4\sim6L/min$,心指数(cardiac index,CI)为心排血量与体表面积之比,正常范围为$2.5\sim3.5L/(min\cdot m^2)$。

(5)容量监测:每搏量变异率(stroke volume variability,SVV)、脉压变异率(pulse pressure variability,PPV)和脉搏灌注变异指数(pleth variability index,PVI)等指标可用以指导围术期容量治疗。其理论基础为机械通气时胸腔内压力变化引起前负荷和心脏每搏量的相应变化,血容量不足时其变化显著。这些参数的获得需要一定条件:潮气量$\geq8mg/kg$、正常窦性节律、右心与肺部关系正常等。与静态参数相比,SVV和PPV反映机械通气患者机体容量状态的准确性高、特异性高、敏感性好。

(6)氧动力学监测(oxygen dynamics monitoring):利用现有技术手段,研究并获取氧输送到细胞并为其摄取而完成氧代谢这一动态过程中的相关信息,并对所获得的信息进行综合判断,从而指导临床诊断和治疗的技术。

（7）超声心动图（echocardiography）：可从形态和功能两个方面评估循环系统，具有定位、定性、定时、定量的基本功能，常用于监测血容量状态、心室（EF值）和局部心肌的收缩（节段运动）和舒张状态，评价左心功能与右心功能、评估瓣膜形态及功能变化，为围术期心脏功能和循环容量诊疗提供可靠依据。经食管超声心动图（transcsophageal echocardiography，TEE）既是心脏手术麻醉管理中的标准化监测手段，也是非心脏手术中评估术中急性、危及生命的血流动力学紊乱的重要监测方法。

2. 有创动脉血压监测的适应证、禁忌证、并发症

（1）有创动脉血压监测（invasive blood pressure，IBP）的适应证：①接受复杂、重大手术，如体外循环下心脏直视手术或肝移植手术，需持续监测血压变化者；②血流动力学不稳定的患者，如严重创伤、多脏器功能衰竭和各类休克患者；③术中需进行血液稀释、控制性降压的患者；④无法测量无创血压者；⑤需指导心血管活性药物使用及持续血药浓度监测的患者；⑥需反复抽取动脉血行血气分析等检查的患者；⑦在采血困难时，需用此法获取大量血标本者；⑧需通过动脉压力波形获得诊断信息的患者；⑨需根据收缩压变异度评价容量治疗反应的患者。

（2）有创动脉血压监测的禁忌证：①改良Allen试验阴性者；②穿刺部位或附近存在感染、外伤者；③凝血功能障碍或机体高凝状态者；④有出血倾向或抗凝治疗期间者；⑤合并血管疾患如脉管炎等的患者；⑥手术操作涉及同一范围部位的患者。

（3）有创动脉血压监测的并发症及其处理：①形成血栓，持续冲洗装置可减少栓塞的机会；②局部出血和血肿形成，穿刺置管成功后拔除穿刺针，局部压迫止血3~5分钟；③感染，一般保留3~4天应拔除测压套管，术后发现局部有炎症表现时，应及时拔除。

3. 超声引导下桡动脉穿刺置管术的要点

（1）超声探头频率范围选择：5~13MHz。

（2）穿刺部位的选择：确保探头左侧所处部位的显影在屏幕左侧。自腕部起，对前臂侧面进行横向扫描，在桡骨茎及桡侧腕屈肌之间确定桡动脉及伴随静脉。光压下静脉是塌陷的，而动脉是充盈的，可鉴别动脉及静脉。

（3）操作要点：确定桡动脉后，从腕部扫描至肘窝，注意观察是否存在动脉迂曲及钙化。穿刺部位选在血管直径最大及钙化程度最低部位。优先选择近腕部、远肘部的位置穿刺。

（4）横断面定位下置管：确定穿刺点后，移动探头位置使桡动脉成像处于屏幕中央位置。局麻下以45°~60°插入留置针。针尖向动脉推进过程中，保证针尖一直可见。留置针插入血管腔后，确定针尖位置正确，并将压力传感器与留置针套管连接。

（5）纵向定位下置管：超声探头纵向确定血管位置，桡动脉成像处于屏幕中央位置后，旋转探头90°，并确定长轴及血管最大直径处。以15°~30°进针，使针尖与血管长轴保持平行向前推进，直至其进入管腔，并见回血，然后将压力传感器与留置针套管连接。

4. 常见的影响直接动脉压测定准确性的因素及各自的特点

常见因素及特点：①动脉留置针位置不当或堵塞：动脉波形的收缩压明显下降，平均压变化较小，波形变得平坦。如管腔完全堵塞，则波形消失；②压力传递和换能装置：管壁硬度、预充液量、接头数量和动脉延长管长短均可影响测定的准确性；③传感器位置：有创动脉血压监测时，压力传感器应平齐第四肋间腋中线水平，即相当于心脏水平，低或高均可造成压力误差。当压力传感器低于心脏时，收缩压、舒张压均升高；当心脏跳动频率一定时，血压的升高与高度差成正比；当压力传感器高于心脏时，收缩压、舒张压均下降；④传感器校零初始状态：仰卧位和侧卧位时应与心脏水平平齐；坐位时可置于耳后，以反映大脑部位血压；⑤导管内气泡：监测系统中加入0.1ml的小气泡会引起动脉血压增加，0.5ml的大气泡会产生低血压假象。

5. 连续无创血压监测的进展及主要的监测技术

研究表明，使用上臂袖带间隔测压，20%以上的低血压不被发现，还有20%的低血压发现延迟，从而无法对低血压及时处理。有创动脉压监测虽然可以实现连续血压监测，但其有创，对操作和设备都有一定要求，而且有一定的动脉栓塞风险，因此，连续无创血压监测被寄予厚望。既往的研究更多关注连续无创血压监测与动脉内测压的一致性和准确性。在某些条件下，与有创监测相比，连续无创血压监测的准确性和一致性还存在一些不足，体动、心律不齐、血管严重收缩、外周血管疾病或等情况对测量值的影响依旧没有彻底解决。连续无创血

压监测完全替代有创血压监测、全面实现连续无创血压监测尚为时过早。但连续无创血压监测比间断无创血压监测更容易发现临床上的一些潜在问题，而且可以实现连续监测。

连续无创血压监测（continuous non-invasive blood pressure monitoring）主要有4项技术：①动脉容积牵制法：基于容量钳制原理，通过指脉测压仪进行连续血压监测。可测得SBP、DBP和MAP的数值以及和心动周期同步的动脉搏动波，同时可记录动脉压力变化趋势。其主要缺点是：当动脉出现收缩痉挛时，可影响外周动脉血流而导致测量失真。如CNAP和ClearSight。②动脉张力测量法：其原理是在桡动脉部位安装特制的压力换能器，取得动脉搏动信号。换能器的位置移动或受到碰压会影响测压的准确性。如T-line。③动脉推迟检出法：在身体的不同部位（如前额、手指）安置2个光度测量传感器，对动脉波延长的部分进行推迟检测。与动脉张力测量法相同，都需用标准的NIBP法校对。④多普勒法：多普勒超声血压计根据多普勒效应（Doppler effect）原理，用探头测定充气袖带远端动脉壁运动的声波频率，从而间接测量血压。其突出优点是在小儿和低血容量状态下测量血压较准确，缺点是不容易准确测定MAP和DBP。此外，多普勒探头的位置变化也影响其准确性。

6. 中心静脉压监测的适应证与禁忌证

中心静脉压监测（central venous pressure，CVP）的主要适应证有：①术前存在严重创伤、脱水、休克、失血量较大、急性循环功能衰竭等；②行较大手术、手术复杂或时间长、预计术中有体液或血液丢失；③手术本身可引起血流动力学的显著改变；④术中需施行血液稀释或控制性降压；⑤在难以评估尿量的情况下（如肾衰竭患者），需置入中心静脉导管进行容量评估；⑥建立外周静脉通路困难或患者需要迅速补充血容量，而外周不能满足补液需要；⑦术后需长期输液或静脉抗生素治疗，以及全胃肠外营养治疗；⑧需经中心静脉导管植入心脏临时起搏器；⑨需暂时行血液透析者；⑩其他：如预计术中出现空气栓塞发生率较高或需要抽吸气栓等。

中心静脉压力监测的主要禁忌证有肿瘤、血栓或三尖瓣赘生物。其他的禁忌证与穿刺有关：①穿刺部位存在感染；②凝血功能障碍者为相对禁忌；③患有上腔静脉综合征、近期安装过起搏器的患者不能通过上肢静脉或颈内静脉穿刺置管测压，应选择股静脉；④此前接受同侧颈内动脉内膜剥除术患者，因可能意外损伤颈动脉应谨慎选择。

本节所述患者术中和术后极有可能存在血流动力学显著改变，术后治疗注定要依赖中心静脉通路，而且没有明确的中心静脉置管禁忌证，因此，应予中心静脉监测。

7. 中心静脉压监测的并发症、主要病因及处置方法

（1）损伤血管、心脏，严重者可出现心包压塞：主要是由于插入导管过深所致，引起右心房穿孔，一旦发生，几乎很难抢救。而心包压塞则由于导管插入心包腔，引起心包积液，产生致命的心包压塞。心包压塞的主要临床表现包括患者突然呼吸困难、发绀、烦躁不安、胸骨后疼痛、颈静脉怒张，同时伴有低血压、奇脉、心音低钝而遥远。

（2）气胸、血胸或血气胸：主要由于操作过程中刺破胸膜或穿透静脉或动脉与胸膜所致。当穿刺时难度较大、穿刺过程中患者出现剧烈咳嗽以及穿刺后患者出现呼吸困难、同侧呼吸音降低，应考虑发生气胸的可能，必要时可通过胸片明确诊断，并及早行胸腔闭式引流。穿刺时损伤肺尖，发生局限性气胸，患者可无临床症状，肺上小的刺破口也可自行闭合。但穿刺后患者进行机械通气，则有可能引起张力性气胸，导致严重后果。

（3）出血及血肿：常由于穿刺过程中误伤动脉所致。经压迫后血肿并不明显。因疾病需要进行抗凝治疗的患者，血肿发生率较高，一旦发生，必要时请相关科室会诊。

（4）空气栓塞：在更换接头、注射器以及检测导管是否在位时，可能会有空气经针孔或导管进入血管。尤其是锁骨下静脉穿刺后，由于静脉压力相对较低，吸气时可为负压，增加了空气栓塞的发生概率。

（5）血栓性静脉炎、感染：手术后需长时间留置导管治疗的患者，可能出现血栓性静脉炎；此外，由于操作中反复穿刺，或未严格执行无菌操作，可发生感染。当患者临床上出现原有疾病无法解释的寒战、发热、血象增高、穿刺部位压痛或红肿等炎症反应时，应拔除导管并留取导管标本送细菌培养。

8. 超声引导下颈内静脉穿刺置管术的要点

（1）穿刺部位常规消毒、铺巾。

（2）超声探头的准备：首先需对探头进行消毒，在探头上涂耦合剂，用无菌套将探头及其连线包裹。

（3）超声图像：在颈动脉三角的上端处将探头与颈部纵轴垂直放置，即可获得颈内静脉横截面超声图像（图4-2-1）。颈内静脉呈圆形或椭圆形，加压探头时管径显著缩小甚至闭锁。其浅部为胸锁乳突肌，内下方为颈动脉。在颈动脉三角的上端稍向下处将探头与颈部纵轴平行放置，即可获得颈内静脉纵切面超声图像（图4-2-2）。

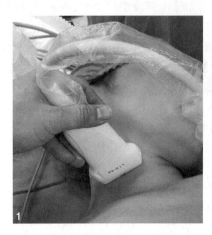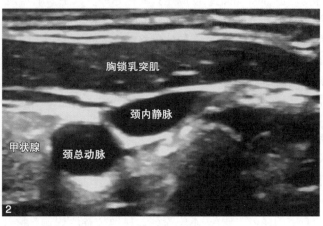

图4-2-1 颈动脉、颈内静脉超声横截面二维图像

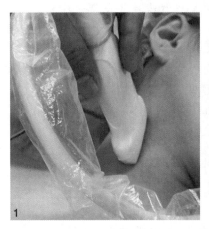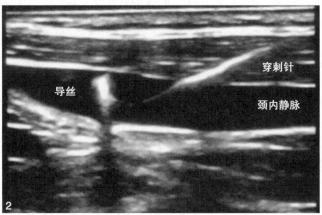

图4-2-2 颈内静脉超声纵切面二维穿刺置管图像

（4）操作：确定探头标记侧后，距离探头0.5~1.0cm，穿刺针与皮肤呈30°~45°，保证探头与穿刺针在同一平面，以确保穿刺针和静脉同时显示在屏幕上，且穿刺针需在超声视野范围内。针尖进入血管后，回抽注射器，回血顺畅则表明穿刺针斜口完全位于颈内静脉，再进一步常规置管固定。

（5）技术选择：①短轴平面内技术；②短轴平面外技术；③长轴平面内技术。

9. 影响中心静脉压测定准确性的因素

影响中心静脉压测定准确性的因素包括：①导管置入深度。导管位置过深，可致CVP压力值偏低；位置过浅，CVP值偏高。可采用影像学技术确定置入导管位置。②管理因素，如操作者不熟悉，置管后未及时接通液体；或测压管道中有气泡存在，未及时排气；甚至管道接头松动、漏液。③零点定位，临床一般以右心房中部水平作为标准零点。保持心脏与床平行，才能保证测定零点的正确。④心功能、血容量和血管张力。⑤胸内压，机械通气，患者咳嗽、屏气、伤口疼痛、呼吸受限以及麻醉和手术因素均可通过改变胸内压影响中心静脉压的数值。⑥测压系统的通畅度，测压时，如血液反流、液体黏稠、血凝块等因素均可造成通道不畅，影响测压值的准确性。故临床常采用肝素盐水间断冲洗以保证测压系统的通畅。

10. 监测CVP的临床意义

临床监测CVP主要用于评估回心血容量及右心射血功能，CVP正常范围为1~7mmHg，小于1mmHg表示循环容量不足，大于7mmHg提示右心功能不全或容量超负荷，临床上应动态地观察CVP的变化，同时结合动脉血压来综合判断（表4-2-1）。测定CVP应注意及时完成零点校正。

表 4-2-1　引起 CVP 变化的原因及处理

CVP	动脉压	临床判断	可采取措施
低	低	血容量不足	充分补液
低	正常	血容量轻度不足	适当补液
高	低	心功能不全或血容量相对过多	供氧、强心、利尿,纠正酸中毒,适当控制补液或谨慎选用血管扩张药
高	正常	容量血管过度收缩,肺循环阻力增高	控制补液,用血管扩张药扩张容量血管及肺血管
正常	低	心脏排血功能减低 容量血管过度收缩 血容量不足或已足	强心,补液试验,血容量不足时适当补液

11. 肺动脉导管的临床意义及其相关进展

尽管无创监测技术在不断发展,但到目前为止,肺动脉导管(pulmonary artery catheter,PAC)仍然是监测血流动力学的金标准。肺动脉导管可以提供以下 4 方面生理学信息:①前负荷相关参数:中心静脉压(central venous pressure,CVP)、肺动脉楔压(pulmonary artery wedge pressure,PAWP)、右心室舒张末容积(right ventricular end-diastolic volume,RVEDV)和右心室舒张末容积指数(right ventricular end-diastolic volume index,RVEDVI);②后负荷相关参数:体循环阻力(systemic vascular resistance,SVR)和体循环血管阻力指数(systemic vascular resistance index,SVRI);肺循环血管阻力(pulmonary vascular resistance,PVR)和肺循环血管阻力指数(pulmonary vascular resistance index,PVRI);③心脏收缩功能相关参数:每搏量(stroke volume,SV)、每搏量指数(stroke volume index,SVI)、射血分数(ejection fraction,EF)、心排血量(cardiac output,CO)和心指数(cardiac index,CI);④压力相关参数:肺动脉压(pulmonary artery pressure,PAP)等。因此可用于:①区别心源性和非心源性肺水肿;②指导正性肌力药和血管活性药治疗;③诊断肺高压;④发现心肌缺血;⑤估计左心前负荷;⑥指导液体治疗;⑦评估氧供需平衡状况。

近年来,肺动脉导管不断得以改进,用途有所增加。若在 Swan-Ganz 导管的管壁装上白金电极就可用作心腔内心电图监测;管端装上起搏电极可进行心脏临时起搏;含有光导纤维的漂浮导管可持续测定 SvO_2;带有快反应热敏电阻的漂浮导管可测定右心室射血分数(RVEF);在离肺动脉导管的顶端 14~25cm 处加上热电热丝,通过血液热稀释法,可连续监测心排血量;在飘浮导管上安装超声探头,可连续测定肺动脉血流。

自 1970 年 Swan-Ganz 导管问世以来,在临床诊断和治疗中应用十分广泛,起到了重要作用。但随着相关技术的迅猛发展,使原来需借助 Swan-Ganz 导管获得的数据和资料,亦可通过无创和微创伤方法获取。如超声心动图、经肺热稀释法和动脉压波形分析技术等。替代有创血流动力学监测方法在欧洲已获得认可并有可能进入美国,进一步减少肺动脉导管的使用。此外,有关 PAC 的再认识,特别是在重症患者应用是否能够获益尚存争议。尽管大量关于肺动脉导管质疑的报道和其他逐渐增加的替代方法的出现,但是在美国围术期肺动脉导管的使用仍较其他地区更加普遍。晚近的研究认为,在其他确定性的可替代方法出现之前,任何时候需要了解心指数、前负荷、容量状态、混合静脉血氧饱和度时肺动脉导管都应考虑。对于血流动力学不稳定的高风险外科患者(近期持续心肌梗死的患者)或者在外科手术期间会增加血流动力学并发症的患者(如胸主动脉瘤修补术)中,PAC 仍然是非常重要的。换言之,其益处被认为大于风险,在重症患者血流动力学监测方面仍具有重要价值。

12. 肺动脉导管监测的适应证、禁忌证和并发症

(1)肺动脉导管的适应证:①先天性心脏病合并重度肺动脉高压;②冠状动脉旁路移植术;③合并右心衰竭的瓣膜病;④术后低心排血量综合征;⑤左心功能不全(EF<45%),血流动力学不稳定须用正性肌力药或 IABP 支持的患者;⑥心脏移植或心肺联合移植。

(2)肺动脉导管的禁忌证:PAC 无绝对禁忌证,下述患者为相对禁忌人群:①右心房、右心室内肿瘤或血栓形成患者,送导管时可导致肿瘤或血块脱落而引起肺栓塞;②三尖瓣或肺动脉瓣严重狭窄患者,导管难以通过狭窄部位,即使通过会加重阻塞血流;③法洛四联症患者须放置 PAC 时,可先放入右房或右室,待手术后由

术者放入肺动脉内,以免 PAC 刺激漏斗部发生痉挛,引起重度青紫发作;④严重心律失常(如左束支传导阻滞、预激综合征等)、凝血功能障碍、近期放置起搏导线者。

(3) 肺动脉导管的并发症:①心律失常:为最常见的并发症,当导管顶端通过右心时,易发生心律失常。如为频发性期前收缩,应停止操作,并静脉注射利多卡因 1mg/kg,防止发生室性心动过速甚至心室颤动。②气囊破裂:充气容量应<1.5ml,缓慢充气,操作时注意气囊保护。③肺栓塞:多见于导管插入过深,气囊过度膨胀或长期嵌入,血管收缩时气囊受压和导管周围血栓形成等。④血栓形成:高凝状态及抽取血标本后未冲洗管道,则易发生血栓,栓子进入肺循环可引起肺栓塞,应经常用含肝素生理盐水冲洗,保持导管通畅。⑤感染:可引起细菌性心内膜炎。应严格无菌操作,术后加强护理。⑥肺动脉破裂、出血:多由于导管长期嵌入肺小动脉或气囊充气不当所致。⑦导管扭曲、打结:插管或拔管时由于导管打结可造成心脏和血管结构损伤。⑧导管被术者缝住。

13. 监测肺动脉楔压(PAWP)的意义

由于左心房和肺静脉之间不存在瓣膜,左心房压可逆向经肺静脉传至肺毛细血管。如无肺血管病变,PAWP 可反映左房压;如无二尖瓣病变,PAWP 可间接反映左心室舒张末期压力(LVEDP),用于判定左心室的前负荷。其参考值范围 6~12mmHg。PAWP 可以估计肺循环状态和左心室功能,鉴别心源性或肺源性肺水肿,判定血管活性药物的治疗效果,诊断低血容量以及判断输血、输液效果等。如果每搏量指数(SVI)降低,PAWP 小于 6mmHg 提示可能存在低血容量;如果 SVI 低,PAWP 大于 12mmHg,则通常反映左心衰竭。当 PAWP 介于 20~24mmHg 时,表明左心室功能欠佳,大于 25mmHg 可能存在急性左心功能不全和肺水肿,此时 PAWP 的高低和肺水肿的发生有紧密的关系。PAWP 在 18~20mmHg,肺开始充血;21~25mmHg 肺轻至中度充血;26~30mmHg 中至重度充血;大于 30mmHg 开始出现肺水肿。同样,PAWP 在反映 LVEDP 时,如存在主动脉反流、肺切除或肺栓塞时血管支流血流明显减少,左室顺应性降低时,PAWP 低于 LVEDP;相反如存在气道压增加、肺静脉异常、心动过速、二尖瓣狭窄等病变时,PAWP 高于 LVEDP。

14. 每搏量(SV)、每搏量指数(SVI)和右心室舒张末期容积(RVEDV)的临床意义

每搏量(stroke volume,SV)是指心脏每次收缩的射血量,参考值为 60~90ml(SVI:25~45ml/m^2)。主要反映心脏的射血功能,取决于心室前负荷、心肌收缩力及全身血管阻力,是反映血流动力学状态的重要参数。在低血容量和心脏衰竭时,SV/SVI 是首先改变的变量之一,对于临床诊断具有重要意义。SV 的下降可以通过心率增加来代偿,以维持 CO 的正常。因此,CO 不是心脏射血功能的可靠反映。SVI<24ml/beat/m^2 提示心脏射血功能减弱,可能原因包括前负荷下降、心肌收缩力降低(如左心衰竭)和外周阻力增加等。

RVEDV 的参考值为 100~160ml(RVEDVI:60~100ml/m^2)。RVEDV 不受胸内压和腹内压力升高的影响,并且不论静态或动态情况下,与 SVI 均具有很好的相关性。在分析 RVEDV 指标时,需考虑右心室收缩力、右心室后负荷以及右心室预充容量的影响。

15. 监测肺动脉压(PAP)的临床意义

目前仅能通过肺动脉导管直接测定肺动脉压力(PAP),其参考值为 15~28mmHg/8~15mmHg、平均肺动脉压(MPAP)10~25mmHg。静态下 MPAP 超过 25mmHg,动态下 MPAP 超过 30mmHg,即可诊断肺动脉高压。PAP 受胸腔内压力影响,测定压力时应在呼气相开始时进行。PAP 降低常见于低血容量;PAP 升高多见于COPD、原发性肺动脉高压、心肺复苏后、心内分流等。缺氧、高碳酸血症、ARDS、肺栓塞等可引起肺血管阻力增加而导致 PAP 升高。左心功能衰竭、输液超负荷可引起 PAP 升高,但肺血管阻力并不一定升高。肺动脉舒张压(PAPd)比 PAWP 仅高 1~3mmHg,故可作为 PAWP 的参考值。当肺部疾病引起肺血管阻力增加时,PAP 可升高而 PAWP 可正常或偏低。左心功能衰竭时,PAP 升高,PAWP 也升高。以此可鉴别肺动脉高压是心源性还是肺源性。

16. 有创心排血量监测的方法及其特点

(1) 热稀释法:是应用最广的有创性 CO 测定方法。简便易行,可多次重复测定。其基本原理与其他指示剂稀释技术一样,通过导管在右心房的开口注入冷生理盐水作为指示剂,与血液混合后流经肺动脉,引起位于肺动脉导管尖端的热敏电阻的阻值改变。通过测定指示剂温度和肺动脉血温度的变化,计算和描记时间温度曲线的面积,以数字和波形显示 CO。温度稀释法的缺点是重复性较差,准确性受很多因素影响:注射容量和温度、呼吸周期、注射速度、同时期输入的液体、手或导管对注射冷盐水的加温、心内分流、三尖瓣反流和心律失常等。

经肺热稀释法（PiCCO plus）同热稀释法原理一致,虽不需要肺动脉置管,但必须要有一根中心导管和一个装有热敏电阻的动脉导管（通常放置于股动脉）。经肺热稀释法也可计算出心脏舒张末总容量（global-end diastolic volume,GEDV）和血管外肺水（extravascular lung water,EVLW）。GEDV 参考值 640~800ml,可用以评估容量状况,心脏舒张末总容量增加提示液体过多。正常情况下,血管外肺水指数小于 10ml/kg。由于 PiCCO 系统通过脉搏波形分析计算每搏量和脉压,正压通气时,每搏量和脉压均降低（表 4-2-2,表 4-2-3）。

表 4-2-2 心排血量监测方法的对比分析

类别	Flo Trac 系统	PiCCO plus 系统	LiDCO plus 系统
需外周校准	否	是	是
中心血管置管	否	是	否
校准类型	—	经肺循环热稀释（CVL）	肺的锂指示剂
特殊动脉导管	否	尖端带热敏电阻的导管	否
首选动脉置管部位	任何部位	股动脉	任何部位
其他动脉置管部位	—	桡动脉/股动脉	—
方法	基于收缩期动脉波形下面积与每搏量成比例原理计算 CO。脉压标准差基于人口统计学（年龄、性别、体重、身高）数据每搏量参考值。阻抗亦依据人口统计学数据	基于收缩期动脉波形下面积与每搏量成比例原理计算 CO。通过校准确定个体主动脉阻抗。血流动力学平稳者推荐校准间隔 1 次/8h;不稳定者（血管阻力明显变化）需增加校准次数（至多 1 次/h）	基于质量（功率）守恒原理计算 CO。建议校准和纠正顺应性后计算,以确保净功率和净流量呈线性关系。校准的目的是保持外周血管阻力飞的一致性,推荐校准间隔 1 次/8h。以下因素影响校准:①电解质水平变化;②血细胞比容;③肌肉松弛药峰值;④锂剂治疗者;⑤体重<40kg
附加评估项目	每搏量变异率	全心舒张末容积;管外肺容积;每搏量变异率	每搏量变异率

表 4-2-3 PiCCO plus 与 FloTrac 系统血流动力学参数对比

项目	PiCCO plus		FloTrac（Vigileo Monitor）	
	参数	缩写	参数	缩写
血流	脉搏轮廓心排血量	PCCO	脉搏轮廓心排血量	CO
	心输出	CO		
	每搏量	SV	每搏量	SV
前负荷	全心舒张末期容积	GEDV		
	胸腔内血容积	ITBV		
动态容量值	每搏量变异率	SVV	每搏量变异率	SVV
	脉压变异率	PPV		
收缩力	全心射血分数	GEF		
	心功能指数	CFI		
	左心收缩力指数	dPmx		
	心力输出	CPO		
后负荷	全身血管阻力	SVR	全身血管阻力	SVR
肺水肿	血管外肺水	EVLW		
	肺血管通透性	PVPI		

（2）连续心排血量测定（continuous cardiac output monitoring，CCO）：其原理是通过位于 PAC 末梢 4cm 处的热敏电阻和位于 PAC 末梢 15~25cm 处的热敏导阻丝提供一个独特的输入和输出信号。监测系统通过运算和解读信号描绘出热稀释曲线，自动取平均值，并将数据传至监测仪显示 CO 值。CCO 与间断注射冷盐水热稀释法相比有以下优点：①不需注射冷盐水，可避免注射冷盐水的缺点，如注射量不准确、温度不准确和注射速度不均匀；②避免了呼吸周期对监测值的影响；③避免了反复注射盐水可能带来感染的危险；④操作技术依赖性低；⑤测得的数据更精确可靠。

（3）染料稀释法：是温度稀释法问世前常用的心排血量测定方法。锂和靛青绿染料均为常用的示踪剂，通过中心静脉导管注射后，探测分析动脉血样，从而测定染料循环时间。依据示踪剂曲线下面积计算心排血量。通过综合分析动脉血压和心排血量计算每搏量。与 PiCCO plus 热稀释法相似，锂离子稀释法（LiDCO plus）同样是利用动脉波形分析提供 CO 和其他血流动力学信息。染料稀释法存在的主要问题是示踪剂再循环、需采集动脉血样、示踪剂量积累等（表 4-2-2 和表 4-2-3）。

（4）脉搏波形技术：脉搏波形技术亦可通过外周动脉计算舒张末期到射血末期动脉压收缩期面积计算心排血量和其他血流动力学参数，用以评估容量状态和液体治疗效果。某些脉搏波形设备首先要依靠经肺热稀释法或锂离子稀释法校正设备后方可行脉搏波测量，但 FloTrac 系统则无须其他方法校正，主要依靠自身校正血管张力改变时血管顺应性的变化，是创伤程度最低的有创心排血量监测技术（表 4-2-2 和表 4-2-3）。

17. 无创心排血量的监测方法及其特点

（1）心阻抗血流图（impedance cardiogram，ICG）：心阻抗血流图是利用心动周期于胸部电阻抗的变化来测定左心室收缩时间（systolic time interval，STI）和计算出每搏量，然后再演算出一系列心功能参数。ICG 是一项无创伤性的方法，操作简单、安全。可动态连续监测 CO 及与其有关的血流动力学参数。

（2）超声心动图（echocardiogram）：通过观察心脏和大血管的结构和动态，了解心脏房室收缩及舒张情况及瓣膜关闭、开放的规律，为临床诊断提供信息和有关资料。其中应用最为广泛的是经胸超声心动图（transthoracic echocardiography，TTE）和经食管超声心动图（transesophageal echocardiography，TEE）。

（3）多普勒心排血量监测（Doppler cardiac output monitoring）：根据测定血流部位不同，目前临床应用的有经肺动脉导管、胸骨上、经食管及气道多普勒监测，除肺动脉导管多普勒测 CO 技术属有创技术外，其他均为无创伤性监测技术。准确测量至少必须满足 3 个条件：①需知道血管的横断面积；②超声束与血流方向平行；③两次测量之间，超声束方向变动不能太大。

（4）二氧化碳无创心排血量测定（carbon dioxide non-invasive cardiac output measurement）：二氧化碳无创心排血量测定是利用二氧化碳弥散能力强的特点作为指示剂，根据 Fick 原理测定心排血量。

18. 心排血量和心指数的临床意义

心排血量（cardiac output，CO）是指左或右心室每分钟射入主动脉或肺动脉的血量。正常成人的 CO 为 5~6L/min，心指数（CI）的参考值为 $2.5~4.0L/(min \cdot m^2)$。CO 反映心肌的射血功能，测定 CO 对判断心功能、计算血流动力学其他参数如 CI、SVR 等，以指导临床治疗具有十分重要的意义。应用肺动脉导管，用温度稀释法测定 CO 在临床应用广泛。正常情况下，左、右心室的输出量基本相等，但在分流量增加时可产生较大误差。CO 是全身氧供（DO_2）的主要决定因素。CO 在不同个体之间的差异较大，尤其与体表面积密切相关。因此，CO 除以体表面积得出的心指数（CI），成为比较不同个体心脏排血功能的常用参数。

19. 容量监测指标的种类及其意义

目前临床上用于指导术中液体治疗的指标主要包括 3 类指标，第一类指标是流量指标，包括氧供、氧供指数和心指数；第二类指标是组织灌注指标，主要有混合静脉血氧饱和度和组织氧摄取率；第三类指标是容量动态反应性指标，包括每搏量（SV）、每搏量变异率（SVV）、脉搏灌注变异指数（PVI）、收缩压变异率（SPV）等。容量动态反应性指标主要通过体现心脏对容量治疗的敏感性，直接反映循环系统的前负荷状态，研究证实，以容量动态反应性指标 SV、SVV、PPV 为导向的液体治疗可以实现相对精准的液体治疗，减少并发症发生率，缩短住院时间。

20. 目前常用的容量监测技术种类和各自特点

肺动脉导管（pulmonary artery catheter，PAC）、脉搏指数连续心排血量（pulse index continuous cardiac output，

PICCO)、FloTrac、经食管超声心动图（transesophageal echocardiography, TEE）、连续无创血压监测（continuous non-invasive blood pressure monitoring, CNAP）等均为临床常用的容量监测技术。①PAC 可准确测量 CO 和 SV 等指标，指导重大外科手术和 ICU 患者的液体治疗，但 PAC 相关并发症限制了其临床使用。②PiCCO 是新型的连续心排血量监测仪，能测量全心相关血流动力学参数，但是无法分别评估左右心功能，不能够测定肺动脉平均压，而且心律失常、主动脉瓣膜病变及动脉疾病等均会影响其测量的准确性，所以无法准确地反映开胸手术的心脏前负荷，故在心胸外科手术中的应用受到限制。③FloTrac 系统无须其他方法校正，主要依靠自身校正血管张力改变时血管顺应性的变化，是创伤程度最低的有创心排血量监测技术。④TEE 是通过放置于食管的超声探头测量 CO、SV 等，能够准确监测心脏充盈状态。但 TEE 需要置入食管探头，且要求专业人员操作，所以其应用受一定限制。⑤CNAP 系统可连续实时准确监测无创血压，CO、SV 等参数，具有设备精简、实时安全、灵敏度高、无创等优点。但 CNAP 易受患者体动的影响，监测清醒患者时，应注意血压值是否有效，心律不齐、血管严重收缩、外周血管疾病或手指畸形时，测量值也未必准确。

21. **容量动态反应性血流动力学监测指标种类及主要指标的意义**

容量动态反应性指标主要通过体现心脏对容量治疗的敏感性，直接反映循环系统的前负荷状态，包括灌注指数（perfusion index, PI）、脉搏灌注变异指数（pleth variability index, PVI）、每搏量（stroke volume, SV）、每搏量变异率（stroke volume variation, SVV）、收缩压变异率（systolic pressure variation, SPV）和脉压变异率（pulse pressure variation, PPV）等。研究证实，以容量动态反应性指标为导向的液体治疗敏感性、准确性和特异性均明显优于静态指标，可实现更为精准的液体治疗，减少并发症发生率，缩短住院时间。

（1）PI、PVI：PI 是通过无创的连续监测方法，计算脉搏血氧饱和度检测器的脉动（动脉隔室）和非脉动成分（静脉和毛细血管和其他组织）之间的比例，评估外周组织灌注。外周血管 PI 变化受到血管壁或血管紧张性的影响。低 PI 通常反映伴有或不伴有严重血容量不足的周围血管收缩，高 PI 通常反映外周血管的扩张。PVI 是基于脉搏灌注压随呼吸周期的变化，从而反映胸内压与回心血量之间的关系，评估机体容量状态。低血容量状态时，心血容量收到胸腔内压变化的影响更加明显，PVI 数值明显增加，液体复苏后 PVI 降低，表明低血容量正在改善。

PVI 具有无创、连续、便携等优点，但术中监测 PVI 需要全麻机械通气状态，且要求潮气量达到 8ml/kg，血管收缩、胸腔开放、外周血管病等可能会影响 PVI 的可靠性，故术中连续监测 PVI 存在一定局限性，特别是在心胸外科术中的应用更为受限。

（2）SVV、PPV：SVV 是指机械通气（潮气量>8ml/kg）时，在一个呼吸周期中 SV 的变异程度。据研究此指标对判断血容量有很高的敏感性（79%~94%）和特异性（93%~96%）。与 SVV 相类似，PPV 亦反映正压通气中脉压差随机械通气造成的胸内压周期性改变而发生的变化。由于影响脉压的其他因素（如动脉阻力、顺应性等）不会迅速发生改变，因此 SV 的变异程度可直接反映左室舒张末容积大小，故 SVV 和 PPV 能准确地判断循环系统前负荷状态。SVV 参考值为 10%~15%，通常 SVV 超过 13%、PPV 超过 15%，提示患者有效循环血容量不足。SVV 和 PPV 的数值越大，给予容量负荷后患者 CO 的增加也就越多，表明患者血管内有效循环血容量越不足。围术期在 SVV、PPV 或 PVI 监测下，进行目标导向液体治疗可以改善围术期患者转归，避免液体输注过量或输注不足导致的术后严重并发症。

该患者术前疑有脓毒症休克，超声结果提示：左室射血分数（LVEF）37%，左室舒张末期容积（LEDV）71ml。围术期容量管理须小心谨慎，推荐采用目标导向容量治疗，因此，有必要监测容量动态反应性血流动力学指标，目前临床上应用比较普遍的是 SVV。PICCO、FloTrac、TEE 技术均可选用，但不推荐肺动脉导管。

22. **氧转运阶梯与氧动力学监测的关系**

氧供取决于心、肺、血液系统功能的相互配合，良好的组织氧合则依靠氧供和氧耗之间的动态平衡。氧转运阶梯包括 4 个阶段：①氧输入，监测指标主要有吸入气氧分数（FiO_2）、每分通气量（MV）和潮气末二氧化碳（$EtCO_2$）；②氧摄取，依靠动脉氧分压（PaO_2）、动脉血氧饱和度（SaO_2）、右向左分流比率（Q_s/Q_T）和血红蛋白（Hb）等指标可以实现对其的监测；③氧输送，氧在肺部与 Hb 结合，Hb 携带的氧通过血流运送到组织。主要的监测指标有 CO、Hb 和 SaO_2；④氧代谢，在组织水平，氧从血红蛋白分离并被利用。有赖于通过监测氧耗（VO_2）、混合静脉血氧饱和度（$S\bar{v}O_2$）和氧摄取率（O_2ER）等指标对其进行分析判断。氧动力学监测就是研究并获取氧输送到细胞并为其摄取而完成氧代谢这一动态过程中的相关信息，并对所获得的信息进行综合判断,从而指导临床诊断和治疗的技术。

该患者围术期,特别是术后管理的关键是维持心肌的氧供需平衡,防治围术期心肌梗死。后文所述的氧动力学监测技术及指标对指导术后治疗,特别是预防心血管不良事件尤具意义。

23. 氧供和氧供指数及其决定因素

氧供(oxygen delivery,DO_2):指每分钟机体通过循环系统向全身组织输送的氧量,若以单位体表面积计算则为氧供指数(DO_2I),其参考值为 $520\sim720ml/(min \cdot m^2)$。$DO_2$ 一般以动脉血氧输送量表示,等于心排血量与动脉血氧含量的乘积。动脉血氧含量(CaO_2)指 100ml 动脉血中氧的数量,等于动脉血中血红蛋白结合的氧和溶解在血中的氧的总和。DO_2I 的计算公式如下:

$$DO_2I[ml/(min \cdot m^2)] = [1.38 \times Hb \times SaO_2 + 0.003\ 1 \times PaO_2(ml/dl)] \times 10 \times CI$$

由此可见,决定机体氧供的主要因素是 Hb、SaO_2、PaO_2 和 CO。换言之,良好的氧供有赖于良好的血液状态和正常的心肺功能。

24. 氧耗和氧耗指数及其意义

氧耗(oxygen consumption,VO_2)指全身组织细胞在代谢过程中每分钟实际消耗的氧量,即组织所摄取的氧含量,等于动脉系统输送到机体的氧与由静脉系统回送到心脏的氧的含量之差。VO_2 代表全身氧的利用情况,在病理情况下不能代表对氧的实际需要量。VO_2 高低取决于细胞实际代谢水平,可反映组织灌注状态和细胞代谢的功能。VO_2 降低,提示组织灌注不良、DO_2 不足、总代谢率降低或细胞利用氧的能力降低;VO_2 升高,提示代谢率增加,如感染、应激反应、体温升高、甲状腺功能亢进等。正常情况下,VO_2 可反映机体对氧的需求量,健康个体的氧耗量和氧需量是平衡的。VO_2 通常按单位体表面积计算,即氧耗指数(VO_2I),其参考值为 $100\sim180ml/(min \cdot m^2)$。

25. 氧摄取率与动静脉 CO_2 分压差及其意义

氧摄取率(oxygen extraction rate,O_2ER)系指全身组织从输送的氧中所提取利用的比率,即组织对氧的利用率。反映氧从毛细血管向线粒体内膜弥散的状态。O_2ER 取决于毛细血管到组织间的氧浓度梯度和氧从血浆向线粒体内膜的转运距离,受微循环状况、血液黏滞度、氧弥散距离和细胞线粒体呼吸功能等诸多因素影响。各器官依靠不同的 O_2ER 满足其不同的氧耗。其参考值为 $22\%\sim30\%$。

动静脉 CO_2 分压差($P_{v-a}CO_2$)指混合静脉血二氧化碳分压与动脉血二氧化碳分压之差。血液和组织中的 CO_2 是机体有氧代谢和无氧代谢的最终产物。组织中 CO_2 的清除几乎完全依赖于循环灌注的洗出,因此,其 CO_2 含量取决于 CO_2 的产生速率和血流灌注情况。$P_{v-a}CO_2$ 的参考值小于 8.25mmHg,若 $P_{v-a}CO_2>10mmHg$ 提示组织灌注不良。

26. 混合静脉血氧饱和度的临床意义

混合静脉血氧饱和度($S\bar{v}O_2$)指由肺动脉血样所测得的氧分压与氧饱和度。动脉血氧分压(PaO_2)与氧饱和度(SaO_2)主要反映肺内氧与血红蛋白结合的能力以及氧向组织中释放的能力,反映的是血液的氧合状态。正常情况下机体仅耗用大约25%的氧,因此,$S\bar{v}O_2$ 的参考值为75%($60\%\sim80\%$)。$S\bar{v}O_2$ 是反映机体氧供需平衡的重要参数,$S\bar{v}O_2$ 的变化主要取决于4个因素:CO、SaO_2、Hb 和机体氧耗的变化,凡是影响此4种因素的原因均能引起 $S\bar{v}O_2$ 的改变,因此,$S\bar{v}O_2$ 不仅能反映呼吸功能、氧合状态,还能反映循环功能和组织氧代谢的变化。$S\bar{v}O_2$ 低于60%,反映全身组织氧合受到威胁,低于50%表明组织严重缺氧。高于80%提示氧利用不充分,高于90%提示组织分流显著增加(表4-2-4)。

表 4-2-4   混合静脉血氧饱和度改变的常见机制及原因

临床 $S\bar{v}O_2$ 的范围	产生机制	原因
增高 80%~90%	氧供增加	心输出量增加,吸入氧浓度提高
	氧耗减少	低温、脓毒血症、麻醉状态、应用肌松弛药
减少<60%	氧供减少	贫血、心输出量降低(低血容量、心源性休克)、低氧血症(通气不足、窒息、通气血流比例失调、肺内分流、心内右向左分流、肺水肿)
	氧耗增加	发热、寒战、抽搐、疼痛、活动增多

$S\bar{v}O_2$ 仅能反映全身的氧供需平衡状态。由于全身各个器官的组织供血和氧耗量不同,即使 $S\bar{v}O_2$ 正常,亦不足以说明各个器官均已获得了良好的氧供。此外,外周循环功能不全、尤其是微循环功能障碍者,因其周围组织血液灌注不良,而组织氧摄取降低,因此尽管氧供减少,但 $S\bar{v}O_2$ 反而可以不变甚至高于正常,此类情况多见于脓毒症、脓毒性休克、多器官功能障碍综合征等,若能测定血乳酸水平,则有助于确认组织缺氧的存在。

(张铁铮)

第三节 呼吸功能监测

【知识点】

1. 肺通气及换气功能监测
2. 肺功能检查报告解读
3. 术前呼吸功能评估及优化
4. 脉搏氧饱和度监测
5. 呼气末 CO_2 监测及呼出气体波形分析
6. 呼吸力学监测
7. 血气分析监测
8. 特殊患者的围术期呼吸功能监测

1. 通气功能监测的内容、功能残气量与闭合容量

通气功能(ventilatory function)监测的内容包括静态肺容量监测,动态肺容量监测,小气道功能监测,无效腔率的监测,气道反应性监测,动脉血二氧化碳分压监测,呼气末二氧化碳分压监测。

功能残气量(functional residual capacity,FRC)是指平静呼气末残余的气量,能够缓冲肺泡气体分压的变化,减少了通气间歇时对肺泡气体交换的影响,是静态肺容量监测中的一个重要参数。闭合容量是肺主要小气道开始关闭时的容量,是小气道功能监测的重要指标。与正常的个体相比,功能残气量减少和/或闭合容量增加的患者,呼吸暂停后发生缺氧的速度更快。

2. 影响功能残气量与闭合容量的因素及功能残气量对氧合的重要性

功能残气量与闭合容量受年龄、体位、麻醉及疾病的影响。成年人的功能残气量随年龄而增加的量极少,每年约增加 16ml,闭合容量亦随着年龄而增加。正常情况下,在 66 岁直立位时两者相等,44 岁仰卧位时两者相等。从仰卧位变为直立位,功能残气量增加约 30%,而闭合容量无变化。功能残气量在麻醉期间自主呼吸时减少约 20%,辅助通气时减少约 16%。在全麻诱导以后,膈肌主要部分向头侧移位,非主要部分无移位或移位较少,功能残气量的改变由膈肌位置改变决定的仅为 30ml。闭合容量的变化与功能残气量基本平行。急性呼吸窘迫综合征者中功能残气量下降,呼气末正压(PEEP)可增加功能残气量、减少气道关闭。腹内压上升、肺血流减少以及肺实质性疾病患者闭合容量增加。

功能残气量对氧合很重要。首先,当功能残气量减至闭合容量以下时,肺部主要部分的气道已经关闭。气道关闭导致肺血流流经没有通气的肺泡,从而导致分流,因此动脉氧合降低。其次,肺循环和肺泡气体交换在吸气相和呼气相仍在持续进行,无论是否存在气道关闭,在呼气相的血液氧合主要取决于残余的肺容量,即功能残气量。因此,在功能残气量高时,血液氧合好,在呼气停止时,缺氧前有更多时间进行氧合。

3. 动态肺容量监测的参数及参数变化的临床意义

动态肺容量反映了肺呼吸生理的动态变化。最常用的监测项目有:每分通气量(minute ventilation,MV)、最大自主通气量(maximal voluntary ventilation,MVV)、用力肺活量(forced vital capacity,FVC)、用力呼气量(forced expiratory volume,FEV)、用力呼气流量、通气储量百分比(ventilatory reserve percentage)、流速-容积曲线。

每分通气量(MV)= 潮气量(VT)×呼吸频率(f),成人静息每分通气量为 6~8L,可作为基础代谢率的指标。活动、紧张、恐惧等因素可使其增加。

最大自主通气量是指人在一分钟内所能呼吸的最大气体容量,主要反映人体通气的储备功能。一般以其实测值占预计值的百分比作为判断指标,其正常界限为 60%。

用力肺活量是指尽量吸足气,然后尽快呼气且尽量呼完的气体容量。当用力肺活量<15ml/kg 时,术后肺

部并发症的发生率上升。

用力呼气量是指在用力肺活量测定过程中,分别测定最初 3 秒内的呼气量,并分别求其各秒气体容量占最大用力肺活量的百分比,其中以第 1 秒用力呼气量(FEV$_1$)测定最实用。FEV$_1$/FVC 参考值大于 80%,阻塞性肺病时 FEV$_1$/FVC<70%,但限制性通气障碍(如胸膜增厚粘连、胸廓畸形)时 FEV$_1$/FVC>参考值。

FEF$_{25\%\sim75\%}$是在测量用力肺活量过程中,呼气在 25%~75% FVC 水平的平均流量,也称最大呼气中段流率。主要反映肺泡弹性回缩力和气道阻力的情况,用以评价阻塞性通气功能障碍,比 FEV$_1$/FVC 和最大自主通气量(MVV)更敏感。

通气储量百分比=(MVV-MV)/MVV×100%,正常>93%,通气储量<70%提示通气功能严重受损,胸科手术应慎重。

4. 流速-容积曲线及慢性阻塞性肺疾病患者流速-容积曲线图可能的变化

流速-容积曲线(flow-volume curve,F-V curve)是指用力吸气至最大限度,然后用力呼出至不能再呼出为止,以 x-y 记录仪描计流量和容量的变化所得出的曲线。

此曲线可得知用力肺活量、最大吸气流量和最大呼气流量,为不同肺容量提供流速的图形分析。曲线整个吸气部分与用力程度高度相关,肺活量 25%~75% 的呼气曲线与用力与否无关。在 50%肺活量时呼气流速基本等于吸气流速,该关联在明确是否存在上呼吸道梗阻时尤其有用。该患者既往有慢性阻塞性肺疾病(chronic obstructive pulmonary disease,COPD)合并哮喘病史,而这两种疾病是常见的引起阻塞性肺通气功能障碍的疾病,其流量-容积曲线可表现为峰呼气流速、FEV$_{25\%\sim75\%}$和潮气量中期流速比值减低,呼气相下降支向横坐标轴方向凹陷,凹陷越明显常提示气道阻塞,气流受限越严重。此外,其残气量增加,常导致肺总量增加。慢性阻塞性肺疾病与其他各种情况下流速-容积环的比较如图 4-3-1 所示。

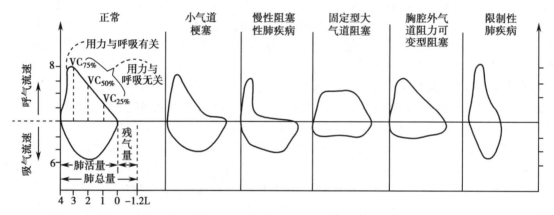

图 4-3-1　各种情况下流速-容积环

5. 哮喘发作时通气功能指标的变化

哮喘发作时,患者的用力肺活量通常正常,但在重度哮喘时可能下降。第 1 秒用力呼气量(FEV$_1$)严重下降,常低于用力肺活量的 50%,并低于预测值的 40%。最大呼气中期流速和最大呼气容积也严重降低,残气量显著增加,常达到参考值的 400%,补呼气量中度下降。因此功能残气量和肺总量增加,其中功能残气量常加倍。

6. 反映肺换气功能的指标及肺换气功能监测的临床意义

反映肺换气功能(gas exchange function)的指标包括肺的弥散功能(dispersion function)、通气血流比例($\dot{V}/\dot{Q}$)、肺泡-动脉血氧分压梯度(A-aDO$_2$)、肺内分流率(Q$_s$/Q$_T$)及氧合指数(oxygenation index,OI)。

(1) 肺的弥散功能反映的是肺泡气通过肺泡-毛细血管膜从肺泡向毛细血管扩散,并与红细胞中的血红蛋白(Hb)结合的能力。测定肺弥散功能的项目有重复吸收试验,静息通气 1 分钟氧吸收量及肺弥散量测定。气体弥散量的大小与弥散面积、距离、时间、气体分子量及其在弥散介质中的溶解度有关,血液中二氧化碳弥散能力约为氧气的 21 倍,因此肺弥散功能发生障碍时,主要表现为缺氧。弥散功能减低可能提示肺气肿、肺水肿、肺出血、气胸、肺部感染、肺间质纤维化,除此之外,贫血、碳氧血红蛋白症亦可出现弥散功能减低。弥散功能增加多见于红细胞增多症、左向右分流所致得肺动脉高压等。

（2）通气血流比例:正常人肺的通气血流比例为0.8。通气血流比例受体位、吸入氧浓度、气道阻力和血管阻力的病理因素所影响。通气血流比例异常,无论升高或降低均可导致机体缺氧。通气血流比例小于0.8,表明通气量显著减少,见于慢性气管炎、阻塞性肺气肿、肺水肿、肺间质纤维化等病。通气血流比例大于0.8表明肺血流量明显减少,见于肺栓塞,右心衰竭。

（3）肺泡动脉血氧分压差是反映弥散功能及通气血流比例的一个重要指标。肺泡动脉血氧分压差增大反映弥散或分流异常。可以用于监测肺水肿、肺栓塞等病情以及治疗效果。

（4）肺内分流率:分流率参考值<7%,分流率与心排量的乘积即为分流量。在排除存在心脏右向左分流的情况下,肺分流量增加是诊断呼吸衰竭的重要指标。

（5）氧合指数＝PaO_2/FiO_2,是常用的评价肺氧合和换气功能的指标。正常氧合指数>300mmHg,降低提示肺换气功能障碍。氧合指数<200mmHg是ARDS的诊断标准。

7. 麻醉和手术对肺功能的影响因素

麻醉对肺功能的影响包括麻醉方式及麻醉药物的影响。高位硬膜外麻醉或神经阻滞麻醉造成了肋间神经或膈神经被阻滞,抑制了辅助呼吸肌的驱动,导致出现呼吸乏力,通气量减少,潮气量甚至可以减少至70%,血氧分压下降;全身麻醉下正压通气使上部肺通气充分,而血流量因重力作用使下胸部血流增加,导致生理无效腔量增加,出现通气血流比例不匹配;在全麻诱导的几分钟内就可能出现肺不张,可能与吸入氧浓度相关。全身麻醉以高流速输送干燥气体,容易损伤呼吸道上皮细胞,增加术后肺部感染的发病率。且吸入麻醉药、丙泊酚、巴比妥类药及阿片类药也减弱了患者对高二氧化碳和低氧的通气反应,导致术后发生肺不张和低氧血症,这些药物的呼吸抑制作用对阻塞性睡眠呼吸暂停综合征(OSAS)的患者更加明显。

手术对肺功能的影响因素主要有手术部位和手术体位。手术时俯卧头低位可使肺胸顺应性降低35%;手术操作开腹时拉钩压迫肝区可使肺、胸顺应性降低18%;开胸手术压迫肺脏或放置胸廓开张器可不同程度减少肺胸顺应性,且术中肺胸顺应性较术前减低14%左右。上腹部手术后肺活量减少75%,而下腹部或胸部减少50%。

8. 术前呼吸功能评估的基本方法

术前呼吸功能评估的基本方法包括病史回顾,体格检查,实验室及影像学检查,床旁呼吸功能简易测定,肺功能检查。

（1）术前应全面了解病史,特别注意咳嗽,咳痰情况,有无呼吸困难,吸烟史,疾病的诱发和缓解因素,治疗史。

（2）麻醉前体格检查应该注意以下征象:体型及外貌,呼吸情况,胸部听诊音,叩诊音。如患者是否肥胖,有无胸廓畸形,皮肤黏膜有无发绀,外周血管有无怒张。呼吸频率和节奏是否异常,心音、呼吸音有无变化等。

（3）实验室检查包括动脉血气分析,血常规,痰液和细菌培养。血气分析中动脉血氧分压（PaO_2）<70mmHg,术后并发症增加,动脉血二氧化碳分压（$PaCO_2$）>50mmHg,术后可能有严重并发症。血常规中血红蛋白大于160g/L并血细胞比容大于60%提示慢性缺血,白细胞计数和分类则是反映感染的指标。痰液和细菌培养如果提示感染,需要在手术前采取相应的治疗措施,改善肺功能。

（4）床旁呼吸功能简易测定,该方法不需要特殊的仪器设备,方法简单易行,在危急时刻可能是最迅速直接的判断指标。常用的有屏气试验:先让患者做数次深呼吸,然后在深吸气后屏住呼吸,记录其能屏住呼吸的时间。30秒以上为正常,短于20秒,可认为其心肺功能显著不全。

（5）术前肺功能检查特别是对于进行肺部手术的患者非常关键,因为开胸术后肺活量可下降至术前的60%~70%,需1~2周才能恢复。并非所有患者都需要进行术前肺功能检查,肺功能检查的适应证包括65岁以上、病态肥胖、胸部手术、上腹部手术、长期吸烟史、心肺疾病史等。肺功能检查中的用力肺活量（FVC）、FEV_1/FVC的比值,$MMEF_{25-75}$是最有临床意义的检测指标。除此之外,为明确支气管反应性,需进行支气管激发试验。

9. 肺功能检查报告单的内容及意义

一般来讲,一份肺功能报告单应提示以下内容:①有无通气功能障碍;②区分阻塞性、限制性、混合性通气功能障碍;③肺功能不全分级;④必要时还有手术风险评估,支气管舒张/激发试验。具体分析如表4-3-1所示。

表 4-3-1　肺功能检查报告单解读

类别	测定主指标	正常	阻塞型	限制型	混合型	临床分级及意义
通气测定	用力肺活量（FVC）	4.84L	正常或↓	↓↓	↓	是反映气道阻塞最常用的指标
	1秒率（FEV$_1$%）	>70%	↓↓	正常或↑	↓	肺功能受损分级：正常 FEV$_1$%>70；55～69 为轻度；40～54 为中度；25～39 为重度；<24 为极重度
	最大呼气中断流速（MMF）	5.2L	↓↓	正常或↓	↓	流速-容积曲线主要反映小气道功能，V_{max50}、V_{max25} 实测值预计值<70%，$V_{max50}/V_{max25}<25$ 提示小气道功能障碍
	最大通气量（MVV）	150L>80%预计值	↓↓	↓或正	↓	肺功能受损分级：正常 MVV%>75；60～74 为轻度；45～59 为中度；30～44 为重度；<29 为极重度。MVV 占预计值的 50%～60% 时手术风险小，低于 30% 者，不宜手术
肺容量测定	肺活量（VC）	4.13L	正常或↓	↓↓	↓	为临床上最常用指标之一，同 MVV
	功能残气量（FRC）	FRV=ERV+RV	↑↑	↓↓	不等	与通气储备有关
	肺总量（TLC）	5.67L	正常或↑	↓↓	不等	与通气储备有关
	残气量/肺总量（RV/TLC）	0.3	↑	正常或↑	不等	肺功能受损分级：正常 RV/TLC%≤35%；36～50 为轻度；51～65 为中度；66～80 为重度；>81 为极重度。与通气储备有关
	1秒量（FEV$_1$）	4.26L>80%预计	↓	↓	↓↓	同 1 秒率（FEV$_1$%）
其他	气道阻力（Raw）	<0.2cmH$_2$O/L/S	↑↑	正常	↑	
	一氧化碳弥散量（DLco）					DLco 降低，提示肺实质限制性病变，若为单纯性降低，多考虑肺血管病变。增高可见于哮喘、肥胖、肺泡出血等
	支气管激发试验					激发试验结果定性判断：FEV$_1$ 下降≥20% 为阳性，提示气道反应性增高（AHR）若 FEV$_1$ 下降<15% 为阴性

　　需结合 FEV$_1$%、RV/TLC、MVV% 3 项综合评定肺功能：重度损伤为 3 项中至少有 2 项达重度损坏；中度损伤为 3 项中至少有 2 项达中度损坏或轻中度各 1 项；轻度损伤为损害均不足中度者。

　　10. 术前改善呼吸功能的措施

　　术前改善呼吸功能既能帮助患者很好地配合术中麻醉，也能预防术后肺不张、肺炎、支气管炎、支气管痉挛、低氧血症以及呼吸衰竭等术后肺部并发症。术前改善呼吸功能的措施有戒烟，呼吸功能锻炼，控制肺部炎症等处理。

　　（1）戒烟：吸烟主要增加慢性肺疾患的发生率。患者术前戒烟的时间越长，围术期获益就越大。呼吸功能在戒烟后 2~3 天内增强，2 周内痰液量减少至正常水平，6~8 周接受干预戒烟可以明显降低各种并发症，特别是降低伤口感染发生率。

（2）加强呼吸功能锻炼：首先在胸式呼吸已不能有效增加肺通气量的时候应练习深而慢的腹式呼吸，常用到的方法是吹气球，深吸一大口气，屏气后缓慢将气体吹入气球中，每次10~15分钟，每天6~9次。其次要进行有效的咳嗽训练，有助于分泌物的排出。

（3）既往有哮喘史患者，术中有发生支气管痉挛风险，应在手术前24~48小时进行激素治疗，如果术前有哮鸣音则应使用β_2受体激动剂和皮质激素雾化吸入。低氧血症的慢性阻塞性肺疾病（COPD）患者应给予低流量氧疗，待患者肺动脉高压和心功能改善后再行择期手术。合并急性上呼吸道感染伴大量痰液者，应延期至痰液减少后至少2周，慢性肺部疾病患者术前3天常规应用抗生素控制肺部感染。如并发大量胸腔积液及张力性气胸需在术前放置胸腔闭式引流处理。

11. 术后肺部并发症的高危因素及围术期相关肺部并发症风险的评估

发生术后肺部并发症（postoperative pulmonary complication，PPC）的机制可能与膈肌功能障碍、通气血流比例失调以及功能残气量相关。临床上把肺不张、肺炎、支气管炎、支气管痉挛、低氧血症以及呼吸衰竭统称为PPC。

影响肺部并发症的高危因素如表4-3-2所示：

表 4-3-2 术后肺部并发症的主要相关风险因素

因素分类	具体内容
患者因素	年龄>60 岁 ASA 分级>Ⅱ级 充血性心力衰竭 存在肺部疾病（COPD） 吸烟
手术因素	急诊手术 胸部或腹部手术，头颈部手术，神经外科手术，血管/主动脉瘤手术 麻醉时间延长（>2.5 小时） 全身麻醉
实验室检查	白蛋白<35g/L

根据表4-3-3分析，该患者FEV_1/预计值为38.3%、MVV%为40.5%，符合重度肺功能障碍的分级，且存在低氧血症（PO_2 58mmHg）及高碳酸血症（PCO_2 50mmHg），这些都是术后肺部并发症高危风险的指标。

表 4-3-3 术前肺功能检查与术后发生肺部并发症风险的关系

指标	中度危险	高度危险
FVC	<预计值的 50%	<15ml/kg
FEV_1	<2L	<1L
FEV_1%	<预计值的 70%	<预计值的 35%
$FEF_{25\%~75\%}$	—	<1.4L/S
RV/TLC	>预计值的 60%	—
DLco	<预计值的 50%	—
MVV	<预计值的 50%	—
PaO_2	—	<65mmHg
$PaCO_2$	—	>45mmHg
呼吸困难程度	—	3 级及以上

12. 术中呼吸功能监测的项目

该患者术中具体的监测项目包括脉搏氧饱和度（pulse oxygen saturation，SpO_2）监测、呼气末二氧化碳分压

（end-tidal carbon dioxide pressure，$P_{ET}CO_2$）监测、呼吸力学的连续监测及血液气体分析。

脉搏氧饱和度监测是目前连续测定氧合的最好方法，可以得到 SpO_2 值、脉率、脉搏波，其在一定程度上反映动脉血氧的变化，可早期发现低氧血症。

呼气末二氧化碳监测作为一种无创伤监测技术，可以得到 $P_{ET}CO_2$ 值及二氧化碳图，可用来评价通气功能、循环功能、肺血流及细微的重复吸入情况。

呼吸力学的连续监测，可以了解患者呼吸压力、流量与容量、胸肺顺应性、呼吸做功、气道阻力的实时改变情况，可以指导术中的通气策略。

血液气体监测是衡量肺泡通气和反映酸碱平衡的一种有创监测手段，可以直接监测患者氧合，相比 SpO_2 监测可以测定出高氧血症，急性呼吸衰竭时可测得动脉血氧分压（PaO_2）值。同时还可测出动脉血二氧化碳分压（$PaCO_2$）值。

13. 动脉血红蛋白饱和度及动脉血氧分压的关系

动脉血红蛋白饱和度（SaO_2）是在一定的氧分压下，动脉血中氧合血红蛋白（HbO_2）占全部血红蛋白（Hb）的百分比值。SaO_2 与 SpO_2 具有良好的相关性（$r=0.90\sim0.98$）。由于氧离曲线的特点，SaO_2 又与 PaO_2 成正相关，故测定 SpO_2 可以代替相关的 PaO_2 的监测。成人 SpO_2 参考值为 $\geqslant95\%$，新生儿第一天 SpO_2 最低 91%，2~7 天 SpO_2 为 92%~94%。成人 SpO_2 90%~94% 为血氧失饱和状态，<90% 为低氧血症（$FiO_2=0.21$）。SpO_2 与 PaO_2 的简化关系如表 4-3-4 所示：

表 4-3-4　SpO_2 与 PaO_2 的对应关系（pH 7.4，T 37℃）

$SpO_2/\%$	99	98	97	96	95	94	80	70	50
$PaO_2/mmHg$	159	110	92	81	74	69	44	37	27

14. 术中低氧血症的常见原因及处理

低氧血症（hypoxemia）是指血液中含氧不足，$PaO_2<80mmHg$，主要表现为血氧分压与血氧饱和度的下降。术中引起低氧血症的原因及处理详见表 4-3-5。

表 4-3-5　不同情况下低氧血症的分析及处理

类别	原因分析及处理
低吸入氧浓度	为了预防麻醉时输入低氧浓度混合气体，麻醉机上通常设置氧浓度报警以警示麻醉医师做出合适的干预措施，以提高患者的吸入氧浓度
通气不足	患者在全麻下，由于肌肉松弛药的使用或麻醉药物的通气抑制效应，通常不能维持足够的每分通气量。低通气是术后常见的问题，可通过脉搏氧饱和度仪监测以维持合适的氧饱和度。低通气可使高碳酸血症不断恶化，且通常被增加吸入氧浓度所掩盖。通常，在允许条件下，尽量使用最低量的氧气，当患者氧饱和度不够时应及时评估
肺内分流	败血症，肝脏衰竭，动静脉异常，肺栓塞，心脏血流右向左分流均可导致足够大的分流进而引起低氧血症。由于分流的血液不能被肺泡氧合，因而分流导致的低氧血症不能通过增加吸入氧浓度（FiO_2）而改善
通气血流比例失调	导致 $\dot{V}/\dot{Q}$ 失调的原因包括肺不张、侧卧位、支气管插管、支气管痉挛、肺炎、黏液堵塞、肺挫伤以及 ARDS。$\dot{V}/\dot{Q}$ 失调导致的低氧血症通常可通过增加 FiO_2 而改善
弥散障碍	充分的氧气交换依赖于运转正常的肺泡-血流界面，晚期肺疾患及肺水肿通常伴随有弥散障碍

15. 术中脉搏氧饱和度（SpO_2）监测的临床应用

脉搏氧饱和度监测主要反映组织氧合功能和循环功能的改变，当肺通气功能障碍、组织缺氧、严重低血压、休克时，脉搏氧饱和度（SpO_2）值下降，具体应用有：

（1）全麻患者麻醉期间通气情况：当气管导管不慎滑出、呼吸梗阻、呼吸管理不当造成通气不足，致使 SpO_2 降至低于预定标准下限，仪器即发出报警，使麻醉者及时查找原因，尽快处理。

（2）椎管内麻醉期间通气情况：脉搏氧饱和度监测有利于了解硬膜外麻醉对患者通气氧合的影响，及时预报血氧降低的发生情况。

（3）单肺通气和气道手术：单肺通气时可以发生肺泡通气和灌流失调，气道手术时则可发生供氧和通气受到限制，因此易发生低氧血症，必须加强监测。每当发生低氧时可首先表现 SpO_2 下降。

（4）特殊体位：体位可影响呼吸和循环功能，坐位手术时连续监测 SpO_2 可及时预报气栓发生的可能性。

（5）诊断性操作麻醉时的呼吸监测：支气管镜检查、取异物、支气管碘油造影、可发生不同程度的缺氧，监测脉搏血氧饱和度可显著提高麻醉和检查的安全性。

（6）机械通气的调节：随时可调节吸入氧浓度（FiO_2）而取得适当氧合，测量 SpO_2 后与血气对照，以后可减少血气分析次数。必要时再调节呼吸频率、潮气量以及 PEEP、间歇强制通气（IMV）等通气方式，使用镇静剂的患者可及时发现呼吸抑制造成的低氧血症。停用呼吸器时监测有否低氧血症，以及使用高频通气、T 形装置及气管内吸引时的氧合情况。

16. 传统脉搏氧饱和度监测读数出现误差的原因

脉搏氧饱和度读数为何会出现误差，从机制上来讲包括非 R/IR 相关，R/IR 相关两方面。具体原因包括：

（1）延迟效应：任何部位的脉氧饱和度平均延迟 5~20 秒。

（2）血红蛋白异常：一氧化碳中毒、高铁血红蛋白血症等情况可使实际 HbO_2 减少，SpO_2 便会出现误差。

（3）静脉内染料：如静脉内注射亚甲蓝时 SpO_2 快速明显下降，而实际 SpO_2 并未减少。

（4）外周脉搏减弱，术中低体温、手术出血较多、血管活性药的使用均能导致低灌注和末梢外周血管阻力改变，从而使 SpO_2 信号消失或精确度降低。

（5）运动伪差：患者活动对吸收信号会产生很大波动，而且是最难以消除的伪差。

（6）不同测定部位及如果传感器位置没有恰当地放在手指或耳垂上：传感器的光束通过组织擦边而过，产生"半影效应"，就会减少信号-噪音比例，使 SpO_2 值低于正常。

（7）外界光源干扰，SpO_2 因对外部光源如室内荧光灯敏感增加而受影响。

17. 术中呼气末二氧化碳分压监测的临床应用

呼气末二氧化碳分压（$P_{ET}CO_2$）指呼气终末期呼出的混合肺泡气含有的二氧化碳分压，正常为 35~45mmHg。临床应用包括：

（1）监测通气功能，一定程度上 $P_{ET}CO_2$ 可以反映 $PaCO_2$。

（2）维持正常通气，全麻期间或呼吸功能不全使用呼吸机时，可根据 $P_{ET}CO_2$ 来调节通气量，避免发生通气不足或过度，造成高或低碳酸血症。

（3）确定气管的位置：看到正常的 $P_{ET}CO_2$ 的图形说明气管导管在气管内。

（4）及时发现呼吸机的机械故障：如接头脱落、回路漏气、导管扭曲、气道阻塞、活瓣失灵以及其他机械故障等均可引起 $P_{ET}CO_2$ 图形的变化。

（5）调节呼吸机参数和指导呼吸机的撤除如调节通气量及选择最佳 PEEP 值。一般因 $P_{ET}CO_2$ 为连续无创监测，可用以指导呼吸机的停用，当自主呼吸时 $P_{ET}CO_2$ 保持正常，可以将呼吸机撤除。

（6）监测体内 CO_2 的变化恶性高热，CO_2 产量增多，$P_{ET}CO_2$ 增加。气腹时 CO_2 弥散作用增强，$P_{ET}CO_2$ 增加。

（7）了解肺泡无效腔量及肺血流量的变化：$PaCO_2$ 为有血液灌注的肺泡的 P_ACO_2，$P_{ET}CO_2$ 为有通气的 P_ACO_2，若 $P_{ET}CO_2$ 低于 $PaCO_2$，$P_{a-ET}CO_2$ 增加，或 CO_2 波形上升呈斜形，说明肺泡无效腔量增加及肺血流量减少。

（8）监测循环功能休克、心搏骤停及肺梗死，血流减少或停止时，CO_2 浓度迅速至零，CO_2 波形则消失。$P_{ET}CO_2$ 还有助于判断胸外心脏按压是否有效，当 $P_{ET}CO_2>10~15mmHg$，表示肺已有较好的血流。

18. 呼气末二氧化碳分压（$P_{ET}CO_2$）能否代表动脉血二氧化碳分压（$PaCO_2$）的变化

肺泡 CO_2 浓度或分压受机体 CO_2 产生量、肺泡通气量和肺血流灌注量三者的共同影响。大量研究证实，在无心肺功能异常的成年人和儿童，动脉血 CO_2 和呼气末 CO_2 张力之间存在良好相关性，常规监测 $P_{ET}CO_2$ 能满意反映 $PaCO_2$ 变化。正常情况下，由于高通气肺泡中的气体对通气血流比例的影响以及生理分流，成年人的 $P_{ET}CO_2$ 比 $PaCO_2$ 低 2~5mmHg。在小儿，两者的差值稍小，这个小差别主要由肺泡无效腔造成（通气的肺的非灌注区）。但在病理状态下，由于肺泡通气血流比例紊乱，$P_{ET}CO_2$ 则不能代表 $PaCO_2$。随着通气和血流灌注不匹配程度的增加，$P_{ET}CO_2$ 与 $PaCO_2$ 之间的相关性下降，$P_{ET}CO_2$ 更低。无效腔的增加造成了两者之间梯度的增加,其原因可能与休克、空气栓塞或血栓栓塞、心搏骤停、慢性肺病、反应性呼吸道疾病或侧卧位相关。

19. 影响术中呼气末二氧化碳分压监测发生改变的因素

影响 $P_{ET}CO_2$ 改变的因素众多,如表4-3-6所示:

表4-3-6　影响 $P_{ET}CO_2$ 改变的因素

$P_{ET}CO_2$ 升高的因素	$P_{ET}CO_2$ 降低的因素
肺换气不足	低血压
体温增加	血容量减少
代谢活动增加(如发热、脓毒症、恶性高热)	心排血量下降
部分气道阻塞	较小程度的肺栓塞
支气管插管	ETT 从正确位置移位
重复呼吸	不完全呼气采样
外源性 CO_2 吸收(如腹腔镜过程中)和静脉 CO_2 栓塞	气道泄漏(包括气管内插管泄漏)
新鲜气体流量不足	部分电路断开连接
呼吸机或麻醉回路阀门故障	部分气道阻塞
EtCO₂ 短暂增加(可能出现在静脉注射碳酸氢钠、释放肢体止血带、或去除血管支架后)	过度换气
脓毒症或其他高代谢事件(发热、恶性高热)	低体温
未能识别染料指示器和引导 CO_2 通过碱石灰罐	无效腔增加
CO_2 吸收器耗竭(碱石灰耗尽)	代谢活动减少(如神经肌肉阻滞后)

20. 术中呼气末二氧化碳监测分析方法

二氧化碳图有4个不同的阶段。第一阶段(A~B)是呼气的初始期,这个阶段的气体为无效腔气,无 CO_2,为呼气相Ⅰ相。第二阶段(B~C)中 B 点为肺泡气与无效腔气的混合气,CO_2 水平急剧升高至 C 点,为呼气相Ⅱ相。第三阶段(C~D)阶段为呼气或肺泡高峰期,气体为肺泡气。D 点为最高 CO_2 水平,为肺泡 CO_2 的最佳反映,即 $P_{ET}CO_2$。该阶段为呼气相Ⅲ相,其形态近乎水平,但实际中有很多因素会影响其斜率。偶尔可以观察到Ⅲ相末 CO_2 急剧升高,这种情况称做Ⅳ相。第四阶段患者吸气时新鲜气体进入(D~E 阶段),曲线回到 CO_2 基线水平,大约为0,标注为吸气相0相。呼吸周期中 CO_2 各阶段波形改变如图4-3-2所示。

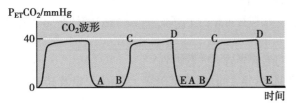

图4-3-2　二氧化碳时间描记图

事实上,二氧化碳描记图并非一成不变,各种生理及病理情况下呼气末 CO_2 的波形都有其特点。

21. 实现术中呼吸力学的连续监测方法

呼吸力学监测是临床呼吸道管理的重要措施之一,连续气道监测能连续测定通气压力、容量、流率、顺应性和阻力等指标,是以顺应性环(P-V 环)和/或阻力环(F-V 环)为主的一种综合性分析方法。连续气道监测技术可采用旁气流式和主气流式来测定。通过旁气流式技术能连续监测通气压力、容量、流率、顺应性和阻力为主的多项通气功能指标。

(1) 通气压力(Paw)通常用气道峰压(Ppeak)、平均气道压(MPaw)和呼气末正压(PEEP)等指标来描述。气道峰压指吸气过程 Paw 的最高值,正常<20cmH₂O,单肺通气时不超过 40cmH₂O。平均气道压是指呼吸周期中 Paw 的平均值,反映肺泡内的最大压力,参考值约为 9~13cmH₂O。PEEP 是指呼气相 Paw。

(2) 容量与流量监测通过绘制的流量-容量曲线能够判断是否存在内源性呼气末正压(PEEPi),呼气流量是否受限,比如流量-容量曲线出现锯齿样改变,提示存在气道分泌物,容积环不闭合,提示存在漏气等。

(3) 胸肺顺应性(compliance)监测是呼吸系统在单位压力变化下的容积改变,表示胸廓和肺脏可扩张程度的指标。可分为静态顺应性(Cst)和动态顺应性(Cdyn)。正常时两者几乎相等,气道阻力升高时静态顺应性大于动态顺应性。肺静态顺应性的降低反映肺实质的病变,动态顺应性/静态顺应性比值的降低提示气道阻塞性病变或吸气流量过大。此外,通过对顺应性的监测可以指导合理应用 PEEP 和潮气量,更利于小气道阻塞的早期诊断。

(4) 气道阻力(airway resistance,Raw)为每秒钟推动 1L 通气量所需的压力,受气体流速、气道口径大小、气道物理形态、气道内分泌物聚积情况所影响。

(5) 呼吸做功监测当控制通气时,呼吸机完成所有的呼吸做功,当辅助通气时,呼吸肌肉和呼吸机共同完成呼吸做功。监测呼吸做功利于评价呼吸肌功能状态及指导呼吸机撤机。

22. 术中持续气道监测的临床应用

术中持续气道监测的应用包括:

(1) 一般性手术的监测:综合监测通气状况,能在同一瞬间得到各种不同参数(如肺容量、通气功能和通气效应),特别是对于小儿患者,即使训练有素的麻醉医师也难以正确评价其手控呼吸时的胸肺顺应性。

(2) 开胸手术以及胸肺疾病患者非开胸手术的监测:双腔管位置不当在单肺通气手术中发生率为高达34.7%,且术中血流动力学和呼吸力学变化很大,呼吸力学监测非常必要。

(3) 腹腔或胸腔镜手术的监测:源于手术体位、时间和麻醉、肌肉松弛深度的不同,CO_2 气腹(腹内压 12~15mmHg)可降低顺应性 20%~47%,但是术中患者呼吸顺应性应当是基本维持平稳的,如再次突然出现 P-V 环向右下倾斜和顺应性值降低将强烈提示气胸出现,故持续顺应性监测能及时、可靠地诊断术中气胸。胸腔镜 CO_2 气胸可产生相应的变化。

(4) 小儿呼吸监测:小儿麻醉后通气不足的发生率高于成人,且常常是致命的原因,连续气道监测将可弥补这一缺陷,可有效地动态监测小儿,尤其是酮症酸中毒患儿的气体交换情况,大大减少了有创的动脉血气分析次数。

(5) 对复苏与重症的监测:连续气道监测能提供以往未曾有过的信息,如顺应性、FEV_1% 等,可通过连续观察 P-V 环、F-V 环和 CO_2 波型的改变,诊断术中气胸、心搏骤停和评价心肺复苏效果,同时可指导休克治疗。

(6) 手术中静脉气栓的监测:静脉气栓易发生于胸外科等的坐位手术,也可发生于矫形外科等非坐位手术,出现静脉血栓时即有呼气末氧浓度显著上升和呼吸顺应性显著下降,提示连续气道监测在术中静脉血栓诊断方面的价值。

(7) 呼吸做功:根据 P-V 环的变化可测定压力-容积环的面积,分别反映吸气时克服气流阻力的做功和克服肺弹性阻力的做功,两者相加为吸气做功。

23. 术中支气管痉挛的鉴别诊断

术中出现支气管痉挛,通常会出现哮鸣音及气道压增高,应与下面常见原因相鉴别:

(1) 气道阻力升高常见于呼吸机吸气管路积水堵塞、管路扭曲,气管内新生物、分泌物阻塞气管,气管插管插入右侧主支气管,患者自主呼吸恢复与呼吸机抵抗。

(2) 肺和胸廓的顺应性降低:常见于心源性肺水肿、急性呼吸窘迫综合征、动态肺过度充气(主要见于产生较高内源性 PEEP 的疾病或情况,如哮喘持续状态、反比通气等)和肺炎进行性加重。机械通气患者肺不张时,其余的肺组织过度膨胀,可引起顺应性降低。胸部手术或创伤后使用胸带固定,使胸廓扩张受限,亦可引起顺应性降低。

(3) 胸腔内压迫:其中气胸是最严重的,有可能威胁患者生命。气胸可能是气压伤的结果,即肺泡气体漏入胸腔,也可能与胸心外科手术、颈静脉或锁骨下静脉穿刺操作、胸腔穿刺引流、经支气管镜肺活检等手术或操作有关。急性胸腔积液、血胸等也可压迫肺脏,引起气道压力升高。此外,腹胀、肠梗阻、胃胀气、大量腹水及腹腔镜手术气腹对膈肌的压迫,亦可引起气道压力升高。

24. 血液气体监测的主要内容及意义

血液气体监测主要指动脉内血气分析,主要监测指标包括动脉血氧分压(partial pressure of oxygen in arterial blood,PaO_2),动脉血二氧化碳分压(partial pressure of carbon dioxide in arterial blood,$PaCO_2$)。

(1) 动脉血氧分压的高低主要取决于吸入气体的氧分压和外呼吸的功能状态,参考值为 95~100mmHg,PaO_2=(100-0.3×年龄)±5mmHg,当 PaO_2<80mmHg 时为低氧血症,单纯性的 PaO_2<60mmHg 为 I 型呼吸衰竭。它是反映肺泡通气量的最佳指标。

(2) 动脉血二氧化碳分压是指物理溶解的二氧化碳所产生的张力,参考值为 35~45mmHg。它除了衡量肺泡通气情况外,更是反映酸碱平衡中呼吸因素的重要指标。在呼吸性酸中毒时 $PaCO_2$>50mmHg。PaO_2<

60mmHg 伴 $PaCO_2>50$mmHg 为 Ⅱ 型呼吸衰竭。

（3）BE 值（碱剩余）是指在 37℃ ，PCO_2 为 5.33kPa（40mmHg）时，用酸或碱滴定全血标本至 pH 等于 7.40 时所需酸或碱的量（参考值：-3~+3mmol/L），是反映代谢因素的指标。正值增加碱过剩，负值增加碱缺失。

25. 特殊患者的呼吸功能监测

术前肺功能障碍与术中肺功能改变和术后肺部并发症的关系非常密切，因此，对于肺功能受损的患者，应充分考虑其可能增加的风险，进行全面的呼吸功能评估及术前准备，将患者的肺功能调整至最佳状态，并根据病情慎重选择合适的麻醉药物及方法，加强术中术后呼吸功能监测管理，减少围术期的肺部并发症，改善患者的预后转归。表 4-3-7 所示为特殊患者的呼吸功能监测。

表 4-3-7　特殊患者呼吸功能监测

疾病分类	监测项目
阻塞性肺疾病 慢性支气管炎、肺气肿、哮喘、小气道病变	肺量图、残气量、闭合容量、呼吸动力、F-V 曲线、静态顺应性、一氧化碳弥散量、动脉血气、气道高敏反映试验
限制性肺疾病 肺泡炎、间质性肺纤维化、肉芽肿性肺疾病	肺量图、功能残气量、F-V 曲线、静态顺应性、一氧化碳弥散量、动脉血气、最大吸气压（MIP）
限制性胸壁疾病 肥胖、膈肌麻痹、脊柱后弯、强直性脊柱炎、神经肌肉疾病、胸膜病变、胸廓成形术	肺量图、残气量、肺顺应性、胸廓顺应性、动脉血气、静息经膈压（Pdi）
肺血管疾病 原发性肺动脉高压、肺水肿、肺血管炎	肺量图、无效腔率、静态顺应性、一氧化碳弥散量、动脉血气、肺内分流率
通气调节异常疾病 中枢性肺泡低通气综合征、睡眠呼吸暂停综合征、脑炎、脑血管病	CO_2 反应曲线、低 O_2 反应、多导睡眠图（PSG）、呼吸驱动力（P0.1）、动脉血气

（邹望远）

第四节　脑功能监测

【知识点】

1. 中枢神经电生理监测内容及意义
2. 中枢神经电生理监测的临床应用
3. 脑氧饱和度监测的基本原理
4. 脑氧饱和度监测的影响因素及预警值
5. 脑氧饱和度监测的临床应用及局限性
6. 经颅多普勒超声脑血流监测的基本原理
7. 经颅多普勒超声检测颅内动脉血流的方法
8. 经颅多普勒超声监测的临床应用及局限性

1. 脑功能监测的内容

目前临床上能够直接监测脑功能状态变化的有神经电生理监测，包括自发脑电（electroencephalogram，EEG）和诱发脑电（evoked potential，EP）。其他常见的脑功能监测包括局部脑氧饱和度（regional cerebral oxygen saturation，rSO_2），经颅多普勒（transcranial doppler，TCD）和颅内压监测（intracranialpressure，ICP）等。其中，rSO_2 监测脑氧供需平衡的变化，TCD 监测脑血流的变化。

诱发电位根据感觉刺激模式的不同，可分为：①躯体感觉诱发电位（somatosensory evoked potential，SEP）；②视觉诱发电位（visual evoked potential，VEP）；③脑干听觉诱发电位（brianstem auditory evoked potential，BAEP）；④听觉诱发电位（auditory evoked potential，AEP）；⑤经颅运动诱发电位（motor evoked potential，MEP）。

术中 EP 监测的优点在于：①不影响手术操作。②受麻醉影响较小。③连续监测手术过程。向手术医师提供有关神经损伤程度的信息，为手术医师及时调整手术节奏和方案，提供有价值的参考。④EP 监测术前和术后的比较研究，为评估手术效果提供了一个准确而客观的指标。

每种监测方式有各自的优缺点,单一的监测方式不能充分反映复杂大脑的功能状态。多模态监测可以同时获得多个参数,通过全方位评估 ICP、脑灌注、氧合及代谢情况,识别可能发生的脑缺血、缺氧和代谢障碍。

2. 神经电生理监测在脑功能监测中的应用

EEG 监测评价大脑皮质的功能状态及癫痫灶的定位;SEP 监测上行感觉神经传导系统的功能;MEP 监测下行运动神经传导系统的功能;BAEP 通过听觉传导通路,监测脑干功能状态及听神经功能;肌电图(electromyography,EMG)通过神经-肌肉自发和激发电位(triggered EMG),监测支配肌肉活动的脑神经、脊髓神经根丝以及周围神经的功能。

3. 脑电图监测的方法和意义

EEG 是从颅外头皮或颅内记录到的大脑皮质局部神经元电活动的总和,包括头皮电极脑电图和颅内电极脑电图。脑电图的波形是由频率、波幅和位相等基本要素组成。脑电图检查就是分析这些基本要素及其相互关系,并进一步分析各个脑波在时间和空间的分布特征。常规 EEG 费时,限制了在术中监测的应用。数量化脑电图(qEEG)结合计算机技术、信号处理技术和传统 EEG 检测技术相结合。包括频域分析、时域分析、双谱分析(bispectral index,BIS)、非线性分析以及诱发电位。最大限度地保留原始脑电活动的信息,使脑电活动量化或指数化。

脑电图作为大脑代谢状态的反映,可以监测麻醉或镇静深度;监测术中,特别是麻醉下无意识的患者全脑或局部脑缺血、缺氧的发生。用 BIS 监测麻醉深度可减少术中知晓的发生风险,促进早期恢复,减少术后瞻望的风险。EEG 可监测术中脑缺血,在颈动脉手术中识别脑灌注压、判断是否需要放置分流管。EEG 可动态监测脑功能,早期发现神经功能状态的改变。EEG 可用于监测昏迷患者脑缺血状况,改善心搏骤停后昏迷患者的转归。

4. 监测躯体感觉诱发电位的方法、意义及监测中预示脑功能受损的参数

(1)躯体感觉诱发电位(somatosensory evoked potential,SEP)监测的方法:是通过电刺激周围神经(上肢腕部正中神经和下肢踝部胫后神经)的本体感觉成分,刺激产生的信号经脊髓后索向上传递,在感觉神经传导通路上不同部位记录到明确的电活动,再将这些信号通过信号放大器放大,放大后的波形即为 SEP。通过分析 SEP 波幅和潜伏期的改变,来判断神经传导功能是否正常,从而给手术医师提供可靠的信息,以防止手术操作对神经功能造成的不必要损伤。应用于术中监测的 SEP 主要是其短潜伏期成分,上肢 SLSEP 为 25 毫秒以内的电位成分,下肢 SLSEP 为 45 毫秒以内的电位成分。中枢传导时间(central conduction time,CCT),即 N20 与 N13 潜伏期差值,是反映感觉神经传导通路中枢传导的重要参数。

(2)SEP 监测的意义:①确定神经传导通路上与手术有关的急性损伤及部位;②确定由于急性全身改变(例如低血压或低氧血症等)所致的神经功能障碍;③确定肿瘤周围或肿瘤内的神经组织,并尽可能减少对正常神经组织的伤害。

(3)术中 SEP 的报警原则:是将术中的监测结果与基线进行自身对照。由于患者处于麻醉状态,所以术前的门诊检查结果仅能作为参考。为减少外界因素的干扰,应在麻醉诱导后设定自身基线。一般认为,波幅反映的是轴索同步活动,潜伏期反映的是神经纤维传导速度。因此,SEP 的报警标准一般是较基线水平波幅降低 50% 或潜伏期延长 10%。

5. 经颅运动诱发电位的方法、意义及监测中预示脑功能受损的参数

(1)经颅运动诱发电位的方法:用电或磁刺激脑运动区或其传出通路,在刺激点下方的传出路径或效应器、肌肉记录到的电反应。此电反应为一复合肌肉动作电位(compound muscular activity potential,CMAP),其第一个波命名为 D(direct)波,即直接波;随后的一个波称为 I(indirect)波,即间接波。D 波的潜伏期很短,I 波的波间时间间隔均在 1 毫秒左右,第一个 I 波是一个单突触兴奋性突触后电位(EPSP),连续几个 I 波的波间期可能反映了各个突触放电的延迟。这种肌肉反应具有毫伏级或近毫伏级的高波幅,一般不需要信号平均技术,极易记录。

(2)经颅运动诱发电位的意义:在使用适当的刺激方法、设置合适的刺激参数及保证一定的麻醉条件的情况下,MEP 监测可应用于术中监测,例如脊髓脊柱外科手术、累及功能区及其附近的肿瘤切除术、脑血管病手术时的皮质和皮质下缺血,桥小脑角手术、颅底脑干手术及其他一些神经外科手术等,可达到最大程度切除肿瘤,并在患者的脑脊髓功能出现不可逆性损害前发出警报,保证运动神经传导通路及其功能的完整性和辅助预测患者术后的运动功能,从而降低病残率、有效提高患者术后的生存质量。

（3）监测经颅运动诱发电位的报警原则：由于 CMAP 波幅存在很大差异，临床应用肌源性 MEP 作为术中监测的预警标准很难统一。有研究认为，应把经颅电刺激运动诱发电位的波幅降低 50% 以及起始潜伏期延长 2.5 毫秒作为报警标准。目前普遍认为，任何一个病例，如果术中诱发出 CMAP 的经颅电刺激的刺激阈值增加 100V 或更高，且保持超过 1 小时，提示术后出现运动功能障碍的风险率较高。

6. 影响神经电生理监测结果准确性的因素

临床常用的神经电生理监测主要包括脑电图（EEG）、躯体感觉诱发电位（SEP）和经颅运动诱发电位（MEP）。

（1）EEG 监测的影响因素：脑的代谢障碍，如缺氧、缺血等，会引起 EEG 信号的显著变化。

（2）SEP 监测的影响因素：除手术操作因素外，有许多因素会影响监测的反应，生理变化和麻醉药物的选择都会影响神经功能和监测的反应。低血压、颅内压升高、局部缺血、贫血、组织或系统性缺氧导致氧供不足等因素，低体温、电解质紊乱和低血糖等生理变化引起神经系统功能监测的改变。这些需要与手术原因导致的神经功能紊乱进行鉴别。脑血管疾病手术需要特别关注低血压，应当对理想的血压和组织灌注进行评估。

（3）MEP 监测的影响因素：肌肉松弛药和吸入麻醉药对 MEP 监测的影响较大。其影响到皮质运动神经元、皮质脊髓束、锥体纤维与脊髓神经元间的突触联系、前角运动神经元及神经肌肉接头等运动传导通路的各个部分，从而引起 MEP 波幅的降低。吸入麻醉药对大脑皮质作用首先表现的是抑制，吸入麻醉药达到一定浓度时，即产生肌肉松弛作用。七氟烷浓度为 0.5~1.0MAC 时，MEP 非常不稳定；1.0~1.5MAC 时，MEP 基本消失。MEP 能否成功引出，还与刺激电极的位置、病变部位、手术切口、患者年龄及术前的运动功能评价等密切相关。

7. 目前脑氧饱和度监测的方法、监测内容和不足之处

脑氧饱和度监测技术用以评估脑组织氧供与氧耗，氧供与脑灌注间的平衡，现已广泛用于神经外科、心血管外科围术期麻醉管理及 ICU 床旁监测等。全身麻醉或镇静的患者中脑组织缺血缺氧不易发现，脑氧饱和度监测可及时发现此类情形中脑氧饱和度受损，指导预防及减少脑组织缺氧缺血损伤。临床采用的 3 种脑氧饱和度监测技术（表 4-4-1），有着各自的优势及不足之处。其中，局部脑氧饱和度监测由于其无创、实时、连续的监测特点，应用前景更广。

表 4-4-1　3 种脑氧饱和度监测技术比较

监测技术	监测内容	优势	不足
颈内静脉球部血氧饱和度监测（$SjvO_2$）	颈静脉球部动静脉血氧含量差和血氧饱和度	反映一侧大脑区域氧供需平衡、可重复测量	有创、应用局限、非连续性监测
近红外光谱脑氧饱和度监测（NIRS）	局部脑组织代谢和氧合状况	无创、实时、连续、广泛应用前景	准确性待验证
脑组织氧分压监测（$PtiO_2$）	直接监测脑组织氧分压	床旁监测脑氧饱和度金标准	有创、应用局限

8. 近红外光谱脑氧饱和度监测的基本原理

近红外光谱（near-infrared spectroscopy，NIRS）脑氧饱和度监测技术是一种能够无创测量、连续监测、实时反映局部脑组织代谢和氧合状态的方法。NIRS 能够穿透皮肤、颅骨等的生物组织，其透射路径（光程）呈椭圆形路径，并且在透射过程中被一些物质（发色团）吸收，不断衰减。其衰减程度依据不同组织的光吸收特性有所不同。近红外线脑氧监护仪的波长选定范围多为 700~850nm，这样有利于 Hb 与 HbO_2 的近红外线吸收峰最大限度的分离。

与脉搏血氧监测仪类似，脑血氧监测仪发射可以穿透头皮和颅骨的近红外光。利用氧合血红蛋白和去氧合血红蛋白对近红外光的吸收谱的差异，测量它们的成分。与脉搏血氧监测仪不同，脉搏血氧监测仪是利用脉搏在光密度中的变化测量动脉血氧饱和度，脑血氧监测仪则持续发射光线，测量动静脉的血氧饱和度及大脑皮质表面毛细血管的血红蛋白的氧饱和度。由于 75% 的皮质血流是静脉血，脑血氧定量法主要反映静脉血红蛋白的饱和度。

9. 影响近红外光谱脑氧饱和度监测准确性的因素

影响近红外光谱脑氧饱和度监测结果准确性的因素包括：

（1）术前病理生理状态：一些影响氧供的病理生理因素，将对静态 rSO_2 值及 rSO_2 对生理变化的动态反映造成影响。

（2）体循环动脉压：当脑血管自动调节能力降低或缺失时，即使血压在脑血管自动调节范围内发生很小的降低也会引起 rSO_2 的下降。

（3）外周动脉血氧饱和度：脑氧供在某种程度上依赖外周动脉血的氧合血红蛋白的浓度。氧供不足，将引起动脉血氧饱和度的降低。

（4）动脉血二氧化碳分压和 pH：正常情况下，每改变 1mmHg 的 CO_2，rSO_2 将会改变1%左右。由于升高或降低二氧化碳能够显著的影响具有正常反应性的脑动脉，所以呼气末二氧化碳分压或动脉血二氧化碳分压的变化显著影响 rSO_2。

（5）脑血流：在行颈动脉内膜剥脱术时，机械性阻塞颈动脉，此时如果没有完善的代偿灌注，可能会引起局部 CBF 降低，产生局灶性缺血，rSO_2 也会降低。

（6）体温：在一些需要停循环的手术中，常应用降低体温的方法进行神经功能保护。在体温降低期间，rSO_2 升高表明：此期间即使脑血流降低，脑的氧供却超过了代谢的需求。所以，在停循环的手术中，监测脑氧供需平衡有助于选择最适宜的体温下降幅度。

（7）麻醉药物：麻醉药物能够抑制脑皮质间的突触联系，降低大脑皮质脑氧代谢率，影响 rSO_2 的变化。阿片类药物主要作用于皮质下区域，因此大剂量阿片类药物时对 rSO_2 可无明显影响。卤代类挥发性麻醉药、丙泊酚及巴比妥类催眠药能够消除神经元间的信号传导，rSO_2 会较基础值升高。

10. 提示围术期脑功能受损的脑氧饱和度监测预警值

rSO_2 参考范围具有高度的变异性。健康成人为 71%±6%，儿童约为 71%±7%，新生儿约为 76%±8%。心脏病儿童，rSO_2 的值约为 60%±12%。由于 rSO_2 是动脉及静脉血氧饱和度的复合反映，因此，在成人及心脏外科的患者中，rSO_2 值高于颈静脉血氧饱和度。在成人心脏病患者中，通过 CAS Medical 公司的设备测得的 rSO_2 约为 70%±4%。成人患者中，$rScO_2$ 值下降超过基础值的20%或术中绝对值低于50%，表明可能存在新发脑缺血，并且与术后神经认知功能下降存在相关性。研究显示在颈动脉内膜剥脱术（carotid endarterectomy CEA）术后，当 rSO_2 增加>10% rSO_2 基础值时，其预测 CEA 术后脑高灌注综合征的敏感性和特异性都是100%。rSO_2 数值变化仅仅代表了颅内局部血红蛋白氧饱和度的变化，其数值变化的意义应视具体情况具体分析原因。

11. 近红外光谱脑氧饱和度监测的临床应用及局限性

（1）近红外光谱脑氧饱和度（NIRS）监测的临床应用包括：

1）NIRS 在颈动脉内膜剥脱术围术期的应用。局部脑氧饱和度（rSO_2）监测在颈动脉内膜剥脱术围术期发现脑缺血、判定转流术必要性及预测术后高灌注综合征具有一定的价值。

2）NIRS 在创伤性脑损伤（TBI）患者中的应用。颅脑创伤后继发性脑缺氧是病情加重和死亡的重要原因，是影响预后的重要因素之一。在重型颅脑外伤后，脑缺血缺氧的发生率高达90%。由此可见，在颅脑创伤后监测 rSO_2 的重要性。其能准确及时实时连续的获取脑组织的氧合信息，对临床治疗具有重要的指导价值。

3）NIRS 在心脏外科手术中的应用。心血管手术后，发生神经功能障碍的约为6.2%。围术期进行 rSO_2 监测，并进行适当的处理，能显著的改善患者的预后，降低心脏血管重建术后不良预后。

4）NIRS 在评估脑血管反应性中的应用。脑血管反应性（CVR）是指在各种影响血管舒缩因素的作用下，脑微血管代偿性扩张的能力。NIRS 能够监测局部脑血氧饱和度（rSO_2），定量分析局部脑血容积总血红蛋白（rTHb）、血红蛋白容积指数（HVx）、局部脑血容积（rCBV）及脑氧代谢率（$rCMRO_2$），反映 CVR 功能是否完整。

（2）局限性：①由于缺少真正的无创测量脑氧饱和度、去氧和氧合血红蛋白及细胞色素 aa3 的手段，所以还不能直接验证 rSO_2 监测的准确性；②传感器在前额的放置位置影响脑氧饱和度基础值的测量。目前，传感器只能放置在前额皮肤无毛处；③由于 rSO_2 监测反映了额叶前部皮质的氧合状态，前额放置的传感器也许不能发现颅内前循环或后循环大部分区域的局部低灌注情况。

12. 经颅多普勒超声监测脑血流的基本原理及监测需要引起重视的参数

（1）经颅多普勒（TCD）超声运用多普勒原理，计算红细胞通过颅底大血管时的流速。这一原理在1843年由 Christian Doppler 首先提出，当发送器或接收器与波的传播介质存在相对运动时，声波发生频率变化。通过红细胞反映出的超声脉冲频率与血液流速成正比。传统上多普勒频率用 cm/s 表示,比较不同发射频率下的读数。

（2）TCD 脑血流动力学参数

1）颅内动脉的血流速度:TCD 的收缩峰血流速度(V_{sys})、舒张末期血流速度(V_{dia})和平均血流速度(V_{mean})可以间接反映动脉系统的压力和流量。V_{mean} 是最常用的参数,受心率、每搏量和动脉顺应性影响小。V_{mean} 与脑灌注的相关性比 V_{sys} 强。

2）脑血管阻力指数:通过脑动脉血流速度可以计算出两个反映脑外周血管阻力的指数,搏动指数(pulsatility index,PI)和阻力指数(resistance index,RI)。

$$PI = (V_{sys} - V_{dia})/V_{mean} \quad （参考范围 0.65 \sim 1.10）$$
$$RI = (V_{sys} - V_{dia})/V_{mean} \quad （参考范围 0.48 \sim 0.60）$$

13. TCD 监测的颅内动脉及其正常血流流速

（1）TCD 能监测的颅内动脉包括:

1）大脑中动脉(middle cerebral artery,MCA):2MHz 探头水平置于颞窗,方向指向对侧,稍加压力于探头,在深度 40~65mm 范围内,检测到血流方向朝向探头的血管即是 MCA 从颈内动脉延伸后,由脑深部(MCA 起始部)向脑表浅(MCA 远端)的颞部水平走行。因此,由颞窗检测到同侧 MCA 的血流方向一定朝向探头。

2）大脑前动脉(anterior cerebral artery,ACA):大脑前动脉也是源于颈内动脉,颅底 Willis 环前部包括大脑前动脉近侧段和前交通动脉(AcoA),大脑前动脉深度在 55~70mm 左右,血流方向背离探头。正常情况下大脑前动脉血流速度较同侧 MCA 慢。

3）大脑后动脉(posterior cerebral artery,PCA):颅底 Willis 环后部由 PCA 近侧段和后交通动脉组成(PcoA),经过颞窗探头角度明显向后上方倾斜,在深度 55~70mm 处可检测到 PCA。正常情况下在经颞窗检测的血管中 PCA 血流速度最慢。

4）基底动脉(basilar artery,BA)和椎动脉(vertebral artery,VA):经过枕窗深度 50~80mm 范围内,可检测到血流方向背离探头的椎动脉,检测时探头角度稍向左右偏斜,经左右侧枕旁窗检查时探头角度稍向内偏斜。检查完双侧椎动脉后,沿一侧椎动脉继续加深深度,探头角度稍向内侧调整检测基底动脉,检测深度通常在 85~120mm 范围内。

（2）TCD 监测下的正常参考值有较大变异,主要是脑动脉的直径不同和年龄的差异(表 4-4-2)。血流速率儿童高而老年低,正常女性比男性稍高。

表 4-4-2 颅内动脉检测深度和血流速度

动脉	研究人数/人	年龄/岁	深度/mm	$V_{mean}/$ (cm·s⁻¹)	$V_{sys}/$ (cm·s⁻¹)	$V_{dia}/$ (cm·s⁻¹)
MCA	50	<40	50	58±8	95±14	46±7
		40~60	50	58±12	91±17	44±10
		<60	50	45±11	78±15	32±9
ACA	50	<40	70	47±14	76±17	36±9
		40~60	70	53±11	86±20	41±7
		<60	70	45±14	73±20	34±9
PCA	50	<40	60	34±8	53±11	26±7
		40~60	60	37±10	60±21	29±8
		<60	60	30±9	51±12	22±7
VA	50	<40	75	35±8	56±8	27±5
		40~60	75	36±12	60±17	21±9
		<60	75	30±12	51±19	32±6

14. TCD 监测颅内动脉血流的方法

经颅多普勒(TCD)近年开始用于术中监测脑血流,TCD 监测的不是脑血流量,而是脑动脉的血流速度,但是 TCD 监测的脑血流速能够反映 CBF 的许多生理特性。经颅多普勒超声是将脉冲多普勒技术与低发射频率相结合,从而使超声波能够穿透颅骨较薄的部位进入颅内,直接获得脑底血管多普勒信号,进行脑血管流速的测定。

为了监测颅内动脉的血流速度,超声束必须通过头颅的三层结构。造成超声波衰减和散射的主要结构在中层(板障),因此主要取决于颅骨的厚度。选择颅骨骨质较薄的部位,透射的超声波可无严重衰减,这些部位称为 TCD 窗口。有颞骨窗口、眼眶窗口和枕骨大孔窗口。

(1) 颞窗:位于颧弓上方,从眼眶外侧至耳之间的区域内,可以观察大脑前动脉、前交通动脉、大脑中动脉、颈内动脉终末段、后交通动脉、大脑后动脉和基底动脉分叉处,是最常用的监测窗口,几乎可以观察到每条颅内动脉。

(2) 眼窗:探头经眼眶途径,可以观察颈内动脉虹吸段和眼动脉。

(3) 枕窗:可以观察椎动脉颅内段,小脑下后动脉和基底动脉。

颅内动脉识别的依据主要是检测深度和动脉血流走向,正常情况下颅底动脉的血流走向是确定的,TCD 识别血流方向时,以血流朝向探头为正相频移,频谱分析显示在基线上方;血流背离探头为负相频移,频谱显示在基线下方。

15. TCD 监测的临床应用和局限性

(1) TCD 在围术期的应用

1) 手术前评估:TCD 监测 CBF 是经颞窗、枕窗和眼窗记录颅底 Willis 环动脉的血流速度。许多病理状态均可导致颅内动脉血流速度改变。影响颅内动脉血流速度的最常见情况是各种原因引起的血管狭窄。

2) 神经外科手术中监测:手术时可将 LDF 探头方便地放在显露的脑组织或脊髓组织表面,并保持相对固定即可连续监测局部血流量,还可连接计算机分析 CBF 的动态变化。主要用于脑肿瘤、脑动脉瘤、脑动静脉畸形等疾病的手术中监测 CBF。

3) 颈动脉内膜剥脱术:TCD 监测有助于术前病变的定位,确定狭窄程度、范围和侧支循环,主要用于术中监测临时阻断颈动脉后脑缺血的风险。TCD 对 CBF 受限的患者能准确监测脑灌注状态。这类患者 MAC 脑血流速与 CBF 之间有着很好的相关性。包括介入性和手术后栓子形成,夹闭操作所致的低灌注,介入或手术后血栓形成以及手术后过度灌注综合征。

4) TCD 也应用于评价对麻醉药物、麻醉方式对 CBF 的影响,用于手术后监测及脑死亡的诊断。

(2) TCD 应用的局限性

1) TCD 临床应用最主要的局限性是其测量指标为血流速度而非血流量。由于血流速度受血管直径、血流黏稠度、酸碱平衡和体温的影响,异常高的血流速度无法表明是高灌注状态还是灌注不足。

2) TCD 的信号质量与操作人员密切相关。正确的血管识别和准确的流速测量与超声监测医师的培训、技巧和经验及使用有关。

3) 不是每个患者都有可以进行颅内血管超声操作的颞窗。在一部分人中,双侧颅骨增生,当其颅内血管患病时就无法经颞窗进行 TCD 检查。

4) TCD 不能提供脑血流速度改变的原因的直接信息。突然的信号消失可能是血流停止或是探头的无意识移动造成的。准确原因的判定需要结合其他的检查方法。

16. TCD 监测的影响因素

TCD 作为 CBF 的间接监测方法,血管直径恒定以及超声角度不变是保证监测可靠的两个主要因素。在血管特定部分,红细胞的通过量取决于其速率和血管直径。只有血管直径保持无显著变化,血流速度才能真实反映血液流动情况。同时,固定超声角度不变,所探测的血液速率变化才能紧密反映实际速率变化。

其他因素包括血二氧化碳分压、血压、麻醉药物及血管活性药物都可能影响到血管直径,进而影响 TCD 监测到脑血流变化。颅内病变的存在亦会影响到监测结果的准确性。

(韩如泉)

第五节　超声监测

【知识点】

1. 肺部超声检查基本征象
2. 肺部超声检查异常征象
3. 超声心-肺联合检查用于肺水肿诊断
4. 经胸超声心动图基本概念和标准切面
5. 超声心-肺-血管联合评估用于急性肺栓塞诊断
6. 经胸超声心动图用于心脏及循环异常评估
7. 超声与颅内压监测
8. 超声与胃肠功能评价

1. 肺部超声正常征象

（1）蝙蝠征：是肺部超声最重要的征象之一。将探头扫描方向横断肋骨，进行纵行肋间扫描时，肋骨表现为平滑曲线状回声，且在其后方伴有明显声影。而在肋骨下方约 0.5cm 深处即可以发现高回声随呼吸往复运动的胸膜线。上下相邻肋骨、肋骨声影、胸膜线共同构成了一个特征性超声表现即蝙蝠征（图 4-5-1）。蝙蝠征只有在纵行扫描时才可以看到，是定位肺表面的基本标志。

（2）A 线：B 超下，胸膜-肺界面存在明显声阻抗，导致在胸膜线以下形成一系列与胸膜线等间距、平行的高回声水平人工伪影，这些明亮的线即 A 线（A-lines）（图 4-5-2）。其深度是皮肤和胸膜线间距离的数倍。A 线被认为是胸膜到探头之间的声反射伪影，随着胸膜间距离的增加，这些线状伪影的强度逐渐减弱。在临床工作中，发现 A 线并伴随肺滑动征，即可确定相应区域的肺组织正常。但是如果 A 线并不伴有肺滑动征，就要考虑是否存在气胸、呼吸暂停、气管插管进入侧支气管等情况的发生。

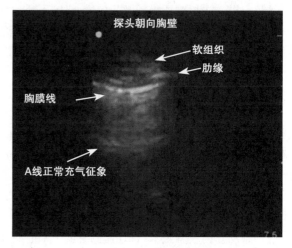

图 4-5-1　蝙蝠征

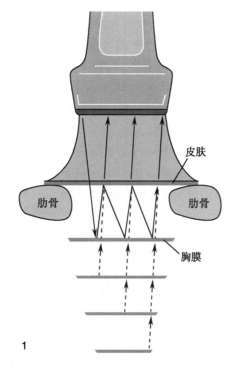

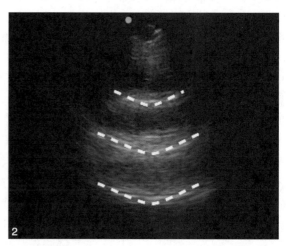

图 4-5-2　A 线

（3）胸膜滑动征:壁层和脏层胸膜的相对运动形成了肺滑动(lung sliding)征,是一种在胸膜线处可见的,与呼吸同步的闪烁移动声影。这种运动与呼吸过程中肺组织沿头尾向的运动相一致,此征表明肺随呼吸运动相对于胸壁在滑动。肺滑行征在肺过度膨胀和肺气肿等症候变得不明显,而对气胸、完全肺不张、胸膜纤维化以及呼吸暂停等症候则完全消失不见。在实时超声模式下,发现肺滑动征是除外气胸的证据。

（4）海岸征:正常肺超声在 M 型超声模式下形成海岸征(sea shore sign)(图 4-5-3),可以使肺滑动征表现更加具体化。在 M 型超声模式下,正常超声表现为在胸膜线以上的静止胸壁组织没有任何运动,形成平行线;而在胸膜线下方则是均匀的颗粒样表现,与沙滩相类似,故称为沙滩征。上面是平行线相当于大海,下面沙滩相当于海岸,形成海岸征,为肺正常动态征象。

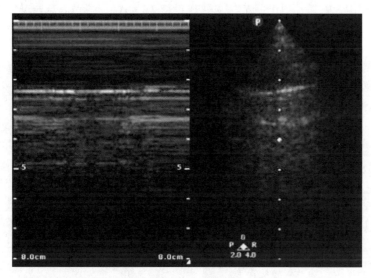

图 4-5-3　海岸征

（5）窗帘征:窗帘征(curtain sign)描述了含气组织动态阻挡其后方结构的超声影现象。含气的肺组织随着呼吸运动上下移动位置,遮挡了腹部的脏器。在正常受试者中通过肋膈角可以看到窗帘征,呼气期可以很容易看到上腹部器官如肝脏、脾脏,但在吸气期由于正常肺充气后向下方移动,阻挡在探头前方,导致临时看不到后方器官。肺基底部胸膜滑动征表现最为突出,窗帘征就是其最突出的例子。

（6）肺搏动征:M 型超声下胸膜线随心脏搏动称为肺搏动(lung pulse)征(图 4-5-4)。心脏搏动引起的胸膜线震动可被 M 型超声记录到,并与心电监护同步。在正常人,肺的呼吸产生滑动。肺滑动会掩盖心脏活动。当屏气或者其他情况削弱或者停止肺滑动时,心脏活动立刻变得可见,从而形成这种心脏搏动引起胸膜线的振动,可在 M 型超声观察更明显。

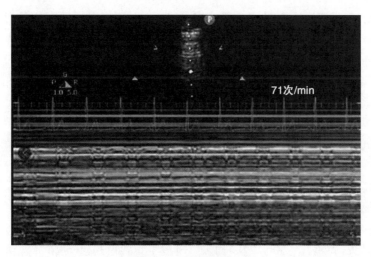

图 4-5-4　肺搏动征

2. 肺部超声异常征象

（1）B线征：B线征亦称为彗尾征（comet tail sign）（图4-5-5），是一类边界清晰、与肺滑动同步移动的垂直伪影。B线的6大特征包括：起源于胸膜线；垂直于胸膜线；高回声、界限清晰、类似激光样波束；可以消除A线（与A线不同时出现）；延伸至屏幕远端且无衰减；与肺滑动同步移动。大量布满整个肺野的B线，往往表示肺血管外肺水的增多，前胸及侧胸壁发现弥漫的B线征被定义为弥漫性间质综合征。

（2）肺实变和肺不张：正常肺富含大量空气，超声波束难以穿透并显示肺组织的内部结构。一旦肺内的空气被液体替代或出现肺实变、肺不张，且这些损伤区域达到胸壁或膈肌，就可以被超声检测。当肺实变或不张时，肺组织内几乎不含空气，超声波束可以穿透肺组织，并且可以显示肺组织的内部结构。肺实变的主要超声表现包括影像局限于胸腔内，膈肌以上，胸膜线或胸腔积液以远，超声影像表现与肝脏或脾脏相近似（图4-5-6）。肺实变的浅表边界通常为胸膜线或胸腔积液的深部边界。

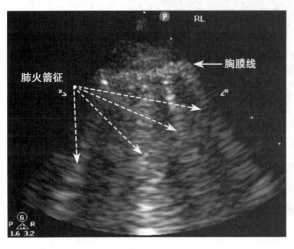

图4-5-5　彗尾征

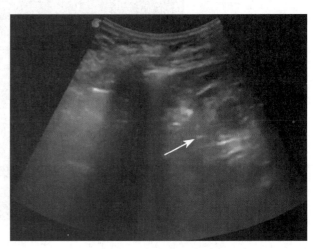

图4-5-6　肺实变超声表现

（3）支气管充气征：在不均匀的组织样实变超声图像区域（类似肝脏回声）内常可以发现多个点状或支气管样的线状高回声征象，表明在实变或不张肺组织支气管或肺泡内存在残留空气。此类超声表现称为超声空气支气管征。这些空气支气管征可以是静止的，称为静态空气支气管征；在组织动态运动时支气管内呈现充气影，具有吸气相离心运动，称动态支气管征。

（4）胸腔积液：在大量胸腔积液时，常可见到类似舌状的膨胀不全的肺叶漂浮其中。对于少量胸腔积液，除了在膈肌上方发现液性暗区之外，还有两个征象可以使胸腔积液诊断更为准确。其一为静态征象，表现为少量积液被规则边界包围，形成比较锐利的四边形低回声形状，即边界由胸膜线、上、下肋骨的声影和脏胸膜-肺界面所形成的肺线所组成，即四边形征（图4-5-7）。应当注意，如果在深部边界可以见到清晰的空气伪影，则证明该区域没有肺实变。另一个是动态征象，指呼吸过程中脏与壁胸膜间距在吸气期下降，呼气期增加的循环变化现象，即正弦波征（sinusoid sign）（图4-5-8）。

（5）胸膜滑动征消失：胸膜滑动征代表呼吸过程中肺与胸壁的相对运动，是一种在胸膜线处可见的、与呼吸同步的闪烁移动声影。在某些疾病情况下，B超上可以先看到胸膜线没有滑动。如气胸，由于空气会阻止声波对后方胸膜运动的检测，因此只要两层胸膜之间存在空气，就可以导致胸膜滑动征消失。肺滑动征消失在M超的图像上表现为平流层征也叫条码征（图4-5-9），这种征象表现为M超的图像从近场到远场都表现为平行线。平流层征对气胸诊断的敏感度和特异度分别为100%和78%。肺不张、单肺通气、ARDS、肺炎、胸膜粘连、肺纤维化、心搏骤停、高频通气都可能造成胸膜滑动征消失。因此胸膜滑动征消失并不意味着气胸诊断，但是气胸的时候胸膜滑动征一定会消失。

（6）肺点：肺点是局灶性气胸的特殊超声征象，B超和M超都能检测到肺点。呼气阶段呈平流层征（B超下A线伴肺滑动征的消失、M超下呈平行线状）而吸气阶段呈正常模式（B超下肺滑动征或病态的彗尾征、M超下的砂砾模式），两者临界点称为肺点（图4-5-10）。

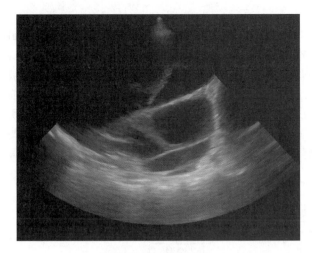

图 4-5-7 四边形征

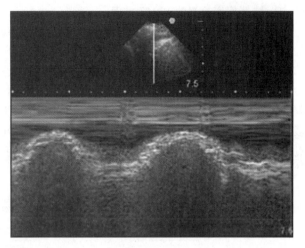

图 4-5-8 正弦波征

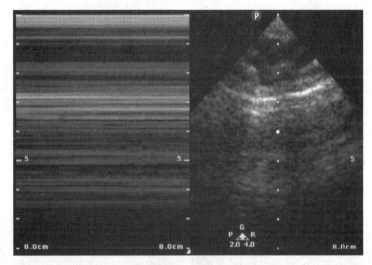

图 4-5-9 条码征

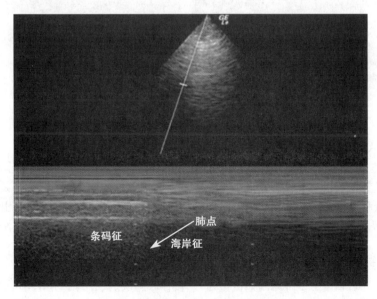

图 4-5-10 肺点

3. 肺部超声检查的 BLUE 方案

BLUE 方案(bedside lung ultrasound in emergency,BLUE),是由 Lichtenstein 等基于大量临床工作经验而提出的诊断急性呼吸衰竭的方案,对患者床旁超声检查的步骤和方法进行了标准化(图 4-5-11),BLUE 方案的主要的检查位置包括上蓝点、下蓝点、膈肌点、PLAPS 点。通过"蓝手"的方法进行定位,在检查前,比较检查者与被检查者的手,并通过双手在胸壁上所投射的位点确定检查的位置:①检查者双手(除去拇指)置于患者一侧前胸壁,上方手的小指紧靠锁骨下缘,指尖在胸骨正中,下方手的小指大约在肺的下前缘(对应膈肌线),双手所覆盖的区域相当于单侧肺区;上方手第 3、4 掌指关节处为上 BLUE 点,下方手掌中心为下 BLUE 点。②PLAPS 点:下 BLUE 点水平向后延长线与同侧腋后线的相交点为 PLAPS 点(图 4-5-12)。通过这些点的测量,可以将寻找气胸、间质综合征、胸腔积液以及其他病变结合起来。

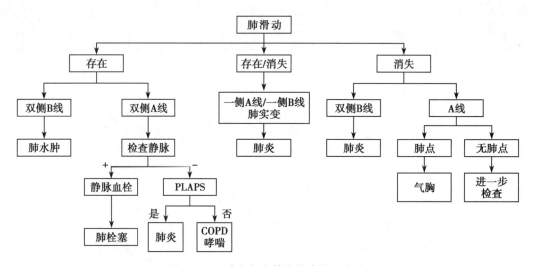

图 4-5-11　床旁超声检查的步骤和方法

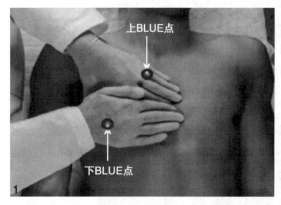
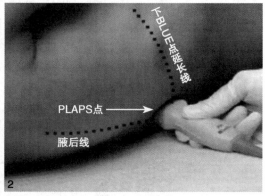

图 4-5-12　BLUE 方案

4. 超声诊断气胸关键点

①4 个主要征象包括肺滑动征消失、B 线征消失、A 线征和肺点(图 4-5-13);②非分隔的气胸患者仰卧位,气体集中于前壁,几秒钟内可以完成肺部检查。第一步是仔细观察蝙蝠征,看伪影是否是起源于胸膜线上,需要和皮下气肿、肌肉线移动等征象相鉴别。如果出现肺的胸膜滑动征就可以排除气胸;出现 B 线,也可以排除气胸。胸膜滑动征消失不能诊断气胸,因为肺不张、急性胸膜粘连等多种情况下都可以减弱肺扩张,引起胸膜滑动征的消失和减弱。肺点是气胸的特异性诊断影像,肺点的位置和气胸的多少相关。

5. 超声用于膈肌功能快速评估方法及其优势

膈肌是重要的呼吸肌,临床上多种原因如机械通气、慢性心肺疾病、心胸手术等均可引起膈肌功能障碍,从而导致患者脱机困难,延长 ICU 住院时间。通过超声评估膈肌运动可以及早诊断膈肌运动障碍,便于及时治疗。此外,胸科手术后是否损伤了膈神经,以及臂丛肌间沟神经阻滞是否阻滞膈神经等均可通过超声进行判

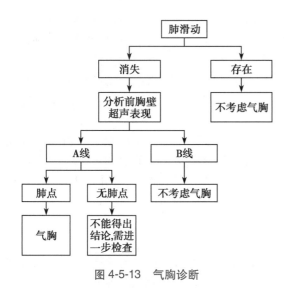

图 4-5-13　气胸诊断

断。超声图像评估膈肌较其他方法可以提供更多有用的信息,如膈肌的形态、活动度及收缩功能等。

膈肌运动功能评估的 ABCDE 法:首先将 10~15MHz 高频探头放置于乳头下腋前线(anterior axillary line)水平,观察到两肋骨之间可辨识的标志:呼吸(breathing)时膈肌上方的胸膜运动,将超声探头沿腋前线向尾端(caudal)下移至能看到膈肌(diaphragm)增厚,并依此进行评估(evaluation)。计算膈肌厚度比率,可以反映膈肌做功。

膈肌增厚比率=(吸气时膈肌的厚度-

呼气时膈肌的厚度)/呼气时膈肌的厚度

增厚比率在 28%~96% 范围内为健康人,在-35%~5% 范围内属膈肌麻痹。

6. 心-肺联合超声诊断肺水肿的优势和操作流程

急性肺水肿是急性呼吸衰竭的常见病之一,目前根据肺水肿性质的不同可分为两类:心源性肺水肿和非心源性肺水肿。两者临床表现相似,但病因和治疗均存在显著不同,临床上多结合病史、实验室检查来鉴别诊断。而心-肺联合床旁超声诊断肺水肿的优势在于可实现心脏功能、容量、肺水 3 个关键因素的评估,对急性肺水肿的病因可快速作出方向性诊断,进而明确治疗方向,此外在后续的治疗过程中超声还可以评价治疗的效果。

虽然两种肺水肿在肺部超声上均表现为 B 征象,但其分布和 B 线的特征有所不同。心源性肺水肿的 B 线分布比较均匀,且无胸膜线的改变,胸膜滑动中不受影响;而非心源性肺水肿的 B 线分布则表现为非重力依赖区较轻,重力依赖区较重,甚至会出现肺实变等征象,另外由于渗出的液体黏性较高,胸膜滑动征通常也会减弱甚至消失。心源性肺水肿通常继发于心功能不全与容量过负荷,心脏超声可以表现为心脏收缩功能的显著下降及下腔静脉内径增宽等容量过负荷的表现;而非心源性肺水肿通常继发于重症感染等因素,其心功能往往正常甚至可能收缩增强,容量往往也无过负荷的表现(表 4-5-1)。

表 4-5-1　心源性和非心源性肺部超声 B 线征象鉴别

分项	心源性	非心源性
数量	较多	较少
分布	右侧常见,弥漫	左右侧一致,局部
常见区域	右侧胸部	变异较大
对利尿剂的反应	数小时内科减少	变化不大
常合并基础疾病	心功能不全	肺部病变

7. 经胸心脏超声心动图(TTE)的基本概念:声窗、平面和切面

(1)声窗(imaging windows):是指超声探头放置于患者身上以利于看清心脏特定结构的解剖部位。有 3 个标准声窗用于经胸心脏超声检查:胸骨旁、心尖和剑突下。

(2)平面(planes):成像平面是指解剖平面,也就是矢状面、冠状面或横截面。心脏的成像平面是根据心脏的轴线命名,分为:长轴、短轴、四腔心和两腔心。长轴平面由左室心尖到心底主动脉瓣垂直对切心脏。短轴平面与长轴垂直,为心室的多个横切面。同样,四腔心平面由心尖到心底,对切三尖瓣和二尖瓣。两腔心平面与四腔心垂直。

(3)切面(views):声窗和平面结合产生成像切面,成像切面是通过特定的声窗获得心脏的标准切面。每一个声窗内有多个不同成像切面,这些成像切面沿不同的成像平面获得,成像切面根据声窗和切面而命名。

8. 超声心-肺-血管联合检查诊断急性肺栓塞

急性肺栓塞超声检查涉及心脏、下肢深静脉及肺 3 部分,因此应根据检查部位选择不同的超声探头。

(1)心脏超声检查:TTE 诊断的直接证据是在肺动脉内发现血栓,但上述情况很少见,仅能在肺动脉主干

内观察到。间接证据是在次大和大面积栓塞时,肺动脉压增高、右心室受累的征象。其中,右心功能的评价是急性肺栓塞评估的核心。急性肺栓塞时由于右心室后负荷急剧升高,会使右心室明显扩张,但右心室壁并无增厚。正常情况下,在心尖四腔心平面,右心室横径与左心室横径的比例应为3∶5。若右心室扩张,其比例可达到1∶1,甚至右心室大小超过左心室。除了右心室扩张,右心室内压力在急性肺栓塞时也会升高。因此在舒张末期当右心室内压力超过左心室内压力时,形成室间隔矛盾运动。当收缩期或舒张期右心室内压力高于左心室时,心脏超声可发现室间隔凸向左心室,形成D字征。

(2) 肺部超声检查急性肺栓塞由于导致肺动脉血流减少,腹部超声多为存在正常的胸膜滑动征,以A线为主的A征象。若栓子引起局部肺梗死,肺组织缺血坏死塌陷,可表现胸膜下实变改变。

(3) 血管超声检查对于突发低氧、胸痛患者,若血管超声发现下肢深静脉存在血栓,对肺栓塞的诊断具有重要意义。通过检查股静脉全程及腘静脉,发现血管内壁不光滑,内有异常的回声团块,且加压时血管腔不被压扁,则提示深静脉血栓的存在。

9. 超声用于休克快速评估的 RUSH 方案

RUSH(rapid ultrasound in shock)分成3部分:即对血泵、血池、血管的评估。①血泵的评估:通过4个切面按步骤评估心脏的3种病征。第一步:评估有无心包积液;第二步:评估左心室收缩功能;第三步:评估是否有右心功能障碍的表现。②血池的评估:评估血容量和血管通路的完整性,第一步:通过观察和测量下腔静脉的直径和呼吸变异度来判断"血池"的充盈度及血容量;第二步:观察血池是否有渗漏,通过 E-FAST(extended-focused abdominal scan for trauma)观察胸腔、腹腔和盆腔是否有游离液体的存在;第三步:评估是否有"血池"受累的表现即张力性气胸可累及腔静脉,引起血流不稳定。③血管的检查,评估主动脉与深静脉系统。腹主动脉评估主动脉瘤或主动脉夹层;疑似肺栓塞者评估有无深静脉血栓。

10. TTE 实施对左心室收缩功能的快速评估

定性评估左心室收缩功能时,应注意左心室的所有阶段以下3个特征:①心内膜的移动,收缩时心内膜是否向左室心腔中心对称性运动,②心肌增厚,收缩时左室所有阶段心肌是否增厚大约40%,③二尖瓣前叶向室间隔运动(E峰至室间隔距离),二尖瓣前叶是否移动到距离室间隔1cm以内,(相当于射血分数>40%)。这种方法粗略地将左心室收缩功能分为4个等级:收缩过强左心室功能;正常左心室功能;减低的左心室功能;严重降低的左心室功能。

11. 简述 TEE 的 20 个标准切面

美国心脏超声协会(ASE)及心血管麻醉协会于1999年编写的指南中,建议在术中进行复杂的心脏和大血管 TEE 检查包括20个连续的横断切面。这些切面是根据探头位置(如超声声窗)、图像平面类型(长轴、短轴)及图像的主要解剖结构所确定。

12. TEE 标准化切面的心血管壁、腔超声测量正常参考值

在 TEE 检查中,通过测量心血管腔的内径和房室、血管壁的厚度描述心脏结构和功能情况,具体参考值见表4-5-2。

表 4-5-2　TEE 标准化切面中测量正常参考值

(单位:mm)

测量部位	参考值	测量部位	参考值
AO(根部主动脉)	23~36	RA(右心房)	30~38
LA(左心房)	33~40	RV(右心室)	<25
LVEDA(舒张内径)	45~55(男)35~55(女)	RVOT(右心室流出道)	18~34
LVESA(收缩内径)	25~37(男)20~35(女)	PA(肺动脉主干)	24~30
IVS(室间隔)	8~11	FS(短轴缩短率)	>25%
LVPW(左室后壁)	8~11	EF(射血分数)	50%~70%

13. TEE 通过经胃底左心室短轴切面评价心功能

以左心室中段短轴切面为例,在这个切面上,可以观察左、右心室的心腔大小,室壁厚度。左心室内径参考

值男性 55mm,女性 50mm,正常情况下左心室和右心室横径的比例关系大约是 5∶2;而左心室舒张末面积(LVEDA)和左心室收缩末面积(LVESA)比例大致是 2∶1。TEE-Focus 在心室舒缩异常的超声图像监测模式:①外周血管扩张模式的特征是左房压正常,LVEDA 正常,LVESA 显著减小,差值增大,比值增大,室壁运动正常/增强;②心力衰竭模式的特征是左房压升高,LVESA 与 LVEDA 均增大,差值减小,比值减小,室壁运动减低;③容量不足模式特征是左心房压降低,LVESA 与 LVEDA 均减小,差值减小,比值减小,室壁运动正常/增强。

14. TEE-Focus 6 个基本切面和监测的基本内容

围手术期 TEE 检查时间有限,需要迅速决断,往往来不及做精确的测量,所以我们首先应该明确要观察什么,其次是怎么测量的问题,要获得可靠的决策依据必须对标准化切面进行有效的观察与测量。2013 年中国麻醉医师术中 TEE 推广培训协作组提出了适用于麻醉急诊和术中循环监测的 TEE-Focus 的概念,其中有 4 个心脏的基本切面和 2 个关于大血管的基本切面:左心室长轴切面,右心室流入流出道切面,经胃底心室短轴切面,食管中段 4 腔心切面,降主动脉短轴切面,升主动脉长轴切面。TEE-Focus 将 TEE 检查的核心观察内容概括为:壁、腔、瓣、流 4 个方面(表 4-5-3),壁就是房壁、室壁、血管壁,腔就是心房、心室腔和血管腔,瓣就是房、室之间的两个房室瓣、心室和大动脉之间的两个半月瓣,流就是心血管的正常和各种异常血流,其中壁和瓣是心血管系统的固体成分,腔和流是心血管系统的液体成分,循环系统特殊的液体和固体的耦合派生出了各种血流动力学参数。

表 4-5-3 TEE-Focus 标准化切面的观察内容

壁	腔	瓣	流
增厚	扩大	狭窄、增厚	正常层流
变薄	减少	关闭不全、冗长	反流
缺损、异位引流	形态失常	穿孔	异常反流
血栓	局部梗阻	赘生物	射流

15. TEE-Focus 标准切面的常见循环病理类型的超声形态特征

(1)不同休克类型的超声心动图表现休克是最常见的循环系统病理类型之一,不同类型的休克超声心动图表现不同,评价指标也不外乎心腔大小,室壁收缩,瓣膜功能、动静脉血流等。表 4-5-4 总结了上述指标在不同休克类型中的表现。

表 4-5-4 不同休克类型的超声心动图表现

休克类型	心腔大小	室壁舒缩	瓣膜功能	CVP	CO/SvO₂
分布性	正常	代偿	正常	—	正常/升高
低血容量性	减小	正常/增强	正常	减低	降低
心源性	增大	减低	正常/异常	升高	降低
梗阻性(心包压塞/积液)	右心室减小 左心室减小	左、右心室 舒张受限	—	升高	降低
梗阻性(肺栓塞/气胸)	右心室扩大 左心室减小	右心室减低 左心室代偿	可有三尖瓣反流	升高	降低

(2)心室腔小,室壁厚:常见于高血压病,主动脉瓣狭窄,左心室流出道梗阻,肥厚型心肌病,心肌糖原沉积病;左心室长轴、左心室短轴切面,可见左心室壁增厚,左心室腔缩小食管中段四腔心、右心室流入-流出道切面及胃底心室短轴切面观察右心室壁增厚,右心室腔缩小,见于法洛四联症,肺动脉闭锁,肺动脉高压。肥厚心室的顺应性较低,前负荷对心房收缩功能的依赖性增加,心肌氧供对后负荷依赖性增加,椎管内麻醉可降低外周血管阻力,如盲目进行麻醉可能带来灾难性后果。一般情况下不需要主动增强心肌收缩力,合并流出道梗阻还要减低心肌收缩力,增加外周血管阻力和血容量。

(3)左心室腔扩大,左心室壁变薄,搏动幅度减低:心尖四腔、心室短轴切面,心腔扩大,室壁变薄,搏幅减低,这类心脏左心室舒张末压升高,造成冠脉灌注压降低,心肌缺血。这类患者若诱导期出现心搏骤停,心肺复苏极为困难。常见于扩张型心肌病,主动脉瓣反流,缺水性心肌病,容量过负荷等。处理上要保持心率/律稳定,合适的前负荷,减轻后负荷,增强心肌收缩力。

（4）右房右室扩大,左房左室减小肺栓塞,右室心肌梗死,肺动脉高压,大房间隔缺损、二尖瓣狭窄晚期,三尖瓣重度反流,肺静脉异位引流。这类心脏右心室舒张末压升高,如遇到左房压急性升高的因素(急性左心衰竭、突发心房颤动,二尖瓣急性关闭不全),发生心搏骤停的风险较高。

16. 颅脑超声的声窗

颅脑超声的声窗是指允许超声波穿透的足够薄的那部分颅骨区域。常用3个声窗:经颞、经眼眶和经枕骨大孔。约10%的人类没有足够的声窗。经颞窗可以显示大脑前、大脑中和大脑后动脉;经眼眶可以用于显示眼动脉和颈内静脉海绵窦部;而经枕骨大孔窗可以显示椎动脉和基底动脉。

17. 超声测量视神经鞘宽度的意义

视神经是中枢神经系统的一部分,包绕在硬脑膜鞘中,其中是含有脑脊液的蛛网膜下腔。视神经的前部分与硬脑膜较为松弛地连接,而仅被眼眶周围脂肪包绕,导致这部分具有较好的延展性。由于与大脑有直接紧密交通,视神经鞘宽度(optic nerve sheath diameter,ONSD)与颅内压升高具有一定的相关性:颅内压升高→鞘内脑脊液增多→鞘内压力增加→视神经鞘直径扩张。超声监测ONSD变化是判断颅内压无创、较可靠的评估方法。一般认为眼球后壁后方3mm处的ONSD>5mm提示颅内压可能升高,但应考虑视神经损伤及其他病变对其的影响。当怀疑或已知颅内压升高时,视神经鞘直径的测量可以作为独立进行的超声检查,尤其对于快速上升的颅内压等急性病程可以进行快速的床旁评估。

18. 应用超声评估胃内容量

成人胃超声扫描采用低频曲阵探头(2~5MHz),在剑突下可以获得矢状面和冠状面的胃窦部。空胃的胃窦部超声图像呈扁平塌陷状,胃的前后壁非常贴近,其自身特殊的超声影像学特征被称为牛眼征(图4-5-14)。

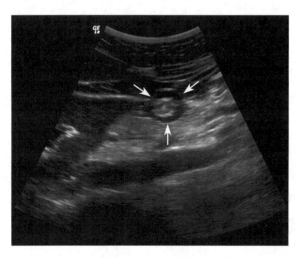

进食清饮或固体食物后胃不扩张,类似椭圆形,如为清饮,则为均匀一致的低回声表现;如进食黏稠液体则为高回声;而进食固体状食物初期表现为"磨玻璃样",后期为混合性高回声。定量分析可以通过Perlas三级评分法(表4-5-5)来半定量或通过测量胃窦部椭圆形长径和短径,或者依靠轨迹球获得胃窦部横截面积(CSA),然后通过公式计算得到胃容量来评估反流、误吸风险。在判断胃内容量时,可使用CSA进行评估,当CSA>3.40cm^{2}时,提示胃内容量>0.8ml/kg;当CSA>4.00cm^{2}时,提示胃内容量>1.5ml/kg。胃内容量>1~1.5ml/kg时,反流误吸的风险就会大大增加。CSA应用于儿童评估时,数值需要适当调整(当CSA>2.19cm^2,提示胃内容量>0.8ml/kg;当CSA>3.07cm^{2}时,提示胃内容量>1.5ml/kg),因为儿童的生理特点决定了他们更容易发生反流、误吸。孕产妇

图 4-5-14 牛眼征

存在胃肠道张力降低、蠕动减弱,胃排空时间显著延长等特点,因此,孕产妇的CSA数值也有别于普通成年人,CSA<3.4cm^2,可提示孕产妇不存在反流、误吸的风险。

表 4-5-5 Perlas 评分评估胃内容物

得分	平卧位	右侧卧位
0分	未能检测出胃内容物	未能检测出胃内容物
1分	未能检测出胃内容物	胃内见清液体,且体积<100ml
2分	胃内见较多清液体,且体积>100ml	胃内见较多清液体,且体积>100ml

(马浩南)

第六节　酸碱电解质平衡紊乱

【知识点】

1. 酸碱平衡的基础知识
2. 动脉血气分析的临床意义
3. 经皮氧与二氧化碳监测
4. 双重血气检测的临床意义
5. 血气分析数值的影响因素
6. 代谢性酸碱平衡紊乱
7. 呼吸性酸碱平衡紊乱
8. 机体酸碱平衡紊乱的代偿机制

1. 评估酸碱平衡紊乱的方法及其基本原理

至今尚无准确定量评估酸碱平衡紊乱(acid-base disturbance),尤其是混合性酸碱平衡紊乱的病因和相关机制的可靠方法。通用的 3 种定量评估酸碱紊乱的方法及基本原理为:

(1) 以碳酸氢盐为中心的方法:基于肾和肺的酸碱相互作用。

(2) 物理化学方法(Stewart 法):基于强离子及白蛋白和磷酸盐等弱离子中 pH 相关性改变。

(3) 碱剩余方法(SBE 法):基于对代谢性酸碱状态改变的定量方法(由血气分析仪器提供)。

提高血气分析(blood gas analysis)准确性的主要途径是结合病因、病理生理过程以及因治疗而发生的改变进行综合分析。其中用于创伤患者评估的预后标志物中,标准碱剩余法是研究最为充分的一种。

2. 评估血气分析数据测量是否可靠的简单计算方法

运用于碳酸系统的质量作用定律,可通过将预测 pH 与实际 pH 进行比较来评估血气分析的实验室数据是否可靠,步骤如下:

(1) Kassirer & Bleich 规则:pH 等于 4.0 相当于 H^+ 浓度为 40nEq/L。pH 改变 0.01,H^+ 浓度改变 1nEq/L。

(2) Henderson Hasselbach 方程:在 37℃时,$[H^+] = 24×[CO_2]/[HCO_3^-]$。其中 $[CO_2]$ 和 $[HCO_3^-]$ 为实际测定值,$[H^+]$ 为计算值。

(3) 预测 $pH = 7.4-([H^+]-40nEq/L)×0.01$

(4) 比较实际 pH 与预测 pH,如果吻合,则视为测量准确。

3. 阴离子间隙的计算及低蛋白血症时的校正方法

阴离子间隙(anion gap,AG)代表测得的阳离子和测得的阴离子之间的电荷差别,由弱酸(如白蛋白和磷酸),以及未测得的强阴离子(如乳酸)所组成,是血浆中未测定阴离子(UA)与未测定阳离子(undetermined cation,UC)的浓度差。AG 的计算对于定量代谢性酸中毒并判断其类型、鉴别复杂酸碱平衡紊乱具有重要意义,有助于鉴别高氯血症酸中毒和由未测得的强阴离子引起的酸中毒。

临床实践中 UA 和 UC 测定困难,因其与已测定阳离子和已测定阴离子之差相同,故:

$$AG = UA-UC = [Na^+]+[K^+]-([Cl^-]+[HCO_3^-]+[乳酸^-]) \quad (参考范围为 14~18mmol/L)$$

低蛋白血症可掩盖未测得的强阴离子引起的酸中毒,导致低估代谢紊乱程度,甚至掩盖代谢紊乱,因此当存在低蛋白血症时,上述公式必须进行如下校正:

$$校正的阴离子间隙(对于白蛋白) = 计算所得的阴离子间隙+2.5×[正常白蛋白-测得的白蛋白]$$

4. 血气分析的临床应用

血气监测是围手术期不可缺少的监测项目之一。其主要指标的参考值及其意义如下:①血液酸碱度(pH):动脉血 pH 的参考值范围为 7.35~7.45,pH<7.35 属酸中毒,pH>7.45 属碱中毒;②动脉血二氧化碳分压($PaCO_2$):参考值 35~45mmHg。$PaCO_2$ 升高超过 45mmHg,说明有 CO_2 潴留;$PaCO_2$ 低于 35mmHg,说明通气过度而使 CO_2 排出过多或 CO_2 生成减少;③动脉血氧分压(PaO_2):吸空气时,参考值范围为 80~95mmHg;全麻气管插管纯氧通气时可高达 200~400mmHg,是反映机体氧供的重要指标;④标准碳酸氢盐(SB)和实际碳酸氢盐(AB):SB 是指在标准条件下测得的血浆 HCO_3^- 的含量,参考范围为 22~26mmol/L。AB 为实际存在的 HCO_3^- 值,与 SB 的不同之处在于可受呼吸因素的影响;⑤碱剩余(BE)和标准碱剩余(SBE):参考值为(0±3)mmol/L,是反映体内代谢性因素的重要指标;⑥血氧饱和度(SaO_2):成年人 SaO_2 的参考值范围为 95%~99%。参见表 4-6-1。

表 4-6-1　血气参考值及危重患者血气的解释原则

	pH	PaCO₂/mmHg	[HCO₃⁻]/(mol·L⁻¹)	BE/(mmol·L⁻¹)
平均值	7.40	40	25	0
参考范围	7.35~7.45	35~45	23~27	+/~3
临床可接受范围	7.30~7.50	30~50	20~30	+/~10
碱血症	>7.45			
酸血症	<7.35			
通气衰竭（呼吸性酸中毒）		>45		
肺泡通气过度（呼吸性碱中毒）		<35		
急性通气衰竭	<7.30	>50		

5. **血气分析的临床进展**

近年来，连续动脉内血气（continous intra-arterial blood gas，CIABG）测定技术和连续动脉外血气（continous extra-arterial blood gas，CEABG）测定技术得以发展。动脉内监测是通过动脉测压管插入外径 0.55mm 的 CIABG 传感器，在不影响动脉测压的同时可连续监测动脉血的 pH、PO₂ 和 PCO₂，与常规血气分析机相比，既能及时连续的监测上述参数，又可避免在取标本时所造成的各种技术上的误差，还可减少或避免血液对环境的污染和操作时血液的污染。但 CIABG 目前尚存在一些不足之处，探头上可能形成血栓而影响测定结果，测得数据可随时间而漂移。动脉外监测系统现主要用于体外循环动静脉血路上，其精确程度与传统血气分析无异。

6. **血气分析的基本步骤**

（1）确定采集血样部位，获取相应的参考值范围。

（2）根据 Henderson Hasselbach 方程判断血气分析数据测量本身是否可靠。

（3）根据 pH 评估是否存在酸中毒或碱中毒。

（4）根据 PaCO₂ 和 [HCO₃⁻] 判断呼吸性酸碱失衡，还是代谢性酸碱失衡。

（5）根据预期代偿公式计算是否有失代偿：如果酸碱平衡紊乱的主要原因为代谢性因素，则进行代谢因素的评估；如果主要原因为呼吸性因素，则行呼吸因素的评估。

（6）将血气分析结果与患者的临床情况进行相关性比对，如果代偿超过或低于预期，可确认存在独立的二重酸碱平衡紊乱。

（7）比对调整治疗策略前后的血气分析结果，动态评估血气分析的准确性。

7. **经皮氧监测的临床意义及应用注意事项**

经皮氧监测（transcutaneous oxygen monitoring，PtcO₂）可无创性经皮较准确地测定氧分压，尤能精确地反映出新生儿、婴儿和儿童的动脉氧分压。

（1）适应证与临床意义：①PtcO₂ 可用于各科危重症患者的监测，尤适合于血标本采集困难的婴幼儿、新生儿患者；②PtcO₂ 低或监测中发现数值下降，结合血气分析，如 PaO₂ 正常，则说明周围组织灌注不足，应改变灌注，若 PaO₂ 低，则应迅速改善氧合。因此，用 PtcO₂/PaO₂ 此值可反映周围灌注，此值减小，提示周围循环灌注不足。PtcO₂ 与 PaO₂ 相关性随患者年龄和心排血量而异，新生儿 PtcO₂ 十分接近于 PaO₂。

（2）注意事项：①在解释 PtcO₂ 值时，应结合局部加热及保持局部恒温消耗的电能全面分析。当局部温度升到预置时并维持恒定，就须消耗一定的电能。流经测定电极下的电流量越大，其带走的热量就越多，所消耗的电量也越多，反之亦然；②严重水肿和低体温可影响皮肤局部氧的弥散过程及局部血流，故本法不宜用于这两种情况；③有些仪器上所用的膜可使氟烷等麻醉剂透过，使 PtcO₂ 读数偏高。故在接受这类药物时，不宜使用这类膜。可换用不透露氟烷的电极膜；④必须按规定选择加热预置值及更换测定部位，以免烧伤皮肤。

8. **经皮二氧化碳监测的临床应用与注意事项**

经皮二氧化碳监测（transcutaneous CO₂ monitoring，PtcCO₂）是将电极直接放置于皮肤上连续测定二氧化碳张力的一项技术。

（1）与 $PtcO_2$ 不同，在成年人，$PtcCO_2$ 与相对应的 $PaCO_2$ 呈显著相关性。相对 $PtcO_2$ 来说，其不受皮肤血液灌注的影响，故可用于成人患者的监护。严重低血压时，$PtcCO_2$ 才会受到影响，与 $PaCO_2$ 的相关性受到影响。成年人 $PtcCO_2$ 电极最好应加热至 44℃。

（2）$PtcCO_2$ 开始多在新生儿及小婴儿中应用。在严重肺炎、细支气管炎、肺气肿、双侧膈神经麻痹的患儿以及对患儿施用人工呼吸机的开始阶段，连续无创监测 $PtcCO_2$ 比 $PaCO_2$ 的测定具有更多的优点。对哮喘患儿，可根据 $PtcCO_2$ 变化，随时调整氨茶碱及异丙肾上腺素的剂量。电极加热至 37~44℃，$PtcCO_2$ 与 $PaCO_2$ 的相关系数为 0.80~0.95。此外，与成人不同，在极度低血压的患儿中，$PtcCO_2$ 与 $PaCO_2$ 仍较接近。

（3）注意事项：因电极可在皮肤的一个部位连续放置 6 小时，故为减少活动伪差，皮肤要保持清洁，电极应封牢，导线应固定。

9. 与动脉血气分析相比，中心静脉血气分析的临床特点

动脉血气分析是临床上测定动脉血氧分压、二氧化碳分压、酸碱平衡及代谢状态的一种辅助检查，其临床意义主要包括判断机体氧合状态、是否存在低氧血症及其严重程度，结合氧疗效果初步分析低氧血症发生的病理生理机制；判断酸碱失衡类型。动脉血气对疾病的诊断和疗效的观察都是通过上述作用实现的。而相比较而言，中心静脉血气分析的临床特点体现在如下几个方面：

（1）评估氧合需结合 SpO_2。

（2）静脉血的 PCO_2 和 BE 与动脉血的 PCO_2 和 BE 之间有着很好的相关性，因此，呼吸和代谢状态可以通过中心静脉血气分析联合脉搏氧饱和度进行评估。

（3）中心静脉血氧饱和度（$ScvO_2$）是非特异性反映肺功能、血流动力学和代谢稳态变化（代谢或氧输送）的极其敏感的监测指标，因而能快速提示机体氧供需平衡的改变。

10. 双重血气分析可提供的特殊临床信息

双重血气分析意指同时行动脉和中心静脉血气分析，借此可获得重要的临床信息。

（1）计算肺内分流分数（静脉血掺杂）：当 FiO_2 低于 1.0 时，流经通气量很小或没有通气血流比例的那部分肺泡的血流量与心排血量的比例，是评估氧合状态的最佳指标。

（2）计算肺无效腔量（无效腔）：肺无效腔量需要对 $PaCO_2$ 和气道混合气体 PCO_2（生理无效腔）或呼气末 PCO_2（肺泡无效腔）进行监测。是监测肺部解剖结构变化的床旁指标，可用于预测 ARDS 患者预后。可用以评估肺整体通气（肺的无效腔和分流）功能。

（3）评估呼吸、血流动力学和代谢之间的关系。

呼吸：定量评估血流动力学对氧合上的影响。例如心排血量和分流是相互影响的（但常常被遗忘或忽视）。心排血量的降低会降低分流量、同时提高氧合。再比如，随着 PEEP 的应用而增加的 PaO_2 如果与 SvO_2 的降低有关，这时它就是没有临床针对性的，它很可能预示心排血量的降低，而氧合的变化更多的是血流动力学相关的，并非是肺复张相关。

血流动力学恶化的早期预警信号：即将出现的血流动力学恶化通过 SvO_2 的降低和动-静脉血氧氧分压差（ΔavO_2）的增加要早于能量代谢异常（组织缺氧和无氧代谢）的出现。提示因组织缺氧引发的能量耗竭：可以通过几个信号得以证明，这些信号都与从有氧代谢向无氧代谢的转变相关：主要是 pH 下降、BE 负值增加、强离子间隙（SID）降低、静-动脉血 PCO_2 差值增加及其与 ΔavO_2 的比值增加、血乳酸升高。

11. 常见异常血红蛋白对 SpO_2 测定结果的影响

常见异常血红蛋白包括碳氧血红蛋白、高铁血红蛋白和硫化血红蛋白等。可影响 SpO_2 测定。

（1）碳氧血红蛋白，与氧合血红蛋白的吸收光谱几乎相同（940nm），可导致 SpO_2 被高估。

（2）高铁血红蛋白，携带三价铁离子，由含亚铁的血红蛋白氧化而成，不能与 O_2 和 CO_2 结合，也不能携带 O_2 和 CO_2，吸收光谱在 631nm。因接触某些物质而导致的获得性高铁血红蛋白血症，在病因去除后可获得缓解。可导致氧解离曲线右移。

（3）硫化血红蛋白，由高铁血红蛋白的硫原子以共价键的形式与血红素不可逆结合而形成，同样不能运输 O_2 和 CO_2。可导致氧解离曲线左移。

12. 不同采样部位对血气分析结果的影响

血样采集部位可以是循环系统的任一部位（动脉、静脉、毛细血管等），不同部位的血气分析结果因沿途局部组织代谢的影响而存在一定差异，对这种差异相关的生理意义进行比较性解读有助于正确选择动脉采集

的替代部位并正确判读其结果。中心静脉血和混合静脉血比外周静脉血更接近动脉血血气分析结果。如果不存在严重的血流动力学紊乱,静脉血 pH、$PvCO_2$ 和 HCO_3^- 均可反映动脉血 pH、$PaCO_2$ 和 HCO_3^- 的变化趋势见表 4-6-2。

表 4-6-2   不同部位血气结果参考值

项目	动脉	混合静脉	外周静脉
氧分压/mmHg	95~100	38~42	40
血氧饱和度/%	>95	>70	65~75
二氧化碳分压/mmHg	36~44	44~46	42~55
每100ml 血中氧含量/ml	约20	约15	约15
pH	7.36~7.44	7.32~7.36	7.32~7.38
$[H^+]/(nmol \cdot L^{-1})$	37~43		42~48
$[HCO_3^-]/(nmol \cdot L^{-1})$	22~26	24~30	22~27

机体的病理生理状态、氧解离曲线的特征、不同监测指标的产生原理等,也会影响替代部位血气分析结果。循环稳定的情况下,中心静脉血的血气分析对呼吸性碱中毒的诊断敏感性较低;在 ICU 重症患者中,外周静脉的血气结果必须结合 SpO_2 才能保证对组织氧供的正确评价;在 CPR 过程中循环极不稳定的情况下,仅仅外周静脉血氧分压和血钾浓度即可粗略反映患者的预后。总体而言,基于动脉采样的血气分析(ABG)仍然是目前临床诊断和其他采样部位血气结果判读的参考金标准。

13. **酸碱平衡紊乱的临床意义**

酸碱平衡紊乱(acid-base disturbance)常常是特定病理生理过程的伴随情况,可作为衡量缺血、缺氧严重程度的指标之一,用于反映内环境紊乱特征、辅助诊断原发病和判断疗效。判断酸碱失衡,除血气分析中 pH、$PaCO_2$、HCO_3^- 等数据之外,阴离子间隙(AG)也是重要的判断依据。同时,因为肾脏的代偿相对缓慢,需要一定时间,所以判断呼吸性酸碱失衡还需要结合酸碱失衡发生的具体时间。轻度酸中毒具有一定的积极作用,可促进组织氧的释放与利用,通常可通过原发病的治疗自行缓解。但严重的酸碱失衡往往是疾病危重信号,需在治疗原发病的同时,施以积极的干预。

14. **急性通气衰竭及临床上的判断与应对**

呼吸衰竭(respiratory failure)是指肺不能满足代谢所需要的 O_2、CO_2 或两种气体的交换。通气衰竭(ventilation failure)仅指肺脏系统不能提供足够的 CO_2 排出。当 $PaCO_2$ 超过 50mmHg,反映心肺系统不能充分满足排出 CO_2 的代谢需要。传统的生理学将这一过程称为呼吸性酸中毒(respiratory acidosis),但由于需要治疗的主要病生理过程是肺泡通气不足,因此更符合临床的名称是通气衰竭。

当 pH 小于 7.30 与 $PaCO_2$ 大于 50mmHg 同时存在时,即说明有急性通气衰竭,这是一种对生命有潜在威胁的情况。此时应考虑:

(1) 如患者自主呼吸,有无通气辅助的必要。

(2) 如患者为机械通气,通气辅助是否足够,特别是在 V_D 明显增加时。

(3) 如存在低氧血症,应考虑有无组织缺氧。

(4) 有无继发于灌注不足或有害呼吸做功的伴发代谢性酸中毒。

15. **急性呼吸性碱中毒及临床治疗策略**

急性呼吸性碱中毒(acute respiratory alkalosis)($PaCO_2$<30mmHg 且 pH>7.50)表明有急性肺泡通气过度,通常有呼吸做功增加。常见原因:①对动脉低氧血症的反应;②对代谢性酸中毒的反应;③中枢神经系统功能障碍。后两种情况很少伴随低氧血症。

临床上首先应判断急性呼吸性碱中毒是否伴有低氧血症。①不伴低氧血症的急性呼吸性碱中毒常见于颅内疾病、焦虑、或疼痛。也可见于严重贫血、一氧化碳中毒、和高铁血红蛋白血症;②伴随低氧血症的急性呼吸性碱中毒多见于急性心肺疾病。对氧治疗有反应的急性肺部疾病(如哮喘、支气管炎、非心源性肺水肿、分泌物阻塞、早期肺炎等)给 O_2 可降低呼吸做功、增加 $PaCO_2$、使 PaO_2 接近 60mmHg,并使升高的心率、血压恢复正常。

对氧治疗无效的肺部疾病(肺炎实化期、肺叶不张、ARDS等),给O_2对血气结果和呼吸做功无明显影响。

急性心脏疾病时心排血量急性减少,混合静脉血氧合下降,肺内分流增加,亦可导致低氧血症。增加每分通气量导致伴随低氧血症的急性肺泡通气过度。氧治疗对由于急性心肌梗死、急性心脏衰竭、和间质性肺水肿造成的低氧血症有反应,对肺泡内液体充满的肺水肿造成的低氧血症无反应。

16. 代谢性酸中毒的血气分析特点及其临床特征

呼吸空气时,典型的代谢性酸中毒动脉血气结果和pH如下:①pH<7.30;②$PaCO_2$<40mmHg;③PaO_2>60mmHg;④BE>-10mmol/L。

代谢性酸中毒(metabolic acidemia)的原因是碱丢失(如肠瘘)或非挥发性酸蓄积(无氧代谢、糖尿病酸中毒、心搏骤停、肾衰竭等)。肾衰竭是住院患者中最常见的原因。这些患者通常由于足够的呼吸储备而有代偿性酸中毒。因此,肾衰竭合并酸中毒(非代偿性酸中毒)通常提示呼吸功能的突然恶化。

代谢性酸中毒可危及生命,须给予积极治疗。此时需要立即评价心肺功能,因心肺功能储备足够时单纯代谢性因素很少使pH降至7.20以下。由于$Hb-O_2$亲和力下降(氧离解曲线右移),氧含量可能低于预计值,需要增加心排血量以保证组织氧供。如前所述,如有低氧血症,必须考虑组织缺氧的存在。除乳酸酸中毒外,代谢性酸中毒很少由于肺部疾病引起,通常不伴有严重的低氧血症。

除了在心肺复苏(CPR)期间和低心排血量状态时,代谢性酸中毒的主要治疗措施是给予碳酸氢钠,并应根据血气结果指导治疗:①碱剩余在-10mmol/L以上时不需要碳酸氢钠治疗;②pH在7.20以上时不需要碳酸氢钠治疗,除非伴随心血管功能的不稳定;③有指征时,先给予计算的细胞外碱缺失量的一半,5分钟后再次测定血气结果;④心肺复苏期间禁忌给予碳酸氢钠。

有关HCO_3^-治疗作用的观点正在发生重大改变。美国心脏协会要求限制$NaHCO_3$在心肺复苏中的应用。在实验中,为纠正严重的缺氧性乳酸酸中毒而给予的HCO_3^-反而增加了乳酸的产生。部分原因是H^+与HCO_3^-反应产生的CO_2迅速弥散透过细胞膜,造成细胞内酸中毒,虽然此时细胞外酸中毒已得到缓解。

17. 代谢性碱中毒的血气分析特点及其临床特征

呼吸空气情况下,典型的代谢性碱中毒(metabolic alkalenemia)动脉血气分析结果如下:①pH>7.50;②$PaCO_2$ 40~50mmHg;③PaO_2>60mmHg;④BE>+10mmol/L。

代谢性碱中毒是危重患者最常见的酸碱平衡紊乱。代谢性碱中毒通常是医源性的。pH在7.60以下时很少引起其他方面相对正常的患者的电生理和酶功能障碍,但对于有心脏和中枢神经系统疾病的患者就可能引起这些情况。pH的突然变化可能导致灾难性的结果,即使这种变化是向着正常的方向。因此,除非患者已经处于不稳定状态,代谢性碱中毒应给予缓慢逆转。在意识丧失、半昏迷、或严重衰弱的患者,代谢性碱中毒可加重已经明显的肺泡通气不足。

18. 影响机体内酸碱平衡的独立因素

所有的酸碱失衡都是由强离子、弱酸和CO_2的细胞外液局部浓度变化所致,因此,$PaCO_2$、强离子差值(SID)和总弱酸浓度(A_{TOT})是影响酸碱平衡的独立因素。

19. 酸负荷时主要的补偿反应及其时限

(1)即刻反应:通过细胞外缓冲而实现,以碳酸盐缓冲系统为主,但非碳酸盐缓冲系统在碳酸氢盐消耗所致的酸中毒中亦发挥着重要作用。

(2)数分钟至数小时反应:通过呼吸补偿而实现。以增加肺泡通气量排出CO_2为主。

(3)2~4小时反应:通过细胞内缓冲而实现。以红细胞、骨细胞内蛋白和磷酸盐系统为主。

(4)数小时至数天反应:通过肾脏补偿而实现,以增加肾小管分泌为主。

20. 急性呼吸性酸中毒时机体缓冲系统的作用特点

急性呼吸性酸中毒时机体内CO_2急剧升高,导致血中H^+迅速增加,此时H^+的调控应该从挥发性酸和代谢性酸两个方面来考虑。

(1)碳酸氢盐缓冲系统虽为主要的细胞外缓冲系统,但因其处于"$CO_2+H_2O \rightleftharpoons H_2CO_3 \rightleftharpoons H^+ + HCO_3^-$"动态变化之中,难以发挥作用。

(2)肾脏排Cl^-、排H^+的缓冲作用需数天方可起效,对急性呼吸性酸中毒亦无显著作用。

(3)由于CO_2呈高度水溶性,可轻易经生物膜弥散,自由进出细胞。因此,细胞内缓冲系统为急性呼吸性酸中毒时机体主要依赖的缓冲系统(99%)。

21. 急性高碳酸血症所致酸中毒不能用输注碳酸氢钠进行治疗的原因

静脉输注碳酸氢钠,是治疗严重原发代谢性酸中毒的适应证。而当发生急性高碳酸血症时,静脉输注碳酸氢钠可导致:

(1) 生成更多二氧化碳加重高碳酸血症。转化 100mmol 的 HCO_3^- 会产生大约 2.24L 的 CO_2,一方面加重通气障碍患者的负担其至导致二氧化碳麻醉,另一方面,过多的 CO_2 可能扩散到细胞内间隙,加重细胞内的酸中毒,也可能使潜在的代谢性碱中毒进一步加重。

(2) 同时增加 Na^+ 的含量,因而增加了渗透压导致的高渗性高钠血症、ECF 扩张和容量负荷增加。

(3) 如果肾对 HCO_3^- 的分布功能受损,当导致急性高碳酸血症的因素去除而迅速排出 CO_2 后,会出现"超量注射"所致的代谢性碱中毒。

因此,呼吸性酸中毒或者急性高碳酸血症时,只有通过增加每分通气量迅速去除 CO_2,以减少对肾脏和代谢性因素的干扰。

(王 颖)

第七节 其他相关监测

【知识点】

1. 尿量监测
2. 体温监测
3. 氧合指数和肺损伤
4. 乳酸监测的意义
5. 电解质紊乱与治疗
6. 麻醉深度的临床监测
7. 传统凝血功能测试指标和意义
8. 床旁即时评估方法、指标和意义

1. 围术期影响尿量的因素及通过监测尿量判断肾功能

尿液生成受肾脏自身调节(auto-regulation)、神经调节体液调节(nervous-humoral regulation)的影响。自身调节一是指动脉血压在 80~180mmHg,肾血流量保持相对恒定,二是指小管液中浓度增高时会产生渗透性利尿(osmotic diuresis)的作用。神经体液调节主要是指通过抗利尿激素(antidiuretic hormone)和肾素血管紧张素醛固酮系统(renin-angiotensin-aldosterone system,RAAS)发挥作用。围术期对尿量产生的影响因素是复杂的,多为间接影响血流动力学或神经内分泌效应产生的影响。主要包括以下几方面:

(1) 麻醉因素的影响:无论是椎管内麻醉(intra-spinal anesthesia)还是全身麻醉(general anesthesia),都会导致血管扩张血压降低,同时当血压降至自身调节低限时,血流量减少,尿量也会减少。机械通气或呼气末正压通气(positive end-expiratory pressure,PEEP)时,增高的气道压传导至血管内腔,导致静脉回流和心排量减少,进而导致肾灌注不足尿量减少。

(2) 内分泌激素的影响:围术期患者紧张、疼痛、手术刺激会引起交感神经兴奋,同时也会引起抗利尿激素分泌增加,激活肾素-血管紧张素-醛固酮系统。由于这些激素的作用,机体加强对水和钠的重吸收,维持循环的稳定,从而导致尿量减少。

(3) 手术因素的影响:腹腔镜手术时,随着腹内压的增加,中心静脉和肾实质受到压迫,心排血量降低,肾血流和尿量随之减少。主动脉夹闭手术(aortic clipping surgery)和肾动脉附近的操作,同样也会使肾血流量减少。不当的手术体位会影响回心血量,进而影响肾血流灌注。

(4) 利尿药的影响:临床麻醉中,神经外科用于降低颅内压(intracranial pressure)所用的甘露醇和呋塞米都会导致尿量的增多。

(5) 其他因素的影响:合并基础肾脏疾病、处于休克或全身血容量不足的患者,术中出现低尿量的风险会大大增加。

手术期间,尿量的生成不仅受肾性因素的影响,许多非肾性因素也会影响尿量的生成。全麻期间血压的波动、心排量的下降、手术刺激引起机体的应激反应、儿茶酚胺的浓度增高,加上激素水平(肾素、抗利尿激素、醛固酮)的波动都会影响肾小球滤过率(glomendar filtration rate),进而影响尿量。评估肾功能,不能只看尿量这一单一指标,应结合血尿素氮(blood urea nitrogen,BUN)和血清肌酐(serum creatinine)等指标综合考虑。所以说,围术期尿量的监测并不能完全准确地反映肾功能。

2. 体温监测的适应证及体温监测的部位

患者需要一个相对恒定的中心温度来维持机体正常生理功能,一旦体内温度严重偏离参考值,常会损伤机体多种器官功能,甚至可能导致死亡。接受全身麻醉的患者,其常常处于无意识且全身肌肉松弛的状态,丧失自主神经系统(autonomic nervous system)的温度调控能力,容易发生低温。新生儿和婴幼儿的体温调节机制发育不完善,体温调节能力较弱。同样,随着年龄的增长,老年患者通过寒战、血管收缩等方式调节体温的能力也逐渐减弱。所以,时间较长的体腔暴露手术和全麻患者、术中需要大量输血输液患者、体外循环心内直视手术(open heart surgery with extracorporeal circulation)、小儿和老年患者应常规进行体温监测。

中心温度的正常范围是 36.8~37.2℃,除人工降温外,手术中中心温度不应低于 36℃。中心温度的监测部位有鼻咽部、食管远端、耳鼓膜、肺动脉导管(pulmonary artery catheter)。另外,许多接近核心温度的部位在临床上也被应用,包括口腔、腋部、直肠、膀胱与皮肤温度。

3. 术中发生低温的原因

术中发生低温的原因有很多,主要分为麻醉因素,患者因素和外界因素。

(1)麻醉因素:全身麻醉(general anesthesia)期间患者无意识,处于全身肌肉松弛状态,所有的全麻药均可抑制下丘脑体温调节中枢,显著降低自主神经系统的温度调节能力,明显的损伤自主神经系统的温度调控能力,导致低体温。挥发性麻醉药(volatile anesthetics)有直接的扩张外周血管作用,还可抑制紧张性温度调节性血管收缩作用,体温下降。区域阻滞时,阻滞区域血管扩张、寒战反应消失,散热增加,导致低体温。

(2)患者因素:婴幼儿的体温调节机制发育尚未完善,加之其单位体重的体表面积较大,所以不易维持体温的恒定。另外,随着年龄的增长,老年患者的体温调节功能也会降低,通过寒战、血管收缩等方式调节体温的能力较弱。

(3)外界因素:手术室温度低于 21℃ 和全麻手术时间长于 3 小时,体温往往低于 36℃;术中静脉输注大量温度较低的液体,尤其是快速输入冷藏库存血(易致心律失常),可使中心温度下降。冷消毒液广泛消毒,开腹手术时脏器长时间暴露于环境温度下,大量冷液体冲洗腹腔,这些都会导致体温下降。

4. 低温对人体的不利影响

(1)心血管系统:低温可直接抑制窦房结的功能,抑制心肌收缩,尤其当体温低于 33℃ 时,可使心房至心室的传导减慢,出现心律失常甚至心房颤动(atrial fibrillation)。低温时,外周血管收缩,循环阻力增加,心脏做功和氧耗增加,加重心肌缺血(myocardial ischemia)和心律失常(arrhythmia)的发生。

(2)凝血功能:手术期间低体温使血小板功能减弱,凝血物质活性降低,血小板滞留于肝脏使循环,血液中血小板数量减少,从而导致凝血功能受到抑制,手术出血量增多。

(3)呼吸系统:低体温时,氧离曲线(oxygen dissociation curve)左移,血红蛋白对氧的亲和力增加,不利于氧的释放,故容易造成组织缺氧。随着体温的下降,呼吸节律变深变慢,表现为呼吸频率和每分通气量减少,并降低呼吸中枢对低氧和高二氧化碳的通气反应。

(4)代谢:低温可抑制体内酶的活性,肝功下降,可致所有麻醉药物代谢和排泄时间延长,导致术后苏醒延迟(delayed recovery),机械通气时间延长。

(5)切口感染及愈合:围术期体温轻度下降可抑制免疫功能,显著降低切口皮下氧分压,减少伤口供氧,从而增加围术期切口感染率。

5. 术中低温的预防

围术期低体温的发生往往是体内热量重新分布所引起的,因此可以通过在麻醉诱导(anesthesia induction)前对皮肤和外围组织进行加温,缩小中心与外周的温度差,从而在一定程度上进行预防。术前根据患者的年龄、病情、手术种类、手术时间等因素充分评估术中发生低体温的可能及严重程度,制定保温措施。

(1)预防再分布性低体温:当麻醉药引起血管扩张时,热量从中心流向外周。麻醉诱导前皮肤表面加温能增加体热容量,大部分热量在外周的腿部。当外周组织温度充分增加时,可抑制正常张力性温度调节的缩血管作用,几乎不会引起再分布低体温。

(2)静脉输液、输血加温:室温下输注一个单位冰冻血浆或 1L 晶体液可使平均体温约降低 0.25℃。输液加温器可最大程度地减少这种热量丧失。

(3)其他:适当增加手术室温度;采用棉毯、手术铺单等绝热物使皮肤被动性绝热(所覆盖物的总面积要比覆盖部位更重要);主动加温(循环水加温和压力空气加温)。

6. 利用氧合指数判断肺损伤程度

氧合指数(oxygenation index,OI)是指动脉氧分压除以吸入氧浓度所得到的百分比,即 $OI=PaO_2/FiO_2$。它是反映肺换气的重要指数,其参考值为 $400\sim500mmHg$,临床上多用其进行肺损伤(lung injury)程度的判断。急性呼吸窘迫综合征(acute respiratory distress syndrome,ARDS)是由于各种因素导致肺部发生炎性反应,造成弥漫性肺间质及肺泡水肿,最终造成急性低氧性呼吸功能不全,在围术期也较为常见。为了强调 ARDS 动态发病过程,提出了急性肺损伤(acute lung injury,ALI)的概念。ARDS 和 ALI 是同一个疾病的不同阶段,ALI 是轻度的 ARDS(2012 年 ARDS 柏林定义已把 ALI 取消,统一为 ARDS)。根据氧合指数可以确立 ARDS 的诊断,并按其严重程度分为轻度,中度,重度 3 种:轻度 $200mmHg<OI\leqslant300mmHg$,中度 $100mmHg<OI\leqslant200mmHg$,重度 $OI\leqslant100mmHg$。

7. 乳酸监测的临床意义

要想了解乳酸监测的临床意义,首先要了解乳酸的代谢:葡萄糖代谢的第一步均是生成丙酮酸,如果细胞氧供充足,丙酮酸进入三羧酸循环被完全氧化成水和 CO_2(即有氧氧化),如果氧供不足或线粒体氧化磷酸化受阻,丙酮酸则被还原成为乳酸(即无氧氧化)。除了氧供不足这一最关键的因素外,应激导致的高儿茶酚胺血症(hypercatecholaminemia)也会导致乳酸增多。应激下乳酸生成增高是因为无氧氧化(anaerobic oxidation)可以在短时间内产生所需能量。60%乳酸的清除主要发生在肝脏中,乳酸通过血液循环到达肝脏,转化成为丙酮酸通过糖异生或者进入三羧酸循环被清除。

首先乳酸可作为一个较为敏感、可靠的指标,可以估计患者的预后。有研究表明发生脓毒性休克的患者如果血乳酸值大于 4mmol/L 病死率达 42%,超过了 10mmol/L 病死率高达 78%。相对于初始乳酸值,乳酸的动态演变更具有临床意义,对于确定为细胞缺氧所致的血乳酸升高如感染性休克、突发哮喘、分娩期胎儿宫内窒息、乳酸酸中毒的程度与缺氧的严重性相一致,可以用来评估患者的严重程度和治疗的有效性。其次,因为乳酸是在肝脏中清除的,发生急性暴发性肝脏病时往往同时伴有高乳酸血症,乳酸值与严重程度成正比。但值得注意的是慢性肝功能受损时乳酸值往往不增加。最后,很多药物如硝普钠,二甲双胍会导致组织性缺氧的发生,造成酸中毒,尤其是在平时使用硝普钠降压时,可以通过检测乳酸浓度预测氰化物浓度,避免氰化物中毒。

8. 钠失衡的临床表现和治疗措施

低钠血症(hyponatremia)的临床表现严重程度取决于血 Na^+ 浓度下降的速率。血 Na^+ 浓度在 130mmol/L 以上时,极少引起症状,在 $125\sim130mmol/L$ 之间时,也只有胃肠道症状。当血 Na^+ 浓度降至 $120\sim125mmol/L$(儿童和绝经前妇女更高)时可伴有头痛、谵妄、躁动、呕吐和嗜睡等症状。在钠离子浓度低于 110mmol/L,症状可进展为癫痫和昏迷。这些症状的产生主要是因为脑细胞对细胞内外渗透压改变产生的反应,在低钠血症的早期,脑细胞对细胞内外渗透压不平衡有适应性调节。在 $1\sim3$ 小时内,脑中的细胞外液移入脑脊液,而后回到体循环;如低钠血症持续存在或继续下降,脑细胞将适应调节,细胞内的有机渗透溶质包括磷酸、肌酸、肌醇和氨基酸(如丙氨酸、氨基乙磺酸)丢掉以减轻细胞水肿。当血 Na^+ 浓度降至一定程度时,脑细胞这种适应调节衰竭,脑细胞水肿则随之而至。临床表现有抽搐、木僵、昏迷和颅内压升高症状,严重可出现脑幕疝。如果低钠血症在 48 小时内发生,则有很大危险,可导致永久性神经系统受损的后果。慢性低钠血症者,则有发生渗透性脱髓鞘综合征(osmotic demyelination syndrome)的危险,特别在纠正低钠血症过分或过快时也易于发生。当血 Na^+ 浓度下降过程缓慢时,即使浓度低于 120mmol/L,也可能没有临床表现。

对于围术期发生的低钠血症多伴有细胞外液的丢失,主要由于胃肠道液体丢失或应用利尿药引起。对于轻度的低钠血症,使用 0.9%生理盐水来恢复血容量,可起到一定的治疗作用。中度低钠血症,出现谵妄、嗜睡、恶心和呕吐的症状时,可酌情使用 3%的高渗盐水,输液速度应根据情况进行调整以确保最初的 24 小时治疗 Na^+ 浓度增加不超过 10mmol/L。对于严重的症状性低钠血症(昏迷、癫痫,Na^+ 浓度通常<120mmol/L)通常为急性发作,如处理不当,可发生渗透性脱髓鞘。应首先单次输注 3%盐水 100ml,目标是增加 Na^+ 浓度达 $2\sim3mmol/L$。假如症状无任何改善,每间隔 10 分钟给予相同剂量一到两次。最初 24 小时内 Na^+ 的浓度不超过 10mmol/L。按时监测复查电解质和渗透压,对患者再次评估。

高钠血症(hypernatremia)在围术期较少见,一般为原发性醛固酮增多症(primary hyperaldosteronism)、输入含钠药物过多和脑外伤、脑血管意外、垂体肿瘤等脑部病变引起的潴留性高钠血症。临床主要表现为中枢神经系统的症状与体征,可表现为嗜睡或精神状态改变,可发生昏迷和惊厥。其他的症状和体征可有休克、肌阵挛、肌震颤、肌强直、腱反射过度等。

可根据血容量进行个体化治疗：①低容量性高钠血症（hypovolemic hypernatremia）：先给予生理盐水纠正血容量，当血容量基本恢复后，再用5%葡萄糖液补充所缺的水，调整血清钠的浓度，使其逐步恢复正常；②等容性高钠血症（isovolumetric hypernatremia）：用0.45%盐水、5%葡萄糖或水灌肠来补充缺失量和持续丢失的量；③高容量性高钠血症（hypervolemic hypernatremia）：停止给予外源性的Na^+，给予呋塞米和5%葡萄糖或水灌肠。如出现肾衰竭可进行血液透析。

9. 容易发生经尿道前列腺切除术综合征的手术类型及预防和治疗方法

容易发生尿道前列腺切除术（transurethral resection of the prostate，TURP）综合征的手术包括：①经尿道前列腺切除术；②经尿道膀胱肿物切除术；③输尿管镜或宫腔镜手术。

TURP综合征的根本原因是机体对冲洗液的吸收。所以防止机体对冲洗液的吸收很关键，具体预防措施如下：①合理使用冲洗液；②通过监测输入量和排出量来判断液体的吸收；③尽可能减少术中冲洗的时间，控制在1小时内；④限制膀胱内压低于15~25mmHg，子宫内膜压力限制为70mmHg；⑤术中时时监测患者的神经系统状态和有无不良症状；⑥如冲洗液已大量吸收，应立即停止手术，并监测钠离子水平和神经功能状态。

一旦怀疑TURP综合征，除及时测定血钠水平外，应立即采取下列治疗措施：①静脉注射利尿剂，如呋塞米40mg，几小时后可重复，以促使大量水分排泄，恢复正常血容量；②根据血钠浓度缓慢补钠；③吸氧，纠正缺氧状态；④酌情使用洋地黄类药物，增加心肌收缩力，预防心力衰竭；⑤预防和治疗脑水肿。

10. 钾严重失衡的危害和紧急处理措施

尽管钾离子在细胞外液含量较低，但由于钾离子在维持兴奋性组织中的静息膜电位（resting membrane potential，RMP）很关键，所以钾离子严重失衡会出现危及生命的心律失常。

低钾血症（hypokalemia）的临床表现和细胞内、外钾缺乏的严重程度相关，更主要的是取决于低血钾发生的速度、时限以及病因。血清K^+浓度<2.5mmol/L时，症状较严重。如果因为应用利尿剂、糖皮质激素（glucocorticoid）发生的低钾多系逐渐形成，故临床表现一般不严重。若短时期内发生缺钾，则症状出现迅速，甚至引起猝死。由于失水和其他电解质紊乱、pH改变与缺氧等，常影响钾缺乏症的临床表现，故同时了解体液容量、电解质、酸碱度及渗透压状况对判断病情具有重要意义。

严重低钾血症在不同系统的表现：

（1）神经肌肉系统：当血清K^+浓度<3.0mmol/L时可出现肌无力，K^+浓度<2.5mmol/L时可以出现软瘫，以四肢肌肉受累最多见。当骨骼肌及呼吸肌受累时，则出现呼吸困难和吞咽困难，膝反射减弱或消失。肌无力的发生机制可能是通过细胞内、外钾的比例改变，而使细胞超极化。由于静息电位与阈电位远离，而致兴奋性减低，对乙酰胆碱的兴奋反应性减低。

（2）心血管系统：轻度低血钾多表现为窦性心动过速（nodal tachycardia）、房性及室性期前收缩。重度低血钾可致室上性或室性心动过速及心室颤动等严重心律失常。这些心律失常的出现是因为：低血钾时心肌细胞对K^+的通透性降低，Na^+流入超过K^+流出，使细胞内电位的负性减少，起搏细胞的自律性增加，并可抑制心肌传导及产生反激动，导致各种心律失常。低血钾可加重洋地黄中毒（digitalis poisoning），故更易出现心律失常。钠潴留伴低血钾可发生心力衰竭。缺钾严重时，通过自主神经可引起末梢血管扩张，血压降低。心电图检查通常能较敏感地反映出低血钾情况。血钾减少时心肌细胞膜静息电位（resting potential）增大，动作电位（action potential）时间延长，反映在心电图上为进行性ST段压低、T波振幅下降，U波出现与增大，T波可降低或平坦，最后转成双相、倒置，U波常超过同导联T波高度，TU可融合成驼峰样。

（3）泌尿系统长期低钾可引起缺钾性肾病和肾功能障碍（renal dysfunction），浓缩功能减退，出现多尿（尤其是夜尿增多）。急性低钾血症不影响尿浓缩功能。低血钾可导致肾小管细胞氨生成增加，伴发代谢性碱中毒（metabolic alkalosis）。其原因是低血钾时，K^+向细胞外移，H^+进入细胞内，细胞内酸中毒时可刺激氨生成和H^+分泌。低钾时还可促进HCO_3^-重吸收增加，加重和维持代谢性碱中毒持续存在。低钾血症时可出现代谢性碱中毒，而尿呈酸性这一重要特征。

在低钾血症的治疗上，首先应除去可能致病的因素和急救重症患者。在围术期治疗中，应注意其他电解质、酸碱失衡及心肾功能。在血容量减少，周围循环衰竭、休克致肾功能障碍时，除非有严重心律失常或呼吸麻痹等紧急情况，应待补充血容量、排尿达到30~40ml/h后，继续观察6小时，始予补钾。缺钾较重与不能口服或出现严重心律失常、神经肌肉症状者，可静脉补钾。禁止用氯化钾静脉推注，应溶于等渗盐水或5%葡萄糖溶液内静脉滴注,且补液速度一般每小时不超过1g氯化钾,稀释至30~40mmol/L。严重者可每小时补2g,快速补钾应在心电图监护下进行。钾对血管有刺激性,可引起疼痛,一般滴注速度每500ml液体中可加氯化钾1.0~1.5g。补钾不能操之过急,在控制症状后,可逐步补给,常需1周或更长时间才能得到纠正。因为缺钾主要是细胞内缺乏,正常人细胞外液总钾量仅50~70mmol,而细胞内钾含量为3 000mmol,故有时需连续补钾数日,血钾才能升到正常范围。补钾时必须观察尿量,如尿少、补钾应慎重,以避免引起高血钾。

血钾高于5.5mmol/L称为高钾血症(hyperkalemia),>7.0mmol/L则为严重高钾血症。高钾血症主要累及心血管系统和神经肌肉系统,其严重性取决于血钾升高的程度和速度,以及有无其他电解质和水代谢紊乱(electrolyte and water metabolism disorders)合并存在。高钾使心肌受抑,心肌张力减低,心音减弱,易发生心律失常。心电图的特征性改变与血钾升高的程度相关。当血钾大于5.5mmol/L时心电图表现为Q-T间期缩短。T波高尖对称,基底狭窄而呈帐篷状;血钾为7~8mmol/L时P波振幅降低,P-R间期延长以至P波消失。高钾早期常有四肢及口周感觉麻木,极度疲乏,肌肉酸疼,肢体苍白湿冷。血钾浓度达7mmol/L时四肢麻木软瘫,先为躯干后为四肢,最后影响到呼吸肌,发生窒息。中枢神经系统可表现为烦躁不安或神志不清。另外,所有高钾血症均有不同程度的氮质血症和代谢性酸中毒,后者又可加重高钾血症。

严重高钾血症紧急处理措施:①静脉注射钙剂,高血钾可使心肌细胞静息电位降低而阈电位不变,使两者差距减小,从而使心肌细胞兴奋性增加。钙离子可能使心肌细胞膜静息电位与阈电位差距拉大,使心肌兴奋性趋于稳定。紧急措施为立即静脉推注10%葡萄糖酸钙10ml,于5~10分钟注完,如果需要,可在1~2分钟后再静脉注射1次,可迅速消除室性心律不齐。因钙的作用维持时间短,故在静脉推注后,接着应持续静脉滴注。但钙对血钾浓度无影响。②静脉滴注高渗葡萄糖及胰岛素将血浆与细胞外钾暂时移入细胞内。如遇心力衰竭或肾衰竭患者,输注速度宜慢。在滴注过程中密切监测血钾变化及低血糖反应。亦可静脉推注5%重碳酸氢钠溶液。此方法对有代谢性酸中毒(metabolic acidosis)患者更为适宜。既可使细胞外钾移入细胞内,又可纠正代谢性酸中毒。③促进钾离子排出体外髓袢或噻嗪类利尿剂、血液透析移除体内钾、阳离子交换树脂。

11. 低钙血症对临床麻醉的影响

钙离子在神经肌肉传递、心脏收缩功能、凝血功能等方面意义重大。临床上血清钙低于2.10mmol/L时,可诊断为低钙血症(hypocalcemia)。临床麻醉中导致低钙血症的常见原因包括呼吸机参数不当过度通气导致的pH升高和输入大量含枸橼酸的库血(每分钟超过1.5ml/kg)。

低钙血症对临床麻醉的影响主要为神经肌肉的应激性和兴奋性增高。钙离子可抑制钠离子内流,低钙血症时,抑制作用减弱,发生抑制作用动作电位的阈值降低,因此神经肌肉的兴奋性增加。轻症时出现手指、脚趾及口周的感觉异常,四肢发麻刺痛,手足抽动;当血钙进一步降低时可发生手足抽搐,严重时全身骨骼及平滑肌痉挛,在呼吸道,表现为喉及支气管痉挛(bronchial spasm),哮喘发作,甚至出现呼吸暂停。低钙血症时,心脏收缩力受损,传导阻滞,心律失常。心电图常表现为:Q-T间期延长,T波异常,可有窦性心动过速伴心律失常。另外,在凝血系统中,凝血酶原酶复合物(prothrombin complex concentrate)介导无活性的凝血酶原生成有活性的凝血酶,凝血酶原酶复合物由Xa因子、II因子(凝血酶原)、Va因子(辅助因子)和钙离子共同组成。低钙血症时,凝血酶生成减少,出血增多,从而影响凝血功能。

12. 意识消失的生理体征

全麻诱导过程中,通常以睫毛反射(eyelash reflex)和指令反射消失作为意识消失的标准。如果想观察意识消失的整个过程,可要求患者眼球去追踪麻醉医师左右晃动的手,随着麻醉药物的起效,患者眼球左右摇摆频率减慢,同时伴有眼球震颤和眨眼次数增加,最后眼球固定于中央位置。意识消失时,头眼反射又称洋娃娃头眼现象(Doll's head eye phenomenon),即头部迅速左右转动时眼球向相反的方向转动和角膜反射消失。诱导给药过程中,单次注射较大剂量的镇静催眠药也会伴有呼吸暂停和肌肉松弛,这是因为药物到达了位于延髓背侧和脑桥腹侧的呼吸中枢以及初级运动区与延髓之间的运动通路。

13. 常见监测麻醉深度的方法及各自特点

麻醉深度(anesthesia depth)的概念来源于乙醚麻醉的分级,现在麻醉深度通常包括镇静、镇痛和肌肉松弛,也有学者把适当抑制应激反应作为麻醉深度的指标,所以麻醉深度是一个综合指标,不是单一的镇静指标。最常用的监测麻醉深度的方法是观察临床反应,常用的检测指标有指令反应消失,睫毛反射消失,伤害刺激引起的体动反应消失,血流动力学平稳等。指令反应消失,睫毛反射消失可以作为意识消失的指标。在不使用肌肉松弛药的情况下,体动反应消失和心率血压平稳可以作为镇痛达标的指标。以上这些方法可直接有效地提供麻醉过深或麻醉过浅的信息，且不需要监测设备。但是术中使用肌肉松弛药和心血管活性药物可掩盖这些反应，而且生理病理状态下其他变化（缺氧，失血）也会引起心血管系统反应，使其缺乏特异性。

脑电图（electroencephalogram，EEG）的变化与镇静程度有良好的相关性。通过计算机技术，信号处理技术，可以将脑电图转化为更加便于观察的相关指数。相关指数越低，患者镇静程度越高。目前应用于临床较多的有：脑电双频指数（bispectral index，BIS），脑电熵指数（entropy index），脑电意识深度检测指数（narcotrend index，NI）。对其分别介绍如下：①BIS 的范围从 0（等电位脑电图）到 100（完全清醒），推荐用于预防知晓的指数为40~60，即此时麻醉达到了合适的深度。其是唯一进行过预防术中知晓大样本研究并证明有效的麻醉深度检测指标。其本身也有自身的不足，如不能做到实时监测，有 20~30 秒的延迟，专用导联电极片位置固定限制了在某些外科如神经外科、烧伤科的应用。②熵，在信息论中被定义为是一种对不确定性的度量。随着麻醉加深，脑电图会由杂乱无章变得更加有规律，熵值会变低。熵指数的范围与 BIS 一致均为 0~100，理想麻醉状态下指数为 40~60。熵检测仪上有两个指标，状态熵（state entropy，SE）及反应熵（respond entropy，RE）。状态熵主要反映脑电活动变化，反应熵包括脑电变化和面部肌电变化两个方面。在应用肌肉松弛药的情况下，SE 与 RE 保持一致。RE 的存在有助于区分熵改变原因来自脑电活动还是面部肌电活动。熵指数反应迅速，RE 的反应时间只有 2 秒。其耗材与 BIS 一样，为贴于前额的专用熵电极片。③NI 将脑电分为 A（清醒）-F（等电位状态）6 级，新版 Narcotrend 监护仪上设有 NI 指数。推荐用于预防术中知晓的 NI 指数为 30~45。其耗材为常规ECG 电极，对电极片位置要求不像 BIS，熵指数苛刻，同时也降低了患者的经济负担。以上这些基于脑电图的意识水平相关指数受麻醉药综合作用的影响，也就是说，不同的给药方案，不同的麻醉深度可以得到相同的指数，相同的指数又代表不同的镇静深度。所以近年来有学者提出直接监测脑电图，以得到更多且实时的反映患者意识状态的信息。

由于伤害性刺激引起的神经反应是皮质下结构介导的，EEG 不能精准地反映镇痛水平。除常用的心率、血压外，监测镇痛水平的指标有反映交感神经缩血管纤维张力的末梢灌注指数（tip perfusion index，TPI）、反应心脏交感神经张力的心率变异性（heart rate variability，HRV）以及两者加权综合形成的新指数——手术应急指数（surgical emergency index）、心率变异性经小波分析得到的仅反映副交感神经张力的指数——镇痛/伤害平衡指数（analgesia/injury balance index）。

14. 对基于 EEG 的麻醉深度监测产生影响的药物

不同麻醉药作用于中枢产生麻醉作用的机制不同，所以在麻醉状态下有多种脑电形式，氧化亚氮、氯胺酮、右美托咪定并不表现为经典的低频高幅慢波震荡，以上药物会对基于 EEG 的麻醉深度监测产生影响。

氧化亚氮和氯胺酮主要通过 NMDA 受体产生作用的。氧化亚氮麻醉期间可增加高频 EEG 的波幅并降低低频 EEG 的波幅，其脑电 BIS 值可不变甚至升高。氯胺酮麻醉时会出现高频振荡，这与丙泊酚麻醉时的低频振荡明显不同，氯胺酮麻醉意识消失时 BIS 值会增加。右美托咪定主要通过激活中枢神经元突触前膜 α_2 受体，抑制去甲肾上腺素的释放发挥作用，其镇静类似于自然非动眼睡眠状态，唤醒系统功能保持存在，明显的慢波震荡，这就可以解释为什么右美托咪定 BIS 值已经达到意识消失水平但仍会被唤醒的现象。

15. 暴发抑制及其对手术患者预后的影响

暴发抑制（burst suppression）是一种具有特殊形态的非正常脑电波，其波形表现为高幅高频的暴发状态与低幅的抑制状态，以不可测的非周期的模式交替出现。麻醉深度越深，抑制状态产生的频率越高。因此暴发抑制在麻醉深度检测中备受关注，作为评判麻醉是否过深的关键点。目前越来越多的证据表明麻醉过深会增加患者远期的死亡率和患病率，有研究表明，手术中累计深镇静持续时间是非心脏手术术后 1 年死亡率的独立预测因子。

16. 解读传统实验室检测凝血功能的指标

正常出、凝血状态的维持需要多个系统的共同作用：①血管壁；②血小板；③凝血系统；④纤溶系统。传统实验室检测主要是分别针对这 4 个方面。

正常的生理性止血分为血管收缩，血小板性止血栓的形成，血液凝固三个过程，其中血管收缩和血小板性止血栓形成称为一期止血，血液凝固称为二期止血。一期止血常用的筛选试验有：毛细血管抵抗力试验（capillary resistance test，CRT）主要反映血管壁和血小板功能；血小板计数（platelet count，PLT）主要反映血小板的数量；血块收缩试验（clot retraction test，CRT）主要反映血小板的功能。

二期止血常用的筛选试验有：活化部分凝血活酶时间（activated partial thromboplastin time，APTT）参考值为

25~37秒,超过参考值10秒以上为异常,主要反映内源性凝血系统功能,是检测普通肝素和诊断狼疮抗凝物质的常用实验指标,增高见于血浆因子Ⅷ、因子Ⅸ和因子Ⅺ水平减低;如血友病A、血友病B及因子Ⅺ缺乏症;降低见于高凝状态;如促凝物质进入血液及凝血因子的活性增高等情况;凝血酶原时间(prothrombin time,PT)参考值为11~14秒,超过参考值3秒以上为异常,主要反应外源性凝血系统功能,延长见于先天性凝血因子Ⅱ、Ⅴ、Ⅶ、Ⅹ缺乏及纤维蛋白原缺乏,后天凝血因子缺乏主要见于维生素K缺乏、严重的肝脏疾病、纤溶亢进、DIC、口服抗凝剂等;缩短见于血液高凝状态和血栓性疾病等;PT国际正常化比值(international normalized ratio,INR)参考值范围为0.8~1.2,是长期服用华法林患者的主要监测指标;使用华法林抗凝治疗时,一般要求INR维持在2.0~3.0,既可保证治疗效果,也可使出血风险维持在较低水平。对出血风险较高者,可以考虑INR维持在1.5~2.0,但疗效可能有所下降。

凝血酶时间(thrombin time,TT)与纤维蛋白原测定(fibrinogen,Fib):主要检测纤维蛋白原的情况。TT参考值为12~16秒,超过参考值3秒以上为异常,主要反映纤维蛋白原转为纤维蛋白的时间。增高见于DIC纤溶亢进期,低(无)纤维蛋白原血症,异常血红蛋白血症,血浆纤维蛋白(原)降解产物(fibrin degradation product,FDP)增高;降低无临床意义。FIB的正常参考值为2~4g/L,主要反映纤维蛋白原的含量。FIB也就是凝血因子Ⅰ,是凝血过程中的主要蛋白质,FIB增高除了生理情况下的应激反应和妊娠晚期外,主要出现在急性感染、烧伤、动脉粥样硬化、急性心肌梗死、自身免疫性疾病、多发性骨髓瘤、糖尿病、妊娠高血压综合征及急性肾炎、尿毒症等,FIB减少主要见于DIC、原发性纤溶亢进、重症肝炎、肝硬化和溶栓治疗时。

正常情况下,止血栓完成使命后需要纤维溶解系统的存在来保持血管通畅。检测纤溶系统的指标有:血浆D-二聚体测定,其增高是继发性纤溶亢进的指标,其测定正常是排除深静脉血栓和肺栓塞的重要指标;FDP其增高是纤溶系统亢进的指标,但不能区别原发性纤溶亢进还是继发性纤溶亢进。

凝血酶时间、活化部分凝血活酶时间、纤维蛋白原3者同时检测已被临床用于筛查患者凝血机制是否正常,特别是心胸外科、骨科、妇产科等手术前检查患者的凝血功能尤为重要。

17. 与肝素和凝血弹性相关的床旁凝血功能检测指标及特点

正常血液接触到心肺转流机的管路时会激活凝血系统,形成大量血栓,所以体外循环转机前必须要进行对血液进行肝素化处理。肝素主要是通过增加抗凝血酶的活性而间接产生抗凝效果,临床上与肝素相关的床旁检测有两种:①是直接监测肝素的浓度,最常用的方法有鱼精蛋白滴定法(protamine titration),鱼精蛋白是一种含多碱基的蛋白质,可以以化学计量的方式去抑制肝素,1mg鱼精蛋白可抑制约100U的肝素,优点是肝素浓度较低时其敏感性较高,缺点是不能显示抗凝效果(不同患者使用相同肝素剂量产生的抗凝效果往往不同);②是监测肝素化效果,最常用的方法是监测激活全血凝固时间(active coagulation time,ACT)将新鲜全血加入已有硅藻土的测试管中,从开始到出现血凝块的时间即为ACT。ACT参考值为(107±13)秒,达到480秒可以达到体外循环转机的标准。因为其操作简便,成本低,高肝素浓度的线性操作反应,是最常用的肝素相关的床旁凝血功能监测指标。ACT检测凝血功能的缺点包括可重复性性差、低浓度肝素时敏感性低、血液稀释时数值不准、受温度影响较大,另外,由于硅藻土只能激活内源性凝血途径,对于凝血因子Ⅷ缺乏,血小板功能异常,血栓溶解异常时,ACT无意义,ACT只能反映肝素的抗凝效果。

通过凝血弹性相关的床旁监测可以快速动态地了解血液凝固,血小板收缩,纤维蛋白溶解的全过程,这是与传统实验室检查不能做到的。临床上常用的凝血弹性监测仪器有血栓弹力图仪(thromboelastograghy,TEG),Sonoclot凝血(Sonoclot coagulation)和血小板功能分析仪(platelet function analyzer,SCA)。TEG的主要部件有:不锈钢盛血恒温杯(37℃),浸入血液的探针以及与探针相连的传感器。盛血杯以4°45′旋转,杯中的血液是连接盛血杯与探针之间的媒介。当血液发生凝固时,针与杯旋转产生力的变化通过传感器放大描绘成TEG(图4-7-1)。TEG的参数包括:①凝血反应时间R值,指从开始检测到形成纤维蛋白的潜伏时间,它反映的是凝血因子的活性。使用抗凝剂,凝血因子缺乏时表现为R值延长,血液呈高凝状态时表现为R值缩短。参考值为4~8分钟。②K值和凝α角,K值为从R反应终点到曲线幅度达20mm所需时间,α角为TEG最大曲线弧度的切线与水平线之间形成的角度,K值和α角都是反映血凝块聚合的速率,主要受纤维蛋白原水平的影响,但α角比K值更加敏感,精确。α角的参考值为50°~60°。③最大振幅(maximum amplitude,MA):指TEG上的最大幅度,也就是血凝块的最大强度,主要受纤维蛋白原及血小板两个因素的影响,其中血小板的作用(80%)比纤维蛋白原的作用(20%)强很多。其参考值为50~60mm。④纤溶指数(LY30):最大振幅后30分钟的振幅衰减率,若LY30>7.5%,提示纤溶亢进。⑤凝血指数(clotting index,CI):用来描述患者的总体凝血情况,是对凝血情况的总体评价,参考值为-3.0与+3.0之间,大于+3为高凝状态,小于-3为低凝状态。与TEG的原理不同,Sonoclot是将一个探头浸在血样中快速震动,并感受阻力的变化将其转化为电信。Sonoclot分析仪可测数值有:①Son ACT,其与ACT监测相似可以代替ACT,主要与凝血因子相关,也可反映肝素残留和鱼精蛋白过量;②凝结速度(clotting rate,CR),反映机体内纤维蛋白原的水平;③达峰时间(time to peak,TP),TP则能够反映凝结收缩的快慢程度,间接反映血小板功能的强弱;④血小板功能(platelet function,PF),PF为通过软件计算得来可反映血小板功能而不受血小板数量的限制。

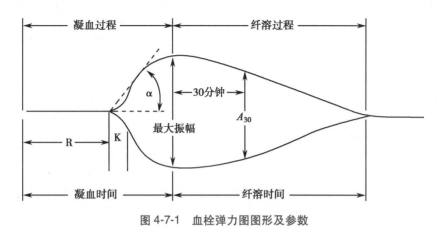

图4-7-1　血栓弹力图图形及参数

18. 常用血小板功能的监测方法

用于监测血小板功能的方法主要有4类:①基于血小板聚集能力的评估;②基于凝血弹性的评估(具体见本章第六节);③基于剪切力作用;④基于血小板表面标志物的测定。

基于血小板聚集能力的评估:加入致聚剂后血小板发生聚集,由其聚集程度来反映血小板的功能。VerifyNow是一种完全自动化的全血血小板床旁测试仪,其原理为加入致聚剂后,穿过样本的光线增多,由此反应血小板的聚集能力。其操作简便快速,但受血细胞比容和血小板数量的限制。Plateletworks通过测定聚集前后血小板的数目,得出血小板数目减少的百分率,根据此百分率可得到血小板的聚集率。其被证明在发现由糖蛋白Ⅱb/Ⅲa受体拮抗剂导致的血小板功能异常方面有效。

基于剪切力的作用:血栓功能测试仪PFA-200是在高剪切压力条件下模拟初期止血的仪器,结果以血小板闭塞网眼停止血流运动的闭合时间表示,故可以检测与血小板黏附,聚集,血小板血栓形成障碍相关的出血性疾病如von Willebrand病,阿司匹林介导的血小板功能障碍。其缺点是受血液稀释和血小板数目的影响。

基于血小板表面标志物的测定:流式细胞术可以检测血小板表面的抗原,判断血小板的激活与非激活状态。ELISA方法通常用于检测可溶性血小板释放如PF_4,血栓烷A_2。用上述方法可以用来检测药物的疗效,如通过检测TXA_2的稳定产物血栓素B_2来评估阿司匹林对血小板的抑制效应。

19. 凝血功能监测在抗凝患者桥接管理中的应用

抗凝治疗桥接管理(bridge management of anticoagulant therapy)的目的是最大限度地减少高危患者停用抗凝治疗时发生血栓栓塞的危险,并尽量减少高危患者术后出血的风险。临床上抗凝治疗多用华法林,INR(PT国际正常化比值)是长期服用华法林患者的主要监测指标。桥接治疗时多用普通肝素或低分子量肝素治疗,ATPP是监测普通肝素的常用指标,监测低分子量肝素除了选定患者抗Ⅹa因子抗体水平外无其他监测指标。因为低分子量肝素的安全性更高不良反应发生率少,所以桥接治疗时多用低分子量肝素进行桥接。以低分子量肝素桥接为例,中断华法林的给药方案为:术前5天停用华法林,在停用华法林第2天或INR<2.0后即开始使用低分子量肝素桥接抗凝,低分子量肝素于术前24小时停药,对于高出血风险手术,低分子量肝素和肝素术后恢复给药时间为术后48~72小时,对于无高出血风险的手术,恢复时间则为术后24小时。使用低分子量肝素1~2天或INR达到治疗范围后停用。新型抗凝药物为直接Ⅹa因子抑制剂(如利伐沙班)或直接凝血酶抑制剂(达比加群)新型抗凝药物尚无可靠的实验室检测方法,其术前停药的时间主要根据药物代谢动力学。

(黄立宁)

参 考 文 献

[1] 王跃生. 实用心电图指南. 郑州:郑州大学出版社,2018.

[2] 韩如泉,周建新. 神经外科麻醉学. 北京:人民卫生出版社,2018.

[3] KAUFMANN KB,STEIN L,BOGATYREVA L,et al. Oesophageal Doppler guided goal-directed haemodynamic therapy in thoracic surgery-a single centre randomized parallel-arm trial. British Journal of Anaesthesia,2017,118(6):852-861.

[4] SAUER S,KUNZ A S,KLINK T. Brainstem auditory evoked potentials'diagnostic accuracy for hearing loss:systematic review and meta analysis. Journal of Neurological Surgery Part B:Skull Base,2017,78(01):43-51.

[5] SESSLER DI. Perioperative thermoregulation and heat balance. Lancet,2016,387(10038):2655-2664.

[6] WILDES TS,MICKLE AM,BEN ABDALLAH A,et al. Effect of electroencephalography-guided anesthetic administration on postoperative delirium among older adults undergoing major surgery:The ENGAGES Randomized Clinical Trial. JAMA,2019,321(5):473-483.

[7] KHURANA J,GARTNER S C,NAIK L,et al. Ultrasound Identification of diaphragm by novices using abcde technique. Regional Anesthesia and Pain Medicine,2018,43(2):161-165.

[8] TEMPLIN C,GHADRI JR,DIEKMANN J,et al. Clinical features and outcomes of takotsubo(stress)cardiomyopathy. N E J M,2015,373(10):929-938.

[9] NAZERIAN P,VOLPICELLI G,GIGLI C,et al. Diagnostic performance of Wells score combined with point-of-care lung and venous ultrasound in suspected pulmonary embolism. Academic Emergency Medicine. 2017,24(3):270-280.

[10] AGRAWAL A,CHENG R,TANG J,et al. Comparison of two techniques to measure optic nerve sheath diameter in patients at risk for increased intracranial pressure. Critical Care Medicine,2019,47(6):e495-501.

第五章 中枢神经系统

第一节 脑部肿瘤手术的麻醉

【知识点】

1. 脑肿瘤患者颅内压升高及监测处理
2. 幕上肿瘤切除术的麻醉要点
3. 后颅窝肿瘤的特点及评估准备
4. 静脉空气栓塞(VAE)的监测与治疗
5. 后颅窝肿瘤切除术患者的围术期管理

6. 脑肿瘤切除术中急性脑肿胀的麻醉管理
7. 术中过度通气降颅内压需要注意的事项
8. 脑肿瘤切除术患者的脑保护
9. 脑肿瘤切除术后并发低钠血症的常见原因

【案例】

患者女,58岁,体重57kg。10天前出现阵发性头痛伴肢体抽搐,无恶心呕吐等不适,无意识障碍等。入院磁共振(MRI)检查提示其矢状窦附近有一巨大脑膜瘤,约5cm×4cm×4cm。患者否认既往其他系统疾病,术前检查未发现其他异常情况。拟在气管插管全身麻醉下行开颅脑膜瘤切除术。静脉麻醉诱导后,静吸复合维持麻醉,并行桡动脉穿刺测压、中心静脉置管测压等。手术开始,术中呼气末二氧化碳($EtCO_2$)维持在30~35mmHg,顺利切除肿瘤,术后保留气管导管送至ICU。术后第2天患者清醒后顺利拔除气管导管。

【疾病的基础知识】

1. 脑肿瘤的分类、常见的脑肿瘤及其主要的临床表现

颅脑肿瘤(intracranial tumour)分为原发性和继发性肿瘤两大类,前者是指发生于脑组织、脑膜、脑神经、垂体、血管及胚胎组织等的肿瘤,后者是指由身体其他部位恶性肿瘤转移来的肿瘤;临床上最常见的颅脑肿瘤是神经胶质瘤(neuroglioma)和脑膜瘤(meningioma)。

颅脑肿瘤的临床表现与肿瘤的性质、部位以及生长速度有很大关系,主要表现有:

(1)颅内压(intracranial pressure,ICP)增高症状:头痛、呕吐、视盘水肿。

(2)与肿瘤生长部位相关的局灶症状与体征:局灶症状是脑瘤引起的局部神经功能紊乱,可作为肿瘤的定位诊断。

2. 脑肿瘤患者颅内压增高的机制

颅腔是容积恒定的骨腔,其内含有三种可压缩的物质,即脑组织、脑脊液与脑血管,正常情况下颅腔内容物与颅腔总容积是相适应的,因此,颅腔内压力始终保持基本恒定,但颅腔内容物若增多,则可出现不同程度的颅内压增高;临床上以颅内压持续超过15mmHg时称为颅内压增高。脑肿瘤患者颅内压增高的机制包括:

（1）肿瘤占位直接增加颅内容量。

（2）脑脊液循环受阻,造成脑脊液过多。

（3）肿瘤周围脑组织水肿,增加脑组织体积。

3. **影响脑肿瘤患者颅内压的因素**

（1）脑肿瘤的体积大小。

（2）脑肿瘤影响脑脊液在上矢状窦的吸收。

（3）脑水肿。

（4）肿瘤内出血。

（5）脑积水。

4. **脑肿瘤时血脑屏障的变化**

正常的血脑屏障功能依赖一种复杂的紧密连接的分子,由脑毛细血管的内皮细胞、基膜和胶质细胞足突共同组成,是维持脑组织内环境稳态的重要结构,严格限制了大分子物质从血液进入正常的脑组织。脑肿瘤时,血脑屏障的通透性增加。

（1）脑肿瘤水肿时,构成血脑屏障的紧密连接蛋白部分缺失或下调,使血脑屏障功能受损,通透性增加。

（2）与正常脑组织相比,脑肿瘤可能使脑组织内皮细胞发生改变,细胞紧密连接消失、血管周围空隙增加,促使血脑屏障通透性增加。

（3）脑肿瘤组织的血脑屏障不健全,通透性增加,使得小分子物质快速通过毛细血管。

（4）脑胶质瘤可使紧密连接蛋白缺失,血脑屏障受到破坏,增加血脑屏障通透性。

5. **控制性降压技术对血脑屏障的影响**

由于控制性降压患者脑血管扩张、脑血流量（cerebral blood flow,CBF）自动调节功能障碍和CBF降低等,因而应特别注意血脑屏障的功能状态。在对控制性降压过程中血脑屏障功能的研究中发现,硝普钠控制性低血压所致的血脑屏障功能紊乱大于噻吩控制性降压;在应用氟烷实施控制性降压后,快速恢复血压亦能引起血脑屏障功能紊乱。所以,从血脑屏障功能方面考虑,除应选择合适的麻醉方法和控制性低血压药物之外,诱导低血压和恢复血压均应缓慢,以使脑血管有适应过程。

【术前评估与准备】

6. **对本节案例中的患者进行术前评估时,与手术相关的关注点及相应的麻醉准备**

该患者影像学诊断为脑膜瘤,手术前应重点了解:

（1）有否存在颅内高压（intracranial hypertension）:如有颅内高压表现在术前应采取适当降低颅内压的措施;该患者无明显的恶心、呕吐症状,因此目前暂无明显的颅内高压表现。

（2）肿瘤的大小与位置,可提示手术的入路和患者的体位、出血量;该患者为巨大脑膜瘤,并接近矢状窦附近,因此出血的可能性大,术前应充分备血,放置中心静脉导管,术中准备自体血回收和采用控制性降压技术等。

（3）是否有发生静脉空气栓塞（venous air embolism,VAE）的风险:肿瘤靠近矢状窦,术中有发生空气栓塞的风险,因此术前应建立有创动脉压和呼气末 CO_2 监测,放置中心静脉导管,防治空气栓塞。

7. **脑干肿瘤麻醉前评估**

脑干肿瘤（brain stem tumor）是指发生于中脑、脑桥和延髓部位的肿瘤,由于脑干是人体的生命中枢,因此手术具有极大的挑战性,在手术前要进行充分的麻醉评估,包括:

（1）是否有颅内高压及其处理情况:脑干肿瘤常压迫脑导水管,产生梗阻性脑积水（obstructive hydrocephalus）,患者表现头痛、呕吐、血压升高、脉搏和呼吸缓慢等颅内高压症状,同时因脱水处理,易掩盖循环血容量不足和严重脱水等体征,并出现电解质紊乱。

（2）是否有脑神经受累表现:如肿瘤累及迷走和舌咽神经核,可使患者出现吞咽困难、饮水呛咳,易造成误吸或吸入性肺炎。

（3）是否伴有呼吸中枢功能不全:如出现通气不足,对 $PaCO_2$ 敏感性降低,麻醉用药易导致呼吸停止,在围术期应监测呼吸功能,尽早辅助呼吸。

（4）循环中枢是否受损:表现为血压波动大、心率快及窦性心律失常等。

这些对于麻醉药物的选择、使用以及麻醉的管理非常重要,必须加以重视。

8. **后颅窝肿瘤切除术麻醉的关注点**

后颅窝邻近脑干,后颅窝肿瘤主要包括脑干部肿瘤、第四脑室肿瘤、小脑蚓部肿瘤、小脑半球肿瘤及脑桥小脑角肿瘤。其呼吸与循环中枢、运动与感觉传导通路、上行网状激活系统等均位于此,该处的病变容易引起生命体征不稳定;由于后颅窝的特殊部位,其手术操作时间较长、难度较大、并发症多,死亡率较高,同时麻醉风险也相对增大。

麻醉关注点包括:

(1)后颅窝手术必要时可保留自主呼吸,以便在分离肿瘤和脑干粘连时及时发现是否干扰呼吸中枢,避免造成脑干损伤,麻醉中如患者自主呼吸突然异常变化,应及时告知手术医师。

(2)后颅窝手术必须保持平稳的麻醉,避免患者术中出现呛咳导致手术器械操作时误伤脑干。

(3)非麻醉因素下,患者术中心率或心律突然改变,应提示手术医师先暂停操作,以鉴别是否与手术操作有关,如:手术刺激三叉神经可出现血压突升,牵拉迷走神经则引起心动过缓、血压下降。

(4)后颅窝手术为充分显露手术野,往往将头颅过度弯曲,如侧卧或俯卧位头颅过度弯曲可使静脉血回流受阻,易引发上呼吸道水肿,术毕拔管应注意评估呼吸道情况。

9. **坐位颅内肿瘤切除术的适应证及禁忌证**

坐位常用于后颅窝、延脑及颈髓的手术。目前,手术已很少采用坐位。多采用侧卧、俯卧或平卧转头的体位进行手术。坐位没有绝对的禁忌证;但需要认真评估患者以确定坐位手术的可行性和发生并发症的风险。

相对禁忌证包括:

(1)血流动力学不稳定或术前笔直坐位出现脑灌注(cerebral perfusion)不足的征象或脑功能障碍。

(2)卵圆孔未闭或疑似心内分流。

(3)严重颈关节炎或颈椎病患者,头颈位置不当可能损伤脊髓灌注。

【术中管理】

10. **幕上肿瘤手术的麻醉管理要点**

对于幕上手术的患者,在手术期间麻醉的管理要点包括:

(1)麻醉方法的选择:根据肿瘤的特点和外科手术要求决定麻醉方法,常用气管插管全身麻醉;功能区肿瘤的手术必要时采用清醒开颅手术。

(2)建立满意的血管通路,方便术中快速输液和血管活性药物的应用,必要时放置中心静脉导管。

(3)除了基本生命体征和呼气末 CO_2 监测外,常需要有创动脉压持续监测,必要时还需要神经功能测定。

(4)术中维持血流动力学和脑灌注压(cerebral perfusion pressure,CPP)的稳定。

(5)使用有效技术和药物降低颅内压,创造清晰的手术视野。

(6)术中、术后完善的镇痛。

(7)手术结束快速苏醒,配合外科医师尽早完成对患者的神经功能评估。

11. **在肿瘤切除过程中出现脑组织膨出,考虑颅内压升高,其可能的原因及处理措施**

颅内压(ICP)增高的原因及处理措施见表 5-1-1。

表 5-1-1 颅内压(ICP)增高的原因及处理措施

影响因素	检查项目	处理措施
脑血流	1. 气道压是否升高 2. PaO_2、$PaCO_2$ 是否正常 3. 脑内静脉回流是否通畅 4. 是否使用促使脑血管扩张的药物	1. 避免气管导管扭曲、吸痰、加深麻醉、给予足量肌肉松弛药、治疗支气管痉挛 2. 纠正缺氧,实施过度通气 3. 避免头颈部扭曲,头部抬高15° 4. 停用硝普钠、钙通道阻滞剂、笑气等,改吸入麻醉为全凭静脉麻醉
脑脊液	脑脊液量增多	脑脊液分流术
脑	1. 脑代谢增高 2. 脑水肿 3. 脑血肿、颅腔积气	1. 加深麻醉深度、使用苯妥英钠 2. 20%甘露醇、呋塞米、地塞米松 3. 血肿清除术等

12. 脑肿瘤切除术中颅内高压的降低措施

术中主要从以下几方面入手：

（1）麻醉管理：①麻醉诱导力求平稳，避免喉镜显露声门与气管插管引起的心血管应激反应；②术中维持合适的麻醉深度，选择不影响或能降低颅内压的麻醉药物，仍以全凭静脉全麻为主；③保持呼吸道通畅，避免缺氧和二氧化碳蓄积；④合理应用肌肉松弛药可减少机械通气阻力，减少患者 ICP 增高；⑤手术结束，带管期间（气管内插管）避免刺激性呛咳。此外，采用头高足低位以利于脑静脉血回流通畅，脑静脉压减少也可降低颅内压。过度通气降低颅内压的作用取决于脑血管对二氧化碳的敏感性。当脑血管麻痹时，过度通气降低颅内压效应已消失。过度通气可使脑血流量减少而暂时性降低颅内压，对创伤性颅脑损伤患者的治疗效果可能存在负面影响。

（2）脱水与利尿：①甘露醇是降低 ICP 的常用药物，提高血浆渗透压，使脑组织细胞内水分转移至血管内，然后通过肾脏排出体外，通常用量为 $0.25\sim1.0g/kg$ 快速静脉滴注。心功能低下的患者应慎用。②快速静脉滴注 20ml 异山梨醇。③呋塞米则通过快速利尿，使脑组织脱水，并减少脑脊液形成，减轻脑水肿，从而达到降低颅内压，呋塞米用量为 $20\sim40mg$ 静脉注射。④20% 人体白蛋白 $20\sim40ml$ 静脉注射，有助于降低颅内压，减轻脑水肿。

（3）适当过度通气：合理过度通气，以降低 $PaCO_2$ 而使脑血管收缩与脑血流量减少，从而使颅内压下降；颅内高压患者手术时应维持 $PaCO_2$ 在 $25\sim30mmHg$ 范围。

（4）围术期液体管理：大量输液可使 ICP 增高及心脏负荷增加，而输液过少易引起血容量不足。临床根据患者病情、血压、出血量、尿量变化等调整输液速度与输液量，有条件者可实施目标导向液体治疗。

（5）肾上腺皮质激素：可降低毛细血管通透性，以减轻脑水肿而降低颅内压，常用剂量为每天静滴地塞米松 $10\sim20mg$ 或氢化可的松 $100\sim200mg$。

（6）低温疗法：低温可通过降低脑代谢率（cerebral matebolic rate，CMR），从而减少脑氧耗，脑血流量也减少，脑容积（cranial capacity）缩小，颅内压降低。低温还降低脑细胞膜的通透性，从而减轻脑水肿。温度不宜过低，以 $32\sim35℃$ 为妥。

13. 使用过度通气降颅内压需要注意的问题

脑肿瘤切除术中使用过度通气能够使 $PaCO_2$ 降低，从而使 CBF 减少以达到降低颅内压的目的。需要注意的事项：

（1）低 $PaCO_2$ 所引起的脑血管收缩会使患者脑缺血损伤风险增加，尤其是在已经有脑损伤基础病变的情况下，如创伤性颅脑损伤、蛛网膜下腔出血、缺血性脑血管疾病等。随着过度通气时间的延长，其降低颅内压的效应达到极限后将不再有持续性作用。

（2）长时间过度通气后应该将患者 $PaCO_2$ 缓慢升至 $40mmHg$，否则将出现反跳性 CBF 及 ICP 升高。

（3）积极处理造成颅内压升高原因的前提下，适度短时采取过度通气策略，关闭脑膜前即可停止过度通气，使 ICP 恢复以减少颅内气体残留，避免术后颅内积气的发生。

14. 麻醉术中采用控制性降压技术应把握的原则

麻醉术中控制性降压是指在保障重要器官供血供氧的前提下，采用药物或/与麻醉技术等，有计划有目的地将手术患者的平均动脉压降低至预期水平的一种技术方法。其降压程度与持续时间应根据患者及手术的实际情况来决定。控制性降压的主要目的是减少手术部位的出血与渗血，以保证良好的手术视野，为术者提供良好的操作条件，并减少异体血的输入。当终止控制性降压后，患者血压可以自行迅速恢复至正常水平或麻醉前状态，且不产生永久性的器官损害。

其原则是：术中实施控制性降压，其限度应以维持心、脑、肾等重要脏器得到基本有效的灌注血流为原则。控制性降压对机体重要器官功能的影响较为复杂，而且常与降压的方法、程度以及持续时间密切相关。此外，当平均动脉压（mean arterial pressure，MAP）低于机体器官自身调节血流灌注能力最低限度时，该器官血流灌注会随血压的下降而减少。因此，一般降压的程度应以维持心、脑、肾等重要器官得到基本有效灌注为原则。如 MAP 低于 $60mmHg$ 时，血管自主调节能力则开始丧失。所以，在临床应用中，降压限度仍以 MAP 保持在 $60\sim70mmHg$ 较适宜，且降压期间必须实施全程持续性血流动力学监测，以便及时调节血流动力学状态。尤其对伴有心、脑、肾血管疾病者，控制性降压安全范围更小，其安全界限应提高，以保障患者安全。

15. 脑肿瘤切除术患者围麻醉期的脑保护

脑保护是指在脑缺血、缺氧出现之前提早采取预防措施，应用药物和保护措施预防脑缺血、缺氧性损害，减轻脑组织神经细胞的损伤或死亡。

在脑肿瘤切除术中，也要重视正常脑组织的脑保护，主要措施包括：维持有效脑灌注，保证正常脑供血供氧；降低脑代谢；控制颅内压过高；调控血糖水平；采取控制性低温等。这些均可提高脑肿瘤切除术患者预后，提高其生存质量。

16. 后颅窝肿瘤切除术的特点

（1）后颅窝肿瘤的手术对麻醉及外科医师提出了更多挑战。后颅窝是一个密闭的空间，肿瘤常常与非常重要的组织毗邻，如脑干或脑神经。在密闭空间内，一旦术后发生炎症，与大脑幕相比局部症状会更加严重，因此，在接近这些部位手术轻微的失误都可能导致更为严重的后果。所以，后颅窝肿瘤患者，气管拔管和术后管理必须考虑到术后数小时，可因水肿和血肿而造成严重的神经症状，甚至呼吸、心搏骤停的可能性。

（2）脑干附近的手术，除可引起神经损伤，还可导致明显的血流动力学不稳，这对麻醉管理提出了极其严峻挑战。由于存在脑神经和其他结构损伤的风险，这些手术常常要求行神经生理学监测，如感觉诱发电位（somatosensory evoked potential，SEP）、脑干听觉诱发电位（brain stem auditory evoked potential，BAEP）或者肌电图（electromyogram，EMG），所有这些均加大了麻醉管理难度。

（3）后颅窝手术不能在常规仰卧位下进行，所有后颅窝手术体位存在特殊的困难，需特别关注 VAE 和颈静脉回流受阻。坐位：尽管这种体位已不常用，但对麻醉医师来说，有必要了解这种体位。俯卧位：这特别适用于肿瘤位于正中线的患者。侧卧位：该体位适用于小脑脑桥角肿瘤和小脑半球肿瘤。公园椅位（半俯卧位）：患者被摆放到一个更接近俯卧位的位置，上肩部离开外科医师的视线，更有利于肿瘤位于正中线的患者。仰卧位：使用该体位时常旋转患者头部。

17. 脑肿瘤切除过程中发生静脉空气栓塞的诊断要点

（1）$P_{ET}CO_2$：出现进行性降低或突然降低。

（2）胸前或食管听诊：车轮滚动样或"磨房"样杂音，是监测气栓的基本方法，但敏感性较低，一旦出现提示气栓的容量大，患者已处于危险状态。

（3）中心静脉压（central venous pressure，CVP）：CVP 增高，既是空气栓塞的参考指标，也是治疗的一个途径，可经中心静脉导管抽出心内的气体。

（4）血流动力学及肺动脉压：早期肺动脉压增高，随着病情进展，体循环压力降低。

（5）经食管超声心动图：对空气栓子非常敏感，是诊断空气栓塞的金标准。

（6）胸前区多普勒超声：敏感度较高，但有一定的误诊率。

（7）心电图：出现 T 波、ST 段改变、肺性 P 波和电轴转位以及不明原因的心律失常。

18. 静脉空气栓塞明确诊断后的处理

（1）通知外科医师，识别并关闭开放的血窦破口或用生理盐水浸没手术野，阻止空气的进入；降低头部位置，使之低于心脏水平，提高头部的静脉压力。

（2）实施呼气末正压通气，暂停使用 N_2O。对于应用呼气末正压通气（positive end-expiratory pressure，PEEP）来增加中心静脉压并减小 VAE 大小的方法仍存争议。高水平的 PEEP 大大增加了已存在血管衰竭的患者发生低血压的风险，左心房压降低，右心房压增加，在卵圆孔未闭的患者中会诱发反常空气栓塞。PEEP 可能应仅限于在其他连续预防 VAE 的尝试都失败的情况下使用。

（3）心血管系统支持：扩充容量、应用正性肌力药物和血管升压素，维持血流动力学稳定，将大气泡分解成小气泡后进入肺的末梢血管。

（4）即使是不大的 VAE 也会导致 PaO_2 的下降，初始治疗应根据脉搏氧监测和动脉血气结果提高吸入氧浓度。术后，患者可能会进展为间质性肺病变，但通常在 24~48 小时内可缓解。

19. 脑干肿瘤切除术的麻醉管理要点

（1）麻醉方法选择：①为让患者麻醉术中既能耐受气管插管，又能保持自主呼吸，还要防止和避免气管插管所致应激性反射而导致的一过性颅内压增高，应做好充分且有效的呼吸道表面麻醉；②静脉滴注适宜剂量的右美托咪定或氟哌利多予以镇静，以便实施慢诱导气管插管；③经鼻腔气管插管可防止经口腔插管所致头颅过度后仰可能造成的脑干损伤和颅内压增高；④手术开始前头皮组织切口及周边给予局麻药阻滞，可减少围术期阿片类药物用量,有助于维持循环稳定;⑤术中以丙泊酚持续泵注以保持适宜的全麻状态,以利于术中随时唤醒;⑥如患者术前呼吸已处于抑制状态或术中不需要自主呼吸,则可采用中短效的非去极化类肌肉松弛药复合静脉全麻,气管插管完成后实施机械控制呼吸即可。

（2）术中麻醉管理:①脑干肿瘤手术患者的麻醉应根据占位病变所在的部位（中脑、脑桥、延髓）以及手术医师的要求而进行;②术中应安置患者头高足低体位,尤其保持自主呼吸患者,特别是肥胖患者,该体位一方面有利于头颈部静脉血液回流而减轻颅内压,另一方面横膈下移可增加潮气量,可避免二氧化碳蓄积;③保持自主呼吸患者气管插管前应将导管前端及整个气囊涂抹固体局麻药以增加患者带管与耐管时间。此外,气管导管气囊充气不宜过足,以防压迫气管内壁导致自主呼吸清醒患者自感"憋气";④右美托咪定能产生近似自然睡眠的镇静效应,同时具有轻微的镇痛和抗焦虑,且对呼吸无抑制作用,故非常适合用于全麻术中唤醒的患者;⑤若手术医师不要求患者术中自主呼吸,全麻维持则可应用静脉全麻药复合非去极化肌肉松弛药行机械通气控制呼吸,条件允许可采用脑干诱发电位或脑电图监测脑干功能;⑥麻醉术中应加强生命体征监测,如:可行有创动脉压力监测,以便及时发现生命体征异常变化。

20. 妊娠期脑肿瘤切除术的麻醉要点

（1）开颅手术时机的选择:开颅手术首先需要考虑患者是否可以继续妊娠至足月,是否可行剖宫产手术。通常妊娠32周作为是否终止妊娠的分界线,32周之前可以继续妊娠;32周以后,可以行剖宫产术,随后立即行开颅术。32周后时胎儿存活能力显著增强,而且对母体实施的治疗措施如术中过度通气、控制性降压、渗透性利尿的风险相对较小。对于良性肿瘤如脑膜瘤,应定期随访,并密切关注疾病进展,手术可以延迟到分娩以后。如果是恶性肿瘤或者病变引起神经系统症状明显加剧,则无论孕龄大小都应早期手术。

（2）麻醉前评估:除了详细了解和麻醉相关的产科和神经科方面病史以外,应特别关注气道检查。如果选择区域麻醉,应进行必要的腰背部和脊柱检查。妊娠期胃反流和吸入性肺炎的风险较高,可建议患者术前常规禁食禁饮。

（3）麻醉方法:对术前紧张的患者在监护下适量应用镇静药。由于孕妇胃内容物反流和误吸的风险增高,应给予抗酸药或联合使用 H_2 受体拮抗剂。妊娠期合并颅内肿瘤的患者,麻醉诱导时要考虑到母体及胎儿安全。快速顺序诱导插管有利于防止误吸。慢诱导插管可能增加误吸的风险,这种方法会造成新生儿抑制。防止新生儿呼吸抑制的发生,必要时术中进行胎心监测,有助于及时发现胎盘低灌注。

在妊娠患者的颅脑手术的全麻维持应该尽量维持血流动力学平稳,避免增加脑血容量,影响手术野的暴露。要尽量避免使用有潜在致畸作用的药物。甘露醇进行渗透性利尿是常用的减轻脑水肿、改善术野暴露的方法。已经证实甘露醇在动物和人类均可造成胎儿脱水,有学者建议妊娠患者禁止使用,但目前研究所用的剂量都显著高于实际临床用量。没有证据表明应用甘露醇 $0.5\sim1g/kg$ 会影响胎儿体液平衡。

母体过度通气可以通过减少脑血流来改善术野暴露,但严重低碳酸血症会使母体的氧离曲线左移,破坏胎儿氧输送。适度的过度通气维持 $PaCO_2$ 在 $28\sim30mmHg$ 可以不影响胎儿而维持理想的手术条件。子宫血流量依赖于灌注压而发生改变,所以严重低血压会造成胎儿窒息。血压宜降到刚好维持母体生理需求而且时间应尽可能短。胎心监测有助于早期发现胎儿宫内缺氧,尽可能缩短控制性降压时间。

苏醒期为了使患者误吸的风险降到最低,应完全清醒且气道反射恢复良好后拔除气管导管。患者清醒便于神经功能的早期评价。拔管时要尽量避免呛咳,增加脑内出血危险。手术结束时应用利多卡因可以避免咳嗽发生。

【术后管理】

21. 颅内肿瘤切除术后远隔部位出血的原因

颅内肿瘤切除术后出现的血肿按照出现血肿部位与手术部位的关系可以分为四种:手术部位相邻区域、对侧、双侧及幕下肿瘤切除术后幕上出现的血肿。

颅内肿瘤切除术过程中出现手术远隔部位硬膜外或硬膜下血肿的原因主要是:①肿瘤切除后颅内压降低过快,导致手术部位远端脑组织塌陷,进而牵拉脑膜、撕裂血管造成硬膜下或硬膜外血肿;②脑膜悬吊不紧密、止血不充分导致血液及冲洗液从切口脑膜边缘渗漏进手术部位远端的颅腔及硬脑膜间隙形成硬膜外血肿;③术前存在梗阻性脑积水的患者行脑脊液分流术时放脑脊液速度过快,或是梗阻部位肿瘤切除后脑脊液迅速漏出,都可导致颅内压快速下降而造成手术部位远端硬膜外或硬膜下血肿的形成。如果发生颅内远隔部位出血,应该立即行血肿清除术,通常尽早手术的患者预后良好。

22. 后颅窝手术后患者出现巨舌症的原因、危害及预防

后颅窝手术时为了更好地暴露手术部位,颈部处于屈曲位,使得下咽部的前后径缩短,同时口腔气道受外来物(牙垫、气管导管)长时间压迫,导致舌根组织缺血损伤,在拔除后出现缺血再灌注而发生水肿。此症患者由于咽部结构水肿,可导致上呼吸道梗阻,此时置入喉罩、环甲膜穿刺术或气管切开术是最快的保护气道的方法。

为避免出现巨舌症,在固定体位时,应避免颈部过度屈曲,防止口咽部前后径过小,尽量保证颏部和胸骨距离至少二横指宽。

23. 脑性盐耗综合征及其诊断标准

脑性盐耗综合征(cerebral salt wasting syndrome,CSWS)最常见于蛛网膜下腔出血患者,以及颅内肿瘤术后、创伤性颅脑损伤及颈髓损伤等患者。CSWS 主要是由中枢神经系统病变基础上的肾性失钠失水导致的。临床表现为神经系统病变无法解释的精神症状和意识状态等。如:烦躁、表情淡漠、精神萎靡、晕厥、意识障碍加重。可见眼眶凹陷、皮肤黏膜干燥弹性下降等脱水征。

CSWS 表现为低血钠、高尿钠及脱水三联征。诊断标准为:①有中枢神经系统疾病存在;②血清钠<130mmol/L;③尿钠>20mmol/L;④尿渗透压>血浆渗透压;⑤每天尿量>1 800ml;⑥低血容量;⑦全身性脱水征象。CSWS 属低血容量和低血钠状态。

CSWS 治疗应输入含钠溶液恢复血容量,必要时要补充高渗盐水,恢复血钠水平。临床工作中,部分急诊手术的患者,如蛛网膜下腔出血患者,早期往往存在脑血管痉挛,虽然血钠处于正常水平,但已出现明显的低血容量。对这些患者需尽早恢复血容量,可减轻脑血管痉挛和脑梗死的发生。

24. 脑肿瘤手术后发生尿崩症的原因及诊断

中枢性尿崩症(central diabetes insipidus)是创伤性颅脑损伤后出现多尿、低比重尿、脱水等征象,多发生于鞍区垂体手术及颅咽管瘤手术等;其他头部疾病特别是创伤性颅脑损伤也可发生,指由下丘脑上核和室旁受到直接或间接损伤导致抗利尿激素(antidiuretic hormone,ADH)分泌减少、肾小管重吸收水的功能障碍引起的一种病症,出现这种综合征的根本原因是抗利尿激素分泌减少或缺乏,导致多尿和脱水。尿液为特有的低比重和低渗尿,而血浆检测提示高渗和高钠血症。

尿崩症的诊断标准为:①尿量>4L/d;②高钠血症;③尿比重<1.002;④血浆渗透压>300mOsm/L;⑤尿渗透压<150mOsm/L。

尿崩症的治疗目的主要是恢复血钠水平,维持血管内液体容量及正常的电解质水平,应注意液体出入量的平衡,并防止液体的超负荷。

(林献忠)

第二节　颈动脉内膜剥脱术的麻醉

【知识点】

1. 颅内、外血管的解剖
2. 正常脑血流量和脑血流自主调节机制
3. 脑高灌注综合征和颅内窃血综合征
4. 颈动脉疾病患者的脑血流灌注
5. 术中脑血流量、脑灌注的评估和监测
6. 颈内动脉剥脱术麻醉方法选择
7. 颈内动脉剥脱患者围术期血压及液体管理
8. 颈内动脉剥脱术后管理

【案例】

患者男,77 岁。头晕半年,双手麻木 3 天。高血压 15 年,血压最高达 190/100mmHg,规律服用降压药(氨氯地平等);糖尿病 15 年,规律服药(拜糖平、二甲双胍等)降糖治疗;高脂血症 10 年,规律服用阿托伐他汀治疗;陈旧性脑梗死 4 年,无明显后遗症,规律服用阿司匹林(100mg/d)。神经功能缺损评估:NIHSS(National Institute of Health Stroke Scale)评分 0 分。脑血管造影:右侧颈内动脉闭塞;左侧颈内动脉重度(80%)狭窄;前交通动脉、后交通动脉开放,代偿分级 2 级,代偿功能良好。

术前诊断:右侧颈内动脉闭塞,左侧颈内动脉狭窄重度(80%)。拟行手术:DSA(digital subtraction angiography)下右侧颈内动脉开通、右侧颈内动脉(C1段)内膜剥脱术(carotid endarterectomy,CEA);术后DSA视开通情况决定是否行左侧颈内动脉支架植入术(carotid artery stenting,CAS)。

【疾病的基础知识】

1. 颅内、外血管的解剖特点

颈总动脉起源于主动脉弓部,右颈总动脉起源于头臂干;左颈总动脉直接起源于主动脉弓。颈总动脉向上走行于颈部的动脉鞘中,在甲状软骨水平,颈总动脉分为颈内动脉和颈外动脉。

(1) 颈外动脉(external carotid artery):分支包括甲状腺上动脉、舌动脉、面动脉、咽升动脉、枕动脉和耳后动脉。

(2) 颈内动脉(internal carotid artery):颈部无分支,经颞骨的颈动脉管(紧邻蝶骨)进入颅中窝,供应垂体、眼眶和大部分大脑幕上区域。

(3) 椎动脉(vertebral artery):椎动脉主要分支构成脊髓的动脉和后下叶小脑动脉,供应后叶小脑和侧叶延髓血流,两个椎动脉汇合后形成基底动脉,止于大脑后动脉。

大脑动脉起源于颈内动脉和椎动脉,并通过交通支在大脑基底部形成Willis环(circle of Willis)(图5-2-1)。

大脑前动脉形成Willis环前部,并通过前交通动脉相连。大脑后动脉形成Willis环后部,并终止于两基动脉汇合处。大脑后动脉通过后交通动脉与颈内动脉相连。大脑中动脉供应大脑半球外侧面,大脑前动脉和大脑后动脉供应大脑半球内侧面和下部。

2. 正常的脑血流量及脑血流自主调节机制异常的临床意义

(1) 正常脑血流量:脑血流量(cerebral blood flow,CBF)约为50ml/(100g脑组织·min),且灰质血流量是白质血流量的4倍,分别为80ml/(100g脑组织·min)和20ml/(100g脑组织·min)。

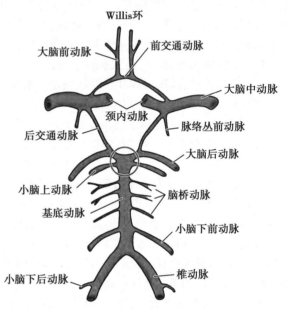

图5-2-1　大脑基底Willis环及其交通支

(2) 脑血流自主调节特点:①脑血流自主调节(autoregulation of cerebral blood flow)是指血压在一定范围波动的情况下,脑血流量维持正常的能力。血压正常的患者,当平均动脉压在50~150mmHg范围内,CBF保持稳定,即在平均动脉压从50mmHg升至150mmHg时,脑血管通过血管收缩来增加血管阻力,从而调节CBF以保持CBF。②脑血流自主调节分为静态脑血流自主调节和动态脑血流自主调节。前者在动脉血压发生缓慢、渐进性变化时发挥作用,关注的是脑血流受控制的血压范围,主要通过单光子发射计算机断层成像、CT灌注成像等方法测定,不适合临床麻醉中应用;后者是脑血流速度在动脉血压发生快速、大幅度改变的瞬间所发生的反应,且较静态调节更易受损应更加关注。③特殊患者脑血流自主调节存在异常,例如:高血压患者大脑自动调节机制仍存在,但是自动调节曲线的上下限右移,即均升高。术中血压波动范围应较非高血压患者控制更加严格,避免任何应激状态所引发的大脑缺血缺氧。糖尿病患者随着病程的进展,迷走神经和交感神经功能先后受到影响,临床常表现为无症状性自主神经功能障碍。糖尿病患者脑血流调节功能可能发生改变,其本身也是脑血管意外及其预后的独立危险因素。④严重颈动脉狭窄患者脑血流自主调节功能可能下降,致其脑侧支循环和局部脑血流灌注低,引起卒中风险增加。动态脑血流自主调节能力的受损可预测狭窄同侧缺血性事件的发生。脑血流自主调节能力严重下降,可预测无症状颈内动脉严重狭窄或者闭塞侧卒中和短暂性脑缺血发作的风险。脑血流自主调节能力在预测卒中的风险、评价狭窄动脉及侧支循环的功能、筛选卒中治疗方案等方面具有临床指导意义。

3. 脑电图监测下的极低脑血流量

若患者体温和血细胞比容正常,100ml血液携带大约20ml氧气。正常大脑CBF为50ml/(100g脑组织·min),供氧量为10ml/(100g脑组织·min),远远高于大脑组织的代谢需氧量[3~5ml/(100g脑组织·min)],保证了脑组织血供的安全性。当CBF大约为20ml/(100g脑组织·min)时,脑电图(electroencephalogram,EEG)监测提示脑组织显著缺血。脑缺血发生150秒后EEG才提示缺血发生,且很难通过EEG变化确定可逆性脑缺血的发生。EEG显示等电位信号时,大脑可保证神经元活性的氧供,但不能满足发挥功能所需的氧供。

脑梗死的发生取决于缺血的程度和持续时间。在可逆性缺血模型中,CBF 低至 $18\sim23$ml/(100g 脑组织·min)时,不管缺血时间持续多久,受损的神经功能在 CBF 恢复后仍可能恢复。低灌注时脑梗死的发生与局部 CBF 下降的程度和缺血持续时间相关,在缺血性半暗带中神经元无活性,但当 CBF 恢复正常后其功能可以完全恢复。当 CBF 低于 10ml/(100g 脑组织·min)时,大脑立即发生神经损伤。

4. 脑血流量的主要决定因素及二氧化碳分压对脑血流量的影响

(1) 决定 CBF 的因素:主要有脑代谢率、神经元细胞活性、脑灌注压[平均动脉压(MAP)和颅内压(ICP)差]、动脉血二氧化碳分压($PaCO_2$)、脑组织细胞外液 pH、氧分压(PaO_2)、颅内病理改变和药物等。

(2) $PaCO_2$ 对 CBF 的影响:高碳酸血症导致脑血管扩张,而低碳酸血症引起脑血管收缩。$PaCO_2$ 在 $20\sim80$mmHg 范围内,每升高或降低 1mmHg,CBF 的改变为 4%。低碳酸血症时 CBF 降低,当 $PaCO_2$ 快速降至 20mmHg 时,CBF 大约降低 50%。$PaCO_2$ 对 CBF 影响主要通过小动脉周围脑脊液 pH 的变化,脑脊液 pH 降低使脑血管扩张,脑脊液 pH 升高使脑血管收缩。

5. 脑高灌注综合征和颅内窃血综合征

(1) 脑高灌注综合征(cerebral hyperperfusion syndrome):是指脑血流量超过脑代谢的需求,该现象通常出现在肿瘤组织、脑梗死周边组织,或者手术操作血管再通的脑组织。

(2) 颅内窃血综合征(intracranial steal syndrome):是指在高碳酸血症的情况下,缺血脑组织的脑血流量反而下降,主要是高二氧化碳使缺血区域周边正常灌注的小动脉扩张所致,而且慢性缺血脑组织血管床最大限度的扩张,对高碳酸血症无反应。

6. 反窃血综合征(Robin-Hood 综合征)

反窃血综合征(reverse steal syndrome)是指在低碳酸血症情况下,缺血脑组织的血流量增加,又称 Robin-Hood 综合征。缺血脑组织周边的正常小动脉收缩,导致局部灌注压增加,通过增加侧支循环血流,使因血管最大限度扩张而对低碳酸血症无反应的缺血脑组织血供增加。

7. 颈动脉狭窄的临床表现

颈动脉狭窄(carotid artery stenosis)轻度可以无任何临床症状,严重者可以表现为一过性黑矇症、短暂性脑缺血发作(transient ischemic attack,TIA),甚至发生缺血性脑卒中。颈内动脉的分支眼动脉是供应视神经和视网膜的主要血管,一过性黑矇症是视网膜动脉一过性缺血导致的单眼短暂性失明,提示同侧颈内动脉进行性血栓形成,症状经常被描述为同侧单眼出现阴影,通常持续短于 10 分钟。其他症状性表现包括感觉异常、运动障碍或语言障碍,此类症状短期内可自行消退。

8. 颈动脉疾病特点和危险因素

颈动脉疾病通常是全身动脉粥样硬化的局部表现。症状性颈动脉狭窄通常有局灶性神经症状,表现为颈动脉分支相关的一次或多次 TIA,或无功能障碍的脑卒中。据一项涵盖 40 项研究的荟萃分析显示,在无症状性颈动脉狭窄在人群中,中度狭窄($\geqslant50\%$)占 4.2%,严重狭窄($\geqslant70\%$)占 1.7%,并发现年龄和男性是危险因素。

颈动脉疾病进展的危险因素与其他血管动脉粥样硬化性病变相同,即年龄、男性、高血压、吸烟、糖尿病、高半胱氨酸血症和高脂血症等。颈动脉疾病中动脉粥样硬化斑块位于颈动脉分叉处侧壁,血栓容易附着在血管瘤样病变处,最可能发生血管腔的狭窄。TIA 或脑卒中可能是颈动脉血栓性物质或狭窄导致脑组织低灌注,而对侧代偿不足所致。严重颈动脉狭窄是脑卒中的高危险因素,相关神经症状如 TIA 或脑卒中是复发性单侧脑卒中的预测因子。此患者合并多种疾病,患者围术期风险极高。

9. 颈动脉狭窄患者的脑血流灌注特点

在濒临缺血的大脑组织,脑血流自主调节机制减弱或丧失。慢性低灌注或相对缺血的脑组织,其血管床最大限度地扩张,且对引起正常血管收缩的血管活性因子不敏感。因此,对颈动脉狭窄患者,缺血区域的脑组织血流被动依赖于收缩压,故在脑血流重建前需尽量避免发生低血压。

【术前评估与准备】

10. 颈动脉狭窄患者手术适应证和禁忌证

(1) 手术适应证:①症状性颈动脉狭窄(symptomatic carotid artery stenosis),无论 TIA 还是卒中,按照 NASCET(The North American Symptomatic Carotid Endarterectomy Trail)方法测量,动脉造影显示狭窄率$\geqslant50\%$的

患者均能够从颈动脉内膜剥脱术(carotid endarterectomy,CEA)获益。NASCET 测量方法:狭窄率(%)=(1-N/D)×100,N 为最狭窄处直径,D 为颈动脉窦远端的正常颈动脉最大直径;②无症状性颈动脉狭窄(asymptomatic carotid stenosis),狭窄程度≥60%的患者能够从 CEA 获益,但要求术者对此类患者手术的严重并发症<3%,且预期患者生存期不少于 5 年。

(2)手术禁忌证:①脑梗死急性期;②颈动脉闭塞,且闭塞远端颈内动脉不显影;③病变位置过高或过低使手术显露困难;④重度卒中伴意识改变和/或严重功能障碍,合并持久性神经功能缺失;⑤手术风险过高,如6 个月内有心肌梗死、合并难以控制的严重高血压或心力衰竭、全身情况差不能耐受手术等。

11. 颈动脉血运重建的手术方法及选择

(1)颈动脉血运重建的手术方法

1)颈动脉内膜剥脱术(CEA):通过标准化手术操作程序,将颈动脉管腔内粥样硬化斑块的内膜剥脱,并做颈动脉成形术。肝素化后阻断狭窄目标血管的两端,游离病变段血管,切开血管壁,剥离和切除粥样硬化斑块的内膜,然后缝合血管壁。若剩余血管内膜很薄,需移植静脉或合成血管补片(Dacron)再缝合血管。颈内动脉阻断时是否行分流术,取决于颈动脉阻断后大脑是否可能发生明显缺血。分流可以保证颈动脉阻断期间同侧大脑半球的血供,在复杂且时间较长的 CEA 时适用,但增加手术难度,可能引起斑块脱落,增加脑栓塞的风险,分流也并不能保证有足够的脑血流量和避免脑卒中。

2)介入治疗:包括经皮血管腔内成形术(percutaneous transluminal angioplasty)或颈动脉支架植入(carotid artery stenting,CAS)。介入治疗的优点:微创、不需要全麻;避免了 CEA 的外科并发症;缩短颈动脉阻断时间、住院和 ICU 停留时间。同 CEA 比较,经皮血管腔内成形术可增加老年患者围术期脑卒中或死亡的风险。

(2)颈动脉血运重建手术方法的选择

1)无症状性颈动脉狭窄患者:CEA 可以有效地治疗重度无症状性颈动脉狭窄,相对于药物治疗,CEA 发生脑卒中的绝对危险度下降。CAS 在无症状患者中的疗效尚不清楚,并且尚无 RCT 研究比较 CEA 和 CAS 在无症状患者中的疗效。对无症状患者来说,接受 CAS 的患者 30 天内发生脑卒中或死亡的概率高于 CEA,但 30天后没有差异。因此,对于无症状性颈动脉狭窄患者推荐的治疗建议仍有争议,此类患者在抗高血压、降低高脂血症、治疗糖尿病和禁烟的同时,应考虑抗血小板药物治疗。根据不同的指南,考虑到患者的合并症和整体健康状况,无症状性颈动脉狭窄重度(60%~90%)的患者,可以考虑预防性 CEA 手术。由于 CEA 手术与 CAS手术之间的优势尚不明确,故不建议行预防性的 CAS。

2)症状性颈动脉狭窄患者:通常表现为同侧的急性、局灶性神经症状,已有推荐的最佳治疗方案。几项大型 RCT 研究评估 CEA 在有症状患者中的效果。根据北美洲 NASCET 试验证实,在有症状且狭窄程度>70%的患者中,颈动脉内膜剥脱术优于药物治疗,药物治疗组的脑卒中风险为 26%,而 CEA 组脑卒中的发生率仅为9%,且 2 年内的绝对危险度下降了 17%。近年来的指南强调,经过术者(或医疗机构)评估,围术期发病率和死亡率小于 6%的有症状性颈动脉中重度狭窄患者应考虑血运重建。对于有症状性颈动脉狭窄患者,近期也有许多研究对 CEA 和 CAS 进行了比较,CEA 和 CAS 的远期转归相似,但 CEA 手术围术期心肌梗死的风险增高,而CAS 导致围术期脑卒中和死亡的风险增加。因此,是否对有症状性患者行 CEA 或 CAS,取决于对患者特异性因素的综合评价,包括性别、外科技术、解剖因素、存在增加手术风险的严重并发症等因素。

12. 颈动脉狭窄患者术前评估的重点内容

颈动脉病变需要外科手术治疗的患者,麻醉医师需要对患者的围术期风险进行术前评估,并做好充分的术前准备。确定患者动脉粥样硬化在其他重要器官的表现,如冠状动脉、颅内动脉、肾动脉等;是否合并高血压、肥胖、糖尿病等合并症;评估患者的气道和神经系统功能。

(1)评估心脏功能:颈动脉疾病患者 30%~50%合并有冠心病,因此,需要询问患者有无心脏疾病的表现,如心绞痛、心肌梗死或心力衰竭病史,术前需要做超声心动图、冠状动脉 CTA 或冠状动脉造影,以评估其心功能状况。体检时注意心脏疾病的体征,如心率、心律、颈静脉充盈程度等。新近发生心肌梗死的患者尽可能延期手术。

(2)高血压:颈动脉疾病患者 55%~80%合并高血压,且高血压会影响术中血压控制。术前应测量患者立位、卧位双侧上肢血压。了解日常活动的最高和最低血压水平,以确定可以耐受的血压范围,即不出现心肌缺血或脑缺血的血压范围。术中为保证脑灌注,过度提高血压可能加重心肌缺血,而降低血压减轻心脏负荷可能会降低脑灌注,引起脑缺血。术前尽量将患者的血压、代谢状态通过药物治疗达到最佳。

（3）其他合并症：检查是否合并其他与血管病变相关的疾病或因素，如肥胖、糖尿病和吸烟。同时评估血管疾病对重要器官的损伤，如肾功能障碍。

（4）评估患者的神经系统功能状态：尤其是评估病变血管阻断后可能发生脑缺血的风险，TIA频发者通常需要尽早开始手术。

（5）评估患者气道：判断通气和插管的难易度，通气困难患者麻醉诱导时可能发生低氧血症或高碳酸血症。$PaCO_2$的升高可能会对局部CBF产生不良作用。评估患者的颈部最大活动度（可以耐受而不出现脑缺血现象），以避免通气、气管插管或摆手术体位时，迫使颈部过度后伸或旋转，从而发生阻断患者椎动脉血流，增加术后神经功能障碍的风险。

【术中管理】

13. CEA全麻患者术中常用脑灌注和神经功能的监测方法

对全麻的患者实施有效的神经功能监测是CEA手术医师和麻醉科医师共同关注的焦点，理想的监测手段应具有高度的敏感性和特异性，能及时反映脑灌注变化，从而指导麻醉和手术操作。

（1）大脑中动脉血流监测：经颅多普勒（transcranial doppler，TCD）可无创地评估大脑中动脉血流速度（middle cerebral artery velocity，MCAV），常常被应用于监测CBF变化和栓子的形成。在颈动脉夹闭时，TCD能提供CBF的实时信息，协助决定是否需要进行分流。通常认为，颈动脉阻断后MCAV明显降低是分流的指征。由于侧支循环的补充，血流的搏动指数可降低，所以应根据平均流速做出判断。在CEA患者手术接近结束缝合伤口时，如果TCD监测能够获得持续良好的血流速度波形，则可确认手术血管稳定、血管内壁光滑和无血栓形成。通常术中MCAV降低超过基础值的50%时需提升血压或进行转流；而MCAV升高超过100%有过度灌注风险，亦需相应处理。TCD的缺陷在于其直接测量的是血流速度，而非真实的血流量，在血管内径改变后，同样的血流将表现为不同的流速。在使用血管活性药物时，血管内径的改变是必然的。另外，部分患者由于颅骨过厚，可能无法实施TCD监测。

（2）颈动脉残端压监测：颈动脉残端压（stump pressure，SP）是颈总动脉和颈外动脉阻断后在颈内动脉远端测得的压力，能反映经Willis环对手术侧半球的代偿性供血压力，它的优点是监测方便、费用低。SP过低时，代表有脑灌注不足的风险，需要建立转流。SP监测的局限性主要是夹闭颈总动脉和置入穿刺针时可能引起栓塞，并且即使SP正常，也可能发生分水岭卒中。

（3）脑氧及脑代谢监测：①近红外光谱（near-infrared spectroscopy，NIRS），通过监测头颅闭合状态下的氧合血红蛋白与还原血红蛋白的混合透射强度，得出局部脑氧饱和度（regional cerebral oxygen saturation，rSO_2），正常值为55%~75%。rSO_2包括动静脉和毛细血管的氧合状况，然而静脉血的影响起主要作用。颈动脉阻断可导致rSO_2降低，但这一改变通常与其他测定CBF方法的改变不一致。对NIRS的研究发现，其对脑缺血的阴性预测值较高，但特异性和阳性预测值较差，许多因素影响颈动脉手术期间的NIRS监测，传感器放置在额叶，因此对于发现大脑中动脉血流降低不够理想。信号亦可被颅外组织的血流和周围光线所干扰。而且，rSO_2的改变也可能是麻醉导致的CBF重新分布，而非总是颈动脉阻断后血流降低的结果。目前通常认为单纯依靠rSO_2结果进行分流选择可能是危险的，可导致围术期卒中或是不必要的分流。②颈静脉球血氧饱和度（jugular venous oxygen saturation，$SjvO_2$），通过颈内静脉逆行穿刺在颈静脉球置入血氧传感器还可以直接测量颈内静脉血氧饱和度，并通过其和动脉血氧含量的差异反映脑代谢的情况。$SjvO_2$的参考值为50%~75%，低于50%是CBF明显降低的指标，可能导致脑缺血。不过，此项监测敏感性较低，而且置入导管的技术和设备成本都比较高，限制了其在临床的应用。

（4）神经功能检测：①脑电图（EEG），EEG是全身麻醉下实施CEA患者监测的金标准。若术中发现EEG背景快波减少50%以上、慢波增多或EEG波形全部消失，则提示存在脑缺血可能，是实施转流的指征。脑缺血可影响EEG，但是该技术也有许多限制，因为EEG信号仅仅反映皮质的功能，不能揭示深部脑组织发生的缺血；而且原始EEG难以理解，其实时监测需要一定的技术和经验。相反，虽然整合EEG的解释较为容易，但是在转化过程中存在一定程度的信息丢失。麻醉科医师熟悉的BIS监测，实施和理解都很容易，但并不适合CEA术中脑功能的监测，因为BIS主要是监测额叶，不能发现大脑其他部位的局灶性改变。②躯体感觉诱发电位（somatosensory-evoked potentials，SSEP），理论上讲，在监测脑缺血方面，SSEP较EEG具有优势，可监测皮质以及脑的深部结构，因为来自周围神经的刺激在诱发体感皮质反应之前需要通过一级、二级神经元和脑干突触。临床研究中并非如此,SSEP 通常可发现脑缺血,但是其特异性和敏感性不如 EEG,EEG 可迅速地发现严重的脑组织低灌注;然而当脑缺血逐渐出现时,SSEP 的改变则较 EEG 改变更为迅速。需要注意的是,吸入麻醉药可显著降低 SSEP 的幅度,因此,监测 SSEP 时需要采用全凭静脉麻醉,并注意维持恒定的麻醉深度。

14. CEA 患者术中脑血流量的监测

全麻手术中,测量局部 CBF 是发现 CBF 下降的最好方法。目前测量 CBF 的方法有多种,包括 Kety-Schmidt 法(Kety-Schmidt technique)及其改良法、颈内动脉注射法、吸入或静脉技术。

(1) Kety-Schmidt 法(Kety-Schmidt technique)及其改良法:吸入 15% 的 N_2O(示踪剂)10~16 分钟,使在此期间的动脉、静脉和组织中 N_2O 浓度达到平衡,通过外周动脉和颈静脉球间断采样取血,测定血液示踪剂浓度。特定时间内脑组织吸收示踪剂的量与同时期大脑动脉血和静脉血示踪剂浓度变化一致。假设脑组织示踪剂浓度与大脑静脉血示踪剂浓度成正比,通过示踪剂的血脑分配系数则可计算出大脑 CBF。Kety-Schmidt 改良法是采用放射性示踪剂 ^{85}Kr 或 ^{133}Xe。在大脑低灌注情况下,脑组织和静脉血示踪剂分配达不到平衡,采用 Kety-Schmidt 法及其改良法计算的 CBF 值偏高。该方法不能计算局部 CBF,因为颈静脉同时接受对侧大脑半球的血液回流。

(2) 颈内动脉注射法:颈动脉内单次快速注射放射性示踪剂 ^{85}Kr 或 ^{133}Xe,并通过体外闪烁计数器测量经大脑洗脱后的放射活性。体外闪烁计数器可测量局部 CBF,并通过增加探测器的数量来提高敏感性。颈内动脉内直接注射示踪剂,可避免示踪剂进入颅外循环而被探测器检出。本方法的前提是假设示踪剂被脑组织充分吸收,由于示踪剂主要通过肺排出体外,几乎无重复循环利用。正常脑组织的典型示踪剂洗脱曲线是两个指数曲线的总和。快速血流(灰质)和慢速血流(白质)可以通过房室模型来分析计算。

(3) 吸入或静脉技术:测量 CBF 的创伤更小。吸入技术是指吸入 ^{133}Xe 1 分钟,随后 10 分钟通过体外探测观察其洗脱情况。大脑示踪剂洗脱曲线与动脉注射所得曲线类似。不同的是示踪剂在心脏和肺部分被吸收后才进入大脑,因此示踪剂不是在注射即刻进入大脑组织。由于慢速血流的测定受到颅外示踪剂清除的影响,因此无创测量方法更适于测量灰质的 CBF。肺部疾病患者采用吸入和静脉技术测量 CBF 的结果将不准确,因为呼气末示踪剂浓度不能准确反映动脉示踪剂浓度。采用这两种测量方法时,由于颅外循环示踪剂的干扰,将使测量结果偏低。在 CBF 极低的情况下,这两种测量方法均不能得出可靠的定量结果。

(4) 所有示踪剂洗脱技术的共同点:只能提供皮质血流量信息,而不能提供深部脑组织血流量信息。此外,计算出 CBF 数值与所用的测量技术相关。正常大脑 CBF 为 50ml/(100g 脑组织·min),灰质血流量为 80ml/(100g 脑组织·min),白质血流量为 20ml/(100g 脑组织·min)。术中脑血流测量值超过 24ml/(100g 脑组织·min)认为脑血供充足,而低于 18ml/(100g 脑组织·min)则认为脑血供不足。脑缺血时测定的 CBF 取决于所用的麻醉药,收集与分析脑血流量数据费用昂贵且需要一定经验,目前只有很少的几个医疗中心在采用。

15. CEA 的麻醉方式选择

CEA 患者可选择局部麻醉或者全身麻醉,两种麻醉方法各有利弊,应根据患者或术者的具体情况,以选择最佳的麻醉方法(表 5-2-1)。

表 5-2-1　CEA 手术局部麻醉和全身麻醉优缺点分析

麻醉方式	优点	缺点
局部麻醉	患者清醒,可直接进行神经功能评估 血流动力学相对稳定 手术后疼痛容易控制 手术中一般不需采取转流	不适合所有患者 可能需要气道管理
全身麻醉	手术中患者舒适 大多数患者适用 气道管理方便 全麻药具有脑保护作用	手术中部分患者需要转流 血流动力学不稳定 手术后恶心呕吐

（1）全身麻醉：优点是术中可以保持患者安静不动，气道管理和通气控制容易，一旦发生脑缺血时可给予脑保护措施。缺点是术中不能进行神经系统功能评估。因此，全身麻醉必须进行脑缺血或 CBF 监测。

（2）局部麻醉：CEA 患者的局部麻醉需要阻滞 $C_2 \sim C_4$ 神经根，可采用颈浅丛阻滞或联合颈浅丛和颈深丛阻滞，如果手术中患者出现明显不适或疼痛，外科手术医师可应用局部麻醉药进行浸润阻滞。优点是患者术中清醒，可以重复进行神经功能评估。尽管既往的报道证实，局部麻醉可以保持术中血压平稳，血管活性药物需要少，围术期心肌梗死的发生率降低。局部麻醉可能的并发症有癫痫、脑缺血导致的神经意识改变、大脑低灌注、通气不足和镇静效果不佳导致患者不能配合。

早期一些非随机试验对全身麻醉和局部麻醉做了比较，认为局部麻醉可以减少并发症和死亡率，但后续的一项大型的多中心随机对照试验（GALA 试验）推翻了该结论。GALA 试验研究共纳入 3 526 例有症状或无症状性颈动脉狭窄患者，随机分入全身麻醉和局部麻醉组，结果发现主要观察结局（30 天内脑卒中、心肌梗死或死亡事件）、生活质量和住院时间没有显著差异，但局部麻醉组心肌梗死的比例较高，而全身麻醉组双侧颈动脉疾病的患者脑卒中的比例较高。另一项荟萃分析（共纳入 14 项随机对照试验，样本量 4 596 例，其中大部分病例来源于 GALA 试验）发现，手术后 30 天内脑卒中或死亡的患者比例，全身麻醉或局部麻醉没有统计学差异，同时该项项荟萃分析发现局部麻醉的手术患者死亡率有一定的降低趋势，但没有任何单项研究可以有效地证明此项结论。因此，建议根据临床患者情况和外科术者的意愿来选择最熟悉的麻醉方式。

16. CEA 患者术中血流动力学管理及血管活性药物的选择

颈动脉粥样硬化造成动脉的扩张性降低，斑块本身阻断了压力感受器和血流的接触，这两个因素使患者发生压力反射障碍。CEA 患者还经常合并高血压、动脉粥样硬化等疾病，加上手术操作对颈动脉窦、迷走神经等的刺激和牵拉，都会造成血流动力学的严重紊乱。同时这些患者脑血流自主调节功能严重退化，脑灌注情况直接决定于动脉血压。为了维持适合的脑灌注，整个 CEA 手术可以分为颈动脉阻断前期、阻断期和开放期，各期对血压调节的要求不同，是麻醉管理的重点之一。

（1）颈动脉阻断前期：此期血压调控的目标是维持术前基础水平。此期需要适当扩容、使用小剂量升压药物，以纠正术前禁食造成的容量不足和麻醉药造成的血管扩张。另外，此期的手术操作主要是游离颈总、颈内和颈外动脉，可能造成对颈动脉窦的刺激和迷走神经的牵拉，并导致严重的心动过缓和血压下降。必要时需暂停手术，给予阿托品等药物提升心率。对于颈动脉窦刺激反射还可以在颈动脉分支上方用 1% 利多卡因进行局部封闭，但是有研究证实颈动脉窦封闭与术后高血压有关，因此不建议常规进行。另外，为防止血栓形成，阻断动脉前需对患者进行肝素化，通常目标活化凝血时间（activated clotting time，ACT）是 200~250 秒。

（2）颈动脉阻断期：除非术前颈内动脉完全闭塞，否则颈动脉阻断必然会造成同侧脑半球灌注减少。此期必须提升血压，以增加侧支循环血流，满足脑组织代谢要求。通常建议将血压维持在基础值至高于基础值 20% 范围内，但如果有可靠的监测方法，只要 CBF 处于合适水平，血压不达到上诉标准亦无不可。围术期升高血压并非没有风险，研究发现过高的血压会加重心肌负荷和耗氧，使心肌梗死和心力衰竭的发生概率增加，还可造成术后切口血肿和脑出血。因此，如果血压升高至超过基础值 20% 或收缩压大于 160mmHg 仍不能获得理想的脑灌注，应及时转流。需要注意的是，由于转流管直径较细、流量有限，如血压过低，转流后仍可能出现灌注不足。TCD 研究发现，维持手术分流达到足够的血流亦需要较高的动脉压。

（3）颈动脉开放期：颈动脉狭窄尤其是重度狭窄患者，患侧颅内血管呈代偿性扩张状态，颈动脉窦压力感受器功能失调，脑血流自动调节功能减退。CEA 术中开放颈动脉后，大量血液经通畅的颈内动脉进入颅内，极易出现脑高灌注状态，此时应适当降低血压，减少 CBF。全麻状态下只要停用或者减少颈动脉阻断期所用升压药物，就可以获得满意的脑血流指标。此期还应根据 ACT 决定是否使用鱼精蛋白中和肝素，虽然逆转肝素化可以降低术后伤口血肿的风险，但许多外科医师担心这同时会增加卒中的发生率。

（4）血管活性药物选择：不同药物对 CBF 的影响取决于血压、药物对脑血管的作用、颈动脉疾病的严重程度、侧支循环情况、分流的效果和压力反射的功能等。目前没有证据表明某种血管活性药物具有突出的优点。去氧肾上腺素和去甲肾上腺素在升高血压的同时不增加心率，可改善心肌灌注，降低心肌氧耗，因此适于合并冠心病或具有冠心病高危因素的患者；此外，去甲肾上腺素对术前服用长效肾素-血管紧张素系统抑制剂造成的顽固性低血压疗效较好。有研究认为去甲肾上腺素能显著降低 SSEP 波幅，且降低 rSO_2，因此可能对脑血流和脑代谢有不利影响。对于交感神经张力低下，或者服用长效 β 受体拮抗剂的患者，提升血压宜使用多巴胺或麻黄碱。另外，精氨酸血管升压素（arginine vasopressin，AVP）直接作用于血管内皮 V 受体可用于对儿茶酚胺类药物不敏感的患者。必须注意,升压药对血压的影响并不等于对脑灌注压(cerebral perfusion pressure,CPP)的影响,更不等于对 CBF 的影响,最终的着眼点是脑灌注,而非血压本身。

17. CEA 术后脑高灌注综合征

脑高灌注综合征(cerebral hyperperfusion syndrome,CHS)是指血管再通后出现的局灶性脑损伤,通常是由高灌注导致的。但是必须注意并非所有的高灌注都会导致 CHS,只有发生了脑损伤才能诊断为 CHS。CEA 术后 CHS 的诊断标准为:①CEA 术后 30 天内发生;②术后新出现的头疼、癫痫、偏瘫,以及 Glasgow<15,或影像学有脑水肿、颅内出血的表现;③经颅多普勒、SPECT、MRP 等有高灌注的证据,或收缩压大于 180mmHg;④排除脑缺血、颈动脉闭塞及代谢紊乱或药物因素。发生 CHS 的原因仍不十分清楚,可能是长期处于缺血状态下的脑血管持续扩张,丧失了自动调节能力。术前颈内动脉严重狭窄及术后高血压曾被认为是 CHS 的高危因素,最近又发现对侧 CEA 手术史及透析的患者发生 CHS 的风险较高(表 5-2-2)。

表 5-2-2 发生高灌注的原因和病理生理

原因	病理生理
脑血流自动调节机制和压力感受器功能障碍	血压波动 术后高血压 CPP 升高 低灌注脑组织缺血 一过性心动过速和脑血流改变
高血压、微血管病变和血脑屏障破坏	内皮功能障碍和微血管病变 血管通透性增高,白蛋白外渗 TGF β 信号通路激活 释放 NO
自由基形成	脂质过氧化 血管内皮破坏 脑水肿
颈动脉狭窄程度	慢性低灌注 内皮损伤 扩血管化学物质失衡
侧支循环	脑血流改变 血管反应性改变

发生 CHS 时需要降低血压使脑的灌注压降低,直接作用的血管扩张药物(如硝普钠、酸甘油、尼卡地平等)被广泛临床应用,但由于其可导致脑血管舒张,理论上无益于 CHS 患者。α 和 β 肾上腺素受体拮抗剂常常可有效用于预防和治疗手术后高血压。静脉制包括齐拉贝洛尔、艾司洛尔、阿替洛尔或可乐定。β 肾上腺素受体拮抗剂可有效对抗其他药物导致的反射性心动过速。手术前或手术中应用 α₂ 肾上腺素受体激动剂(例如可乐定)可降低血压和血浆儿茶酚胺浓度。另外,将患者体位改为半卧位也可以有效降低脑血流。然而,必须指出,无论应用何种治疗方法,都应该避免血压骤降而导致脑缺血。

18. CEA 患者的术中液体管理

血糖中度升高会加重缺血后神经功能损伤,右旋糖苷的使用应谨慎,避免出现血糖升高。CEA 患者理想的液体选择为生理盐水、乳酸林格液或其他缓冲晶体液。

适当限制术中补液,补液不能过量,维持需要量即可。根据术中出血量给予胶体或血液制品。术中补液过量易导致术后高血压,还可能加重心脏病患者的心力衰竭症状。

【术后管理】

19. CEA 患者全麻后苏醒延迟的原因

导致全麻后苏醒延迟(delayed recovery)的原因很多,如高血糖或低血糖、低体温、麻醉药过量、高碳酸血症和低氧血症等,在排除这些原因后,要考虑术中是否发生了意外事件。使用超声多普勒检查手术侧颈动脉血流状态,若无血流,则立即打开伤口重新手术;若血流正常,则应考虑长时间低灌注导致的脑梗死或栓塞事件。保留气管插管,立即进行进一步检查,如脑 CT、脑血管造影等。在 CEA 数量较多的医院,围术期神经功能障碍的发生率在 3% 以下。

20. CEA 患者术后的早期并发症

CEA 患者术后早期发生的并发症主要有:神经功能缺失、血流动力学不稳定和呼吸功能不全。

(1) 术后神经系统并发症常由手术中血栓脱落,造成脑栓塞所致,其他原因有再灌注损伤、颅内出血。

(2) 术后循环不稳定非常常见,可表现为高血压或低血压。发生低血压的原因:低血容量、麻醉药残余作用对循环的影响、术中降压药的持续降压作用、心律失常和心肌缺血,必须迅速找到原因并采取恰当措施。另外,可能导致低血压的原因是术中操作刺激颈动脉压力感受器,导致颈动脉窦敏感性增高,出现反应过度,一旦出现上述情况,立即给予麻黄碱、山莨菪碱和补液治疗。

(3) 术后发生呼吸功能障碍可危及生命,原因可能是:①术中喉返神经牵拉损伤导致声带麻痹,若患者气道保护机制丧失,则应立即紧急气管插管。②手术区域动脉或静脉出血导致血肿形成,可以导致气道梗阻,必须尽快清除血肿,并根据患者的呼吸状态,迅速判断是否需要气管插管。若临床情况允许,通常血肿清除后可以顺利行气管插管,必要时紧急实施环甲膜穿刺或气管切开。③声门上水肿是 CEA 术后上气道梗阻很少见原因。④张力性气胸的发生与气体沿手术伤口或纵隔进入胸膜腔相关。如果 CEA 患者术后出现呼吸抑制而无明确上气道梗阻时,应考虑张力性气胸的可能。⑤CEA 患者术后 10 个月内化学感受器功能不可逆的下降。化学感受器功能的缺失意味着循环系统对低氧血症无反应,且静息状态 $PaCO_2$ 可以上升 6mmHg。此并发症非常严重,既往行对侧 CEA 的患者应考虑到双侧化学感受器功能丧失。CEA 患者术后应予吸氧,谨慎使用阿片类药物。

21. CEA 或 CAS 术后的神经认知功能障碍

CEA 可降低重度颈动脉狭窄患者脑卒中的发生率,但 28% 的手术患者术后 1 天出现明显的神经认知功能障碍(cognitive impairment),术后 1 个月仍有 9%~23% 的患者认知功能下降。CAS 治疗颈动脉狭窄的患者,也可以出现认知功能障碍,在 CAS 患者有 41% 发生中度至重度的认知功能障碍。

载脂蛋白 E-ε4(Apo E-ε4)等位基因与术后的神经认知功能障碍相关。Apo E-ε 等位基因可以使颈动脉狭窄患者术后 1 个月认知功能障碍的发生风险增加 62 倍。糖尿病和肥胖患者也增加认知功能障碍的风险。同全身麻醉相比,局部麻醉对颈动脉狭窄患者术后亚临床认知功能障碍的影响尚未明确。此外,多种因素包括外科手术、麻醉和患者状况等,均可以影响颈动脉狭窄患者术后结局。

(谢克亮)

第三节 清醒开颅手术的麻醉

【知识点】

1. 清醒开颅的意义
2. 清醒开颅的适应证和禁忌证
3. 术前神经心理学评价的方法
4. 头部神经阻滞与切口局部浸润麻醉
5. 唤醒麻醉中的人工气道建立和呼吸管理
6. 唤醒麻醉的方法
7. 唤醒期间的并发症及管理
8. 唤醒后的心理障碍

【案例】

患者男,65 岁。患帕金森病,神经外科医师准备为其植入电极,进行脑深部电刺激治疗。患者习惯使用右手,智力正常,记忆力无明显减低,但震颤症状明显。目前治疗药物包括左旋多巴、溴隐亭、司来吉兰、普拉克索和金刚烷胺,但只对震颤症状有某些改善,最近患者合并有精神沮丧,开始使用舍曲林。同时还患有高血压,应用氢氯噻嗪治疗。血压为 160/95mmHg,呼吸频率为 22 次/min,脉率为 80 次/min。

【疾病的基础知识】

1. 神经外科手术进行清醒开颅的原因及其主要适应证

术中唤醒(intraoperativewake-up)技术与术中电生理定位技术和神经功能监测联合应用,是在外科切除位于功能区病灶或中央前回运动区病灶、癫痫病灶和利用脑深部电刺激治疗帕金森病或强迫症的同时,尽可能保留脑功能的重要方法。因此唤醒麻醉的成功实施对于病灶精确定位和手术成败至关重要。

目前临床上开颅手术术中唤醒的适应证主要包括:①术中需进行皮质脑电图或精细电生理监测的开颅手术,该类手术要尽量避免麻醉药对电信号的干扰,包括癫痫手术、治疗帕金森病的深部电极植入术及难治性中枢性疼痛;②邻近或位于脑皮质运动、感觉、语言、认知等功能性区域的占位病变;③脑内重要功能区供血血管的手术;颅内微小病变手术,主要包括脑室切开术、立体定向下脑内活检术及脑室镜手术。当然手术医师和麻醉医师还要充分权衡利弊(表5-3-1),决定患者是否适宜施行清醒开颅手术。

表 5-3-1　清醒开颅手术的利与弊

类别	利	弊
手术方面	有利于术中电生理监测 确定病灶切除范围 保留重要神经功能、减少术后神经系统并发症 术后能及早评估随访——早康复、早出院及早进行神经功能检测	可能增加病变易复发概率 可能延长手术时间
患者方面	术中主动参与,有利于神经功能监测 可延长生存期,提高术后质量 改善治疗成本效益和手术转归	可能导致气道梗阻性窒息、高碳酸血症 术中易发生惊厥、癫痫、躁动 术中易发生恶心、呕吐 术中易发生颅内压(ICP)升高 术中患者合作困难——患者焦虑、疼痛、不舒适,不愿合作 术中可能存在神经行为学异常——异常活动、言语困难

2. 术中唤醒的禁忌证

(1) 绝对禁忌证

1) 术前严重颅内高压,已有脑疝者。

2) 术前有意识、认知障碍者。

3) 术前沟通交流障碍,有严重失语,包括命名性、运动性以及传导性失语,造成医患之间沟通障碍,难以完成术中神经功能监测者。

4) 术前未严格禁食水和饱胃患者,可能造成术中胃内容物反流误吸。

5) 合并严重呼吸系统疾病和长期大量吸烟者。

6) 枕下后颅凹入路手术需要俯卧位者。

7) 无经验的外科医师和麻醉医师。

(2) 相对禁忌证

1) 对手术极度焦虑、恐惧者。

2) 长期服用镇静药、镇痛药,已成瘾者。

3) 病理性肥胖,$BMI>35kg/m^2$,合并有肥胖性低通气量综合征。

4) 合并有阻塞性睡眠呼吸暂停综合征患者。

5) 肿瘤与硬膜粘连明显,手术操作可能引起硬膜疼痛刺激明显的。

6) 不能耐受长时间固定体位的,如合并脊柱炎、关节炎患者。

7) 有全身或重要器官感染者。

8) 重要脏器功能严重受损,如严重肝肾功能不全。

3. **唤醒麻醉需达到的目标**

（1）睡眠-清醒状态平稳过渡：①保障气道通畅，供氧充足；②保证患者自主呼吸平稳；③维持血流动力学稳定；④维持 ICP 正常。

（2）保障患者唤醒期配合：①充分镇痛；②手术不同阶段的充分镇静，缓解患者焦虑；③舒适体位、保暖、减轻不良刺激；④预防恶心、呕吐、惊厥、躁动发生。

（3）维持患者唤醒期内环境稳定：①维持酸碱平衡；②维持电解质稳定。

4. **唤醒麻醉技术的关键环节**

（1）开、关颅过程中充分镇静、镇痛。

（2）睡眠-清醒状态平稳过渡。

（3）唤醒期适当镇静，维持患者呼吸、循环等生命体征平稳。

（4）唤醒期电生理监测时患者充分配合。

（5）术后患者对唤醒期无显著不良记忆。

【术前评估与准备】

5. **清醒开颅手术前评估的要点**

（1）气道评估：根据患者的气道解剖结构和病史，判断是否为困难气道。

（2）心血管系统评估：了解患者是否存在冠心病、高血压等心血管疾患，服药情况以及病情控制状态。

（3）用药史：了解患者长期用药史，尤其是神经安定类药物的使用情况。癫痫患者要了解患者日常治疗方案及体内抗癫痫药物的血药浓度，患者癫痫发作频率和程度。

（4）恶心、呕吐：了解患者既往麻醉史及是否患有晕动病。

（5）ICP 评估：通过影像学检查及临床表现，评估颅内病变对 ICP 的影响。

（6）出血风险：了解颅内病变的部位和性质、是否服用过抗血小板药物以及既往是否有出血病史。

（7）患者的合作性：了解患者焦虑状态、对疼痛的耐受性及是否已存在神经功能缺陷。

麻醉医师术前必须访视患者，与其进行充分的沟通，要让患者了解术中一些必要的手术操作及其可能会造成的患者不舒适感（如要保持固定体位、监测皮质脑电图时可能造成暂时性失语），嘱患者术前一晚保证睡眠，并取得患者的理解和配合是唤醒手术成败的关键。

6. **清醒开颅手术前用药的选择**

术前用药旨在解除患者焦虑情绪，充分镇静并产生遗忘；抑制呼吸道腺体活动；稳定血流动力学指标；提高痛阈；降低误吸胃内容物的危险程度及预防术后恶心呕吐等。满足上述各项要求，需具有不同药物作用机制的药物联合应用，常用药物包括苯二氮䓬类药物、止吐药和抗胆碱类药等。

（1）苯二氮䓬类药：苯二氮䓬类药可消除患者紧张、恐惧和疼痛等应激反应，可于静脉及动脉穿刺前给予短效药物，咪达唑仑 $0.03 \sim 0.04 mg/kg$。但由于该类药物是 GABA 受体激动剂，术中会干扰电生理监测，对于皮质脑电图（electrocorticogram，ECoG）描记的癫痫患者，应避免使用。

（2）抗胆碱类药对于使用监测麻醉（monitored anesthesia care，MAC）患者不建议使用，因抗胆碱类药抑制唾液分泌，会增加患者口干等不适；对于睡眠-清醒-睡眠技术（asleep-awake-asleep，AAA）患者，可以应用阿托品或长托宁等抗胆碱药物，减少喉罩置入后因患者分泌物增加发生呛咳、误吸风险。

（3）止吐药建议提前应用，可预防因阿片类药物输注、硬脑膜及颅内血管收缩引发的恶心、呕吐。通常使用的药物有甲氧氯普胺 10mg、恩丹西酮 $4 \sim 8 mg$、小剂量氟哌利多 $0.625 \sim 2.5 mg$、盐酸托烷司琼 2mg 或右美托咪定 $4 \sim 16 mg$。

7. **清醒开颅手术前神经心理学评价的方法**

简易精神状态检查表（minimum mental state examination，MMSE）：MMSE 在国外通常被作为评估术前认知的筛查工具，也是阿尔茨海默病的重要评价标准之一。能全面、准确、迅速地反映被试者的智力状态及认知功能缺损程度。

（1）MMSE 量表判定标准

1）认知功能障碍：最高得分为 30 分，分数在 $27 \sim 30$ 分为正常，分数 <27 为认知功能障碍。

2）痴呆划分标准：文盲≤17 分，小学程度≤20 分，中学程度（包括中专）≤22 分，大学程度（包括大专）≤

23分。

3）痴呆严重程度分级：轻度 MMSE≥21 分，中度 MMSE 10~20 分，重度 MMSE≤9 分。

（2）MMSE 量表通过评价以下 5 个方面检查患者的认知水平

1）定向力：定向力是指一个人对时间、地点、人物以及自身状态的认识能力。在量表检查中，该项目体现在"日期、季节、省市"等问题。

2）记忆力：记忆力是识记、保持、再认识和重现客观事物所反映的内容和经验的能力。在记忆力的检查项目中，通常医师会告知被试者，问几个问题来检查记忆力。医师说出 3 个相互无关的东西的名称，然后要求被试者重复。

3）注意力和计算力：注意力是指人的心理活动指向和集中于某种事物的能力。在这一部分的检查中，医师会要求被试者从 100 开始减 7，之后再减 7，一直减 5 次。

4）回忆能力：在回忆能力的检查中，医师会要求被试者将先前医师说过的 3 个相互无关的东西的名称再重复一次来检测被试者的回忆能力。

5）语言能力：语言能力是指掌握语言的能力，这种能力表现在人能够说出或理解前所未有的、合乎语法的语句、能够辨析有歧义的语句、能够判别表面形式相同而实际语义不同或表面形式不同而实际语义相似的语句的掌握以及听说读写译等语言技能的运用能力。而在 MMSE 量表中，语言能力的评价有以下 6 个方面：

A. 命名能力：医师会拿出一些卡片和物品给被试者看，并要求被试者说出卡片中显示的物品名称。

B. 复述能力：医师会说一句话，要求被试者注意该句子并重复出来。

C. 三步命令：医师会要求被试者按照医师的命令完成一系列动作。

D. 阅读能力：医师会提供一张卡片，要求被试者阅读卡片上的文字并按照文字要求完成动作。

E. 书写能力：医师会要求被试者自发书写一个完整的句子。

F. 结构能力：医师会提供一个图形，并让受试者临摹。

（3）MMSE 量表的优点

1）耗时较短，应用较为快速、方便，受试者的配合度较高。

2）对患者的要求不高，受教育程度低（如文盲）也可基本完成评估。

3）在中国具有大样本的常模，因此具有公认的痴呆筛查的界值，一般为 25/26 或 26/27 分。

4）对于中重度痴呆和多个认知域受损的认知障碍比较敏感。

（4）MMSE 量表的缺点

1）所涵盖的认知域较少，定向力及语言能力两个认知域所设的分数相对较高，而其他认知域分值偏低，各认知域分值比重不一。

2）记忆力的测试相对来说简单（仅 3 个词语回忆），即刻回忆与延迟回忆相隔时间较短。执行功能所占比例比较低，对单个认知域（如记忆力、执行功能）受损的筛查不敏感。

3）对于受教育程度较高的患者，由于项目过于简单，量表评分在正常范围，容易掩盖患者认知功能受损。

8. 清醒开颅手术前神经功能状态的评价方法

西部成套测验（the western aphasia battery，WAB）：此检查法是由加拿大人 Andrew Kertesz 在 1982 年依据 BDAE 修改后的短缩版，它克服了 BDAE 冗长的缺点，在一小时内检查可完成，比较实用，而且可单独检查口语部分，根据检查结果可作失语症的分类。此检查法的内容除了检查失语症之外，还包含运用视空间功能、非言语性智能、结构能力、计算能力等非语言功能内容的检查，是目前西方国家流行应用的一种失语症评估方法，很少受民族文化背景的影响。此检查法评分标准、复查的信度、检查不同患者的信度、不同检查者之间的信度均较好。

9. 清醒开颅手术中麻醉医师对麻醉方法和过程的解释和告知

患者的合作非常重要。麻醉医师必须向患者说明至少在部分手术中他/她处于清醒状态，因为只有这样才能确定其脑内正常组织的位置并使其不受到损伤。麻醉医师与患者一起讨论术中的问题，以便评估他/她的语言中枢，并要求他/她做一些动作，例如"动一下脚趾"。也可能会要求患者阅读一段文章。在这种情况下，麻醉医师应确认患者在没有眼镜，或是字体足够大时，可以阅读文字。很明显，麻醉医师要对患者的语言能力作出评估，同时向患者保证麻醉医师就在身边，随时监测其生命体征，并在需要时及时给予止痛药。麻醉医师同时还要注意任何癫痫发作前先兆,这样可以迅速给予适当的药物以防止一次大发作。尽管清醒患者并不常规留置尿管(尤其是男性),但是要告诉患者当想排尿时,瓶子已备好。整个手术过程大约需要 2~4 小时。如果患者合并有关节炎而影响其平卧时,枕头和坐垫是必要的。

【术中管理】

10. 清醒开颅手术中患者手术体位摆放的原则

清醒开颅手术患者体位摆放原则为:①患者舒适;②保持呼吸道通畅。该类手术患者多处于侧卧位或半侧卧位(图 5-3-1),铺放手术单后要保证患者视野开阔,减少其焦虑情绪;同时确保术中神经监测时患者面向麻醉医师,便于及时观察并处理可能发生的各种情况,以配合手术操作,同时要注意加温毯的应用和体位保护。

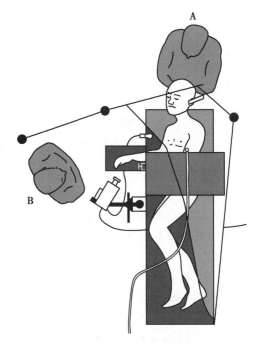

图 5-3-1　清醒开颅手术建议患者体位
A. 术者;B. 麻醉医师。

11. 清醒开颅手术中头皮局部麻醉的实施方法

清醒开颅手术在实施前需进行充分的头皮局部麻醉,包括头皮神经阻滞麻醉和切口部位浸润麻醉。

常需阻滞的头皮神经主要包括:①耳颞神经(三叉神经下颌支);②颧神经颧颞支(起源于三叉神经上颌支的颧神经末端);③眶上神经(起源于三叉神经眼支);④滑车上神经;⑤枕大神经;⑥枕小神经。通常将 3.6mg/kg 罗哌卡因或 2.5mg/kg 左旋布比卡因稀释至 40~60ml,加用肾上腺素(1:200 000),在阻滞 15 分钟之后再开始手术操作。

对于不放置头架的患者,也可以采用沿手术切口的头皮浸润麻醉,常用局麻药剂量及使用方法见表 5-3-2。

表 5-3-2　常用局部麻醉药物浓度、剂量和使用方法

局部麻醉药物	方式	浓度/%	起效时间/min	作用时效/min	单次最大剂量/mg
利多卡因	头皮局部浸润	0.25~0.50	1	90~120	400
	头皮神经阻滞	1.00~1.50	10~20	120~240	
左旋布比卡因	头皮局部浸润	0.25~0.50	15~30	120~240	150
	头皮神经阻滞	0.25~0.50	15~30	360~720	
罗哌卡因	头皮局部浸润	0.25~0.50	1~3	240~400	300
	头皮神经阻滞	0.50~1.00	2~4	240~400	

12. 监测麻醉管理技术的实施

MAC 由传统意义上的神经安定镇痛术发展而来,指在临床诊疗过程中,在对患者严密监测下,麻醉医师通过注射镇静、镇痛药物来消除患者的焦虑恐怖情绪、减轻疼痛和其他伤害性刺激,从而提高手术的安全性和舒适性。在神经外科唤醒麻醉 MAC 中常用丙泊酚-瑞芬太尼组合。由于均为超短效药物,具有起效快、消除迅速、不干扰电生理监测的优点。同时 MAC 要求术前对患者进行充分的头皮神经阻滞和切口浸润麻醉,以减少术中阿片类药物用量,减少发生呼吸抑制的危险。

唤醒麻醉 MAC 中,丙泊酚 TIVA 的常用剂量为 0.8~1mg/(kg·h),TCI 时效应室靶浓度(Ce)是 0.25~0.5μg/ml;瑞芬太尼 TIVA 输注速度为 0.05~0.1μg/(kg·h),TCI 时 Ce 为 1~3ng/ml。通常应在进行脑电图监测 15 分钟以前停止使用丙泊酚,瑞芬太尼 0.01~0.025μg/(kg·h)背景剂量输注,可以有效地缓解患者的疼痛与不适,从而顺利实施神经功能学检查及肿瘤切除,且对呼吸和血流动力学均无明显影响。在关闭硬脑膜时重新开始输注丙泊酚。

临床对患者施行 MAC 应达到的标准:①患者镇静、保留自主呼吸、唤之能应;②清醒镇静评分(observer's

assessment of alertness/sedation scale，OAA/S）≥3（表 5-3-3）或脑电双频谱指数（bispectral index，BIS）>60；③患者完全不依赖或仅部分由呼吸机供氧。

表 5-3-3　清醒镇静评分（OAA/S）

OAA/S	应答	言语	表情	眼睛	镇静程度
5	反应迅速	正常	正常	正常	清醒
4	呼之能应，但反应较慢	有点慢	放松	放松	轻度镇静
3	大声呼唤能应	较慢	反应慢	上睑下垂	中度镇静
2	只对摇晃身体有反应	言语不清	—	—	深度镇静
1	—	—	—	—	全身麻醉

13. 睡眠-清醒-睡眠技术的实施

睡眠-清醒-睡眠（asleep-awake-asleep，AAA）技术是深度镇静甚至接近于全身麻醉的一种临床麻醉技术。患者 OAA/S<3 或 BIS<60，可以保留自主呼吸，但往往需要放置气道辅助工具以便必要时施行机械通气。具体实施过程为：

（1）患者入室后吸氧，常规监护，建立静脉通路，常规诱导置入喉罩。

（2）麻醉维持采用丙泊酚 TCI 效应室靶浓度为 2.5~3μg/ml；瑞芬太尼输注速度为 0.15~0.2μg/（kg·min）。

（3）头皮神经阻滞及头架固定点浸润麻醉。

（4）在进行电生理监测前 15~20 分钟停止丙泊酚及瑞芬太尼输注，给予右美托咪定 0.5~1μg/kg 负荷量，负荷量 15 分钟输注完毕，随后调整右美托咪定输注速度为 0.2~0.7μg/（kg·h），患者保持平稳自主呼吸并能够完成指令性命令后，清理口咽部分泌物并拔除喉罩，以配合电生理监测和手术操作。

（5）在肿瘤切除或电极植入后，再次使患者进入睡眠状态，直至手术结束。

该技术实施中有引发呼吸抑制的风险，因此常需借助喉罩、带套囊口咽通气道（cuffed oropharyngeal airway，COPA）、可施行双水平气道正压通气（bilevel positive airway pressure，BiPAP）的鼻面罩等辅助通气装置（表 5-3-4）来保持呼吸道通畅，同时做好必要时施行机械通气的准备。

表 5-3-4　唤醒麻醉中的辅助通气装置

MAC	AAA
吸氧鼻导管	带套囊口咽通气道
鼻咽通气道	喉罩
面罩	气管导管

14. 清醒开颅手术中的监测

除常规的心电图、血压、脉搏氧饱和度（saturation of pulse oximetry，SpO_2）、呼吸频率监测外，还需要进行呼气末 CO_2 浓度（end-tidal carbon dioxide，$EtCO_2$）及体温监测。对于术中需使用利尿剂或时间超过 2 小时的手术，要常规放置尿管并进行尿量监测。$EtCO_2$ 的监测非常必要，原因为开颅手术中，麻醉医师多位于患者侧面或足部，借助于 $EtCO_2$ 可及时发现患者是否存在通气过度或不足，采取必要措施。可采用 BIS 监测判断患者麻醉深度，以便及时配合手术操作。

15. 清醒开颅手术中血压的控制

给予小剂量的麻醉药物如芬太尼、雷米芬太尼或阿芬太尼可以很好地维持血流动力学稳定。对于既往有高血压病史的患者可以给予拉贝洛尔 5~10mg，另外，小剂量的肼屈嗪也是不错的选择。头皮局部浸润布比卡因可以使切皮时血流动力学相对稳定。目前，高血压已经成为增加颅内出血的一个独立危险因素。右美托咪定可以提供良好的血压控制而不需要使用抗高血压药物。

16. 清醒开颅手术操作超出预计时间时可能会发生的并发症

当手术时间过长时，患者往往出现烦躁不安和合作困难。患者可能会要求小便或是感觉到冷、饿或渴。这时需要医师竭尽全力使患者感觉舒适，包括使用热毯和湿润患者的嘴唇，同时还可以应用小剂量的咪达唑仑，但同时要清楚可能出现相反的药物作用。当患者的头部固定在手术床上之后，要避免患者任何体动（即使是微小的运动）以免造成头皮撕脱伤。这时给予右美托咪定可以起到很好的效果。另外，有证据显示右美托咪定还对谵妄有预防和治疗作用，谵妄往往出现在老年患者，尤其是在使用咪达唑仑之后。再次重申，与外科医师之间的交流极为重要。

可能的困难还包括患者可能无法完成准确阅读、运动或是定位等技术问题。一旦发生大出血,应立刻从支架上松开患者,进行全身麻醉诱导并行气管插管控制气道。此时还要有充足的血供并准备输血。这时可能需要进行开颅手术确定出血点并进行止血。

17. 清醒开颅患者咳嗽时的鉴别诊断和治疗

鉴别诊断主要包括口干、吸烟者的咳嗽和肺栓塞。患者此时的体位常是轻微头高位。手术区域和右心房之间的压力差为负数,空气可以由硬脑膜外静脉、开放的切口或是固定支架的针孔处进入静脉循环。清醒患者或是自主通气的患者发生这一情况的概率比全麻肌肉松弛的患者频率可能更高,因患者每次呼吸都可能将胸腔内的负压传入中心静脉系统。咳嗽往往是最早出现的症状,随后出现胸痛、呼吸困难和呼吸急促等症状。如果此时进行了旁支流二氧化碳监测就可以发现呼气末二氧化碳快速降低,持续多普勒监测可能干扰神经系统的数据记录。$EtCO_2$ 明显降低的同时 SpO_2 也会发生改变,这两点改变可以用作早期诊断及治疗。首先应该迅速告知手术医师,手术医师向手术区域填充盐水并且刀口边缘涂抹骨蜡。然后改变患者的体位为头低位,同时抬高下肢。利多卡因 50mg 可以帮助减轻咳嗽状态。动脉血气监测所显示的高 $PaCO_2$ 和低 PaO_2 有助于明确诊断。尽管此时经常出现心动过速,但是血流动力学参数往往是正常的。

18. 当外科医师要求患者的反应更强烈些时的处理

根据所用镇静目的不同的麻醉药来分别选用纳洛酮或氟马西尼拮抗镇痛药或咪达唑仑的作用。给予纳洛酮时应该以 0.1mg 为单位逐渐加大药量,以免由于镇痛药物作用突然消失导致患者剧烈疼痛而引起头皮撕脱伤。即便患者需要置入喉罩,仍可以通过静脉给予利多卡因 50mg 使其保持清醒并且耐受喉罩。而且只需通过喉罩内气体声音即可判断通气情况。

19. 清醒开颅手术中可能出现的并发症

清醒开颅手术中常见并发症见表 5-3-5。其中最常见的并发症就是呼吸道梗阻,及由此引发的低氧血症。据报道,使用带套囊口咽通气道的清醒开颅手术,呼吸道梗阻的发生率为 15%。

表 5-3-5 清醒开颅手术术中的并发症

麻醉相关并发症	手术相关并发症
气道梗阻	局部惊厥
低氧血症	全身惊厥
脑水肿	失语
高血压/低血压	出血
心动过速/心动过缓	脑水肿
恶心/呕吐	静脉气栓
寒战	
局麻药中毒	
疼痛	
不合作/躁动	
改为全身麻醉	

20. 麻醉唤醒期躁动的原因及防治要点

全身麻醉药物作用于中枢神经系统,不同麻醉药物对中枢神经的抑制程度有所不同,故恢复时间亦不同,少数易感患者在脑功能反应模糊期间,任何不良刺激(疼痛、难受或不适感等)均可引起躁动。苏醒期躁动的原因包括:①镇痛不全;②定向力恢复不良;③催醒不当,如纳洛酮、氟吗西尼拮抗药物阿片类和苯二氮䓬类药物导致疼痛刺激增强,患者烦躁不安;④多沙普仑可提高中枢兴奋性,且药物本身即有增加躁动的不良反应;⑤缺氧和二氧化碳蓄积;⑥尿潴留与尿管刺激;⑦其他影响因素,如麻醉初期术中知晓、不恰当束缚制动、血流动力学指标异常、特殊药物的神经精神作用等。

21. 麻醉唤醒期间气道梗阻和呼吸抑制的处理

麻醉期间最易发生急性气道阻塞,尤其是发生完全性气道梗阻时,如不即刻解除梗阻可危及生命。气道梗阻的原因主要有舌后坠、误吸和窒息、喉痉挛和支气管痉挛。唤醒麻醉呼吸抑制的重点在于预防和加强监测:①麻醉前访视应对术前有呼吸功能障碍或合并睡眠呼吸暂停综合征患者的呼吸代偿能力进行重点评估;②在麻醉镇静及唤醒状态下是否能够维持有效的自主呼吸、麻醉药物对自主呼吸的影响;③加强呼吸监测,唤醒麻醉中进行呼气末二氧化碳动态监测不仅可作为自主或控制呼吸的有效监测,亦能够反映呼吸道通畅情况和呼吸频率;④低氧血症和二氧化碳蓄积发生后及时进行辅助或控制呼吸,并针对原因进行处理。

22. 麻醉唤醒期间高血压和心动过速的处理

高血压与心动过速是麻醉唤醒期较为常见的心血管系统并发症,主要原因包括:①唤醒期间麻醉变浅、患者意识恢复、疼痛;②二氧化碳蓄积和缺氧;③颅内占位性病变患者,当颅内压升高时也可出现高血压。治疗方法应采取:①麻醉唤醒期保持适宜的镇静水平,避免患者焦虑紧张;②保持适宜的镇痛水平,避免麻醉唤醒期疼痛刺激;③保持呼吸道通畅,避免镇痛药和全麻药抑制呼吸;④对于麻醉唤醒过程中发生的高血压与心动过速,在加强监测和针对原因处理的同时,可给予艾司洛尔、尼卡地平、乌拉地尔有效控制其血流动力学改变。

23. 麻醉唤醒期间癫痫发作的处理

颅内肿瘤术中可发生自发性癫痫或诱发癫痫。其中 20% 以上的患者术前即有癫痫发作症状,诸如全身性大发作和局限性发作,麻醉唤醒阶段进行皮质功能区定位时诱发的癫痫大发作或局限性发作,个别患者甚至可出现癫痫持续状态或连续性癫痫发作。对于术前即有癫痫发作症状的患者,应加强术前评估:①大多数抗癫痫药物为肝代谢酶促进剂,长时间应用后可使转氨酶活性增加,因此应注意避免使用增强此类作用的麻醉药物;②麻醉前应全面了解治疗癫痫所用的药物及治疗效果,特别注意是否能有效控制癫痫大发作;③抗癫痫药应服用至术前一日晚;④对皮质功能区定位时诱发的癫痫大发作或局限性发作采用冰盐水皮质局部冲洗有效,小剂量丙泊酚也可迅速终止术中癫痫。

24. 麻醉唤醒期间恶心、呕吐的处理

恶心与呕吐是唤醒麻醉中可能出现的一种危险并发症。持续性干呕可引起静脉压升高,增加颅内压力;全身麻醉状态或深度镇静可抑制保护性气道反射,一旦胃内容物反流或呕吐易误吸进入气管,引起支气管痉挛或淹溺、缺氧、肺不张、心动过速、低血压,甚至可窒息死亡。术中麻醉唤醒引起的恶心、呕吐与患者年龄、性别、焦虑情绪,使用喉罩或带套囊口咽通气道通气可能引起胃腔扩张,或术中使用已知具有催吐作用的药物如阿片类药物有关。因此,麻醉中应采取头侧位使分泌物或反流物便于吸除,同时声门处于最高位避免误吸;对于高危患者,术前推荐预防性应用止吐药;术中一旦出现呕吐反应,应充分保护呼吸道畅通,避免误吸发生。

25. 唤醒麻醉中颅内高压的处理

神经外科手术术中麻醉唤醒极易并存或诱发颅内压升高,为多种因素综合作用所致,需严密监测并及时处理。对于颅内占位及病灶周围明显水肿,或颅内顺应性降低的患者,术前应积极治疗脑水肿;麻醉中保持呼吸道通畅、通气充分、避免二氧化碳蓄积;麻醉前行腰椎蛛网膜下腔穿刺,术中打开颅骨骨瓣后缓慢释放脑脊液;针对脑水肿予以高渗性利尿药和肾上腺皮质激素;患者术中采取头高位(15°~30°),利于颅内静脉回流。

26. 唤醒麻醉中低温与寒战的处理

术中低温可造成患者强烈的不适感、血管收缩、寒战、组织低灌注和代谢性酸中毒等,以及损害血小板功能、心脏复极,并可降低多种药物的代谢过程。寒战可使患者代谢率增加,最高时可达 300%,由此而引起的心排血量和通气需要量增加;同时还可使眼压和颅内压增加。对低温的预防比对并发症的处理更为重要,应根据体温监测及时采取保温和其他相应措施,维持正常体温可应用保温毯;适宜的室温、静脉液体加温。许多药物都对寒战有效,其中曲马多(50mg 静脉滴注)对终止寒战和降低氧耗均十分有效。

【术后管理】

27. 唤醒麻醉后心理障碍的防治

神经外科手术术中麻醉唤醒技术作为一种特殊的心理和躯体体验可诱发心理障碍,在保护患者运动和语言功能的同时是否会导致术后心理障碍值得重视。患者在极度压抑情绪下引起的精神改变,可产生创伤后应激障碍,可以是来自躯体的或情感的,也可以是单独的或重复的,在发生令人恐惧或不愉快的经历时,这种症状会进一步发展。可以通过以下措施加以预防:①术前充分沟通,使患者与手术医师、麻醉医师建立信任,增强其对手术成功的信心;②手术过程中保持手术室环境舒适安静;③术中唤醒阶段不是完全清醒,而应给予适当浓度的镇静药,以减轻患者焦虑情绪,可以考虑应用有遗忘作用的药物;④采用有效的镇痛方法避免唤醒期间手术切口或伤口疼痛刺激。

(王国林)

第四节 脑深部电极植入术的麻醉

【知识点】

1. 功能性神经系统疾病
2. 帕金森病与麻醉
3. 脑深部电极刺激(DBS)
4. DBS 的手术步骤及靶点核团
5. DBS 手术各步骤的麻醉管理要点
6. DBS 植入术的循环并发症
7. DBS 植入术的呼吸并发症
8. DBS 植入术的中枢并发症

【案例】

患者男,75 岁。高血压病史 8 年,血压最高 180/90mmHg,规律服药,血压控制良好。右侧肢体不自主震颤 10 年,加重 2 年。患者于 10 年前无明显诱因出现右上肢静止性抖动,逐渐发展至右下肢,左手及左侧下肢,伴肢体不自主震颤,开始时为静止性震颤,情绪激动时加重,后逐渐加重,运动时亦出现震颤,伴面部表情减少。诊断为帕金森病。服用美多芭(多巴丝肼),苯海索等药物,控制可。近 2 年症状加重,行走前倾、拖步、小碎步,易跌倒,动作不协调,转身困难,夜间翻身困难,伴抑郁症状。目前仍服用美多芭,苯海索等药物,服药后未出现异动及开关现象。生命体征:心率 84 次/min、血压 119/77mmHg、呼吸频率 18 次/min、体温 36.8℃。拟行右侧脑深部电极植入术。术前检查:胸片示两肺纹理多,心影稍大;主动脉突出,主动脉走行稍迂曲。

【疾病的基础知识】

1. 功能性神经系统疾病的定义

功能性神经系统疾病是指与神经系统功能紊乱相关的一大类疾病,除常见的帕金森病、肌张力障碍等运动障碍性疾病外,癫痫、抑郁症、强迫症等精神障碍,慢性疼痛等也属于功能性神经系统疾病的范畴。

2. 功能性神经系统疾病的治疗原则

功能性神经系统疾病患者常表现为神经功能异常,但无法明确其致病灶。在神经调控技术出现之前,功能性神经疾病主要依赖药物治疗;手术也以毁损神经或神经核团为主,在缓解患者症状的同时给患者带来巨大的身体损害。近年来,神经调控技术因其创伤小、效果可调且可逆等优点,被越来越多的用于功能性神经疾病的治疗,极大地推动了功能神经外科的发展和壮大。

3. 运动障碍性疾病的种类

运动障碍是指运动过多或随意运动和自主运动减少。运动过多是指运动增多、运动障碍和异常不自主运动,常见疾病包括震颤、肌张力障碍、舞蹈症、抽动秽语综合征等;运动减少的疾病常见的是帕金森病。

4. 帕金森病的临床表现

帕金森病(PD)的临床表现主要是静止性震颤、肌强直和运动迟缓,还可出现面具脸(masked facies)、语音单调、齿轮样强直(cogwheel rigidity)、随意运动缺乏、屈曲体姿、步态不稳和运动障碍。除此之外,还可表现为全身各系统的神经退行性改变及感觉异常(疼痛、嗅觉减退、视觉异常等)、精神症状(嗜睡、抑郁、焦虑、幻觉和精神障碍)、认知损害(轻度认知功能障碍甚至痴呆)和自主神经功能紊乱(体位性低血压)。在疾病晚期,非运动症状导致的残疾对 PD 患者影响更大。

5. 帕金森病的病理生理改变

目前普遍认为 PD 是由于基底神经节和黑质-纹状体系统多巴胺能神经元变性引起的一种运动障碍性疾病,涉及多系统的神经退化过程。正常情况下,抑制性神经递质(多巴胺)和兴奋性神经递质(乙酰胆碱)在纹状体中起主导作用并处于动态平衡。帕金森病患者由于多巴胺递质的丧失,多巴胺和乙酰胆碱递质失衡,导致乙酰胆碱兴奋性相对增强。其发病与多种因素有关,杀虫剂、铅、锰、铁、β-咔啉等环境因素与遗传易感性等相互作用可导致 PD 的发生。

6. 神经调控技术的定义

神经调控技术是指在科技、医疗及生物工程技术相结合的领域内,利用植入性和非植入性技术,通过电或化学的作用方式,对中枢、周围和自主神经系统的邻近或远隔部位的神经元或神经网络的信号传递起到或兴奋、或抑制、或调节的作用,从而达到改善患者生活质量或提高机体功能的目的。广义上讲,神经调控技术涵盖范围巨大,骶神经电刺激、人工耳蜗等均涵盖在内,但临床上主要是指植入性神经调控技术(通过外科手术的方式将刺激器或微量泵植入神经系统达到长期治疗的目的),包括植入性神经电刺激器技术和植入性药物微量泵神经调控两方面,包括脑深部电极刺激术(deep brain stimulation,DBS)、迷走神经刺激术(vagus nerve stimulation,VNS)、脊髓电刺激技术(spinal cord stimulation,SCS)、脑皮质电刺激术(cerebral cortex stimulation,CCS)、周围神经电刺激术(peripheral nerve stimulation,PNS)及微量泵植入技术(drug delivery systems,DDS)等手术。

7. 脑深部电极刺激术的应用范围

脑深部电极刺激器(deep brain stimulator,DBS)又称为脑起搏器。DBS植入系统包括3部分:颅内的植入电极、连接延长线和植入的脉冲发生器(电刺激器)。将电极植入颅内目标神经组织(靶点核团),通过延长线与脉冲发生器相连。后者是电池供电的神经刺激器,一般埋置在锁骨下或腹部的皮下,调节至最佳频率改善患者症状,并控制相关不良反应。DBS主要用于治疗运动障碍性疾病,如震颤和强直症状的疾病(帕金森病、肌张力障碍等)、精神障碍疾病(强迫症、抑郁症、抽动秽语综合征)、癫痫、顽固性疼痛、成瘾症等。

8. 脑深部电极刺激治疗的过程

DBS治疗包括DBS设备植入术和术后程控两部分。术后大约1个月左右,用体外程控仪遥控,打开脉冲发生器,设置参数。若程控期间,患者病情变化,还可调整刺激参数。

9. 脑深部电极刺激器植入术的手术步骤

DBS植入术主要包括以下两个步骤:第一步,安装调试头架,进行头部MRI扫描,并调试埋置植入电极;第二步,埋置脉冲发生器。第一步中安装调试头架可在病房和磁共振室完成,而调试埋置植入电极和第二步需在手术室进行。两个步骤可同一天完成,也可在完成第一步后间隔3~14天再进行。Nada E M等回顾了埋置电极当天或7~10天后埋置脉冲发生器的患者术中的循环管理情况,发现虽然两组患者术中因低血压使用血管活性药(麻黄碱或去氧肾上腺素)的用量及用药次数没有明显差异,但同一天完成两个步骤的患者术中平均动脉压(MAP)的最低值更低。目前尚无充足证据显示何时进行第二步手术更好,首都医科大学附属北京天坛医院目前多选择在同一天完成。

10. 脑深部电极刺激器植入术的核团

不同疾病特定核团(靶点)不同,大致如下:帕金森病常用靶点为丘脑底核(subthalamic nuclei,STN),苍白球内侧核(globus pallidus pars internal,GPi)和下丘脑腹侧中间核(ventralisintermedius nucleus of the thalamus,Vim)和脑桥核(pedunculopontine-nucleus,PPN)等,其中STN为首选靶点;肌张力障碍、痉挛性斜颈等其他运动障碍性疾病和抽动秽语综合征的靶点为苍白球内侧核(GPi)和丘脑底核(STN),其中GPi-DBS治疗原发性肌张力障碍且疗效确切,STN-DBS治疗继发性肌张力障碍但疗效有争议;癫痫的靶点为癫痫触发点或痫性放电传导中的重要结构如丘脑前核(ANT)、STN、丘脑正中核、黑质、海马等,其中ANT和海马较多选择;强迫症的常用靶点为伏隔核(nucleus accumbens,NAcc)和内囊前肢;抑郁症的常用靶点为NAcc和扣带回。

11. 微电极记录的定义

精确的颅内靶点核团定位是DBS植入术成功的关键。因为颅内靶点核团一般深在且较小,所以在电极植入过程中常采取一些措施来提高定位的准确性,除术前使用头架固定患者头部进行立体成像显示大脑结构外,该类手术术中使用微电极记录(microelectrode recording,MER)进行电生理引导来定位刺激目标区域。微电极尖端直径只有$2\sim5\mu m$,可记录到单个细胞的电活动,可以通过识别微电极周围的细胞放电来判断微电极的位置,同时根据不同细胞的放电形式,确定核团的位置。

12. 麻醉药对微电极记录的影响

因为在DBS植入术中在使用测试电极通过MER进行靶点核团定位后,需要更改为刺激电极进行试验性刺激测试,来进一步验证靶点核团的位置,所以目前关于麻醉药对MER影响的结论多局限于回顾性的研究、小样本的前瞻性观察性研究、病例报道和系统评价,尚无大样本、前瞻性、随机双盲试验比较不同麻醉药对MER的影响。

(1)苯二氮䓬类药物:咪达唑仑等苯二氮䓬类药物,可激动GABA受体,明显抑制MER。

(2)阿片类药物:目前研究显示阿片类药物对MER影响较小。清醒镇静或全身麻醉下行DBS植入术时,可复合使用芬太尼.舒芬太尼和瑞芬太尼等阿片类药物。

(3)静脉麻醉药:丙泊酚因其起效快、麻醉平稳、持续输注半衰期短等优势成为DBS植入术常用的镇静药物,可用于清醒镇静或全身麻醉。目前关于该药物对MER的影响尚存争议。有研究显示异丙酚麻醉下可描记出丘脑底核(subthalamic nuclei,STN),苍白球内侧核(GPi)和下丘脑腹侧中间核(Vim)的微电极记录,因而认为该药物对MER的影响较小,且神经元自发放电的差异更大程度上取决于疾病的严重程度而非全麻。但也有研究持不同观点——首先不同核团神经元的组成不同,自发放电和诱发放电的特点不同,丙泊酚对不同核团的微电极记录影响不同。丙泊酚通过延长抑制性突触后电位,选择性增强GABA抑制性神经元的活动,而GPi的神经元主要接受苍白球外侧核及其外部GABA能神经通路的传入,因此该核团的微电位记录比STN(GABA能神经通路传入较少)更易受到丙泊酚的影响。此外,研究发现丙泊酚对不同疾病患者同一核团的微电极记录影响不同,如帕金森病患者的 GPi 微电极记录比肌张力障碍患者更易受到麻醉药的影响。最后,苍白球内侧核神经元的放电被丙泊酚抑制,且抑制程度与使用的丙泊酚有关。高浓度的丙泊酚[>6mg/(kg·h)]引起神经元的自发或诱发电位消失或明显减少,而小剂量丙泊酚[<4.5mg/(kg·h)]复合 0.2~0.4MAC 吸入药对神经元放电的影响很小。有病例报道显示,氯胺酮对 MER 的影响很小。

(4)吸入麻醉药:研究显示 0.2~0.4MAC 七氟醚、地氟醚对 MER 的影响较小。

(5)右美托咪定:右美托咪定是一种高选择性的 α_2 肾上腺素受体激动剂,能产生剂量依赖性的镇痛、镇静、抗焦虑及类似自然睡眠的作用,不良反应较少且较轻,目前可用于 DBS 植入术的清醒镇静和全身麻醉。研究发现,在 DBS 植入术中给予负荷剂量 0.5~1μg/kg 右美托咪定 10 分钟,随后持续泵入 0.1~0.5μg/(kg·h)复合小剂量瑞芬太尼,维持脑电双频指数(BIS<80),在颅骨钻孔完成置入测试电极前停止给药,虽然可引起 GPi 和 STN 的自发放电和神经元峰电位的降低及神经元放电模式的改变,但并不影响靶点核团定位的准确率和临床疗效。

13. 麻醉药对试验性刺激测试的影响

DBS 植入术中通过试验性刺激测试来进一步确认靶点核团位置。此测试过程要求患者清醒、合作。如患者过度紧张不能配合,则可使用镇静药物,但应尽可能选用短效、可逆的药物,并避免在测试时用药。全身麻醉可以缓解患者的震颤、僵直等临床症状而影响试验性刺激测试时临床症状的评估,同时患者不能主诉靶点核团周围组织刺激产生的感觉、运动异常等不良反应而影响测试,所以在电极植入期间应尽量避免使用。

14. DBS 植入术的特殊性

DBS 植入术有以下特殊性:①患者术前有神经功能障碍,且多合并心血管及呼吸系统疾病,需常规使用药物控制症状和体征。②部分手术操作时患者需使用头架固定头部且清醒合作,以观察临床症状的改善及不良反应的发生。③术中需通过 MRI 成像、微电极记录和试验性刺激测试等手段来提高靶点核团定位的准确性。如患者清醒不能合作需镇静或麻醉时,麻醉药物可能影响气道、MER 和刺激测试。因此,麻醉医师应对患者进行术前访视,必要时请神经内科、神经电生理、药剂科及精神心理科医师会诊,评估患者的身体、认知和精神心理状态,以制定最佳麻醉方案。

15. DBS 植入术的麻醉管理目标

DBS 植入术的麻醉管理应达到以下目的:①提供良好手术条件,充分镇痛,维持体温,使患者舒适;②协助术中的神经监测,如微电极记录或试验性刺激测试来确认靶点位置;③能及时发现并快速诊治相关并发症。

【术前评估与准备】

16. DBS 植入术的术前评估要点

DBS 植入术术前访视和准备除常规项目外,应重点关注以下方面:

(1)基础疾病治疗情况:基础疾病(帕金森病、肌张力障碍、癫痫、慢性疼痛等)的病情程度、治疗用药及其与麻醉药物间的相互作用,停药后可能发生的情况,必要时与神经内科会诊,确定治疗用药的剂量及是否停药。例如,有研究表明,术前当晚停用抗帕金森病药有利于术中准确神经测试,但中断药物治疗可能导致患者症状恶化或出现抗精神病药物恶性症候群,临床表现为高热、运动不能、意识障碍、肌肉强直及自主神经功能紊乱。此时,可请神经内科医师会诊,使用低于常规剂量的治疗用药。

(2)合并症及其治疗情况:围术期高血压增加术中颅内出血的风险,所以应详细了解合并高血压患者的血压控制情况及治疗用药,手术当日可使用 β 受体拮抗剂等药物避免术中血压过高。术前和术后应尽可能停止抗血小板治疗。慢性抗凝治疗不应作为手术禁忌,但须在围术期关注凝血状态。严重的帕金森病患者可能出现严重但无症状的吞咽困难,容易发生误吸,围术期可使用抗酸药和促进胃动力药,但此类患者避免使用甲氧氯普胺等多巴胺受体拮抗剂,应尽量选用西沙比利、多潘立酮等对中枢多巴胺能系统无影响的促胃动力药。

(3)呼吸道评估:因为部分手术操作时,患者需使用头架固定头部,麻醉医师难以进行气道操作,所以即使在清醒状态下也应仔细全面地评估气道,制订气道管理的方案和计划。对术前合并阻塞性睡眠呼吸暂停的患者更应重视。

(4)精神心理状态的评估及准备:术前应评估患者的精神心理状态,幽闭恐惧症患者难以进行 MRI 定位及清醒状态下完成 MER 和刺激试验。此外应与患者和家属充分沟通,使其了解手术步骤、可能发生的情况及需要合作的方面,尽可能缓解患者的紧张焦虑情绪。

(5) 认知功能的评估:术前确认患者的认知状态,不影响其术中合作及不良反应的主诉。

(6) 既往史:既往有起搏器、植入性心脏除颤器、动脉瘤夹闭术等磁性装置植入手术史者,不能进行 MRI 立体成像;有起搏器、植入性心脏除颤器者应关注其与植入电极和脉冲发生器的相互影响。

17. 长期使用抗帕金森病药物对麻醉的影响

目前帕金森病的药物治疗原则是补偿脑内减少的多巴胺或给予抗乙酰胆碱药物,恢复二者平衡。由于多巴胺不能通过血脑屏障,故临床上选用可通过血脑屏障的多巴胺前体——左旋多巴。后者在脑内经多巴脱羧酶的作用转换为多巴胺而发挥作用。有研究认为左旋多巴只有 1% 进入中枢发挥治疗作用,其余在外周变成多巴胺,引起心脏应激性增高、周围血管阻力改变、血容量减少、排钠增多,故患者术前容易发生体位性低血压和心律失常;术中对麻醉药物的敏感性增加,更易发生低血压和心律失常。同时由于长期多巴胺作用于外周多巴胺受体,抑制去甲肾上腺素的释放,导致后者在囊泡中的大量蓄积。当麻醉手术中发生低血压时,如果使用麻黄碱提升血压,会导致囊泡中蓄积的去甲肾上腺素的大量释放,诱发严重的高血压。故该类患者术中发生低血压时,应避免使用麻黄碱,而应选用纯 α 肾上腺素受体激动剂,如去氧肾上腺素提升血压。

18. 帕金森病行 DBS 植入术的术前评估要点

帕金森病患者行 DBS 植入术时,术前评估应重点关注以下方面:①因患者长期服用左旋多巴,外周血中多巴胺增多,容易引起血容量相对不足、周围血管阻力改变、自主调节功能失调和体位性低血压的发生,进而导致围术期血流动力学不稳定;②是否存在咽喉肌肉障碍及误吸性肺炎等,警惕围术期误吸或喉痉挛;③是否存在吞咽困难及营养不良、贫血、白蛋白低;④是否存在抑郁、痴呆及其程度,是否影响术中合作;⑤术中或术后出现停药后的症状加重;⑥治疗用药和麻醉药的相互作用。

19. 肌张力障碍的临床表现

肌张力障碍是常见的一类运动障碍性疾病,表现为四肢、颈部或躯干的主动肌和拮抗肌间歇性或持续性同时收缩引起的异常运动和/或异常姿势。其特征是异常姿势和/或运动常重复出现;有其固定模式,常因随意动作而启动或加重。随着病情进展,累及肌肉可能增多。频繁的扭曲导致疼痛和功能障碍。除标志性的运动症状外,肌张力障碍还表现出以下非运动症状:感觉异常(畏光、疼痛、时间和空间辨别障碍、运动觉障碍等)、认知障碍(注意认知缺陷等)。肌张力障碍依其临床累及范围的不同,可分为局灶型、节段型、多灶型、全身型和偏身型肌张力障碍。

【术中管理】

20. DBS 植入术第一步的麻醉管理要点

DBS 植入术的第一步即安装调试头架,并进行头部 MRI 扫描和调试埋置植入电极,通常可在局部麻醉监测或/和神经阻滞(眶上神经和枕大神经阻滞)下完成。局麻药物可使用 1% 或 2% 的利多卡因,也可使用 0.67%~1% 利多卡因+0.33%~0.5% 罗哌卡因混合液,以发挥利多卡因起效迅速、罗哌卡因作用时间长的特点。近年来也有研究在此过程复合使用头皮神经阻滞,显示有利于患者循环的平稳。此过程中应密切观察患者生命体征,在保证患者舒适的基础上使之配合完成各种测试,并及时发现和治疗局麻药中毒反应等各种并发症。术中患者应采取合适的体位,寰枕关节伸展以利于气道通畅;下肢弯曲,在头颈抬起至坐位的时候仍保持稳定性。密切监测血压,避免低血容量和血压过高,必要时可使用血管活性药维持血压稳定。可以通过鼻导管或面罩吸氧(面罩需要在安装头架前放置),有阻塞性睡眠呼吸暂停的患者可采用术中持续正压通气。

如患者过度紧张,可给予适当镇静,但应选择短效、停药后作用迅速消失、对 MER 影响小的药物,并避免在 MER 和刺激测试时使用。目前常用药物有丙泊酚[50μg/(kg·min)]、阿片类药物[芬太尼 50~80μg、舒芬太尼 2.5~5μg、瑞芬太尼 0.03~0.05μg/(kg·min)]和右美托咪啶[0.3~0.6μg/(kg·h)]。由于大剂量镇静用药和镇痛药可能造成呼吸和循环抑制,而术中头架限制了麻醉医师对患者气道的管理;同时电极刺激效果的判断要求患者处于清醒、依从和配合状态;加之有研究发现患者术中谵妄的发生率与镇静药物和镇痛药的用量有关,所以应避免中、重度镇静。

如患者恐惧清醒手术、慢性疼痛综合征、癫痫、严重的停药后震颤、严重肌张力障碍或颈部肌肉如膈肌、声带的严重肌张力障碍以及儿童,不能在局麻监测或镇静镇痛下配合手术,则需要全身麻醉。应选择对 MER 和刺激测试影响小的药物。

21. DBS 植入术第二步的麻醉管理要点

需要在头皮下以及颈部打通皮下隧道,手术刺激较大,通常需要全麻下完成。麻醉诱导:丙泊酚 1~2mg/kg 或依托咪酯 0.3~0.4mg/kg+芬太尼 2~5μg/kg 或舒芬太尼 0.3~0.5μg/kg+维库溴铵 0.08~0.1mg/kg 或罗库溴铵 0.6~0.9mg/kg 均可满足喉罩置入或气管插管。麻醉维持:丙泊酚复合瑞芬太尼全凭静脉麻醉(TIVA)或靶控输注(TCI)或复合使用 0.2~0.4MAC 的七氟醚或地氟醚。需要注意的是:DBS 植入术手术患者的基础疾病及治疗用药可能影响患者的血流动力学状态和麻醉药物的药代动力学,所以在全麻时应加强监测及用药个体化。

22. DBS 植入术的心血管系统并发症及防治原则

(1) 术前高血压控制不良:术中焦虑等均可引起围术期血压增高。因高血压可引起颅内出血的风险增加,所以在电极植入前必须控制。可继续术前降压药治疗、适当镇静,必要时使用血管活性药,控制收缩压<140mmHg,或不高于平时血压的 20%。

(2) 静脉气体栓塞(venous air embolism,VAE)和低血容量:VAE 与手术部位高于右心房、术野静脉开放、低血容量、空气被负压吸进血管内有关,临床指征包括突发剧烈咳嗽、呼气末二氧化碳($EtCO_2$)迅速降低以及无法解释的低氧血症和低血压。咳嗽和深呼吸会加重 VAE,造成 ICP 升高。预防措施包括降低头部升高幅度,适当补液。若发生 VAE,应迅速将患者置于头低脚高体位、止血、盐水冲洗术野、在暴露颅骨边缘应用骨蜡阻止气体进一步进入以及中心静脉导管抽出气体,同时应快速静脉补液并使用血管活性药维持组织灌注。

(3) 体位性低血压多由抗帕金森药物引起,也可因麻醉药的扩血管作用、围术期低血容量以及自主神经功能紊乱而加重。处理措施:维持适当的麻醉深度,避免麻醉过深;补充容量,维持有效循环血量;使用血管活性药等。

(4) 心动过缓和心脏停搏虽然发生率极少,但有病例报道。被认为与 Bezold-Jarish 反射(Bezold-Jarish reflex,BJR)有关。BJR 是容量减少引起的血管-迷走反射。在左心室壁,存在压力感受器,当左心室内容量降低时兴奋,通过 Bezold-Jarish 反射,使心率减慢,以增加左室充盈时间,增加心排血量。DBS 植入术患者常因为高消耗体质较为瘦弱,对血容量减少较为敏感;DBS 植入术中常使用沙滩椅样体位,容易造成回心血量减少;术中局麻药中常加入肾上腺素,引起心率加快、心肌收缩力增加及外周血管强烈收缩,兴奋心室壁的压力感受器等因素均增加了术中引起 Bezold-Jarish 反射的可能。临床表现包括血压下降、心动过缓甚至心脏停搏,常伴有迷走神经兴奋的表现,如恶心等。高危患者可通过术前给予抗迷走药物,如阿托品、格隆溴铵和预防性补充容量等加以预防。若发生 BJR,应在补充容量的同时,给予血管活性药,必要时可行胸外心脏按压等复苏治疗。

23. DBS 植入术的呼吸系统并发症及防治原则

过度镇静、体位不当、颅内出血导致的意识障碍均可引起上呼吸道梗阻。此外患者基础疾病尤其是帕金森病,可引起呼吸肌功能不良造成限制性通气功能障碍、上呼吸道梗阻、构音障碍以及阻塞性睡眠呼吸暂停。术中应密切观察患者的血氧饱和度,必要时调整体位或置入喉罩进行气道管理。全麻患者术前可使用抗胆碱药物减少呼吸道分泌物,诱导期应严密监测、插管动作轻柔,避免发生喉痉挛。术后应彻底吸除口腔分泌物,并且在自主呼吸恢复好的情况下深麻醉拔管以避免喉痉挛。

24. DBS 植入术的神经系统并发症及防治原则

表现为意识或言语障碍,包括疲劳、药物戒断、震颤、颅内出血或气颅。局灶性抽搐可以初始使用小剂量咪达唑仑和/或异丙酚,等症状控制后再手术。颅内出血是严重的并发症,会导致永久性神经功能损伤,须迅速处理和进一步治疗。

【术后管理】

25. DBS 植入术的长期并发症

长期并发症包括感染、电极移位、电极断裂、皮肤糜烂。认知方面的不良反应包括情绪改变、抑郁、记忆力下降、冲动、幻觉,尤其是术前即有长期抑郁症状的患者,应术前评估和术后密切随访,及时治疗。

(韩如泉)

第五节　脑动脉瘤手术的麻醉

【知识点】

1. 蛛网膜下腔出血(SAH)的原因和危险因素
2. 脑动脉瘤破裂与 SAH 的病理生理改变
3. SAH 的症状、体征和严重程度评估
4. 脑动脉瘤开颅和介入治疗的麻醉管理要点
5. 脑动脉瘤栓塞治疗期间的紧急情况及处理
6. 脑动脉瘤手术的麻醉诱导与维持
7. 脑动脉瘤手术术中监测
8. 降低脑动脉瘤血管跨壁压的方法
9. 脑血管痉挛的病因、病理生理和处理

【案例】

患者女,43 岁。因头痛 2 小时入院。患者 2 小时前无明显诱因出现严重头痛、恶心和呕吐被收入急诊室,随后患者发生意识丧失 3 分钟。既往体健,有吸烟史。CT 显示蛛网膜下腔出血;脑血管造影示:一个 18mm 的基底动脉尖动脉瘤和一个 10mm 的右侧大脑中动脉动脉瘤(middle cerebral artery aneurysm,MCAa)。血压 130/80mmHg,脉率 90 次/min,呼吸频率 18 次/min。实验室检查示:电解质和血常规正常,CK-MB 和肌钙蛋白升高。心电图显示正常窦律,胸前导联 T 波抬高。拟行手术:介入栓塞治疗基底动脉尖动脉瘤,开颅右侧大脑中动脉动脉瘤夹闭手术。

【疾病的基础知识】

1. 蛛网膜下腔出血的发病率、病因及导致脑动脉瘤破裂的危险因素

(1) 发病率:蛛网膜下腔出血(subarachnoid hemorrhage,SAH)的患病率为 2%~5%,其发病率为 10/100 000~15/100 000。在美国,每年有 25 000 人次发生 SAH,占所有脑卒中病例的 5%~10%。在中国和南美洲发病率仅为 2/100 000~4/100 000,然而在芬兰和日本报道的发病率高达 19/100 000~23/100 000。鉴于 60% 的 SAH 病例发生于 40~60 岁的人群中,因此,神经系统的不良预后将给患者带来非常严重的影响。大约三分之一的 SAH 患者由于急性出血而死亡,幸存的三分之二患者中,一半患者(占总体的三分之一)在急性期过后死亡或严重致残,另一半患者(占总体的三分之一)的预后较好。

(2) 病因:脑动脉瘤占 SAH 病因的 75%~80%,动静脉畸形占病因 4%~5%,但也有 15%~20% 的 SAH 无特殊病因。SAH 的病因还包括创伤、真菌性动脉瘤、镰状细胞疾病及凝血异常。小动脉瘤(<12mm)占动脉瘤总数的 78%,大动脉瘤(12~24mm)占 20%,而巨大动脉瘤(>24mm)占 2%。大部分动脉瘤位于脑循环的前半部分,以前交通支和大脑前动脉接合处最为常见(39%)。30% 见于颈内动脉,22% 位于大脑中动脉,8% 位于脑循环的后半部分(大脑后动脉、基底动脉和椎动脉)。

(3) 危险因素:动脉瘤性 SAH 的 4 个最强独立预测因子为吸烟、动脉瘤性 SAH 家族史、高血压和高胆固醇血症。其他风险因素还有妊娠和血管畸形(如Ⅲ型胶原缺乏和弹力酶异常)。遗传性因素也具有一定作用:7% 的草莓状动脉瘤为家族性的,5%~10% 动脉瘤破裂的患者有动脉瘤破裂史的一级亲属。据估计,5mm 大小的动脉瘤破裂的概率为每年 0.14%,而 10mm 大小的动脉瘤破裂的概率为每年 1.1%。吸烟、酗酒也是动脉瘤形成与破裂的促进因素,大量吸烟、女性与多发动脉瘤以及动脉瘤生长加速有关,滥用可卡因及其导致的发作性高血压使动脉瘤在早期就倾向于发生破裂。死亡和致残主要归咎于首次出血、血管痉挛和再次出血,此外,手术并发症、脑实质出血、脑积水和内科治疗的并发症也是发病原因。

2. 脑动脉瘤破裂与 SAH 的病理生理改变

脑动脉瘤破裂导致动脉血溢漏以及颅内压(intracranial pressure,ICP)迅速增高,并接近颅内动脉近端的舒张压。ICP 迅速增高导致脑灌注压(cerebral perfusion pressure,CPP)和脑血流(cerebral blood flew,CBF)下降,并引起意识丧失。CBF 下降使出血减少继而停止 SAH。ICP 逐渐下降和 CBF 逐渐升高,提示大脑功能改善,并有可能出现意识恢复。ICP 持续增高(可能来源于脑池血栓),提示血管痉挛后导致完全无血流、细胞水肿和死亡。

【术前评估与准备】

3. SAH 的症状、体征及 SAH 严重程度的评估

85%~95%的 SAH 患者出现头痛,常伴有短暂性的意识丧失,随后出现意识状态下降,但意识障碍的严重程度不同,也可以在发病时无意识障碍。蛛网膜下腔出血的继发症状可能与感染性脑膜炎(恶心、呕吐、畏光)相似,也可能出现运动和感觉功能障碍、视野缺损和脑神经麻痹。此外,蛛网膜下腔积血将导致体温升高。

Hunt 与 Hess 分级(表 5-5-1)和基于 Glasgow 昏迷量表的国际神经外科医师联合会(World Federation of Neurologic Surgeons, WFNS)分级(表 5-5-2)是评估 SAH 后神经功能分级的 2 个最常用的量表。它们被用于确定神经功能的基础水平,并借此评估相对于基础水平的急性改变。此外,这两个量表的内容与生理功能状态相类似,Hunt 与 Hess Ⅰ 级和 Ⅱ 级患者的脑自主调节功能和 ICP 接近正常。

表 5-5-1　改良的 Hunt 与 Hess 临床分级

分级[a]	标准
0	未破裂动脉瘤
Ⅰ	无症状或轻微头痛、轻度颈强直
Ⅱ	中-重度头痛、颈强直、除了脑神经麻痹外没有神经损害
Ⅲ	嗜睡、混沌或轻度局灶性缺损
Ⅳ	目光呆滞、轻-重度半身瘫痪、可能有早期去大脑强直、植物性紊乱
Ⅴ	深昏迷、去大脑强直、濒死表现

注:[a] 合并严重的全身性疾病,如高血压、糖尿病、重度动脉粥样硬化、慢性肺部疾病和血管造影时重度血管痉挛的患者应放入下一分级。

表 5-5-2　国际神经外科医师联合会(WFNS)评分表

WFNS 分级	Glasgow 昏迷评分	运动缺损
Ⅰ	15	无
Ⅱ	14~13	无
Ⅲ	14~13	有
Ⅳ	12~7	有或无
Ⅴ	6~3	有或无

4. SAH 对循环系统的影响

SAH 损伤下丘脑后引发肾上腺髓质和心交感神经传出末梢释放去甲肾上腺素,去甲肾上腺素可导致后负荷增加并具有心肌毒性,导致心内膜下缺血。对死于急性 SAH 的患者进行心肌病理分析显示,镜下可见心内膜下出血和心肌细胞崩解。

50%~80%的 SAH 患者出现 ECG 异常,最常表现为 ST 段异常和 T 波倒置,但是也可见 Q-T 间期延长、U 波和 P 波改变。ST-T 改变常为广泛导联异常,并非特异性分布。80%的 SAH 患者出现心律失常,常首发于起病 48 小时内,最常见室性期前收缩,也可出现其他类型的心律失常,如 Q-T 间期重度延长、尖端扭转和心室颤动。除儿茶酚胺分泌增多之外,皮质醇增多症和低钾血症也是导致 SAH 患者出现心律失常的原因。大约 30%的 SAH 患者可出现能诱发肺水肿的心室功能异常。

在预测 SAH 患者心肌功能异常时,心脏肌钙蛋白Ⅰ的敏感度为 100%,特异性为 91%,与 CK-MB 的预测性能相当(敏感度为 60%,特异性为 94%)。在拟定麻醉预案时,需确定心功能不全的原因,是来源于心肌梗死还是可逆性神经源性心室功能异常,这一点至关重要。

5. SAH 诊断及 SAH 患者再次出血的危险性评估

非增强 CT 扫描可以确定出血的范围与位置,也可以用来评估脑室容量与动脉瘤位置。高分辨率 CT(CT

血管造影)伴增强扫描,可以更精确定位动脉瘤的位置。

若 CT 显像阴性,则可采用腰椎穿刺术明确 SAH 的诊断,尤其适用于首次出血 1 周后才来就诊的患者。脑脊液(cerebrospinal fluid,CSF)离心后出现黄染,提示为 SAH 后 4 小时至 3 周,但腰穿可导致脑疝和再出血。因此,对于疑似 SAH 后 72 小时内的患者,一旦明确蛛网膜下腔有血液即应首选 CT 检查。

四支脑血管造影(左、右椎动脉及颈动脉)已被视为诊断颅内动脉瘤的金标准;而 CT 脑血管成像的应用也日渐增多,这些影像技术可以对所有脑血管进行显像,以明确出血来源并排除多发性动脉瘤(5%~33%)。此外,也可使用三维血管重建术与磁共振血管造影术(magnetic resonance angiography,MRA)进行诊断。

动脉瘤破裂首次出血后的第一个 24 小时内,再次出血的风险高达 4%,往后每日仍高达 1.5%,出血后第 14 天和半年的累积出血率分别为 19% 和 50%,6 个月后每年累积再次出血的发生率为 3%。前哨性头痛、高 Hunt-Hess 分级、颅内血肿、后循环动脉瘤、动脉瘤不规则形状、高 Fisher 分级可能是导致 SAH 患者再出血的重要危险因素。

【术中管理】

6. 动脉瘤手术中麻醉监测指标

常规监测通常包括心电图、直接动脉压、SpO_2、$P_{ET}CO_2$、体温和尿量等。对于临床分级差的患者,最好在麻醉诱导前进行直接动脉压监测,明显的心脏疾病需要监测中心静脉压(central venous pressure,CVP)。CVP 对于评估容量补充至关重要,若必须使用血管活性药物,通过中心静脉给药最为有效。出血较多者进行血细胞比容、电解质、血气分析的检查,指导输血、治疗。

手术中监测脑电图(electroencephalogram,EEG)、体感诱发电位(somatosensory-evoked potential,SSEP)或运动诱发电位(motion-evoked potential,MEP)有助于识别手术中脑缺血,但这两者并非是大多数医院的常规监测方法。尽管 EEG 可以监测脑缺血,但头皮电极可能并不能反映最危险的大脑区域的脑电活动性。头皮脑电信号可能被手术中脑脊液引流和头皮电极与大脑表面之间的空气所削减,皮质电极则可避免这种情况。SSEP 可发现血管短暂阻塞期间的可逆性缺血,但却并不能检测皮质下和运动区皮质的缺血。脑干听觉诱发电位可能有益于后循环动脉瘤夹闭的监测。运动诱发电位更易于发现皮质下缺血,体感诱发电位和运动诱发电位通常需要全凭静脉麻醉并且避免使用肌肉松弛药。微血管多普勒超声监测能够发现那些易被忽视的血管闭塞性病变,但它却不足以评价侧支循环状态。颅内压监测较为常用,因为颅内压升高可能在 SAH 后的 24~48 小时最为显著。脑室置管不仅可以监测颅内压,还可以进行脑脊液引流并改善术野。如果无脑室置管,则可放置腰部蛛网膜下腔引流。硬膜打开前不能大量引流脑脊液,因为这将降低颅内压、导致血管的跨壁压增加并可能发生破裂。手术中血管造影是确保脑动脉瘤完全闭塞但其来源血管与穿通支未被夹闭的一种方法。

7. 脑动脉瘤栓塞术的麻醉方式

对于局麻下行颅内动脉瘤栓塞术,如果患者在清醒状态下,可进行持续的神经功能监测,避免全麻的风险,缩短手术时间。但对于意识水平下降以及病变较小且位置较远的患者,轻微活动可能引起正常血管穿孔或误闭塞,则在局麻下手术就不实际。

大多数医院行动脉瘤栓塞术需要采取全身麻醉。首先,手术期间并不常规需要行神经系统检查;其次,保持患者不动至关重要,不仅为栓塞期间所需,在介入医师沿颅内血管接近动脉瘤的导航过程中也要求做到这一点;最后,全麻期间控制性降压的应用使得血压可控,减少出血,便于手术顺利进行。但术中神经系统检查受限,术后神经系统恢复仍为未知。

8. 脑动脉瘤开颅和介入治疗的麻醉管理要点

麻醉原则均为维持平稳脑灌注压,充分氧和,足够的麻醉深度,避免出现体动、呛咳等反应。术中适当应用控制性降压,对于术前血压正常的患者,MAP 维持在 50mmHg 以上,要求缓慢降压,缓慢复压,防止血管痉挛和脑组织受牵拉区域的脑灌注压进一步下降。

脑动脉瘤开颅夹闭手术麻醉的重点在于麻醉诱导和维持要尽可能平稳,在动脉瘤夹闭时要有足够的麻醉深度。麻醉诱导要求达到完全镇静、镇痛和消除应激反应,尤其要避免诱导插管期的血压骤升与呛咳。开颅手术要求减少脑容量,适当降低颅内压。打开硬膜前任何使颅内压迅速下降的方法,都可能突然增加跨血管壁压力并导致动脉瘤破裂。打开硬脑膜后,最快的降低脑血流并改善术野的方法之一是过度通气。打开硬膜前维持轻度低碳酸血症($PaCO_2 = 30~35mmHg$),并在打开硬脑膜后维持中度低碳酸血症($PaCO_2 = 25~30mmHg$),但鉴于脑血流减少有继发脑缺血的风险,对于脑血管痉挛的患者应当维持正常的二氧化碳水平。甘露醇是医院常用利尿剂,其即时效应是血管容量一过性增加,这可能给心室功能不全的患者带来问题。对于不能耐受甘露醇初始效应的患者,可替代使用静脉注射呋塞米。两者都可以导致体液及电解质紊乱,需要密切监测。

脑动脉瘤介入栓塞术的麻醉管理目标是维持循环稳定。介入治疗手术期间要求足够的麻醉深度和充足的肌肉松弛,栓塞期间确保患者无呛咳、体动,避免血压剧烈波动,维持正常血容量。

9. 脑动脉瘤介入栓塞术中可能发生的紧急情况及处理措施

脑动脉瘤介入栓塞手术中的紧急情况可以大致分为两类:出血和血栓。需要介入医师(放射科或外科医师)和麻醉医师随时进行沟通才能做出适当的处理。若发生颅内出血,介入医师可能要粘贴动脉瘤破损或修补血管。若不成功,则需要用鱼精蛋白迅速逆转肝素的作用,并由外科医师进行脑室造口引流术或紧急开颅动脉瘤血管夹闭术。一旦发生导管性血栓,宜进行控制性高血压,并考虑使用组织纤维蛋白溶酶原激活剂或糖蛋白Ⅱb/Ⅲa治疗。

若放置的栓塞线圈位置不当,介入医师试图调整时,需要继续使用抗凝剂,似血栓形成一样,宜升高动脉压。

10. 脑动脉瘤患者的麻醉诱导与维持目标

首要目标是避免诱导或手术期间动脉瘤破裂,并维持充足的CPP。重要的是维持与手术刺激相应的麻醉深度,而非药物的选择。总而言之,麻醉医师必须迅速、可逆地调节血压、维持CPP并预防脑缺血。另一个目标是维持较小的脑张力,以便于术野显露和使脑组织回缩度达到最小。最后,麻醉医师应当力求使患者达到快速、平稳的苏醒,以便立即进行神经系统的评估。通过联合应用平衡麻醉、肌肉松弛药和交感神经阻滞剂可达到上述目标。

11. 脑动脉瘤患者的麻醉诱导与插管实施

虽然麻醉诱导期间颅内动脉瘤破裂的发生率仅为1%~2%,但是患者的死亡率却高达75%。麻醉诱导期间,任何导致血压升高的情况(例如麻醉浅、呛咳、手术应激)和使ICP降低的因素(例如脑脊液引流、过度通气、脑过度回缩等),均可升高动脉瘤的跨壁压力(transmural pressure,TMP),并增加颅内动脉瘤破裂的危险。因此,麻醉诱导应力求平稳,避免高血压、呛咳和屏气。阿片类药物、β肾上腺素受体拮抗剂和利多卡因等对抑制气管插管心血管反应效果明显,但同时需要注意避免低血压,以保证满意的CPP,尤其是ICP升高的患者。

喉镜显露、气管插管、摆放体位和上头架等操作的刺激非常强,可使交感神经兴奋性增强,引起血压剧烈升高,增加颅内动脉瘤破裂的危险。因此,在这些操作前应保证有足够的麻醉深度、良好的肌肉松弛,并将血压控制在合理的范围。

异丙酚具有诱导迅速平稳、降低CBF、ICP和脑氧代谢率(cerebral metabolic rate for oxygen,CMRO$_2$)需要、不干扰脑血管自主性调节和CO$_2$反应性等特点,因此具有脑保护及维持心血管状态稳定的效应,是目前诱导用药的首选。异丙酚的注射速度不宜太快,否则引起血压下降。选择起效较快的非去极化肌肉松弛药,如罗库溴铵可以迅速完成气管插管。对于老年患者或体质较差者可以选择依托咪酯,为防止出现肌阵挛,可预先静脉注射小剂量咪达唑仑或阿片类药物。另外,在上头钉的部位行局部浸润麻醉是一种简单有效的减轻血流动力学波动的方法。若ICP明显升高或测定体感诱发电位时最好选用全凭静脉麻醉。

12. 脑动脉瘤夹闭术患者液体管理的优化

补充液体缺失并补足失血。避免重度血容量不足不仅是为了避免其不良的心血管作用,还因为它可导致血管痉挛并引起脑缺血和围术期神经系统损伤。维持轻度的高血容量,以便使脑血流达到最大,使血管痉挛程度降至最低,但这种情况下有发生脑水肿和急性充血性心力衰竭的风险。

应当选择晶体或胶体液补充液体缺失,选择晶体液的类型,以及选择乳酸林格液、生理盐水还是等渗盐水都是长期存在争议的问题。尽管有些作者倡导使用胶体液以减轻脑水肿,但是证据表明这种液体可能会易导致脑水肿并促发低钠血症,且可能增加迟发性缺血性神经系统损伤的大风险。至于用哪种晶体液,神经外科手术患者应避免使用低渗液。此外,应避免输注含有葡萄糖的液体,因为高糖可增加神经系统损伤的风险。

血细胞比容为30%~35%的中度血液稀释会降低血黏度并增加CBF,其目的是通过增加CBF提高氧气输送,但要保证血细胞比容降低的程度不至于导致氧含量下降,甚至抵消CBF的增加。可能需要测量血细胞比容、血钠浓度和血浆渗透压以指导液体治疗。应维持血钠浓度正常,这不仅仅是为了维持血清晶体渗透压,还为了避免低钠血症并发的脑盐耗损。

13. 降低脑动脉瘤血管的跨壁压力

脑动脉瘤患者麻醉管理的目标是控制动脉瘤的跨壁压力（TMP），保证满意的脑灌注及氧供、避免 ICP 急剧变化。TMP 等于瘤内动脉压（mean arterial pressure，MAP）减去瘤外周压（ICP），其实就等于 CPP。我们需要找到平衡点，在保证足够 CPP 的情况下降低围术期动脉瘤破裂的风险。

现在广泛认可的用于降低动脉瘤张力便于钳夹的方法，就是短暂夹闭一支或多支动脉瘤的供应血管。例如，在前交通支动脉瘤放置永久性动脉夹时，可以短暂性夹闭左侧、右侧或双侧大脑前动脉。短暂性阻断的益处包括跨血管壁压力下降更显著、更易于进行钳夹、降低手术中动脉瘤破裂的风险，以及不必采用控制性降压。

不产生神经系统损伤短暂阻断的最大耐受时间尚不可知，但也有可能与动脉瘤的部位和短暂阻断远端的穿通血管的分布有关。与脑灰质相比，脑白质和大的深部神经核团对短暂缺血更为敏感。短暂夹闭导致神经系统损伤的危险因素包括术前神经功能较差，年龄大于 61 岁和大脑中动脉远端基底段与水平段穿通动脉的分布。大脑中动脉较大脑前动脉分布区更容易出现缺血。此外，多次短暂夹闭的患者较单次夹闭超过 10 分钟患者发生缺血少。此外，有报道腺苷诱发短暂的血流停止可使动脉瘤松弛以便于钳夹。

14. 脑动脉瘤患者术中控制性降压的目的、实施方法与潜在缺陷

降低动脉瘤供血血管的灌注压可以减小动脉瘤壁的压力并使手术时夹闭动脉瘤更易操作。另外，一旦动脉瘤破裂会更易止血。但是目前，随着神经外医师技术的提高，以往常用的控制性降压技术目前不再常规使用。低血压虽然有助于夹闭动脉瘤，但可能破坏脑灌注，尤其是在容量不足情况下，使预后不良和脑血管痉挛发生率增加。大多数神经外科医师通过暂时夹闭动脉瘤邻近的供血动脉的方法达到"局部降低血压"的效果。

控制性降压可被用于降低 TMP，使动脉瘤颈部足够松弛以便在不发生破裂的情况下进行夹闭。控制性降压可采用多种药物，包括吸入麻醉药、硝普钠、艾司洛尔、拉贝洛尔、硝酸甘油和曲美芬。根据患者的并存疾病（尤其是冠状动脉缺血或心室功能不全）选择药物种类。由于硝普钠起效迅速、易于调控和作用快速消退而被用于健康患者。加用艾司洛尔可以增强降压效果，对抗反射性心动过速，同时避免硝普钠导致的氰化物中毒。硝普钠的不良反应包括氰化物中毒、反跳性高血压和肺内分流。

在控制性降压期间，对于术前血压正常患者，平均动脉压维持在 50mmHg 以上。神经系统监测（EEG、SSEP、脑干听觉诱发反射和脑氧饱和度）有助于指导将 MAP 维持在目标水平。

控制性降压主要的不足之处在于可导致整个大脑的灌注压下降。血管痉挛和脑组织受牵拉区域的脑灌注压进一步下降。

15. 脑动脉瘤患者术中造影的实施

为提高手术质量，确保动脉瘤夹闭的彻底，术中造影是最有效的方法。动脉置管术中造影需在手术开始前放置导管，使手术时间延长，对患者创伤较大。术中吲哚菁绿（indocyanine green，ICG）荧光血管造影使显微手术操作和荧光血管造影可以同时进行。该技术一经出现，即在神经外科领域得到迅速推广。能在术中判断动脉瘤是否完全夹闭，载瘤动脉及其分支血管是否通畅等，通常术者在造影后 1 分钟以内即能做出判断。在荧光剂注射后会出现几秒钟的脉搏血氧饱和度降低，少数患者可能出现对 ICG 的过敏反应，应予以注意。

16. 脑动脉瘤患者术中发生动脉瘤破裂的抢救措施

实施颅内动脉瘤夹闭术的患者，围术期的最大危险就是动脉瘤破裂出血，术中脑动脉瘤破裂的概率为 2%~19%，死亡率可高达 4.5%~20.8%。因此，麻醉中自始至终均应将预防颅内动脉瘤破裂放在首位。脑动脉瘤破裂将影响患者的预后，诱导期间发生破裂的患者预后最差。诱导后最常发生破裂的阶段为打开硬脑膜或蛛网膜期间、颅内血肿清除期间，当然还包括动脉瘤的分离与显露期间。在手术期间的任何时间点，突发性的血压持续升高，伴或不伴有心动过缓均提示动脉瘤破裂。诱导期间若怀疑动脉瘤破裂，必须采取控制 ICP 及维持 CPP 的措施。

如果在外科解剖期间发生破裂则死亡率低。需首要关注的是控制出血并维持全身的组织灌注，可以通过放置临时性的动脉夹来控制出血，若动脉瘤过于靠近近端，则夹闭或压迫同侧的颈动脉。若出血长时间未得到控制并且大量血液积聚在蛛网膜下腔，可能会出现各种治疗措施引发的反射性重度脑水肿。

【术后管理】

17. 脑动脉瘤患者术后是否拔除气管插管

大多数处于 Hunt 和 Hess Ⅰ~Ⅱ级的患者手术后不需要气道支持并可以拔管。Hunt 和 Hess Ⅳ~Ⅴ级的患

者手术后常需要机械通气,而Ⅲ级患者需要据情况而定。椎动脉或基底动脉瘤患者继发脑神经受累和保护性反射消失,可能需要气道保护措施。若患者能够遵从指令,肌肉松弛作用已消失,已建立有效的通气模式,气道的保护性反射已恢复,则可拔管。

18. 脑动脉瘤患者术后没有恢复术前的神经功能时应做的鉴别诊断

若患者在手术室内苏醒时表现出局部神经功能缺损,最可能的原因就是手术所致,尽管新发的血管痉挛也是可能的原因。若患者未能苏醒,第一步是确保已经停用所有吸入性麻醉药或静脉麻醉药。第二步是确认已经完全拮抗所有肌肉松弛作用。在考虑拮抗患者的苯二氮䓬类和镇痛药物的作用之前,应排除低氧血症、高碳酸血症、低钠血症和低血糖等原因。需要确保已经对患者实施了适当的复温。还需要考虑手术中癫痫发作也可能导致发作后苏醒延迟。

若所有麻醉药物的作用均已得到逆转,但患者还没有苏醒,则需要行 CT 检查以便排除硬膜下血肿、颅内出血、脑积水和气颅。还可能需要进行血管造影以排除血管阻塞。脑电描记术可以用来排除癫痫惊厥前状态。

19. 脑血管的痉挛及其病因

颅内动脉瘤破裂导致 SAH 后,30%~50%的患者可出现脑血管痉挛(cerebral vasospasm,CVS),并且手术后发生的概率更高,受累动脉区的 CBF 减少可导致脑缺血,临床表现首先为逐渐加重的意识障碍,随后出现局灶性神经定位体征。CVS 是动脉瘤破裂患者死亡及致残的主要原因之一,为节段性或弥散性一支或多支颅内动脉管腔狭窄,CVS 是迟发性脑缺血(delayed cerebral ischemia,DCI)的最常见的原因。CVS 的严重程度与蛛网膜下腔出血量和部位显著相关。

目前为止,SAH 后 CVS 的确切发病机制尚未完全清楚,有多个分子及机制共同参与导致 CVS 的发生与发展:一氧化氮、内皮素-1、胆红素氧化产物和炎症。蛛网膜下腔血液可导致血管痉挛,抗纤维蛋白溶解剂将明显加重痉挛。导致血管痉挛的分子学机制之一就是氧化血红蛋白导致过氧化自由基的生成,并导致内皮细胞一氧化氮生成减少。其他机制包括前列腺素和脂质过氧化,也可能存在基因性易患因素。

20. 脑血管痉挛的病理生理改变及诊断标准

组织结构上可见动脉血管壁上出现白细胞、红细胞和巨噬细胞,炎性因子增加如类花生酸类物质、白介素 1 和免疫复合物。此外,动脉血管壁变厚、平滑肌细胞增生、胶原蛋白沉积伴随内膜和中膜变性改变。脑血管痉挛时,对 CO_2 的功能性反应和自主调节功能常常受损,并可能与 DCI 的严重程度相关。某些区域的脑血流呈现为压力依赖性,因此控制血压是必要的。

脑血管痉挛的临床诊断依据:患者出现意识状态改变(嗜睡、定向力丧失)或新发局部神经功能受损。可能伴随头痛加重、假性脑膜炎和发热。SAH 后 3 天内罕见血管痉挛,血管痉挛常于 3~10 天达到高峰,一般于 10~14 天消退。经颅多普勒(transcranial Doppler,TCD)显示 CBF 流速大于 120cm/s 及新发的神经功能损伤,常能据此做出脑血管痉挛的诊断,但时间相关性 TCD 改变的诊断价值优于单次 TCD。脑血流速度大于 200cm/s 与高风险脑梗死相关,CBF 流速小于 100cm/s 时,脑血管痉挛可能性小。对于分级差不能配合神经系统监测的患者,脑灌注成像可能是很有必要的。血管造影发现很多 SAH 患者伴有脑血管痉挛,但仅有 50%的患者具有局部神经功能损伤的临床表现。此外,需注意鉴别诊断,包括再次出血、脑积水、癫痫发作、低钠血症和药物作用。

21. 脑血管痉挛的预防和治疗

目前针对 CVS 的常用治疗措施是高血容量、高血压、高度血液稀释疗法(3H 疗法),其目的是提高心排血量、改善血液流变性和增高 CPP,其他治疗方法包括血管成形术和动脉内应用罂粟碱或钙通道阻滞剂等。

钙通道阻滞剂是用于预防 CVS 的标准用药。其作用机制尚未明了,但推断钙通道阻滞剂通过阻止钙离子进入缺血的细胞来帮助维持细胞完整性。口服尼莫地平可改善神经功能,使用尼莫地平的患者,其血管痉挛的总体发生率无改变,但重度管腔狭窄的概率降低。此外,尽管死亡率并无改善,但用药使存活者的转归得以改善。尼卡地平是一种静脉制剂,能减少血管痉挛发生率降低,但不能改善预后。钙通道阻滞剂治疗的主要并发症为低血压。其他缓解 CVS 的措施包括尽快清除蛛网膜下腔的积血、注入溶栓制剂(如组织型纤维蛋白溶酶原激活物)、使用降低炎性反应的药物(大剂量皮质类固醇、布洛芬)。

(谢克亮)

第六节　创伤性颅脑损伤手术的麻醉

【知识点】

1. 创伤性颅脑损伤的分类和概念
2. 创伤性颅脑损伤的病理生理改变
3. 颅内高压的定义及调控
4. 创伤性颅脑损伤对凝血功能的影响
5. 创伤性颅脑损伤预后的影响因素
6. 创伤性颅脑损伤患者的 GCS 评分及意义
7. CT 扫描在创伤性颅脑损伤早期评估中的作用
8. 创伤性颅脑损伤患者的气道管理
9. 创伤性颅脑损伤患者围术期管理中癫痫预防的意义

【案例】

患者男,37 岁。车祸伤。既往有心房颤动病史。入院时格拉斯哥昏迷评分(Glasgow Coma Scale,GCS)5 分,生命体征分别为血压 112/63mmHg,心率 60 次/min,呼吸 18 次/min。凝血酶原时间(PT)36.5 秒及激活的部分凝血酶原时间(APTT)36 秒,给予了新鲜冰冻血浆输注。头颅 CT 扫描提示:双侧额部脑挫伤,右额部广泛颅脑血肿。患者拟在全麻下行双侧额部颅骨切除术及额叶的颅脑血肿清除术。

【疾病的基础知识】

1. 创伤性颅脑损伤的定义和分类

创伤性颅脑损伤(traumatic brain injury,TBI):指外界暴力直接或间接作用于头部所造成的损伤。分类如下。

(1) 原发性创伤性颅脑损伤:指机械撞击和加速减速挤压作用于颅骨和脑组织立即造成的局灶性或弥散性损伤,主要有脑震荡、弥漫性轴索损伤、脑挫裂伤、原发性脑干损伤及下丘脑损伤。

(2) 继发性创伤性颅脑损伤:通常在原发性颅脑创伤后数分钟、数小时或数天后发生的神经组织的进一步损伤。继发性损伤包括:①全身情况,如低氧血症、高碳酸血症或低血压;②形成硬膜外、硬膜下、脑内血肿或血肿增大;③持续的颅内高压症状。脑缺血和缺氧是导致和加重继发性脑损伤的主要原因。

2. 创伤性颅脑损伤的病理生理的改变

(1) 中枢系统:①在原发性脑创伤的局灶性区域,脑血流(CBF)和脑代谢率(CMRO$_2$)降低。随着颅内压(ICP)升高,颅内更多的组织出现低灌注和低代谢。②当 ICP 持续升高时,CBF 的自主调节能力被削弱;同时合并的低血压将进一步加重脑组织缺血。③血脑屏障破坏导致的血管源性脑水肿和缺血导致的细胞毒性脑水肿将进一步增高 ICP,从而加重脑组织缺血和缺氧,甚至引起致命性的脑疝。

(2) 循环系统:由于继发性交感神经兴奋和/或颅内高压会引起库欣反射,存在低血容量的闭合性颅脑创伤患者常表现为高血压和心动过缓。镇静镇痛药物的使用、甘露醇和呋塞米的降颅内压措施、打开硬脑膜的手术操作和/或合并其他器官损伤大量失血,都可使 TBI 患者出现严重的低血压、心动过速、心律失常和心排血量下降。心电图常见 T 波、U 波、ST 段、Q-T 间期等异常表现。

(3) 呼吸系统:颅脑创伤患者可出现低氧血症和异常的呼吸模式(如自主过度通气),并常伴有恶心呕吐和反流误吸。交感神经兴奋可引起肺动脉高压,导致神经源性肺水肿。

(4) 体温:外伤可导致延髓体温调节中枢功能紊乱引起发热,发热可进一步加重脑损伤。

3. 颅内高压的定义及给予甘露醇的利弊

颅内压(ICP)是指颅内容物对颅腔壁产生的压力。成年人 ICP 的正常值是 6.0 ~ 13.5mmHg(80 ~ 180mmH$_2$O),平卧时成人 ICP 超过 15mmHg 即可确诊为 ICP 增高。颅内压增高的程度的分级:15 ~ 20mmHg 为轻度颅内高压,21 ~ 40mmHg 为中度颅内高压,>40mmHg 为重度颅内高压。

甘露醇是一种渗透性利尿剂,一直以来是降低颅内压的主要用药。过去认为甘露醇可以透过受损的血脑屏障加剧颅内高压和额外脑水肿。给予甘露醇以后,在正常人脑脊液的压力只会一过性升高,而颅内高压的患者给予甘露醇,脑脊液的压力会很快降低。甘露醇在逆转脑肿胀方面很有效,被推荐用于创伤性颅内高压的治疗。在颅内压监测以前,使用甘露醇的适应证有脑疝和进行性神经功能恶化。成人标准剂量是甘露醇1g/kg快速静脉输注。一项纳入严重创伤性脑损伤患者的研究显示,接受大剂量甘露醇(约1.4g/kg)治疗的患者与接受0.7g/kg甘露醇者相比,前者的瞳孔对光反应及6个月生存预后获得改善。

4. 高血糖对颅脑损伤患者神经预后的影响

机体对严重头部损伤的应激反应表现为儿茶酚胺的释放及高血糖。与轻中度头部损伤患者相比,严重头部损伤患者的血糖水平更高。术后血糖高于200mg/dl,患者神经功能预后更差。早期出现的高血糖是反映头部损伤的严重程度和提示预后的一项有意义的指标。因此应当强化高血糖的积极处理,尤其在有脑缺血危险存在时。升高的血糖为无氧代谢提供了底物,使得缺血时乳酸的生成增加。在创伤性脑损伤患者中血糖控制的方法存在争论,因为强化高血糖治疗带来的不良反应有低糖血症和脑低血糖反应。

5. 创伤性颅脑损伤患者钠钾平衡的改变

创伤性颅脑损伤的患者往往有电解质失衡的风险。围术期补液、甘露醇的使用、抗利尿激素释放综合征(SIADH)、颅内盐丢失综合征是发生低钠血症的相关因素。重度低钠血症(Na^+<120mmol/L)可以引起脑水肿和癫痫发作。低钠血症的纠正要循序渐进,以免促使中心性脑桥髓鞘破坏。肠道营养、用甘露醇利尿、尿崩症均可导致高钠血症的发生。颅底骨折易发展为尿崩症,这是垂体柄受损伤的结果。尿崩症的治疗要用1-去氨基-8-D-精氨酸加压素(DDAVP)联合给予低渗性液体。

低钾血症源于多尿症引起的钾丢失,而多尿症与利尿剂的使用、SIADH和颅内盐丢失综合征引起的大量尿液排出有关。饮酒及糖尿病患者合并的低镁血症会加重低钾血症。细胞内缺镁使得细胞内的钾消耗殆尽,如果不额外补镁,低钾血症的治疗会更加困难。另外,尽管机体钾的总储量正常,血钾水平也可能降低。引起钾离子细胞内转移的常见原因有过度通气和给予胰岛素治疗。

6. 创伤性颅脑损伤以后凝血功能异常的表现,造成二次损伤的原因,可以纠正这些异常以及减轻颅内血肿扩大的治疗

创伤性颅脑损伤以后,凝血功能会发生异常,这在接受抗凝治疗的患者中情况会更加恶化。凝血病的表现多种多样,可以从凝血异常到临床明显的出血倾向。弥散性血管内凝血(disseminated intravascular coagulation,DIC)是创伤性颅脑损伤的结果,推测可能与组织凝血酶原激活物的释放有关。

颅内出血造成二次脑损伤的一种解释是脑疝、增高的颅内压、血块引起的直接血管阻塞导致的缺血。另一种解释是DIC诱发的血管内微血栓形成。

通过输注新鲜冰冻血浆和凝血因子来纠正头部损伤后的凝血功能异常。针对急性出血早期的止血治疗被认为可以缩小血肿的扩大。

【术前评估与准备】

7. TBI患者的术前评估

(1) 神经系统评估:①Glasgow昏迷评分法(Glasgow coma sale,GCS),从睁眼反应、言语对答和运动反应三方面全面评估患者的意识和神经系统状态,对预后具有很好的预见性。根据Glasgow评分,TBI可以分为:重度,GCS=3~8;中度,GCS=9~12;轻度,GCS=13~14;正常,GCS=15。②瞳孔(大小、光反射)反应和四肢运动功能的检查等。

(2) 其他器官损伤的评估:是否合并多器官系统的损伤,如:有无胸腔内出血和/或腹腔内出血等。

(3) 全身状况评估:评估引发继发性脑损伤的危险因素,评估指标如下。

A. 血压:低血压,收缩压<90mmHg;高血压,收缩压>160mmHg或平均动脉压>110mmHg。

B. 呼吸氧合:低氧血症,PaO_2<60mmHg,氧饱和度<90%;低碳酸血症,$PaCO_2$<35mmHg;高碳酸血症,$PaCO_2$>45mmHg。

C. 出血:贫血,血红蛋白<100g/L或血细胞比容<0.30。

D. 电解质:低钠血症,血钠浓度<135mmol/L。

E. 血糖:高糖血症,血糖>10mmol/L;低糖血症,血糖<4.6mmol/L。

F. 渗透压:高渗透压,血浆渗透压<290mOsm/(kg·H_2O)。

G. 酸碱平衡:酸中毒,pH<7.35;碱中毒,pH>7.45。

H. 体温:发热,体温>37.5℃;低体温,体温<35.5℃。

8. GCS 的评分与预后

格拉斯哥昏迷评分(GCS)是头部创伤以后应用最为广泛的一种评估方法,其被用于评估伤后神经功能状况和脑功能失调严重程度。该方法基于患者的运动反应、言语反应和睁眼反应作出评估(表 5-6-1):昏迷程度以 E、V、M 三者分数加总来评估,正常人的昏迷指数是满分 15 分,昏迷程度越重者的昏迷指数越低分。轻度昏迷:13~14 分。中度昏迷:9~12 分。重度昏迷:3~8 分。

本节案例中患者 GCS 评分为 5 分,意味重度昏迷。

9. 除 GCS 外评估神经功能的方法

GCS 评估的是患者的自主活动能力。进一步的神经功能评估有:

(1) 瞳孔的检查:双侧瞳孔固定扩大可能提示预后不良而单侧瞳孔扩大是血肿扩大的表现。

(2) 脑干神经反射的检查:不能自主睁眼的深昏迷患者应该对其脑干神经反射作评估。通过把患者的头水平转向另一侧来引出眼头运动反射。在脑干功能未受损的患者,双眼的运动是相悖的。这项检查只能在排除颈髓损伤的情况下才能进行。如果眼头运动反射异常,那么做眼前庭反射试验(冷热试验)是另一种评估脑干功能的方法。冷热试验是用冰水灌注外耳道。若脑干功能完整,眼睛应该向与冷刺激相反的一侧运动。异常的眼头运动反射和眼庭反射提示严重的脑干神经功能紊乱扩展到了脑桥。当然,这得首先排除能够引起异常反射的其他原因,包括药物(如苯妥英)、神经的损伤(如动眼神经、展神经、前庭神经)及迷路的疾病。

表 5-6-1 格拉斯哥昏迷评分表

分项	评分
睁眼(E)	4——自主睁眼
	3——语言吩咐睁眼
	2——疼痛刺激睁眼
	1——无睁眼
语言(V)	5——正常交谈
	4——言语错乱
	3——只能说出(不适当)单词
	2——只能发音
	1——无发音
运动(M)	6——按吩咐动作
	5——对疼痛刺激定位反应
	4——对疼痛刺激屈曲反应
	3——异常屈曲(去皮质状态)
	2——异常伸展(去脑状态)
	1——无反应

(3) 发现不对称体征:有一侧姿态不良、偏瘫及面瘫。这些体征的存在预示了占位病变(如血肿)的可能。

10. CT 扫描在头部损伤患者早期评估中的作用及获得 CT 扫描前患者神经功能状况出现恶化时的处理

如果患者意识丧失或者 GCS 评分低于 15 分,那么就应该行头颅 CT 检查。有颅内血肿的证据如导致脑室受压或中线移位大于 5mm 是手术的适应证。相反若无占位病变(如血肿)或没有脑室受压则应采用保守治疗。

如果患者的神经功能进行性恶化,马上行气管内插管、机械通气、给予甘露醇,往往可以为术前 CT 检查赢得充分的时间。少数情况下,没有做 CT 检查,但扩大的颅内血肿必须马上行急症探查手术。紧急情况下可能需要在接近骨折的地方钻孔行急症部分手术减压。

11. **患者颈髓的损伤的排除**

创伤闭合性头部损伤患者中有 2% 合并有颈椎骨折。多发性创伤以后要获得可用的颈椎 X 线片,尤其在不合作患者中是很困难的。而且寰椎枕骨区的损伤用放射摄片来识别尤为困难,高达 26% 的侧位片不能显示该部位骨折。即使 X 线片显示正常,患者仍可能存在明显的韧带损伤,这些患者由于颈椎不稳定在气道管理时需要特别注意。给这类患者做检查需特别小心,颈椎通过触诊以确定是否存在疼痛点或肌无力。在不能合作或无意识的患者,即使有正常 X 线片做依据,但不能排除颈椎的损伤。另外,如果影像学上除外了颈椎损伤,患者神志正常,并且没有症状,这时候可以考虑排除。

【术中管理】

12. **创伤性颅脑损伤患者的气道管理以及患者有面部骨折且头颈肿胀时的处理**

GCS 评分<8 的重度 TBI 患者必须立即行气管插管和机械通气,从而有效控制气道和 ICP。对于轻度或中度的 TBI 患者,若患者不合作或伴随创伤相关的心肺功能不全时,也可能需要气管插管。

(1) 气道评估:TBI 患者可能存在饱胃、颈椎不稳定、气道损伤、面部骨折等问题,增加了建立气道期间反流误吸、颈椎损伤、通气或插管失败的风险。原因包括患者在受伤之前摄入食物或液体、吞下从口腔或鼻腔的伤处流出的鲜血、应激导致的胃排空延缓等。因此,在建立气道前,麻醉医师必须对患者的气道进行仔细评估,以防止上述不良事件的发生。

（2）气道建立：根据患者的气道和全身情况，正确选择建立气道的路径和方式。

1）快速顺序诱导：所有创伤性颅脑损伤患者都应该被认为"饱胃"，约10%患者合并颈椎损伤。麻醉助手采用颈椎保护器或颈椎保护手法，在轴向上稳定颈椎。在预先给予患者充分吸氧后，麻醉医师采用传统的环状软骨按压Sellick手法，即：上提患者下颌，且不移动其颈椎，向后推环状软骨关闭食管。在诱导用药与气管插管之间避免任何通气，从而在最大程度上防止因正压通气使气体进入患者胃内而引起的反流误吸。然而，TBI患者氧消耗增加，或者因面部创伤或躁动导致预吸氧困难时，传统的Sellick手法可导致患者氧饱和度的快速下降。在这种情况下，麻醉医师可以在诱导阶段进行正压通气，以确保患者的氧合。

2）对于存在颌面部骨折或严重软组织水肿致声门暴露困难的患者，可考虑使用纤维支气管镜或光棒进行气管插管。对于存在严重颌面部创伤或咽喉部创伤的患者，需要进行气管切开。

3）对于存在鼓室出血、耳漏、乳突或眼部周围有瘀斑的患者，麻醉医师应高度警惕患者可能存在颅底骨折。当怀疑患者存在颅底骨折或严重颌面部骨折时，则禁止行经鼻气管插管。

（3）机械通气：建立气道后，给予非去极化肌肉松弛药进行机械通气。管理目标为：维持 $PaCO_2$ 33.5~37.5mmHg（4.5~5kPa），PaO_2>95mmHg（13.0kPa）。其中，氧合最低限度为：PaO_2>60mmHg（8.0kPa）。目前研究证实，TBI患者创伤区域脑组织内CBF的急剧下降，过度通气（$PaCO_2$<25mmHg）可加重患者局灶性脑缺血的程度，因此不主张在TBI患者中采用过度通气。在对TBI患者实施过度通气（$PaCO_2$ 28~33.5mmHg，4.5~5.0kPa）时，医护人员必须同时进行脑血流和脑灌注监测，以警惕脑缺血的发生。对于可疑或实际存在脑疝的患者，采用急性短暂的过度通气治疗是相对安全和有效的。

13. 创伤性颅脑损伤患者需要的监测

（1）一般监测：包括呼气末二氧化碳、脉搏氧饱和度、有创动脉血压、中心静脉压、体温、尿量和肌肉松弛监测。定期动脉血血气分析、血细胞比容、电解质、血糖、渗透压等监测。如果患者血流动力学不稳定或者对容量治疗及血管活性药物无效，应该进行有创或无创的心排量监测。

（2）神经功能监测

1）ICP监测：适用于所有重度TBI患者（GCS=3~8）及CT显示创伤性颅脑损伤、颅内血肿或具有颅内高压征象的患者。如果重度TBI患者没有CT影像学的变化，但年龄超过40岁、运动征阳性或收缩压<90mmHg等高危因素，也应该给予ICP监测。监测探头置于脑室内最精确，其次为脑实质、蛛网膜下腔、硬膜下及硬膜外腔。

2）脑氧监测：包括颈静脉球混合血氧饱和度（$SjvO_2$）及脑组织氧分压（$PbtO_2$）。$SjvO_2$ 可连续监测全脑的氧供情况，$SjvO_2$<50%持续15分钟以上与不良的神经功能预后相关。$PbtO_2$ 通过置于脑组织中的有创探头监测局部脑组织的氧供，$PbtO_2$<15mmHg提示可能存在脑缺氧的风险。

3）脑血流监测：包括经颅多普勒超声（TCD）和近红外质谱（NIRS）。TCD主要用于TBI患者脑血管痉挛、ICP恶性升高、脑灌注压（CPP）降低、颈内动脉内膜剥脱及脑循环停止的诊断。NIRS除了能够监测脑血流，与 $SjvO_2$ 类似也能够监测脑氧供情况，但其精确度较差，临床应用有限。

4）电生理监测：EEG用于监测昏迷深度、瘫痪或使用肌肉松弛剂患者的癫痫大发作或亚临床小发作及诊断脑死亡。感觉诱发电位（SEP）可以评价TBI患者残存的神经功能，但其临床意义有限。

5）脑温度监测：TBI后，脑组织温度较体温高3℃。升高的脑组织温度是已知的继发性脑损伤诱因之一。目前，无创和有创的脑组织体温探头在临床上均有应用。

14. 创伤性颅脑损伤患者循环稳定的保持

（1）管理目标：维持脑灌注压（CPP）在50~70mmHg，收缩压>90mmHg。测定有创动脉血压的压力换能器应放置在乳突水平，以反映脑循环的情况。应当避免采用过于积极的手段（如：液体复苏和升压药）来维持CPP>70mmHg，后者将增加急性呼吸窘迫综合征（ARDS）的发生率。围术期低血压（收缩压<90mmHg）可增加TBI患者术后的死亡率，因此麻醉医师必须严格控制患者的术中血压。

（2）液体复苏：使用无糖的等张晶体和胶体溶液可维持正常的血浆渗透浓度和胶体渗透压，减少脑水肿的发生。高渗盐水已被用于TBI患者的液体复苏。4%白蛋白可增加TBI患者的死亡率。含糖液体的使用与神经功能的不良预后密切相关，应当避免使用。

（3）血管收缩剂和加压素：若液体治疗欠佳，可使用去氧肾上腺素、多巴胺、血管升压素等血管活性药物以维持收缩压>90mmHg。

15. 创伤性颅脑损伤患者血糖的控制

TBI 患者高血糖(血糖>200mg/dl,11.1mmol/L)与创伤后高死亡率以及神经功能的不良预后密切相关。引起围术期高血糖的独立危险因素包括严重的创伤性颅脑损伤、年龄>65 岁、术前存在高血糖、硬膜下血肿、全身麻醉和手术的应激反应。目前推荐维持围术期血糖在 110~180mg/dl(6~10mmol/L),并且避免血糖的剧烈波动。

16. 创伤性颅脑损伤患者体温的控制

大脑温度过高与 TBI 患者术后神经功能的不良转归密切相关。围术期应当避免患者发热,并需要对发热患者给予有效的降温处理。动物实验提出低温具有神经保护作用,大脑温度每降低 1℃,理论上可降低脑代谢率 5%~7%。然而,多中心临床试验发现,与正常体温组患者相比,低体温 TBI 患者的死亡率并无改善。目前,无相关数据支持对 TBI 患者进行围术期低温治疗。

17. 创伤性颅脑损伤患者麻醉药物选择的关注点

建议在麻醉诱导前建立有创动脉血压监测,滴定法给予麻醉药物,维持血流动力学的平稳。以 TBI 患者颅内的病理改变和全身状况作为麻醉药物的选择依据。

(1) 吸入麻醉药:①高浓度卤代吸入麻醉药具有降低 $CMRO_2$、扩张脑血管、增加 CBF 和 ICP、削弱 CO_2 反应的作用;建议卤代吸入麻醉药的使用浓度低于 1MAC;②N_2O 可增加 $CMRO_2$ 和 CBF,且枪弹伤或颅骨多发骨折的患者吸入 N_2O 可增加颅内积气的风险,因此不推荐使用;③吸入麻醉药对脑血管扩张的效能顺序依次为氟烷、恩氟烷、地氟烷、异氟烷、七氟烷。

(2) 静脉麻醉药:①丙泊酚具有降低 $CMRO_2$、CBF 和 ICP、保留脑血管自主调节的作用,可用于控制 ICP;丙泊酚的使用不改善 TBI 患者的死亡率和 6 个月后的神经功能恢复;全凭静脉(TIVA)麻醉(丙泊酚+瑞芬太尼)有利于 TBI 患者术后的快速神经功能评价;②当出现手术和其他药物无法控制的顽固性颅内高压时,可在血流动力学稳定情况下使用大剂量的巴比妥类药物来控制颅内压;不推荐预防性给予巴比妥类药物诱导 EEG 的暴发抑制;③氯胺酮可收缩脑血管,升高 ICP,不推荐使用;④依托咪酯可收缩脑血管,降低 $CMRO_2$、CBF 和 ICP。

(3) 肌肉松弛剂:足量的肌肉松弛药可辅助气管插管、机械通气和降低 ICP。①琥珀胆碱可引起肌肉抽搐和 ICP 升高,预注少量非去极化肌肉松弛药可减少上述不良反应的发生;对于存在困难气道的 TBI 患者,琥珀胆碱仍是最佳选择;②罗库溴铵(0.6~1.0mg/kg)起效迅速,方便麻醉医师快速建立气道,对血流动力学影响小;③泮库溴铵可阻滞迷走神经,引起高血压和心动过速;④对于准备术后拔除气管导管的患者,应该常规给予肌肉松弛监测和必要的药物拮抗。

18. 出现颅内高压时需要采取的措施

(1) 过度通气:避免长时间的过度通气($PaCO_2$ 28~33.5mmHg,4.5~5.0kPa)时,并同时进行脑氧监测,以警惕脑缺血的发生。

(2) 高渗液体治疗:①甘露醇负荷剂量为 0.25~1g/kg,酌情重复给药,但不推荐持续输注。其不良反应包括利尿、急性肾损伤、电解质紊乱和 ICP 反跳性升高。为了避免肾毒性,当血浆渗透压超过 320mOsm/L 时应该停止使用甘露醇。②高张盐水具有降低 ICP 和液体复苏的治疗作用,适用于合并低血容量的 TBI 患者。建议3%高张盐水负荷量 250~300ml 或者 7.5%高张盐水 100~250ml 持续输注,并定期监测血钠。若血钠>155mmol/L,应停止使用高张盐水。

(3) 激素:激素使用可增加中重度创伤性颅脑损伤患者的死亡率,不推荐使用。

(4) 体位:在确保血流动力学平稳的情况下,平卧位头部抬高 30°可改善静脉回流,降低 ICP。

(5) 脑脊液引流:可采用单次或持续脑室外穿刺引流。

19. 动脉血压升高对头部损伤患者的意义以及血压管理

高血压在没有创伤引起大失血的头部创伤患者中很常见。高血压的病因似乎与儿茶酚胺有关。一些专家认为动脉血压升高有利于脑的灌注,它可以对抗 ICP 升高的效应。另一些人则认为有血脑屏障破坏时,动脉血压升高对水肿液的额外渗出和脑肿胀的加剧起促进作用。目前大体上说来是维持动脉血压在正常至稍高的水平。最重要的是,要避免出现动脉低血压,因为在 ICP 升高的情况下,这会极大地增加脑损伤。

20. 术中液体管理及皮质类固醇的应用

很多头部创伤的患者遭受的是多发性创伤,需要给予晶体液、血浆扩容剂及血液进行积极地复苏。一旦患者到达手术室,给予悬浮红细胞维持正常 CVP,同时输注晶体液或胶体液以替代血液的丢失。积极复苏的矛盾在于过量晶体液的输注可能加重脑水肿。迅速形成的脑水肿是与大多数神经病理生理过程相联系的一种常见反应,这包括颅内血肿。虽然晶体液的使用会降低胶体渗透压,但是胶体渗透压的降低不会使正常或受损脑组织发生水肿。

已经证实皮质类固醇在减轻脑肿瘤和脑脓肿引起的皮质水肿方面是有效的,但是在评估皮质类固醇对颅脑创伤有效性方面的一项前瞻性研究中,皮质类固醇没有显示任何的益处,偶尔还可见到其造成的医源性并发症,如脓毒症。糖皮质激素不能降低 ICP,在创伤性颅脑损伤时不推荐常规使用。而且其潜在的升血糖作用使其在颅脑创伤中的应用更不受欢迎。

【术后管理】

21. 术后管理要注意的问题

（1）营养:患者伤后 7 天接受营养支持治疗,能够明显改善患者预后。

（2）感染:围术期预防性使用抗生素能够降低患者肺炎的发生率,但不降低死亡率或减少住院天数。早期气管切开能够减少机械通气的时间,但并不改变死亡率及肺炎发生率。

（3）下肢深静脉血栓预防:采用充气长裤对下肢进行间断性加压有效,但下肢受伤患者禁用。预防性使用低分子量肝素会增加颅内出血的风险,对其治疗方案尚未明确。

22. 神经源性肺水肿患者及合并颅内压升高时的处理

神经源性肺水肿是头部损伤或颅内出血以后的一种常见病。其机制还不清楚,但是认为与肺动脉压的升高和肺毛细血管的通透性改变有关,而肺动脉压的升高认为与 ICP 升高诱发儿茶酚胺大量释放（Cushing 反应）有关,肺毛细血管的通透性改变认为与至今仍不能描述的神经源性因子有关。其发病可以迅速出现或者延迟出现,治疗与其他原因的肺水肿相似,即支持治疗,包括呼气末正压通气（PEEP）。

正压通气、PEEP、升高的 ICP 在动物和人体模型上均有研究,虽然在正常 ICP 患者中应用高的 PEEP（$10\sim12cmH_2O$）会使 ICP 有轻度升高,但是在 ICP 已经升高的患者中应用甚至更高数值的 PEEP 并未见到有临床意义的 ICP 改变。另一方面,在这类患者中如果不应用 PEEP,可能导致低氧血症,反过来会加重脑缺血。

23. 创伤性颅脑损伤患者的围术期管理中预防癫痫发作的意义

麻醉期间最易发生急性气道阻塞,癫痫发作可导致 ICP 的升高、氧供需平衡的改变及神经递质释放的增加,这些均可造成二次损伤。早期的创伤后癫痫发作（post traumatic seizures, PTS）出现在伤后的第一周,绝大多数在第一个 24 小时内。晚期的 PTS 出现在第一周以后。通常早期的 PTS 发生于伤后的数小时,尤其是压缩性或开放性颅骨骨折和出血性脑挫伤的患者。推荐对于早期 PTS 患者,可以短期预防性给予抗惊厥药物（例如苯妥英、卡马西平）;但是抗惊厥药物不能防止晚期 PTS。因此,头部损伤超过一周以后不推荐常规给予抗惊厥药物。

24. 创伤性颅脑损伤患者的脑氧合功能监测及其意义

目前,临床上有几种装置均可测量氧含量。临床常用的一种测量局部氧合功能的埋置式脑装置可以用来获取实时的床旁的组织氧合信息。该装置可以放置在脑损伤的缺血半影区（ischemic penumbra）或放置在未受伤的脑区。脑氧监测仪可以在手术期间或在床旁放置,更像一个脑室造口术。很多研究显示其与颈静脉窦导管（jugular bulb catheter）一样有用。

严重脑损伤患者,自主调节功能丧失。因此,脑的各个区域会发生缺血。应用氧感应器可以更精确地最大限度地调节氧供,阻止缺血的进展。放置在缺血半影区的,该装置将提供信息以防止进一步缺血和细胞死亡。放置在未受伤脑区的,该装置可用作反映整个脑氧合的球型显示仪,对于指导通气管理很有帮助。

脑氧监测仪在显示氧合的同时还可以测量脑内的温度。当应用低温技术或要维持正常温度时该装置就显得尤为重要。根据定义,如果脑氧张力或氧分压低于 20mmHg,那么脑氧张力或氧分压是不够的。在最近的研究中,即使是短时间的脑氧张力或氧分压低于 20mmHg,也与神经功能的预后不良相关。因此高于 30mmHg 的脑氧张力或氧分压是适宜的。

（王国林）

第七节　围术期脑卒中

【知识点】

1. 围术期脑卒中的定义及分类
2. 围术期脑卒中的危险因素
3. 脑血流量的影响因素
4. 麻醉药物对脑氧代谢、脑血流量和颅内压的影响

5. 围术期脑卒中高危患者的术前评估及调整
6. 围术期脑卒中高危患者麻醉期间的监测
7. 围术期脑卒中高危患者的术中脑保护措施
8. 围术期脑卒中患者的早期临床表现
9. 围术期脑卒中患者的治疗原则及预后

【案例】

患者女,65 岁。因右髋部摔伤 8 小时入院,拟行右髋关节置换术。既往高血压、冠心病、2 型糖尿病病史,1 年前发生脑梗死。患者平日血压约 160/80mmHg,未规律控制。入室血压 170/80mmHg,于腰硬联合麻醉复合静脉镇静下行髋关节置换术。术中出血量约 400ml,输悬浮红细胞 2U,输液 1 500ml。手术历时 1.5 小时,血压维持在 110/70mmHg 左右。手术结束时发现患者呼之不应、双眼向右凝视,左侧肢体不动。请神经内科会诊,诊断为急性缺血性脑卒中。

【疾病的基础知识】

1. 围术期脑卒中的定义和分类

脑卒中俗称"脑中风",是由于脑部血管疾患造成血液循环障碍而引起脑组织损伤的一组疾病,脑卒中包括缺血性脑卒中和出血性脑卒中。缺血性脑卒中又称脑梗死,约占全部脑卒中总数的 60%~85%。缺血性脑卒中是由于脑动脉某一部分血管阻塞,造成相应区域血液供应中断,导致脑组织缺血性坏死,引起运动或感觉障碍等功能缺损。缺血性脑卒中的主要病因为动脉闭塞和栓塞。出血性脑卒中是由于脑部血管突然破裂造成循环障碍,引起脑组织损伤。脑出血是中老年人常见的急性脑血管病,病死率和致残率都很高,是我国脑血管病中死亡率最高的临床类型。其主要病因为高血压和脑血管畸形。据文献报道,我国每年有大约 240 万新发脑卒中病例,其中出血性脑卒中占比例超过 20%,高于世界平均水平。围术期脑卒中是指在术中或术后 30 天内发生的脑卒中,围术期脑卒中以缺血性脑卒中最为常见,多发生于术后前几日。

2. 发生围术期脑卒中的危险因素

围术期发生脑卒中的常见危险因素包括以下几个方面。

(1) 患者因素:包括高龄、肥胖、吸烟等。一些文献报道性别、种族等也与脑卒中发病率相关。

(2) 疾病因素:包括患者既往脑卒中病史,术前高血压、糖尿病、心房颤动、瓣膜性心脏病、缺血性心脏病、心功能不全、肾功能不全等均是围术期脑卒中的危险因素。

(3) 手术因素:手术种类和手术持续时间也会影响脑卒中发病率。如颅内动脉瘤夹闭术、心脏手术、开放性主动脉手术、颈动脉手术、急症手术及长时间手术后脑卒中发病率明显高于非神经外科、非心脏大血管手术及短时间手术。

(4) 麻醉因素:麻醉医师对患者围术期的管理策略无疑也是影响脑卒中发病率的重要因素。

3. 影响脑血流量的主要因素

正常成人脑重 1 500g 左右,占体重的 2%~3%。安静状态下流经脑组织的血液约为 $50 \sim 100 \text{ml}/(100\text{g} \cdot \text{min})$,约占心排血量的 20%。影响脑血流量(cerebral blood flow,CBF)的因素主要有以下几个方面。

(1) 脑灌注压(cerebral perfusion pressure,CPP)和脑血管阻力:CPP 与平均动脉压(mean arterial pressure,MAP)和颅内压(intracranial pressure,ICP)密切相关,CPP = MAP-ICP。正常生理状态下 ICP 基本保持恒定,对 CBF 影响不大。颅内压升高时可通过库欣反射引起血压升高、心率增快,CBF 得以维持。但如 ICP 超过 $30 \sim 40\text{mmHg}$,CBF 则随 ICP 升高而下降。脑血管自身调节机制正常时,MAP 在一定范围内波动对脑血流影响不大。当脑血管自身调节机制减弱或消失时,MAP 可能会直接影响病变区域的脑血流。

(2) 动脉血二氧化碳分压($PaCO_2$):当 $PaCO_2$ 在 $25 \sim 80\text{mmHg}$ 范围内变动时,CBF 随 $PaCO_2$ 升高而增加。

$PaCO_2$ 每增减 1mmHg,每 100g 脑组织血流量增减约 2L/min,因此,过低的 $PaCO_2$ 会引发脑缺血。

（3）动脉血氧分压（PaO_2）：当 $PaO_2 < 50$mmHg 时,CBF 迅速增加并达到最大值,同时可引起 ICP 升高。而 PaO_2 过度升高可能会使脑血管收缩,CBF 减低。

（4）血黏度：血细胞比容在 35%~45% 之间变动时对 CBF 影响不大,血细胞比容 30%~34% 时血管阻力减小,CBF 增加。

4. 脑缺血的临界局部脑血流阈值及神经细胞缺血缺氧性损害的分期

脑血流降低时脑供氧随之减少,当脑供氧减少到一定程度时,相应区域神经细胞功能开始出现损害,此时该区域的脑血流量称为脑缺血的临界局部脑血流（rCBF）阈值。如果 CBF 进一步降低,神经细胞功能呈现渐进式损害。

神经细胞缺血缺氧性损害可分为 2 个时相。

第 1 时相为突触传递衰竭相,其 rCBF 阈值为 20ml/（100g·min）。即当 rCBF 低于 20ml/（100g·min）时,神经细胞自发电活动消失,神经细胞突触传递功能障碍,神经细胞功能丧失。但此时血液中的氧仍可连续进入神经细胞内,如果脑血流能够及时恢复,增加脑供血供氧,神经细胞功能仍可恢复,即此时的脑损害是可逆的。当 rCBF 在 16~20ml/（100g·min）之间时,脑梗死多在数小时以上发生。当 rCBF 低于 16ml/（100g·min）时,如果患者血糖水平正常,脑梗死多在 1~2 小时发生;但如果患者血糖水平升高,脑梗死多在 1 小时以内发生。

第 2 时相为膜泵衰竭相,其 rCBF 阈值为 10ml/（100g·min）。即当 rCBF 低于 10ml/（100g·min）时,氧从毛细血管弥散到神经细胞线粒体所需的有效氧分压梯度消失,神经细胞停止从脑血流中获氧,细胞膜离子泵功能衰竭,细胞内外正常的离子平衡遭到破坏,神经细胞出现水肿、坏死等一系列不可逆损伤,发生脑梗死。

5. 脑血管的自身调节机制及高血压和颈动脉狭窄对其的影响

脑血管自身调节机制是指人体血压在一定范围内波动时,脑血管可通过调节自身阻力来调节血流,以确保正常的 CBF。对于血压正常的个体,当 MAP 在 50~150mmHg 之间波动时,CBF 基本保持稳定。在此范围之内,当血压升高时脑血管收缩血管阻力增加;血压下降时脑血管舒张血管阻力减小,CBF 保持不变。当 MAP 超过 150mmHg 时,脑血管已达最大程度收缩,此时 CBF 会随 MAP 的升高而升高;反之,当 MAP 低于 50mmHg 时,脑血管已达最大程度舒张,CBF 会随 MAP 的下降而下降。许多情况如脑缺血、创伤、低氧、高碳酸血症、水肿和吸入性麻醉药等均可使脑血管自身调节机制减弱或消失。

高血压患者的脑血管自动调节机制仍然存在,但自动调节曲线右移,血压上下阈值均升高。例如,当 MAP 为 60mmHg 时,血压正常的个体 CBF 保持不变、可以很好耐受,但此值可能已低于高血压患者的血压自身调节低限,CBF 下降,导致脑组织低灌注。反之,高血压患者可以更好地耐受较高的血压。高血压患者经过治疗后,自动调节阈值可恢复正常。

颈内动脉狭窄或梗阻可引起梗阻部位远端血压下降,为维持稳定的脑血流,梗阻远端脑血管扩张。如果颈动脉严重狭窄,梗阻远端的脑血管已达最大程度扩张,则脑血管丧失自身调节能力,此时脑血流被动取决于全身血压。即颈动脉狭窄患者对抗血压下降的自身调节机制可能会部分或完全丧失,因此在麻醉过程中尤其是麻醉诱导后维持血压的稳定显得尤为重要。

6. 麻醉药对脑氧代谢、脑血流量和颅内压的影响

成人脑组织氧消耗量约为 3.5ml/（100g·min）,约占全身氧耗的 20%~30%。几乎所有的全身麻醉药都不同程度地影响脑氧代谢（$CMRO_2$）和 CBF。

（1）挥发性麻醉药：目前常用的所有挥发性麻醉药均能降低 $CMRO_2$,以异氟烷作用最强。挥发性麻醉药一方面可通过直接扩血管作用增加 CBF,另一方面可通过影响脑血管自身调节、降低脑血管对 $PaCO_2$ 的敏感性而间接影响脑血流。挥发性麻醉药浓度低于 1MAC 时,大脑尚能维持一定程度的自身调节,高浓度时自身调节受到抑制。挥发性麻醉药对 CBF 的最终作用多是增加 CBF。

（2）氧化亚氮（N_2O）：目前 N_2O 对 $CMRO_2$、CBF 和 ICP 的影响尚不完全明确。多数证据支持 N_2O 可增加 $CMRO_2$、CBF 和 ICP,特别是与一些挥发性麻醉药合用时 ICP 增高更加明显,而加用静脉麻醉药时 ICP 的增高作用可被减弱。此外,一些研究表明 N_2O 可能存在神经毒性。

（3）静脉麻醉药：通过 GABA 机制起作用的静脉麻醉药可剂量依赖性地降低 $CMRO_2$、CBF 和 ICP。与挥发性麻醉药不同,静脉麻醉药并不直接扩张脑血管,且保留了脑血管对 CO_2 的反应性。其直接药理作用是降低

$CMRO_2$,而 CBF 和 ICP 的降低源于正常的生理反射,即 CBF 与 $CMRO_2$ 相关联。随着静脉麻醉药剂量的增加 $CMRO_2$ 逐渐降低,发生等电位脑电图时,$CMRO_2$ 可下降到静息值的 40%。通过阻断 NMDA 受体机制起作用的静脉麻醉药氯胺酮可升高 $CMRO_2$、CBF 和 ICP。以往通常认为氯胺酮有相对的神经毒性,但最新的研究提示氯胺酮具有明显的神经保护作用,特别是与 GABA 能药物合用时保护作用更加明显。

（4）阿片类药物:与静脉或吸入麻醉药相比,阿片类药物对 $CMRO_2$、CBF 和 ICP 的作用要弱得多。多数证据显示阿片类药物只轻微降低 $CMRO_2$、CBF 和 ICP 或无影响。对于自主呼吸患者,阿片类药物可引起通气不足、$PaCO_2$ 升高导致 CBF 增加,甚至 ICP 升高。

7. 脑窃血效应和反窃血效应

正常脑血管对动脉 $PaCO_2$ 高度敏感,高碳酸血症时血管扩张,低碳酸血症时血管收缩。但慢性缺血病变脑组织动脉 $PaCO_2$ 正常时血管可能已达最大程度扩张,故丧失了对高碳酸血症的反应。高碳酸血症时,升高的二氧化碳使缺血区域周边正常的小动脉舒张,使灌注缺血区域的 CBF 进一步减少。这种高碳酸血症时缺血脑组织的 CBF 反而下降的现象称为脑窃血效应。反之,低碳酸血症时,缺血脑组织周边的正常小动脉收缩,而已达最大程度舒张的缺血区域脑组织血管对低碳酸血症无反应,血液更多地流向缺血脑组织,使局部灌注压升高,这种现象称为 Robin-Hood 效应或反窃血效应。

【术前评估与准备】

8. 针对围术期脑卒中,术前访视中应关注的内容

术前筛查脑血管疾病对于预防围术期脑卒中具有重要意义。在术前访视中,除对患者一般状态及心肺肾等各脏器功能评估外,针对预防围术期脑卒中,以下内容应尤为关注。

询问家族史有助于识别脑卒中高风险个体。父母有卒中史的子女卒中风险增加。某些遗传性疾病如伴皮质下梗死和白质脑病的常染色体显性遗传性动脉病、Fabry 病和遗传性高凝状态等均增加卒中的发病率;应了解患者脑血管病史,充分评估患者脑功能状态并告知家属及外科医师麻醉风险。患者术前有神经系统征象时需请神经科医师会诊明确诊断;对存在的慢性疾病进行术前评估,如无法控制的癫痫、重症肌无力、帕金森病、阿尔茨海默病、多发性硬化症、肌营养失调、症状性颈动脉病等。

术前体格检查中,注意判断患者的认知状况、言语交流能力、肢体运动、瞳孔对光反射以及眼底视网膜改变等,以备与术后进行对比,利于围术期脑卒中的尽早诊断。术前测量患者立卧位双侧上肢的血压,了解其最高和最低血压以确定其可以耐受的血压范围,即不出现心肌缺血或脑缺血的血压范围。麻醉医师可以根据此范围决定手术过程中是否需要对患者的血压进行处理。术前应严格充分评估患者气道,以利针对困难气道进行充分术前准备。通气困难者,诱导时可能出现高碳酸血症,对病变局部脑血流产生不利影响。术前还应评估患者能耐受且不出现脑缺血时的颈部最大活动度,以避免插管时颈部过度后伸导致患者椎动脉血流受阻,引发术后神经功能障碍。

对于合并或可疑中枢神经系统疾病患者,应行头颅 CT、磁共振、脑电图等专科检查。经颅多普勒、血管造影或眼球气体体积扫描法检查颈动脉病变。在行择期非心脏手术之前,颈动脉狭窄>50%患者可在症状出现后 12 周之内进行血流重建,而在症状出现后最初 2 周内进行血流重建获益最大。此外,脑卒中高危患者还应常规进行血糖、血脂、凝血等相关检查。

9. 围术期脑卒中高危人群的早期识别及 Essen 卒中风险评估量表的主要内容

麻醉医师早期识别脑卒中高危人群、建立基于脑卒中发病风险的个体化预防策略、提高被评估者及医师的脑卒中风险意识、积极控制危险因素,对降低围术期脑卒中发病率具有重要意义。常用的脑卒中风险评估工具包括 ABCD 评分系统、Essen 量表（表 5-7-1）和卒中预测工具-Ⅱ 等。其中

表 5-7-1　ESSEN 量表

危险因素	评分
年龄<65 岁	0
65 岁≤年龄≤75 岁	1
>75 岁	2
高血压	1
糖尿病	1
心肌梗死病史	1
其他心脏病（除外心肌梗死和心房颤动）	1
周围血管疾病	1
吸烟	1
既往 TIA 或缺血性卒中病史	1
总分	10

注:根据评分将患者进行风险分组,1~2 分为低风险组,3~6 分为高风险组,7~9 分为极高风险组。

Essen 量表是一个简便、易于临床操作的 9 分量表,已在大量卒中人群中证实其对卒中发病具有有效、可行的预测价值。此外,据文献报道短暂性脑缺血发作(transient ischemic attack,TIA)发作后患者发生缺血性卒中的风险显著增高,4%~20% 的 TIA 患者会在 90 天内发生卒中,其中大约有一半的卒中发生在 TIA 后 2 天内。

10. 近期发生过脑卒中患者手术时机的选择

脑卒中发生后短期内进行手术的患者围术期死亡率明显升高。随着从脑卒中发生到手术之间间隔的逐渐延长,围术期死亡率逐渐降低,直至脑卒中发生 12 个月后降至基线状态。因此,脑卒中发生后择期手术适当延期会使患者受益。但延期多久为宜,目前尚无统一定论,应根据患者病情与神经科医师进行讨论,进行风险获益评估。一般认为择期手术应至少推迟至卒中 1~3 个月以后,以度过脑血管自主调节严重障碍时期。也有一些指导意见认为脑卒中发生后择期手术应在卒中后至少 6 周至 6 个月后进行。对于抢救生命的急诊手术,或无法等待 3 个月的限期手术,如肠道恶性肿瘤等,围术期管理的重点应在于防范手术、麻醉及术后疼痛等诸多因素对脑功能产生进一步损害。

11. 围术期脑卒中高危患者术前需进行干预的危险因素及术前长期服用药物的优化调整

在脑卒中危险因素中,有些是不可干预的,如患者的年龄、性别、遗传因素等。而大部分因素是可被不同程度干预的。如戒烟;将慢性高血压患者的血压控制在适当水平;控制糖尿病患者的血糖在 7.8~10mmol/L;治疗心律失常;改善心脏功能;对近期发生过脑卒中的患者适当推迟择期手术;积极治疗 TIA 等。

脑卒中患者术前是否需要继续抗凝、抗血小板治疗,应在停药导致血栓形成和继续用药导致出血风险之间进行权衡,目前尚无最佳的管理策略。对于术前长期服用抗凝、抗血小板药物者,应根据手术部位、创伤大小、围术期出血/血栓风险决定术前是否停药以及停用种类、停用时间、替代方案,确保患者围术期出血/血栓风险最小化。美国心脏病学会指南建议对于创伤较大的手术,术前抗凝药物至少停用 48 小时。

目前研究认为 β 受体拮抗药物可减少心血管事件风险,但使围术期脑卒中发病率增加。故围术期是否给予 β 受体拮抗药物应在预防心血管事件和急性脑卒中风险间进行权衡。对于长期服用 β 受体拮抗药物者,术前可口服至术日晨。

目前研究认为他汀类药物可能会降低心房颤动的发生率,且益于其他可能与脑卒中相关危险因素的控制;且认为中断他汀类药物治疗可能会损害血管功能。故术前长期服用他汀类药物者,建议围术期继续服用。可将 LDL-C 控制在 <2.5mmol/L(100mg/dl),以 LDL-C<1.8mmol/L(70mg/dl)为佳。

12. 为避免发生围术期脑卒中,高血压患者术前应控制的血压范围

高血压是脑卒中和 TIA 最重要的危险因素,建议行抗高血压治疗。血压 <180/110mmHg 患者,围术期心脑血管并发症发生风险未见增加,因此一般不影响手术进行。而血压 ≥180/110mmHg 未控制时,围术期发生心肌梗死、心力衰竭及脑血管意外的风险增加。因此对于择期手术患者,若患者血压高于 180/110mmHg,多建议推迟手术,行缓慢降压治疗,否则术中血压突然下降易带来重要靶器官缺血的风险。

高血压治疗目标主要是提高控制率以减少脑卒中等合并症的发生。降压时需考虑患者年龄、基础血压、平时用药情况和可耐受性等。降压时患者收缩压与舒张压的达标都很重要,但重点应放在收缩压的达标上。降压时血压目标为普通高血压患者降至 <140/90mmHg;伴糖尿病或蛋白尿肾病的高血压患者应进一步降至 <130/80mmHg;65~79 岁老年人可根据具体情况降至 <150/90mmHg,如能良好耐受,还应进一步降至 <140/90mmHg;≥80 岁的老人血压一般降至 <150/90mmHg 即可。

若能有效降压,各类抗高血压药均可使用,具体药物选择应基于患者特点和药物耐受性进行个体化降压,不可过度,以免发生严重低血压导致脑缺血。

【术中管理】

13. 围术期脑卒中高危患者麻醉方式的选择

麻醉方法的选择主要取决于手术方式和手术部位。关于全身麻醉与椎管内麻醉对围术期脑卒中高危患者何者更优尚无定论。一些研究表明在脑缺血相关的特殊疾病状态下,全身麻醉具有神经保护作用。但一些指南推荐在能够满足手术需求的前提下,应优先选用区域麻醉,包括椎管内麻醉、外周神经阻滞等方式。有研究显示膝关节和髋关节置换术患者,全身麻醉是发生围术期脑卒中的独立危险因素,与椎管内复合全身麻醉和全身麻醉相比,椎管内麻醉患者围术期脑卒中发病率及术后 30 天病死率明显降低。因此,对于接受四肢手术的患者,多建议优选区域麻醉。对于术前服用抗凝药物的患者,如果没有时间进行抗凝治疗替代转化,可以优选外周神经阻滞。

14. 围术期脑卒中高危患者麻醉用药的选择

丙泊酚是目前临床最常用的静脉麻醉药。因可降低 ICP 和 $CMRO_2$,且一些研究支持其可通过多种机制减少缺血后神经元损伤,使其成为目前神经外科手术的首选麻醉药。依托咪酯最显著的特点为对循环功能影响较小。尽管存在依托咪酯对肾上腺皮质功能抑制的顾虑,但研究证据表明单次诱导剂量并未对患者的术后转归造成影响。根据患者的循环功能状态,在麻醉诱导时也可选择应用。氯胺酮是一种 NMDA 受体拮抗剂,以往认为其可增加 $CMRO_2$、升高 ICP 而被认为不宜用于神经外科手术麻醉。近年一些研究认为其对整体 $CMRO_2$ 影响极小,且通过阻断谷氨酸的兴奋毒性作用而具有神经保护作用,但尚缺乏足够的临床研究证据。右美托咪定是一种 α_2 肾上腺素受体激动剂,近年研究认为它可能对缺血性脑损伤具有保护作用,但作用机制不明。

吸入麻醉药可舒张脑血管、增加 CBF、降低脑代谢率,且有研究支持其可通过减少谷氨酸和钙毒性发挥神经保护作用。一项 Meta 分析显示,与静脉麻醉相比,吸入麻醉下接受心肺转流术的患者术后简易智力状态检查评分(MMSE)表现更好。吸入麻醉药可使正常灌注区域脑血管扩张,对有局部脑缺血病变患者,应用时也应考虑其颅内窃血可能。

罗哌卡因常被推荐为老年患者实施椎管内麻醉或外周神经阻滞时优选的局麻药。在体外和动物实验中,静脉注射利多卡因也表现出对缺氧缺血神经细胞的保护作用。针对脆弱脑功能老年患者,影响神经递质的药物如抗胆碱药东莨菪碱、长托宁等以及苯二氮䓬类药物应该加以避免。

脑卒中高危患者的麻醉药物选择应以不损害脏器功能为原则。关于麻醉药是否影响围术期脑卒中发病率尚存争议。虽一些动物实验及临床研究表明一些静脉麻醉药和吸入麻醉药具有神经保护作用,但尚无足够临床研究证据表明全身麻醉药具有神经保护作用。也无足够临床研究证明静脉麻醉药、吸入麻醉药或静吸联合用药在脑保护或减少围术期脑卒中方面的优劣。目前认为,在保障脑灌注的基础上,麻醉药物本身对围术期脑卒中风险影响不大。因此,了解每个麻醉药的特性,合理使用,保障脑灌注或供需平衡是选择麻醉药时应主要关注的问题。

15. 围术期脑卒中高危患者在麻醉期间应进行的监测

常规监测包括心电图、无创血压、心率、心律、SpO_2、体温、呼吸、尿量等。如果实施全身麻醉,需监测吸入氧浓度、呼气末二氧化碳分压、气道压力、潮气量等;如条件允许,强烈建议监测麻醉镇静深度。

对于围术期脑卒中高危患者,术中应实施连续动脉血压监测,加强心功能监测以利于对血流动力学实施精确管理,为维持脑氧供需平衡提供保障。根据手术时间、创伤程度及心功能状态等,决定是否实施功能性血流动力学监测或经食管超声心动监测,推荐使用近红外光谱无创脑氧饱和度监测。如果条件允许,术中还可应用经颅多普勒和颈静脉球静脉血氧饱和度监测,更好地评价及指导脑氧供需平衡的管理。

16. **围术期脑卒中高危患者的术中管理应关注的问题**

针对围术期脑卒中高危患者,术中管理应尤其关注以下几个方面。

脑灌注压管理:多数脑卒中高危患者都伴有弥漫性脑动脉粥样硬化,为确保脑组织的血流灌注和细胞氧合,适宜的脑灌注压非常重要。有研究表明,维持脑灌注压>80mmHg 可以减少脑组织缺氧风险。

血压管理:术中低血压与围术期脑卒中明显相关,且脑卒中风险随低血压持续时间延长而增加。故术中血压管理是预防围术期脑卒中的重点。目标导向液体治疗联合缩血管药有助于将血压维持在理想水平。术中将患者血压保持在基线水平至+20%范围、特别是维持动脉压在基线值的 80%以上,可有效预防围术期脑卒中的发生。对脆弱脑功能患者推荐维持术中血压在基础值至基础值的 120%水平。头高位手术,例如,沙滩椅位手术建议术中行连续动脉压监测,并将换能器零点置于外耳道水平。

血红蛋白水平管理:术中出血和贫血患者围术期脑卒中风险增加,尤其是心脏手术患者。术中应确保适当血红蛋白浓度,对患有心血管疾病的患者,应将血红蛋白维持在 70g/L 以上。围术期使用 β 受体拮抗剂伴术中贫血会增加脑卒中风险,对服用 β 受体拮抗剂的非心脏、非神经外科手术患者,建议将血红蛋白维持在 90g/L 以上。

通气策略管理:术中确保适当动脉血氧饱和度,防止血氧含量过低。对动脉硬化患者,轻微高碳酸血症,维持 $PaCO_2$ 在 40~45mmHg 水平有利于提高脑灌注。相反,低碳酸血症会使脑局部血流减少,在脑卒中高危患者应予以避免。蛛网膜下腔出血患者,$PaCO_2<35mmHg$ 时可出现脑组织缺氧。

血糖管理:葡萄糖是大脑神经细胞的主要能量来源。静息状态下,脑葡萄糖消耗量约为 5mg/(100g·min)。术中应避免高血糖或低血糖。脑卒中高危患者推荐将血糖控制于 7.8~10mmol/L 之间。血糖高于10.0mmol/L 可予降糖处理,但过于严格控制血糖是不利的,因低血糖对脑卒中高危患者的危害更加严重,强烈建议当血糖水平低于 3.4mg/dl 时给予升糖治疗。

此外,术中应积极保温,维持体温在 36℃ 以上。可根据情况适当应用抗炎药物防止围术期外科相关炎性反应对血脑屏障的进一步损害。

17. 围术期脑卒中患者的早期临床表现及早期识别

脑梗死好发于中老年患者,部分可有前驱症状,如肢体麻木、无力等,局灶性体征多于发病后 10 余小时或1~2 天达到高峰。临床表现取决于梗死灶的大小和部位。脑栓塞可发生于任何年龄,多发病急骤,无前驱症状,局灶性神经体征在数秒至数分钟达到高峰,多表现为完全性卒中。多数患者伴有风湿性心脏瓣膜病、严重心律失常、长骨骨折、血管内介入治疗等栓子来源病史。脑出血患者多有高血压病史,发病前驱症状多不明显。患者发病后多有血压明显升高、头痛、呕吐和不同程度的意识障碍。

以下症状突然出现时应考虑脑卒中可能:①一侧肢体(伴或不伴面部)无力或麻木;②一侧面部麻木或口角歪斜;③说话不清或理解语言困难;④一侧或双眼视力丧失或模糊;⑤眩晕伴呕吐;⑥既往少见的严重头痛、呕吐;⑦意识障碍或抽搐。但单纯依靠临床症状和体征不能完全区别出缺血性和出血性脑卒中,必须依靠脑CT 等神经影像学检查才能做出鉴别诊断。

麻醉药的残余作用会使术后脑卒中的早期识别受到干扰。有研究提出 FAAST 方法:脸部下垂(face),四肢麻木(arm),排除麻醉药的残余作用(anesthesia),吐字不清或语言障碍(speech),第一时间求助(time),用于脑卒中的早期识别,简便有效。

【术后管理】

18. 术后预防急性脑卒中应该重点关注的问题

对于围术期脑卒中高危患者,术后应积极预防脑卒中的发生。术后除应持续关注术中关注的相关问题并加强监测外,还应尽早重启抗凝或抗血小板治疗。在充分止血的情况下,权衡出血和血栓形成的风险及收益,决定重启抗血小板、抗凝治疗时机。多数患者术后 24 小时内可以重启维生素 K 拮抗剂治疗。行椎管内麻醉的患者拔出硬膜外留置导管后,多可于 24 小时内重启新型口服抗凝剂、抗血小板药物治疗。

术后循环管理也是预防急性脑卒中的关键环节,高危患者术后血压可维持在基础值的±20%。同时要维持足够的血红蛋白水平,纠正低血容量。对于术前合并心脏收缩功能异常的老年患者,可使用缩血管药维持循环平稳,必要时给予正性肌力药。术前合并阵发心房颤动患者,术后可能出现心房颤动发作,应该积极寻找并纠正导致快速心房颤动的病因,给予相关药物降低心室率。如快速心房颤动已导致严重低血压,可以考虑同步电复律治疗。

此外,还应注意避免麻醉药物残留导致的通气不足、积极保温、调控血糖、充分镇痛等。

19. 围术期脑卒中的治疗原则

当患者出现局灶性或全面性神经功能缺损时,麻醉医师或外科医师应及时向神经科医师求助,迅速行头颅影像学检查。CT 平扫可快速区分缺血性卒中、颅内出血和非血管原因造成的神经系统症状。围术期脑卒中诊断一旦确立,如患者条件允许可将患者转至神经科进行专科治疗。围术期脑卒中的治疗原则除呼吸、循环的严密监测与调控,体温、血糖的监测与调整外,对于缺血性脑卒中,治疗目标是迅速恢复缺血区灌注,尽可能救治缺血半暗带脑组织。可选措施包括静脉溶栓、血管内介入治疗、抗血小板治疗、抗凝治疗、调脂治疗等。对于拟行溶栓或血管内介入治疗的患者,可将血压维持在 185/110mmHg 以下;否则,可将血压维持在 220/120mmHg以下并给予阿司匹林治疗。神经保护剂的疗效与安全性尚未得到明确证实。对于出血性脑卒中,除针对病因治疗外,降低 ICP 是脑出血急性期治疗的重要环节。严重脑出血危及患者生命时内科治疗通常无效,必要时可行外科干预。

20. 影响围术期脑卒中预后的因素

围术期脑卒中是患者术后短期内死亡的主要原因。据文献报道,与围术期未发生脑卒中的患者相比,发生脑卒中患者术后30天内病死率增加8倍。脑卒中的类型、累及范围、患者年龄、伴发基础疾病等与患者预后密切相关。研究指出,美国国立卫生院卒中量表(NIHSS)基线评分是早期死亡风险最强的预测指标之一,评分与病死率呈正相关。

大动脉粥样硬化型脑梗死发病30天内的病死率约为5%~15%,致残率可达50%以上。存活者中40%以上可复发,且复发次数越多,病死率和致残率越高。心源性脑栓塞比其他类型脑梗死预后更差、致残率高。患者多死于严重脑水肿、脑疝、肺部感染和心力衰竭。若栓子来源不能消除,10%~20%的患者可能在发病后1~2周内再发,再发后病死率更高。小动脉闭塞性脑梗死一般比其他类型预后要好,病死率和致残率较低。发病1年内,约70%~80%患者可达临床完全恢复或基本恢复正常。脑出血总体预后较差,脑水肿、ICP增高和脑疝形成是致死的主要原因。脑出血患者预后与出血量、出血部位、意识状态及有无并发症有关。脑干、丘脑和大量脑室出血预后较差;蛛网膜下腔出血总体预后亦较差,病死率高达45%,存活者亦有很高的致残率。患者预后与病因、出血部位、出血量、有无并发症及是否得到适当治疗有关。

21. 对围术期脑卒中高危患者实施术后镇痛时应注意的问题

术后镇痛不良可能会抑制机体免疫力、增加心脑血管事件发生率、延长住院时间。术后良好镇痛可防止循环剧烈波动,为预防围术期脑卒中带来益处。多模式镇痛是目前常采用的术后镇痛模式。对于围术期脑卒中高危或已经发生围术期脑卒中患者,实施术后镇痛时应关注以下几个方面:

实施椎管内镇痛时,应注意椎管内穿刺至最后一次服用抗凝或抗血小板药之间的间隔,根据应用的不同药物加以把控。术后需应用抗凝或抗血小板治疗患者,应在硬膜外导管拔除一定时间后启用,具体时间依所用药物不同略有差别,多数可在硬膜外导管拔除6~12小时后启用。

实施全身给药时,可通过联合切口浸润局部麻醉药、外周神经阻滞等,适当减少全身镇静、镇痛药物剂量,以免发生呼吸、循环抑制对脑卒中高危患者产生不利影响。

(卢悦淳)

参 考 文 献

[1] 韩如泉,王保国,王国林. 神经外科麻醉学. 3版. 北京:人民卫生出版社,2018.

[2] 贾建平,陈生弟. 神经病学. 8版. 北京:人民卫生出版社,2018.

[3] 中华医学会神经病学分会,中华医学会神经病学分会脑血管病学组. 中国脑血管病一级预防指南2019. 中华神经科杂志,2019,52(9):684-709.

[4] SHESHADRI V,ROWLAND NC,MEHTA J,et al. Comparison of general and local anesthesia for deep brain stimulator insertion:A Systematic Review. Can J Neurol Sci,2017,44:697-704.

[5] CHEN T,MIRZADEH Z,PONCE F. "Asleep" deep brain stimulation surgery:A critical review of the literature. World Neurosurg,2017,105:191-198.

[6] TANG W,WEI P,HUANG J,et al. Nasotracheal intubation-extubation-intubation and asleep-awake-asleep anesthesia technique for deep brain stimulation. BMC Anesthesiology,2019,19:14.

[7] LIN S H,LAI H Y,LO Y C,et al. Decreased power but preserved bursting features of subthalamic neuronal signals in advanced parkinson's patients under controlled desflurane inhalation anesthesia. Front Neurosci,2017,11:701.

[8] CHEN T,MIRZADEH Z,CHAPPLE K,et al. Clinical outcomes following awake and asleep deep brain stimulation for parkinson disease. J Neurosurg,2018,130:109-120.

[9] MALEKMOHAMMADI M,SPARKS H,AUYONG N,et al. Propofol anesthesia precludes LFP-based functional mapping of pallidum during DBS implantation. Stereotact Funct Neurosurg,2018,96:249-258.

[10] YEOH T Y,MANNINEN P,KALIA S K,et al. Anesthesia considerations for patients with an implanted deep stimulator undergoing surgery:a review and update. J Can Anesth,2017,64:308-319.

[11] VLISIDES P,MASHOUR G A. Perioperative stroke. Can J Anaesth,2016,63:193-204.

[12] CHIAO S S,ZUO Z Y. General Anesthetics are neuroprotective. J Neurosurg Anesthesiol,2019,31:360-362.

[13] SIMONSEN C Z,YOO A J,SØRENSEN L H,et al. Effect of General Anesthesia and Conscious Sedation During Endovascular

Therapy on Infarct Growth and Clinical Outcomes in Acute Ischemic Stroke：A Randomized Clinical Trial. JAMA Neurol，2018，75：470-477.

[14] CHRISTIANSEN M N，ANDERSSON C，GISLASON G H，et al. Risks of cardiovascular adverse events and death in patients with previous stroke undergoing emergency noncardiac，nonintracranial surgery：the importance of operative timing. Anesthesiology，2017，127：9-19.

[15] HAJIBANDEH S，HAJIBANDEH S，ANTONIOU S A，et al. Effect of beta-blockers on perioperative outcomes in vascular and endovascular surgery：a systematic review and meta-analysis. Br J Anaesth，2017，118：11-21.

[16] ZWERUS R，ABSALOM A. Update on anesthetic neuroprotection. Curr Opin Anaesthesiol，2015，28：424-430.

第六章　呼吸系统

第一节　肺部肿瘤手术的麻醉

【知识点】

1. 肺部肿瘤手术的术前评估和术前准备
2. 术前肺功能的解读
3. 肺部肿瘤手术麻醉方式的选择
4. 肺部手术区域神经阻滞技术方式
5. 肺隔离技术的适应证和禁忌证
6. 双腔气管导管的类型和定位技术
7. 支气管封堵器的类型和定位技术
8. 困难气道肺隔离技术
9. 单肺通气低氧血症的管理
10. 肺部手术的液体管理
11. 肺部手术的保护性通气策略
12. 支气管胸膜瘘的麻醉处理
13. 肺部手术后并发症与危机处理
14. 术后镇痛及胸部手术后疼痛综合征

【案例】

患者男,65 岁。咳嗽、咳痰,间断痰中带血 2 个月,CT 检查发现左肺上叶 12mm 结节影,局部可见分叶毛刺状,两侧胸膜局限性增厚,两肺散在慢性炎症。有吸烟史 40 年,800 支/年,有高血压 5 年,口服缬沙坦,心电图为窦性心律,偶发房性期前收缩,ST 段压低,左室高电压,有冠心病病史 2 年,高血脂,目前无心绞痛发作,登 3 楼无胸闷不适,口服他汀类降脂药以及肠溶阿司匹林等药物治疗。肺功能检查 FEV_1/FVC 为 94.4%,FEV_1 预计值/最好值 = 67.1%,PEF 预计值/最好值 = 68.6%,FVC 预计值/最好值 = 68.5%。TLC 预计值/最好值 = 109%,RV%TLC = 155%。

【术前评估与准备】

1. 肺部肿瘤患者的术前评估

(1) 应了解完整的病史、体格检查、既往史、手术麻醉史、过敏史、吸烟史,有无咳嗽、咯血、呼吸困难、活动后胸闷、端坐呼吸,以及咳痰量、哮喘、心脑肾等疾病史和正在服用的药物情况;查体时注意气道评估,判断是否存在困难气道。当存在以下高风险因素时,尤其要引起警惕,包括充血性心力衰竭、心脏杂音、放置心脏起搏器及可置入心脏转复除颤器(ICD)史、糖尿病、控制不佳的高血压、肝脏和肾脏疾病,药物滥用史和高龄。本节案例患者虽有高血压、冠心病,但心肺储备功能良好,登楼试验可以上 3 楼,无需术前冠脉造影,应进一步了解抗高血压药及阿司匹林的用法和药物的用量。应注意的是术前高血压患者因相对血容量不足,比非高血压患者更有可能出现术中低血压,而术中低血压可能会有更高的围术期心、肾、脑并发症发生率,特别是使用血管紧张素转化酶抑制剂或转化酶受体拮抗剂的患者术中更容易出现低血压,缬沙坦为血管紧张素 Ⅱ 受体拮抗剂,手术当天早晨停用缬沙坦。肠溶阿司匹林无需提前停药,可沿用至手术前晚(参见 2014 版欧洲心脏病学会/欧洲麻醉学学会心脏患者非心脏手术术前评估指南)。

（2）实验室检查：如出凝血、肝肾功能、离子、电解质、免疫检查、血型及有无完成备血。

（3）辅助检查：包括心电图、胸片回顾，并查阅胸部 CT 以便了解肺部病变的部位、大小、与周围脏器的毗邻关系，从而了解手术可能的难度；并根据影像学进一步完善与麻醉相关的气道评估：例如气管的位置及右上叶开口位置、气管支气管内径等以便为选择合适的气管导管作参考；对于心电图有异常发现怀疑心脏结构性病变的患者，必要时还要进行心脏超声评估、运动平板试验等；冠状动脉病变患者还要视手术期限以及病变严重程度决定是否行冠状动脉造影和血运重建。

（4）肺功能测试：肺部肿瘤手术需要在术前对患者进行肺功能的评估，以估计对开胸手术和肺切除的耐受能力，一般采用肺量测定法进行肺功能评估，对于因各种原因无法准确实施肺量测定法进行肺功能检测的，可以进行动脉血气评估。肺量测定法是一种有效廉价且无创的测定肺功能储备和预测肺功能的方法。对肺部手术患者非常重要，包括以下几方面指标。

1）呼吸力学指标：用力肺活量（forced vital capacity，FVC）、第 1 秒用力呼气量（forced expiratory volume in 1 second，FEV_1）、最大自主通气量（maximum voluntary ventilation，MVV）、残气量（residual capacity，RV）与肺总量（total lung capacity，TLC）的比值。

2）心肺储备功能指标：最大氧摄取量（VO_2）、登楼梯试验（级数），6 分钟步行试验。

3）肺实质功能指标：肺一氧化碳弥散量（diffusing capacity of lung for carbon monoxide，DLco）、动脉氧分压（PaO_2）和二氧化碳分压（$PaCO_2$），另外，需要关注最大峰值流速，这主要与术后咳嗽排痰能力相关。

4）预测术后肺功能指标：预计 FEV_1%（$ppoFEV_1$%）＝ 术前 FEV_1%×（1-切除的功能性肺组织所占的百分数），如图 6-1-1 所示。如常规肺功能不能判别手术安全性，则需要加做一些其他检测项目来综合考虑手术指征，如分侧肺功能：在有明显肺功能损害的患者，分侧肺功能是判断肺手术的可靠方法，左右两侧肺分别占 45% 和 55%，对于全肺切除术患者判断是否耐受手术、术后是否能维持正常生活有帮助。此外还有放射性核素通气血流成像，有助于了解手术切除肺叶的功能。

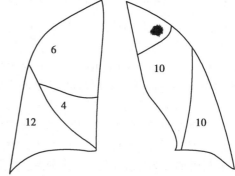

图 6-1-1　肺段划分
将两肺分为 42 段，右肺上中下叶各有 6、4、12 段，左肺上下叶各有 10 段。

（5）（支）气管镜检查：不仅对于明确气管肿瘤和支气管、肺部肿瘤有重要意义，而且对于评估麻醉气管导管的选择有参考价值，对于气管肿瘤需要明确肿瘤的位置、大小、长度、性质、气管阻塞程度、是否容易脱落或出血，以决定合适的麻醉插管方式和策略。

2. 肺部肿瘤术前肺功能检查的目的以及提示围术期发病率和死亡率增加的肺功能指标

（1）术前肺功能检测的主要目的：估计胸外科手术的风险；制定术前准备的方案；评估全身麻醉的耐受性；术后并发症的预测和预防；手术方案的设计和修改；术后处理和监测的预案；术后肺功能和活动能力的预计；指导术后呼吸管理和康复锻炼。

（2）提示术后肺部并发症风险增加的异常指标：包括 FVC<预测值 50%、FEV_1<2L 和 FEV_1/FVC<50%。其他有预测性的测量值包括 MVV 和 DLco。MVV 需要患者尽可能快且尽可能深地呼吸 6~12 秒，是力量依赖性的，反映的是整个心肺系统的情况以及患者的合作程度。DLco 对肺切除患者是重要的风险预测指标，当 DLco<预测值的 50%~60% 时提示术后死亡和呼吸衰竭的风险高，可能需要进行分侧肺功能检查，例如肺放射性核素通气扫描、灌注扫描等，以预测肺切除后对术后肺功能的影响。有时受累肺组织对现存肺功能贡献较小，切除这部分肺组织后不会引起进一步的肺功能恶化。经过特定的评估后，可能一部分初始检查结果认为不适合手术的患者，在经过特异性的评估后是可以接受手术的（表 6-1-1）。动脉血气分析是肺量法肺功能检测的一种有效补充，有时患者因理解方面的原因或因病情原因不能配合肺量法检测时，血气分析可以提供有益的参考，动脉血二氧化碳分压>45mmHg 提示术后并发症的风险较高，应尽力纠正支气管痉挛和感染等情况。相反低氧血症并不总是风险增加的标准，开胸和肺切除后动脉血氧分压的改变各有差别，有时肿瘤组织阻塞了支气管和肺的血液供应，相当于造成了"功能性的肺切除"，此时切除肿瘤周围肺组织不一定出现氧合作用进一步减弱，反而有可能通过提高通气血流比例而增加氧合。除肺功能和血气分析外,像6分钟步行试验和爬楼梯试验等也是简单有效的心肺功能储备评估方法。

表6-1-1　按照不同肺切除范围需要的最低肺功能检测标准

试验	正常	全肺切除	肺叶切除	楔形或肺段
MBC/(L·min^{-1})	>100	>50	>40	>25
MBC/%	100	>50	>40	>25
FEV$_1$/L	>4	>2.1~1.7	>1.2~1.0	>0.6~0.9
FEV$_1$/FVC/%	>80%	>50%	>40%	>40%
FEV$_{25\%~75\%}$/L	>2	>1.6	>0.6~1.6	>0.6

注:FEV$_1$为第1秒用力呼气量;FEV$_{25\%~75\%}$为从用力肺活量的25%到75%的用力呼气量;MBC为最大呼气容积。

除此之外,肿瘤术前放化疗、切除范围大都可能增加低氧以及术后肺部并发症的风险。

综合来说,提示围术期发病率和死亡率增加的肺功能指标主要包括:①肺容量,FVC<50%;FEV$_1$低于FVC的50%或低于2L;②MVV低于预计值的50%或低于50L/min;③弥散度低于预期值的50%,RV/TLC高于50%;④预计值,ppoFEV$_1$%<800ml或<33%;⑤弥散功能,DLco<60%;⑥动脉血气分析,PaCO$_2$超过45mmHg,PaO$_2$低于50mmHg;⑦储备功能,登楼试验<2层。

3. 吸烟对患者的影响及降低术后肺部并发症的术前准备

(1)吸烟对肺部肿瘤患者来说既是肺癌发病的原因之一,也是造成围术期呼吸道并发症的主要风险之一。长期吸烟者部分血红蛋白变成碳酸血红蛋白,运氧能力下降,氧离曲线左移,术后排痰能力下降。

(2)术前准备:①戒烟,监督患者戒烟,并对此类患者术前进行适宜的治疗,加强术中、术后的呼吸管理对术后呼吸功能的恢复甚为重要。戒烟12~24小时血中CO及尼古丁水平下降,48小时后碳氧血红蛋白水平恢复正常;戒烟48~72小时后支气管黏膜纤毛功能开始提高。术前8周内仍在吸烟者,术后肺部并发症高达57%,停止吸烟8周以上,肺部并发症降低至15%。戒烟1~2周后痰液分泌开始减少,4~6周后肺功能有所改善,6~8周后免疫功能恢复,8~12周后吸烟对术后肺功能的影响才完全消失。因此,术前停止吸烟8周以上才有意义,短时间戒烟对降低肺部并发症效果不明确。②治疗肺部感染,是降低术后肺部并发症重要的一环,气管内存在炎症使支气管平滑肌处于高敏状态,容易引发支气管痉挛。③控制气管与支气管痉挛,降低支气管平滑肌的敏感性。哮喘占术中支气管痉挛的4.1%。预防哮喘发作的措施包括:全身性用激素、避免使用有组胺释放作用的药物、术中用利多卡因或氯胺酮减轻气道敏感性、术中用支气管扩张药和减少对气道的刺激。④对于合并支气管扩张的患者尤其需要注意每日痰量和体位引流。⑤呼吸训练,深呼吸、腹式呼吸或胸式呼吸与咳嗽能力锻炼,每天3次,每次15分钟,有助于增加肺活量;也可用激励式肺量计进行锻炼以增强信心;如患者体力允许可进行登楼或其他体能训练。尽量让患者在术前能够熟悉术后配合呼吸的方法,增强患者的体能,有助于降低术后肺部并发症。⑥纠正营养不良及水电解质紊乱,提高机体免疫力。⑦对高危、高龄患者应当与术者共同协商手术方案,尽可能缩短手术时间、减少手术创伤、出血、减少输血,对降低术后肺部并发症甚为重要。

4. 胸腔镜肺癌切除手术麻醉方式的选择、术中监测和麻醉管理

(1)胸腔镜肺部手术麻醉方式选择

1)全身麻醉:是胸腔镜下肺部肿瘤切除手术的经典麻醉方法,术中实施肺隔离、单肺通气,也有称之为"支气管内麻醉"。又可以进一步分为全凭静脉麻醉和静吸复合麻醉,由于某些肺部手术如中央型肺癌、涉及气管支气管的肿瘤,会有术中气道开放的可能性,使用全凭静脉麻醉的方式更为常见。多数采用丙泊酚靶控输注维持足够的麻醉镇静深度,采用芬太尼、舒芬太尼或短效的瑞芬太尼持续输注维持镇痛,采用中度肌肉松弛维持,插入双腔气管导管或支气管封堵器实施肺隔离。手术体位一般采取侧卧位后外切口,根据胸腔镜手术方式不同,分为4孔、3孔、单操作孔(2孔)、单孔手术,或采用达芬奇机器人辅助胸腔镜手术。

2)复合麻醉:主要包括全麻复合硬膜外或区域神经阻滞,虽然硬膜外阻滞曾是胸科镇痛"金标准",但由于硬膜外血肿、全脊麻等风险存在,目前倾向于采用区域神经阻滞(如超声引导椎旁神经阻滞、肋间神经阻滞、前锯肌平面阻滞等)来辅助镇痛,可降低阿片类药物用量,减少相关并发症,实现围术期多模式镇痛。

3)Tubeless麻醉技术:对于一些预期手术时间不长的肺楔形切除、肺段切除、肺叶切除术,近年来出现了采用保留自主呼吸的全身麻醉或镇静下完成胸腔镜手术的技术,称之为"非插管胸腔镜全麻"或"tubeless"技术,通常会辅以喉罩或面罩+保留自主呼吸+椎旁神经或硬膜外阻滞+进胸后迷走神经阻滞的方法,主要优势是显著降低了阿片药物应用,不使用肌肉松弛药,无肌肉松弛残余的顾虑,麻醉恢复快。但这种技术还有很大争议,主要是自主呼吸期间纵隔运动过大可能影响胸腔镜手术操作,且麻醉管理的难度加大,术中意外时改传统插管全身麻醉的难度以及安全性、预后、有效性和患者获益都还有待进一步考证,需要严格选择适应证,不应无限制应用,使用时需要备好相应的应急预案。

（2）麻醉监测:术中监测包括氧饱和度、血气分析、呼气末二氧化碳分压、体温、血压和心电图等。有创监测方面,主流上仍建议采用桡动脉置管测压以及留置中心静脉导管测压,对于一些时间相对较短的胸腔镜手术,这两项措施似乎不是必需的。但胸科的手术特点是手术操作存在潜在循环扰动的风险,胸科手术大样本回顾性研究显示,即便是胸腔镜微创手术,术中心血管意外事件发生率也有 3‰,且一旦发生意外的大出血,中心静脉通路以及桡动脉测压装置将对抢救非常有益。对于一些肺癌小结节磨玻璃样改变（GGO）患者,需要在术前进行结节定位,如 CT 引导下穿刺放置 Hookwire 定位针,存在一定程度的气胸、胸内出血风险,定位后患者可能被安放于俯卧或侧卧等特殊体位,移动时可能存在定位针移动损伤血管、或脱钩风险,在麻醉等候区仍需实施心电图和氧饱和度等基本监测。

5. 可以用于本节案例患者的胸部区域神经阻滞技术

（1）硬膜外阻滞:是用于胸部神经阻滞镇痛的经典技术,目前仍然是一些开胸手术、食管手术的首选,对于胸部手术镇痛有绝对优势,但随着胸腔镜微创手术的大力开展和普及,目前临床趋势是硬膜外复合全麻已经不再是胸腔镜手术的标准麻醉方案,而是更加倾向于使用超声引导下区域神经阻滞技术。

（2）椎旁神经阻滞:多点（例如 T_4、T_6）单次注射 0.5% 罗哌卡因可以达到 8~10 小时的术后镇痛效应,是目前胸腔镜手术中继硬膜外阻滞之外用于围术期镇痛最好的方法之一,但目前关于椎旁置管术后连续输注镇痛还有待进一步的验证。

（3）其他胸部神经阻滞:包括肋间神经阻滞、前锯肌平面阻滞、竖脊肌平面阻滞、椎板后神经阻滞等,也有一定的应用报道。

（4）此外还有胸腔镜直视下的椎旁或肋间神经阻滞都被成功地用于胸部区域镇痛。

（5）手术切口皮下埋管镇痛等。

6. 肺隔离、单肺通气的指征,单肺通气的实施及气管导管的选择

肺隔离和单肺通气（OLV）技术是胸科麻醉的核心技术之一,适应证包括:①防止病肺漏气如支气管胸膜瘘;②防止侧卧位后病肺分泌物或血液向健侧肺倒灌,如肺脓肿、大咯血等,防止健侧肺术后感染等;③双肺分别通气。相对适应证:促进外科术野显露,现在也包含了避免手术操作对肺直接的机械性损伤。如果仅用于改善手术视野的显露,主要方法有以下 4 种。

（1）双腔气管插管,是最常用的方法,放置和定位容易,吸引方便,移位少,可以分侧肺通气,遇低氧血症时非通气侧肺可以实施持续气道正压（continuous positive airway pressure,CPAP）,即在整个呼吸周期中向气道提供的恒定压力,其基本特性和作用相当于呼气末正压。但双腔管也有一些缺点,例如管径较粗,目前缺少适用于儿童的型号,另外可能存在以下的潜在损伤风险:声门损伤、气管、支气管损伤;部分患者放置困难,如困难气道;气道解剖异常:右上叶开口位置变异、对位不良右侧双腔管无法对右上肺通气;术后继续机械通气需要更换单腔气管导管。

（2）单腔管+支气管封堵器:适合困难气道和儿童,容易选择型号,放置时可以通气,术后容易转换为双肺通气,对于肺功能较差或既往有肺部手术史,预计单肺通气代偿能力差的,可以实施选择性肺段阻塞;但缺点主要是定位需要较多时间,比较容易移位,需要有较高的气管镜使用技巧,隔离左肺优于右肺,术中吸引隔离肺效果差,无法随意切换通气肺,实施 CPAP 比较困难。

随着目前麻醉科技发展,最近几年出现了可以连续监测术中气道情况和导管移位的视频双腔管和视频阻塞导管,极大地为临床实施肺隔离技术提供了便利。

（3）单腔管+二氧化碳气胸:在达芬奇机器人辅助肺部肿瘤切除手术中,可以向胸腔内充一定压力的二氧化碳气体,通常是 10mmHg 左右,此时利用单腔气管插管也能实现手术视野暴露,但这种方法不是经典的肺隔离技术,常用于食管、纵隔这些不涉及肺部的手术。需要注意的是在肺部手术虽然也有应用,但应相当谨慎,注意高压二氧化碳气体进入血管造成气栓的风险。此外,如果肺以及支气管游离时局部组织有破口,可以导致短

暂的动脉血二氧化碳分压急剧升高。

（4）单腔支气管插管：有左、右支气管导管，可插入健侧支气管内，气囊充气后行健侧通气。优点是可用于儿童的单肺通气，例如无适宜的双腔支气管导管或支气管阻塞导管可供选用时。主要局限性：当插入右支气管时，可能引起右上肺叶支气管开口堵塞；正确定位较难，且病侧肺在手术后清除分泌物时易引起分泌物堵塞气道的危险。由于技术上难于达到精确定位，临床效果不满意，现已较少使用。

7. 双腔管尺寸和方向的选择、导管位置和深度的确定

（1）选择双腔管的尺寸和方向：一般根据患者体型，推荐男性选用 37F、女性 35F，可满足大多数临床肺隔离的需求，体型矮小（<150cm）的女性或青少年可以选择 32F 或 28F 双腔管。也可在 CT 扫描图片上测量气管下段以及支气管直径，根据气管导管外径略小于气管内径的方式选择型号。在插管过程中如果遇到阻力较大时切忌使用暴力，一定要查明原因再做进一步决定，如更改插管方向、更换小一号双腔管，无合适尺寸时考虑采用单腔气管导管联合使用支气管阻塞导管。

双腔气管导管的方向选择有 2 种策略：一是无论肺部手术侧位于左侧或右侧，都选用左支双腔气管插管，优点是左总支气管较长，插左支双腔导管便于固定位置，缺点是当病变涉及左总支气管、需要实施左上叶支气管肺袖型切除时有一定困难，常要退出导管；二是选择手术部位对侧型双腔气管导管，可以适用于上叶袖型切除的手术，但存在右上叶对位不良、术中低氧血症的风险，特别是上叶支气管变异开口于隆突附近或开口于气管。

（2）导管深度和位置的确认方法：有听诊法、经验公式法（可参照身高计算深度：身高/10+12.5cm，例如身高 170cm，按照经验公式计算深度为 170/10+12.5＝29.5cm），或采用深插后退管法定位，但以上定位都存在误差，目前推荐定位的金标准是经支气管镜定位，镜下见支气管套囊根部平隆突水平为宜，由于存在一定的移位率，每次变动体位都需要借助支气管镜再次确认位置。此外，支气管镜视野下注意区别主隆突和次级支气管隆突，如果左侧双腔管误入右中间支气管，可能会误将次级隆突认为气管隆突，误认为双腔管位置正确，但术中可能出现右中下肺通气影响手术，同时左肺通气不良而造成低氧血症。预防的方法是双腔管插入定位后采用听诊法确认插管的左右位置。

8. 支气管封堵器的选择和使用

（1）在选择支气管封堵器时需要考虑以下方面。

1）适应证：①困难气道患者需行开胸手术，既往口腔或咽喉、颈部有手术史或放疗史，声门或气道有狭窄，病态肥胖，可清醒插单腔管，后续放置封堵器；②选择性肺叶隔离，有对侧肺手术史，预计无法耐受单肺通气；③儿科开胸手术，支气管封堵器可以通过较细的单腔气管导管；④心脏、食管、脊柱手术，避免更换导管往返ICU；⑤已有气管插管，术中临时肺隔离。

2）禁忌证：①湿肺，存在健侧肺污染的可能；②中央型肺癌，全肺切除术；③手术靠近封堵气囊：上叶袖状肺叶切除术；④右肺需萎陷但右侧支气管变异，开口于气管。

3）注意事项：①左侧和右侧都可使用，但左侧更方便；②套囊应于支气管隆突（二级隆突）上方；③改变体位后应重新定位；④术中外科医师的操作有可能导致其移位，所以应随时准备支气管镜重新定位。

（2）支气管封堵器可否替代双腔管需依据情形而定：支气管封堵器与双腔管有不同的适应证，在这个层面封堵器不能替代双腔管；而在两者都具有适应证的周围型肺癌切除手术是完全具备可替代性的，其管径细气道损伤较小，具有灵活性是主要优势，但应注意的是，封堵器相对双腔管移位率偏高，有时肺萎陷排气较慢，如果能够改进这些缺点，支气管封堵器确实可以替代双腔管。

9. 存在困难气道或者气道病变患者的肺隔离

（1）困难气道的肺隔离整体处理原则：根据通气有无困难采用以下方案，①无困难通气的可采用诱导后插管，借助视频喉镜通常可以顺利插入双腔管；也可以采用气管导管+支气管堵塞导管或者插入单腔气管导管后再通过交换导管换成双腔管；②预期存在困难通气的，需要进行清醒插管，或者保留自主呼吸镇静下插管：常用的方式包括表面麻醉下支气管镜引导单腔气管插管，继而采用支气管封堵器实现肺隔离；或者使用换管器交换为双腔管，注意换管器的长度需要选择较长的以便置入双腔管，通常长度规格为≥83cm 的交换管。

（2）合并气道病变的患者：如果需要肺隔离，①需要提前查阅气管镜检查结果，了解气管病变的特征及有无狭窄、瘘口；条件允许可镇静或表面麻醉下利用支气管镜进行检查；②如已存在气管造口，可以通过造口插入单腔管结合支气管封堵器实现单肺通气；③气管胸膜瘘需要快速施行肺隔离，术前需检查胸管引流是否通畅，避免正压通气以防无效通气或潜在的张力性气胸,在表面麻醉下保留自主呼吸镇静下插入双腔管,然后在支气管镜直视下将插管跨越病变区到达远端实施肺隔离和单肺通气。

【术中管理】

10. 单肺通气时可以加速手术侧肺部萎陷的措施

①清理气道分泌物,避免阻塞影响肺内气体排出;②纯氧预充,充分去氮,或利用高溶解度的笑气充满欲萎陷的肺,促进吸收性肺不张;③需要单肺通气时,可使用呼吸暂停法,脱开麻醉机2分钟排气;④进胸腔前勿过早单肺通气,避免由被动通气机制造成的非通气侧肺空气吸入;⑤非通气侧肺用 $10\sim20cmH_2O$ 的负压吸引;⑥外科医师对肺部轻柔按压排气;⑦利用二氧化碳气胸促进肺内气体排出。

11. 缺氧性肺血管收缩的定义及麻醉药物对缺氧性肺血管收缩的影响

(1)缺氧性肺血管收缩(hypoxic pulmonary vasoconstriction,HPV)是肺泡缺氧时,肺动脉中的前毛细血管平滑肌的血管收缩反应,通过调节通气血流比例和减少肺内分流来改善全身氧分压。1946年首次报道,肺不张或吸入氧含量低的混合气体引起的低氧血症会导致局部血管收缩,从而使肺血流转到通气更好或者不缺氧的肺段,减少血液分流,改善通气血流比例。HPV有两个阶段,快相于缺氧最初(几分钟)快速发生,慢相呈(几个小时)缓慢增加趋势。单肺通气期间机体通过HPV机制自身调节,避免发生缺氧。如果药物及内环境造成HPV机制受到影响,则可能发生低氧血症,这也是单肺通气低氧血症的一个重要原因。

(2)所有的吸入麻醉药均能抑制HPV,增加肺内分流,但与安氟醚和氟烷相比,异氟烷、地氟烷、七氟烷对HPV的抑制作用非常弱,临床上在≤1MAC时,其作用与静脉麻醉药相似。静脉麻醉药与阿片类麻醉镇痛药对HPV无明显影响。非麻醉性药物如β受体激动剂或拮抗剂、钙通道阻滞剂、硝基血管扩张剂、茶碱等可影响单肺通气的血液分流及动脉氧合。

12. 单肺通气时低氧血症的处理

(1)单肺通气期间低氧血症的原因:包括双腔管定位不良、HPV机制受损、通气血流比例不匹配、通气参数设置不妥当、麻醉机机械故障或通气环路故障、血流动力学不稳定等,需要迅速鉴别。

(2)处理原则:氧饱和度严重或突然下降,重新采用双肺通气(如果可能)。氧饱和度逐渐缓慢下降:①确保 FiO_2 为1.0(即改为纯氧通气);②支气管镜重新定位双腔气管导管或者支气管封堵器位置;③确保最适宜的心排血量,维持血流动力学稳定,降低吸入麻醉药浓度<1.0MAC;④对通气侧肺采用肺复张手法(应注意可能出现短暂性的更严重的低氧血症);⑤对通气侧肺应用呼吸末正压(PEEP,一般为 $5cmH_2O$),除非患者伴有肺气肿;⑥对非通气侧肺复张后,应用持续气道内正压(CPAP,一般< $10cmH_2O$);⑦对非通气侧肺间断性再膨胀;⑧对非通气侧肺实施部分通气技术如:氧气吹入,高频通气,或支气管封堵器阻塞肺叶实施肺叶或段的部分萎陷策略;⑨对非通气侧肺动脉处理,暂时阻断、机械性限制血流。

13. 肺保护性通气策略及肺部手术保护性通气策略的内容

肺保护性通气策略(lung protective ventilation strategy)即在机械通气改善低氧血症的同时,尽可能避免机械通气导致的肺损伤和对循环功能的抑制,并可能最终降低急性呼吸窘迫综合征等危重患者病死率的通气策略。定压通气和允许性高碳酸血症是最常用的肺保护性通气策略方式,目的是避免机械通气对肺的损伤(容量伤、气压伤)、减轻机械通气对循环的干扰、降低肺部炎症反应的一种综合通气策略。肺部手术保护性通气策略包括:①小潮气量通气(4~6ml/kg预计体重),采用预计体重PBW而非实际体重计算潮气量,男性 PBW=50+0.91(身高-152.4),女性 PBW=45.5+0.91(身高-152.4);②通气侧使用PEEP,降低驱动压;可以采用 $5cmH_2O$ 或个体化滴定PEEP;③尽可能降低通气氧浓度,避免纯氧通气;④实施肺复张手法:即在通气一段时间后,手法扩张萎陷的肺,维持气道峰压大于 $35cmH_2O$ 持续7~10秒;而萎陷侧肺完成手术主要步骤后,维持大约 $35cmH_2O$ 的持续压力作用>30秒以膨胀肺组织,需注意操作时对循环可能有一定影响,对于单次复张由于循环不稳定不能达到膨肺时间的可以采用分次膨肺继而使用PEEP维持的方法来补偿;⑤非通气侧CPAP;⑥有效的液体控制:维持满足有效灌注的最低容量,避免肺脏液体过度负荷而致肺损伤;⑦吸入气加温、加湿改善麻醉气体质量;⑧良好的术后镇痛,促咳嗽排痰,早期下床活动。

14. 肺部手术的液体治疗策略

(1)总体原则:虽然围术期液体治疗一直存在限制输液和开放输液之争,肺部手术实施的液体治疗策略倾向于采用总体略限制的补液策略。根据2017版中国麻醉学指南与专家共识,推荐按照目标导向液体治疗

（goal-directed fluid therapy，GDFT）方式进行补液，即补液量以维持正常细胞外液容量尤其是以最低有效循环血量为目的，达到心血管功能状态匹配的最佳心排血量、组织灌注和器官功能。补液量可参照公式计算：补液量＝累计丢失量＋生理需要量＋继续丢失量＋液体再分布量；晶体优先，兼顾人工胶体。

（2）监测指标：①依照血流动力学目标选择中心静脉压或肺毛细血管楔压；②依照容量目标选择左心室舒张末期容积或每搏量变异率；③依照氧合目标选择混合静脉血氧饱和度或氧运输量。

在以上监测指标中，每搏量变异率（stroke volume variation，SVV），是常用的可以快速反馈容量治疗效果的指标，被用来指导 GDT，对于没有心律失常的机械通气患者，SVV 反映了心脏对机械通气导致的心脏前负荷周期性变化的敏感性，常用参考值为 13%，当实测值超过参考值 13%，通常预示容量不足。可以通过以下 3 种监测手段获得：①经食管超声心动图；②PiCCO 技术（经肺热稀释心排血量监测，带有脉搏轮廓分析技术附加功能）；③FloTrac ＆ Vigileo 技术（动脉脉搏波轮廓分析技术）。应当注意：SVV 监测的前提限制条件包括心脏节律正常、机械通气、体重>18kg、潮气量>8ml/kg，而在胸科手术中由于单肺通气、小潮气量保护性通气等原因可能会影响 SVV 测量的准确性，因此不能简单机械地使用 SVV<13% 这一标准，而应当参照 GDT 的整体思想采用动态观察液体治疗反应性或补液滴定试验的方式实施个体化的液体治疗。

【术后管理】

15. 肺叶或全肺切除术后直接威胁生命的并发症

肺叶或全肺切除术后直接威胁生命的并发症主要包括肺血管结扎线或吻合器钉脱落导致大出血，支气管干破裂导致的支气管胸膜瘘，肺叶活动度增加引起的肺扭转、肺不张或出面持续漏气。术后心脏压塞、肺栓塞、心肌梗死、张力性气胸等相对少见但可直接威胁生命。

全肺切除后可发生心脏疝出（多见于术中有过心包内操作的手术）导致的急性右心衰竭，由于肺血管阻力和右室压力增加产生右向左分流；肺门根治过程中引起的膈神经损伤、迷走神经或喉返神经损伤和急性呼吸衰竭。致命性心律失常的发生率在肺部手术中仍然不低，据报道约为千分之一左右。

16. 术后发生支气管胸膜瘘需要再次手术修补的麻醉和气道管理

支气管胸膜瘘（bronchopleural fistula，BPF）指支气管与胸膜腔之间形成的异常通道。可以由多种原因引起，如结核性脓胸、肺脓肿、术后感染等慢性脓胸脓液腐蚀邻近肺组织后穿破支气管，或肺内病灶侵袭胸腔或破溃至胸膜腔形成瘘管，脓液可经支气管咳出，大量脓液时可被吸进支气管造成患者窒息，是肺切除后的严重并发症之一。全身系统性疾病如糖尿病、术前长时间应用皮质醇激素、低蛋白血症、高龄及术前放化疗等也是肺切除术后支气管胸膜瘘的危险因素。临床主要表现是刺激性咳嗽，每日痰带陈旧性血团块，多时可达 100~200ml，或咳出血浆样痰，性质与胸腔积液一致，往往伴有发热、呼吸困难。摄胸片提示患侧液气胸，胸腔内注入亚甲蓝，痰被蓝染。部分病例支气管镜检查可窥及瘘口，注入少量生理盐水，可见瘘口有气泡。若经支气管镜将造影剂注入支气管闭合处，在 X 线片上可见瘘口的部位。

合并 BPF 的患者再次手术麻醉时需要充分评估风险，总原则是：在充分引流和营养改善患者术前状态的前提下，尽可能在保留自主呼吸下完成气管插管，插管后快速实施肺隔离。

（1）术前评估和准备：需要了解的是，文献报道 BPF 发生率在 0.7%~12.5% 之间，病死率可达 16%~72%，处理棘手。肺癌术后并发 BPF，急性期感染手术效果差，可以先做保守治疗，根据胸腔穿刺的胸腔积液送细菌培养及药敏试验，有效控制感染和合理使用抗生素。放置胸腔闭式引流管，保持胸引管通畅，应用有效抗生素，给予营养支持，改善全身中毒症状，在充分引流的基础上进行胸腔冲洗可减少毒素的吸收，以利支气管残端愈合。在条件允许时在术后 3~6 个月转为慢性时手术为宜，手术方式通常有以下几种：①胸膜余肺切除，该术式创伤大，需要重新处理肺门，在严重瘢痕粘连的肺门区处理肺血管，易造成血管意外损伤、大出血。另外术后胸内积血、积液很容易再发胸膜腔感染，而导致 BPF 复发；②带蒂血管化组织修补，例如带蒂大网膜治疗肺切除术后支气管胸膜瘘；③开窗引流术，在胸壁上建立一个大小适中、皮肤为衬里的持久引流；④胸廓成形术，是治疗 BPF 古老而有效的方法；⑤经胸骨、心包胸膜外支气管残端闭合术。

（2）麻醉方法：根据病情不同可采用静脉快速顺序诱导、双腔气管插管、静脉麻醉维持的方式；也可采用保留自主呼吸镇静下插管肺隔离后再采用肌肉松弛和正压通气的策略；无论何种方式，准确有效的肺隔离是第一位的，需借助支气管镜完成；双腔管为首选的插管方式，可以在头高引流位插管后再逐渐放平，每次变动体位都应妥善确认导管位置，插管后需要反复吸引患侧分泌物，同时确保隔离完善不发生对侧污染。

可以采用带持续监测功能的视频双腔管。诱导前检查胸管通畅,以备万一需要正压通气时不发生张力性气胸。术毕肺复张时注意控制压力,轻柔复张,防止残端破裂。积极治疗低氧血症,纠正内环境,条件允许时尽早拔除气管插管。

17. 开胸手术后的疼痛综合征及胸部手术的术后镇痛

(1) 开胸手术后疼痛综合征(post-thoracotomy pain syndrome,PTPS)是指开胸手术伤口愈合后,伤口周围残留胸背部疼痛,有时涉及同侧腋下、肩部或上腹部。而诸多检查却无器质性病变的依据。术后急性痛迁延而成持续数月至数年不等的慢性痛,持续时间>2个月,以术后17个月占比最多,约40%,疼痛强度:80%患者VAS<4,其余10%~15%患者VAS>7。

(2) 胸部手术的术后镇痛:围术期镇痛的多模式、多学科团队合作是非常必要的。术后镇痛不仅对患者的舒适度至关重要,而且可以减少肺部并发症,有利于深呼吸、咳嗽和活动。推荐采用多模式镇痛的方案,即神经阻滞、阿片类药物、非甾体类镇痛药(NSAID类)联合使用。推荐使用患者自控镇痛PCA模式,包括静脉自控镇痛和硬膜外自控镇痛等,目前趋向于推荐无背景剂量输注,采用纯PCA模式。氢吗啡酮、羟考酮等阿片类镇痛药物对术后镇痛提供了新的选择,可有效缓解术后疼痛,减少慢性疼痛发生率。环氧化酶COX-2类抑制剂、双氯芬酸钠等具有较好的辅助镇痛作用,对胸管引起的肩痛也有较好疗效,但需要注意对心血管的不良反应。疼痛综合治疗包括硬膜外阻滞、鞘内注射吗啡、肋间或椎旁神经阻滞、冷冻止痛、胸膜区域阻滞、经皮电刺激等。此外,加巴喷丁、普瑞巴林等抗惊厥药物也有助于降低胸部手术后慢性疼痛的发生。

(吴镜湘)

第二节 食管肿瘤手术的麻醉

【知识点】

1. 食管肿瘤的类型、分期和食管肿瘤手术的术式
2. 食管肿瘤手术术前麻醉评估和术前准备
3. 食管肿瘤手术术中麻醉管理
4. 食管肿瘤手术围术期液体管理策略
5. 食管肿瘤手术术后镇痛管理
6. 食管肿瘤手术围术期常见并发症
7. 气管食管瘘的麻醉管理
8. 加速术后康复在食管肿瘤手术中的应用

【案例】

患者男,48岁,体重58kg,身高169cm。进食哽噎感2个月,近3个月体重下降7.5kg。胃镜检查显示新生物在食管距离门齿22cm处,病理活检显示鳞癌。胸部CT显示食管中上段占位,右侧气管食管沟及右肺门稍大淋巴结。B超显示肝囊肿11mm×11mm,双肾、脾、胆囊、胰腺、两侧肾上腺未见明显占位,两侧颈部见多个淋巴结,最大10mm×5mm。诊断为中上段食管癌,拟行食管癌根治术。既往史:高血压病史5年,服用厄贝沙坦300mg q.d.,血压控制于115/65~135/80mmHg。实验室检查:Hb 96g/L;凝血功能、肝肾功能正常。肺功能:轻度限制性通气功能障碍,FVC 2.77L,FEV$_1$ 2.27L,FEV$_1$/FVC 83.49%。心脏超声:正常范围内,LVEF 64%。

【疾病的基础知识】

1. 食管肿瘤的类型、流行病学特点及分期

食管癌的两种主要亚型是鳞癌和腺癌。鳞癌约占全球食管癌的90%。随着年龄的增加,发病率上升。鳞癌中男女发病率几乎相等,腺癌中男性是女性的3~4倍。食管癌的主要危险因素有胃食管反流病(gastroesophageal reflux disease,GERD)、吸烟和肥胖。GERD患者腺癌的发病风险是一般人的5~7倍。吸烟者腺癌的发病风险是非吸烟者的2倍。肥胖者腺癌发病风险是正常体重者的2.4~2.8倍。饮酒对腺癌的影响不大,但饮酒是鳞癌的发病危险因素。幽门螺杆菌感染对食管癌反而有保护作用。腺癌多发生于远端食管,鳞癌多发生于近端和中段食管。头颈部鳞癌的患者患食管鳞癌的风险增加。

美国癌症联合委员会（American Joint Committee on Cancer，AJCC）第8版对食管和食管胃交界处的上皮性癌症进行了临床分期（cTNM）、病理学分期（pTNM）和新辅助治疗后分期（ypTNM）。使用病理学分期进行预后判断是所有分期中最完善的。但随着新辅助治疗的发展，病理学分期逐渐不适用于晚期癌症，并且病理学分期不能有效地应用于指导术后辅助治疗，但仍然适用于早期癌症分期并预测生存结局和制定决策。

2. 食管肿瘤手术的术式及选择

食管肿瘤手术的术式有经左胸手术、经右胸手术、非开胸经食管裂孔手术、经纵隔食管癌根治术和微创食管切除术（minimal invasive esophagectomy，MIE）。

（1）经左胸手术：又称Sweet手术，只有左胸一个切口，手术时间短，创伤小，术后恢复快。也有经左胸行胸腹联合切口术。

（2）经右胸手术：又称Ivor-Lewis手术，有胸腹两个切口，手术时间较长，创伤较大。通常分为两个阶段：第一阶段，患者处于仰卧位进行剖腹手术，制作管状胃作为新的食管；第二阶段，左侧卧位下行右侧开胸术，经胸完成食管重建。

（3）非开胸经食管裂孔手术：主要在英联邦国家有一定范围的应用。

（4）经纵隔食管癌根治术：采用颈部和上腹正中切口，术中使用电视纵隔镜经颈部切口游离食管。有研究显示，经纵隔径路较经胸径路创伤小、恢复快，适用于既往有肺部疾病、胸腔粘连、心肺功能较差的老年患者，可以作为早期食管癌的一种手术方式。

（5）MIE：目前受到广泛关注，在最近的食管癌切除术指南中被评为A级推荐。MIE将腹腔镜和电视辅助胸腔镜手术（video-assisted thoracic surgery，VATS）结合起来用于食管切除和重建，对应的微创食管癌根治术分两大类：Hybrid手术和全腔镜手术。Hybrid手术是指部分应用腔镜技术的手术，主要包括VATS游离食管、开腹游离胃和食管胃（一般在颈部）吻合术；或者腹腔镜游离胃、开右胸游离食管和食管胃颈部或胸内吻合术；或者腹腔镜游离胃、右侧VATS辅助小切口食管胃胸内吻合术，Hybrid手术微创优势有限。全腔镜手术有两种，一种是与经右胸手术相对应的腹腔镜游离胃、VATS游离食管、食管胃颈部或胸内吻合术，另一种是与经膈裂孔手术相对应的腹腔镜下经膈裂孔游离食管、食管胃颈部或胸内吻合术。来自日本国家临床数据库的24 233例食管切除术的最新分析认为，无论术前治疗的类型如何，MIE在大多数术后并发症的发生率和手术相关死亡率方面都优于或等同于开放性食管切除术。相比开放性食管切除术，MIE可以显著降低术后肺部并发症和超过48小时的机械通气、意外气管插管、手术部位感染和脓毒症的发生率。然而，MIE术后30天内的再次手术和脓胸发生率较高，MIE需要较长的手术时间，并且二次手术风险增加。机器人辅助微创食管癌切除术尚未显示出其优势。

本节案例患者需接受三野食管癌根治术，一般采用Ivor-Lewis手术加颈部淋巴结清扫。患者手术体位先放置于仰卧位行腹部手术，后放置于左侧卧位行胸部手术。

【术前评估与准备】

3. 食管肿瘤手术不良预后的危险因素、术前评估要点、危险分层的常用量表

美国胸外科医师学会（Society of Thoracic Surgeons，STS）公布的食管肿瘤手术的围术期死亡率约3%，围术期主要并发症的发病率高达30%。食管肿瘤手术术后主要并发症和死亡的危险因素包括年龄>65岁、体重指数（body mass index，BMI）>35kg/m^2、吸烟史、组织学类型为鳞癌、McKeown食管切除术（颈部吻合）、合并充血性心力衰竭或功能状态差（Zubrod评分>1）。多因素分析显示高龄、一般情况差、肺功能和肝功能减退（肝硬化）是食管肿瘤术后预后的独立危险因素。

食管肿瘤手术术前评估应注意患者的一般情况、营养状况、心肺功能、肝功能和食管反流误吸的风险。食管肿瘤患者常伴有吞咽困难、摄入减少、加上恶性疾病的消耗，可造成营养不良。食管肿瘤患者还可能伴有肝功能异常、贫血、低血容量、心肌病和凝血功能障碍等。食管肿瘤患者还是反流误吸的高危人群，患者可能存在长期反流和慢性误吸。反流的主要症状是胃灼热、胸骨后不适。食管疾病引起反流误吸的患者多存在肺功能障碍，可通过胸部X线、肺功能检查和血气分析进行术前肺功能评估。研究表明，标准化评估量表有助于识别高危患者，并对危险因素进行分层。Fuchs等人提出的术前风险评估量表（表6-2-1）和查尔森合并症指数（Charlson comorbidity index，CCI）有助于食管癌患者术前危险分层。本节案例患者术前风险评估量表为3分，属于低风险患者。

表 6-2-1 风险评估量表

特 征			分数
患者因素	年龄/岁	<45	0
		45~64	1
		65~74	2
		>75	3
	合并症	心血管疾病	1
		肺部疾病	1
		肾脏疾病	2
		肝脏疾病	3
	肿瘤病理	腺癌	0
		鳞癌	1
医院因素	手术量（食管切除术/年）	>50	0
		15~50	2
		<15	3
	腹部手术方式	腹腔镜	0
		开放	2

注:低风险:0~7;高风险:8~16。

4. 食管肿瘤手术的术前准备和术前用药

术中需要用结肠重建消化道的患者,术前需顺行灌洗结肠。对于吞咽困难导致体重严重下降的患者,术前应尽早考虑肠内营养的途径(经鼻导管或空肠导管)。患者不应在脱水状态下进入手术室,以避免术中出现严重低血压而需要使用大量血管活性药物和大量术中补液,后两者都会对预后产生负面影响。应及时纠正患者术前存在的电解质紊乱,低血钾和低血镁可能是围术期心律失常的触发因素。

食管肿瘤手术患者反流误吸的发生率高,这类患者术前镇静药的使用应更为慎重。可选用抗胆碱药物(阿托品 0.01mg/kg、格隆溴铵 0.005mg/kg 或盐酸戊乙奎醚 0.01mg/kg 肌内注射)以减少气管插管和手术刺激引起的气道分泌物的增加。研究表明,术前 30 分钟肌内注射盐酸戊乙奎醚不仅可有效抑制呼吸道分泌物、解除平滑肌痉挛,且能保护心血管系统平稳,不增加心肌耗氧量,术后维持老年患者心率稳定,对小儿体温影响较小,更适用于合并窦性心律过速、甲亢型心脏病和老年患者。阿托品在老年和冠心病患者应谨慎使用,格隆溴铵在冠心病患者应谨慎使用。对误吸高危患者还可使用抑酸剂(西咪替丁、雷尼替丁或法莫替丁)与胃动力药。如果患者肺功能评估结果显示有阻塞性疾病,应在术前一段时间即开始使用优化支气管扩张药物,并启动肺功能训练计划。手术前还应注意高血压和心律失常的治疗,围术期不应停止使用 β 受体拮抗剂。

5. 食管肿瘤手术中心静脉入路选择的关注要点

食管肿瘤手术中心静脉入路可选择经颈内静脉置管和经锁骨下静脉置管。股静脉置管由于其感染发生率较其他入路高,且患者不宜下床活动,因此较少采用。食管肿瘤手术如手术方式包含颈部淋巴结清扫术(三野食管肿瘤切除术),应选择锁骨下静脉置管,因颈内静脉置管可能影响外科颈部淋巴结清扫。本节案例患者术前颈部 B 超显示有多枚肿大淋巴结,需进行颈部淋巴结清扫术,应选择放置锁骨下静脉置管。

6. 锁骨下静脉置管术的并发症和注意事项

(1) 气胸是锁骨下静脉置管术(catheterization of subclavian vein)最常见的并发症,其发生率为所有并发症的 30%。膈神经、乳内动脉和心尖胸膜位于锁骨下静脉后壁附近,靠近其与颈内静脉的交界处。锁骨下静脉置管时吸气不仅可能会引起气胸,还有气管穿孔的可能,特别是当针头置入太偏向内侧时。

(2) 伤及锁骨下动脉是第二常见的并发症,占所有并发症的 20%。其发生与锁骨下静脉的解剖位置相关,迷走神经和颈动脉位于颈-锁骨下连接的后内侧,如果锁骨下静脉穿刺太靠外侧或太深,动脉可能被刺穿,严重者可能出现血胸或纵隔血肿。

（3）还有动静脉瘘、锁骨下静脉置管的导管尖端位于同侧颈内静脉、误穿椎静脉的风险。在导管置入时患者的头可以稍转向同侧以防穿入同侧颈内静脉。

（4）损伤胸导管的风险。左侧胸导管和右侧淋巴管经颈内静脉后的前斜角肌进入颈内-锁骨下交界处的锁骨下静脉上缘，左侧锁骨下静脉穿刺可能误穿胸导管。

（5）血栓和气栓风险。血栓发生率较低，可能与锁骨下静脉血流量大有关，但也有在锁骨下静脉穿刺置管后 8~24 天出现锁骨下静脉血栓，以及上腔静脉血栓和肺动脉栓塞的报道。尽管 Trendelenburg 体位不会改变锁骨下静脉的口径，但这个体位和 Valsalva 手法可以降低空气栓塞的风险。

【术中管理】

7. 全麻复合硬膜外阻滞在食管肿瘤手术中的优势和劣势

食管肿瘤手术常用的麻醉方法有全身麻醉或全身麻醉联合硬膜外阻滞。由于食管肿瘤切除术创伤较大，术中应给予足够的镇痛，以减轻伤害性刺激带来的不利影响。接受胸段硬膜外麻醉（thoracic epidural anesthesia，TEA）的患者，围术期阿片类药物使用量减少，术后疼痛减轻，术后活动和肠功能恢复加快。研究报道，TEA 还可以降低术后肺部并发症和术后 90 天死亡率，减少术后带管时间、ICU 时间、住院总时间和手术总费用。使用 TEA 的食管切除术患者，术后早期术后认知功能障碍（postoperative cognitive impairment，POCD）发生率下降。

但 TEA 可能引起围术期低血压，TEA 操作存在神经损伤、误入蛛网膜下腔、穿刺失败等风险。TEA 对食管胃吻合术吻合口周围血供的影响尚存在争议。在动物研究中，TEA 被证实增加了胃管的血液灌注，从而有可能减少食管胃吻合术后吻合口瘘的发生。但有临床研究发现，TEA 给予 0.25% 布比卡因（0.1ml/kg）后，胃管的吻合口端的血流量显著降低。大样本回顾性研究结果显示，TEA 并不影响食管肿瘤切除术后吻合口瘘的风险。TEA 可能对肿瘤的长期预后起到有益的作用，可以通过调节免疫和炎症反应，延长食管癌手术后的无复发生存期和总生存期。然而也有研究综述表明，没有证据支持 TEA 能够减少食管癌术后癌症复发。

8. 食管肿瘤手术的麻醉诱导注意事项及术中需要的监测项目

食管肿瘤手术全麻诱导应充分考虑误吸的风险，做好防止反流误吸的准备。食管手术患者常存在血容量不足，麻醉诱导过程中应重视容量的补充和监测。对合并心血管疾病的患者应在有创动脉压监测下进行麻醉诱导。

食管手术常规监测：心电图、血压（包括有创动脉压）、脉搏氧饱和度、呼气末二氧化碳分压（$P_{ET}CO_2$）、体温和中心静脉压（CVP），鼓励进行麻醉深度监测和肌肉松弛监测。有创动脉血压在食管手术中应用的益处包括：①更好地监测术中纵隔牵拉等引起的血流动力学的波动；②心搏骤停的监测和复苏；③便于围术期血气分析。术中外科操作对于纵隔的牵拉与压迫，可能会引起术中剧烈的血流动力学变化，尤其是非开胸经食管裂孔手术，外科医师通过狭缝盲探分离胸部食管时，常常发生心脏受压和突发低血压。因此，有创动脉血压连续监测十分必要。采用双腔中心静脉导管的益处：一腔作为输注药物通道，一腔持续监测中心静脉压。此外，脉波指示剂连续心排血量（pulse indicator continouscadiacoutput，PiCCO）监测，因其可重复、敏感，且比肺动脉楔压、右心室舒张末期压、CVP 更能准确反映心脏前负荷，和 FlowTrac 一起可作为高风险患者行食管切除术时常规监测的补充。食管手术创伤大、手术时间长，应常规监测体温，并使用加温毯和温液输注装置进行保温处理，有利于患者的恢复。MIE 由于采用全腔镜手术，术中应加强 $P_{ET}CO_2$ 和血气监测。

9. 食管肿瘤手术中通气管理要点

本节案例患者需接受 Ivor-Lewis 手术加颈部淋巴结清扫（三野食管癌根治术），故需要实施单肺通气。经胸食管手术一般都需要采用肺隔离技术，非开胸经食管裂孔或经纵隔手术可应用单腔气管导管进行气道管理。

食管肿瘤切除术双肺通气（two lung ventilation，TLV）阶段（腹部手术期间），使用小潮气量（tidal volume，VT）6~8ml/kg PBW（预测体重，predicted body weight）能降低呼吸机相关肺损伤。尚无强有力的证据支持常规呼气末正压（positive end-expiratory pressure，PEEP，参考值为 2~5cmH_2O）和肺复张手法在 TLV 阶段的应用。最新发表在 JAMA 的 PROBESE 国际多中心随机对照临床试验发现，在接受全身麻醉手术的肥胖（BMI≥35kg/m²且发生术后肺部并发症风险较大）成年患者中，使用较高水平 PEEP（12cmH_2O）联合肺复张手法并不能减少术后肺部并发症，但能降低术中和术后低氧血症的发生。

食管肿瘤切除术单肺通气（one lung ventilation，OLV）阶段（胸部手术期间），由于此阶段持续时间较长，因此存在显著的炎症反应，应尽量缩短 OLV 的持续时间、避免纯氧吸入和气道压力过高，并允许轻度高碳酸血症。OLV 期间，采用小潮气量（4~6ml/kg PBW）、优化 PEEP（5~10cmH$_2$O）和肺复张手法的肺保护性通气策略可降低全身炎症反应，促进早期拔管，降低术后肺部并发症。MIE 可使用单腔气管导管实施全身麻醉，通过建立人工气胸，取得比较满意的手术视野，如出现脉搏氧饱和度低于 90%，在其他措施无效的情况下，可间断双肺通气或停止气胸。

10. 经胸食管肿瘤手术能否实施无气管插管全麻

近年来，无气管插管全麻在气胸处理、肺肿瘤楔形切除、纵隔肿瘤切除、肺减容手术、肺叶切除等一系列 VATS 手术中被认为是安全可行的。VATS 可采用 TEA 和胸内迷走神经阻滞麻醉。在接受 MIE 手术的患者中有成功应用喉罩（laryngeal mask airway，LMA）实施全身麻醉的报道。在 MIE 胸部手术期间，患者被置于半俯卧位，通过建立人工气胸，加上重力的关系，一侧肺几乎完全塌陷。LMA 在 MIE 中的应用可避免气管插管全麻或 TEA 的潜在并发症。据报道，TEA 清醒麻醉下有 14% 患者术中发生咳嗽，而 MIE 胸部手术期间使用 LMA 全麻，没有咳嗽反射的报道。在 MIE 腹部手术期间，LMA 全麻可以保证充分的肌肉松弛，方便手术操作。在 MIE 手术中应用 LMA 的主要问题是 LMA 移位和气道管理。

11. 食管肿瘤手术的围术期液体管理

食管肿瘤手术围术期血流动力学波动较为常见，一方面，液体限制会影响重要器官的灌注和吻合口血供；另一方面，液体过多会导致心肺并发症增加。因此，围术期液体管理是食管肿瘤手术麻醉管理的重要组成部分。液体治疗一般分为 3 种方式：自由使用液体、限制性液体治疗（restricted fluid therapy，RFT）以及目标导向液体治疗（goal-directed fluid therapy，GDFT）。

GDFT 在最新的食管癌循证指南中虽然仅为 C 级推荐，但在食管切除术中，GDFT 被证明能促进内脏循环、减少胃肠道并发症、优化吻合口灌注和减少吻合口瘘的发生。GDFT 的监测参数分为 3 大类：①血流动力学参数（HR、MAP、CVP、PAWP、CI）；②氧合参数（PaO$_2$、PvO$_2$、SaO$_2$、SvO$_2$、ScvO$_2$、DO$_2$、VO$_2$）；③代谢参数（pHa、pHv、pHi、乳酸）。在食管肿瘤切除术中，GDFT 监测手段可应用肺动脉导管（pulmonary artery catheter，PAC）、基于动脉血压监测的心排血量监测（arterial pressure-based cardiac output，APCO）和胃张力计。由于食管肿瘤手术无法放置经食管超声探头，因此，无法使用经食管超声来监测容量。APCO 可使用 FlowTrac 和 PiCCO。FlowTrac 可自动更新心排血量（cardiac output，CO）、每搏量（stroke volume、SV）和每搏量变异率（stroke volume variation，SVV）。PiCCO 系统为可能发生急性肺损伤（acute lung injury，ALI）的患者提供预后、诊断和治疗信息。研究表明，血管外肺水（extravascular lung water，EVLW）的增加与食管切除术患者术后肺部并发症的风险增加相关。胃张力计测量的是胃肠道黏膜 pH（gastrointestinal intramucosal pH，pHi）和 P$_{gap}$CO$_2$（胃肠道黏膜和动脉血的 PCO$_2$ 梯度），如果 pHi<7.32 并且 P$_{gap}$CO$_2$>5mmHg 可诊断为酸中毒。

食管切除术后液体治疗目标是维持正常血容量，避免过多的液体负荷，争取达到液体零平衡。传统观念上，在包括食管肿瘤手术在内的主要胃肠手术中，应补充第三间隙液体的丢失量，但第三间隙不合理的液体替代治疗可能导致间质性肺水肿的发展。在液体选择上，平衡液优于 0.9% 生理盐水，胶体并不比晶体对患者恢复更为有利。综合考虑各种影响因素，食管肿瘤切除术后患者应维持尿量>0.5ml/（kg·h），并以最佳的体液平衡为重点，避免体重增加 2kg/d 的正平衡。

12. 食管肿瘤手术的输血管理

在食管肿瘤切除围术期，Hb 超过 10g/dl 的健康成年患者很少需要输血，而术中失血致 Hb 小于 7g/dl 的患者一般需要输血，高龄、患有严重心肺疾病的患者输血指征可以适当放宽。输血相关急性肺损伤是目前主要的输血相关并发症。研究报道，术中输注少浆血会增加食管肿瘤切除术患者发生术后肺部并发症的风险，以及术后 90 天死亡率。术中输血还可能增加食管切除术后吻合口瘘的风险。围术期输血还可能造成免疫抑制。输血尚不能被认定为容量超载的危险因素，但在关于围术期输血的分析中，容量超载常被视为一个混杂因素。

【术后管理】

13. 食管肿瘤手术患者术后镇痛方式的选择

食管肿瘤切除术的镇痛具有一定的挑战性，因为食管肿瘤切除通常是双腔手术（胸腔和腹腔）。镇痛的选择将取决于手术入路、切口的位置和大小以及患者因素，再加上胸腔和腹腔引流管情况。此外，还需要对镇痛过程中出现的爆发痛和镇痛失败拟定补救计划。目前推崇的术后镇痛理念是多模式镇痛，结合区域镇痛技术和静脉非阿片类止痛药物，使患者的阿片类药物消耗量最小，避免过度镇静、恶心、呕吐、谵妄和肠道功能恢复

延迟等不良反应,区域镇痛技术包括:

(1) 胸段硬膜外镇痛仍是食管肿瘤切除术后多模式镇痛的首选方案。研究报道,在三野食管癌切除术后使用胸段硬膜外镇痛患者的肺炎发生率从32%降低到19.7%,吻合口瘘发生率从23%降低到14%,但同时患者的平均血压降低,尿管留置时间延长。在 Ivor Lewis 食管切除术中,与单纯静脉注射阿片类药物相比,胸段硬膜外镇痛可降低全身炎症反应,提供更好的术后镇痛效果,并缩短 ICU 的住院时间。胸段硬膜外镇痛使用局部麻醉药联合阿片类药物,镇痛效果更佳,可降低运动阻滞的风险。然而,由于硬膜外镇痛药物注射过量而引起的长时间低血压必须避免,因为其已被证实与较高的吻合口瘘发生率相关。

(2) 椎旁神经阻滞(paravertebral nerve block,PVB)和连续椎旁神经阻滞(continuous paravertebral nerve block,CPVB)是食管肿瘤切除术后胸段硬膜外镇痛很好的替代方式。研究证实,食管肿瘤切除术后使用PVB 和 CPVB,在镇痛效果、肺功能和住院时间方面优于单纯静脉注射阿片类药物。

(3) 其他神经阻滞技术有肋间神经阻滞、前锯肌平面阻滞、腹横肌平面阻滞(transversus abdominis plane block,TAPB)和竖脊肌平面阻滞(erector spinae plane block,ESPB)。前锯肌平面阻滞可以阻滞肋间神经和胸长神经的皮外侧分支,可以很好地缓解 VATS 手术后疼痛、减少阿片类药物消耗、减少胸廓切开术后疼痛综合征的发生率。关闭切口前放置导管行连续前锯肌平面阻滞可以达到持续镇痛的效果。TAPB 能降低腹部切口疼痛评分,减少阿片类药物的总用量,使用布比卡因脂质体或置入导管可获得长效镇痛,并且低血压发生率较硬膜外阻滞低。ESPB 是一种新的筋膜间平面阻滞方法,2016 年 Forero 等首次报道 ESPB 在胸部神经性疼痛镇痛中的应用。ESPB 将局部麻醉药注射到竖脊肌与横突之间的筋膜间隙内,可以用于胸部慢性神经性疼痛以及胸部急性术后疼痛的止痛。

在多模式镇痛方案中,推荐使用非阿片类镇痛药物如非甾体抗炎药(nonsteroidal antiinflammatory drug,NSAID)、α_2 肾上腺素受体激动剂、N-甲基-D-天冬氨酸受体拮抗剂、对乙酰氨基酚、加巴喷丁类药物、镁、氯胺酮、利多卡因、糖皮质激素和曲马多等。NSAID 可优先选择特异性环氧化酶(COX)-2 抑制剂。对乙酰氨基酚可联合 NSAID 使用。阿片类药物可作为爆发痛的补救措施。

14. 食管肿瘤手术的围术期常见并发症、危险因素及预防和处理

食管肿瘤手术术后并发症主要来自 3 个方面:术前疾病导致的并发症、麻醉相关的并发症和手术相关的并发症。

(1) 术后肺部并发症发生率为 20%~40%,可表现为急性呼吸窘迫综合征,导致重症监护和住院时间延长。许多因素使经胸食管切除术的患者发生术后肺部并发症的风险较高,包括术前存在的肺部疾病、新辅助放化疗、在手术过程中持续的单肺通气引起的肺微气压伤、手术对肺实质的潜在损伤、机械通气造成的支气管纤毛清除能力降低、术中持续高吸入氧浓度,以及围术期免疫功能紊乱等。此外,胸腔积液可能引起压缩性肺不张;上纵隔淋巴结切除过程中可能损伤喉返神经,引起单侧或双侧声带麻痹;胃管排空延迟可能伴随吸入性肺炎。围术期 GDFT、术中采用肺保护性通气策略,以及早期拔除气管导管能降低术后肺部并发症。对于坠积性背侧肺不张患者,暂时俯卧位有助于改善肺气体交换。如果术后呼气支持时间超过 8 天或其他因素不能安全地早期拔管,则应斟酌气管切开术的时机和方法。

(2) 心律失常大多数表现为快速室上性心律失常,应警惕是否伴发术后感染。有症状的快速室上性心律失常可导致组织灌注不足,从而对吻合口愈合、肝肾功能和脑灌注产生不利影响。围术期新发的心律失常处理时应考虑触发因素,尽可能减少儿茶酚胺类药物用量,及时纠正水、电解质失衡。围术期新发快速室上性心律失常治疗可选用的药物:①β 受体拮抗剂,主要用于合并冠心病和心脏收缩功能障碍的患者,包括选择性 β_1 受体拮抗剂阿替洛尔和美托洛尔,非选择性 β 受体拮抗剂艾司洛尔和普萘洛尔和非选择性 α、β 受体拮抗剂卡维地洛;②地尔硫䓬和维拉帕米,用于合并哮喘患者;③当上述药物无法控制心室率时可以使用胺碘酮,胺碘酮剂量:150mg 静脉缓慢推注(>10 分钟),然后 1mg/min 持续输注 6 小时,接着 0.5mg/min 持续输注 18 小时或换成口服用药。胺碘酮是亲脂性药物,静脉给药可能引起心动过缓、低血压、长 Q-T 间期。

围术期新发心房颤动(perioperative new onset atrial fibrillation),发生率为 3.27%,C2HEST 评分(表 6-2-2)可用于评估患者围术期新发心房颤动的风险。围术期新发心房颤动的治疗目标是控制心室率、转复窦性心律和抗凝治疗。新发心房颤动处理原则:①血流动力学不稳定的患者,应在镇静下及时同步电复律;②血流动力学稳定、发病时间>48 小时的患者,应先抗凝治疗(除非有较大的出血风险);③血流动力学稳定、发病时间<48 小时的患者,应先控制心室率(80~110 次/min)。研究报道,胸外科手术围术期新发心房颤动具有自限性,无

论是否药物治疗，一般4~6周内可转复窦律。抗心律失常药或电复律主要用于：①持续有症状的新发心房颤动；②复发或难治性新发心房颤动；③无法耐受控制心室率药物；④心室率无法控制；⑤新发心房颤动接近48小时有出血风险的患者（如果大于48小时再电复律，需要使用抗凝药，可尽早电复律）。研究表明，胺碘酮不影响胸部（肺和食管）手术新发心房颤动患者的窦性转复率，但能缩短术后恢复窦性心律的时间。

表 6-2-2　C2HEST 评分

影响评分的因素	分数
C2：CAD/COPD	各1分
H：高血压	1分
E：高龄>75岁	2分
S：收缩性心力衰竭	2分
T：甲状腺疾病（如甲亢）	1分

注：低危组，0~1分；中危组，2~3分；高危组，>3分；CAD，冠心病；COPD，慢性阻塞性肺疾病。

目前尚无充分证据显示预防性使用抗心律失常药物能改善胸科手术患者预后，对于是否术前用药预防心律失常的发生仍存在争议。考虑到抗心律失常药物的致心律失常作用，对于围术期新发心律失常风险较小的胸科手术患者，一般不主张预防性使用抗心律失常药物。

（3）外科并发症，据报道，吻合口瘘的发生率为5%~26%，吻合口狭窄的发生率12%~40%。未经治疗的早期吻合口瘘将不可避免地导致胸膜炎和纵隔炎，对于颈部吻合的患者，吻合口瘘造成的后果相对不严重。其他外科并发症包括喉返神经麻痹、乳糜胸、腹部出血、结肠穿孔和腹部伤口裂开。胸导管的意外分离可导致乳糜胸，胸腔引流量持续大于500~1 000ml/d提示可能存在乳糜漏。

（4）食管肿瘤切除术后，还有肺栓塞、脑血管并发症（包括POCD和短暂性脑缺血发作）的报道。

采用以患者为中心和基于证据的外科和麻醉标准化路径（包括术前优化、TEA、肺保护性通气策略、平衡的液体治疗策略和术后早期拔管），可降低高危患者术后并发症的发病率和死亡率。

15. 食管肿瘤术后发生气管食管瘘需再次手术时的麻醉管理要点

大约85%恶性气管食管瘘（tracheo esophageal fistula，TEF）继发于食管癌。外科手术仍是TEF的首选。患者可能伴发咳嗽和发热，并且一般情况较差。因此，术前尽可能改善患者的一般情况，减少因营养不良导致的瘘口愈合困难。TEF患者往往存在反流误吸风险，全麻宜采用快速顺序诱导，诱导前应再次确认瘘口的位置，支气管镜引导下插管。与儿科患者常见下段TEF不同，成人可发生于气管和食管的任何部位，因此采用肺隔离的方法取决于瘘管的位置。如瘘口位于气管上段，一般采用单腔管；如位于气管下段，可用单腔管联合术中支气管插管；如涉及支气管则需要双腔管。麻醉中行有创动脉压监测，持续监测血压的同时，便于采血行血气分析。高频喷射通气机可用于应急情况。

16. 加速术后康复在食管肿瘤手术中的实施

加速术后康复（enhanced recovery after surgery，ERAS）已被多项研究证实在食管肿瘤手术中的有效性。食管肿瘤切除术ERAS循证指南中与麻醉相关部分见表6-2-3。只有少量的A级证据与麻醉相关，包括术前碳水化合物的使用、减少禁食时间（液体2小时，固体6小时），以及采用TEA、NSAID和局部麻醉的预防性镇痛。其余A级证据与MIE、术后早期进食和血栓预防有关。虽然没有A级水平的证据，营养的优化、术后早期活动、每日评估引流量和早期导管拔除是ERAS的重要组成部分，已被证明可缩短住院时间，加快恢复。

表 6-2-3　食管肿瘤手术 ERAS 策略（麻醉相关部分）

评估内容	建议	证据强度	推荐等级
术前营养评估和治疗	所有患者都应进行营养评估，以便在手术前发现并优化营养状况	低	强
戒烟戒酒	术前4周戒烟禁酒可减少术后并发症	中等	强
心肺功能评估	CPET结果可以指导食管肿瘤手术术前优化，预测术后心肺并发症，用以评估高危患者是否能接受手术	低	中等
术前禁食	应避免长时间禁食，在食管切除术前2小时内应允许清液。对有明显吞咽困难或其他梗阻症状的患者应慎重	高	强

评估内容	建议	证据强度	推荐等级
麻醉前用药	应避免使用长效药物,尤其是老年人,可使用短效抗焦虑药物	中等	弱
围术期液体管理	维持最佳液体平衡,避免正平衡导致体重增加>2kg/d	高	强
	建议使用平衡晶体液进行液体治疗	中等	中等
麻醉管理	挥发性和静脉麻醉剂对维持麻醉同样有效。实施肺保护性通气策略有助于早期拔管和减少术后并发症	中等	强
麻醉维持	使用中等时效的 NMB	高	强
	BIS 监测	高	强
	避免高容量负荷	中等	强
双肺通气	小潮气量:PBW 6~8ml/kg	高	强
	PEEP 2~5cmH$_2$O 和肺复张手法	中等	强
单肺通气	避免低氧,允许性中度高碳酸血症	高	中等
	小潮气量:PBW 4~5ml/kg	中等	中等
	通气侧肺 PEEP(5cmH$_2$O)	低	强
	非通气侧肺 CPAP(5cmH$_2$O)	低	中等
低温	术中低温导致术后不良反应。建议采取保温措施如加温毯等,并使用温热的静脉输液。温度监测以保持患者核心温度高于 36℃	高	强
早期活动	术后应尽快鼓励早期活动,采用标准化、结构化的方法,每天有目标	中等	强
PONV	高危患者的预防治疗可降低 PONV 的发生率,建议使用综合疗法。PONV 治疗首选 5-羟色胺受体拮抗剂	低	强
β 受体拮抗剂	非心脏手术预防性使用 β 受体拮抗剂可降低术后心肌梗死和室上性心律失常的发生率,但可能增加脑卒中、低血压、心动过缓甚至死亡风险。目前的证据支持长期服用 β 受体拮抗剂的患者在围术期继续使用 β 受体拮抗剂	中等	强
预防 VTE	用 LMWH 预防血栓形成,并结合机械措施,可降低 VTE 的风险。术前 2~12 小时开始治疗,持续至术后 4 周。硬膜外导管的放置时间应不早于最后一次 LMWH 注射后 12 小时,硬膜外导管取出后至少 4 小时后才给予 LMWH	高	强
术后血糖控制	降低胰岛素抵抗和治疗高血糖与改善预后密切相关。建议术前碳水化合物治疗、硬膜外麻醉、微创手术和早期肠内营养。血糖水平超过 10mmol/L(180mg/dl)时应予以干预	中等	强

注:CPET,运动心肺功能试验;NMB,神经肌肉阻滞剂;BIS,脑电双频指数;PBW,预测体重;PEEP,呼气末正压通气;CPAP,持续气道正压;PONV,术后恶心呕吐;LMWH,低分子量肝素;VTE,静脉血栓栓塞症。

(缪长虹)

第三节　纵隔肿瘤手术的麻醉

【知识点】

1. 纵隔与纵隔的四分法分区
2. 常见的纵隔肿瘤
3. 纵隔肿瘤对气道及呼吸功能的影响
4. 纵隔肿瘤的心血管系统改变
5. 上腔静脉阻塞综合征
6. 纵隔肿瘤手术前的评估要点
7. 纵隔肿瘤手术的全身麻醉管理要点
8. 纵隔肿瘤手术术后的拔管指征及术后早期并发症
9. 纵隔肿瘤手术术后的镇痛

【案例】

患者男,32 岁。拟行胸腔内巨大肿物切除术。患者运动耐量差,平地行走即出现呼吸急促、头晕眼花、心悸等不适,曾昏厥两次。患者被动体位,颈静脉怒张,双下肢水肿。CT 示:右前上纵隔肿物,心脏受压移位,右肺受压。

【疾病的基础知识】

1. 纵隔的四分法分区

纵隔是两侧纵隔胸膜之间所有器官的总称,纵隔前至胸骨、后至胸椎、上至胸腔入口、下至膈肌、两侧至心包膜和纵隔膜。纵隔内的器官主要包括心脏及进出心的大血管、胸腺、胸导管、神经、淋巴结以及部分气管、食管等。现常用纵隔的四分法分区即以胸骨角平面为界,将纵隔分为上、下纵隔。下纵隔又以心包的前、后面为界分为三部分:心包前与胸骨之间的区域为前纵隔;心包及大血管所占据的区域为中纵隔;心包后与脊柱之间为后纵隔。

虽然解剖分区很容易识别,但需要注意的是各分区之间没有天然的解剖屏障或筋膜将它们分割开,因此起源于某纵隔区域的肿瘤很容易侵犯入其他区域的纵隔内。

2. 常见的纵隔肿瘤

常见的纵隔肿瘤有神经源性肿瘤、畸胎瘤、皮样囊肿、纵隔囊肿、胸腺瘤、淋巴源性肿瘤、胸骨后甲状腺肿及其他如脂肪瘤及支气管肿瘤等(表 6-3-1)。50% 的纵隔肿瘤发生在前纵隔,如胸腺瘤、畸胎瘤、结节性甲状腺肿、淋巴瘤等。而中纵隔肿瘤常为先天性的囊肿,后纵隔的肿瘤常为神经源性肿瘤。

表 6-3-1　纵隔肿瘤在成年人和儿童中的发病率

纵隔肿瘤	儿童/%	成人/%
淋巴瘤	45	23
畸胎瘤	24	14
胸腺瘤	16	47
其他	15	16

(1)神经源性肿瘤:多发生在后纵隔的交感神经链或肋间神经上,如神经鞘瘤。完整切除肿瘤手术范围较大,可能术中出血多,因而必须建立足够的静脉通道。此外,胚胎源性的肿瘤在儿童较易合并有脊柱侧弯、先天性心脏病、气道异常等其他多发畸形,术前检查及麻醉评估中应注意。

(2)畸胎瘤和囊肿:常见于儿童和年轻患者,可为实质性或皮样囊肿。畸胎瘤还可突破纵隔胸膜侵入肺脏或支气管,从而引发感染,甚至痰液中可排出畸胎瘤组织,如毛发等。麻醉的处理取决于肿瘤对周围脏器是否有侵犯、压迫及是否存在肺部并发症等,麻醉管理的重点是对气道的控制。

(3)胸腺瘤:多发生在前上纵隔,个别可在中、后纵隔。大多为无功能性腺瘤,但是仍约有 30%~40% 患者合并重症肌无力,有关胸腺瘤合并重症肌无力的分型、临床表现、麻醉注意事项等内容请见本章第八节。

(4)淋巴瘤:常发生在前纵隔和中纵隔。由于淋巴瘤的治疗有赖于病理诊断,故对于不能取得外周浅表淋巴结(如锁骨上、腋下淋巴结)活检的患者,获取纵隔内病理组织成为手术的适应证。如手术仅为活检,因考虑到手术后局部水肿,气道受压情况可能会加重,应注意防范。

(5)胸骨后甲状腺肿:胸骨后甲状腺较常见者为甲状腺叶下极腺瘤移入胸内,其特点为肿瘤与气管关系甚为密切。由于主动脉弓及其大分支的走向关系,不论是甲状腺左叶或右叶下极的腺瘤,移入胸内时,常顺主动脉的斜坡偏向纵隔右侧。巨大胸骨甲状腺可压迫气管,导致呼吸道阻塞,麻醉管理的重点是气道的管理。

本节案例中患者为年轻男性,影像学结果提示右前上纵隔肿物,前纵隔肿物多为胸腺瘤、畸胎瘤、结节性甲状腺肿、淋巴瘤等,但具体的肿瘤类型需术后病理最终确诊。

3. 纵隔肿瘤对气道产生的影响以及气道受压的高危因素

无临床症状的小肿瘤,麻醉处理无特殊,但仍需做好全面的监测。前或上纵隔肿瘤患者的纵隔肿瘤可能压迫气管、支气管,出现呼吸困难的症状;有些患者甚至表现出强迫体位、端坐呼吸、喘鸣等,这些症状强烈提示存在气道压迫的情况,当行全麻手术时存在致死性气道梗阻的风险,危及生命。另外,肿瘤长时间压迫气道会导致气管软化,麻醉恢复期需要注意有气管软化致拔管后气道阻塞的可能。

纵隔肿瘤患者气道受累的高危因素主要包括以下几点:①肿瘤位于前纵隔;②淋巴瘤的组织学诊断;③合并上腔静脉综合征;④大血管受压或移位的影像学证据;⑤大量心包或胸腔积液;⑥气促、咳嗽、喘鸣等上呼吸道梗阻症状。

4. 纵隔肿瘤患者呼吸功能的变化及处理

肿瘤若压迫肺叶等会使功能容积减少,呼吸做功增加以及肺顺应性下降、气道阻力升高、补吸气量和功能残气量降低等;随着纵隔内肿瘤增大对肺叶的进一步压迫,会导致功能残气量进一步下降,从而肺通气血流比例失调以及有可能导致低氧血症。

当患者仰卧位时以上变化更明显,因为重力对胸廓和肿物的影响以及膈肌上抬,会导致胸内压增加,进一步加重肿物对气道的压迫。

在麻醉诱导插管后,由于肌肉松弛药、重力及体位等的影响,患者可因巨大肿瘤压迫导致肺不张、低氧、气道压增高等情况进一步加剧,尤其对于气道更柔软的儿童来说气道受压会更严重。

术中威胁生命的气道受压可采取以下应对方法:重新调整患者至术前自主呼吸最适的体位;对已有气管塌陷的患者,可以应用硬质气管镜经过远端阻塞部位通气;快速逆转肌肉松弛药物,恢复患者自主呼吸;必要时须让手术医师配合进胸托起肿瘤,以解除对肺叶和气道的压迫。

本节案例中患者平地行走即出现呼吸急促,影像学结果示右肺受压。因肿瘤压迫肺组织致肺容积减少,患者为维持正常的氧合代偿性地加快呼吸频率,出现呼吸急促症状,运动后加重。该呼吸系统症状符合巨大纵隔肿物压迫肺组织的病理生理变化。

5. 纵隔肿瘤患者心血管系统的变化及处理

如果肿瘤侵犯心脏或大血管,患者存在循环崩溃的风险,表现出严重低血压;上腔静脉受压会导致前负荷下降,致心排血量下降;肺动脉受压迫,肺灌注减少可导致低氧血症、急性右心室衰竭、心脏停搏;肺静脉受压会导致心排血量下降、低氧血症和肺水肿;较大的肿瘤会直接压迫心脏,导致心律失常和心排血量减少,轻者患者变动体位时出现血压剧烈波动,重者出现心搏骤停。

对于麻醉诱导后威胁生命的心脏、血管受压情况减,浅麻醉是无效的,应立刻调整患者体位至术前最佳通气的体位,同时外科选择正中胸骨劈开入路,托起肿瘤,解除肿瘤对心包及大血管的压迫。对于术前评估存在诱导后呼吸、循环无法维持的患者,可在建立体外循环后进行手术。

本节案例中患者平地行走后出现头晕眼花、心悸等不适,曾昏厥两次,影像学结果提示心脏受压移位。较大的纵隔肿物压迫心脏会导致心排血量减少,患者出现低血压表现,如头晕、昏厥等,运动后症状加重。同时,心脏受压易诱发心律失常,使患者出现心悸等不适,严重者甚至出现心搏骤停。以上循环系统的症状符合巨大纵隔肿物压迫心脏的病理生理变化。

6. 上腔静脉阻塞综合征的典型临床症状

上腔静脉阻塞综合征(superior vena cava obstruction syndrome,SVCOS)是由上腔静脉的机械阻塞引起的,患者的典型临床症状包括:上半身浅表静脉怒张;面颈部、上肢水肿;胸壁有侧支循环静脉和发绀。静脉怒张在平卧时最明显,但大多数患者在直立时静脉也不会像正常人一样塌陷。颜面部水肿明显,眼眶周围组织肿胀以至于患者不能睁开眼睛,严重的水肿可掩盖静脉扩张症状。大部分患者呼吸道静脉淤血和黏膜水肿可引起呼吸道梗阻症状,如呼吸急促、咳嗽、端坐呼吸;此外,还可因颅内静脉回流障碍引起脑水肿致意识、精神、行为改变。

本节案例中患者有颈静脉怒张、双下肢水肿的症状,结合上腔静脉阻塞综合征的典型临床表现且影像学示纵隔肿物位于右前上纵隔,考虑患者存在上腔静脉阻塞综合征的可能,因此麻醉管理需特别关注相应情况,具体详见上腔静脉阻塞综合征的麻醉管理要点。

7. 上腔静脉阻塞综合征的麻醉管理要点

对于存在严重的上腔静脉综合征症状的患者在术前接受激素治疗还是必要的,也可以考虑放疗或化疗,症状缓解后的上腔静脉综合征患者的手术和麻醉相对安全。对于此类患者,麻醉处理的关键是呼吸和循环的管理。呼吸系统主要是气道的问题,面颈部水肿同样可出现在口腔、口咽部和喉咽部。此外,呼吸道还可能存在外部的压迫和纤维化,正常运动受限,或存在喉返神经损害等。如果疑有气道受压,可参照巨大前纵隔肿瘤的麻醉处理方法。为减轻气道压迫,患者常以头高位被护送到手术室。在麻醉诱导前,所有患者均行桡动脉穿刺置管。根据患者情况术前可从股静脉置入中心静脉导管作为补液通道,颈内静脉置管则用于监测及必要时可作为引流以减轻脑水肿。如果诱导前患者必须保持坐位才能维持呼吸,那么应选择使用纤维支气管镜或喉镜清醒插管。由于中心静脉压过高,加之术野组织的解剖变形,术中出血是主要问题之一,应做好充分备血。

【术前评估与准备】

8. 纵隔肿瘤患者术前访视需注意的要点

(1) 应询问患者关于以下症状的问题:是否有平卧时呼吸困难或咳嗽,若存在有仰卧位时呼吸困难或咳嗽病史,则提示该患者诱导时可能发生气道阻塞。必须在诱导前确定是否存在某一可以减轻压迫和症状的体位,尽可能采取患者平时喜爱的体位及姿势,此常为呼吸道受压程度最轻的体位。如果没有明确的缓解症状的体位,在紧急情况下可将患者置于俯卧位以减少重力作用对肿物和心肺系统的影响。考虑是否有平卧位昏厥的情况,仰卧昏厥症状或心外流出道梗阻症状则提示血管受压、心血管并发症危险性增加。

纵隔肿物患者表现出很多呼吸和循环系统的症状,这取决于肿物的大小、位置以及生长速度;和成人相比,儿童倾向于有更多的症状,原因有以下几点:①肿物大部分是恶性的,生长速度更快,局部浸润发生更早;②胸内容量更少,不能很好地代偿肿物对周围组织压迫的影响;③肿物倾向于发生在中线上,更易压迫儿童原本就很柔软的气道和血管组织。

(2) 查体时应关注患者是否有吸气性三凹征、呼吸音减弱或消失等气道压迫体征以及低血压、脉搏细数等心脏大血管受压体征;另外,还应关注患者是否存在上腔静脉综合征的可能,如是否有头面及上肢水肿、上半身静脉怒张等。

(3) 检验结果:除检测血常规、生化、出凝血、血型等,还应行动脉血气分析,从而评估患者氧合情况。对于所有行纵隔肿物切除术的患者,我们都应该行直立位和平卧位下的肺功能检查,通过流速-容积环的测定来检测这两种体位下的气道阻塞情况;有研究表明呼气中期平台变宽是术中气道梗阻的危险因素,同时混合性通气功能障碍患者术后出现并发症的风险更高;但对于老人、儿童、精神障碍患者等,并不能很好地配合肺功能检查,结果可参考性较低。另外,对于不同临床诊断的患者,我们还应该关注疾病特殊的检验指标。

(4) 影像学结果:诊断纵隔肿瘤最重要的检查方法是行气管和胸部 CT 扫描,可显示肿块的位置、范围、气道受累情况。有血管压迫症状的患者可应用经胸超声心动图进行检查,评估心脏、体血管和肺血管的受压情况,如心排血量、肺血流、心脏压塞等增加围术期危险的指标;另外,超声心动图需要在患者压迫症状最小的体位下进行操作。

9. 纵隔肿瘤患者全身麻醉危险分级

术前访视结束后,我们需要对纵隔肿瘤患者的全身麻醉危险进行分级,以便麻醉医师更有针对性、更个体化、更全面地制定麻醉计划。

(1) 麻醉医师需要特别关注患者的术前症状,因为这些症状与术中并发症之间有强烈的相关性。对于纵隔肿物较小的患者来说可能仅有胸闷或没有任何症状,但随着肿瘤增长逐渐压迫重要气管,患者的临床症状和体征逐渐表现出来。压迫气管、主支气管会出现咳嗽、呼吸困难、喘鸣等;压迫上腔静脉可能出现面颈部静脉怒张等上腔静脉阻塞综合征的表现;压迫食管出现吞咽困难等;侵犯喉返神经会出现声音嘶哑;压迫心脏可致低血压、心律失常、甚至心源性休克等。

（2）气道压迫的影像学证据也强烈预示着术中麻醉高风险。有研究表明气管横截面积（cross-sectional area,CSA）>正常的50%,患者发生呼吸系统并发症的发生率较低;而气管CSA<正常的50%,患者很可能会出现气管压迫的症状,并伴随着围术期呼吸系统并发症升高。而对于儿童来说,呼吸系统并发症发生率增加仅存在于气管CSA<正常的30%的儿童患者,或者气管CSA<正常的70%同时合并有支气管压迫的儿童患者。值得注意的是不同的研究有不同的气管CSA安全数值,如本文中选取的是气管CSA占正常的50%为参考值。另外,可耐受全麻手术的CSA下限根据患者的特点、合并症、肿物大小、肿物和气道毗邻关系等的不同而不同,因此全身麻醉危险分级需要麻醉医师综合地全面地评估患者情况而得出。虽然不可能通过危险分级对每一个患者进行精确的评估,但我们可对患者进行粗略的危险分层,具体如下:

1）低度风险:无症状或轻微症状;影像学结果没有明显的结构压迫征象。

2）中度风险:有轻度至中度症状;影像学结果提示气管受压<50%。

3）高度风险:有严重症状,如喘鸣、发绀等;影像学结果提示气管受压>50%或气管受压伴随支气管受压;心包积液或上腔静脉阻塞综合征。

本节案例术前麻醉评估症状、体征、检验结果、影像学结果等情况后,需对麻醉风险进行分级,按照危险分层标准,该患者的麻醉风险为中度风险,具体麻醉管理要点详见下文中的【术中管理】。

【术中管理】

10. 纵隔肿瘤患者的麻醉诱导要点

不需要全身麻醉的患者应尽可能在局部麻醉和区域麻醉下完成诊断性操作。纵隔肿物未压迫气道、心脏、大血管等为低风险的患者麻醉诱导无特殊处理。

若纵隔肿物压迫气道、心脏、大血管且需要全身麻醉的患者需要在心电图、脉搏血氧饱和度、呼气末二氧化碳和有创动脉血压检测下,一步一步地进行麻醉诱导。在麻醉前应开放上肢、下肢静脉通道,因为上肢静脉回流可能不畅,必要时可行股静脉穿刺置管。麻醉诱导可使用挥发性麻醉药如七氟烷进行诱导,也可以静脉滴注丙泊酚,辅以或不辅以氯胺酮,保留患者自主通气直至确认气道安全或完成操作。

因为有自主呼吸的患者在吸气时胸内压会下降,可减少纵隔肿物对周围结构的压迫,有助于气道开放;而正压通气会增加胸内压,可致气道、支气管和大血管完全塌陷;同时肌肉松弛药会使胸壁、颈部、声门上气道的肌肉组织张力消失,进而加重这些结构的塌陷,因而维持患者自主呼吸很重要。

而对一些成年患者,如果CT扫描示气管远端未受压,则可以在诱导前行清醒气管插管。如果需要肌肉松弛药,应先将通气逐步转变为手控通气,以确保正压通气是可行的,然后才能使用短效肌肉松弛药。

另外,诱导前进行容量补充可以部分抵消腔静脉梗阻引起的血管充盈受损的不良反应。如果气管内插管较困难且难以保证充分的氧合,可考虑麻醉前放置体外循环通路,以备紧急情况的发生。术中在权衡食管损伤和压迫气管后侧等风险后,可考虑使用经食管超声心动图评估术中患者心脏及大血管受压程度、心脏收缩舒张功能、是否存在心包积液等情况。

11. 纵隔肿瘤患者气管内插管方式的选择

若气道压迫发生在气管隆突以上,可考虑行纤维支气管镜引导下清醒气管内插入加强型单腔气管导管,导管需通过气道最狭窄处;若气道压迫阻塞发生在气管分叉处,此时如果用单腔气管导管,受压部位处于气管导管的远端,自主呼吸消失可导致气道梗阻加剧,因此远端气道未能受控之前禁用肌肉松弛药;如果手术必需肌肉松弛时则建议选择双腔支气管导管,以确保非受压一侧支气管的通畅,如果双侧支气管都受压,则不宜全身麻醉。

对于保留自主呼吸的患者,若术中发生危及生命的气道受压可使用硬式支气管镜检查并向阻塞远端通气,恢复有效通气和氧合。硬式支气管镜即使只能到达一侧主支气管,也可用于维持抢救过程中的氧合。一旦恢复足够氧合,可以应用硬式支气管镜放置气管交换导管,可在支气管镜撤出后,通过它进行气管插管。硬式支气管镜在保证气道安全方面的另一项技术是在一细硬式支气管镜上先放置一个气管导管,然后利用支气管镜将气管导管送至阻塞的远端。

如果气管内插管较困难且难以保证充分的氧合,可考虑麻醉前放置体外循环通路,以备紧急情况的发生。

在本案例中患者存在纵隔肿物压迫心脏及右肺组织的情况,麻醉诱导方式应采用清醒气管内插管,插管成功后,可使用挥发性麻醉药如七氟烷进行诱导,也可以静脉滴注丙泊酚,辅以或不辅以氯胺酮,保留患者自主通气直至确认气道安全,如手控通气确保正压通气压力适中,然后使用短效肌肉松弛药。术中严密检测患者生命体征、气道压、潮气量、呼吸末二氧化碳等,必要时需外科医师术中协助托起肿物减轻压迫程度。

12. 全身麻醉加重气道受压的因素

(1) 全身麻醉时肺容积减少,气管支气管直径随容量减小而减小。气管管径与气道阻力呈负相关,管径越小气道阻力越大,增大的气道阻力会使患者的通气量进一步减少,进而增加低氧血症的发生率。

(2) 全身麻醉时支气管平滑肌松弛,使大气道更容易受压。

(3) 肌肉松弛消除了横膈向腹侧的运动,可能加重气道受压风险。自主通气期间,横膈向腹侧的运动能使气道扩张,从而增加跨膜压,降低胸腔内肿瘤的气道外压迫。

13. 存在严重气道受压或心脏大血管受压时的麻醉选择

(1) 氦氧混合气(heliox,helium-oxygen)是氦气和氧气的混合气体。当存在严重气管支气管受压时,呼吸气流明显下降,某种程度上会导致梗阻部位远端的湍流增加。而氦氧混合气的密度较低,流速加快,在管道中流动时可减少湍流形成,促进层流的形成,进而减小气体与气道之间产生的阻力。临床上,适用于因巨大纵隔肿物致严重气道梗阻的患者,可缓解患者症状,有利于全麻诱导。虽然氦气的比例越高越能减少湍流的形成,但同时也降低了氧气的浓度,易导致患者低氧血症的发生。因此,在使用氦氧混合气时需权衡利与弊,选择合适的氦氧混合比例,以达到最好的效果。

(2) 体外循环(cardiopulmonary bypass,CPB)是指应用一系列特殊人工装置将人体大血管与人工心肺机连接,将回心静脉血引流到体外,并在体外经人工方法进行氧合、调节温度和过滤后,再经血泵将氧合血输回体内动脉系统的生命支持技术。巨大纵隔肿物致严重的气道、心脏及大血管受压,且术前评估存在诱导后呼吸、循环无法维持的患者,如气管远端以及双侧主支气管严重受压,可在建立体外循环后进行手术。虽然建立体外循环可挽救一部分呼吸、循环无法维持的患者生命,但仍然存在巨大的风险,如体外循环缺血期导致的脑神经损伤。当其他手段都无法维持呼吸循环的时候,我们方可考虑行体外循环,且置管需在麻醉诱导前完成。

【术后管理】

14. 纵隔肿瘤患者术后拔管指征以及术后常见的早期并发症

麻醉恢复期提倡在手术后尽早拔除气管导管,首先要完全逆转肌肉松弛药的作用,其次,避免苏醒期患者咳嗽,防止肿瘤切除吻合处或缝扎处缝线脱落出血。严密检测患者呼吸功能和状态的变化,对原有肺及大血管受压者,拔管前后应做好紧急再插管及气管切开的准备。

术后早期需注意气管软化导致的气道梗阻。麻醉恢复期排除气管软化后才能拔管,注意术中对受压部位的直视观察,并在拔管前先放气囊后观察,拔管时可在气管导管内先置入较细的交换导管,一旦拔除气管导管后有问题,可以顺着交换导管再次插管;另外也可在拔管时经气管导管置入纤维支气管镜明视观察,如无气管软化则拔出气管导管。除了气管软化外,气管黏膜水肿也会导致拔管后气道梗阻,具体处理流程同上。另外,由于纵隔肿瘤压迫肺组织容易导致术后出现肺不张和肺炎等术后并发症。

15. 纵隔肿瘤患者术后镇痛方式的选择

对于纵隔肿瘤切除术后患者而言,充分的术后镇痛管理非常重要。虽然正中胸骨切开术后疼痛比胸廓切开轻得多,但镇痛不足会导致不敢用力呼吸,不能咳痰清除分泌物,最终导致气道阻塞、肺不张和低氧血症。

硬膜外镇痛是当前控制急性疼痛较常用的镇痛方式。可以提供持续有效的镇痛效果,而且不会出现静脉和口服给予阿片类药物的相关不良反应,但患者可能发生一系列硬膜外镇痛相关的不良反应和并发症。大多数麻醉医师选择通过在胸段水平置入硬膜外导管,并联合给予阿片类药物(芬太尼、吗啡、氢吗啡酮)和局部麻醉药(布比卡因或罗哌卡因)。在没有放置硬膜外导管的情况下,用长效局部麻醉药实施肋间神经阻滞或椎旁神经节阻滞可达到镇痛效果,但其作用时间有限,需要实施同时联合其他镇痛方式。在手术切口处浸润或留置导管输注局部麻醉药可明显减少肠道外阿片类药物的需要量。静脉镇痛虽很难达到足够完善的镇痛效果,但可很好地缓解患者内脏痛和膈肌刺激所引起的牵扯痛,采用此种方式进行术后镇痛最好通过患者自控镇痛装置给予。

(曾维安)

第四节　膈疝手术的麻醉

【知识点】

1. 膈疝的定义、分类及病理生理变化
2. 先天性膈疝可对机体产生的病理生理影响
3. 成人创伤性膈疝及老年膈疝对呼吸循环功能的影响
4. 膈疝的手术时机
5. 膈疝手术麻醉前评估及准备
6. 膈疝手术麻醉诱导及气管内插管管理
7. 膈疝手术麻醉管理要点
8. 膈疝手术通气策略
9. 腹腔镜手术治疗先天性膈疝的优势
10. 膈疝患者麻醉期间常见并发症

【案例】

患儿男,6 岁,20kg。诊断为胸腹裂孔疝(左侧),在全麻下行经腹膈疝修补术。体格检查:T 36.5℃,R 26 次/min,P 110 次/min,BP 90/43mmHg。精神反应尚可,胸廓饱满,舟样腹,右肺呼吸音清,左下肺呼吸音弱,可闻及肠鸣音。患儿因肺炎入住呼吸科,胸部 CT 发现膈疝,现肺炎治愈后转入胸外科要求手术。实验室检查:①血常规未示明显异常;②凝血常规:凝血酶原时间为 20.2 秒,凝血酶原为 45%,活化部分凝血活酶时间为 47.3 秒,D-二聚体 1.4μg/L,凝血酶时间 22 秒;③血气分析:pH 7.35,$PaCO_2$ 42.1mmHg,PaO_2 66.3mmHg(吸空气),$[HCO_3^-]$32.1mmol/L,BE 3.0mmol/L;④胸部 CT 平扫:左肺部分萎陷,左膈面抬高,腹腔胃肠突入左侧胸腔内。

患儿入室,连接监护,氧饱和度95%,心率112 次/min,血压110/55mmHg。插入胃管,进行胃肠减压,不加压面罩吸氧。麻醉诱导:咪达唑仑 0.2mg/kg,芬太尼 3μg/kg,维库溴铵 0.1mg/kg,药物注入后予以小潮气量,低气道压(<20cmH_2O),呼吸频率20~30 次/min,紧闭面罩控制呼吸,肌肉松弛完全后明视下气管插管接麻醉机,行间歇正压机械通气(IPPV),右桡动脉穿刺。调节呼吸参数,使气道压≤20cmH_2O,呼气末二氧化碳($P_{ET}CO_2$)维持在 30~40mmHg。麻醉维持:七氟烷吸入,间断予以维库溴铵 0.05mg/kg。胸腔镜下腹腔脏器回纳后逐渐膨肺至肺完全扩张,15 分钟后,查血气分析:pH 7.38,PCO_2 43mmHg,PaO_2 508mmHg,$[Na^+]$137mmol/L,$[K^+]$4mmol/L,$[Ca^{2+}]$1.19mmol/L,Hct 32%,THbc 116g/L。术中晶胶比按 2:1,晶体液以 1%~2%浓度的含糖乳酸林格液为主,以补充及维持术中糖的代谢。术中注意保温,加温输液,体温维持在 37℃。术毕接静脉镇痛泵,保留动脉穿刺,带气管导管送入 ICU。

【疾病的基础知识】

1. 膈疝和食管裂孔疝的定义

膈疝(diaphragmatic hernia,DH)是指腹腔脏器通过膈肌异位移动到胸腔内的疾病状态,是一种内疝。按有无疝囊分为真疝和假疝,按有无创伤可分为创伤性膈疝和非创伤性膈疝,后者又可分为先天性膈疝和后天性膈疝两类(表 6-4-1)。

表 6-4-1　膈疝的分类

病因分类	疾病分类	常见类型	膈疝原因
创伤性膈疝			直接损伤或间接暴力
非创伤性膈疝	先天性膈疝	胸腹裂孔疝	膈肌先天性发育不全
		胸椎旁疝	或缺陷畸形
	后天性膈疝	膈缺如	膈食管裂孔薄弱
		食管裂孔疝	

创伤性膈疝(traumatic diaphragmatic hernia,TDH)是由于外伤致膈肌破裂,腹腔脏器疝入胸腔所致,是胸外科急重症,常合并胸腹腔脏器损伤或严重的呼吸循环障碍。主要见于交通事故中挤压伤、坠落伤及刀刺伤引起

的膈肌破裂,发病率有升高的趋势。

先天性膈疝(congenital diaphragmatic hernia,CDH)是指因一侧或两侧膈肌发育缺陷,腹部脏器进入胸腔,从而导致一系列症状的小儿外科危重病症之一,在胚胎期多已发现。新生儿 CDH 发生率低,约为 0.02%~0.05%,但死亡率高,不同机构之间与 CDH 相关的死亡率不同,大多数中心报告的死亡率为 22%~29%。

食管裂孔疝(esophageal hiatal hernia)是指腹腔内脏器(主要是胃)通过膈食管裂孔进入胸腔所致的疾病。食管裂孔是食管和迷走神经从胸腔到腹腔下行的通道,位于膈肌中间,约平对第 10 胸椎水平。先天发育不良、薄弱、腹内压增高等因素,致使腹腔内脏器(主要是胃)通过膈食管裂孔进入胸腔形成食管裂孔疝。食管裂孔疝是膈疝中最常见者,约占 90% 以上。多见于女性,近年来多认为后天性因素是主要的,与肥胖及慢性腹内压力升高有关。尤其是 40 岁以上肥胖的经产妇。

2. 先天性膈疝的病理生理改变、酸碱失衡类型及原因

CDH 发病率为 1:2 500~1:5 000,患儿中男女比例为 2:1,左侧膈疝约 80%~85%,右侧膈疝为 10%~15%。膈肌在胚胎发育中由多个部分融合而成,极易发生缺陷,一是膈肌完全或部分缺如,完全缺如非常罕见,部分缺如在后外侧(Bochdalek)约占 80%,左后外侧多见,食管周围约 15%~20%,前侧(Morgagni)约 2%;二是膈肌未完全肌肉化,腹腔脏器通过薄弱部位进入胸腔形成膈疝。

CDH 患儿根据膈疝的部位和疝内容物临床表现各异,一方面,CDH 患儿由于腹内脏器移位,疝入胸腔,可出现腹内脏器功能障碍,引起消化道的急慢性梗阻的症状;因脱出的被嵌顿的胃、肠粘连发生腐蚀性溃疡可有不同程度呕血、便血或因反流引起胸骨后烧灼样疼痛;若疝入的内容物发生嵌顿、绞窄时,患者可出现发热、脉快、血压下降等中毒或循环衰竭的表现。另一方面,胸腔脏器受压迫引起的改变,若疝入胸内的腹腔脏器较少,压迫症状不明显,当进入胸腔的腹内脏器较多时,肺组织受到压迫,生长受阻,支气管细,肺动脉分支均发育不全,肺泡数量极少,由此带来的后果是,生后肺通换气不良、严重低氧血症、混合型酸中毒、肺血管痉挛,如果在胚胎期,太早受到压迫,肺血管完全没有发育,而带来的继发或原发性肺动脉高压,可出现呼吸困难、发绀;同时如果疝入的腹腔脏器压迫心脏和大血管,回心血量减少,可导致循环功能障碍,如酸血症、低血氧、低血钙、低血镁等,严重者甚至休克,体检时可有心界变化及纵隔移位,气管移位。

CDH 在存在典型的呼吸窘迫、发绀和心动过速三联征的情况下,诊断很简单。通常在左胸部见到明显的肠袢时,要对胸腹部进行 X 线检查。

由于不同程度肺部发育不全而引起的肺功能不全。肺血管的结构异常以及心脏的解剖缺陷使得呼吸道血流动力学对以下不良反应敏感:缺氧、酸中毒等因素,从而使得很多患者的生命垂危。这种反应是"可逆性"肺血管收缩,肺血流量减少以及卵圆孔或动脉导管未闭引起的右向左分流产生恶性循环之一。

因此,此类患儿出生后,缺氧、高碳酸血症和酸中毒问题就很常见。这可能需要用碳酸氢钠或氨丁三醇(THAM)进行纠正,但是通气和充分氧合比碱疗法更重要。代谢成分可以部分地以林格乳酸盐 10ml/kg 加 5% 葡萄糖校正。这些术前和转运前的措施(因为大多数儿童将被带到特殊的重症监护病房 NICU 或从 NICU 转运到手术室)通常足以稳定其生命功能。可以通过脐动脉监测动脉血气或到达 NICU 后再进行脐动脉血气分析。

本节案例中,患者腹腔脏器突入左侧胸腔内,诊断为胸腹裂孔疝(pleuroperitoneal opening hernia),为先天性后外侧膈疝,疝孔相当于胚胎期的 Bockdalek 孔,故又称 Bochdalek 疝,系膈肌形成过程中后外侧胸腹膜未能愈合,先天性发育不全所致,左侧疝入胸腔的内容物主要是小肠,其次是胃、结肠和脾脏。主要的病理改变是肺发育不良,肺动脉也发育异常,往往导致术后肺动脉高压、呼吸困难、严重的呼吸窘迫等症状。该例患儿新生儿期症状不明显,于膈肌缺如较小,腹腔内容物疝入胸腔较少,肺发育尚可有关。

3. CDH 合并卵圆孔未闭时的不良影响

CDH 约 85%~90% 合并卵圆孔未闭,容易出现右向左分流,导致低氧血症。低氧血症初期,过度通气致呼吸性碱中毒,随着呼吸衰竭的出现,$PaCO_2$ 升高致呼吸性酸中毒,同时低氧导致乳酸堆积致代谢性酸中毒。缺氧性肺血管收缩(hypoxic pulmonary vasoconstriction,HPV),肺动脉压力升高,形成恶性循环,加上肺组织及肺血管发育不良,导致肺动脉高压,临床上称为新生儿持续性肺动脉高压(persistent pulmonary hypertention of the newborn,PPHN)。肺动脉压力甚至超过体循环压力,经未闭的卵圆孔产生自右向左分流,形成恶性循环,即持续性胎儿循环(persistent fetal circulation,PFC),加之肺发育不全,导致患儿氧合作用不足进一步加重。

【术前评估与准备】

4. 膈疝手术麻醉前的评估及准备

（1）麻醉前评估应全面详细：①术前完善三大常规及凝血功能、血气分析等检查，有助于了解患儿的情况及肺通气状况。②胸腹影像学检查可以帮助明确膈疝的分型及严重程度。③气道评估是重点，可以根据胸部X线或CT检查测得气管的直径，结合年龄、患儿的发育情况，选择合适的气管导管型号，制定完善的插管方案。值得注意的是：X线及CT测得的气管直径要比实际的约大1.5mm。另外，由于疝入胸腔的腹腔脏器的挤压，导致气管、纵隔移位也给插管带来困难。④超声心动图检查明确患儿心脏的解剖及功能，获取肺动脉压力数值。一般2~10岁患儿气管直径为0.7~1.5cm，本节案例患儿从CT影像测得气管最窄处为1.0cm，气管未示明显受压，可以常规选择气管导管。

（2）麻醉前准备应充分：①术前应常规查血气分析，积极调整内环境，纠正酸中毒及改善电解质紊乱。新生儿可以取脐动脉血监测，而股动脉穿刺取血在临床上应用比较多。②患儿取患侧卧位，头高位30°，经鼻导管低流量给氧，必要时可紧急气管插管。③放置合适的尺寸的胃肠减压管。④术前贫血应积极输血予以纠正。⑤术前肌内注射抗胆碱药：长托宁或阿托品，减少气道分泌物，防止术中气道分泌物刺激气道引起气道痉挛、梗阻。

5. 膈疝患儿出现凝血功能异常的原因

首先，新生儿肠道菌群尚未形成，导致维生素K缺乏，致使维生素K依赖性凝血因子（Ⅱ、Ⅶ、Ⅸ、Ⅹ）合成障碍，抑制内源性凝血途径，抑制凝血酶原复合物的生成，凝血酶原产生减少，凝血酶产生减少，导致纤维蛋白的生成减少，凝血功能出现异常。

其次，缺氧、感染、内环境紊乱激活纤溶系统，纤维蛋白原裂解形成纤维蛋白，启动纤溶过程，分解凝血因子（Ⅱ、Ⅴ、Ⅷ、Ⅹ），生成纤维蛋白降解产物。凝血因子的减少导致抗凝血能力减弱，导致广泛的凝血激活，大量纤维蛋白生成，同时伴有凝血因子及抗凝物质的消耗，易并发弥散性血管内凝血（disseminated inravascular coagulation，DIC）。

再者，该类患儿常合并低钙血症等电解质紊乱状态，钙离子本身作为凝血因子，在内、在源性凝血途径中有着重要作用。钙离子缺乏抑制内源性及外源性凝血途径以及生成凝血酶原复合物减少，从而无法激活足够的凝血酶原成为凝血酶，导致纤维蛋白生成减少，抑制凝血过程。

部分凝血活酶时间（APTT）延长，常见于凝血因子Ⅷ、Ⅸ、Ⅲ、Ⅻ缺乏，凝血酶原时间（PT）延长见于先天性凝血因子Ⅱ、Ⅴ、Ⅶ、Ⅹ缺乏、纤维蛋白原缺乏，维生素K缺乏等。本节案例患儿APTT及PT均延长，主要原因考虑为肺部炎症尚未完全消退，感染存在，部分肺组织受压，缺氧现象仍旧存在，Ca^{2+}水平低等均有关系，术中手术操作避免出血，同时加强监测，及时调整内环境，必要时输注凝血酶原复合物、新鲜血浆等。

6. 先天性膈疝患者手术时机的把握

CDH在2 500~5 000名活产中发生1例，尽管在产前诊断和新生儿重症监护方面取得了进展，但CDH的死亡率仍然很高，在10%~23%之间，尤在出生后24小时，主要是由于严重的肺发育不全。目前的做法是延迟手术矫正CDH超过这一时期，修复仅限于那些已经达到一定的血流动力学稳定性的患儿，但理想的时机尚不清楚。在手术时机的选择上，有研究认为延迟手术可以改善CDH患儿的预后，同时有证据显示非适时的手术修补对预后存在负面影响，而目前主张膈肌修补术在肺高压和持续的胎儿循环消退后进行，有条件者可以考虑使用体外膜氧合器（extracorporeal membrane oxygenerator，ECMO）或胎儿外科手术。大多数医学中心现在建议延迟修复，直到婴儿在医学和生理上稳定下来。CDH欧洲联盟建议在临床稳定后进行外科修复。目前国内有学者将手术时机的选择分为3类。

1）延期手术：伴有较严重的肺发育不良及持续性肺动脉高压的高危膈疝患儿，紧急手术会导致病情恶化，不能改善病儿的心肺功能，术前采取措施纠正酸中毒、改善病儿通气、心肺功能支持、降低肺动脉压力等，待肺功能已获得最大限度改善、基本情况有所好转时手术，可提高生存率。2010年，CDH欧洲联盟发布一份共识声明，旨在在欧洲国家实现标准化的产后治疗，并于2015年进行了更新。此共识性文件为先天性膈疝的婴儿划定了一条指定的临床治疗途径，从而明确了"手术修复指征"（表6-4-2）。自从引入该共识文件以来，对于CDH手术修复的患者，手术延期总体减少，麻醉期间无死亡率，而手术修复的患者无术后死亡率。而且减少了有创通气的平均时间及小儿重症监护病房（PICU）的平均住院时间。

表6-4-2　CDH手术修复指征

观察指标	指标参数
临床指标	氧饱和度≥92%（FiO_2≤0.5） 平均动脉压≥45mmHg [小剂量去甲肾上腺素/肾上腺<0.05μg/（kg·min）]
术前必备检查（<24小时）	肺动脉压力<2/3收缩压 小剂量iNO（≤10mg/kg） 血红蛋白≥100g/L 超声心动图 胸部X线

2）初步治疗后尽早手术：出生6小时后发病者，出现危重症状多有诱因，如肺炎、腹腔压力骤然增高（剧烈咳嗽、呕吐等）使胃内容物突然增加而致心肺受压加重等。压迫不解除，病情往往难以很快控制，因此经初步治疗后尽早手术解除压迫可收到较好的效果。

3）紧急手术：内容物嵌顿绞窄的患儿因哭闹、呕吐等因素使腹压增高，突然出现症状，须紧急手术。这类患儿疝环均较小，疾病形成后极易造成嵌顿绞窄，应尽早手术，以防绞窄肠管坏死。

7. 腹腔镜手术治疗先天性膈疝的优势

气腹下疝囊充气膨胀，易将疝入胸腔的脏器还纳腹腔。传统开胸和开腹膈疝修补术，因病变部位深，显露困难，不仅对呼吸的干扰大，而且不能探查和处理腹腔内脏器的合并畸形；腹腔镜术野暴露清楚，术中同时探查，多病联合治疗。传统开胸或开腹膈疝修补术切口大，体壁神经和肌肉切断，疼痛较重；腹腔镜手术不损伤神经肌肉，出血较少，疼痛减轻，脏器粘连显著减少，术后并发症少，对儿童生理发育影响小。本节案例患儿采用胸腔镜下膈疝修补术，具有明显优势。

【术中管理】

8. 先天性膈疝患儿的麻醉诱导方式及气管插管

（1）麻醉诱导药物剂量稀释后适量使用，最低有效剂量原则，缓慢注药。

（2）不要通过闭合面罩进行通气支持，过度加压将使胃肠胀气，纵隔气肿和张力性气胸加剧对肺的压迫，加重缺氧以及相关的高死亡率的危险。明显有呼吸困难的患者通过气管插管进行辅助通气。通常在24小时以下有症状的患者中占50%~70%。可能需要在20cmH$_2$O或更低的压力下进行间歇性正压通气，并增加吸入氧气浓度，直至FiO_2达到100%。

（3）麻醉诱导宜保留自主呼吸，新生儿咽喉反射弧迟钝，可在浅麻醉下配合表面麻醉下插管。自主呼吸和肌张力正常时膈肌收缩，使疝孔始终处于收缩状态避免更多的内容物疝入胸腔。

9. 先天性膈疝患者麻醉维持药物选择及肌肉松弛药的应用时机把握

（1）术中麻醉药物选用对循环、呼吸系统无明显抑制药物。

（2）麻醉维持以吸入麻醉为主。

（3）待疝内容物还纳后逐渐膨肺至肺完全扩张。间断辅以肌肉松弛药，采用手法正压通气控制呼吸，可以消除呼吸拮抗、减少氧耗、减轻呼吸道压力，还可为术者提供良好的手术条件，减轻手术操作对胸腔压力的影响。本节案例患儿，术中以吸入麻醉为主，辅以肌肉松弛药，手法逐渐膨肺，肺复张后血气分析各项指标未示明显异常，PaO_2达506mmHg。

10. 先天性膈疝患儿的麻醉管理要点

（1）充分术前准备：CDH患儿，出生后缺氧，高碳酸血症和酸中毒问题很常见，术前积极纠正酸中毒，纠正电解质紊乱，这可能需要用碳酸氢钠或氨丁三醇（THAM）进行纠正，但是肺通气和组织氧合比碱疗法更重要。代谢成分可以部分地以乳酸林格液10ml/kg及5%葡萄糖校正。注意保温，为手术麻醉创造必要的条件。常规放置胃管持续胃肠减压，以减少脏器对肺及纵隔的挤压。鼻导管低流量给氧，必要时行气管插管。

（2）建立有效的静脉、动脉通路，监测动脉血压和血气。研究表明动脉血气可反映CDH患儿肺发育异常的严重程度，术前pH<7.0者均死亡，而在7.2以上者均存活，所有存活者的术后pH均在7.35以上。

（3）注意保暖并行体温监测，应用保温毯，加温输血、输液，调整手术室温度至24~26℃。

（4）应用输液泵控制液量的速度,出血量大于或等于10%全身血容量时则等量输血。

（5）术中回纳腹腔内容物后应轻柔、渐进膨肺不可过快、压力过高膨肺。因膈疝患儿往往合并肺发育不良,过快过度膨肺会进一步加重肺损伤,严重可致肺泡破裂。

（6）术中发生心搏骤停,不应做胸外按压抢救,应在倾斜体位的同时,快速开胸,迅速将疝内容物还纳腹腔,并直接行心脏按压。

11. 先天性膈疝的患儿术中通气策略的选择

新生儿本身肋间肌较弱,肺弹力组织发育差,而且,CHD患儿一方面合并肺及支气管发育不良,另一方面,疝入的腹腔脏器对正常肺组织也有压迫作用,若自主呼吸时间过长,易引起呼吸肌疲劳,严重者可导致呼吸衰竭。

气管插管后接麻醉机,行间歇正压通气（intermittent positive pressure ventilation,IPPV）。调节呼吸参数,采用小潮气量,低气道压,高呼吸频率保护性辅助呼吸,压力控制在10~15cmH$_2$O。

【术后管理】

12. 先天性膈疝患儿的术后管理

（1）CDH患儿常肺发育不全,肺组织顺应性较差,有时脏器复位后萎陷的肺组织也不能立即膨胀,不能维持生存所需的最低限度的氧合作用。

（2）加强术后镇痛,最好选择镇痛泵持续镇痛,减轻疼痛,降低呼吸肌做功,减少氧耗。有利于术后咳嗽排痰,加速康复。

（3）应重视术后的呼吸支持。在调节呼吸机参数时选用低压力、高频率的通气方式,使血气维持在PaO$_2$≥60mmHg,PaCO$_2$≤55mmHg。

术后呼吸支持对CHD患儿来说是必须的,术后早期,因要镇静镇痛,可以用IPPV,晚期换同步间歇指令通气撤机法（synchronized intermittent mandatory ventilation weaning）,即同步间歇指令通气（synchronized intermittent mandatory ventilation,SIMV）加压力支持通气（pressure support ventilation,PSV）过渡到撤除呼吸机自主呼吸。肺发育不全是CHD主要死因,有些病例术后可有短时间的良好氧合期,但随后会很快加重,原因归咎于PPHN。

若血流动力学维持平稳,呼吸维持满意,患儿意识恢复及各种反射恢复满意,脱氧观察5~10分钟血脉搏氧饱和度能维持在98%以上,可以拔除气管导管返回病房。本节案例中患儿疝口小,肺部受压较轻,没有动脉导管未闭等畸形,婴儿期不存在PFC,所以术后呼吸循环平稳,恢复较快,顺利拔出气管导管。

术后时期是可能发生危险的心肺和代谢紊乱的最关键时期。经过重症监护积极治疗,患儿的血气能够很快得到改善,但经历了"蜜月"恢复期,然后发展为低氧血症和酸中毒的综合征。可以通过术前呼吸衰竭的程度,肺发育不全,气胸和血气水平的稳定性等因素来预测其发展。关于PFC的病理生理、发展机制和治疗已经有大量文献阐述。已经有多种方法被用于监测PFC,其中对脐动脉和桡动脉的直接置管,经皮PaO$_2$和PaCO$_2$电极和M型超声心动图是最常用的方法。迄今为止,管理包括使用血管扩张药,其中托拉唑啉是最常用药物。手术关闭未闭的动脉导管对PFC的控制作用不大。PFC的治疗方面最近进展集中在通过降低峰值气道压力和高频通气对抗其对机体的不良影响,避免术后胸腔积液以及及早使用镇静和扩张血管药物。

这些措施一定程度上减少了死亡的发生。各种临床指标和呼吸参数,即肺泡-动脉血氧分压梯度（alveolar-arterial oxygen pressure gradient,A-aDO$_2$）和PaCO$_2$已被用于预测致命结果,但没有绝对的指标。幸存者与非幸存者之间存在相当多的重叠。然而,生理学知识和产后肺生长的潜力已经为ECMO提供了基础,作为一种治疗方式。少数研究所报告的累积结果令人鼓舞,但该程序虽然合乎逻辑,但适用范围有限,因为ECMO复杂、不经济并且需要大量训练有素的人员。

（王志萍）

第五节　肺移植手术的麻醉

【知识点】

1. 肺移植的适应证

2. 肺移植手术麻醉前评估的注意事项

3. 肺移植手术的术式及相应麻醉管理

4. 肺移植手术中的主要监测技术

5. 肺移植手术中单肺通气的管理
6. 肺移植手术围术期液体管理
7. 肺移植手术围术期心肺辅助技术
8. 肺移植手术后镇痛管理

9. 肺移植手术后常见并发症
10. 肺移植受者术后行其他手术时术前评估及术中管理要点

【案例】

患者男,52岁。反复胸闷气喘8年,加重10个月。患者30年前从事矿工工作,下煤矿。八年前开始出现活动后轻度气喘,予抗炎对症治疗后好转。今年二月以来患者咳嗽、咳痰、气喘较前加重,能够平地慢行和缓慢上楼。1周前患者胸闷气喘再次加重,稍动则喘,持续吸氧。诊断为尘肺Ⅲ期,拟行肺移植手术。血气分析示:pH 7.45、PCO_2 57.0mmHg、PaO_2 50.0mmHg、[HCO_3^-] 38.5mmol/L、标准碳酸氢根浓度35.8mmol/L、BE 2.7mmol/L、SaO_2 85.3%。超声心动图:右心室内径增大,左房、左室内径正常;肺动脉压力重度增高,PA 75/42(56mmHg);二尖瓣轻度反流,LVEF 64%。CT示:两肺门团块影,肺气肿,右下肺炎;气管扭曲。

【疾病的基础知识】

1. 肺移植的适应证

选择合适的受者是肺移植成功的重要决定因素之一。国际心肺移植协会(International Society of Heart and Lung Transplantation,ISHLT)于1998年初步制定了肺移植指南,2006年在此基础上进行了修订,2014年再次进行了更新。我国肺移植受者选择标准在ISHLT指南基础上结合我国临床实际情况略加修改。

肺移植(lung transplantation,LT)主要用于治疗慢性终末期肺疾病。如果慢性终末期肺疾病患者经过最优化、最合理治疗,肺功能仍进行性降低,无进一步的内科或外科治疗可能,2年内因肺部疾病致死的风险极高(>50%),即应考虑肺移植。

肺移植主要适应证包括慢性阻塞性肺疾病(chronic obstructive pulmonary disease,COPD)、α_1抗胰蛋白酶缺乏/肺气肿、间质性肺疾病(interstitial lung disease,ILD)、囊性纤维化(cystic fibrosis,CF)/支气管扩张、肺动脉高压(pulmonary hypertention,PH)等。其中ILD包括特发性间质性肺炎和风湿免疫疾病或其他因素继发的间质性肺病。1995年以后,肺移植原发病构成比中特发性肺纤维化(idiopathic pulmonary fibrosis,IPF)的比例呈增加趋势,而CF、特发性肺动脉高压(idiopathic pulmonary arterial hypertension,IPAH)和α_1抗胰蛋白酶缺乏的比例呈轻度减少趋势。我国国家肺移植质控中心数据显示,肺移植原发病中终末期ILD占首位,其中以IPF占比最高,其次为COPD。此患者诊断为"尘肺Ⅲ期",稍动则喘,持续吸氧,属于终末期ILD,是肺移植治疗此类疾病适应证之一。

2. 单肺移植和双肺移植技术要点的区别

对于单肺移植或双肺移植的术式选择,主要根据肺移植受者的年龄、原发疾病及术中情况而定。对于高龄患者,一般建议采用单肺移植,患者手术创伤小、术后恢复快。术前合并感染患者(囊性纤维化合并感染、支气管扩张),一般需进行双肺移植。手术过程中,如出现因胸腔粘连大量出血、心功能差等原因,也有可能临时改变手术方式。由于目前供体短缺的原因,在不影响受者术后生存的情况下,单肺移植也被越来越多的移植中心所采用。在本节案例中,对于尘肺患者,患者的手术方式一般可以采用单肺移植,如果患者术前存在严重肺部感染或浓痰较多,建议应采用双肺移植。

无论是单肺移植或双肺移植,多需在单肺通气下进行。手术切口选择包括前外侧切口、后外侧切口、蚌式切口和胸骨正中切口,后两种方式常见于双肺移植。为减少术中体外膜氧合(extracorporeal membrane oxygenation,ECMO)和体外循环转流(cardiopulmonary bypass,CPB)的使用,通过术前肺功能评估,可先切除肺功能较差的一侧病肺。切除病肺前需完全分离胸腔粘连,仔细解剖肺门,鉴别并保护膈神经和迷走神经。根据供肺到达移植医院的时间安排受者病肺切除手术,以缩短供肺冷缺血时间。供肺修剪与病肺切除可同时进行,以尽量减少肺动脉阻断时间。受者肺门修剪后,依次吻合支气管、肺动脉和左房袖口。左房袖吻合完成后,肺部分膨胀,控制性开放肺动脉,冲洗移植肺内残留的灌注液并排气,松开左房阻断钳,收紧左房缝线打结后撤除左房阻断钳。恢复通气和灌注后,检查所有吻合口缝线处和心包切缘并止血。双肺移植时,采用前外侧或后外侧切口在完成一侧单肺移植后,需再次翻身行对侧肺移植;采用蚌式或胸骨正中切口者则不必再行翻身。

【术前评估与准备】

3. 肺移植术前评估要点

肺移植手术患者术前均需进行详细的术前检查,包括体格检查、实验室检查、心肺功能检查及心理评估等。只有术前评估合格及准备充分,拟接受肺移植的受者才能真正进入等待名单,并开始供者匹配。对于濒危患者的抢救性肺移植,应在充分告知患者及家属手术风险的基础上,尽可能充分评估及准备,最大限度保证肺移植效果。肺移植术前评估应包括呼吸内科、胸外科、移植科、麻醉科、心血管内科、消化内科和精神科等评估,还需营养科尽早评估患者营养状态以制订个体化营养方案,康复科尽早介入进行术前康复锻炼并制订术后康复训练方案。麻醉科通过术前评估,主要目的是明确术前和术中麻醉用药、麻醉方式和术中辅助设备(ECMO、CPB、IABP)。麻醉科医师术前评估时,应详细询问患者病史,认真做好体格检查。需要了解熟悉受者的肺功能结果、肺通气/灌注的扫描结果、血气情况;掌握心导管及超声心动图的结果;了解患者术前的药物治疗情况,尤其是使用血管活性药物包括肺血管扩张剂的依赖情况,这些都有利于麻醉计划的制定和术中的麻醉管理。尘肺患者的术前评估在上述要点的基础上,应重点关注患者是否合并肺动脉高压,此类患者因长期低氧血症导致继发性肺动脉高压,进而影响患者的右心功能,值得麻醉医师关注。

终末期肺疾病患者多数是长期处于吸氧卧床,费力呼吸耗能较大,多呈现全身消瘦,肌力较差,长期存在的低氧血症对胃肠消化系统影响明显,消化吸收功能低下造成全身营养状况不良。慢性缺氧患者如Ⅱ型呼吸衰竭患者,由于长期血液中二氧化碳分压高,主要依赖通过缺氧刺激颈动脉体和主动脉弓化学感受器,沿神经上传至呼吸中枢,使之兴奋,反射性地引起呼吸运动。若高流量高浓度给氧,则缺氧反射性刺激呼吸的作用消失,导致二氧化碳滞留更严重,可发生二氧化碳麻醉,甚至呼吸停止。同时此类患者对镇静药物敏感,应当慎用,否则易造成呼吸抑制。长期感染患者呼吸道分泌物较多,呼吸频率快、缺氧的患者多伴有心率偏快现象,因此选择麻醉前使用抗胆碱药物时需注意权衡利弊。

4. 肺移植手术血管通路建立要点

所有肺移植受者在进行肺移植手术前,应注重血管通路的建立。除特殊要求患者外,肺移植受者入手术室后应常规建立大口径的外周静脉通道。麻醉诱导应在有创动脉压监测下进行。需置入可放置肺动脉导管的中心静脉导管,同时可经中心静脉置入多腔中心静脉导管,以保证术中和术后足够的静脉通路。每条静脉通路都应仔细排气,尤其是在已知或怀疑有右向左分流的患者。对于双肺移植或应用ECMO辅助的患者,建议采用右侧上肢桡动脉和左下肢股动脉穿刺测压并抽查血气。

5. 肺移植术后镇痛的设计

肺移植手术后患者疼痛剧烈,妨碍主动咳嗽及呼吸运动,不利于移植肺扩张,从而增加术后肺部并发症发生。常用术后镇痛策略包括患者自控静脉镇痛(patient-controlled intravenous analgesia,PCIA)、患者自控硬膜外镇痛(patient-controlled epidural analgesia,PCEA)、胸膜间阻滞、肋间阻滞(intercostal nerve block,ICB)、椎旁阻滞(paravertebral block,PVB)等。PCEA作为多模式镇痛的一部分,是肺移植一种基本疼痛治疗手段。对于放置硬膜外导管的时机,目前意见不一。主张在患者术后放置硬膜外导管而不选择在术前放置主要出于以下考虑:①术中体外机械支持(ECMO或CPB)需要抗凝治疗时容易发生凝血功能障碍,发生硬膜外血肿的风险;②由于急诊需要迅速准备手术;③术后可能延迟拔管。而主张术前放置硬膜外导管则认为术前胸膜硬膜外置入可改善镇痛效果,而肺移植后的硬膜外血肿,麻痹或感染在内的不良事件发病率不会增加。

6. 麻醉诱导时应注意的问题

终末期肺病患者肺功能极度下降,氧合功能明显降低,常合并肺动脉高压,并出现明显的右心衰竭。许多因素在麻醉诱导期间会导致患者血流动力学剧烈波动。麻醉诱导药物、正压通气、全身性低血压、肺动脉压力(pulmonary artery pressure,PAP)及肺血管阻力(pulmonary vascular resistance,PVR)急剧波动等因素,在麻醉诱导期间如果没有采取恰当的措施,可能出现严重的右室缺血或衰竭甚至心搏骤停。

麻醉诱导的最终目标是维持体循环外周阻力,保持心脏的窦性节律和最优前负荷以及避免低氧血症、高碳酸血症和疼痛应激导致PAP的升高。绝大多数静脉麻醉药都有心肌抑制作用,可降低动脉、静脉阻力,从而导致右室前负荷、全身动脉压力及冠状动脉灌注的减少。静脉麻醉药中,依托咪酯是首选的麻醉诱导药物,其主要优点为起效迅速、作用时间短和血流动力学稳定。麻醉诱导时不建议使用丙泊酚和大剂量阿片类药物,这些药物可能损害交感神经，并对心肌收缩力、前负荷和后负荷产生直接的负面影响。因此，静脉麻醉诱导时建议在有创监测下采用小剂量、分次用药的原则，药物选择优先考虑咪达唑仑、依托咪酯和芬太尼。此患者术前超声心动图显示：PA 75/42（56mmHg）、右心室增大，提示存着重度肺动脉高压，在麻醉诱导时应注意动态监测血压及心率的变化，维持血流动力学的稳定。

阻塞性肺疾患伴有肺大疱的患者可以因为正压通气后大疱破裂所导致的心脏压塞或张力性气胸而发生循环衰竭。气胸可通过听诊和观察胸部运动来诊断；但是慢性阻塞性肺疾病（COPD）患者听诊时呼吸音较低，因此难以据此做出鉴别诊断，呼气末 CO_2 监测可快速提供有效通气和心排血量存在的证据。气胸诊断确立后常常需要应立即进行胸腔闭式引流甚至胸骨切开术以挽救生命。对这类高危患者的麻醉诱导需要外科医师在场以便于应对突发的紧急情况。

原发性肺动脉高压症患者在诱导期可能发生肺动脉高压危象，其处理十分困难。此类患者有着固定的收缩末期容积和较高的全身血管阻力以维持正常血压。绝大多数静脉麻醉药都有着心肌抑制的特性，会降低动、静脉阻力，从而导致右室前负荷、全身动脉压力及冠脉灌注的减少。由于低氧血症和高碳酸血症可增加肺血管阻力，因此通气和氧合策略须全程控制。如果没有采取恰当的措施，麻醉诱导期可能出现全身低血压、低心排血量、右室缺血或衰竭，甚至心搏骤停。在诱导前，可常规预先给予适量的晶体负荷（200～300ml），然而，仍有 10%～20% 患者会出现可逆性的对升压药（去氧肾上腺素、去甲肾上腺素）反应较好的低血压。另外，麻醉诱导时外科医师应该在手术室，如果有严重的低血压并对血管活性药物反应性不敏感或心血管骤停情况出现，需要外科医师紧急 ECMO 支持。静脉麻醉诱导时建议在有创监测下采用小剂量、分次用药的原则，药物选择优先考虑咪达唑仑、依托咪酯和芬太尼。

支气管扩张或感染性肺纤维化患者，术前常合并大量痰液，麻醉诱导可先插单腔管进行支气管灌洗并吸痰，然后进行单肺通气，以防止低氧血症的发生。对于剧烈咳嗽且不能平卧或气道内有大量痰液，为预防分泌物反流误吸堵塞气道，必要时可在坐位下麻醉诱导插管。

【术中管理】

7. 手术过程中麻醉医师应关注的特殊时间点

在手术过程中，麻醉医师应关注以下几个时间点：①麻醉诱导时；②体位变为侧卧位时；③单肺通气时；④病侧肺动脉阻断时；⑤钳夹左心房时；⑥肺动脉开放移植肺再灌注时。本节案例患者在术中应特别注意麻醉诱导、病侧肺动脉阻断、钳夹左心房及肺动脉开放这几个时间点。

8. 肺移植手术中单肺通气及保护性肺通气策略

采取完善的肺隔离技术是肺移植手术麻醉管理的关键。目前有 3 种肺隔离技术：双腔支气管插管、支气管阻塞器、支气管内插管。目前肺移植手术麻醉一般采用双腔支气管导管。双腔支气管导管是目前最主要、最常用的肺隔离方法。根据导管前端置入的支气管不同可将导管分为左型、右型。成人常用型号有 33F、35F、37F、39F、41F。中国女性常用 35F、中国男性常用 37F，实际使用中，还需考虑患者身高和体型。由于从隆突到右上叶支气管开口的距离存在个体差异，故采用右侧双腔支气管导管插管时会导致右肺上叶通气不良。因而，无论是单肺移植还是双肺移植手术，大多数麻醉医师均选用左侧双腔支气管导管。双腔支气管插管后，均需纤维支气管镜进行确认和定位。患者体位改变后，应重新确认双腔支气管导管的位置，因为从仰卧位转向侧卧位时，导管与隆突的位置关系可能发生改变。

移植肺开放后的机械通气管理是减少原发性移植物失功（primary graft dysfunction，PGD）的发生和影响肺移植术受体短期和长期结局的关键。低潮气量的肺保护性通气策略（6ml/kg）可预防移植肺缺血再灌注损伤。多项研究显示，肺再灌注时增加 FiO_2 和较高的 PGD 发生率具有相关性。目前，肺保护性通气策略多采用：VT 4～6ml/kg、PEEP 6～8cmH_2O、气道峰压＜30cmH_2O、轻柔的肺复张、PaO_2≥70mmHg、尽可能降低 FiO_2、正常或低水平的高碳酸血症（如果低潮气量不会引起酸中毒）、保持气管内无分泌物。

9. 肺移植手术中低氧血症发生的预防

肺移植手术中全程需要单肺通气。手术切除病肺过程中，一个特别的挑战是管理病肺的单肺通气。单肺通气不仅会导致缺氧，而且对高碳酸血症和酸中毒增加肺血管阻力和进而发展为右心室衰竭与血流动力学不稳定。对单肺通气的建议如下：①潮气量 4～6ml/kg（理想体重）；②根据肺顺应性逐渐增加呼气末正压

（PEEP）$3\sim10cmH_2O$；③逐渐增加吸入氧浓度，维持氧饱和度在$92\%\sim96\%$；④维持最小的气道峰值和平台压力（即峰值压力$<30cmH_2O$和平台压力$<20cmH_2O$）。对于COPD患者应注意减少过度充气，防止张力性气胸的发生。对于支气管扩张或感染性肺纤维化合并大量痰液患者，可先插单腔管进行支气管灌洗并吸痰，然后进行单肺通气，以防止低氧血症的发生。单肺通气期间若低氧血症，积极调整FiO_2、每分通气量和吸呼比等呼吸机参数。Ⅱ型呼吸衰竭患者的单肺通气期间可能存在高碳酸血症，通过调整通气参数进行积极干预仍未能改善者，密切观察是否伴随有相关血流动力学变化，间歇进行血糖、血乳酸和动脉血气分析等检测，若$PaCO_2$大于$80mmHg$且血流动力学不稳定，如出现心律失常，应考虑使用ECMO或CPB。

10. 肺移植围术期肺动脉高压及右心功能不全的处理

病肺切除和供肺移植期是肺移植手术期间机体血流动力学变化最剧烈的时期。肺动脉的阻断进一步增大右心室压力，PAP和肺通气阻力也会急剧上升，跨肺血流和每搏量骤减。肺动脉阻断前需试夹闭，以判断患者的右心功能及血流动力学变化。这期间麻醉处理原则是优化容量管理，降低肺血管收缩，合理使用血管活性药物以维持右心功能。管理重点在于既要保证右心室的收缩功能，又要避免因体液超负荷导致右心室的扩张。多巴酚丁胺、米力农、前列腺素、肾上腺素等药物可根据情况选择使用。在容量管理上，应注意液体量的限制，必要时可选择血管升压药和正性肌力药物。当药物治疗无效并发生血流动力学的恶化时，需要体外机械辅助技术支持。对于本节案例，患者术前存在重度肺动脉高压、右心增大，围术期应密切关注右心功能，尤其在病侧肺动脉阻断后，必要时需给予ECMO辅助支持。

11. 肺移植术中液体治疗的实施

术中液体管理是肺移植手术围术期管理的重点。肺移植手术患者多伴有不同程度的器官衰竭，对扩容治疗的耐受性较差，不恰当的容量治疗可导致严重后果。术中体位改变、单肺通气及肺动脉阻断等可导致通气血流比例改变，手术操作、肺缺血再灌注、输液与通气模式不当均可引起血流动力学剧烈波动等病理生理改变，并引起血管外肺水的增加，处理不当可进一步发展为急性肺水肿等，严重影响患者预后。

目标导向液体治疗（goal-directed fluid therapy，GDFT）是目前用于围术期液体管理的新模式，是以血流动力学指标为补液目标，在围术期根据液体需求的动态、持续变化进行个性化补液，从而预防围术期潜在的容量不足或过量，可有效减少术后并发症的发生，改善术后转归。相对于传统的以CVP和肺动脉楔压为目标的容量治疗，肺移植手术中采用以每搏量变异率（SVV）为目标导向的容量治疗更为准确与敏感，能够更好地贯彻量入为出、按需补液、个性化补液的的原则，在提供良好的组织灌注的基础上，尽可能避免肺水肿的发生。麻醉诱导前预先给予晶体负荷（$200\sim300ml$）可有效地预防麻醉诱导后低血压的发生。在肺动脉阻断阶段，SVV监测下的适当补液与心脏正性肌力药、肺血管扩张药的复合应用，能够有效地减轻增高的PAP对心功能的抑制作用；而在肺动脉开放前后，在维持SVV处于正常范围内的情况下，预防性地给予补液以达到适度适量输注，同时及时给予适量血管活性药物能够维持更平稳的血流动力学，提供更好的心功能，更明显地改善PAP，又避免了开放后突然增加的体循环和肺循环负担而导致肺水肿。

12. 经食管超声在肺移植手术中的主要作用

经食管超声心动图（transesophageal echocardiography，TEE）技术是终末期肺病合并右心衰竭患者行肺移植手术时非常重要的工具。TEE可对术中右心功能作出准确监测，并在必要时对治疗效果作可视化判读。TEE已成为常规监测的一部分，广泛应用于肺移植手术的各阶段（移植前、术中和移植后）。

肺移植手术期间应用TEE的益处包括心功能及结构的实时可视化监测、右心衰竭的早期鉴别、药物干预的即时评估、显著空气栓子的排除、肺血管吻合的评价。在伴有肺动脉高压的患者，TEE可通过持续监测右心室功能而使前负荷和收缩力达到最优化。合并左室充盈不全的右室扩张、室间隔的不对称左移、经卵圆孔未闭的右向左分流、严重的三尖瓣反流及减少的三尖瓣环收缩偏移，这些都是围术期右室功能恶化的超声心动图征象。另外，在移植之后，有时会出现难以解释的气体交换困难或肺水肿，这可能是因为吻合口处的肺静脉引流受限，而通过TEE的评估和及时监测可以在患者离开手术室之前即可采取相应的外科手术方案。当需要ECMO支持时，TEE可帮助在右心房置入静脉导管时有最合适的定位，而且可以帮助诊断低流量问题。

13. 肺移植手术中需要体外心肺辅助的时机

肺移植手术过程中，无论是单肺移植术还是双肺移植术，术中均需长时间单肺通气，易出现严重的低氧血症和二氧化碳蓄积。在夹闭肺动脉、吻合肺动静脉等重要手术步骤时,可因 PAP 的急剧升高导致血流动力学的剧烈波动,增加右室负荷,甚至出现急性心力衰竭。如果患者出现以下情况可决定使用 CPB:①不能耐受单肺通气(不论低氧或难治性高碳酸血症);②不能耐受钳夹肺动脉(右室衰竭);③其他难治性的血流动力学不稳定。在双肺移植时,如果当第一侧肺灌注以后高的肺动脉压力没有下降,CPB 也被推荐用以保护移植物免受肺高压影响以免引起 PGD。研究表明,无论是 CPB 或 ECMO,大约 30%~40%的肺移植术中需要体外机械循环支持。与传统 CPB 相比,ECMO 的使用可明显减少术中肝素用量和出血量,对血细胞的破坏较轻,炎性反应及全身免疫级联反应亦较轻,可减轻移植肺再灌注损伤,减少肾脏并发症的发生,缩短 ICU 停留时间和住院时间。ECMO 其他的优势在于肝素所需剂量较低,血-空气界面少,炎症反应少,容易转换为术后支持。因而在需要体外机械循环辅助的患者麻醉中具有明显优势。

ECMO 作为体外生命支持系统的一种形式,在肺移植术中除了具有呼吸支持功能外,还可以对受者进行循环支持,能够快速的改善失代偿期心功能不全,维持循环系统稳定。如果患者单纯高碳酸血症或低氧血症,肺动脉压不高,可优先选择 V-V ECMO;如果患者存在中重度肺动脉高压或心功能不全,则宜选择股动静脉 V-A ECMO。本节案例患者术前存在重度肺动脉高压,因此术中需行 V-A ECMO 支持,并在术后带入 ICU 辅助以维持患者的心功能。

【术后管理】

14. 肺移植手术后拔管时机的选择

以往认为,由于肺移植导致的心肺损伤、术中 ECMO 辅助装置的应用、低温等原因,肺移植术后一般不主张立刻拔管。但随着国内外研究发现,肺移植后手术室内拔管有利于减少呼吸机相关肺损伤、降低吻合口相关并发症、减少有创机械通气相关的血流动力学波动、减少术后镇静镇痛用药量、降低术后感染的发生概率、降低 ICU 医护工作压力以及减少总的住院成本等优势。目前国内仅有无锡市人民医院、广州医科大学附属第一医院、北京中日医院等少数几家医院在开展此项工作。

术毕早期拔管的标准包括:①血流动力学平稳;②无明显缺氧,自主呼吸潮气量 5~8ml/kg,RR<20 次/min,无创通气支持可维持 SpO_2>92%;③体温正常;④吞咽反射存在。应注意:①早期拔管患者有更低的吸入氧浓度、较低肺动脉平均压、血管外肺水较少以及减少血管活性药物用量;②早期拔管后予无创正压通气过渡,可提高自主呼吸的氧合指数(≥180mmHg)。因此,肺移植术早期拔管的原则应包括围术期保障患者循环功能稳定,纠正贫血及内环境紊乱,术后静脉、硬膜外及神经阻滞复合充分镇痛,拔管后无创高流量鼻导管吸氧与面罩正压通气应交替使用。对于单、双肺术毕拔管,并没有相关的限制。本节案例术前存在重度肺动脉高压,术中需行 V-A ECMO 支持并在术后带入 ICU 辅助,因此,不适用于手术室内拔管。

对于手术结束后不能即刻拔管的患者,一般应将双腔支气管导管更换为单腔导管,更换导管后可通过纤维支气管镜检查移植肺的气管吻合口,并充分吸引气道内分泌物和血性残留物。

15. 肺移植手术的主要并发症

肺移植是治疗多数终末期肺疾病的唯一有效手段,但是肺移植手术后各种并发症仍然是限制肺移植受者术后早期和长期存活的主要障碍。肺移植术后并发症可分为外科并发症和内科并发症,其中外科并发症包括胸腔内出血、气道吻合口并发症、血管吻合口狭窄、气胸、膈神经损伤和单肺移植后自体肺并发症等;内科并发症包括感染、原发性移植物失功 PGD、心血管并发症、药物相关并发症、胃食管反流症和移植后淋巴细胞增殖性疾病(posttransplant lymphoproliferative disorder,PTLD)等。此外,受者术后经常发生高血压、高脂血症、癌症、慢性肾病、骨质疏松症和糖尿病等并发症。

PGD 是肺移植术后早期受者死亡的首要原因,通常发生于移植后 24~72 小时,大部分受者在术后 1 周开始明显缓解。水肿可能会持续至术后 6 个月,但大多数在术后 2 个月左右完全缓解。2016 年 ISHLT 按照胸部 X 线片表现及 PaO_2/FiO_2 将 PGD 分为 4 级。处理上主要是限制液体入量、使用利尿剂、应用肺血管扩张剂(3 级以上受者)、严重者可采用 ECMO 辅助支持。肺移植术后感染发生率和病死率都高居首位,可发生于移植术后任何时间,但各种类型感染的好发时间不同。细菌感染是肺移植术后最常见的感染类型。细菌感染按照部位可分为血流、肺部、支气管和吻合口感染。病情最凶险、死亡率最高的是血流感染,主要包括导管相关性血流感染和肺部感染导致的血流感染。治疗上应监测痰培养和血培养,提高细菌检出率;根据药敏试验结果选择药物。肺移植术后真菌感染以曲霉感染为主,是术后早期常见并发症。治疗上使用卡泊芬净或米卡芬净预防感染。受者术后出现侵袭性感染,则改为伏立康唑治疗。肺移植术后病毒感染包括 CMV 感染、社区获得性呼吸道病毒感染等。

16. 肺移植手术的术后镇痛管理

肺移植术后患者疼痛剧烈,妨碍主动咳嗽及呼吸运动,不利于移植肺扩张,从而增加术后肺部并发症发生。常用术后镇痛策略包括患者自控静脉镇痛(patient-controlled intravenous analgesia,PCIA)、患者自控硬膜外镇痛(patient-controlled epidural analgesia,PCEA)、胸膜间阻滞、肋间阻滞(intercostal nerve block,ICB)、椎旁阻滞(paravertebral block,PVB)等。PCEA 作为多模式镇痛的一部分,是肺移植一种基本疼痛治疗手段。对于放置硬膜外导管的时机,目前意见不一。主张在患者术后放置硬膜外导管而不选择在术前放置主要出于以下考虑:①术中体外机械支持(ECMO 或 CPB)需要抗凝治疗时容易发生凝血功能障碍,发生硬膜外血肿的风险;②由于急诊需要迅速准备手术;③术后可能延迟拔管。而主张术前放置硬膜外导管则认为术前胸膜硬膜外置入可改善镇痛效果,而肺移植后的硬膜外血肿,麻痹或感染在内的不良事件发病率不会增加。随着 ERAS 在肺移植术后的开展,患者自控静脉镇痛(PCIA)是目前常用的肺移植术后镇痛方法,其他镇痛方法还包括胸膜间阻滞、肋间阻滞(ICB)、椎旁阻滞(PVB)等。尘肺患者多为年轻患者,且在术式选择上以双肺移植较多,手术创伤大、对疼痛应激明显,必要时可采用多模式镇痛的方式。

17. 肺移植手术后患者行非胸科手术麻醉时的注意事项

肺移植患者在康复出院后,与其他免疫系统受损的患者一样,可能会接受与肺部疾病无关的其他各种手术,但很少会出现麻醉方面的相关问题。应注意的是术前如果存在二氧化碳蓄积的患者,术后对二氧化碳刺激的反应迟钝可能持续存在。

影响肺移植术后远期生存的主要因素为闭塞性细支气管炎,其病理过程以渐进性的小气道狭窄为主要特征,因而肺移植术后患者在早期恢复阶段行其他手术时一定要注意是否存在这种现象。其他有关肺移植术后患者围术期注意事项的区分则取决于患者接受的是单肺移植还是双肺移植。

(胡春晓)

第六节　肺灌洗术的麻醉

【知识点】

1. 全肺灌洗的适应证
2. 肺泡蛋白沉着症的病理和临床表现
3. 全肺灌洗前的评估
4. 全肺灌洗的主要步骤和麻醉关注点
5. 全肺灌洗的麻醉选择
6. 全肺灌洗的术中监测
7. 全肺灌洗结束后的拔管指征
8. 全肺灌洗后的主要并发症及处理

【案例】

患者女,46 岁。拟行全肺灌洗。现爬 2 层楼后即感气急不适,偶伴有胸痛、咳嗽,痰白黏稠。肺部 CT 示两肺多发模糊影,考虑肺泡蛋白沉着症可能。动脉血气示:pH 7.43,$PaCO_2$ 33mmHg,PaO_2 64mmHg,SaO_2 93%。

肺功能:轻度限制性通气功能障碍,弥散功能受损。气管镜检查示:各气管支气管通畅,于右中肺内侧段灌入生理盐水回收液浑浊,呈乳白色。灌洗液 PAS 染(+)。

【疾病的基础知识】

1. 全肺灌洗及其适应证

全肺灌洗(whole lung lavage)多次被用于治疗肺泡蛋白沉着症。全肺灌洗和支气管肺泡灌洗不同,后者是在纤维支气管镜下对某一个或几个肺段进行灌洗并获得灌洗标本,因此是一项诊断技术;而全肺灌洗则是对一侧全肺使用 10L 以上的生理盐水进行灌洗的治疗方法,既可仅灌洗一侧肺,也可同时进行双肺顺序灌洗。

全肺灌洗是对存在中至重度症状和低氧血症的肺泡蛋白沉着症最广为接受且有效的治疗方法。在组织学确诊后拟行全肺灌洗的患者需符合以下指标中的一项:①静息 $PaO_2<65mmHg$;②静息肺泡-动脉氧(A-aO_2)分

压差≥40mmHg,肺内分流>10%～12%;③静息或运动后严重呼吸困难和低氧血症。此外,全肺灌洗还可治疗其他各种肺部病理状态,包括肺囊性纤维化、哮喘、慢性阻塞性肺疾病、放射性粉尘吸入、肺泡微结石症,类脂性肺炎或外源性类脂性肺炎以及硅肺病。当患者有活动性的细菌性肺炎时不适合做全肺灌洗,因为有可能导致脓毒血症和脓毒性休克。

2. 肺泡蛋白沉着症

肺泡蛋白沉着症(pulmonary alveolar proteinosis,PAP)是一种罕见的疾病,病因不明,病史多变。表面活性物质的脂蛋白在肺泡积聚后产生严重的肺泡-毛细血管阻塞,继而患者会出现活动后呼吸困难和低氧血症。

PAP可分为3种形式:原发性、继发性和先天性。PAP的原发性(特发性)形式最常见,占所有病例的90%以上,往往发生在成年期,并且具有自身免疫源性。疾病的发生与机体产生可中和血液中粒细胞-巨噬细胞集落刺激因子(GM-CSF)的自身抗体有关。其次,由于抗GM-CSF抗体的存在,肺局部GM-CSF活性降低,引起肺泡巨噬细胞功能障碍,从而导致肺泡表面活性物质过多和沉积。

继发性PAP发生在成年期,在其他情况下发生,可分为两个亚类。一类是全身性炎症性疾病或恶性疾病,另一类是特定的外源性暴露,如暴露于高浓度的无机粉尘(如二氧化硅、铝、钛、水泥和木材)或烟雾(氯、气体、汽油、塑料)中。继发性PAP可能与GM-CSF相对缺乏及相关的巨噬细胞功能障碍有关。

先天性PAP通常出现在新生儿期,是由非常罕见的基因突变引起的。此突变与表面活性剂受体基因或*GM-CSF*基因有关。这种形式很少见,但通常非常严重,新生儿呼吸窘迫综合征是先天性PAP的表现形式。

在成年人中,该疾病的发病年龄为30～50岁,男女之比为2:1。PAP的主要症状是进行性呼吸困难和劳累性低氧血症,可持续数月甚至数年。呼吸困难是最常见的症状。然而,约有三分之一的患者无症状,临床表现仅为非剧烈的咳嗽、疲劳、体重减轻和低烧。虽然PAP可自发缓解,但是PAP的治疗决定取决于疾病的进展和呼吸功能损伤的程度。自1965年Ramirez引入全肺灌洗以来,PAP的预后已大大改善。

胸部X线检查典型的表现是在肺中下部或上部的双侧对称性肺泡影,分布于肺门周围,呈"蝴蝶"样图案。胸部高分辨率CT常显示磨玻璃样不透光区,以均匀分布为主;还可以观察到典型的多边形状小叶内结构和小叶间隔增厚,形成"铺路石"样图案。

肺功能测定常显示一氧化碳弥散量(DLco)降低,可单独出现,也可伴有限制性通气功能障碍,表现为肺总量和肺活量降低。DLco的下降程度与限制性通气障碍的严重程度不成比例,而与疾病严重程度相关的其他指标(如症状和PaO_2)密切相关。动脉血气分析显示轻至中度低氧血症,若吸入100%O_2时肺泡-动脉氧分压差和肺内分流增加。

肺活检获得典型的组织病理是诊断PAP的金标准,但现在大多数PAP病例已经无需胸腔镜辅助的外科肺活检。结合临床表现、影像学检查和PAP特征性的支气管肺泡灌洗液进行综合诊断;必要时还可使用纤维支气管镜经支气管肺部活检。

【术前评估与准备】

3. 全肺灌洗的术前评估

(1)复习病史,进行体格检查以发现与疾病相关的体征。根据本节案例患者的主要症状为爬2层楼后即感气急不适,偶伴有胸痛、咳嗽,痰白黏稠。符合肺部存在慢行病变及肺功能减退的临床表现。

(2)全肺灌洗术前应检查静态肺功能和心肺联合功能,并做动脉血气分析。术前心肺联合功能的检查有助于预估患者术中发生低氧血症的可能性,判断是否需要放置PAC导管或准备ECMO。因此,根据此患者的动脉血气示结果PaO_2 64mmHg,SaO_2 93%提示:低氧血症,氧合能力严重下降。

(3)气道评估放置左侧双腔管是否存在困难;根据胸部CT影像初步确定合适的双腔管大小。

4. 左、右两侧全肺灌洗患者单侧肺功能的判断

术前应认真阅读患者的高分辨率CT片以鉴别左右两侧肺受累的严重程度。在全身麻醉诱导结束,双腔管放置并定位和固定完成后即可开始顺序进行常规双肺通气和左、右肺分侧通气。在双肺通气和左、右肺分侧通气各5分钟后分别进行动脉血气分析,并根据PaO_2的高低判断究竟是左肺抑或右肺受累更重。一般首先灌洗受累更重的那一侧肺。

【术中管理】

5. 全肺灌洗术的麻醉方法和药物选择

全肺灌洗术均应选择全身麻醉。丙泊酚全静脉麻醉(total intravenous anesthesia,TIVA)具有较少抑制贫氧性肺血管收缩(HPV)机制;在反复需要确定双腔管位置并进行气道处理的手术中麻醉深度易于保持稳定及于术室麻醉气体污染少等优点,因此是全肺灌洗术首选的麻醉诱导和维持的方法。常用的全身麻醉药物有丙泊酚,阿片类药物和肌肉松弛药等。

6. 全肺灌洗术中监测

全肺灌洗的术中监测包括常规生命体征(12 导联心电图、SpO_2、体温和呼气末二氧化碳)和机械通气参数的监测。除此之外,还应常规监测有创动脉压和血气分析。有指征的患者还可放置肺动脉导管(PAC 导管或 Swan-Ganz 导管)以持续监测混合静脉血氧饱和度;在灌洗侧肺的血流量大,分流增加导致严重的低氧血症时,可在 X 线透视下将肺动脉导管送入灌洗侧的肺动脉,球囊充气以暂时阻断灌洗侧肺动脉,从而减少分流,达到缓解低氧血症的目的。如果患者有严重的肺动脉高压,借助 TEE 可评估患者的右心功能。

呼吸听诊、纤维支气管镜定位的动态检查、采用可视双腔支气管导管和机械通气参数的监测包括压力-容积环(pressure-volume loop),均有助于肺隔离的有效可靠,以避免双腔管移位后肺隔离失败导致灌洗液倒灌入通气侧肺。

7. 确保有效肺隔离的措施

全肺灌洗术需要严格的肺隔离。左侧双腔管易于定位和固定,放置后不易移位,是全肺灌注术首选的肺隔离方法。左侧双腔管的放置和定位方法详见肺部肿瘤切除术(第六章第一节)。除了常规使用小儿纤维支气管镜确认气囊充气前后左侧双腔管的位置外,还可以通过分别进行左和右侧支气管的漏气试验来确认肺隔离的效果。漏气试验就是将非通气一侧的导管放入生理盐水密闭杯中,同时将通气侧肺的压力保持在 40 ~ 50 cmH_2O,观察非通气侧导管是否有气泡溢出从而判断是否密闭良好。另一种判断是否存在漏气的方法是分别进行左肺和右肺的单肺通气,同时观察压力-容积(P-V)环是否闭合良好。防止因体位和振动所致的导管移位,防止肺水增加。

8. 全肺灌洗的具体步骤及操作要点

全肺灌洗的具体步骤和术中管理要点见表 6-6-1。

表 6-6-1　全肺灌洗的操作和麻醉管理

步骤	全肺灌洗的操作和麻醉管理
1	全身麻醉诱导和维持 Propofol TCI 后插入左侧双腔管或可视双腔,propofol TIVA 维持全身麻醉
2	灌洗前评估($FiO_2$100%) 常规双肺通气 5 分钟→监测 ABG 左肺通气 5 分钟→监测 ABG 右肺通气 5 分钟→监测 ABG
3	第一侧肺灌洗 首先对单肺通气时 PaO_2 比较低的那侧肺进行灌洗 多次(≥10 次)进行灌注/引流循环 第五次灌注/引流循环在侧卧位下完成(有潜在的通气侧肺被污染的风险) 第五次循环完成后的每一次循环在引流时对灌注侧肺采用手控通气,帮助排空肺泡内的灌洗液 引流液清澈后停止灌洗 使用柔软的吸痰管和纤维支气管镜吸引
4	恢复/肺休息 保护性双肺通气:VT 6~8ml/kg,PEEP 7~12cmH_2O,FiO_2<60%(如果可以耐受) 液体平衡,必要时给予利尿剂 覆盖保温毯 此阶段时长:30~45 分钟

续表

步骤	全肺灌洗的操作和麻醉管理
5	准备第二侧肺灌洗(FiO$_2$100%) 已灌洗肺进行单肺通气 5 分钟→监测 ABG 　①如果 PaO$_2$>70mmHg,继续进行第二侧肺灌洗 　②如果 PaO$_2$<70mmHg,考虑辅助措施(iNO,肺动脉导管);PaO$_2$>70mmHg 后通知可以开始第二侧肺 　　灌洗
6	第二侧肺灌洗 　步骤同第一侧肺灌洗
7	灌洗结束阶段 　更换气管导管 　使用柔软的吸痰管和纤维支气管镜吸引
8	苏醒阶段 　在 PACU 内保护性肺通气 1 小时;必要时可延长至 2~4 小时 　ABG 和 X 线胸片检查 　苏醒后拔除气管导管
9	观察阶段 　在监测单元内 24 小时 　ABG 和 X 线胸片评估 　必要时进行无创正压通气(NPPV)

9. 全肺灌洗装置患者的体位和灌注压力

全肺灌洗均采用自制的灌洗装置(图 6-6-1)。灌洗开始前应将 15~20L 生理盐水加温至 37℃,灌洗液悬挂于盐水架上比灌洗侧的腋中线高出约 30cm。患者于仰卧位下开始灌洗,将加温后的灌洗液灌注入肺,每次 0.8~1.5L,用时 2~5 分钟;接着叩击胸部 4~5 分钟后将患者置于头低脚高位,利用重力使灌洗液自然流入引流瓶中。在灌注液引流出将近 500ml 时将呼吸囊连接到双腔管上手动给灌洗侧肺做 5 次人工呼吸可以提高灌洗效率。虽然各个患者的病情和医师的临床实践均不相同,但灌洗液的总体积大约为 10~15L,分 10~15 次完成。

10. 完成一侧全肺灌洗后进行另一侧肺灌洗前应做的处理

当完成一侧的全肺灌洗后,要仔细地吸净灌洗液。在开始第二侧肺灌洗前,可安排 30~45 分钟的恢复/休息期。在恢复/休息期采用双肺保护性通气策略,潮气量(VT)6~8ml/kg,PEEP 7~12cmH$_2$O,RR 10~12 次/min。在此期间,可以静脉注射氢化可的松 0.1g+呋塞米 10mg,并注意保暖,以保持患者的体温≥36℃。根据动脉血气分析结果确定已被灌洗的肺能确保对侧肺灌洗所必需的氧合需求后再开始第二侧肺的灌洗。

11. 灌洗液渗漏的识别和处理

连续监测压力-容积环有助于判断是否存在灌洗侧肺的液体渗漏。在放置左侧双腔管后进行全肺灌洗时,左肺或右肺发生灌洗液泄漏的机制略有不同。右肺灌洗时液体泄漏,是由于灌注压力超过

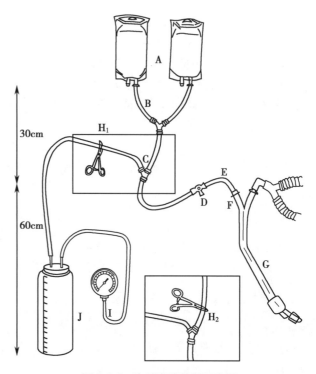

图 6-6-1　全肺灌洗装置示意图

A.生理盐水;B.膀胱灌洗引流皮条;C.Y 形接头;D.三通调节器;E.5.0mm 单腔气管导管;F.气管导管接头;G.双腔支气管导管;H$_1$.灌洗阶段夹闭引流管;H$_2$.引流阶段夹闭灌洗管;I.吸引器表头;J.吸引瓶。

左侧支气管套囊的封闭压,使灌洗液反流至通气侧肺(左肺)。而左肺灌注期间发生泄漏,既有可能是灌注压超过左侧支气管套囊的封闭压所致;也可能是左肺的灌注压力造成双腔管向近端移位(向外移位),泄漏的灌洗液从左肺流到气管内并最终流至通气侧肺(右肺)。

灌洗过程中如遇气道压骤增、通气侧肺闻及湿啰音或压力-容积环发生变化,要排除是否有灌洗液泄漏至通气侧肺。此时,首先应停止灌洗并及时抽吸排水;然后使用纤维支气管镜重新确认双腔管的位置,判断是否有灌洗液的泄漏。在重新开始灌洗之前,还应评估通气侧肺功能,以确保在随后的灌洗过程中通气侧肺能够提供足够的氧合。单侧全肺灌洗时,如发生灌洗液渗漏至非灌洗侧肺,术后应更换气管导管后继续机械通气,等待肺功能恢复后方能拔除气管导管。所以灌洗开始前应可靠地固定双腔管,同时在进行各项操作时保护好双腔管,避免因导管移位而造成灌洗液的渗漏。

12. 全肺灌洗术中低氧血症的预防

在全肺灌洗周期的不同阶段,动脉血氧分压可发生显著变化。PaO_2 在肺灌注/吸引周期的灌注结束时,此时由于灌注侧肺内压力增加及肺血流的自动调节机制,更多的血液分流至通气侧肺,使通气血流比例得到有效的改善。相反,在灌洗侧肺内的液体排空后,肺内和气道压力降低,灌洗侧肺的血流增加,通气血流比例失调加重导致 PaO_2 明显下降。因此,通气侧肺加用 PEEP 有助于改善灌注期的氧合;但在引流期反而可能使 PaO_2 降低。如果引流期 SpO_2 长时间低于80%时,使用以下措施:①吸入 NO;②利用肺动脉导管阻断灌洗侧肺动脉,减少肺内分流;③其他措施还有使用 V-V ECMO 或 CPB 等。

【术后管理】

13. 全肺灌洗结束后拔管时机及拔管的标准

规范的全肺灌洗术后应将双腔管更换成气管导管,并行纤维支气管镜检查,重点了解非灌洗侧肺是否有灌洗液渗漏。患者应在 PACU 继续机械通气支持直至呼吸功能恢复。

全肺灌洗术后拔除气管导管的指征与一般全身麻醉后的拔管指征并无差别,即要求患者完全清醒、生命体征平稳、自主呼吸恢复、肺泡通气量足以满足氧合和清除二氧化碳的要求,无残余肌肉松弛药作用,经过脱机试验后可拔除气管导管。

14. 全肺灌洗术后常见的并发症及处理

术后最常见的并发症是低氧血症和灌洗液从灌洗侧肺渗漏至非灌洗侧肺。预防和处理策略见术中管理。此外,少见的并发症有胸腔积液和气胸;因此在全肺灌注术毕应仔细做好胸部物理检查,必要时可以行胸部超声检查或拍摄 X 线胸片。必要时还应测评 Hb、白蛋白以及胶体渗透压的变化。应监测肺灌注液的出入量和引流液体的外观性状的基础上,给予糖皮质激素和呋塞米是有利于肺保护的。

(仓 静)

第七节 （支）气管镜检查术的麻醉

【知识点】

1. （支）气管镜检查术的定义、方法及特点

2. （支）气管镜检查术相关的呼吸道解剖及病理生理学基础

3. （支）气管镜检查术中的镇静/麻醉方式的选择

4. （支）气管镜检查术镇静/麻醉的适应证和禁忌证

5. （支）气管镜检查术镇静/麻醉的主要药物及选择

6. （支）气管镜检查术镇静/麻醉过程中患者的通气管理

7. （支）气管镜检查术镇静/麻醉中及苏醒期的监护

8. （支）气管镜检查术的常见并发症及其处理

【案例】

患者女,27岁。咳嗽、咳痰2年,诊断为肺结核,经抗结核治疗后仍有间断咳嗽,呼吸困难。CT 胸部平扫:右肺上叶支气管显示不清,中间支气管狭窄,右肺上叶不张,两肺下叶及右肺中叶多发结节斑片。支气管镜检

查:右主支气管开口几近闭合,管壁软化、塌陷,气管镜可进入,右上叶支气管开口消失,管腔轻度狭窄;左侧各级支气管通畅。拟行右主支气管狭窄球囊扩张术。

【疾病的基础知识】

1.（支）气管镜检查术及其特点、麻醉方式的选择

（支）气管镜检查术（bronchoscopy）是将细长的支气管镜经口或鼻置入患者的下呼吸道,即经过声门进入气管和支气管及其更远端,直接观察气管和支气管的病变,并根据病变进行相应的检查和治疗,详见表6-7-1。支气管镜包括可弯曲的柔性支气管镜和硬质支气管镜。硬质支气管镜检查是治疗气道疾病的宝贵工具,也是介入内镜医师的一项必不可少的技能。自从19世纪末引入以来,一直是处理中央气道阻塞、异物抽吸和大量咯血的重要技术。然而由于硬质支气管镜检查范围受限,且检查过程中会引起患者的强烈不适感,因而需要在全身麻醉下操作,目前在临床上更多地被柔性（支）气管镜所取代。

表6-7-1 （支）气管镜诊疗技术

诊断	治疗
经(支)气管镜检查	气道注药治疗
经(支)气管镜活检	气道内激光消融技术
经(支)气管镜支气管肺泡灌洗术	经支气管镜高频电切割及电凝治疗
经(支)气管镜防污染保护毛刷	经支气管镜支气管腔内的冷冻治疗
	经支气管镜(高压)球囊扩张术
	经支气管镜气道支架置入及取出术

（支）气管镜自1967年问世以来,在临床应用已有50多年的历史。在这短短的50年间,气管镜经历了高速的发展,从电子支气管镜、超声支气管镜到近年来兴起的电磁导航支气管镜（electromagnetic navigation bronchoscopy,ENB）,新技术日益成熟,并在临床上得到了广泛的应用。超声支气管镜（endobroncheal ultrasonography,EBUS）正在取代纵隔镜检查,并且与常规或导航支气管镜检查相结合现在已成为肺癌诊断和分期的首选方法。超声支气管镜引导下经支气管针吸活检术（endobronchial ultrasound guided tranbronchial needle aspiration,EBUS-TBNA）,已被国际肺癌指南推荐为肺癌分期的重要工具。导航支气管镜检查是一组类似的技术,结合了其他图像指导。这些可以是虚拟支气管镜检查,实时CT引导和辅助性外周支气管内超声检查。电磁引导与特定的导管和探针相结合,可以到达周围的肺部病变。ENB用体外电磁板来引导气管内带微传感器的探针进行穿刺活检,显著提高了肺外周病灶的定位诊断率。新技术的应用,使得很多疑难病例,可以在没有体表创伤的情况下,得到诊断和治疗,免除了患者开刀、手术之苦。

（支）气管镜可经口或经鼻入路进入口腔,通过声门后进入气管和支气管以及更远端。其操作简单,临床应用范围广,不仅能发现隐藏在气管、支气管及肺内深部的病变,对病变活检采样,进行细菌学、细胞学检查,还能在直视下行异物摘取、食管瘘修补,清除气道分泌物、支气管肺泡灌洗、治疗咯血,并能对某些病灶进行局部注药、冷冻治疗,对于气管、支气管狭窄的患者,还可在支气管镜直视下行球囊扩张术或气管内支架置入术。纤维支气管镜技术的发展,使以往只能在手术室中才能完成的某些肺部介入手术,可以在门诊实施,操作更加灵活简便。不仅节约了患者的就医成本,还缩短了其术后的恢复时间。同时,由于（支）气管镜检查技术的快速更新及治疗领域不断拓展,检查程序变得越来越复杂,治疗的时间也越来越长。支气管镜治疗的目的是缓解中央气道阻塞,治疗气管支气管缺损,如瘘和/或吻合口裂开（如肺移植后）,或支气管内治疗重症哮喘。中心气道阻塞可由多种原因引起:相对良性的病变如Wegner肉芽肿病（现在称为肉芽肿合并多血管炎）、气管切开或气管插管相关创伤并发症、或恶性肿瘤发展的结果。这些新技术通常需要比简单的支气管镜诊断性检查需要更长的操作时间,需要精确定位,并且通常需要使用具有复杂仪器的大直径（支）气管镜,对患者的刺激较大,对麻醉技术的需求更高,完善的无痛气管镜麻醉技术促进了多模态支气管镜诊疗的不断发展。

经支气管镜球囊扩张术主要用于中心气道狭窄的治疗。其原理是将球囊置于狭窄的气道,通过高压枪泵加压扩张球囊,使狭窄部位的气管全周产生多处纵向小裂伤,裂伤处被纤维组织填充,从而达到狭窄部位扩张的目的。很多结核患者由于气管、支气管内膜结核增生、气管壁软化,可造成气管支气管狭窄、通气困难,可采

用球囊扩张术扩张狭窄的气道,操作时间往往较长,每次治疗过程中需要反复扩张球囊多次,常需要30分钟至1小时或以上,局部麻醉患者难以耐受,本节案例患者采用喉罩置入、肌肉松弛全麻、接三通连接管、控制呼吸较为安全、便利,也可减少操作过程中反复呛咳造成结核菌的污染。

2. （支）气管镜相关的呼吸道解剖及病理生理学基础

（支）气管镜诊疗的径路贯穿整个呼吸道,当呼吸道(鼻、咽、喉、气管壁和隆突)上皮层内大量的感受器受到机械刺激时,便会通过广泛的神经联系进行传导,最终传入延髓的孤束核。延髓孤束核再向上、向下发出广泛联系,产生复杂的自主神经反应及神经-体液-内分泌-代谢反应。因此,行支气管镜诊疗时,患者产生的各种不适,可以从图6-7-1得到病理生理学上的解释。

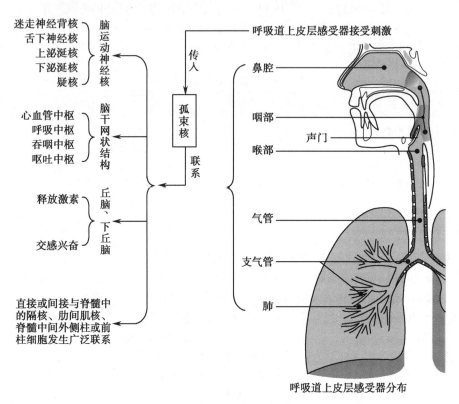

图 6-7-1　（支）气管镜检查时神经-体液反应示意图

（1）孤束核与脑神经运动核相联系:孤束核与迷走神经背核相联系,兴奋迷走神经,支配心肌和腺体做出相应的反射;联系上泌涎核,经面神经传出指令,联系下泌涎核,经舌咽神经传出指令,使其各自支配的泪腺、舌下腺、下颌下腺及腮腺分泌增加;孤束核与疑核相联系,传出指令后支配咽喉肌的运动。上述反射构成了行（支）气管镜诊疗时,患者流泪、鼻腔、口腔分泌物增加及容易发生喉痉挛的病理生理学基础。

（2）孤束核与脑干网状结构相联系:传出指令兴奋心血管运动中枢、呼吸中枢、吞咽中枢及呕吐中枢,构成了患者在检查中出现呼吸频率加快,恶心呕吐等不良反应的病理生理学基础。

（3）孤束核上行与丘脑、下丘脑相联系:丘脑、下丘脑通过直接或间接的作用增加各种激素的释放,包括催乳素、生长激素、甲状腺激素、皮质醇、醛固酮、抗利尿激素、催产素等;并可以引起交感神经兴奋,肾上腺髓质释放儿茶酚胺增加;激活肾素-血管紧张素系统,进一步加剧应激反应。临床上患者表现为心率加快,血压升高,情绪激动及恐惧感。

（4）孤束核下行直接或间接与脊髓发生广泛联系:经脊髓外周神经反射传出的指令,可能是构成（支）气管镜诊疗时,患者发生呛咳及体动的病理生理学基础。

由此可见,（支）气管镜检查术对患者产生的影响,是一系列剧烈的神经-体液-内分泌反应。是否有必要通过实施有效的麻醉来消除这些反应,成为了一个值得研究的课题。医学技术的发展,使（支）气管镜检查术的数量及复杂性都有了显著的提高。虽然（支）气管镜检查术的麻醉也在随之变化与更新,但检查中共用气道的情况,限制了麻醉的快速发展,对麻醉医师而言一直是一个挑战。

【术前评估与准备】

3. （支）气管镜检查术过程中的麻醉方式

目前临床上常用的（支）气管镜检查的麻醉方法大致可分为3种：局部表面麻醉、局部麻醉复合镇静麻醉和全身麻醉。局部麻醉相对最简单、短时间的诊断性气管镜操作主要以局部麻醉为主。在局部麻醉+镇静下，可以进行相对时间更长的（支）气管镜下诊疗操作。在全身麻醉辅助通气下，能够执行更复杂、更长时间、风险更大的手术。

（1）局部表面麻醉：良好的表面麻醉能够明显减轻患者痛苦，维持良好的血流动力学和呼吸功能，为诊疗操作者提供良好的操作条件，减少术中并发症发生。表面麻醉仅适用于患者耐受能力强且操作简单的（支）气管镜检查。

局部麻醉的方法也有多种，可以采用喷雾法、超声雾化吸入法、经（支）气管镜滴注、含漱法、环甲膜穿刺及喉上神经阻滞等等方法实施局部麻醉。

环甲膜穿刺法有发生出血、皮下气肿的风险，操作时会对患者造成不适，使患者难以接受，临床上很少用。喉上神经阻滞可以有效抑制咽喉部反射，降低心血管应激反应，但对麻醉操作者技术要求较高，术前行神经阻滞会加重患者的紧张和不适，临床应用也受到了限制。含漱法操作简单，患者易于接受。

采用局部麻醉的优点是简单易行，无需专门的麻醉设备，也不需要麻醉医师在场，经济便利。但缺点也很明显：①无法消除患者的紧张、焦虑和恐惧情绪；②检查和治疗时，患者的体动、呛咳和气管舒缩反应经常会影响操作，很容易造成气道黏膜损伤、水肿，甚至出血。损伤会厌和声门可能导致术后发声异常和呼吸困难，甚至引起哮喘发作，支气管痉挛等；③常会出现脉搏氧饱和度下降，心率、血压上升；年老体弱的患者常不能耐受缺氧和高血压升高，经常导致操作失败，患者由于烦躁、恐惧而拔出气管镜也时有发生；④另外，一些气管肿瘤或肺部重症的患者无法平卧，也为气管镜的检查和治疗造成了极大的困难。因此，不仅是患者，临床上各相关科室的医护人员也都对（支）气管镜的麻醉提出了更高的要求。

（2）局部麻醉复合镇静麻醉：由于局部麻醉在具体操作中的诸多问题，局部麻醉复合不同程度的镇静麻醉开始在临床中广泛应用。轻度镇静，即复合使用小剂量苯二氮䓬类和阿片类药物，从而达到减轻患者的焦虑情绪和适当镇痛的目的，丙泊酚、右美托咪定、瑞芬太尼等麻醉药物也逐渐用于气管镜诊疗的镇静。

镇静药物的使用可以大大减少患者的不适感，降低应激反应，还可保留自主呼吸。一些身体极度虚弱、不能耐受全麻的患者可以采用这种方法。另外，由于喉罩和气管内插管的管口内径不足以同时置入支架释放器和（支）气管镜，一些气管肿瘤需要（支）气管镜下置入支架的患者也可以选用这种方法。

需要注意的是，镇静药物的使用同时带来了呼吸抑制、通气不足的风险，按照镇静深度可以分为轻、中、重，到一定的镇静深度实际上也就是全身麻醉，轻、中、重度镇静没有明确的分界线，需要个体化考虑，既要达到足够的镇静深度，以保证气管镜诊疗操作的顺利进行和舒适度，也要尽量避免镇静过深导致呼吸抑制、造成通气不足和缺氧，两者之间往往难以找到平衡点，对麻醉医师的麻醉管理技术和个体化用药要求较高。另外也难以完全避免操作过程中体动、呛咳、支气管痉挛等情况，给（支）气管镜诊疗操作带来一定的不便和风险。

（3）全身麻醉：对于局部麻醉及镇静不便完成的（支）气管镜诊疗操作，以及麻醉深度和舒适度、操作便利性都更可以充分保障的方法，还是全身麻醉，全身麻醉的药物可以和一般手术麻醉相同，关键是做好气道管理，常用全麻药物和气道管理方法见后。良好的气道管理可以充分维持患者的通气和氧合，且减少甚至消除因刺激引起的呛咳和体动，从而提高了患者的舒适和安全度。但需要专业的麻醉医师、护士、相关麻醉设备以及麻醉后恢复室，费用相对高些。

4. （支）气管镜检查术的镇静/麻醉的适应证和禁忌证

（1）适应证

1）需要进行（支）气管镜检查术的患者自愿接受麻醉或镇静。

2）对（支）气管镜检查术具有焦虑情绪的患者。

3）操作程序复杂的气管镜检查术，操作时间较长，刺激性较大，如经（支）气管镜热消融技术（包括电烧灼、激光、氩等离子体凝固、微波等）、硬质气气管镜诊疗技术、（支）气管镜电磁导航活检术等。

（2）禁忌证

1）患有常规（支）气管镜操作禁忌证者，如肺功能严重不全者、严重的上腔静脉阻塞综合征等。

2）ASA V级的患者。

3）合并其他可能威胁生命的循环与呼吸系统疾病,如恶性心律失常、不稳定心绞痛、新近发生的急性心肌梗死以及哮喘急性发作等。

4）明显出血倾向者。

5）饱胃或胃肠道梗阻伴有胃内容物潴留者。

6）对镇静/麻醉药物过敏及其他严重麻醉风险者。

（3）相对禁忌证

1）明确困难气道的患者如张口障碍、颈颏颌部活动受限、强直性脊柱炎、颞颌关节炎、气管部分狭窄等气道难以控制的患者。

2）严重的神经系统疾病者,如脑卒中、偏瘫、惊厥、癫痫等。

3）对气道严重狭窄、活动性出血、异物梗阻等紧急气道患者,应按紧急手术麻醉原则处理,在严格履行知情同意的前提下,实施急救。

5.（支）气管镜检查术的镇静/麻醉的主要药物及选择

（1）局部麻醉用药:临床上常用的局部麻醉用药包括可卡因、丁卡因、苯佐卡因及利多卡因。其中,利多卡因是目前纤维支气管镜检查中首选的局部麻醉用药。可用的局部麻醉药物有丁卡因、利多卡因,目前最常用的主要是利多卡因溶剂及利多卡因气雾剂。

利多卡因是酰胺类局部麻醉药,其通过阻断神经细胞膜上的电压门控性 Na^+ 通道,减少细胞膜处的钠离子内流,从而影响动作电位并产生传导阻滞,最终起到局部麻醉的作用。其优点在于穿透力强,弥散范围广,起效快,维持时间较长,毒性较低。（支）气管镜检查时,局部应用利多卡因,可以有效地降低咽喉部和气管内感受器的敏感性,降低声门的紧张性,使（支）气管镜更易通过声门,减轻患者因不适产生的呛咳、憋气、异物感,提升患者对整个检查的耐受度。

（2）镇静、全麻药物:（支）气管镜检查中常用的静脉麻醉药物主要包括镇静类药物、镇痛类药物、肌肉松弛药及其他辅助用药。镇静类药物临床上常用的是苯二氮䓬类和非巴比妥类。镇痛类药物常与镇静类药物联合应用,发挥其镇咳及协同镇静的作用。

1）咪达唑仑:咪达唑仑是一种作用时间相对较短的苯二氮䓬类中枢神经抑制剂,具有镇静、催眠、抗焦虑、抗惊厥的作用。其作用机制是与中枢苯二氮䓬类受体结合,促进脑内抑制性神经递质 γ-氨基丁酸合成（gamma-aminobutyric acid,GABA）,阻断脑内神经传导,起到中枢抑制作用。小剂量使用咪达唑仑可引起潮气量下降,大剂量使用时会引起呼吸抑制,气管镜检查使用剂量较大时可能会增加发生低氧血症的风险。

2）七氟烷:由于气道是开放的,一般成人气管镜诊疗不用吸入麻醉药,但对于不合作的小儿可采取七氟烷吸入诱导,可经面罩吸入8%七氟烷,麻醉诱导后在开放静脉。

3）丙泊酚:丙泊酚是一种短效的静脉麻醉药,其起效迅速,代谢快,苏醒快,已被广泛应用于（支）气管镜检查术的麻醉中。丙泊酚主要激活下丘脑视前区腹外侧核（ventrolateral preoptic nucleus,VLPO）内促睡眠的去甲肾上腺素抑制性神经元的前突触,减少释放 γ-氨基丁酸合成（GABA）的频率,从而导致意识消失,发挥麻醉作用。研究发现,当使用丙泊酚时,患者对镇静、焦虑、操作耐受性、咳嗽和窒息等感觉有所改善。丙泊酚在（支）气管镜检查中越来越常见,因为具有"健忘"的特性,与其他药物如咪达唑仑相比,异丙酚的起效更快,恢复时间也更快。用作镇静剂的单一疗法不会产生镇痛作用,因此丙泊酚通常与阿片类药物合用。静脉注射丙泊酚过量,可导致血压下降,呼吸抑制,甚至呼吸暂停,丙泊酚的静脉注射痛也是其常见的不良反应之一。近年来采用靶控输注方式静脉注射丙泊酚,在（支）气管镜检查的过程中,维持其相对平稳的血浆药物浓度,大大减少了各类不良反应的发生。

4）右美托咪定:在（支）气管镜检查术中用于镇静的相对较新的药物是右美托咪定。右美托咪定是一种选择性 $α_2$ 受体激动药,可减少中枢交感神经的兴奋性递质释放,发挥抗焦虑、镇静和镇痛的作用。右美托咪定的优势在于其可以让患者产生自然非动眼睡眠,使机体唤醒系统在一定范围内仍然存在。但单独应用麻醉剂量的右美托咪定,其代谢时间长,苏醒慢,通过抑制交感神经,还会导致心动过缓。因而在纤维支气管镜检查中,常常与丙泊酚小剂量联合应用维持术中麻醉。一项前瞻性随机试验评估了右美托咪定与咪达唑仑镇静剂的耐受性和镇静效果,发现右美托咪定的缺氧率明显降低,心率和血压降低,患者不适感评分无明显差异。

5）氯胺酮:多应用于小儿（支）气管镜检查术麻醉中。具有镇静、镇痛的作用,是非竞争性 N-甲基-D-天冬氨酸(N-methyl-D-aspartic acid,NMDA)受体拮抗剂。氯胺酮应用于(支)气管镜检查术中,其优势在于能有效扩张支气管,但其使用时可产生剂量相关性的不良反应,产生幻觉、视觉模糊、谵妄等;还可导致呼吸道腺体和唾液腺分泌增加、心血管兴奋、引起苏醒延迟和苏醒期躁动。

6) 芬太尼:为强效麻醉镇痛药,其主要作用于中枢阿片类受体产生镇痛作用。应用于(支)气管镜检查术中,芬太尼的主要意义并不是镇痛,而是协助镇静,抑制术中呛咳反应。其主要的不良反应是呼吸抑制。

7) 舒芬太尼:为强效阿片类药物,跟芬太尼比较,其起效和降解时间更快,镇痛强度更高,且不容易引发呼吸抑制。舒芬太尼还可减少肾上腺髓质激素分泌,更有效的减轻(支)气管镜检查术中的应激反应。

8) 瑞芬太尼:与芬太尼和舒芬太尼相比,瑞芬太尼具有起效快、作用时间短、恢复迅速,且无蓄积作用、麻醉深度易控制等优点,成为了(支)气管镜检查术麻醉中最常用的阿片类药物。

9) 去极化肌肉松弛药:琥珀酰胆碱是临床上最常用的去极化肌肉松弛药,具有起效快、时效短、恢复快的优点,因此,非常适用于(支)气管镜检查术及短小手术中。但静脉注射琥珀酰胆碱可引起肌颤,导致术后肌痛;还可使血钾升高,严重时诱发心搏骤停;静脉注射琥珀酰胆碱有激发恶性高热的风险,使用时要掌握其禁忌证。

10) 非去极化肌肉松弛药:作用机制主要是竞争性阻滞神经肌肉接头处的 M 型乙酰胆碱受体,其优点在于诱导时无肌颤,不会引起术后肌痛。临床上常用药有罗库溴铵、阿曲库铵及顺式阿曲库铵。但相对于去极化肌肉松弛药而言,非去极化肌肉松弛药的作用时间较长,因而短小手术中不作为首选。

11) 瑞马唑仑:瑞马唑仑(CNS 7056)是一种目前最新型苯二氮䓬类药物,国内即将上市,具有起效快、维持和恢复时间短、无蓄积、代谢不依赖肝肾功能、无严重不良反应等特点,临床应用前景良好。瑞马唑仑(起效 1~3 分钟)具有 0.75 小时的终末半衰期,并可被肝脏羧酸酯酶-1 代谢为无活性代谢物,因此瑞马唑仑的半衰期远远短于咪达唑仑。Ⅱ期临床试验表明,与咪达唑仑相比,使用瑞马唑仑进行内镜检查可以提供足够的镇静深度,同时苏醒更快。指南建议对接受(支)气管镜检查的患者进行镇静。理想的镇静剂应易于使用,起效快,持续时间短,恢复快,认知能迅速恢复,并具有可预测的药代动力学/药效学和安全性。苯二氮䓬和阿片类药物具有一些这些特性,但也有一些限制,如长时间镇静和延长在特定人群中的住院时间。瑞马唑仑克服了这些局限性,可以滴定至适度的镇静深度和持续时间,具有良好的安全性。相对于目前常用的镇静药物咪达唑仑、瑞马唑仑在经(支)气管镜检查中较有效且安全地用于实现中度镇静,并且可能比咪达唑仑具有更短的起效时间和更快的神经精神功能恢复。该药物可由呼吸科介入专科医师使用,可以节约麻醉医师在(支)气管镜检查中参与的人力成本。

12) 其他辅助用药:阿托品是抗胆碱药物,术前给予阿托品,可以有效地抑制术中、术后腺体分泌,解除气道平滑肌痉挛。地塞米松是肾上腺皮质激素类药,其可增加机体对炎症的耐受性,降低机体对炎症的血管反应和细胞反应,有效地减轻术后咽喉部水肿。因此,在(支)气管镜检查术麻醉中,阿托品和地塞米松常常作为静脉辅助用药,发挥其相应的药理作用。

【术中管理】

6.（支）气管镜检查术镇静/麻醉过程中患者的通气管理

（支）气管镜检查术镇静/麻醉过程中常用的通气方法包括:①窒息氧合技术;②自主呼吸/自主呼吸+辅助通气;③控制通气:气管内导管/喉罩通气;④喷射通气:手工喷射通气/高频喷射通气。

（1）窒息氧合(apneic oxygenation)技术:窒息氧合是指在人体没有呼吸运动时,经气道给予高浓度的氧,可促进肺泡中氧的交换。2015 年的英国困难气道学会(Difficult Airway Society,DAS)指南中也提到窒息氧合技术可以用于高风险困难气道患者,以延长窒息时间窗。在无痛(支)气管镜中,患者通过鼻导管吸入高流量纯氧,使呼出气氧浓度达到 87%~90% 预氧合,然后再进行(支)气管镜操作。但对于长时间、复杂的(支)气管镜诊疗操作不适用。这种通气方法在现在的(支)气管镜检查气道管理中较少采用。

（2）自主呼吸/自主呼吸+辅助通气:经评估后怀疑或者已经存在困难气道以及不能耐受全身麻醉的患者,可以在保留自主呼吸的情况下配合镇静、镇痛进行无痛(支)气管镜操作。保留自主呼吸/自主呼吸+辅助通气是在全凭静脉麻醉下,用近似滴定法的方法来控制镇静的程度使患者保留自主呼吸,通过鼻咽导管、改良型面罩或者喉罩持续给氧(所有经鼻咽导管给氧的患者都要使用牙垫,改良型面罩有允许纤维支气管镜通过的孔)来增加吸入氧浓度和维持 SpO_2 不低于 90%。同时要良好的镇静和镇痛,理想的镇静状态是患者足以维持自主通气且具有起到保护性反射,可以配合和耐受(支)气管镜的操作。咪达唑仑、芬太尼、瑞芬太尼、氯胺酮、丙泊酚和右美托咪定等药物都可应用于保持自主呼吸的无痛(支)气管镜检查,选择药物的首要原则就是不影响自主呼吸,可以根据自主呼吸情况灵活选用一种多或多种药物。

保留自主呼吸情况下的操作容易发生呛咳、体动甚至误吸,且通气不足及肺顺应性下降的患者容易发生高碳酸血症和低氧血症。虽然在自主呼吸下辅助通气可以有效改善单纯自主呼吸时的并发症,但是对于长时间、复杂的(支)气管镜操作,保留自主呼吸/自主呼吸+辅助通气下的麻醉深度不易掌控,个体化要求较高,需要密切观察自主呼吸及通气情况,常常需要面罩人工辅助通气。

(3) 控制通气:在全身麻醉下控制通气的方法有两种,气管内导管(endotracheal tube,ETT)和喉罩通气(laryngeal mask airway,LMA)。

ETT 是全麻中最为常用的控制气道的方法。(支)气管镜要从气管导管中进去,应尽量选用较大口径的导管,成年人用的纤维支气管镜外径一般为 5~6mm,气管导管内径不能小于 8~8.5mm。但是气管中上段病变不适合使用 ETT,因为在中上段病变中导管置入较浅,导管易滑脱,但置入过深容易损伤病变;且 ETT 不能进行声门附近的检查和治疗。

LMA 在临床麻醉上应用十分广泛,在无痛(支)气管镜检查治疗中也发挥了重要的作用。LMA 可通过一个三通连接三个接头,分别可供(支)气管镜通过和连接呼吸回路及麻醉机,在一定程度上解决了麻醉和操作者共用气道的问题。除了上述的优点,喉罩下控制呼吸全身麻醉方法在(支)气管镜检查治疗中还有其他的优势,包括:①有效地控制气道;②不限制检查、治疗时间;③有效防止误吸;④能够维持适合的麻醉深度,减少体动、呛咳等并发症的发生;⑤苏醒后无咽部不适。喉罩下控制呼吸的全身麻醉方法是一种较理想的(支)气管镜检查治疗麻醉方法。

(4) 喷射通气:喷射通气(jet ventilation)是用小口径的导管在短时间内通过高压将气体喷射到开放的气道里。其优点是可以避免气管导管插入或喉罩通气占用(支)气管镜的操作空间,硬质(支)气管和柔性(支)气管镜诊疗操作均可应用。一般有两种喷射通气方法:手工喷射通气和高频喷射通气(HFJV)。手工喷射通气于 1967 年由 Sanders 首先报道应用于气管内手术,他用一个 16G 的针固定于支气管镜的远端进行间歇通气(频率 8 次/min,压力 350kPa),在保证氧供的同时无 CO_2 潴留,Sullivan M 等人发现呼吸频率一般要控制在 10~14 次/min。高频喷射通气(high frequency jet ventilation,HFJV)就是用仪器调定高于正常生理呼吸频率的频率(60~300 次/min)进行喷射通气,把气体送到手术区域附近的同时不需要麻醉医师来亲手操作,可以增加气体交换和降低最大肺泡膨胀压力。操作者只需要设定喷射压、呼吸频率和呼吸时间去维持合适的氧合。HFJV 和手工喷射通气相比较,麻醉医师的精力耗费更少。(支)气管镜诊疗采用喷射通气,一般采用将喷射导管置于声门下进行通气,借助鼻咽通气道也可采用声门上通气的方式。

但是喷射通气可能 CO_2 的排出存在问题,可能会出现高碳酸血症、缺氧、低血压等并发症,也有报道喷射通气会造成气压伤,少数情况下也会发生单纯性颈部气肿和张力性气胸,需要掌握适应证和防治并发症。同时,麻醉医师和纤维支气管镜操作者的密切配合也至关重要。

7.(支)气管镜检查术镇静/麻醉中及苏醒期的监护

(支)气管镜检查术镇静/麻醉中及苏醒期主要生命体征的监护和一般的手术麻醉要求基本相同。监测应包括心电图、呼吸、血压和脉搏血氧饱和度、呼气末二氧化碳分压;气管内插管(包括喉罩)全身麻醉宜常规监测呼气末二氧化碳分压。

(1) 呼吸监测:密切监测患者呼吸频率与呼吸幅度。

(2) 心电图监护:密切监测心率与心律的变化和异常。

(3) 血压监测:一般患者监测无创动脉血压(间隔 3~5 分钟)即可,但特殊患者(严重心肺疾病、循环不稳定)可进行有创动脉压监测。

(4) 脉搏血氧饱和度监测:在实施镇静/麻醉前即应监测患者血氧饱和度,并持续至完全清醒后。

(5) 呼气末二氧化碳分压监测:可通过鼻面罩、鼻咽通气道、喉罩或气管导管监测呼气末二氧化碳分压,并显示其图形的动态变化。但因气管镜诊疗操作及通气方式是开放的,呼气末二氧化碳描记图可能不规则,动态的观察有助于评估通气情况、反映循环功能和肺血流情况。

8.(支)气管镜检查术过程中常见的并发症和处理方法

麻醉并发症主要有呼吸抑制、喉、支气管痉挛、喉水肿、气道梗阻、心律失常和恶性高血压、出血等,与患者本身的因素、操作的因素等有关。如喉痉挛和支气管痉挛等,可能与气道的高反应性和气道内操作的刺激有关。局部麻醉可能降低喉痉挛的风险,气管镜检查术操作之前进行可充分的表面麻醉。机械或设备相关的并发症包括喉镜对牙齿或软组织的伤害。喷射通气,可能会导致气压伤(气胸,纵隔气肿)。充分的术前准备,与患者及操作医师的沟通和操作医师操作过程中的灵活性对减少麻醉并发症至关重要。在气管远端梗阻等高危气道病例中,需要计划其他通气和 ECMO 等保障方式。

(1)呼吸抑制、气道梗阻:呼吸抑制是镇静/麻醉以及(支)气管镜诊疗时最常见并发症,当呼吸暂停或呼吸频率及幅度减少或患者屏气时,可出现氧饱和度明显下降(<90%),此时应暂停操作,提高吸入氧浓度并采用面罩辅助呼吸或控制呼吸,待患者呼吸恢复正常,氧饱和度回升至90%再继续操作。也改为气管内插管或置入喉罩辅助呼吸、或控制呼吸下完成操作。

气管狭窄、存在压迫症状的等高危气道情况的病例,要注意镇静麻醉后气道梗阻是否会加重,术前需要做好充分的评估,提前做好各类气道工具,确保气道可控,保障安全。

(2)喉、支气管痉挛部分患者由于本身的基础疾病、存在自身气道高反应性的因素及浅麻醉下咽喉部的操作刺激等、可造成气管或支气管痉挛。良好的表面麻醉效果与适当的镇静/麻醉深度可减少喉、支气管痉挛的发生。如发生严重喉、支气管痉挛,应立即停止所有诊疗,并充分清除气道分泌物。轻度支气管痉挛时,可面罩加压给氧,给予支气管舒张剂和/或静脉注射糖皮质激素;严重支气管痉挛时,可给予肌肉松弛药、必要时气管内插管并控制通气,同时给予支气管舒张剂和/或静脉注射糖皮质激素。

(3)反流误吸:镇静状态下,患者咽喉反射被抑制,口腔内分泌物可能误吸入气管。胃液及胃内容物可能反流到呼吸道,造成吸入性肺炎。因此,必须严格禁食禁饮,防止反流误吸。一旦发生呕吐,立即使患者采取侧卧位,叩拍背部,及时清理口咽部的呕吐物,观察生命体征,特别是氧合状态,必要时插入气管内导管并在(支)气管镜下行气管内冲洗及吸引。

(4)心血管并发症:患者本身的基础疾病、(支)气管镜诊疗操作、镇静/麻醉深度不合适等因素可能造成患者心率与血压剧烈波动,甚至出现心律失常。因此应加强监测,并及时发现和处理相关并发症。

(5)出血、大咯血:出血多由诊疗操作造成气道损伤所致,轻者可不必特别处理,气管镜下吸引清除积血即可,出血较多者可(支)气管镜下局部给予止血药物或压迫止血,可调整患者体位为患侧卧位、提高吸氧浓度。如大量出血严重时非常危急,如出现难以控制的大咯血、可进行支气管插管隔离双肺,必要时介入治疗或手术治疗。

(6)气道灼伤:气道灼伤多由气道内着火所致,多在高浓度氧气下应用电刀或激光引燃气管内导管所致,主要在于预防。发生气道内着火时,应立即停止所有气体,移走气管镜设备,注入生理盐水。确认火焰熄灭后可使用面罩重新建立通气。此时应检查气管导管,评估是否有碎片残留于气道内,可考虑用(支)气管镜检查气道,清除异物,评估伤情,以确定后续处理。

（吕　欣）

第八节　重症肌无力手术的麻醉

【知识点】

1. 重症肌无力的临床特点
2. 重症肌无力的发病机制
3. 重症肌无力的临床治疗方法
4. 重症肌无力的分型标准
5. 重症肌无力手术的麻醉与镇静特点
6. 重症肌无力手术的术前评估
7. 重症肌无力手术的术中管理
8. 重症肌无力手术的术后注意要点

【案例】

患者女,22岁,体重54kg,身高160cm。有6年重症肌无力病史,表现为双侧上睑下垂、复视和间歇性吞咽困难。她6年前在某医院神经内科被诊断为重症肌无力。否认呼吸急促、构音困难和疲劳。计算机断层扫描显示胸腺增生。通过口服溴吡斯的明60mg q.i.d. 治疗,病情得到了控制。患者因无法忍受长期使用溴吡斯的明,决定接受手术。术前肺功能测试和其他实验室评估均无异常,准备于近日行择期胸腺切除术。

【疾病的基础知识】

1. **重症肌无力的临床特点**

重症肌无力（myasthenia gravis, MG）是一种神经肌肉接头传递障碍的获得性自身免疫性疾病。主要临床表现为骨骼肌极易疲劳，活动后症状加重，休息和应用胆碱酯酶抑制剂治疗后症状明显减轻。MG 的发病率为（0.5~5）/10 万，患病率为 10/10 万。任何年龄组均可发病，但 20~40 岁和 40~60 岁为两个发病年龄高峰，前者女性多于男性，后者男性多见。年龄大者易伴有胸腺瘤。大多数患者起病隐袭，偶有急性起病，进展较快，病程长短不一，可数月、数年甚至数十年。部分患者发病后 2~3 年可自然缓解。仅表现为眼外肌麻痹者病程可持续 3 年左右，且多数不发展至全身肌肉。

2. **重症肌无力的发病机制**

MG 的确切病因目前尚不清楚。但已知是一种自身免疫性疾病，其发病机制为：在补体参与下，体内产生的乙酰胆碱受体（acetylcholine receptor, AChR）抗体与突触后膜的烟碱型乙酰胆碱受体（nAChR）产生免疫应答，使 nAChR 受到破坏，以致不能产生足够的终板电位，突触后膜传递障碍而产生肌无力。病变部位在神经-肌肉接头的突触后膜，该膜上的 AChR 受到损害后，受体数目减少。大量临床资料表明 AChR 抗体与胸腺有一定的关系，目前认为胸腺是产生 AChR 抗体的部位。

AChR 抗体可能通过以下机制导致 MG 症状。

（1）改变乙酰胆碱与 AChR 结合的离子通道。

（2）封闭乙酰胆碱与 AChR 的结合。

（3）加速 AChR 的降解。

（4）补体介导性溶解作用。

3. **重症肌无力的临床治疗方法**

（1）胆碱酯酶抑制剂：对症治疗，主要是改善症状。常用的有溴吡斯的明和溴化新斯的明。

（2）肾上腺皮质激素：可抑制自身免疫反应，其主要通过抑制 AChR 抗体生成，达到治疗效果。适用于各种类型的重症肌无力。

（3）免疫抑制治疗：适用于对肾上腺皮质激素不能应用、不耐受或治疗不佳者。

（4）血浆置换：适用于肌无力危象和难治性重症肌无力。

（5）静脉注射免疫球蛋白。

（6）胸腺切除术（thymectomy）：主要用于伴有胸腺肿瘤、胸腺增生、药物治疗困难者。对于 18 岁以下，既无肿瘤或增生，且病情不严重者，不采用手术治疗。70% 的患者胸腺切除后会好转或治愈，但部分患者治疗后，效果不佳，甚至加重，因此还需继续应用药物治疗。

（7）肌无力危象（myasthenia crisis）处理：一旦发生呼吸肌瘫痪，应立即进行气管插管或切开。肌无力危象者应加大新斯的明用量；胆碱能危象和反拗危象出现时应暂停抗胆碱酯酶药物的应用，观察一段时间后再恢复应用抗胆碱酯酶药物，同时进行对症治疗。不管何种危象，基本处理原则均包括：保持呼吸道通畅，吸痰防止窒息；积极控制肺部感染；肾上腺皮质激素治疗。

4. **重症肌无力患者的分型标准**

根据骨骼肌受累的范围和病情的严重程度，至今仍采用 Osserman 分型法。

（1）成年型

Ⅰ型：单纯眼肌型，占 15%~20%。病变仅限于眼外肌，表现为上睑下垂和复视。

Ⅱa 型：轻度全身型，占 30%。病情进展缓慢，且较轻，无危象出现，对药物治疗有效。

Ⅱb 型：中度全身型，占 25%。严重肌无力伴延髓肌受累，但无危象出现，对药物治疗欠佳。

Ⅲ型：即急性进展型，占 15%。发病急，常在首次症状出现数周内发展至延髓肌、肢带肌、躯干肌和呼吸肌，伴重症肌无力危象，需做气管切开，死亡率高。

Ⅳ型：为晚发全身肌无力型，占 10%。由上述 Ⅰ、Ⅱ型发展而来，症状同Ⅲ型，常合并胸腺瘤，死亡率高。

Ⅴ型：较早伴有明显的肌萎缩表现者。

（2）儿童型：约占我国 MG 患者的 20%，大多数患儿仅限于眼外肌麻痹，双眼睑下垂可交替出现。约 1/4 病例可自然缓解，仅少数病例累及全身骨骼肌。

（3）新生儿型：女性患者所生婴儿中，约有 10% 因母体 AChR 抗体 IgG 经胎盘传给胎儿而致肌无力。婴儿表现为哭声低、吸吮无力、肌张力低和动作减少。经治疗多在 1 周~3 个月内痊愈。

（4）先天性重症肌无力：出生后短期内出现肌无力，可以是单纯的眼外肌麻痹，也可伴有全身肌无力。对抗胆碱酯酶药物治疗效果欠佳，但病情发展缓慢，可长期存活。可有明确的家族史。

（5）少年型：指 14~18 岁之间起病的 MG，多为单纯眼外肌麻痹，部分伴吞咽困难及四肢无力。

本节案例患者虽有 MG 病史 6 年，但病情进展缓慢，且较轻；无危象出现，且对药物治疗有效，故临床分型为成人 Ⅱa 型。

5. **重症肌无力患者接受麻醉与镇静的特点**

约 15% 的 MG 患者伴有胸腺瘤。胸腺瘤以手术切除为主，且胸腔镜微创入路已成为 MG 患者的首选。MG 患者在患病期间也会接受其他各种类型的手术。因疾病本身特点，MG 患者有较高的麻醉风险，且围术期相关并发症发生率高，但各种麻醉方法均已成功应用。

仔细的术前评估对保证 MG 患者安全至关重要。麻醉医师关注的重点是尽量减少 MG 患者呼吸肌无力，降低术后发生呼吸衰竭的风险。神经肌肉阻滞剂（neuromuscular blocker，NMBA）、抗生素、阿片类药物和抗焦虑药等均可加重 MG 患者的肌无力，围术期应谨慎使用。手术本身也可能加重肌无力症状，择期手术应安排在疾病已获得良好的控制时。对于手术室外进行的仅接受局部麻醉或镇静的小手术，应尽量安排在上午进行。酰胺类局部麻醉药被认为是安全的。由于 MG 患者对呼吸抑制剂异常敏感，镇静麻醉时应避免使用苯二氮䓬类和阿片类药物。氧化亚氮作为对呼吸抑制影响最小的吸入麻醉药，用于镇静可有效降低 MG 患者产生的与外科手术相关的情绪压力。应尽量减少全身给药和给药剂量。呼吸抑制是与镇静相关的常见不良反应，在 MG 患者中可能更甚。因此，密切观察 MG 患者围术期呼吸抑制情况，避免引发肌无力危象。

【术前评估与准备】

6. **重症肌无力对呼吸功能的影响**

（1）MG 累及口咽肌则出现连续咀嚼无力、进食时间长；说话带鼻音、饮水呛咳、吞咽困难。

（2）MG 累及胸锁乳突肌和斜方肌则出现颈软、抬头困难、转颈、耸肩无力。

（3）MG 累及延髓时，咽喉部肌肉无力可导致构音困难，咀嚼和吞咽困难，清除分泌物困难或误吸。

（4）呼吸肌受累出现呼吸困难者为重症肌无力危象，是本病直接致死的原因。

通常在术前用于确定 MG 患者术后发生呼吸衰竭风险程度的 Leventha 标准包括：①MG 疾病持续时间为 6 年或更长；②伴发慢性呼吸系统疾病；③每日溴吡斯的明剂量大于 750mg；④肺活量≤2.9L。

本节案例患者虽已出现间歇性吞咽困难，但术前肺功能测试未见异常，呼吸肌累及较轻，围术期发生呼吸系统并发症的风险相对较低，但仍需警惕，且术前告知患者及患者家属围术期可能出现的呼吸相关并发症。若患者术前已有呼吸系统或延髓受累，应进行肺功能检查，并告知患者术后存在长期接受机械通气的风险。

7. **重症肌无力患者的围术期用药特点**

有研究认为，手术当日停用乙酰胆碱酯酶抑制剂的患者有可能发展为呼吸应激。因此，本节案例患者的抗胆碱酯酶药物应服用至术前，以避免术后呼吸窘迫。在择期手术前应将抗胆碱酯酶药调整至最佳合适剂量，其原则为以最小的有效量的抗胆碱酯酶药物维持足够的通气量和咳嗽、吞咽能力。如果停药 1~3 天而症状不明显加重则更好。如停药后病情加重，应迅速予以抗胆碱酯酶药，观察对药物的反应性，这对判断术中和术后用药有很大的价值。长期使用皮质类固醇进行免疫抑制治疗的 MG 患者术前不能停用。呼吸肌与口咽肌无力的患者术前应静脉给予免疫球蛋白或接受血浆置换疗法。

麻醉前慎用阿片类、苯二氮䓬类等有呼吸抑制作用的药物。可术前使用阿托品或东莨菪碱抑制呼吸道分泌物、预防抗胆碱酯酶药物不良反应，但剂量宜小，以免过量造成呼吸道分泌物黏稠或掩盖胆碱能危象的症状。

本节案例患者目前口服溴吡斯的明 60mg q.i.d. 治疗，剂量适宜，病情稳定，药物应服用至术前，且麻醉前避免使用镇静药物。

8. **重症肌无力手术围术期可能出现的并发症**

MG 患者反流误吸风险增加，术前给予甲氧氯普胺或 H_2 受体拮抗剂或质子泵抑制剂可能降低误吸风险，必要时诱导前放置胃管进行充分吸引。快速顺序诱导也可降低反流误吸风险。而对于因 MG 行胸腺切除术的患者围术期诱发肌无力危象的风险更高,并可能需要术后长期机械通气。术前还要告知患者和亲属,手术和麻醉后可能会加重肌无力症状,但疾病通常会恢复到基线水平。如果是择期手术,手术的最佳时期是在患者接受最少药物治疗的稳定阶段。

【术中管理】

9. 重症肌无力患者麻醉药物的选择

除 NMBA 需谨慎外,常规的麻醉药物均可用于 MG 患者。

麻醉性镇痛药都有呼吸抑制作用,应慎用。当需要静脉诱导时,麻醉剂如异丙酚、氯胺酮、依托咪酯和巴比妥类药物被证明是安全的。MG 患者对挥发性麻醉剂的松弛作用更为敏感,这降低了对 NMBA 的需求。吸入麻醉药的神经肌肉接头阻滞强度依次为异氟烷>七氟烷>恩氟烷>地氟烷>氟烷>氧化亚氮,高浓度吸入可加重肌无力的程度,若与静脉麻醉药复合使用,起效所需的吸入浓度可明显降低。

10. 重症肌无力患者对肌肉松弛药敏感的机制

所有 NMBA 的结构都与乙酰胆碱的结构相关,为季铵类化合物。因此神经肌肉接头部位的 AChR 能吸引这些药物。去极化 NMBA 琥珀酰胆碱,为烟碱样胆碱受体激动剂,由两分子乙酰胆碱组成。和乙酰胆碱一样,在神经肌肉接头处竞争性与 AChR 结合,造成运动终板去极化,肌肉收缩,之后运动终板失活,肌肉弛缓性瘫痪。非去极化 NMBA 竞争性结合 AChR 的 α 亚基,抑制刺激传导,使肌肉松弛。MG 为自身免疫性疾病,有作用于 AChR 的抗体,使 MG 患者的受体下调。在 AChR 减少的情况下,则表现为对去极化 NMBA 作用不敏感,而对非去极化 NMBA 敏感性增强。

在手术结束时,试图使用新斯的明等抗胆碱酯酶药逆转残余肌肉松弛可能是不成功的,因为乙酰胆碱酯酶已经被患者术前服用的抗胆碱酯酶药物抑制了。有些研究认为,短效神经肌肉阻滞罗库溴铵和舒更葡糖钠(sugammadex)的逆转可能是较好的选择。

本节案例患者长期服用抗胆碱酯酶药物治疗,术中使用 NMBA 可能出现对肌肉松弛拮抗剂不敏感、阻滞时间延长或术后长时间无力等。因此,术中应在周围神经刺激器(peripheral nerve stimulator,PNS)监测的基础上精确使用 NMBA。

11. 重症肌无力手术围术期可能加重重症肌无力的药物

除 NMBA 外,围术期常用药物对非 MG 患者的神经肌肉传递功能影响很小,但在 MG 患者中却意义很大。以围术期使用的抗生素、心血管药物和皮质类固醇最为显著。

抗生素影响神经肌肉传递功能的机制是复杂的。氨基糖苷类抗生素可通过一系列突触前和突触后机制损害神经肌肉接头传递,且呈剂量依赖性;而胆碱酯酶抑制剂和钙剂可部分逆转氨基糖苷类药物产生的影响。体外研究表明,包括四环素类、磺胺类、青霉素类和氟喹诺酮类在内的其他各种抗生素都可能加重 MG 患者的肌无力症状。如果 MG 患者围术期必须使用抗生素治疗,我们应该有所警惕并密切监测临床上可能出现的不良反应。

心血管药物如 β 肾上腺素受体拮抗剂、钙通道阻滞剂以及他汀类药物,都与 MG 患者肌无力增加有关。研究发现,β 受体拮抗剂呈剂量依赖性减弱大鼠骨骼肌神经肌肉传递,而其影响机制尚不清楚;其中普萘洛尔影响最大,阿替洛尔影响最小。研究表明,钙通道阻滞剂可能通过减少突触前乙酰胆碱释放影响神经肌肉传递;并通过抑制神经诱发的肌肉动作电位和抑制突触传递来增强 NMBA 的作用。他汀类药物与肌肉疼痛、加重肌肉疲劳、肌酐激酶升高和横纹肌溶解症有关,可使 MG 恶化。

皮质类固醇常被用于治疗 MG;然而,有延髓症状或严重虚弱的老年患者更容易因使用皮质类固醇而导致 MG 恶化。此外,利尿剂呋塞米使血钾降低,加重肌无力;低钠、低钙、高镁也可干扰乙酰胆碱释放。

12. 重症肌无力手术麻醉方式的选择

根据手术方式可采用局部麻醉、神经阻滞、椎管内麻醉、全身麻醉或复合麻醉。

行全身麻醉时,保护性气道反射都会丧失。诱导可采用静脉或吸入法,总的目标是尽量缩短患者无气道保护的时间。吸入风险增加的患者需采用快速顺序诱导并压迫环状软骨。行气管插管时可考虑清醒气管插管,并备有可视喉镜和纤维支气管镜及多种型号的气管导管在旁。在插管过程中,可联合局部麻醉保持自主呼吸,直到确定气管导管或其他呼吸道支持设备的位置放置正确。

椎管内麻醉具有减少药物用量的优点,而硬膜外麻醉技术更利于控制阻滞平面,并可避免术后疼痛管理中对阿片类药物的需要。但硬膜外镇痛产生的高脊髓水平阻滞会损害患者的呼吸功能,增加术后机械通气的风险。建议麻醉医师避免行肋间肌神经阻滞,以减少呼吸肌无力的风险。

MG 患者在妊娠后 3 个月和产后早期可能发生肌无力加重,孕妇首选硬膜外麻醉。因硬膜外麻醉可避免全麻相关的呼吸抑制和 NMBA 带来的影响。但阻滞平面过高时也会导致通气不足。MG 患者娩出的婴儿可能在出生后 1~3 周内出现短暂的肌无力,这是由于母体 AChR 抗体跨胎盘转移至胎儿体内所致。

本节案例患者行胸腺切除术需在全麻下进行,诱导时除了丙泊酚或七氟烷等常规麻醉诱导药物外,可给予小剂量短效非去极化 NMBA 以辅助气管插管,确保患者不动,改善手术暴露等。但术中需同时行 PNS 监测以精确肌肉松弛药用量。PNS 监测在此类患者的应用可以:①指导个体化用药;②科学合理用药;③监测术后肌肉松弛残余;④指导拔管时机。从而可以提高此类患者的麻醉手术安全性。

【术后管理】

13. 重症肌无力术后拔管的指征

MG 患者有很高的呼吸衰竭风险,因此,在拔管前必须严格评估自主呼吸恢复情况。MG 患者的拔管标准与标准拔管标准相似,包括患者的基线意识水平和呼吸状态,潮气量 $\geq 5ml/kg$,自主呼吸情况下 $EtCO_2 \leq 50mmHg$,且 $SpO_2 \geq 90\%$。

神经肌肉监测更具特异性和客观性,能更好地检测残余肌肉松弛或肌肉松弛拮抗剂逆转情况。手术结束后可通过 PNS 监测四个成串刺激(train of four stimulation,TOF),确保拔管前肌肉松弛达到完全恢复,即 TOF>90%。若肌力恢复正常,则术后肺部并发症的发生率与接受类似手术的非肌无力患者相似。

14. 重症肌无力术后镇痛的注意事项

对此类患者来说,术后疼痛管理也是很重要的。因为疼痛应激可能引发肌无力危象甚至被收入 ICU。硬膜外或周围神经区域镇痛是不错的选择,这样患者就可以避免因全身使用阿片类药物引起的对呼吸和胃肠功能的不利影响。MG 患者胃肠功能恢复越快,药物治疗也就恢复越快。如果需要静脉/肌内注射阿片类药物,应使用小剂量、短效的阿片类药物,且避免长期用药。非甾体抗炎药可以减少 MG 患者对阿片类药物的需求。

15. 重症肌无力患者术后的注意事项

鉴于术后需继续使用抗胆碱酯酶药物治疗,呼吸道分泌物可能增多,对于 MG 病史长、术前即有呼吸功能不全、服用抗胆碱酯酶药物剂量较大者,术后宜保留气管导管,以便随时清理气道内分泌物、充分供氧和呼吸机辅助呼吸。但应严格无菌操作,以防肺部继发感染。

术后处理的重点是排痰及呼吸支持,应持续监测呼吸功能,间断行血气分析。呼吸功能异常时应首先查明原因,针对不同情况妥善处理,防止发生肌无力加重或胆碱能危象。

16. 围术期肌无力危象的危险因素及处理

围术期肌无力危象常发生在术后,其特点是肌肉无力加重,导致呼吸衰竭,需要气管内插管和机械通气。其常见诱因包括生理应激源、睡眠不足、手术、疼痛、过低或过高温、吸入性肺炎、感染和对手术的恐惧等情绪应激。术前血清抗 AChR 抗体水平>100nmol/L 和术中失血量>1 000ml 也被认为是术后肌无力危象的危险因素。任何原因不明的呼吸衰竭患者均应怀疑是否存在肌无力危象。

发生 MG 危象应首先诊断明确是哪种类型,必要时可用依酚氯铵试验以助鉴别:注射后 1 分钟内震颤者为胆碱能危象,无反应者为反拗危象。发生危象者呼吸道分泌物较多,必要时采用气管切开,利于排痰。

(1)肌无力危象:立即予以新斯的明 1mg 肌内注射,如症状不能控制则加用类固醇激素,采用短期大剂量疗法,停用激素应逐渐减量,以防症状反跳。如呼吸道分泌物过多,出现毒蕈碱样中毒症状,可用阿托品拮抗。

(2)胆碱能危象:此时应立即停用胆碱酯酶抑制剂,静脉注射阿托品 1~2mg,每 30 分钟重复一次,直至出现轻度阿托品样中毒。解磷定能恢复胆碱酯酶活性,并对抗胆碱酯酶抑制剂的烟碱样作用,故可同时静滴,直至肌肉松弛,肌力恢复。

(3)反拗危象:主要是对症治疗,纠正通气不足。

(孙 莉)

第九节　气道肿瘤手术的麻醉

【知识点】

1. 气道肿瘤的类型、临床表现及手术方式的选择原则
2. 气道肿瘤对呼吸系统的影响
3. 气道肿瘤手术的术前评估及准备
4. 气道肿瘤手术麻醉诱导方式及气道管理原则
5. 气道肿瘤手术中困难气道处理原则与措施
6. 气道肿瘤患者气管切开选择原则
7. 气道肿瘤手术中紧急情况(如低氧血症、高气道阻力)的处理原则
8. 气道肿瘤手术后拔管指征
9. 气道肿瘤手术后支气管痉挛及哮喘的避免

【案例】

患者女,43 岁。因呼吸困难 1 个月余,加重 6 小时入院。既往无其他病史及手术史。纤维支气管镜检查提示:声门下 5cm 可见新生物,质脆,表面充血,管腔堵塞 90%,镜身未通过。患者目前端坐呼吸,不能平躺,血压为 120/75mmHg,呼吸频率为 45 次/min,心率为 105 次/min。临床诊断:气管中上段新生物,气管狭窄Ⅲ级。

【疾病的基础知识】

1. 气道肿瘤的流行病学

在成年人中,大约 90% 的原发性气道肿瘤是恶性的,而在儿童中,这一比例为 10%~30%。每年 10 万人中约有 0.1 人患气道恶性肿瘤,约占呼吸道全部肿瘤的 0.2%,约占全部恶性肿瘤的 0.02%~0.04%。喉癌和支气管癌的发病率分别是气道肿瘤的 40 倍和 400 倍。

2. 气道肿瘤及其类型和对应的手术方式

原发性气道肿瘤(airway tumor)是指发生于环状软骨下缘至隆突间的气管肿瘤和发生于左、右主支气管的肿瘤。原发性气道肿瘤分为良性肿瘤与恶性肿瘤两大类型。原发性气道良性肿瘤包括错构瘤、乳头状瘤、平滑肌瘤、软骨瘤、纤维瘤等;原发性气道恶性肿瘤以鳞状上皮细胞癌与囊性腺样癌多见,约占成人原发性气管肿瘤的三分之二;以及少见的类癌、黏液上皮样癌、软骨肉瘤等。继发性气道肿瘤是由喉、支气管、肺、甲状腺、食管、纵隔等处原发性恶性肿瘤侵入气管形成的。

对于体积较小的气道良性肿瘤,特别是根部有细蒂者,可在气管镜下电灼切除。其他手术方式包括直接切开气管切除肿瘤,或切除肿瘤的同时切除部分气管壁,再缝合气管缺损部位。

气道恶性肿瘤或者较大的良性肿瘤,则需切除病变段气管,并做气管重建术。晚期恶性气道肿瘤未能切除或者切除不彻底者,可按病理类型进行局部放疗或者化疗。

3. 气道肿瘤对呼吸系统的影响

无论是原发性气道还是继发性气道肿瘤均会造成主气道狭窄甚至堵塞,因此气道肿瘤会严重影响呼吸系统的功能。当肿瘤位于主气管且管腔阻塞达 50% 以上时,可导致吸气呼气阻力增加,患者即可出现气短、呼吸困难、喘鸣等。当肿瘤发生在左、右主支气管引起主支气管狭窄,可致患侧肺不张。

【术前评估与准备】

4. 气道肿瘤患者的术前评估及需要做的术前检查

麻醉前评估主要包括病史、体格检查及实验室检查。一般而言气管腔直径狭窄至 1cm 时,可出现喘鸣音,<1cm 时则呈现明显的呼吸困难,<0.5cm 时活动受限,并出现典型的三凹征。询问并观察患者排痰的困难程度、运动耐力、体位对呼吸的影响以及用力吸气和呼气时是否存在呼吸困难加重。术前需判断患者是否可疑困难气道,是否存在未控制的高血压、心律失常和心力衰竭等可能导致围术期严重心血管事件的情况,是否存在呼吸系统感染、肥胖、哮喘、吸烟等可能导致的围术期严重呼吸系统事件,是否有未禁食、胃肠道潴留、反流或梗阻等可能导致反流误吸的情况。术前肺功能检查,特别是流速-容积环有助于判断梗阻的位置及严重程度,但

部分患者因呼吸困难可能无法实施,可以通过血气分析获得相关的信息。明确气管狭窄的部位、性质、范围、程度和可能突发的气道梗阻是术前评估的重点。螺旋 CT 及计算机三维重建技术能更形象地了解气管的具体状况。(支)气管镜检查可以在直视下明确气管狭窄的长度、程度,以及肿物与气管壁的特点,是诊断气道病变的金标准,但对于气道严重梗阻,气管镜无法通过狭窄部位的患者,无法了解病变远端的气道情况,严重的气道阻塞患者行(支)气管镜检查后可能因局部水肿或气道受刺激增加气喘及呼吸困难。因此对于严重气道梗阻的患者,气管镜检查宜安排在术前准备就绪,在手术室内且在麻醉及外科医师到位后进行,一旦呼吸困难加剧可以紧急手术。麻醉医师应当参与手术计划的讨论,参与手术方式的制定。高位气管手术多采用颈横切口,主动脉弓上气管手术以胸骨正中切口,下端气管涉及隆突及支气管多采用右后外侧切口进胸。常见的手术方式有:气管壁的切除与修补、气管环形切除端端吻合术和隆突切除成形术。

5. **气道肿瘤患者术前用药的选择**

建议术前给予抗胆碱药物抑制呼吸道腺体分泌,保持良好的气道条件。如果患者配合良好,可以术前雾化吸入丁卡因或者利多卡因进行表面麻醉,便于维持稳定的血流动力学和呼吸功能,减少术中并发症的发生。右美托咪定具有明确的中枢抗交感作用,能有效抑制应激反应,维持血流动力学稳定,减轻插管反应,但因其镇静作用,应谨慎用药。

6. **气道肿瘤手术麻醉的诱导方式、气道管理方式及气管切开时机的选择**

根据气道肿瘤的位置、范围及性质采取不同的麻醉诱导方式。

(1)肿瘤或狭窄位于气管上段靠近声门、气管导管无法通过时,可以在局部麻醉和监护麻醉下由外科医师在狭窄部位以下行颈部气管切开,建立气道;也可以先吸入七氟醚,快速评估气道安全以后,在保留自主呼吸的情况下插入喉罩,然后行颈部气管切开,在狭窄部位以下建立气道,插入气管导管后拔除喉罩;如果瘤体较小且不易脱落,可以在纤维支气管镜引导下插入较细气管导管通过肿瘤。

(2)肿瘤或狭窄位于气管中段,如果肿瘤蒂较细,质地脆,易出血,可将导管留置狭窄部位上方;而对于瘤蒂粗、不易脱落、不易出血的肿瘤,可在纤维支气管镜引导下尝试将气管导管越过肿瘤,如不易越过,则将导管留置在肿瘤上方。

(3)肿瘤或狭窄位于气管下段靠近隆突,可将单腔气管导管置于肿瘤上方,评估过后如无困难,也可考虑纤维支气管镜引导将单腔气管导管插入一侧支气管。必要时可以进行术中单侧气管插管。

(4)紧急气管切开仅适用于肿瘤或狭窄位于气管上段靠近声门患者。当患者出现既不能插管也不能氧合时,如不立即处理将会出现严重缺氧,应立刻建立紧急有创气道。这项技术的成功运用取决于决定的时间、计划、准备及技术的掌握。充足的肌肉松弛有助于该技术的顺利完成。除气管切开外,其他可以选择的紧急通气方式包括环甲膜穿刺置管或经口气管导管的高频正压通气(HFPPV)、高频喷射通气(HFJV)及体外循环。

(5)如果患者呼吸困难严重,常规诱导风险极大及麻醉后气道情况无法判断,建议在局部麻醉下建立体外膜氧合保证患者的正常氧供。体外膜氧合开始后行麻醉诱导,经气管镜引导将气管导管放置在气管狭窄的上方,注意避免气道内出血。

7. **气道肿瘤合并困难气道的处理基本原则及措施**

气道管理不仅要求熟练掌握各种困难气道工具的使用,更重要的是要有冷静处理困难气道的正确思路。①麻醉与气道管理前对患者进行详尽的评估与充分的准备,对可疑困难气道患者建议使用辅助工具检查,在床旁或手术室内使用可视喉镜或可视插管软镜等工具进行评估,目的是最大限度地减少紧急气道,特别是既不能插管又不能氧合(CICO)情况的发生;②强调了处理困难气道前的准备,包括气道管理工具、患者的准备和寻求帮助;③强调预充氧合以及整个气道管理过程中通气的重要性,以维持氧合为第一要务;④每次操作前均应保证充分的肌肉松弛和麻醉深度;⑤严格控制操作次数;⑥及时识别和宣布气道处理遇到的困难或失败;⑦在保证氧合的基础上合理处理;⑧对麻醉科医师反复、定期、规范地进行培训。

【术中管理】

8. **气道肿瘤手术麻醉诱导的实施及插管方式**

气道肿瘤患者诱导前应对肿瘤位置、大小、致气管狭窄程度进行充分评估,同时了解患者术前心肺功能、肿瘤对呼吸的影响程度、有无强迫体位等,尽可能最大程度地减小患者有效通气前缺氧的可能性。

气道肿瘤位于气管上段时,若患者一般情况及心肺功能较好,无明显呼吸困难,气管狭窄程度小于50%,可予以静脉快诱导气管插管。气管插管应选择比最狭窄处直径小的气管导管,在纤维支气管镜引导下越过肿瘤,完成气管插管。若患者有明显呼吸困难,气管狭窄程度大于50%,主张保留自主呼吸,麻醉诱导可选用七氟烷或异氟烷等对气道刺激小的吸入性麻醉药,保留自主呼吸,充分进行表面麻醉或局部麻醉下于气管肿瘤远端进行气管切开,置入气管套管或气管导管完成有效通气。

肿瘤位于气管中下段时,若患者一般情况可,无呼吸困难、心肺功能异常时,可行快速诱导,将气管导管尖端插至肿瘤上方1~2cm处,术中离断气管后将另一根无菌气管导管插入下段支气管进行通气。待手术切除肿瘤完成气管吻合后,将台上气管导管撤去,使用经口气管插管越过气管吻合口进行通气。若患者呼吸困难严重、甚至端坐呼吸,保留自主呼吸进行插管也无法保证有效通气,应在局部麻醉下分离股动、静脉,在体外循环或ECMO支持下完成麻醉诱导或整个手术麻醉。术中劈开胸骨后,由手术医师将无菌气管导管插入支气管远端通气,吻合完成后,径口插入气管导管至吻合口上方。在建立有效通气后可根据患者病情逐步停机,以减少和预防体外循环等技术带来的相关并发症。

9. 气道肿瘤手术中的全麻维持

气道肿瘤手术全麻术中可选用全凭静脉麻醉维持,亦可选用静吸复合进行全麻维持。全凭静脉麻醉可选用丙泊酚复合瑞芬太尼等短效静脉麻醉药物,其最突出的优点是无须经气道给药,即使术中气道开放也无污染;但其缺点在于可控性相对较差、个体差异较大、药物代谢受肝肾功能影响等。静吸复合全麻维持,可选用对气道刺激相对较小的七氟烷、异氟烷复合瑞芬太尼、右美托咪定等药物,静吸复合全麻维持具有可控性好、长时间手术药物蓄积相对较少、药物代谢不依赖肝肾功能优点。

10. 气道肿瘤手术中肌肉松弛药的选择

气道肿瘤患者常因肿瘤大、气管狭窄严重且合并有插管困难甚至通气困难,故此类患者诱导时肌肉松弛药的选择应根据患者情况谨慎使用,尽可能选择起效快且较短效的肌肉松弛药物,必要时使用肌肉松弛拮抗剂。术中建立有效通气后可予以间断追加或持续静脉泵注肌肉松弛药物维持,以选用中、短时效非去极化肌肉松弛药为佳,有利于肌肉松弛程度的及时调节以及神经肌肉传导功能较快恢复。如患者合并肝肾功能受损,避免使用依赖肝肾代谢的肌肉松弛药物,可选用经Hofmann消除的阿曲库铵、顺式阿曲库铵等。

11. 气道肿瘤手术中的必要监测

气道肿瘤手术中除常规心电图(ECG)、脉搏氧饱和度(SpO_2)外,还必须持续监测有创动脉血压(IBP)、呼气末二氧化碳浓度($EtCO_2$)等,并间断监测动脉血气分析,术中呼气功能监测如测气道峰压(PAW)等、呼气末二氧化碳波形有助于监测单肺通气情况及是否发生气管导管(套管)移位等。

12. 气道肿瘤手术中可能会发生的紧急情况及处理措施

气道肿瘤患者需要保留自主呼吸进行清醒气管插管或气管切开时,可能因呛咳、躁动或呼吸困难出现肿瘤破裂出血,甚至脱落阻塞气道。因而需进行清醒气管插管或气管切开的患者,表面麻醉必须完善。可采取的措施包括预先雾化吸入丁卡因、利多卡因等局部麻醉药,或复合局部浸润麻醉、神经阻滞等方式进行镇痛,必要时在保证安全的前提下给予右美托咪定、咪达唑仑适当镇静。

由于手术中气管切开后台上置入的无菌气管导管不易固定,可能因手术操作的影响使导管发生位移或滑入一侧支气管,故术中应密切监测患者的脉搏氧饱和度(SpO_2)、$EtCO_2$及气道峰压(PAW),间断进行手法控制通气,了解呼吸阻力、判断气管导管位置及患者通气情况。

手术中术野内的血液可能经气管开口进入呼吸道,也可能因痰液及分泌物较多等原因影响患者有效通气,发生低氧血症或二氧化碳蓄积。因此,术中应注意及时吸除痰液,保证气道通畅,间断监测动脉血气分析,以了解患者通气氧合情况。

【术后管理】

13. 气道肿瘤患者拔管的时机及拔管的标准

气管导管的拔管是气道肿瘤手术麻醉过程中一个非常关键的阶段,其并发症可以导致非常严重的后果甚至致死。气道肿瘤患者行部分气管切除吻合术的术后拔管风险应该归类为"高风险"拔管,经受气道肿瘤手术的患者往往在术后因为各种固定装置导致气道操作困难或无法进行,如下颌骨金属丝固定、植入物固定和颈椎固定等使头颈部活动受限。这类患者要求平稳苏醒,避免呛咳和躁动。咳嗽和躁动可以使静脉压升高而形成血肿、气道受压和伤口开裂。理想的气管拔管方法应该是待患者自主呼吸完全恢复,在可控、分步且可逆的前提下拔除气管导管,小剂量的异丙酚和瑞芬太尼持续泵注可以辅助平稳拔管。如果考虑能安全拔管,清醒拔管或者其他高级技术可以克服绝大多数困难,如果考虑无法安全拔管,则应延迟拔管或实施气管切开。

14. 气道肿瘤手术后支气管痉挛及哮喘的避免

使用喉罩替换气管导管,可以建立一个生理稳定的非刺激性气道,并能阻止来自口腔的分泌物和血液对气道的污染,可以有效地降低吸烟、哮喘等其他气道高敏患者出现相关并发症的概率,该技术既可用于清醒拔管也可用于深麻醉拔管。足够的麻醉深度也是避免喉痉挛的关键。

15. 气道肿瘤手术后肺不张的避免

肺不张又称肺萎陷,是指一侧、一叶或一个肺段内部分或者完全肺体积缩小,呈萎陷无气体的状态。肺不张常常引起呼吸功能受损,严重影响生活质量,所以如何预防和避免术后肺不张尤为重要。气道肿瘤患者由于肿瘤造成管道狭窄是引起肺不张的重要原因。患者术前应戒烟2周以上,加强呼吸和肺功能锻炼,避免呼吸道感染,保持呼吸道通畅,进行肺康复锻炼并加强营养支持,必要的时候采取雾化吸入或者输注化痰药物治疗。其次气道肿瘤手术过程中加强吸引,尽量避免血液等液体进入气道,麻醉期间避免高浓度氧长时间吸入。麻醉复苏前充分吸引肺内残血或者痰液,充分手法肺复张。术后有效咳痰,应用化痰和消炎药物积极预防和治疗肺部感染。合理镇痛有助于患者术后咳嗽及有效通气,对预防肺不张有积极作用。

16. 气道肿瘤手术后随访及重点关注的方面

术后随访是加强手术患者术后安全管理,及时发现术后病情异常和麻醉并发症的重要措施。一般由实施麻醉的医师或者值班医师在24小时内进行随访,并进行记录。气道肿瘤患者术后气道管理难度较大、拔管指征较其他手术更为严格,应根据患者病情增加术后随访次数,并及时与手术医师沟通,积极参与患者术后治疗。随访内容包括患者基本生命体征及肌力情况,是否符合拔管指征,是否发生麻醉相关并发症等。重点关注患者呼吸系统情况,力求为患者减轻痛苦,及时排痰,平稳呼吸,加速患者肺功能恢复。

本节案例患者在充分评估之后,七氟醚麻醉诱导后,插入喉罩,保留自主呼吸,术中可视喉镜引导经鼻腔更换气管导管,术后充分镇痛、镇静,患者恢复良好。

(孙绪德)

第十节 哮喘和慢性阻塞性肺疾病患者的麻醉

【知识点】

1. 哮喘和慢性阻塞性肺疾病(COPD)的基本概念

2. 哮喘及COPD患者的肺功能及血气检查

3. 哮喘及COPD患者术前评估要点

4. 哮喘及COPD患者的药物治疗及各种药物的作用机制

5. 术后肺部并发症(PPC)的危险因素及降低术后PPC的措施

6. 哮喘及COPD患者麻醉方式及麻醉药物的选择

7. COPD患者的术中麻醉管理要点

8. 支气管痉挛的鉴别诊断和处理

9. 哮喘及COPD患者的术后拔管策略

10. 哮喘及COPD患者的术后镇痛策略

【案例】

患者男,71岁。因腹部隐痛1个月伴里急后重4天入院,肠镜诊断直肠恶性肿瘤。患者既往有慢性支气管炎、肺气肿10余年,平素规律吸入舒利迭及口服顺尔宁;既往有长期吸烟史,现已戒烟。患者目前病情稳定,静息状态下无呼吸困难,登楼3层以上出现气急。体格检查:T 37℃,P 75次/min,R 16次/min,BP 138/85mmHg;神情,气平,桶状胸,两肺听诊呼吸音低,未闻及明显干湿啰音。术前血气分析(FiO$_2$ 21%):pH 7.43,PaCO$_2$ 49mmHg,PaO$_2$ 66mmHg,HCO$_3^-$ 32mmol/L,BE 8,SaO$_2$ 93%。胸部CT:肺气肿,左上肺叶少许慢性炎症;肺功能:FVC 1.91L,FEV$_1$ 0.8L,FEV$_1$/FVC 41.8%,RV/TLC 55.1%,肺功能诊断重度阻塞为主混合通气功能障碍、一氧化碳弥散量重度降低;心脏超声示轻微三尖瓣反流,肺动脉收缩压48mmHg,EF 67%。呼吸科会诊意见:患者行腹部手术风险极大,术后可能出现拔管困难、严重肺部并发症。现目前患者拟行Dixon术。

【疾病的基础知识】

1. 慢性阻塞性肺疾病及慢性支气管炎、肺气肿的特点

慢性阻塞性肺疾病(chronic obstructive pulmonary disease,COPD)指一类疾病,包括肺气肿、慢性支气管炎和喘息性支气管炎。COPD 的特点是进行性、不可逆的气流受限,可伴有气道高反应性。气流受限可能来源于呼吸道弹性回缩力下降或小气道(或大气道或两者并存)的阻塞。主要症状包括咳嗽咳痰、呼吸困难以及气喘。

慢性支气管炎(chronic bronchitis)指气管、支气管黏膜及其周围组织的慢性非特异性炎症,临床上以咳嗽咳痰为主要症状或伴有喘息及反复感染的慢性过程为特征。根据咳嗽、咳痰或伴喘息,每年发病持续 3 个月,并且连续 2 年或以上,排除其他心、肺疾患(如肺结核、尘肺、支气管扩张、肺癌、肺脓肿、心功能不全等)之后,即可作出诊断。慢性支气管炎患者黏液腺增生,大量黏液潴留,黏膜及黏膜下层充血水肿。病情发展至晚期支气管周围组织纤维化,气道及支气管管腔狭窄。当病变蔓延至细支气管和肺泡壁,可发展成为肺气肿。

肺气肿(emphysema)指终末细支气管远端(呼吸细支气管、肺泡管、肺泡囊和肺泡)的弹性回缩力下降,过度膨胀、充气和肺容积增大,同时伴有气道周围肺泡壁的破坏。临床表现为在咳嗽咳痰的基础上出现逐渐加重的呼吸困难。

2. 支气管哮喘和喘息型支气管炎的特点

支气管哮喘(bronchial asthma)是气道的慢性变态反应性炎症性疾病,表现为广泛的、可逆性气道阻塞。典型的临床表现喘息症状的反复发作性、发病时肺部哮鸣音的弥漫性和气道阻塞的可逆性。诱发因素包括运动、接触皮屑或花粉、气管插管刺激等。治疗措施包括支气管扩张剂或免疫抑制剂。

喘息型支气管炎(asthmatic bronchitis)临床表现为气道阻塞、慢性咳嗽咳痰及发作性的支气管痉挛。可以由支气管哮喘和慢性支气管炎发展而来。支气管扩张剂的疗效较差,任何时候都有一定程度的气道阻塞。该疾病多见于老年患者,伴有慢性咳嗽、咳痰史,喘息常年存在,有加重期。体检可有肺气肿相关体征,两肺可闻及水泡音,部分喘息型支气管炎与支气管哮喘不易鉴别。

3. 哮喘及 COPD 的病因及其病理生理改变

哮喘的是一种变异源性疾病,病因很难明确。哮喘分为两类:过敏性(外源性)和特异性(内源性)。过敏性哮喘与过敏疾病的家族史和个人史相关,空气传播抗原的皮肤反应阳性,血浆中免疫球蛋白 E 的水平增高,免疫机制参与发病。特异性哮喘不以免疫机制为基础,可能与副交感神经功能异常有关。接触变应原、药物刺激、环境和空气污染、职业接触、感染、运动、情绪性应激是哮喘发作的诱因。

在内源性或外源性诱发刺激后,肥大细胞、嗜酸性粒细胞、淋巴细胞、上皮细胞和巨噬细胞被激活,释放不同的介质如白三烯、组胺、血小板活化因子、缓激肽等,导致气道平滑肌收缩、血管充血、毛细血管通透性增高(气道黏膜水肿)和稠厚的分泌物增多,从而诱发重度炎症反应。该级联反应的结果是气道直径变小、气道阻力增高、用力呼气容积和流速下降,肺过度扩张、呼吸做功增加。随着哮喘病程延长,气道阻塞的可逆性变小,气道重塑愈明显,呼气相为主的通气功能障碍可导致肺泡内气体滞留。肺泡长期过度膨胀,弹性降低,可发展为肺气肿,甚至肺源性心脏病。

COPD 的病因和机制尚未完全清楚,一般认为外因和内因两个方面。外因包括吸烟、感染、环境和空气污染、职业接触、寒冷及过敏;内因包括全身呼吸道局部免疫功能下降、自主神经功能失调、副交感神经反应增高。

COPD 患者气道和肺实质黏液分泌增多和纤毛功能失调,导致慢性咳嗽、咳痰。小气道炎症、纤维化使管腔狭窄、气流受限。小气道阻塞后出现气体陷闭,导致肺泡过度充气;过度充气使功能残气量增加、吸气量下降,引起呼吸困难和运动能力受限。过度充气在疾病早期即可出现,是引起活动后气促的主要原因。随着疾病进展,气道阻塞、肺实质和肺血管床的破坏加重,使肺通气和换气能力进一步下降,导致低氧血症及高碳酸血症。长期慢性缺氧可引起肺血管广泛收缩和肺动脉高压,肺血管内膜增生、纤维化和闭塞造成肺循环重构。COPD 后期出现肺动脉高压,进而发生为慢性肺源性心脏病及右心功能不全。慢性炎症反应的影响不仅局限于肺,亦产生全身不良效应。COPD 患者发生骨质疏松、抑郁、慢性贫血、代谢综合征及心血管疾病的风险增加。这些合并症均可影响 COPD 患者预后,应进行评估和恰当治疗。

4. 通过肺功能检查鉴别阻塞性肺部疾病和限制性肺部疾病

表 6-10-1 总结了两种肺部疾病的区别。在限制性肺部疾病(如肺纤维化或强直性脊柱炎),由于胸廓或肺的扩张受限,FVC 较低,而 FEV_1 常不成比例下降,因为气道阻力正常,因此 FEV_1/FVC% 正常或偏高。

表 6-10-1　阻塞性肺部疾病和限制性肺部疾病的区别

项目	阻塞性肺部疾病	限制性肺部疾病
潮气量	N 或 ↓	↓
肺总量	N 或 ↑	↓
残气量	↑	↓
FEV_1/FVC	↓	N 或 ↑
最大呼气中期流速	↓	N
最大通气量	↓	N 或 ↓

注:N 表示不变。

在阻塞性肺部疾病(如肺气肿),由于气道阻力增加,FEV_1/FVC 的比例显著下降。最大呼气中段流速(maximal mid-expiratory flow,MMEF)也常称为 $FEF_{25\%\sim75\%}$,是由 FVC 曲线计算得到的用力肺活量 25%~75% 的平均流量。与 FEV_1 不同,MMEF 和患者用力与否无关,在小气道梗阻时较早出现降低。最大通气量(MVV)是以最快的呼吸频率和尽可能深的呼吸幅度最大自主努力重复呼吸一分钟取得的通气量,阻塞性肺部疾病患者显著下降。由于肺内过度充气,肺总量(TLC)、残气量(RV)或功能残气量(FRC)在阻塞性肺部疾病患者中增加。

正常情况下,FEV_1/FVC 大于 80%,VC 也应超过预测值的 80%。预测值取决于体型、年龄和性别。

5. 流速-容积曲线的定义及绘制

流速-容积曲线(flow-volume curve)又称 F-V 曲线,为不同肺容积提供了流速的图形分析。要求受试者用力吸气至 TLC 位后,立即用力、快速、平稳均匀呼气直至 RV 位,总呼气时间应达 4 秒以上。在此过程中,将流速和容积描绘在 X-Y 轴上,X 轴代表肺容积,Y 轴代表最大呼气流速。随后立即进行最大吸气,尽可能迅速回复到 TLC(图 6-10-1)。

临床上常用 VC 50% 和 VC 25% 的呼气瞬时流速(V_{max50} 和 V_{max25})作为小气道阻塞的指标。正常患者50%VC 的呼气流速与潮气量中期吸气流速的比值接近1.0。在限制性肺部疾病如肺纤维化、脊柱侧弯的患者可见 FVC 下降,TLC 显著减少,$FEV_{25\%\sim75\%}$ 和潮气量中期吸气流速比值正常。在阻塞性肺部疾病患者中,峰呼气流速(PEF)、$FEV_{25\%\sim75\%}$ 和潮气量中期吸气流速比值降低,但 RV 增加,TLC 增加。

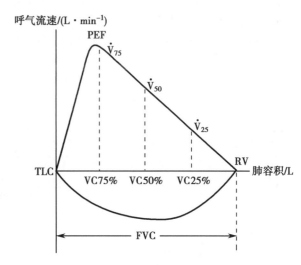

图 6-10-1　正常人的流速-容积曲线

6. 闭合容量和闭合容积的概念及正常值

闭合容量(closing capacity,CC)指肺主要部分的小气道开始关闭时的存留于肺内的气量。闭合容积(closing volume,CV)是指从 TLC 位一次呼气过程中,肺低垂部位小气道开始关闭时能继续呼出的气量,即气道开始关闭到最大呼气结束排出的气体量。CC 是 CV 和 RV 的总和。可以通过单次氮呼气试验测定。

正常人,CV 约为 VC 的 10%,约 400~500ml。CC 和 CV 随着年龄增加。CV 在小气道病变患者和长期吸烟者中增加。

7. 哮喘急性发作和 COPD 患者血气分析的常见表现

在哮喘发作时,低氧是最常见的表现,而单纯二氧化碳潴留的呼吸衰竭相对不常见,因为二氧化碳的弥散效能是氧气的 20 倍。在哮喘急性发作期间,绝大多数患者过度通气尽力克服气道梗阻和低氧,这将导致低二氧化碳和呼吸性碱中毒。二氧化碳潴留为晚期表现,提示严重和长时间的气道梗阻,如哮喘持续状态。

COPD 患者由于呼吸驱动的下降,缺氧的同时可出现二氧化碳水平增高。慢性 $PaCO_2$ 升高可以增加脑脊液 HCO_3^- 的水平。延髓呼吸中枢的化学感受器在持续高 CO_2 作用下重新调定,削弱了高 CO_2 水平对呼吸的驱动。因此这类患者的呼吸驱动依赖于氧分压。

【术前评估及准备】

8. **对 COPD 患者的术前评估及有帮助的辅助检查**

（1）白细胞和血红蛋白水平：白细胞上升提示有感染，而血红蛋白升高与慢性缺氧相关。

（2）电解质水平：当患者发生慢性呼吸性酸中毒时，碳酸氢根离子浓度随之升高缓冲过量的二氧化碳，出现代偿性代谢性碱中毒。低钾血症与长期使用 β 受体激动剂有关。

（3）影像学检查：胸片对诊断 COPD 的特异性不高，但在进行鉴别诊断以及确定有无其他合并症方面有重要作用，如呼吸系统合并症（肺纤维化、支气管扩张、胸膜疾病）、骨骼肌肉合并症（脊柱后凸）、心血管合并症（肺心病）等，围术期应常规检查。COPD 的典型胸片改变包括肺膨胀过度、肺透亮度增加和血管影减弱。CT 检查不作为 COPD 常规检查项目，但需对疑问病例进行鉴别诊断或对其他合并症进行确诊时有较高价值。

（4）心电图：可发现电压幅度减小，右房（Ⅱ导联与 V_1 导联的 P 波峰值）或右室（电轴右偏，V_6 导联的 R/S 比例小于 1，V_1 和 V_2 导联的 R 波增高，右束支传导阻滞）改变和心律失常。房性心律失常比较常见，特别是多源性房性心动过速和心房颤动。

（5）血气分析：了解有无低氧血症、高碳酸血症、电解质、酸碱平衡，是否存在机体代偿。

（6）肺功能测定：肺功能是判断气道阻塞和气流受限程度的主要客观指标，对明确 COPD 的诊断和严重程度、了解疾病进展状况、治疗的反应等都有重要意义。常规术前肺功能检查的价值尚存在争议。肺功能检查及动脉血气分析对肺叶切除术后评估肺功能有意义；但在非肺叶切除手术，这些检查不能有效预测术后肺部并发症发生的可能性。术前肺功能评价（包括咨询肺科医师或肺功能检查）的适应证包括：①吸入空气时存在低氧血症且原因不明；②既往未做肺疾病评估的患者，碳酸氢盐高于 33mmol/L 或 $PaCO_2$ 高于 50mmHg；③存在呼吸衰竭病史，且其致病因素持续存在；④由于存在呼吸性疾病而引起严重呼吸急促；⑤择期肺切除术；⑥从临床体征上难以评估肺功能；⑦需要鉴别呼吸功能不全的潜在病因；⑧需要确定患者对支气管扩张剂的反应；⑨可疑肺动脉高压。

（7）对晚期肺疾病患者应通过症状体征和超声心动图仔细评估右心室功能。

9. **增加患者术后肺部并发症及死亡率的因素**

患者因素、手术因素及麻醉因素均可以影响术后肺部并发症（postoperative pulmonary complication，PPC）的发生。表 6-10-2 总结了术后肺部并发症的相关危险因素。

表 6-10-2　术后肺部并发症的主要相关风险因素

类别		相关因素
患者因素	病史	年龄≥60 岁 ASA 分级≥Ⅱ级 充血性心力衰竭 COPD 病史 吸烟 认知功能减退 近期体重减轻（6 周内减轻 10%） 脑卒中病史 酒精滥用
	实验室检查	白蛋白<35g/L BUN>7.5mmol/L
手术因素		急诊手术 胸部、腹部、头颈部、神经外科、心脏大血管手术 手术时间延长（>2 小时） 输血
麻醉因素		全身麻醉或高平面椎管内麻醉 使用长效神经肌肉阻滞剂 术后疼痛 术后镇静过度或长期卧床 术后谵妄

对于术前已行肺功能检查的 COPD 患者,下列指标提示患者术后出现肺部并发症的风险较高,包括:FVC<预计值 50%,FEV_1<2L,FEV_1/FVC<50%,RV/TLC>预计值 50%,MVV<预计值 50%,$PaCO_2$>45~55mmHg。COPD 患者术后可出现低氧血症和急性高碳酸血症,肺部感染的风险较大,可能需要长时间的机械通气,以上均可导致重症监护及总住院时间延长,死亡率增加。

结合病史,本节案例患者高龄、既往有 COPD 病史、术前肺功能诊断为重度阻塞为主的混合通气功能障碍、体能评估<4MET、拟在全麻下行腹部大手术,这些因素均增加了该患者术后肺部并发症的风险。良好的术前准备、合适的麻醉方法以及术后镇痛策略对这类患者极为重要。

10. 麻醉和手术对肺功能的影响

患者从直立位变为平卧位即可出现 FRC 下降,麻醉可降低骨骼肌张力、改变胸廓形状和膈肌位置,从而使 FRC 进一步下降。不管是自主呼吸还是控制通气,全麻均可使 FRC 下降约 20%。麻醉降低肺的静态顺应性,增加气道阻力,特别是行机械通气时。麻醉期间由于 FRC 下降及 FiO_2 过高,可导致肺不张。全麻可导致小气道关闭,造成通气血流比例失调;吸入麻醉药物对缺氧性肺血管收缩的抑制,加重通气血流比例失调。上述这些因素均可增加术后肺不张、低通气、低氧血症的风险。上腹部手术和胸部手术对肺功能影响最大。

11. COPD 患者的常用药物治疗及各种药物的作用机制

表 6-10-3 总结了 COPD 患者的常用药物治疗及各种药物的作用机制。

表 6-10-3　COPD 患者常用药物治疗及各种药物的作用机制

分类	药物	作用机制
β 受体激动剂	沙丁胺醇、特布他林、非诺特洛、比托特罗	活化腺苷酸环化酶,增加 cAMP,降低支气管平滑肌张力
甲基黄嘌呤	氨茶碱	磷酸二酯酶抑制剂,增加 cAMP,增加内源性儿茶酚胺的活性,改善膈肌功能
糖皮质激素	甲泼尼龙、地塞米松、甲泼尼松、氢化可的松	抗炎和细胞膜稳定剂,抑制组胺释放,增强 β 受体激动剂作用
抗胆碱药	阿托品、格隆溴铵、异丙托溴铵	阻滞神经节后胆碱受体,减少 cGMP,松弛支气管平滑肌
抗过敏药	色甘酸钠	膜稳定剂,阻止肥大细胞脱颗粒
抗白三烯药	孟鲁司特钠	抑制白三烯的作用,抗炎

12. 对于合并 COPD 或哮喘的患者,降低术后并发症的必要术前准备

下列措施有助于降低术后呼吸系统并发症的发生。

(1)戒烟:术前戒烟 48 小时可降低血中碳氧血红蛋白水平,使氧离曲线右移,有利于组织利用氧。戒烟 4~6 周可降低术后肺部并发症的发生。戒烟 2~3 个月可改善纤毛功能,改善肺功能,减少痰的产生。

(2)营养支持治疗:COPD 患者因呼吸困难而做功较多,约 1/3 的患者合并某种程度的营养不良。这些患者需要加强营养支持,首选口服营养支持,目标是维持体重指数在 20~25kg/m²。

(3)湿化气道、胸部理疗改善排痰和支气管引流。

(4)术前康复训练:包括正确的咳嗽咳痰的方法、学会缩唇呼吸等,肺扩张锻炼(深呼吸锻炼、诱导性肺量计),并熟悉可能在术后使用的呼吸治疗设备。

(5)优化药物治疗,并持续用药至手术当天。

(6)识别并积极治疗肺部感染。

结合病史,本节案例患者虽然合并严重的慢性阻塞性肺疾病,但目前病情属于稳定期,没有肺部感染、支气管痉挛等临床表现,且直肠癌手术为限期手术,因此良好的术前准备,特别是术前呼吸功能锻炼有利于患者平稳度过手术期。

【术中管理】

13. 患者在麻醉诱导前哮喘发作时手术时机的选择

首先应给予治疗措施缓解哮喘发作。如患者行择期手术,应推迟手术对患者进行详细的再评估和完善的

术前准备,以减少术中术后呼吸系统并发症发生。如患者行急诊手术,应在积极治疗哮喘同时进行手术,在术中术后治疗措施应当继续。

14. 相比于全身麻醉,COPD 患者行局部麻醉的优缺点

局部麻醉包括椎管内麻醉和外周神经阻滞可以避免气管内插管刺激引起的支气管痉挛。然而,当椎管内麻醉阻滞平面超过 T_{10} 水平,腹部肌肉功能受损可影响咳嗽排痰功能,增加肺不张风险;而全身麻醉的优势在于气道的控制。高度的运动感觉阻滞还可产生深度焦虑进而诱导支气管痉挛。与全麻相比,在低平面椎管内麻醉下进行会阴部、下肢等手术,患者的呼吸系统并发症较少。臂丛阻滞有气胸及膈神经麻痹的风险,膈神经阻滞可降低 50% 的肺功能,因此 COPD 患者慎用可能阻滞膈神经的颈丛阻滞和肌间沟臂丛阻滞。此外,术中不适当的镇静同样可以影响呼吸功能。

作为多模式镇痛,区域阻滞可以提供良好的术后镇痛,显著减少全身阿片类药物的用量,有利于患者呼吸功能的恢复。

本节案例患者拟行的 Dixon 手术是腹部大手术,首选麻醉方案为全麻复合硬膜外阻滞。硬膜外阻滞既可以减少手术当中全身使用阿片类药物的用量,又可以在不影响呼吸功能前提下提供完善的术后镇痛。当然对于不适合行硬膜外阻滞的患者,全身麻醉或全麻合并神经阻滞仍是可以选择的麻醉方案。

15. 哮喘和 COPD 患者全麻诱导的策略,使用喉罩还是气管插管及诱导药物的选择

作为声门上气道,喉罩对气道刺激较小,似乎更适合气道高敏患者,因此对于没有反流误吸风险的哮喘患者,可以是理想的气道控制工具。而对于存在反流误吸风险的患者,经典喉罩并不合适,带胃管和大套囊的 LMA-ProSeal 可以降低胃充气和反流的风险。由于喉罩的封闭性较低,患者一旦出现支气管痉挛处理比较被动,因此应权衡利弊。

哮喘患者诱导期间的管理应包括 3 个方面:在置入喉镜或插管前抑制气道反射、松弛气道平滑肌、避免炎症介质释放。在麻醉诱导前可给予雾化吸入支气管扩张剂和糖皮质激素,该措施有助于降低气道的反应性。可考虑通过面罩给予氧气和强效吸入麻醉药如七氟醚、异氟醚或氟烷。异丙酚可成为血流动力学稳定的气道高反应患者的诱导选择,与硫喷妥钠和依托咪酯相比,异丙酚诱导呼吸阻力显著下降。依托咪酯不会抑制心肌功能,在危重患者可提供血流动力学稳定,但依托咪酯除不会引起组胺释放,并不能预防插管后支气管痉挛,这与异丙酚的保护作用相反。氯胺酮有支气管扩张作用,可作为发作性哮喘患者的理想诱导药物。静脉注射琥珀酰胆碱或其他肌肉松弛药维持适当的麻醉深度。插管前 1~2 分钟静脉注射 1mg/kg 的利多卡因,可以避免反射导致的支气管痉挛,小心气管内给予利多卡因可以抑制麻醉较浅导致的咳嗽反射。

16. 哮喘和 COPD 患者麻醉维持期间药物的选择

常规使用的静脉麻醉药物都可以安全使用于这类患者。氯胺酮具有拟交感的作用可以直接扩张支气管,但是它可以使分泌物增加。异丙酚具有潜在的支气管扩张作用,相比于硫喷妥钠和依托咪酯,插管后哮鸣音的发生率较低。依托咪酯不会抑制心肌功能,在重症患者可以提供稳定的血流动力学,不会引起组胺释放,可以安全的应用于哮喘患者。静脉给予利多卡因可以钝化气道反射。

所有的吸入麻醉药物均有支气管扩张作用。地氟醚具有气道刺激,但很少引起支气管痉挛,其优点在于停药后的快速苏醒。N_2O 可以增加闭合腔的体积,因而增加气胸的风险;此外还可以增加肺血管阻力和肺动脉压力,因此对于合并肺动脉高压或肺心病患者应禁用。

阿曲库铵可以引起组胺释放,应避免使用。琥珀酰胆碱也有组胺释放作用,但因为起效迅速,在快速顺序诱导时权衡利弊后仍是可以考虑使用。其他非去极化肌肉松弛药都可安全适用于这类患者。抗胆碱酯酶药物(新斯的明和依酚氯铵)理论上可以引起支气管痉挛,但实践中却罕有发生,可能与同时使用抗胆碱药物有关。

阿片类药物可以钝化气道的高反应性及加深麻醉。吗啡可以引起组胺释放,应慎用。水合吗啡、芬太尼、舒芬太尼、瑞芬太尼和阿芬太尼均不会引起组胺释放。但是术后阿片类药物过量或不足均会影响术后呼吸功能,应滴定使用。

17. 除标准监测外,COPD 患者术中肺功能及其他必要监测

术中应常规监测脉搏血氧饱和度和呼气末二氧化碳。由于 COPD 患者呼吸道无效腔容量增加,气管插管后应行动脉血气分析,以评价呼气末二氧化碳监测的准确性。

有条件时应监测压力-容积环。目前大多数呼吸参数监护设备均可监测静态或动态压力-容积环(P-V 曲线)。可以通过静态或动态 P-V 曲线获得内源性 PEEP 数值。测定静态 P-V 曲线一般需要通过气道闭合法或

低流速法,操作复杂不适于临床工作。而动态 P-V 曲线在临床工作中容易获得,一般认为动态 P-V 曲线的低位拐点+0.196kPa(2cmH₂O)与静态曲线获得的数值较为接近,可作为选择外源性 PEEP 的参考。

术中应根据患者和手术情况监测血流动力学指标和尿量,以指导循环和液体管理。建议行肌肉松弛监测,以指导肌肉松弛药的使用,减少术后肌肉松弛残留。长时间手术者应监测体温,以指导体温维护,避免低体温。

18. COPD 患者术中机械通气参数设定及肺通气保护策略

(1) 通气模式:COPD 患者在机械通气时跨肺压增加,这会导致回心血量降低。压力控制通气(pressure controlled ventilation,PCV)模式通过限制气道压力和气体流速,可获得更低的气道峰压和更好的通气-血流比,在 COPD 患者机械通气中具有一定的优势。为防止发生气压伤,一般需把气道压限制在 30cmH₂O 以下。

(2) 潮气量:对于非 COPD 患者,保护性通气策略推荐小潮气量(6~8ml/kg)机械通气。COPD 患者小气道在呼气期提前关闭,本身存在气体潴留;为了避免肺过度膨胀,需要设置更小的潮气量。

(3) 吸呼比:COPD 患者的气道阻力增加且呼出气流速率降低,可以适当延长呼气时间,例如降低呼吸频率并调整吸呼比为 1:3~1:4,以保障气体充分呼出。

(4) 呼气末正压:内源性呼气末正压(auto positive end-expiratory pressure,auto-PEEP)指没有呼吸机设定的外源性 PEEP 的情况下,气道压力在呼气末保持正压,通常是由于 COPD 患者小气道在呼气期提前关闭,导致气体潴留。给予适当的外源性 PEEP 可以推迟小气道关闭,改善肺动态顺应性。通常设置初始 PEEP 5cmH₂O。需注意的是,要根据压力-容积环等相关指标选择适宜的外源性 PEEP,过高的外源性 PEEP 会加重肺过度膨胀,影响血流动力学稳定和气体交换。

(5) 通气参数调节:COPD 患者术前多合并高碳酸血症。通气过度对 COPD 患者不利,因可导致呼吸性碱中毒,抑制自主呼吸,延长拔管时间。另一方面,通气设置中低气道压、低潮气量、长吸呼比可能导致通气不足而加重高碳酸血症。术中机械通气期间的目标是,动脉血二氧化碳分压(PaCO₂)需维持在术前基线水平。严重气流受限的 COPD 患者,可以接受容许性高碳酸血症(pH 7.20~7.25)。COPD 患者由于存在小气道阻塞,吸入氧浓度过高更容易发生肺不张。术中机械通气期间的吸入氧浓度不应超过 50%,一般为 40% 左右,目标动脉血氧分压维持在 120mmHg 水平以下。发生肺不张的患者,肺复张手法有助于恢复肺的膨胀,但需调节 PEEP 以避免再次发生肺萎陷。机械通气期间需根据脉搏血氧饱和度和动脉血气分析结果调整呼吸机参数。

19. 术中支气管痉挛的鉴别诊断及支气管痉挛的处理

术中出现支气管痉挛(bronchospasm)的鉴别诊断包括如下:①哮喘发作;②气管导管机械性阻塞,包括分泌物及扭曲;③过敏;④反流误吸;⑤支气管插管;⑥麻醉过浅;⑦肺水肿(包括心源性肺水肿或肺源性肺水肿);⑧气胸;⑨肺梗死。

一旦出现支气管痉挛,首先应加深麻醉,提高吸入氧浓度,并增加呼气时间。术中最常见的哮喘发作因素是麻醉深度不当,吸入麻醉药物(七氟醚、异氟醚等)是直接的支气管扩张剂,增加吸入麻醉药物浓度是合适的选择,追加氯胺酮也是可以考虑的。

其次应对支气管痉挛进行鉴别诊断并行相应的处理。如存在机械性刺激,应吸引气道内分泌物,并明确是否存在梗阻、导管扭曲、支气管插管;如怀疑过敏应立即停用该药物。手术刺激如网膜、小肠、胃的牵拉可引起迷走反射,应立即停止操作。

如之前的治疗措施不能缓解哮喘发作,或低血压不宜加深麻醉,可考虑药物治疗。β 受体激动剂包括气管内给药途径(如沙丁胺醇)、皮下给药(如特布他林)或静脉给药(肾上腺素、特布他林);抗胆碱药物可经气管内给药(如异丙托溴铵)或静脉内给药(如阿托品、格隆溴铵);静脉给予氨茶碱或糖皮质激素也是可以考虑的治疗手段。

尽管存在争议,拔除气管导管对治疗气管导管刺激引起的支气管痉挛是有益的。

【术后管理】

20. 患者术后需要呼吸肌辅助通气支持的预测

一般认为,术前 PaCO₂>45~50mmHg,FEV₁<1L,FVC<50%~70% 的预计值,或 FEV₁/FVC<50% 的患者术后可能需要呼吸机辅助通气支持。特别是行上腹部手术或开胸手术。患者术前是否行呼吸功能锻炼、术后呼吸频率、潮气量、吸气负压、血气分析结果、体温均为考虑的因素。此外,还应考虑麻醉药物的残留作用、镇痛是否满意等因素。

对应本节案例患者,尽管病史中的术前肺功能诊断为重度阻塞性通气功能障碍,且存在低氧血症和慢性呼吸性酸中毒,但是相比于开胸手术和上腹部手术,呼吸功能影响略小。完善的术前准备、制定合理的麻醉方案,该患者仍可以考虑在手术室拔管,且早期拔管有利于减少呼吸机相关并发症的发生,对这类患者是有利的。

21. 手术结束后拔管策略的选择

联合静脉或气管内给予利多卡因,或雾化吸入 β 受体激动剂,深麻醉下拔管可以钝化气道反射,降低支气管痉挛的发生。然而,应权衡误吸、气道梗阻、低通气的风险与深麻醉下拔管的优点。对于严重的 COPD、慢性低氧血症、二氧化碳潴留的患者,及存在反流误吸风险或困难气道患者,不适合深麻醉下拔管。患者利用强效吸入麻醉药物维持足够的麻醉深度,在自主呼吸恢复、无神经肌肉阻滞剂残留且气道容易控制的情况下可以拔管。但即使深麻醉下拔管仍不能 100% 保证患者不出现支气管痉挛。

22. 合并 COPD 患者术后顺利拔管,在苏醒室氧疗的策略

在 PACU 通常通过面罩给予 40% 的氧气。然而对于少数 COPD 患者,低氧驱动可能被高吸入氧浓度消除。另外,氧疗可以抑制通气较差区域缺氧性肺血管收缩,使这些区域的血流量增加,从而减少通气正常或高通气区域的血流,加重通气血流比例失调,导致 $PaCO_2$ 升高。在氧疗期间,密切监测患者的呼吸、氧合和 $PaCO_2$ 十分重要。COPD 患者需要谨慎地给予最低限度的氧疗以备达到治疗目标,维持脉搏血氧饱和度 90% ~ 95%。在缺氧时需适当提高吸入氧浓度。低通气下可通过无创面罩辅助通气,必要时进行控制通气。

23. 合并 COPD 患者术后镇痛的策略

有效的咳嗽排痰及早期活动有助于减少 COPD 患者术后并发症。为避免患者因剧烈疼痛而不敢咳嗽、活动,COPD 患者术后应采用多模式镇痛方式(multimodal analgesia)。

谨慎全身给予阿片类药物,过量阿片类药物使用会抑制呼吸,而疼痛会限制胸部扩张和减弱咳嗽力度,影响术后呼吸功能恢复,因此小剂量滴定使用以控制疼痛且不抑制呼吸。由于组胺释放和增加中枢迷走张力的作用可能导致支气管痉挛,应避免使用吗啡。

NSAID 在 8% ~ 20% 的成年哮喘患者可导致急性支气管痉挛。NSAID 阻止环氧化酶介导的花生四烯酸向前列环素的转化,而使花生四烯酸向支气管收缩剂白三烯转化。因此术后疼痛治疗应谨慎使用 NSAID。

椎旁或肋间神经阻滞、硬膜外镇痛、局部浸润或经皮神经电刺激仪均可在无呼吸抑制的情况下控制术后疼痛。

（仓　静）

第十一节　术后肺部并发症与急性呼吸窘迫综合征

【知识点】

1. 术后肺部并发症的定义及危险因素

2. 肺保护性通气策略

3. 急性呼吸窘迫综合征(ARDS)的定义及诊断标准

4. ARDS 的发病机制及病理生理改变

5. 反流误吸的危险因素和处理原则

6. ARDS 的诊断与鉴别诊断

7. ARDS 的治疗原则

8. ARDS 治疗中 ECMO 的应用

【案例】

患者男,58 岁,身高 170cm,体重 60kg。既往慢性支气管炎病史 6 年,吸烟史 30 年,1 包/d。全麻下行食管癌根治术。术后 1 天因呼吸困难再次插管入 ICU。行纯氧机械通气 SpO_2 88%,听诊双肺散在痰鸣音。血气分析:pH 7.28,PaO_2 64mmHg,$PaCO_2$ 50mmHg。血常规:白细胞 $17.5×10^9/L$,中性粒细胞 89.3%。诊断为肺部感染、Ⅱ型呼吸衰竭、呼吸性酸中毒、ARDS。连接呼吸机后充分吸痰后采用肺复张手法膨肺(静态压力 $40cmH_2O$)。调节呼吸机初始潮气量 360ml,PEEP $12cmH_2O$,平台压 $<30cmH_2O$,驱动压 $<15cmH_2O$。机械通气治疗中,间断膨肺,反复吸痰,采用 SIMV 模式,行有创动脉压监测血流动力学,血气分析了解氧合及内环境,床旁超声了解心肺情况并指导补液。同时给予雾化、抗感染、纠正内环境紊乱、营养支持治疗。在保证外周氧合(SpO_2 >95%)的情况下,逐渐降低 $FiO_2 ≤40%$。术后 4 天患者肺部感染控制,氧合改善,行自主呼吸试验,顺利脱机拔管转出 ICU。

【疾病的基础知识】

1. 术后的肺部并发症

术后肺部并发症(postoperative pulmonary complication,PPC),是指患者手术后的临床病程出现新发或加重肺部疾病或肺功能损害,一般包括肺炎、肺不张、胸腔积液、肺栓塞、急性呼吸衰竭及 ARDS 等。其中,ARDS 作为 PPC 中最为严重的并发症之一,影像学表现为与肺水肿一致的弥漫性的双肺浸润,临床表现主要为难治性的低氧血症。发生 ARDS 的患者十分危险,需立即进行相应治疗。PPC 的发生率为 10%~59%,其术后 30 天的死亡率可高达 20%,严重影响患者术后康复。机械通气肺损伤(ventilator inducted lung injury,VILI)是主要的术后肺部并发症,故临床一直认为全身麻醉气管插管、正压通气是导致 PPC 发生的主要原因。经过近几十年的医学发展和技术改进,肺保护性通气策略的实施已显著减轻 VILI,同时也减少了 PPC 的发生。

2. 围术期 PPC 的主要诱发因素

PPC 的危险因素存在于围术期多个环节。从围术期的角度观察,术前高危因素包括患者年龄>50 岁、BMI >40kg/m^2、ASA 分级>2 级、术前贫血、阻塞性睡眠呼吸暂停低通气综合征(obstructive sleep apnea hypopnea syndrome,OSAHS)、术前低氧血症、术前肺部感染等。术中高危因素包括手术类型(如开胸手术、心脏大血管手术、气腹手术等)、手术时间>2 小时、急诊手术、机械通气高吸气驱动压力等。术后高危因素包括手术后疼痛、感染及下地运动较晚等。上述高危因素可以用 ARISCAT 评估表(assess respiratory risk in surgical patients in catalonia,ARISCAT)进行评估,其累计评分的高低可以预测发生 PPC 的风险程度,有助于临床防治。

术中诱发 PPC 的六大因素包括:

(1) 机械通气(mechanical ventilation,MV):是围麻醉期肺损伤重要的危险因素,其表现包括肺容量伤(volutrauma)、肺不张伤(atelectrauma)及肺生物伤(biotrauma)。

肺容量伤是由于高容积通气所致吸气末肺容积过大或肺泡膨胀过度引起的肺泡损伤,肺泡上皮和血管内皮的破坏,导致肺水肿和肺不张等。由于肺部病变的不均分布,即使在同一"正常"压力下,也可能造成局部某些肺泡的过度通气。

肺不张伤是由于低容积通气引起的呼气末肺容积过低或肺泡不能膨胀,导致小气道终末肺单位周期性开放和关闭引起的剪切力所致。

肺生物伤主要是由于细菌、病毒、有毒气体以及化学物质等引起的炎症,导致细胞因子和炎症介质的大量释放,肺表面活性物质缺乏和氧化-抗氧化系统失衡所致。

(2) 手术炎症反应:手术创伤与应激可引起机体多种炎性细胞激活,引发体内炎性反应过度或失控。肺脏作为接受所有血液回流的器官,最易受到循环中炎症细胞和介质的损伤,引起肺泡-毛细血管壁损伤、通透性增加以及大量蛋白和炎症因子的渗出,导致肺损伤。此外,对于临床上广泛开展的腹腔镜微创手术,也有着不可忽视的气腹压力升高,导致肺不张,以及高碳酸血症对内环境的影响。

(3) 麻醉因素:全身麻醉、通气不足、分泌物阻塞、长时间头低位以及行机械通气时未采用肺保护性通气策略等,都可导致患者肺不张。此外,苏醒期肌肉松弛药残留作用、长时间吸痰等,也可导致呼吸抑制和肺不张。然而,有些患者已存在肺泡表面活性物质缺乏者(如早产、长期慢性感染 COPD)、肥胖、高位截瘫、膈疝、恶病质、气道阻塞、昏迷、恶心呕吐以及反流误吸的患者,在全身麻醉期间更易发生术后肺部并发症。

(4) 单肺通气(one lung ventilation,OLV):是围麻醉期肺损伤的重要预测指标之一。OLV 时萎陷肺通气可导致通气血流比例($\dot{V}/\dot{Q}$)下降,肺内分流可达 20%~40%,肺静脉血掺杂,分流的大小,受萎陷侧肺缺血性肺血管收缩(HPV)的影响,促进该侧肺血流进入通气侧肺进行调节。虽然通气侧肺的通气量和肺血流量均有增加,也不能维持完全正常的 $\dot{V}/\dot{Q}$。引起肺组织缺氧导致肺组织细胞损伤和功能损害。OLV 时,吸入麻醉药、血管扩张药可抑制 HPV 调节机制。为此,调节萎陷侧和通气侧肺的气道压力是很重要的肺保护措施。

(5) 液体输注:围麻醉期大量液体输注是围麻醉期呼吸系统并发症的重要诱因之一,且术后 24 小时内的大量液体输注与术后肺损伤直接相关。当进行大量液体输注时,可引起回心血量大幅增加,右心室压力随之增大,肺血流量增加,由于肺血管缺乏瓣膜装置,血管阻力小,血容量的激增可导致肺毛细血管压力升高而引发肺水肿。另一方面,随着肺静脉回流增加、左心前负荷明显增大,可引发急性左心衰竭,加重肺水肿的发生。同时,大量快速液体输注还可导致肺毛细血管胶体渗透压降低,毛细血管内液体外溢至组织间隙,这也是引起肺水肿的重要原因。因此,在临床上应正确估计补液用量、速度和适宜液体种类,密切关注高危患者(如心脏病、高血压、妊娠等)机体变化,警惕肺水肿的发生。

(6) 输血相关急性肺损伤(transfusion-related acute lung injury,TRALI)　是目前输血相关性死亡的主要原因,表现为非心源性肺水肿。该病可发生于输注任何血液成分后,尤其是血小板和新鲜冰冻血浆,其机制尚未完全阐明,目前主要有以下两种假说:抗原抗体反应学说及二次打击学说。前者假说认为供者血制品中的抗体直接作用于受者白细胞表面抗原或者血制品中的白细胞与受者的抗体直接作用,引发机体免疫反应,损伤肺组织;后者假说认为机体遭受第一次打击(如脓毒症、创伤、手术等)使肺内皮细胞激活,释放细胞因子吸引中性粒细胞黏附于内皮组织,之后第二次打击(输注含有抗体或生物活性脂质的库存血)使肺内中性粒细胞激活,释放大量炎症介质,损伤肺组织。发生 TRALI 后的典型表现为发热、气管内分泌物增多、低血压和严重低氧血症,此时应立即停止输血,对症支持治疗。

3. ARDS 的定义及诊断标准

急性呼吸窘迫综合征(acute respiratory distress syndrome,ARDS)是一种临床综合征,是由肺内和/或肺外等非心源性因素导致,以顽固性低氧血症和双侧肺部浸润为显著特征的急性进行性呼吸衰竭。ARDS 的概念最早由 Ashbaugh 等人于 1967 年首次提出。ARDS 的诊断标准先后经历了不断的演进,于 2011 年由欧洲重症医学会倡议,美国胸外学会和重症医学会共同参与,根据多中心临床研究荟萃分析的结果,提出 ARDS 的 Berlin 诊断标准,2012 年发表于 *JAMA* 杂志。

Berlin 诊断标准细化了起病时间、PEEP 值的影响、胸片和 PAWP 的诊断价值和诊断标准,根据疾病的严重程度进行了分类。其诊断标准:①为具有已知危险因素后 1 周内发病或新出现或原有呼吸系统症状加重后 1 周内发病;②胸片必须出现与肺水肿相一致的两肺斑片状模糊影,胸部 CT 的诊断价值高于胸片;③无法完全用心力衰竭或容量负荷过重来解释的呼吸衰竭;④氧合指数介于 200~300mmHg 定义为轻度 ARDS,氧合指数 101~200mmHg 定为中度 ARDS,氧合指数 ≤100mmHg 为重度 ARDS;⑤对有创机械通气的患者 PEEP 值必须 >5cmH$_2$O,无创通气时 CPAP>5cmH$_2$O;⑥采用其他指标如超声心动图,以排除心源性肺水肿。

Berlin 标准提高了 ARDS 定义的统一性和可推广性,有助于提高临床医师对 ARDS 患者的认识,进而使临床医师更加迅速地予以合理的治疗,如保障患者血流动力学稳定的情况下,采用低潮气量通气或限制性液体等管理策略。

4. ARDS 的病因及高危因素

ARDS 的发生是由于过多的液体集聚于肺间质和小肺泡,影响了肺泡的氧合功能。任何影响肺泡上皮和肺毛细血管内皮通透性的因素,均有可能导致非心源性肺水肿,影响氧合功能,进而导致 ARDS 的发生。包括肺部疾病、肺外疾病及全身性疾病。感染和脓毒症是引起 ARDS 的最常见病因,另外多发性创伤和手术也是导致 ARDS 的另一主要原因。根据肺损伤的原因,可将 ARDS 的病因分为直接肺部损伤和间接肺损伤,导致间接肺损伤的因素不是必然能引起 ARDS,也可认为是 ARDS 的高危因素。

(1) 直接肺损伤常见原因:胃内容物、毒性气体或烟雾的吸入及溺水等误吸所致肺损伤;细菌、病毒、真菌及其他病原体导致的肺部严重感染;外伤或临床操作所致的肺挫伤;血栓、脂肪及羊水等所致的肺栓塞及相关综合征;肺部手术及肺部放射性损伤。

(2) 间接肺损伤常见原因:心源性、感染性及低血容量性休克。烧伤、骨折等严重的多发性创伤。重症胰腺炎、糖尿病酮症酸中毒、尿毒症等全身代谢紊乱。体外循环、血液透析、大量输血及弥散性血管内凝血等血液学紊乱。下丘脑、脑干损伤及颅内压改变等神经源性因素。妊娠高血压综合征、子痫及死胎等产科疾病。

5. ARDS 的发病机制及病理生理改变

ARDS 的发病机制非常复杂,目前仍不十分清楚,目前研究表明 ARDS 可能是细胞和体液因素相互作用下炎症反应和免疫调节失控的结果。可将其归结为全身炎症反应综合征(systemic inflammatory response syndrome,SIRS)与代偿性抗炎反应综合征(compensatory anti-inflammatory response syndrome,CARS)的失衡。其中 SIRS 是指各种严重的感染、损伤等原因引起的全身炎症反应的一种临床过程,SIRS 是全身性的,而肺脏是首先受累的靶器官之一,ARDS 被视为 SIRS 在肺部的表现。而 CARS 是指机体在创伤、感染和休克等引起 SIRS 的同时伴发代偿性抗炎反应,释放内源性抗炎介质以对抗炎症的过程,这有助于防止和减轻 SIRS 引起的自身组织损伤。目前认为,感染、创伤后的全身炎症反应是导致 ARDS 的根本病因。

ARDS 的发展过程可分为三个阶段:①局限性炎症反应阶段:局部损伤或感染导致炎症介质在组织局部释

放,诱导炎症细胞向局部聚集,促进病原微生物清除和组织修复,对机体发挥保护作用;②有限全身炎症反应阶段:少量炎症介质进入循环诱发 SIRS,由于内源性抗炎介质释放增加导致 CARS,使两者处于动态平衡状态,炎症反应仍为生理性,可增强局部防御作用;③SIRS 与 CARS 失衡阶段:可表现为大量炎症介质释放入循环引起炎症介质瀑布样释放,而内源性抗炎介质又不足以抵消其作用,结果抗炎介质释放过多导致过度 CARS。后果是炎症反应扩散和失控,使其由保护性作用转变为自身破坏作用,不但损伤局部组织细胞,同时也损伤远端器官,如肺肾等器官功能损害。

ARDS 的基本病理生理改变是肺泡上皮和肺毛细血管内皮通透性增加所致的非心源性肺水肿。由于肺泡水肿、肺泡塌陷导致严重通气血流比例失调,特别是肺内分流明显增加,从而产生严重的低氧血症。后期肺内血管重建和肺纤维化而引起肺顺应性下降导致通气功能障碍。其主要过程包括:①非心源性肺水肿和肺表面活性物质减少;②$\dot{V}/\dot{Q}$ 失衡,肺内分流增加;③肺间质纤维化和肺血管、肺泡结构改建;④肺顺应性下降、气道阻力增高、呼吸功增加;⑤肺循环阻力增高引起肺循环功能的改变。

【临床处理】

6. 预防 PPC 的肺保护性通气策略

为避免由于呼吸机引起的肺损伤,机械通气时需应用肺保护性通气策略(lung protective ventilation strategy, LPVS),其内容包括:

(1) 低 FiO_2:虽然增加氧浓度可预防或纠正低氧血症,但却可能导致高氧血症,增加机体氧化应激水平和肺损伤,所以应保证外周氧合($SaO_2 > 95\%$)的情况下尽量使用较低 FiO_2($\leqslant 60\%$)。

(2) 小潮气量:小潮气量通气(6~8ml/kg,预计体重)是肺保护性通气策略的基本要素,传统机械通气设置潮气量为 10~12ml/kg,以预防肺不张发生,但目前研究发现大潮气量虽然在一定程度上预防了肺不张,但易导致正常的肺组织过度充气、肺泡过度扩张和高气道压,从而发生压力-容量性肺损伤,而小潮气量可避免机械肺损伤、减少肺部感染的风险,值得注意的是,仅使用小潮气量不联合足够 PEEP 会引起周期性肺泡萎陷,出现剪切力导致的肺损伤。计算潮气量时,需使用患者的预计体重(PBW)计算,男性理想体重 = 50+0.91(身高 cm-152.4),女性理想体重 = 45.5+0.91(身高 cm-152.4),之所以使用 PBW 是由于肺容积主要取决于身高与性别,与实际体重关系不大。

(3) 手法肺复张:这种手法是通过短暂增加肺泡压与胸腔内压之差值(跨肺压,Ptp),以打开处于萎陷状态的肺泡,改善局灶性肺不张,提升肺顺应性。手法肺复张具有时间和压力依赖性,对于非肥胖患者而言,肺复张时推荐的吸气压力峰值(peak inspiratory pressure,PIP)为 35~40cmH$_2$O,而对于肥胖患者而言,PIP 应达到 40~45cmH$_2$O,并需持续一定时间,才可较为充分地打开萎陷肺泡。通过手法肺复张打开肺泡后,还需要维持 Ptp 始终大于 0,以避免开启的肺泡再度塌陷,故个体化的呼气末正压非常重要。近年来,气道驱动压(ΔP)在临床上逐渐受到关注,ΔP = 平台压-PEEP。因为它能兼顾潮气量、肺顺应性以及 PEEP 在肺保护中的作用,所以在肺保护性通气过程中要注意调定平台压,以确保 ΔP 在合适范围。

(4) 个体化呼气末正压(PEEP):PEEP 可增加功能残气量和呼气末的肺容量,维持呼气末有一定水平的气道压力,使肺泡在呼气末不易塌陷,以防止肺泡萎陷。目前指南推荐,所有患者应至少给予 5cmH$_2$O PEEP,随后进行个体化调整。但由于麻醉过程中,不同患者的胸腔内压值不尽相同,其所需 PEEP 值亦有所不同,如何滴定最佳 PEEP 是肺保护性通气策略的关键。目前认为手法肺复张后,当 Ptp 介于 0~2cmH$_2$O 时,则视为最佳 PEEP。然而,在临床工作中患者胸腔内压测量难度较大。近年来研究表明食管压数值与胸腔内压接近,这有助于设定有效的 PEEP;如有条件可使用电阻抗断层成像(electrical impedance tomography,EIT)辅助评价;此外,最高的肺顺应性、较低的气道驱动压、保证氧合、降低肺部无效腔及维持正常右心功能等,均有助于最佳 PEEP 值的选择。

其他预防 PPC 的措施还包括围术期使用无创通气,可改善围术期气体交换、增加围术期呼吸储备;另外,术后早期康复锻炼也可以减少术后肺部并发症的风险。

7. 反流误吸的危险因素和处理原则

当胃内容物从胃流向食管时称为反流,胃反流物进入呼吸道称为误吸。胃内容物反流误吸是临床上常见的并发症,可引起急性呼吸道梗阻和继发性肺炎,是 PPC 的重要原因之一。此外,酸性胃液误吸进入气道可引起严重的化学性肺炎,表现为支气管痉挛、肺间质水肿、肺透明膜变,从而引起呼吸困难和发绀,临床上称之为

Mendelson 综合征(Mendelson syndrome)。

(1) 反流误吸的危险因素

1) 患者本身因素:不同的患者不同的疾病常引发解剖、病理生理变异,其相关因素可增加胃内压、影响食管下段括约肌功能及胃内容物排空。其中胃内容量增加、胃反流增多、咽喉功能不全是反流误吸的常见原因;其次,伴消化不良、服用阿片类药物、既往有上腹部手术史、病态性肥胖和孕产妇等亦是造成反流误吸的重要因素。

2) 麻醉相关因素:反流误吸与麻醉操作、麻醉用药的密切相关。如诱导时使用面罩加压通气不当或喉罩置入不到位,可使胃膨胀、胃内压增加,从而导致反流误吸;使用麻醉药时,去极化肌肉松弛药及某些麻醉药物可引起全身肌肉抽搐,胃内压增加,而麻醉药的剂量及给药的顺序或速度掌握不当,也可导致诱导过程出现呛咳,引起反流误吸;全身麻醉过浅时由于未能抑制咽喉反射,此时进行咽腔操作,常可引起呛咳、恶心呕吐,增加反流误吸的风险;在麻醉结束后清醒初期,患者的咽喉和咳嗽反射尚未完全恢复,也是反流误吸的高风险期。

3) 手术相关因素:反流误吸的发生与手术的种类和时间有关,尤其是一些手术后易发生恶心呕吐的高危患者;术后各种原因胃肠功能恢复缓慢以及咳嗽和呼吸乏力的患者;长时间手术、清醒患者头低足高位,能使胃内压增加的手术操作或检查。

(2) Mendelson 综合征:是指误吸发生不久或 2~4 小时后出现的哮喘样综合征,患者出现呼吸困难、发绀、心动过速、支气管痉挛和严重低氧血症等临床表现。如不及时抢救,可造成患者死亡。通常在受累的肺野可听到哮鸣音或啰音。如误吸物的 pH<2.5、容量>0.4ml/kg,就足以诱发 Mendelson 综合征,误吸物的酸度对肺的损伤更大。误吸发生后,肺受累面积的大小和部位,取决于发生误吸时患者的体位和吸入物 pH 与容量,平卧位时最易受累的部位是右下叶的尖段。肺组织损害的程度除了与胃内容物的 pH 直接相关外,还与消化酶活性与口咽部的细菌微生物有关。其胸片表现为 24 小时后出现不规则、边缘模糊的斑状阴影。

(3) 反流误吸的救治原则:包括轻症患者给予吸氧、监测和对症治疗。对于重症患者,面罩给氧,保持呼吸道通畅,对有严重呼吸困难、低氧血症患者,行气管插管机械通气,实施肺保护性通气策略(呼气末正压通气、小潮气量和容许性高碳酸血症以及肺复张策略)。严密进行呼吸、循环和生命体征监测。解痉、平喘、祛痰,抗感染,雾化吸入糖皮质激素以及肺灌洗。此期血气分析和肺部影像学检查也是必要的(具体措施参见第八章第二节)。

8. ARDS 与其他原因引起的急性肺水肿和呼吸衰竭的鉴别

ARDS 主要的临床表现为严重低氧血症、两肺弥漫性病变和肺水肿,缺乏特异性诊断标准,需与能够引起类似临床症状的其他疾病相鉴别。

(1) 心源性和其他非心源性肺水肿:由心脏或其他非心脏疾病引起的急性左心功能不全,会导致肺毛细血管静水压的升高。此时的肺水肿和弥散功能障碍是由肺毛细血管液体漏出所致,水肿液的蛋白浓度较低,属于漏出液。而 ARDS 是肺泡-毛细血管膜损伤,通透性增高所致的大量液体和蛋白质渗出引起的肺泡和间质水肿,水肿液蛋白浓度较高,属于渗出液。可根据心脏病史,心功能状态,液体负荷量,结合 X 线胸片及血气分析进行鉴别。

某些疾病或临床操作如肝硬化、肾病综合征、胸腔肿瘤压迫肺静脉、过快的胸腔抽气抽液、单肺通气后快速复张等,均有可能引起肺部水肿。此种类型的肺水肿一般均有明确的病因,肺水肿症状和体征经治疗后可较快恢复,低氧血症也易于纠正,与 ARDS 不难鉴别。

(2) 急性肺栓塞(acute pulmonary embolism,APE):是指内源性或外源性栓子堵塞肺动脉主干和/或分支引起肺循环障碍的临床综合征,临床表现取决于栓子的大小和肺循环障碍程度,可从无症状到突然死亡。常见的症状有突发性呼吸困难、胸痛、晕厥和休克等,而全身麻醉状态下,主要表现为突发的无诱因的低氧血症和循环衰竭。发生 APE 时,PaO_2 和 $PaCO_2$ 同时降低,与 ARDS 较相似,但是 APE 多发生于卧床深静脉血栓风险者及手术、肿瘤或羊水栓塞等潜在风险者,另外,疼痛引起患者制动也是深静脉血栓的高危因素。肺栓塞 83% 源于下肢静脉和腹腔深静脉的血栓,根据 Virchow 三角理论,形成深静脉血栓的原因包括三方面:静脉血流滞缓、血管壁损伤和血液高凝状态,临床上常见于长期卧床、静脉曲张、使用止血药、创伤、高脂血症、糖尿病、妊娠和长期使用避孕药或糖皮质激素等。除静脉血栓以外,临床上还可见脂肪栓塞、羊水栓塞、气栓和瘤栓等。辅助检查可发现溶栓二聚体阳性、血栓弹力图 MA 值增大,心电图上可表现为 S I 加深,Q III 出现及 T III 倒置,胸前导联 $V_1 \sim V_4$ T 波倒置,完全性或不完全性右束支传导阻滞及宽大高尖 P 波,超声心动图可发现右心扩大、右室壁运动异常和肺动脉扩张,少数可直接观察到肺动脉内血栓,X线胸片检查见三角形或圆锥形阴影,而使用CT肺动脉造影(CTPA)检查可清晰显示肺动脉内栓子的形态、范围、判断栓子新鲜程度,测量肺动脉及心腔经线,评估心功能状态,目前已成为确诊肺栓塞的首选检查方法,但受CT空间分辨率影响,CTPA对于亚段以下肺动脉栓子的评估价值受到一定限制。磁共振肺动脉造影(MRPA)可发现肺动脉内栓子及肺栓塞所致低灌注区,但对肺段以下水平诊断价值又有限。肺动脉造影一直作为肺栓塞诊断的金指标,因其有创性,目前更多应用于指导介入治疗。另外,条件允许情况下可使用放射性核素肺扫描进行诊断,与ARDS不难鉴别。

(3)慢性阻塞性肺疾病(COPD)并发呼吸衰竭:COPD患者常于感染后并发呼吸衰竭,表现为发热、咳嗽、呼吸困难和发绀。血气分析可见PaO_2下降,多合并$PaCO_2$升高,持续低流量吸氧可改善其缺氧症状。而ARDS患者血气分析以PaO_2降低为主,$PaCO_2$正常或降低。常规的氧疗不能改善其低氧血症。可根据病史、体征、X线胸片、肺功能和血气分析等检查加以鉴别。

(4)特发性肺间质纤维化(IPF):临床病因尚不明确,表现为刺激性干咳,进行性呼吸困难和持续性低氧血症。与ARDS表现相似,且ARDS后期也会出现肺间质纤维化,应予以鉴别。IPF患者也表现为PaO_2降低为主,$PaCO_2$正常或降低,病理上广泛的肺间质纤维化也与ARDS后期病理表现相似。但是,IPF纤维化患者肺部听诊可闻及高调、爆裂性湿啰音,具有特征性;X线胸片可见网状结节影,有时呈蜂窝状改变。同时血清免疫学检查可见IgG和IgM异常。

9. ARDS的治疗原则

原则就是积极治疗原发病,纠正缺氧,提高全身氧输送,维持组织灌注,防止进一步肺损伤和肺水肿。

(1)积极治疗原发病与抗感染治疗:原发病是影响ARDS预后和转归的关键,控制致病因素是治疗的首要原则。严重感染既是引起ARDS的首位高危因素,又是影响ARDS救治效果的首要原因。因此,积极防治各种感染以避免肺损伤进一步加重十分重要,对ARDS并发感染征象的患者,应加强对感染部位的寻找,并应结合血、尿、痰细菌培养和临床情况,选择强有力的抗生素治疗,另外的措施还包括充分引流感染灶,有效的清创等。局部应用非吸收性抗生素可减少肺内微生物数量,有助于防治ARDS。

(2)改善通气和组织供氧

1)氧疗的目的是改善低氧血症,鼻导管、面罩给氧,提高动脉氧分压(PaO_2)至60~80mmHg。在氧疗过程中,可根据低氧血症改善的程度和治疗反应调整氧疗方式,并应在保证氧合的情况下尽量使用最低吸入氧浓度(FiO_2)。当吸入氧浓度(FiO_2)>0.5,而PaO_2<60mmHg,应尽早进行无创或气管插管机械通气,保证充分供氧。

经鼻高流量湿化氧疗(high-flow nasal cannula oxygen therapy,HFNC)作为一种新的呼吸支持技术在临床应用,与传统氧疗相比,可以提升患者舒适度和给氧效果。HFNC是一种通过高流量鼻塞持续给氧的方法,可调控并相对恒定吸氧浓度(21%~100%)、氧气温度(31~37℃)和湿度的高流量(8~80L/min)的治疗方式。这种方法通过吸入高流量气体产生一定水平的呼气末正压,冲刷上呼吸道生理无效腔,恒温恒湿气体,维持黏液纤毛清除系统的功能,降低患者上气道阻力和呼吸功等作用,改善患者的换气和部分通气功能。对Ⅰ型呼吸衰竭患者具有积极的治疗作用,对部分轻度低氧合并高碳酸血症(Ⅱ型呼吸衰竭)患者可有一定的治疗作用。

HFNC的适用于轻中度低氧血症(100mmHg≤PaO_2/FiO_2<300mmHg)、没有紧急气管插管指征、生命体征相对稳定的患者;对轻度通气功能障碍(pH≥7.3)患者可慎用,但要做好更换为无创通气(NPPV)或气管插管有创正压通气的准备。HFNC不适用于心跳呼吸骤停、重度Ⅰ型呼吸衰竭、中重度呼吸性酸中毒、高碳酸血症(pH<7.30)以及合并多脏器功能不全等。

ARDS患者应用氧疗,必须同时进行氧疗的评判。要求常规监测临床表现(皮肤黏膜颜色、体位、呼吸频率降低和动度、脉氧饱和度、血气分析、氧合指数标等改善状况。而ROX指数(respiratory rate-oxygenation index,ROXI)是临床HFNC的疗效指标,要求按时评价。ROXI表示脉搏氧饱和度与吸氧浓度的比值除以呼吸频率,即(SpO_2/FiO_2)/RR。如果在2小时测值>3.85,提示氧疗成功,如<2.85,提示效果差;在12小时测值>4.88,预测氧疗成功,如<3.85,提示效果差。

2)机械通气治疗应避免或减少对血流动力学的干扰,减少呼吸机相关肺损伤的发生,避免氧中毒,为原发病治疗和肺损伤修复争取时间。

ARDS患者不宜应用无创机械通气的情况:①神志不清;②血流动力学不稳定;③气道分泌物明显增加;④脸部畸形、创伤或手术不能佩戴鼻面罩;⑤上消化道出血、剧烈呕吐、肠梗阻及上腹部手术;⑥危及生命的低氧血症。同时要严密观察患者的生命体征及治疗反应。经治疗1~2小时后,低氧血症仍未能改善或全身情况恶化,应及时改为有创通气。

3）肺保护性通气策略(见本节"6. 预防 PPC 的肺保护性通气策略")

（3）药物治疗:药物治疗在 ARDS 的治疗过程中也十分重要,①液体管理,液体管理是 ARDS 治疗的重要组成部分,目的在于减轻肺水肿,合理限制液体入量,以可允许的较低循环容量来维持有效循环,保持肺脏处于相对"干"的状态;②糖皮质激素,目前虽关于应用糖皮质激素治疗 ARDS 仍有争议,但在中晚期 ARDS 出现纤维化时,中小剂量糖皮质激素具有一定治疗价值;③其他治疗药物还包括一氧化氮吸入、肺泡表面活性物质、前列腺素 E1 等。

（4）营养支持:ARDS 时机体处于高代谢状态,应补充足够的营养。而肠外营养可引起感染和血栓形成等并发症,在条件允许时尽早肠内营养。

10. ARDS 患者机械通气脱机的原则

在 ARDS 患者病情好转时,识别机械通气脱机时机,判断患者是否应该进行自主呼吸试验(SBT),需要根据患者的相关临床指标进行客观评估:①原发病因好转或祛除(最重要);②恢复自主呼吸,营养状态良好;③$PaO_2/FiO_2>150\sim200mmHg$,$PEEP\leqslant5\sim8cmH_2O$,$FiO_2\leqslant40\%\sim50\%$,呼吸频率$<30$ 次/min。动脉血 $pH\geqslant7.25$;④血流动力学平稳,无心肌缺血,临床无明显低血压,不需要或只需要小剂量血管活性药物支持治疗。脱机常用筛查标准如下表 6-11-1。

表 6-11-1　ARDS 患者机械通气脱机常用筛查标准

标　准		说　明
客观测量结果	呼吸系统	足够氧合($PaO_2\geqslant60mmHg$ 且 $FiO_2\leqslant40\%$,$PEEP\leqslant5\sim10mmHg$)
		氧合指数:$PaO_2/FiO_2\geqslant150\sim300mmHg$
	心血管系统	循环功能稳定(心率$\leqslant140$ 次/min,血压稳定 $MAP\geqslant60mmHg$)
	神经系统	神志清楚(易唤醒,$GCS\geqslant9$,没有连续的镇静剂输入)
	炎症	无高热($T<37.8℃$)
	药物	不需要(或小剂量的)血管活性药物
	其他	血红蛋白$\geqslant8\sim10g/dl$ 无明显的呼吸性酸中毒 代谢状态稳定(无水电解质紊乱)
主观临床评估		疾病的恢复期 有效咳嗽的能力 医师自主判断

11. ARDS 机械通气脱机策略

自主呼吸试验(spontaneous breathing trial,SBT)是判断 ARDS 患者能否成功脱机的主要检测手段,在患者机械通气脱机过程中,利用 T 形管法、低水平持续气道内正压(CPAP)或低水平压力支持通气(PSV),通过 30～120 分钟的密切观察,判断其自主呼吸能力是否恢复,以决定是否脱机。还有一个重要指标就是呼吸浅快指数(rapid shallow breathing index,RSBI),是指呼吸频率(次/min)与潮气量(L)的比值,正常<100,如果>105 为不能耐受撤机。

（1）实施 SBT 的条件:ARDS 患者在有创通气 24 小时后,每天应患者进行评估,判断其是否具备一定的脱机条件,条件具备时可考虑进行 SBT;如果 ARDS 患者机械通气时间超过 10 天,因存在呼吸肌肉失用性萎缩和无力,通过 SBT 判断能否脱机的准确性降低。SBT 失败后不推荐每天反复 SBT,可能增加呼吸肌疲劳,应纠正SBT 失败原因的同时保证呼吸肌休息,当患者具备脱机条件时,再次进行 SBT。婴幼儿的机械通气脱机不适用 SBT。

（2）SBT 操作方法:设置机械通气参数,低水平压力支持通气模式(PSV),支持压力为 $4\sim8cmH_2O$,吸入 FiO_2 为 40%,常规试验时间 30 分钟,并要求有专业人员床旁严密观察。目的是较为准确的克服人工气道阻力,降低呼吸肌做功,模拟患者克服自身呼吸负荷进行自主呼吸的状态,是常用的判断患者自主呼吸能力的试验。

低水平持续气道内正压(CAPA)让患者在一定持续正压(2~5cmH₂O)下进行完全自主呼吸,患者呼吸深度、吸气及呼气时间、气流流速完全由自己决定,该模式更符合呼吸生理过程,减少人机对抗,明显降低患者呼吸做功。

T形管(T-piece)是一种低阻力呼吸装置,没有活瓣及呼吸机回路,不需要额外做功对抗阻力,能更好地评价患者自主呼吸能力。

(3) SBT 检测指标:目前推荐采用 30 分钟作为常规试验持续时间。需注意的是开始的两分钟 SBT 阶段是对心肺功能耐受的考验,如出现如下情况,应终止 SBT:①RSBI>105;②自主呼吸潮气量<4ml/kg;③心率>140次/min 或变化>20%,出现新发心律失常;④SaO₂<90%。2 分钟 SBT 通过后,才可继续连续 30 分钟的 SBT,成功耐受后方可确定脱机成功。

(4) 气管通畅程度评价:由于气管插管及气囊压迫造成周围组织结构局部机械性损伤导致水肿及肉芽肿形成或气管插管材料对上呼吸道黏膜的化学性损伤,15%~38%ARDS 患者拔除气管插管后出现上气道梗阻(UAO),其中,喉头水肿是造成气道狭窄的首要原因。约 19% 的患者在拔管后需要重新气管插管以维持气道通畅。气囊漏气试验(CLT)可以通过比较排空气管插管气囊前后潮气量的变化来评估周围组织局部情况,以评估气管通畅程度,局部水肿越重,松开气囊后由周围漏出的气体越少,CLT 阳性需警惕拔管后可能出现上气道梗阻(UAO)。进行 CLT 前,患者应具备脱机条件且已通过 SBT,并充分清除口腔内、气囊上和气管插管内分泌物。

12. 合并脓毒症休克 ARDS 患者的管理原则

脓毒症(sepsis)是导致 ARDS 的主要危险因素,约 40% 的 ARDS 患者同时诊断脓毒症。

对于合并脓毒症休克的 ARDS 患者,首先应该对患者进行生命支持治疗,包括:①维持灌注压和血流动力学平稳,一方面保证有效循环容量,另一方面运用升压药物维持足够的灌注压,保证重要生命脏器的灌注;②保证机体的氧供需平衡,进行机械通气时,应将镇静程度降至最低;③如果急性肾衰竭并发严重的酸中毒、高钾血症、尿毒症等则需要进行间断或持续肾脏替代治疗(CRRT);④若凝血功能检查和血小板计数提示发生严重的弥散性血管内凝血(DIC),则可输入血小板或新鲜冷冻血浆予以纠正;⑤对于灌注不足导致乳酸性酸中毒 pH<7.15 的患者,应用 NaHCO₃ 来改善血流动力学或减少血管活性药物的应用;⑥控制患者血糖小于 10.0mmol/L,监测血糖至少每 4 小时 1 次;⑦在患者无凝血功能障碍、活动性出血及近期脑出血等禁忌证时,可使用低分子量肝素或普通肝素预防深静脉血栓,或联合使用加压袜等机械方法;⑧可使用 H₂ 受体拮抗药或质子泵抑制剂预防应激性溃疡导致的上消化道出血,同时要考虑胃内 pH 升高可能增加呼吸机相关性肺炎的风险;⑨在可耐受的情况下,应尽早进行营养支持。

对于脓毒症休克患者没有接受充分的液体复苏是导致 ARDS 发生独立危险因素,而持续液体正平衡与病死率升高有关。因此如何提供足够的容量保证液体复苏,同时避免或加重水肿,是此类患者液体管理的难点。高通透性肺水肿是 ARDS 重要的病理生理改变,表现为血管外肺水(EVLW)增多,EVLW 的变化与肺水肿密切相关,随着 EVLW 增加,肺的 PaO₂/FiO₂ 静态顺应性明显下降,影响气体弥散和肺功能。脓毒症相关性 ARDS 患者研究结果显示,EVLW 和氧合指数(PaO₂/FiO₂)之间存在明显负相关,EVLWI<14ml/kg 时,二者无明显相关性,肺水主要聚集于自由间质,对肺弥散与通气功能影响较小;当 EVLWI>14ml/kg 时,二者呈明显负相关,肺水开始从自由间质向肺泡和参与半透膜构成的间质聚集,开始明显影响肺通气和弥散功能;当胸腔内血容量(ITBVI)<1 000ml/m² 时,ITBVI 和 EVLW 两者无明显相关性;当 ITBVI>1 000ml/m² 时,两者呈明显正相关。这反映了对于脓毒症患者容量不足时,液体复苏并不增加 EVLW,进一步增加液体输入会增加 EVLW,加重肺水肿。

脓毒症休克早期需要积极液体复苏,积极的液体复苏可以减少 ARDS 的发生,脓毒症休克患者 24 小时内的液体正平衡与 ARDS 发生无关。合并脓毒症休克的 ARDS 早期,应当积极液体复苏,增加组织氧供,改善微循环及组织灌注,过分限制液体反而可能降低心排血量,降低氧供。一旦完成早期复苏,尽早开展保守液体管理策略对于防治 ARDS 的发生,提高患者的生存率同样至关重要。休克状态改善后,应当控制液体输入,防止容量超负荷,在保证器官组织灌注时,尽量维持液体负平衡,可以降低肺毛细血管静水压,有利于淋巴系统对间质水肿的重吸收,减轻肺水肿,改善氧弥散及氧合指数。

13. ARDS 治疗中 ECMO 的应用原则

体外膜氧合器(extracorporeal membrane oxygenation,ECMO)是由体外循环发展而来,是将静脉血引到体外经膜氧合器使其动脉化后再泵回到患者体内的治疗方法,可使受损的肺脏得到充分休息和修复愈合。适用于治疗药物治疗无效的急、慢性心力衰竭患者。但由于其技术设备复杂、价格昂贵、创伤较大,因此识别 ECMO 的适应证和禁忌证非常重要。

(1) ECMO 适应证:①严重低氧血症[使用高水平 PEEP(15~20cmH$_2$O)]至少 6 小时后 PaO$_2$/FiO$_2$<80,疾病可逆;②失代偿高碳酸血症(PaCO$_2$>80mmHg,合理调整呼吸机后 pH<7.15);③过高的平台压(>35cmH$_2$O,尽管已经接受最后的呼吸支持)。

(2) ECMO 相对禁忌证:①高压通气>7 天(平台压>30cmH$_2$O);②高吸氧浓度>7 天(FiO$_2$>80%);③血管条件限制;④不可逆的器官功能障碍(严重不可逆的颅脑损伤、无法治疗的实体肿瘤)。

(3) ECMO 绝对禁忌证:任何抗凝禁忌的情况。

(王　强)

参 考 文 献

[1] 中华医学会呼吸病学分会呼吸危重症医学学组,中国医师协会呼吸医师分会危重症医学工作委员会. 成人经鼻高流量湿化氧疗临床规范应用专家共识. 中华结核和呼吸杂志,2019,42(2):83-91.

[2] 赵珩,高文. 胸外科手术学. 北京:人民卫生出版社,2017.

[3] 中华医学会器官移植分会. 中国肺移植受者选择与术前评估技术规范(2019 版). 中华移植杂志(电子版),2019,13(2):81-86.

[4] YOUNG CHRISTOPHER C,HARRIS ERICA M,VACCHIANO CHARLES,et al. Lung-protective ventilation for the surgical patient:international expert panel-based consensus recommendations. Br J Anaesth,2019,123:898-913.

[5] ROCA ORIOL,MESSIKAJONATHAN,CARALT BERTA,et al. Predicting success of high-flow nasal cannula in pneumonia patients with hypoxemic respiratory failure:The utility of the ROX index. J Crit Care,2016,35:200-205.

[6] BLANK R S,COLQUHOUN D A,DURIEUX M E,et al. Management of one-lung ventilation:Impact of tidal volume on complications after thoracic surgery. Anesthesiology,2016,124(6):1286-1295.

[7] REYAD R M,SHAKER E H,GHOBRIAL H Z,et al. The impact of ultrasound-guided continuous serratus anterior plane block versus intravenous patient-controlled analgesia on the incidence and severity of post-thoracotomy pain syndrome:A randomized,controlled study. Eur J Pain,2020,24(1):159-170.

[8] CRESPO M M,MCCARTHY D P,HOPKINS P M,et al. ISHLT Consensus Statement on adult and pediatric airway complications after lung transplantation:Definitions,grading system,and therapeutics. J Heart Lung Transplant,2018,37(5):548-563.

[9] BLUTH T,SERPA NETO A,SCHULTZ M J,et al. Effect of intraoperative high positive end-expiratory pressure(PEEP) with recruitment maneuvers vs low peep on postoperative pulmonary complications in obese patients:A randomized clinical trial. JAMA,2019,321(23):2292-2305.

[10] PASTIS N J,YARMUS L B,SCHIPPERS F,et al. Safety and efficacy of remimazolam compared with placebo and midazolam for moderate sedation during bronchoscopy. Chest,2019,155(1):137-146.

第七章 循环系统

第一节 缺血性心脏病和冠状动脉搭桥术的麻醉

【知识点】

1. 心肌氧供需平衡的决定因素

2. 缺血性心脏病的病理生理

3. 冠状动脉搭桥术的危险因素

4. 冠状动脉搭桥术前风险评估

5. 冠状动脉搭桥术围术期心肌缺血

6. 冠状动脉搭桥术的麻醉管理

7. 微创冠状动脉搭桥和快通道麻醉

8. 冠状动脉搭桥术后管理

【案例】

患者男,56 岁,体重 80kg。拟择期行体外循环下冠状动脉搭桥术(coronary artery bypass grafting,CABG)。

现病史:活动后心慌、气短 2 年,加重 2 个月。术前治疗用药有硝酸异山梨酯、地尔硫䓬、缬沙他汀、磺达肝癸钠(皮下注射)、阿替洛尔、胰岛素(皮下注射)等。左上肢血压 113/75mmHg,心率 65 次/min。

既往史:2 个月前曾发生急性心肌梗死,经内科药物治疗后病情稳定;2 型糖尿病史;陈旧性脑梗死病史(无后遗症)。

超声心动图:左心室增大,左室舒张末期内径 60mm,室间隔厚度 11mm,左室节段性室壁运动异常(左室下后壁及心尖部室壁各节段运动幅度减低、其余室壁运动欠协调、收缩幅度尚可),心功能减低(EF 40%);右房室内径正常范围;各瓣膜形态、结构、启闭运动未见明显改变;大动脉关系、内径正常;心包腔未见异常。

冠状动脉造影检查:冠状动脉三支病变。左冠状动脉前降支发出第一对角支后 100% 闭塞,回旋支中段 90% 狭窄,第二钝缘支近段 90% 狭窄;右冠状动脉中段 100% 闭塞,远端经侧支循环逆行显影。

心电图:左室前壁、下壁心肌梗死(Ⅱ、Ⅲ、aVF、$V_3 \sim V_6$ 导联病理性 Q 波和 T 波改变)。

生化检查:入院时糖化血红蛋白(HbA1c)8.6%;空腹血糖 7.6mmol/L;氨基酸末端脑钠素前体(NT-proBNP)186.4pg/ml(参考值为 0~150pg/ml);高敏肌钙蛋白 Ⅰ(hsTnⅠ)0.014ng/ml(参考值为 0~0.034ng/ml)。

外周血管超声检查:左侧颈动脉斑块(<50%)。

术前诊断:冠状动脉粥样硬化性心脏病(劳力+自发型心绞痛、陈旧性心肌梗死、心功能 NYHA 分级 Ⅲ 级);2 型糖尿病;陈旧性脑梗死;左侧颈动脉斑块。

【疾病的基础知识】

1. 心肌氧供的决定因素

心肌氧供(oxygen delivery,DO_2)的主要决定因素为冠状动脉血流量(coronary blood flow,CBF)和动脉血氧含量(arterial oxygen content,CaO_2)。

冠状动脉血流量主要发生在舒张期。只有保证足够的冠状动脉血流量,才能满足静息、运动或应激等不同状态下的心肌氧供。当冠状动脉血流量不能满足心肌的氧需时,即可发生心肌缺血。冠状动脉血流量与冠状动脉的灌注压(CPP)成正比,而与冠状血管的阻力(CVR)成反比,即:CBF=CPP/CVR。各种血流动力学因素均可以影响 CPP,而心肌代谢产物、自主神经张力、内分泌激素水平和冠状动脉解剖(如冠状动脉狭窄)等因素可以改变 CVR。

动脉血氧含量:即每 100ml 动脉血中的含氧总量。主要反映的是与血红蛋白(Hb)结合的氧量,而血液中溶解的氧对于整个氧含量的贡献不大。要保证足够的动脉血氧含量,取决于足够的血红蛋白浓度、较高的血氧饱和度(SaO$_2$)和维持正常的氧分压(PaO$_2$)。计算公式:

$$CaO_2 = (Hb \times 1.34ml\ O_2 \times SaO_2) + 0.003ml\ O_2 \times PaO_2$$

2. 影响心肌氧耗的三个主要因素

正常情况下,增加活动量或身体处于应激状态,心肌氧耗(oxygen consumption,VO$_2$)明显增加,通过自身调节,冠状动脉血流量可以增加 4~5 倍,以满足心肌做功的需要。影响心肌氧耗的三个主要因素是心肌收缩力、心率和心室壁张力。

(1) 心肌收缩力:心肌收缩力增加,则心肌氧需增加。但在临床上很难被准确地量化评估或定性测量,通过左心室测压来计算左室压力升高速率(dp/dt)来反映心肌收缩力临床难以实现,并且受心脏前负荷、后负荷和心率的明显影响。通过经食管超声心动图(TEE)测量左室心腔、左室壁和血流速度等变化,可以为量化评估心肌收缩力提供重要的参考手段,如计算平均左室周径缩短速率、主动脉血流加速度和左室缩短分数等,都是使用 TEE 用来评估心肌收缩的敏感指标。

(2) 心率:心率增加则氧需明显增加。心率增加时氧需倍增,同时可导致心肌收缩力轻度增加,又增加了额外的氧需。心率加快时舒张期缩短,也限制了氧供。

(3) 心室壁张力(ventricular wall tension):心室壁张力取决于收缩期心室内压力或称心室跨壁压力、室腔大小和室壁厚度,心室跨壁压力和心室半径增加可增加氧需。根据拉普拉斯(Laplace law)定律:心室壁张力=心室跨壁压力×心室半径/(2×心室壁厚度)。①心室压力(后负荷):室内压增加则需氧增加,压力增加一倍则氧耗增加一倍。通常体循环收缩压反映心室压力,因此用体循环压力来反映左室后负荷,平均动脉压与心肌的氧耗成一定比例。降低后负荷,有利于减少氧需;②室腔大小(前负荷):由于前负荷决定心室的形状,心室的容量增加一倍,心室的半径只增加 26%,增加前负荷则增加氧耗。临床通过给予硝酸甘油来降低前负荷,即降低了心肌的氧耗;③室壁厚度:心室肥厚增加心肌的氧耗。

3. 缺血性心脏病及其病理基础

正常冠状动脉壁包括三层:内膜、中层和外膜。内膜被内皮细胞所覆盖,完整的血管内皮是阻止血管内形成血栓的唯一因素,缘于内皮细胞表面大量进行的肝素与抗凝血酶Ⅲ结合反应抑制了凝血酶的形成,同时内皮细胞还具有纤维蛋白溶解活性,以此来保证冠状动脉血流的畅通。

缺血性心脏病(ischemic heart disease,IHD)是指由于冠状动脉病变引起冠状动脉血流和心肌氧需之间失衡而导致的心肌缺血性损害,可因冠状动脉功能性或器质性病变而引起,又称为冠状动脉粥样硬化性心脏病(coronary atherosclerotic heart disease,CAD)。冠状动脉粥样硬化性心脏病的主要病理基础是冠状动脉粥样硬化性改变。

冠状动脉粥样硬化的发病机制比较复杂,至今尚未完全明了。根据大量流行病学等研究资料,形成动脉粥样硬化的主要相关致病因素有高血压、高血脂、糖尿病、肥胖、吸烟、长期情绪紧张、凝血功能异常和家族性遗传因素等。

动脉粥样硬化的形成是缓慢的过程。动脉粥样硬化病变主要累及血管的内膜,各种病因造成内皮细胞损伤,使内膜渗透性增高,表现为内膜的炎性特征,病变早期在内膜和中层细胞内出现脂蛋白和含脂质巨噬细胞的浸润,内膜增厚,逐渐出现黄色脂质斑点,经过数年发展,脂质浸润增多,斑点逐渐增多、沉积和扩大,形成血管内膜斑块。粥样斑块可以发生在整个动脉系统,但以冠状动脉、脑动脉和下肢动脉系统多见。

冠状动脉粥样硬化斑块的逐渐形成,造成冠状动脉血管腔的进行性狭窄,当管腔的横截面积下降到 60%~70% 时,继而导致血流梗阻。冠状动脉粥样硬化病变的部位大多数发生在冠状动脉主要分支的近段,这为提高手术治疗效果提供了便利条件。伴有高血压或糖尿病者,则病变范围广,可累及冠状动脉细小分支。病变的冠状动脉血流量减少,运动时甚至静息时可以引起局部心肌血供或/和氧需的不平衡,引起心肌缺血,出现心绞痛,严重者可导致心肌梗死(myocardial infarction,MI)。左冠状动脉供应的冠状动脉循环血流量通常最多,因此,左冠状动脉及其分支阻塞,造成的心脏病变也更为严重。

冠状动脉粥样硬化斑块常常破裂并发出血,导致冠状动脉血栓形成,尤其是斑块破裂出血时脂质进入血管腔,易引起远端血管的栓塞和进一步诱发血栓形成。斑块破裂、血栓形成与管腔堵塞的程度没有关系,即使没有管腔堵塞也可以发生。炎性介质在斑块破裂中也具有重要作用,血液循环中的 C 反应蛋白、α 肿瘤坏死因子(TNF-α)和白细胞介素 6(IL-6)水平,可以作为预示心血管风险的指标。内膜出血的急性期可促使冠状动脉和侧支循环分支痉挛,加重心肌缺血程度。如果冠状动脉狭窄仅局限于冠状动脉单一分支,且发病进程缓慢,则病变血管与邻近冠状动脉之间的交通支显著扩张,可建立有效的侧支循环,受累区域的心肌可以得到足够的血液供应。病变累及多根血管,或狭窄病变进展过程较快,侧支循环未及充分建立,在并发血栓形成、血管壁痉挛等情况下,则可发生严重心肌缺血,甚或发生心肌梗死。病变区域心肌组织缺血萎缩、坏死和日后逐渐纤维化,形成纤维瘢痕,心肌收缩功能受到严重损害,则可发生心律失常或心力衰竭。

冠状动脉粥样硬化斑块破裂和血栓形成是发生急性冠脉综合征(acute coronary syndromes,ACS)的病理基础。

4. 缺血性心脏病患者心肌血流与冠状动脉狭窄的主要相关因素

缺血性心脏病患者心肌的血流主要取决于冠状动脉狭窄的下列因素。

(1)狭窄的性质:冠状动脉粥样硬化斑块引起的狭窄比较固定,属阻塞型,而动力型冠状动脉狭窄可以发生在正常冠状动脉的部分,例如冠状动脉痉挛引起的心绞痛。阻塞型和动力型往往互相结合,尤其是发生在不稳定型心绞痛的患者。冠状动脉狭窄可以是局部性或节段性,而在同样横截面积,节段性狭窄的 CVR 要高,CBF 减少也更明显。

(2)狭窄的程度:冠状动脉口径的舒缩对 CBF 的影响最大。当冠状动脉直径减少 50% 则横截面积相应降低 75%,从而在运动时引起心肌缺血,出现心绞痛症状;当直径减少 70% 则横截面积下降 90%,即使在休息时临床上也可以出现心绞痛症状;当在同一支冠状动脉出现上述两种情况的狭窄,则对 CBF 的影响可出现叠加作用。

(3)侧支循环的建立:如果冠状动脉的狭窄是缓慢而逐渐发展,则侧支血管扩张以提供血流来满足缺血心肌的需要。侧支循环直接建立在不同冠状动脉或同一冠状动脉的不同节段之间,而毛细血管床基本不介入其间。若分级水平很低的冠状动脉阻塞,则侧支循环可以提供足够的血流而不发生缺血,反之则结果相左。

(4)狭窄的类型:某些类型狭窄的临床危险性增加。左主干的狭窄可以使大面积左室心肌血供受到影响。左前降支和回旋支同时有高位的近端狭窄,则临床危险性与左主干狭窄一样大。同样,当左或右冠状动脉完全阻塞时,即使侧支循环建立,患者也处于更危险的临床境地。

(5)远端冠状动脉病变:如果冠状动脉的小分支存在弥散的病变,则会明显影响移植血管后心肌的血供,从而影响 CABG 的效果。例如合并糖尿病的微血管病变。

5. 冠状动脉三支病变及冠状动脉各分支狭窄或堵塞分别造成心肌缺血的区域

正常情况下心肌的血供来自冠状动脉及其分支,冠状动脉有左、右两支,分别开口于升主动脉的左、右冠状动脉窦(图 7-1-1)。根据冠状动脉的分布和后降支的来源,冠状动脉可分为 3 种类型:中国人群中右冠状动脉优势型约占 65.7%,此型最多见,供血区域有右心室后壁,并发出后降支供血到左心室后壁和心室间隔后部;左冠状动脉优势型约占 5.6%,左冠状动脉回旋支发出后降支供血到左、右心室后壁及心室间隔;而左、右冠状动脉均势型约占 28.7%,左、右冠状动脉各自发出一支后降支供血到左、右心室后壁。

通常缺血性心脏病冠状动脉三支病变,指冠状动脉的三个主要分支,即右冠状动脉(right coronary artery,RCA)、左前降支(left anterior descending artery,LAD)和左回旋支(left circumflex artery,LCX)病变。因冠状动脉血管内膜粥样硬化斑块的逐渐形成,造成血管腔的进行性狭窄,并最终导致心肌缺血性损伤。血管内膜的病变通常呈局限、节段性,但病变严重时也可呈弥漫性。外科 CABG 最多的是左前降支、钝缘支(左回旋支分支)和后降支。

冠状动脉各主要分支狭窄或堵塞可以造成各自供血区域的心肌缺血。

(1)前降支:左冠状动脉的直接延续,沿前室间沟下行到心尖部,经心尖切迹转向心脏隔面,终止于后室间沟的下 1/3 部。供应左心室前壁、部分右心室和前间壁。沿途分支包括间隔支,行走在前中隔的右室侧;对角支,斜向横跨左心室,以及右心室前支。其中还有一些分支直接与右冠状动脉漏斗状分支吻合,形成维氏环(arterial circle of Vieussens)。因此,前降支堵塞,可造成左、右心室前壁,右室漏斗部、心尖部和心脏膈面的大面

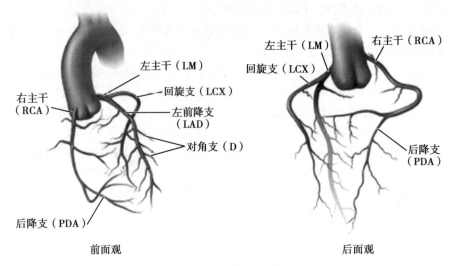

图 7-1-1　冠状动脉及其分支

积心肌缺血。

（2）回旋支：起源于左主干，沿左冠状沟走行，终止于近心脏左缘的左室后壁。沿途发出分支分布到左心房称左房支，分布到左室前壁的心底部称左室前支，分布到左室侧缘称左边缘支（钝缘支），分布到左室后壁近侧缘部称左室后支。因此，回旋支的供血区域有左心室侧壁、后壁和左心房，有时还供血到心室膈面、前乳头肌、后乳头肌，部分心室间隔，房室结、房室束和窦房结。回旋支堵塞，则可造成上述区域的缺血，主要是左室后壁、前侧壁的心肌缺血。

（3）对角支：从前降支和回旋支的分叉处发出，分布到左室前壁上部。对角支堵塞，心肌缺血面积比较局限。

（4）右冠状动脉：起自右冠状动脉窦，走行于冠状沟内的一段称右旋支，后室间沟内的一段称后降支，沿途发出右房支到右心房，左房后支到左心房的后部，右室前支、右边缘支（锐缘支）、右室后支和左室后支分布到相应的心室各部，后室间隔支分布到室间隔，并有分支至窦房结、房室结和左心室后上部。因此，右冠状动脉的供血区域包括右心房、窦房结、右心室流出道、肺动脉圆锥、右心室前壁、右心室后壁、心室间隔下 1/3 和房室结，右优势型的患者尚供血到部分左心室和心尖部（下后壁）。右冠状动脉堵塞，可造成上述区域缺血，并可出现窦房结功能障碍。

6. 冠心病的分型

世界卫生组织将冠心病分为 5 型。

（1）心绞痛（angina pectoris）型：由心肌缺血引起，表现为胸骨后或心前区的压榨感、胸闷和疼痛，伴有焦虑感，持续时间不超过 10 分钟，常由体力活动或情绪激动等诱发，休息和/或舌下含服硝酸甘油可以缓解。疼痛可放射至背部、下颌或肩部，可伴有恶心、呕吐或出汗等。根据发作的频率和严重程度分为稳定型和不稳定型心绞痛。稳定型心绞痛是指发作频率、持续时间等几个月内无明显变化，病情基本稳定。不稳定型心绞痛是指近期（1 个月内）发生心绞痛，发作频率、持续时间或严重程度不断增加，甚至静息时发生心绞痛，不稳定型心绞痛往往是急性心肌梗死的前兆。

（2）急性心肌梗死（acute myocardial infarction，AMI）型：冠状动脉供血急剧减少或中断，相应供血区域的心肌因严重持续的急性缺血而导致心肌坏死，表现为胸骨后和心前区持续、剧烈的胸闷和疼痛，疼痛甚至呈刀割样，伴有心慌、心悸、烦躁、冷汗、恶心、呕吐、呼吸困难和濒死感，常持续 30 分钟以上，甚至可达数小时，休息和舌下含服硝酸甘油不能缓解。多是由于冠状动脉粥样硬化斑块破裂、出血或血栓形成导致。

（3）无症状性心肌缺血（asymptomatic myocardial ischemia）型：经检查患有 CAD 或心电图出现心肌缺血性改变（ST 段抬高或下移），但患者无胸痛等临床症状。原因是冠状动脉病变较轻或有较好的侧支循环。

（4）心力衰竭（heart failure）型：又称缺血性心肌病型，心肌因长期慢性缺血，发生病理性萎缩，心肌纤维组织增生，导致心肌纤维化，引起心脏逐渐扩大，发生心律失常和心力衰竭。表现为呼吸困难、浮肿、心悸、乏力等，可有或无心绞痛发作。

（5）猝死（sudden death）型：因 CAD 引起的突然死亡，在急性症状出现后 6 小时内发生心搏骤停。主要是由于在动脉粥样硬化的基础上，发生急性血栓形成或冠状动脉痉挛，导致急性心肌缺血并发心脏电生理紊乱，引起严重心律失常，最后发生心室颤动所致。

7. 急性冠脉综合征及其分型

急性冠脉综合征（acute coronary syndromes，ACS）是指冠状动脉粥样硬化斑块破裂或侵蚀，继发完全或不完全闭塞性血栓形成为病理基础，导致冠状动脉血流突然减少的一组急性心肌缺血临床综合征。主要表现为不稳定型心绞痛（unstable angina，UA）、急性 ST 段抬高性心肌梗死（acute ST elevation myocardial infarction，STEMI）和急性非 ST 段抬高性心肌梗死（acute non-ST segment elevation myocardial infarction，NSTEMI）3 种类型。

（1）不稳定型心绞痛：新发心绞痛或原有稳定型心绞痛的发作频率和严重程度恶化，或在休息、轻度活动时即出现心绞痛，持续时间超过 20 分钟。发作时心电图表现为 ST 段下移、T 波倒置。但没有发生心肌坏死，血浆肌钙蛋白 T 或 I（cTnT/I）在正常水平。

（2）急性非 ST 段抬高性心肌梗死：持续性急性心肌缺血（心绞痛）事件，导致心肌坏死，cTnT/I 释放（升高）。心电图表现为 ST 段下移、T 波倒置，或短暂出现 ST 段抬高、病理性 Q 波。

（3）急性 ST 段抬高性心肌梗死：通常是冠状动脉粥样硬化斑块破裂扩大、持续出血、血栓形成或脱落，常表现为严重而持续的心绞痛，硝酸甘油治疗不能缓解。堵塞动脉供血区域可以发生透壁性梗死，受累心肌立即失去收缩功能。左室收缩、舒张功能损伤，出现室性心律失常、心力衰竭和低血压等，左室顺应性下降，可出现左束支传导阻滞。范围大者，乳突肌、室间隔和左室游离壁潜在破裂风险。后期坏死组织纤维化可形成室壁瘤。心电图表现为 ST 段抬高、病理性 Q 波，T 波高尖、双向或倒置。

8. 缺血性心脏病的主要危险因素

（1）年龄、性别：临床上多见于 40 岁以上的中、老年患者，但近年来发病年龄有年轻化趋势。男性发病率大于女性，但女性更年期后发病率增加。

（2）脂质代谢异常：总胆固醇（TC）、甘油三酯（TG）、低密度脂蛋白（LDL）或极低密度脂蛋白（VLDL）增高，相应的载脂蛋白 B（Apo B）增高；高密度脂蛋白（HDL）减低，载脂蛋白 A（Apo A）降低；脂蛋白 a（Lpa）增高等。这些都是缺血性心脏病最重要的危险因素。

（3）高血压：CAD 患者 60%～70% 合并有高血压，高血压患者患 CAD 较血压正常者高 3～4 倍。

（4）吸烟：吸烟者与不吸烟者比较，发病率和病死率增高 2～6 倍，且与每日的吸烟量呈正比。被动吸烟也是 CAD 的危险因素。

（5）糖尿病和糖耐量异常：糖尿病患者的发病率较非糖尿病者高出数倍，且病变进展迅速。

（6）其他：肥胖；缺少体力活动和锻炼；性情急躁，工作压力大和精神紧张；高热量、高动物性脂肪或高盐饮食习惯；遗传因素。

【术前评估与准备】

9. 冠状动脉搭桥患者的术前危险因素

许多临床研究就冠状动脉搭桥术（coronary artery bypass grafting，CABG）的术前危险因素与术后结局（并发症和死亡率）之间的相关性进行了探讨，显示以下危险因素增加术后死亡率和并发症：

（1）年龄和性别：高龄（年龄 >70 岁）、女性患者和小体重。女性患者冠状动脉相对细小，使吻合困难、通畅率也低，这是女性 CABG 风险大的主要原因，据大样本 CABG 临床研究表明，在手术死亡率、术后低心排血量和心肌梗死发病率方面，女性比男性明显增高，是男性的 2 倍。

（2）肥胖：肥胖本身就是 CAD 发病的危险因素，病理性肥胖患者的循环血容量增加，心脏做功明显增加，导致心脏的形态和功能都发生改变，尤其是合并阻塞性睡眠呼吸暂停综合征的患者，由于缺氧和高碳酸血症，引起高血压、心室肥厚，容易发生心肌缺血和各种心律失常。此类患者，CABG 术后呼吸和心血管事件发生率明显增加。

（3）不稳定型心绞痛：CCS 分级 Ⅲ～Ⅳ 级。此类患者缺血阈值较低，冠状动脉氧供能力明显下降，易发生冠状动脉痉挛，是急性心肌梗死的前兆。特别是术前没有经过 β 受体拮抗剂或钙通道阻滞药有效治疗者和伴随基础 ST 段下移者。

（4）心功能低下：术前左心功能不全、有心力衰竭病史；冠状动脉球囊扩张或支架失败后的急症手术，或近期心肌梗死(1周至1个月内),合并室间隔穿孔;EF<40%,左心室舒张末期压>18mmHg,左心室舒张末期内径>65mm;左主干严重狭窄(>90%)和/或合并弥漫性多支病变;合并左心室室壁瘤范围较大,切除后左心室腔过小等。此类患者因左心功能不良,易发生严重低心排血量、急性心肌梗死和心力衰竭。

(5)合并高血压和/或糖尿病:高血压患者常伴有左心室肥厚及充血性心力衰竭,心室的顺应性差,左心室舒张功能不全,心率增快时心排血量下降明显,此类患者血容量减少,麻醉使交感张力降低时血压可明显下降,另对应激反应及血管加压药物敏感,血流动力学不易维持稳定,极易发生心肌缺血。糖尿病患者冠状动脉病变常呈弥漫性,心肌血运重建效果不佳,此类患者的自主神经张力与常人不同,术中血压波动大且难以控制,对胰岛素耐受,血糖不易控制,血糖变化大,易发生低血糖,后者比高血糖危害更大,术后肾衰、感染的发生率也高。

(6)合并肾功能不全:肾衰依赖血液透析者,术后住院死亡率约为10%,并发症发生率可高达70%。血清尿素氮(BUN)水平是重要指标,术前BUN高于12mmol/L的患者,手术死亡率明显增加,即使肌酐降低后,BUN仍是影响死亡率的重要因素。

(7)合并肺疾患:肺部疾患主要引起术后呼吸并发症。长期吸烟者血中一氧化碳血红蛋白含量高,直接影响血红蛋白的氧合,故术前禁烟应该至少在2个月以上。术前第1秒用力呼气量(FEV_1)<1.25L/s,术后死亡率明显增加。慢性梗阻性肺疾病患者CABG,术后肺部感染和死亡率明显增加,远期预后不佳多因发生心律失常。

(8)合并瓣膜疾患:如合并二尖瓣病变,肺动脉收缩压>60mmHg;合并主动脉瓣病变,跨瓣压差>120mmHg者,围术期死亡率明显增加。

(9)合并其他血管疾病:冠心病常伴有周围动脉病变。据报道,约有5.6%的冠心病患者有颈动脉狭窄,此类患者体外循环后易有神经系统损害。原则上有适应证的患者在CABG前应先做颈动脉支架或颈动脉内膜剥脱术,若同期手术则应先行颈动脉内膜剥脱术。对合并陈旧性脑梗死的患者,术中特别注意脑保护。对病变严重、左心室功能差者,注意是否合并有腹主动脉或股(髂)动脉病变,此类患者经常需要通过上述途径放置主动脉内球囊反搏导管。合并肾血管严重病变者,则应先行肾血管扩张或肾血管重建术,术中注意肾保护。

(10)其他:再次手术;急诊手术等。

10. 加拿大心血管学会的心绞痛分级

由于心绞痛的部位、类型、严重程度并不能预示心肌缺血的危险程度,临床上需要结合其他体征,来评估其危险性。据此,加拿大心血管病学会(Canadian Cardiovascular Society,CCS)将心绞痛进行分级,以预测缺血损害程度和手术死亡的危险性,如心绞痛Ⅳ级的死亡风险是Ⅰ级的2倍以上。

(1)Ⅰ级:患有心脏疾病,无活动受限,日常活动不致引起心绞痛。

(2)Ⅱ级:体力活动轻度受限,日常活动可引起心悸或心绞痛。

(3)Ⅲ级:明显的体力活动受限,休息时无不适感。

(4)Ⅳ级:休息时即可出现心绞痛,任何活动均可使症状加重。

11. 美国纽约心脏病协会的心功能分级

心脏功能是手术死亡的最大危险因素。因此,术前访视患者应对心室功能作出正确的临床评估,例如,询问患者能负担多重的体力劳动? 可登几层楼梯? 疲劳程度如何? 严重瓣膜病或先天性心脏病心力衰竭可呈进行性加重,而CAD患者在心肌梗死前也可能无任何症状。美国纽约心脏协会(New York Heart Association,NY-HA)的心功能分级标准仍然是目前评估心功能的金标准。

(1)Ⅰ级:患有心脏疾病,无活动受限,日常活动不引起过度疲劳、心悸、呼吸困难或心绞痛。

(2)Ⅱ级:患有心脏疾病,活动轻度受限,休息时无不适感,日常活动可引起疲劳、心悸、呼吸困难或心绞痛。

(3)Ⅲ级:患有心脏疾病,活动明显受限,休息时无不适感,轻微活动即引起疲劳、心悸、呼吸困难或心绞痛。

(4)Ⅳ级:患有心脏疾病,休息时即可出现心功能不全或心绞痛,任何活动均使症状加重。

12. 急性心肌梗死心力衰竭程度 Killip 分级

急性心肌梗死患者发生心力衰竭与心肌梗死的部位、面积和合并症都有关系,对急性心肌梗死患者的心力衰竭程度通常可用 Killip 4 级分级标准来评估。

（1）Ⅰ级：无心力衰竭症状，肺毛细血管楔压可以升高。

（2）Ⅱ级：轻到中度心力衰竭，肺部出现啰音，范围小于两肺野的 50%，有心动过速或者其他的心律失常，静脉压升高，有肺瘀血的 X 线表现。

（3）Ⅲ级：重度心力衰竭，出现急性肺水肿，肺部出现大范围的湿啰音。

（4）Ⅳ级：心源性休克，收缩压<90mmHg，尿量<20ml/h，全身皮肤湿冷，发绀，呼吸加快，心率增快>100 次/min。

13. 冠状动脉搭桥术前风险综合评估模式

对于 CABG 术前综合因素的风险评估，通过对 CABG 术前的相关危险因素与患者结局的相关分析，经过各种数学模型以量化模式，对手术预后风险作出相关预测和评估。现在最常使用的是欧洲心脏手术危险评分（European System for Cardiac Operative Risk Evaluation，EuroSCORE）。这些评分系统主要是通过术前的变量（危险因素）来预测术后并发症或死亡风险。主要缺点是，尽管不同医疗机构、国家或地区、患者构成等因素不同，但可能产生相同的心脏手术风险，从而得出错误的结论。因此，并不完全适用中国人群，中国医学科学院阜外医院的外科团队根据我国的特点，建立了适合中国人群的风险评估系统，即中国冠状动脉搭桥术风险评估系统（Sino System for Coronary Operative Risk Evaluation，SinoSCORE）。

（1）EuroSCORE 来源于三个相关因素中的 17 个危险因素（表 7-1-1），将患者分为低危（1~2 分）、中危（3~5 分）和高危（≥6 分）。

（2）SinoSCORE 来源于三个相关因素中的 11 个危险因素（表 7-1-1），将患者分为低危（≤1 分）、中危（2~5 分）和高危（≥6 分）。

表 7-1-1 心脏 CABG 风险评估系统

SinoSCORE		EuroSCORE	
危险因素	评分	危险因素	评分
年龄/岁		患者相关因素	
65~69	3	年龄≥60 岁	每增加 5 岁增加 1 分
70~74	5	女性	1
≥75	6	COPD	1
术前因素		心脏外动脉血管疾病	2
NYHA 分级（Ⅲ/Ⅳ）	3/7	神经系统功能障碍	2
慢性肾功能不全	6	再次心脏手术	3
外周血管疾病	5	血浆肌酐水平>200μmol/L	2
COPD	4	活动性心内膜炎	3
术前 2 周心房扑动或心房颤动	2	术前情况危重	3
LVEF<50%	4	心脏相关因素	
体重指数		不稳定型心绞痛	3
>24/（kg·m⁻²）	−2	左室功能不全	
<18/（kg·m⁻²）	5	LVEF 30%~50%	1
外科特征		LVEF<30%	3
非择期手术	5	MI 90 天内	2
合并瓣膜手术	4	肺动脉收缩压≥60mmHg	2
术前危重状态	4	手术相关因素	
		急诊手术	2
		CABG 合并其他心脏手术	2
		胸主动脉手术	3
		MI 后室间隔穿孔	4

注：COPD 为慢性阻塞性肺疾病；CABG 为冠状动脉搭桥术；LVEF 为左室射血分数；MI 为心肌梗死。

（3）其他：北美胸外科医师协会（Society of Thoracic Surgeons，STS）建立的超过 150 万 CABG 患者的数据库，通过单因素或多因素分析，在 20 世纪 90 年代中期建立了 STS 评估模式，主要对 CABG 患者的手术死亡风险进行预测和评估,2018 年欧洲心脏病协会(ESC)指南 STS 评分预测 CABG 术后住院期间和术后 30 天内死亡率和发病率均优于 EuroSCORE 评分。冠状动脉病变评分系统(The Synergy between PCI with TAXUS and Cardiac Surgery,SYNTAX),根据冠状动脉病变位置、严重程度等解剖特点定量评价病变的复杂程度,主要用于针对冠状动脉左主干病变和/或三支血管病变患者,SYNTAX 评分将积分分为低分(0~22 分)、中分(23~32 分)和高分(>32 分),根据积分高低为选择治疗方式提供依据,如低/中分者可根据患者个体特征选择 PCI 或 CABG,而高分者选择 CABG 最佳。近年来许多研究者将 CAD 患者的临床特征与 SYNTAX 评分相结合,用于评估 CABG 的风险和预后,表现出良好的相关性。

14. CABG 患者的术前治疗用药管理及原因

对冠状动脉搭桥术(CABG)患者来说,术前大多需要多种药物进行治疗,几乎所有术前常规服用的心脏药物在手术当天均应该继续服用,包括硝酸酯类、β 受体拮抗剂和抗心律失常等药物,术前服用此类药物导致围术期低血压的风险很小,但可以降低围术期缺血事件的发生率。由于药物之间,尤其是与麻醉药物之间都存在相互作用,有时需要在术前予以适当调整。

(1) β 受体拮抗剂(β receptor blocker):用于治疗劳力性心绞痛、室性和室上性心动过速、原发性高血压等。该药可抑制心肌收缩力、减慢心率,长期用药后体内 β 受体密度增加,突然停药后增多的受体对内源性或外源性激动剂敏感性增加,易引起反跳现象。表现为心动过速、高血压,甚至可导致心肌梗死、室性心律失常或猝死等。围术期使用可降低心肌缺血的发生率。因此,要持续用至术日晨。必要时可以长效 β 受体拮抗剂替换短效药物,如美托洛尔改换为阿替洛尔。

(2) 钙通道阻滞药(calcium channel blocker):用于治疗缺血性心脏病、室上性心律失常和原发性高血压等。在 CABG 患者,通过降低冠状血管阻力,解除冠状动脉痉挛而改善心肌血供;通过抑制心肌收缩力,扩张外周血管而降低心肌氧需,故可改善心肌氧供/需平衡。但注意其对心脏的负性肌力作用,尤以维拉帕米(verapamil)为甚,与麻醉药合用时可增强心脏的抑制作用。治疗剂量对血流动力学无明显影响,可持续用至术日晨。突然停药也可出现类似的撤药综合征,使用此类药物的患者一般不主张术前停药,但必要时可适当调整剂量。

(3) 抗心律失常药(antiarrhythmic):注意Ⅰ类抗心律失常药(如奎尼丁、普鲁卡因胺)的负性变力性和变时性作用。胺碘酮的消除半衰期很长(可长达 30 天),术前停药对血药水平影响不大。此类药物,尤其是用于治疗室性心律失常的药物,不宜停药,可延用至术前。

(4) 血管扩张药(vasodilators):硝酸酯类药常用于 CAD 患者,突然撤药可能引起心肌缺血,不宜停药。高血压患者术前应将血压控制在适当水平,术前停用抗高血压药物,可以引起高血压反跳,需用至术日晨。严重心功能不全患者,常使用扩张小动脉药物,以减低外周血管阻力,改善心功能,需用至术前,但麻醉诱导时注意与麻醉药的协同扩血管作用。血管紧张素转换酶抑制剂(ACE 抑制剂)容易引起围术期低血压,甚至顽固性低血压,尽管尚存争议,但多主张术前 24 小时停用。

(5) 抗凝血药(anticoagulant):CAD 尤其是高危 CAD 患者术前需行抗血小板药物干预治疗。①阿司匹林作用于血小板环氧化酶(COX)、抑制血栓素 A_2 产生、从而抑制血小板活化功能,使心脏手术患者出血和输血增多,高反应性者尤为严重,虽非必须,但如果可能最好停用。对高危 CABG 患者术前可以不必停药,以减少缺血事件、心肌梗死、短暂性脑缺血发作(TIA)、心房颤动(AF)和脑卒中等并发症的发病率。如果停用阿司匹林,术前至少应停药 1 周,必要时可改用小剂量肝素,用至术前晚甚至术日。②噻氯匹定和氯吡格雷不可逆地抑制二磷酸腺苷(ADP)介导的血小板聚集,因而抑制糖蛋白(GP)Ⅱb/Ⅲa 受体复合物的活性,建议如果可能推迟手术至少 4~6 天。如果为做心脏导管而接受紧急负荷剂量的氯吡格雷(300mg)时,需注意出血可能增多,必要时考虑输注血小板。③阿昔单抗、替罗非班和依替巴肽等糖蛋白(GP)Ⅱb/Ⅲa 拮抗剂,抑制血小板膜 GPⅡb/Ⅲa 受体,抑制血小板功能的时间分别为 24~48 小时、4~8 小时和 2~4 小时,故如果可能,阿昔单抗应该推迟急症或紧急手术 12 小时或择期 CABG 1~2 天,在手术期间可能需要输注血小板,而替罗非班和依替巴肽,急症或急诊 CABG 不需要推迟,择期手术推迟 2~4 小时,不必预防性输注血小板。④机械瓣膜置换术后用华法林(warfarin)抗凝者,至少术前停药 1 周,必要时用小剂量肝素替代,肝素可用至术前晚甚至术日。

该患者现在的术前治疗用药有硝酸异山梨酯、地尔硫草、匹伐他汀、磺达肝癸钠和阿替洛尔等。根据以上原则,硝酸异山梨酯、地尔硫草、阿替洛尔均用药至术日。匹伐他汀是他汀类药物降脂药物,降低胆固醇尤其低密度脂蛋白胆固醇,稳定动脉粥样硬化斑块,在 ACS 患者早期使用可以抑制血管内皮炎症反应,改善血管内皮功能,该类药物常规剂量对肝脏功能无损害作用,与麻醉药物的相互作用少见,可以用到术日。磺达肝癸钠是人工合成的凝血因子Ⅹa选择性抑制剂,是继肝素及低分子量肝素后的新型抗血栓药物,通过抑制凝血因子Ⅹa,有效抑制凝血酶的生成,其抗血栓活性由抗凝血酶Ⅲ(ATⅢ)介导,通过选择性结合于ATⅢ,从而抑制凝血酶的形成,常规剂量(皮下注射2.5mg)不影响部分凝血活酶时间(APTT)、活化凝血时间(ACT),也不影响出血时间或纤溶活性,并对血小板没有作用,比肝素引起的出血概率要低,皮下注射后2~3小时血药浓度可达峰值,半衰期约为17小时,适合每日一次给药,通常可用到术前一日。

15. 冠状动脉搭桥术的适应证

冠状动脉搭桥手术是外科治疗的重要方式。阜外医院在1974年实施了中国大陆首例CABG,据中国心血管病报告(2018年)中国大陆CABG年手术量已接近5万例(2017年中国大陆CABG数量为45 455例)。整合国内外CAD患者CABG心肌血管重建相关指南,参考最新2018年欧洲心脏病学会(ESC)和欧洲心胸外科协会(EACTS)联合发布的《2018年心肌血运重建指南》。CABG的适应证包括:①CAD内科药物治疗不能控制心绞痛症状或不能接受内科药物治疗的不良反应(如存在双联抗血小板治疗的禁忌证)者;②不适合内科PCI治疗或PCI不能达到完全血运重建,尤其是冠状动脉左主干病变或多支病变伴有弥散性血管病变者,都是CABG的候选患者。不论是PCI或是CABG,目的都是以改善症状和提高生存率为前提。

(1)符合CABG血运重建的解剖条件:冠状动脉阻塞性病变,不稳定型心绞痛或长时间心肌缺血发作,内科治疗难以缓解;心肌梗死后反复发作的心肌缺血、变异性心绞痛;稳定型心绞痛已经影响到生活质量。主要是无保护性左主干病变、三支病变和合并前降支近段狭窄的两支病变。

(2)根据SYSTAX和STS评分:根据SYSTAX评分判定病变的复杂程度、STS评分估测CABG术后死亡率和发病率风险,确定优先选择PCI或CABG。冠状动脉三支病变SYSTAX评分中等或较高的患者(>22分);需血运重建的冠状动脉左主干病变,无论SYSTAX评分多少;冠状动脉多支病变或两支、三支病变合并前降支近端堵塞。

(3)根据解剖结构和临床特征:根据完全血运重建为首要考虑因素,冠状动脉多支病变且SYSTAX评分≥23分,由于解剖结构PCI无法实现完全血运重建、狭窄处重度钙化病变易导致不能完全扩张;冠状动脉左主干病变合并糖尿病、即使SYSTAX评分较低(≤22分)但合并糖尿病;冠状动脉三支血管病变无论心功能如何,或多支血管病变合并心力衰竭、左心室功能下降(EF≤35%);再发弥散性支架内狭窄。

(4)急诊CABG:PCI不能操作、失败或出现并发症、冠状动脉解剖上适合CABG、静息状态下持续性心肌缺血、致命性血管堵塞风险和/或非外科处理血流动力学难以稳定;心肌梗死引起需要外科修复的机械并发症,如室间隔穿孔、乳头肌缺血断裂致二尖瓣关闭不全;适合CABG的心源性休克;冠状动脉左主干狭窄≥50%和/或一、二支狭窄≥70%和三支病变,出现因缺血致危及生命的室性心律失常。

(5)同时同期联合进行其他心脏手术:冠状动脉左主干管腔狭窄≥50%或其他主要冠状动脉分支管腔狭窄≥70%。

16. 肌钙蛋白、B型脑利尿钠肽或氨基末端脑利尿钠肽前体的临床意义

肌钙蛋白(cardiac troponin,cTn)是心肌损伤的特异性生化标志物,是诊断急性心肌梗死的首选标志物。通常cTnT于急性心肌梗死发病后3~6小时开始升高,10~24小时达高峰,10~15日恢复正常;cTnI于急性心肌梗死发病后3~6小时开始升高,14~20小时达高峰,5~7日恢复正常。检测血清肌钙蛋白T(cTnT)或肌钙蛋白I(cTnI)的含量是诊断急性心肌梗死的重要指标,尤其是对NSTEMI的早期诊断。高敏肌钙蛋白(high sensitivity cardiac troponin,hs-cTn)检测技术的出现,不但提高了cTn检测方法的敏感性和特异性,而且为更早期(60分钟)诊断心肌梗死提供了良好的技术手段。由于检测cTn的方法、人群、设备和试剂标准的不同,各医疗单位正常参考值的范围各不相同,国际上通常以超过参考值上限第99百分位值为标准。当发生心肌损伤时,cTn(cTnI和cTnT均可,推荐hs-cTn作为临床常规检测)超过参考值上限第99百分位值,并有动态变化则为急性心肌损伤,若无变化则为慢性心肌损伤;急性心肌损伤并有心肌缺血证据(以下任意1项:缺血症状;新发缺血性ECG改变;出现左束支传导阻滞或病理性Q波;新发存活心肌丢失或局部室壁运动异常的影像证据与缺血性病因;血管造影或尸检证实冠状动脉内血栓),即可诊断急性心肌梗死。

B型脑利尿钠肽(B-type natriuretic peptide,BNP)和氨基末端脑利尿钠肽前体(N-terminal pro-brain natriuretic peptide,NT-proBNP)是反映心功能的生化标记物,通过对两者的检测可以为心力衰竭患者的诊断和评估预后提供客观依据。血浆BNP或NT-proBNP的水平可以评估心力衰竭的严重程度并和预后密切相关,BNP小于

100ng/L 或 NT-proBNP 小于 400ng/L 基本可以排除心力衰竭,随着心力衰竭程度的加重,BNP 或 NT-proBNP 的水平逐渐升高,水平越高则预后越差。BNP 水平每增加 100pg/ml,相关死亡风险增加 35%。美国心脏病学会(ACC)和美国心脏协会(AHA)均推荐(Ⅰ级推荐)BNP 或 NT-proBNP 可以作为心力衰竭患者诊断和预后评估的重要标志物。

【术中管理】

17. **监测术中心肌缺血的主要技术手段**

CABG 术中发生心肌缺血是术后发生心肌梗死的独立危险因素,由于患者处于麻醉状态下,不能诉说心绞痛的症状,而约有半数患者发生心肌缺血可以不伴有血流动力学的改变,因此,术中必要的监测手段对及时发现和处理心肌缺血非常重要。

(1)心电图(ECG)监测:ECG 监测是必需的标准心肌缺血监测。CABG 术中必须使用 5 导联监测,用以监测心室下壁(Ⅱ、Ⅲ和 aVF)和前壁(V$_5$)大部分心肌缺血,从而提高监测心肌缺血的敏感性。V$_5$ 导联监测对心肌缺血检出的成功率可达 75%;Ⅱ导联加 CS$_5$(即将左上肢的电极移植于 V$_5$ 的位置)导联,可监测到左心室缺血时 ST 段的变化;Ⅱ+CS$_5$+V$_4$R(即将胸前电极放置在右侧第 5 肋间与锁骨中线交界处)导联,几乎可以 100% 监测左、右心室缺血时的 ST 段改变。

心肌缺血的诊断标准:美国心脏病学会建议以 QRS 波结束的 J 点后 60~80 毫秒处 ST 水平段或降支段下降 0.1mV 为准。通常 ST 段压低提示心内膜下心肌缺血,而 ST 段抬高往往预示着透壁性心肌缺血,新出现的 T 波的改变(倒置或变平)也常提示心肌缺血。使用先进的 ST 段自动分析监测系统可追踪 ST 段的变化趋势。联合 ST 段抬高或降低可绘制 ST 段位移变化图,位移越多表明缺血越重。

(2)经食管超声心动图(TEE)监测:通过检查节段性室壁运动异常(regional wall motion abnormality,RWMA),结合心室整体或局部的心肌收缩、舒张功能的变化综合评估 CABG 心肌缺血。通过 TEE 发现主要冠状动脉及其分支所支配区域的 RWMA 来发现急性心肌缺血,尤其是 CABG 后新出现的 RWMA,对发展为急性心肌梗死和预后也有预测价值。通过 TEE 观察 RWMA 诊断心肌缺血,可以同时检查冠状动脉的三支主要分支的支配区域,包括 ECG 很难发现的后壁缺血,容易寻找病因和分析相对应的冠状动脉病变。右室发生心肌缺血或心肌梗死,TEE 呈现右室扩张和运动减弱,伴有三尖瓣反流。TEE 检查结合 ECG、血流动力学和 CABG 前后 RWMA 的变化等,也有助于辅助判断和区分休眠心肌、顿抑心肌、心肌缺血和心肌梗死。

为了便于对心肌缺血或梗死的部位进行定位,并根据室壁运动异常的部位推断病变的冠状动脉及其分支,根据冠状动脉及其分支血流供应的区域,对心肌节段进行了标准化划分。美国超声学会(ASE)和美国心胸麻醉学会(SCA)建议采用 16 个段面划分法将左室基底和中部各分为 6 个段面,心尖分为 4 个段面。按 1 至 5 分的标准对 RWMA 进行评分:1=运动正常,收缩期心内膜朝向心腔中心运动的半径改变(半径缩短)>30%,室壁明显增厚;2=运动轻度减弱,收缩期心内膜向内运动的半径变化(半径缩短)<30%,但>10%,室壁增厚降低;3=严重运动减弱,收缩期心内膜向内运动的半径缩短<10%;4=不运动,心内膜不运动或不增厚,即无半径缩短,无室壁增厚;5=反向运动,收缩期心内膜作背离心腔的运动,室壁膨出变薄。通常在发生心肌缺血 1 分钟内就可以出现 RWMA,当评分≥2 分,持续≥1 分钟,即提示发生心肌缺血,比 ECG 和肺毛细血管楔压(PCWP)的改变更早、更敏感。

(3)Swan-Ganz 导管:Swan-Ganz 导管能否较早地监测心肌缺血存在不同意见。肺动脉压力和 PCWP 的变化并不能直接诊断心肌缺血,通常认为分析 PCWP 的压力波形可以得到有帮助的信息,当 PCWP 波形上 A、V 波高于 PCWP 的平均值 5mmHg 以上时,提示左室舒张功能异常、可能存在心肌缺血,尤其是出现新的 V 波,提示有功能性二尖瓣反流,可能与心肌缺血导致乳头肌功能不全有关,这些因心肌缺血在 PCWP 波形上引起的 A、V 波的变化要早于 ECG 的变化。Kaplan J A 提出,出现异常 AC 波>15mmHg 或 V 波>20mmHg 时,提示有明显心内膜下缺血。但 Van Daele 等在 CABG 围术期比较 PCWP、ECG 和 TEE 的监测结果显示,当 TEE 显示心肌缺血时,只有 10% 的患者出现 PCWP 升高,当大部分患者 ECG 显示心肌缺血时,PCWP 并不升高或升高很小,因此,他认为 PCWP 并不能准确反映心肌缺血。虽然 Swan-Ganz 导管能否较早地监测心肌缺血存有争议,但如出现不明原因的 PCWP 升高,要警惕发生急性心肌缺血的可能性。

18. **冠状动脉搭桥患者术中是否需要常规放置 Swan-Ganz 导管**

自 1970 年 Swan-Ganz 导管诞生以来,使用 Swan-Ganz 导管的临床医师逐年增多,以指导心脏外科围术期和危重急症患者的治疗。到现在为止,Swan-Ganz 导管仍然是心脏外科监测血流动力学的金标准,同时还是病情评估和诊断的工具,甚至可以因此而改变治疗方案。临床常用的 Swan-Ganz 标准导管可以得到除动脉压以外的血流动力学数据:中心静脉压(CVP)、肺动脉压(PAP)、PCWP、右心室压(RVP)、外周血管阻力(SVR)、肺血管阻力(PVR)、心排血量(CO)、心指数(CI)、每搏量(SV)、每搏量指数(SVI)、左室每搏功指数(LVSWI)和右室每搏功指数(RVSWI)等指标,现代的 Swan-Ganz 导管还具有连续监测心排血量(CCO)和混合静脉血氧饱和度($S\bar{v}O_2$)的功能。通过监测以上参数和指标,可以及时、全面地了解 CABG 患者的血流动力学、心脏做功和组织灌注等情况,并以此为导向目标,指导和优化容量治疗、血管活性药物的合理使用等,以加速 CABG 患者的快速恢复,从而改善预后。随着 TEE 在术中的广泛使用,似乎有代替 Swan-Ganz 导管的趋势,但现有的临床研究证明 TEE 可以作为 Swan-Ganz 导管的补充而不是代替,TEE 结合 Swan-Ganz 导管比任何一项单独使用更有意义。

自 20 世纪 90 年代中期以来,有关使用 Swan-Ganz 的利弊争议不断。由于放置 Swan-Ganz 导管的价格不菲,而且属有创操作,使用不当还可带来严重并发症,随后的大规模的临床研究结果,仍未证实使用 Swan-Ganz 导管对患者预后有绝对有益的影响,但也不足以否定 Swan-Ganz 导管对血流动力学监测的价值。循证医学的证据证明,在 CABG 患者常规放置 Swan-Ganz 导管并不能使患者获益,但只要合理把握其适应证,正确掌握操作技术,精确分析血流动力学数据,仍然可以改善危重患者的预后。尽管危重患者并不是 Swan-Ganz 导管的绝对适应证,但临床普遍接受在下列情况下可以考虑使用 Swan-Ganz 导管:左心功能不良,LVEF<40%;近期内发生心肌梗死或不稳定型心绞痛;或有心肌梗死并发症:室间隔穿孔、左室室壁瘤、二尖瓣反流或充血性心力衰竭;术前 IABP 辅助的患者;左室室壁运动异常;ACS 急诊手术;同时进行其他复杂手术,如瓣膜置换等;再次 CABG。

该患者冠状动脉三支病变(劳力+自发型心绞痛、陈旧性心肌梗死、心功能 NYHA 分级Ⅲ级),超声心动图显示左心室增大、左室舒张末期内径 60mm、左室节段性室壁运动异常,心功能减低(EF 40%),符合使用 Swan-Ganz 导管的指征。

19. 冠状动脉搭桥术围术期血糖的控制目标及术中管理

根据 2017 年国际糖尿病联盟(IDF)发布的第 8 版糖尿病地图,我国糖尿病患病率约为 10.4%,现患超过 1.14 亿。据阜外医院近几年统计,在 CABG 患者中合并糖尿病者约占 1/3(30%~35%)。国内外的许多研究表明,围术期高血糖是围术期死亡率和并发症的独立危险因素,合并糖尿病患者 CABG 的死亡率是非糖尿病患者的 2~3 倍,其并发症发病率则为非糖尿病患者的 4~6 倍,但该类患者 CABG 的远期预后明显优于 PCI。

中华医学会麻醉学分会建议,既往有糖尿病病史的患者,术前应当明确糖尿病类型、病程、目前的治疗方案、血糖水平是否达标、低血糖发作情况、有无糖尿病并发症以及并发症的严重程度。术前检查糖化血红蛋白(HbA1c)可以反映术前 2、3 个月的平均血糖水平,是血糖长期控制的可靠指标。糖尿病患者除监测空腹、三餐后、睡前血糖外,建议术前常规检测 HbA1c。同时注意糖尿病患者中约 1/3 未得到诊断,与已经确诊并接受治疗的糖尿病患者相比,这类患者围术期风险更高。对既往无糖尿病病史者,如果年龄≥45 岁或体重指数(BMI)≥25kg/m²,同时合并高血压、高血脂、心血管疾病、糖尿病家族史等高危因素,行 CABG 术前都应该检查 HbA1c。HbA1c≥6.5% 诊断糖尿病;HbA1c<6.5%,合并血糖升高者,提示应激性高血糖;糖尿病患者 HbA1c≤7% 者,提示血糖控制满意。注意术前血糖波动大、强化胰岛素治疗的患者容易出现低血糖,而低血糖的危害比高血糖的危害更大。

手术当日停用口服降糖药和非胰岛素注射剂,双胍类(二甲双胍)、磺脲类和格列奈类药物可能引起低血糖,术前至少停用 24 小时,停药期间使用常规胰岛素控制血糖。入院前已使用胰岛素者,入院后继续使用,多为控制基础血糖的中长效胰岛素加控制餐后血糖的短效胰岛素的联合方案,该类患者手术应安排在当日第一台,术前禁食后停用胰岛素,再根据监测的血糖水平确定是否使用常规胰岛素。合并糖尿病高血糖危象(糖尿病酮症酸中毒、高血糖高渗性综合征)的患者推迟择期手术。长期血糖控制良好,应激性血糖升高的患者可以行择期手术。血糖长期控制欠佳者,应根据伤口愈合不良和伤口感染等潜在风险的大小,有无心血管疾病等糖尿病并发症综合评估,选择最佳手术时机。糖化血红蛋白水平>8.5% 者建议推迟择期手术。术前空腹血糖≤10mmol/L(180mg/dl),随机或餐后 2 小时≤12mmol/L(210mg/dl)为宜。

本节案例患者入院时糖化血红蛋白 HbA1c 为 8.6%,说明入院前的一段时间血糖控制并不理想,但考虑到该患者目前处于不稳定型心绞痛状态,入院后使用皮下注射胰岛素积极控制血糖,空腹(空腹血糖为 7.6mmol/L)和餐后血糖水平基本控制在目标水平,血糖控制稳定后,择期及早进行了 CABG。

　　围术期血糖管理的重点在于控制高血糖的同时避免出现低血糖,在严密的血糖监测下,避免过于严格的血糖控制。目前心脏外科围术期血糖的控制水平不同的国家、不同的学术组织,甚至不同的中心都没有统一的标准。按照美国胸外科学会(STS)的建议标准,正常饮食的患者控制餐前血糖≤7.8mmol/L(140mg/dl),餐后血糖和随机血糖≤10.0mmol/L(180mg/dl),禁食期间血糖≤10.0mmol/L(180mg/dl),不建议过于严格的血糖控制,术中血糖控制在7.8~10.0mmol/L(180mg/dl)较为合适,血糖水平超过10mmol/L启动胰岛素治疗。术后ICU机械通气的患者在恢复正常饮食以前仍需输注胰岛素,控制血糖水平在7.8~10.0mmol/L为宜,少数重症患者既往血糖控制良好,可考虑更严格的血糖控制,ICU住院时间≥3日的危重患者,推荐血糖目标值≤8.4mmol/L(150mg/dl)。需要使用胰岛素时以持续输注给药明显优于间断单次给药(表7-1-2)。

表 7-1-2　围术期普通胰岛素治疗参考方案

血糖/(mmol·L⁻¹)	胰岛素单次静脉注射剂量/U	胰岛素输注初始剂量/(U·h⁻¹)
<4	50%葡萄糖25ml	0
4~6	0	0
6~8	0	0
8~10	0	2
10~12	2	4
12~14	4	6
14~16	6	8
16~18	8	10
18~20	10	12
>20	12	14

　　控制高血糖的同时要积极防治低血糖,低血糖明显增加围术期死亡率,其危害比高血糖更大。当血糖≤2.8mmol/L(50mg/dl)时可出现认知功能障碍,血糖长时间≤2.2mmol/L(40mg/dl)可造成脑死亡。低血糖危险分层:血糖≤3.9mmol/L为警惕值,需要及时调整降糖方案剂量;血糖<3.0mmol/L是临床显著低血糖,提示有严重临床意义的低血糖;严重低血糖没有特定血糖界限,伴有严重认知功能障碍且需要其他措施快速恢复的低血糖。但术中并不建议常规输注葡萄糖,除非有低血糖的倾向和酮症酸中毒的危险,确实需要补充葡萄糖者,则以成人5~10g/h的速度输注,同时按比例给短效胰岛素(葡萄糖和胰岛素比例为2~4g∶1U),至少1次/h监测血糖,避免高血糖并注意补钾。术中使用过胰岛素治疗的患者增加术后低血糖的风险,需要同ICU相关医师交班。

　　该患者体外循环前血糖水平5.61mmol/L,体外循环开始30分钟测血糖水平6.26mmol/L,复温开始测血糖水平升至13.58mmol/L,考虑到血液稀释,经体外循环机给予预混胰岛素(诺和灵30R)8U,1小时后(关胸前)测血糖水平11.59mmol/L,手术结束时血糖水平已经降至10.56mmol/L。送ICU后交代术中血糖变化和胰岛素使用情况,在ICU期间定时监测血糖和根据血糖水平通过微量泵静脉输注胰岛素,始终保持血糖水平在7~8mmol/L之间。该患者围术期没有发生低血糖事件。

　　20. 冠状动脉搭桥患者麻醉用药(静脉麻醉药、阿片类药物、吸入麻醉药和肌肉松弛药)的选择

　　麻醉药物的选择应以麻醉药物对心肌氧供需平衡和血流动力学的影响为原则,到现在为止尚缺乏随机、双盲、对照的大型临床研究来确定这些常用药物对CABG患者预后的显著影响。

　　(1) 静脉麻醉药(intravenous anesthetics):咪达唑仑对容量血管有扩张作用,小剂量咪达唑仑(1~2mg)即可降低动脉压,对心肌的抑制作用强于地西泮。由于体循环阻力下降,心排血量可轻度增加,临床研究表明,静脉注射咪达唑仑(0.2mg/kg)可使冠脉血流量降低24%,心肌氧耗量降低26%,冠状静脉窦血中乳酸无增加,ECG亦无缺血改变,说明对心肌的氧供需平衡无明显影响,常用在麻醉诱导前镇静或体外循环期间加深麻醉、降低血压。依托咪酯对心肌无明显抑制作用,常用诱导剂量(0.3mg/kg)不改变心率和心排血量,但对气管插管引起的心率增快、血压升高也没有影响,麻醉诱导气管插管前可使心肌氧耗量减少14%、冠脉血流量增加

16%,但对肾上腺皮质有抑制作用,依托咪酯复合阿片类药物用于 CABG 患者的麻醉诱导,对血压影响小,是快速诱导的理想选择。丙泊酚可以引起外周血管扩张、轻度抑制心肌收缩力,麻醉诱导时易发生低血压,以丙泊酚 2mg/kg 诱导,约 30% 的患者发生低血压,严重者收缩压可降低 50%,但因中枢性迷走神经兴奋作用,使心率减慢、心肌氧耗量下降,对心肌的氧供需平衡维持良好。与依托咪酯和咪达唑仑相比,丙泊酚麻醉诱导最易引起血压下降,但氧耗量下降也明显。因此,丙泊酚常用于 CABG 患者术中和术后镇静,而很少用于麻醉诱导。右美托咪定是 α_2 肾上腺素受体激动剂,具有抗交感、镇静、镇痛作用,可以降低阿片类药物的用量,可以有效减轻气管插管、手术应激和麻醉恢复期的血流动力学反应,对保持术中血流动力学稳定和降低心肌缺血发生率可能有益。右美托咪定有出现低血压和心动过缓的潜在危险,可以用于术中和术后镇静,由于对呼吸无明显影响,尤其适合微创快通道麻醉、早期气管拔管的 CABG 患者。

(2)阿片类药物:临床常用的有芬太尼、舒芬太尼和瑞芬太尼。该类药物血流动力学稳定,增加中枢性迷走神经张力可以减慢心率,几乎无心肌抑制作用,尽管可以降低外周血管阻力,尤其是与咪达唑仑合用,但可以降低心肌兴奋性,明显减少心肌氧耗量。芬太尼有良好的镇痛作用,无明显组胺释放作用,对静脉容量血管床亦无明显的扩张作用,减慢心率,对心肌无抑制作用,也不干扰心肌的氧供需平衡,大剂量芬太尼麻醉对心血管系统有良好的稳定作用,但不利于术后早期气管拔管。舒芬太尼的药理学作用类似于芬太尼,但镇痛作用较芬太尼强 5~10 倍,血浆消除半衰期亦较芬太尼短,故清醒时间和术后呼吸抑制时间均短于芬太尼,大剂量舒芬太尼麻醉心血管系统及血流动力学稳定,是较为理想的麻醉药物,其减慢心率的作用较芬太尼轻。瑞芬太尼的镇痛效价是芬太尼的 1.2 倍,时-量半衰期仅为 3~5 分钟,作用持续时间很短,需要持续输注给药,输注浓度 0.05~0.8μg/(kg·min),血流动力学稳定,但静脉快速注射可以引起血压下降、心率减慢,瑞芬太尼更适于快通道心脏手术麻醉或加速康复心脏外科(enhanced recovery after cardiac surgery,ERACS)。

(3)吸入麻醉药(inhalation anesthetic):吸入麻醉药对心肌收缩力的抑制作用取决于吸入麻醉药的浓度,对心肌收缩力的抑制强度的顺序依次为:恩氟烷>氟烷>异氟烷≈七氟烷≈地氟烷,同时减少氧供和氧需,对心肌氧供需平衡的影响取决于给药时患者的血流动力学状态。氟烷可增加心肌对儿茶酚胺的敏感性,故易出现心律失常。异氟烷对外周血管的扩张作用最强,可致心率增快,有利于控制性降压。异氟烷使冠状动脉扩张,恩氟烷对冠状动脉也有一定扩张作用,但可以维持心肌氧供需平衡,不增加冠状静脉窦血乳酸水平,没有发现心肌缺血的证据。异氟烷是否引起冠脉窃血尚存争议,异氟烷麻醉时冠脉血流的分布异常起因于血流动力学的改变,首先患者需要存在冠脉窃血的解剖学基础,在此基础上又吸入高浓度的异氟烷,引起血流动力学不稳定,则心肌缺血的风险增加。七氟烷由于对气道刺激性小,对心血管系统影响轻微,血气分配系数低,可控性好。研究证明,使用七氟烷进行缺血预处理和后处理具有明显的心肌保护作用,阿片类药物联合七氟烷吸入维持麻醉,可使心率减慢,对 CABG 患者有益,成为 CABG 患者最常用的吸入麻醉药。

(4)肌肉松弛药(muscle relaxant):临床常用的绝大多数肌肉松弛药均可用于 CABG 的麻醉,选用原则在于权衡其对心血管系统的影响。维库溴铵和哌库溴铵无组胺释放作用,对心血管系统无明显影响,前者为中、短效肌肉松弛药,后者为长效肌肉松弛药,在大剂量阿片类药复合吸入麻醉下,临床剂量的哌库溴铵(0.1~0.12mg/kg)的肌肉松弛作用可维持 2.5~4 小时,不利于患者的早期气管拔管。泮库溴铵有组胺释放作用,如果不同时与阿片类药合用,可明显增快心率,尽管无证据表明其影响心肌的氧供需平衡,但可以引起血压轻度升高,并不适合 CABG 患者。多库氯铵为长效肌肉松弛药,对心血管系统影响小,快速注射也有组胺释放作用,反射性增快心率;米库氯铵为短效非去极化肌肉松弛药,大剂量或快速注射也引起组胺释放,导致血压下降,心率增快,因此,两者都不适合用于 CAD 患者。罗库溴铵为维库溴铵的衍生物,时效与维库溴铵相似,但起效很快,优先松弛咽喉部肌肉,适合气管插管,无组胺释放作用,无不良血流动力学反应,抑制迷走神经作用介于维库溴铵和哌库溴铵之间,剂量过大可出现心率增快,但比泮库溴铵轻。该药具有特异性的拮抗剂(舒更葡糖钠,suganmladex),尤其适用于快通道心脏手术麻醉和 ERACS。顺式阿曲库铵是新型的中时效非去极化肌肉松弛药,无明显组胺释放作用,对心血管系统的影响轻微,优点在于不经过肝肾代谢,具有特殊的代谢途径,即大部分经过霍夫曼降解和少部分通过血浆非特异性酯酶水解,恢复快、无蓄积作用,对肝肾功能无影响,特别适合肝肾功能不全的患者,顺式阿曲库铵无明显的迷走神经抑制作用或神经节阻滞作用,对心率无明显影响,成人插管剂量推荐 3~4 倍 ED_{95}(0.15~0.2mg/kg),最高可达 8 倍 ED_{95}(0.4mg/kg),以加快起效速度。维持麻醉肌肉松弛推荐 0.1~0.2mg/(kg·h)速度静脉持续输注,停药后恢复快,适合于 ERACS。已成为 CABG 优先选用的肌肉松弛药之一。

21. 围术期发生心肌缺血的原因和治疗、给予阿替洛尔治疗的原因及围术期使用硝酸甘油的目的

（1）CABG 术前、中、后均可发生不同原因的新的心肌缺血，术中心肌缺血增加术后心肌梗死的发生率，从而增加 CABG 的并发症和死亡率。

1）术前：危险因素有 ACS、心绞痛 CCS 分级Ⅳ级和左室功能不全（EF<40%）等。常见原因有紧张和焦虑引起心动过速和血压增高，镇静过度引起缺氧等。

2）术中：①体外循环前期，气管插管、剧烈外科刺激（锯胸骨、切皮）等引起的高动力学反应，特别是心动过速；血流动力学的改变如麻醉诱导引起的严重低血压；浅麻醉下的外科刺激诱发冠状动脉痉挛；容量超负荷引起的室壁张力增高；②体外循环期间：体外循环期间的微栓、气栓进入冠状动脉；无论何种心肌保护技术，都不能避免一定程度的心肌缺血性损伤，阻断时间越长，心肌缺血越重；在心肌灌注阻断状态下，高血压、侧支循环过多，造成心内回流过多，引起心肌收缩，增加心肌氧耗量；冠状动脉的损伤、痉挛、栓塞；静脉桥或动脉桥吻合口不通畅，桥血管的扭曲、牵拉和血栓；主动脉阻断开放后微栓、气栓；③脱离体外循环后：再血管化不完全，相应部位的心肌缺血；搭桥血管的远端弥漫性病变或太细；不合理使用血管活性药物，造成氧供需失衡；外科刺激、不恰当使用钙制剂，引起冠状动脉痉挛；心室过度膨胀或心室颤动，造成心肌损伤；关胸造成桥血管的扭曲、牵拉和压迫；使用止血药物不当或过量，血液呈高凝状态，造成桥内、吻合口和损伤的冠状动脉内膜血栓形成；低血压、高血压和心动过速。

3）术后：苏醒期和气管拔管引起的高血压和心动过速；低血压和心律失常等。

（2）围术期心肌缺血无论发生在什么时候，都和 CABG 的预后不良相关。因此，预防心肌缺血尤为重要，一旦发生缺血，要及时、有效地予以治疗。

1）改善血流动力学状态：改善氧合；维持恰当的麻醉深度（加深或减浅）；调整血容量，如补充血容量或使用扩张血管药物（如硝酸甘油）降低室壁张力；维持冠状动脉灌注压，如果体循环阻力低使用缩血管药物（如去甲肾上腺素、去氧肾上腺素等），以维持平均动脉压 70~90mmHg 为佳；纠正低心排血量状态，调整前负荷、心率和心律，使用正性肌力药物（如肾上腺素、多巴胺和米力农等），必要时使用主动脉内球囊反搏（IABP）和机械心室辅助装置（ECMO 等）。注意 CAD 患者过度使用正性肌力药物可以加重心肌缺血，当 PCWP>16mmHg 而 MAP<70mmHg 或收缩压<90mmHg、CI<2.2L/（min·m^2）、SvO$_2$<65%时，酌情选择肾上腺素、多巴酚丁胺、多巴胺、米力农和左西孟旦等正性肌力药物。

2）纠正外科并发症和机械性因素：使用药物（如小剂量麻黄碱）增加心肌收缩和提高灌注压，有利于冠状动脉排出气栓和恢复冠状血流；避免过度膨肺，牵拉乳内动脉桥；一旦发现桥流量不足或过低，积极寻找原因，必要时重新吻合搭桥（尤其是前降支桥流量过低时）。

3）解除冠状动脉痉挛：使用硝酸甘油和钙通道阻滞药（如地尔硫䓬、尼卡地平等）药物治疗。钙通道阻滞药可以扩张冠状动脉，防治冠状动脉痉挛，增加冠状动脉血流，从而改善心肌缺血，但注意其心肌抑制作用，可以引起血压下降，以地尔硫䓬为首选，不明显抑制心肌收缩力，因减慢房室传导而使心率下降，常用剂量为 1~3μg/（kg·min）持续静脉输注。

4）心肌缺血的药物治疗：使用硝酸甘油、β 受体拮抗剂和钙通道阻滞药等药物治疗。硝酸甘油扩张狭窄的冠状动脉和侧支循环，从而改善冠状动脉血流量，不仅有效地降低肺动脉压，增加剂量也可降低体循环压力，继而降低左室后负荷，其扩张静脉效应使回心血量减少，降低了左心室前负荷，从而降低了心肌耗氧量。围术期使用硝酸甘油可以缓解冠状动脉痉挛，治疗心肌缺血，降低心肌梗死的发生率和死亡率，但预防性使用硝酸甘油是否可以防止心肌缺血和围术期心肌梗死尚有争议。β 受体拮抗剂是 CAD 患者主要治疗用药，具有抗心肌缺血、抗高血压和抗心律失常的特性，对于 β$_1$ 受体的选择性比索洛尔>阿替洛尔>美托洛尔>艾司洛尔。β 受体拮抗剂在减慢心率的同时，延长心脏舒张期和冠脉的灌注时间，明显降低心肌耗氧量，从而降低心肌缺血事件的发生。艾司洛尔在减慢心率的同时，可以引起血压下降，但作用时间短暂，即使在心功能中度减弱时也相对安全；美托洛尔的消除半衰期约为 3~4 小时，可以透过血脑屏障，中枢性抗交感效应较好；阿替洛尔对血压的影响最小，作用时间也较长，已经成为 CABG 减慢心率的优选。通常 CABG 控制目标心率在 55~80 次/min 为佳，该患者在持续静脉输注肾上腺素和硝酸甘油辅助下顺利停机，但心率较快（95 次/min），血压 90/55mmHg，ECG 出现偶发室性期前收缩，ST 段呈抬高趋势，在调整容量负荷的同时先后给予两次阿替洛尔（1mg/次）静脉注射，心率逐渐降低至 80 次/min 左右，血压逐渐升高到 110/65mmHg 水平，ST 段恢复正常。

5）机械支持：IABP 增加冠状动脉的灌注压力，促进球囊后的前向血流，减少左室后负荷，从而改善心肌缺血;体外膜氧合器(ECMO)等机械辅助装置,在严重心肌缺血导致心力衰竭、脱离体外循环困难时短时期使用,有利于缺血或衰竭的心脏功能的恢复。

22. **冠状动脉搭桥术的麻醉管理目标**

冠状动脉搭桥术的麻醉管理首先需要了解和评估 CABG 患者的术前风险因素,麻醉过程需要保持心肌氧供需平衡和重要脏器的灌注,保证患者围术期安全、舒适,从而降低并发症和改善患者预后。根据 ESC 和 AHA 等专业组织 CABG 相关指南,归纳 CABG 的麻醉管理目标如下。

(1) 预防围术期心肌缺血:正确的术前评估和准备、合理的麻醉前用药,可以降低围术期缺血事件的发生率。保持围术期心肌氧供需平衡,控制心率,避免心动过速,最大限度地延长舒张期,以免加重心肌缺血。对心功能差的患者,注意儿茶酚胺类药物的心脏毒性作用,避免过分交感兴奋,增加氧耗量,引起心律失常。避免过度通气,以免引起冠状动脉收缩,在维持稳定满意的血流动力学基础上,使用扩张冠状动脉药物,防治冠脉痉挛,避免心肌缺血。

(2) 控制和稳定血流动力学:尽量使用对心血管抑制作用轻微的药物,避免血流动力学的剧烈波动。维持前负荷,足够的充盈对扩大和损害的心室非常重要。维持窦性心律,心房收缩对舒张功能不全的患者很重要。维持灌注压,避免平均动脉压<60mmHg,尤其是左主干病变。术中由有经验和受过 TEE 培训的心脏麻醉医师,使用 TEE 对高危患者进行麻醉处理指导,可以使患者获益。

(3) 围术期多模式、多学科镇痛、镇静方式,使舒适化治疗贯穿在整个围术期:确保术中镇痛、镇静维持在合适水平,以满足外科手术无痛、无意识、患者安静、肌肉松弛满意和快速康复的目的。

(4) 改善手术室环境内相关人员的沟通和交流,确保患者安全:手术中需要心脏外科、麻醉科和体外循环科等相关人员密切协作,形成多科室沟通协商的程序。

(5) 快速恢复和早期气管拔管:使用短效静脉麻醉药和阿片类药(如瑞芬太尼),尽可能降低阿片类药用量。吸入麻醉药可以加速早期气管拔管和降低术中知晓。目前认为,常规实施早期气管拔管和 ERACS 可能会增加心血管和呼吸不良事件的发生率,反而对患者无益,但低、中危或相对不复杂的 CABG 患者可以安全的实施 ERACS。

(6) 避免非心脏并发症,改善预后:维持内环境的稳定,积极纠正低钾血症和低镁血症,维持水、电解质平衡;纠正高血糖症,避免低血糖症;避免组织缺血、缺氧,保证脑、肾等重要脏器的灌注,降低神经系统并发症,预防肾功能不全。

23. **体外循环和非体外循环 CABG 对预后影响的研究进展**

近年来,国际临床指南对非体外循环 CABG 的临床效果的评价趋于审慎。众所周知 CABG 是治疗冠状动脉多支病变的金标准,至于选择使用体外循环(on-pump)还是非体外循环(off-pump)CABG 已经争论了几十年,两种技术各有利弊,on-pump CABG 可以提供良好的术野,相对安静的手术条件,但涉及体外循环期间对心肌损伤、凝血功能紊乱、神经认知功能改变、脑卒中和炎性介质反应等影响。相反,off-pump CABG 避免了体外循环、主动脉阻断等改变,尽管有冠状动脉固定器、分流栓的使用,但术野有限制,外科技术要求高,冠状动脉再血管化的完全性也不如 off-pump CABG。近年来的大部分 RCT 研究表明,除 on-pump CABG 有完全再血管化的优势外,两者在短期(术后 30 天)的临床结局如死亡率、MI、脑卒中和肾功能不全发生率没有明显差别,但在中、长期死亡率和并发症 on-pump CABG 有优势。比较有代表性的研究,如 ROOBY(Veterans Affairs Randomized on/off Bypass)试验表明,off-pump CABG 在一年期桥血管的通畅度、完全再血管化等方面都不如 on-pump CABG,但 off-pump CABG 在 CORONARY 和 GOPCABE 两个多中心 RCT 研究表明,在高危患者两者 1 年期和 5 年期的预后没有明显差异。因此,近 10 年来,在美国等其他国家 off-pump CABG 的总体比例在下降,大概稳定在 20% 左右。因此,从患者获益的角度出发,适时调整技术策略,严格把控 off-pump CABG 的手术指征,做到最好的选择总是做对患者最正确的事情,则精确的选择 CABG 方式显得非常重要。

24. **体外循环 CABG 的麻醉管理要点、体外循环期间血压维持水平及发生低血压、高血压的处理**

on-pump CABG 的麻醉管理遵循常规 CABG 的麻醉管理目标,在此基础上掌握以下具体的麻醉管理要点。

(1) 麻醉药物和方法:多中心 RCT 研究证明,全凭静脉麻醉(total intravenous anesthesia,TIVA)或吸入麻醉对 CABG 患者的预后没有明显影响,目前国内普遍使用静吸复合平衡麻醉技术。麻醉诱导用药,以依托咪酯、咪达唑仑和阿片类药(舒芬太尼或芬太尼)加肌肉松弛药(罗库溴铵或顺式阿曲库铵)为主;麻醉维持用药,镇痛以间断注射阿片类药(舒芬太尼、芬太尼或瑞芬太尼)为主,辅助吸入麻醉药以七氟烷最为常用,镇静以持续输注丙泊酚为主,肌肉松弛药物以持续输注或间断静脉注射顺式阿曲库铵或罗库溴铵最为常用。

（2）体外循环前期：调节机械通气保持正常的 $PaCO_2$（35~45mmHg）、PaO_2（80~120mmHg）、氧饱和度（95%）以上；注意获取乳内动脉时对心脏的压迫，通常在切断乳内动脉前给予肝素，肝素剂量 400U/kg，使 ACT≥410 秒（玻片法）或≥480 秒（试管法），肝素耐药的患者及时追加肝素，必要时补充抗凝血酶Ⅲ（新鲜冰冻血浆），注意与外科医师和灌注医师沟通；纠正血容量不足，因肝素引起的组胺释放导致的血压下降可以适当给予钙剂纠正，维持平均动脉压在 60~80mmHg。

（3）体外循环期间：抗凝，使 ACT≥480 秒，根据 ACT 追加肝素和测量 ACT 的时间（1 次/0.5~1h）。

通气和血气：体外循环转流量足够后停止通气，关闭麻醉机上的吸入麻醉药，交体外循环医师接续管理。

心肌保护和 ECG：避免阻断升主动脉前心室颤动，不过早降温，维持较高的灌注压（50~80mmHg），如转流开始血压明显下降靠增加灌注流量难以使血压回升，可通过 ECMO 端给予 α_1 受体兴奋药（去氧肾上腺素或甲氧明）；避免心室过度膨胀引起心肌缺血和损伤，甚至心内膜下心肌梗死；保证阻断升主动脉后及时灌注足够量的心肌保护液，采取必要和恰当的灌注心肌保护液措施，如主动脉根部正灌、冠状静脉窦逆灌和通过移植桥灌注等，确保缺血心肌得到足够的灌注，保持 ECG 无自主电活动。

循环的调控：在体外循环过程中，心排血量主要依赖灌注流量，通常维持在 2.2~2.5L/（min·m²），高龄、合并高血压和脑动脉硬化者，灌注流量要维持在 2.4~2.6L/（min·m²）的较高水平。体外循环期间维持血压在什么水平合适争议颇大，至今尚无绝对精准的指南，通常认为维持 MAP 在 50~80mmHg 较为适宜；体外循环期间血压基本依赖于外周血管阻力，血压的调控也主要是通过调整外周血管阻力而实现的；低流量引起组织灌注不足，高流量引起血液成分的破坏，除非在血压特别低或特别高的情况下，可以短暂的使用灌注流量来调整，否则不要轻易使用；体外循环中发生高血压（MAP>90mmHg），首先应加深麻醉（咪达唑仑、丙泊酚、阿片类药如瑞芬太尼等），在此基础上再选择使用扩张血管药物（硝酸甘油、尼卡地平）；体外循环中发生低血压（MAP<50mmHg），主要是提高外周血管阻力，可以使用小剂量去氧肾上腺素、甲氧明或去甲肾上腺素单次注射。中心静脉压通常为负值，如果出现升高，要及时寻找原因和处理，以免引起脑损伤。心脏复跳后注意防止心动过速，必要时给予 β 受体拮抗剂，心率即使在 30~40 次/min 也不要急于处理，通常随着并行时间可以增快。主动脉侧壁口吻合完毕，冠状动脉血流开始恢复，血气、复温满意，可逐渐减少灌注流量，缓慢回输血液，ECG 和血流动力学指标稳定，缓慢脱机。

温度：通常鼻咽温保持在 28~32℃，鼻咽温反映了脑的温度，主动脉血液温度也有影响，膀胱温度反映了内脏温度，但受尿量的影响。复温时保持鼻咽温和膀胱温度的差值在 6℃ 以下，以避免造成神经损伤；可以静脉持续输注硝酸甘油，扩张血管使复温均匀，减少温度差。

尿量、血细胞比容（Hct）和电解质：尿量反映器官灌注。保持 Hct 在 21%~27%，停机时 Hct 要达到 24% 以上，可通过体外循环期间超滤来浓缩。避免高钾血症、低钾血症和低镁血症。

（4）体外循环后期：根据血流动力学指标和血气结果，逐渐调整血容量，维持满意的灌注压，及时纠正电解质紊乱，注意维持合适的血钾水平（4.5~5.0mmol/L），调整内环境，维护酸碱平衡。

25. 非体外循环 CABG 的麻醉管理要点

off-pump CABG 是在跳动的心脏上完成外科操作，麻醉处理更具挑战性。即使在冠状动脉固定器的帮助下，外科操作也比较复杂和不可避免地影响血流动力学，在冠状动脉吻合期间尽管使用血管内分流栓，也影响所支配心肌的血供。维持血流动力学的稳定和保持必需的冠脉血流量，为麻醉处理的关键。麻醉管理同样遵循常规 CABG 的麻醉管理原则，在此基础上掌握其特殊性。

（1）术前用药：术前心功能良好者，适当增加术日晨口服 β 受体拮抗剂的用量，可以有效地控制术中心率、稳定心律和增加对心肌缺血的耐受性。

（2）麻醉选择：广义上讲 off-pump CABG 也属于微创手术，对于中、低危患者，选用中、小剂量阿片类药（舒芬太尼或芬太尼）复合低浓度吸入麻醉药，血流动力学稳定，利于术后早期气管拔管和快速康复。通常肝素剂量 200~300U/kg，必要时 45~60 分钟再追加 100~200U/kg，保持 ACT 在 300~400 秒。所有患者均需做好体外循环准备。

（3）搬动或固定心脏：由于心脏的位置改变（舒张功能不全）、固定器的压迫和心脏的扭曲等，必然要干扰循环，引起血压下降，甚至心肌缺血、心律失常。对血流动力学的影响，以吻合固定前降支最轻，以吻合回旋支最严重。探查或搬动心脏的过程中引起循环的短暂变化，可以密切观察、暂不处理，必要时暂停操作。吸盘式冠状动脉固定器通常对血流动力学的影响可以耐受，在固定下壁血管时宜采取头低位、向右侧倾斜，有利于暴露术野和吻合,也有利于心脏射血,增加心排血量,维持血压,注意保持 CVP<12mmHg 为宜。

(4) 低血压的处理:冠状动脉吻合期间,血压一般要有所下降。收缩压能维持在 80mmHg、平均动脉压在 60mmHg 以上,可不进行处理,允许短暂时间的收缩压在 70mmHg 以上。外科医师在短暂搬动心脏时,血流动力学的波动一般无需处理,当解除心脏搬动后,血流动力学绝大多数能自行恢复。如果血压低于上述水平,同时出现心律失常(如室性期前收缩)或 ST 段改变,提示发生心肌缺血,须即刻处理。以增加外周阻力来升高血压,可选用去甲肾上腺素(4~8μg)、去氧肾上腺素(50~100μg)或甲氧明(2~3mg)小剂量单次静脉注射;以增强心肌收缩力和外周阻力来升高血压,则可静脉注射麻黄碱(3~5mg);如果患者心功能良好,可以持续输注去甲肾上腺素维持血压;心功能不佳则使用肾上腺素或多巴胺持续静脉输注,注意此类药物升高血压同时也增加心率,使心肌耗氧量增加。

(5) 心肌缺血:血管吻合口切开前需要暂时阻断冠状动脉,在此期间可能发生心肌缺血,建议在吻合的过程中尽可能使用冠状动脉血管内分流栓,有助于降低心肌缺血风险。围术期持续输注硝酸甘油,有利于避免冠状动脉吻合期间冠状动脉痉挛,同时降低外周血管阻力和前负荷,有助于防治心肌缺血,剂量以不明显影响动脉血压为宜;使用 β 受体拮抗剂保持心率在 50~70 次/min 最佳;当使用全动脉或多支动脉桥时,使用钙通道阻滞剂(如地尔硫䓬5~10mg/h)有利于预防冠状动脉痉挛。二氧化碳吹气保持在<5L/min 以下,减少直接对内皮的损伤和远端血管的气栓。

(6) 限制液体入量,降低前负荷:液体量输入过多使前负荷增加,前负荷增加不仅使心脏膨胀,增加心肌氧耗量,而且增加心室舒张末期压,降低心肌灌注压,减少心肌血供,也不利于外科吻合期间的操作。但同时注意对失血过多者,及时补充血容量,以免出现低血压。

(7) 血液回收:常规使用自体血液回收技术,使用自体血液回收装置,将术中的失血回收处理成浓缩红细胞再回输给患者,使此类患者不输血或少输血。

(8) 保温:低温不仅因增加外周血管阻力而增加心肌氧耗量,而且可以降低心肌心室颤动阈值,使心肌应激性增加,易发生心律失常,低温还增加手术期间失血量。因此需注意保温。可以使用变温毯和呼吸道气体保温、保湿设备,尽量保持合适的室温(预置室温>23℃),患者的中心和外周温度均维持在 36℃ 以上为宜。

26. 微创 CABG 的手术方式及实施 CABG 快通道麻醉的方法

微创 CABG(minimally invasive direct coronary artery bypass,MIDCAB)通常是指不需要锯开胸骨、采用小切口或避免使用体外循环等技术的 CABG,常见的手术方式有微创(胸骨下端小切口、胸骨旁或侧位肋间小切口) off-pump CABG、机器人辅助或胸腔镜辅助 CABG、微创杂交 CABG 等。微创 CABG 的优点在于微创、美容、疼痛减轻、输血减少、并发症低、住院时间短等;缺点在于有时不能完全再血管化、外科操作时间偏长、费用高、需要较长时间的熟练过程。通常适合于不复杂的病变,如从左乳内动脉(LIMA)到前降支(LAD)的单支或双支病变,微创(机器人辅助或胸腔镜辅助、小切口)杂交 CABG,是微创 CABG 结合同期 PCI,可以治疗多支血管病变,既保证了患者前降支高的远期通畅率,又最大限度地降低手术风险。

微创 CABG 可实施加速心脏术后康复(enhanced recovery after cardiac surgery,ERACS)或快通道心脏手术麻醉(fast-track cardiac anesthesia)。随着外科技术的进步,尤其是 ERACS 技术的推广,促进了心脏加强康复麻醉的发展,从最初主要在轻、中危患者实施,现在可以应用于危重患者,除了术后血流动力学不稳定和合并气道、肺部疾病的患者外,大部分患者都可以实施早期气管拔管。快通道麻醉是 ERACS 的重要组成部分,争取患者术后早期气管拔管(4~6 小时)或手术室内气管拔管是快车道心脏麻醉的关键。

(1) 术前评估、准备同常规 CABG。使用粘贴式体外除颤电极;备体外循环机,需要时能迅速建立体外循环;准备保温设备,将室温空调设置为 23℃ 以上;镇静以解除焦虑、减少麻醉药用量,通常用地西泮或咪达唑仑术前 1 小时口服即可;机器人辅助或胸腔镜辅助 CABG 需要单肺通气设备(双腔气管插管或支气管封堵导管、纤维支气管镜等)。

(2) 术中监测:标准的心脏外科监测。通常需要 TEE,如微创闭式体外循环需指导确定逆灌插管的位置、监测心肌缺血和指导循环调控等;温度监测是保证术后早期拔管条件之一;使用 BIS 监测有助于保持适宜的镇静深度,有利于早期气管拔管。

(3) 麻醉选择:大部分需要气管插管全身麻醉,少数需要支气管麻醉和单肺通气,只有少数短时间微创杂交手术可以选择喉罩全麻。麻醉药物的选择原则是短效、速效。静脉注射咪达唑仑 1~2mg/kg 镇静,麻醉诱导用依托咪酯 0.2~0.3mg/kg、罗库溴铵 0.5~1mg/kg 或顺式阿曲库铵 0.2~0.3mg/kg、芬太尼 5~10μg/kg 或舒芬

太尼 $0.5\sim1\mu g/kg$ 静脉注射,气管插管前利多卡因静脉注射或咽喉、气管内喷雾以减弱插管时的应激反应。麻醉维持可以选用瑞芬太尼 $0.1\sim2\mu g/(kg\cdot min)$ 持续输注,或舒芬太尼 $1\sim3\mu g/kg$、芬太尼 $10\sim20\mu g/kg$ 分次静脉注射,吸入麻醉药以七氟烷作为主要辅助用药,即满足术中镇痛,又避免大剂量阿片类药所致的术后呼吸抑制延长,利于早期气管拔管。使用丙泊酚 $10\sim30\mu g/(kg\cdot min)$ 持续或靶控输注镇静,选用中、短效肌肉松弛药罗库溴铵 $0.1\sim0.5mg/kg$ 间断静脉注射或顺式阿曲库铵 $1.5\sim3\mu g/(kg\cdot min)$ 维持肌肉松弛。其他辅助药物根据患者的不同情况,选用右美托咪定、硫酸镁、硝酸甘油、尼卡地平、艾司洛尔、美托洛尔等,控制血压和心率,降低应激反应,预防心律失常,从而减少麻醉药的用量。关胸后局麻药胸骨旁阻滞并浸润至胸骨伤口和纵隔引流管部位,成人用 0.75% 罗哌卡因 $10\sim20ml$。如果计划在手术室内气管拔管,在关胸时停吸入麻醉药,闭合胸骨后停丙泊酚,术毕可以气管拔管。

(4)术中管理

1)循环调控:维持血压在合适水平,确保全身特别是重要脏器的灌注。有时外科需要搬动心脏或压迫心脏等,允许短时间的低血压,但要保证在此期间重要器官的灌注,又要确保心脏处于代偿状态,以不引起缺血事件尤其是发生心室颤动为最低原则,通常收缩压要保持在 70mmHg 以上、中心静脉压维持在 12cmH$_2$O 以下。调整好后负荷,适当限制前负荷,既要保证容量不至于明显影响血压,又要使心室舒张末期压力不高。根据决定心率的病理生理因素控制心率,必要时给予适量 β 受体拮抗剂调控。

2)通气管理:大部分微创 CABG 需要单肺通气,这是麻醉处理的关键。单肺通气方法可以使用双腔气管导管,管理相对安全、方便,但手术结束时要更换为单腔气管导管;也可以单侧支气管封堵导管(Univent 管),单肺通气完全,通气过程中非通气侧不能进行分泌物吸引,但手术结束时不用更换气管导管。单肺通气开始后,通常 PaO$_2$ 可持续下降 $30\sim45$ 分钟,期间持续监测 SpO$_2$、P$_{ET}$CO$_2$,同时间断动脉血气监测,避免缺氧和二氧化碳蓄积。持续监测气道压力,以保持在 30cmH$_2$O 以下为宜。单肺通气期间发生低氧血症,首先提高吸入气氧浓度,必要时纯氧通气,提高通气侧肺动脉血氧分压,可以促使非通气侧因缺氧性肺血管收缩而转移过来更多的血流,改善通气血流比例;用光导纤维支气管镜检查和调整导管的位置,气道压力的突然增高常提示导管移位;清理气道分泌物,保持通气侧气道通畅,肺通气良好;通气侧 CPAP 或 PEEP,但 PPEP 也增加肺泡内压,增加 PVR,促使血流向塌陷肺转移,从而增加肺内分流;非通气侧肺使用高频喷射通气或持续正压($5\sim10cmH_2O$)吹入纯氧,使术侧肺泡不致完全塌陷,改善残气中氧浓度,有效减少肺内分流;低氧血症若仍不改善,则立即实施双肺通气,直至低氧血症、低血压、心律失常等不稳定因素被纠正,患者情况稳定为止。

3)二氧化碳气胸:腔镜或机器人辅助需要持续吹入 CO$_2$ 造成人工 CO$_2$ 气胸,使术野清晰,保持非通气侧肺塌陷,并且利于排除气栓。但 CO$_2$ 充入的压力和量过大,在单肺通气的状态下,引起心排血量、血压下降等,导致血流动力学的不稳定,故要限制 CO$_2$ 充入压力和量,很少出现但存在一过性高碳酸血症及呼气末二氧化碳升高的可能性。

4)体外除颤:由于心包的分离和粘贴式电极的位置(分别贴在右肩背部和左腋中线侧胸部)的影响,体外除颤的电阻增加,通常双相波体外除颤电量需要 $150\sim200J$。

5)预防心肌缺血:围术期持续使用硝酸甘油或硝酸异山梨酯 $0.5\sim1\mu g/(kg\cdot min)$ 输注;吻合时需要阻断冠状动脉 10 分钟左右,局部心肌容易发生缺血、血流动力学波动和心律失常,密切观察 ECG 和血流动力学指标,维持灌注压,保证其他部位心肌灌注,吻合前降支等重要分支尽可能使用冠状动脉分流栓,保证远端血供,降低心肌缺血和心律失常的发生率;有肺动脉导管监测时出现肺毛细血管楔压增高,提示有心肌缺血,加大硝酸甘油用量;控制心率<80 次/min,必要时使用 β 受体拮抗剂(美托洛尔或阿替洛尔 $1\sim2mg$)。

6)维持体温:要求控制适度的环境温度(25℃左右)。体外循环停机前中心温度要达 36℃ 以上,非体外循环手术要维持在 36℃ 以上。避免低温和寒战,必要时使用变温毯或保温被,拔管前还可考虑经呼吸道升温。

(5)术后管理

1)镇痛:镇痛不仅使患者舒适地耐受机械通气,而且在自主呼吸恢复后更有利于呼吸运动,从而减少肺部并发症。目前提倡多模式镇痛方式,如静脉镇痛药物、患者自控镇痛(PCA)、胸骨旁阻滞和局部浸润麻醉辅助等。

2)镇静:适度镇静有利于抑制应激反应,控制心动过速和高血压,预防心肌缺血和避免突然清醒或激动所致的不良后果(如自拔气管导管和有创监测导管等)。持续输注丙泊酚 $0.5\sim1.5mg/(kg\cdot h)$ 并根据病情随时调整输注速率,可提供理想的镇静、稳定的血流动力学,停用后 $10\sim20$ 分钟可拔除气管导管。持续输注右美托咪定 $0.2\sim1\mu g/(kg\cdot h)$,可以保持与自然睡眠相似的镇静,对呼吸几无抑制,并可减少心动过速、寒战和高血压反应,对镇痛药的需要量也减少,苏醒和自主呼吸恢复快,直到患者血流动力学平稳且引流量不多,可以平稳的拔除气管导管。

3)早期活动:手术当日可活动腿部,气管拔管后可在护理人员的帮助下坐起和站立。术后一天可下地走动,24小时内拔除胸部引流管。手术次日患者可出ICU,回病房遥控监测,术后5~7天即可出院。

【术后管理】

27. 冠状动脉搭桥术后管理要点

冠状动脉搭桥术后管理的目标与术中一致:稳定血流动力学;治疗和预防心肌缺血;快速恢复和早期拔管;减少心脏和非心脏并发症。

(1)镇静:机械通气期间,用短效、快速恢复的药物维持一定的镇静程度,有利于患者平稳地过渡,最常用的镇静药物是丙泊酚和右美托咪定。在气管拔管前,使患者心功能逐渐恢复;低体温可以造成苏醒期寒战,增加心肌耗氧量,保暖使体温恢复正常;没有明显出血等外科并发症,非复杂CABG的患者,逐渐调整镇静深度,争取在术后4~6小时内气管拔管。

(2)稳定血流动力学:任何持续和严重的血流动力学波动都可能引起心肌缺血。预防低血容量,尤其是随体温的逐渐恢复,外周血管逐渐扩张,要及时补充血容量,保持Hct在24%以上。维持心肌灌注压至关重要,对外周阻力较低者,及早使用去甲肾上腺素,对术后低心排血量和低血压,尽快查明原因,及时使用正性肌力药物等。心率增快,心肌耗氧量明显增加,心肌的血供也减少,对心功能良好者,心率维持在60~80次/min即可,因心功能不佳需要心率代偿(如室壁瘤切除)时,也以不超过100次/min为宜,及时使用β受体拮抗剂来控制心率,可以减少围术期心脏不良事件的发生率。对术后高血压,在镇静、镇痛的基础上,适当使用硝酸甘油、钙通道阻滞剂(如尼卡地平)和β受体拮抗剂等。

(3)心肌缺血:缺血性心脏病患者氧供需失衡可以导致心肌缺血、甚至心肌梗死,此类缺血多为无症状性的,术后心肌缺血预示着住院和长期的不良心血管事件,需要仔细识别、评估和积极治疗。术后回ICU尽早检查12导联ECG,至少每6~12小时复查,出现缺血表现时需要更短的时间检查。由于术中都有不同程度的心肌缺血性损伤,术后肌钙蛋白均有不同程度的升高,当cTn异常升高时,要结合ECG等及时发现心肌梗死。但发生心肌缺血或心肌梗死时,需要提高血压、硝酸甘油扩张冠状动脉、阿司匹林或氯吡格雷抗血小板、肝素抗凝等治疗,必要时尽早IABP置入辅助。

(4)心律失常:CABG术后很常见。以心房颤动、室性期前收缩、室上性心动过速等高发。注意首先排除呼吸(缺氧或二氧化碳蓄积)、容量、电解质(低钾、低镁)紊乱等诱因,再考虑使用抗心律失常药物。偶发室性期前收缩,无心肌缺血,可以暂不处理;频发室性期前收缩,无心肌缺血,可予以利多卡因1mg/kg静脉注射,有效则以1mg/(kg·h)维持,持续5~10小时不等;频发室性心律伴短阵室性心动过速,利多卡因效果不佳时,加用胺碘酮持续静脉输注(25~50mg/h);窦性心动过缓伴室性期前收缩,多为心率太慢的代偿,提高心率多可消失;室上性心动过速可以使用β受体拮抗剂(艾司洛尔、阿替洛尔),效果不明显时也可以加用胺碘酮;CABG术后心房颤动发生率为20%~30%,容量不足和电解质(低钾、低镁)紊乱是常见诱因,新发心房颤动可以使用胺碘酮持续静脉输注复律,也可以使用伊布利特转复;术前已合并心房颤动治疗无效者,可以使用β受体拮抗剂或洋地黄类药物减慢心室率。

(5)脱机和气管拔管时机:只要符合拔管的标准,尽可能早期拔管。注意缺血性心脏病患者可在麻醉苏醒、脱机和拔管过程中,出现心率、血压增高,进而诱发心肌缺血事件,故必须积极控制血流动力学的改变,使用β受体拮抗剂或联合α和β受体拮抗剂(例如拉贝洛尔)治疗有效。

28. CABG术后常用的镇痛方式及使患者平稳过渡至气管拔管常用镇静药物

术后疼痛不仅给患者造成痛苦,而且不同程度地影响循环、呼吸、消化、内分泌及免疫等各个系统,进而影响预后。疼痛可引起交感神经兴奋、体内儿茶酚胺浓度升高、导致心动过速和血压升高,心肌耗氧量增加,从而诱发心肌缺血、心律失常和心肌梗死。常用的术后镇痛的方式有:①局部浸润,在手术结束时,使用长效局麻药物在切口周围浸润注射,可使切口疼痛减轻或消失数小时;②区域神经阻滞,如肋间神经阻滞、椎旁阻滞(PVB)、胸骨旁阻滞等,是胸部切口的最佳选择,镇痛效果确切,不良反应少;③患者自控镇痛(PCA),当患者感到疼痛时,通过PCA装置,按需自行按压,将适量的镇痛药注入体内,从而达到止痛镇痛效果,该方法血药浓度较为平稳,镇痛效果迅速,不良反应小;将靶控输注技术(TCI)同PCA技术相结合(PCA-TCI技术),可最大限度地实现个体化给药,理论上能部分解决 PCA 期间设置不合理(包括背景输注)的潜在风险;④口服、肌肉和静脉注射镇痛药物,如阿片类药(吗啡、芬太尼等)联合使用非阿片类止痛药(阿司匹林、对乙酰氨基酚等),可以作为 PCA 以外的补充方式。

　　适度镇静能有效地减少 ICU 患者由于被动体位而导致的不适,消除患者的紧张和焦虑,减轻机体的应激反应,增加患者对气管导管、机械通气和各种监测的耐受性,有助于预防心动过速、高血压和心肌缺血等严重不良事件的发生。镇静药物的选择要充分掌握药物的药效学和药代学特点,同时准确判断患者的具体病情,做到精准化、个体化用药。美国重症监护医学学会(SCCM)建议:对于短时间(≤24 小时)的镇静用丙泊酚、咪达唑仑和右美托咪定等;长时间(≥24 小时)的镇静使用阿片类药、劳拉西泮;谵妄的患者使用氟哌利多等。另外,医护人员应取得患者信任,建立良好的医患关系,了解患者心理状况,针对不同情况给予心理支持,对消除患者的紧张和焦虑状态也有非常积极的作用。丙泊酚是心脏外科 ICU 镇静(气管插管患者)的首选用药,丙泊酚突出的药效学和药代动力学特点,可以轻易获得较满意的镇静深度,患者清醒快,利于早期气管拔管等,持续输注 $1\sim2mg/(kg\cdot h)$ 丙泊酚可提供理想的镇静、稳定的血流动力学和轻度镇痛的需求,丙泊酚输注时不能用固定速率,要根据病情随时调整。通常在丙泊酚停用后 10~15 分钟患者可恢复意识。右美托咪定是中枢性 α_2 肾上腺素受体激动药,具有抗交感、镇静和镇痛的作用,且半衰期短,适用于重症监护治疗期间的镇静,通过激动中枢神经系统的突触前膜 α_2 受体,抑制去甲肾上腺素的释放,抑制疼痛信号的传导;通过激动突触后膜 α_2 受体,抑制交感神经活性,可以引起血压、心率下降;与脊髓内 α_2 受体结合产生镇痛作用,具有镇静和抗焦虑作用。不抑制呼吸和可唤醒的镇静作用,对重症患者有独特的协同作用,同时可减少阿片类镇痛药物用量,保持血流动力学的稳定性,有效减轻气管插管、应激和心肌缺血的发生率。右美托咪定镇静的优点:镇静、镇痛和抗焦虑;无明显呼吸抑制;可以唤醒;减少谵妄的发生;缺点:可以发生低血压、心动过缓,偶有引起心搏骤停的报道。负荷量为 $0.4\sim1\mu g/kg$,推注时间>10 分钟;维持量 $0.2\sim0.7\mu g/(kg\cdot h)$,可调整静脉输注剂量以维持 Ramsay 评分在 3~4 分,持续时间以<72 小时为宜,清醒患者给予右美托咪定镇静,可以不给负荷剂量,仅根据患者反应逐渐增加输注剂量直至患者达到需要的镇静深度。

(于钦军)

第二节　心脏瓣膜手术的麻醉

【知识点】

1. 心脏瓣膜疾病的病因
2. 不同类型瓣膜疾病的病理生理学
3. 不同类型瓣膜疾病压力容积环的特征性表现
4. 心脏瓣膜疾病的诊断标准和严重程度评估
5. 二尖瓣收缩期前向运动(SAM)和动力性左室流出道梗阻(DLVOTO)的易发因素
6. 功能性和器质性三尖瓣反流的不同点
7. 心脏瓣膜手术的麻醉前评估
8. 不同类型瓣膜疾病的血流动力学管理目标
9. 不同类型瓣膜手术的术中管理和术后管理

10. 肺高压的分类、诊断标准、严重程度分级、瓣膜病引起肺高压的机制
11. 充血性心力衰竭合并肺水肿的麻醉方案
12. 肺高压危象的定义以及麻醉处理原则
13. 重症瓣膜疾病术后脱离体外循环阶段的麻醉管理
14. 微创心脏瓣膜手术的麻醉
15. 心脏瓣膜手术后常见并发症及处理
16. 心脏手术的术后镇痛

【案例】

　　患者女,64 岁。活动后胸痛 14 个月,加重 6 个月。既往有高血压病史 4 年,糖尿病史 2 年。体格检查:心界增大,心率 82 次/min,律齐,主动脉瓣区可闻及 3/6 收缩期杂音。血常规:红细胞计数 $4.49\times10^{12}/L$,血红蛋白 112g/L,血小板计数 $183\times10^9/L$,白细胞计数 $6.56\times10^9/L$;肝肾功能:肝功能正常,尿素氮 9.1mmol/L,肌酐 132μmol/L。超声心动图:左房左室内径正常,室间隔厚度 16mm,左室后壁厚度 15mm,静息状态下左室各节段收缩活动未见异常;左室射血分数 60%;主动脉瓣增厚钙化,开放受限,跨瓣峰压差为 140mmHg,平均压差 90mmHg,肺动脉收缩压 59mmHg。诊断:①先天性二叶式主动脉瓣畸形伴重度主动脉瓣狭窄;②中度肺动脉高压;③心功能Ⅲ级。计划在全身麻醉和体外循环下行主动脉瓣置换术。

【疾病的基础知识】

1. 心脏瓣膜疾病的主要病因

风湿性心脏病是二尖瓣狭窄（mitral stenosis，MS）的最常见原因，约半数患者有风湿热的病史。风湿热的炎症反应过程导致瓣叶及瓣膜下结构增厚、交界融合以及瓣环和瓣叶钙化是风心二尖瓣狭窄的典型表现。其他少见原因包括二尖瓣瓣环钙化、放疗相关性瓣膜病。

二尖瓣关闭不全（mitral regurgitation，MR）可能由瓣叶、瓣环、腱索、乳头肌的单独或联合病变引起。原发性MR病因包括二尖瓣脱垂、二尖瓣瓣环钙化、风湿热、感染性心内膜炎、先天性二尖瓣裂缺等。缺血性心脏病或心肌病等原因引起的左心室功能不全可导致继发性MR，又称功能性MR。

主动脉瓣狭窄（aortic stenosis，AS）的主要病因有三个：先天性瓣膜异常，如单叶或二叶式瓣膜畸形；瓣膜退行性病变；风湿性瓣膜疾病，通常合并二尖瓣病变。

主动脉瓣关闭不全（aortic regurgitation，AR）可因瓣叶病变导致瓣叶闭合功能障碍造成，包括感染性心内膜炎、风湿热、二叶式主动脉瓣等。高血压、主动脉囊性中层坏死、结缔组织病或主动脉夹层可引起瓣环扩大，导致AR。

2. 二尖瓣狭窄、二尖瓣关闭不全、主动脉瓣狭窄、主动脉瓣关闭不全、三尖瓣关闭不全的病理生理学改变

二尖瓣狭窄（MS）时从左房进入左室的血流受阻，左房压力增高导致左心房扩张，继发心房颤动可导致心房收缩丧失。左房压力升高限制了肺静脉的血液回流，引起肺循环淤血，可进一步导致肺高压和右心功能不全。左心室长期充盈不足可导致左室壁厚度下降和收缩功能降低。

二尖瓣关闭不全（MR）时反流入左房的血和正常的左房血容量在舒张期一并进入左室，左室容量超负荷导致左室扩张和离心性肥大，左室舒张末容积增加。收缩期左室将部分血液排入低压高顺应性的左房，导致左房容量过负荷，左心房扩张。由于左心房顺应性良好，慢性MR时左房压可不显著上升，但失代偿后也会导致肺淤血和肺高压。急性MR通常没有足够的代偿，会伴有明显的左房压力升高、肺淤血甚至肺水肿。肺循环高压会进一步影响到右心室，严重者引起右心功能不全。

主动脉瓣狭窄（AS）时瓣口面积减少导致左室排血到主动脉受阻，需增加收缩力维持心排血量，左心室向心性肥大。左室肥厚致舒张期室壁僵硬、顺应性降低，收缩末期和舒张末期左室压力均升高。晚期失代偿左室扩张，伴收缩功能障碍和心排血量降低，左房压升高导致肺淤血。此外，室壁肥厚易于发生心内膜下心肌缺血及心肌梗死。

主动脉瓣关闭不全（AR）时左室射出的血液有一部分在舒张期从主动脉反流回左室，左室舒张末容量增加，容量过负荷引起左室扩张。每搏量增加使主动脉收缩压升高，而瓣膜反流使主动脉舒张压降低，导致脉压变大。左室扩张可导致二尖瓣瓣环扩大，出现继发性二尖瓣关闭不全，引起左房扩张。晚期左室失代偿，舒张末压力升高，发生左心衰竭，可导致左房压增高和肺淤血。急性AR时左室没有足够代偿，左室舒张末压力会明显升高，有效搏出量减少。

三尖瓣关闭不全（TR）时收缩期右心室血液反流入右房，导致右房压升高、体循环淤血、运动时右室搏出量增加能力受限。由于右房的顺应性相对较好，轻度或中度TR常无明显血流动力学变化。重度TR时，右心室容量超负荷常导致右心室收缩功能障碍和前向心排血量减少。

3. 压力-容积环

压力-容积（pressure-volume，P-V）环是一个心动周期中左室压力-容积关系的图形分析（图7-2-1）。A点代表二尖瓣开放，B点是二尖瓣关闭，C点是主动脉瓣开放，D点代表主动脉瓣关闭。AB段代表左室充盈，BC段为等容收缩期（isovolumic contraction phase），CD段表示左室射血，DA段为等容舒张期（isovolumic relaxation phase）。每搏量（stroke volume，SV）是指C点到D点的距离。心室舒张末期容积（ventricular end-diastolic volume，EDV）和心室舒张末期压力（ventricular end-diastolic pressure，EDP）在B点测量，D点代表心室收缩末期容积（ventricular end-systolic volume，ESV）和心室收缩末期压力（ventricular end-systolic pressure，ES）。左室顺应性是压力变化与心腔容积变化的比值，表现为AB段的斜率。心室收缩末期压力与容积曲线的斜率可以测量心肌收缩力（contractility），称为收缩末期压力-容积关系（end-systolic pressure-volume relation，ESPVR）（图7-2-1），

斜率顺时针水平移动代表心肌收缩力下降。心排血量可由充盈末期到射血末期的容积差值算出，而射血分数（ejection fraction，EF）为心排血量（cardiac output，CO）占最大充盈容积的比值。

4. MS、AS 的 P-V 环改变

MS 的患者由于血液由左房进入左室受阻，导致左室舒张末和收缩末的容积变小，P-V 环表现为低容量，由于左心室长期充盈不足，室壁变薄收缩力降低，收缩末压力也相应降低，心排血量减少（图 7-2-2）。

AS 的 P-V 环表现为左室收缩压增高和舒张末期（AB 段）

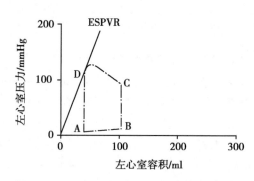

图 7-2-1　正常压力-容积环（P-V 环）与收缩末期压力-容积关系（ESPVR）

向上和逆时针旋转，前者是由于主动脉瓣跨瓣压差的存在，后者则缘于心肌肥厚心室壁顺应性下降。心排血量和射血分数常维持不变，但 P-V 环的射血期在压力更高的位置发生，ESPVR 逆时针旋转（图 7-2-3）。

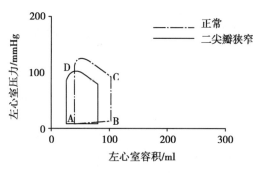

图 7-2-2　二尖瓣狭窄时的 P-V 环

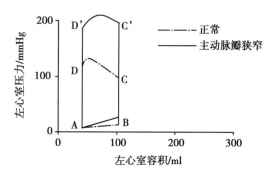

图 7-2-3　主动脉瓣狭窄时的 P-V 环

5. 急、慢性 MR、AR 的病理生理改变及 P-V 的不同

慢性 MR 时，舒张期 P-V 关系（AB 段）右移，与顺应性显著增加相吻合。关闭不全的二尖瓣允许血流在等容收缩期进入低压高顺应性的左房，使等容收缩期（BC 段）基本缺失。左室舒张末期容积增加，由于长期心肌重塑过程，左室舒张末期压力正常或轻微升高。MR 的程度和左心室收缩功能不同，左室收缩末容积正常或高于正常。

发生急性 MR 时，左心室容量负荷增加，但左室扩张有限，左室舒张末容积和压力均增高，即使左室收缩功能正常、总的每搏量增加，但射向主动脉的前向血流可能减少。左房容量突然增加，没有足够时间扩张，左房压力迅速升高导致肺淤血，表现为肺水肿或心源性休克。在 P-V 环上表现为左室舒张末期容积升高同时左室充盈压相对应增加（图 7-2-4）。

慢性 AR 时，左室舒张末期容积、收缩末期容积和每搏量均增加，P-V 环明显右移，显示左室容积增大，ESPVR 斜率下降，但每搏量正常。由于舒张期主动脉瓣反流，左心室容积在等容舒张期（DA 段）也增加。虽有容量过负荷，舒张末期压力变化很小，体循环舒张压降低导致等容收缩期缩短。

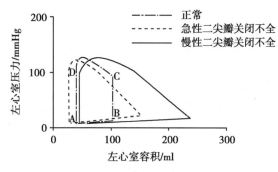

图 7-2-4　急、慢性二尖瓣关闭不全时的 P-V 环

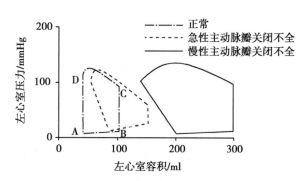

图 7-2-5　急、慢性主动脉瓣关闭不全时的 P-V 环

急性 AR 时,没有代偿时间来适应严重的容量超负荷,左心室舒张末容积和压力均升高,心室壁过度拉伸导致收缩力下降,心排血量的变化依赖 AR 的严重程度,当前向搏出量明显减少时会出现代偿性交感神经兴奋,使心率加快及全身血管阻力增加。左室舒张末压升高导致左心房和肺静脉压升高,可出现肺水肿。P-V 环上出现等容舒张期(DA 段)左室容积增加,AB 段斜率增加(图 7-2-5)。

6. 使用超声心动图对常见瓣膜疾病进行诊断和严重程度评估

对于风湿性二尖瓣狭窄,主要表现为二尖瓣交界融合和舒张期圆顶状凸起,以及左房增大,血流淤滞。还可通过平均跨瓣压差以及压力半降时间测量的瓣口面积来评估狭窄的严重程度(表 7-2-1)。

表 7-2-1　二尖瓣狭窄严重程度评估

分级	正常	轻度	中度	重度
瓣口面积/cm^2	4~6	1.5~2.5	1.0~1.5	<1.0
平均压差/mmHg	<2	2~6	6~10	>10
压力半降时间/ms	<100	100~150	150~200	>200

二尖瓣关闭不全时使用超声心动图可评估反流的严重程度、病因和血流动力学后果。频谱多普勒和彩色多普勒可用于测定 MR 的严重程度,包括测量反流束的最狭窄段(缩流颈),也可采用多普勒技术计算反流量、反流分数和反流口面积(表 7-2-2)。

表 7-2-2　二尖瓣关闭不全的严重程度评估

分级	轻度(+)	中度(++)	重度(+++~++++)
反流占左房面积的百分比/%	<25	25~50	>50
缩流颈宽度/cm	<0.3	0.3~0.69	≥0.7
反流口面积/cm^2	<0.20	0.20~-0.49	≥0.50
反流容积/ml	<30	30~59	≥60
反流分数/%	<30	30~49	≥50
肺静脉血流	S 波变钝	S 波<D 波	S 波反向

主动脉瓣狭窄在超声心动图下的特征为瓣膜增厚、有回声、钙化、瓣叶不活动、通常伴有左室向心性肥大和主动脉根部扩大。定量方法最常用的有:测量跨瓣血流的峰值流速、平均跨瓣压差以及估测瓣口面积(表 7-2-3)。

表 7-2-3　主动脉瓣狭窄的严重程度评估

分级	正常	轻度	中度	重度
跨瓣峰值速度/(m·s^{-1})	0.8~1.7	2.5~3.0	3.0~4.0	>4.0
平均压差/mmHg	<10	10~25	25~-40	>40
主动脉瓣面积/cm^2	3.0~-4.0	1.5~2.0	1.0~1.5	<1.0

主动脉瓣关闭不全时超声心动图定性评估包括观察主动脉瓣结构,瓣叶是否存在异常,主动脉根部是否扩张,左室腔是否增大。彩色多普勒观察反流束起源于主动脉瓣,并在舒张期向左室流出道反流。还有多种方式可对反流程度进行定量评估(表 7-2-4)。

三尖瓣关闭不全时,可在二维超声心动图上检查三尖瓣,而且通过观察右心室的大小和功能、右心房的大小和功能,以及下腔静脉的直径和运动,评估 TR 的血流动力学影响。此外,可通过彩色多普勒明确 TR 的严重程度(表 7-2-5)。

表7-2-4 主动脉瓣关闭不全的严重程度评估

分级	轻度(+)	中度(++)	重度(+++~++++)
缩流宽度占流出道比值	0.25	0.25~0.65	>0.65
缩流颈宽度/cm	<0.3	0.3~0.6	>0.6
每搏反流容积/ml	<30	30~59	≥60
反流分数/%	<30	30~49	≥50
反流口面积/cm^2	<0.10	0.10~0.29	≥0.3

表7-2-5 三尖瓣反流的严重程度评估

分级	轻度(+)	中度(++)	重度(+++~++++)
反流面积/cm^2	<5	5~10	>10
缩流颈宽度/cm	不确定	<0.7	>0.7
下腔静脉内径/cm	≤1.5	1.5~2.0	>2.0
肝静脉血流	收缩期优势	收缩期迟钝	收缩期逆流
右房大小	正常	正常或扩大	通常扩大
反流容积/ml	–	–	>45

7. 超声多普勒与经导管直接测压测得的压力梯度的差异

根据多普勒的血流速度信息,通过改良伯努利公式($\Delta P = 4v^2$),可以估算压力梯度。超声多普勒测得的峰梯度是即刻的,反映的是最高的瞬时压差,而导管测得的是峰与峰之间的收缩压差值。但在重度主动脉瓣狭窄时,这些峰值并不是同时出现的,主动脉内的峰压晚于左心室收缩峰压。因此,超声多普勒测得的瞬时压力梯度往往高于导管测压的数值(图7-2-6)。

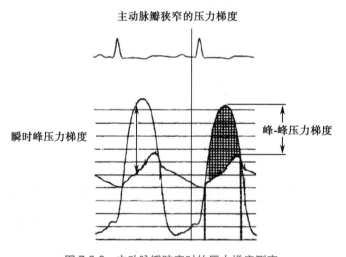

图7-2-6 主动脉瓣狭窄时的压力梯度测定

8. SAM 和 DLVOTO 及其易发因素

在部分梗阻性肥厚型心肌病患者中,室间隔发生非对称性肥厚,导致其向左室流出道(left ventricular out-flow tract,LVOT)突出,使由室间隔和二尖瓣前叶组成的 LOVT 变窄。心室收缩时,室间隔向内运动使 LVOT 直径变窄,血流速和压差增高。快速的血流产生 Venturi 效应,将二尖瓣前叶拉向 LVOT,使梗阻更加严重,称为二尖瓣收缩期前向运动(systolic anterior motion,SAM)。SAM 的高危及易发因素包括三大类:①瓣叶及瓣下组织异常:前叶/后叶冗长、前叶/后叶比<1.3、瓣下异常腱索、乳头肌移位、成形环过小;②左室流出道结构异常:室间隔基底段肥厚>15mm、主动脉-二尖瓣环夹角<120°、二尖瓣前后叶的对合缘距离室间隔<25mm;③左室动力

学状态异常:容量不足、体循环阻力较低、左心室收缩亢进。

在易感患者中,通常是肥厚型心肌病的患者,低血容量、血管扩张、心动过速和/或高儿茶酚胺状态可诱发左室流出道梗阻(left ventricular outflow tract occlusion,LVOTO),出现低血压和二尖瓣关闭不全,称为动力性左室流出道梗阻(dynamic left ventricular outflow tract obstruction,DLVOTO),通过超声心动图可以实现快速诊断。除了肥厚型心肌病,DLVOTO 还可见于高血压、S 形室间隔、心肌梗死后(代偿性的左室基底段收缩亢进)、心尖球形综合征、二尖瓣异常、主动脉瓣狭窄、右心室压力过负荷(慢性阻塞性肺疾病、急性呼吸衰竭)等情况。

9. 功能性和器质性三尖瓣反流(TR)的不同

成人 TR 大多是功能性的,多因右心容量/压力超负荷和三尖瓣瓣环扩大所引起,瓣叶和腱索解剖结构近似正常。常继发于左心瓣膜疾病、充血性心力衰竭以及肺动脉高压。器质性 TR 又称原发性 TR,病因包括风湿热、类癌综合征、心内膜炎、Ebstein 畸形或创伤损害瓣膜结构等。此外,由经静脉起搏器或者埋藏式心脏转复除颤器导线置入或去除引起的直接瓣膜损害也可导致 TR。

10. 肺高血压的分类和诊断标准及严重程度分级

肺高血压(pulmonary hypertension,PH)系指各种原因导致的肺动脉压力升高。血流动力学分类包括毛细血管前肺高压、单纯的毛细血管后肺高压和混合性肺高压。肺高压的临床分类包括肺动脉高压(pulmonary arterial hypertension,PAH)、左心疾病所致肺高压、呼吸系统疾病和/或缺氧所致肺高压、肺动脉阻塞性疾病所致肺高压、未知多因素所致肺高压。2018 年第 6 届世界肺高压大会(WSPH)将肺高压的诊断标准修正为:海平面状态下,静息时右心导管测得肺动脉平均压(mean pulmonary arterial pressure,mPAP)>20mmHg。

超声心动图报告常根据估测的肺动脉收缩压(pulmonary arterial systolic pressure,PASP)报告肺高压的严重程度,PASP 在 30~50mmHg 为轻度肺动脉高压,50~70mmHg 为中度肺动脉高压,大于 70mmHg 为重度肺动脉高压。

根据患者症状体征、活动能力、辅助检查进行的肺高压危险分层可以提示患者的预后,分为低风险、中风险和高风险,见表 7-2-6。

表 7-2-6　2018 年 WSPH 肺高血压危险分层

预后的决定因素	低风险	中风险	高风险
WHO 功能分级	Ⅰ 和 Ⅱ	Ⅲ	Ⅳ
6 分钟步行距离/m	>440	40~165	<165
血浆 BNP/(ng·L⁻¹) NT-proBNP/(ng·L⁻¹) 或者 RAP/mmHg	BNP<50ng/L NT-proBNP<300 或者 RAP<8	BNP 50~300ng/L NT-proBNP 300~1 400 或者 RAP 8~14	BNP>300ng/L NT-proBNP>1 400 或者 RAP>14
血流动力学指标 CI/(L·min⁻¹·m⁻²) S$\bar{\mathrm{v}}$O₂/%	CI>2.5 S$\bar{\mathrm{v}}$O₂>65%	CI 2~2.4 S$\bar{\mathrm{v}}$O₂ 60%~65%	CI<2.0 S$\bar{\mathrm{v}}$O₂<60%
综合判断	至少有以上 3 个低危因素,没有高危因素	两者之间	至少有 2 个高危因素,其中包括 CI 或者 S$\bar{\mathrm{v}}$O₂

注:BNP 为 B 型脑利尿钠肽;NT-proBNP 为氨基末端 B 型脑利尿钠肽前体;RAP 为右房压力;CI 为心指数;S$\bar{\mathrm{v}}$O₂ 为混合静脉血氧饱和度。

11. 心脏瓣膜病引起肺高压的原因

心脏瓣膜病引起的肺高压在病因分类上属于第二类肺高压,即左心疾病相关的肺高压。

二尖瓣和主动脉瓣病变导致左心房充盈压升高,升高的左房压增加了肺静脉压力,使肺动脉楔压(pulmonary artery wedge pressure,PAWP)升高,引起被动的肺高压,此时为单纯的毛细血管后肺高压(mPAP>20mmHg,PAWP>15mmHg,PVR<3Wood 单位);病变长期存在引起内皮功能紊乱,内皮素活性增强而一氧化氮活性减弱,触发肺小动脉收缩,肺血管重塑,血管壁结缔组织增生,平滑肌细胞肥大,导致血管壁增厚而管腔变小,肺血管阻力(pulmonary vascular resistance,PVR)升高。伴随着 PVR 升高,肺高压发展为混合性肺高压(mPAP>20mmHg,PAWP>15mmHg,PVR≥3Wood 单位)。

【术前评估与准备】

12. 常见瓣膜疾病典型的症状和体征

二尖瓣狭窄典型临床表现为劳力性呼吸困难、端坐呼吸及夜间阵发性呼吸困难,可伴有咯血、心房颤动、体循环栓塞等症状。重度 MS 患者脸颊常会出现桃红色-紫色斑片的"二尖瓣面容",听诊可及心房颤动时心律不齐,以及舒张期逐渐递增的隆隆样杂音,收缩期第一心音亢进并有开瓣音。

慢性二尖瓣关闭不全最常见的症状是劳力性呼吸困难和乏力,以及阵发性或持续性心房颤动,重度 MR 合并左室增大的患者最终进展为有症状的心力衰竭,伴肺淤血和肺水肿。慢性 MR 患者心尖搏动左移,通常为高动力型。听诊可及心尖区全收缩期杂音,杂音性质大多数为高调吹风样。急性 MR 通常表现为心脏急症,即肺水肿、低血压及心源性休克的症状突然发生,并迅速进展,表现为外周血管收缩、皮肤苍白和出汗。心尖搏动为高动力型,但通常处于正常部位。听诊反流性杂音于第二心音前终止,非全收缩期杂音。

主动脉瓣狭窄常见的症状有呼吸困难、心绞痛和晕厥,早期劳力后发生,晚期静息状态下即可出现。听诊第一心音正常,第二心音强度减弱,在右侧第二肋间可闻及收缩期喷射性杂音,在第一心音后出现并在第二心音前结束,杂音常在中期至晚期最响。检查颈动脉容易发现搏动幅度降低和相对心尖搏动的时相延迟。

轻度主动脉瓣关闭不全患者通常症状不明显,重度 AR 患者会出现劳力性呼吸困难、心绞痛及心力衰竭症状。慢性 AR 时脉压增大,出现周围血管征,如随心脏搏动的点头征、水冲脉及股动脉枪击音。心尖搏动向左下移位,呈抬举性搏动。听诊杂音为与第二心音同时开始的高调叹气样递减型舒张早期杂音,重度反流者常在心尖区听到舒张中晚期隆隆样杂音。急性 AR 通常表现为突发循环衰竭和肺水肿(pulmonary edema),如因主动脉夹层导致,则有胸痛或背痛。体格检查可发现严重低血压、苍白、出汗,偶有发绀以及外周血管收缩等体征;脉压正常或降低,动脉搏动通常较弱、细速,无明显周围血管征。心尖搏动通常不会移位且不会出现搏动增强。与慢性 AR 相比,舒张期杂音短且音调低。

单纯三尖瓣关闭不全并没有特异性症状。存在重度疾病时,可能有颈部搏动感和疼痛性肝脾大、腹水和周围性水肿等右心衰竭的症状。反流的基础病因也可能引起症状。例如,肺动脉高压可能导致乏力、虚弱、呼吸急促和不能耐受运动等症状。查体可及颈静脉怒张、右心室抬举性搏动、周围性水肿及肝大。听诊可及高调、吹风样和全收缩期杂音,腿部抬高、运动或压迫肝脏后杂音增强。

13. 常见瓣膜疾病患者的术前评估

对于 MS 患者,应在术前重点评估二尖瓣狭窄的程度、左心室及右心室的功能、有无合并二尖瓣关闭不全或其他瓣膜病变,以及是否有左房及左心耳血栓形成。晚期患者的胸部影像学检查可提示肺水肿和右心扩大。患者应在术前优化内科治疗,控制心率,避免心动过速,抗心律失常药应继续口服至术日晨。术前过度镇静可导致通气不足、低氧血症和高碳酸血症,诱发肺高压,应在入手术室后静脉分次少量给予短效苯二氮䓬类药物避免患者紧张焦虑。此外,合并心房颤动患者常口服抗凝药物,术前停止口服抗凝药物的时间要足够,以使抗凝效应消退,并衡量血栓栓塞和出血的风险决定是否进行桥接抗凝。

对于 MR 患者,术前评估应重点关注瓣膜关闭不全的严重程度及发病原因、是否有心力衰竭表现以及程度、是否并存瓣膜狭窄、有无其他瓣膜病变,局部或整体左室收缩活动异常应排除心肌缺血或心肌病。晚期患者的胸部影像学检查可提示肺水肿和右心扩大。患者应在术前优化内科治疗,如为急性 MR,应在术前利尿扩血管,改善心力衰竭及肺水肿症状,也可考虑在术前置入主动脉内球囊反搏(intra-aortic balloon pump,IABP),以减轻左室后负荷并增加舒张期冠脉灌注。

对于 AS 患者,术前评估应重点关注瓣膜狭窄程度、左心室肥厚状况、有无心力衰竭及严重性、是否存在主动脉瓣关闭不全或其他瓣膜病变、有无心肌缺血以及冠心病。在入手术室后可静脉分次少量给予短效苯二氮䓬类药物或阿片类药物来减轻应激反应。对于严重瓣膜狭窄、左室功能不全以及高龄患者要额外关注,也要避免药物引起的呼吸抑制及后负荷降低。

对于 AR 患者,术前评估应重点关注瓣膜反流严重程度、左心室大小以及是否存在心力衰竭、有无主动脉根部扩张、瓣膜是否狭窄以及是否存在其他瓣膜病变。慢性 AR 时应在术前优化内科治疗,而对于急性 AR 也应尽量先使用药物维持平稳。重度 AR 患者应避免使用大剂量的术前用药,因心动过缓会加重主动脉瓣的反流,可考虑入手术室后在监测下给予短效药物滴定。

大部分 TR 患者都并存有明显的主动脉瓣或二尖瓣疾病,因而应主要评估其他瓣膜的病变和肺高压程度。原发性 TR 患者(如 Ebstein 畸形)应评估三尖瓣的状况、右心室的功能。右心衰竭时肝淤血可导致肝功能减退及凝血功能异常,胸腔积液会影响呼吸功能,都应引起额外关注。

14. 感染性心内膜炎患者的术前评估和准备

感染性心内膜炎(infective endocarditis,IE)好发于青壮年,常以反复发热起病。在接受抗生素治疗的感染性心内膜炎患者中,许多并发症可导致预后不良,可能需要在抗生素治疗完成前进行手术。一般来说,伴以下一种或多种并发症者需行外科手术:中重度心力衰竭、感染在瓣周扩散、难治性病原体感染和特定患者的栓塞。心力衰竭通常由于瓣膜破坏造成的急性主动脉瓣或二尖瓣关闭不全引起。瓣周脓肿也可扩展到邻近的心脏传导组织,导致心脏传导阻滞。脓毒症栓塞可堵塞或破坏体循环或肺循环中的任何部位,造成脑卒中、肢体缺血、肺栓塞等并发症。中枢神经系统发生栓塞事件而无出血和严重神经功能损害的患者,接受心脏手术的风险尚可接受,但对于出血性脑卒中患者,外科手术至少延迟 4 周为宜。此外,也应关注感染消耗导致的贫血及低蛋白血症,栓塞导致的肾梗死或脓肿、肾小球肾炎以及药物诱导的肾功能不全。

15. 充血性心力衰竭患者的术前评估、用药及液体管理原则

充血性心力衰竭(congestive heart failure,CHF)患者的术前风险评估主要包括三个方面。①心室功能不全的病因:例如缺血性心肌病、严重心脏瓣膜病及舒张功能不全,这对设定围术期血流动力学管理目标非常重要;②左、右室功能不全的程度:左室收缩功能是心脏手术并发症和死亡的一个已知预测因素,右心室功能不全可能与心脏手术后的较差结局有关;③肺动脉高压:肺动脉高压会使并发症和死亡风险增加,术前应仔细评估,必要时放置肺动脉导管。

长期使用 β 受体拮抗剂的患者应在围术期继续使用。对于血管紧张素转换酶抑制剂和血管紧张素受体拮抗剂,应根据药物的适应证、患者的血压以及计划的手术和麻醉类型,个体化地决定是否停药。如担心发生低血压,可在手术当日晨停药,但术后应尽快恢复用药。长期口服醛固酮拮抗剂会导致高钾血症,术前应检查血钾水平,围术期是否继续使用可基于个体选择。对于接受利尿剂治疗心力衰竭的患者,围术期的利尿剂使用和用量取决于对容量状态的评估。术前口服地高辛的患者推荐围术期继续使用,但必须做好治疗地高辛诱发其他心律失常的准备。围术期抗凝治疗的管理要平衡血栓栓塞的风险和出血风险,以确定中断抗凝治疗的最佳时机和是否使用桥接抗凝。

术前液体管理原则:充血性心力衰竭患者术前应该限制液体入量,尤其对于术前有肺水肿(呼吸困难、呼吸急促、低氧血症)或者明显外周水肿的患者;部分心力衰竭患者会伴有心肾综合征,术前即有肾功能减退,改善全球肾脏病预后组织(KIDGO)四期肾功能不全(估计的肾小球滤过率 eGFR<30ml/min)的患者应该进行肾脏替代治疗。对于长期使用利尿剂的患者,应该监测电解质及酸碱状况,警惕低钾血症、高钠血症、代谢性碱中毒及利尿剂引起的肾功能损害。

【术中管理】

16. 常见瓣膜疾病的血流动力学管理目标

MS 患者的管理目标是:维持前负荷(preload)相对充足、后负荷(afterload)在正常范围,心率在正常略偏慢的水平,尽可能避免增加肺血管阻力的因素。因为前向血流通过狭窄的二尖瓣有赖于足够的前负荷,心率过快会使舒张期缩短,左心室的充盈进一步减少,左房压力升高,可迅速导致肺水肿;患者每搏量减少且固定,若心动过缓,心排血量也将显著下降。心排血量有限时,为了维持血压,患者体循环阻力通常增加,后负荷降低对改善前向血流并无益处,应维持后负荷在正常范围。此类患者通常伴有肺淤血和肺高压,应尽可能避免增加肺血管阻力的因素。

MR 患者的管理目标是:控制心率在正常稍高水平,尽可能维持窦性心律,适度强心维持心肌收缩力、适当降低后负荷、避免增加肺血管阻力。因为此类患者一旦发生心动过缓,左室容量会进一步增加,反流量也相应增加,使左心容量负担加重,因此这类患者心率应控制在正常稍高水平。心房收缩对前负荷的贡献很大,应尽可能维持窦性心律。维持心肌收缩力可增加前向血流,促进二尖瓣瓣环收缩,降低反流量。后负荷增加则可能导致反流分数增加,前向血流减少,因此,建议维持或适当降低后负荷。因左房压升高,常伴有继发性肺淤血和肺高压,严重或急性二尖瓣关闭不全患者肺动脉压升高明显,应避免增加肺血管阻力的因素。

AS 患者的管理目标是:维持充足的前负荷,使用 α 受体激动剂维持血压和后负荷,避免心动过速,慎用正

性肌力药。因为左心室向心性肥大造成左心室顺应性下降,左室舒张末容积减小,左室舒张末压力增加,需要足够的前负荷才能维持正常每搏量。大部分的左室后负荷是由瓣膜狭窄病变本身引起,降低血管张力对减轻左室后负荷几乎没有作用,反而会降低舒张期冠状动脉灌注压,进一步增加肥厚心肌心内膜下缺血的危险。因此麻醉期间使用 α 受体激动剂维持血压和后负荷,不但不会减少前向血流,还会增加冠状动脉灌注压。患者对心动过速耐受性差。心室顺应性(ventricular compliance)下降时,心房收缩对于左室充盈至关重要,维持窦性心律意义重大。此类患者维持正常的心肌收缩力即可,慎用正性肌力药,以避免心率过快以及肥厚的心肌氧耗增加。

AR 患者的管理目标是:维持正常的前负荷、稍快的心率、降低后负荷、强心。由于前向血流减少,容量不足或使用降低前负荷的药物有降低心排血量的风险,需要维持正常的前负荷。稍快的心率会适当缩短舒张期,可以减少反流量,有利于增加前向血流。后负荷降低同样能改善前向血流,反之则导致每搏功与左室舒张末压增加。由于左心室明显扩张,心肌收缩力降低,可能需要正性肌力药适当支持。

TR 患者的管理目标是需要控制心率在正常稍高水平,并维持适当前负荷以增加前向血流。大部分 TR 患者对麻醉耐受良好,如合并重度肺动脉高压与右心衰竭,降低肺血管阻力(右心后负荷)并适当给予磷酸二酯酶抑制剂或 β 受体激动剂可能对患者有利(表 7-2-7)。

表 7-2-7　常见瓣膜疾病的血流动力学管理目标

瓣膜病变	血流动力学目标				
	心率/(次·min⁻¹)	心律	前负荷	后负荷	心肌收缩力
二尖瓣狭窄	60~70		充沛	维持	维持
二尖瓣关闭不全	80~90	窦性	维持	维持/降低	可能需要支持
主动脉瓣狭窄	60~70	窦性	充沛	维持	维持
主动脉瓣关闭不全	80~90		维持	降低	可能需要支持
三尖瓣关闭不全	80~90		维持	降低	可能需要支持

17. 重度主动脉瓣狭窄合并二尖瓣反流的血流动力学管理目标

主动脉瓣狭窄合并二尖瓣反流患者病情较单个瓣膜疾病的患者复杂。对于单一疾病而言,此两者的血流动力学管理目标并不一致,甚至是相反的。对主动脉瓣狭窄患者有益的治疗可能加重二尖瓣反流患者的病情。因此,应该根据患者当前的症状特点确定治疗重点。若患者出现晕厥、心绞痛等症状时,主要针对主动脉瓣狭窄进行治疗;若患者出现明显呼吸困难、肺水肿等肺淤血症状时,主要针对二尖瓣反流及左心衰竭进行治疗。由于主动脉瓣狭窄较易导致致命事件发生,因此在血流动力学管理时应优先考虑。鉴于微小的血流动力学异常都可能迅速导致心力衰竭,治疗中必须小心谨慎,注意维持患者自身的血流动力学常态,避免过多干扰。

18. 针对本节所述的重度主动脉瓣狭窄患者,给出合适的麻醉诱导方案

麻醉诱导前,应由有经验的外科和体外循环(cardiopulmonary bypass,CPB)医师到场,为即刻开始 CPB 做充分准备。根据主动脉瓣狭窄患者的血流动力学管理目标,此类患者需要充沛的前负荷,因此诱导前注意补充容量。麻醉诱导推荐采用慢诱导策略,使用对全身血管阻力影响小的静脉麻醉药物,包括苯二氮䓬类药物和依托咪酯,亦可小剂量丙泊酚分级靶控输注,复合足量阿片类药物与肌肉松弛剂完成。诱导时应避免多种具有负性肌力作用和血管扩张作用的麻醉药物联合。建议逐步增加麻醉药物剂量,耐心等待,辅以 α 受体激动剂对抗麻醉药引起的血管扩张,维持后负荷,避免体循环压力明显下降,以达到足够的麻醉深度和血流动力学稳定之间的平衡。

19. 充血性心力衰竭合并肺水肿患者的麻醉诱导方案

无论是主动脉瓣病变还是二尖瓣病变,均有发生充血性心力衰竭合并肺水肿的可能,尤其易见于重度二尖瓣狭窄伴快心室率、急性二尖瓣关闭不全、急性主动脉瓣关闭不全的患者。在麻醉诱导前,必须了解患者瓣膜病的病因、病变类型、病程长短与严重程度等。麻醉管理原则是减少应激,维持心肌收缩力,保证前向血流,寻求良好的右心功能状态,防止肺动脉高压与右心衰竭。吗啡是最适合的术前用药,其通过抑制患者交感神经活性,促进内源性组胺释放,既有扩张容量血管降低心脏前负荷,又有扩张小动脉降低心脏后负荷的作用,同时有明显镇静作用,对于控制心源性肺水肿非常有效。麻醉诱导建议采用对血流动力学影响小的静脉麻醉药物如依托咪酯,复合足量阿片类药物与肌肉松弛剂完成。诱导期间应根据患者血流动力学情况,按需推注或持续泵注强心药物与血管活性药物。对于充血性心力衰竭患者,需要适当限制液体入量,并在麻醉诱导前给予充分吸氧。肺动脉导管(pulmonary artery catheter,PAC)与经食管超声心动图(transesophageal echocardiography,TEE)监测可提高麻醉医师对患者心功能与容量状况的了解。

20. 肺高压危象、肺高压患者的麻醉注意事项以及治疗原则

慢性肺高压患者肺血管床反应性升高,在某些诱因下,如缺氧、酸中毒和疼痛应激时会发生肺血管痉挛性收缩,肺动脉压力急剧增高,达到或超过主动脉压,使右心排血受阻,可导致低氧血症和低心排血量同时出现的临床危象状况,称肺高压危象。因此肺高压患者麻醉前应注意适当镇静,尤其在动静脉穿刺时。麻醉管理的总原则为保证右心灌注、维持右心室心肌收缩力的同时,避免缺氧、高碳酸血症、酸中毒、过高呼气末正压(positive end expiratory pressure,PEEP)、肺不张、交感神经兴奋、高血细胞比容、肌肉松弛不足等任何可引起肺动脉压和肺血管阻力升高的因素,避免右心前负荷过度变化。

对于血流动力学平稳、中心静脉压(central venous pressure,CVP)正常,右室收缩功能良好的患者,治疗的重点是避免肺循环阻力突然升高;对于已经出现血流动力学不稳定、CVP升高、右室收缩不良的患者,治疗的重点是积极防治右心衰竭。

避免肺循环阻力升高的措施包括:提高吸入氧浓度;保持适度过度通气,维持 $PaCO_2$ 30~35mmHg,避免呼吸性酸中毒;避免过度膨肺和过高的 PEEP;纠正代谢性酸中毒;维持体温正常;完善的镇静镇痛,避免浅麻醉下进行气管插管或吸痰等操作,尽可能减少应激引起儿茶酚胺释放。

防治右心衰竭的措施包括:使用去甲肾上腺素、血管升压素等药物维持冠脉灌注压,保证右心室灌注;使用多巴酚丁胺、米力农与肾上腺素等正性肌力药物支持右心功能;积极降低肺血管阻力;维持合适的前负荷;维持窦性节律或使用心房起搏;必要时使用右心辅助装置或体外膜氧合器(ECMO)。

21. 重度主动脉瓣狭窄患者在体外循环中、心脏复苏和脱离 CPB 阶段的注意事项

重度主动脉瓣狭窄患者通常存在心肌肥厚的情况,在体外循环中应使用足量停搏液让心肌完全"安静",推荐主动脉根部顺行灌注与冠状静脉窦逆行灌注相结合,在主动脉开放前,可通过冠状静脉窦逆行灌注温血,有利于排出冠状动脉内的气体,以达到充分保护心肌的目的。文献报道,改良的停搏液配方,如 del Nido 停搏液,可以延长停搏时间,让肥厚的心肌完全"电静止",可提供更好的心肌保护,提高复跳率。

左心室肥厚患者可能会出现心脏复苏困难,体外期间良好的心肌保护、主动脉开放后维持较高的冠脉灌注压和正常的机体内环境有利于心脏复跳,室性心律失常首选电除颤,反复发作的心室颤动或室性心动过速可使用负荷剂量胺碘酮。

术后,左心室的后负荷会有明显下降,但心肌肥厚及顺应性下降依然存在,依然需要维持较高的前负荷,维持较高的冠脉灌注压以及偏慢的心率以保证心肌氧供需平衡。术后心脏射血的阻力下降,在没有术前心室功能不全和冠状动脉疾病的前提下,体外循环后通常不需要正性肌力药物支持。

22. 重度二尖瓣狭窄患者心脏复苏和脱离 CPB 阶段的注意事项

重度二尖瓣狭窄病变单独存在时,即使术前左室功能看似正常,但长期容量不足致左室收缩储备功能下降,术前应注意左心室大小及室壁厚度。瓣膜置换后心脏复苏多无困难,但在脱离 CPB 阶段,补充容量应该谨慎,尤其对于术前偏小的左心室,可能需要使用正性肌力药以维持心排血量,并避免容量超负荷。使用 TEE 与 PAC 有助于评估患者容量状况、左右心室的心肌收缩力和心功能情况。重度 MS 常合并肺高压,脱离 CPB 阶段与注射鱼精蛋白时应特别关注肺动脉压力变化,在预防左心衰竭的同时,谨防肺动脉压力升高、右心衰竭以及鱼精蛋白过敏。若心脏节律为心房颤动伴快心室率,应预防性使用胺碘酮,尤其在心房颤动消融手术后。

23. 脱离 CPB 困难最常见的原因以及应对措施

脱离 CPB 困难最常见的原因为心室功能不全。心脏手术中发生的心功能不全可能是术前存在心功能不全的延续,也有可能是术中心肌缺血、心肌保护不佳、再灌注损伤及心脏手术修复欠佳或再血管化不足造成的。其处理措施包括:建议首先使用 TEE 评估左右心室收缩和舒张功能,节段性室壁运动状况、容量状态,排除冠脉损伤、瓣膜残存病变、心内分流、气栓及动力性左室流出道梗阻等;进行血气分析,纠正电解质与酸碱平衡紊乱;监测 CVP、PAWP、每搏量(SV)、体循环阻力(SVR)和 PVR,了解患者前后负荷情况,维持适宜的前后负荷;维持正常窦性节律,应用起搏器或变时性药物治疗心动过速或过缓;避免后负荷过高,同时防止低血压,维持冠

脉灌注压;酌情使用正性肌力药物;增加吸入氧浓度;必要时使用 IABP、ECMO 或其他心室辅助装置。

24. 脱离 CPB 阶段出现 SAM 的处理

SAM 可发生于肥厚型心肌病、主动脉瓣狭窄、二尖瓣成形术或其他手术患者,TEE 监测易于诊断。若为解剖因素导致的 SAM,如左室流出道疏通不足、二尖瓣瓣叶过于冗长或成形环过小等,需要再次手术纠治,DLVO-TO 多由低血容量、后负荷降低、心肌收缩亢进、心动过速引起。通过扩容、停用正性肌力药物,使用 β 受体拮抗剂减慢心率、减弱心肌收缩力,使用 α 受体激动剂增加后负荷可以改善,上述措施不能改善的 SAM 多系解剖因素所致,应与外科医师沟通,决定下一步的治疗方案。

25. 微创瓣膜手术采用的体位、单肺通气策略以及肺保护策略

微创心脏手术(minimally-invasive cardiac surgery,MICS)近年来快速发展,具有创伤小、出血少、术后恢复快、伤口感染发生率低及外表美观等优点。微创心脏手术需要术中单肺通气、经外周体外循环技术(port-access techniques),术后实施良好的镇痛以实施快速康复。

侧胸微创二尖瓣/三尖瓣手术常采用右侧抬高 30° 体位,选择经右胸第四肋间前外侧切口。侧胸微创主动脉瓣手术通常处于平卧位,选择右胸骨旁第二肋间切口。侧胸微创主动脉瓣与二尖瓣联合手术常采用右侧抬高 30° 体位,经右胸第三肋间腋前线切口。此类手术均需要进行单肺通气,以提供良好的手术视野。

单肺通气(one lung ventilation,OLV)可使用双腔气管导管或支气管封堵导管完成。原则上首选左侧支气管导管,但无论是支气管导管还是支气管封堵导管均可以获得满意的肺萎陷质量。支气管封堵导管尤其适用于困难气道、小儿、气管与支气管内径过小的患者,还可以进行选择性肺叶萎陷。而双腔气管导管的优点包括不易移位、更方便清理气道分泌物、允许术中反复定位、在不妨碍肺隔离的情况下进行"鼓肺"、出现低氧血症时可以对非通气侧肺实施持续气道正压(CPAP),但手术结束时需要更换为普通气管导管。无论使用何种气管导管,纤维支气管镜定位均为"金标准"。

肺保护性通气策略(lung protective ventilation strategy,LPVS)包括:①在双肺通气期间潮气量设为 6~8ml/kg,PEEP 2~5cmH$_2$O,根据呼气末二氧化碳浓度(EtCO$_2$)调整呼吸频率,设定潮气量或 PEEP 时应观察驱动压(平台压与 PEEP 之差),选择最小的驱动压;②单肺通气时,保持潮气量 4~6ml/kg,根据 PaCO$_2$ 调整呼吸频率,PEEP 5~8cmH$_2$O 或者根据驱动压调整;③采用肺复张手法,尤其在单肺通气结束后进行充分肺复张,之后吸低浓度氧气配合 PEEP 以预防术后肺不张。

【术后管理】

26. 术后心脏压塞和泵功能衰竭的鉴别

无论是心脏压塞(cardiac tamponade),还是泵功能衰竭均可表现为充盈压升高、体循环低血压和心排血量降低,鉴别较为困难。经胸超声心动图可直接观察到患者是否有心包积液/积血、心腔大小、心功能情况,有助于诊断。但因为术后伤口敷料与引流管的阻挡,经胸超声心动图成像质量较差。TEE 可明确鉴别心包积血或心包渗出物对心腔的局部压迫与容量过负荷、心肌收缩力下降导致的心力衰竭,更具优势。

27. 术后低氧血症最常见的原因

进入 ICU 后患者出现低氧血症(hypoxemia)最常见的原因是肺水肿。其主要原因包括:①体外循环后肺间质液增多,肺泡-动脉血氧分压梯度增加,导致低氧血症和高碳酸血症,严重者会形成急性呼吸窘迫综合征,即灌注后肺综合征;②左室功能不全会导致肺静脉压力升高,再加上血液稀释后胶体渗透压降低,引起肺间质液增加;③术前即存在肺水肿,体外循环期间超滤及术后利尿可能有助于改善;④某些药物(例如鱼精蛋白)和血液制品或胶体在少数情况下可能会导致过敏反应,使肺毛细血管通透性增加。

一旦患者出现肺水肿,根据肺水肿的可能原因进行治疗,治疗原则包括降低前负荷、利尿、增加心肌收缩力、减少后负荷、增加 PEEP、提高潮气量或吸入氧浓度、维持胶体渗透压、治疗过敏等。

28. 心脏手术(包括微创心脏手术)术后镇痛的推荐方案

不同于传统大剂量阿片类药物的麻醉,基于快速康复的多模式镇痛(multimodal analgesia)方案更适用于现代心脏手术(包括微创心脏手术)的围术期疼痛管理。

术中使用常规剂量的阿片类药物。术后 24~48 个小时使用强效阿片类药物进行患者自控静脉镇痛(patient-controlled intravenous analgesia,PCIA)是术后早期有效止痛的主要方式。PCIA 结合了基础药物连续输注和患者自控给药,可最大程度地减少用药过量的风险并最大程度地增强患者对疼痛的"控制"感。对于没有禁

忌证的患者,静脉使用非甾体抗炎药或者对乙酰氨基酚是补充阿片类镇痛的安全且经济有效的方法,可减少阿片类药物用量,改善镇痛质量。一旦患者恢复口服进食,即可逐渐过渡到口服药物镇痛。

心脏手术后胸段硬膜外镇痛可减少室上性心律失常和术后肺部并发症发生。但考虑到肝素的使用与 CPB 相关的凝血障碍,硬膜外镇痛在临床上的使用并不多,取而代之的是用于侧胸微创心脏手术的椎旁神经阻滞、竖脊肌平面阻滞、前锯肌平面阻滞、肋间神经阻滞等神经阻滞方法,以及皮下连续镇痛技术,均有利于减少阿片类药物的用量,促进患者快速康复。

(郭克芳)

第三节　经导管主动脉瓣植入术的麻醉

【知识点】

1. 经导管主动脉瓣植入术(TAVI)的定义、适应证、禁忌证及实施条件

2. TAVI 常见入路、操作流程及注意事项

3. TAVI 麻醉前评估与准备要点

4. TAVI 麻醉方式选择

5. 主动脉瓣狭窄患者行球囊扩张过程中的病理生理改变

6. 主动脉瓣反流患者行球囊扩张过程中的病理生理改变

7. TAVI 术中低血压和高血压的常见原因及处理

8. TAVI 术中并发症防治

9. TAVI 术后监护与疼痛管理

【案例】

患者男,83 岁。因活动后胸闷气短 3 年余,加重伴头晕 10 天余入院。既往高血压病史 3 年余,平素药物控制血压不佳,血压 150/90mmHg 左右。患者心功能Ⅲ级,6 分钟步行试验为 197m、5m 步行试验测试为 7.4 秒。

心脏彩超示:主动脉瓣钙化、狭窄(重度)瓣口面积约 0.5cm²,二尖瓣反流(中度),中至重度肺动脉高压,EF 67%;CTA 示:主动脉瓣增厚、钙化,主动脉弓壁及左右冠状动脉壁钙化,慢性支气管炎、肺气肿;心电图示:窦性心律。

术前 BNP 2 836pg/ml;葡萄糖 9.33mmol/L;钠 142.4mmol/L;钾 4.32mmol/L;钙 2.24mmol/L;肝功能、血常规、凝血常规等未见明显异常。

诊断:①心脏瓣膜病,主动脉瓣重度狭窄伴轻度反流,左房增大;②二尖瓣中度反流;③三尖瓣中度反流;④中至重度肺动脉高压。经多科讨论后认为患者药物治疗效果差,外科手术风险较高,建议监护麻醉下行经股动脉 TAVI 治疗。

【疾病的基础知识】

1. 经导管主动脉瓣植入术的定义、绝对适应证、相对适应证和禁忌证及实施条件

经导管主动脉瓣植入术(transcatheter aortic valve implantation,TAVI)是指将组装好的动脉瓣经导管植入到主动脉根部,替代原有主动脉瓣,在功能上完成主动脉瓣的置换,也称经导管主动脉瓣置换术(transcatheter aortic valve replacement,TAVR)。自 2002 年 Alain Cribier 成功完成全球首例 TAVI 以来,共 65 个国家开展 TAVI,总例数超过 50 万。TAVI 通过微创介入技术,在心脏不停跳的前提下,植入新的人工瓣膜,避免了手术开胸、主动脉切开及体外循环,使不能耐受外科手术换瓣的主动脉瓣狭窄的众多高危患者,重新获得手术治疗机会。

(1) TAVI 适应证:包括绝对适应证和相对适应证。

1) 绝对适应证:同时符合以下所有条件者为 TAVI 的绝对适应证:①老年退行性钙化性重度主动脉瓣狭窄(aortic valve stenosis,AS),跨主动脉瓣血流速度 ≥4m/s,或跨主动脉瓣平均压差 ≥40mmHg(1mmHg = 0.133kPa),或主动脉瓣口面积<1.0cm²,或有效主动脉瓣口面积指数<0.6cm²/m²;②患者有 AS 导致的临床症状或心功能减低,包括左心室射血分数<50%及纽约心脏协会(NYHA)心功能分级Ⅱ级以上;③外科手术禁忌

或高危：指预期术后 30 天内发生死亡或不可逆合并症的风险>50%，或存在手术禁忌的合并症，如胸部放射治疗后、肝功能衰竭、主动脉弥漫性严重钙化、极度虚弱等；④主动脉根部及入路解剖结构符合 TAVI 要求；⑤三叶式主动脉瓣；⑥TAVI 术后预期寿命>1 年。

2）相对适应证：①外科手术中危的重度主动脉瓣狭窄患者；②二叶式主动脉瓣重度狭窄，外科手术禁忌、存在 AS 相关性症状、预期术后寿命超过 1 年患者；③外科高危的无钙化风湿性主动脉瓣狭窄；④外科高危的单纯主动脉瓣重度反流患者；⑤外科主动脉生物瓣膜毁损且再次外科手术高危或禁忌的患者。

3）禁忌证：①左心室内血栓；②左心室流出道梗阻；③30 天内心肌梗死；④左心室射血分数<20%；⑤严重肺动脉高压、右心室功能不全；⑥主动脉根部解剖形态不适合 TAVI 治疗；⑦存在其他严重合并症，即使纠正了瓣膜狭窄仍预期寿命不足 1 年；⑧未纠治的需要血管重建的冠状动脉疾病；⑨患者无法配合。

（2）TAVI 实施条件：包括硬件设施和人员配备。

1）硬件设施：建议 TAVI 手术在杂交手术室内进行。其大小应满足摆放麻醉机、超声心动图、CPB 机器等设备的要求，并且应符合外科无菌手术标准。在满足外科手术要求的同时配有数字减影血管造影机（DSA）系统，可满足内、外科团队同时上台手术。

2）人员配备：TAVI 需多学科协作（multi-disciplinary heart treatment，MDHT），建议进行 TAVI 的 MDHT 由心内科医师、心外科医师、超声科医师、放射科医师、麻醉科医师、护师及相关专业技术人员组成，团队人员必须经过相关系统培训，介入医师从整体对患者进行术前评估，心外科医师进行外科手术风险评估以及决定是否进行入路协助，超声科医师评估心功能、瓣膜情况以及主动脉瓣根部解剖，放射科医师从解剖方面评估是否适合 TAVI 以及冠脉情况评估，麻醉科医师进行麻醉风险评估。

本节案例中患者，男性，83 岁，诊断明确，药物治疗效果差，外科手术风险高，符合 TAVI 治疗适应证。

2. TAVI 常见入路及操作流程

根据 TAVI 瓣膜的植入方向与血流方向，TAVI 常见入路分为逆血流入路和顺血流入路。

（1）逆血流入路：即经动脉入路植入瓣膜，常见入路包括经股动脉入路、经腋动脉入路、经腹膜后髂动脉入路、经升主动脉入路、经锁骨下动脉入路。

（2）顺血流入路：即沿着动脉血流的方向植入瓣膜，以经心尖入路最常见。目前 TAVI 最常见的入路为经股动脉入路和经心尖入路，其操作流程详见表 7-3-1。

表 7-3-1　TAVI 操作流程

经股动脉入路 TAVI	经心尖入路 TAVI
1. 鞘管放置在股动脉和股静脉，必要时行血管切开	1. 鞘管放置在股动脉和股静脉，小切口行左侧胸廓切开术
2. 起搏导线放入右室，确认心室成功夺获	2. 起搏导线放入右室，确认心室成功夺获
3. 主动脉瓣膜通过导丝，进入左心室	3. 直接穿刺，将鞘管插入左室心尖部
4. 快速心室起搏（rapid ventricular pacing，RVP）	4. 引导钢丝通过主动脉瓣，进入升主动脉
5. 球囊扩张，使植入的主动脉瓣成形	5. 快速心室起搏
6. RVP 恢复期	6. 球囊扩张，使植入的主动脉瓣成形
7. RVP（快速心室起搏）	7. RVP 恢复期
8. 释放支架和瓣膜	8. RVP（快速心室起搏）
9. RVP 恢复期，评估主动脉反流速度、瓣膜移位、血栓、心电图改变	9. 释放支架和瓣膜
10. 造影，确定血管的通畅性及有无出血	10. RVP 恢复期，评估主动脉反流速度、瓣膜移位、血栓、心电图改变
11. 如行血管切开术，则使用血管封堵器，并对切开部位进行外科缝合	11. 缝合手术切口

3. 主动脉瓣狭窄患者行球囊扩张过程中的病理生理改变

主动脉狭窄会导致左室流出道梗阻，梗阻初期致使左心室收缩期的峰值压力增高，引发心肌重构，导致左室向心性肥厚，使左心室足以产生所需的跨瓣压和降低左心室壁压力，从而维持每搏量。长期的主动脉瓣狭窄,会使心肌收缩力逐渐下降并使左心室功能受损。主动脉狭窄导致的心肌肥厚、压力负荷的增加会导致左心室舒张功能障碍。心肌的肥厚使心肌需氧量增加,同时,心肌收缩时,心腔内收缩压升高,使心肌内冠状动脉血管明显受压进而降低心肌血供。舒张功能障碍,左心室舒张末压增高,会进一步加重心内膜下缺血。

主动脉瓣狭窄,行球囊扩张时,导致左室流出道一过性完全性梗阻,左室后负荷急剧增加,左心室无血流输出,此时左室收缩期峰值压力和舒张末压急剧增高,导致心肌和心内膜下缺血,严重时导致心室颤动或心搏骤停。因此,球囊扩张须尽快完成。球囊扩张结束后,主动脉狭窄程度得到减轻,血压会逐渐升高,甚至出现高血压。但若球囊扩张后,主动脉瓣出现大量反流,左室容量负荷增加,舒张末压进一步增高,则易发生心肌缺血或低血压,诱发心室颤动。

4. 主动脉瓣反流患者行球囊扩张过程中的病理生理改变

主动脉反流量增加,导致左心室形成偏心性肥大以及心室腔的增大。慢性主动脉瓣反流患者,左室舒张末容积增加缓慢,左室舒张末压力仍可保持正常。随着反流量增加,左室壁张力和后负荷会不断增加。最终,左心室扩张和心肌肥大的加剧,会导致不可逆性的左心室功能不全。

主动脉瓣反流时,左心室扩张,心肌收缩力下降,与主动脉狭窄相比,行球囊扩张时,更容易出现心肌和心内膜下缺血,诱发心室颤动或心搏骤停。球囊扩张结束后,主动脉反流会增加,导致左心室容量的急剧增加。由于左心室无法适应突发的容量增加,会代偿性地激活交感神经,出现心率增快和心肌收缩力的增强,但很快会出现失代偿。心室舒张末压力升高和冠脉灌注压-舒张压的下降,易发生心室颤动。

【术前评估与准备】

5. TAVI 患者的麻醉前评估要点

TAVI 患者大多属高危和极高危,手术并发症发生率高,术前评估至关重要。

(1) 一般情况:应涵盖患者的营养状况、活动当量和气道情况,全面了解患者的现病史、既往史、关注患者是否存在重要系统、器官的合并症(如冠心病、心肌梗死史、心力衰竭史、心律失常、高血压、糖尿病、脑卒中、消化道溃疡或胃肠道出血、肾脏疾病、肺部疾病等)及治疗用药情况。查体除常规项目外,重点行心肺检查,关注有无颈静脉怒张、呼吸急促、肝大、腹水、周围性水肿等慢性心力衰竭表现。

(2) 辅助检查:除常规实验室检查项目外,重点关心心功能相关指标:如心肌损伤标志物、心力衰竭标志物和动脉血气分析等。心电图检查明确心脏节律、有无心肌缺血等。影像学检查包括:①结合术前心脏超声结果,评估左室 EF 值及心脏损害程度:如左心室向心性肥厚、左心室舒张功能受损情况和肺动脉高压;②根据术前冠状动脉、股动脉、锁骨下动脉、双侧颈动脉、椎动脉及其他外周血管的造影和 CT 结果,评估患者主动脉有无斑块,斑块与主动脉瓣瓣叶及冠状动脉开口的关系,评估是否存在外周血管病变。

(3) 循环系统评估:循环功能衰竭是 TAVI 最常见也是最严重的并发症,因此,应特别关注影响患者循环功能的危险因素:左心室肥厚、EF 值低、肺动脉压高、二尖瓣或三尖瓣明显反流、不稳定型心脏疾病、有冠心病且需行冠脉搭桥术以及心功能高度依赖于冠脉循环。根据患者的症状、体征、活动耐量及辅助检查,结合高血压病史及控制状况对心功能进行综合评估。

(4) 其他系统评估:术前需了解患者是否存在慢性支气管炎及肺气肿、肺不张或感染等,权衡利弊判断手术最佳时机。TAVI 患者多为高龄患者,应评估患者意识状态,认知功能。

(5) 术前用药评估:①术前应评估患者既往有无出血倾向或处于过度抗凝的状态,以指导抗血小板治疗方案,调整凝血功能。服用华法林抗凝者(如主动脉狭窄合并心房颤动患者),术前应停用至少 1 周,且手术前 1 天行肝素替代治疗;②抗高血压药物,包括血管紧张素转换酶抑制药,须用至手术当日;③术前应停用抗心律失常药物;④术前适当控制患者的容量。

6. TAVI 患者的麻醉准备要点

无论全身麻醉与否都应按照心外科手术标准物品准备。

常规监测包括五导联心电图、脉搏氧饱和度、呼气末二氧化碳分压($P_{ET}CO_2$)、温度、尿量、有创动脉压、中心静脉压、血气分析、ACT 等。

除常规准备外,TAVI 患者还应进行以下特殊准备。

（1）安置经体表除颤电极片，与除颤仪连接备用。

（2）经颈内静脉或股静脉安置右心室起搏器。经心尖入路 TAVI，如果不影响术者操作，可在开胸后安置心外膜起搏器。

（3）经食管/经胸超声监测（TEE/TTE），可用于实时评估心脏收缩功能、容量状况、血流动力学状态。

（4）存在左心功能障碍和/或肺动脉高压患者，可安置漂浮导管或行心排血量监测。

（5）经颅多普勒监测，可监测脑血灌注情况及有无脑栓塞。脑氧饱和度监测，可反映脑组织氧合情况。

（6）推荐常规行 BIS 监测，实时评估麻醉或镇静深度。对于局部麻醉，BIS 监测能够实时评估患者的镇静深度，维持适度镇静。有助于减少体动风险，避免深度镇静相关的呼吸抑制、呼吸道梗阻和反流误吸等风险。

（7）体外循环灌注技师或医师可随时到场工作，体外循环机可装机（干备）或完成预充（湿备）。准备血液回收机，尤其行心尖入路的 TAVI 的患者。

（8）抢救药品准备：①抢救药品，TAVI 需常规准备的血管活性药物包括正性肌力药（如米力农、氨力农、肾上腺素、多巴胺、去乙酰毛花苷）、降压药（如硝普钠、酚妥拉明、硝酸甘油、钙通道阻滞剂）、血管收缩药（如麻黄碱、去甲肾上腺素、间羟胺、去氧肾上腺素、垂体后叶素）、抗心律失常药物（如 β 受体拮抗剂、利多卡因、胺碘酮、维拉帕米、异丙肾上腺素、阿托品、硫酸镁等）和其他药物（如肝素、鱼精蛋白、碳酸氢钠、电解质溶液）；②麻醉相关药品，如麻醉诱导药物（咪达唑仑、舒芬太尼、依托咪酯、罗库溴铵/阿曲库铵）、麻醉维持药物（七氟醚、瑞芬太尼）、局部麻醉药（利多卡因、罗哌卡因）和其他药物（右美托咪定、止吐药）。

7. TAVI 患者行全身麻醉、局部麻醉、监护麻醉及椎管内麻醉优缺点

TAVI 可选择全身麻醉、监测麻醉（MAC）、局部麻醉及椎管内麻醉的优缺点详见表 7-3-2。

表 7-3-2　TAVI 手术不同麻醉方式的优缺点

优缺点	全身麻醉	局部麻醉（或联合镇静）	椎管内麻醉
优势	患者舒适度高 血流动力学稳定 具有心脏保护的特性 充分的降低应激反应 术中患者无体动，便于瓣膜定位 便于控制呼吸 尤其适用于不能耐受手术操作者 利于管理术中的并发症 利于食管超声探头的放置	准备时间短 RVP 和瓣膜释放时，血流动力学更稳定 减少输液的要求和正性肌力药物的用量 适时进行神经系统的评估 避免全麻诱导、气管插管/拔管过程中，血流动力学的波动 术后恢复快，早日下床活动 缩短住院日，减少住院费用 避免潜在的呼吸道并发症	避免气管插管 良好的术后镇痛 利于患者进入快速流程管理
不足	准备时间长 全麻诱导、气管插管/拔管过程中，RVP 和瓣膜释放时，血流动力学不稳定 潜在的呼吸系统并发症 无法适时进行神经系统的评估 可能延长住院日，增加住院费用	无法进行食管超声监测 患者可能出现不适感 术中可能出现体动 不能避免呼吸的影响 可能出现呼吸抑制和高碳酸血症 可能加剧肺动脉高压 瓣膜移位	低血压，引起心肌缺血 椎管内出血

本节案例患者选择监护麻醉下行经股动脉 TAVI 治疗的主要考虑是：准备时间短；RVP 和瓣膜释放时，血流动力学更稳定；减少输液的要求和正性肌力药物的用量；适时进行神经系统的评估；避免全麻诱导、气管插管/拔管过程中，血流动力学的波动；术后恢复快，早日下床活动；缩短住院日，减少住院费用。

8. TAVI 不同手术入路的麻醉方法选择和并发症

TAVI 不同手术入路的麻醉方法和并发症详见表 7-3-3。

表 7-3-3 TAVI 不同手术入路的麻醉方法和并发症

手术入路	麻醉方法	并发症
经股动脉	局部麻醉+镇静、全身麻醉、椎管内麻醉	脑卒中、心肌缺血、血管破裂、主动脉瓣反流、瓣膜血栓、心包压塞、肾衰竭
经腋动脉	局部麻醉+镇静,全身麻醉	左乳内动脉的阻塞或撕裂、脑卒中、心肌缺血、血管破裂、主动脉瓣反流、瓣膜血栓、心包压塞、肾衰竭
经心尖部	气管插管全麻醉	肺损伤、血气胸或胸腔出血、胸壁不适、呼吸抑制、长时间机械通气、心包压塞、心尖部严重出血、心尖部假性动脉瘤、脑卒中、心肌缺血、房室传导阻滞、主动脉瓣反流、瓣膜血栓、肾衰竭
经腹膜后髂动脉	全身麻醉	脑卒中、心肌缺血、房室传导阻滞、血管破裂、主动脉瓣反流、瓣膜血栓、心包压塞、肾衰竭
经升主动脉	全身麻醉	脑卒中、心肌缺血、房室传导阻滞、血管破裂、主动脉瓣反流、心包压塞、肾衰竭

【术中管理】

9. TAVI 患者术中低血压的常见原因及处理

TAVI 手术中避免或及时处理低血压是防止血流动力学恶化的最重要目标。低血压通常发生于麻醉诱导和快速心室起搏球囊扩张后。少数情况可见于动脉穿刺导致的不显性失血。

(1) 麻醉诱导所致低血压:①主动脉瓣狭窄患者,麻醉诱导应保证充足的前负荷:麻醉药物的扩血管作用可导致有效循环血量相对不足,推荐在超声心动图指导下调整适宜的左室前负荷;避免心动过速:一方面降低心肌氧耗,另一方面改善舒张期的心室充盈、保证足够的冠状动脉灌注;维持窦性节律对肥厚而舒张功能减退的心室至关重要;维持较高的后负荷和冠状动脉灌注压;②主动脉瓣反流患者,麻醉诱导时保持充足的前负荷、合适的心率及窦性节律,稍低的后负荷往往对患者有益,但应避免诱导时严重血管扩张、心肌抑制造成舒张压过低、冠状动脉供血不足而引发心律失常,甚至心室颤动。

(2) 低血容量:注意出血量,关注血细胞比容的变化。当出现难以解释的容量快速下降、低血压时,应及时排除隐性出血,如腹膜后出血。

(3) 快速心室起搏(rapid ventricular pacing,RVP)行球囊扩张后低血压:RVP 通过快速心室夺获,诱导心脏出现功能性停搏,便于行球囊扩张。RVP 停止后,患者低血压不能恢复,应立即处理。①主动脉瓣狭窄患者:球囊扩张后出现主动脉瓣大量反流很少见,因此,可首先给予缩血管药物,提升血压。然后通过超声或造影结果,评估球囊扩张后,瓣膜有无关闭不全。其次,适量补液,保证充足的前负荷。再次,使用缩血管药物,维持较高的后负荷和冠状动脉灌注压。最后,必要时给予少量强心药辅助心功能。②主动脉瓣反流患者:部分行 TAVI 的 AR 患者也需要行球囊扩张。低血压时,在超声评估下维持充足的前负荷;给予强心药,提高心肌收缩力;适当的缩血管药物,维持适当的舒张压,保证冠脉灌注。维持合适的心率及心律。

10. TAVI 患者术中高血压的常见原因及处理

瓣膜植入使主动脉瓣的狭窄得以解除,会出现严重高血压。因此,瓣膜释放过程中一过性低血压应谨慎处理,需密切观察,切忌盲目给予升压药,以防瓣膜释放后高血压引发的出血、心室破裂,经心尖入路行 TAVI 者尤须注意。必要时,应根据患者血压,适当调整麻醉药物用量或使用血管活性药物(如硝普钠、硝酸甘油、钙通道阻滞剂、β 受体拮抗剂等)行控制性降压。

11. TAVI 术中 RVP 及其关注要点

快速心室起搏(rapid ventricular pacing,RVP)即通过放置在右心室的临时起搏器,进行心室快速起搏,通过快速心室夺获(心室率 180~200 次/min,持续 10~15 秒),诱导心脏出现功能性停搏,在球囊扩张过程中,稳定球囊位置,便于球囊扩张。在瓣膜释放过程中,利于瓣膜精确定位后释放,防止瓣膜移位。

RVP 时,关注要点为血压和心律变化。长时间的低血压会引发心内膜下缺血,心排血量下降,使血压进一步降低,形成恶性循环,最终可导致心室颤动。

避免 RVP 后长时间低血压的推荐策略包括:①行 RVP 前,维持平均动脉血压>75mmHg(或收缩压至少

120mmHg）；②术前左心功能差,应适当限制 RVP 的次数和持续时间,以便患者尽快恢复循环功能；③RVP 后,患者循环功能恢复慢,可预先给予缩血管的药物,纠正低血压,协助患者恢复循环功能。极少数情况下,需使用 CPB 进行心肺支持,使心脏得到充分休息；④球囊扩张未达到预期效果需二次扩张者,应等待循环稳定后再进行；⑤左心室肥厚的患者,此时给予儿茶酚胺类强心药物(如肾上腺素),可能会加重低血压,应慎重使用；⑥通过超声心动图监测,评价心脏收缩和容量状况,精确的指导术中血管活性药物及容量使用。

12. TAVI 术中心律失常的预防

TAVI 术中导丝植入、心尖操作、RVP 和球囊扩张过程中,最容易出现心律失常,其中最严重的心律失常为心室颤动或心搏骤停。

手术开始前,提高血钾水平,给予硫酸镁和利多卡因降低心脏应激性,降低血管内操作诱发的心律失常。行心尖操作前,心脏表面给予利多卡因表面麻醉。RVP 一般持续 10~20 秒,不宜过久,以免因冠状动脉灌注不足而引起心室颤动等恶性心律失常,停止起搏后若出现室性或室上性心律失常,可给予胺碘酮或利多卡因等抗心律失常药物处理,如出现持续低血压,应迅速应用心脏超声评估后快速处理。

RVP 后发生心室颤动时,应立即通过体外除颤电极行电除颤。如果瓣膜释放过程中发生心室颤动,不应立即电除颤。应继续进行操作,在瓣膜放置到位后再行除颤,以防止瓣膜移位及窦性节律恢复后,瓣膜形成血栓。室性心律失常立即电复律,电复律失败者立即行胸外心脏按压,同时冰帽脑保护,必要时可应用肾上腺素。球囊扩张后若患者循环崩溃,应立即心肺复苏。对于不用改变手术方式,植入瓣膜后即可恢复的患者,在技术人员组装瓣膜期间应努力维持循环稳定,包括不间断胸外心脏按压、血管活性药物持续使用等。瓣膜狭窄纠正后复苏会相对容易。循环难以维持时,可以选择体外循环支持。

13. TAVI 术中常见的并发症及处理

TAVI 手术的常见并发症包括严重出血、血管损伤、心包积血、心脏压塞、瓣膜异位植入、冠状动脉阻塞、心脏传导阻滞、瓣周漏、脑卒中以及术后心肌梗死等。

（1）血管并发症:TAVI 手术患者血管损伤发生率高达 27%。常见血管并发症有破裂穿孔、夹层、血肿和假性动脉瘤等,通常由于瓣膜输送系统直径偏大,或术前血管评估不完善所致。不明原因的血压下降和血红蛋白进行性降低,尤其发生在拔除鞘管时,应警惕大血管发生破裂的可能。隐匿性失血,如大量的血液丢失在后腹膜,可通过动脉造影行鉴别诊断。拔除鞘管时,动脉内的引导钢丝可暂时留在左侧的原位置,如果血管发生损伤,可立即行介入治疗而不需要紧急开胸。如大血管发生破裂,应通过主动脉内球囊阻断破口的近心端以减少出血,给予补液和输血行容量复苏,联合血管收缩药物以保证冠脉灌注。

（2）心肌缺血:麻醉诱导期的低血压、心室率增快、心肌肥厚、心室舒张末压力升高和低冠脉灌注压,是导致患者发生心肌缺血的危险因素。原有钙化瓣膜的破坏所导致的冠脉阻塞或新植入瓣膜的位置不佳,阻塞两侧或一侧的冠状动脉开口,也会导致心肌缺血。RVP 时,心率快速增加,使心肌氧耗量增加,同时 RVP 引发的低血压,会导致心肌氧供明显不足,进而加剧心肌缺血。对这种情况下出现的心肌缺血的治疗原则是谨慎选择 RVP 的持续时间和间隔时间,及时使用血管升压药物恢复冠状动脉灌注压。

（3）心脏压塞:心脏压塞会导致患者循环功能崩溃,甚至危及患者生命。心脏压塞可能与起搏导线植入时导致右室穿孔或鞘管植入时导致左室穿孔有关。错误地测量主动脉瓣瓣环径,在瓣膜放置时可能导致主动脉瓣环破裂,引发灾难性的后果。通过中心静脉压的升高、直视下发现心包积液、心脏超声下发现右心系统受压以及造影下发现心脏的异常运动,很容易发现心脏压塞。心脏压塞确诊后,应立即穿刺引流心包积血或行手术治疗。一旦需要外科手术修补,应立即改为全身麻醉,积极维持血流动力学平稳,必要时快速建立 CPB。

（4）瓣膜异位植入:瓣膜异位包括瓣膜植入位置过低(左心室流出道)、过高(主动脉根部)或脱落。瓣膜在流出道可能会干扰二尖瓣前叶,使心脏充盈射血受阻。瓣膜在主动脉根部可能会阻塞冠状动脉开口,引起心肌缺血和心血管事件。瓣膜脱落到左心室或升主动脉、主动脉弓需要外科手术。异位瓣膜如果能安全稳定地固定在降主动脉里,则无需外科处理,只需在瓣环处另外植入一个瓣膜。瓣膜释放期间心肌收缩过强或血压过高可能导致瓣膜异位,如采用 RVP,应将临时起搏器调整到最大输出,使用非感知模式,以减少心室射血带来的风险。

（5）冠状动脉开口阻塞:TAVI 手术冠状动脉开口阻塞(coronary artery occlusion)的发生率约为 0.6%~7%,一旦发生,后果往往是灾难性的,可引起急性心力衰竭、心肌缺血和心源性休克等。冠状动脉闭塞是由于瓣膜支架在植入过程中冠状动脉开口被自身钙化瓣叶或瓣膜支架上的围裙样结构遮盖而引起的。主动脉瓣叶严重钙化、畸形或冠状动脉开口位置较低等均会增加冠状动脉闭塞发生率。术中冠状动脉阻塞可以通过冠状动脉造影诊断。一旦确诊冠状动脉阻塞,可以紧急冠状动脉支架植入,无法植入支架时应紧急开胸行冠状动脉搭桥手术。一旦发现冠脉开口阻塞,必须紧急采取措施,如紧急经皮冠状动脉介入治疗(percutaneous coronary intervention,PCI),术中及时解除冠脉阻塞。若不能成功为患者行 PCI,则需要立刻建立体外循环,转开胸手术,及时行冠状动脉搭桥手术。

（6）房室传导阻滞:TAVI患者需安置永久起搏器的风险高于外科瓣膜置换患者,33%~65%的患者需安置永久起搏器。房室传导阻滞与人工瓣膜对左心室流出道及室间隔心内膜下传导束的机械性压迫、牵拉或损伤心脏的传导系统有关。房室传导阻滞可在瓣膜放置后立即出现,也可延迟至术后发生。因此,术中出现传导阻滞合并心动过缓可用临时起搏器控制心率。房室传导阻滞往往不能自行恢复,因此,临时起搏器需保留至术后24~48 小时,甚至部分患者出院前需要植入永久起搏器。

（7）瓣周漏(pervalvular leak):86%的患者行 TAVI 后会发生主动脉瓣反流,50%的反流为中至重度,多数发生于主动脉瓣周的位置。明显的瓣周漏可能与瓣膜尺寸过小或未充分扩张、瓣膜移位、瓣叶严重钙化或主动脉瓣二叶式畸形有关。70% TAVI 手术患者存在轻度及以下瓣周漏,通常愈后较好,无需处理。中到重度的瓣周漏会导致血流动力学的恶化,左室的重构或溶血性贫血,甚至需要重新介入治疗。重度的瓣周漏可采用进一步球囊扩张带瓣支架、瓣中瓣(valve-in-valve)技术或介入封堵,如果严重瓣周漏伴随心源性休克则需要急诊手术。

（8）血栓的形成:血栓的形成与过早的结束 RVP、球囊未得到完全的扩张、瓣膜选择过小(瓣环径过大)等有关。如果瓣膜形成血栓,需重新扩张球囊,使其重新定位并固定于稳定的位置。如果心室内有血栓形成,无法正确定位瓣膜的位置,行开胸手术是唯一的选择。

（9）神经系统并发症(脑卒中):TAVI 患者脑血管事件的发生率高于外科瓣膜置换患者,4.5%的 TAVI 患者会出现神经系统并发症,如脑卒中、认知功能障碍等。术中发生大卒中往往致命,且明显增加术后死亡率。脑血管事件主要与血管内操作导致血栓形成和低血压有关。脑功能监测、MAC/局部麻醉下唤醒患者评估体征或全身麻醉后尽早苏醒有助于早期发现脑卒中。

（10）急性肾损伤(acute kidney injury,AKI):急性肾衰竭是导致 TAVI 术后发病率和死亡率增高的独立危险因素。术后急性肾衰竭的病因与患者因素和手术因素有关。患者因素包括动脉病变、高血压、年龄相关性的肾单位生理功能下降、术前存在肾功能不全及糖尿病等。手术因素包括使用造影剂、细小栓子的形成和较长时程低血压等。

TAVI 肾功能保护策略包括:①减少造影剂用量;②维持稳定的血流动力学状态,保证肾灌注,预防或逆转肾脏低灌注;③避免不必要的输血;④适量补液,保证充分的容量,密切关注尿量,必要时给予利尿剂;⑤维持稳定的内环境和酸碱平衡,避免肾毒性药物;⑥必要时可行血液透析。

【术后管理】

14. TAVI 患者术后的监护要点

TAVI 患者多在监测麻醉下完成,若在全麻下行气管插管,多在术后即拔除气管导管。如无术后并发症,可采用快通道麻醉,使患者尽早转出监护室。术前左心室功能差通常不作为快通道麻醉的绝对禁忌。术后的监护重点包括血流动力学、心律失常及肾功能。

（1）血流动力学监测:瓣膜植入成功后能降低心室后负荷,减少室壁张力,降低心肌氧耗。因此,应根据血流动力学监测适时地调整或停用强心药。经心尖入路的 TAVI,应避免术后高血压,以免增加左心室破裂和术后出血的风险。

（2）术后48小时内,TAVI 患者仍存在新发心律失常的可能,特别是迟发型房室传导阻滞。因此,至少术后 48 小时内,应连续监测心电图。术后应保留起搏器,以避免心搏骤停。

（3）监测肾功能:①术后常规监测尿量,若术后少尿[尿量<0.5ml/(kg·h)],提示可能存在急性肾损伤,应该努力改善和维持肾灌注。若肾脏灌注改善后,仍少尿,可给予利尿剂;②术后应监测有创动脉压、中心静脉压,必要时监测肺毛细血管楔压,保证血流动力学稳定和肾脏充足的灌注;③术后监测血红蛋白、电解质、肌酐和尿素氮水平,必要时纠正内环境异常,提高血红蛋白水平及行透析治疗。

15. TAVI 患者术后的疼痛管理

（1）局部麻醉下行股动脉入路的 TAVI 患者,术后疼痛程度较低,通常规律口服镇痛药物即可实现满意的术后镇痛。

（2）经心尖入路的 TAVI 患者,因术中行胸骨切开,需行术后镇痛。肋间神经阻滞联合 PCA,同时规律口服镇痛药物,是一种有效的镇痛方法。胸椎旁神经阻滞（PVB）、胸部神经阻滞（PECS Ⅱ）和前锯肌神经阻滞对抗凝要求低,临床研究证实,其对经心尖入路 TAVI 患者,也具有良好的镇痛效果。理论上,可选择硬膜外镇痛,但手术切口局限且术中需抗凝,因而,通常不予推荐。

（陈　果）

第四节　胸腹主动脉瘤手术的麻醉

【知识点】

1. 胸腹主动脉瘤的发病原因
2. 胸腹主动脉瘤的分类方法
3. 胸腹主动脉瘤的发病症状及治疗原则
4. 胸腹主动脉瘤手术的术前风险评估
5. 胸腹主动脉瘤手术麻醉用药的选择原则
6. 胸腹主动脉瘤手术中重要脏器的保护策略

7. 胸腹主动脉瘤手术中的输血方案
8. 主动脉阻断及开放时患者的病理生理变化
9. 胸腹主动脉瘤手术中的麻醉管理关键
10. 胸腹主动脉瘤手术中脊髓缺血的预防
11. 胸腹主动脉瘤手术后的常见并发症
12. 胸腹主动脉瘤腔内隔绝术的麻醉

【案例】

患者男,50 岁,180cm。既往体健无特殊疾病史。7 小时前无明显诱因出现胸痛,伴大汗淋漓,休息并自行服用"速效救心丸"后无缓解。入院体检:体温 36.2℃,脉搏 98 次/min,呼吸 24 次/min,上肢血压 153/45mmHg,正力型。两肺未闻及湿啰音,双侧足背动脉搏动减弱。胸片示:左侧锁骨下至腹主动脉远端瘤样扩张。行全主动脉 CTA 提示:主动脉夹层 Debakey Ⅰ 型,自升主动脉根部至腹主动脉（约肠系膜上动脉开口水平）管腔呈双腔样改变。心脏彩超提示:主动脉夹层 Debakey Ⅰ 型,升主动脉增宽,管腔内可见强回声,主动脉瓣中-重度关闭不全,左房大舒张功能降低。其他化验检查基本正常。

【疾病的基础知识】

1. 胸腹主动脉瘤及其发病原因

胸腹主动脉瘤(thoraco-abdominal aortic aneurysm,TAAA)指同时累及胸腔段和腹腔段的主动脉,以及侵犯到肾动脉以上的腹主动脉瘤,动脉瘤从胸延伸至腹,累及胸主动脉、肋间动脉及腹主动脉内脏诸分支。

胸腹主动脉瘤最常见的诱发因素是高血压,动脉粥样硬化,高龄男性动脉瘤家族史和吸烟。引起主动脉夹层的原因,包括钝性创伤造成的减速性损伤,吸食高浓度可卡因和医源性夹层。医源性夹层继发于主动脉插管,包括心脏介入手术、动脉夹闭和外科手术中主动脉的切口或操作,如主动脉瓣置换术、旁路移植术或动脉瘤手术;主动脉夹层更多见于男性,但也与妊娠有关,40 岁以下的女性夹层患者近 1/2 发生在妊娠期间,通常是妊娠末期;胸主动脉动脉瘤和夹层与已知的一些遗传性综合征有关,4 种主要的影响大动脉的遗传性疾病为 Marfan 综合征、Ehlers-Danlos 综合征、主动脉瓣二瓣化畸形和非综合征家族性主动脉夹层。过去认为突变的结缔组织蛋白损坏了各种酶间接导致动脉壁基质蛋白质失活或降解增加,现在认为基质蛋白除了表现出特殊力学性能外,还在平滑肌细胞的动态平衡中扮演重要的角色。基质蛋白在代谢功能方面有关键作用,因为它能吸收和储存生物活性分子,并参与精确控制生物活性分子的活化和释放,在与主动脉夹层相关的遗传疾病中,这种生化功能的缺失改变了平滑肌细胞的平衡,最终的结果是基质代谢的变化导致主动脉结构薄弱。

（1）Marfan 综合征(Marfan syndrome):是最常见的一种遗传结缔组织病。其遗传方式是常染色体显性遗传。是由原纤维蛋白-1 基因突变引起。

（2）Ehlers-Danlos 综合征(Ehlers-Danlos syndrome):为结缔组织病症候群,与皮肤脆性、容易淤血和骨关节炎有关。此综合征有几种分型,但只有 Ehlers-Danlos 综合征Ⅳ型增加早产儿死亡风险。Ehlers-Danlos 综合征

Ⅳ型的Ⅲ型胶原蛋白的改变导致了这些患者最常见的临床表现,即动脉夹层或是肠破裂。

（3）主动脉瓣二瓣化畸形（aortic valve bivalvular malformation）：是导致主动脉扩张、夹层的最常见的先天性异常。其发生率在一般人群中为1%,组织学研究发现,主动脉瓣上方的主动脉内弹性蛋白退化,即使年轻的主动脉瓣二瓣化畸形患者,其主动脉根部扩张也很常见。

（4）非综合征家族性主动脉夹层或动脉瘤（non-syndromic familial aortic dissection or aneurysm）：在行胸主动脉瘤或主动脉夹层修复的患者中约占20%,这些家族没有达到Marfan综合征的临床标准,也没有Ⅲ型胶原蛋白的生化异常。大部分家族的遗传方式表现为可变外显率占主导。

2. 胸腹主动脉瘤的分类方法

胸腹主动脉瘤在形态学上可分为梭形和囊形两类。梭形的动脉瘤是主动脉壁整体均匀性扩张,而囊性动脉瘤是一种偏心性的主动脉扩张,有大小不等的颈与主腔相连。动脉瘤也可以根据主动脉壁的病理特征分类。

胸腹主动脉瘤也可以按其解剖定位分类,DeBakey分型和Stanford分型是目前广泛用于主动脉夹层分类的两种方法。DeBakey分型包括了Ⅰ~Ⅲ型。DeBakey Ⅰ型：内膜撕裂起始于升主动脉,夹层包括升主动脉弓部和一定程度的胸降主动脉、腹主动脉;DeBakey Ⅱ型：夹层限于升主动脉;DeBakey Ⅲ型：夹层限于胸降主动脉（Ⅲa型）,或是延伸到腹主动脉和髂动脉（Ⅲb型）。Stanford分型将胸主动脉瘤分为A型或是B型。A型包括所有夹层累及升主动脉的病例,可以累及主动脉弓部或降主动脉,也可不包括;B型则是所有未累及升主动脉的夹层。

3. 胸腹主动脉瘤的临床表现

在胸前、颈部或是两肩胛之间出现的急性、严重的锐痛,是胸主动脉夹层的典型症状。疼痛可随着夹层沿主动脉移行。很多胸主动脉瘤的患者在就诊时是无症状的,在其他疾病的检查期间发现了动脉瘤。胸主动脉瘤引起的典型症状,反映在动脉瘤对临近组织的侵犯。左侧喉返神经被牵拉会导致声嘶,压迫气管引起喘鸣,压迫食管引起吞咽困难,压迫肺导致呼吸困难,压迫上腔静脉导致充血和水肿。升主动脉瘤的患者因主动脉瓣环扩张,可出现主动脉瓣关闭不全和充血性心力衰竭的体征。

4. 胸腹主动脉瘤的快速诊断及治疗

（1）发病过程：主动脉夹层患者常出现近似休克状态（血管收缩）,然而全身血压却可能很高,合并严重低血压甚至休克的患者预后更差。低血压更多见于近端的夹层。主动脉夹层的神经系统并发症包括颈动脉阻塞导致的脑卒中,与上、下肢缺血相关的外周神经局部缺血及脊髓血供受损引起的下肢轻瘫或截瘫。冠状动脉阻塞会发生心肌梗死,可能会出现胃肠道缺血,血清肌酐浓度升高,证实存在肾动脉梗阻。夹层经Valsalva窦破裂出血进入心包腔,导致心包压塞,是主要的死亡原因。急性升主动脉夹层未施行手术的患者,约90%在3个月内死亡。

（2）诊断：X线胸片上纵隔影增宽可能是胸主动脉瘤的诊断。然而扩张的升主动脉可能位于胸骨后区,而主动脉影显示正常。CT和MRI可以用来诊断胸主动脉疾病,但诊断急性主动脉夹层最迅速、安全的方法是使用彩色多普勒超声心动图。尽管经胸超声心动图是心脏评估的主要依据,包括夹层并发症的评估,如主动脉瓣关闭不全,心包积液和局部左心室功能受损,但在评估远端的升主动脉、主动脉弓和降主动脉时,有一定的局限性。另一方面,在患者情况不稳定时,经食管超声心动图在主动脉夹层的诊断中扮演重要的角色,因为它既有很高的敏感性和特异性,又有设备便携的优点,并且操作简便。择期胸主动脉手术患者需做主动脉的血管造影术,以便能够确定夹层的完整范围和所有受损的主动脉分支的位置。

（3）手术指征：当动脉瘤直径超过5cm时,可考虑择期胸主动脉瘤修复术。对有明确家族史或是既往诊断有累及血管的遗传性疾病、或动脉瘤每年增大达到或超过10mm的患者,瘤体大小的限制可以放宽。

本节所述案例临床表现典型,各项检查结果明确：胸片示左侧锁骨下至腹主动脉远端瘤样扩张。行全主动脉CTA提示主动脉夹层Debakey Ⅰ型,自升主动脉根部至腹主动脉（约肠系膜上动脉开口水平）管腔呈双腔样改变。心脏彩超提示主动脉夹层Debakey Ⅰ型,升主动脉增宽,管腔内可见强回声,主动脉瓣中至重度关闭不全,左房大舒张功能降低。诊断清晰,手术指征明确。

【术前评估与准备】

5. 胸腹主动脉瘤患者的术前评估

（1）外科评估：升主动脉和主动脉弓的夹层,需紧急手术或急诊手术。与升主动脉夹层相比,胸降主动脉夹层患者的存活率较高,而且很少需急诊手术。

A 型主动脉夹层(type A aortic dissection):经药物治疗的升主动脉夹层患者,其住院死亡率约为56%,相比而言,及时且成功手术的患者,其住院死亡率降至27%。其他住院死亡的独立预测因子包括年龄、内脏缺血、低血压、肾衰竭、心包压塞、昏迷和脉搏缺损。

B 型主动脉夹层(type B aortic dissection):发病时血流动力学正常,没有主动脉周围的血肿,并且未累及分支血管,可以采用药物治疗,通常把握以下两点:①持续监测动脉内血压和尿量;②使用药物控制血压和左心室收缩力。通常选择艾司洛尔和硝普钠。这类患者住院病死率为10%,药物治疗长期生存率4~5年为60%~80%,10年生存率为40%~50%。B 型主动脉夹层患者手术指征为有破裂倾向(持续疼痛,低血压、左侧血胸);腿部、腹腔内脏或脊髓缺血和肾衰竭。

(2) 麻醉评估:因为心肌缺血或梗死、呼吸衰竭、肾衰竭和脑卒中是胸主动脉手术发病率和病死率的主要原因,所以术前需要对这些器官系统功能进行评估。为了进行危险分层和设法降低风险,需要对存在的心肌缺血,既往心肌梗死,心脏瓣膜功能不全和心力衰竭进行评估。一些缺血性心脏病患者主张术前行经皮冠脉介入治疗或冠状动脉搭桥术。对心力衰竭或严重主动脉瓣关闭不全的患者调整药物,控制前、后负荷是非常有益的。

吸烟和合并慢性阻塞性肺疾病是胸主动脉手术后呼吸衰竭的重要预测因子。肺功能检查和动脉血气分析可更好地确定这种危险。可逆性气道阻塞和肺部感染应使用支气管扩张药、抗生素及胸部理疗。强制性戒烟。

术前存在的肾功能不全是胸主动脉手术后发生急性肾衰竭的最重要预测因子。术前补液,防止围术期低血容量、低血压和低心排血量,避免肾毒性药物,可减低术后肾衰竭发病率。

对有脑卒中或短暂脑缺血发作史的患者,术前可行颈动脉二维成像及头臂和颅内动脉血管造影术。有一侧或两侧颈动脉或颈内动脉严重狭窄者,应在择期胸主动脉手术前考虑颈动脉内膜切除术。

6. 胸腹主动脉瘤手术的输血方案

主动脉重建术可能会导致大量失血,术前必须常规交叉配血,准备4~6U浓缩红细胞。肾动脉以上主动脉瘤及其他更复杂的主动脉重建手术,常需准备更多的同型血液以及血液制品(如血小板、冷沉淀、凝血因子等)。基于对同种异体血安全有效性及可耐受性方面的考虑,自体输血技术得到了更广泛的应用。术前自体血储备,术中血液回收以及急性等容血液稀释技术,已被广泛应用于主动脉手术,以减少或杜绝异体血输注,进而预防输血相关并发症。

7. 胸腹主动脉瘤患者术后容易出现的并发症

胸主动脉瘤外科切除术有许多严重的、甚至危及生命的并发症。心脏并发症是死亡的首要原因。阻断和开放主动脉可能引起剧烈的血流动力学变化,造成心肌缺血和心力衰竭;肺部并发症很常见,呼吸衰竭的发病率接近20%;脊髓前动脉综合征可导致脊髓缺血,致使下肢轻瘫或截瘫;肾功能不全或肾衰竭的发生率可高达30%,约6%的患者需要血液透析;低温虽然是最重要的神经保护方法,但可能会造成凝血障碍。

8. 胸腹主动脉瘤手术中易发生脊髓缺血的原因

脊髓是由一支脊髓前动脉和两支脊髓后动脉供血。脊髓前动脉起始于两支椎动脉分支结合处,依赖6~8支根动脉增强血供,其中最大的和最重要的是粗大的 Adamkiewicz 根动脉。脊髓在多个水平没有根动脉的分支供血,形成对缺血损害尤其敏感的分水岭区域。这些区域在主动脉阻断或低血压期间处于危险当中。损害也可能由外科手术将 Adamkiewicz 动脉切除引起,或是该动脉的起始部位被钳夹阻断。在这种情况下,不仅脊髓前动脉的血流直接减少,而且潜在的脊髓侧支血流也会减少,因为处在阻断远端的主动脉压力是非常低的。

9. 增加胸腹主动脉瘤破裂风险的因素及避免

主动脉夹层(aortic dissection)的进展与主动脉内压力变化的速率有关(dp/dt),能够引起主动脉内压力变化速率变化的因素,都可能会导致主动脉夹层的破裂。动脉瘤的大小和扩张速度都是动脉瘤破裂的预测因素。胸主动脉瘤达6cm时,破裂的风险显著升高。吸烟、慢性阻塞性肺疾病、高龄、疼痛以及肾衰等也提示动脉瘤破裂的风险增加。高血压虽然与动脉瘤发展有关,但是否会增加破裂风险尚无定论。药物治疗的原则是降低左心室收缩速度和降低收缩压。充分控制血压是主动脉夹层抢救的关键,降低血压能够减少血流对主动脉壁的应切力,减低心肌收缩力,特别是降低 dp/dt,可减少左心室搏动性张力,能有效稳定和终止夹层的继续分离。

约80%的主动脉夹层的发生与高血压有关,有高血压的主动脉夹层患者必须降压治疗,血压正常者降压也是有益的。疼痛可以加重高血压和心动过速,对主动脉夹层患者极为不利,因此需及时静脉注射吗啡或哌替啶止痛,也可以选择心血管不良反应较小的镇静药。

【术中管理】

10. 胸腹主动脉瘤常见的手术方式

不论患者是有降主动脉瘤、胸腹主动脉瘤、夹层还是破裂,外科修复通常都包括在病变上方和下方阻断主动脉,然后打开主动脉,用移植血管置换病变节段。可根据病变累及的位置选择单纯左侧开胸切口或者通过胸腹联合切口暴露主动脉受累节段。各医院主要采用三种方法进行 TAAA 人工血管修补术。

(1)最早采用的修补方法是单纯阻断瘤体两端的胸主动脉。

(2)随后,当近端降主动脉阻断时,应用动脉分流(Gott 分流)或体外循环下的左心部分转流技术来保障远端动脉灌注,从而使这一方法得到改进。

(3)在深低温停循环(DHCA)下完成修补手术,还可联合应用脑、肾动脉或肠系膜血管的逆行灌注或选择性顺行灌注技术。通过上述方法,以减少脊髓和脑缺血的风险。目前 TAAA 腔内隔绝术正成为第四种可选方法。

11. 胸腹主动脉瘤手术的必要监测

(1)动脉血压:因为右锁骨下动脉在阻断主动脉时可能阻塞,故需行左侧桡动脉或者肱动脉置管以监测近端阻断钳以上的血压。为了评估远端阻断钳以下的灌注情况,还会在股动脉置管以监测远端阻断钳以下的血压。若使用左心转流技术,则在左侧股动脉插管以灌注远端主动脉,右侧股动脉可用于监测血压。

(2)心电图:监测缺血和心律失常情况。

(3)心室功能:主动脉近端阻断期间监测左心功能。TEE 可用于直接评估左心功能和容量。此外 TEE 能够很好地评估左心室前壁的运动。如果右心和三尖瓣功能完好且患者没有肺动脉高压,肺动脉导管可以间接评估左心充盈情况和心排血量。

(4)神经功能监测:体感诱发电位(SSEP)或运动诱发电位(MEP)或两者同时使用可监测脊髓缺血。有助于了解为脊髓供血的重要肋间动脉的灌注,确认主动脉移植物的成功植入。

(5)温度:使用体外循环时应该同时监测中心温度和体表温度,以评估和控制升温和降温。

(6)肾功能监测:同所有体外循环手术,监测尿量。

(7)腰大池置管脑脊液压力监测:既可用于监测,也可引流减压作为脊髓保护的一种方式。

12. 胸腹主动脉瘤手术中麻醉的管理原则

(1)控制血压:从术前向手术过渡期就应该着手控制血压。鉴于外科和麻醉处理将对血压产生深远影响,故血压控制十分重要。

(2)监测脏器缺血:如果有条件,应监测中枢神经系统、心脏、肾脏和肺的情况,以确定灌注是否充分。肝脏和肠道无法进行连续监测,但是可以定期检查它们的代谢功能。

(3)治疗并存疾病。

(4)控制出血。

13. 胸腹主动脉瘤手术麻醉诱导及维持用药的选择

麻醉诱导的目标是避免增加动脉瘤或夹层进展、破裂风险的任何因素。

通常情况下将收缩压降至 $100 \sim 120$ mmHg,或者平均动脉压降低到 $70 \sim 90$ mmHg,心率应该控制在 $60 \sim 80$ 次/min。如果使用了肺动脉导管,应该将心指数控制在 $2 \sim 2.5$ L/(min·m²)的范围内,以降低高循环动力状态下左室的射血速率。硝酸甘油、尼卡地平、艾司洛尔等短效药物是控制血流动力学的理想药物。由于硝普钠与神经并发症风险增高有关,建议慎用。如果监测运动诱发电位,可使用琥珀酰胆碱或顺式阿曲库铵等短效非去极化肌肉松弛药诱导插管。麻醉维持可联合低浓度吸入麻醉和持续输注丙泊酚或短效麻醉镇痛药。如未监测运动诱发电位,患者可完全肌肉松弛,持续吸入麻醉,并间断给予麻醉性镇痛药。麻醉药物的选择可参考表 7-4-1。

表 7-4-1　主动脉手术麻醉要点与麻醉药物的选择

患者情况	阿片类药[a]	吸入麻醉气体[b]	其他静脉药物
饱胃	快速起效（舒芬太尼、阿芬太尼）	延长诱导时间	如果可以耐受,选择快速起效药物
血流动力学不稳定	最小心肌抑制 强效镇痛剂有效治疗术中高血压	剂量依赖的心肌抑制 血压高且心排血量足够时适用	T、P:心肌抑制 M、E:最小心肌抑制 K:恶化高血压
心室功能	心功能差适用	心功能好适用	M、E、K:维持心功能 如心功能差避免使用 T、P
神经功能	降低脑氧耗代谢率	降低脑氧耗代谢率,特别是异氟烷	T、P 降低脑氧耗代谢率可能是保护性的,使用于低温停循环或心室打开
心肌缺血（冠状动脉受累）	氧平衡:增加供/需比,在高血压情况下会有不利效果	降低供/需比,在低血压情况下会有负作用	T、P:因为低血压影响氧供 K:增加氧需,因心动过速而减少氧供

注:[a] 芬太尼、舒芬太尼、阿芬太尼;[b] 氟烷、七氟烷、地氟烷、异氟烷;T. 硫喷妥钠;P. 异丙酚;M. 咪达唑仑;E. 依托咪酯;K. 氯胺酮。

14. 胸腹主动脉瘤手术中需做好保护措施的重要脏器

（1）脑保护（brain protection）:脑是最容易受缺血-再灌注影响的器官,在胸主动脉瘤术中,维持适度的灌注压、灌流量是维护脑功能的重要基础。常用脑保护措施包括深低温停循环、低温、选择性脑灌注等,在成人,深低温停循环能暂时阻断脑部灌注,主要用于主动脉弓重建手术。低温是停循环期间脑保护的关键措施,低温能够降低脑代谢率,减少氧需求和毒性代谢产物的产生,使脑对缺血的耐受时间不成比例的延长。

（2）肾脏保护（kidney protection）:胸腹主动脉瘤修补术后发生肾衰竭的原因被认为是主动脉阻断期间血流中断导致的肾脏缺血,尽管栓塞也是另一种可能的原因。因此保持足够的容量负荷可能对肾脏保护很重要,使用体外循环或者分流管维持肾灌注可能有保护作用,但是缺乏改善预后的证据。一些中心在胸腹主动脉瘤修补术中采用冷晶体或冷的血液灌注肾脏来预防术后肾功能不全。

（3）肠系膜保护（mesenteric protection）:内脏缺血所致的肠壁通透性改变及细菌移位可能导致凝血障碍及术后感染,严重影响患者预后,因而胸腹主动脉瘤修补术中行肠系膜保护同样重要。针对肠系膜保护已有多种策略。在吻合主动脉近端时,多数医师会对主动脉远端进行选择性灌注。并在完成近端吻合口后立即将阻断钳移至远端的肾下主动脉。此时手术医师有两个选择:一种是肋间动脉、腹腔干、肠系膜上动脉（SMA）重建期间维持主动脉远端灌注;另一种是中断远端主动脉灌注,打开动脉瘤。选择后者,灌注导管可直接插入腹腔干、SMA 和双侧肾动脉。在近端肋间动脉重建期间,来自离心泵的血液则对以上血管进行灌注,从而缩短肠系膜缺血时间。

15. 胸腹主动脉瘤术中脊髓缺血的预防

（1）维持动脉压稳定,增加脊髓灌注压。术中选择远端主动脉灌注,采用左心转流或被动分流维持远端主动脉灌注压在 40~60mmHg 之间以增加供应中段或下端脊髓的血流。

（2）术前确认根髓动脉,并行受损的肋间血管和节段性动脉分支再移植。术前确认根髓动脉并进行术中重建可将截瘫风险降至 5%。但即便进行血管重建也并不能绝对防止术后截瘫。

（3）轻度全身低温（mild whole body hypothermia）。手术中允许核心温度自然地降至 32~34℃ 将降低脊髓组织的代谢率,这可能为脊髓在血供减少或阻断时提供一些保护作用。在温度低于 32℃ 时心肌更易出现室性心律失常,凝血功能异常的风险增加。尽管有这些潜在问题,也不建议采用快速的方法对患者进行复温,因为对可能缺血的神经组织快速升温存在风险。

（4）腰段脑脊液引流（cerebrospinal fluid drainage in lumbar section）。主动脉阻断经常伴随脑脊液压力增高,可能介导脊髓的损伤。脑脊液压力可升高至与远端主动脉平均压相当水平。脊髓灌注压等于患者的平均动脉压减去脑脊液压力或者中心静脉压中较高者。主动脉阻断期间脊髓灌注压可能降到零。一种改善灌注的方法是放置脑脊液引流管,不仅可以测量脑脊液压力,而且可以引流脑脊液降低脑脊液压力,从而增加脊髓灌注压降低截瘫风险。但脑脊液引流管存在颅内出血、硬膜下血肿、硬膜外血肿、导管折断、脑膜炎等潜在并发症。关于脑脊液压力的最佳目标值以及脑脊液引流量的合适值仍在探索,尚无公认结论。

（5）术中运动诱发电位（SSEP）和体感诱发电位（MEP）监测。SSEP监测脊髓后角功能,刺激胫后神经,记录躯体感觉皮质反应。但由于脊髓后角由脊髓后动脉供血,因而SSEP不能监测脊髓前角的缺血。由于认识到SSEP的不足,现在已经提倡使用MEP作为更佳的脊髓缺血监测方法。尽管有研究表明在胸主动脉手术中使用神经监测技术有助于预测脊髓损伤,但这些监测方法不能确切地排除造成截瘫的术中脊髓损伤,因此这些方法是补充而不能替代术中脊髓保护策略,如脑脊液引流及其他维持脊髓动脉灌注的努力。同SEEP监测一样,MEEP监测需要麻醉医师和神经监测人员的良好沟通,特别是在评估MEP阶段内不能使用神经肌肉阻滞剂。

（6）其他脊髓保护方法。其他保护措施包括静脉给予皮质激素、静脉或鞘内给药抑制脊髓功能、局部低温和使用自由基清除剂等。

16. **主动脉阻断及开放时的病理生理变化**

（1）阻断降主动脉会带来血流动力学的明显波动,通常使阻断近端主动脉血压极度增高,组织耗氧量增加,而阻断远端出现低血压,耗氧量降低。阻断主动脉引起心脏前后负荷明显升高,还可增加心肌氧耗。阻断部位以下的主动脉压力直接取决于其近端主动脉的灌注压力。

腹腔干以上阻断主动脉时,阻断部位以下的静脉容量减少驱使内脏及非内脏血管床的血液回到心脏。由于前负荷急剧升高,表现为中心静脉压升高,左室舒张末期容积和心排血量增加。随着主动脉阻断时间延长,全身血管阻力增加,心排血量进行性下降。如果这种后负荷增加维持较长一段时间,则很可能发生左心衰竭。此外,近端主动脉血压增高可以导致灾难性的脑血管事件。腹腔干以下阻断主动脉对动脉压和心脏充盈压的影响极小。

（2）当单纯进行主动脉阻断时,随后的开放可能导致严重的甚至威胁生命的后果,这通常包括严重的低血压或心肌抑制。开放阻断综合征有几个可能的理论,包括酸性代谢产物的洗出、血管扩张物质释放、血液滞留在肠道或下肢,以及反应性充血。但通常的原因为相对或绝对的低血容量。松开阻断钳,大量未经氧合的血液自阻断部位以下的低灌注组织回流到心脏,但经肺循环的交换时间并不足以让血红蛋白充分氧合,结果造成全身短暂的低氧血症。低氧介导血管扩张,使静脉容量增加,加重低血容量。

17. **主动脉阻断及开放期间,麻醉医师应关注的问题及处置**

麻醉医师必须清楚并随时了解手术进程,以便预计主动脉阻断、开放等主要事件。

（1）阻断主动脉前:由于阻断主动脉时可能发生肾脏低灌注,通常会给予甘露醇（0.5g/kg）以试图在此时提供一些肾脏保护作用。

（2）主动脉阻断后:①连续测量动脉血气以监测酸碱状态十分重要。由于重要脏器血管床的低灌注常常导致代谢性酸中毒,发生酸中毒时,应该使用碳酸氢钠积极治疗;②如果使用了左心转流或分流管,应尽可能提高远端动脉灌注压;③如果单纯进行主动脉阻断,应控制近端高血压,并意识到远端脏器血流可能减少。在治疗近端高血压时,通过对局部血流的研究显示,输注硝普钠时肾脏和脊髓的血流减少呈剂量相关性;④理想情况下,主动脉阻断时间应该在30分钟以内,否则截瘫等并发症发病率显著增加。

（3）开放前应给予足够的容量复苏,并且准备好血管升压药物,以防主动脉开放时发生严重低血压。包括输注血制品、胶体或者晶体液增加充盈压。有学者主张在主动脉开放前预防性应用碳酸氢钠,以尽量减少酸性产物洗出造成的心肌抑制。建议外科医师在1~2分钟内缓慢开放主动脉,这样机体有足够的时间适应血流动力学变化,也可评估是否需要进一步容量复苏。

（4）主动脉开放后可能需要血管加压药维持血压,但应控制血压在目标值之内。即使短暂的高血压也可能导致主动脉缝线部位显著出血。如果使用了分流管或体外循环,开放后低血压通常是轻微的,因为阻断远端的血管床保持一定的充盈状态,主动脉开放后,从主动脉近端至远端的容量转移相对较少。

18. **胸腹主动脉瘤手术中大量输血引起凝血功能障碍的预防**

凝血功能障碍是胸腹主动脉瘤修补术常见的并发症。当大量输血（包括库存血及血液回收技术获得的自体血）使患者全身血容量被替换以后,则可能因为血小板缺乏而发生稀释性凝血障碍。其他引起凝血异常的因素包括肝素的残余作用、肝缺血导致凝血因子生成障碍以及转流结束后体温持续低下等。早期使用新鲜冰冻血浆及血小板常常可以避免凝血障碍的发生。应经常复查凝血酶原时间,部分凝血酶原时间,纤维蛋白原和血小板计数等凝血功能指标。冷沉淀血浆有助于纠正凝血障碍。虽然抗纤溶治疗可以减少出血,多项研究提示胸腹主动脉瘤修补时抗纤溶治疗效果有限。撤机前恢复体温至正常,此后提高环境温度或上肢覆盖温毯等措施保持体温正常也有助于纠正凝血障碍。应复查动脉血气及电解质水平。阻断期间及此后所发生的代谢性酸中毒应使用碳酸氢钠纠正。高钾血症,特别是发生在少尿或无尿患者时,应积极纠正。

19. 经食管超声心动图用于胸腹主动脉瘤手术的优缺点

经食管超声心动图(TEE)有助于明确和纠正术前诊断,选择手术及治疗方案,判断手术效果,创伤监测的放置和定位,指导杂交术手。

TEE 优点:估计前、后负荷,实时观察各心腔大小,测定 LVEDA,判断容量治疗反应,即使是对存在室壁运动异常的心脏手术患者,经胃短轴平面测定 LVEDA 仍是估算前负荷的可靠办法。检查心脏整体收缩和舒张功能并提供胸主动脉病变信息,可以确认术中降主动脉阻断和开放时的任何变化。评估局部心功能,诊断心肌缺血和夹层。TEE 对舒张功能损害患者的诊断、治疗和随访是一种可靠的、重复性好的无创方法。

TEE 缺点:通常难以显示升主动脉远端和主动脉弓近端的图像,有一定的局限性。胸主动脉瘤特别是累及主动脉弓的患者因食管发生偏移,行 TEE 检查损伤风险增加,应格外小心。

【术后管理】

20. 胸腹主动脉瘤手术后呼吸衰竭的高危因素

胸腹联合切口手术时,呼吸系统并发症的可能性增加。胸腹主动脉瘤修补术后呼吸衰竭的发生率高达20%。许多患者既往合并肺部疾病,单肺通气的创伤后遗症,术后膈肌功能不全等可恶化肺部情况。下肢缺血和肺部低灌注引起释放的血管活性成分可导致肺间质水肿。老年人合并慢性阻塞性肺疾病、吸烟、心力衰竭或肾衰病史的患者发生呼吸衰竭的风险升高。

21. 胸腹主动脉瘤手术后中枢神经系统功能障碍发病率高的原因及危险因素

胸腹主动脉瘤修补术通常具有时间长、难度大、急诊、术中 CPB 时间长、深低温停循环、主动脉阻断开放期间血流动力学波动大等特点,术后易于发生中枢神经系统功能障碍。早期脑卒中发生于麻醉苏醒期,而迟发性病变发生于麻醉复苏后继续进展的神经功能缺陷。已知早期脑卒中的危险因素有高龄、体外循环时间长、术后肌酐升高和广泛的动脉粥样硬化,迟发性脑卒中易发生于女性、术后心房颤动、脑血管疾病患者以及需要正性肌力药物支持的患者。与远期死亡率相关的是迟发性脑卒中。TAAA 术后出现不同程度认知功能障碍的发生率极高。最常受损的功能包括注意集中程度、记忆力、处理新知识能力和视觉空间组织能力。其相关危险因素包括高龄(>75 岁)、高血压、严重颈动脉狭窄、糖尿病、既往脑血管疾病、动脉粥样硬化、CPB 后低血压、术后心律失常、CPB 期间血流动力学不稳定、CPB 期间脑氧饱和度下降、CPB 期间脑低灌注及 CPB 复温过程中脑温过高。

22. 胸腹主动脉瘤腔内隔绝术适应证和禁忌证

胸腹主动脉瘤腔内隔绝术(endovascular exclusion of thoracoabdominal aortic aneurysm)是传统手术修补的替代方法。

(1)优点:创伤小;可采用局麻或区域神经阻滞;仅短暂阻断主动脉;血流动力学和代谢变化轻微;患者术后康复快,减少住院时间,降低住院费用。

(2)缺点:受支架大小型号限制,支架必须经由粗直的髂动脉植入,远端必须附着于非瘤体;有明显的合并症的患者容易手术失败转开胸修补。

23. 胸腹主动脉瘤腔内隔绝术的手术方式

行股动脉穿刺,植入导丝,并推进导丝进入胸主动脉。沿导丝植入鞘管造影,退出鞘管向上送入释放系统,到达合适位置释放支架。然后进行造影,检查有无支架周围瘘。必要时需行球囊扩张或球囊延伸来完成密封。退出释放系统,封堵动脉切口处。术中需用 TEE 确认排除假腔。

24. 胸腹主动脉瘤腔内隔绝术的麻醉管理要点

腔内隔绝术麻醉的基本原则是维持血流动力学稳定,维护重要脏器功能。

(1)所有的主动脉腔内血管手术必须常规行桡动脉置管,一般选择右侧桡动脉血管。不常使用中心静脉和肺动脉导管监测。

(2)尽管失血和液体需求一般不多,但存在急性失血的可能,建议放置两根大直径的外周静脉导管。由于存在主动脉突然破裂的可能,因此必须准备好需要的液体,血液及快速输液设备。

（3）由于常使用大剂量肝素化的冲洗液、造影剂和利尿剂,大部分情况下都需要留置尿管监测尿量,有助于液体管理。

（4）等渗碳酸氢钠注射通常用于肾功能不全患者,以减少造影剂诱发的肾病发病率。

（5）有必要采取积极的保温措施以预防低体温,尤其在长时间手术操作时。

（6）尽管最新的移植物展开后发生位置移动的可能性小很多,但在展开过程中依然常常需要使用药物（即硝酸甘油或硝普钠）行控制性降压（使收缩压降到 100mmHg 以下）。

（7）应反复行 TEE 监测,该技术对识别支架型移植物两端的附着区、夹层的入口及出口、真腔及假腔以及动脉瘤的隔绝的情况有极大帮助。

25. 胸腹主动脉瘤腔内隔绝术可能的并发症

（1）内漏:内漏是腔内主动脉修复术特有的并发症,指未能达到或保持主动脉瘤与主动脉血流完全隔绝的状态。

（2）早期并发症:早期并发症包括血管损伤、支架在重要血管分支处以外展开、动脉瘤破裂、盆腔器官或下肢缺血、急性肾衰竭、心肌梗死、脑卒中、截瘫以及移植后综合征（postimplantation syndrome,PIS）。PIS 的概念目前尚不清楚,是一种与系统性炎症反应相关的相对常见的状态,包括白细胞增多,发热以及炎性介质增加。

（3）远期并发症:远期并发症最常见的情况与内漏有关,但也诱发于动脉瘤近端颈部变性、肢体闭塞、移植物移位或变形、腔内移植物造成的染、动脉瘤增大、重新开放以及破裂。

（武庆平）

第五节　心脏移植手术的麻醉

【知识点】

1. 心脏移植手术的适应证和禁忌证
2. 心脏移植围术期的麻醉风险和处理要点
3. 心脏移植围术期血管活性药物的应用
4. 心脏移植手术的主要手术步骤及吻合顺序
5. 心脏移植手术后早期并发症
6. 心脏移植死亡率的相关危险因素
7. 去神经心脏的病理生理
8. 心肺联合移植的麻醉注意事项
9. 心肝联合移植的麻醉注意事项
10. 心脏移植患者行非心脏手术的麻醉

【案例】

患者男,22 岁,180cm,80kg。口唇发绀气促乏力 22 年,Glenn 术后 19 年,全腔肺动脉吻合术后 9 年,加重伴腹胀水肿 3 个月。查体:心率 102 次/min,呼吸 23 次/min,血压 109/71mmHg。心音低钝,双肺呼吸音粗,其他未见明显异常。心脏外科专科检查:神清,精神稍差,口唇发绀,杵状指。颈静脉充盈,双肺呼吸音粗,心音右位,律齐音低,腹软稍胀,双下肢水肿。心脏彩超:镜面右位心,单心房,单心室,肺动脉狭窄 Glenn 术后,房室瓣轻中度反流,左心室收缩功能明显减低。

【疾病的基础知识】

1. 心脏移植手术的适应证和禁忌证

（1）适应证:心脏移植（heart transplant）手术的具体适应证主要依据疾病的发展和预后,目前尚无明确的判断标准。基本原则:不可逆或不能通过其他疗法来治疗的心脏病,当患者的预期寿命小于半年可考虑移植。包括:①终末期心力衰竭（end-stage heart failure）;②原发性心肌病;③严重复杂的先天性心脏病,无法常规手术矫治;④无法常规手术治疗的终末期瓣膜病;⑤其他心脏疾病,例如无法常规手术治疗的心脏外伤、心脏肿瘤等,以及心脏移植后移植心脏广泛性冠状动脉硬化、心肌纤维化或无法控制的急性排斥反应等。其他脏器（肝、肾、肺等）无不可逆性损伤,并且患者及其家属能理解与积极配合移植手术治疗。

（2）禁忌证:心脏移植手术并非适用于所有的以上适应证患者,当合并心脏以外的其他系统严重疾病时,被认为存在心脏移植的禁忌证。心脏移植的禁忌证可分为绝对禁忌证和相对禁忌证两种。

1）绝对禁忌证:①难治性肺动脉高压;②全身有活动性感染;③近期有严重肺梗死史;④其他重要脏器不可逆性病变;⑤免疫系统疾病:血清 HIV 阳性者以及严重的系统性结缔组织病合并全身性疾病或免疫系统有关的系统性疾病,如系统性红斑狼疮、进行性系统性硬皮病、淀粉样变性等;⑥未能通过放化疗和手术控制心脏外恶性肿瘤;⑦活动性消化性溃疡者;⑧供体、受体之间 ABO 血型不相容者;⑨淋巴细胞毒交叉配合试验阳性,受体与供体行淋巴细胞毒交叉配合试验阳性者,表明受体体内存在针对供体的抗体,为心脏移植绝对禁忌;⑩群体反应性抗体阳性,受者群体反应性抗体(panel reactive antibody,PRA)升高>70%,则应视为禁忌证,经治疗使 PRA 降低后再手术,或者选择供、受者淋巴毒试验阴性供者;⑪其他,不服从治疗或滥用毒品者,以及精神病及心理不健康者。

2）相对禁忌证:①肺血管阻力为 5~7Wood 单位的患者,移植术后发生移植物衰竭的风险极高,应有降肺动脉压治疗和右心辅助装置准备;②年龄大于 65 岁的患者不适合心脏移植。但是若身体其他器官状况特别良好的患者,可以例外;③恶性肿瘤经完整治疗后,5 年内没有复发的现象,亦可接受移植;④肺、肝、肾等器官有不可逆性功能衰竭,不适合作为心脏移植的受者,但可考虑同期行相关脏器移植;⑤未控制的消化性溃疡病;⑥进行性的中、重度脑血管或者外周血管病变,手术后虽可使血管病变加重,但处于陈旧期或后遗症期的患者,不影响心脏移植手术效果;⑦慢性乙型或丙型病毒性肝炎患者;⑧其他严重的外周动脉阻塞性疾病,过度肥胖等。

本节案例所述患者,患有复杂性发绀型先天性心脏病 22 年,Glenn 术后 19 年,全腔肺动脉吻合术后 9 年,目前仍有心力衰竭。对照心脏移植的适应证可见,该病例为不可逆或不能通过其他疗法来治疗的心脏病,属于严重复杂的先天性心脏病,无法常规手术矫治。同时,该病例无明确的心脏移植禁忌证。因此,可行心脏移植。

2. 心脏移植受体术前治疗的主要内容

受体的内科治疗原则:①一般治疗,休息、吸氧、饮食、心理治疗。②药物治疗,影响心脏功能的 4 项主要因素为前负荷、后负荷、心肌收缩力以及正常的心室律及心率。目前心脏衰竭标准的药物治疗包括洋地黄类、利尿剂、β 受体拮抗剂、血管紧张素转化酶抑制剂等。应用利尿剂及血管扩张剂减轻前、后负荷,洋地黄类等药物增强心肌收缩力,抗心律失常药物恢复正常的心室律及心率均可有效改善心功能。③心脏再同步化治疗及心脏同步化(cardiac synchronization)+自动除颤器。④受体的心脏辅助治疗(cardiac adjuvant therapy),体外循环模式氧合、心室辅助、主动脉内球囊反搏、人工心脏、左心室部分心肌切除术、动力性心肌成形术、Coapsys 瓣环成形系统等手术辅助治疗及干细胞移植等。

3. 心脏移植供体心脏选择的标准及供心的保护

经典的供心选择标准:①年龄不超过 50 周岁。从供体年龄角度来讲,<45 岁的供体心脏耐受力强,最宜选择;45~55 岁供体的心脏在缺血时间≤4 小时条件下,建议应用于情况稳定、合并外科情况少的受体;>55 岁的供体心脏,不建议选用或仅用于挽救生命或边缘受体等特殊情况(Ⅱa 类推荐,B 级证据)。②心脏超声显示心脏运动无异常表现。③左心室 EF>50%。④瓣膜结构功能良好。⑤正性肌力药物如多巴胺剂量<15μg/(kg·min)。⑥供体与受体体重比在 0.7~1.5 之间,在非紧急手术时,最好能控制在 0.8~1.2 以内,如受体有肺动脉高压,则供体体重不得低于受体体重。⑦离体心脏的热缺血时间一般控制在 6 分钟以内,心肌冷缺血时间应小于 4 小时。在年轻供体、心脏功能正常、未使用正性肌力药物支持等条件下,可考虑使用缺血时间 4~6 小时的供心。⑧无感染。⑨血清学检查患者没有乙型肝炎、丙型肝炎、艾滋病等疾病。⑩心电图正常或者轻微的 ST-T 改变,没有心脏传导异常。

常规供心保护包括:①供体心脏超声检查排除心脏结构异常:EF≥45%,考虑是否应用积极性供体心脏管理,并在手术室进行供体评估;EF<45%,积极性供体心脏管理,建议放置肺动脉导管监测和激素复苏治疗;②维持内环境:纠正酸中毒(目标 pH 7.4~7.45);纠正低氧血症(目标 PaO_2>80mmHg,SO_2>95%);纠正高碳酸血症(目标 $PaCO_2$ 30~35mmHg);纠正贫血(目标血细胞比容≥30%,血红蛋白≥100g/L);③激素复苏治疗:如 T_3 甲状腺素、精氨酸血管升压素、甲泼尼龙、胰岛素;④积极性血流动力学管理:治疗时间≥2 小时;每 15 分钟根据血流动力学变化特点调节液体和正性肌力药物,以减少受体激动剂,并达到以下标准:平均动脉压>60mmHg,中心静脉压 4~12mmHg,肺毛细血管楔压 8~12mmHg,体循环血管阻力在 800~1 200dyn·s/(cm⁵·m²),心指数(CI)>2.4L/(min·m²),多巴胺或多巴酚丁胺<10μg/(kg·min),建议放置肺动脉导管。

4. 心脏移植死亡率的相关危险因素

心脏移植围术期死亡率高于心外科其他种类手术。心脏移植院内死亡率可高达 7.4%。术后 1 个月的生存率约为93%。

（1）感染是心脏移植术后死亡和并发症发生的首要因素，术后第1个月发生感染的机会最大，以细菌和真菌感染为主，而病毒感染主要发生在2个月后。

（2）移植后供心衰竭是另一个重要早期死亡因素，多发生在移植后30天内，可能是供体本身的问题，也可能受受体因素的影响，或者是围术期心肌保护措施不当及手术因素。

（3）术后30天内的死因还有移植物无功能、急慢性排斥反应和多器官功能衰竭。移植30天以上有巨细胞病毒感染、移植物无功能和急性排斥反应。

（4）远期并发症主要是移植心冠状动脉病变、迟发的免疫反应和恶性肿瘤。移植心脏血管病、迟发免疫排斥反应、恶性肿瘤、病毒感染则是影响术后远期死亡率的因素。

【术前评估与准备】

5. 等待心脏移植患者的麻醉前评估

麻醉前对患者全身情况进行详细的了解和充分的准备是麻醉过程顺利与否的关键。回顾实验室检测数据时应该着重于有无电解质紊乱、凝血功能障碍、呼吸功能异常和肝肾功能异常等情况。此外，还需要了解药物过敏史、以往药物治疗情况、既往麻醉史和近期药物使用情况。全面了解患者一般情况后，还需要重点了解目前的心血管功能状况尤其是心功能损害程度。检查气道、外周血管、桡动脉 Allen 试验，尤其重点检查心脏和肺脏情况。麻醉医师通过术前访视可以同患者建立良好的关系，取得患者的信任，解除患者对手术的恐惧。

术前紧急麻醉前评估主要内容：特别关注最后进食时间，以评估反流、误吸的风险；近期心脏功能及失代偿情况；最近实验室检查等。

6. 心脏移植中的免疫应答及免疫抑制方法

宿主抗移植物反应（host versus graft reaction，HVGR）是受体对供体组织器官移植物产生的排斥反应，指受者体内免疫细胞和抗体对移植物进行攻击，使之被排斥。HVGR 按照反应发生的速度和机制可分为3种。①超急性排斥反应（hyperacute rejection）：该反应是由于受者体内预先存在抗供体组织抗原的抗体（多为 IgM 类），包括抗供者 ABO 血型抗原、血小板抗原、HLA 抗原及 VEC 抗原的抗体。发生于移植后24小时内，超急排斥一旦发生，无有效方法治疗，必将导致移植失败，临床上通过术前进行 ABO 配型及 HLA 交叉配型，可预防超急性排斥发生。②急性排斥反应（acute rejection）：发生于移植术后数天至数月，进展迅速，$CD4^+Th1$ 细胞介导的迟发型超敏反应是主要的损伤机制，$CD8^+CTL$ 和 $CD4^+CTL$ 可直接杀伤表达异型抗原的移植物细胞。此外，激活的巨噬细胞和 NK 细胞也参与急性排斥反应的组织损伤，给予免疫抑制剂可预防和降低此类排斥反应的发生，急性排斥反应发生越早，其临床表现越严重。移植后期发生的急性排斥大多进展缓慢，临床症状较轻。③慢性排斥反应（chronic rejection）：一般发生于器官移植术后数月至数年，主要病理特征是移植心脏毛细血管内皮细胞增生，动脉管腔狭窄并纤维化，目前尚无理想的治疗措施。

【术中管理】

7. 心脏移植术麻醉的术中监测项目

（1）常规监测：术中对患者施行全面监测很重要，不仅对麻醉用药有帮助，而且对指导术中、术后的治疗很有意义。常规监测包括心电图（electrocardiogram，ECG）、脉搏血氧饱和度、呼气末二氧化碳分压（end tidal carbon dioxide pressure，$P_{ET}CO_2$）、有创动脉血压、CVP、温度、尿量、体温、血气、电解质等。建立中心静脉通道时主要选择右侧颈内静脉，如果行术后心内膜活检则应考虑穿刺左侧颈内静脉，超声引导有助于预防穿刺并发症。操作过程中应严格遵守无菌原则。

（2）Swan-Ganz 导管监测：Swan-Ganz 导管监测全面，基本能监测所有的血流动力学参数。中心静脉压（CVP）、右房压（RAP）、右室压（RVP）、肺动脉收缩压（PASP）、肺动脉舒张压（PADP）、肺动脉平均压（PAP）及肺毛细血管楔压（PCWP）、通过温度稀释法（thermodilution）测量心排血量（CO）、计算心指数（CI）、每搏量（SV）、每搏量指数（SVI）、还可计算出肺循环血管阻力（PVR）和体循环血管阻力（SVR）、测量混合静脉血氧饱和度。对是否常规放置 Swan-Ganz 导管目前存在争议，由于可能增加感染和肺部及其他血管并发症的风险，需权衡利弊。

（3）经食管超声心动图（TEE）：在心脏移植术中麻醉医师最关注的问题是心排血量、心肌收缩力、前负荷、后负荷等血流动力学变化。用传统的方法检测需一定的操作技术并增加术后感染率。TEE 与胸部超声相比，探头通过食管壁、胃底观察心脏，离心脏和大血管更近，可观察角度更大，3D 和四维超声的应用有助于获得更多更精确的图像；TEE 探头位置稳定，可以较长时间保持在相对固定位置，允许对心腔结构变化做连续对比观察；术中连续监测评估心脏局部和整体功能，及时发现病情变化；术毕即刻检测手术效果，发现问题立即采取补救措施；术后评估血流动力学变化指导治疗。TEE 没有绝对的禁忌证，其相对禁忌证包括食管静脉曲张、严重颈椎疾病、口咽部狭窄、食管解剖异常和颌面部畸形等。

（4）血气分析和血乳酸水平（Lac）监测：血气分析尤其是血气分析中 Lac 的监测具有重要意义。Lac 值的变化比血压变化更具有预测价值，Lac 升高通常反映氧化磷酸化障碍及氧利用障碍，当组织灌注不良导致氧供不足时 Lac 升高，推荐连续监测。

（5）容量监测：容量性指标与压力指标相比，能更好地反映容量状态。容量性指标包括每搏量变异率（SVV）、动脉脉压变异率（PPV）、脉搏灌注变异指数（PVI）、混合静脉血氧饱和度（$S\bar{v}O_2$）和尿量等。容量监测设备包括 TEE、Swan-Ganz 导管、PiCCO、FloTrac/Vigileo 和无创心排血量监测（如经胸生物阻抗法-BioZICG、二氧化碳重吸法-NICO）等。

（6）氧供需平衡监测：①混合静脉血氧饱和度（$S\bar{v}O_2$）、中心静脉血氧饱和度（$ScvO_2$）可提供氧供需平衡重要信息。$S\bar{v}O_2$ 参考值为 60%~80%，$ScvO_2$ 参考值约为 70%；②PCO_2 间隙指 $S\bar{v}O_2$（或 $ScvO_2$）与动脉血 CO_2 分压差，也可作为氧供需平衡监测指标。即使 $ScvO_2$>70% 时，若 PCO_2 间隙>6mmHg，仍提示氧供不足；③脑组织氧供需平衡监测：颈内静脉血氧饱和度（$SjvO_2$）参考值为 55%~75%，当 $SjvO_2$ 小于 50% 时，脑氧供（DO_2）或脑血流量（CBF）相对减少，若 $SjvO_2$ 小于 40% 则可能存在全脑缺血缺氧。$SjvO_2$ 监测需作颈内静脉逆行放置导管至颈内静脉球部，常用 $ScvO_2$ 代替；④局部脑氧饱和度（rSO_2）监测：rSO_2 值主要代表静脉血中氧含量，反映的是脑氧输送代谢指标，rSO_2 低于 55% 应视为异常。⑤其他：脑氧代谢率（$CMRO_2$）、脑组织氧分压（$PbtO_2$）、脑动静脉氧含量差（$AVDO_2$）等。

8. 心脏移植患者的麻醉诱导与维持的特点及注意事项

（1）麻醉诱导：麻醉诱导是心脏移植最危险的阶段之一。麻醉诱导原则：根据患者身体条件调整诱导方案，小心缓慢诱导，快速气管插管，避免心肌抑制。

心脏移植麻醉诱导的特点：①心脏移植的患者对麻醉耐受性差、个体差异大、体循环缓慢，药物起效时间往往延长；②应维持适当的前负荷，对低血容量耐受性差者适当补液；③患者心排血量依赖于心率，使用减慢心率的药物要谨慎，同时应避免使用对心肌抑制作用强的药物；④尽可能降低肺动脉压力，维持适当的体循环阻力；⑤大多数患者血流动力学变化较大，麻醉诱导时使用的麻醉药物可能增加其不稳定性。

心脏移植麻醉诱导注意事项：①诱导前在局麻下置入动、静脉导管，建立中心静脉通路和进行血压监测；②射血分数（EF）低的患者诱导时，应静脉泵注多巴胺等强心药，以防止心率过慢和心排血量下降；③确定供体心脏可用后方可开始麻醉诱导，麻醉诱导应能保证供体心脏抵达后立即进行 CPB；④术前常有低心排血量和容量减少，患者对麻醉药相对敏感，耐受麻醉诱导能力极差，应减少麻醉药用量，同时给予血管活性药物支持。

（2）麻醉维持：心脏移植术的麻醉维持往往需要使用多种药物联合应用来完成。吸入麻醉药比静脉麻醉药更容易诱发低血压。术中短效的瑞芬太尼以及神经阻滞的应用，可以促进术后患者早期拔除气管导管，加速心脏移植术后康复。在心脏移植手术的麻醉中常用的肌肉松弛药为顺式阿曲库铵、罗库溴铵，其优点是起效快，临床剂量对心血管系统影响小，对肝、肾功能影响小。近年来，有关右美托咪定在围术期对心脑血管的保护作用，以及降低术后认知功能障碍发生方面有众多报道，围术期复合右美托咪定镇静，可以减少和预防围术期认知功能障碍等的发生率。目前多主张采用静脉复合麻醉联合多模式镇痛，必要时可以辅助七氟醚或地氟醚等吸入麻醉。

9. 心脏移植手术围术期管理麻醉关注点

（1）体外循环前麻醉管理：常用麻醉性镇痛药（如瑞芬太尼或舒芬太尼）+镇静药（如丙泊酚）+肌肉松弛剂静脉泵注或静脉靶控输注（TCI）。终末期心力衰竭患者的心脏扩张，增加前负荷可能导致严重的低血压。因此，体外循环前麻醉维持期间液体的输注需要在血流动力学监测指导下进行。根据中心静脉压（CVP）、肺动脉楔压（PCWP）和/或 TEE、尿量等综合判断。治疗措施包括输液、正性肌力药物和扩张血管药物等。

CPB 前异常情况的处理：①低血压，调整麻醉性镇痛药（如芬太尼或者舒芬太尼等阿片类药物）和其他麻醉药用量,根据尿量、CVP 和失血量适当补充液体。已经使用正性肌力药物者,进入手术室之后要维持同样的治疗。当出现低血压后需要迅速处理,以防止发展为严重的心源性休克和循环衰竭。常用的治疗药物有多巴胺、多巴酚丁胺和去氧肾上腺素等,并针对病因进行处理。②肺动脉高压:终末期心脏病的患者肺血管阻力(PVR)增加,多伴有不同程度的肺动脉高压,应用肺血管扩张药降低肺动脉压。③终末期心脏病的患者多伴有肺水肿或肺部感染,应予以利尿剂,并采用保护性通气策略。

(2) CPB 后的处理:在排除心内的气体后启用机械通气,开放升主动脉前可适当保持头低位。心脏经电除颤或自动复跳后心率起初往往较缓慢,血压也难以维持在理想水平。原因是移植心脏失去神经支配后表现为心动过缓、结性心律及心肌收缩乏力。移植心脏的每搏量相对固定,其心排血量往往依赖于心率。因此,心跳恢复后有时需输注异丙肾上腺素,用量一般为 0.05~0.1μg/(kg·min),以提升心率、增加心肌收缩力,一般维持心率在 90~110 次/min。若采用起搏器调整心率,只能增加心跳频率,不能提高心排血量与射血分数,需要同时应用多巴胺、米力农、左西孟旦等正性肌力药物来维持心排血量。当心率、血压调整到理想水平后可逐步脱机。

(3) 围术期容量的管理:心脏移植麻醉维持期间液体的输注需要在血流动力学监测指导下进行。

(4) 围术期输血管理:输血是心脏移植手术中必不可少的措施,在 CPB 之前一般仅限于补充胶体和晶体液,除了心脏或大血管破裂时须紧急输血维持血压外,一般在 CPB 停机后输血。输入的血液应该加温后输注。CPB 后容量以补充血液成分为主,如果血红蛋白达到 100g/L 以上时仍容量不足,可以补充胶体液。

(5) 体温管理:低体温损害免疫功能、降低机体抵抗力;降低血小板功能,使患者出血时间延长,伤口出血量增加;引起寒战,可以使机体耗氧量增加,导致心脏移植手术后患者出现心律失常、心肌缺血等。CPB 运转前后应维持患者体温在 36.5℃ 以上。具体措施:①围术期持续监测体温;②摆放体位前将患者下腹部和下肢用充气式加温毯覆盖,当心脏移植完成后打开加温机充气保温;③加温输入血液制品和液体等;④CPB 复温使鼻咽温度恢复到 37℃ 时才能脱机。

(6) 电解质的管理:心脏移植手术期间应重视钾、镁、钙等电解质变化。麻醉中要定期抽血检测,为了避免静脉用药的影响,应该从动脉系统抽取血液样本。麻醉手术期间根据血钾监测补钾,宜使用微量输注泵输注补钾,特别是在 CPB 后尿量增多时更要警惕低钾血症,补钾时需防止血钾浓度过高,血钾浓度维持在 3.5~5mmol/L 为宜。

(7) 酸碱平衡的管理:拟施行心脏移植手术的患者,由于严重的心力衰竭,回心血液速度缓慢,大量血液淤积在外周静脉血管,造成乳酸等代谢产物堆积,易发代谢性酸中毒,对儿茶酚胺类正性肌力药物的敏感性下降,应在血气检查结果指导下及时纠正。

10. 供心复跳和脱机期间会出现的并发症及治疗措施

(1) 右心衰竭(right heart failure):供体心脏不能承受急性升高的右心室后负荷而致右心衰竭。临床表现为移植心脏右心室急性扩张,收缩无力,肺呈灰白色。血流动力学变化为肺动脉压、右心室压力、CVP 急剧上升,左心室压力下降,左心室充盈不足,以及低血压。

右心衰竭的治疗措施:①过度通气,将 $PaCO_2$ 控制在 25~30mmHg;②通常应用 PGE_1、PGI_2(依前列醇)或 B 型脑利尿钠肽等肺血管扩张剂;③正性肌力药支持,可选用米力农或左西孟旦,当左心衰竭继发肺血管阻力增加时,米力农或左西孟旦是最佳选择;④β 受体激动剂不仅具有正性变力、变时性作用,兼具有肺血管扩张效应,亦可选用。

(2) 左心室功能失调(left ventricular dysfunction):长时间供体心脏缺血、心肌保护不足、冠脉内气栓、CPB 后早期心肌灌注不足等,均可导致左室功能异常。对左心功能失调的治疗需应用正性肌力药物,如肾上腺素、米力农、多巴胺、左西孟旦等,如多巴胺 5~10μg/(kg·min)或肾上腺素 0.005~0.01μg/(kg·min)持续输注。必要时及早应用 IABP 或 ECMO 等措施。

(3) 肾衰竭:CPB 后常见少尿,治疗原则为维持足够的前负荷和心排血量,可使用大剂量利尿剂,必要时可行透析治疗。

(4) 出血和止血:心脏移植完毕停 CPB 后,止血是一个重要的问题,两心房缝合口可能出血。关胸前,应该特别注意检查心房后难以看见的部位。由于慢性肝脏功能障碍或二次手术等导致的凝血功能障碍,需要输注新鲜冰冻血浆和血小板。

(5) 心律失常:心脏移植术后心律失常常见,主要由于供心缺血时间较长所致,可给予利多卡因治疗。术中常规放置临时心外膜起搏器。

11. 去神经心脏的病理生理特点

心脏受交感神经和迷走神经双重支配。心脏移植过程中须剪断支配心脏的神经丛,致使移植后的心脏右心房无神经支配。即使受体的心房保留了神经支配,对血流动力学也无明显的调控能力,ECG 常常会出现两个 P 波。因此,一般来说移植后的心脏不再发生心绞痛。儿茶酚胺对心脏的调控主要通过激动 α 和 β 肾上腺素受体而发挥生理效应,因此供心对儿茶酚胺反应不受影响。由于心脏失去了神经调节,对低血压和低心排血量的调节主要靠增加心率,进而增加心排血量来应对。

12. 心脏移植手术后出现心律失常的处理方法

移植心脏去神经化,不受受体心交感神经及迷走神经的调节,加上缺血再灌注损伤和术中窦房结及窦房结中央动脉的损伤,常可引起窦性心律减慢或房室传导阻滞,因此需给予异丙肾上腺素、多巴胺等以提高心率。同时在移植手术完成后常规植入临时心外膜起搏装置,在心率相对较慢的情况下可开启临时起搏器,保持心率在 90 次/min 以上。但若心脏移植术后 3 周仍存在不恰当的变时性反应,建议安装心房抑制性起搏或全自动双腔起搏的永久起搏器。

持续的快速型心律失常(tachyarrhythmia),无论是房性还是室性,均应该评估排斥反应发生的可能性;若无排斥反应发生,则需行电生理检查。若发生持续性室性心动过速应同时行冠状动脉造影和心内膜心肌活检(EMB)。

快速型心律失常的治疗应以控制心率为目标。①早期偶发的室性心律失常应注意消除诱发因素,如解除气道梗阻、改善通气功能、纠正低钾血症、纠正酸中毒、消除心包积液和复温等,加强循环功能的支持,不一定需要特殊处理;②反复出现的频发性室性期前收缩、室性心动过速,可能会导致血流动力学状态不稳定,应及时给予适量的抗心律失常药物;③伴心室率增快或对血流动力学有影响的房性心律失常必须处理,查找导致房性心律失常的原因并予以纠正,必要时可以应用 β 受体拮抗剂;④Ⅲ类抗心律失常药如索他洛尔和胺碘酮,可以安全地应用于心脏移植术后患者,且与免疫抑制剂相互作用甚微;⑤非二氢吡啶类钙通道阻滞剂和 β 受体拮抗剂可用于控制心率。

13. 心肺联合移植的麻醉注意事项

心肺联合移植(combined heart and lung transplantation)的麻醉管理重点在于呼吸管理和循环管理。

(1)麻醉诱导阶段:①给氧去氮过程中保持气道压力不超过 20cmH$_2$O,避免因肺血管阻力升高引起的血流动力学波动,应缓慢温和的膨肺和开放肺动脉血流,避免气压伤与容量伤;②尽可能降低吸入氧浓度以避免氧中毒,采用允许性高碳酸血症可降低肺气压伤的危险,一般以吸入 60% 氧浓度较为合理;③重点预防再灌注毛细血管渗漏及移植肺缺乏淋巴引流导致的肺水肿,麻醉中应控制液体入量,输液要控制晶体-胶体液比例;④适度 PEEP 可减少肺水肿的发生;⑤减少肺动脉高压;⑥如果发现外周血管阻力严重下降,可以静脉泵注血管活性药物以提高外周阻力,同时补充血容量。

(2)麻醉维持阶段:以镇痛、镇静为主,结合使用肌肉松弛剂。慎用吸入麻醉药,因为吸入麻醉药可降低外周血管阻力,增加右向左的分流。①移植后呼吸管理采用低潮气量(5~6ml/kg)通气,维持正常的 PaCO$_2$,防止低氧血症。气管吻合后应先吸尽气管内分泌物,挤压皮囊,看吻合口是否漏气,然后 IPPV+PEEP(5~10cmH$_2$O),同时注意吻合口部位出血,间断轻柔的气管内吸引分泌物及血液。②术后早期可出现肺再移植反应,表现为肺水肿。故手术中尽量控制晶体的输入,使 CVP 维持在较低的水平(<10cmH$_2$O)。移植后肺处于去神经状态,不能认知肺内分泌物和随意咳嗽,故拔管应完全清醒。③循环管理:手术开始后,应尽快游离上下腔静脉和主动脉插管,尽早建立体外循环。体外循环中采用中等流量(50~60ml/kg)转流技术,保持 MAP 40~60mmHg,肛温降到 28℃,结合静脉血 SaO$_2$,以满足机体需要为主;④停体外循环:心肺移植后待出现窦性心律和血流动力学平稳,体温正常及酸碱平衡稳定后,停止体外循环。维持适当的心率(110~130 次/min),早期可用异丙肾上腺素 50ng/(kg·min),后可改用多巴酚丁胺 5~8μg/(kg·min)。调整硝酸甘油、多巴胺、肾上腺素、去甲肾上腺素的用量,维持足够的前负荷,维持心肌收缩力和适当的心率,避免低血压。

14. 心肝联合移植的麻醉注意事项

(1)强调心肝联合移植(combined heart and liver transplantation)的顺序。一般是先行心脏移植再行肝移植,因为心脏移植的时间短于肝移植,而且移植后的心脏功能要好于原来的心功能,机体耐受肝移植的能力变强。

（2）化解心肝移植用药矛盾。心脏移植需要使用大量抗排斥药物,但肝移植后抗排斥药物不能多用。术前肝功能不全,凝血功能差,要使用止血药物,但心脏移植后要用抗凝血药。因此,医护人员需要精心挑选药物,精密监测、测算药物用量。

【术后管理】

15. 心脏移植后的早期并发症

（1）心律失常:由于移植后的心脏去神经化等原因,标准术式移植后心律失常的发生率较高,窦性心律失常的发生率为18%~44%,早期心动过缓为38%,其中40%需用临时起搏器。窦房结放冲动的不应期不受中枢的调控而延长,心房传递减慢,房室传导阻滞发生率较高,因为窦性心动过缓的大约为1.5%,这种房室传导阻滞在老年供心、移植物排斥反应或者有缺血再灌注损伤的心肌上更容易发生。

（2）移植后右心衰竭:心脏移植术后的并发症中右心功能紊乱占50%,而术后早期死亡直接因急性右心衰竭所致者高达19%,术前肺动脉高压与肺血管高阻力,以及供体体重远高于受体,都大大增加术后右心衰竭。

（3）移植后出血的原因和治疗:围术期出血是心脏移植无法关胸和死亡的重要原因。移植后出血原因包括吻合口瘘、血管损伤、凝血功能障碍。其中凝血功能障碍因素最多,包括肝素拮抗不充分、血小板和凝血因子稀释或丢失、低血钙、低体温和体外循环对凝血的影响。

处理原则:手术结束前要检查吻合口和血管,避免再次开胸。对于凝血功能障碍导致的出血,补充凝血物质尤其是再次开胸患者推荐术中使用抗纤溶药(如氨甲环酸),避免使用过多晶体液,减少血液稀释导致的凝血障碍。使用气体和液体加温装置维持正常的体温。术后出血,需及时输注适量的去白浓缩红细胞、新鲜冰冻血浆、血小板等,当血浆纤维蛋白原水平低于$0.8~1.0g/L$时,需输注冷沉淀。难治性出血可以使用去氨加压素$0.3\mu g/kg$及重组Ⅶ因子。

（4）移植后早期移植物无功能:心脏移植术后第一个月最常见的死亡因素就是移植物无功能,大约占到39%。一般认为原发心脏移植物衰竭(primary graft failure,PGF)是术后早期心脏无法满足受体的循环需要,引起单个或者两个心室功能不全的临床综合征,导致术后24小时出现心功能不全,包括左心衰竭、右心衰竭或全心衰竭。急性排斥反应、感染、肾衰竭和晚期移植物血管病变可能为主要因素。

（武庆平）

第六节 起搏器和植入型心脏转复除颤器

【知识点】

1. 起搏器的种类和命名

2. 不同种类起搏器的功能

3. 临时起搏器和永久性起搏器(PPM)的安装指征

4. 植入型心脏转复除颤器(ICD)的命名、功能和安装指征

5. 安装了PPM或者ICD的患者,术前评估和术前准备需要注意的问题

6. 起搏器的磁铁反应

7. 安装了PPM或ICD的患者,术中需要注意的问题

8. 依赖起搏器的患者,术中起搏器失灵的处理措施

【案例】

患者女,54岁。反复活动后胸闷不适10年,诊断为扩张型心肌病,安装具有双腔起搏功能的植入型心脏转复除颤器3年,心功能NYHA Ⅲ级。实验室检查:①血常规,RBC $5.10\times10^{12}/L$、Hb 166g/L、PLT $170\times10^9/L$、WBC $5.21\times10^9/L$;②出凝血功能,PT 31.9秒、INR 2.89、APTT 32.3秒;③肝肾功能,TB 16.4$\mu mol/L$、DB 7.2$\mu mol/L$、ALT 29U/L、AST 29U/L、LDH 370U/L、BUN 7.8mmol/L、Cr 110$\mu mol/L$。超声心动图:全心扩大伴左右心室整体收缩活动减弱,LVEF 33%,TAPSE 14mm;中重度二尖瓣反流;中度肺动脉高压伴中度三尖瓣反流。计划行胫骨骨折内固定术。

【疾病的基础知识】

1. 单腔起搏器、双腔起搏器及其适用的情况

起搏器(pacemaker),是一种心脏植入型电生理装置(cardiac implantable electronic device,CIED),由一个脉冲发生器和一至数根电极导线组成。脉冲发生器可按需设定程序,电极可使用单极或双极导线。发生器生成的起搏脉冲经电极导线传导至单个腔室(心房或心室)、双腔室(心房和心室)或多个腔室(双心室起搏),重建有效的心率和/或节律。

单腔起搏器的电极导线置于一个心腔,即右房或右室,感知该心腔的自主电活动,继而在该心腔做出应答,抑制或触发起搏。

电极位于右房的单腔起搏器用于治疗房室传导功能正常的症状性窦房结功能不全。现今单腔心房起搏器的使用已大为减少,即使是孤立的窦房结功能不全也多使用双腔起搏,因为随着年龄增长,通常会进展至房室结传导异常。

电极置于右室的单腔起搏器可用于任何原因导致的室性缓慢性心律失常或心搏停止,如房室结功能障碍、心房颤动伴慢心室率的患者,通过右室起搏予以提供目标心室率。但单纯右室起搏使得左室侧壁的收缩产生延迟,在心电图上产生与左束支传导阻滞(LBBB)相仿的宽 QRS 波,即左右心室不同步。长期的心室不同步可导致左室功能恶化和慢性心力衰竭,对基础心功能较差的患者尤为不利。

双腔起搏器的电极导线植入两个心腔,即右房和右室,根据程序设定,感知一个或两个心腔的电信号,继而做出应答,抑制或触发起搏。双腔起搏可在心房和心室收缩之间模拟形成生理情况下的 P-R 间期,从而优化心室充盈、房室瓣功能和心排血量,也可避免单心室起搏导致的逆向心房除极。双腔起搏应用广泛,适应证包括各种窦房结和/或房室结功能障碍及颈动脉窦高敏伴症状性心动过缓或停搏。

2. 双心室起搏和心脏再同步化治疗及其应用指征

终末期心力衰竭患者可因窦房结、房室结功能异常,心室内传导延迟影响左室或右室收缩,左右心室收缩的不同步会增加死亡风险,只接受右室单心室起搏时,左室侧壁收缩延迟,在严重心肌病和心力衰竭患者中可导致心功能恶化。

双心室起搏(biventricular pacing),除了右房右室的电极外,另有一根放置在冠状静脉窦分支的起搏电极用以起搏左心室侧壁,纠正左室侧壁收缩延迟,实现左右心室的同步收缩,故称为心脏再同步化治疗(cardiac resynchronization therapy,CRT)。

CRT 可通过 CRT 起搏器(CRT-pacemaker,CRT-P)或 CRT 埋藏式心脏转复除颤器(CRT-implantable cardioverter-defibrillator,CRT-D)实施。其适应证主要包括:①射血分数降低型的心力衰竭;②最佳治疗下仍然 EF≤35% 的 LBBB(QRS 波宽≥150 毫秒,A 级证据;QRS 波宽 130~149 毫秒,B 级证据)。恢复左室侧壁的同步收缩可使左室功能得到改善,甚至可能逐渐逆转左心室重塑,逐渐恢复左心室功能。除了协调左右心室收缩,CRT 还通过房室顺序起搏,模拟生理 P-R 间期,进一步提高心排血量,优化血流动力学,改善心力衰竭症状,提高晚期心力衰竭患者的生活质量。

3. 安装临时起搏器的指征

在麻醉和手术前,对特定患者需要评估是否具有起搏器安装指征。临时起搏器最常用于症状性缓慢性心律失常,其中又以房室结传导阻滞最为常见。某些情况下,能起到挽救生命的作用。理论上,安装永久性心脏起搏器(permanent pacemaker,PPM)的指征均可以是临时心脏起搏器的指征。一般来说,存在起搏器植入指征,且病情可在短时间内得以恢复,或者无法获得永久性心脏起搏器、或植入永久性起搏器的风险超过了潜在获益时,可考虑临时心脏起搏器。其优势在于当心脏电生理恢复正常时,临时起搏电极可被轻松移除。但安装临时起搏器后会对围术期管理提出额外的要求,因此并不主张在术前积极植入临时起搏器。如果患者最终必然需要起搏治疗,则应选择直接植入永久性起搏器。

围术期是否需要植入临时起搏器没有权威指南推荐,根据国内外文献及临床经验,总结如下。

(1) 急性和可逆性原因导致的心动过缓,可能无需永久起搏的情况。①急性心肌梗死:高度房室阻滞和/或新发左束支或双束支传导阻滞的前/侧壁心肌梗死;②严重水电解质紊乱、药物毒性:高钾血症,洋地黄中毒等;③心脏手术后窦房结、房室结或希氏束暂时性损伤;④既有左束支传导阻滞者,右心导管检查中发生了右束支损伤,导致的完全性房室传导阻滞;⑤感染性疾病所致心脏传导系统障碍;⑥外伤所致的心脏创伤。

（2）血流动力学不稳定的窦房结疾病、二度或三度房室传导阻滞,经药物治疗无效,在植入永久性起搏器之前存在停搏的风险时,可考虑临时起搏,以度过围术期。

（3）起搏器依赖者更换永久起搏器时。

（4）心动过缓或 Q-T 间期延长伴有尖端扭转性室性心动过速或多形性室性心动过速需要临时起搏器进行间断超速起搏。

此外,经皮心脏起搏越来越在急救及手术中引起关注,可作为围术期突发恶性心律失常的补救措施。因患者因素或手术因素,围术期有心动过缓高风险的,放置经皮起搏电极是合理的。

4. 安装永久性起搏器的指征

永久性心脏起搏器(permanent pacemaker,PPM)植入的最常见适应证为窦房结功能障碍,及高度或症状性房室传导阻滞。概括而言,任何原因导致的有症状且不可逆的心动过缓者均具有安装永久起搏器的指征,具体包括:①症状性的脉冲形成障碍(窦房结疾病);②症状性的脉冲传导障碍(房室结疾病);③心肌梗死后的症状性或房室结水平以下的传导阻滞;④颈动脉窦高敏,神经源性晕厥;⑤用于长 Q-T 间期综合征者预防室性心律失常;⑥扩张型心肌病、梗阻性肥厚型心肌病、终末期心力衰竭者,通过 CRT 改善心功能。

5. NASPE/BPEG 共同制定的起搏器全称代码

北美起搏和电生理协会(North American Society of Pacing And Electrophysiology,NASPE)联合英国起搏和电生理组织(British Pacing And Electrophysiology Group,BPEG)于 1983 年共同制定了起搏器全称代码,即 NBG 代码(NASPE/BPEG generic code),用以描述起搏装置的功能,并于 2002 年再次修订。

该编码系统中,代码由五个字母组成,其中,第一个字母表示起搏心腔,第二个字母表示感知心腔,第三个字母表示对感知事件的应答方式,这三个字母组成了常见的设备型号如 AAI、VOO、VVI、DDD 等;第四个字母表示有无频率调整,即起搏频率是否可根据机体的需要进行调整;第五个字母表示有否多点起搏及起搏位点,心房多点起搏用于预防心房颤动,心室多点起搏用于再同步化治疗(表 7-6-1)。

表 7-6-1 2002 年 NASPE/BPEG 修订后的 NBG 起搏器代码

I	II	III	IV	V
起搏心腔	感知心腔	对感知事件的反应	程控功能,频率调整	多点起搏
0=无	0=无	0=无	0=无	0=无
A=心房	A=心房	I=抑制	R=频率调整	A=心房
V=心室	V=心室	T=触发		V=心室
D=双腔(A+V)	D=双腔(A+V)	D=双重(T+I)		D=双腔(A+V)

6. 频率调整性起搏器的工作原理

频率调整性起搏,或称频率适应性起搏模式,是根据患者自身活动或代谢水平调节起搏心率,以期更符合患者的生理需求,保证器官灌注。具有该功能的起搏器用 NBG 代码第四位的"R"来标识,如 AAIR、VVIR、DDDR 和 DDIR。正在研发的多种活动检测系统可根据肌肉运动、呼吸节律、中心静脉温度、心肌收缩性(dp/dt)、混合静脉血氧饱和度、血 pH、心室除极阶差、右室每搏量等来监测患者活动水平,使患者在需氧增加时能动态地增加起搏频率;当活动减弱时,传感器指示起搏频率回到程控所设置的下限起搏频率。美国现已批准使用的 5 种内置传感器包括振动传感器、运动传感器、生物阻抗传感器(感知每分通气量)、Q-T 间期传感器、右心室压力传感器。

由于手术种类、器械设备等产生的电磁干扰,甚至胸廓运动都可能触发不适当的起搏频率增加,故术前必须通过程控将此功能关闭。

7. 常用的起搏方式及其优缺点

根据 NBG 代码可以对起搏器的工作方式做出快速初步的判断。

（1）AOO:心房固定频率起搏,无感知和应答功能。

（2）VOO:心室固定频率起搏,无感知和应答功能。

（3）DOO：心房和心室固定频率起搏，无感知和应答功能。

根据 NBG 代码，上述三种模式中的"OO"，表示非同步起搏模式，一般设置下限频率（lower rate limit），不对自主心率和节律进行感知和应答，强制起搏目标心率。非同步起搏常作为临时模式用于紧急情况，如完全房室传导阻滞或停搏；亦可用于术中，用于消除感知过度或不足，持续起搏，防止电磁干扰，对于起搏器依赖者尤为重要。缺点在于起搏心律可与自身心律产生竞争。

（4）AAI：心房单腔起搏和感知，应答方式为"抑制"，即心房按需起搏。主要用于单纯窦房结功能不全而房室结功能健全的症状性窦性心动过缓，以提供足够的心率。在此模式下，心房内的电极在设定时限内感知到自主心房除极则抑制起搏；若预设时限内没有感知到心房除极，则设备将以预设的下限频率提供起搏。由于无法在发生房室传导阻滞导致的缓慢性室性心律失常时提供保护，该模式现已很少使用。

（5）VVI：心室单腔起搏和感知，应答方式为"抑制"，即心室按需起搏。仅在自主心室率低于所设定的频率下限时，释放单个心室起搏；当在设定时限内感知到心室除极，则抑制起搏信号发放。常用于心房颤动伴慢心室率者，也可用于预防任何原因导致的室性缓慢性心律失常或心搏停止，旨在提供足够的心室率。

（6）DDD：表示在心房和心室中进行感知、起搏及双重应答（"触发"和"抑制"），是最常用的双腔起搏模式。根据患者基础节律情况，DDD 模式可转化为不同的工作方式，提供生理性起搏。若在设定时限内感知到心房自主除极则抑制心房起搏；若未能感知心房除极，则发送心房起搏信号。随后启动预设的房室延迟时间。若在此时限内感知到心室冲动，则心室起搏被抑制，形成一个自主房室传导；若超过此设定时限而心室电极未感知到自主除极，则由原心房起搏信号或自主心房除极信号触发一个心室起搏，此过程称为"心房跟踪"。如果心房和心室均未能感知到自主除极信号，则按设置的下限频率顺序房室起搏。

故根据心房自主节律和房室结功能情况，DDD 可产生以下四种工作模式：①A 感知-V 感知（正常心率）；②正常感知-V 起搏（心房感知，心室起搏）；③心房起搏-V 感知（心房起搏，传导至心室伴自身 QRS 波）；④A 起搏-V 起搏（房室顺序性起搏）。

DDD 模式应用广泛，可用于窦房结功能不全，也可用于窦房结功能正常的完全性房室传导阻滞，确保房室顺序除极，从而优化心室充盈、房室瓣功能和心排血量。

（7）DDI：表示心房感知、起搏及心室感知、起搏，但起搏器不会跟踪固有心房活动。DDI 模式的优势相当局限，极少作为单独的起搏模式。一些 DDD 起搏器按程序设计在探测到快速心房率时可转换为 DDI 模式，在阵发性快速性房性心律失常（如阵发性心房颤动）时，由于不进行心房跟踪，可防止试图跟随快速心房率所引起的快心室率。

8. 植入型心脏转复除颤器及其安装指征

植入型心脏转复除颤器（implantable cardioverter-defibrillator，ICD），是通过在需要时提供抗心动过速起搏或内部直流电击来终止威胁生命的快速性室性心律失常的电生理装置。这种功能是通过电极导线上的电击线圈来实施的。与起搏器相比，ICD 具有更为复杂的程序设置，且目前所有的 ICD 都具有和起搏器相同的抗心动过缓起搏功能，以应对电击可能造成的心动过缓或心脏停搏。而安装 ICD 的患者中又有小部分依赖其抗心动过缓起搏功能。

ICD 已成为一种确切的疗法，用于恶性室性心律失常高危患者的一级预防，及有恶性心律失常事件史患者的二级预防。其具体安装指征为：①结构性心脏病所致的持续性室性心动过速；②不可逆的病因导致的心室颤动；③预防性应用于任何原因引起的射血分数<35% 的心肌病患者；④预防性应用于射血分数<30% 的心肌梗死患者；⑤肥厚型心肌病；⑥原发性电生理异常：如长 Q-T 间期综合征、Brugada 综合征；⑦致心律失常性右心室发育不良；⑧心脏移植等待状态。

9. NASPE/BPEG 制定的除颤器全称代码（NBD 代码）

与起搏器相似，除颤器全称代码（NASPE/BPEG defibrillator code，NBD）亦由 NASPE 和 BPEG 联合制定，用以表示导线电极的位置和功能（字母 N 代表 NASPE、字母 B 代表 BPEG、字母"D"代表除颤器）。第一位字母代表电击心腔；第二位字母代表抗心动过速起搏心腔；第三位字母代表检测心动过速的方式；第四位字母代表抗心动过缓起搏心腔，可将其扩展为完整的 NBG 代码，用以表示抗心动过缓程序，如 VVE-DDDRV（表 7-6-2）。

表 7-6-2 NASPE/BPEG 全称 NBD 除颤器代码

I	II	III	IV
电击心腔	抗心动过速起搏心腔	检测心动过速方式	抗心动过缓起搏心腔
0=无	0=无	E=心电图	0=无
A=心房	A=心房	H=血流动力学	A=心房
V=心室	V=心室		V=心室
D=双腔(A+V)	D=双腔(A+V)		D=双腔(A+V)

10. ICD 的工作方式

植入型心脏转复除颤器的抗心律失常治疗方式首先是基于其诊断功能,可以通过测定 R-R 间距对心率进行判定,也可通过房室分离、心动周期稳定性、QRS 波形等参数来识别室性快速性心律失常或缓慢性心律失常,继而针对性地施行抗心动过速治疗或抗心动过缓起搏。

抗心动过速治疗包括抗心律失常起搏、同步电复律(synchronized electrical cardioversion)和非同步电击(除颤)。可设定几个不同的心率区间分别进行编程,如将慢室性心动过速、快室性心动过速和心室颤动的心率区间分别定义为 160、180 和 200 次/min,在每个区间分别设置不同的抗心律失常治疗策略。结合检测到的心率和持续时间,即可针对性地采取措施。一般较慢的心律失常首先予以超速抑制,若无法终止,则予以电击,若达到心室颤动区间,则直接予以除颤(defibrillation)。

与起搏器相仿,ICD 可采用单腔(右室)、双腔(右房和右室)或三腔(右房、右室和左室)电极。置于右房的感知电极可用于辨别室上性心动过速,从而避免不适当的除颤;右室电极用于感知心室除极信号及发放起搏或电击;左室电极用于 CRT 治疗。ICD 对快速心律的分析程序非常复杂,目前最多的不良事件依然是将伴有快心室率的心房颤动误判为心室颤动,实施不当电击,发生率可达 20%~25%。ICD 的抗心动过缓起搏方式则与 PPM 相同。

11. 一般 PPM 和 ICD 的使用寿命

CIED 的使用寿命与设备使用时间有关。一般电池寿命为 5~7 年,新装置的寿命可能长一些。

现代起搏器的平均寿命根据使用情况的不同可达 8~12 年。使用锂电池的双腔起搏器寿命为 5~10 年,单腔起搏器可达 7~12 年。使用银-钒氧合电池的 ICD 使用寿命为 5~8 年,可实施 100 余次电击。

【术前评估与准备】

12. 安装 PPM 或者 ICD 的患者术前评估的注意事项

对安装有 CIED 的患者,术前评估应包括以下方面。

(1) 对既存疾病的评估和最佳处理。

(2) 针对性心脏检查。

(3) 获取 CIED 设备识别卡,或从安装设备的机构和人员获取设备信息。所有 CIED 均应在术前 6 个月内接受过全面专科检查。应特别注意出现过的不良事件,如脉冲发生器或电极处于警戒或召回状态、患者症状发生变化、ICD 频繁实施抗心动过速治疗等。在这些情况下,必须在术前立即进行全面的设备检查。通过设备检查需要获得如下信息:①确认 CIED 的种类和功能;②确定设备植入的适应证和植入时间;③确定患者自主心率和节律,是否起搏器依赖;④辨别电极导线的数量与类型;⑤确定发生器末次测试时间与电池状态,是否需要更换电池;⑥查明发生器的事件史;⑦查明目前程控设置:模式、频率、有无频率调整功能;⑧确保起搏器的电刺激能转化为心肌机械收缩,有足够的起搏和感知安全界限;⑨确认发生器是否需要程控重置;⑩若有应用磁铁的指征,确保开启并检测磁铁功能,记录磁铁反应和频率;⑪ICD 若要暂停抗心动过速治疗,确认采用磁铁还是程控重置;⑫检查 ICD 储存的心律失常资料,术前出现任何新发心律失常,都应推迟手术并积极寻找原因。

(4) 已明确为植入常规起搏器者不需要特殊的实验室检查或放射检查;安装双心室起搏器(或除颤器)者,需胸片确认冠状窦电极导线的位置,特别是当准备放置中心静脉导管时,因为该电极可能发生移位。在无法判断植入的是何种设备时,胸片则有助于识别 CIED 的类型,如 ICD 的导线上可见明显增厚的电击线圈。同时,胸片还能提示导线是否断裂等设备完整性的信息。

（5）明确本次治疗计划,制定 CIED 的围术期管理策略。①了解手术类型、部位、体位,对于计划进行大手术或距离脉冲发生器 25cm 以内的手术的患者,应考虑更换设备位置;②预估术中失血及失液量;③评估麻醉技术对 CIED 的影响,及患者与 CIED 的相互作用。麻醉技术本身不会影响 CIED 的功能,但麻醉引起的生理改变会引起 CIED 误应答及 CIED 与患者之间的相互作用;④了解术中电磁干扰(electromagnetic interference,EMI)的影响,确定存在影响时需将起搏器调整为非同步起搏模式,并关闭 ICD 的抗心动过速治疗功能;⑤关闭 CIED 所有频率增强功能;⑥如设备存在磁铁模式并且已计划使用磁铁,备好磁铁并确认磁铁反应;⑦考虑增加起搏频率,以优化组织氧供;⑧准备临时起搏和除颤装置。

13. 起搏器的磁铁反应

电磁干扰(electromagnetic interference,EMI)是指电子设备位于外源性电磁场附近时,对其正常运行造成的潜在干扰。在手术过程中,CIED 的功能可能受到 EMI 的影响,最常见的原因是使用电外科设备(electrosurgery unit,ESU)。PPM 可将 EMI 感知为心电活动,继而抑制起搏;对于 ICD,EMI 则会触发不当电击。存在 EMI 的情况下使用磁铁以屏蔽干扰是普遍的做法。

不少人认为,磁铁应用于 PPM 必定导致非同步起搏,应用于 ICD 则必定能抑制抗心动过速治疗,因此常规在术中应用磁铁,防止发生对 ESU 信号的过度感知。事实上,依据厂家、型号及程控模式的不同,不同的脉冲发生器对磁铁有不同的反应。盲目应用磁铁,可能达不到预期目的,而无法提供安全保障。

对大多数起搏器而言,在导线与发生器连接区域放置磁铁会以预设的磁铁频率将起搏器切换到非同步起搏模式(如 DDD→DOO,VVI→VOO),并指示电池状态。因此磁铁反应可对起搏器做出诊断和干预,随着电池电量的耗尽,磁铁频率通常会降低。很多 CIED 还可以通过程序设置更改其磁铁模式。

具体而言,放置磁铁后 PPM 可能出现的反应有:①非同步"高频"起搏,不伴有频率增强(如 Medtronic 的磁频设置为 85 次/min,电池耗竭时则为 65 次/min);②没有反应,可能的原因有由于无磁铁感应器、磁铁模式关闭等;③短暂的(10~100 次)非同步起搏,继而恢复原先程序,如 Biotronik 的设备;④一过性或持续的起搏暂停,如西门子的设备。

对 ICD 而言,多数情况下放置磁铁简单有效,但需注意 Boston Scientific 和 St Jude 的一些设备可能在程序中关闭了磁铁功能。正常开启此功能时,放置磁体后可能出现的反应有:①阻断对快速性心律失常的检测和治疗;②Guidant-Boston Scientific 的装置:放置 30 秒后可使抗快速性心律失常功能永久丧失,再次放置 30 秒后可恢复;③应注意,磁铁放置不影响 ICD 的抗心动过缓起搏模式和频率,故该功能仍可能被 EMI 抑制。

在掌握了磁铁反应的前提下,放置磁铁操作简单,对于大多数患者来说也是安全的,同时能够避免反复或错误的程控重置,是围术期的优选举措。当术中 ICD 出现不当电击或将 EMI 感知为快速性心律失常时,可放置磁铁作为紧急措施;急诊手术无法获取 ICD 资料时也可使用磁铁。未事先验证磁铁反应而予以放置的患者都应加倍严密监护。

14. 术前需要重新设置起搏器程控的情况

对于某些患者,进行合理的程控重置是避免术中出现意外的最安全方法,尤其是在使用单极 ESU 的情况下。程序重置比放置磁铁可靠,但需要由专业人员实施或监督。

将起搏方式重置为非同步模式,且起搏频率大于患者的基本心率,通常可以确保不会出现对 EMI 的感知过度,对于起搏器依赖者至关重要,但也由于忽略自主心律而存在发生恶性心律失常的风险。另外,程控重置无法保护起搏器免受内部硬件损坏或由 EMI 引起的程控复位。

术中应禁用频率增强功能,因为其中许多功能都可能导致起搏功能障碍,并可能在术中发生不必要的具有危险性的治疗。美国食品药品监督管理局已对有关带有分钟通气传感器的设备提出警示。

某些情况如大量输血输液、预计手术时间长且存在 EMI,或一些特殊疾病可导致起搏阈值增加时,需提前增加起搏器输出电压。

需要重置 PPM 程控的情况具体概括如下:①关闭所有频率增强功能;②起搏器依赖性患者;③预计存在 EMI 的脐以上大手术;④特殊的起搏适应证,包括肥厚型心肌病、扩张型心肌病及儿科患者;⑤特殊手术类型,如碎石术、经尿道或宫腔镜电切、电惊厥疗法、磁共振成像(需要训练有素的人员和专用发生器)。

既往认为所有起搏器都应重置。但经验显示,放置磁铁能将大多数 PPM 简单可靠地转变为非同步起搏模式,移除磁铁后也能立即恢复原来程序。EMI 风险小的手术如脐部以下手术完全可以考虑不进行程控重置,非起搏依赖者更无须重置。

15. **安装 PPM 或者 ICD 患者的术前准备**

除了充分的术前评估外,安装有 CIED 的患者所需术前准备还包括:

(1) 充分评估 CIED 的功能和状态、手术麻醉对患者和设备功能的影响,酌情调整程控设置:①预计 EMI 的影响;②确定是否要将起搏功能重置为非同步起搏模式,或关闭某些特定程序,如频率适应性功能;③关闭 ICD 的抗快速心律失常功能;④确定 CIED 的磁铁反应。

(2) 建议外科医师使用双极电刀或超声刀,以降低 EMI 对 CIED 的影响。

(3) 备临时体外起搏和除颤设备。

(4) 备磁铁。

16. **本节案例患者术前是否应重新设置 ICD 程序**

本节案例患者为中年女性,诊断为扩张型心肌病,EF 33%,于 3 年前植入了 ICD。本次拟行胫骨骨折内固定术。

术前应对 ICD 设备进行全面的检查,获取设备信息,确保电量充足,按预设程序正常工作。需对患者进行体格检查,判断心脏基础心率和节律,是否依赖 ICD 的抗心动过缓起搏功能。

因手术部位在脐部以下,EMI 的干扰小,若经检查 ICD 工作正常,最简便的处理方式是不对 ICD 进行程控重置(reset by program)。但谨慎起见,仍应放置磁铁以暂停抗心动过速检测和治疗功能,以避免不当电击,并备好体外除颤设备,或在发生快速性室性心律失常时移除磁铁,恢复其抗心动过速功能。

考虑到 EMI 的干扰很小,也可考虑在严密观察下不对 ICD 做任何处理,而将磁体备用。

另外,无论患者是否抗心动过缓起搏依赖,均应备有临时起搏装置,以备除颤导致心脏停搏时紧急体外起搏。

【术中管理】

17. **安装 PPM 或者 ICD 的患者术中监测注意事项**

安装了 CIED 的患者无需特殊的术中监测手段或麻醉技术,但应加强监护。尤其植入 ICD 者容易发生心律失常,也更容易受到 EMI 的影响。监测期间应注意以下方面:

(1) 心电图监测必须能识别起搏信号:①关闭滤波功能,必要时更换"分析"导联;②监测模式改为诊断模式;③注意单极 ESU 对监测的干扰,尽可能使用双极 ESU。

(2) 必须包括能确保起搏电活动转化为心肌机械收缩能力的监测手段,以防出现无脉电活动。可通过监测脉氧饱和度波形和有创动脉压波形而实施有效监测。

(3) 判断有无氧需增加的需求,考虑增加起搏频率。

(4) 双心室起搏、射血分数低者可使用肺动脉导管监测每搏量。

(5) 监测内环境:严重的酸中毒、高钾和/或心脏缺血可能导致起搏器捕获阈值增加,导致起搏故障;过度通气(可使血清钾浓度显著降低)、酸碱平衡及水电解质紊乱、容量过负荷、输血,及局麻药血药浓度高也是增加捕获阈值并改变电极阻抗的因素。

(6) 持续观察 CIED 的运行状况、EMI 的影响及磁铁反应。

(7) 手术室内应备有临时起搏和除颤设备,并妥善放置电极板。

18. **术中使用电刀的潜在风险及风险大小的决定因素**

电外科设备(electrosurgery unit,ESU)是术中引发 EMI 的最常见原因。EMI 可导致起搏依赖性患者发生显著影响血流动力学的心动过缓或停搏、ICD 不适当的电击或抗心动过速起搏、直接的设备损坏等不良后果。因此忽视 EMI 可对患者造成伤害,甚至导致死亡率增加。

具体而言,在电刀或其他电磁干扰下,PPM 可能产生如下反应:①起搏抑制;②非同步起搏;③起搏器还原到备份模式(通常是 VVI 或 VOO 模式);④频率应答功能开启时可产生不适当的起搏频率增加;⑤脉冲发生器或电极导线的机械性损坏;⑥心室颤动。

在电刀或其他电磁干扰下,ICD 可能产生如下反应:①起搏抑制;②非同步起搏;③发放不适当的抗心动过速治疗;④抑制抗心动过速治疗;⑤脉冲发生器或电极导线的机械性损坏。

电刀造成的这些风险,取决于以下因素。①手术部位离脉冲发生器的距离:离发生器 15cm 以内的手术受

EMI 的影响远高于距离较远的手术。脐水平以下的操作产生的 EMI 几乎不会对脉冲发生器产生影响;②基础心律:完全起搏依赖者的风险较大;③CIED 种类和程序设置:单极 CIED 设备比双极设备更容易受 EMI 影响;频率应答功能可引起不适当的起搏频率增加;④电刀工作方式:"单极"风险大于"双极",电切风险小于电凝。使用单极电刀时,无关电极要尽可能远离发生器,操作时采用短暂、不规则的放电方式,如每次电灼不超过 5 秒,两次电灼间隔 5 秒。超声刀能避免电磁干扰,许多病例报告已证实,超声刀能成功完成手术不存在 EMI 的问题。

19. 单极电刀电极板的放置注意事项

虽然双极电刀(bipolar electrotome)几乎不产生电磁干扰,但临床上单极电刀(monopolar electrotome)的使用要普遍的多。使用单极电刀时需要在患者皮肤上贴一个电极板作为无关电极,以形成电回路。回路产生的强烈 EMI 是影响 CIED 正常和安全工作的主要因素,使用时必须确保电流回路不经过 CIED 系统。一般将电极板放在患者的大腿上,但此时形成的电流回路很可能通过脉冲发生器和/或电极导线。故应郑重选择电极板的贴放位置。

头部和颈部区域的手术,应将电极板放在发生器对侧的肩部后上方。在发生器对侧的胸壁手术(如乳房切除术),也可放置于术侧肩部。在发生器同侧的胸壁手术,应将电极板放置于同侧前臂上,并用无菌敷料覆盖线路,确认 ESU 电流不经过脉冲发生器-心脏回路。如果没有同侧臂,则应使用同侧肩背部上方。

应注意电刀与电极板之间的线路不能与 CIED 设备导线平行,而应尽可能互相垂直。

20. 电刀对 PPM 或 ICD 电磁干扰的阻断

已知电刀工作时产生的强烈 EMI 是影响 CIED 正常和安全工作的主要因素,电池将尽的设备甚至可能被电刀永久抑制。

故使用电刀时,应尽量远离脉冲发生器和电极导线,电极板应尽靠近需要电灼的部位,而尽可能远离脉冲发生器;电极与电极板之间的线路不能与设备导线平行,而应尽可能垂直;电灼时应采用可接受的最低能量,实施短暂、间歇和不规则的放电,从而避免长时间抑制 CIED 发放脉冲。

如果电刀产生的 EMI 引起心室过度感知,发生起搏静止或不适当的抗心动过速治疗,应即刻暂停使用单极电刀,同时在 PM 上放置一块磁铁,即刻实施非同步起搏,以消除 EMI 的影响。但 ICD 上放置磁铁只能终止不当的抗心动过速治疗,而抗心动过缓起搏功能依然会受到 EMI 的影响,故在 ICD 上放置磁铁的方法并不可靠。若条件允许,此时应对 ICD 进行程控重置。

EMI 对现代起搏器的影响与上一代设备相比有所减少,CIED 中双极导线的普及是一个主要原因。

21. 体外除颤电极贴的放置位置

ICD 关闭期间,必须备好体外除颤或复律装置。如使用体外除颤电极(external defibrillation electrode),电极放置位置应尽量远离脉冲发生器和导线系统(至少大于 15cm),电极要与发生器垂直。推荐的三种电极放置方法如下:

(1)前-后位,最常用。右臂电极(RA)贴在左肩胛骨下方,左腿电极(LL)放置在心尖部。

(2)尖-前位,RA 电极贴在右侧锁骨下方,LL 电极放置在心尖部。

(3)尖-后位,RA 电极放在右侧肩胛骨后方,LL 电极放在心尖部。

必须牢记:我们需要治疗的是患者,无论何时,不能放弃标准化的复苏抢救,如果技术上不允许除颤电极板放在远离发生器的位置上,应该以最快的方式对患者进行除颤/复律治疗,并准备好其他途径的起搏治疗。

22. 装有 CIED 的患者手术中发生室性心动过速的处理

装有 CIED 的患者术中可能发生室性心动过速,此时应采取的措施如下。

(1)终止所有产生 EMI 的外科操作。

(2)放置磁体者应立即移开磁铁,恢复 ICD 的抗心动过速治疗功能。应当知晓 ICD 充电需 10~12 秒,故等待有效治疗前,需严密观察患者和监护仪。

(3)若移除磁铁无效,或 ICD 已被重置,则需经术前放置的除颤电极实施紧急体外除颤或复律。

(4)记录并留取心电图,以便回顾心律证实室性心律失常。

23. 安装了 PPM 或者 ICD 的患者,行体外冲击波碎石术、射频消融术、电惊厥治疗时应注意的问题

任何能发射 $0~10^9$ Hz 之间的射频波的器械均会产生 EMI 并干扰脉冲发生器的功能。现代脉冲发生器一

般能阻隔常见的 EMI,但不足以阻隔高频(如电灼)或经皮神经刺激设备。对这些心外噪音的感知,可导致 PPM 被不当抑制或 ICD 不当放电。

围术期常见的可产生 EMI 的情况包括使用电刀、诱发电位、神经刺激器、肌颤、寒战、体外除颤、MRI、射频消融、体外冲击波碎石、电休克治疗等。

(1) 碎石术:应关闭 ICD 的心动过速检测功能,关闭心房起搏,以防碎石器在感知心房起搏信号后不适当的发放冲击波。脉冲发生器必须置于碎石器聚焦范围之外,以免损伤半导体元件和导线连接。操作完成后彻底检测 ICD 的功能。

(2) 射频消融:应关闭 ICD 的心动过速检测功能,起搏器依赖患者应程控重置为非同步模式,避免消融导管与发生器或导线接触,消融电流应尽量远离脉冲发生器与导线,以免电流经电极传导至与心肌的接触点。

(3) 电惊厥治疗:电惊厥治疗本身存在心脏风险,包括一过性的心电图改变,既有心脏病的患者可能出现心律失常和心肌缺血的恶化,治疗后可能会出现一段时间的心动过缓或心动过速及血压波动,进而有引发心力衰竭的风险。电惊厥治疗期间应关闭 ICD,并备好治疗室性心律失常的措施,包括体外除颤器,起搏器依赖者应备有临时起搏装置。治疗后需对 CIED 进行检测。

24. 安装起搏器后是否可以行磁共振检查

多数生产厂商鉴于热能的产生、对起搏的影响,及磁场使电流沿导线输送的可能,而将 MRI 列为绝对禁忌。MRI 确实可引起磁铁模式激活、起搏程序重置、不合理的高频起搏、发生器损坏、心肌损伤、发生器在囊袋中移动以及导线故障。但也有 MRI 下安全使用起搏器的报道。现不少厂商生产了可安全用于 MRI 的起搏器,不仅脉冲发生器要对 MRI 安全,电极导线也必须专门设计。目前 MRI 基本属于相对禁忌。建议在检查前,与专业人员进行协商或咨询。

25. 依赖起搏器的患者,术中万一发生起搏器失灵的应对措施

术中出现 CIED 系统完全失灵很罕见,可能表现为应答的缺失或不当治疗。当怀疑设备失灵时,应即刻中止手术、消除所有 EMI 来源,迅速判断患者的循环情况。在心率可满足灌注、循环稳定时,应严密监护,积极寻找原因;而在异常心律导致灌注不足时,应及时采取以下措施:①随时准备心肺复苏;②放置磁铁,观察起搏器是否转为非同步模式起搏;③经胸(皮肤)、静脉或食管临时起搏;④给予拟交感药物降低心肌去极化阈值,增加心肌变时性;⑤寻找并纠正心肌缺血的原因;⑥寻找并纠正酸碱电解质失衡、抗心律失常药物浓度的紊乱;⑦必要时考虑手术放置心脏表面(心外膜)起搏导线。

与起搏器相比,ICD 设备更为复杂,其故障发生频率更高。一旦怀疑设备发生故障,可尝试放置磁铁,并且尽快由专业人员进行全面的设备检查和咨询。

【术后管理】

26. 对本节案例患者术后应进行的监测

术后,在明确 CIED 的功能恢复到原先设置前,要对患者严密监护。接受设备程控重置的患者,需密切监护至设备重检并恢复原先设置,尤其是抗心动过速功能被关闭的 ICD。具体事项包括:①持续监测心率和心律;②备有起搏装置和体外除颤器,并将经皮起搏/除颤电极板留在原位;③CIED 的咨询和功能恢复,确定设备正常工作;④某些情况下,如血流动力学不稳定,可能需要调节程控,如选择更高的起搏心率或调整房室延迟。

27. 术后起搏器正常工作的确定

CIED 的功能恢复是术后管理的要点。

(1) 在术前实施程控重置、术中可能经历 EMI 及发生血流动力学剧烈波动或重大术中事件的患者,须在术后检查脉冲发生器是否出现程序错误。

(2) 对于未使用单极 ESU、未输血、术中限制液体输注且未出现不良事件的患者,则无需在术后对发生器进行检查。

(3) 行胸廓切开手术者,术后需拍胸片确定导线电极位置,并常规检查设备程序。对 6 个月内放置的 CIED 设备,如接受了肺动脉导管植入,或是体外循环插管,也需要术后检测导管位置和程序。

(郭克芳)

第七节　高血压患者非心脏手术的麻醉

【知识点】

1. 高血压的诊断标准
2. 高血压患者术前评估与决策
3. 常用抗高血压药物的作用机制及对麻醉的影响
4. 高血压患者非心脏手术术中目标血压管理

5. 术中高血压急症、亚急症及处理
6. 高血压患者非心脏手术术中低血压的防治措施
7. 继发性高血压原因及围术期关注要点

【案例】

患者男,65 岁,身高 175cm,体重 85kg。因四肢麻木 5 年伴行走困难 3 个月入院。患者 5 年前无明显诱因出现四肢麻木无力,可自行缓解,未予治疗。此后症状反复发作,3 个月前四肢麻木乏力明显加重,伴走路不稳。CT 诊断为脊髓型颈椎病,拟在全身麻醉下行颈部前入路颈椎间盘切除术。既往有高血压病史,血压最高 190/120mmHg,未规律服药,血压控制情况不详。ECG 示 ST-T 轻度改变。心脏彩超示 LVEF 68%,主动脉瓣退行性变,左室舒张功能减退。头颅 MRI 示脑内多发腔隙灶。颈动脉超声示双侧颈动脉多发钙化及强回声斑块。

【疾病的基础知识】

1. 高血压的诊断标准和分级

1998 年世界卫生组织(WHO)和国际高血压联盟(ISH)共同确定高血压(hypertension)定义和分级的标准。2003 年第七届美国联合国家委员会(JNC7)发布成人高血压管理指南对高血压的定义和分级进行更新。2013 年欧洲高血压学会(ESH)和欧洲心脏病学会(ESC)发布高血压治疗指南沿用 1998 年 WHO 和 ISH 共同的标准。2017 年美国心脏学会(AHA)和美国心脏病学会(ACC)联合发表了 2017 美国成人高血压预防、检测、评估和管理指南,对高血压定义和分级进行重要更新,该指南中高血压定义为血压高于 130/80mmHg,并将血压为 130~139/80~89mmHg 定义为 1 级高血压,血压≥140/90mmHg 定义为 2 级高血压(表 7-7-1)。

表 7-7-1　高血压定义及分级

收缩压/mmHg		舒张压/mmHg	2013 ESH/ESC (同 1998 WHO)	2003 JNC7	2017 ACC/AHA
<120	和	<80	理想血压	正常血压	正常血压
120~129	和/或	80~84/<80	正常血压	高血压前期	血压升高
130~139	和/或	85~90/80~89	正常高值	高血压前期	1 级高血压
140~159	和/或	90~99	1 级高血压(轻度)	1 级高血压	2 级高血压
160~179	和/或	100~109	2 级高血压(中度)	2 级高血压	
≥180	和/或	≥110	3 级高血压(重度)		

我国高血压诊断标准(hypertension diagnostic criteria):在未使用降压药物的情况下,非同日 3 次测量血压,收缩压≥140mmHg 和/或舒张压≥90mmHg。目前尚缺乏足够临床证据支持血压在 130~139/80~90mmHg 这一人群范围积极降压的临床获益。

2. 高血压患者心血管危险分层标准

高血压患者心血管危险分层(cardiovascular risk stratification in patients with hypertension)分为低危、中危、高危、很高危。危险分层标准依据血压升高水平(1、2、3 级)、其他心血管危险因素、糖尿病、靶器官损害以及并发症情况,具体分层标准见表 7-7-2。

表 7-7-2　高血压患者心血管危险分层标准

其他危险因素	血压		
	1级高血压 140～159/ 90～99mmHg	2级高血压 160～179/ 100～109mmHg	3级高血压 ≥180/ 110mmHg
无	低危	中危	高危
1～2个其他危险因素	中危	中危	很高危
≥3个其他危险因素,或靶器官损害	高危	高危	很高危
临床并发症或合并糖尿病	很高危	很高危	很高危

其中,其他危险因素包括高龄(>60岁)、吸烟、糖耐量异常、血脂异常、早发心血管病家族史(一级亲属发病年龄<50岁)、早发更年期、心率(静息心率>80次/min)、腹型肥胖。

靶器官损害包括心脏、脑血管、肾脏、视网膜损害。

临床并发症包括脑血管病(脑出血、缺血性脑卒中、短暂性脑缺血发作)、心脏疾病(心肌梗死史、心绞痛、冠状动脉血运重建史、充血性心力衰竭)、肾脏疾病(糖尿病肾病、肾功能受损)、外周血管疾病、视网膜病变。

此外,术前舒张压(diastolic pressure,DBP)超过110mmHg者容易出现围术期血流动力学不稳定。脉压升高也是围术期心血管事件的危险因素,高脉压(pulse pressure difference)和术中血流动力学不稳定、术后预后不良密切相关。

3. 高血压患者重要脏器损害特征

高血压常伴发重要器官功能损伤,主要表现为心、脑、肾、眼底等重要器官功能的损伤,高血压患者若合并靶器官功能损害,将会大大增加围术期的并发症及死亡率。具体表现如下:

(1) 心脏:表现为左室心肌增厚、心肌供血不足、心肌梗死、充血性心力衰竭、心律失常等,左心室肥厚进而导致左室收缩及舒张功能减退。

(2) 脑:脑出血、缺血性脑卒中、短暂性脑缺血发作。

(3) 肾脏:肾小球滤过率降低,血肌酐升高[男性>133mmol/L(1.5mg/dl),女性>124mmol/L(1.4mg/dl)],蛋白尿(>300mg/24h)和/或微量白蛋白尿(30～300mg/24h),尿毒症。

(4) 眼:共分为四级。视网膜出血、视盘水肿为高血压眼底病变Ⅳ级改变。

4. 不同类型抗高血压药物的作用机制以及对麻醉的影响

术前常用的抗高血压药物包括利尿剂、β受体拮抗剂、钙通道阻滞剂、肾素-血管紧张素-醛固酮系统(RASS)抑制剂(包括血管紧张素转换酶抑制剂和血管紧张素Ⅱ受体拮抗剂),另有临床中不常用的抗高血压药物,如可乐定及利血平。

(1) 利尿剂:主要有噻嗪类、袢利尿剂、保钾利尿剂。主要通过排钠、减少细胞外容量、降低外周血管阻力达到降压目的。利尿剂对于麻醉的影响主要表现在降低前负荷为主,加重术中体液丢失引起的血压降低,同时长期服用利尿剂患者易发生低钾血症,伴发快速心律失常。

(2) β受体拮抗剂:通过抑制中枢及周围肾素-血管紧张素-醛固酮系统(RASS),抑制心肌收缩力、减慢心率发挥降压作用,是目前临床应用较多的一类药,可降低术后心房颤动发生率,适用于术前血压控制。对于麻醉的影响主要表现为与术中麻醉药物对心血管系统抑制的叠加效应,引起明显的低血压和心动过缓,可能需要适当加大血管收缩药和抗胆碱能药物剂量。

(3) 钙通道阻滞剂(calcium channel blocker,CCB):分为二氢吡啶类(dihydropyridine),及非二氢吡啶类(non-dihydropyridine)。通过降低阻力血管收缩反应,降低血管紧张素Ⅱ和α_1肾上腺素受体的缩血管效应,减少肾小管钠重吸收等效应,从而降低血压。钙通道阻滞剂对于麻醉的影响主要表现为能增加静脉麻醉药、吸入麻醉药、肌肉松弛药和镇痛药的作用,术中注意调整麻醉药的剂量。同时注意非二氢吡啶类慎用于窦性心动过缓及传导阻滞等合并缓慢型心律失常的高血压患者。

(4) 肾素-血管紧张素-醛固酮系统(renin-angiotensin-aldosterone system,RASS)抑制剂:包括血管紧张素转换酶抑制剂(angiotensin-converting enzyme inhibitors,ACEI)和血管紧张素Ⅱ受体拮抗剂(angiotensin Ⅱ receptor antagonist,ARB)。ACEI通过抑制组织及循环血管紧张素转换酶,减少血管紧张素Ⅱ生成,同时抑制激肽酶降低激肽降解,从而降压。ARB 通过阻滞组织血管紧张素 Ⅱ 受体亚型 AT1,阻断血管紧张素 Ⅱ 的血管收缩、水钠潴留、重构效应从而降压。RASS 抑制剂(ACEI 和 ARB)对于麻醉的影响主要表现为增加围术期低血压和血管性休克的风险。麻醉状态下交感神经系统受抑制,如同时合并低血容量,术中极易发生顽固性低血压。

(5)可乐定(clonidine)是中枢性抗高血压药,对于麻醉的影响主要表现为强化镇静作用,可降低术中麻醉药药量,若术前突然停药引起术中血压严重反跳甚至诱发高血压危象。利血平(reserpine)主要通过消耗外周交感神经末梢的儿茶酚胺而发挥降压作用。对于麻醉的影响主要表现术中容易发生血压下降和心率减慢,使用间接作用的拟交感神经药物升压效应不明显,使用直接作用的拟交感神经药物可发生增敏效应和引起血压骤升。若为择期手术,术前应将可乐定及利血平更换为其他类型的降压药物更为安全。

5. 高血压危象和高血压急症

高血压危象(hypertension crisis)是指短期内血压急剧升高并伴有一系列严重症状甚至危及生命的临床现象。高血压危象分为高血压急症和高血压亚急症。

高血压急症是指原发性或继发性高血压患者,在某些诱因作用下,血压突然显著升高(一般收缩压>180mmHg 和/或舒张压>120mmHg),同时伴有进行性心、脑、肾等重要靶器官功能不全的表现。高血压急症包括高血压脑病、颅内出血、脑梗死、急性心力衰竭、急性冠脉综合征、主动脉夹层、子痫、急性肾小球肾炎、胶原血管病所致肾危象、嗜铬细胞瘤危象及围术期严重高血压等,因危及生命,需要紧急处理。

高血压亚急症是指收缩压或舒张压急剧升高但不伴有严重临床症状及进行性靶器官损伤。常常由于停药、减药或焦虑造成,加强口服药物治疗或治疗焦虑即可。

6. 继发性高血压的原因及可手术改善的病种

继发性高血压(secondary hypertension)是指由某些确定的疾病或病因引起的血压升高。有以下类型。

(1)心血管病变:如多发性大动脉炎、主动脉缩窄等。

(2)内分泌疾病:如 Cushing 综合征、嗜铬细胞瘤、原发性醛固酮增多症、甲状腺功能亢进等。

(3)肾脏疾病:如肾小球肾炎、肾脏肿瘤、肾动脉狭窄等。

(4)颅脑病变:如脑肿瘤、脑外伤等。

(5)其他:如妊娠期高血压综合征、红细胞增多症、药物反应等。

其中如原发性醛固酮增多症、嗜铬细胞瘤、肾血管性高血压、脑部病变等可通过手术得到根治或改善。

7. 围术期高血压的定义及围术期血压升高的影响因素

围术期高血压(perioperative hypertension)是指从确定手术治疗到与该手术有关的治疗基本结束期内,患者的血压升高幅度大于基础血压的 30%,或 SBP≥140mmHg 和/或 DBP≥90mmHg。

围术期血压升高的主要影响因素如下。

(1)麻醉因素:麻醉操作刺激明显如气管插管,麻醉过浅或镇痛不全,呼吸管理不当出现二氧化碳蓄积,循环管理出现过度输液、血管收缩药过量等。

(2)手术因素:神经系统及头颈部手术、大血管手术、腹腔镜二氧化碳气腹手术等,手术操作如夹钳主动脉、嗜铬细胞瘤切除瘤体时、刺激第 Ⅴ、Ⅹ、Ⅳ 对脑神经、导尿管、引流管等不良刺激等。

(3)患者因素:原发病高血压术前血压控制不好,继发高血压合并有内分泌因素如嗜铬细胞瘤、甲亢、原发性醛固酮增多症等,自身紧张、焦虑、恐惧、失眠等均可导致血压增高。

8. 围术期低血压的定义及围术期血压降低的影响因素

围术期基础血压(perioperative basal blood pressure)=(术前等候区测量的标准血压+手术室第 1 次测量的血压)/2;亦有采用患者入手术室后连续测定 3 次动脉血压(MAP)的平均值作为基础血压。围术期低血压(perioperative hypotension)是相对于患者基础血压而言,目前还没有统一的标准。现最常用的标准是:①绝对低血压(absolute hypotension),MAP 绝对值低于 60mmHg(55~60mmHg);SBP 绝对值低于 80mmHg,超过 5 分钟或低于 90mmHg,超过 10 分钟;②相对低血压(relative hypotension),MAP 或 SBP 低于基础血压25%(20%~30%)。围术期急性低血压(perioperative acute hypertension)指的是 SBP 由正常或较高的水平突然而明显下降超过30mmHg 且持续时间大于 30 分钟。

围术期血压降低的主要影响因素有以下几个方面。

(1)麻醉因素:麻醉用药过量引起麻醉过深,麻醉通气过度或体位调节过度影响回心血量,容量管理过度限制输液、控制性降压血管扩张药过量、过敏反应等。

（2）手术因素：手术种类如嗜铬细胞瘤切除后等，手术操作如压迫心脏和腔静脉、骨胶反应、止血带放松后、术中大失血、迷走神经反射等。

（3）患者因素：合并有如瓣膜病、心功能不全、肺栓塞等；垂体或肾上腺切除后长时间使用促肾上腺素或肾上腺皮质激素者；长期服用降压药未按规定术前停药的患者。

【术前评估与准备】

9. 高血压患者术前需要进行的相关脏器功能评估

围术期高血压主要与心、脑、肾脏等并发症相关并增加手术风险。未经治疗的高血压最多见的是发生心肌缺血和心律失常。对于靶器官高血压损伤急性期（如心力衰竭、心肌缺血、急性肾功能不全、视盘水肿/脑病）的患者应暂停择期手术。

（1）脑：询问患者是否有脑出血、脑梗死及短暂性脑缺血发作病史，需查体患者是否存在肢体活动障碍或语言及认知功能障碍，并做好术前记录。新发脑梗死患者术中再发脑梗死的概率明显增加，手术需要延迟 4~6 周后进行。脑出血患者需要病情稳定 1 个月后方考虑非脑外科手术。脑供血不足患者易发生术后苏醒延迟、术后躁动及术后认知功能障碍。

（2）心脏：高血压患者容易发生心肌肥厚、心肌缺血（myocardial ischemia）及心肌梗死等，因此要了解患者是否有心绞痛及冠脉血运重建史，完善心电图、心脏多普勒超声，必要时需行冠脉检查。高血压患者由于慢性压力超负荷导致心肌肥厚，逐渐出现左室重塑，并产生收缩及舒张功能障碍，加重心肌缺血，甚至出现心律失常、充血性心力衰竭，术前关注反应心力衰竭的相关生化指标如血浆 BNP 和 NT-proBNP 的水平，择期手术需要术前进行调整。高血压患者如合并左房增大、左心室肥厚、心功能降低易发生心房颤动，术前需关注心房颤动患者的抗凝问题。

（3）血管：高血压患者特别注意同时合并的主动脉扩张及主动脉夹层问题，几乎所有的主动脉夹层均存在血压控制不良的情况，因此患者有急性胸痛症状者，除考虑合并冠心病之外，要排除是否存在主动脉夹层，需行主动脉 CTA 检查排除。同时注意超声提示的主动脉窦部及升主动脉扩张。此外了解患者颈动脉是否存在斑块或狭窄。颈动脉病变程度往往等同于冠脉病变程度，颈动脉内膜厚度可预测心血管事件，一方面提示可能同时存在冠脉病变，另一方面提示围术期脑血管意外的风险增加，术中血压管理要求更为严格。脉搏波传导速度（pulse wave velocity，PWV）可以反映动脉壁硬度，PWV 越快，动脉的扩张性越差、僵硬度越高、弹性越差。颈-股 PWV（carotid-femoral PWV，cfPWV）是心脑血管病发生和死亡的有价值预测指标。

（4）肾脏：术前通过血肌酐水平及是否出现尿蛋白可评估患者是否存在肾功能损伤。术前肌酐水平>180μmol/L（2mg/dl）或肌酐清除率有明显意义的降低，是术后肾功能不全及心血管并发症发生的危险因素，因此择期手术需要术前进一步治疗。

（5）眼：高血压尤其合并伴糖尿病的患者，眼底镜检查尤为重要。眼底病变采用 Keith-Wagener 及 Scheie 四级分类法（Ⅰ级：视网膜动脉变细；Ⅱ级：视网膜动脉狭窄、动静脉交叉压迫；Ⅲ级：上述血管病变基础上有眼底出血、棉絮状渗出；Ⅳ级：Ⅲ级+视网膜和视盘水肿或出血）。Ⅲ级和Ⅳ级眼底改变提示预后不良，择期手术暂缓。

前述患者，高血压病史明确，血压最高 190/120mmHg，且未规律服药，血压控制情况不详。同时伴有心肌缺血和主动脉瓣退行性变，左室舒张功能减退。头颅 MRI 示脑内多发腔隙灶。颈动脉超声示双侧颈动脉多发钙化及强回声斑块。因此，术前评估应格外重视心、脑、血管和肾功能状态。

10. 评价高血压患者麻醉耐受性的因素

对于高血压患者的麻醉耐受性一般通过以下 4 个方面进行评价。

（1）高血压病程与进展情况：高血压病程越长，重要脏器越易受累，麻醉危险性越大；高血压病程虽短但进展迅速者即恶性高血压，早期就可出现心脑肾并发症，尤其需要急诊手术，麻醉危险性及围术期并发症大大增加。

（2）高血压的程度：1、2 级高血压（BP<180/110mmHg），危险性与一般患者相仿，手术并不增加围术期心血管并发症发生的风险。而 3 级高血压（BP≥180/110mmHg）时，围术期发生心肌缺血、心力衰竭及脑血管意外的危险性明显增加。

（3）靶器官受累情况：高血压伴重要脏器功能损害者，麻醉手术的危险性显著增加。术前是否合并冠心病及严重程度、是否合并心力衰竭及控制情况与麻醉安全直接相关。严重高血压患者导致的主动脉受累如主动脉根部增宽、主动脉瘤及主动脉夹层等,可导致麻醉及围术期出现恶性心血管事件,术前需要高度警惕。此外,患者高血压脑病、肾脏损害程度、是否合并糖尿病、心律失常等及术前控制程度均与麻醉耐受性直接相关。

(4) 拟行手术的危险程度:根据术后30天不良心脏事件发生风险将外科手术分为高风险、中等风险和低风险手术3个等级。其中接受高风险手术(术后30天心脏不良事件发生风险>5%)者,围术期心血管不良事件大大增加。包括:急诊大手术(尤其是老年人)、主动脉或其他大血管手术、外周血管手术、长时间手术(>4小时)和/或失血较多等。

11. 术前血压控制标准及需要延迟手术的情况

择期手术患者术前降压的目标:中青年患者血压控制<130/85mmHg,老年患者血压控制<140/90mmHg为宜。对于合并糖尿病的高血压患者,血压应降至130/80mmHg以下。高血压合并慢性肾脏病患者,血压应控制<130/80mmHg,甚至125/75mmHg以下。但降压宜个体化,应避免降压过低过快引起脑缺血或心肌缺血,尤其术前合并冠心病和/或颈动脉中重度狭窄的患者。

美国心脏病学会/美国心脏协会(ACC/AHA)2017年发表高血压指南指出,轻至中度高血压(<180/110mmHg)可以进行手术,不增加患者围术期心血管并发症发生的风险,但建议重度高血压(≥180/110mmHg)应延迟择期手术,争取时间控制血压。如需要接受急诊手术,则血压高低不应成为立即麻醉手术的障碍。

由于严重高血压患者的研究数量少,尚无大样本的随机对照实验研究,所以目前尚无明确推迟手术的高血压阈值。若高血压靶器官损害需要进一步评估治疗者,如合并冠心病、心力衰竭、心律失常、脑血管意外等,延迟手术可降低围术期心脑血管系统并发症。特别注意,避免盲目追求术前"标准血压"而采取快速降压的方法,往往会导致术中及术后目标管理血压的偏低而出现并发症。

此外,由于患者进入手术间紧张等因素,往往会出现血压增高、心率增快现象,因此血压标准不应单一以入室血压为准,应为术前病房测量的标准血压和手术室第1次测量血压的平均值。对于严重高血压患者,尤其老年患者接受中高危手术,建议采用有创动脉压监测下完成手术。

本节案例患者高血压病史明确,但相关病情不清。根据美国心脏病学会/美国心脏协会(ACC/AHA)2017年高血压指南意见该患者应为重度高血压。加之为择期手术的老年患者,宜将血压控制在140/90mmHg以下再考虑手术。

12. 术前是否需要停用不同类型的抗高血压药物

不同类型的抗高血压药物对麻醉的影响已如前述,术前调整原则如下。

(1) 利尿剂:应在手术当日早晨停用,除非是慢性心力衰竭患者术晨可服用1次。

(2) β受体拮抗剂:术前不必停药,应继续使用直至手术当日晨。突然停用β受体拮抗剂,会出现撤药综合征,可伴随高肾上腺素能状态,从而增加心肌耗氧量,严重时可危及生命。但不主张术前临时加用β受体拮抗剂。

(3) 钙通道阻滞剂:术前不必停药,应继续使用直至手术当日晨,尤其对于心肌缺血心绞痛患者,突然停用会继发急性冠脉综合征。

(4) 肾素-血管紧张素-醛固酮系统抑制剂:包括ACEI和ARB类。全麻及椎管内麻醉患者,应在手术当日早晨停用。监护麻醉(MAC)患者,不必停药,应继续使用直至手术当日晨。

(5) 可乐定:不必停药,应继续使用直至手术当日晨。

(6) 利血平:术前停药1周,建议改用其他抗高血压药物。

【术中管理】

13. 高血压患者麻醉前用药的选择和注意事项

高血压患者术前应充分镇静。术前当晚保障睡眠。入手术室后开放静脉和在有效监测下,根据血压、心率状况静脉给予咪达唑仑1~2mg,以消除患者紧张情绪。椎管内麻醉或局麻监护下麻醉(MAC)亦可于麻醉诱导开始前静脉泵注右美托咪定0.5~1μg/kg,10~15分钟内泵注完毕,有助于镇静和稳定循环。注意观察患者血压和呼吸情况,辅助仰头抬颌可避免上呼吸道梗阻。同时注意咪达唑仑或右美托咪定导致的血压下降,高龄危重患者尤须警惕。

14. 高血压患者麻醉方法的选择及其利弊

高血压患者的麻醉选择应根据病情和手术要求选择对循环影响小的麻醉方法和药物,同时提供较完善的镇静和镇痛效果,降低患者的应激反应。高血压患者选择非全麻方式,可避免由于气管插管及拔管带来的血流动力学波动,因此在满足手术的前提下,采用局麻、神经阻滞、或联合麻醉的方法更为获益。

(1) 局部麻醉和监护麻醉(MAC):浅表或较小手术选用局部浸润麻醉时要局部尽量阻滞完全,注意局麻药中不加肾上腺素。静脉适当加用小剂量镇痛药和镇静药如小剂量咪达唑仑、舒芬太尼、右美托咪定等,以减少疼痛及紧张产生的应激刺激。

(2) 神经阻滞麻醉(nerve block anesthesia):单纯神经阻滞麻醉需阻滞完全,应注意局麻药中不加用肾上腺素,并予以适当的镇静。重度高血压患者不宜选择颈丛阻滞,易引起血压升高。

(3) 椎管内麻醉(intrathecal anesthesia):连续硬膜外阻滞可有效阻断手术伤害性刺激、减轻应激反应、便于术后镇痛,对循环的影响较缓和。注意阻滞范围较广泛时可引起血压严重下降,必须控制好麻醉平面,合理使用血管活性药物。蛛网膜下腔阻滞更需注意血压的剧烈波动,尤其对于重度高血压合并冠心病的老年患者,需要在直接动脉压的监测下,及时补充有效循环血量,预防性应用缩血管药物如去甲肾上腺素,避免出现血压剧烈下降后再提升血压。

(4) 全身麻醉(general anesthesia):全身麻醉可使患者舒适、意识消失、肌肉松弛,控制呼吸保证有效通气,满足相应手术要求,但必须注意预防全身麻醉气管插管拔管刺激导致的血压剧烈波动,同时注意全麻药物对心血管系统的抑制导致的低血压。由于高血压患者血管弹性差,尤其控制不佳的高血压患者极容易出现低血压,全麻诱导要缓慢用药,避免血压骤升骤降。

吸入麻醉药尤其是异氟醚具有扩血管和心肌保护的双重作用,适合在高血压患者中使用。丙泊酚的心肌抑制和血管扩张作用呈剂量依赖性,缓慢用药。咪达唑仑引起轻度全身血管扩张和心排血量下降。芬太尼及其衍生物对心血管系统影响较轻,不抑制心肌收缩力,一般不影响血压。肌肉松弛药的选择主要取决于患者的心、肾功能。因此,高血压患者麻醉以咪达唑仑、丙泊酚、舒芬太尼和肌肉松弛药复合低浓度吸入麻醉药的平衡麻醉较为适宜。

(5) 联合麻醉(combined anesthesia):全身麻醉复合硬膜外阻滞适用于胸、腹及下肢手术。全身麻醉复合周围神经阻滞适用于上下肢手术及术后镇痛。两者复合应用可显著减少各自麻醉药物用量,发挥各自优点使麻醉更平稳,术后镇痛更完善,尤其适合高血压患者手术的麻醉。

15. 气管插管和拔管时高血压的预防措施

实施全身麻醉时,置入喉镜、气管插管和拔管时极易引起高血压反应。插管应在麻醉深度足够的情况下进行,尽可能缩短喉镜置入持续时间。气管插管前可采用下述方法以减轻高血压反应。

(1) 诱导时加用利多卡因 $1\sim1.5mg/kg$,以减少气管插管反应。静脉应用可发挥心肌细胞膜稳定作用,减少心律失常的发生;气管内局部喷雾利多卡因或丁卡因,可通过表面麻醉作用,减轻插管对气道的直接刺激。

(2) 在应用静脉诱导药的同时,复合吸入性麻醉药如异氟烷或七氟烷 $5\sim10$ 分钟,以加深麻醉减少气管插管刺激。

(3) 在麻醉诱导期间应用相对足量的阿片类药物,并在不同的阿片类药物各自的起效高峰期行气管插管,尽量避免采取快速诱导方式。不同的阿片类药物应用剂量如下:芬太尼 $2.5\sim5\mu g/kg$,达峰时间 $3\sim5$ 分钟;舒芬太尼 $0.25\sim0.5\mu g/kg$,达峰时间 $3\sim5$ 分钟;阿芬太尼 $15\sim25\mu g/kg$,达峰时间 $1.5\sim2$ 分钟;瑞芬太尼 $0.5\sim1\mu g/kg$,达峰时间 $1.5\sim2$ 分钟。

(4) 麻醉诱导过程引起血压升高、心率增快时,可静脉注射尼卡地平 $10\sim20\mu g/kg$,或乌拉地尔 $0.25\sim0.5mg/kg$,或艾司洛尔 $0.2\sim1mg/kg$。若伴发有心电图 ST-T 的改变,在保证冠脉灌注压的前提下,静脉注射 $0.2\sim0.4\mu g/kg$ 硝酸甘油,有利于缓解心肌缺血。

(5) 麻醉诱导开始前首先静脉泵注右美托咪定 $1\mu g/kg$,$10\sim15$ 分钟内泵注,有助于维持麻醉诱导深度,同时具有稳定循环的作用。

拔除气管导管时,尤其浅麻醉下更易引起血压的严重反跳。因此,在手术结束、尚未完全清醒前,就应开始实施术后镇痛,提倡对于高血压患者实施在一定深度麻醉下的拔管。较深麻醉下拔管技术,是与以往所强调的咳嗽、吞咽反射恢复、自主呼吸恢复、潮气量正常、患者基本清醒后再拔管的概念不同,其要点如下。

(1) 根据所应用的吸入麻醉药不同,选择不同的停药时机。通常异氟醚在距手术结束前30分钟停药,七氟醚在距手术结束前 10 分钟停药,同时静脉注射阿片类药物衔接镇痛,如芬太尼 $0.5\sim1\mu g/kg$ 或舒芬太尼 $0.05\sim0.1\mu g/kg$。并将麻醉机气体流量开大至 $5\sim10L/min$ 以加速吸入麻醉药的洗出。

（2）根据肌肉松弛药追加时间及肌肉松弛监测 TOF 值,评估肌肉松弛药代谢水平和患者肌肉松弛恢复情况。如需要使用肌肉松弛药拮抗剂,则应在 TOF 出现 2 个反应或开始有自主呼吸时才应用新斯的明拮抗肌肉松弛药残留肌肉松弛作用。要警惕肌肉松弛残余作用对呼吸的影响而引起高血压患者血压的波动。合并冠心病的高血压患者不推荐常规给予肌肉松弛药拮抗。应用拮抗剂新斯的明时禁用或慎用阿托品,特别是合并冠心病患者。

（3）深麻醉下拔管的指征(indications for extubation under deep anesthesia)：患者尚无意识恢复,自主呼吸存在且节律规则,呼吸次数 <20 次/min,VT>5ml/kg,呼吸空气 SpO_2>95%,胸、腹矛盾呼吸运动消失。深麻醉状态下完成吸引气管及口咽部分泌物,拔管前不刺激患者咳嗽。

（4）拔管后易出现上呼吸道梗阻舌后坠,可手法辅助托起下颌或必要时可置入口咽通气道,如患者仍有屏气现象可用麻醉机面罩行辅助呼吸,直至完全清醒。

16. 高血压患者术中血压控制目标

指南推荐,高血压患者术中目标血压(intraoperative target blood pressure in patients with hypertension)波动幅度不超过基础血压的 20%~30%。一般认为,患者年龄 <60 岁,血压控制目标 <140/90mmHg；患者年龄 ≥60 岁,不伴有糖尿病和慢性肾病患者,血压控制目标 <150/90mmHg；糖尿病和慢性肾病患者,血压控制目标 <140/90mmHg。注意术中控制血压要考虑患者其他系统合并症情况,若有心血管系统合并症如冠心病或心脏瓣膜病变等需要考虑各自合并症对血压管理的要求。老年患者及合并颈动脉狭窄患者,对血压要求相对较高,需要注意。

17. 高血压患者术中高血压急症的处理

高血压急症降压时需充分考虑到患者的年龄、病程、血压升高程度、靶器官损害和合并的临床状况。围术期高血压有别于临床高血压,在处理术中高血压急症时降压药物的选择上也有所不同。临床高血压以控制血压平稳为目的,主张选用中、长效的降压药；而围术期高血压则以短时间内调整好血压为宗旨,主要选用起效迅速、作用时间短的药物。

首先要预防高血压患者术中出现高血压急症。由于高血压患者血管弹性差,容易出现高血压急症。首先当刺激性的操作如气管插管、切皮、开胸去肋、开腹、内脏探查之前,适时适量加用麻醉药物,保证足够的麻醉深度。当血压急剧升高超过基础血压 30% 应即刻处理,在保证麻醉深度足够时复合应用药物降压措施,但应注意严格控制剂量及速度,防止低血压的发生。术中常用的降压药物及用药方式如下：

（1）肾上腺素 α_1 受体拮抗剂：乌拉地尔,单次静脉注射 $0.25\sim0.5mg/kg$,2 分钟可重复,或静脉泵入 $5\sim40mg/h$。

（2）β 受体拮抗剂：血压增高伴心率增快者,可选择艾司洛尔,单次静脉注射 $0.2\sim1mg/kg$ 或静脉泵入 $0.15\sim0.3mg/(kg\cdot min)$；也可选择美托洛尔,单次静脉注射 5mg,2 分钟可重复,最多 15mg 或静脉泵入 $1\sim2mg/min$,最多 20mg。

（3）二氢吡啶类钙通道阻滞剂：尼卡地平,单次静脉注射 $5\sim20\mu g/kg$,或静脉泵入 $0.5\sim10\mu g/kg/min$。

（4）硝酸酯类：硝酸甘油,当高血压同时伴有心肌缺血表现时,可静脉注射 $0.2\sim0.4\mu g/kg$,或静脉泵入 $0.5\sim5\mu g/(kg\cdot min)$。

18. 继发性高血压的围术期关注要点

继发性高血压(secondary hypertension)约占所有高血压的 5%~10%,主要见于肾上腺疾病、内分泌疾病、血管疾病、颅脑疾病以及妊娠期高血压等。关注要点如下。

（1）嗜铬细胞瘤(pheochromocytoma)：嗜铬细胞瘤患者术前准备是否充分与围术期血流动力学波动密切相关。除少数明确仅分泌多巴胺的嗜铬细胞瘤患者之外,其余患者均推荐完善术前药物准备,以实现控制高血压、恢复血管内容量的目标。据 2017 国内专家共识建议,术前准备标准：坐位血压应低于 120/80mmHg,立位收缩压高于 90mmHg；坐位心率为 60~70 次/min,立位心率为 70~80 次/min；术前 1 周无新出现的心电图 ST 段或 T 波改变；无频发性室性期前收缩,以上目标值可结合患者年龄和基础疾病做适当调整。

术前明确肿瘤分泌儿茶酚胺类型,为后续儿茶酚胺补充治疗提供指导。疑似儿茶酚胺心肌病患者需完善超声心动图、血浆脑利尿钠肽(BNP)及肌钙蛋白的测定。注意分泌肾上腺素为主者出现的低血钾和高血糖问题,注意瘤体切除后反应性低血糖,围术期需定期监测并作出及时调整。注意肿瘤切除前的血压急剧升高和瘤体切除后的血压急剧下降。

(2)颅脑疾病性高血压:患者一般均有颅内肿瘤、脑炎和颅脑损伤等不同的脑部疾病史。除有头痛、呕吐、视盘水肿等脑部症状表现外,还有血压升高,并常伴有心率减慢和呼吸减慢等现象。神经系统检查可有特殊的神经系统阳性体征。在病因治疗后,血压可恢复正常。

麻醉管理核心是维持脑灌注压和氧供,防止和减轻继发性神经损伤。血压管理以维持脑灌注压(cerebral perfusion pressure,CPP)在50~70mmHg,收缩压>90mmHg为目标。液体治疗应避免使用含糖液体。

在出现颅内高压时可采取以下措施:①过度通气($PaCO_2$ 28~33.5mmHg)并同时进行脑氧监测,要避免长时间的过度通气,警惕脑缺血的发生;②高渗液体治疗:甘露醇负荷剂量为0.25~1g/kg,酌情重复但不推荐持续输注;可应用高张盐水降低颅内压和实施液体复苏;③激素可增加中重度脑外伤患者的死亡率,不推荐使用;④调节体位将平卧位头部抬高30°以改善静脉回流,降低颅内压;⑤脑脊液引流。

当术中高颅压状态解除后,血压会出现明显下降,可使用去氧肾上腺、多巴胺、血管升压素等血管活性药物以维持收缩压>90mmHg。

(3)妊娠期高血压(hypertension during pregnancy):是妊娠期特有的疾病,包括妊娠期高血压、子痫前期、子痫、高血压并发子痫前期以及妊娠合并高血压。

麻醉选择主要根据患者相关脏器受损的情况而定,对无凝血异常、无 DIC、无休克和昏迷的产妇应首选椎管内麻醉。否则考虑全身麻醉。

术前已采用硫酸镁镇静解痉及降压治疗的患者,注意与麻醉药物的协同作用。妊娠高血压综合征患者长期处于高血压状态,注意术中需要减缓降压速度及程度,积极防止麻醉后血压过低及仰卧位低血压综合征,及时采用血管活性药物纠正低血压。对于合并心力衰竭的妊娠高血压综合征患者,需要适当应用正性肌力药。围术期目标血压:孕妇未并发器官功能损伤,收缩压控制在130~155mmHg、舒张压控制在80~105mmHg为宜;孕妇并发器官功能损伤,则收缩压控制在130~139mmHg、舒张压控制在80~89mmHg为宜,且血压不低于130/80mmHg,以保证子宫胎盘血流灌注。

(4)原发性醛固酮增多症(primary aldosteronism):是由肾上腺皮质分泌过多的醛固酮而引起的高血压和低血钾综合征。麻醉前准备除纠正电解质紊乱补钾外,主要用螺内酯抗醛固酮治疗控制血压。对血压控制不满意者应辅以钙通道阻滞剂、血管紧张素转化酶抑制剂等。

麻醉方法可选用全身麻醉或椎管内麻醉或复合麻醉。注意该类患者易出现低血压,需要补充血容量,合理使用升压药。对于术前有低钾血症伴肌无力或肌肉麻痹、预测术中呼吸管理较困难或心血管代偿功能差者选用全身麻醉。低钾血症和肌无力等因素可延长非去极化肌肉松弛药的时效,肌肉松弛药的剂量宜小。肿瘤切除后,醛固酮分泌急剧减少,常易导致低血压,需给予升压药及加快输血输液,及时补充糖皮质激素,可静脉滴注氢化可的松100~300mg。

19. 高血压患者术中低血压的治疗措施

对于高血压患者,更需关注围术期低血压(perioperative hypotension)。患者由于长时间处于高血压状态,器官已经耐受相对较高的血压,正常血压对高血压患者可能相对偏低,不恰当的低血压会进一步增加高血压患者围术期脑卒中、心肌梗死的风险。

当血压下降超过基础值20%时需及时进行干预,给予容量治疗或合理的升压药物,至血压恢复至基础血压±20%内。处理方法如下:

(1)容量补充:交感神经阻滞引起静脉扩张、手术出血、手术体位头高脚低位等均可导致有效循环血量减少而出现低血压,需要及时液体复苏。推荐给予平衡盐液或胶体液,在15分钟内快速输注200~500ml。或采用体位变化或借助监测手段来判断容量是否合适,及时补充。

(2)血管活性药物的应用:注意在容量合适的基础上合理选择血管活性药物。可选择的药物包括去甲肾上腺素、去氧肾上腺素、甲氧明、血管升压素、麻黄碱等,用以处理外周血管阻力降低引起的低血压。多巴胺、多巴酚丁胺、肾上腺素等用以处理心肌收缩力减低引起的低血压。在排除容量不足因素或在处理容量不足的同时,需要加用血管活性药物及时处理低血压,多首选缩血管药物。

(3)处理低血压的同时,积极寻找导致低血压的原因,必要时借助 TEE,明确是否存在节段性室壁运动异常等心肌缺血依据,进而实施针对性处理。

【术后管理】

20. 高血压患者术后镇痛方式

高血压患者对术后疼痛治疗要求高,力求完善。采用多模式镇痛的方式,即联合应用不同镇痛技术或作用机制不同的镇痛药,作用于疼痛传导通路的不同靶点,发挥镇痛的相加或协同作用。

目前常用的多模式镇痛方式多为局部麻醉药切口浸润、超声引导下的区域阻滞或外周神经阻滞与全身性镇痛药(不含阿片类药物)的联合应用。局部麻醉技术或神经阻滞通过阻断痛觉传导发挥减少阿片类药物用量的作用,从而降低药物阿片类药物相关不良反应发生率。全身性镇痛药可以静脉或口服,常用药物为NSAID。我国 2017 版成人手术后疼痛处理专家共识指出,多模式镇痛中 NSAID 使用常规剂量,优势突出。

高血压患者术后自控镇痛(patient-controlled analgesia,PCA)镇痛药的用法用量和一般患者无明显差别,可能部分患者需要适当增加剂量。

21. 高血压患者术后抗高血压药的衔接

术中控制高血压通常使用静脉降压药,术后短期可延续术中静脉降压药物治疗,之后尽快恢复患者术前口服降压药种类进行衔接。术后常用静脉降压药物包括硝酸甘油、尼卡地平等。常用口服降压药物包括 β 受体拮抗剂、钙通道阻滞剂和 ACEI 及 ARB 类。患者恢复胃肠功能后尽可能早期恢复 β 受体拮抗剂,排除低血容量后即可加服 ACEI 和 ARB 类药物。

(赵丽云)

第八节　缺血性心脏病患者非心脏手术的麻醉

【知识点】

1. 冠状动脉窃血与围术期预防
2. 缺血性心脏病患者非心脏手术术前准备要点
3. 缺血性心肌病伴发心律失常的类型及围术期应对
4. 经皮冠脉介入术(PCI)患者非心脏手术术前抗血小板治疗的调整
5. 术前肝素桥接 PCI 患者抗血小板治疗新观念
6. 缺血性心脏病患者非心脏手术麻醉核心技术
7. 缺血性心脏病患者非心脏手术术后管理要点
8. 主动脉球囊反搏在缺血性心脏病非心脏手术围术期的应用
9. 非心脏手术与冠状动脉再通同期手术麻醉管理要点

【案例】

患者男,59 岁,69kg,176cm。因胃癌拟在腹腔镜辅助下行胃癌根治术。2016 年有心肌梗死病史,具体不详,2017 年自觉憋气,心脏彩超显示心尖室壁瘤(41mm×28mm),室间隔中间段局部向外膨出,范围为 37mm×18mm。射血分数(LVEF)39%,左室舒末内径(LVEDV)68mm。冠脉造影检查显示前降支狭窄 60%~70%,回旋支狭窄 30%~40%狭窄,活动耐量良好。心电图显示频发室性期前收缩,部分呈现二联、三联律,并短阵室性心动过速,室性期前收缩总次数 10 932 次/24h(占总心搏的 9.4%),多导联 ST-T 改变,部分时段弓背向上抬高。心肌酶谱及肌钙蛋白正常。

【疾病的基础知识】

1. 冠状动脉窃血

当冠状动脉一个分支发生狭窄时,为满足心肌供血需要,其远端阻力血管会发生代偿性扩张以保证正常心肌血流量。窃血现象(coronary steal)是指冠状动脉狭窄后,接受扩血管药物治疗使正常的冠状动脉分支舒张,而狭窄远端的阻力血管因已代偿性的达到最大扩张,致使非缺血区的血管阻力低于缺血区,血液从缺血区通过侧支循环流入非缺血区,狭窄远端心肌的血流仿佛被"窃去",使得原缺血心肌更加缺血。这种窃血现象严重时可以出现心肌损害,且容易发生在心内膜下心肌。因此,对于冠心病患者需要合理使用扩血管药物,避免大剂量应用。

2. 心肌负荷试验及冠心病患者非心脏手术前进行负荷试验的意义

心肌负荷试验(myocardial load test)是指通过增加心肌的氧耗量来判断冠状动脉血供的受限程度,包括运动试验和药物试验两种方式。指南推荐对于冠心病且体能差的患者(<4MET)接受非心脏手术前进行心肌负荷试验可能获益,一方面可评价冠状动脉病变范围和程度,以预计围术期患者心脏储备功能及心肌损伤、心肌梗死发生的概率,同时结合静息心肌显像可评价冠脉再血管化的意义。如本节所述患者,静息心肌显像示血流灌注左心室受损占48%,其中40%为非冬眠心肌(myocardial hibernating)。

所有患者首先考虑运动试验,对于不能达到适当的运动量或不适合运动的患者,可进行药物负荷试验。运动负荷试验采用活动平板或踏车,药物负荷试验通常采用双嘧达莫或腺苷,再静脉注射心肌灌注显像剂。当冠状动脉狭窄达到一定程度时,局部心肌血流灌注降低。运动或药物负荷后,正常冠状动脉供血区血流灌注明显增加,而冠脉狭窄区的血流灌注相对较少,心肌显像图上表现为放射性稀疏或缺损区,根据缺血区域,判断心肌受累程度。

此外,多巴酚丁胺超声心动图(dobutamine stress echocardiography)可评估新发或恶化的局部室壁运动异常,对指导高危手术前准备具有一定的意义。用药后左心室室壁运动异常的节段明显增多时,提示手术危险性高。注意肥厚型梗阻型心肌病及主动脉瓣重度狭窄患者禁忌进行多巴酚丁胺负荷试验,相对禁忌证为束支阻滞、ST 段下降≥1mm、心律失常史、未控制的高血压、心房颤动。

3. 冠心病患者的心肌生化标志物及其临床意义

目前,反映心肌损伤常用的生物标志物为心肌肌钙蛋白(cardiac troponin,cTn)。还包括与心肌损伤相关的心肌酶,如天冬氨酸转氨酶(AST)、乳酸脱氢酶(LDH)、α-羟丁酸脱氢酶(α-HBDH)和肌酸激酶(CK)及同工酶(CK-MB)。其中又以 LDH 和 CK-MB 特异性最高。

(1) cTn:是由心肌肌钙蛋白 T(cTnT)、心肌肌钙蛋白 I(cTnI)和肌钙蛋白 C(TnC)三种亚基组成的调节肌肉收缩的蛋白,其中 cTnI 和 cTnT 具有心肌组织特异性。cTnI 参考值为<0.1ng/ml。目前临床上常测定高敏心肌肌钙蛋白(hs-cTn),可在心肌损伤后 1~3 小时检测到有临床意义的增高,即升高至少 1 次测定值超过第 99 百分位的值(第 99 百分位界限定为诊断心肌梗死的决定水平)。2011 年欧洲心脏病学会(ESC)将 hs-cTn 列为诊断非 ST 段抬高型急性冠脉综合征的首选生化标志物,同时 hs-cTn 水平也是稳定性冠心病患者危险分层的参考依据,hs-cTnI 参考值<0.04ng/ml。

(2) CK-MB:CK-MB 是早期诊断急性心肌损伤的灵敏指标,发病后 3~8 小时升高,9~30 小时达高峰,48~72 小时恢复。CK-MB 若保持在高水平,通常意味着心肌坏死还在继续,如果恢复正常后再次升高,则提示梗死部位的扩大或者又有新的梗死。但 CK-MB 缺乏心脏绝对特异性。

(3) LDH:LDH 在急性心肌梗死后 8~18 小时升高,24~72 小时达到峰值,并于 6~10 天恢复正常。如果 LDH 升高后恢复迟缓,或者再次升高,常常提示梗死范围扩大或者再梗死。

4. 冠心病心室室壁瘤的形成原因及对心功能的影响

冠心病患者心肌梗死区域出现室壁扩张、变薄、心肌全层坏死,坏死的心肌逐渐被纤维瘢痕组织所替代,病变区薄层的心室壁向外膨出,形成室壁瘤(ventricular aneurysm),心脏收缩时丧失活动能力或呈现反常运动。室壁瘤的形成将导致梗死区域矛盾运动、左室扩大、收缩力下降,心室舒张末期压力、室壁张力和心肌氧耗均增加。室壁瘤常见于左心室,约占冠心病患者的 10%~38%。

5. 主动脉内球囊反搏的作用机制

主动脉内球囊反搏(intra-aortic balloon pump,IABP)是机械辅助循环方法之一,通过物理作用,提高主动脉内舒张压,增加冠状动脉供血和改善心肌功能。IABP 是由固定在导管的圆柱形气囊构成,一般通过股动脉将其安放在胸主动脉部位,导管近端位于左锁骨下动脉末梢,远端位于肾动脉。当心脏舒张时气囊充气,提高舒张压和冠脉的灌注,心脏收缩之前气囊放气,降低心脏后负荷改善左室射血,可同时减低左室收缩末压力及舒张末期压力(left ventricular end-diastolic pressure,LVEDP),提高每搏量。心肌梗死时左室收缩能力、每搏量均减低而左室舒张末压明显升高,通过 IABP 可明显改善患者的心功能状态。

6. PCI 术后双联抗血小板具体治疗方案

双联抗血小板治疗(dual antiplatelet therapy,DAPT)是指冠心病患者行经皮冠脉介入术(percutaneouscoronary intervention,PCI)或冠状动脉搭桥术后,采用阿司匹林联合一种 P2Y$_{12}$ 受体抑制剂[氯吡格雷(clopidogrel)、普拉格雷(prasugrel)或替格瑞洛(ticagrelor)],以降低术后支架内或桥血管内血栓形成的治疗方法。2016 年

ACC/AHA 冠心病患者双联抗血小板治疗指南强调个体化的 DAPT 时限,对于出血风险较低而血栓事件风险较高的患者,可给予较长时间的 DAPT,反之则可适当缩短 DAPT 治疗时间。新指南认为部分稳定型冠心病患者置入药物洗脱支架后接受氯吡格雷治疗的时程可以缩短至 6 个月,置入裸金属支架后氯吡格雷治疗时程可缩短至 1 个月,两者均为 I 类推荐。但对于急性冠脉综合征患者无论接受哪种方式血运重建,均推荐 DAPT 时程是 12 个月,出血高危患者应考虑治疗 6 个月,良好耐受 DAPT 且无出血并发症者考虑延长治疗至 12 个月以上。

7. 术前肝素桥接方案的实施

严格意义上,冠心病患者接受双抗治疗期间,为减少围术期出血,首先选择短效抗血小板药物进行过渡治疗,低分子量肝素(low molecular weight heparin,LMWH)桥接作为次要桥接选择方案。低分子量肝素可与抗凝血酶及其复合物结合,抑制 Xa 因子和凝血酶,起到抗血栓作用。桥接方法:术前 5~7 天停用 DAPT 后,采用低分子量肝素(常用依诺肝素,即克赛)皮下注射,术前 12 小时停用。所有的低分子量肝素中,依诺肝素(enoxaparin)抗 Xa 因子/II 因子的比值最高,抗凝作用强,同时抑制 Xa 因子,起到抗血栓作用,并且出血并发症少,对其他凝血因子影响小。普通肝素(unfractionated heparin,UFH)对预防支架内血栓作用有限,且普通肝素停用后会产生反跳现象,导致血栓形成和血小板活性增加,因此在冠心病患者桥接治疗中极少用到。

对于术前接受华法林(warfarin)抗凝治疗的患者,如接受高风险出血手术,也需要术前采用低分子量肝素桥接。

8. 非心脏手术术后心肌损伤和围术期心肌梗死

多数非心脏手术术后心肌损伤(myocardial injury after noncardiac surgery,MINS)发生于手术结束和麻醉苏醒时以及随后的 2 小时内。因患者处于镇静镇痛状态,无相关的症状,往往容易被忽视。围术期心肌缺血的诊断主要依赖心电图,12 导联心电图监测心肌缺血的敏感导联集中在 II、III、V_3、V_4、V_5 导联。大部分表现为一过性 ST 段压低。如果单纯 ST 段压低(J 点下移 ≥1mm 伴 ST 段下移或低平)或 ST 段缓慢上斜型压低(距 J 点 80 毫秒处 ST 段压低 2mm),或 ST 段抬高持续时间超过 30 分钟或累计时间达到 1~2 小时,则与心脏事件和死亡率密切相关。

围术期心肌梗死(preoperative myocardial infarction,PMI)同样因镇静镇痛而缺乏胸痛症状,心电图表现短暂,诊断更多依赖于肌钙蛋白测定和超声心动图。诊断标准包括检测到心肌坏死的生化标志物(常采用肌钙蛋白或高敏肌钙蛋白)升高超过参考值上限 99 百分位值或具有节段性室壁运动异常的影像学证据。因此,该类患者术后 24~72 小时内,建议监测肌钙蛋白。

9. 冠状动脉的肾上腺素受体分布特征

肾上腺素受体在冠脉血流的调节中起到了重要的作用。冠状动脉 α 受体激动可导致冠脉收缩,而 β 受体激动会导致冠脉舒张。α 受体分为 $α_1$ 及 $α_2$,其中 $α_1$ 受体主要引起大动脉和冠状动脉心外部分的收缩,对冠脉阻力的影响约占 5%。$α_2$ 受体主要参与冠状动脉微循环的调节。$α_1$ 肾上腺素受体亚型分为 $α_{1A}$、$α_{1B}$ 和 $α_{1D}$ 三种。$α_{1A}$、$α_{1B}$ 主要分布在外周血管,而冠状动脉则主要为 $α_{1D}$,只有少量 $α_{1A}$ 及 $α_{1B}$,其中左回旋支分布最丰富,其次为前降支,右冠状动脉分布最少。人类心脏中 β 受体以 $β_1$ 分布为主,约占 3/4,其次为 $β_2$ 受体,$β_1$ 受体主要分布在传导血管,$β_2$ 受体主要分布在阻力血管。肾上腺素、去氧肾上腺素对 α 受体的兴奋无选择性,去甲肾上腺素和甲氧明可选择性兴奋 $α_{1A}$ 及 $α_{1B}$,但对 $α_{1D}$ 作用甚微,因此可能对冠心病患者有益。见表 7-8-1。

表 7-8-1　动脉血管床肾上腺素受体分布特点

动脉血管床	$α_1$	$α_2$	$α_3$	$β_1$	$β_2$	$β_3$
主动脉	+	+	+	+	+	+
冠状动脉	++,大动脉	+,大动脉	+	+++,小动脉和大动脉	+++,小动脉和大动脉	+
肺动脉	++	+	+	++	++	+
脑动脉	+,小血管表达下降	+	−	−	+	−

【术前评估与准备】

10. 冠心病患者接受非心脏手术术前冠脉造影指征

冠状动脉造影(coronary arteriography)是评估冠脉病变程度的金标准,且并发症发生率很低(<1%)。只有

患者在非心脏手术前能从冠脉再通中获益时才考虑进行冠状动脉造影。指征包括:①急性 ST 段抬高型心肌梗死患者;②非 ST 段抬高型急性冠脉综合征;③确诊的心肌缺血和不稳定型心绞痛患者;④拟行颈动脉内膜剥脱术等血管类手术患者。不推荐用于拟行低风险手术的冠心病稳定状态患者。

对于术前合并高血压、糖尿病及心电图提示 ST 段改变并且接受中高危手术的患者,尤其曾经有胸痛、胸闷心前区不适者,建议术前行冠脉 CTA(coronary computed tomographic angiography,CCTA)检查,若提示左主干病变及主要分支严重狭窄,推荐术前进行冠脉造影以明确冠脉病变严重程度,尤其对于术中可能出现意外进行冠脉搭桥手术抢救的年轻患者,术前行冠脉造影可为心外科提供冠脉靶血管相关资料。

该患者曾有心肌梗死病史,具体情况不详,而且有自主症状,心脏彩超提示室壁瘤和心功能不良。因此,需行冠脉造影检查。

11. 冠心病患者接受非心脏手术术前冠脉再通指征

择期术前冠脉血运重建指征为:①冠脉左主干病变(left main coronary artery disease)严重狭窄且为稳定型心绞痛(stable angina)的患者;②冠脉三支病变(coronary artery three ressel disease)稳定型心绞痛且左室射血分数<50%时;③两支病变但 LAD 近端严重狭窄的稳定型心绞痛,其射血分数低于 50%者或者无创检查提示明显心肌缺血的患者;④不稳定型心绞痛(unstable angina)高风险或非 ST 段抬高型 MI 的患者;⑤急性 ST 段抬高型 MI 的患者。低风险手术患者,术前冠脉再通并不能使患者获益,但文献支持力度低(Ⅲ,B)。

临床中常常需要根据具体患者情况进行综合考虑,若为急诊,则需积极做好围术期安全把控进行手术,包括心内科、心外科干预方式及主动脉内球囊反搏的辅助。对于限期手术,要充分权衡手术时间与冠脉再通后抗血小板治疗时间的关系,并选择合适的冠脉再通方式,寻找最佳手术时机,最大程度使患者受益。

12. 双抗治疗患者接受非心脏手术时机的选择原则、抗栓治疗和手术出血风险的权衡及抗栓治疗术前如何桥接

2018 年欧洲心脏病学会及欧洲心胸外科协会冠心病血运重建指南指出,根据 SYNTAX 评分来判定患者接受 PCI 或 CABG,任何 PCI 建议使用药物洗脱支架治疗(Ⅰ,A),并接受正规的双联抗血小板治疗。双抗治疗期间需要进行非心脏手术时,需要麻醉医师、外科医师、心血管医师根据支架内血栓风险级别、出血风险、手术类型及距 PCI 术后时间等共同讨论,选择合适的治疗方案。具体措施如下:

(1)对植入药物洗脱支架(drug eluting stent,DES)的患者,择期非心脏手术最好延迟 1 年(Ⅰ,B);如果药物涂层支架植入后手术延迟的风险大于预期缺血风险,择期非心脏手术可考虑延迟半年(ⅡB,B)。

(2)若患者近期心肌梗死(术前 8~30 天内发生的心肌梗死)需要进行限期非心脏手术,如肿瘤患者,建议尽可能 6 周后进行,对于接受 PCI 者,无论支架类型,尽可能双联抗血小板治疗 1 个月后考虑手术,若接受中高危出血风险手术,考虑术前桥接治疗,若接受低危出血风险的手术,可继续 DAPT。

(3)裸金属支架(bare metal stent,BMS)植入 30 天内、冠脉球囊扩张(coronary balloon dilatation)2 周内、药物洗脱支架植入 3 个月之内不推荐进行需要中断 DAPT 治疗的择期非心脏手术。

(4)正在进行抗血小板治疗并且需要接受高风险出血手术的急诊患者,如果单独应用阿司匹林,多不停用;若接受双联抗血小板治疗,保留阿司匹林,停用 P2Y$_{12}$ 受体抑制剂,术前酌情输注氨甲环酸,必要时输注血小板,但输注血小板的时间为氯吡格雷和普拉格雷停药后 6~8 小时,替格瑞洛停药 24 小时后。

(5)存在冠脉分叉病变(coronary bifurcation lesions)、多枚及重叠支架、左心功能不全、肾功能不全、糖尿病等高危心肌缺血风险的心肌梗死患者,至少半年后考虑非心脏手术。

(6)如果采用神经阻滞或椎管内麻醉,氯吡格雷和替格瑞洛术前 5 天停药,普拉格雷术前 7 天停药,拔除留置管后即刻恢复抗血小板药物治疗。

(7)接受中高危出血风险手术者,若为高血栓风险患者(即冠脉球囊扩张 2 周内、金属裸支架 1 个月内、药物洗脱支架半年内、复杂多枚支架后 1 年内、心肌梗死后支架半年内、曾有支架内血栓者),特别是支架置入后 1 个月内,需要术前进行桥接(ⅡB,C),方法如下,①短效抗血小板药物桥接:目前常用短效抗血小板药物为替罗非班,作用于 GPⅡb/Ⅲa 受体,快速、直接、完全抑制血小板的聚集。用法用量参考:0.4μg/(kg·min)(30 分钟静脉滴注),维持滴注速率 0.05~0.1μg/(kg·min),术前 2.5~4 小时停用,术后尽快恢复双抗。特别注意,采用短效抗血小板桥接治疗,需要有经验的心内科医师共同参与。②低分子量肝素桥接:中高危风险出血手术包括泌尿科手术/操作,如 TURP(经尿道前列腺电切术)、膀胱切除或肿瘤消融术、肾切除或肾脏活检术;腹主动脉手术;起搏器或 ICD(植入型心律转复除颤器)植入术;结肠息肉切除,特别是>1~2cm 的无蒂的息肉;血供

丰富的器官手术,如肝脏、脾脏、甲状腺手术;肿瘤手术;关节置换和整形重建外科手术;颅脑和脊柱手术。

13. 口服阿司匹林的患者术前是否需要停用及原因

欧洲心脏病学会(ESC)指南建议,对于术前正在接受双联抗血小板治疗的患者接受手术,推荐整个围术期继续服用阿司匹林,心血管事件中-高危患者,不需停用阿司匹林,但需注意平衡血栓和出血风险。法国麻醉与重症学会建议,对于阿司匹林二级预防的患者(即心肌梗死病史、冠心病、冠脉支架术后、外周血管病、脑卒中、瓣膜置换术后)接受非心脏手术,不建议停用阿司匹林,仅对接受特定的闭腔手术(例如脊髓、神经外科、眼科手术和前列腺手术)手术,酌情停用阿司匹林 5 天。接受阿司匹林作为一级预防的患者行低出血风险手术时,不需停药。研究表明,继续服用阿司匹林并没有导致致死性出血风险的增加,相反会使相关心血管风险增加。

14. 合并高血压、糖尿病的冠心病患者非心脏手术前治疗药物的调整方案

合并高血压的冠心病患者,围术期更要避免血压波动导致的心血管事件。三级高血压可增加术后心肌梗死、心力衰竭的发生率,因此术前尽可能将血压控制在 180/110mmHg 以下。选择药物以 β 受体拮抗剂、钙通道阻滞剂类为宜,并用至术晨。合并高血压的冠心病患者需要特别防止降压过快过低导致的心肌缺血事件,注意 ACEI 和 ARB 类应用后出现麻醉诱导时的致命性低血压。

合并糖尿病的冠心病患者往往胸痛症状不典型,术前评估容易忽略,冠脉病变多为弥漫、复杂及狭窄严重,进展迅速,介入术后再狭窄及心脏不良事件发生率高,因此合并糖尿病的冠心病患者,接受 PCI 后需要适当延长双联抗血小板时间。术中和术后血糖波动与心血管事件密切相关,术前严格控制血糖及糖化血红蛋白在正常范围。术前血糖控制不满意者,考虑停用二甲双胍类等降糖药物,采用胰岛素滴定进行血糖精准控制。建议围术期血糖控制在 140~180mg/dl(7.8~10.0mmol/L)之间。严格控制血糖(4.5~6.0mmol/L)与更多的低血糖事件和更高的死亡率相关,应予警惕。

15. 冠心病患者择期非心脏手术术前肌钙蛋白的控制标准

肌钙蛋白及高敏感肌钙蛋白的升高代表心肌有缺血损伤性改变,术前肌钙蛋白升高与术后 30 天死亡率相关。目前对于术前肌钙蛋白升高患者,是否推迟手术、推迟多久,尚无定论。术前需要根据患者接受手术种类、是否急诊或限期手术做出个体化判断。若相邻时间点(2~4 小时),hs-cTn 变化≥20% 可认为是急性、进行性心肌损伤,则需要暂缓手术。若 hs-cTn 变化<20%,则认为时慢性、稳定性心脏疾病,可根据临床是否伴有缺血症状、ECG 改变、影像学证据等酌情考虑是否手术。若经过复查肌钙蛋白非但没有改善反而有升高趋势,需暂缓择期手术。术后以肌钙蛋白 I 或肌钙蛋白 T(包括超敏肌钙蛋白 I 或超敏肌钙蛋白 T)的升高作为判断术后心肌损伤(MINS)的参考,若有升高趋势,需要积极进行相关检查,排除交感兴奋、低血容量、低血压及缺氧等诱因。

欧洲心脏学会/欧洲麻醉学会(ESC/ESA)2014 年推荐,对于 Lee 评分大于 2 分的血管手术及大于 3 分的非血管手术,术毕外科手术 Apgar 评分(surgical Apgar score)累计分值(表 7-8-2)大于 7 分者,推荐进行肌钙蛋白和/或脑利尿钠肽(BNP)的测定。2017 年加拿大心脏病学会推荐对于术前心血管风险发生率大于 5% 或非致死性心肌梗死患者接受非心脏手术,术后 48~72 小时内每天测定肌钙蛋白数值。对于 65 岁以上患者及 45~64 岁术前有心血管系统疾患者或校正心血管风险指数(revised cardiac risk index,RCRI)≥1 者,建议测定脑利尿钠肽(brain natriuretic peptide,BNP)及氨基末端脑利尿钠肽前体(N-terminal pro-brain natriuretic peptide,NT-proBNP)。NT-proBNP 和 BNP 均为心脏血流动力学障碍的标志物,两者升高往往提示心肌损伤已经波及心脏功能,术前需要高度重视。若 BNP 和/或 NT-proBNP 水平显著升高或居高不降,或降幅<30%,均预示死亡风险增加,酌情暂缓择期手术。不同年龄段 BNP 和 NT-proBNP 参考值见表 7-8-3。

表 7-8-2　外科手术 Apgar 评分

	0 分	1 分	2 分	3 分	4 分
预计失血量/ml	>1 000	601~1 000	101~600	≤100	
最低平均动脉压/mmHg	<40	40~54	55~69	≥70	
最低心率/(次·min^{-1})	>85	76~85	66~75	56~65	<55

表 7-8-3 不同年龄段 BNP 和 NT-proBNP 参考值

年龄/岁	BNP/(ng·L⁻¹)	NT-proBNP/(ng·L⁻¹)
<50	50	450
50~75	75	900
>75	250	1 800

16. 急性冠脉综合征接受急诊非心脏手术的术前准备

急性冠脉综合征(acute coronary syndrome, ACS)主要包括不稳定型心绞痛和心肌梗死,患者伴有发作性心绞痛,随着病程发展可导致心律失常、心力衰竭,甚至猝死,原则上禁忌接受任何择期手术。若必须接受挽救生命的非心脏手术,如双联或三联抗血小板治疗(triple antiplatelet therapy)期间出现的消化道出血、外伤等,至少应做如下术前准备:①术前行股动脉超声检查,为术中和术后可能行 IABP 辅助治疗做准备;②术前明确冠脉病变程度,并制定可能出现意外的干预预案,如接受 PCI 或 CABG,做好相应的心内外科应对;③继续术前所有针对心血管系统的用药,包括抗血小板药物、降压药物、降脂药物等,若为高风险出血手术,病情允许情况下进行短效抗血小板药物如替罗非班的桥接治疗。术前酌情输注氨甲环酸,必要时输注血小板。

【术中管理】

17. 冠心病患者接受非心脏手术的麻醉诱导

冠心病患者围术期管理目标是维持心肌氧供需平衡,尤其在麻醉诱导期间,应避免血压和心率的剧烈波动,尤其防止低血压及快心率,具体措施如下。

(1)麻醉诱导前需要准备的药物包括去甲肾上腺素、去氧肾上腺素/甲氧明、山莨菪碱、氯化钙、多巴胺、艾司洛尔、尼卡地平、硝酸甘油等。

(2)麻醉前监测包括 5 导联心电图、脉搏氧饱和度、有创动脉血压,心功能不全者可考虑先开放深静脉,并泵注血管活性药物完备后进行麻醉诱导。

(3)麻醉前行血气分析,了解酸碱平衡状态、离子水平,保证血钾、血镁及血钙在正常范围。以排除其对心律的影响。

(4)诱导药物:根据患者的心功能状态,选择对循环抑制较轻的药物,采用缓慢分次给药方式,如小剂量咪达唑仑(2mg)、依托咪酯使患者入睡,之后给予中短效药物(阿曲库铵或罗库溴铵)及阿片类药物(芬太尼或舒芬太尼),若血压有下降趋势,可给予小剂量去甲肾上腺素或去氧肾上腺素等,保证血压下降不超过基础值的 20%。

(5)插管前可予气管内或静脉给予利多卡因(约 1mg/kg)的方法来降低喉镜和气管内插管造成的刺激,也可适当应用 β 受体拮抗剂降低插管反应,避免长时间喉镜操作。

(6)术前合并心功能不全者,可酌情预先经股动脉置入 IABP 鞘管,以备紧急主动脉内球囊反搏之用。

本节案例患者,心肌梗死病史明确,冠脉造影提示前降支狭窄 60%~70%,回旋支狭窄 30%~40%狭窄。心电图显示频发室性期前收缩,部分呈现二联、三联律,并短阵室性心动过速,多导联 ST-T 改变。麻醉诱导应谨遵上述原则。术中管理则应参照下述要点执行。

18. 冠心病患者接受非心脏手术术中目标管理原则

无论该类患者接受什么麻醉方式,术中目标管理原则是一致的,即最大化的提高心肌氧供及降低心肌氧耗。具体管理方法如下。

(1)维持合适的灌注压:无论全麻还是椎管内麻醉,均要预防低血压,尤其对于血管弹性较差的老年患者。血压维持在基础值±20%范围内可有效地维持冠状动脉的灌注(平均动脉压 75~95mmHg 和/或舒张压 65~85mmHg)。但注意血压过高会通过增加收缩期室壁压力及左室舒张末期压力(LVEDP)增加心肌氧耗,左室舒张末期压力增加容易发生心内膜下心肌缺血。

(2)维持较慢的心率:保持心率在较低及正常范围内(50~80 次/min),由于 70%~80%冠状动脉血流的灌注发生在心脏舒张期,心肌氧供主要受舒张期时间的影响。当心率增加时,舒张期缩短,影响心肌供血及供氧,同时增加氧耗。

（3）合理的容量管理：维持合适的血容量，在保证正常灌注的基础上防止液体过负荷。液体过量导致的左室过度扩张而增加收缩期室壁压力及心肌氧耗，采用头低位及连续观察中心静脉压变化趋势判断容量状态，或采用微创血流动力学指标进行目标导向个体化管理。同时特别注意冠心病患者失血后及时补充血液制品，保证血红蛋白含量≥80g/L，合并心功能不全者，血红蛋白含量应≥100g/L，以维持心肌氧供。

（4）体温维护：避免低体温，低体温（中心温度低于35℃）的不良反应如寒战将增加心肌氧耗，有导致心肌缺血的风险。

（5）血气电解质维护：维持轻微过度通气状态，即 $EtCO_2$ 32~34mmHg 之间，维持血钾、血镁、血钙在正常范围，尤其注意低镁会导致冠脉痉挛，诱发或加重原有心肌缺血问题。

19. 冠心病患者接受非心脏手术时血管活性药物的选择

在围术期，冠心病患者不可避免地会用到各类血管活性药物，由于不同血管活性药物的作用特点及冠脉受体分布特点，选择药物原则如下。

（1）缩血管药物：冠心病患者常用的缩血管药物包括去甲肾上腺素、去氧肾上腺素、甲氧明、血管升压素等。当患者出现血压偏低（如平均动脉压<75mmHg 或舒张压<65mmHg）时，还需根据其血流动力学特点综合决策，如患者同时心率偏快时，静脉给予纯 α_1 受体激动剂去氧肾上腺素 20~100μg[必要时持续输注 0.1~2μg/（kg·min）]或甲氧明 2~5mg[必要时持续输注 1.0~4.0μg/（kg·min）]。若无心率增快甚至偏低的情况下，则选择去甲肾上腺素，剂量为 1~30μg/min 或 0.01~0.3μg/（kg·min）泵注。去甲肾上腺素效果不佳时，为避免大剂量应用的不良反应，可加用血管升压素 1~4U/h 或 0.01~0.067U/min。

需要注意的是，甲氧明和去氧肾上腺素虽然均为 α_1 激动剂，但甲氧明只作用于分布在心肌细胞上的 α_{1A} 和 α_{1B} 两个亚型，对分布在冠脉血管上的 α_{1D} 亚型几乎无作用，因此相对于去氧肾上腺素，甲氧明只收缩冠脉血管外的动静脉血管，不引起冠脉收缩，即所谓高选择性的 α_1 受体激动剂。同时增加冠脉血流，可能对冠心病患者获益更多。同时注意心功能不全的冠心病患者，由于去氧肾上腺素有降低心排血量的作用，需谨慎使用，此时考虑应用去甲肾上腺素提升血压或结合正性肌力药物或许更为有益。因麻黄碱有增快心率的作用，故一般不用于冠心病患者提升血压。血管收缩药物的受体作用特点见表7-8-4。

表7-8-4　常用 α_1 受体激动剂的药理作用特点

药物	受体	强度	心率	起效时间
甲氧明	α_{1A}、α_{1B}	++	±	1分钟
去氧肾上腺素	α_{1A}、α_{1B}、α_{1D}	+++	±	1分钟
去甲肾上腺素	α、β	++++	+	即刻
麻黄碱	α、β	++	+	2~3分钟

注：±表示不增快心率或反射性减慢心率。

（2）正性肌力药物：冠心病患者若存在低心排，可能选择的正性肌力药物包括多巴胺、多巴酚丁胺、安力农、米力农、肾上腺素、左西孟旦等，并且常常与去甲肾上腺素联合使用。正性肌力药物的应用指征：PCWP>16mmHg，MAP<70mmHg 或收缩压<90mmHg，CI<2.2L/（min·m^2），SvO_2<65%。常用剂量为肾上腺素 0.01~0.1μg/（kg·min），多巴胺 5~8μg/（kg·min）。注意应用肾上腺素后导致的低血钾、高血糖及高乳酸血症。

（3）血管扩张药物：冠心病患者常用的血管扩张药物主要为硝酸酯类及钙通道阻滞剂。术中 ECG 出现特征性的 ST 下降，并且无低血压状态，可考虑使用硝酸甘油或钙通道阻滞剂，但必须注意血管扩张药导致的低血压，常常需要联合使用血管加压药，从而达到增加氧供、降低氧耗的作用。剂量为：硝酸甘油 10~100μg/min 或 0.1~4μg/（kg·min）泵注；尼卡地平 5~15mg/h 或 0.08~0.25mg/min，地尔硫草 2~5μg/（kg·min）。术中、术后严重高血压的治疗首选尼卡地平，若血压增高伴心率增快，可选用地尔硫草。

此外，冠心病患者常常合并心律失常，保持灌注压保证心肌供血是预防和处理冠心病术中新发心律失常的重要手段。对于术前存在的心律失常，不影响血流动力学可暂不积极处理，术中去除加重心律失常的诱因，维持内环境，尤其维持血钾、血镁在正常范围，重点防止低血压。

20. 冠心病患者接受非心脏手术的容量管理要点及电解质维护要点

冠心病患者对容量治疗要求高，容量过负荷及容量不足均会诱发心血管事件。低血容量状态下进行麻醉诱导,极容易发生低血压,因此麻醉诱导前及诱导过程中,要及时判断容量是否恰当,及时纠正。建议围术期容量尽可能维持"零平衡",防止液体潴留导致术后心脏及肺部并发症增加,尤其老年及心功能不全患者,在心排血量达到最优化的前提下,预知低血压,合理匹配血管收缩药。

目标导向液体治疗(goal-directed fluid therapy,GDT)使得容量管理更加精准化,重症及长时间的手术尤其合并冠心病的患者常需要有创动脉血压监测,同时中心静脉置管,以备中心静脉压的监测及血管活性药物的及时应用。结合临床指征,应用微创血流动力学监测技术,如 FloTrac、MostCare、TEE、Swan-Ganz 导管等可提供更为丰富的血流动力学信息,进一步指导补液,有望实现个体化液体治疗。

21. 冠心病患者接受非心脏手术的术中监测

术中监测包括 5 导联心电图(ECG)、脉搏氧饱和度、有创动脉血压,心电图 II 及 V$_5$ 导联能够探测到 80% 心肌缺血事件的发生。有创动脉压力监测可有效监测实时血压,实时指导血管活性药物使用,避免低血压处理滞后,同时可抽取动脉血行动脉血气分析,及时纠正内环境紊乱。重症及长时间的手术常需要中心静脉置管,动态观察中心静脉压的变化可预知容量负荷,并通过中心静脉泵注血管活性药。

微创血流动力学监测技术如 FloTrac、MostCare 等是冠心病患者接受非心脏手术常用的监测方法。不推荐常规应用肺动脉导管(pulmonary artery catheter,PAC)监测心肌缺血,除非是合并严重心功能不全接受高危手术的患者,才酌情考虑使用,肺动脉楔压近似于左室舒张末压,是优化血管内容量治疗的有益指标,肺动脉楔压突然增高可能预示缺血造成的急性左室功能不全,但尚未证实在缺血性心脏病患者中应用肺动脉导管可改善预后。术中经食管超声心动图(TEE)是监测室壁运动异常高风险患者的有效手段,尤其是重大手术的患者。在监测心肌缺血时,TEE 比 ECG 及 PAC 更敏感,同时可以精准判断容量,但目前尚未有证据显示 TEE 监测能够减少围术期严重心血管不良事件,但对于不明原因的、持续性的或威胁生命的循环紊乱,TEE 监测能够起到鉴别诊断其原因的作用,但需经验丰富的超声心动图医师来完成。

22. 冠心病患者接受非心脏手术时, 术中是否需要预防性应用硝酸甘油及原因

硝酸甘油可有效地治疗心肌缺血,但对心肌缺血无预防作用,也无预防冠脉痉挛的作用。因此冠心病患者行非心脏手术,指南不推荐预防性应用硝酸甘油,因其能否降低心肌缺血和心血管事件的发生率仍不明确(II,C)。预防性应用硝酸甘油时应综合考虑麻醉方法和患者的血流动力学状态,特别注意考虑应用硝酸甘油后导致的麻醉和手术过程中发生的血管扩张、低血容量及低血压。

应用硝酸甘油应以维持足够的冠脉灌注压为前提条件,指征包括:①动脉压超过基础压 20%;②漂浮导管监测到 PCWP>16mmHg,PCWP 波形上 A 和 V 波>20mmHg 或 A、V 波高于 PCWP 平均值 5mmHg 以上;③ST 段改变大于 1mm;④区域性室壁运动异常;⑤因心肌缺血导致的急性左或右室功能失常;⑥冠状动脉痉挛。

23. β 受体拮抗剂在冠心病患者接受非心脏手术中应用的观点

指南推荐:长期服用 β 受体拮抗剂的手术患者应该继续使用(I,B),心肌缺血高危患者,围术期可以开始服用 β 受体拮抗剂(IIb,C),以尽量减少围术期心动过速或局部缺血,尤其是接受血管类手术的患者。不推荐术前临时开始服用 β 受体拮抗剂,除非心脏病专家会诊后认为有非常明确的指征。对非心脏手术的患者,β 受体拮抗剂可降低围术期室上性心律失常及急性心肌梗死的发生率,但文献报道可增加脑卒中发生率,需要注意。对于冠心病合并室性或室上性心律失常者,并且不存在心功能不全者,主张术前积极使用 β 受体拮抗剂。

冠心病患者接受非心脏手术,术中常常会临时应用 β 受体拮抗剂控制心室率,包括预防气管插管及拔管反应,但需要注意 β 受体拮抗剂的负性肌力作用,有时会导致血压下降,临床上需要个体化处理。

24. 冠心病患者接受非心脏手术术毕拔管时机的把控及是否可以采用新斯的明-阿托品合剂拮抗

接受全身麻醉的冠心病患者,特别注意要去除术毕导致疼痛和交感兴奋的一切因素,只要符合拔管条件,尽可能早期脱管,防止气管导管及吸痰刺激引起的血压增高及心率增快而导致的心肌缺血。苏醒前应优化镇痛(如给予小剂量阿片类药物或经已有的硬膜外导管给予罗哌卡因),适时适量应用 β 受体拮抗剂(例如艾司洛尔、拉贝洛尔或美托洛尔)、血管舒张剂(例如尼卡地平)维持血流动力学平稳,无呛咳状态下清理呼吸道分泌物,潮气量满意即拔除气管插管。

有关缺血性心脏病是否可以通过胆碱酯酶抑制剂/抗胆碱能药联合应用实施肌肉松弛药的逆转文献尚无明确定论。中华医学会麻醉学分会 2017 年专家共识指出,若为明确诊断的缺血性心脏病(冠心病)患者,禁用或慎用阿托品,因此手术结束时慎用或禁用新斯的明和阿托品拮抗肌肉松弛残留作用,应维持通气直至肌肉松弛作用完全消退后再拔除气管导管。在有条件的情况下,可使用罗库溴铵特异性拮抗剂舒更葡糖钠。

25. **同期接受冠脉再通患者的术中管理要点**

（1）需要与非心脏手术同期进行冠脉再通（coronary recanalization）者，多合并急性冠脉综合征。术中管理要点具体如下。

1）颈动脉狭窄（carotid artery stenosis）：美国克利夫兰诊所对于颈动脉狭窄同时合并急性冠脉综合征需要同期处理的指征是：①颈动脉狭窄达 50%～99% 且有症状；②双侧颈动脉狭窄 80%～99% 无症状；③单侧颈动脉狭窄 80%～99% 无症状伴对侧颈动脉闭塞；④颈动脉狭窄达 80%～99%，无临床症状，但伴脑血管储备功能损害。

2）肿瘤患者伴急性冠脉综合征：如胃肠道肿瘤合并出血或梗阻、部分低分化的肺癌等。

3）肢体坏疽接受截肢手术，同时伴有急性冠脉综合征。

4）外伤后需要挽救生命的手术，同时伴有急性冠脉综合征。

（2）同期接受冠脉再通手术者，多先行冠脉再通，之后行非心脏手术。术前准备与心外科手术相同，术中管理要点如下。

1）避免椎管内麻醉，防止同期冠脉再通后因抗血栓治疗带来的硬膜外血肿风险。

2）麻醉后备 IABP 鞘管，以备及时 IABP 辅助治疗。

3）冠脉再通后，由于心肌缺血再灌注损伤，往往需要借助血管活性药物完成此后的非心脏手术。

4）冠脉再通后，往往需要应用抗凝抗栓药物，尤其 PCI 方式，后续术中管理需要维持血压平稳，防止高血压导致的脑血管意外、眼底出血等风险，尤其术毕拔除气管导管时，因此建议术后由心脏重症监护室管理。

5）同期手术时间较长，创伤大，术中完善监测，合理容量治疗，保温，维护内环境稳定。

26. **术中心肌缺血的征象、紧急处理原则及临时放置 IABP 时注意的问题**

冠心病患者非心脏手术的心肌缺血问题，预防大于处理，术中要遵循冠心病患者围术期管理原则。术中心肌缺血的征象包括：①心电图，心前区 V_5 导联是发现心肌缺血最敏感的单一导联，联合肢体 Ⅱ 导联可以发现约 80% 的心肌缺血，ST 段的特异性改变如压低或抬高超过 1mm，T 波倒置和 R 波变化均提示心肌缺血。②TEE，新发的局部室壁运动异常是术中心肌梗死的诊断标准，早于心电图的改变。AHA/ACC 强烈推荐术中或围术期应用 TEE 来寻找急性、顽固且危及生命的血流动力学异常的原因。③Swan-Ganz 导管监测到不明原因的 PCWP 升高时应高度怀疑心肌缺血。

紧急处理原则：①紧急建立有创动静脉监测；②若存在低血压，首先提升灌注压，必要时泵注升压药，多为去甲肾上腺素；之后进一步处理寻找原因进行相应处理；③采用 β 受体拮抗剂适当减慢心率；④可给予钙通道阻滞药或硝酸甘油缓解冠脉痉挛；⑤急查电解质，排除低钾、低镁，即刻纠正至正常高限水平；⑥若对血管活性药反应欠佳，建议紧急经股动脉建立 IABP 辅助治疗。

临时放置 IABP 前，首先确认股动脉通路是否有障碍，同时关注 IABP 禁忌证，如主动脉瓣膜关闭不全、主动脉窦瘤及夹层、下肢缺血改变等。

【术后管理】

27. **冠心病患者非心脏手术术后镇痛能否选择非甾体类药物及原因**

冠心病患者对镇痛要求高，要避免因术后疼痛导致的交感兴奋而诱发心血管事件。多模式镇痛可使患者术后镇痛更加完善，但对于有明确心肌缺血的患者，要慎用或禁用非甾体抗炎药（nonsteroidal anti-inflammatory drug，NSAID），尤其是选择性环氧合酶-2（COX-2）抑制剂。NSAID 特别是特异性 COX-2 抑制剂显著增加心血管事件（血栓事件、充血性心力衰竭、高血压、心肌梗死、严重冠心病）的发生率。COX-2 选择性抑制剂抑制前列腺素但不抑制血栓素，并减少了具有扩张作用的 PGI_2 的产生，促使血栓形成。因此对于已确定的缺血性心脏疾病、外周动脉血管和/或脑血管疾病的患者，禁用选择性 COX-2 抑制剂。酮咯酸、氟比洛芬酯与阿司匹林、双香豆素类抗凝剂、抗血小板药物伍用可加大出血风险，应予严禁。

28. **术前进行抗栓桥接的患者恢复双抗时机的掌握**

对于术前进行抗栓桥接的患者，建议术后尽可能在 24～72 小时内，最好 48 小时内恢复双抗治疗，见图 7-8-1。

采用低分子量肝素桥接者，术后继续低分子量肝素治疗，术后 24～72 小时无活动性出血时，尽早恢复 DAPT，停用肝素。

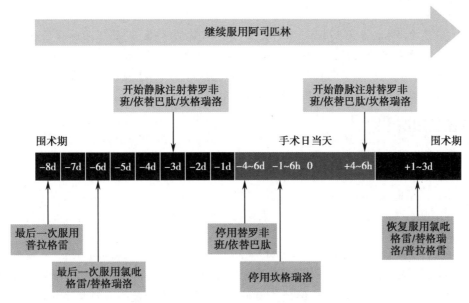

图 7-8-1　术前行抗栓桥接者恢复双抗时机

29. 术后心肌损伤和/或心肌梗死的防治

冠心病患者接受非心脏手术的心血管事件多发生在术后 24~72 小时,应高度关注围术期心肌损伤及心肌梗死的典型临床表现。其具体防治措施如下:①充分术后镇痛,防止因疼痛刺激诱发心血管事件;②术后持续监测心电图及血压,必要时进行 12 导联心电图监测,及时发现并处理心肌缺血、心律失常和低血压;③术后床旁心脏超声有助于早期发现心肌缺血表现;④如有指征,可早期动态监测肌钙蛋白及 BNP 变化,做到早期发现和预防;⑤术前接受双抗桥接者,尽可能早期恢复双抗治疗;⑥术后继续术前相关心血管活性药应用,如 β 受体拮抗剂、他汀类药物、抗高血压药物及降糖药等;⑦密切监测离子水平,防止低钾低镁诱发心律失常,维持内环境稳定。

（赵丽云）

第九节　围术期心律失常患者的麻醉

【知识点】

1. 围术期心律失常的常见病因及诱因
2. 围术期常见快速性心律失常的种类及应对
3. 围术期常见缓慢性心律失常的种类及应对
4. 围术期常用抗心律失常药物的作用机制及应用

5. 紧急电复律的应用
6. 心律失常围术期抗凝要点
7. 围术期心律失常心脏起搏器的应用
8. Q-T 间期延长综合征及其防治

【案例一】

患者女,67 岁,体重 65kg。患者 1 个月前体检发现膀胱占位,大小约 39mm×28mm×47mm,遂行膀胱穿刺确诊为膀胱癌。拟行膀胱部分切除术。既往高血压病史 10 年,血压最高达 165/90mmHg,规律服用替米沙坦,血压控制良好。心律不齐病史 4 年,未治疗。自述偶感心悸,无心慌、气短,无晕厥史。心电图示频发室性期前收缩,24 小时动态心电图示:窦性心律;频发室性期前收缩,二联律,可见成对、短阵室性心动过速,室性期前收缩次数 14 387 次/24h(占心搏总数 12.5%)。2 周前行新辅助化疗。心脏彩超示:左房增大,二尖瓣反流(轻度),主动脉瓣反流(轻度)。冠脉增强 CT:冠状动脉轻微钙化。

【案例二】

患者男,72 岁,体重 89kg,身高 178cm。因"腹主动脉-双髂动脉-股-腘-膝下动脉血栓栓塞,双下肢缺血 4 期"需急诊行双股切开取栓备球囊扩张支架植入术。患者既往有高血压、冠心病、陈旧性脑梗死及心房颤动病史。心房颤动多年未行治疗,现心室率 152 次/min。心脏彩超示节段性室壁运动异常,双房大,二尖瓣、三尖瓣中度反流,左室射血分数 38%。测袖带血压 158/103mmHg。

【疾病的基础知识】

1. 心律失常的电生理机制

心脏传导系统是由心脏中特有的、功能高度专一的心肌组织构成,负责心脏内激动的产生与传导。包括窦房结(sinoatrial node)、结间束(internodal tract)、房室结(atrioventricular node)、房室束及左、右束支(left/right bundle branch)、浦肯野纤维(Purkinje fiber),部分人还存在变异的旁路传导束,旁路传导束是产生预激综合征和房室折返性心动过速的基础。

心肌细胞具有自律性(autorhythmicity)、兴奋性(excitability)和传导性(conductivity)。心律失常(arrhythmia)的电生理机制(cardiac electrophysiology)与冲动形成异常和/或冲动传导异常有关。冲动发生异常包括折返及传导障碍。折返可以发生在心脏的各个部位,包括窦房结、心房、房室结及心室内以及由旁道参与的心房和心室间的大折返而引起心动过速,如心房颤动、心房扑动、室上性及室性心动过速、预激综合征等。由于生理或病理的原因引起的冲动传导过程中出现传导延迟或传导阻滞,如各类型期前收缩、不同程度的传导阻滞等。有时冲动形成异常与冲动传导异常并存,形成更为复杂的心律失常类型。

2. 围术期常见心律失常的病因

围术期常见心律失常(arrhythmia)多因患者自身基础疾病所致,如冠心病、心肌病、先天性心脏病、高血压、糖尿病、甲状腺功能异常等。患者长期治疗性用药如抗高血压药物、洋地黄、茶碱类药物、喹诺酮类药物等均可诱发不同类型的心律失常。

围术期引发心律失常或使原心律失常恶化的常见原因包括:①围术期电解质紊乱引起的心律失常较为常见,尤其是血钾血镁水平;②麻醉药物;③低血容量;④低血压;⑤缺氧、疼痛、自主神经反射、术中电凝等;⑥体温异常;⑦血管活性药物应用不当。

3. 频发室性期前收缩及室上性心动过速

(1) 频发室性期前收缩(frequent ventricular premature):室性期前收缩的诊断主要依赖 12 导联普通心电图和 24 小时动态心电图(dynamic electrocardiogram)检查,可确定室性期前收缩的形态(单形还是多形)、数量、起源部位及与运动关系等。通常 24 小时动态心电图室性期前收缩(premature ventricualr contraction,PVC)负荷占总心搏数的 15%~25% 以上,即可诊断频发室性期前收缩。也有观点认为>1 000 次/d 即为频发室性期前收缩。频发室性期前收缩可导致左室收缩功能不全。麻醉手术期间,如出现每分钟 6 个或更多的室性期前收缩,反复出现或者呈现多灶性室性异位节律,即有发生致命性室性心律失常的风险,应即刻处理。

(2) 室上性心动过速(supraventricular tachycardia,SVT):是指起源于希氏束分支以上部位的心动过速,发病机制多为折返。折返的结构基础涉及心房、房室交界、希氏束及心室。室上性快速心律失常包括房性心动过速(简称房速)、心房扑动、房室结折返性心动过速(atrioventricular nodal reentrant tachycardia,AVNRT)及房室折返性心动过速(atrioventricular reciprocating tachycardia,AVRT),房性心动过速和心房扑动多见于器质性心肺疾病患者。临床上狭义的室上性心动过速包括房室折返性心动过速及房室结折返性心动过速。

4. 预激综合征的识别

预激综合征(Wolff-Parkinson-White syndrom)是房室传导的异常现象,冲动经附加通道下传,提早兴奋心室的一部分或全部,引起部分心室肌提前激动,称为"预激",合并室上性心动过速发作者称为预激综合征(WPW综合征)。诊断主要靠心电图。心室预激产生早于正常 QRS 波的 δ 波,P-R 间期缩短(<0.12 秒),QRS 波增宽(≥0.11 秒)(图 7-9-1)。经典的预激综合征多以 δ 波为特征,隐性预激心电图中没有明显的 δ 波,主要表现为 P-R 间期缩短。一般 WPW 患者的心脏结构多正常,也有少数患者合并先天性心脏病。

5. Q-T 间期延长综合征诊断标准及尖端扭转型室性心动过速

Q-T 间期延长综合征(long Q-T syndrom,LQTS)是一种常染色体遗传性心脏病,以反复发作晕厥、抽搐、甚

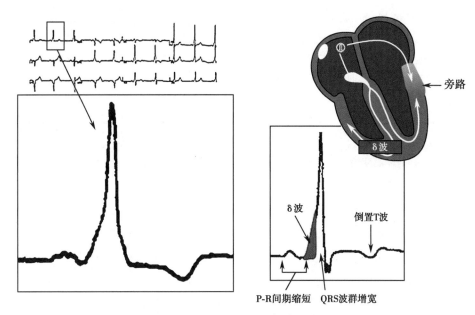

δ波

旁路

δ波　　　　　倒置T波

P-R间期缩短　QRS波群增宽

图 7-9-1　典型的 WPW 综合征及 δ 波

至猝死为临床特征。LQTS 分为先天性和获得性,医源性获得性 LQTS 较先天性 LQTS 更常见。获得性 LQTS 可能由抗生素、抗心律失常药、抗抑郁药、止吐药等诱发,也与低钾血症、低镁血症、肥厚型心肌病、颅脑损伤出血有关。

Q-T 间期延长综合征心电图以校正 Q-T 间期(QTc)延长(女性 QTc>470 毫秒,男性 QTc>460 毫秒),T 波异常为表现。QTc>500 毫秒者为高危象,QTc>600 毫秒者为极高危。LQTS 使复极延长,导致心肌细胞不应期不均,可引起后除极化触发 PVC。在一定情况下,触发的 PVC 可引起折返性心室节律,表现为多形性室性心动过速,称为尖端扭转型室性心动过速(torsades de pointes,TdP),尖端扭转型室性心动过速极易恶化为心室颤动(ventricular fibrillation)。

6. 病态窦房结综合征的病因及诊断

病态窦房结综合征(sick sinus syndrome)以窦房结功能不良为特征,多由窦房结及其邻近组织发生退行性病变所致,也可见于冠心病、心肌炎、心肌病、高血压、风湿性心脏病、心外科手术损伤后。药物如 β 受体拮抗剂、非二氢吡啶类钙通道阻滞剂(维拉帕米、地尔硫䓬等)、地高辛、交感神经阻滞药、乙酰胆碱酯酶抑制剂、麻醉性镇痛药等均可诱发病态窦房结综合征。围术期低温、低氧、甲状腺功能减退、高钾、低钾、低钙也可导致窦房结功能不全。心电图表现形式多样,包括窦性心动过缓(sinus bradycardia)、窦性停搏、窦房传导阻滞、心动过缓-心动过速交替(慢-快综合征,bradycardia-tachycardia syndrome)。半数以上的病窦综合征会发展为伴有心房颤动或心房扑动的慢-快综合征。

病态窦房结综合征的诊断以心电图改变为证据,以重要脏器低灌注为特征的临床表现为条件,缺一不可。若心电图表现不典型,需检查 24 小时,甚至 48 小时动态心电图进行诊断。脏器灌注不足多见于心、脑、肾、胃肠道,严重情况下可能会发生阿-斯综合征(Adame-Strokes syndrom)引起患者猝死。

7. 非持续性室性心动过速及其处理

非持续性室性心动过速(nonsustained ventricular tachycardia,NSVT)是指连续出现的 3 个及以上的室性心律,频率>100 次/min,在 30 秒内自行终止。往往提示存在潜在器质性心脏疾病。围术期出现 NSVT,首先需评估是否存在心肌缺血、心肌病,尤其是扩张型心肌病、高血压、心力衰竭、电解质紊乱等基础疾病。不伴有血流动力学障碍的 NSVT 也可转变成心室颤动或无脉性室性心动过速,因此对 NSVT 患者术中及术后均需要严密监测,围术期以治疗原发病及纠正电解质紊乱为前提,如患者不存在低血压及严重心功能受损,可以考虑使用 β 受体拮抗剂或钙通道阻滞剂减慢心室率,也可以应用胺碘酮或利多卡因等药物维持窦性心律。若有心功能不全表现,在治疗原发病的基础上予以纠正。

8. 抗心律失常药物的分类

临床上抗心律失常药物按照各自电生理作用不同主要分为以下 4 类:Ⅰ类为钠通道阻滞剂(sodium channel

blocker)；Ⅱ类为β受体拮抗剂(β receptor blocker)；Ⅲ类为钾通道阻滞剂(potassium channel blocker)；Ⅳ类为钙通道阻滞剂(calcium channel blocker)。此外，临床上常用的抗心律失常药物还包括未纳入以上4类的腺苷、地高辛、去乙酰毛花苷等(表7-9-1)。围术期常用的药物有普鲁卡因酰胺、利多卡因、普罗帕酮、β受体拮抗剂、胺碘酮、伊布利特、地尔硫草、地高辛、去乙酰毛花苷等。

表7-9-1　抗心律失常药物分类

类别		作用机制	代表药物
Ⅰ类	Ⅰa	适度钠通道阻滞剂	奎尼丁、普鲁卡因胺、丙吡胺
	Ⅰb	轻度钠通道阻滞剂	利多卡因、美西律、苯妥英钠
	Ⅰc	重度钠通道阻滞剂	普罗帕酮、氟卡尼
Ⅱ类		β受体拮抗剂	美托洛尔、比索洛尔、艾司洛尔
Ⅲ类		钾通道阻滞剂	胺碘酮、索他洛尔、伊布利特、决奈达隆、多菲利特、维纳卡兰
Ⅳ类		钙通道阻滞剂	维拉帕米、地尔硫草
其他类			腺苷、地高辛、去乙酰毛花苷

9. 抗心律失常药物与麻醉药物的相互作用

（1）术前常用的抗心律失常药物如前述，凡是具有负性肌力、负性传导作用的抗心律失常药者，如β受体拮抗剂、胺碘酮、钙通道阻滞剂等，均需要注意关注其与阿片类药物、异丙酚、右美托咪定等的协同作用。术中需要应用时，要兼顾对心排血量及血压的影响，尤其对于心功能欠佳者，应用前需要备好正性肌力药及升压药。不主张术前24小时临时加用β受体拮抗剂。

（2）导致Q-T间期延长的抗心律失常药物如胺碘酮、伊布利特、索他洛尔等，注意与麻醉相关药物如氯胺酮、氟哌利多、哌替啶及部分吸入麻醉药物的叠加相加作用。

（3）利多卡因具有镇静作用，尤其需要持续输注时要适当减少麻醉镇静药物用量，非全麻患者注意用药剂量及密切监护，防止镇静过度。

10. 可导致心律失常的麻醉因素

除术前已存在的心律失常外，麻醉药物及不恰当的管理亦可引发心律失常。

（1）麻醉药物：芬太尼类阿片受体激动剂抑制交感神经，产生心动过缓；异丙酚可导致心动过缓；哌替啶有拟交感神经作用，使心率增快；氟哌利多可导致Q-T间期延长；右美托咪定可促发冠脉痉挛及心动过缓。

（2）麻醉相关操作：气管插管、吸痰拔管刺激引起血压升高、心动过速；椎管内麻醉阻滞平面达T_4以上，可引起心动过缓；颈丛神经阻滞可致心动过速；中心静脉或漂浮导管置入操作可导致一过性心律失常，甚至恶性心律失常。

（3）麻醉管理：术中低血压可导致心肌缺血，引发心律失常；低体温可诱发传导阻滞甚至心搏骤停；术中电解质紊乱如低钾、高钾、低镁、低钠等导致心律失常。高血钾时心肌收缩力减弱甚至停搏；低钾出现室性心律失常，低镁出现心动过缓和传导阻滞；低钠发生心动过缓，严重可致心脏停搏；高钙血症导致心动过速；缺氧引起低氧血症可导致心肌供血不足、多发室性期前收缩；二氧化碳蓄积可引起血压高心率快，一般为窦性心动过速。

【术前评估与准备】

11. 频发室性期前收缩的术前管理及射频消融的指征

术前患者心电图提示频发室性期前收缩者，建议进一步行24小时动态心电图及超声心动图进行进一步检查。对于术前提示左室收缩功能下降或心室容量增加的患者，即使无症状亦需要术前高度重视，尤其对于室性期前收缩>10 000次/24h的患者尤须注意。术前治疗首先排除电解质紊乱，药物治疗需要在心内科医师的指导下进行。术前主要抗心律失常药物主要有包括β受体拮抗剂、非二氢吡啶类钙通道阻滞剂、普罗帕酮、胺碘酮等。注意不同的抗心律失常药物可能的不良反应及与麻醉药物的相互作用。

频发室性期前收缩症状明显，且抗心律失常药物治疗无效或患者不能耐受药物治疗、频发室性期前收缩导致心肌病、局灶触发性心室颤动者,如拟行中高危非心脏手术,可考虑术前进行射频消融治疗。

案例一所述患者,心律不齐病史4年,未治疗,有自主症状。心电图示频发室性期前收缩。因此予以24小时动态心电图检查,提示窦性心律;频发室性期前收缩,二联律,可见成对,短阵室性心动过速,室性期前收缩次数14 387次/24h(占心搏总数12.5%)。应行抗心律失常治疗,必要时可考虑射频消融治疗。

12. 室上性心动过速的术前管理

(1)阵发性室上性心动过速(SVT)多由折返引起,主要包括房室结折返性心动过速(AVNRT)、房室折返性心动过速(AVRT),治疗的目的在于中止折返。首先评估血流动力学状态,若出现血流动力学障碍,立即采用同步电复律。如果患者血流动力学稳定,初始治疗可采用抑制迷走神经的措施,如颈动脉窦按摩或Valsalva动作(Valsalva maneuver)。如果保守治疗无效,可药物阻断房室结传导。

(2)大多数AVNRT发作可由单剂量腺苷终止。钙通道阻滞剂如维拉帕米和地尔硫草也可终止SVT,但注意外周血管扩张和负性肌力作用导致的血压下降。静脉注射β受体拮抗剂可以用来控制或逆转SVT。

(3)射频消融可用于反复发作或者对药物治疗效果不佳的顽固性AVNRT患者。

13. 心房颤动患者术前抗凝的指征及调整原则

心房颤动患者的抗凝指征包括:①准备进行药物或电复律;②瓣膜病伴心房颤动;③非瓣膜病心房颤动患者;④阵发性心房颤动,CHA2DS2-VASc评分(表7-9-2)男性≥1分,女性≥2分者;⑤具备其他抗凝指征,如体循环栓塞、肺栓塞、机械瓣置换术后的心房颤动患者;⑥孕期心房颤动。

心房颤动患者围术期抗凝药物的调整原则为:

(1)CHA2DS2-VASc评分(CHA2DS2-VASc score)5分以上、既往3个月内有卒中史、合并风湿性瓣膜病的心房颤动患者,若接受中高危出血风险手术,需要停用华法林接受桥接治疗。

桥接方法:术前5天停用华法林,停用2天后开始静脉给予普通肝素(UFH)或低分子量肝素(low molecular weight heparin,LMWH)(低血栓栓塞风险给予预防剂量,高血栓栓塞给予治疗剂量)。LMWH预防剂量12小时、治疗剂量24小时后进行手术,UFH术前4~6小时停止,术后根据出凝血状态,1~2天恢复LMWH或UFH。

(2)新型口服抗凝药达比加群酯和利伐沙班效果等同华法林,但出血风险相对小,不需常规监测凝血指标,用于非瓣膜性心房颤动患者卒中的预防。利伐沙班为选择性因子Ⅹa抑制剂,达比加群是直接凝血酶抑制剂,对于高出血风险且无肾功能损害的患者,指南建议术前72小时停用,低出血风险手术后24小时即可恢复给药,而高出血风险手术后需48~72小时恢复给药。

表7-9-2 非瓣膜病心房颤动血栓危险度 CHA2DS2-VASc 评分

危险因素	评分
心力衰竭/LVEF<40%(C)	1
高血压(H)	1
年龄>75岁(A)	2
糖尿病(D)	1
卒中/血栓形成(S)	2
血管性疾病(V)	1
年龄65~74岁(A)	1
女性(Sc)	1
总分	10

注:评分≥2分,推荐口服抗凝药治疗(如华法林)(Ⅰ,A);评分1分,可选择华法林或阿司匹林抗凝,推荐口服治疗(Ⅰ,A);评分0分,可选择阿司匹林或不用抗栓治疗(Ⅰ,A)。

14. Q-T 间期延长综合征的术前准备

Q-T间期延长综合征分为获得性和先天性,心肌缺血缺氧、电解质紊乱(尤其是低钾、低镁、低钙)及应用某些药物(包括Ⅰa类和Ⅲ类抗心律失常药物、大环内酯类抗生素、胃肠动力药、三环类抗抑郁药等)都是导致获得性Q-T间期延长的危险因素。上述危险因素往往合并存在于围术期。

对于手术前存在Q-T间期延长的患者,应积极纠正上述原因,保持血钾、血钙、血镁在正常范围高限,预防TdP的发生。术前要进行持续心电图监测。对可疑先天性长Q-T综合征的患者,应请心内科电生理医师会诊,评估有无置入起搏器及带有起搏功能的植入型心脏转复除颤器(ICD)的指征。术前避免交感神经兴奋导致的Q-T间期延长。β受体拮抗剂治疗应持续至手术当天,并维持整个围术期。术前采用咪达唑仑适当镇静。术前贴好体外除颤电极。

15. 常见电解质紊乱与心律失常的关系

电解质紊乱可导致多种类型的心律失常。①低镁血症可导致冠脉痉挛,并使QRS时限增宽,增加尖端扭转型室性心动过速、持续性心房颤动、室性期前收缩和其他室性心律失常的发生风险;②高镁血症可以导致各种类型的传导阻滞、心动过缓和低血压,并可影响凝血功能;③低钾血症可以导致室性期前收缩、室性心动过速等;④高钾血症导致各种形式的传导异常、窦性心动过缓、窦性停搏、心室颤动及心脏停搏等;⑤低钙血症可导致 Q-T 间期延长,但与低钾血症和低镁血症相比,较少引起尖端扭转型室性心动过速。

16. 心房颤动患者的术前治疗及术前需要安置起搏器的心房颤动类型

心房颤动患者的术前治疗包括病因治疗、抗凝治疗、转复窦律及心室率控制。

(1) 如果是术前新发心房颤动,手术应该尽可能推迟到心室率被控制或转复为窦性心律。若是持续性心房颤动,术前尽可能控制心室率在 100 次/min。根据患者的基础病及是否合并心功能不全,选择不同的药物控制心室率。药物包括钙通道阻滞剂、β 受体拮抗剂、去乙酰毛花苷、胺碘酮等。

(2) 对非瓣膜病心房颤动患者,CHA2DS2-VASc ≥ 2 分的患者,建议接受抗凝治疗。

(3) 心房颤动患者术前置入起搏器的指征:①心房颤动患者表现为慢且规则的心室率,通常表示可能存在完全性房室阻滞,如果持续不恢复,则需要进一步检查,可能需要起搏;②心房颤动患者存在一次或多次>5秒的停搏,无论有无症状,均考虑心脏起搏器治疗;③永久性心房颤动合并症状性心动过缓者,术前需要置入永久性起搏器。

案例二所述患者既往有高血压、冠心病、陈旧性脑梗死及心房颤动病史。心房颤动多年未行治疗,现心室率 152 次/min。心脏彩超示节段性室壁运动异常,双房大,二尖瓣、三尖瓣中度反流,左室射血分数 38%。术前治疗重点应为控制心室率在 100 次/min,同时应顾及其基础疾病和心功能状态。该患者具有抗凝治疗指征,但无需转复窦律或置入永久性起搏器。

【术中管理】

17. 术中频发室性期前收缩的处理

若术前存在频发室性期前收缩,积极进行术前准备,术中若对血流动力无影响,并且没有持续加重,一般不需积极处理。

若为术中新发室性期前收缩,首先应查找病因,并对因处理。如排除缺氧、二氧化碳蓄积,纠正低钾、低镁等电解质紊乱。若可疑冠心病,提升血压,保证窦房结供血是治疗室性心律失常的根本。若频发室性期前收缩合并心动过缓,采用山莨菪碱适当提升心率往往可以达到减少室性期前收缩的效果。还可在保证心室率的情况下,选择 β 受体拮抗剂、胺碘酮和/或利多卡因,必要时持续泵注。

18. 术中室上性心动过速的紧急处理、抗心律失常药物的选择及电复律的时机

(1) 若为窄 QRS 波型室上性心动过速,首先使用迷走神经刺激法,如无效可以给予静脉腺苷(6mg 快速静脉注射,如无效,数分钟内可给予 12mg 静推),也可考虑静脉应用 β 受体拮抗剂或钙通道阻滞剂,同时注意血压下降。

(2) 若为宽 QRS 波型,除非病史及心电图能明确为室上性心动过速,否则一律按室性心动过速处理。

(3) 对于经旁路前传的房室折返性心动过速,如果血流动力学稳定,可静脉给予普罗帕酮(1.5 ~ 2mg/kg 缓慢静推,不低于 10 分钟内给予);如果患者血流动力学不稳定,出现低血压时,可采用去氧肾上腺素、甲氧明等处理,不缓解者即刻直接行同步直流电复律。房室结阻断剂(腺苷、β 受体拮抗剂、钙通道阻滞剂及去乙酰毛花苷)可阻断房室结,加快旁路传导,有可能进一步加快心室率,引起血流动力学恶化,切忌使用。

19. 术中新发心房颤动的处理、不同药物的选择及心室率控制

手术期间对新发生心房颤动的处理取决于血流动力学是否稳定。

(1) 如果心房颤动对血压影响显著,应首先提升血压,同时予以心脏电复律(100~200J 单相同步)。

(2) 如果血流动力学稳定:①不合并左室收缩功能不全(射血分数>40%)者,首要应用 β 受体拮抗剂(0.5mg/kg 艾司洛尔,静脉注射时间>1 分钟,之后 0.05 ~ 0.25mg/(kg·min)维持;或 2.5 ~ 5mg 美托洛尔,静脉注射时间>2 分钟)或钙通道阻滞剂(0.25mg/kg 地尔硫䓬,静脉注射时间>10 分钟,15 ~ 20 分钟可重复给予,或静脉注射 2.5 ~ 5mg 维拉帕米,必要时重复给予)控制心率;②若射血分数<40%,可选择小剂量 β 受体拮抗剂加胺碘酮(300mg 溶于 5% 葡萄糖溶液中,30 ~ 60 分钟内静滴)控制心率,必要时加用去乙酰毛花苷(首剂 0.25 ~ 0.5mg,以后每 2 小时可重复 0.25mg,总量不超过 1.5mg);③伊布利特 1mg(给药时间>10 分钟),10 分钟后可重复 1mg(给药时间>10 分钟),但给药前注意低钾问题,心功能不全者禁用。

20. Q-T 间期延长综合征患者麻醉用药及急救药物的选择

麻醉药物可导致 Q-T 间期延长,尤其吸入麻醉药,尽可能不采用,但对于围术期接受 β 受体拮抗剂者,可以考虑使用。哌替啶、羟考酮、丁丙诺啡可能引起 Q-T 间期延长甚至 TdP。氯胺酮禁忌应用。抗胆碱酯酶和抗胆碱能药物,尤其阿托品,禁用于 Q-T 间期延长患者。氟哌利多和其他止吐药物如甲氧氯普胺可延长 Q-T 间期。异丙酚、咪达唑仑对 Q-T 间期无影响。

术中一旦发生 TdP,对血流动力学稳定的患者立刻静脉推注硫酸镁 2g(即使血镁正常),如 TdP 不终止,可再重复应用硫酸镁 2g。对紧急除颤无效者,也可给予硫酸镁。若无效,可静脉滴注异丙肾上腺素或临时心脏起搏提高心率。若 TdP 恶化为心室颤动或出现血流动力学障碍,应紧急电除颤。顽固性心室颤动者禁忌应用胺碘酮。如血流动力学稳定,静脉用 β 受体拮抗剂也可作为首选药物,利多卡因可作为辅助用药。

21. 预激综合征术中急性发作的处理要点

预激综合征发作重在预防,防止增加交感张力的各种刺激,术前贴好体外除颤电极,并准备上述相关的抗心律失常药物。

(1) 窄 QRS 波群预激综合征急性发作需紧急处理。心动过速、且血流动力学稳定,推荐首先尝试迷走神经刺激法及药物治疗(腺苷 6mg、12mg、12mg/1~2min,或维拉帕米 5mg/2~3min,最大剂量 15mg);如果无效或血流动力学不稳定,需要紧急同步直流电复律(50~200J,双相);仍无效即刻除颤(200J,双相),同时启动紧急心肺复苏。

(2) 宽 QRS 波群预激综合征心动过速者,禁用减慢房室结传导的药物,如腺苷、钙通道阻滞剂、β 受体拮抗剂、利多卡因、地高辛等。

(3) 预激综合征合并心房颤动和心房扑动往往是致命的,首选心脏电复律,忌用钙通道阻滞剂、地高辛,可用普罗帕酮或伊布利特,不建议使用胺碘酮。

(4) 全麻状态下预激综合征急性发作,患者常常表现为低血压和心力衰竭;非全麻患者则表现为意识丧失。

22. 未安置起搏器的传导阻滞患者术中管理

目前尚无证据表明全身麻醉或者区域阻滞麻醉会增加预先存在的双束支传导阻滞的患者发展为三度房室传导阻滞的风险,但需要注意术中及术后可能发展为高度房室传导阻滞者,需要积极预防及处理。

(1) 完全性左束支阻滞(left bundle-branch block,LBBB)通常为严重心脏病所致,如高血压、冠心病、主动脉瓣疾病或心肌病,术前需明确并对相关疾病进行积极处理和准备。LBBB 患者置入中心静脉及肺动脉漂浮导管时,若出现完全性右束支阻滞(right bundle-branch block,RBBB)极可能发生三度房室传导阻滞,因此尽可能避免放置漂浮导管,置入中心静脉管时注意深度,禁止触碰到右房。完全性右束支阻滞合并左前分支阻滞者,首先消除导致传导紊乱的临床和药物因素。

(2) 部分抗心律失常药有抑制心室异位起搏点的作用,不利于患者心率维持。部分麻醉药物,如瑞芬太尼、丙泊酚、右美托咪定等有降低心率的作用。因此,对于合并传导阻滞患者,麻醉及术中用药要充分考虑到对心率的影响,注意可能加重已有的心动过缓或传导阻滞,麻醉前需要准备阿托品、山莨菪碱及异丙肾上腺素。

(3) 对于高度房室传导阻滞者,阿托品及山莨菪碱可能无效,尤其莫氏二型、三度房室传导阻滞、双束支阻滞者,需要采用异丙肾上腺素提升心率。异丙肾上腺素可短时维持心率,在置入起搏器前起到"化学起搏器"的作用,但其应用须从小剂量开始,防止心率过快。

(4) 对于高度房室传导阻滞的患者接受手术,术前应备好紧急经皮心脏起搏治疗。

23. 多导联心电图监测的优点及应高度重视的心律失常

术前合并心律失常、心肌缺血以及心肌病的患者接受非心脏手术,建议采用多导联心电图监测。常规 3 导联心电导线只能获得 Ⅰ、Ⅱ、Ⅲ 导联心电信息,而 5 导联可以监测 Ⅰ、Ⅱ、Ⅲ、AVR、AVF、AVL、V,增加了心律失常的检出率。胸导心电图 ST 的变化趋势可提示术中是否出现心肌缺血,尤其重视 Ⅱ、V 导联的变化。同时 Ⅱ 导联能观察到心房收缩的最大波幅,利于判断房性心律失常。多导联心电图还可识别各种室性心律失常、Q-T 间期综合征(LQTS)、预激综合征的预激波、房室折返、束支传导阻滞、房室传导阻滞、Q 波等。

多导联心电监测一旦发现如下心律失常,应高度重视并迅速处理:室上性心动过速>160 次/min;持续 3 分钟的心动过缓(心率<50 次/min);多源性室性期前收缩或室性心动过速;ST 段、T 波和 U 波的突然变化;Q-T 间期显著延长;左束支传导阻滞、二度及三度房室传导阻滞等。

24. 心律失常患者术后安全拔除气管插管的处理要点

术前患者存在有临床意义的心律失常,特别注意拔管期间诱发恶性心律失常的发生,尤其快速型心律失常及缓慢性心律失常如 Q-T 间期延长综合征,注意要点如下。

（1）避免清醒强刺激下拔除气管导管。

（2）拔管前保证电解质正常范围,避免出现缺氧和二氧化碳蓄积,保证血流动力学稳定。拔管期间备好相应急救药品,防止意外。

（3）若为严重心律失常患者,需要做好紧急电复律及经皮心脏起搏治疗的准备。

【术后管理】

25. 术后需要重症监护室继续观察治疗的心律失常类型

以下心律失常建议术后监护室继续观察治疗

（1）术前存在的心律失常,围术期可能恶化而导致恶性心律失常者,如危重 Q-T 间期延长综合征、高度房室传导阻滞、非持续性室性心动过速等。

（2）术中新发生的心律失常,如心肌梗死后恶性心律失常、新发心房颤动、心房扑动、室上性心动过速、术中心室颤动发生抢救者。

26. 合并心律失常患者术后镇痛要求

心律失常患者术后对镇痛要求更为严格,尤其合并快速型心律失常患者,如室上性心动过速、快速心房颤动、Q-T 间期延长、预激综合征等,术后疼痛刺激会加重或诱发恶性心律失常的发生,需要高度重视。术后采用多模式镇痛可能更具有优势。如加用硬膜外镇痛、神经阻滞、切口局麻药浸润等,同时静脉或口服使用镇痛药如阿片类药物或/和非甾体抗炎药进行辅助。

（赵丽云）

第十节　心肌病患者非心脏手术的麻醉

【知识点】

1. 心肌病最新分类及围术期常见心肌病的类型
2. 扩张型心肌病术前评估与药物调整
3. 扩张型心肌病术前放置植入型起搏除颤器指征
4. 扩张型心肌病麻醉实施与术中管理要点
5. 扩张型心肌病围术期心脏辅助装置的准备
6. 围术期心律失常的预防与处理
7. 围术期梗阻性肥厚型心肌病术前准备、心外科指征及术中准备
8. 梗阻性肥厚型心肌病非心脏手术麻醉实施与围术期管理要点
9. 梗阻性肥厚型心肌病 SAM 征
10. 限制性心肌病与缩窄性心包炎的鉴别诊断及围术期管理要点

【案例一】

患者男,49 岁。间断餐后右上腹疼痛 1 年,急性发作 2 周入院。B 超提示胆囊颈部结石嵌顿,需要急诊手术治疗。患者 1 年来间断出现饱餐后右上腹胀痛,伴腰背部放射,无发热、寒战,无黄疸。否认高血压、糖尿病史。诊断扩张型心肌病数年,半年前放置心脏起搏器。BP 124/82mmHg,HR 85 次/min（自主心律）。心电图示：左右心室肥大,ST-T 段降低。心脏彩超显示：全心增大,二尖瓣反流（重度）,三尖瓣反流（轻度）,左心功能减低,左室舒张末内径 75mm,收缩末内径 62mm,左室射血分数（EF）36%,心包少量积液。心肌酶谱检查正常,BNP 1 203pg/ml。

【案例二】

患者女,66 岁。主因腹部胀痛 3 个月入院。患者 3 个月来反复出现下腹胀痛,无便秘腹泻,偶有恶心,伴黑便。肠镜检查提示乙状结肠占位,拟全麻下择期行结肠癌切除术。既往史：肥厚型梗阻性心脏病数年,未规律治疗。无糖尿病、高血压等慢性病史。贫血。心电图示左心室肥厚,ST-T 改变。超声心动图示：静息左室流出

道梗阻,SAM 征(+),左房扩大,二尖瓣关闭不全(中度),左室舒张功能减低,室间隔肥厚(21mm)。冠脉 CTA 示:冠状动脉管壁钙化,心包少量积液。

【疾病的基础知识】

1. 心肌病最新分类及围术期常见心肌病类型

1980 年由世界卫生组织(WHO)牵头撰写了全球第一个心肌病分类指南,心肌病包括扩张型心肌病、肥厚型心肌病、限制型心肌病和特异性心肌病(specific cardiomyopathy)。1995 年 WHO/国际心脏病学会联合会(ISFC)更新心肌病的定义和分类,将其分为原发性心肌病(primary cardiomyopathy)和继发性心肌病(secondary cardiomyopathy)。2006 年美国心脏病协会(AHA)给予心肌病新的定义,即心肌病为一组临床表现多种多样的心肌疾病,具有结构异常和/或心电异常,并将心肌病分为原发性和继发性。2008 年欧洲心脏病学学会(European Society of Cardiology,ESC)根据形态学特异性和不同功能表现,将心肌病定义为非冠状动脉疾病、高血压、瓣膜病和先天性心脏缺陷所导致的心肌结构和功能异常的心肌疾病,并分为肥厚型心肌病(hypertrophic cardiomyopathy,HCM)、扩张型心肌病(dilated cardiomyopathy,DCM)、致心律失常性右室心肌病(ARVC)、限制型心肌病(restrictive cardiomyopathy,RCM)和未分类型心肌病五种类型。2013 世界心脏联盟(World Heart Feredation,WHF)分类标准更为细化和复杂。相对来讲,欧洲心脏病学学会的分类方法更适用于临床。

围术期最常见的心肌病为肥厚型心肌病、扩张型心肌病、围产期心肌病(peripartum cardiomyopathy,PPCM)及缺血性心肌病。

2. 扩张型心肌病的定义及临床表现

扩张型心肌病(dilated cardiomyopathy,DCM)是一类以左心室或双心室扩大伴收缩功能障碍为特征的心肌病,是心肌病最常见的类型。

扩张型心肌病最初无症状,一旦发现往往已经是心力衰竭,逐渐发展为夜间阵发性呼吸困难和端坐呼吸等左心功能不全症状,并出现食欲下降、腹胀及下肢水肿等右心功能不全症状。常合并室上性和室性心律失常、传导系统异常。

临床诊断标准为具有心室扩大和心肌收缩功能降低的客观证据:①左心室舒张末内径(LVEDd)增大,LVEDd>5.0cm(女性)和 LVEDd>5.5cm(男性),二尖瓣、三尖瓣由于心腔明显扩大而关闭不全;②左室射血分数(LVEF)<45%(Simpsons 法),左室短轴缩短率(LVFS)<25%;③发病时除外高血压、心脏瓣膜病、先天性心脏病或缺血性心脏病。

3. 梗阻性肥厚型心肌病的定义及心外科干预指征

肥厚型心肌病(HCM),是一种以左心室肥厚为突出特征的原发性心肌病。心肌肥厚可见于室间隔和游离壁,心室壁各处肥厚程度不等,部位以左心室为常见,右心室少见。室间隔高度肥厚向左心室腔内突出,收缩时引起左心室流出道梗阻者,称为梗阻性肥厚型心肌病(hypertrophic obstructive cardiomyopathy,HOCM)。

心外科行室间隔心肌切除手术适应证为:

(1) 同时满足以下 2 个条件:①药物治疗效果不佳,经最大耐受剂量药物治疗仍存在呼吸困难或胸痛(NYHA 心功能Ⅲ或Ⅳ级)或其他症状(如晕厥、先兆晕厥);②静息或运动激发后,由室间隔肥厚和二尖瓣收缩期前移所致的左心室流出道压差(left ventricular outflow tract gradient,LVOTG)≥50mmHg,即 SAM(+)。

(2) 对于部分症状较轻(NYHA 心功能Ⅱ级),LVOTG≥50mmHg,但是出现中重度二尖瓣关闭不全、心房颤动或左心房明显增大等情况的患者,也应考虑外科手术治疗。

4. 梗阻性肥厚型心肌病的 SAM 征

SAM 征是 M 型超声诊断中的一个征象,系二尖瓣前叶收缩期前向运动(systolic anterior motion,SAM),指梗阻性肥厚型心肌病在收缩期 CD 段不是一个缓慢上升的平台,而出现一个向上(向室间隔方向)突起的异常波形,这种现象称为 SAM 征。

SAM 现象产生的机制是:①左室流出道狭窄,血流速度加快,流出道相对负压,吸引二尖瓣前叶及腱索前向运动;②由于肥厚的室间隔收缩运动减弱,左室后壁代偿性运动增强,后基部的有力收缩迫使二尖瓣前叶进入左室流出道;③心脏收缩时,肥厚的室间隔挤压绷紧的腱索,腱索后移,而二尖瓣前叶上翘前移。

SAM 现象不是肥厚型心肌病特有,还可见于主动脉瓣关闭不全、主动脉瓣狭窄、D 型大动脉转位、低血容量状态、二尖瓣脱垂、淀粉样心肌病、高血压等。此类 SAM 程度很轻,一般不与室间隔相接触。

5. 限制型心肌病的定义、临床表现及其与缩窄性心包炎的鉴别诊断

限制型心肌病(restrictive cardiomyopathy,RCM)是心室壁僵硬度增加、舒张功能降低、充盈受限而产生临床右心衰竭症状为特征的一类心肌病。患者心房明显扩张,早期左心室不扩张,收缩功能多正常,随着病情进展左心室收缩功能受损加重,心腔出现扩张。

临床表现主要为活动耐量下降、乏力、呼吸困难。随病程进展,逐渐出现肝大、腹腔积液、全身水肿等右心衰竭症状。

限制型心肌病与缩窄性心包炎的临床表现及血流动力学改变十分相似。限制型心肌病 BNP 增高、QRS 波异常和 ST-T 改变较缩窄性心包炎明显。超声心动图可鉴别诊断:限制型心肌病双房扩大、心室肥厚、二尖瓣环运动受限,缩窄性心包炎二尖瓣环运动正常,可见心包增厚、室间隔抖动征。

6. 缺血性心肌病

ESC 关于心肌病分类中除外了由心肌缺血、瓣膜病、先天性心脏病导致的心肌病类型,但在临床工作中,缺血性心肌病(Ischemic cardiomyopathy,ICM)较为常见。2017 年中国相关注册登记研究显示,心力衰竭合并冠心病者占 44%~49%。目前将冠状动脉病变引起的心肌变性、坏死和纤维化,并导致严重左心衰竭[左室射血分数(LVEF)≤35%~40%]的一种疾病称之为缺血性心肌病。是属于冠心病的一种特殊类型或晚期阶段,是由冠状动脉粥样硬化引起长期心肌缺血,导致心肌弥漫性纤维化,产生与原发性扩张型心肌病类似的临床综合征。

诊断要点:有明确的冠心病史,至少有 1 次或以上心肌梗死;心脏明显扩大;临床表现心功能不全和/或有实验室依据。该类患者兼具冠心病及心肌病的特点,常合并心律失常,围术期风险极高。

7. 心肌病导致的心力衰竭的药物治疗方案

(1)扩张型心肌病:早期无心力衰竭表现时,采用 β 受体拮抗剂、ACEI 类药物治疗;中期 LVEF 降低并有心力衰竭表现时加用利尿剂、螺内酯、地高辛等;晚期心脏扩大、LVEF 明显降低并有顽固性终末期心力衰竭表现时,在上述治疗的基础上,考虑短期应用正肌力药物如多巴酚丁胺及磷酸二酯酶抑制剂米力农。必要时考虑阿司匹林预防附壁血栓。

(2)肥厚型心肌病:无梗阻症状同一般心力衰竭治疗,有梗阻症状者主要是缓解症状、预防猝死。采用的药物有 β 受体拮抗剂、维拉帕米、地尔硫䓬、ACEI/ARB、螺内酯。不缓解者积极心外科干预。注意梗阻性肥厚型心肌病患者由于存在舒张功能障碍,要求有相对较高的心室充盈压来保证足够的心排血量,因此应用利尿剂时必须十分谨慎。

(3)致心律失常性右室心肌病(arrhythmogenic right ventricular cardiomyopathy,ARVC):相对发病少,但常常是年轻患者猝死的原因,若确诊并发展到右室和/或左侧心力衰竭标准时,推荐使用 ACEI、ARB、β 受体拮抗剂和利尿剂。

(4)限制型心肌病:限制型心肌病主要针对舒张性心力衰竭治疗。使用利尿剂应避免过度利尿而影响血压。β 受体拮抗剂有助于降低恶性心律失常的风险,但注意避免心动过缓。洋地黄类在合并心房颤动和心力衰竭时可考虑使用,但淀粉样变患者禁用。

(5)其他:心房颤动患者合并的心房颤动性心肌病,治疗包括应用 ACEI、利尿剂及 β 受体拮抗剂等,兼用抗心房纤维化的利尿剂螺内酯。心房颤动性扩张型心肌病容易复发,需长期服用 β 受体拮抗剂和 ACEI 等药物。心律失常性心肌病需要积极控制原发病并巩固治疗。

8. 收缩性心力衰竭和舒张性心力衰竭的鉴别

2016 年欧洲心力衰竭指南根据左室射血分数(LVEF)将心力衰竭分为 3 种类型:射血分数降低的心力衰竭(heart failure with reduced ejection fraction,HFrEF)、射血分数中间范围的心力衰竭(feart failure with midrange ejection fraction,HFmrEF)、射血分数保留的心力衰竭(heart failure with preserved ejection fraction,HFpEF)。并提出明确的诊断标准,见表 7-10-1。既往指南认为 HFpEF 与 HFrEF 之间存在"灰区",这部分患者可能主要为轻度收缩功能不全,但存在舒张功能不全的特点。

2009 年美国 ACC/AHA 指南及 2008 年欧洲 ESC 指南将 HFpEF 称为舒张性心力衰竭。患者一般没有左室扩大,舒张期心室充盈受损,心室舒张末期容积减少,射血分数无降低。多见于高血压性心脏病、冠心病、糖尿病、主动脉瓣狭窄、肥厚型心肌病等。可单独存在,也可与收缩功能障碍同时出现。

收缩性心力衰竭是以心腔扩大、收缩末期容积增大、射血分数降低(LVEF≤40%)、心室壁收缩期运动下降为表现的收缩性功能障碍,此时多并存有舒张性心力衰竭,即为混合性心力衰竭。

表 7-10-1　心力衰竭分型及标准

心力衰竭类型	标　　准
HFrEF	1. 症状+体征 2. LVEF<40% 3. 脑利尿钠肽水平增高
HFmrEF	1. 症状+体征 2. LVEF:40%~49% 3. ①脑利尿钠肽水平增高;②至少符合以下 1 条:相关的结构性心脏病;或舒张功能不全
HFpEF	1. 症状+体征 2. LVEF≥50% 3. ①脑利尿钠肽水平增高;②符合以下至少 1 条:相关的结构性心脏病;或舒张功能不全

【术前评估与准备】

9. 扩张型心肌病的术前评估

扩张型心肌病早期无心力衰竭的临床表现。中期出现 LVEF 降低并有心力衰竭的临床表现。晚期 LVEF 明显降低并有顽固性终末期心力衰竭的临床表现。中晚期患者如需手术,需要积极进行术前准备,术前评估要点如下。

(1) 胸片:是否存在肺静脉淤血,肺间质或肺泡性肺水肿。

(2) 超声心动图:评估心腔大小、室壁运动功能、有无附壁血栓、瓣膜功能。

(3) 检测 BNP、NT-proBNP,以判断心力衰竭程度及手术时机。若 BNP 和/或 NT-proBNP 水平显著升高或居高不降,或降幅<30%,均预示围术期死亡风险增加,酌情暂缓择期手术。

(4) 心电图及 24 小时动态心电图:判断是否存在恶性心律失常或高度房室传导阻滞(左束支传导阻滞,QRS 波宽大),判断是否为心房颤动和室性心律失常性心肌病,以判断是否为起搏器或 ICD 指征,防止围术期猝死。

(5) 若同时存在冠心病,需要进一步明确围术期针对冠心病的治疗措施。

(6) 明确术前是否贫血及电解质、肝肾功能异常,术前尽可能纠正。

(7) 明确术前用药情况(心力衰竭、抗凝治疗)对麻醉的影响。

若术前存在射血分数低于 25%、肺毛细血管楔压高于 20mmHg、心指数低于 2.5L/(min·m²)、低血压、肺动脉高压、中心静脉压增高、恶性心律失常中 1 项或多项,则自然猝死率极高,需术前积极准备,禁忌非挽救生命的一切手术。

病例一患者扩张型心肌病数年,半年前已放置心脏起搏器。BP 124/82mmHg,HR 85 次/min(自主心律)。心脏彩超显示:全心增大,二尖瓣反流(重度),三尖瓣反流(轻度),左心功能减低,左室射血分数(EF)36%。应处扩张型心肌病中期,并无麻醉或手术禁忌,但围术期需行积极的药物治疗,防治心力衰竭。

10. 扩张型心肌病心力衰竭术前药物的调整

扩张型心肌病术前治疗用药包括 β 受体拮抗剂、ACEI 类药物、利尿剂、螺内酯、地高辛等。这些药可能会影响麻醉管理。一般认为利尿剂根据患者心力衰竭程度选择术前 2~3 天或手术当天停用。β 受体拮抗剂需要维持使用。ACEI 或 ARB 可能使患者术中发生低血压的风险加大,加重心力衰竭。注意扩张型心肌病患者同时合并二度及以上房室传导阻滞者,禁用洋地黄类药物。

若术前需要抗凝治疗,常采用华法林或达比加群,术前根据接受手术种类及麻醉方法,选择合适的停药时间。

11. 扩张型心肌病患者术前起搏器、植入型转复除颤器应用指征

对于需要接受手术的扩张型心肌病患者,若伴有二度房室传导阻滞、双束支传导阻滞、完全左后分支阻滞

三者之一时，无论有无临床症状，均应考虑安装临时起搏器。若合并二度Ⅱ型、高度或三度房室传导阻滞（AVB）患者，推荐植入永久心脏起搏器。

扩张型心肌病患者植入型心脏转复除颤器（implantable cardioverter defibrillator，ICD）的应用指征包括：①非缺血性扩张型心肌病经最佳药物治疗后，LVEF≤35%，预计生存时间1年以上，状态良好的患者（Ⅰ类推荐，B级证据）；②急性心肌梗死40天后LVEF≤35%，预计生存时间1年以上。

12. 梗阻性肥厚型心肌病患者的术前评估

梗阻性肥厚型心肌病患者术前评估的要点是确定流出道梗阻的严重程度，是否具有心脏外科指征，是否有置入ICD及CRT指征，以及是否通过术前准备将术中及术后梗阻恶化的可能性降到最低。具体如下：

（1）心电图：肥厚型心肌病心律失常发生率高，如阵发性室上性心动过速、心房颤动、非持续性室性心动过速、心脏传导阻滞等。其中20%~30%肥厚型心肌病患者存在非持续性室性心动过速。术前需进行12导联心电图及24~48小时动态心电图检查，检测房性和室性心律失常，评估猝死风险及ICD治疗适应证。

（2）超声心动图：判断心肌肥厚的部位及梗阻程度，是否存在SAM征，静息状态下左心室腔与流出道收缩压差，结合临床表现，判断是否有外科干预指征。若合并右室心肌肥厚及梗阻（静息时右心室流出道压差≥25mmHg诊断右室流出道梗阻），则风险高、预后差。

（3）排除合并冠心病：肥厚型心肌病常合并心肌缺血，术前需行相应检查。

（4）术前药物治疗：肥厚型心肌病尤其合并梗阻者，术前均需给予严格的药物治疗，以降低围术期恶性心血管事件的发生。

（5）ICD及CRT指征：近期出现1次或多次晕厥，且最大左心室厚度≥30mm者考虑ICD置入。药物治疗难以控制的射血分数降低的心力衰竭（NYHA心功能Ⅱ~Ⅳ级），并伴有左束支传导阻滞，且Q-R-S间期>130毫秒患者，可考虑应用心脏再同步治疗（cardiac resynchronization therapy，CRT）。

（6）术前避免劳累、激动，避免脱水。

13. 梗阻性肥厚型心肌病治疗用药与围术期安全

梗阻性肥厚型心肌病术前需进行严格的药物治疗以力争安全度过围术期。

（1）β受体拮抗剂（β receptor blocker）：使心肌收缩力减弱，减轻LVOTO，同时减慢心率，改善心室舒张期充盈，为一线治疗药物（Ⅰ类，B级）。新指南首次将静息心率降至55~60次/min的剂量作为β受体拮抗剂的目标剂量或最大耐受剂量。

（2）钙通道阻滞剂（calcium channel blocker，CCB）：采用非二氢吡啶类钙通道阻滞剂维拉帕米或地尔硫䓬，具有负性变力性作用和负性变时性作用，既可减轻左室流出道梗阻（LVOTO），又可改善心室舒张期充盈和局部心肌血流。二氢吡啶类（如硝苯地平）具有血管扩张作用，可加重流出道梗阻，不推荐使用。

（3）丙吡胺：为Ⅰa类抗心律失常药物，可抑制心肌收缩力，有较强的负性变力性作用，可减慢射血速率，减轻SAM征和二尖瓣反流，减少左心室腔与流出道收缩压差，可与β受体拮抗剂和钙通道阻滞剂联合用药。

（4）合并心力衰竭：若合并射血分数降低的心力衰竭（NYHA心功能Ⅱ~Ⅳ级）患者，加用血管紧张素转换酶抑制剂（angiotensin converting enzyme inhibitor，ACEI）或ARB、醛固酮受体拮抗剂和襻利尿剂。但注意低血压及利尿剂脱水作用的低血压出现严重后果。

（5）抗凝：所有肥厚型心肌病伴心房颤动、心房扑动者均需要口服华法林抗凝，预防栓塞，并注意围术期抗凝衔接。

14. 肥厚型心肌病合并冠心病患者的术前评估

肥厚心肌易发氧供需失衡，因此，肥厚型心肌病患者常常会出现心绞痛症状。肥厚心肌的冠状动脉结构可发生变化，管壁增厚，管腔缩小，扩张能力下降，亦易引发心肌缺血。此外，肥厚型心肌病合并肌桥的发生率高（15%~30%）。因此术前需要明确其缺血程度及干预方式。

冠脉增强CT及造影检查均可明确患者是否合并冠心病及其程度，同时注意反复的冠脉小血管缺血发作可致心肌细胞死亡，最终纤维化，因此更容易出现各种心律失常，尤其室性心律失常。

梗阻性肥厚型心肌病与冠心病的用药处理有相似之处，β受体拮抗剂为首选，术前兼顾两种病变的评估，围术期采取相应的预防措施。

前述案例二患者，突出问题是肥厚型梗阻性心脏病数年，且未经规律治疗。超声心动图提示静息状态下左室流出道梗阻，SAM征（+），左房扩大，二尖瓣关闭不全（中度），左室舒张功能减低，室间隔肥厚（21mm）。术前应进一步明确流出道梗阻的严重程度,是否具有心脏外科指征,是否有置入 ICD 及 CRT 指征,以及是否通过术前准备可将术中及术后梗阻恶化的可能性降到最低。冠脉 CTA 提示冠状动脉管壁钙化,原则上应按照肥厚型梗阻性心脏病合并冠心病进行术前准备及术中处理。

　　15. 缺血性心肌病的术前检查、评估及准备

　　缺血性心肌病患者常需接受非心脏手术,包括急诊手术,围术期风险极大,需要对患者做充分评估,做好围术期可能出现心血管事件的预防。

　　(1) 冠状动脉相关检查:明确冠状动脉狭窄程度。

　　(2) 超声心动图检查:了解左室大小、LVEF、有无附壁血栓等。

　　(3) 心肌负荷试验或心肌核素灌注显像:判断冠脉储备功能及心肌存活情况。

　　(4) 12 导联心电图检查,必要时做 24 ~ 48 小时动态心电图:明确有无心律失常及类型,判断有无 ICD 指征。

　　(5) 股动脉超声:为围术期可能 IABP 提供依据。

　　(6) 心肌酶、肌钙蛋白、BNP 及 NT-proBNP 测定:若有增高,应积极治疗,药物治疗包括 β 受体拮抗剂、ACEI/ARB、醛固酮受体拮抗剂。一般应待 BNP 及 NT-proBNP 呈现下降趋势后再考虑手术。

【术中管理】

　　16. 扩张型心肌病麻醉方法的选择

　　对于扩张型心肌病患者,术前应努力改善心脏功能,控制充血性心力衰竭后方可行手术治疗。

　　麻醉方法选择需要考虑扩张型心肌病的严重程度及将要接受的术式,在满足手术的前提下,椎管内麻醉或神经阻滞更为适宜。椎管内麻醉导致的外周血管阻力下降可增加心排血量,对该类患者有益。但血压下降不宜过快或下降程度不宜过大,故麻醉平面不宜过高,防止心交感神经被抑制而影响心肌收缩力,防止外周血管扩张有效循环血量减少引起的血压下降。

　　扩张型心肌病患者,尤其心力衰竭控制不佳者,对具有心肌抑制作用的麻醉药物极其敏感,同时该类患者往往合并不同程度的肝肾功能损害,因此必须接受全身麻醉时,尽量选择对心脏影响小、代谢快、对肝肾功能无影响的药物,并注意调整药物的剂量。氯胺酮主要通过兴奋中枢神经系统交感神经起作用,建议在危重患者中应用。

　　17. 扩张型心肌病的麻醉管理要点

　　麻醉管理的总原则是维持心肌收缩力、降低后负荷、合理调整前负荷。

　　扩张型心肌病术中目标管理需要建立在合适的麻醉监测手段上。应根据手术复杂程度和患者病情选择监测手段,通常须监测有创动脉压和中心静脉压,必要时扩展监测 MostCare、Vigileo、TEE 或 TTE。合并心律失常者慎用肺动脉导管,以防止诱发恶性心律失常。

　　(1) 麻醉前准备:无论采用何种麻醉方法,麻醉前均需建立动静脉监测,同时将术中需要泵注的血管活性药物连接于中心静脉导管。

　　(2) 保持最佳前负荷:借助监测手段,结合术中液体丢失及失血情况,合理补液,联合应用血管活性药,达到相对理想的血流动力学状态。避免液体超负荷加重心力衰竭。合并心功能不全者,可适当放宽输血指征,以保证氧供。

　　(3) 血管活性药物的选择:椎管内麻醉平面过高或全麻药物均可导致不同程度的心肌抑制及血管扩张而出现低血压。首选正性肌力药,如多巴胺[$2 \sim 5\mu g/(kg \cdot min)$ 泵注]等。若血流动力学改善不理想,可加用适量的血管收缩药,如去甲肾上腺素(泵注或小剂量单次)。去氧肾上腺素由于反射性减慢心率及负性肌力作用,禁用于此类患者。

　　特别注意,该类患者应避免外周血管阻力的增加,因此选择缩血管药物提升血压时切忌过量,推荐小剂量试用,逐步增加剂量。多主张在容量合适的基础上,伍用正性肌力药以达到稳定的血流动力学状态。

　　18. 扩张型心肌病顽固性心力衰竭心脏机械辅助治疗的指征

　　2016 年欧洲心脏病学会对扩张型心肌病顽固性心力衰竭强化药物治疗超过 2 个月症状未改善的患者中,合并以下 5 种情况中至少 2 项者,推荐接受心室辅助装置治疗:①左室射血分数<25%;②每年因心力衰竭住院次数>3 次;③需依赖静脉应用正性肌力药物;④肺毛细血管楔压>20mmHg;⑤心指数<2L/(min·m²)或收缩压

<80mmHg。此外,扩张型心肌病患者围术期出现顽固性心排血量低或心律失常,也可考虑应用心脏辅助装置恢复心脏功能。等待接受心脏移植的扩张型心肌病患者亦需采用心脏辅助装置过渡。

19. 梗阻性肥厚型心肌病麻醉管理要点

(1) 维持足够的麻醉深度:该类患者须避免浅麻醉,以免应激反应加重左室流出道梗阻。

(2) 避免外周血管阻力降低:这是梗阻性肥厚型心肌病围术期管理的核心。后负荷降低不仅可反射性地引发心肌收缩力增强,且可增大左室与主动脉间的压力阶差,加重流出道梗阻;且降低冠状动脉灌注压,减少冠脉血供,加重心肌缺血。

(3) 适度抑制心肌收缩力:若心肌收缩力增强,一方面会加重左室流出道梗阻,另一方面增加心肌氧耗,另一方面会加重流出道梗阻。麻醉过程中可酌情使用应用 β 肾上腺素受体拮抗剂(艾司洛尔)或非二氢吡啶类钙通道阻滞剂(维拉帕米或地尔硫草)等负性肌力药物,在适度的心肌抑制的同时不降低外周血管阻力或增加心率。

(4) 控制心率:心率增快缩短舒张期,从而使得肥厚心肌的氧供减少,同时氧耗明显增加,可加剧原已存在的氧供求之间的矛盾。同时,舒张期的缩短也减少了心室充盈,加重流出道梗阻。避免使用可能增加心率的麻醉药物如泮库溴铵、氯胺酮等。

(5) 保障充足的循环血量:容量不足可致左室腔容积减小、恶化左室流出道压力阶差加重流出道梗阻,并降低每搏量。低血容量代偿性的心率增加也会加重病情。术中可应用中心静脉压、每搏量变异率以及经食管/经胸心脏超声指导容量治疗,防止容量不足或容量过负荷。

(6) 呼吸管理:全麻呼吸模式为小潮气量快频率方式,避免使用呼气末正压通气模式。

(7) 血管活性药物应用:术中血压降低,在排除血容量不足和麻醉过深后,首先考虑应用 α 肾上腺素受体激动剂如去氧肾上腺素滴定治疗,提高外周阻力。禁忌应用具有 β 肾上腺素受体激动效应的药物如麻黄碱、多巴胺、多巴酚丁胺、肾上腺素、去甲肾上腺素等。

20. 限制型心肌病的麻醉管理要点

限制型心肌病患者的麻醉管理原则为维持正常的窦性心律,避免心率显著下降,保证足够的血容量。

(1) 麻醉方法及麻醉药物的选择:在无明确禁忌的情况下,首选椎管内麻醉及外周神经阻滞;已接受抗凝治疗病可选择全麻。全麻诱导务须缓慢,避免心肌抑制、全身血管阻力下降和心率减慢。心功能不全者可选用氯胺酮行麻醉诱导。

(2) 维持正常的窦性心律,防治心率减慢:限制型心肌病患者的每搏量趋于固定,心动过缓可诱发急性心力衰竭。

(3) 精细化容量管理:由于心脏容积有限,前负荷调节能力受限,容量不足可降低心室充盈压及心排血量,容量过负荷易诱发心力衰竭。全麻诱导及插管时应防止过度正压通气导致胸内压力增加,静脉回流减少。

(4) 血管活性药的应用:在容量治疗的基础上,可联合应用血管活性药,以增强心肌收缩能力、提高外周血管阻力、维持心率。避免应用去氧肾上腺素、甲氧明等缩血管药物,以免反射性减慢心率。

21. 缺血性心肌病的术中管理要点

缺血性心肌病是冠心病的一种特殊类型或晚期阶段,多数患者表现类似于扩张型心肌病,术中麻醉管理原则需结合冠心病和扩张型心肌病两者的特点,一方面注意维护术中心肌氧供需平衡,另一方面须积极处理心力衰竭、心律失常、血栓和栓塞等问题。

(1) 麻醉前建立有创动静脉监测,同时将需要泵注的血管活性药物连接于中心静脉管。

(2) 维持灌注压:采用去甲肾上腺素泵注[0.01~0.2μg/(kg·min)],必要时可叠加加压素(2~5U/h)。兼顾心功能,酌情使用多巴胺[2~5μg/(kg·min)]。

(3) 维持血钾血镁正常高限。术前贴好体外除颤电极。

(4) 借助监测手段进行容量的精细管理,维持血红蛋白水平 100g/L 以上。

(5) 接受创伤较大的手术,术前放置 IABP 鞘管,以备紧急使用。

(6) 接受抗栓、抗凝治疗的患者,做好围术期衔接,兼顾栓塞及出血风险。

(7) 合并传导阻滞,尤其高度房室传导阻滞者,术前备好体外起搏。

22. 心肌病患者术后拔除气管导管应注意的问题

不同类型的心肌病患者,在术后拔除气管导管时,均有不同特点。总的原则是最大程度地降低应激反应、维护循环稳定。

（1）扩张型心肌病：强调拔管期间的镇痛，避免交感神经兴奋引起血压升高；继续术中正性肌力药物支持；不宜使用钙通道阻滞剂，以免抑制心肌收缩力。

（2）肥厚型梗阻性心肌病：拔管前避免低血容量，避免呛咳、屏气引起回心血量减少，避免心率增快，可选择艾司洛尔控制心率。

（3）限制型心肌病：拔管期间心率轻度增快对此种患者有益，无须处理。维持规律的呼吸次数和幅度，避免深吸气和呛咳，以减少呼吸造成的心脏舒张功能受限。

（4）缺血性心肌病：加强镇痛，避免交感神经兴奋引起的血压增高、心肌耗氧增加；维持冠脉灌注压；慎用艾司洛尔控制心率。

【术后管理】

23. 各类心肌病患者术后镇痛方式的选择及用药特点

心肌病患者术后镇痛方式的选择及用药特点与一般患者基本相同。需要强调的是，心肌病患者术后早期必须在恢复室或者重症监护室严密监测。所有刺激交感神经活动的因素如疼痛、焦虑、缺氧、高碳酸血症，都应予以消除。提倡多模式镇痛，尤其对于梗阻性肥厚型心肌病患者，术后避免恶心呕吐刺激导致的心率加快，需要预防性应用止吐药。缺血性心肌病患者术后镇痛禁用非甾体抗炎药。

24. 各类心肌病患者术后心功能的维护、实验室指标的持续监测及意义

各类心肌病患者术后维持合适的血容量并及时纠正低血压是关键。不同类型心肌病患者术后心功能的维护选择不同的血管活性药物。

肥厚型心肌病术后一般应用缩血管药（如去甲肾上腺素）以维持外周血管阻力为主，保障心脏后负荷，达到稳定血压、维护心功能的目的。

扩张型心肌病和限制性心肌病术后一般应用强心药（如多巴胺、多巴酚丁胺、肾上腺素）以增强心肌收缩力、保证心率不降低为主，达到稳定血压、维护心功能的目的。

所有患者恢复进食后，尽快恢复术前治疗用药，并持续监测心肌酶、肌钙蛋白、BNP、NT-proBNP，以判断病情，及时处理。

（赵丽云）

第十一节　围术期循环管理

【知识点】

1. 人体体液的正常分布
2. 围术期有效循环血容量的评估
3. 治疗液体的药效学及其选择
4. 液体治疗的原则与方案
5. 目标导向液体治疗
6. 血管收缩药的药理特性及其临床应用

7. 正性肌力药的药理特性及其临床应用
8. β肾上腺素受体拮抗剂的药理特性及其临床应用
9. 血管舒张药的药理特性及其临床应用
10. 钙通道阻滞剂的药理特性及其临床应用

【案例】

患者男，84岁，身高173cm、体重68kg。左肺中心型肺癌。高血压病史、糖尿病史20余年。冠脉CT提示左前降支近端、回旋支中远端及右冠状动脉狭窄均>75%。二尖瓣中度狭窄，伴反流。长期服用拉贝洛尔、二甲双胍。平素可室内缓慢行走，并从事轻体力劳动，不能上楼梯。生命体征：心率86次/min、血压160/90mmHg、呼吸频率18次/min、体温36.5℃。拟行机器人辅助下左全肺切除术。超声检查提示：左室射血分数（LVEF）37%，左室舒张末期容积（LEDV）71ml。心内科会诊：患者心功能Ⅱ～Ⅲ级、代偿性充血性心力衰竭。

1. 正常人体体液生理

人体体液分为细胞内液（intracellular fluid，ICF）和细胞外液（extracellular fluid，ECF）。细胞内液电解

质离子以 K^+ 为主。细胞外液由组织间液和血浆组成,其主要功能是维持细胞营养并为电解质提供载体。组织间液分布于血管与细胞之间,机体代谢产物可在其间进行交换,过多的组织间液将通过淋巴管流入血管内。血浆中含有无机离子(主要是 Na^+ 和 Cl^-)和溶于水的大分子有机物(主要是白蛋白、球蛋白、葡萄糖和尿素),白蛋白是维持细胞外液胶体渗透压和血管内血浆容量的主要物质。Na^+ 是形成细胞外液渗透压的主要物质。

血液由 60% 的血浆和 40% 的红细胞、白细胞和血小板等有形成分组成,其中 15% 分布于动脉系统,85% 分布于静脉系统。维持正常的细胞外液容量,尤其是有效循环血容量,是液体治疗的关键。

2. 麻醉手术期间液体的需要量及术中液体治疗

麻醉手术期间液体需要量包括:①每日正常生理需要量,麻醉手术期间的生理需要量计算应从患者进入手术室开始,直至手术结束送返病房;②术前累计缺失量,术前禁食水后机体的正常需要量没得到补充,存在一定程度的体液缺失。部分患者术前存在非正常的体液丢失,如术前呕吐、腹泻、利尿及麻醉前的过度不显性失液,包括过度通气、发热、出汗等,理论上麻醉手术前的体液丢失量都应在麻醉前或麻醉开始初期给予补充,并采用与丢失的体液成分相近的液体。故主要选择晶体液(醋酸林格液或乳酸林格液),并根据监测结果调节 Na^+、K^+、Mg^{2+}、Ca^{2+}、HCO_3^- 的含量。如果因低血容量而导致血流动力学不稳定,应该给予胶体液;③麻醉导致的血管扩张循环血容量相对不足,通常在麻醉开始即应遵循个体化的原则及时输注晶体液或胶体液,以维持有效循环血容量。胶体溶液能更有效补充血管内容量,麻醉手术期使用胶体液补充血管内容量是合理的,在血管内达到相同容量效果,需要 3~4 倍晶体液,且维持时间较短,不推荐严重脓毒症患者麻醉手术期间采用胶体液体治疗;④第三间隙(third clearance)丢失量,手术操作可引起血浆、细胞外液和淋巴液丢失;炎症、应激、创伤状态下大量液体渗出至浆膜层或转移至细胞间隙(腹膜、肠系膜、网膜、胸膜、肠腔、腹腔、腹膜后腔和胸膜腔),这部分进入细胞间隙非功能区域内的液体视为进入"第三间隙"的液体,将减少循环血容量并加重组织水肿。术中缺氧可引起细胞肿胀,导致细胞内液体量增加,均须正确评估和对症处理;⑤术中失血量,手术失血主要包括红细胞和凝血因子丢失及血容量减少,需进行针对性处理。

3. 二氧化碳气腹对液体再分布的影响

气腹(pneumoperitoneum)对液体再分布的影响主要来自两个方面,腹内压增高和高碳酸血症。

(1) 腹内压(intra-abdominal pressure)增高:下腔静脉压力伴随腹内压增加而增加。腹内压增加的早期,内脏血管受压,血液流向中心静脉系统,静脉回流增加;当腹内压增至下腔静脉明显受压时,静脉回流减少,血液淤滞于下肢;腹内压对心排血量的影响是双相的。腹内压增加早期,右房压、左房压和心排血量均增加。腹内压增至 15~30mmHg 时,右房压增加,但左房压下降至基线水平,心排血量则降至基线水平以下。据此设定腹内压上限不应超过 15mmHg,以避免对心排血量造成不利影响。腹内压增高导致的血流动力学变化主要包括以下几方面:①气腹对心脏直接压迫引起心脏舒张障碍;②气腹使胸腔内压升高,静脉回流量降低,导致中心静脉压降低;③气腹压迫腹主动脉及通过交感神经兴奋使血管收缩;④气腹使心排血量减少,进而引起末梢血管阻力增加来维持血压,从而导致平均动脉压增高;⑤头高脚低体位、重力作用影响使回心血量减少,刺激儿茶酚胺类物质分泌增多。腹腔镜手术对血流动力学的影响对本身存在心血管疾病的患者更加显著,如充血性心力衰竭、缺血性心脏病、心脏瓣膜病、肺动脉高压和先天性心脏病等疾病。在健康的个体中,随着机体自身调节作用,气腹 20 分钟后,上述各指标均有明显改善,随着气腹的撤离,上述影响迅速恢复正常,而在存在基础心血管疾病的患者中,影响可持续 ≥65 分钟。

(2) 高碳酸血症(hypercapnia):在建立气腹注气过程中,二氧化碳迅速从腹膜腔进入循环。手术时间过长和注气压力过高会导致二氧化碳吸收增加。循环中的二氧化碳通过肾上腺素能通路对心血管系统产生直接和间接影响。轻度高碳酸血症($PaCO_2$ 45~50mmHg)对血流动力学影响很小,而严重的高碳酸血症($PaCO_2$ 55~70mmHg)和酸中毒可导致心肌抑制,儿茶酚胺诱发心肌敏化致使心律失常和外周血管扩张。心肌对短暂高碳酸血症更加复杂的反应是高碳酸血症诱发肺血管收缩,可能会导致右心室后负荷急剧增加。严重的高碳酸血症对血流动力学的影响可被交感神经系统兴奋所抵消,可同时并发心动过速,MAP 升高,血管收缩导致外周血管阻力增加。有明显肺动脉高压或右心室衰竭者,在改变前负荷和肺血管阻力的情况下,心室功能可能会受到影响。前负荷的急剧增加,会导致原本压力负荷过重的右心室压力增加。高碳酸血症和酸中毒可引发肺血管收缩,增加右室后负荷,此外还可减弱心肌收缩力。容量负荷过重的右心室,可通过心室间相互依赖的机制压迫左心室,导致全心室功能减弱。

4. 气腹对局部组织（肝、肾、脑、眼）灌注的影响

气腹可导致腹腔内脏血流减少，一方面是由于气腹产生的压迫，另一方面是由于神经内源性激素的释放引起全身血管收缩。气腹产生的腹内压可减少肝静脉血流。气腹压为 10mmHg 时，肝动脉和门静脉血流明显减少，达到 20mmHg 时，肝动脉和门静脉血流分别下降至对照值的 45% 和 65%。肝微循环血流下降至 71% 时，在腹腔镜肝切除术中可能是有利的，维持 10~14mmHg 之间的二氧化碳气腹可减少出血。气腹时肠系膜血流减少，与少数心血管受累患者术中发生肠系膜缺血事件有关。尽管对于健康患者来说，气腹时吸收的 CO_2 舒张血管，可能会抵消一部分肠系膜血流的减少，但对已有胃肠疾病的患者应谨慎对待。

无论是气腹压对肾动脉的直接影响，还是心排血量减少导致肾素释放增加，都导致肾血流下降，肾小球滤过率降低，甚至少尿。腔镜手术可能对慢性肾疾患的高危患者具有急性肾损伤的风险。长时间充气将气腹压维持在 15mmHg 与尿量减少有关，但不一定会导致永久性肾功能损伤。肾灌注减少，集合管增加对水的重吸收和少尿是血管升压素释放增加的原因之一。术前肾功能不全的高危因素，可能会增加术后急性肾损伤的风险。

头低脚高位和气腹时颅内压和脑灌注均增加，可能是由于脑静脉回流减少和高碳酸血症导致脑高灌注所致。脑静脉回流减少可致脑静脉血流增加，此时局部脑氧饱和度增加，可能系脑灌注压升高和脑灌注过度所致。长时间过度头低脚高位和气腹可能诱发术后急性脑水肿。对于已知或隐匿性脑血管疾病和颅内肿瘤者，腹腔镜术中过度体位可严重影响脑功能。

过度的头低脚高位可致眼压增高。此种情况下，眼压升高与头低脚高位致使 CVP 水平增高，以及气腹 CO_2 吸收导致脉络膜血流量增加有关。虽然眼压升高呈时间依赖性，且头低脚高位时会进一步升高，但术后视觉功能通常不会受到影响。眼压和相关因素对术后缺血性视神经病变的影响仍有争议。有报道长时间的腹腔镜前列腺切除术和结直肠手术后，可发生术后失明。如并存动脉粥样硬化、糖尿病和青光眼等基础疾病，腹腔镜手术期间对眼内紊乱的生理耐受阈值可能会降低，易发急性眼功能障碍。

5. 利用实验室检测指标指导液体治疗

（1）动脉血气、电解质、血糖、胃黏膜 pH（pHi）及血乳酸：pH 对于维持细胞生存的内环境稳定具有重要意义，二氧化碳分压（PCO_2）是反映呼吸性酸碱平衡的重要指标，标准碳酸氢盐（SB）和实际碳酸氢盐（AB）是反映代谢性酸碱平衡的指标，两者的差值可反映呼吸对[HCO_3^-]的影响程度。电解质、血糖和肾功能指标如尿素氮（BUN）、肌酐（Cr）等的变化也需进行及时的监测。血乳酸和胃黏膜 pH 监测是评估全身以及内脏组织灌注的有效指标，对麻醉手术患者的液体治疗具有重要的指导作用。

（2）血红蛋白（Hb）和血细胞比容（Hct）：贫血状态下机体的代偿机制包括：①心排血量增加；②全身器官的血流再分布；③增加某些组织血管床的摄氧率；④调节 Hb 与氧的结合能力。术中出血量较多或液体转移量较大时，应监测血红蛋白含量。重视术中动脉血气的常规监测，大手术应常规测定 Hb 和 Hct，以了解机体的氧供情况和及时了解电解质、酸碱平衡、血糖变化和血乳酸水平的建议。红细胞的主要作用是与氧结合，以保证维持组织的氧供。人体对失血有一定代偿能力，当红细胞下降到一定程度时才需给予补充。临床研究证实，手术患者在 Hb 100g/L 或 Hct 0.30 以上时可安全耐受麻醉手术。麻醉手术中可按下述公式大约测算浓缩红细胞的补充量：浓缩红细胞补充量=（Hct 实际值×55×体重）/0.60。Hb<70g/L（Hct<0.21）必须立即输血，重症患者应维持 Hb>100~120g/L（Hct>0.30）。

（3）凝血功能：大量输血输液以及术野广泛渗血时，均应及时监测凝血功能。凝血功能监测，包括血小板计数、凝血酶原时间（PT）、活化部分凝血活酶时间（APTT）、国际标准化比值（INR）、血栓弹力图（TEG）或 Sonoclot 凝血和血小板功能分析。

6. 治疗液体药效学特征的评价及葡萄糖液和电解质溶液的各自特点

术中液体治疗主要采用晶体液和胶体液。晶体液的优点是价格低、增加尿量、因其皆视为等张液，所以主要可及时补充细胞外液和其中的电解质。缺点是扩容效率低（3~4ml 晶体液可补充 1ml 血浆）、效应短暂（血管内半衰期 20~30 分钟）、可引起外周水肿、肺水肿。胶体液主要适用于循环血容量严重不足的患者和麻醉期间需补充血容量的患者。胶体液的优点是维持血管内容量效率高（1ml 胶体液可补充血浆 1ml）、持续时间长、外周水肿轻。缺点是价格高、可引起凝血功能障碍或肾功能损害，还可引发过敏反应。

5% 葡萄糖液经静脉输入后仅有 1/14 可保留在血管内。除新生儿和 1 岁以内婴儿以外，术中其他患儿和成人很少出现低血糖。因为紧张和应激，血糖通常会有所升高，且糖利用受限以及高血糖对缺血性神经系统的不利影响，都限制术中使用葡萄糖溶液。由于葡萄糖最终被机体代谢，生成二氧化碳和水，因此其被视为无张

液体,含有大量的自由水,可从血管内迅速向血管外扩散至组织间,再进入细胞内。5%葡萄糖液适宜补充机体水分以及配制各种低张液,没有容量效应。

电解质溶液经静脉输入后大部分将分布到细胞外液,仅有 1/5 可留在血管内。乳酸林格液含有与血浆相近的电解质,但 pH 仅 6.5,渗透浓度为273mOsm/L,乳酸盐不能完全离子化时,渗透浓度仅为255mOsm/L,成为低渗液体,故对严重颅脑损伤、脑水肿和严重肝脏功能受损患者不宜选用,可给予最接近血浆成分和理化特性的醋酸林格液(pH 7.4、渗透浓度294mOsm/L)。高张氯化钠溶液的 Na^+ 浓度在 250～1 200mmol/L 范围内,高张氯化钠溶液的渗透梯度使水分从血管外间隙向血管内移动,减少细胞内水分,可减轻水肿的形成,兴奋 Na^+ 敏感系统和延髓心血管中枢,适用于烧伤和水中毒等患者,使用量通常不能超过(7.5%)4ml/kg,过量使用会因高渗透性引起溶血。

7. 晶体液的临床应用原则

(1) 晶体液的选择应根据液体丢失情况而定。如果丢失的主要是水分,可以补充低渗晶体液,也叫维持型液体;如果丢失的既有水分又有电解质,则应该补充等渗的电解质溶液,也称为替代型液体;为了维持渗透压、避免酮症酸中毒、预防禁食引起的低血糖或基于传统,有些晶体液中会添加葡萄糖。儿童在禁食 4～8 小时后可能发生低血糖,应考虑补充含糖晶体液。

(2) 对于失血性或脓毒性休克患者、烧伤患者、颅脑损伤需要维持颅内灌注压的患者、自体血回输患者、肝切除术患者,晶体液应该视为补液治疗的首选。早期使用晶体液复苏后,再依据医师的判断和治疗方案执行,可以适当补充胶体液。

(3) 由于大多数外科手术中丢失的体液是等渗的,所以通常补充等渗性溶液。最常用的是乳酸林格液。尽管该溶液有轻微的低渗性,每升溶液含 100ml 水,并会使血清钠浓度降低,乳酸林格液对于细胞外液成分的影响仍是最小的,并且是大量补液时最合适的生理性液体。该液体中的乳酸盐可被肝代谢为碳酸氢盐。当大量输注生理盐水时,会因为其钠浓度及氯浓度(154mmol/L)过高而引起稀释性的高氯性酸中毒,血氯浓度升高还会引起血碳酸氢盐浓度降低。生理盐水是低氯性代谢性碱中毒和输血前稀释浓缩红细胞的首选液体。5%的葡萄糖溶液通常用于水不足,或者是在限制患者钠盐摄入量时的替代性液体。3%的高渗性盐水常用于治疗严重的有临床症状的低钠血症。低渗溶液必须缓慢输注以免引起血管内溶血。

8. 麻醉手术液体治疗期间纠正低钠血症和低钾血症

术中低钠血症主要见于经尿道前列腺电切术时使用大量注射用水冲洗,水经术野血管破口进入循环血液致稀释性低血钠,严重时患者可出现神志改变(椎管内阻滞时)、难治性低血压、心率异常和心律失常。患者低血钠伴有细胞外液减少,推荐补充生理盐水。患者低血钠伴细胞外液正常,通常推荐采用呋塞米利尿,同时补充生理盐水。术中患者出现低血钠属急性,有明显症状时,应补充高张盐水。补充的目标至少要达到血清$[Na^+]$125mmol/L。通常推荐补充钠盐使血清$[Na^+]$升高的速度不要高于 0.5mmol/h,速度过快会引起中枢脑桥脱髓鞘(松弛性瘫痪、构音困难和吞咽困难)。如果患者术中症状严重,推荐补钠的最初数小时内,速度在 1～2mmol/(L·h)。0.9%NaCl 的 Na^+ 含量是 154mmol/L,3%的高张 NaCl 的 Na^+ 含量是 513mmol/L。

血清$[K^+]$<3.1mmol/L(心脏病患者<3.5mmol/L)时不宜进行择期手术,术中血清$[K^+]$<3.5mmol/L,且出现心律异常时,应静脉输注氯化钾;频发室性期前收缩、室性心动过速或心室颤动时,应将血清$[K^+]$提高到5mmol/L。输注 K^+ 最大浓度不应超过 40mmol/L(经外周静脉)或 60mmol/L(经中心静脉),以免损伤静脉。除非有肌肉瘫痪或致命性室性心律失常,最大输注速度要小于 20mmol/h,输入速度过快会导致心搏骤停。补钾后仍有顽固性低血钾者要考虑可能并存严重的低血镁,必要时静脉注射硫酸镁,有利于血清$[K^+]$恢复并维持正常。补钾前要确认肾功能正常,即见尿补钾,补钾时要定时复查血清$[K^+]$水平。

9. 胶体液的临床应用原则及胶体液对肾功能的影响

胶体液(colloids)中的高分子物质所产生的渗透压有助于使胶体液保留在血管内。晶体液的血管内半衰期是 20～30 分钟,大多数胶体液的血管内半衰期则是 3～6 小时。由于成本较高且偶尔发生并发症,胶体液的应用受到限制。通常应用胶体液的适应证有严重的血管内容量丢失(如失血性休克)和重症低蛋白血症。输血前如果需要补充多于 3～4L 的液体,建议联合使用胶体液和晶体液。应该注意的是,胶体液是用生理盐水制备的,会导致高氯性代谢性酸中毒。因此,麻醉期间晶体液应该用作维持性液体,而胶体液(包括血液制品)应该用于 1:1 补充失血量。

渗透性肾衰竭是胶体液影响肾功能的病生理学基础。任何非滤过胶体物质在血浆中的蓄积,均可能导致肾小球滤过率的下降,甚至停止;当胶体液浓度较高,胶体体内分子量较大,其在血浆中蓄积而导致胶体渗透压升高的危险性较大;机体脱水,静水压明显减少时,肾小球滤过明显减少,老年、脓毒症患者和大量给予羟乙基淀粉时,更易出现少尿或无尿,引起肾脏功能损害。因此,禁用于脓毒症和重症患者,禁用于有肾损伤的患者,一旦出现肾脏损害要终止使用。

10. 常用的胶体液及各自特性

可供选用的胶体液有多种,大都是从血浆蛋白或合成的多聚糖中提取,并溶于等渗的电解质溶液。

(1) 白蛋白和血浆蛋白:血浆蛋白除包含白蛋白外,还包含球蛋白,有时可导致过敏反应,可能与前激肽释放酶激活物有关。

(2) 右旋糖酐(dextran):包括右旋糖酐-70和右旋糖酐-40两种制剂,前者扩容效能优于后者,但后者具有降低血液黏滞度改善微循环血流的功能。右旋糖酐-40多用于改变血液流变学特点,而非用于补充容量。右旋糖酐还具有抗血小板的作用。每天输注右旋糖酐的量大于20ml/kg时,可影响血型,延长出血时间,甚至可引起肾衰竭。右旋糖酐也具有抗原性,轻或重度的类过敏和过敏反应均有报道。

(3) 羟乙基淀粉(hydroxyethyl starch):羟乙基淀粉根据不同的浓度、分子量、淀粉取代级和C_2/C_6羟基化比率,划分为多种形式。C_2/C_6羟基化比率越高,其在血浆中的驻留时间越长。淀粉分子来源于植物。较小的淀粉分子通过肾消除,而大分子必须首先被淀粉酶分解。羟乙基淀粉没有抗原性,很少引起过敏反应。羟乙基淀粉是一种非常有效的扩容液体,主要用于补充血浆容量。应根据失血量和速度、血流动力学状态以及血液稀释度决定给予的剂量和速度。主要的不良反应是引起凝血障碍,一旦发生,应立即终止使用。

(4) 明胶(gelatin):明胶具有较好的补充血容量效能,血浆半衰期2~3小时,最大日剂量尚无限制。不影响凝血级联反应,对肾功能影响较小。在美国,明胶因为与组胺介导的过敏反应有关而被禁止使用。

11. 重症患者和复杂手术液体治疗的要点

重症患者和复杂手术患者的不良转归与输液不足或过度输液有关。术中输液不足导致有效循环血容量减少,组织器官灌注不足,器官功能受损,而过量输液则可引起组织水肿,损害患者的心、肺等脏器功能。液体治疗的目标是维持与患者心血管功能状态匹配的循环容量,获取最佳心排血量、组织灌注和器官功能。满意的循环血容量能够保证足够的麻醉深度以对抗手术创伤对机体产生的不良影响,避免循环血容量不足。为获得适当的血压而一味减浅麻醉,致使手术创伤应激导致血管极度收缩,使组织灌注受损,影响器官功能。主张对重症患者和复杂手术患者实施目标导向个体化的输液策略。输液的速度和剂量应是维持心率和收缩压不低于术前的20%,CVP 6~8mmHg,尿量不少于0.5ml/(kg·h),混合静脉血氧饱和度不低于75%,血乳酸不大于2mmol/L,SVV不大于13%。脓毒症、休克、烧伤、肠梗阻、肝衰竭、心力衰竭、多器官衰竭、颅脑损伤、成人呼吸窘迫综合征的患者以及重度妊娠高血压综合征孕妇等复杂手术的液体治疗,应首先判定患者的病理生理特点,综合动态监测的结果,采用适当种类的液体,并针对术中液体的实际需要量进行积极治疗。

本节所述患者高龄,合并有冠状动脉疾病,心功能Ⅱ~Ⅲ级、为代偿性充血性心力衰竭,加之拟行机器人辅助下左全肺切除术。围术期液体治疗应遵循重症患者和复杂手术液体治疗要点。液体治疗的目标是维持与患者心血管功能状态匹配的循环容量,获取最佳心排血量、组织灌注和器官功能。同时还要维护呼吸功能。推荐选择目标导向个体化的精准输液策略。

12. 目前液体治疗的焦点问题

(1) 体液的再分布,又称做第三间隙,可以导致血管内液体的大量渗出和严重的血管内容量丢失。创伤、烧伤、炎症可使大量体液蓄积在组织间隙中,或可使体液渗出浆膜形成腹水或进入肠腔。血管内液体转移到组织间隙尤为重要,高血容量可使不含蛋白质的体液通过完整的血管屏障进入组织间隙,而血管屏障的病理性改变会使富含蛋白质的体液进入组织间隙。除此之外,是否同样存在第三间隙的液体丢失尚存争议。因此,近年来对是否需要补充第三间隙丢失及补充多少出现明显分歧,第三间隙补充量在"限制性补液治疗策略"中被视为零,在肺手术和脑外科手术也被视为零。

(2) 术前液体准备:术前传统的8小时禁食是导致围术期低血容量的主要原因。术前血容量不足,术中血流动力学波动会更为剧烈,易造成血管收缩和组织灌注不足,进而导致器官和外周组织的氧输送减少,导致器官功能障碍。择期手术避免长时间禁食,鼓励患者术前约2小时摄取清澈碳水化合物饮料,术前肠道准备仅限于高选择患者,并给予1~2L平衡晶体补充K^+为当下更为接受的原则。

(3) 液体的选择:关于液体种类的选择临床上一直存在争议,并存心脏疾病患者的液体选择更加困难。

主要是出于扩容效果和对凝血功能影响两方面的考虑。晶体液和胶体液都可以用于血浆扩容，通常认为晶体液是用于补充蒸发丢失量、维持液体需求量和扩张整个细胞外液量最合理的选择，晶体液对凝血功能影响较小。但是在使用晶体液时，必须严格控制输液量，并根据各监测指标确定输液速率。有证据显示术中输注大量生理盐水会造成术后高氯性酸中毒并以增加自主通气来进行呼吸代偿，同时也会影响肾功能，生理盐水导致过多氯化钠及水负荷的代谢时间要较平衡晶体液慢，建议伴有肾功能危险因素的心脏病患者忌用生理盐水。

麻醉所致的有效循环血容量减少和术中失血量可选用晶体液或胶体液，但若要达到相同的临床容量效应，所需晶体比胶体多 40%~50%，且胶体在血管内存留时间较晶体液更长，即扩容效果更为迅速、有效和持久。除此之外，晶体液能够透过毛细血管膜，造成更多的血管外容量扩张，有发生组织水肿的潜在可能性。与胶体相比，晶体导致胃肠道黏膜水肿的潜在可能性增加，可能会延后术后胃肠道功能的恢复和导致细菌移位。最常用的胶体液包括羟乙基淀粉和明胶。羟乙基淀粉和明胶均为人工合成的胶体，但是明胶相比于羟乙基淀粉酶来说，易引起过敏，但每天的用量无上限。羟乙基淀粉扩容效果略优于明胶，但对肾功能会造成一定的损害，推荐每日用量不超过 33ml/kg，同时不推荐对肾功能损伤的患者使用。两者大量应用后都会对凝血功能产生影响。

（4）液体的输注：通常情况下，根据患者体重及空腹时间，依靠"4-2-1"法则进行液体量的计算，但对合并心脏病患者术前的损失量估计十分困难。而且心脏病患者对于液体负荷十分敏感，如心力衰竭患者，如果液体量过少可能会造成低血压，如果输液过多过快可能会加重心脏负荷导致心力衰竭发作及肺水肿。

以生理学为基础的管理方式近来受到很多质疑。从病理生理角度而言，保证机体内的足够氧供以进一步避免氧债为围术期治疗的最终目标，术中合理应用目标导向治疗的各项指标，控制各指标在合理范围内，能有效减少围术期血流动力学波动，降低围术期并发症发生率，达到液体治疗目标。术中的补液速度应根据患者的心率、血压、中心静脉压、体温、尿速和出血速度等综合指标判断后进行调整。如果综合分析 HR、BP、CVP、PCWP、尿量和全身情况有矛盾或困难时，可于 10 分钟内输注 200ml 胶体后观察各项监测指标的变化，若 SVV>10%，则提示其前负荷位于心室功能曲线的上升阶段，并且增加前负荷会促使 SV 增加。反之，若人体 SVV<10%，则提示前负荷位于 Frank-Starling 曲线的平台阶段，并且增加前负荷并不会促使 SV 明显增加，同时可造成容量过负荷如组织水肿等危害。虽然有可能存在一个最佳的液体量可以使灌注最大化并且能避免血容量过多，但患者个体化差异很大。

尽管存在种种争议，但液体治疗的核心仍然强调个体化。该患者无论是术前液体治疗的准备，还是术中治疗液体的选择与输注，终极目标是保证机体内的足够氧供以进一步避免氧债。术中合理应用目标导向治疗的各项指标，控制各指标在合理范围内，减少围术期血流动力学波动，一方面是为了维护心肺功能，另一方面也是为了防治围术期并发症。

13. 目标导向液体治疗的定义，并准确描述经典早期目标导向液体治疗内容

通过直接测量个体化的生理学变量，针对生理学变量给予输注足够的液体来达到治疗目标，即目标导向液体治疗（goal-directed fluid therapy，GDFT）。目标导向治疗就是通过对治疗时机的限定、治疗目标的设定、治疗手段的选择，最终达到预期的治疗效果。2001 年，Rivers 教授提出了早期目标导向治疗（early goal-directed therapy，EGDT）的概念，经典的 EGDT 概念包含以下三要素：第一是早期，即应在明确诊断后 6 小时内开始实施 GDT；第二是目标，即中心静脉压（CVP）≥8~12mmHg、平均动脉压（MAP）≥65mmHg、尿量≥0.5ml/（kg·h）、混合中心静脉血氧饱和度≥70%；第三是治疗要素，即容量治疗、血管活性药物应用、红细胞输注等。

14. 目标导向液体治疗在临床实践中应把握的要素

正确、有效地实施目标导向治疗应把握以下要素。①遵循原则，规范流程：GDT 最终实现的目标是治疗个体化，正确的诊断、合理的监测和精准的治疗是正确实施 GDT 的前提条件。只有遵循正确的流程和路径，才能够确保质量；②正确的场合：GDT 更多的是应用于重症患者，现有的循证医学证据提示，GDT 在手术室中的运用具有一定的益处，但是否会影响临床康复和转归，尚待进一步研究；③危重患者；④高风险的手术；⑤正确的目标：正确选择容量反应性指标、流量指标和组织灌注类指标；⑥正确的监测目标；⑦选择的正确监测。

15. 实施目标导向液体治疗可能获益的疾病和手术

目前认为，只有高危患者和高风险手术方可从 GDT 中获益。

可能从 GDT 中获益的高危患者：体力活动减少的患者、既往有严重心肺疾病和肾功能不全的患者、严重多发创伤患者，超过三个器官或超过两个系统或需要打开两处体腔的患者、急性大出血的患者（血容量<1.5L/

m^2,血细胞比容<20%)、休克患者(MAP<60mmHg,CVP<15cmH$_2$O,尿量<20ml/h)、血流动力学不稳定的急性腹痛患者等。

可能从 GDT 中获益的高风险手术:大型腹部手术、主要的妇科手术、大血管外科手术、大型脊柱外科包括骨盆手术在内的骨科大手术、时间超过 8 小时的手术、失血量超过 500ml 的大型手术等。

该患者无论是疾病危重程度,还是手术性质均符合实施目标导向液体治疗的条件,所以予以推荐。

16. 肾上腺素受体及其激动剂

肾上腺素受体(adrenergic receptor)可分为两大类:α 受体和 β 受体。每类受体又可以进一步分为至少两种亚型。应用分子克隆技术可以进一步将 α 受体划分为 α_{1A}、α_{1B}、α_{1D}、α_{2A}、α_{2B} 和 α_{2C}。不同肾上腺素受体与特异的 G 蛋白偶联,具有专一的效应器。肾上腺素受体激动剂与不同的 α 和 β 肾上腺素受体结合产生特异性的或选择性的相互作用。

肾上腺素受体激动剂(adrenergic receptor agonist)分为直接激动剂和间接激动剂。直接激动剂与受体结合,间接激动剂通过增加内源性神经递质的活性而发挥作用。间接作用机制包括增加去甲肾上腺素的释放和减少其再摄取。对于内源性去甲肾上腺素储存异常的患者,如使用某些抗高血压药物和单胺氧化酶抑制剂的患者,直接激动剂和间接激动剂之间的差异显得特别重要。这些患者一旦术中出现低血压,应使用直接激动剂来治疗,因为它们对间接激动剂的反应变异性很大。

肾上腺素受体激动剂的另一个特征是它们的化学结构。具有 3,4-二羟基苯结构的肾上腺素受体激动剂被称为儿茶酚胺。这些药物很快被单胺氧化酶和儿茶酚胺甲基转移酶所代谢,作用时间短。因此,在服用单胺氧化酶抑制剂或三环类抗抑郁药的患者可能出现对儿茶酚胺的过度反应。体内自然产生的儿茶酚胺是肾上腺素、去甲肾上腺素和多巴胺。通过改变自然存在的儿茶酚胺的侧链结构产生了人工合成的儿茶酚胺(如异丙肾上腺素、多巴酚丁胺等),它们的受体特异性更强。

17. α_1 肾上腺素受体($\alpha_{1\text{-}AR}$)的分布特点及常用 α_1 受体激动剂的药理学特点

人体不同部位血管表面 α_1 受体($\alpha_{1\text{-}AR}$)分布不同,缩血管药物反应也不同。如冠状动脉 $\alpha_{1\text{-}AR}$ 密度较低,只分布于较大的冠状动脉心外部分,仅占冠脉阻力的 5%,而在肺动脉、肾动脉和肝动脉 $\alpha_{1\text{-}AR}$ 密度较高。$\alpha_{1\text{-}AR}$ 亚型分为 α_{1A}、α_{1B} 和 α_{1D} 三种。α_{1A}、α_{1B} 主要分布在外周血管,而冠状动脉则主要为 α_{1D}。不同部位的血管中缩血管纤维分布密度不同,皮肤血管中缩血管纤维分布最密,骨骼肌和内脏的血管次之,冠状血管和脑血管中分布较少。同一器官中,动脉中缩血管纤维的密度高于静脉,微动脉中密度最高,但毛细血管前括约肌中神经纤维分布很少。

去甲肾上腺素(norepinephrine)同时激动 $\alpha_{1\text{-}AR}$ 和 $\beta_{1\text{-}AR}$,显著增加外周血管阻力、提高平均动脉压、增加心肌收缩力、增加回心血量,被推荐作为休克治疗的一线升压药物。

去氧肾上腺素(phenylephrine)是仅作用于 $\alpha_{1\text{-}AR}$,非选择性 α_1 激动剂,在收缩外周血管的同时,对冠状动脉产生收缩作用,对冠心病患者使用需谨慎。

甲氧明(methoxamine)仅作用于 $\alpha_{1\text{-}AR}$,主要作用于 $\alpha_{1A\text{-}AR}$ 和 $\alpha_{1B\text{-}AR}$,对外周血管有明显收缩作用,但对冠状动脉几乎没有作用。甲氧明使外周阻力增加、升高血压、反射性降低心率、减少心肌氧耗,同时增加心肌灌注压及冠脉血流量、增加心肌氧供。由于甲氧明升压作用温和,与去氧肾上腺素和去甲肾上腺素相比,较少出现迷走神经反射引起的心率显著减慢。

麻黄碱(ephedrine)为间接 α 及 β 受体激动剂,促进儿茶酚胺类神经递质释放。升高血压的同时增加心率和心室收缩力,显著增加心肌耗氧。麻黄碱作用时间长,不适用于内源性儿茶酚胺耗竭的患者,并且反复使用易出现快速耐受。

18. 围术期使用 α_1 肾上腺素受体激动剂的临床意义及其注意事项

α_1 肾上腺素受体($\alpha_{1\text{-}AR}$)激动剂为缩血管药物,可对抗麻醉药物所致的扩血管不良反应。当配合适当容量治疗后,可补充因麻醉药扩张血管引起的相对循环容量不足,从而维持重要器官血流灌注,调控支持器官组织微循环,减少对输液的过度依赖。无论是哪种类型的患者和手术,α_1 激动剂联合适当的容量管理,均可在避免过度补液造成的危害同时,很好地维持组织器官灌注,并改善预后。

注意事项:①使用 α_1 激动剂前必须充分评估有效循环血量,尽量配合 GDFT 达到合适容量状态。当使用超过推荐剂量的 α_1 激动剂仍不能达到目标血压时,应当积极寻找循环障碍原因,避免使用过度带来的危害。②有证据显示在适当的容量状态和心功能时,使用推荐剂量的 α_1 激动剂所引起的缩血管作用不会对肾脏灌注及微循环血流产生显著不良影响。对肾功能不全患者更应当避免过度补液,可使用 α_1 激动剂维持肾脏灌注压。③全麻诱导时,预防性酌情使用 α_1 激动剂并联合 GDFT 更易维持血流动力学稳定。避免高危患者诱导后的低血压状态,又可以避免容量不足或容量超负荷。麻醉同时可持续给予 α_1 激动剂,同时结合容量管理。④对于左心或右心后负荷升高后,可能会引起严重后果的循环障碍患者,单独使用 α_1 激动剂需谨慎。⑤除麻黄碱外, α_1 激动剂多为超短效药物,常需持续输注维持血药浓度。持续输注时应遵循小剂量开始,逐渐滴定原则。给药时应密切注意血压变化,最好在连续血压监测下进行。

19. α_1 肾上腺素受体激动剂围术期的临床应用与注意事项

临床应用:①全麻患者,麻醉诱导开始前可预防性给药;②全麻术中出现低血压时,可经静脉单次或者持续给予 α_1 受体激动剂,单次用量为去氧肾上腺素 $25\sim50\mu g$,或去甲肾上腺素 $2.5\sim5.0\mu g$,或甲氧明 $1\sim2mg$ 。可重复给予单次剂量,必要时持续输注上述药物;③椎管内麻醉者,为预防发生低血压,麻醉前可适当补充容量、控制局麻药总容量或在局麻药液中加入麻黄碱 $1mg/ml$ 。若上述措施预防无效,可经静脉单次或持续给予 α_1 激动剂。

注意事项:①给予 α_1 受体激动剂前,首先需确保血管内容量,即心脏的前负荷适当,或者达到 GDFT 的要求;②给予 α_1 受体激动剂后,维持血压的水平取决于重要脏器对灌注压力的要求,合并脆弱脏器功能的老年患者,最好将围术期血压维持在术前基线血压水平以上;③并存心肺疾病者, α_1 受体激动剂药物和剂量的选择应依据患者的病理生理学改变和代偿状态,目的旨在改善和增加心脏每搏量指数(SVI)、心指数(CI)以及周围重要脏器(大脑、肾脏)氧供需平衡的维持。

该老年患者既往的心血管病史,心功能状态及所实施的手术均不可避免地会出现围术期血流动力学的波动,血管活性药的应用亦属必然。全肺切除术的液体管理总体倾向于限制性液体输注,该病例既然选择了目标导向液体治疗,自然也需要精准的容量管理并联合 α_1 肾上腺素受体激动剂。

20. 去甲肾上腺素的药理特性及临床特点

去甲肾上腺素(norepinephrine)直接激动 α_1 受体,而不激动 β_2 受体,因此可引起动静脉血管的强烈收缩。 β_1 受体弱激动作用可引起心肌收缩力增强,伴随外周血管收缩,导致动脉血压升高,通常收缩压和舒张压均升高,但后负荷增加和反射性的心动过缓可影响心排血量的增加。既往认为,去甲肾上腺素可减少肾和内脏血流,增加心肌氧耗,使去甲肾上腺素的应用受到了一定的限制。晚近研究认为,去甲肾上腺素不仅可改善全身血流动力学状态,还可改善肠道等内脏缺血缺氧,不损害甚或可改善肾功能。去甲肾上腺素和 α 受体拮抗剂联合应用,可发挥其兴奋 β 受体的优势而避免其激动 α 受体所产生的过度的血管收缩作用。静脉注射部位外渗可引起组织坏死,是否可经外周静脉用药仍存争议。

去甲肾上腺素可单次静脉注射($0.1\mu g/kg$),或因为其半衰期短,通常以 $2\sim20\mu g/min$ 的速度连续输注。

21. 去氧肾上腺素的药理特性及临床特点

去氧肾上腺素(phenylephrine)是一种非儿茶酚胺类药物,主要选择性激动 α_1 受体。去氧肾上腺素的主要作用是引起外周血管收缩,从而导致全身血管阻力和动脉血压升高。由迷走神经介导的反射性心动过缓可使心排血量下降。去氧肾上腺素也可局部应用达到减少血管充血和散瞳作用。

小剂量静脉推注 $50\sim100\mu g$ ($0.5\sim1\mu g/kg$)去氧肾上腺素可迅速扭转外周血管扩张引起的血压下降。去氧肾上腺素作用时间很短,单次给药后约持续 15 分钟。持续给药通常用去氧肾上腺素溶液($100\mu g/ml$)以 $0.25\sim1\mu g/(kg\cdot min)$ 的速度输注维持动脉血压,但减少肾血流量。去氧肾上腺素持续输注会发生快速耐受,需不断上调输注剂量。

22. 肾上腺素的药理特性及临床特点

肾上腺素(adrenaline)是一种内源性儿茶酚胺,由肾上腺髓质合成,直接激动 α_1 、 α_2 、 β_1 及 β_2 受体。肾上腺素可直接兴奋 β_1 受体,通过增强心肌收缩力和加快心率(加快Ⅳ期自动除极速率)等途径使心排血量和心肌需氧量增高。 α_1 受体激活减少内脏和肾血流量,但通过提高主动脉舒张压使冠状动脉灌注压升高。收缩压升高,但骨骼肌 β_2 受体兴奋产生的血管舒张功能可能会降低舒张压。 β_2 受体兴奋后还可以松弛支气管平滑肌。肾上腺素是治疗过敏性反应的主要用药,并且可以用于心室颤动后的心脏复苏。并发症包括脑出血、冠状动脉缺血、室性心律失常。挥发性麻醉剂尤其是氟烷,可能使肾上腺素致心律失常的作用增加。

肾上腺素具有兴奋 α 受体与 β 受体的双重作用,可使血管收缩和血压升高。合并应用血管扩张药(如尼卡地平或硝普钠)能够抵消 α 效应介导的血管收缩,但存留下来的正性肌力效能不受影响。若已用 α 受体拮抗药者再用肾上腺素时,因其 α 受体已被阻滞,则只能兴奋 β 受体,引起广泛血管扩张和低血压,称此为肾上腺素的翻转作用。合并应用米力农可降低肾上腺素使用剂量,特别适用于心脏手术患者。

心搏骤停、休克等紧急情况下,根据心血管损害的严重程度可给予肾上腺素 0.05~1mg 单次静脉推注。对于大部分的过敏性反应,可给予肾上腺素 100~500μg 静脉注射,必要时重复。为改善心肌收缩或提高心率,可连续输注肾上腺素。肾上腺素也可以用来减少手术部位出血,局麻药中含浓度为 1:200 000 或 1:400 000 的肾上腺素,具有全身吸收少和作用持续时间较长的特点。

23. 有关血管收缩药的新认识

(1) 多巴胺(dopamine)是一种去甲肾上腺素和肾上腺素的儿茶酚胺前体物质,既可以直接作用于 α_1、β_1、β_2 肾上腺素受体及多巴胺能(DA_1)受体,亦可以间接诱导储备的神经源性去甲肾上腺素释放。多年来一直作为增加心排血量、肾血流量和尿量的血管活性药物,广泛用于防治危重患者发生急性肾衰竭。小剂量多巴胺 [0.5~3μg/(kg·min)] 主要激活多巴胺受体,扩张肾血管,促进利尿和尿钠排泄。虽然这种效应可增加肾血流量,但使用这种"肾脏剂量"的多巴胺并不能保护肾功能。没有临床对照研究证明多巴胺能减少肾衰竭的发生率和提高危重患者存活率。去甲肾上腺素因其强烈的血管收缩作用,既往临床应用受到限制。但新近的临床研究结果证明,去甲肾上腺素可使输注多巴胺后仍然无尿的患者增加尿量。感染性休克患者应用去甲肾上腺素更能维持血流动力学稳定,保护和改善肾功能。因此,目前认为小剂量多巴胺能增加肾血流和尿量,但并不一定能保护肾功能和改善预后,不宜常规用于重危患者防止肾衰竭。去甲肾上腺素可降低肾小球滤过率,能有效维持组织灌注压,升高肾小球内压,更能有效地保护肾功能,适用于感染性休克、心源性休克等患者的治疗。

(2) 多巴胺作为一线血管收缩药治疗休克曾长期应用于临床,但研究表明,与多巴胺相关的不良事件发生率高于去甲肾上腺素。多项指南推荐成人感染性休克和心源性休克治疗首选的血管收缩药为去甲肾上腺素而非多巴胺。仅在部分高选择的患者,如心动过速风险低和绝对或相对心动过缓患者或可应用多巴胺替代去甲肾上腺素。

(3) 麻黄碱曾经是临床一线的升压药物,直接激动 β 受体而具有正性肌力作用,间接兴奋交感末梢释放去甲肾上腺素,作用于 α 受体而收缩血管。该药起效缓慢、作用持久。反复用药可快速耐受。兴奋大脑皮质及皮质下中枢而减浅麻醉。可通过胎盘、作用于 β 受体增加心肌氧耗、降低胎儿 pH,同时影响孕妇及胎儿。目前临床上选用的概率在下降。

(4) 去氧肾上腺素亦曾作为主要的血管收缩药应用于麻醉期间血流动力学管理。近期的一项研究发现,治疗术中低血压时,与去甲肾上腺素相比,间断给予去氧肾上腺素可以产生强烈的外周血管收缩作用,导致后负荷增加、心功能受损、心排血量下降,在心功能不良或心力衰竭患者尤其危险。持续输注去氧肾上腺素则可导致内脏氧耗增加、体内乳酸堆积、肝肾排泄功能下降。因此,建议麻醉管理中治疗低血压首选去甲肾上腺素,而非去氧肾上腺素。

(5) 晚近的研究表明,在急性心肌梗死心源性休克患者的血管加压治疗中,肾上腺素和去甲肾上腺素相比较在疗效方面无明显差异,但肾上腺素可导致心率加快、酸中毒和乳酸血症,难治性休克发病率明显增加。因此,建议去甲肾上腺素作为急性心肌梗死心源性休克患者首选的血管加压药。

血管活性药的应用虽然存在诸多争议,但晚近的研究表明去甲肾上腺素与多巴胺、麻黄碱、去氧肾上腺素,甚至肾上腺素相比均更为有效、更为安全。多项指南推荐成人感染性休克和心源性休克治疗首选的血管收缩药应为去甲肾上腺素。该患者选择目标导向液体治疗亦应在容量治疗的基础上,联合应用去甲肾上腺素。必要时可以选择正性肌力药支持心功能。

24. 多巴酚丁胺的药理特性及临床特点

多巴酚丁胺(dobutamine)是具有两个异构体的外消旋混合物,与 β_1 受体和 β_2 受体都具有亲和力,与 β_1 受体具有相对较高的选择性。其主要的心血管效应是增加心肌收缩力而使心排血量增加。β_2 受体兴奋使外周血管阻力轻度下降,因而避免了动脉血压的过度升高。左室充盈压下降,而冠状动脉血流量增加。其作用更像是正性肌力药和血管扩张药的混合物。服用 β 受体拮抗剂的患者使用多巴酚丁胺,体循环外周血管阻力可能增加。多巴酚丁胺对心肌氧供需平衡有利,因此,对于合并充血性心力衰竭和冠心病患者,尤其是当患者的外周血管阻力已经升高时,多巴酚丁胺是一个很好的选择。然而,因为它已被证实能增加应激试验时患者心肌耗氧量,心肌缺血患者使用多巴酚丁胺仍存疑虑。此外,当没有明确指征证实能促进心肺转流术患者停机时,不常规使用多巴酚丁胺。

25. 氨力农和米力农药理特性的异同

氨力农(amrinone)和米力农(milinone)均为磷酸二酯酶(PDE)抑制剂(phosphodiesterase inhibitor),具有正性肌力作用和血管扩张作用。作为扩血管强心药,氨力农和米力农通过增加心肌收缩力及降低心肌后负荷提升心排血量。通过正性变舒性效应,促进心室舒张。因此,有利于心肌氧的供需平衡。

氨力农和米力农不依赖 β 受体的激活,因此即使 β 受体下调或解偶联(如心力衰竭患者)或应用 β 肾上腺受体拮抗剂时均不影响其效应。与多巴酚丁胺相比,在相同效能剂量下,氨力农和米力农降低肺血管阻力、增加右室射血功能的作用更佳。此类药物单独使用调节心肌变力性和体循环外周血管阻力作用欠佳,因其与 β 肾上腺素受体激动剂和多巴胺受体激动剂具有协同作用,多采用联合用药。与 β 肾上腺素受体激动剂相比较,氨力农和米力农心动过速或心律失常风险较低,但快速单次给药由于血管舒张,可造成低血压。

米力农的消除半衰期明显低于氨力农。氨力农长时间用药(超过 24 小时)可导致血小板减少,米力农则避免了长时输注对血小板功能的影响。

26. 左西孟旦的药理特性及临床特点

左西孟旦(levosimendan)以 Ca^{2+} 依赖形式结合于心肌肌钙蛋白 C,对 Ca^{2+} 诱导的肌钙蛋白 C 构象改变具有稳定作用。这种效应在心肌收缩早期,即细胞内 Ca^{2+} 浓度最高时达到最强。舒张期 Ca^{2+} 浓度较低时效应随即减弱。同时抑制磷酸二酯酶活性。因此具有增加心排血量、降低外周血管阻力的作用,有利于维持心肌氧供需平衡。虽然左西孟旦影响磷酸二酯酶生化活性,但不上调 cAMP 水平,因此能够降低与拟交感神经相关的心律失常发生率。

左西孟旦具有不增加细胞内 Ca^{2+} 浓度、不经由 cAMP 起效的特性,因此不与 β 受体激动剂或磷酸二酯酶抑制剂发生相互作用。主要适用于急性心力衰竭或慢性心力衰竭急性加重者。其不足之处是与其他药物的潜在相互作用尚不十分明确,目前尚未广泛应用于临床。

27. β 受体拮抗剂的药理特性

(1) 选择性:β 受体拮抗剂(β receptor blocker)对 $β_1$ 受体有不同程度的选择性,选择性 β 受体拮抗剂对 $β_1$ 受体的效能远强于 $β_2$ 受体。与非选择性药物相比,选择性 β 受体拮抗剂更少造成支气管痉挛及体循环外周血管阻力升高。选择性 β 受体拮抗剂具有剂量依赖性,随剂量增加,其药物选择性下降,直至失效,因此,哮喘患者接受 β 受体拮抗剂治疗时仍需谨慎。

(2) 内源性拟交感活性(ISA):许多 β 受体拮抗剂具有内源性拟交感活性(ISA),同时具有 β 受体拮抗剂和"部分激动剂"双重截然相反的特性。与非内源性拟交感活性药物治疗相比,内源性拟交感活性药物对心率和心排血量的影响更加明显,体循环外周血管阻力更低。虽然它们不能产生与完全激动剂(如肾上腺素)类似的效应,但对于伴有心血管疾病的患者,β 受体拮抗剂的 ISA 效应并非有益。

(3) 作用时间:长时效 β 受体拮抗剂一般经肾脏排出,如阿替洛尔;药效 4~6 小时的药物经肝脏消除,如美托洛尔;超短效(血浆半衰期 9 分钟)β 受体拮抗剂则是通过血浆胆碱酯酶降解后消除,如艾司洛尔。

28. β 受体拮抗剂的主要临床应用及其注意事项

(1) 临床应用:①具有延长心脏舒张期时间,增加左室血流灌注的作用,有利于心肌氧供;②具有减慢心率、抑制心肌收缩力,降低左室射血速率的作用,有利于降低心肌氧耗;③具有拮抗硝酸甘油、硝普钠或其他血管扩张剂引起的反射性心动过速及心肌收缩力增强的作用,可用于与硝酸甘油协同治疗心肌缺血;④具有抗心律失常作用,对房性心律失常尤为有效;⑤具有抗高血压、减少动力性心室流出道狭窄(如法洛四联症、肥厚型心肌病)的作用,可减少慢性心绞痛、心力衰竭、高血压及心肌梗死后死亡率。

(2) 注意事项:①可致严重心动过缓,对存在心脏传导异常、或与某些钙通道阻滞剂合用时可能会发生传导阻滞;②射血分数低的患者初始即接受大剂量治疗时易引发充血性心力衰竭;③由于拮抗了 $β_2$ 的扩血管作用,体循环外周血管阻力可能会升高;④气道敏感患者易诱发支气管痉挛;⑤可掩盖低血糖症状;⑥某些罕见的敏感患者有发生冠状动脉痉挛的风险;⑦围术期的突然停药会导致高动力性循环和心肌缺血。β 受体拮抗剂停药后 24~48 小时可能引发戒断综合征,表现为反跳性高血压、心动过速和心绞痛,可能是体内 β 肾上腺素受体数量上调所致。

29. β 受体拮抗剂围术期应用的新认识

围术期 β 受体拮抗剂的应用是一项关键的麻醉性能指标。尽管关于围术期应用 β 受体拮抗剂是否有益的研究存在争议,但对已经使用β受体拮抗剂的患者,除非出现临床禁忌证,围术期应继续应用。

围术期应用β受体拮抗剂可能减少由儿茶酚胺诱发的心动过速和高血压导致的心血管并发症(心肌缺血、脑卒中、心力衰竭)。然而,近期的临床试验并没有证实围术期使用β受体拮抗剂的这些益处。对于一小部分高风险患者,围术期应用β受体拮抗剂可能降低院内死亡率,但是,围术期β受体拮抗剂的应用并不能改善,甚至增加脑卒中的概率和非心脏手术的低风险患者的总体死亡率。

国内外指南推荐:已经使用β受体拮抗剂治疗心绞痛、症状性心律失常、心力衰竭和高血压的患者,围术期应继续β受体拮抗剂治疗。围术期因检查发现有心肌缺血且存在心脏高风险的血管外科手术患者,应开始使用β受体拮抗剂。指南还指出,具有一项以上心脏风险因素的血管手术患者,根据心率和血压调节β受体拮抗剂的剂量是"合理的"。另外,指南还建议对具有一项以上心脏风险因素的患者,实施中度风险的治疗时,围术期应用β受体拮抗剂也同样是"合理的"。对于非心脏手术患者,常规大剂量且缺乏剂量调整地使用β受体拮抗剂,比不使用更有害。

30. 艾司洛尔的药理特性及临床特点

艾司洛尔(esmolol)是一种超短效的选择性β_1受体拮抗剂,它可以降低心率,并轻度降低血压。已成功应用于预防围术期应激反应,如气管插管、手术刺激和急救。艾司洛尔(0.5~1mg/kg)可减弱电休克治疗时经常伴发的血压升高和心率增快,而不影响癫痫发作的持续时间。艾司洛尔在控制心房颤动或心房扑动患者的心室率方面与普萘洛尔同样有效。尽管艾司洛尔被认为主要选择性地作用于心脏,然而在较高剂量时也可抑制支气管和平滑肌上的β_2受体。

艾司洛尔作用时间短是因为其快速再分布(分布半衰期为2分钟)和被红细胞酯酶快速水解(消除半衰期为9分钟)。艾司洛尔的不良反应可以在停止输注数分钟后逆转。艾司洛尔和所有的β_1受体拮抗剂一样,对合并有窦性心动过缓、Ⅰ以上心脏传导阻滞、心源性休克或明显心力衰竭患者,应避免使用。

用于短期治疗时,如用于减弱喉镜和气管插管的心血管反应,艾司洛尔可单次静脉给药(0.2~0.5mg/kg)。长期治疗时,典型的用法是先给予0.5mg/kg的负荷剂量,给药时间超过1分钟,然后以50μg/(kg·min)的速度持续输注以维持治疗效果。如果上述方法在5分钟内不能产生足够的效果,那么可以重复给予负荷剂量,且每隔5分钟提高持续输注速度50μg/(kg·min),直至200μg/(kg·min)的最大输注速度。

31. 普萘洛尔的药理特性及临床特点

普萘洛尔(propranolol)是非选择性阻断β_1受体和β_2受体。普萘洛尔通过多种机制降低动脉血压,包括降低心肌收缩力,减慢心率和减少肾素释放。心排血量和心肌耗氧量也下降。普萘洛尔特别适用于因血压升高和心率增快引起的心肌缺血。普萘洛尔对梗阻性心肌病及主动脉瘤患者的心室射血阻抗会产生有益的影响。普萘洛尔可减慢房室传导,稳定心肌细胞膜,尽管在临床剂量下后一种作用可能并不明显。普萘洛尔对于减慢室上性心动过速时的心室反应尤其有效,偶尔也用于控制由心肌缺血引起的复发性室性心动过速或心室颤动。普萘洛尔可阻断甲状腺功能亢进和嗜铬细胞瘤的β肾上腺素受体激动作用。

普萘洛尔的不良反应包括支气管痉挛(β_2受体拮抗作用)、充血性心力衰竭、心动过缓、房室传导阻滞(β_1受体拮抗作用)。普萘洛尔可以加重挥发性麻醉药(如氟烷)的心肌抑制作用或使间接心脏刺激药物(如异氟烷)的负性肌力特性变得明显。同时使用普萘洛尔和钙通道阻滞剂维拉帕米会协同抑制心率、心肌收缩力和房室结的传导。普萘洛尔可广泛地与蛋白结合,并通过肝代谢清除。其消除半衰期为100分钟,与艾司洛尔相当。

32. 血管扩张药的分类及其临床应用

(1)分类。血管扩张药按其作用机制大体划分如下:①直接血管扩张药:包括钙通道阻滞剂、肼屈嗪、米诺地尔、硝酸甘油和硝普钠;②α肾上腺素受体拮抗剂:拉贝洛尔、酚妥拉明、哌唑嗪、特拉唑嗪和妥拉苏林;③神经节阻滞剂:三甲噻吩;④血管紧张素转换酶抑制剂(ACEI):依那普利拉、卡托普利、依那普利和赖诺普利;⑤血管紧张素受体拮抗剂(ARB):坎地沙坦、厄贝沙坦、氯沙坦、奥美沙坦、缬沙坦和替米沙坦;⑥中枢性α_2激动剂:可乐定、胍那苄和胍法辛;⑦钙通道阻滞剂;⑧奈西立肽:结合利钠因子受体。

(2)临床应用。①高血压,体循环外周血管阻力升高:应用动脉型或混合型药物。原发性高血压的长期治疗一线药物应为噻嗪类利尿剂,联合用药包括ACEI、ARB、钙通道阻滞剂、β受体拮抗剂等;②控制性降压:短效药物最为常用(如硝普钠、硝酸甘油、尼卡地平、氯维地平、奈西立肽及挥发性吸入麻醉药);③主动脉瓣反流:降低体循环外周血管阻力,改善组织氧供;④充血性心力衰竭:扩张血管,降低前负荷及后负荷,降低心肌氧耗;⑤体温调节:可用于体外循环降温和复温阶段,以促进组织灌注及加快体温平衡;⑥肺动脉高压:改善非器质性肺动脉高压。目前,吸入一氧化氮是唯一真正的选择性肺血管扩张药;⑦心肌缺血:改善心肌氧供需平衡;⑧心内分流:对于非限制性心内分流,尤其是室间隔缺损和主-肺动脉连接,血管扩张药可控制肺动脉到主动脉的压力阶差,从而调节分流的方向和分流量。

33. 一氧化氮的药理学特性及其临床应用

一氧化氮(nitric oxide)是一种具有血管活性的气体,主要由内皮细胞内的左旋精氨酸自然产生。一氧化氮从内皮细胞弥散至血管平滑肌,增加 cGMP 导致血管扩张,部分作用通过降低细胞内钙实现。其药理特性包括:①吸入一氧化氮可"特异性"地扩张肺血管,而没有体循环作用;②与胃肠道使用的肺血管扩张药不同,吸入一氧化氮主要扩张通气良好区域的肺血管,对维护肺通气血流比例更为有利;③低毒性。适用于肺动脉高压和成人呼吸窘迫综合征,尤其适用于新生儿持续性肺动脉高压。

吸入一氧化氮注意事项:①必须有严格的安全防范措施以预防潜在的严重中毒,如过量或灾难性的二氧化氮引发的肺水肿;②潜在的高铁血红蛋白血症;③长期使用可能导致终末细支气管的纤毛耗竭和内皮增生;④对金属有腐蚀性。

34. α肾上腺素受体拮抗剂（酚妥拉明）的主要临床特点

肾上腺素受体拮抗剂(adrenergic receptor blocker)可与肾上腺素受体结合,但不激活受体。通过预防肾上腺素受体激动剂的激活而发挥作用。所有的肾上腺素能拮抗剂,对受体拮抗的程度取决于当时的交感神经张力的程度。

酚妥拉明(phentolamine)可产生竞争性(可逆性)α_1 和 α_2 受体拮抗效应。对 α_1 受体的拮抗作用和平滑肌直接松弛作用导致外周血管扩张和动脉血压下降。血压下降可诱发反射性心动过速。对心脏 α_2 受体的阻断作用会加剧这种心动过速,因为 α_2 受体拮抗后负反馈机制被消除,从而促进了去甲肾上腺素的释放。这些心血管效应通常在 2 分钟内显现,并持续 15 分钟。反射性心动过速和体位性低血压限制了酚妥拉明用于治疗因 α 受体过度刺激而引起的高血压(例如,嗜铬细胞瘤、可乐定停药反应)。

酚妥拉明可单次静脉给药(成人剂量:1~5mg)或持续静脉输注。为预防含有 α 受体激动剂(如去甲肾上腺素)静脉输注液体渗漏所致的组织坏死,可将 5~10mg 酚妥拉明溶于 10ml 生理盐水中进行局部浸润。

35. 钙离子的生理效应与钙通道阻滞剂作用的关系

机体内钙离子参与心脏收缩和传导、平滑肌收缩、突触传递和激素分泌。心肌收缩力和细胞内游离钙离子浓度相关。钙离子浓度升高引起收缩、降低使得心肌松弛。在收缩期末、能量泵将细胞质内的钙离子转移至肌质网、使游离钙离子浓度降低。如果心肌缺血阻止了细胞质钙离子的固定,心肌舒张松弛将不完全,这种异常的心肌舒张会使左心室舒张末压升高。

钙通道阻滞剂(calcium channel blockers,CCB)的作用在很大程度上是由于其可减少细胞外钙离子进入细胞内,从而减弱钙离子的诱导作用,进一步减少细胞内储存钙离子的释放。理论上,只要钙通道阻滞剂的剂量足够,即可降低心肌收缩力。某些钙通道阻滞剂(如硝苯地平和尼卡地平)的临床剂量,并不抑制心肌收缩力。所有的钙通道阻滞剂皆可引起血管舒张。血管平滑肌和心脏传导系统对钙通道阻滞尤其敏感。钙通道阻滞剂具有组织特异性,临床剂量的维拉帕米可抑制心脏传导,但硝苯地平则无此作用。

36. 钙通道阻滞剂的临床应用

临床上钙通道阻滞剂主要用于下列情形。①改善心肌缺血:是否影响预后与转归尚不明确;②抗高血压:预后优于噻嗪类利尿剂和血管紧张素转换酶抑制剂;短效钙通道阻滞剂可能与预后不良有关;③缓解肥厚型心肌病左心室流出道梗阻;④缓解蛛网膜下腔出血后的脑血管痉挛,如硝苯地平;⑤可能具有降低移植患者环孢素肾毒性的作用,并可加强环孢素的免疫抑制效果;⑥预防偏头痛。

37. 钙通道阻滞剂的主要临床作用及其机制

(1) 扩张外周血管。①扩张动脉:减少左心室后负荷,以减少心肌做功;②静脉效应:有利于减轻心肌缺血、改善心室舒张状态,降低充盈压;③局部效应:扩张脑、肝、肺等脏器和肌肉骨骼血管床。硝苯地平可消除肾血流灌注的自我调节,使其依赖于压力而改变;④可扩张冠脉,对冠脉痉挛尤其有效;⑤与硝酸酯类药物比较,钙通道阻滞剂不产生快速耐药性;⑥血管扩张的可逆性。钙通道阻滞剂引起的低血压通常可应用 α 受体激动剂逆转,但常用剂量的钙制剂通常是无效的。

(2) 抑制心肌收缩力:心肌抑制程度取决于下列因素。①药物心血管抑制作用的选择性:硝苯地平和其他二氢吡啶类药物以血管扩张作用为主,临床剂量强烈扩张血管,对心肌则几无影响。而维拉帕米等药物即使应用血管舒张剂量,亦可能造成显著的心肌抑制;②患者心脏的健康程度:心力衰竭患者降低后负荷有利于提升心室射血能力,逆转心肌缺血状态可恢复心室射血功能。钙通道阻滞剂具有降低后负荷、减缓心肌缺血的作用,某些情况下可改善心排血量;③机体正常的交感反射在一定程度上可抵消钙通道阻滞剂心肌抑制作用和血管扩张作用;④一旦发生严重的与钙通道阻滞剂相关的严重心肌抑制,钙剂、β受体激动剂、磷酸二酯酶抑制剂等均可用于对症治疗,必要时可应用起搏器。

(3) 改善心肌缺血。钙通道阻滞剂可通过以下机制提高心肌氧供:①解除冠脉痉挛;②扩张冠脉,增加正常部位和狭窄后部位的血供而改善心肌氧供。地尔硫䓬和维拉帕米可保留冠脉自我调节能力,但硝苯地平可能会导致冠脉窃血;③开放冠脉侧支循环,增加血流量;④维拉帕米和地尔硫䓬可降低心率,从而延长舒张期时间,增加心内膜下灌注。钙通道阻滞剂可通过以下机制降低心肌氧耗:①抑制心肌收缩力;②减小后负荷,降低左室壁张力;③维拉帕米和地尔硫䓬等药物可降低心率。

(4) 电生理抑制。①房室传导阻滞:临床剂量的维拉帕米可明显延长房室传导不应期。二氢吡啶类药物(硝苯地平等)不影响房室传导;地尔硫䓬则介于硝苯地平和维拉帕米之间;②对房室结的影响:有利于抗心律失常;③窦房结效应:地尔硫䓬和维拉帕米可降低窦率,硝苯地平和尼卡地平具有轻度增加心率作用;④钙通道阻滞剂可用于治疗因二尖瓣脱垂、心房或房室结疾病、洋地黄中毒等导致的心室异位心律。

(张铁铮)

第十二节　过敏性休克

【知识点】

1. 休克的分类和过敏性休克的鉴别诊断

2. 围术期过敏反应的免疫学机制和Ⅰ型变态反应的定义

3. 围术期过敏反应的高危因素和临床表现

4. 围术期过敏反应的诊断与鉴别诊断

5. 围术期过敏反应的过敏原检测

6. 围术期过敏反应的治疗原则

7. 围术期过敏反应患者再次手术的麻醉管理

【案例】

患者女,39岁。现因卵巢囊肿全麻腹腔镜下行囊肿剔除术。患者平素体健,自述对鸡蛋、大豆等过敏。麻醉快速诱导插管后,患者 BP 60/32mmHg,HR 122 次/min,给予麻黄碱、去氧肾上腺素等处理未见改善。同时,患者面颈部及躯干部出现多发风团样丘疹。经诊断,患者在围术期出现了麻醉药物过敏反应。

【疾病的基础知识】

1. 休克及休克的分类

休克(shock)并非一种疾病,而是机体出现循环功能紊乱进而导致代谢障碍的一种综合征,是多种致病因素可能触发的一种病理生理过程。2014 年欧洲重症协会在休克与血流动力学共识中将休克定义为伴有细胞氧利用不充分的危及生命的急性循环衰竭。2019 年国内重症医学专家们经过充分讨论商榷后,提出对休克中国定义的思考:休克是各种原因引起全身灌注流量改变,导致组织器官氧输送不足与氧代谢异常的急性循环综合征。

根据病因,休克可分为 7 类:低血容量性、心源性、感染性、过敏性、神经源性、梗阻性和内分泌性休克。近年来,随着对休克认知的不断深入,人们发现导致休克患者死亡的主要原因并不是基础病因而是由此造成的循环功能紊乱,不同病因导致的休克可以表现为相同或相近的血流动力学改变。导致休克发生的重要环节是机体有效循环血容量减少。有效循环血容量主要受三个因素调节,即血容量、心排血量和血管张力。依据对以上三个因素的初始影响,休克可分为以下几类:

(1) 低血容量性休克(hypovolemic shock):是外科休克中最常见的一种类型。低血容量是指血管内有效血容量的减少,包括血液有形成分的减少,血浆量的减少或者自由水的丢失。

(2) 心源性休克(cardiogenic shock):由各种严重心脏疾病引起的急性心泵衰竭,导致左心室不能泵出足够的血量。起初,外周循环通过血管收缩来代偿,但如果左心功能损伤足够严重,不能维持正常循环,就会发生心源性休克。

(3)分布性休克(distributed shock):包括脓毒症性、神经源性、过敏性、内分泌性等,其中以脓毒症性休克为最常见。脓毒症性休克的典型表现为外周血管阻力降低和心脏充盈减少而心排血量增加(高排低阻型)。

(4)梗阻性休克(obstructive shock):基本原因是机械梗阻造成全身灌注减少,如腔静脉压迫、张力性气胸、肺栓塞和主动脉夹层动脉瘤分离。最常见的临床情况是心包压塞。

2. 过敏性休克及围术期需与过敏性休克鉴别的情况

过敏反应是一种严重的系统变态反应(allergy)性疾病,以多系统受累为特点,包括皮肤、呼吸系统、循环系统、消化系统等均可受累。过敏性休克(anaphylactic shock)是严重的过敏反应导致机体出现休克状态,是外界某些抗原性物质进入已致敏的机体后,通过免疫机制在短时间内发生的一种强烈的多脏器受累症候群。

围术期过敏性休克需要与多种情况进行鉴别,常见的包括急性全身性荨麻疹和/或血管性水肿,急性哮喘发作,迷走神经性晕厥,惊恐发作/急性焦虑发作。此外还需要与一些呼吸系统事件、心脏事件、其他类型的休克相鉴别。①呼吸系统事件:声带功能障碍、异物吸入、肺栓塞、气胸和过度通气;②心脏事件:心肌缺血、心律失常和结构性心脏病(包括主动脉瓣狭窄和肥厚型心肌病);③休克:低血容量性(例如消化道出血、主动脉瘤破裂、特发性毛细血管渗漏综合征),心源性,分布性(例如脓毒症、脊髓损伤),梗阻性(例如肺栓塞、张力性气胸、心包压塞)。

此外突发潮红是全身性过敏反应的常见症状,但除过敏外,一些疾病或药物也可导致皮肤潮红,应注意鉴别,如围绝经期、饮酒、服用万古霉素、罹患肿瘤(如类癌、胃肠道肿瘤、甲状腺髓样癌、肾细胞癌及胰腺癌)等。

3. 围术期过敏反应的免疫学机制

围术期过敏反应(allergic reaction)属于 I 型变态反应,变应原进入机体后,经抗原呈递细胞(antigen presenting cell,APC)摄取并处理,其核心肽段与主要组织相容性复合体(major histocompatibility complex,MHC)分子相结合,表达于 APC 细胞膜表面,供 T 细胞识别,主要为 II 类 T 辅助细胞(Th_2)参与应答,血中高表达 IL-4 及 IL-13 等细胞因子,诱导 B 细胞表达高水平的 IgE,IgE 与肥大细胞和嗜碱性粒细胞表面的 IgE 高亲和力受体(FcεRI)结合,使机体处于致敏状态。已致敏的机体,一旦再次接触变应原,则会发生肥大细胞和嗜碱性粒细胞的脱颗粒,快速释放组胺、中性粒细胞趋化因子、血小板激活因子、前列腺素和白三烯等细胞因子,继而产生一系列相应的病理生理学反应。

4. 围术期过敏反应和过敏性休克的诊断

围术期过敏反应的诊断包括两个方面:其最初诊断依赖于既往病史和临床表现,进一步的变应原诊断则依赖于皮肤试验和血清学试验。

(1)既往史:如果患者既往史中存在围术期过敏反应的高危因素,可对围术期过敏反应的诊断有一定的提示作用。

(2)临床表现:麻醉过程中发生的过敏反应大部分均有心血管系统表现、支气管痉挛和皮肤黏膜症状,也有部分患者仅有其中 1~2 种表现。由于患者处于无意识或镇静状态中,全身覆盖于手术单下,其皮肤征象往往不易被发现,支气管痉挛和循环衰竭常常成为首先被发现的症状。

目前较为公认的诊断标准为,出现以下三种临床症状中的两种即可诊断为过敏反应:①皮肤黏膜,如出现皮肤潮红、皮疹(尤其是大风团样丘疹)、皮下血管神经性水肿、全身皮肤黏膜水肿;②呼吸系统,如唾液及痰液分泌增多、喉痉挛、支气管痉挛、肺内出现哮鸣音或湿啰音;③心血管系统,如出现低血压、心动过速、严重心律失常、循环衰竭。

根据全身麻醉中过敏反应的严重程度将其分为 5 级(表 7-12-1),以便于诊断以及后续处理。一般而言,出现了过敏性休克意味着过敏反应程度严重。

血清类胰蛋白酶(serum tryptase)的测定可以帮助确诊过敏反应。血清类胰蛋白酶是一种肥大细胞蛋白酶,在过敏反应发生时浓度升高,在过敏反应的症状出现后 30 分钟,血清中即可测得此酶,其浓度约 1 小时达高峰,并缓慢下降,半衰期为 90~120 分钟。围术期疑似发生过敏反应者,在条件允许的情况下,尽量留取血样进行类胰蛋白酶测定。通常选取 3 个时间点采集血样:过敏症状出现后即刻、1 小时及 2 小时,每次抽血 5ml。

本节案例患者既往有明确的过敏史,麻醉诱导后,血压下降,心率增快,对症治疗效果不佳,皮肤呈现过敏样病变。符合过敏反应诊断标准。如需进一步明确其严重程度,可依据分级标准进行判断,亦可行血清类胰蛋白酶测定确诊过敏反应。

表 7-12-1　全身麻醉中过敏反应严重程度的分级

分级	临 床 表 现
I	广泛的皮肤征象:红斑、荨麻疹伴或不伴血管性水肿
II	除皮肤征象外,还伴有轻度多器官受累:低血压和心动过速,支气管高反应(咳嗽、通气困难)
III	严重的危及生命的多器官受累,需要特别的治疗:循环衰竭,心动过速或过缓,心律失常,支气管痉挛,可能不出现皮肤征象或皮肤征象在动脉血压恢复后出现
IV	循环或呼吸停止
V	心肺复苏无效,死亡

【术前评估与准备】

5. 发生围术期过敏反应的高危因素

由于围术期过敏反应的诊断率低,并且缺乏高危因素的大规模流行病学资料,术前对于高危人群的鉴别尚缺乏足够的理论依据。目前,既往曾有麻醉相关的过敏反应史是确切的高危因素。比较既往过敏反应的严重程度对于评价再次发生反应的危险性很重要。然而,有资料表明既往仅有轻微症状的儿童也可能发生严重的过敏反应。

哮喘史是发生危及生命的围术期过敏反应的主要危险因素,几乎所有致死性的围术期过敏反应均发生于哮喘患者。但哮喘史作为一个敏感指标,其并不具有特异性,无哮喘病史的患者也可能发生危及生命的围术期过敏反应。总体而言,既往有麻醉相关过敏反应史或同时有哮喘病史者为围术期过敏反应高危群体。

此外,合并特异性疾病(如肥大细胞病、慢性荨麻疹、血管性水肿等),也是围术期过敏反应的高危因素之一,轻度的呼吸系统变态反应性疾病(变态反应性鼻炎和轻度支气管哮喘),若无症状恶化或控制不佳,不视为高危因素。围术期过敏反应的相关高危因素汇总见表 7-12-2。

表 7-12-2　围术期过敏反应的高危因素

危险因素或事件	相关物质	危险因素或事件	相关物质
对鸡蛋/大豆乳剂过敏	丙泊酚	既往全麻史	肌肉松弛药
对明胶过敏	人工代血浆制品	全麻过敏的家族史	所有药物
既往全身麻醉后过敏史	所有药物	对化妆品过敏	肌肉松弛药
多种药物过敏综合征	所有药物	脊柱裂	乳胶

6. 高危患者过敏反应的预防

过敏反应预防重于治疗。因此,术前对患者进行过敏评估并及早发现引起过敏反应的高危因素十分必要,如此方能有针对性地预防高危患者过敏反应的发生。若患者有明确的某种药物过敏史,应避免使用该药物,并对同类药物做皮试以寻找替代药物,必要时可行脱敏治疗。有学者建议,术前评估围术期患者存在过敏高风险时,可在术前 3~4 天使用 H_1 受体拮抗剂和皮质醇,但对未控制的高血压或糖尿病等易感患者,则需权衡利弊后决定。

抗生素是除麻醉药物外引起围术期严重过敏反应比例最高的过敏原,《抗菌药物临床应用指导原则》要求术前 0.5~2.0 小时内或麻醉开始时使用抗生素以降低手术感染率,但抗生素在抗感染的同时给患者的麻醉过程带来了额外的过敏风险。因此,有学者主张在麻醉稳定后使用抗生素,既能明确过敏原,又能防止过敏性休克与麻醉引起的血压下降叠加,造成难以纠正的后果。此外,麻醉前需要格外关注患有哮喘和慢性阻塞性肺疾病的患者,降低由于机械、用药、炎症等导致的围术期过敏反应的发生。

【术中管理】

7. 围术期过敏反应的诊断

诊断过敏反应主要由 3 个部分组成:临床诊断、生物学诊断及病原学诊断。

临床表现方面,麻醉过程中发生的过敏反应大部分均有心血管系统表现、支气管痉挛和皮肤、黏膜症状,也有部分患者仅有其中1~2种表现。由于患者处于无意识或镇静状态中,全身覆盖于手术单下,其皮肤征象往往不易发现,支气管痉挛和循环衰竭常常成为首先被发现的症状。皮肤症状往往是过敏反应最早且最常(80%)出现的征兆,但仅有皮肤表现并不能诊断为过敏反应。目前国际指南认为呼吸、循环和皮肤症状中出现任意其中两种即可诊断为过敏反应。

生物学诊断方法有多种,常用的有类胰蛋白酶试验和组胺检测。休克早期(一般为半小时内,严重时为2小时内)围术期类胰蛋白酶和组胺升高,提示过敏的发生。组胺和类胰蛋白酶均与过敏反应的严重程度相关。其他方法(如皮肤试验和嗜碱性粒细胞试验等)多数需要在术后进行检测,无法用于术中诊断。

8. 发生过敏性休克的处理原则

围术期过敏反应发生后最关键的是要及时识别。首先要迅速评估患者的气道、呼吸和循环。如果患者心跳或呼吸骤停,应该按照标准抢救程序施救。必须定时评估患者状况是否达到临床稳定,如果没有,需要反复使用肾上腺素。对于有呼吸道症状或体征的患者,有必要严密监控至少6~8小时。有低血压或循环衰竭的患者应在ICU观察至少24小时。

确诊过敏性休克后,首选的抢救用药为肾上腺素(epinephrine),其他药物均为辅助治疗。肾上腺素激动α受体能够增加周围血管阻力、使血压升高和冠脉充盈,同时可减轻荨麻疹和血管性水肿;激动β$_1$受体可加快心率、增加心肌收缩力;作用于β$_2$受体可介导血管扩张,抑制炎症介质释放。肾上腺素的治疗窗相对较窄(效应/危险比),在准备治疗时要考虑这一点。早期使用肾上腺素可以改善预后。

肾上腺素用药途径包括肌肉注射、静脉注射、呼吸道途径等。肌肉注射时建议给予1:1000的肾上腺素(1mg/ml)0.3~0.5ml,儿童的建议剂量为0.01mg/kg(单次最大剂量为0.5mg),且每隔5~10分钟可重复此剂量给药,直至患者状况稳定。静脉注射时建议根据患者的基础血压、是否有脑血管病史以及当时的循环情况,静脉注射肾上腺素50~2 000μg,儿童的建议剂量为0.1μg/(kg·min)。

对于气道痉挛等围术期过敏症状,措施包括:吸入纯氧,必要时气管内插管,机械通气;吸入沙丁胺醇或溴化异丙托铵;给予吸入麻醉药,加深麻醉;另外可静脉注射氯胺酮或氨茶碱缓解气道痉挛。

9. 发生过敏性休克的液体管理

围术期过敏性休克的治疗不仅需要肾上腺素,液体支持也同样重要。发生过敏反应时,血管通透性增加,通常在15分钟内有超过50%的血管内液体流入组织间隙导致休克。因此,在严重过敏反应早期应进行容量治疗,补充外周血管扩张和间质毛细血管液体渗出造成的容量损失。可以使用晶体或胶体溶液,起始量为10~20分钟内输注20ml/kg的液体,必要时可重复使用。如果输液量超过40ml/kg,需考虑加用多巴胺或肾上腺素等升压药,同时最好进行有创血压监测。目前对于晶体或胶体的使用存在争议,法国指南推荐在使用晶体溶液后再用胶体溶液,剂量为30~50ml/kg,由于明胶引起过敏反应的风险较高,因此一般使用羟乙基淀粉。斯堪的纳维亚指南推荐晶体和胶体的剂量为20ml/kg。英国指南推荐只使用大量晶体。但总体来讲,有效的液体管理的标准以维持有效灌注为主要目标。

10. 围术期疑似过敏反应或过敏性休克患者实验室检测标本的留取

类胰蛋白酶的测定是诊断过敏反应的基本方法。类胰蛋白酶是储存在肥大细胞内的一种中性丝氨酸蛋白酶,其中的β类胰蛋白酶主要存在于肥大细胞的颗粒中,通过免疫学方法检测到β类胰蛋白酶大量释放入血时,提示肥大细胞激活并释放了炎症介质。在出现过敏反应后的0.5~1.5小时后达到高峰,半衰期约为2小时,在过敏反应发生12~14小时后恢复基线水平,因此需要在3个时点(推荐在发生过敏反应后即刻、发生后1~2小时和24小时)分别采血检测血清类胰蛋白酶活性来诊断是否发生过敏反应。

组胺(histamine)是储存于肥大细胞和嗜碱性粒细胞内的炎症介质。早期血浆组胺浓度升高提示肥大细胞和/或嗜碱性粒细胞被激活。可以通过免疫学方法检测血浆组胺水平,从而验证体内是否有组胺释放。组胺的血浆半衰期很短(15~20分钟),因此发生Ⅰ级和Ⅱ级过敏反应时需在30分钟内留取患者血液标本,在严重过敏反应的患者,该时间可延长至2小时。

【术后管理】

11. 围术期过敏反应或过敏性休克的患者术后监护及处理原则

即使过敏原已经不再存在,但肥大细胞增殖,伴严重的进行性炎症反应,也会继续促使症状进一步恶化。

位于细胞,淋巴细胞和激活的肥大细胞的抗原开始促使细胞因子的合成。这些促炎细胞因子会募集更多的炎症细胞,加重组织水肿并介导肥大细胞再次脱颗粒。之后可导致患者6~8小时再次出现严重症状,因此有学者认为必须以ICU的标准连续观察患者至少8小时。

处理原则:一旦确诊,首先终止药物使用,更换输液器具,如患者仅有轻度头晕、恶心、出汗和皮肤荨麻疹者,在停止用药和及时有效抢救的同时,进一步查清致敏药物;病情严重者强调先抢救,待病情稳定后再查明变应原。对于同时复合使用数种药物,尤其是麻醉期间用药较多时,则需及时、迅速、细致和客观地分析。

12. 围术期过敏反应或过敏性休克的患者进行过敏原检测的时机及检测方法

确认过敏原主要是通过皮肤试验或生化测试。

皮肤试验可确定过敏原,是诊断IgE介导的过敏反应的金标准,应在过敏反应发生的4~6周后进行,待机体的肥大细胞和嗜碱性粒细胞水平基本恢复正常,以防出现假阴性。皮肤试验主要包括皮肤点刺试验和皮内试验。皮内试验通常在点刺试验之后,因为皮内试验敏感性高而特异性低,并且更易引起过敏反应。点刺试验阴性,则将稀释后的抗原溶液进行皮内试验,若结果仍为阴性,则每隔10~15分钟将浓度提高10倍,直至结果为阳性或达到最大浓度。

体外生化测试包括嗜碱性粒细胞活化试验(basophilic granulocyte activation test,BAT)以及血清特异性IgE抗体检测。嗜碱性粒细胞受到药物刺激后,用流式细胞技术观测CD63表达有无增加,检测嗜碱性粒细胞是否活化,可以有效识别诱发药物。已有研究表明该试验的灵敏度和特异度分别可达89.7%和93.3%。另外,特异性IgE抗体血清特异性IgE抗体即可明确对该药物或物质过敏反应的诊断。

13. 围术期过敏反应或过敏性休克的患者再次手术的麻醉注意事项

首先,应加强麻醉医师及患者对围术期过敏反应的重视度,提高认识,在患者出现围术期过敏反应后,通过有效的实验室检测方法,提高过敏反应和过敏原的确诊率,在再次手术时避免患者暴露于"犯罪"过敏原。

做好术前准备:对可疑的过敏患者,术前并不主张给予皮质激素或抗组胺类药物,而是做好抢救准备,急救设备与药物应处于随时备用状态。

严格掌握用药适应证,尽量不使用可疑过敏药物。对于必须使用可疑过敏药物的患者,使用前先缓慢注射试验剂量,并严密监测血流动力学,呼吸功能变化,有异常症状出现,立即停止使用。

最后,术中加强观察和监测。

(赵　晶)

参 考 文 献

[1] KAPLAN J A,AUGOUSTIDES J G T,MANECKE G R,et al. Kaplan's Cardiac Anesthesia:For Cardiac And Noncardiac Surgery. 7th ed. Philadelphia,PA:Elsevier,2017.

[2] NEUMANN F J,SOUSAUVA M,AHLSSON A,et al. 2018 ESC/EACTS guidelines on myocardial revascularization. Eur Heart J,2019,40(2):87-165.

[3] THYGESEN K,ALPERT J S,JAFFE A S,et al. Fourth universal definition of myocardial infarction. JACC,2018,72:2231-2264.

[4] SIMONNEAU G,MONTANI D,CELERMAJER D S,et al. Haemodynamic definitions and updated clinical classification of pulmonary hypertension. Eur Respir J,2019,53(1):1801913.

[5] POPMA J J,DEEB G M,YAKUBOV S J,et al. Transcatheter Aortic-Valve replacement with a self-expanding valve in low-risk patients. N Engl J Med,2019,380(18):1706-1715.

[6] HUDED C P,TUZCU E M,KRISHNASWAMY A,et al. Association between transcatheter aortic valve replacement and early postprocedural stroke. JAMA,2019,321(23):2306-2315.

[7] PAVLOVIĆ N,MANOLA Š,VRAŽIĆ H,et al. Recommendations for perioperative management of patients with cardiac implantable electronic devices. Acta Clin Croat,2018,57:383-390.

[8] SCHULMAN P M,TREGGIARI M M,H M P,et al. Electromagnetic interference with protocolized electrosurgery dispersive electrode positioning in patients with implantable cardioverter defibrillators. Anesthesiology,2019,130:530-540.

[9] VALGIMIGLI M,BUENO H,BYRNE R A,et al. 2017 ESC focused update on dual antiplatelet therapy in coronary artery disease developed in collaboration with EACTS:The Task Force for dual antiplatelet therapy in coronary artery disease of the European Society of Cardiology(ESC)and of the European Association for Cardio-Thoracic Surgery(EACTS). Eur Heart J,2018,39(3):213-260.

［10］ GODIER A,GARRIGUE D,LASNE D,et al. Management of antiplatelet therapy for non-elective invasive procedures or bleeding complications:proposals from the French Working Group on Perioperative Haemostasis(GIHP)and the French Study Group on Thrombosis and Haemostasis(GFHT),in collaboration with the French Society for Anaesthesia and Intensive Care(SFAR). Arch Cardiovasc Dis,2019,112(3):199-216.

［11］ BORIANI G. European Heart Rhythm Association(EHRA)consensus document on management of arrhythmias and cardiac electronic devices in the critically ill and post-surgery patient,endorsed by Heart Rhythm Society(HRS),Asia Pacific Heart Rhythm Society(APHRS),Cardiac Arrhythmia Society of Southern Africa(CASSA),and Latin American Heart Rhythm Society(LAHRS). Europace,2019,21:7-8.

［12］ CALKINS H,HINDRICKS G,CAPPATO R,et al. 2017 HRS/EHRA/ECAS/APHRS/SOLAECE expert consensus statement on catheter and surgical ablation of atrial fibrillation. Europace 2018,20:e1-160.

［13］ ADAM A,DALIA,ALEXANDER KUO,et al. Anesthesiologists Guide to the 2019 AHA/ACC/HRS Focused Update for the Management of Patients With Atrial Fibrillation. Journal of Cardiothoracic and Vascular Anesthesia,2019.

［14］ LEVY B,CLERE-JEHL R,LEGRAS A,et al. Epinephrine versus norepinephrine for cardiogenic shock after acute myocardial infarction. J Am Coll Cardiol,2018,72(2):173-182.

［15］ KOLAWOLE H,MARSHALL S D,CRILLY H,et al. Australian and New Zealand Anaesthetic Allergy Group/Australian and New Zealand College of Anaesthetists Perioperative Anaphylaxis Management Guidelines. Anaesth Intensive Care,2017,45(2):151-158.

第八章 消化系统

第一节 腹腔镜手术的麻醉

【知识点】

1. 腹腔镜手术的分类
2. 腹腔镜手术对机体生理功能的干扰因素
3. 腹腔镜手术的肌肉松弛管理
4. 腹腔镜手术的呼吸管理
5. 腹腔镜手术的循环管理
6. 腹腔镜手术的并发症及处理
7. 腹腔镜手术的苏醒期管理
8. 腹腔镜手术的术后镇痛

【案例】

患者女,68岁,身高160cm,体重80kg。术前初步诊断:结肠癌肝转移、高血压病、腔隙性脑梗死。既往高血压病史10余年,高血压2级中度危险组,间断服用降压药,无其他病史。拟行治疗方式:肝肿物射频消融术及腹腔镜左半结肠切除术。术前16天结束化疗,术前近10天未进食,依赖静脉高营养,术前1天清洁灌肠。肺功能检查:通气功能正常、小气道功能重度减退、通气储量百分比83%、肺弥散功能正常。心电图:T波改变,不正常心电图。心脏彩超:左室壁增厚、左房扩大、左室收缩功能正常、左室顺应性减低。冠状动脉CT血管造影显示左主干及右冠脉管腔轻度狭窄,其余未见明显异常。

【疾病的基础知识】

1. 腹部腔镜手术的分类及分类依据

由于加速术后康复理念的提出和推广,基于腔镜技术的诊断和治疗技术得到蓬勃发展。目前腔镜手术还没有形成统一系统的分类方式。最常见的分类方式有3种:①根据各学科及其所使用的腔镜种类可分为胸腔镜手术、腹腔镜手术(普外科、妇科、泌尿外科)、脑室镜手术、输尿管镜手术、关节腔镜手术(骨科)以及其他各种内镜手术等;②根据操作空间来源的不同分为自然腔隙(如胸腔、腹腔、关节腔等)和人造腔隙腔镜手术;③根据撑开腔隙的方法分为气腹腔镜手术和无气腹腔镜手术(开放性气腹技术),目前临床上最常采用的是气腹腔镜手术。

对腹部腔镜手术而言,以腹膜为界,又分为腹膜内腹腔镜(laparoscopy)手术和腹膜后腹腔镜(retroperitoneal laparoscopy)手术,其中腹膜内腹腔镜手术是消化系统最经典的腔镜手术,而腹膜后腹腔镜手术是泌尿系统最常用的腔镜手术入路。

2. 腹腔镜手术的主要优势和主要风险因素

与开腹手术相比,腹腔镜手术的最主要优势是降低手术创伤所致应激反应,从而促进手术后的快速康复。尤其是一些短小手术,优势明显。具体体现在:

(1)生理微创:①对机体干扰小,术后衰弱程度轻,促进术后早期恢复,缩短住院和恢复时间;②放大的视野分辨率高、操作更精细,因而出血更少、损伤更小;③对肠道生理干扰小、外源性物质腹腔污染少,术后肠功能恢复快、肠粘连程度轻,可较早进食;④腹壁切口小,术后疼痛轻、舒适度高,术后早期下床活动,肺功能和膈肌功能降低程度小;⑤不破坏腹壁完整性,极大程度上降低了腹壁肌肉、血管、神经的损伤和切口疝形成的可能性。

(2)心理微创:较轻的创伤,使患者满意度提高;术后腹壁切口瘢痕小、愈合后不影响美观和腹壁运动感觉功能;护理工作强度低。

(3)手术模拟训练:可通过模拟软件练习部分操作技术。

主要风险因素:实际上,与开腹手术相比,腹腔镜手术在促进术后快速康复的同时,对患者的基础状态、外科医师的技术水平、麻醉医师的管理水平都提出了更高的要求。腹腔镜手术的主要风险因素集中在手术期间,包括气腹压力、CO_2 气腹和高碳酸血症、不易耐受的特殊体位、手术时长、外科医师的技术水平、某些手术部位(如肝脏)、某些手术种类(如消化道恶性肿瘤)、中转开腹的时机把握等。此外,肥胖、高龄、已有严重脏器功能障碍等因素,也增加了机体对 CO_2 人工气腹不良反应的敏感性。麻醉医师应当针对腹腔镜手术的独特影响,在术前评估、严重不良事件的早期识别、术中麻醉管理、术后镇痛方面制定围术期管理策略和个体化方案。

主要缺点:学习曲线长、视野狭小、需要全身麻醉、手术时间可能更长等。

3. 二氧化碳在体内的生成、运输、分布与储存过程

CO_2 和水是细胞线粒体有氧代谢的主要终末产物,二者相结合形成碳酸(H_2CO_3),可进一步解离成 HCO_3^- 和 H^+,是体内产生的主要酸性物质。其逆向反应在肺部进行,因此 H_2CO_3 具有挥发性,主要经肺排出(其他形式的酸经肾消除)。在血液中主要以 HCO_3^- 的和氨基甲酰血红蛋白(HHbNHCOOH)的形式运输到肺(图 8-1-1)。

已知 CO_2 在血液中溶解度很高,无饱和点。在生理条件下,与 O_2 不同,CO_2 的溶解与解离呈线性关系(图 8-1-1示 CO_2 解离曲线),所以体内 CO_2 的储量约为 120L,大约是 O_2 储量的 100 倍。在静息状态下,成人每分钟产生 CO_2 约 200ml(约 0.58g),同时消耗 250ml 的 O_2。在最大代谢率水平,机体产生、转运和排出 CO_2 约 1.6L/min,较基础水平增加 800%。如果静脉输入 5% 碳酸氢钠 100ml,大约可以产生约 100ml 的 CO_2。在代谢稳定的条件下,机体生理代谢产生的 CO_2 与呼出的 CO_2 相当,从而保持内源性 CO_2 的代谢平衡和分布平衡。

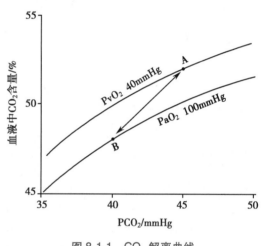

图 8-1-1　CO_2 解离曲线
A. 静脉血;B. 动脉血。

当外源性 CO_2 增加时,多余的 CO_2 会通过血流分布到全身各组织中,从而延缓血 CO_2 分压的升高,同时血液供应丰富的器官,如心、脑、肺、肾等器官的功能更易受血 CO_2 分压的影响,产生广泛的全身和局部作用。

4. 发生高碳酸血症的常见原因

(1)CO_2 外源性摄入过多:CO_2 经腹膜吸收、经皮下气肿吸收、经腹膜后人工腔隙吸收、CO_2 重复吸入、输入碳酸氢盐或乳酸盐、手术时间过长、气腹压力超过 15mmHg 等。

(2)CO_2 内源性生成过多:高代谢状态如发热、甲状腺功能亢进、恶性高热等。

(3)CO_2 排出障碍:通气不足、合并明显的心肺疾患导致肺通气无效腔增加,如肺栓塞、急性右心衰竭、COPD 晚期等。

(4)出血导致的血管破口可致使 CO_2 大量直接进入血管。

【术前评估与准备】

5. 腹腔镜手术的禁忌证

相对禁忌:①心、肺、肝、肾脏器功能受损,不能耐受气腹或特殊体位者;②严重的腹腔内粘连;③腹壁安装有置脑室腹腔分流装置;④团队(尤其是术者)经验不足。

绝对禁忌证:①心、肺、肝、肾脏器功能严重受损,不能耐受气腹下麻醉管理与手术,如严重肺大疱、低血容

量休克等;②建立气腹后无法提供可供手术操作的最基本空间者,如腹腔内巨大肿块、孕中晚期等;③不能承受气腹压力,导致腹腔内脏器异位合并结构功能严重受损,或者危及生命者,如横膈疝等;④穿刺及建立通道时存在高风险,如弥漫性腹膜炎伴肠梗阻、肠管扩张等;⑤腹壁安装有治疗装置,如腹膜透析装置等;⑥其他并存疾病:出、凝血功能障碍、颅内占位伴颅内压升高、视网膜脱落、镰状细胞病;⑦患者及家属拒绝;⑧团队(尤其是术者)无经验。

6. 腹腔镜手术中对机体生理功能产生影响的主要因素

腹腔镜手术中,影响机体生理功能的主要外科因素主要包括4个方面:①气腹压力和容积增加;②特殊体位(头高位和头低位);③CO_2和高碳酸血症;④手术时间;其中以前两个因素为主要影响因素。这些因素可通过独自或共同作用而改变机体生理状态;还要考虑患者年龄、原有解剖和病理生理状态,与以上因素之间的相互作用所产生的影响。这些变化大多是暂时的功能性改变,但是,严重的或长时间的功能性改变,或者患者自身存在损伤的易感因素(高龄、肥胖、伴有并存疾病导致呼吸和/或循环功能障碍者),则可导致不可逆的病理生理改变,以器官功能障碍为主要体现,甚至表现为临床可确诊的并发症。

7. 人工气腹压力和腹腔容积增加对机体的影响

人体一般可以很好地耐受短暂的高气腹压力,例如排便、分娩等。但是长时间的气腹,高气腹压力和容积增加可产生直接的机械性压迫以及继发的病理生理和生化改变,尤其可对血流动力学、呼吸和代谢功能产生明显影响。一般情况而言,如果腹腔内压力超过12mmHg,气腹压力的影响将明显增加。具体体现在:

(1) 呼吸系统的影响:虽然腹腔镜手术可大幅度减少术后呼吸功能障碍的发生率和严重程度,但人工气腹下的呼吸系统要比开腹下承受更多的压力。膈肌上移导致的肺容量和功能残气量进一步减少,吸气期气道压力进一步升高,呼吸系统顺应性下降。高压力的腹腔气体也可以通过解剖学或者先天的通路(如食管周围裂孔)或膈肌缺损裂口进入胸腔和心包,导致气胸、心包和纵隔气肿。胸部X线正侧位片和CT断层扫描有助于确诊。

(2) 心血管系统的影响:气腹压力通过压迫腹腔内器官、压迫膈肌而对静脉回心血量(心脏前负荷)、体肺循环阻力(心脏后负荷)及心脏功能产生影响,表现为血压、心排血量和外周循环的变化。其中,术中腹腔内器官的循环功能障碍是腹腔镜手术术后并发症的主要原因。通常,当达到手术所需气腹压力时(一般10~12mmHg),腹腔内的小静脉受压、内脏储血量减少、腹腔静脉血回流增加。腹主动脉受压可兴奋交感神经,导致多巴胺、肾素、血管紧张素、肾上腺素、去甲肾上腺素、皮质醇等在气腹初期即已增加,使得外周阻力升高,可导致心排血量减少,这在腹腔快速充气时表现较为明显。此外,持续的腹腔内正压使膈肌上移导致胸内压和气道压进一步升高,一方面通过减少回心血量、影响心脏舒张而降低心排血量;另一方面代偿性心脏做功增加也会干扰心肌氧供与氧需的平衡(氧需增加、氧供降低)。

(3) 神经系统的影响:腹腔内压力迅速增加会立即引起颅内压增加,主要继发于下腔静脉受压(导致腰部静脉丛引流减少)、胸腔内压力升高、静脉淤血增加、CVP升高、矢状窦压力增加、脑脊液重吸收减少,以及$PaCO_2$快速升高致脑血管扩张等。

(4) 与相应的开腹手术相比,人工气腹压力下对内分泌和代谢的影响较轻微,并且主要发生在气腹建立初期。人工气腹压力和容积快速增加可引起的神经内分泌改变,在麻醉偏浅时,可兴奋迷走神经,诱发心动过缓、传导阻滞等心律失常;如果复合高碳酸血症,则可激活交感-肾上腺轴,导致血浆肾上腺素和去甲肾上腺素水平升高,进而肾素、皮质醇、醛固酮、抗利尿激素、心房利尿钠肽也升高;如果心房利尿钠肽水平减少,则提示静脉回流较少。

(5) 其他系统的影响:腹内压增高可导致胃内容物反流的风险增加,消化道灌注减少导致胃肠黏膜缺血缺氧,肾血流量下降导致尿量减少等。

【术中管理】

8. CO_2人工气腹下高碳酸血症形成的特点

尽管对机体会产生一定影响,但CO_2仍然是目前建立人工气腹的首选气体。由于CO_2可自由进出细胞膜,所以高碳酸血症对全身所有器官都会发生影响,影响的严重程度取决于血CO_2分压(PCO_2)变化的幅度和速度、组织血流量以及高碳酸血症的持续时间。CO_2人工气腹下高碳酸血症的特点包括:

(1) 高碳酸血症发生率高。外源性CO_2远多于机体在剧烈运动或高代谢水平时所产生的内源性CO_2,因此需要密切监测高碳酸血症对机体的影响。

（2）导致高碳酸血症的 CO_2 主要来源包括经腹膜持续性吸收、皮下气肿吸收或者肺通气无效腔增加，并且单纯通过调整呼吸参数增加通气量，不能完全代偿。

（3）血 PCO_2 存在快速增长期和平台期。吸收入血液循环的 CO_2 有 2 个去向：经肺呼出，或分布入组织储存有待以后排出。正常机体组织当中储存并分布的 CO_2 对外源性 CO_2 急剧变化的调整速度反应缓慢，导致建立气腹初期的 30 分钟内血 PCO_2 和 $P_{ET}CO_2$ 快速增长，20~30 分钟之后，才因 CO_2 组织内再分布而趋于平缓进入平台期，由于 CO_2 非常容易经肺排出，通过增加通气量可以使 PCO_2 和 $P_{ET}CO_2$ 增长放缓，延缓平台期的出现。

（4）血 PCO_2 和血供丰富的组织器官的功能状态具有重要的指示作用。CO_2 的体内分布动力学的特点，说明机体中血流灌注好的组织器官，如心、肺、脑、肝、肾等，更易受 PCO_2 变化的影响，其功能状态也具有重要的指示作用，以呼吸、循环、神经系统以及内分泌-代谢改变为著。因此，基于这些脏器功能状态调控的需求，将高碳酸血症控制在适当范围内即允许性高碳酸血症（permissive hypercapnia，PHC），是腹腔镜手术期间的主要管理目标之一。

9. CO_2 人工气腹下，体位对呼吸、循环和神经系统的影响

（1）头低足高位（trendelenburg 体位），是下腹及盆腔腹腔镜手术常用体位。

1）呼吸系统影响：进一步促使膈肌上移，导致更严重的呼吸功能影响，包括肺容量和功能残气量进一步减少、顺应性进一步降低、通气血流比例异常增加；在肥胖和老年患者中表现更加显著，更易发生纵隔头向移位和气管导管相对移位。

2）循环系统影响：可促进静脉血回流，增加回心血量，心排血量增加，对健康患者的影响不明显，但对合并严重心血管疾病的患者，可明显增加心脏负荷，增加心功能恶化的风险；还可出现上腔静脉淤血的各种临床表现，包括眼压增加、颅内压增高、脑脊液压力增高、头颈静脉充血等。

3）神经系统影响：Trendelenburg 体位可进一步加重高碳酸血症和气腹压力导致的颅内压升高，过度通气后也难以缓解。

（2）头高足低位（反式 trendelenburg 体位），为上腹部手术常用体位。此体位可缓解膈肌上移导致的呼吸功能影响，以及心脏头侧方向体循环淤血的各种临床表现；但因进一步减少静脉回流，在血容量相对不足的患者，可加重循环功能异常。

10. 妊娠期患者腹腔镜手术面临的特殊问题

妊娠是腹腔内手术的相对禁忌证，考虑麻醉药物和手术操作的潜在伤害和致畸作用，除非紧急手术，手术时间应尽量推迟。但是对于不能推迟的短小手术，如阑尾炎、胆囊炎等，一般认为在孕 14~23 周（孕中期）流产和早产可能性最小，同时腹腔空间也足够手术操作，对技术熟练的外科医师，可实施腹腔镜检查和手术。

腹腔镜手术中，妊娠引起的解剖、生理改变与人工气腹、高碳酸血症、体位等引起的解剖和病理生理改变之间的相互作用，是需重点考虑的特殊问题。妊娠可导致血容量增加、心排血量增加、周围血管阻力（SVR）降低、血液高凝、仰卧位低血压综合征、每分通气量增加、残气量减少、功能余气量（FRC）减少、氧耗增加、轻度低碳酸血症、误吸风险增加和麻醉药需要量减少等；这些因素综合起来会增加孕妇对气腹、高碳酸血症和体位影响的敏感性，使高碳酸血症、低氧血症、子宫胎盘血流量降低、胎儿酸中毒、心率和血压增高或降低、心排血量降低等发生的可能性增加。腹腔镜手术时 CO_2 吸收和腹腔内压增加均对胎儿有一定影响，其中前者的影响更为显著；气腹压力控制在 12mmHg 以下（一般 8~12mmHg）可减少子宫灌注不足和孕妇呼吸系统不良事件的风险。围术期胎心音监护和孕妇动脉血气分析有助于恰当调控内环境，降低相关不良事件。总的目标是保护胎儿和孕妇的安全、防止早产，必要时采用无气腹腔镜手术（开放性气腹技术）。

11. 腹腔镜手术可能的并发症

腹腔镜手术的并发症主要包括手术相关并发症和麻醉相关并发症。全身麻醉、局部麻醉、区域神经阻滞技术均可用于腹腔镜手术，但一般认为，全身麻醉并控制呼吸是最安全的麻醉技术。而且，与腹腔镜技术本身对机体带来的影响相比，现代全身麻醉操作技术和麻醉管理本身对机体的影响非常小，更多的是体现在如下方面：对外科技术导致的机体应激反应的控制、既往并存系统疾病的术中治疗以及器官功能保护。腹腔镜手术的特殊并发症包括：

（1）术中相关并发症

1）操作相关并发症：腹壁出血、内脏破裂、大血管出血、皮下气肿、手术区域神经损伤等。

2）气腹相关并发症：肠缺血、大网膜或者肠内疝、胃反流、误吸、低血压、心动过缓或心动过速、气胸、纵隔和皮下气肿、心包气肿、肺气压伤、肺不张、气管导管移位、气栓、缺氧或呼吸功能不全、心功能不全、术中低体温等。

3）CO_2 吸收的全身影响：高碳酸血症、心律失常、酸中毒、高血压、心动过速、颅内压增高等。

4）体位及体位变动的影响：上腔静脉淤血表现（颈部静脉淤血、静脉压增加、颅内压增加、视网膜出血、喉水肿、角膜及结膜水肿）、低血压、体位摆放不当引起的神经损伤（肩部过度牵拉造成的臂丛神经损伤、截石位导致的下肢神经病变等）、呼吸系统并发症等。

（2）术后相关并发症：恶心、呕吐、肩痛、神经功能障碍、呼吸功能异常、肾功能变化、腹膜炎、伤口感染、切口疝、深静脉血栓、烧灼伤以及肿瘤的腹壁孔洞周围转移等。

腹腔镜手术的并发症的发生率主要基于回顾性统计，并不精确。由于手术操作复杂程度各异，手术医师的技术水平也参差不齐，风险和效益的权衡在长时间复杂腹腔镜手术中是非常困难的，需要麻醉医师密切的监测和调控。

12. 腹腔镜手术肺部并发症的风险因素及优化肺通气策略

腹腔镜手术多采用全身麻醉下机械通气控制呼吸。与上腹部开腹手术相比，腹腔镜手术术后切口疼痛轻、肺和膈肌以及消化道功能的影响小，因而术后肺部并发症总体发生率低。但是在术中，腹腔镜手术则存在较多影响呼吸功能的因素，这些风险因素之间的相互作用也较为复杂，尤其在术前术中合并有肺部并发症风险因素的患者，大大增加了术中肺保护性通气策略（lung protective ventilation strategy，LPVS）的实施难度及围术期肺部并发症的发生风险。

腹腔镜手术肺部并发症的风险因素主要包括：①术前风险因素，如吸烟、慢性阻塞性肺疾病（COPD）、哮喘、上呼吸道感染、高龄、肥胖等；②术中风险因素，如人工气腹、正压通气、潮气量过大、吸气期气道压过高、呼气期不适当的 PEEP、CO_2 负荷增加、液体超负荷、FiO_2 过高或过低、头低脚高位、手术时间过长、气体栓塞等；③术后风险因素，如 CO_2 负荷持续存在（如皮下气肿）、肺不张等。

围术期肺保护性通气策略的基本目的是通过术中通气策略的调整与优化，在保证氧供并减低呼吸功耗的同时，尽量减少机械通气相关肺损伤（ventilator-associated lung injury，VALY）。对麻醉医师来说，与开腹手术相比，腹腔镜手术期间为抵抗胸腔容积减少和高碳酸血症，重点需要在增加通气量和减少机械通气相关肺损伤以及兼顾肺循环阻力之间进行精确平衡。

对术前肺功能正常的患者，术中进行有效的低潮气量、适度呼气末正压（positive end expiratory pressure，PEEP）和间歇手法肺复张，术后辅助正压通气，可以明显降低肺部并发症。目前建议在腹腔镜手术中，麻醉期间采用 6~8ml/kg（理想体重）潮气量，吸呼比 1：2.0~1：2.5，呼吸频率 16~20 次/min。强调 PEEP 值设定的个体化原则，2~6cmH$_2$O 是针对群体的推荐值，对于某些特殊个体，如肥胖、显著头低位以及高气腹压患者，推荐滴定法选取避免肺泡萎陷的 PEEP 值，应根据此时胸膜腔内压力和其他监测指标，个体化进行调控。间断性肺复张性通气（35~40cmH$_2$O）是防止肺泡萎陷的有效方法，麻醉机械通气中，应该每 30 分钟实施一次，并在手术结束、气管拔管前予以实施。术中调整通气频率维持 $PaCO_2$ 35~45mmHg，也维持在允许性高碳酸血症（permissive hypercapnia，PHC）水平。腹腔镜手术 CO_2 气腹以及特殊体位，可能影响呼气末 CO_2 分压评估 $PaCO_2$ 的准确性，在气腹后应测定动脉血气以指导通气参数的调整，避免潜在严重高碳酸血症。

13. 腹腔镜手术麻醉中肌肉松弛管理的特点

充分的肌肉松弛，在较低气腹压力条件下即可获得满意的视野暴露，故作为降低气腹压力策略的一部分，肌肉松弛药是腹腔镜手术全身麻醉药物配伍中不可缺少的组分。除了应用肌肉松弛药的基本目的之外，手术期间应根据手术步骤的要求，根据客观监测确定合适的肌肉松弛管理目标，包括阶段目标。在人工气腹阶段，要求绝对无体动和深度肌肉松弛（deep neuromuscular blockade），肌颤搐抑制 95%，4 个成串刺激（train-of-four，TOF）监测只能保留 1 个肌颤搐，强制刺激后计数（post-tetanic count，PTC）即 PTC＝1 或 2，确保腹内压<12mmHg 时，仍可达到充分的术野暴露。由于某些药物如吸入麻醉药可与肌肉松弛药之间产生肌肉松弛协同作用，以及肌肉松弛药的药代动力学和药效学具有显著的个体差异，腹腔镜手术解除气腹后缝合腹壁切口时间又很短，因此推荐采用神经肌肉阻滞程度的定量监测，有助于实现术中适度深肌肉松弛和术后麻醉恢复期肌肉松弛残留的评估，促进合理用药和保证苏醒期安全。

14. 腹腔镜手术中的容量评估以及液体治疗中容量反应性评估的特点

腹腔镜手术中体液丢失的量相对较少,所需补液量也相应较少,基于加速术后康复(enhanced recovery after surgery,ERAS)理念下麻醉管理策略,似乎比较容易实现围术期液体管理出入"零平衡"的目标,以减少由于液体过多所引起的组织水肿、心功能不全或者由于液体过少引起的器官灌注不足。基于人工气腹和高碳酸血症对腹腔脏器局部血流量以及呼吸、循环和全身代谢的特殊影响,围术期容量评估和液体治疗容量反应性(fluid responsiveness)评估的特点如下:①失血失液评估困难。正确评估患者失血量是麻醉管理中不可忽略的重点,反复腹腔冲洗和持续出血使失血失液量及经腹腔吸收的液体量难以估计。必要时应间断检测血细胞比容作为失血量的评估参数。腹腔内残留的液体量可以被吸收入血而应计入最后的总液体量。②第三间隙液体量和蒸发液体丢失大幅度减少。③缺乏评估区域性血流量降低幅度的有效手段,如肠道受压血流量降低幅度、肾血流量降低幅度、门静脉血流量降低幅度等,而且人工气腹期间尿量大幅度减少,对补液的指导意义下降。④CO_2是否加湿对总失液量无明显影响。⑤常规静态容量评估指标敏感性进一步下降。因为腹内压和胸内压的增加,CVP更加不可靠;其他指标如皮肤弹性、湿度、温度、血压、肺动脉楔压、心率、毛细血管充盈时间、血尿素氮、血乳酸水平以及全心舒张末容积等可以不同程度的判断容量的多少,但是不能揭示患者能否通过液体治疗获益,尤其是腹腔脏器灌注和心功能之间的平衡。⑥动态性血流动力学指标(即功能性血流动力学监测),如心排血量动态监测、每搏量变异率(SVV)、脉压变异率(PPV)等,通过评估液体治疗反应性,动态评估患者容量的变化。人工气腹时,这些参数监测容量变化的敏感性依然存在,但判断阈值需进行相应调整。

15. 腹腔镜手术围术期血CO_2分压急剧升高的原因

常见原因:①皮下气肿;②气体注入腹膜后而未进入腹腔;③气腹压力超过15mmHg;④手术时间过长;⑤气体直接进入开放的血管;⑥合并心肺疾患肺通气无效腔明显增加,如肺栓塞、急性右心衰竭、COPD晚期等。

16. 心脏病患者人工气腹下心律失常的预防策略

腹腔镜术中引起心律失常的诱因非常多,术前服用的抗心律失常药(如β受体拮抗剂)、气腹牵拉腹膜、气栓、严重高碳酸血症、麻醉过浅或过深等,而术前已知或潜在的心脏疾病增加人工气腹下心律失常的发生风险。心脏病患者人工气腹下针对心律失常的预防策略应考虑以下几个方面。①术前准备与评估:完善评估所需检查并尽可能调整患者到最佳状态,仔细权衡剖腹手术和腹腔镜手术的心血管事件风险,根据手术医师的技术水平向其提出合理会诊建议;②建立气腹前:尽可能调整最佳的血流动力学状态(适当增加心脏前负荷、降低后负荷)、适宜的麻醉深度以应对建立气腹所引起的心排血量下降、动脉压升高、体循环和肺循环血管阻力增大等血流动力学改变特征;③建立气腹过程中:缓慢充气、采用尽可能低的气腹压力,分步实施影响血流动力学的步骤,比如先建立气腹后体位调节等,必要时采用无气腹腔镜技术;④人工气腹期间:尽可能借助更客观精确的监测手段直接评估心功能和血流动力学状态,精准调控内环境。例如有创动脉压、TEE、肺动脉导管、术中心电图ST段动态分析、$P_{ET}CO_2$监测等,及时发现心功能异常,必要时中转开腹;⑤药物选择:选择操控性强、具有扩血管作用的麻醉药物;合理复合心血管活性药物;⑥容量评估:谨慎评估气腹对全身各部位局部血流动力学的影响,尽可能平衡组织灌注和心脏负荷;⑦气腹结束后:适度镇痛、缓慢苏醒。

17. 腹腔镜手术中少尿的原因

少尿(oliguria)是腹腔镜手术期间常见的体征之一,其主要原因是气腹所致腹腔高压对血流动力学产生的影响。当气腹压力达到15mmHg时,肾皮质血流降低60%,尿量减少50%;临床常用气腹压力多小于12mmHg,此时的少尿症状大多为功能性改变,在腹腔减压后常常能自行缓解。因此,短时间的手术对肾功能不会造成明显影响。如果手术时间过长,少尿往往导致机体代谢产物和药物的分解产物不能及时排出体外,从而产生不利影响;同时如果肾血流量持续降低或者术前存在肾缺血的易感因素,则有可能导致肾功能损害等并发症,影响患者的长期预后。

腹压增高导致肾血流减少的机制如下。

(1)下腔静脉及胸腔内压增高,心排血量减少,进而使肾血流减少。

(2)气腹压力直接作用于肾实质和肾动静脉,进一步减少了肾血流量。

(3)对机体神经-内分泌功能兴奋,交感神经刺激和肾素血管紧张素醛固酮系统的激活导致少尿。

因此,术中应维持血流动力学稳定、加强术中尿量和尿液颜色的观察,必要时使用小剂量呋塞米,尽量避免使用肾毒性药物等。

18. 腹腔镜手术中气体栓塞的诊断和处理思路

对人工气腹下腹腔镜手术而言,发生气栓的病因及诱因一直存在,所以气体栓塞是腹腔镜手术常见并发症。只要血管开放并且血管内压力相对低于外部压力时,即有可能发生气栓,或者当同时存在手术部位高于心脏、充气压力较高、甚至将气腹针插入腹壁静脉时,则更容易发生气栓,尤其是静脉气栓。由于气栓的诊断受检测方法敏感性和可行性的影响,并未成为常规术中监测,因此气栓的真实发生率很难确定。已有研究显示在成人经食管超声(TEE)连续监测下,腹腔镜手术中右房大量气体集聚的发生率大约为 20%~70%。气体少量或者缓慢进入血管产生的全身影响通常比较隐匿,一般并未导致严重不良预后,然而,尽管危及生命的气栓较少发生,但却是最危险的腹腔镜并发症。根据已发表的病例报告估计,无气腹腔镜手术(开放性气腹技术)CO_2 气栓时,致死性气体量大约为 5~6ml/kg;而且开放的静脉部位距离心脏越近,致死气体量越小。

腹腔镜手术发生气栓的诱因:①建立气腹过快引起迷走反射和 $PaCO_2$ 升高过快;②既往手术史导致腹腔粘连使局部腹腔压力过高;③气腹针误入腹壁或腹腔内血管导致 CO_2 被直接充入循环系统;④容量不足导致静脉压力过低气体更容易入血;⑤未发现或未及时修补静脉破损;⑥体位变动导致血管内气体融合-移位等。

临床表现:气栓对机体的影响可因气体种类、气体体积、气体集聚部位、气体集聚速度、气体进入血管类别、组织对气体栓塞的敏感程度的不同而其临床表现存在较大的异质性。临床表现可以从无症状到神经系统损伤、循环衰竭甚至死亡。全身麻醉下气栓因为没有呼吸困难、胸痛、意识状态改变等的症状而比较隐匿,为诊断和鉴别诊断带来一定的困难。疑似的体征包括:①在肺通气正常和容量负荷正常的情况下,$EtCO_2$ 突然降低,缺氧、发绀和 SpO_2 降低不能靠提高吸入氧浓度解决;②低血压并对常规升压治疗不敏感;③心电图显示 ST-T 改变、P 波高尖、心律失常;④右心室后负荷和前负荷明显增高表现如超声或者漂浮导管提示肺动脉压增高、右心劳损、CVP 显著升高、颈静脉怒张,气道压增高、肺水肿等;⑤病情严重的可直接表现为急骤的循环衰竭和心搏骤停,并对常规循环、呼吸支持方法不敏感;⑥如果气体量较大,在心前区听诊和经食管听诊可听到车轮碾过的杂音;⑦如果患者存在房间隔缺损或者未闭的卵圆孔,气体则可通过右向左分流进入动脉系统而产生矛盾栓塞。经中心静脉抽出泡沫样血液有助于确定气栓诊断。

TEE 是目前围术期检测气栓导致循环紊乱特异性最高的诊断和鉴别诊断工具。在存在气栓形成临床病因和诱因的情况下,气体栓子导致右心淤血、而左心回心血量严重减少,TEE 可测得诸多间接征象,包括右室扩大、右室壁扩张僵硬、存在三尖瓣反流、室间隔左移(胸骨旁短轴切面左心室呈 D 形)、肺动脉压升高(>6mmHg)、存在卵圆孔未闭和心房水平右向左分流。TEE 也是目前检测右心内小至 0.02ml/kg 的气体栓子最敏感的工具。通过 TEE 的动态评估,可协助早期快速诊断气栓形成、预测气栓的大小及移动方向等,促进明确的早期干预,降低死亡率、提高腹腔镜手术的安全性。几种临床常见气栓监测方法的比较见表 8-1-1。

表 8-1-1　临床常见气栓检测方法的比较

诊断方法	敏感性	可行性	有创程度	费用	局限性
TEE	高(0.02)	低	高	高	需要专业知识,昂贵,有创性
心前区超声	高(0.05)	中度	无	高	专门训练,不适于肥胖患者
PA 导管	高(0.25)	中高	高	高	固定距离,孔径小
TCD	高	中度	无	高	专门训练
$P_{ET}CO_2$	中等(0.5)	中等	无	低	肺部疾病
氧饱和度	低	高	无	低	后期改变
食管听诊器	低(1.5)	高	低	低	晚期改变,滞后
心电图	低(1.25)	高	低	低	晚期改变,滞后

注:TEE,经食管超声;TCD,多普勒;PA,肺动脉;$P_{ET}CO_2$,呼气末 CO_2 分压。

鉴别诊断:CO_2 气栓需要与空气栓塞、血栓性或脂肪性肺栓塞、气胸、支气管痉挛、肺水肿、低血容量、心源性休克、心脏电机械分离、急性大面积心肌梗死、张力性纵隔气肿、败血性休克、脑灌注不足、卒中、血栓性动脉栓塞、其他栓塞症(例如羊水,脂肪)等相鉴别。

处理思路:预防为主,治疗为辅。术中有创动脉血压监测、$P_{ET}CO_2$ 监测、心排血量监测、TEE 监测有助于早期发现并评估病程进展和疗效。一旦发生气体栓塞,治疗的目标是防止气体集中进入肺动脉并保持血流动力学稳定,包括紧急处理和进一步的支持治疗两部分。紧急处理:①停止手术、解除气腹;②患者置于左侧卧位或头低位(trendelenburg 体位),以使进入的气体积聚在右心室心尖部;③FiO_2 提高至 1.0;④中心静脉导管抽吸气体;⑤桡动脉置管测压、血气分析等。进一步的支持治疗包括液体治疗、血管活性药物干预、调整适宜的呼吸参数、置入肺动脉导管行肺动脉压力监测、心排血量监测、心律失常的治疗、脑功能监测、肾功能监测、代谢的监测等。通过动态评估处理效果、不断调整处理方案。心肺复苏困难者可考虑心肺转流,怀疑脑栓塞者可考虑高压氧治疗。

由于 CO_2 在血液中的溶解度远远大于空气、氧气和氮气,其栓塞的致死剂量是空气的 5 倍,所以 CO_2 是用于建立气腹的最常用气体,降低了致死性气栓的发生率、严重程度及救治难度。但是随着腹腔镜手术的普及、手术指征的扩大、人口老龄化,对气栓危害高敏感的人群绝对数量也在增加;同时由于术中气栓监测技术本身的设备普及率不高,增加了气栓的早期诊断和疗效评估的难度,这些都增加了术中麻醉管理的复杂程度和风险,应高度重视。

目前还没有小儿腹腔镜气栓发生率的报道。与成人相比,小儿腹腔镜手术存在两个特别的风险:①呼吸、循环功能代偿有限,围术期风险增加;②小儿卵圆孔未闭的发生率较高,右房内集聚的气体不仅可以进入肺循环,还可通过未闭的卵圆孔进入体循环,导致心脑等重要脏器出现栓塞。

19. 术中气胸和纵隔气肿的诊断依据和处理原则

建立气腹期间气体的流动所致的纵隔气肿、单侧或双侧气胸及心包积气属于少见并发症。常见病因主要包括肺大疱和肺气肿病史、术中高气道压通气导致肺气压伤、人工气腹的气体通过解剖学或者先天的通道或膈肌缺损裂口进入胸腔和心包等。

(1) 气胸的诊断标准

1) 自觉症状:呼吸困难。麻醉状态不能发现呼吸困难,很多患者是在苏醒期发生呼吸困难或躁动时才被发现,麻醉医师应当提高警惕,防止漏诊。

2) 间接体征:肺顺应性突然降低、气道压突然增加、$PaCO_2$ 和 $P_{ET}CO_2$ 进一步升高,$P_{ET}CO_2$ 也可因心排血量下降和肺通气量的显著下降而降低,PaO_2 不变或降低,血压不变或降低,气胸侧膈肌运动异常、受累侧呼吸音减弱或消失,没有喘鸣。$P_{ET}CO_2$ 波形通常没有变化,纤维支气管镜检查排除支气管插管。血流动力学不稳定和氧饱和度下降提示张力性气胸可能。

3) 辅助检查:胸部 X 线片、CT 气胸的典型征象;M 型经胸超声出现胸膜滑动征消失以及肺点征。当发生气胸和严重皮下气肿时,就有发生纵隔气肿的可能。CT 检查有助于确诊。

(2) 处理原则:由于胸膜比腹膜更容易吸收 CO_2,所以在不存在肺部损伤的情况下,气腹结束后 30~60 分钟就可以自行缓解。

1) 确定病因和气体来源,必要时多学科会诊。

2) 提供必要的生命支持,保证生命体征稳定。

3) 轻症可持续观察,必要时暂停手术,去除病因和不利因素。

4) 当出现严重的气胸、张力性纵隔气肿或筋膜室综合征而影响呼吸循环的稳定时,则需要有创治疗和手术干预。

【术后管理】

20. 导致腹腔镜手术气管导管拔管延迟的原因和处理的基本原则

麻醉苏醒期拔管延迟是一个相对意义的概念,是相对于常规的拔管标准和所选择的麻醉药物的代谢时间而言。腹腔镜手术中患者的自身状况、CO_2 气腹、长时间特殊体位、手术时长、麻醉药物选择不当、存在术中的突发情况等都可能会对拔管期的生命体征发生影响。①患者的自身状况:术前已存在的导致药物代谢减慢、苏醒延迟和交流障碍的系统疾病,如肝硬化、脑梗后遗症期、精神疾病等;或者存在对某种麻醉药物代谢延迟;②长时间头低体位:低于心脏部位的淤血、水肿;③全身麻醉下控制呼吸长时间的气腹压力导致膈肌上移;④长时间的 CO_2 气腹:肺萎陷、FRC 减少、皮下气肿、腹膜后 CO_2 集聚,胃肠胀气等。

麻醉苏醒期拔管时机选择的基本原则,是确定导致拔管延迟的原因及影响已经去除。处理思路包括:①确认高碳酸血症已经去除;②评估和优化患者的气道通畅程度、自主呼吸和抑制呼吸的药物代谢情况,防止通气不足;③根据临床需求合理选择和使用肌肉松弛药拮抗剂;④分步可控的降低吸入氧浓度,防止氧供不足;⑤评估和优化胃肠功能和吞咽功能,加强气道保护;⑥维持其他生命体征平稳;⑦评估和优化设备、器材、流程、团队配合、多学科沟通,防止拔管后不良反应;⑧充分的拔管后再评估,以及不良反应的诊断和处理预案。

21. 与开腹手术相比,腹腔镜手术术后疼痛的特点

腹腔镜手术术后疼痛主要有 2 种形式:静息痛和运动痛,主要有 3 种类型:切口痛、内脏痛、肩痛,存在特有的疼痛机制。疼痛主要来源于:

(1) 腹壁切口痛,腹壁切口痛因切口小而疼痛程度较开腹手术为轻。

(2) 腹膜刺激痛,腹膜刺激痛包括干燥的 CO_2 与水(潮湿的腹膜)接触可形成碳酸,可自由进出细胞膜的 CO_2 在细胞内形成的碳酸不能自由进出细胞,从而造成持续的腹膜刺激,导致术后腹膜刺激痛。

(3) 肩部牵涉痛。解除气腹后膈下残留的 CO_2 刺激膈神经引起。

22. 腹腔镜手术多模式镇痛策略的特点

由于疼痛是一种主观感受,存在较大的个体差异,同时腹腔镜手术术后疼痛的来源多样、机制各异,所以最好采用多模式镇痛策略。腹腔镜手术后的多模式镇痛(multimodal analgesia)方案应包括以下几个组分:

(1) 患者分层以识别存在镇痛不足风险的人群;围术期患者教育,术前告知术后疼痛特点,建立疼痛治疗的合理预期。

(2) 降低伤害性刺激:术中充分镇痛、手术时间尽可能缩短、尽可能采用较低的气腹压力(低于 12～15mmHg),手术结束时尽可能减少 CO_2 腹腔残留等,此外建立气腹过程中 CO_2 加温加湿可能有效。

(3) 抑制伤害性刺激向中枢神经系统传入:包括切口局部浸润麻醉、局部神经阻滞、椎管内镇痛、口服或静脉内非甾体抗炎药等。

(4) 通过急性疼痛医疗小组形式或者由专人负责以保证镇痛治疗的一致性和有效性:包括评估疼痛、及时补救镇痛防止镇痛不足、不良反应的治疗、不同镇痛方式转换的时机把握和合理衔接、寻找最小有效剂量及最小化不良反应、长期随访与复诊安排等。

(戚思华)

第二节　胃肠手术的麻醉

【知识点】

1. 胃肠等腹腔内脏器主要神经支配	5. 胃肠手术低阿片麻醉实施要点
2. 胃肠手术疾病的主要病理生理及术前准备	6. 肠梗阻手术麻醉管理要点
3. 减重手术的麻醉管理	7. 围术期饱胃及误吸的防治
4. 结直肠手术 ERAS 的要点	8. 胃肠手术术后管理

【案例一】

患者男,82 岁。间断黑便 1 个月余。慢性支气管炎病史 30 余年,合并 COPD、肺源性心脏病。1 个月前出现乏力、食欲缺乏、黑便。黑便伴鲜血 3 次,每次 100～200ml,伴乏力、头晕,无发热、恶心、呕吐。血常规提示血红蛋白 78g/L,生化大致正常。便潜血(+)。胃镜发现胃窦大弯侧 10mm×10mm 肿物,表面凹凸不平,病理提示胃癌。拟行全麻下腹腔镜行胃癌根治术。

【案例二】

患者女,77 岁。排气排便停止伴呕吐、腹胀 1 个月。既往高血压 40 余年,子宫切除术史。患者 1 个月前无明显诱因出现排气排便停止,伴腹胀、恶心、呕吐,呕吐物为胃内容物,不伴腹痛、黑便、发热、黄疸、腹泻。腹部 X 线提示:腹部可见散在肠气影,腹部见多发宽窄不等气液平面,部分肠管略扩张。MRI 提示:左中上腹小肠、结肠肠腔扩张,可见气液平。诊断为肠梗阻,拟行全麻下开腹探查。

【疾病的基础知识】

1. 胃肠等腹腔内脏器的主要神经支配

腹腔内脏器受交感神经和副交感神经双重支配,内脏牵拉反应与此类神经有密切关系(表 8-2-1)。

表 8-2-1　重要腹腔内脏的神经支配

器官	神经	沿内脏神经的传入路径	节前纤维
胃、小肠、结肠左曲以上	交感	腹腔丛→内脏大、小神经→T_6~L_1,脊髓后角	T_6~L_1,脊髓侧角
	副交感	迷走神经→延髓束核	迷走神经背核
降结肠、直肠	交感	腰内脏神经和交感干骶部分支,到达 L_1~L_2 脊髓后角	T_{12}~L_3 脊髓侧角
	副交感	肠系膜下丛、盆丛→盆内脏神经→S_2~S_4 脊髓后角	S_2~S_4 副交感核
肝、胆、胰	交感	腹腔丛→内脏大小神经→T_4~T_{10} 脊髓后角	T_4~T_{10} 脊髓侧角
	副交感	迷走神经→延髓束核	迷走神经背核

交感神经的低级中枢位于脊髓 C_8~L_3 节段的灰质侧角,节前神经纤维起自侧角细胞。其周围部分包括椎旁节、椎前节及由神经节发出的分支和神经丛。交感神经干位于脊椎两侧,由神经节和节间支互相连接组成。交感神经节总数为 22~25 个。神经节内为多极细胞,节后纤维起自该细胞。

内脏大神经起自脊髓 T_4~T_{10} 节段,终止于腹腔动脉根部的腹腔节,有一小部分纤维终止于主动脉肾节和肾上腺髓质。内脏小神经起自脊髓 T_{10}~T_{12} 节段,有节前纤维穿过膈角终止于主动脉肾节。内脏最小神经起自 T_{12} 节段,与交感神经干一并进入腹腔,终止于主动脉肾节。由腹腔神经节,主动脉肾节等发出的节后纤维分布至肝、胆、胰、脾、肾等实质器官和结肠左曲以上的肠管。腰交感干由第 4~5 对腰节组成,左右交感干之间以横的交通支相连。节上的分支有腰内脏神经,起自腰段侧角的节前纤维,穿过腰节后终止于腹主动脉丛及肠系膜丛等处,其节后纤维分布于结肠左曲一下的肠管和盆腔脏器,部分纤维随血管分布至下肢。盆腔神经丛来自 S_2~S_3 骶节和尾节所发出的节后纤维。

副交感神经的低级中枢位于脑干的副交感神经核及骶部第 2~4 节段灰质副交感核。节前纤维起自延髓迷走神经背核和骶部副交感神经核。迷走神经后干的腹腔支参与肝丛、胃丛、脾丛、胰丛、肾丛及肠系膜上下丛的组成,各丛分别沿同名血管分支达相应脏器。结肠左曲一下肠管和盆腔脏器受 S_2~S_4 副交感节前纤维分支组成的直肠丛、膀胱丛、前列腺丛、子宫阴道丛等支配。

2. 胃肠手术患者术前主要的生理病理改变及应对

胃肠等腹腔内脏器官的主要生理功能是消化、吸收、代谢;参与机体免疫功能;分泌多种激素调节消化系统和全身生理功能。因此,消化器官疾病必然导致相应的生理功能紊乱及全身营养状态恶化。为保证手术麻醉的安全,减少术后并发症,麻醉前应根据患者病理生理改变以及伴随疾病的不同,积极调整治疗,以改善全身状况,提高手术和麻醉的耐受性。

消化道肿瘤、溃疡或食管胃底静脉曲张,可继发大出血。如本节案例一的患者,除表现呕血、便血外,胃肠道可潴留大量血液,真实失血量难以估计。故麻醉前应根据血红蛋白、红细胞比积、尿量、尿比重、血压、脉率、脉压、中心静脉压等指标补充血容量和细胞外液量,并做好术中大量输血的准备。

肥胖、严重腹胀、大量腹腔积液、巨大腹内肿瘤等患者,当术中排出大量腹腔积液,搬动和摘除巨大肿瘤时,腹内压容易骤然下降而发生血流动力学及呼吸的明显变化。麻醉医师应根据病情做好防治,并避免发生缺氧、二氧化碳蓄积、血流动力学骤变及休克。

腹内手术牵拉内脏容易发生腹肌紧张、鼓肠、恶心、呕吐和膈肌抽动,不仅影响手术操作,且容易导致血流动力学剧变和剧烈疼痛。因此,良好的肌肉松弛及完善的镇痛是胃肠手术不可忽略的问题。

呕吐误吸或反流误吸是胃肠手术麻醉常见的死亡原因。胃液、血液、胆汁、肠内容物都有被误吸的可能。特别是如本节案例二中胃肠道梗阻的患者,反流可能性极大,一旦发生误吸,可导致急性呼吸道梗阻、吸入性肺炎或肺不张等严重后果,麻醉时应采取有效预防措施。

3. 肠梗阻时水、电解质和酸碱平衡的变化

肠梗阻时,吸收功能障碍。胃肠道分泌的液体不能被吸收返回全身循环而积存在肠腔,同时肠壁继续有液体向肠腔内渗出,导致体液在第三间隙的丢失。高位肠梗阻时严重呕吐更易出现脱水,同时丢失大量的胃酸和氯离子,造成代谢性碱中毒;如本节案例二的患者,低位肠梗阻可引起碱性消化液大量丢失,加之组织灌注不良,酸性代谢产物剧增,可引起严重的代谢性酸中毒。

肠管肿胀影响肠壁血运,肠腔和腹腔渗出增加。合并肠绞窄时,可致血浆和血液大量丢失。肠梗阻时蛋白质分解增多,肝脏合成蛋白能力下降等,都可加重血浆蛋白的减少和血容量下降。

严重脱水、血液浓缩、血容量减少、电解质紊乱、酸碱平衡失调、细菌感染、中毒等,可引起休克。肠坏死穿孔,发生腹膜炎时,全身中毒症状尤为严重,可引起低血容量性休克和感染性休克。腹压增高和血容量不足可使下腔静脉回流量减少,心排血量减少。

4. 减重手术主要术式

治疗病态肥胖的外科手术术式包括胃束带术、腹腔镜袖状胃切除术以及 Roux-en-Y 胃旁路术等。腹腔镜袖状胃切除术,是通过沿胃小弯侧制作一个袖状或管状胃,利用其容量限制作用和胃的内分泌作用,以达到减重、缓解或治疗肥胖相关合并症的效果。目前此术式约占国内减重手术总量的 60%。

手术通常在腹腔镜下进行。由于病态肥胖本身可致腹内压增高,气腹亦可造成静脉血流淤滞、术中门静脉血流减少、尿量减少和高碳酸血症。与非肥胖患者相比,此类患者术中二氧化碳清除能力减弱。因此对于合并严重心、肺、肝脏功能不全的病态肥胖患者,不推荐使用气腹。

【术前评估与准备】

5. 胃肠手术的术前评估要点

除了常规评估外,胃肠道疾病,特别是如本节案例一中的消化道肿瘤患者,术前多有营养不良、贫血、低蛋白血症、水肿、电解质异常和肾功能损害。胃肠道梗阻可能会影响进食,吸收不良可能妨碍适当的液体吸收。麻醉前应尽力予以调整,以提高患者对手术、麻醉的耐受性,减少术后并发症。

消化道溃疡和肿瘤出血患者多伴有贫血和低蛋白血症,若为择期手术,必要时应予小量多次输血或补充白蛋白。消化道肿瘤、溃疡或食管胃底静脉曲张患者,可继发大出血,除表现呕血、便血外,胃肠道可贮留大量血液,失血量难以估计。麻醉前应根据血红蛋白、血细胞比积、尿量、尿比重、血压、脉率、脉压、中心静脉压等指标补充血容量和细胞外液量,并做好大量输血的准备。

消化道疾病发生呕吐、腹泻或肠内容物潴留,易发生水、电解质及酸碱平衡紊乱,出现脱水、血液浓缩、低钾血症,上消化道疾病易出现低氯血症及代谢性碱中毒,下消化道疾病可并发低钾血症及代谢性酸中毒。长期呕吐伴有手足抽搐者,术前术中应适当补充钙和镁。

所有急诊腹部手术的患者,应充分考虑是否存在饱胃的可能。部分择期手术患者,同样存在胃肠瘫可能,常规术前禁食水准备后,仍存在入室后胃储留大量液体情况。超声评估胃容量有助于对饱胃患者或高危者误吸风险的评估,采取更适宜的麻醉方案,从而降低围术期发生反流误吸的风险。

6. 胃癌患者特殊的术前准备

胃癌患者术前准备主要目的为提高患者对胃癌围术期的耐受性和术后的恢复能力,主要包括以下方面。

(1) 纠正和维持水、电解质及类胶质的平衡:胃癌患者常伴有消化道梗阻或摄食困难、呕吐频繁,水及电解质失衡发生率较高。术前根据患者实验室检查针对性纠正患者水及电解质失衡有助于稳定患者内环境,降低围术期并发症,改善患者预后。

对胃癌合并幽门梗阻患者,术前 3~4 日进行持续胃肠减压、洗胃,并纠正因此而发生的水、电解质和酸碱以及氮的失衡。

(2) 改善营养:胃癌患者由于摄取不足(梗阻)、消化吸收利用障碍(胃肠肝功能不全)、异常丧失(出血)、异常消耗等因素多伴有不同程度的营养障碍(低蛋白血症)。低蛋白血症可导致水肿、胃肠运动障碍、伤口愈合延缓、吻合口瘘、抵御感染力减弱、休克等,术前应尽量补正。但循环衰竭和脱水患者,因血液浓缩,其血浆蛋白浓度往往正常甚至高于参考值,红细胞总数也未见明显降低。为正确掌握血浆蛋白的情况,必须充分补液,使其日尿量维持在 1 200~1 500ml 的情况下进行测定。通常胃肠手术的最低安全界限为血浆蛋白 60g/L、血红蛋白 8.5g/L 以上。此外尚需补充适量的维生素 C 和多种维生素 B。

（3）纠正贫血和抗感染：进展期胃癌甚或部分早期胃癌病例均有程度不同的隐性失血。对贫血较为明显的病例术前应纠正其贫血状态。恶性肿瘤患者由于免疫功能低下，其抗感染能力弱，特别是体内先前有慢性感染灶的病例，术前抗生素治疗更显得十分必要。

7. 胃肠手术的术前饮食管理

对于无胃肠动力障碍或消化道梗阻患者，建议术前 6 小时禁食，术前 2 小时可饮清流质（不超过400ml）。清流质包括清水、糖水、无渣果汁、碳酸类饮料、清茶及黑咖啡（不含奶），不包括含酒精类饮品。研究表明，对于未并存糖尿病者，术前 2 小时口服碳水化合物饮品可减轻术后胰岛素抵抗，减少饥饿、口渴和焦虑等不适感。两项采用加速术后康复（ERAS）管理措施行胃肠手术的 RCT 研究均推荐术前 2~3 小时口服碳水化合物饮品。ERAS 术前饮食管理的上述原则，不适用于存在胃肠功能紊乱如胃排空障碍、消化道梗阻、胃食管反流或胃肠手术史等患者，如本节案例二中肠梗阻患者就不适用。肥胖及糖尿病患者是否适用，也需要进一步研究。

8. 减重手术术前评估及术中管理要点

术前应针对患者高血压、糖尿病等合并症以及心血管功能（如左心或右心功能、肺动脉压力）等进行评估，并制订气道管理计划。术中管理须包括：采用适宜的机械通气呼吸参数，避免高碳酸血症和酸中毒；使用连续加压装置减轻静脉淤滞，以及优化血管内容量，减轻腹内压增加对心肾功能的影响。表 8-2-2 为减肥手术死亡风险分层。

表 8-2-2　减肥手术死亡风险分层（OS-MRS）

危险因素	评分
BMI>50kg/m^2	1
男性	1
年龄>45 岁	1
高血压	1
肺栓塞危险因素	1
既往静脉血栓形成	
腔静脉滤器植入	
低通气（睡眠呼吸障碍）	
肺动脉高压	

注：0~1 分为 A 级，死亡风险评估为 0.2%~0.3%；2~3 分为 B 级，死亡风险评估为 1.1%~1.5%；4~5 分为 C 级，死亡风险评估为 2.4%~3.0%。

术中除常规监测外，对于伴有心肺系统疾病的超级肥胖患者，以及上肢呈圆锥形、难以通过血压袖带行无创血压监测的患者，还可采用有创动脉置管测压。当外周静脉置管困难时，一般会进行中心静脉置管。其他监测项目还包括鼻咽温、尿量、肌肉松弛监测仪、BIS、潮气量和术中气道压力-容积环监测等。

【术中管理】

9. 胃肠手术围术期误吸的危险因素

严重误吸是一种相对罕见的麻醉并发症。围术期误吸中，约有一半发生在麻醉插管期间。尽管急诊手术是误吸的主要危险因素，但大部分误吸多见于择期手术。胃内压力增加、食管括约肌张力下降以及保护性气道反射减弱，均可导致误吸的风险增加（表 8-2-3）。此外，误吸的高危因素还包括饱胃、妊娠、大量腹腔积液、肠梗阻、胃食管反流、肥胖、胃肠动力障碍性疾病、神经系统疾病、ASA 分级 Ⅳ~Ⅴ级、困难气道、意识改变、长时间的糖尿病和胃麻痹等。

表 8-2-3 胃内容物反流和误吸的生理风险因素

类别	风险因素
胃容量、压力和酸度增加	禁饮食(食物、液体、酒)<6小时
	胃进气(面罩通气)
	酸分泌过多(低血糖、酒精、促胃激素分泌升高)
胃排空延迟	肠梗阻
	药物(阿片类药、抗胆碱药)
	妊娠
	肥胖
	糖尿病、消化性溃疡疾病、创伤
	刺激交感神经(急性疼痛、焦虑和应激)
保护性机制受损	自主神经疾病(糖尿病性胃麻痹)
食管下括约肌张力降低	妊娠、胃食管反流、裂孔疝、喉镜检查、环状软骨加压
食管上括约肌张力降低	全麻和镇静
保护性气道(咽喉)反射缺失	其他精神状态或头部损伤
	中枢神经抑制药
	脑出血或梗死
	神经性疾病(多发性硬化、吉兰-巴雷综合征、脑瘫、帕金森病)
	神经肌肉疾病(肌营养不良、重症肌无力)

食管下括约肌(low esophageal sphincter,LES)是防止胃食管反流的主要屏障,括约肌内的静息压力大于胃内压。食管下括约肌与胃内压的差值叫作屏障压。LES 静息压降低,或胃内压增加,都会引起反流。

降低食管下括约肌张力和屏障压的药物有 β 肾上腺素受体激动药、多巴胺、格隆溴铵、吸入麻醉药、硝酸甘油、阿片类药物、硝普钠、硫喷妥钠等。

10. 胃肠手术患者误吸后的临床特征

最常见的有 3 类物质误吸,其临床特征各异,但有时会同时存在。

(1)酸性物质误吸:pH 小于 2.5 且容积大于 0.4ml/kg 的误吸物质,将立即导致肺泡毛细血管破裂,从而引起间质水肿、肺泡出血、肺不张以及气道阻力增加。低氧血症比较常见。虽然上述变化通常于初始时间几分钟之内发生,但有可能继续恶化甚至数小时。酸性物质对肺脏的初级反应即是化学性肺炎,次级反应通常于数小时后发生,由白细胞或炎性介质介导针对原发损伤产生,进而可能导致呼吸衰竭。

(2)非酸性物质的误吸:可破坏肺泡表面活性物质,从而导致肺不张及肺泡萎陷,低氧血症常见。肺泡结构的损坏以及次级炎性反应不及酸性物质误吸严重。

(3)颗粒性物质的误吸:不仅导致气道机械性梗阻,同时可触发后续炎性反应。存在肺不张和肺泡过度扩张的转换区域。由于气道的机械性梗阻,患者有可能出现低氧血症及高碳酸血症。如果发生酸性物质混合颗粒性物质误吸,则肺部损伤和临床症状都将更为严重。

11. 胃肠手术患者误吸胃内容物可能导致的并发症及处理

胃内容物和口腔内容物误吸可导致 3 种并发症:首先,大颗粒物吸入可能堵塞呼吸道并导致肺不张。其次,急性吸入性肺炎(aspiration pneumonia,AP)更为常见,胃和口腔内容物引起支气管及肺组织的化学性灼伤。第三,口咽部细菌及化学性肺炎重叠共同导致吸入性肺炎。

误吸胃内容物会导致化学性肺炎(chemical pneumonia),特点是:最初为低氧血症,之后是支气管痉挛和肺不张。另外,患者还可能出现呼吸急促、心动过速、咳嗽、发绀和休克。动脉低氧血症是误吸的最早且最可靠的症状。

一旦发生呕吐或反流,应立即采取将患者头偏向一侧和头低位的做法,并充分吸引口腔。正压通气前更需充分吸引气管,以防止吸入物质向远处进一步播散。只有在患者误吸入固体物质造成严重气道梗阻时,才考虑使用支气管镜。用盐水或碳酸氢钠溶液进行支气管灌洗意义不大,且可能弊大于利。处理方法还包括保留患者的气管插管,并保持通气良好。行血气分析和胸部 X 线检查,根据血气分析结果调节吸氧浓度和通气量,以保持 PaO_2 和 $PaCO_2$ 在正常范围。如果吸入氧浓度必须保持在60%以上才能维持氧合,则有必要使用呼气末正压通气(positive end expiratory pressure,PEEP),以恢复不张的肺泡通气并改善氧合。麻醉后发生误吸的患者,虽然早期可能状态良好且肺内呼吸音清,无支气管呼吸音和哮鸣音,但仍有可能出现呼吸抑制,多在6~12小时之后体征才会变得明显,故应严密监测患者24~48小时,以防止发生吸入性肺炎。糖皮质激素治疗存在争议,同时不建议常规预防性使用抗生素。

决定误吸后肺损伤程度的3个重要因素是胃内容物的吸入量、pH 以及是否吸入颗粒物质。胃内容物的量大于 25ml 且 pH 小于 2.5 被公认为是危险因素。胃内容物 pH 是决定肺损伤程度最关键的因素。

12. 胃肠手术误吸的好发时段

围术期任何时候都可能发生误吸,尤其是诱导前、面罩通气期间、诱导过程中置入喉镜前、置入喉镜期间、拔出气管导管期间、拔出气管导管即刻、麻醉后恢复期间,其中置入喉镜期间发生率最高。

13. 饱胃患者诱导期间的易发危险及预防

饱胃患者麻醉诱导期间,可能发生的主要危险是胃内容物反流及误吸。

饱胃患者诱导插管可选择快速顺序诱导(rapid sequence induction,RSI),RSI 能在允许的最短时间内(从意识消失开始)用带套囊的气管内导管完成气管插管。困难插管病例应选择清醒插管。

14. 饱胃患者气管插管的体位

重力可以使胃内容物留在胃里,头高位可以减少反流的发生率,从而降低发生误吸性肺炎的危险。如果已发生大量的逆蠕动和反流,最有效方法是立即采取头低位,并充分吸引,以避免反流物在气管支气管播散污染。头低位至少 10°方可防止误吸入肺。

15. 快速顺序诱导插管的操作

应作为反流高风险患者的常规诱导方法,以尽可能缩短从意识消失到气管插管的时间间隔。适用于有胃液反流及胃内容物误吸高发风险的非困难气道饱胃和急诊患者,也适用于面罩通气困难但插管不困难的患者。推荐使用芬太尼、丙泊酚和琥珀胆碱(1mg/kg)或罗库溴铵(0.9mg/kg);在患者意识消失前,采用 Sellick 手法在环状软骨水平,向上向后方向加压(10N,约 1kg 物体重量),意识消失后为 30N,当面罩通气困难或置入声门上通气工具(supraglottic airway device,SAD)困难时,可以略松开环状软骨加压。对于饱胃患者,应在套囊充气,且听诊和呼气末二氧化碳监测仪确定插管位置正确后,才可停止环状软骨压迫。

对于所有要进行 RSI 的患者,都应采用 100%的氧气预吸氧,以增加氧储备并提供额外的时间来确保气道。给予预吸氧的方式是:正常潮气量呼吸持续 3 分钟,或者 1 分钟深呼吸 8 次,使呼气末氧浓度>90%。

在进行 RSI 前,可给予麻醉前用药以缓解焦虑、钝化或消除对气道管理的生理性反应,并减少胃容量或升高胃内容物的 pH。

进行 RSI 时,一般认为插管前不通过面罩进行正压通气,以避免胃胀气从而增加反流的可能性。在不施加环状软骨压迫的情况下,充气压力超过 $20cmH_2O$ 的气囊面罩通气可导致胃胀气,并可能会导致胃膨胀。

丙泊酚是最常用于 RSI 的诱导药物,但诱导药物的选择、剂量和给药速度应个体化地选择。接受急诊手术的患者可能还存在低血容量,或是有增加麻醉诱导期间发生血流动力学不稳定风险的其他共存疾病。对于麻醉诱导时发生低血压的风险增加的患者,氯胺酮和依托咪酯可作为丙泊酚的替代选择。

随琥珀胆碱临床应用逐渐消失,快速顺序诱导插管可以使用起效迅速的非去极化肌肉松弛药(罗库溴铵),其主要不足在于肌肉松弛阻滞时间延长。舒更葡糖钠可以快速、充分、特异性地拮抗罗库溴铵的肌肉松弛效应。

16. 改良快速顺序诱导插管

改良 RSI 是指在麻醉诱导期间给予面罩通气,同时实施环状软骨压迫。适用于以下情况:

(1) 气道评估提示可能困难插管,同时存在较高误吸风险的患者。可在给予肌肉松弛药前尝试轻柔的面罩通气,以证明遇到插管困难或者插管时间延长时,继续通气的可能性。此种情况下,仅可进行非常低压力的手控呼吸。

(2) 虽已接受预吸氧,仍极有可能在暂停呼吸后发生严重缺氧的患者。在等待肌肉松弛药起效的同时,可给予几次低压呼吸(压力<20cmH$_2$O)。

（3）反流和误吸风险不明确，但可能性较高的患者。常规诱导期间施加环状软骨压迫。例如，无症状的食管裂孔疝患者、病态肥胖但无胃食管反流症状的患者，以及已恰当禁食但正在接受阿片类药物的患者。

17. Sellick 手法

环状软骨按压手法，由 Sellick 首先提出，是指在环状软骨处施加压力以闭合食管上段，从而可以防止胃内容物反流到咽部。当患者清醒时环状软骨按压压力建议为 10N（约 1kg 物体的重量），当意识消失后可增加至 30N。

使用环状软骨压迫法最为显著的缺点是，该方法有可能会使置入喉镜、声门上气道装置或面罩通气更为困难。英国困难气道协会 2015 年指南推荐，在初次尝试置入喉镜发现有困难时，即放松对环状软骨的压迫。如果患者发生活动性呕吐，则应放松对环状软骨的压迫，以避免食管破裂。

18. 饱胃患者清醒插管时气道表面麻醉

气道表面麻醉，主要针对舌根（该处的压力感受器是咽反射，即呕吐反射的传入部分）、口咽部、下咽部以及整个喉部，而不需要对口腔进行麻醉。气道表面麻醉之前，应伍用抗胆碱药以抑制腺体分泌。常用的神经阻滞包括舌咽神经阻滞、喉上神经阻滞以及经喉神经阻滞（即经气管壁神经阻滞：环甲膜穿刺表面麻醉或使用喉麻管经声门喷药表面麻醉）。舌咽神经支配舌后 1/3 感觉神经、会厌谷、会厌前表面以及咽的侧壁和后壁，也是咽反射的传入通路。喉上神经是迷走神经的分支，支配咽下部和喉上部的感觉传导，包括声门上会厌和杓状会厌皱襞的感觉传导。经喉（或经气管）神经阻滞可麻醉气管以及声带。

存在困难气道的饱胃患者行清醒插管前，除了应对患者的唇、舌及口咽部喷涂表面麻醉药，还需进一步喷涂咽部更深的结构或行喉上神经阻滞，可以减轻气管插管时的呛咳反应。同时，插管前可给予轻度镇静，如小剂量咪达唑仑或右美托咪定等，以减少不愉快记忆，降低插管反应。

19. 为避免误吸的发生或者减轻其不良影响，麻醉诱导前可以采取的措施

最主要的预防措施则是识别具备危险因素的患者。患者需要足够的禁食时间以保证空腹效果。胃动力药，如甲氧氯普胺，能促进胃排空，理论上被认为有益，但尚无有力的实验数据证实此观点的正确性。非颗粒抗酸剂，如柠檬酸钠和 H$_2$ 组胺受体拮抗剂，可减少酸性物质生成，从而升高胃内 pH。

当前 H$_2$ 受体拮抗剂的种类很多，如西咪替丁、雷尼替丁和法莫替丁，麻醉医师可以根据具体情况进行选择。西咪替丁可有效增高胃内 pH，但同时存在严重的不良反应，如低血压、心脏传导阻滞、中枢神经系统功能障碍、肝血流减少、其他药物代谢的显著延迟等。雷尼替丁作为一种新型 H$_2$ 受体拮抗剂，其不良反应显著减少，相关文献仅报道过中枢神经系统功能障碍和心脏传导阻滞。法莫替丁的抗酸作用与前两者药物类似，但无显著不良反应。为保证其诱导时起效，需在诱导前 2~3 小时内给予 H$_2$ 受体拮抗剂，拔管后仍可获益。质子泵抑制剂代替或辅助 H$_2$ 受体拮抗剂，并不能提高抑酸的有效性。

20. 肥胖患者预充氧法的重要性及其操作和诱导

肥胖患者的肺内储氧量较小（功能余气量较低），而氧气消耗速度较快（处于高耗氧状态），是低氧血症的高危人群。肥胖患者气管插管所用时间可能比非肥胖患者更长，因此充足的预充氧对于患者非常重要，采用斜坡位或者后背抬高位比仰卧位更为有效。全身最大化预充氧，要求患者在封闭良好的系统中吸入 100% 纯氧至少 3 分钟，充分供应肺泡、动脉、静脉以及机体各组织，同时使 SpO$_2$ 达到 99%~100%。

清醒诱导前持续正压通气 3~5 分钟可以改善氧合，减少肺不张。麻醉诱导推荐采用头高斜坡位，即保持外耳道水平与胸骨切迹水平齐平，上肢远离胸廓。肥胖患者面罩通气采用 V-E 手法相比于 C-E 手法失败率更低，且能够产生更高的潮气量。可在插管期间采用经鼻给予高流量氧气（15~70L/min）的技术来延长患者耐缺氧时间。

21. 胃肠手术的循环管理及液体治疗要点

基于心排量和氧供优化的个体化目标导向循环管理策略，已被证实可促进术后康复。传统开放性液体治疗往往导致容量负荷过重，增加毛细血管静水压及血管通透性，可致肠道水肿、胃肠蠕动减慢、肠道菌群易位，同时影响吻合口愈合。ERAS 围术期液体治疗目标为保持体液内环境稳态，避免因液体过量或器官灌注不足所致的术后并发症及胃肠道功能障碍。每搏量变异率（SVV）、动脉脉压变异率（PPV）、脉搏波形变异率（PWV）等血流动力学指标以及经食管超声心动图（TEE）检查可连续、实时监测机体容量状况并指导液体治疗。液体治疗应考虑晶体与胶体液适度相结合的原则。醋酸晶体平衡溶液有益于某些乳酸代谢异常患者。在液体治疗同时可适量应用小剂量血管收缩药物，防治低血压，维持动脉压波动范围不超过基础值的 20%；某些

特殊群体,如部分老年患者及心脑血管缺血性疾病患者等,动脉压应维持在接近或稍高于基础值。正性肌力药物推荐用于心功能不全患者[心指数>2.5L/(min·m²)]。

22. **结直肠手术 ERAS 要点**

加速术后康复中国专家共识暨路径管理指南(2018):结直肠手术部分推荐要点如下。

(1) 术前宣教应常规对患者进行术前咨询与指导。

(2) 术前预康复是 ERAS 的重要措施之一。

(3) 根据具体情况选择术前肠道准备的方式,行机械性肠道准备时应联合口服抗生素。

(4) 择期无胃肠梗阻的患者,麻醉诱导前 6 小时可进食不含油炸、脂肪及肉类的固体食物,2 小时可口服清流质。

(5) 术前不常规使用镇静药物。

(6) 应予机械性抗血栓预防;对于高危人群可予低分子量肝素药物性预防。

(7) 结直肠手术应在术前 30~60 分钟预防性静脉输注抗生素。

(8) 麻醉方案及术中管理:采用联合麻醉,术中在保障容量及血流动力学稳定的前提下,限制液体输注量,以减少应激反应及组织水肿,促进术后肠功能的快速康复。

(9) 多模式防治术后恶心呕吐。

(10) 优先使用腹腔镜等微创技术完成结直肠手术。

(11) 择期结直肠手术后无须常规留置鼻胃管。

(12) 术中常规进行体温监测并采取必要的保温措施,预防低体温发生。

(13) 围术期液体管理:术中监测晶体液及胶体液的输注,优化心排血量,避免容量负荷过重导致的应激反应。

(14) 不推荐结肠手术后常规留置腹腔引流,以利于减轻疼痛及术后早期下床活动;直肠手术后,根据术中的情况选择盆腔引流管的种类和数量。

(15) 导尿管一般 24 小时后应予拔除,经腹低位直肠前切除术的患者可留置导尿管 2d 左右或行耻骨上膀胱穿刺引流。

(16) 预防术后肠麻痹:推荐多模式镇痛及腹腔镜手术;避免液体负荷过重及使用鼻胃管。

(17) 术后镇痛采用多模式镇痛方案,尽量避免或减少阿片类药物的使用。

(18) 围术期营养及术后饮食管理:术前应常规进行营养风险筛查并积极行营养支持治疗。术后尽快恢复正常饮食,口服辅助营养是重要的营养补充方法。

(19) 鼓励患者术后早期下床活动。系统地审查是判断预后及评估依从性的重要方法,有利于对 ERAS 方案的成功执行。

(20) 制定以保障患者安全为基础的、可量化的、具有可操作性的出院标准。

23. **肠梗阻液体治疗的目标**

对肠梗阻患者的液体缺失程度进行评估十分困难。肠腔、肠壁以及腹腔渗出造成的液体丢失量通常很大,因此容量缺失情况常被低估。术前营养状态差及蛋白丢失至肠道会导致低蛋白血症,从而使容量进一步减少。液体治疗的首要目的是恢复正常的血容量,以保证组织和器官的氧供,其次是纠正电解质紊乱,包括可能存在的酸碱平衡紊乱。梗阻段肠管丢失的液体成分和血浆相似,故宜选择平衡盐溶液(如乳酸林格液)行液体复苏治疗。

24. **胃肠手术围术期减少阿片类药物的意义及有效措施**

阿片类药物可通过迷走神经和外周神经机制引起肠麻痹;也可提高小肠和大肠非蠕动性平滑肌张力,该非蠕动性无效运动导致小肠推进时间明显延长。减少术中及术后阿片类药物的使用是加速胃肠功能恢复、预防术后肠梗阻的主要策略。

减少围术期阿片类药物使用的有效措施包括术式选择腹腔镜手术、合并胸段硬膜外阻滞或神经阻滞技术、选择性 COX-2 抑制剂等多种方式。

【术后管理】

25. **饱胃患者拔除气管导管时的注意事项**

麻醉诱导期间误吸发生风险很高的患者,在麻醉苏醒期间同样也会有很高的风险。麻醉苏醒前,应采用口胃管或鼻胃管将胃排空。拔管前,患者应该清醒、有意识、对指令有恰当反应、喉反射恢复。需准备与插管时相同水平的监护、设备及助手。

26. 胃肠手术患者多模式的镇痛方式

胃肠手术术后应避免使用阿片类药物,尽可能采用多模式镇痛,在这种模式中,选择性 COX-2 抑制剂应是该策略中基本组成部分,与此同时其他非甾体抗炎药对于多模式镇痛也至关重要。

(1) 硬膜外阻滞:目前胸椎硬膜外镇痛(thoracic epidural anesthesia,TEA)仍然是开放结肠直肠手术镇痛的金标准,建议术前、术中及术后 48~72 小时使用 TEA 进行镇痛。但需要注意的是,对于直肠手术,可能伴随下肢运动阻滞和尿潴留的危险,不建议腰硬膜外阻滞。

(2) 脊髓麻醉效果好且并发症少,现常用于促进结直肠术后快速康复。指南建议低剂量阿片类药物联合脊髓麻醉具有良好的镇痛效果,可作为腹腔镜手术全身麻醉的辅助选择。

(3) 结直肠手术中加用利多卡因以减少阿片类药物使用已被证实有效,且有研究发现该方法有可能降低术后肠梗阻的发生。

(4) 局部腹壁阻滞已成为多模式镇痛的一个重要组成部分,而腹横肌平面阻滞(transversus abdominis plane block,TAPB)是目前研究最为宽泛的一项研究。有证据显示结直肠手术中 TAP 的使用能够更快的恢复胃肠道功能,减少阿片类镇痛药的使用。

(5) 除 TAP 外,腹直肌鞘阻滞(rectus sheath block,RSB)、腰方肌阻滞(quadratus lumborum block,QLB)、胸椎旁神经阻滞(thoracic paravertebal block,TPVB)、竖脊肌平面阻滞(erector spinae plane block,ESPB)、肋间神经阻滞(intercostal nerve block)等神经阻滞方法也大量应用于胃肠手术术中及术后镇痛,取得了良好的镇痛效果。

(左明章)

第三节　肝脏手术的麻醉

【知识点】

1. 肝门和肝段的解剖生理基础
2. 肝脏切除术前评估和术前准备
3. 肝脏手术常用麻醉药物药理学与肝功能的关系
4. 乳酸的代谢以及肝功能严重不全时全身乳酸代谢的特点

5. 肝脏手术中血流动力学管理原则
6. 肝脏手术中液体治疗与输血治疗
7. 肝脏手术的麻醉与低中心静脉压技术
8. 肝脏手术 ERAS 措施
9. 肝脏手术的术后并发症

【案例】

患者男,63 岁。因右上腹疼痛 3 个月余入院。既往有乙肝"小三阳"病史 30 年,20 年前曾有呕血病史,高血压病史 20 年,规律服用厄贝沙坦,血压控制可。查体:一般情况可,皮肤巩膜轻度黄染,腹部平坦。辅助检查:Hb 108g/L,PLT 117×10^9/L。肝功:ALT 122U/L,AST 89U/L,TBil 45.9μmol/L,DBil 22.4μmol/L,Cr 47.8μmol/L,PT 13.2sec,PTA 79.5%,INR 1.12,ALB 32g/L。腹部 CT 检查:可见肝左叶 4a 段占位(3.8cm×2cm×2.5cm),肿块周围肝组织"结节性肝硬化改变"。术前诊断为"肝脏占位,恶性可能大"。拟择期于静吸复合全身麻醉下,行开腹左半肝切除术。

【疾病的基础知识】

1. 肝硬化的主要表现以及对全身重要器官系统的影响

肝硬化(cirrhosis)早期(肝功能代偿期)由于肝脏代偿功能较强可无明显症状,后期(肝功能失代偿期)则以肝功能(liver function)损害和门静脉高压为主要表现,并有多系统受累,晚期常出现上消化道出血、肝性脑病、继发感染、脾功能亢进、腹腔积液、癌变等并发症。

肝硬化的临床表现以及对全身重要器官系统的影响,与疾病所处阶段有关。

(1) 代偿期(一般属 Child-Pugh A 级):可有轻度乏力、腹胀、肝脾轻度增大、轻度黄疸,肝掌、蜘蛛痣。

（2）失代偿期（一般属 Child-Pugh B、C 级）：表现为肝功能损害及门静脉高压症候群（portal hypertension syndrome）。

1）全身症状：乏力、消瘦、面色晦暗，尿少、下肢水肿。

2）消化道症状：食欲减退、腹胀、胃肠功能紊乱甚至吸收不良综合征。

3）出血倾向及贫血：齿龈出血、鼻衄、紫癜、贫血。

4）内分泌障碍：蜘蛛痣、肝掌、皮肤色素沉着。

5）低蛋白血症：双下肢水肿、尿少、腹腔积液、肝源性胸腔积液。

6）门静脉高压：脾大、脾亢、门脉侧支循环建立、食管-胃底静脉曲张。

2. 肝门的解剖和组成及临床最常用的肝段分段方法

肝门分第一肝门、第二肝门和第三肝门。第一肝门和第二肝门是肝脏的重要解剖结构，进出第一肝门的结构主要包括门静脉、肝动脉、肝总管、神经和淋巴管等。供应肝脏的门静脉系统和肝动脉系统经过中央静脉和小叶下静脉汇合成肝静脉，多于第二肝门和第三肝门汇入下腔静脉。汇入第二肝门的下腔静脉口径较大，主要包括肝右静脉、肝左静脉和肝中静脉，绝大多数的肝脏血液靠其引流。第三肝门位于下腔静脉肝后段右半侧与肝脏的交界处，此处有约多达 30~50 根粗细不等的肝静脉支，又称肝短静脉。

肝脏血液供应非常丰富，成人肝脏每分钟血流量有 1 500~2 000ml。门静脉是肝脏的功能血管，由脾静脉和肠系膜上静脉汇合而成，血量占肝脏血供的 70%~80%。肝动脉是肝脏的营养血管，内含丰富的氧和营养物质，其血流量约占肝脏全部血流量的 20%~30%。

肝可分为 5 叶：左内叶、左外叶、右前叶、右后叶和尾状叶。临床最常采用 Couinaud 分段法，分为 8 个独立段。

了解上述知识，对于确定病变位置及其与重要血管的毗邻关系、设计手术入路、确定切除范围、预估手术难度、制定麻醉方案、减少术中失血和降低术后并发症等，都具有重要意义。

【术前评估与准备】

3. 评价肝细胞损伤程度、胆汁淤积程度以及肝脏合成功能的血清学指标

（1）反映肝细胞损伤的酶类：常用的转氨酶有丙氨酸转氨酶（ALT）和天冬氨酸转氨酶（AST），其诊断肝细胞损害的敏感性较高，但不能用于准确评价肝功能损伤程度。

（2）检测胆汁淤积的酶类：当存在肝实质损害，或毛细胆管到胆总管开口任何层面的胆汁淤积或胆道梗阻时，均可导致碱性磷酸酶（ALP）和 γ-谷氨酰转肽酶（GGT）升高。

（3）肝脏合成功能检测：①血清蛋白检测，血清白蛋白（ALB）可反映肝脏在一定时间段内合成功能的状态。当肝细胞出现大量坏死，剩余功能不能完全代偿时，可出现白蛋白水平下降；②血氨检测，肝功能严重受损时，氨无法被解毒，在中枢神经系统集聚，会引起肝性脑病。血氨升高主要见于严重肝损伤；③凝血酶原时间，当出现严重肝实质细胞损害时，可导致凝血酶原时间延长。实验室检查中，凝血酶原活动度（PTA）和国际标准化比率（INR）是最常用的评价指标。在国际上通常将 INR>1.5 作为肝衰竭诊断标准之一，而在国内则更多将 PTA<40% 作为公认的肝衰竭诊断界限；④糖代谢相关检测，轻度或中度肝损害时并无明显的血糖改变。血糖降低可见于严重的肝炎和肝衰竭、巨块或广泛浸润的原发性肝癌患者；⑤脂代谢相关检测，胆汁淤积引起排泄受阻的患者，表现为血清总胆固醇（TC）和血清甘油三酯（TG）升高，而肝细胞严重受损时则显著降低；⑥胆红素检测（表 8-3-1）。

表 8-3-1　临床上血清胆红素的检测主要用于黄疸的诊断及黄疸类型的鉴别

黄疸类型	结合胆红素	非结合胆红素	结合胆红素/胆红素	尿胆红素	尿胆原
梗阻性黄疸	明显增加	轻度增加	>0.5	强阳性	减少或缺少
溶血性黄疸	轻度增加	明显增加	<0.2	阴性	明显增加
肝细胞性黄疸	中度增加	中度增加	0.2~0.5	阳性	正常或轻度增加

4. 肝脏功能临床综合评价系统、主要涉及指标以及临床意义

（1）改良 Child-Pugh 分级（Child-Pugh score）：该评分是肝脏功能障碍的一个指数，临床应用最为广泛。根据评分高低分为 A 级 5~6 分、B 级 7~9 分、C 级>9 分。分值越高,表示肝脏损害越严重、手术危险性越大、预后越差。在进行 Child-Pugh 评分时,需通过病史、体检结果、实验室检查和影像学检查综合判断以了解患者情况(表 8-3-2)。

表 8-3-2　肝脏疾病患者接受手术的危险性 Child-Pugh 分级

临床或生化改变		根据异常程度评分		
		1	2	3
肝性脑病		无	1~2 期	3~4 期
腹腔积液		无	轻度	中度
胆红素/(mg·100ml⁻¹)	非原发性胆汁性肝硬化	1~2	2~3	>3
	原发性胆汁性肝硬化	1~4	4~10	>10
白蛋白/(g·100ml⁻¹)		3.5	2.8~3.5	<2.8
凝血酶原时间(延长秒数)		1~4	4~6	>6
营养不良状况		轻度	中度	严重

Child C 级是任何肝切除的禁忌证。Child B 级、Child A 级伴有门静脉高压征象或伴 ICG R15>30% 的患者只能做亚肝段级的限量肝切除或者肿瘤楔形切除。

(2)终末期肝病模型(model for end-stage liver disease,MELD)评分:MELD 评分是一种通过前瞻性方法建立并验证的肝硬化严重程度评分系统,用于预测肝硬化患者的生存率。既往研究主要评估了该模型用于选择肝移植患者的情况,而在非移植患者,发现使用该模型预测手术风险也颇具前景,故对于术前肝功能较差的患者具有重要价值。在肝硬化患者中,MELD 评分增加与肝功能障碍严重程度增加和 3 个月死亡风险增加有关。

MELD 评分 = 9.57×ln(血清肌酐 mg/dl)+3.78×ln(胆红素 mg/dl)+11.2×ln(INR)+6.43。

得分四舍五入为最接近的整数,分值范围为 6~40 分(>40 分者计为 40 分)。

尽管 Child-Pugh 评分和 MELD 评分时评估有严重疾病、进行大手术的患者肝功能不全程度的最主要方法,但很少应用于那些疾病不甚严重或仅进行简单、低风险处理的患者,一些低风险患者一般采取酶学检查即可。

5. 吲哚菁绿排泄试验及其在肝切除患者术前评估中的价值

(1)吲哚菁绿排泄试验的概念:吲哚菁绿(ICG)有特定的光吸收峰,便于光学测定且无毒。静脉注入后,全部选择性地被肝细胞摄取,并直接以游离形式由肝细胞分泌至胆汁,ICG 的排泄速度可直接反映肝细胞总量或肝实质的生物学功能总量。血液中的 ICG 浓度与时间呈反比例关系,连续测定 ICG 浓度可绘制浓度-时间曲线。ICG 排泄试验以注射后 15 分钟血液中 ICG 滞留比例(ICG R15)、血浆 ICG 排泄率(ICG K)和有效肝血流量(EHBF)等作为衡量指标,量化评估剩余功能性肝细胞量的多少,反映肝脏有效储备功能状态。

(2)临床意义:ICG R15 测定结合螺旋 CT 肝容量体积测定,是评估肝储备功能及确定肝切除程度的有效测量方法,同时也要结合既往病史和当前状态综合评价。Child C 级是任何肝切除的禁忌证。Child B 级、Child A 级伴有门静脉高压征象或伴 ICG R15>30% 的患者只能做亚肝段级的限量肝切除或者肿瘤楔形切除;对于无门静脉高压征象的 Child A 级患者,如果 ICG R15<10%,肝切除后预留肝体积应不少于 40%~50% 标准肝体积;如果 ICG R15 为 10%~20%,预留肝脏体积应不少于 60%~70% 的标准肝体积;如果 ICG R15 为 20%~30%,预留肝脏体积应不少于 70%~80% 的标准肝体积(图 8-3-1)。

6. 肝脏手术前准备的注意事项

肝脏手术患者并非都伴有肝功能异常,肝功能良好的患者麻醉用药一般无限制。若存在肝功能损害,则应考虑改善肝功能,避免应用干扰肝脏功能的药物。肝功能不良的患者应完善术前准备,积极予以保肝治疗,原则包括:①给予高蛋白、高糖与低脂饮食;②纠正贫血;③纠正低蛋白血症;④纠正电解质紊乱;⑤纠正凝血异常。存在凝血功能障碍者应予术前 1~2 周补充维生素 K,根据情况也可输注新鲜冰冻血浆,以补充凝血因子。

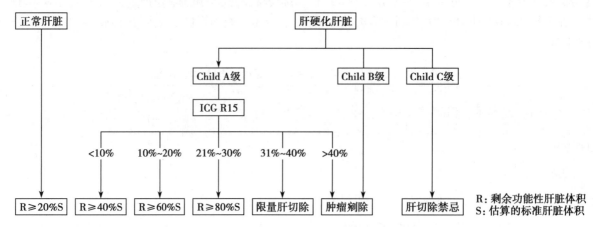

图 8-3-1   根据肝病严重程度分级和吲哚菁绿排泄试验（ICG R15）预估肝脏切除范围

【术中管理】

7. 肝脏切除手术麻醉方式的选择

肝脏手术一般选择静吸复合全麻。绝大多数麻醉药物的消除依赖肝脏的代谢与清除功能，需根据肝功能受损程度选择麻醉方法与用药，以减少肝功能进一步损害。全凭静脉麻醉应予慎重，尤其对于需要长时间静脉输注者，更应仔细评价患者肝功能状态以及对静脉麻醉药的代谢能力。全麻复合连续硬膜外麻醉有一定优势，可以减少术中全麻药使用，术后镇痛效果好，同时有利于改善术后恢复质量，但在以下情况不应选择：①存在椎管内麻醉禁忌；②术前肝功能，尤其是凝血功能严重异常；③手术存在较大失血可能；④肝脏切除范围较大，预期术后凝血功能异常；⑤术中拟行肝脏重要血管吻合，术后需要维持适度低凝状态和/或使用抗凝治疗的患者。全麻复合外周神经阻滞近年来逐渐受到关注，对于凝血功能正常的患者，可于麻醉诱导前，在超声引导下行竖脊肌阻滞或椎旁神经阻滞。

8. 肝脏切除手术麻醉用药的选择

多数药物经过肝生物转化，形成无活性的最终产物或转化为水溶性更强的物质，通过胆汁或尿液排出体外。术后肝功能指标升高的原因，通常源自肝脏疾病本身或手术创伤，与所使用的麻醉药物和麻醉方法关联较为有限。肝脏手术麻醉用药原则是：①重视肝功能评估；②强调药物选择和剂量个体化；③避免使用减少肝血流、加重肝负荷、损害肝功能的药物。

（1）吸入性麻醉药：除氟烷外，七氟烷、异氟烷、地氟烷、氧化亚氮，肝脏毒性均较低。尤其七氟烷对肝功能无明显影响，可作为肝脏手术全麻维持药的首选。

（2）静脉麻醉药：丙泊酚、依托咪酯、咪达唑仑等，诱导剂量可参考患者全身状态。维持用药时，大剂量或持续反复给药可能引起药物作用时间延长。

（3）阿片类药物：肝功能严重异常患者代谢半衰期常显著延长，可导致术后呼吸恢复时间延迟。阿片类药物还可能引起 Oddi 括约肌痉挛，增加胆道内压力。

（4）肌肉松弛药：顺式阿曲库铵消除通过 Hofmann 效应降解，不经肝脏、肾脏代谢，可作为肝硬化患者神经肌肉阻滞药的首选。

肝功能受损明显患者，全麻诱导与维持应降低麻醉药用量，同时保证充分供氧和避免严重低血压。伴有肝性脑病患者，应慎用或禁用咪达唑仑、地西泮、哌替啶等药物。

9. 肝脏手术术中监测乳酸的临床意义

乳酸是葡萄糖无氧代谢的最终产物，当组织耗氧增加或缺氧时，无氧代谢增加从而产生大量乳酸。乳酸的转化利用减少是乳酸升高的另一个原因。血乳酸水平>2mmol/L 被定义为高乳酸血症。

血乳酸值是肝功能障碍患者危重程度的重要客观指标之一。肝脏是乳酸代谢的主要器官。肝功能障碍患者，一方面组织缺血缺氧产生大量乳酸，另一方面肝脏转运代谢功能下降，导致乳酸升高，进而造成代谢性酸中毒及内环境紊乱进一步加重，形成恶性循环。

肝脏手术术中乳酸水平升高与以下因素有关：①肝功能损害严重；②术中肝门阻断或肝动脉阻断；③任何

原因引起的肝脏血流灌注减少;④大量输注含有乳酸根离子的液体。

10. 肝脏手术术中血流动力学管理原则及液体输注应注意的问题

肝脏手术术中应常规行有创动脉血压和中心静脉压监测。血流动力学管理的原则,一方面要维持足够的血管内容量和有效的器官灌注压力(SBP≥90mmHg),另一方面在肝脏切除过程中,维持低中心静脉压(5cmH₂O以下)以减少肝脏淤血及术中出血,根据术中情况予以权衡和调整。中心静脉压监测并不能完全准确地反映血容量状态,必要时可选择经食管心脏超声、动脉波形分析等方法进行目标导向治疗。术中应密切监测尿量。肝脏手术术中存在大量失血风险,应预先开放大口径静脉通路。

大部分肝功能障碍患者术前限制钠盐的摄入,可能存在血容量不足。肝脏手术的术中应保证患者有效的器官灌注压力及充分的有效循环血量。术中液体建议采用:不含乳酸的复方电解质溶液(如醋酸林格液、碳酸林格液)和等渗的胶体液(如5%白蛋白溶液,肾功能正常者可酌量使用人工胶体液),按照1:1~3:1比例输入。

术中肝门阻断和开放阶段,血流动力学往往发生较大波动。肝门阻断使回心血量和有效循环血量减少,可引起低血压,阻断前需维持适宜容量水平,必要时应用升压药物。肝门开放后,可能造成回心血量增加,加重心脏负荷,应采用缓慢开放的方式,控制血压和容量状态,必要时给予利尿药。

11. 肝脏切除手术中常用的肝门阻断方式

(1) 完全入肝血流阻断:完全入肝血流阻断,又称 Pringle 法,即完全阻断第一肝门的肝动脉和门静脉血流,临床应用最为广泛,但不能控制肝静脉反流性出血。完全入肝血流阻断又分为:持续入肝血流阻断和间歇入肝血流阻断。

1) 持续入肝血流阻断:持续阻断第一肝门。对无肝硬化患者,可以耐受常温下 Pringle 法阻断 60 分钟。对于肝硬化患者,在疾病早期可以耐受阻断 30 分钟。如果阻断时间过长,可能因肝缺血,对正常肝组织和术后肝功能恢复造成不良影响。

2) 间歇入肝血流阻断:适用于肝脏病变复杂,预计切除时间长或肝功能较差的患者。具体做法:单次阻断10~20 分钟,恢复灌注 5 分钟后,再次阻断,如此反复。此方法最大的好处是延长了肝脏的热缺血时间,减轻了肝脏缺血再灌注损伤,减轻了内脏淤血时间。

(2) 选择性入肝血流阻断:是指仅阻断病变肝(拟切除)的入肝血流,而不影响剩余肝脏的入肝血流,以达到减少术中失血,避免剩余肝组织发生缺血再灌注损伤,加快术后肝功能恢复的目的。目前多用于单一肝段切除术,通常对阻断时间没有限制。

(3) 肝门解剖式入肝血流阻断:通过解剖第一肝门,分离出肝动脉、门静脉和肝管,分离结扎患侧的脉管结构。此法相对费时费力,但是可以发现一些变异的血管,进行相应处理。

12. 肝脏切除手术麻醉采用控制性低中心静脉压技术的原因及具体做法

肝脏血供极为丰富。为了有效减少肝脏切除过程中的失血,术者通常阻断第一肝门(每次阻断 15 分钟,开放 5 分钟)的入肝血流,麻醉医师需要通过维持低中心静脉压予以配合。

控制性低中心静脉压技术的原理是:入肝血流阻断后,肝切除中的失血主要来自肝静脉系统。维持低中心静脉压(low central venous pressure,LCVP)(5cmH₂O以下)可使下腔静脉以及肝窦压力降低,静脉塌陷,有助于手术过程中肝脏的游离及减少出血。维持 LCVP 的同时,应维持动脉收缩压≥90mmHg,以保证重要脏器的有效灌注。

LCVP 的具体做法包括:

(1) 限制液体输入量,维持中心静脉压 5cmH₂O以下。也可采用目标导向液体治疗策略,在满足低中心静脉压的条件下,维持每搏量变异率(SVV)在 8%~13%,避免过度补充容量。

(2) 当限制液体输入后,CVP 仍然较高时,可酌情静脉泵注小剂量硝酸甘油[0.1~0.3μg/(kg·min)],通过扩张容量血管减少回心血量,降低中心静脉压。

(3) 当采用 LCVP,而收缩压较低(<90mmHg)时,可小剂量静脉泵注血管收缩药物(如去氧肾上腺素、去甲肾上腺素等)维持血管张力,以保证重要脏器灌注。

(4) 在上述措施的基础上,还可复合以下方法:体位调至头高脚低位以减少回心血量;减小潮气量[理想体重(kg)×(6~8)ml]、减小 PEEP 等。

(5) 采用 LCVP,应全程维持尿量≥1ml/(kg·h)。肝脏病变切除后,可适当补充容量。肝脏切除过程中,如失血较多,应加快输液输血速度,维持循环稳定。

13. 采用 LCVP 技术时应该注意的问题

肝脏手术本身存在较大的失血风险。LCVP 技术使用过程中,全身处于低血容量状态,如果此时突发意外出血,需要立即采取快速加压加温输血补液措施,同时给予血管收缩药维持血流动力学稳定,积极处理重要器官灌注不足。

中心静脉压维持在较低水平时,如果发生较大的肝静脉撕裂,可能会造成空气从破损静脉进入下腔静脉。如果大量气体进入肺循环,会造成空气栓塞。全麻下肺空气栓塞的诊断主要依靠血压、心率、$P_{ET}CO_2$、血气分析以及心电图的变化,同时结合术中情况。预防和处理措施包括:①严密监测生命体征的变化,尤其发生肝静脉损伤破裂出血时,更要密切关注;②尽快堵住肝静脉裂口,防止空气进一步进入;③调整吸入氧浓度至 100%,静脉快速加压输血输液,以增加中心静脉压力,同时泵注肾上腺素、多巴胺等血管活性药物维持循环稳定;④尝试经中心静脉导管回抽气体,早期可能有助于减轻栓塞程度;⑤严重气栓致心搏骤停时,应立即开始心肺复苏,行有效的胸外心脏按压和电除颤治疗。

14. 肝脏切除手术的输血指征

(1) 浓缩红细胞:患者一般情况良好时,Hb>100g/L,不必输血,Hb<70g/L 的急性贫血,应考虑输注浓缩红细胞。当 Hb 在 70~100g/L 之间时,应根据患者的代偿能力、一般情况和其他脏器的病变程度考虑输血指征。这些因素包括心血管系统的状况,年龄,预测血液可能进一步丢失,及患者的氧合状况等。

(2) 新鲜冰冻血浆:大量输血而伴有出血倾向者,失血量>5 000ml,APTT 延长 1.5 倍以上;肝衰竭伴出血者;第 V 或 X 因子缺乏有出血者;DIC 纤维蛋白原含量小于 150mg/dl,且有明显出血倾向者。

(3) 血小板:原发性血小板减少性紫癜、肝硬化、原发性脾亢等因素造成的血小板计数减少并造成临床出血倾向者;大量输血造成急性稀释性血小板减少症(血小板计数<50×10^9/L)临床上有出血倾向表现者;重度血小板减少(血小板计数<20×10^9/L),须进行重大手术者;DIC 且血小板过度消耗者。

15. 肝脏手术围术期 ERAS 路径下麻醉管理可采取的措施

以下措施有助于促进 ERAS 开展:①参与术前宣教,向患者介绍麻醉注意事项、麻醉方式、术后镇痛及其相关问题;②术前 6 小时禁食固体食物,术前 2 小时禁食清流质。无糖尿病病史者,术前 2 小时饮用不超过 400ml 含 12.5% 碳水化合物的饮料;③借助超声引导技术,采用静吸复合全麻联合竖脊肌或椎旁神经阻滞的麻醉技术,减少全麻药,尤其是阿片类药物用量。根据患者情况和手术情况,考虑全麻复合连续硬膜外麻醉的可行性;④术中采用目标导向液体治疗策略,维持低中心静脉压(5cmH_2O 以下)减少肝脏切除中的失血。酌情使用小剂量血管收缩药,维持器官有效灌注压力(SBP ≥90mmHg);⑤严格掌握输血指征,合理用血;⑥预防性使用抗恶心、呕吐药物;⑦维持术中体温在正常水平,缺乏有效保温措施易造成术中低体温,轻度低温可增加失血,严重者可导致术中低心排、低血压、凝血障碍及术后苏醒延迟等一系列问题的发生;⑧有效的术后镇痛和疼痛管理;⑨尽早拔除气管导管;⑩鼓励早期活动。

【术后管理】

16. 肝脏切除的术后并发症

肝脏切除术后并发症主要包括:①手术原因引起的术后出血,如术中止血不彻底、血管结扎线脱落、坏死残留肝组织继发术后感染引起失血、术后凝血功能障碍等;②术后肝衰竭,可能原因有剩余肝组织体积过小或功能恢复不良、剩余肝组织供血不足或流出道梗阻等,术前准确评估肝脏储备功能,严格掌握手术适应证和切肝范围,对于降低术后肝衰竭的发生极其重要;③胆瘘及胆道梗阻,处理措施有解除梗阻、修复胆瘘和胆道引流等;④膈下脓肿,处理措施包括有效抗生素和支持对症治疗;⑤胃肠道出血,处理措施有预防性使用抑酸剂、针对食管胃底静脉破裂出血的治疗;⑥其他,如感染、肺炎、肾衰竭及肠梗阻等。

(张　欢)

第四节　肝移植手术的麻醉

【知识点】

1. 肝移植手术的适应证和禁忌证 　　　　　原则
2. 终末期肝病的病理生理特点 　　　　　4. 肝移植手术的常用术式与手术分期
3. 终末期肝病患儿合并先天性心脏病的处理 　　5. 肝移植手术的系统监测与调控

6. 下腔静脉阻断反应与静脉-静脉转流　　　　8. 移植肝功能恢复的评价

7. 再灌注后综合征

【案例一】

患者男,59 岁,173cm,75kg。因乙型肝炎肝硬化、慢加急性肝衰竭拟急诊行公民逝世后器官捐献(CDCD)肝移植手术。既往无心、脑、肺系统合并症,近 1 个月患者血肌酐水平进行性升高,伴有少尿和意识状态改变。查体:神志清楚、情绪低落,全身皮肤黏膜重度黄染,心肺(−),腹部膨隆,移动性浊音(+)。实验室检查:Hb 94g/L,PLT 67×10⁹/L,PT 29.4 秒,APTT 63.4 秒,ALB 34.8g/L,ALT 10U/L,AST 12.8U/L,TB 463.5μmol/L,BUN 22.79mmol/L,Cr 353.3μmol/L,血钾 5.8mmol/L。胸片、心电图及超声心动检查未见明显异常。腹部超声示肝硬化、脾大、腹腔积液(大量)、门静脉高压侧支循环形成。

【案例二】

患儿女,8 个月,65cm,6.5kg。因胆汁淤积性肝硬化、胆道闭锁拟行亲体肝移植手术。既往房间隔缺损病史,6 个月前因胆道闭锁行肝门空肠吻合术(葛西手术)。查体:心率 112 次/min,血压 90/60mmHg,呼吸 30 次/min,SpO₂ 92%,体温 36.7℃。患儿神志清楚,四肢活动自如,全身皮肤黏膜重度黄染,双肺听诊呼吸音增粗,未闻及明显干湿性啰音。腹部膨隆,移动性浊音(+)。实验室检查:WBC 11.69×10⁹/L,Hb 105g/L,PLT 270×10⁹/L,PT 18.2 秒,APTT 42.6 秒,ALB 26.6g/L,ALT 122U/L,AST 156U/L,TB 450.3μmol/L,BUN 3.57mmol/L,Cr 27.1μmol/L。心电图正常。胸片示:双下肺少许斑片状阴影。超声心动图示:房间隔缺损(继发孔型,大小为 3.8mm)。腹部超声示:肝硬化、脾大、腹腔积液(大量)。

【疾病的基础知识】

1. 肝移植的适应证和禁忌证

急性肝衰竭(acute liver failure,ALF)、失代偿期肝硬化和肝脏恶性肿瘤是肝移植(liver transplantation,LT)最常见的适应证,相对少见的适应证有多囊肝、布-加综合征、巨大肝血管瘤和移植肝原发性无功能(primary nonfunction,PNF)等。欧美国家成人肝移植主要适应证是丙肝肝硬化和酒精性肝硬化,国内成人肝移植最常见的适应证为乙型肝炎所致的肝硬化和肝细胞肝癌(hepatocellular carcinoma,HCC)。儿童肝移植主要适应证是胆道闭锁、各种遗传代谢性肝病(如尿素循环障碍、糖原贮积症、Wilson 病、Alagille 综合征、进行性家族性肝内胆汁淤积症、家族性高胆固醇血症和甲基丙二酸血症等)和急性肝衰竭。

一般认为,术前合并严重心肺疾患(如重度肺动脉高压)、难以控制的活动性感染、有肝外转移的肝脏恶性肿瘤、酒精或毒品滥用、不可逆脑组织损害、获得性免疫缺陷综合征(acquired immunodeficiency syndrome,AIDS)和难以控制的心理变态或精神病者,不宜接受肝移植手术。

2. Child 分级、MELD 评分和 PELD 评分

Child 分级又称 Child-Pugh 分级,是临床上最常用的肝功能分级标准。Child 评分最初是由 Child 和 Turcotte 在 1964 年创立,随后由 Pugh 在 1973 年进行了完善,能够预测肝硬化患者发生首次静脉曲张破裂出血后 1 年内死亡的风险。1997 年,美国器官共享网络(united network for organ sharing,UNOS)开始使用 Child 评分进行供肝分配。

终末期肝病模型(model for end-stage liver disease,MELD)评分是由美国 Mayo 医学中心的 Malinchoc 和 Kamath 在 2000 年所创立的一个用来判断晚期肝病病情的评分方式。自 2002 年起,美国 UNOS 开始使用 MELD 评分代替 Child 评分进行供肝分配。MELD 评分只能用于年龄≥12 岁患者,年龄<12 岁患者在肝移植等待名单中的顺序由儿童终末期肝病(pediatric end-stage liver disease,PELD)评分决定。PELD 评分的计算公式为:

R = 4.36×年龄系数(<1 周岁为 1,≥1 周岁为 0)−6.87×ln 白蛋白(g/dl)+4.8×ln 胆红素(mg/dl)+18.57×ln INR+6.67×生长障碍系数(无生长障碍为 0,有生长障碍为 1)。

3. 肝移植的供肝来源

肝移植手术的供肝来源包括尸体或活体捐献。尸体捐献供肝来自脑死亡后捐献(donation after brain death,DBD)或心死亡后捐献(donation after cardiac death,DCD)。DBD 供者可以在机械通气和升压药支持的条件下进行供肝获取,而 DCD 供者只能在撤除心肺支持并确认心跳停止 2~5 分钟后再进行供肝获取。DCD 分

类标准见表 8-4-1。目前多数欧美国家已经对脑死亡进行了正式立法,而且在临床实践中认定脑死亡为宣布死亡的依据,因此尸体供肝主要来自供肝质量较好的 DBD 供者。

表 8-4-1 心死亡后捐献(DCD)的 Maastricht 标准

分级	定义
Ⅰ类	入院前已经宣告死亡者
Ⅱ类	院外发生心脏停搏,急诊入院后经心肺复苏失败者
Ⅲ类	在 ICU 中有计划地撤除生命支持和治疗等待死亡者
Ⅳ类	脑死亡判定后、器官捐献前所发生的非计划性、非预见性心脏停搏
Ⅴ类	在 ICU 抢救过程中发生的非计划性、非预见性心脏停搏

2010 年,我国正式开始公民自愿捐献器官试点工作。自 2015 年 1 月 1 日起,中国公民逝世后器官捐献(China donation after citizen's death,CDCD)成为我国尸体供肝的唯一合法来源,其分类标准见表 8-4-2。由于目前我国脑死亡没有立法,同时受传统观念的影响,人们不能接受在心脏跳动下捐献器官,因此尸体供肝有很大一部分来自热缺血时间(warm ischemia time,WIT)更长的 Ⅱ类和 Ⅲ类供肝,这对围术期管理带来了很大的挑战。

表 8-4-2 中国公民逝世后器官捐献(CDCD)分类

分类	定义
Ⅰ类	国际标准化脑死亡器官捐献 (donation after brain death,DBD)
Ⅱ类	国际标准化心死亡器官捐献 (donation after cardiac death,DCD)
Ⅲ类	脑-心双死亡标准器官捐献 (donation after brain death awaiting cardiac death,DBCD)

活体肝移植(living donor liver transplantation,LDLT)指从健康人体上切取部分肝脏作为供肝移植给患者的手术方式,如果捐献肝脏的人和接受肝脏的人之间存在血缘关系,则称之为亲体肝移植。活体肝移植事关供受者两个人的生命,其中供者是健康人,虽然目前供肝切取手术发生并发症和死亡的风险已经很低,但供者安全性必须得到优先保证。

4. 肝移植的术式和手术分期

Ⅰ期——无肝前期(preanhepatic stage):从切皮至病肝取出,以钳夹门静脉为终点。包括病肝的游离和松解过程。主要问题是术中大出血,尤其是存在门静脉高压并伴有广泛侧支循环以及以往腹部手术和腹膜炎导致腹腔粘连的患者。术前合并血液稀释、纤维蛋白溶解或凝血因子缺乏可能加剧手术出血。在病肝的剥离过程中,手术分离常常引起组织纤溶酶原激活物(tissue plasminogen activator,t-PA)的大量释放,致使纤维蛋白溶解亢进而增加手术出血的风险。

Ⅱ期——无肝期(anhepatic Stage):从钳夹门静脉开始至新肝肝静脉、门静脉吻合完毕并开放供肝门静脉血流为止。此期涉及病肝的切除和新肝的吻合。根据是否保留患者的下腔静脉和供肝吻合方式的不同,手术术式可分为经典式原位肝移植(standard orthotopic liver transplantation,SOLT)和背驮式原位肝移植(piggyback orthotopic liver transplantation,PBOLT)。SOLT(图 8-4-1)的主要问题是下腔静脉回流受阻,致使回心血量骤降和低血压,同时肠道、肾脏和下肢淤血。PBOLT(图 8-4-2)可不完全阻断下腔静脉,对循环干扰较小,其主要问题是术后可能发生移植肝流出道梗阻。因无肝期机体的肝脏代谢功能完全丧失,无论采取哪种术式,患者都容易发生明显的内环境紊乱,如低体温、酸中毒、高乳酸血症、低血糖、高钾血症和低钙血症等,凝血紊乱也进一步加重。

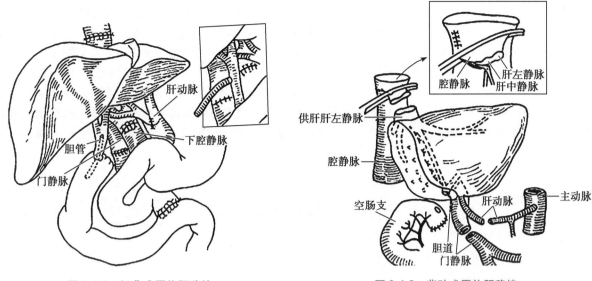

图 8-4-1 经典式原位肝移植　　　　　　图 8-4-2 背驮式原位肝移植

Ⅲ期——新肝期(neohepatic stage):从松开门静脉阻断钳使供肝恢复血流灌注开始至吻合肝动脉、胆管直至关腹结束为止。有的中心将门静脉开放至肝动脉吻合完毕定义为再灌注期(reperfusion stage),而将胆道吻合开始至手术结束定义为新肝期。此期涉及的主要问题是再灌注后综合征(post-reperfusion syndrome,PRS)和凝血障碍,其他问题包括急性肾损伤(acute kidney injury,AKI)和移植肝功能恢复不良(early allograft dysfuction,EAD)的评估与处理。

【术前评估与准备】

5. 终末期肝病全身各系统的病理生理改变

终末期肝病全身各系统表现的术前评估要点见表 8-4-3。

表 8-4-3　终末期肝病全身各系统表现的术前评估要点

系统	成人	儿童
心血管系统	高动力循环 肝硬化性心肌病 缺血性心脏病	先天性心脏病 特异性心肌病 缺血性心脏病
呼吸系统	低氧血症 肝肺综合征 门脉性肺动脉高压	限制性通气障碍 肺感染和急性上呼吸道感染 气道高反应性
中枢神经系统	肝性脑病	特异性脑损伤
泌尿系统	肝肾综合征 肾前性氮质血症 急性肾小管坏死	特异性肾损伤
凝血系统	凝血病和血小板减少症	凝血病和血小板减少症
代谢功能	低血糖	代谢危象

6. 终末期肝病循环系统的病理生理特点

高动力循环状态在终末期肝病(end-stage liver disease,ESLD)患者中是普遍存在的现象,表现为心排量增加、外周血管阻力下降和动脉压下降,这种表现类似于脓毒症,但患者并无组织缺氧表现,其混合静脉血氧饱和度($S\bar{v}O_2$)增高,而且血乳酸水平常为正常;其他表现包括有效循环血量降低、门静脉系统血流量增加而肝血流量下降。

终末期肝病患者还常常合并心脏结构和功能的异常,包括心脏收缩功能受损、舒张功能不全、心电图 Q-T 间期延长和变时性功能不全等,称为肝硬化性心肌病(cirrhotic cardiomyopathy,CCM),肝硬化性心肌病诊断标准见表 8-4-4。肝硬化性心肌病在胆道闭锁等儿童终末期肝病中发病率也很高,但目前肝硬化性心肌病的确切病因仍不明确,可能与 β 受体功能和 β 肾上腺素信号通路受损、交感神经系统过度激活和心肌抑制因子的作用有关。在静息状态下,肝硬化性心肌病的临床表现并不突出,一旦受到手术等应激刺激时,肝硬化性心肌病患者可发生明显的心功能不全甚至猝死。肝移植手术中肝血管阻断和开放所引起血容量和血流动力学的剧烈波动、无肝期肠道菌群移位所引起的内毒素血症以及供肝缺血再灌注损伤引起的炎性因子和心肌抑制因子的过度释放,将对肝硬化性心肌病患者的麻醉管理产生巨大挑战,术前应充分评估终末期肝病患者的心血管功能储备。

表 8-4-4　肝硬化性心肌病的诊断标准

诊断标准
收缩功能障碍
应激状态下心排血量增加迟钝
静息状态下左室射血分数低于正常(<55%)
舒张功能障碍
超声心动 E/A 比值反转、E 波减速时间延长和等容舒张时间(IVRT)延长
电生理异常(Q-T 间期延长)
变时性功能不全
电机械同步失调
超声心动提示左心室肥厚
超声心动提示左心房增大
BNP 和 NT-proBNP 升高
TNI 升高

注:BNP,B 型脑利尿钠肽;NT-proBNP,氨基末端 B 型脑利尿钠肽前体;TNI,肌钙蛋白 I。

7. 终末期肝病患儿合并先天性心脏病的术前评估

终末期肝病患儿并发心血管疾病并不罕见。文献报道,10%~20% 的胆道闭锁患儿会合并先天性心脏病(congenital heart disease,CHD),多常见于<1 岁患者,常为单发的房间隔缺损、卵圆孔未闭、动脉导管未闭或室间隔缺损,而复杂先天性心脏病相对少见;Alagille 综合征患儿的心血管畸形发病率高达 85%~95%,其中以外周肺动脉狭窄最常见,常常在肺动脉狭窄的基础上合并复杂先天性心脏病,如法洛四联症、室间隔缺损和房间隔缺损等。此外,高草酸尿症、Wilson 病、糖原贮积症、甲基丙二酸血症、戈谢病和家族性淀粉样变多发性神经病等代谢性肝病患儿术前常合并特异性心肌病。而家族性高胆固醇血症患儿如果未能在年幼时及时接受肝移植手术,可能会在 10 岁以后并发严重的冠脉病变。

终末期肝病患儿术前合并先天性心脏病,会增加肝移植围术期的心脏风险,但临床上是应该先矫正心脏畸形再行肝移植手术,还是先行移植手术再行心脏畸形矫正术,仍是一个难题。一般认为,轻、中度心脏畸形且心功能代偿良好时,并不是肝移植手术的绝对禁忌证,患儿常可安全耐受手术与麻醉;而复杂先天性心脏病合并心功能不全、肺动脉高压或右向左分流时会显著增加手术风险,应组织心内科医师、心外科医师、麻醉医师、肝移植外科医师、ICU 医师、肝病专家和儿科医师等组成的多学科诊疗团队会诊,以决定是否需先行内科治疗、行心脏畸形矫正或同期行心肝联合移植手术。本节案例二中虽然术前合并房间隔缺损,但目前缺损较小(<8mm),此后有自然闭合的可能性。此外,患儿目前没有临床症状且心功能正常,不宜单纯因合并先天性心脏病而推迟肝移植手术。

8. 肝肺综合征和门脉性肺动脉高压的评估与管理原则

肝肺综合征(hepatopulmonary syndrome,HPS)和门脉性肺动脉高压(porto-pulmonary hypertension,POPH)是

终末期肝病患者最常见的两种肺部合并症。尽管两者可同时发病于同一个患者,但两者在发病机制、临床表现和围术期评估与管理上存在着巨大的区别,见表 8-4-5。

表 8-4-5 肝肺综合征(HPS)和门脉性肺动脉高压(POPH)围术期评估与管理

分类	HPS	POPH
临床表现	低氧血症	肺动脉高压和右心功能不全
发病机制	扩血管物质致肺毛细血管扩张	内皮细胞和平滑肌增生致肺血流受阻
诊断标准	基础肝病 肺内血管扩张(CE-TTE 阳性) 低氧血症(A-aDO$_2$>15 或 20mmHg)	门静脉高压 mPAP>25mmHg PVR>240dyne/(s·cm^5) PAWP<15mmHg
分级	轻度:PaO$_2$≥80mmHg 中度:PaO$_2$ 60~79mmHg 重度:PaO$_2$ 50~59mmHg 极重度:PaO$_2$<50mmHg	轻度:25mmHg≤mPAP<35mmHg 中度:35mmHg≤mPAP<45mmHg 重度:mPAP≥45mmHg
术前治疗	吸氧治疗	扩血管药物和内皮素受体拮抗剂
对肝移植 手术影响	重度 HPS 为肝移植指征 极重度 HPS 也可获得良好预后	中重度 POPH 死亡风险显著增加 mPAP≥45 或 50mmHg 为肝移植绝对禁忌
供肝优先分配	重度和极重度 HPS 可获得额外加分	轻度和靶向治疗有效的中度 POPH 可获得额外加分
术中问题	切皮前吸纯氧 PaO$_2$<150 或 200mmHg 可能需要紧急叫停手术	切皮前 mPAP≥50 或经治疗仍≥40mmHg 应紧急叫停手术
手术预后	术后短期内治愈常见	术后治愈非常少见

注:CE-TTE,对比增强经胸超声心动图。

9. 术前合并大量腹腔积液对呼吸功能的不良影响

大量腹腔积液以及肿大硬化的肝脏会引起腹内压的显著升高,其对儿童终末期肝病患者的影响要远大于成人患者。对呼吸功能的直接影响是膈肌上移和呼吸受限,而小儿呼吸主要以腹式呼吸为主(依赖膈肌的摆动),因此患儿在静息状态下就可以表现为严重的呼吸困难。膈肌上移还会引起胸内压升高,使肺活量、肺顺应性和功能残气量的下降,通气血流比例失调将进一步加重患儿的低氧血症。本节案例二即存在此种情况。

在麻醉诱导时,高腹压常常会引起无通气安全时限显著缩短,其对终末期肝病患儿的影响要远远大于成人,可能在气管插管过程中出现明显的低氧血症。此外,由于潜在的肺感染和急性上呼吸道感染会使终末期肝病患儿气道敏感性明显增高,一旦受到刺激容易发生气道痉挛甚至发生面罩通气困难。因此,此类患儿在气管插管时应特别小心,术前通过腹穿放液、利尿和白蛋白治疗控制腹腔积液可能使其获益,术中麻醉诱导可采取头高足低位、选择起效迅速的肌肉松弛药并由操作熟练的麻醉医师进行插管操作。

10. 肝性脑病的评估和管理

肝性脑病(hepatic encephalopathy,HE)是急、慢性肝衰竭或各种门-体分流引起的以代谢紊乱为基础并排除其他已知脑病的中枢神经系统功能失调综合征。ALF 可致急性肝性脑病,中枢神经系统可能受脑病和脑水肿的影响而表现为轻度意识错乱到深昏迷不等。其中 20% 的患者可自行恢复,80% 的患者需要药物和手术治疗。80% 的急性肝衰竭患者可出现脑水肿和颅内压的升高,并丧失脑血流自动调节能力,出现意识状态的恶化和脑灌注压的下降,并进一步形成脑疝,死亡风险极高。慢性肝性脑病的发生通常为血氨水平的增高所至,较少发展成脑水肿和脑疝。

高血氨是肝性脑病的重要特点,但血氨升高的水平与神经损害的严重程度并不相关。肝性脑病合并不可逆脑损伤是肝移植手术的禁忌证,因此如何评价脑损伤的严重程度十分重要,应结合神经系统查体、脑电图和头颅 CT/MRI 等,但有创颅内压监测的应用目前尚有争议。肝性脑病最常用的评价量表为 West Haven 分级标准,见表8-4-6,本节案例一的患者符合1期肝性脑病。当患者存在重度肝性脑病时,围术期可使用持续血液净化、气管插管保护气道并使用甘露醇降低颅内压,还可采取头部降温和过度通气治疗。

表 8-4-6 肝性脑病的 West-Haven 分级标准

分期	定义
0 期	没有可察觉的人格或行为变化、无扑翼样震颤
1 期	轻度的认知障碍、欣快或抑郁、注意时间缩短、加法计算能力下降、可引出扑翼样震颤
2 期	倦怠或淡漠、轻度定向异常(时间或空间定向)、轻微的人格改变、行为错乱,语言不清、减法计算能力下降、容易引出扑翼样震颤
3 期	嗜睡或半昏迷,但对语言刺激有反应、意识模糊、明显的定向障碍、扑翼样震颤可能无法引出
4 期	昏迷(对语言和刺激无反应)

11. 引起终末期肝病患者肾功能异常的病因

肝肾综合征(hepatorenal syndrome,HRS)是指各种肝脏疾病发展到严重阶段由于门静脉高压所引起的循环改变继而发生肾灌注不足而导致的功能性肾衰竭。美国肝病研究学会 2007 年提出的肝肾综合征诊断标准包括:①肝硬化合并腹腔积液;②血肌酐升高>1.5mg/dl;③无低血容量,停用利尿剂至少 2 天(如果使用利尿剂)并经白蛋白[1g/(kg·d),直至最大剂量100g/d]扩容后,血肌酐仍不能降至 1.5mg/dl 以下;④排除休克;⑤近期未使用肾毒性药物;⑥无肾实质性疾病(如蛋白尿>500mg/d、镜下血尿>50RBC/Hp 或超声发现肾实质疾病)。本节案例一中的患者符合肝肾综合征的诊断标准。

肝肾综合征分为两型:Ⅰ型为急进型,常见于急性肝衰竭,2 周内血肌酐超过原水平的两倍至>25mg/L 或 24 小时内肌酐清除率下降一半至<20ml/min。Ⅰ型肝肾综合征患者预后较差,2 周内死亡的风险高达 80%;Ⅱ型为缓进型,常见于慢性肝病患者合并利尿剂抵抗的顽固性腹腔积液,血肌酐>15mg/L 或 24 小时肌酐清除率<40ml/min,肾功能的损害发展缓慢,可数月都保持稳定,平均存活期 1 年。本节病例一中的患者属于缓进型肝肾综合征。

白蛋白联合血管收缩剂(如去甲肾上腺素或特利加压素)治疗可改善 HRS 患者的生存率,但肝移植仍是治疗肝肾综合征患者的最有效手段。大部分早期肝肾综合征患者的肾功能可在肝移植手术后得到快速逆转,但仍有 40% 的肝肾综合征患者在移植后肾功能并未恢复。终末期肝病患者合并肝肾综合征时,可能需要在围术期接受连续肾脏替代治疗甚至肝肾联合移植手术。除肝肾综合征外,引起终末期肝病患者肾功能异常的病因还包括急性肾小管坏死和肾前性氮质血症,三者的区别见表8-4-7。

表 8-4-7 肝肾综合征、肾前性氮质血症和急性肾小管坏死的鉴别诊断

项目	肾前性氮质血症	急性肾小管坏死	肝肾综合征
尿钠/(mmol·L^{-1})	<10	>20	<10
尿/血肌酐比值	>30	<30	>30
尿钠排泄分数(FENa)/%	≤1	>2	≤1
尿/血渗透压肌酐比值	>1.5	1	>1.5
尿沉渣改变	无	管型、红细胞	无
扩容治疗	反应好	无反应	无反应

12. 终末期肝病患者凝血功能的改变

凝血病(coagulopathy)是终末期肝病患者最突出特征之一,其原因包括凝血因子合成不足、激活凝血物质清除减少、纤维蛋白原水平降低、纤维蛋白原溶解加速、肝素灭活能力减退以及血小板质与量异常,从而导致围术期出血风险显著增高。近年来,终末期肝病患者因凝血功能再平衡所导致的出血和栓塞双向凝血功能障碍越来越引起人们的重视,其中凝血因子合成不足(除血管性血友病因子外)、血小板减少和功能障碍以及 t-PA

水平增加可引起出血风险增加;而血管性血友病因子和Ⅷ因子水平升高、解离素和含有Ⅰ型血栓黏合素结构域的金属蛋白酶、血管性血友病因子裂解酶(ADAMTS-13)、蛋白质 C、蛋白质 S、抗凝血酶、α_2巨球蛋白、纤维蛋白溶酶原和肝素辅因子Ⅱ水平降低有助于血栓形成,详见表 8-4-8。

表 8-4-8 终末期肝病患者的双向凝血功能障碍

损害凝血的改变(出血风险)	增强凝血的改变(栓塞风险)
血小板减少症	血管性血友病因子水平升高
血小板功能缺陷	ADAMTS-13 水平降低
NO 和前列环素合成增加	Ⅷ因子水平升高
α_2抗纤维蛋白溶酶、ⅩⅢ因子和凝血酶激活的纤溶抑制物水平降低	蛋白质 C、蛋白质 S、抗凝血酶、α_2巨球蛋白和肝素辅因子Ⅱ水平降低
Ⅱ、Ⅴ、Ⅶ、Ⅸ、Ⅹ和ⅩⅠ因子减少	纤维蛋白溶酶原水平降低
维生素 K 缺乏	
异常纤维蛋白原血症	
t-PA 水平升高	

13. 肝移植术前多学科评估与优化方案

术前应对拟行肝移植手术的患者进行全面的多学科术前评估。如果患者术前同时并存其他系统疾病,则应组织 MDT 会诊(如儿科、肝病科、ICU、心内科、呼吸科、神经内科、肾病科、心外科、营养科、介入科和输血科等),术前还应由麻醉医师再次进行相关的评估。特别是当患者合并心、脑、肺、肾等系统严重疾病时,会使手术和麻醉管理变得尤为复杂,围术期可能发生多脏器衰竭甚至死亡,应引起整个 MDT 团队的足够重视。高龄或存在特定危险因素的患者应行心肺检查以评估心肌缺血(多巴酚丁胺负荷超声心动图、运动/静息核素心肌灌注显像)、心功能障碍(经胸超声心动图)或肺部疾患(动脉血气分析、肺功能检查)。麻醉医师应该熟知这些常规检查的意义以制定麻醉方案。经胸超声心动图可以初步评估右室收缩压和肺动脉压,如果明显升高的话,则应进一步行右心导管检查。在肝移植手术开始之前,应再次行实验室检查以了解全血计数、凝血功能、电解质和肝肾功能。近期心电图和胸片也要了解。如果术中考虑行持续肾脏替代治疗,则应提前请肾内科或 ICU 医师会诊。

【术中管理】

14. 肝移植手术中多系统功能的监测

术中应对患者全身多系统功能进行持续的监测,麻醉医师应结合患者病情、手术难度、供肝质量和所在移植中心硬件条件等因素选择个体化的监测项目。除基本监测如心电图(ECG)、无创动脉血压(NIBP)、脉搏氧饱和度(SpO_2)、呼气末二氧化碳($EtCO_2$)和体温外,应常规持续监测有创动脉血压(IBP)和中心静脉压(CVP),还要使用有刻度的精密尿袋连续监测尿量。在术中特定时期或者紧急抢救(如大出血、肺栓塞、过敏性休克等)时,还应采集血样行血气分析、床旁凝血检测(TEG、ROTEM、Sonoclot 或 Micro INR)、血常规、出凝血全项以及肝肾功能检测等。一些监测手段,如 Swan-Ganz 漂浮导管检查、PiCCO 监测、经食管超声检查(transesophageal echocardiography,TEE)、吸入麻醉药浓度和麻醉深度监测、肌肉松弛监测、脑氧饱和度、经颅多普勒和胶体渗透压等,有助于全面了解和调控各系统功能状态,除非受到客观条件限制,应尽可能做到全面监测。

15. 肝移植手术的麻醉诱导和术中全麻维持

麻醉诱导方案和维持方案的制定首先需要注意的是,终末期肝病患者清除麻醉药物的能力明显受损,应选择不经过肝肾代谢的药物或调整麻醉药物剂量,以免术后发生麻醉药物相对过量和苏醒延迟。其中,阿片类和巴比妥类药物可能受到血浆白蛋白水平降低的影响而出现作用增强;苯二氮䓬类药物可加速肝性脑病的进展,肝性脑病患者应避免使用;在严重肝病患者中吗啡代谢产物的消除时间明显延长,而芬太尼和舒芬太尼这类肝摄取率高的药物,其代谢受肝血流的减少而减慢;经肝代谢的维库溴铵和罗库溴铵作用时间明显延长;丙泊酚和吸入性麻醉药在血管内容量不足时可引起明显的低血压和肝血流减少;N_2O引起肠管扩张,氟烷引起肝血流减少和肝损伤,两者都应禁止使用;异氟烷和地氟烷则对肝血流影响较小,但使用异氟烷患者苏醒较七氟烷或地氟烷慢,可能影响术后早期拔管。

如果患者未合并严重心肺疾病、多脏器功能衰竭和困难气道,可选择快速诱导;血流动力学不稳定者应在IBP指导下使用滴定法诱导;腹腔积液、活动性上消化道出血和肝性脑病可造成胃排空延迟,诱导时存在反流、误吸的风险,因此,必须警惕误吸的发生。静脉麻醉诱导最为常用,儿童患者基础肝病相对较轻且无外周静脉通路时可使用七氟烷吸入诱导,但合并高腹压和气道高反应性患儿应禁止使用吸入诱导,应先建立外周静脉通路再静脉诱导。镇静药物可根据病情选用丙泊酚、依托咪酯或氯胺酮,镇痛药可选用芬太尼或舒芬太尼,肌肉松弛药首选顺式阿曲库铵,如需快速续贯诱导时可选择琥珀胆碱或罗库溴铵。

术中应维持适宜的麻醉深度,避免麻醉过浅或过深,尽量选择不经过肝肾代谢、长时间使用无蓄积的药物。成人和较大的患儿可在麻醉深度监测下选择全凭静脉麻醉,麻醉药物可以选择丙泊酚、瑞芬太尼和顺式阿曲库铵;年龄<3岁的患儿可以选择静吸复合全麻,即持续吸入七氟烷或地氟烷,联合静脉输注瑞芬太尼和顺式阿曲库铵。通过合理选择麻醉药物,多数患者不会单纯因麻醉药物代谢延迟而障碍术后早期拔管。

16. **肝移植手术中3个阶段的主要麻醉关注点**

肝移植手术中各阶段的手术操作与麻醉关注点见表8-4-9。

表8-4-9　肝移植手术各阶段的手术操作与麻醉关注点

分期	手术操作	麻醉关注点
无肝前期	病肝的游离	大量放腹腔积液 大出血
无肝期	病肝的切除 新肝肝静脉、门静脉的吻合	下腔静脉阻断反应 胃肠道、肾脏和下肢淤血 无肝状态所致的内环境紊乱
新肝期	新肝肝动脉的吻合 胆道的吻合	再灌注后综合征 凝血障碍和移植肝血管栓塞 肾功能和移植肝功能

17. **肝移植手术中大量放腹腔积液的主要危害**

对于腹腔积液量较大的患者,术中大量放腹腔积液后因内脏血管扩张可能发生循环不稳定的状况,麻醉医师与外科医师应做到充分的沟通与合作。有学者认为大量放腹腔积液应分成两个阶段来处理:放腹腔积液期间和放腹腔积液后期。前一阶段重点关注心功能,应避免快速大量的液体治疗,以免加重心功能不全,处理上应以缩血管药物(去甲肾上腺素和去氧肾上腺素)为主,同时辅以小剂量多巴胺强心;后一阶段主要关注大量放腹腔积液后内脏血管扩张所引起的容量不足,治疗上应以液体治疗为主,同时逐渐减少缩血管药物用量。具体操作时,可要求外科医师控制放腹腔积液的量和速度(如每次缓慢放腹腔积液不超过1 000ml),密切观察血流动力学的变化,一旦出现低血压则暂停放腹腔积液并跟进缩血管药物;当血压和脉搏恢复到可接受的范围后,再继续小量、分次、缓慢放腹腔积液,直至全部放完。

18. **肝移植手术中液体治疗的原则**

在肝移植手术中,限制性液体治疗较开放性液体治疗更受欢迎。一项最新的系统综述显示:限制性液体治疗与术后急性肾损伤的发生无相关性,但可以显著减少手术出血、术后机械通气时间和肺部并发症的发生率。在晶体液和胶体液的选择上,多数中心仍强调以胶体液为主,适当限制晶体液的使用。胶体液的种类首选5%白蛋白,使用其他人工胶体需考虑其对肾功能和凝血功能的不良影响。胶体液应按照血容量的需求补充,严格以CVP和肺动脉楔压(PAWP)的动态变化,或者按照右室舒张末容积(RVEDV)、胸腔内血容积(ITBV)、血管外肺水(EVLW)、脉压变异率(PPV)和每搏量变异率(SVV)等容量指标指导输入。晶体液可以恒速输入,在补充尿量的基础上恒速输入$1\sim2/(kg \cdot h)$。5%葡萄糖溶液是儿童肝移植最常用的晶体液,主要用来预防和治疗低血糖,使用复方电解质(含钾)、生理盐水(含氯)和乳酸钠林格液(含钾和乳酸盐)应注意规避其不良影响。

19. 肝移植手术中血液保护的原则

尽管术中大失血可发生在肝移植手术的任何阶段，但实际上无肝前期游离病肝时更容易发生大出血，原因有术前凝血功能障碍、既往腹部手术史（如肝癌肝切除术、胆道闭锁葛西手术或肝移植手术等）、门静脉高压（如门静脉血栓形成后大量曲张血管形成）以及外科技术不熟练（如肝移植手术开展的初期阶段）等。如果麻醉医师术前评估发现患者有大出血的高危因素，应提前做好抢救大出血的准备。相应的措施包括保证充足的手术备血、提前开放大口径静脉通路（至少 1 条肘正中静脉通路或额外的颈内静脉鞘管）、提前连接快速输血输液加温系统（或加压袋连接输血输液加温仪）以及根据患者病情合理使用各种血液保护措施。

肝移植手术中常用的血液保护技术有急性等容血液稀释（acute normovolemic hemodilution，ANH）、术中自体血回收、应用止血药物（如抗纤溶药物、维生素 K 或重组活化Ⅶ因子）和控制性低中心静脉压技术。需要注意的是，尽管已有研究证实上述措施在特定人群可减少肝移植手术的失血量，但是每一种血液保护技术都存在其自身局限性，应结合患者病情、手术难度、外科技术和供肝因素等选择最适宜的血液保护技术。

肝移植手术中应严格掌握输血指征，在床旁血气分析和凝血功能监测的指导下实施成分输血。新鲜冰冻血浆（FFP）只能用来补充凝血因子，而不用于纠正低血容量，只有当凝血因子和血容量同时不足时才能使用 FFP 来补充血容量。当 INR<2.5 或 Sonoclot 测定的纤维蛋白凝集速率（clot rate，CR）>7signal/min 时，一般不必输入 FFP。术中可以参照基础血细胞比容（Hct）水平将 Hct 控制在 20%～30%。当纤维蛋白原（Fbg）浓度>1g/L 时，一般不必输入纤维蛋白原制剂。当血小板计数>30×10^9/L 或 Sonoclot 测定的血小板功能（PLT function，PF）>1 时，一般不必输注血小板。为了预防输血相关的病毒感染（如巨细胞病毒），可在输注各种血液成分时使用相应的去白细胞滤器。

20. 下腔静脉阻断反应及下腔静脉阻断试验阳性时的处理

经典式原位肝移植（classical orthotopic liver transplantation）无肝期需完全阻断患者的下腔静脉，背驮式原位肝移植（piggyback orthotopic liver transplantation）可采取部分阻断下腔静脉，但某些中心为了供肝吻合的便利也会完全阻断下腔静脉。无肝期通常以门静脉的阻断为标志，但门静脉的阻断一般不会引起血流动力学的剧烈波动，而下腔静脉阻断后因回心血量的急剧减少、心排血量下降，常会发生明显的低血压。下腔静脉阻断反应的个体差异较大，只有少数患者能够耐受下腔静脉的完全阻断（如门静脉高压侧支循环形成的患者或小儿），而某些心肺功能储备较差的患者不能耐受下腔静脉的完全阻断。因此，有的学者主张预先进行下腔静脉阻断试验。如果试阻断下腔静脉后 5 分钟内出现 MAP 下降>30%、CO 下降>50%、SBP<80mmHg 者，为阻断试验阳性。此时应松开阻断钳，给予适量补液并增加缩血管药物的用量等，再次阻断试验仍为阳性者可考虑采用静脉-静脉体外转流（veno-venous bypass，VVB）或行背驮式原位肝移植。VVB 通过一个 T 型管路和转流泵将患者门静脉和下腔静脉的血液经腋静脉、颈内静脉或锁骨下静脉引流到上腔静脉和右心房（图 8-4-3）。需要特别

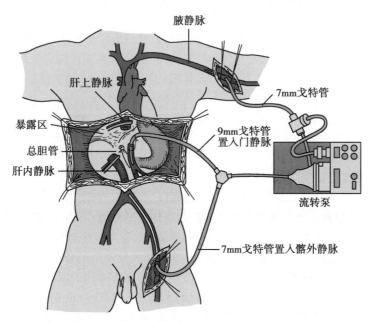

图 8-4-3　静脉-静脉体外转流装置

说明的是,下腔静脉阻断所引起的血流动力学波动是暂时的病理生理现象,在下腔静脉开放后血流动力学即可恢复正常,因此不主张输注大量液体来纠正下腔静脉阻断所引起的低血压,这可能导致再灌注后容量超负荷,引起移植肝肿胀并增加肺水肿和右心功能不全的风险。

21. 再灌注后综合征的预测、预防、诊断和治疗

新肝期以移除门静脉阻断钳为标志,门静脉的开放意味着移植肝恢复血流灌注并开始工作,但这个过程常常伴随着剧烈的血流动力学波动,甚至发生心搏骤停。1987 年,美国 Aggarwal 将这种移植肝恢复血流灌注后发生的心血管性虚脱定义为再灌注后综合征。具体诊断标准为新肝再灌注后 5 分钟内,出现平均动脉压(MAP)较再灌注前水平下降>30%且持续至少 1 分钟,可同时出现心律失常或心搏骤停,这个标准被认为是再灌注综合征的经典标准。近年来在国内外供肝短缺的背景下,大量边缘供肝的使用不但使再灌注综合征发病率更高,而且其临床表现也更严重(如难治性低血压和心搏骤停),进而催生了再灌注综合征的严重度分级标准。北京友谊医院张梁等提出了重度再灌注综合征诊断的北京标准(表 8-4-10),该标准比较符合我国当前的供肝模式。实际上,亲体肝移植中再灌注综合征临床表现相对较轻,常只表现为一过性低血压,其诊治可参考再灌注综合征的经典标准;而尸体肝移植,特别是使用高龄供肝、DCD 供肝、冷缺血时间(cold ischemic time,CIT)过长的等边缘供肝时,再灌注综合征临床表现重且危急,如果处理不当,可引起严重并发症甚至术中死亡的发生,其诊治可参考再灌注综合征的北京标准,详见表 8-4-10。

表 8-4-10　肝移植手术重度再灌注后综合征(PRS)诊断的北京标准

表现	定义	发病时期
显著心律失常		
心动过缓	HR 较再灌注前水平下降≥15%	再灌注早期
新发心律失常	新出现的严重影响血流动力学的心律失常(高钾相关或其他类型)	再灌注早期
心搏骤停	再灌注后突发心搏骤停而需要经胸心脏按压或直接心脏按压	再灌注早期
难治性低血压		
严重低血压	肾上腺素用量≥1μg/kg 仍不能将 MAP 纠正至基础值水平	再灌注早期
持续性低血压	MAP 较再灌注前水平下降≥30%且持续≥5 分钟	再灌注早期
血管麻痹综合征	去甲肾上腺素≥0.5μg/(kg·min),MAP<50mmHg 并伴有高排低阻	再灌注后期
长期升压药支持	再灌注后出现低血压需持续去甲肾上腺素支持治疗且不能在术毕停用	手术结束时

注:出现 1 条或以上临床表现可诊断重度再灌注综合征,再灌注早期和后期以再灌注 5 分钟为界。

门静脉开放时,肠源性内毒素、低温高钾的保存液、供肝因肝细胞坏死所释放的炎性介质、细胞内钾离子和供肝血管内的微栓子等随着门静脉血液回流到患者心脏,可能是导致再灌注综合征的直接原因。基于这种机制,再灌注前可预先采取经验性预防措施:①纠正低体温(体温>36℃);②维持正常偏低的血钾水平(K$^+$<4.0mmol/L);③纠正代谢性酸中毒(BE 0~3mmol/L 或 AB 24~27mmol/L);④纠正低血钙(Ca^{2+}>1.15mmol/L);⑤纠正贫血(Hct>25%);⑥开放前供肝预冲洗和分次缓慢开放策略等。此外,研究发现在新肝再灌注前预先给予抗炎药物(如萘莫司他和乌司他丁)、血管活性药物(如阿托品、麻黄素、去氧肾上腺素和肾上腺素)可降低再灌注综合征的发生率和严重度。

如何早期预测再灌注综合征发生与否及其发生的严重程度仍是一个临床难题,目前临床上再灌注综合征的预防仍以上述经验性措施为主。张梁等发现,无肝期供肝门静脉标准预冲洗(即每克供肝 1ml 的冲洗量)结束时,抽取供肝肝静脉洗出液样本并行血气分析测定洗出液钾离子浓度(effluent K$^+$,eK$^+$),能够预测再灌注后再灌注综合征的严重度。如果洗出液钾离子浓度≥6.75mmol/L,与再灌注后重度再灌注综合征(心搏骤停和血管麻痹综合征)的发生密切相关。在国内 DCD 时代边缘供肝大量使用的背景下,应在开放前常规监测洗出液钾离子浓度。对洗出液钾离子浓度明显升高者,应在上述常规预防措施的基础上采取更有针对性的干预手段:为预防心搏骤停,应要求外科医师必须采取门静脉缓慢分次开放策略,预先使用并考虑增加阿托品、氯化钙、肾上腺素和碱性液体的治疗剂量;为预防血管麻痹综合征,可预先给予血管升压素类药物(血管升压素、特利加压素或垂体后叶素)。

新肝再灌注时,麻醉医师和外科医师应保证足够的警惕并做到充分沟通与合作。①在再灌注早期,患者可同时发生低血压和心律失常,应该首先处理心律失常,避免心搏骤停是再灌注早期最主要的任务,出现新发心律失常或快速心率减慢是心搏骤停的先兆,外科医师应观察患者的心电图和血压情况缓慢分次开放门静脉,而麻醉医师则及时给予氯化钙、肾上腺素和阿托品等药物进行治疗。②在再灌注早期,还应兼顾治疗低血压,因该阶段低血压的病因相对复杂,应结合临床表现来分析低血压病因,并给予有针对性的药物治疗(如急性心功能不全所致的低血压应首选肾上腺素治疗、低 SVR 所致的低血压可使用去氧肾上腺素或去甲肾上腺素治疗,急性 PVR 增高所致的低血压可使用硝酸甘油、硝酸异山梨酯或前列腺素治疗)。③在再灌注后期,低血压的病因常常为血管麻痹所致,应遵循阶梯式的药物治疗原则,首选去甲肾上腺素进行治疗,如果患者对去甲肾上腺素治疗不敏感并达到血管麻痹综合征的标准,则应加用血管升压素类药物进行治疗,药物起效后再逐渐降低去甲肾上腺素的用量。④在手术结束时,如患者不能停用去甲肾上腺素,则应将去甲肾上腺素支持治疗持续至术后 ICU 阶段。

22. 肝移植手术中内环境紊乱的监测与治疗措施

终末期肝病患者因肝脏代谢功能受损术前常合并内环境的紊乱,术中受手术的进行和移植肝功能恢复的影响可能会加重内环境的紊乱。因此,术中应定时采集血样行血气分析以指导内环境紊乱的治疗。

大多数成人终末期肝病患者术前血糖水平是正常的,但急性肝衰竭患者和儿童终末期肝病患者在术前常常存在低血糖(诊断标准:成人<2.8mmol/L,儿童<2.2mmol/L)。随着手术的进行,血糖有增高的倾向。但无肝期因无肝状态会出现血糖水平的下降,甚至会发生低血糖。当成人血糖<3.5mmol/L 或儿童血糖<2.6mmol/L 时,应及时处理[先静脉注射葡萄糖 0.2g/kg 再继以 5~8mg/(kg·min)持续静脉输注]。再灌注后高血糖(>11.1mmol/L)相对常见,可能与缺血肝细胞释放葡萄糖、激素诱导的胰岛素抵抗和低体温时葡萄糖代谢下降有关,一般无需特殊处理,如血糖水平持续升高>13.9mmol/L,可持续输注胰岛素 0.05~0.10IU/(kg·h)治疗。术后 24~48 小时对胰岛素的需要量逐步减小,血糖水平可逐渐恢复正常。如果再灌注后患者对胰岛素需求量逐步增加而血糖仍在持续增高常常提示移植肝功能不全。

终末期肝病患者术前可合并高钾血症(K^+>5.5mmol/L)或低钾血症(K^+<3.5mmol/L)。其中低钾血症与利尿剂的使用、醛固酮代谢改变和代谢性碱中毒有关,但再灌注前补钾治疗一般应相对慎重,除非发生重度低钾血症(K^+<2.5mmol/L)或出现严重的心律失常,因为新肝再灌注后瞬间(30~60 秒)会发生血钾浓度的急剧升高,达到基础血钾水平的 2~3 倍(7~12mmol/L),但在再灌注后 5 分钟,血钾水平常低于再灌注前的血钾水平,甚至出现低钾血症。如果患者术前未合并肾功能不全并有足够的尿量,可在肝动脉或胆道重建期间进行补钾治疗。高钾血症常常继发于肾功能障碍(如本节案例一的患者)和代谢性酸中毒,术中任何时期出现的高钾血症都应积极处理,可使用呋塞米、氯化钙、碳酸氢钠、过度通气和葡萄糖加胰岛素治疗,必要时应考虑使用持续肾脏替代治疗。研究发现,库存血红细胞(RBC)冷藏保存 35 天后钾离子含量为 76mmol/L,大量输注库存 RBC 可能引起血钾水平急剧升高,可将库存血 RBC 经血液回收机洗涤后再输入。

代谢性酸中毒和高乳酸血症可继发于组织低灌注,并随着手术的进行逐渐加重,在无肝期和新肝再灌注期后达到高峰,随后随着移植肝功能的恢复可逐渐缓解。轻度至中度的代谢性酸中毒是能够耐受的,如果细胞外液的 BE 值超过-10mmol/L 就应当给予碱性药物以减少再灌注后心律失常的危险。乳酸水平常常在新肝发挥作用后就可以逐步降低,而新肝期血乳酸水平的持续升高通常与移植肝功能恢复不良有关。

终末期肝病患者术前有时会合并低钠血症(Na^+<135mmol/L),而围术期血钠水平有逐渐增高的趋势,因此术中任何时期出现的低钠血症都不主张进行积极纠正,否则因血钠水平快速升高所致的渗透压的剧烈变化可导致脑桥中央髓鞘溶解症(CPM)的发生,临床表现为术后失语、吞咽困难、癫痫、昏迷等神经系统症状,死亡率极高。术前合并严重低钠血症(Na^+<120mmol/L)的患者,术中每小时血钠水平升高应不超过 1~2mmol/L 或每天升高不超过 8~12mmol/L。在纠正代谢性酸中毒时,可使用三羟甲基氨基甲烷(THAM)或将 5%碳酸氢钠用灭菌注射用水稀释为 1.25%的等渗液。

终末期肝病患者常伴有低钙血症(Ca^{2+}<1.15mmol/L),而低钙血症和低镁血症(Mg^{2+}<0.7mmol/L)也常见于输注大量含柠檬酸盐的血制品后。术中低钙血症可引起低血压甚至心血管性虚脱,而低镁血症可引起心律失常和心肌收缩力的降低,应及时进行治疗。可在血气分析的指导下,使用氯化钙[10~20mg/(kg·次)]或葡萄糖酸钙[30~60mg/(kg·次)]缓慢静脉注射补钙,使用 25%硫酸镁 0.2~0.4ml/kg 肌内注射或稀释后缓慢静脉泵注补镁。

23. 肝移植手术中凝血调控的原则

肝移植手术中凝血功能障碍受多种因素的影响,包括凝血因子的耗竭、纤溶亢进、血小板的数量减少和功能障碍等,引起手术各阶段凝血异常的原因和凝血管理的目标也不尽相同。在无肝前期,由于存在凝血功能的再平衡,除急性肝衰竭等存在明显凝血障碍和出血风险的患者外,大多数终末期肝病患者并不需要大量的血制品来改善凝血,预防性输注 FFP 来改善凝血功能反而会增加手术出血。与此类似,过多的液体输注可能引起容量超负荷和稀释性凝血病并导致手术部位出血增加。控制性低中心静脉压技术可能对减少此期的手术出血更加有利。

在无肝期,除非存在凝血功能障碍引起的严重出血,原则上无须刻意调控凝血功能。无肝期由于来自内皮细胞的 t-PA 清除减少,常常存在纤维蛋白溶解亢进,其原因还与 α_2 抗纤维蛋白溶酶和纤维蛋白溶酶原活性的降低以及纤维蛋白和纤维蛋白原降解产物的增加有关,预防性应用抗纤溶药物可能对改善此期凝血障碍有重要意义。

新肝再灌注后,凝血功能障碍常达到高峰,与移植肝来源的肝素或肝素样物质、供肝内皮细胞释放的 t-PA、移植肝吸附血小板及纤维蛋白溶解亢进有关,此时应使用一些床旁即时(POCT)凝血功能检测技术,如 TEG、ROTEM 和 Sonoclot,将有助于快速甄别凝血障碍的病因,对及时正确调整凝血功能具有重要的参考价值,亦可作为调控是否有效的评价标准。

24. 儿童肝移植新肝期凝血功能管理的特殊关注点

需要注意的是,新肝期凝血功能调控既要考虑纠正低凝状态,同时还要注意平衡新肝功能恢复后高凝状态所导致的血栓形成的风险,这种处理矛盾在儿童肝移植手术中尤为突出。因为儿童肝移植手术后肝动脉血栓(hepatic artery thrombosis,HAT)的发生率很高(8%~23%),而 HAT 形成常导致术后原发性肝无能的发生和再次肝移植,因此维持新肝期适宜的凝血状态变得十分关键。一般认为,保持轻度贫血(Hct 20%~30%)和低凝状态(INR 1.5~2.0),对预防 HAT 的形成可能是有利的。如果术中超声检查提示肝动脉血流变差或患儿有高凝倾向的证据(如 PT<20 秒)时,可启动肝素抗凝治疗。

25. 新肝期急性肾损伤发生的判断及可采取的防治手段

肝移植手术后 AKI 的发病率很高,可严重影响肝移植患者的预后。AKI 的致病因素包括术前基础肝病较重、使用 DCD 供肝、术中大量出血和输血、术中长时间的低血压、使用人工胶体液和经典式原位非转流术式等。AKI 最常用的诊断标准是 KDIGO 标准,即肝移植手术后 1 周内出现肾功能的突然下降,包括术后 48 小时内血肌酐水平升高 $\geq 26.5 \mu mol/L$、7 天内血肌酐升高 ≥ 1.5 倍基础值或尿量减少[$<0.5ml/(kg \cdot h)$]且持续时间 ≥ 6 小时。因此,AKI 主要是在术后 ICU 阶段被发现的,但其少尿或无尿表现可能在新肝再灌注后就开始凸显。

近年来,术中再灌注综合征与术后 AKI 之间的密切关系越来越引起人们的重视。研究发现,再灌注综合征相关性低血压是术后 AKI 发生的独立危险因素,而及时纠正再灌注综合征相关性低血压对预防术后 AKI 的发生十分关键。传统观念认为缩血管药物的使用会率先牺牲肾脏的血流供应,在很长一段时间内人们倾向于在肝移植手术中选择多巴胺而不是去甲肾上腺素来维持血压。实际上,再灌注后血管麻痹状态是普遍存在的现象,这种治疗策略显然会加重高排低阻的血流动力学状态,而早期使用去甲肾上腺素来提升血压将更有利保证肾脏的血流灌注。如果去甲肾上腺素的用量很大[$\geq 0.5 \mu g/(kg \cdot min)$]仍无法改变低血压、高排低阻和无尿状态,则应尽早启用血管升压素类(如垂体后叶素、血管升压素或特利加压素)治疗,以增加患者对儿茶酚胺类药物的敏感性,常可达到有效提高肾脏灌注压和降低去甲肾上腺素的治疗剂量的作用。

AKI 的防治应贯穿整个肝移植手术的始终,结合患者病情、供肝因素和手术因素等尽早启动 AKI 的综合防治措施。如术前积极纠正贫血和低蛋白血症、通过机械灌注来优化供肝质量、及时纠正术中低血压、高危患者使用 VVB 或减少 IVC 的阻断时间(指肝静脉或肝下下腔静脉吻合完毕后提前开放下腔静脉血流)以及应用肾保护药物(如特利加压素、右美托咪定和前列地尔)等。

26. 移植肝开始发挥作用的判断及移植肝功能恢复不良的征象

供肝颜色红润、质地正常和胆汁分泌良好常常提示供肝开始工作,其他指标包括:①血乳酸水平降低;②凝血功能恢复;③血流动力学稳定;④肾功能正常;⑤转氨酶水平下降;⑥葡萄糖代谢恢复正常;⑦血氨水平下降和脑病改善。

如果出现长时间无胆汁分泌、转氨酶和乳酸水平持续升高、血流动力学不平稳、凝血障碍纠正后又快速恶化、持续性低体温、难以纠正的代谢性酸中毒、肾功能障碍伴长时间无尿或血氨水平持续升高伴有脑病症状,应高度警惕是否发生原发性肝无能。尽可能早期发现并对因处理,如抗凝预防肝动脉血栓或激素治疗缓解急性排斥反应等,治疗无效者,应积极寻找肝源并准备行再次肝移植,在等待移植期间给予持续血液滤过等支持治疗,因为血氨水平短时间内急剧升高可能会引起不可逆的脑损伤。

【术后管理】

27. 可以实施手术室内拔管和术后早期拔管的肝移植患者

近年来,随着加速术后康复(enhanced recovery after surgery,EARS)理念在多个临床外科领域的广泛发展,国内外一些学者主张在肝移植中开展 ERAS 并获得了一定的成功。但实际上,目前 ERAS 在肝移植手术中的应用还处于探索阶段,其成功实现依赖整个围术期 MDT 成员的通力合作,其中在手术室内拔管或术后早期拔管是成功实现 ERAS 的关键环节。

与整个 ERAS 理念一样,目前手术室内拔管和术后早期拔管的应用仍有争议,需要综合考虑多种因素,包括患者病情、手术因素、供肝因素以及各移植中心的习惯和医疗条件等。血流动力学稳定、手术时间短且术中失血少、原发病为代谢性肝病以及接受合适大小移植物并且术毕腹内压不高的患者,可选择在手术室内拔管或术后早期拔管。腹腔延迟关闭、计划 24 小时内再次手术、严重血流动力学不稳定、合并肝性脑病以及呼吸机依赖的患者,应延迟拔管并给予呼吸支持治疗。

28. 肝移植患者的术后镇静及镇痛方案

为了减少患者的痛苦和不适,便于进行医疗护理操作、防止意外拔管和促进机械通气的实施,肝移植患者术后早期在 ICU 阶段常需要接受镇静治疗。理想的镇静状态应该使患者处于安静入睡又容易被唤醒的状态,对环境有反应,但不受环境干扰,并且不会过度运动。可以选择持续静脉输注咪达唑仑$[1\sim2\mu g/(kg\cdot min)]$或右美托咪定$[0.2\sim0.7\mu g/(kg\cdot h)]$,对成人患者也可以持续输注丙泊酚$[0.3\sim4mg/(kg\cdot h)]$镇静,但丙泊酚应禁止用于小儿术后长期镇静治疗。

以往认为肝移植手术后疼痛要远远低于其他大型腹部手术,而且术后阿片类药物的需求量也要低于其他肝胆手术。近年来随着肝移植手术快通道麻醉的开展,人们发现肝移植患者术后疼痛有很大的个体差异,但一般术后 24 小时内的疼痛评分和阿片类药物的需求量最高。因此,应重视肝移植患者的术后镇痛治疗,其中静脉镇痛方案最常用,可由麻醉医师通过患者自控镇痛(patient-controlled analgesia,PCA)泵或 ICU 医师通过静脉泵给予吗啡$[10\sim20\mu g/(kg\cdot h)]$、芬太尼$[0.1\sim0.2\mu g/(kg\cdot h)]$或舒芬太尼$[0.02\sim0.05\mu g/(kg\cdot h)]$。尽管已有许多成功的个案报道,胸段硬膜外镇痛(thoracic epidural anaesthesia,TEA)、竖脊肌平面阻滞(erector spinae plane,ESP)和腹横肌平面阻滞(transversus abdominis plane,TAP)用于肝移植患者的术后镇痛仍需十分谨慎(凝血障碍所致的高出血风险)。

综上所述,肝移植麻醉要求麻醉医师要充分了解终末期肝病的病理生理改变和肝移植手术每个阶段所相关的特定问题,术中采取全面系统的监测手段来指导麻醉管理和重症治疗,能够早期预测和处理围术期可能发生的各种风险和意外情况。最后,麻醉医师与外科医师、ICU 医师以及其他 MDT 成员之间充分的沟通与合作是确保手术成功的关键。

(田　鸣)

第五节　胰腺手术的麻醉

【知识点】

1. 胰腺的解剖特点
2. 胰岛素瘤的病理生理特点及围术期麻醉管理
3. 胰腺手术的麻醉前评估要点
4. 胰腺手术常用的麻醉方式及药物选择
5. 胰腺癌相关手术方式与麻醉关注点
6. 胰腺手术围术期的血糖管理及胰岛素使用建议
7. 胰腺手术围术期的容量治疗
8. 胰腺手术后的镇痛方式特点及优势
9. 胰腺手术实践加速术后康复策略

【案例一】

患者女,58岁,身高161cm,体重115kg。近3年晨起时出冷汗、心悸、疲乏,伴饥饿感,进食后症状缓解;近1年多次突发间歇性晕厥伴意识障碍及言语混乱,晕厥后可自行清醒。高血压病史3年,服用苯磺酸氨氯地平5mg/d,控制稳定。吸烟30年,3支/d。曾急诊检查血糖低于2.8mmol/L,后自我加强营养,未进一步检查、诊断及正规治疗。实验室辅助检查提示空腹血糖2.5mmol/L,心电图示:窦性心律,左室高电压,ST-T改变;心脏超声:左心室肥厚,舒张功能减退;胸部X线:两肺少许感染;脂肪肝;低钾血症。CT检查发现胰头部占位。诊断为胰岛素瘤,拟行胰头钩突部肿瘤切除术。

【案例二】

患者男,77岁,身高173cm,体重76kg。发现胰腺占位11个月。既往糖尿病病史20余年,口服降糖药物治疗,控制尚可。高血压病史10年,服用硝苯地平20mg/d,控制可。7年前发生急性脑梗死,11个月前再次脑梗。心电图:窦性心律,ST-T改变。心脏超声:左室舒张功能减退。腹部CT:胰头与肝左叶间腹腔内可见一类圆形高密度影,大小约6.3cm×4.7cm,边界清晰,密度欠均匀,平扫CT值约57HU,增强扫描轻度强化,胰头呈受压改变。该病灶左后方可见一类圆形相似病灶,直径约1.6cm;胰腺形态及密度未见异常,未见异常强化,胰管无扩张。胃充盈尚可,未见胃壁增厚及异常密度灶,腹腔可见多发小淋巴结影。诊断为胰腺肿瘤,拟择期行剖腹探查术。

【疾病的基础知识】

1. 与麻醉管理相关的胰腺解剖特点

胰腺呈三棱形分叶状腺体,位于上腹部左季肋部,横跨$L_1 \sim L_2$椎体和腹部大血管干,前方被胃体胃窦部遮蔽,从右向左上方略呈30°横卧于腹膜后间隙,为网膜囊后壁腹膜所覆盖,其表面解剖投影在脐上5~10cm之间。成人胰腺全长14~20cm,宽3~4cm,厚1.5~2.5cm,重60~100g,表面有薄层结缔组织被膜。胰腺右侧端为胰头,位于L_2锥体右侧,嵌于十二指肠曲左侧;胰腺颈部为胰头向左侧延续,以胃十二指肠动脉和肠系膜上静脉左缘间为标界,被网膜囊幽门部腹膜覆盖;胰腺体部为胰颈向左上方延续,自肠系膜上静脉左侧缘到脾动脉发出的胰大动脉之间,占胰腺大部分体积区域;胰腺尾部在结肠脾曲下方伸入脾肾韧带两层腹膜间;胰腺钩状突在胰头下后向左下方延伸部,通常在门静脉和肠系膜上血管后、主动脉与下腔静脉的前跨过。

了解胰腺解剖特点便于跟踪手术过程,关注术中可能并发的脏器及血管的损伤,如胃十二指肠动脉、胰大动脉、主动脉与下腔静脉破裂出血的及时处理。

2. 胰岛素瘤的病理生理特点、临床表现及Whipple三联征

胰岛素瘤(insulinoma)是胰腺β细胞肿瘤,临床表现为胰岛素过多或低血糖综合征。一般胰岛素瘤体积较小,多为单发,其也可能是多发性内分泌腺瘤病的一部分。

胰岛素瘤以良性腺瘤最为常见,也可能是多发性内分泌腺瘤病Ⅰ型的一部分。胰岛素瘤的胰岛素分泌不受低血糖抑制。胰岛素瘤在中年男性多见,可有家族史。病情呈进行性加重。其临床表现为低血糖症状,如头晕、眼花、心悸、出汗,此类患者神经、精神异常极为常见,甚至出现麻痹性痴呆、卒中、昏迷。禁食、运动、劳累、精神刺激等可促进其发作。临床上多有Whipple三联征:①阵发性低血糖或昏迷,常在空腹或劳累时发作;②急性发作时血糖低于2.8mmol/L;③口服或静脉注射葡萄糖后症状缓解为胰岛素瘤三联征。本病可为多发性内分泌腺瘤病Ⅰ型(MEN-Ⅰ)的表现之一,MEN-Ⅰ除了胰岛素瘤外,尚可伴有垂体肿瘤、甲状旁腺肿瘤或增生。

3. 常见胰腺癌相关手术方式及麻醉配合关注点

胰腺癌常用手术方式包括:①根治性胰头十二指肠切除术;②保留幽门胰头十二指肠切除术;③区域性胰头十二指肠切除术;④全胰十二指肠切除术;⑤胰腺体尾部切除术;⑥胰腺颈体部切除术;⑦胆肠T管架桥内引流术等。了解手术方式有助我们麻醉准备及配合更加主动、准确。

以胰腺癌为例,胰腺位置深及腰椎,并从腰椎发出营养肿瘤血管,周围血管丰富,肿瘤极易侵犯一根及多根血管;胰腺肿瘤与门静脉及肠系膜上静脉关系密切,一旦出血,止血非常困难,故术中存在大出血风险;尤联合血管切除的胰十二指肠切除术,手术时间长、创面大,可出现难以控制的大出血。建议标准监测五导联心电图、无创血压测量、脉搏血氧饱和度、呼气末气体浓度、温度等,提前做好有创动静脉压力监测;有创动脉压力监测可实时观察血压的动态变化并便于术中行血气、血糖监测;中心静脉导管可监测中心静脉压、作为给药通路;对于危重症患者,在条件允许的情况下,还可连接 Vigileo 系统监测患者的心功能、外周血管阻力、颈静脉血氧饱和度和每搏量变异率,指导术中用药及目标导向液体治疗。备好术前自体血、术中备血以及使用血液保护药物。

手术关键在分离解剖出胰腺上下缘门-肠系膜上静脉和切除胰腺,因肿瘤周围炎症反应或淋巴回流障碍,局部组织水肿增厚,正常解剖间隙常不清;术中需我们给予合理肌肉松弛,推荐深肌肉松弛,创造更佳手术条件。胰腺晚期肿瘤常会浸润、压迫邻近器官,如胰头癌容易导致梗阻性黄疸等临床症状,此类患者易出血;而胰体尾部癌则因症状不特异,易与覆盖其浅面的胃、横结肠或网膜等疾病混淆,诊断时多已中晚期,注意患者内环境改变加强监测。胰腺肿瘤易向周围直接浸润,故手术切除难度大、切除率较低、耗时较长,呼吸道管理包括PEEP 加小潮气量管理模式,依血气分析及时调整呼吸参数,每隔 2 小时进行一次膨肺。液体输注考虑呼吸道挥发部分等,仔细评估液体治疗的质与量。

【术前评估与准备】

4. 胰腺手术麻醉前评估的要点

胰腺具有外分泌和内分泌功能,在胰腺病变时可致相应生理功能改变及内环境紊乱,故术前明确病因及临床表现,尽可能纠正患者生命体征及内环境异常,做好麻醉前准备,以切实保障围术期手术患者麻醉安全。

常规体格检查应全面,重点评估循环系统、呼吸系统、神经系统、内环境功能状态,有助于制定个体化麻醉及保护性通气管理方案。重视常规检查颞颌关节和颈椎活动度以评估是否为困难气道(1 型糖尿病患者术中插管困难发生率约为 30%);实验室检查重视近期血常规、血气、血糖及其他相关生化指标,严重糖尿病并存冠心病等心血管疾病高风险患者,常规实施心电图及心脏超声检查,必要时行冠脉造影;心电图检查关注心肌缺血证据尤其是无症状心肌缺血和心肌梗死。关注 X 线检查:心脏扩大、肺血管充血、胸膜渗出等。重视患者的吸烟史,胰腺癌患者吸烟所致的呼吸系统疾病,致术中术后并发症风险增加仅次于肺癌。关注术前体重指数、血清蛋白标志物如总蛋白和白蛋白,均反应患者营养状态,如不良易发生术后并发症如感染、伤口愈合不良、应激反应减弱等。美国麻醉医师协会病情评估分级 ASA>Ⅱ级(贫血、心、肝、肾等脏器功能不全)、营养不良、白蛋白低,是预测术后肺部并发症的重要因素。

伴发高血糖患者大约 50% 可能存在自主神经病变,尤其是高龄、冠状动脉疾病、使用 β 受体拮抗剂患者。要高度警觉已有自主神经病变的糖尿病患者,此类患者的自主神经病变可限制心血管内容量变化的代偿,呈现心血管系统不稳定状态,诱导后易出现严重低血压甚至心源性猝死,应积极预防并及时处理围术期心律失常、低血压和无症状心肌梗死发生。另外,自主神经功能失调还可致胃排空延迟,关注误吸的同时对于有心脏问题的患者术前使用抗栓剂、甲氧氯普胺一定要慎重。胰腺癌患者约 80% 合并糖尿病或糖耐量减弱,糖化血红蛋白(HbA1c)水平有助于鉴别围术期发生高血糖患者;糖尿病患者长期血糖控制不佳增加心肌梗死、脑血管梗死和肾缺血风险、影响伤口愈合,也是下呼吸道感染增加的独立危险因素;围术期应严密监测血糖,更要避免低血糖带来的危害。

应注意评估胰腺癌患者合并黄疸的情况。黄疸出现的早晚和肿瘤的位置密切相关,多因胰头癌压迫或浸润胆总管所致,呈进行性加重;肿瘤距胆总管越近,黄疸出现越早,胆道梗阻越完全,黄疸越深;黄疸伴皮肤瘙痒,常有出血倾向;多数患者出现黄疸已是中晚期,患者因肿瘤消耗等造成消瘦、乏力、晚期出现恶病质,与脓毒血症、出血、肝脏衰竭和死亡率具有较高相关性;相关风险需告知患者并在麻醉访视单里再次重点强调。

5. 胰岛素瘤手术麻醉前需要的特殊准备

对于术前诊断明确的患者,术前准备主要目的是预防低血糖的发生,可采取下列措施:内科治疗包括少量多餐和夜间加餐,以减少低血糖的发生。也可选择二氮嗪、苯妥英钠、生长抑素、糖皮质激素等治疗;术前也可用二氮嗪准备,剂量为每日 200~600mg,术中可继续使用二氮嗪以减少低血糖发生的可能性;术前禁食期间,根据患者平时低血糖发作情况,必要时补充葡萄糖,以免发生严重低血糖。但应在手术 2~3 小时前补充葡萄糖,用量不宜过大,以免影响术中血糖检测结果;急性低血糖的处理同前,快速补充葡萄糖以控制或缓解低血糖症状。低血糖发作时,轻者可口服适量的葡萄糖水,重者需静脉输注 50% 葡萄糖液 40~100ml,必要时可重复,直至症状得到缓解。

【术中管理】

6. 胰腺手术常用麻醉方式和药物影响

在凝血系统功能正常的基础上,全麻联合硬膜外阻滞是不错的选择,在神经根水平阻滞感觉神经及交感神经等传入途径,可较好抑制应激反应维护正常糖代谢,达成内分泌相对稳定,同时便于术后患者自控硬膜外镇痛(patient-controlled epidural analgesia,PCEA)取得更完善术后镇痛效果。单纯硬膜外阻滞麻醉难以满足手术要求,疼痛阻滞不全、手术牵拉、挤压肿瘤引发反射性血压下降、恶心、呕吐等,均可导致血糖剧烈变化,对血糖稳态及心肌收缩力产生不良影响。较常选择的气管插管全身麻醉,可降低脑代谢和氧耗,但单纯全麻因不能完全阻断迷走、交感神经、躯体神经传入,手术刺激引起相关激素明显变化致较强应激反应,也可严重影响糖正常代谢;全麻期间患者意识消失可掩盖低血糖症状,还可被较深麻醉或低血容量误导,需麻醉医师精确区分。

胰腺手术患者,还应注意某些全麻药物可对机体代谢产生影响,如依托咪酯抑制皮质醇合成、苯二氮䓬类药物可减少皮质醇分泌;卤化剂经体外实验证实可促进胰岛素分泌;糖尿病伴自主神经病变患者慎用阿曲库铵、吗啡等易致组胺释放的药物;对术前存在内分泌功能异常尤其是合并心、脑血管、肾疾病的患者,因其对镇静药和阿片类药物敏感性改变,需关注药物选择及剂量的个体化调整。

7. 胰岛素瘤手术的麻醉方式选择

胰腺位于上腹深部,加之胰岛素瘤较小不易寻找,故麻醉方式应能满足手术切除及手术探查等操作的需要,维持适当的麻醉深度和良好肌肉松弛程度。全麻及硬膜外阻滞麻醉均可用于此类患者,但现多以全麻为宜。对肿瘤定位困难者需行开腹探查,或异位肿瘤,以选用全麻为宜。全麻应尽量选用对血糖影响小的药物,并且在全麻期间应注意鉴别低血糖昏迷。对于精神紧张、肥胖、肿瘤多发或定位不明确的患者全麻更为合适。如为开腹手术,全麻辅助硬膜外阻滞有利于术后康复。硬膜外阻滞麻醉可满足手术的要求,对血糖影响小,保持患者清醒可评价其神志改变,但硬膜外阻滞必须充分,否则可因手术刺激引起反射性血压下降、恶心、呕吐。同时应控制麻醉平面,以免造成呼吸抑制、血压下降。

8. 胰岛素瘤的麻醉管理要点

胰岛素瘤的主要治疗手段是手术切除肿瘤。患者围手术期面临因血浆胰岛素水平改变致血糖改变引发的生命危险。该手术术中血糖波动大,尤在探查挤压切除肿瘤时,大量胰岛素入血可诱发严重低血糖;而肿瘤完全切除后胰岛素分泌减少、手术麻醉刺激引起应激反应又可出现高血糖。麻醉难度大、风险较高,麻醉医师一定要通过和患者、术者沟通,了解病程及辅助检查结果,充分评估手术麻醉难度,向管床医师强调重视术前准备,强调对水电解质紊乱(尤其是血钾、血钙、血镁)、营养失调、代谢性酸中毒、血糖、感染等进行纠正,做好重要脏器心、脑、肺、肾等功能保护和改善;围术期严密监测患者生命体征、血糖变化、血气内环境变化,及时发现和处理肿瘤切除前可能再次出现的严重低血糖、肿瘤切除后可能出现的顽固性高血糖;建议术前根据患者情况2~3小时输注适量葡萄糖液,肿瘤切除前30分钟停止输注,预防术前禁食禁饮期间恶化低血糖、同时又避免影响术中血糖检测结果。

9. 胰腺手术患者围术期血糖管理的加强

胰腺手术在解决胰腺和/或邻近器官疾病同时,由于胰腺已存疾病影响及胰腺切除致胰腺内分泌功能损害,进一步对血糖代谢产生影响;围术期手术创伤、麻醉、疼痛、感染、发热及紧张焦虑情绪,都使机体产生应激反应,进而分泌大量胰岛素拮抗激素(肾上腺皮质激素、儿茶酚胺、生长激素、胰高血糖素等)和炎症细胞因子,使机体分解代谢加速,糖异生、糖原分解、蛋白质分解、脂肪分解及酮体生成等显著增强,致血糖升高甚至难以控制,需加强监测的同时合理调整胰岛素用量,努力达成有效血糖控制以降低围术期并发症发生率和死亡率。

对于需使用胰岛素控制血糖者,胰岛素使用应开始于手术前至少2小时,血糖高于11.1mmol/L易导致糖尿和脱水(1U胰岛素可降低1~1.7mmol/L血糖),应维持围术期血糖水平6.7~10mmol/L。每日所需胰岛素除以24(重症患者推荐联合内分泌科给予治疗意见)为初始胰岛素输注量(U/h),建议将10U胰岛素加生理盐水配成100ml混合液输注。长期大量使用类固醇、严重感染、接受高营养支持或应用升压药患者,胰岛素需求用量较大。胰岛素输注同时配合5%葡萄糖100~150ml/h、250ml生理盐水和20mmol/L氯化钾混合液;术中监测血糖血钾以合理保证提供足够糖类,抑制肝产生葡萄糖及蛋白质分解代谢、血钾处于安全窗内。低血糖表现可因手术麻醉中麻醉药、镇静药、镇痛药、β受体拮抗药或交感神经阻滞药及自主神经病变而延迟,建议至少每隔1小时监测血糖(内科医师建议循序渐进利于器官保护),胰岛素需求较高患者每30分钟监测一次,避免低血糖诱发生命危险。

高血糖患者围术期对胰岛素敏感性降低致血糖增高,尤其是胰高血糖素瘤患者术后可能出现血糖严重升高。目前胰岛素仍是围术期控制高血糖理想用药,静脉使用起效快,围术期血糖>10.0mmol/L建议开始胰岛素治疗,应激性高血糖患者可单次或间断给药(更多静脉使用胰岛素剂量标准参考方案详见第十二章第四节)。

10. 胰岛素瘤手术中的血糖管理要点

胰岛素瘤切除术中应监测血糖变化,其目的是及时发现手术处理肿瘤时的低血糖症和肿瘤切除后的高血糖,以及判断肿瘤是否完全切除。

胰岛素瘤患者围术期低血糖常见,可因围术期禁食水时间过长致血糖过低危及患者安全,应积极防治。血糖≤2.8mmol/L即可出现认知功能障碍,长时间≤2.2mmol/L的严重低血糖可致脑死亡,而合并脑损伤患者难以耐受≤5.6mmol/L以下血糖,对血糖的安全窗有更高要求。围术期严密监测血糖,≤5.6mmol/L时即应着手调整药物方案,血糖≤3.9mmol/L应立即停用胰岛素并开始升血糖处理;意识清醒患者可口服10~25g快速吸收碳水化合物;不能口服患者可静脉推注50%葡萄糖20~50ml,无静脉通路患者可先肌内注射1mg胰高血糖素后立即开放静脉通路,并持续静滴5%或10%葡萄糖,每5~15分钟监测至血糖≥5.6mmol/L。

一般认为肿瘤切除后血糖升高至术前2倍或切除后1小时内上升至5.6mmol/L,即可认为完全切除。肿瘤切除后1小时内血糖无明显升高者,应怀疑有残留肿瘤组织存在,需进一步探查并切除残留的肿瘤组织。肿瘤切除后如出现高血糖,可使用小量胰岛素控制。

11. 胰腺手术患者围术期液体治疗的关注要点

择期胰腺手术患者入院后已开始纠正水电解质酸碱失衡,但术前一日肠道准备及禁食禁饮可使其再度失衡,致细胞外液容量不足,麻醉后易出现循环不稳定、少尿,术前一日至诱导前应适当补充细胞外液(急诊手术病例术前皆有不同程度失水和血液浓缩、少尿或无尿,术前须相对足量输入平衡液,否则术中、术后循环难以稳定甚至出现休克)。术中在血流动力学监测下,根据出血情况及其他失衡参照指南,输注血浆代用品、白蛋白、血浆、全血以恢复有效血容量,维持循环及内环境稳定。补液以电解质林格液为主,肝功能障碍或器官灌注失衡已有乳酸代谢障碍时,视具体情况选择醋酸林格液、生理盐水等。并发有出血性疾病、充血性心力衰竭、感染性休克、肾功能不全、淀粉过敏、严重凝血功能障碍患者,避免使用羟乙基淀粉。术中可根据失血量及血气分析结果决定是否输血,Hct≥0.3可根据手术进展、创伤大小、出血渗血情况及患者心血管状态决定;Hct≤0.2尤其是心肺功能欠佳者需启动输血,有渗血患者在凝血相关检查指导下合理处理;重症及大手术中液体治疗需维持尿量≥100ml/h。有毛细血管渗漏综合征患者,首先应纠正低血容量性休克,宜输注人工胶体液和白蛋白,同时给予大剂量激素。手术结束36~72小时后如无渗血等情况,尤重症、大手术患者液体治疗将正平衡转为负平衡,输液维持2 000~2 500ml/d而尿量可达≥3 000ml/d,同时待全身水肿消退,毛细血管通透性恢复正常,根据患者术前术后营养状况及检查指标,必要时可补充白蛋白或开始静脉内营养支持。

保证组织灌注和细胞氧合是围术期液体治疗目标。血流动力学指标包括心率、平均动脉压、心排血指数、尿量(多于100ml/h);氧合及衍生指标包括动脉氧分压、动脉血氧饱和度、混合静脉血氧饱和度、氧供氧耗等;代谢性指标包括动脉血pH、静脉血pH、碱剩余、血乳酸、血糖等;连续监测指标包括脉搏灌注指数、收缩压变异率、脉压变异率等,是否努力接近正常或改善是评价患者转归的标准。对于急性出血坏死性胰腺炎患者、行Whipple手术、胰腺移植手术等胰腺危重症患者,术中应用TEE、Vigileo系统进行目标导向液体治疗有助于患者预后。

12. 胰腺手术患者合并糖尿病、脑梗死患者的麻醉管理要点

急性脑梗死是常见的脑血管疾病,好发于中老年人,有起病急、病情进展快、预后差等特点,糖尿病是其公认的危险因素之一。研究发现糖尿病人群中脑梗死发病率明显高于非糖尿病人群,且一旦并发脑梗死,往往表现为病情重、预后差、病死率高。急性脑梗死合并糖尿病患者的麻醉管理不仅要关注脑灌注,还要注意监测血糖变化。

低血糖和高血糖对大脑的影响都非常大。低血糖可致大脑神经元伤害,出现认知损害、行为改变、精神运动异常,要预防血糖浓度太低时出现癫痫发作和昏迷。高血糖可导致脑细胞失水或水肿、中枢神经系统功能障碍。故胰腺疾病合并脑梗死患者手术麻醉要点:①血糖监测,普通胰腺相关手术患者推荐术中每1~2小时测定一次血糖,大手术、危重症、胰腺内分泌肿瘤手术、静脉输注葡萄糖或胰岛素患者,应每30~60分钟测定血糖,并根据血糖变化调整测量间隔时间,循序渐进加以良好控制;②血流动力学监测,胰腺相关手术中,胰十二指肠切除术等危重症行手术治疗,需实施完善血流动力学监测,包括但不限于有创血压监测、有创心排血量测定(Vigileo、Picco)和无创心排血量测定(TTE、TEE)等,由于中枢脑血流自动调节曲线右移,通过目标导向液体治疗做好合理液体输注,维持血压高于基础血压20%以内,保证脑灌注压的稳定。脑缺血可引起脑组织肿胀和颅内压增高,可适当应用脱水利尿剂减轻脑水肿;③术中通气策略　采用保护性肺通气策略,潮气量6~8ml/kg,4~10cmH$_2$O PEEP,FiO$_2$小于70%,但过度换气可加重脑缺血,因此不宜采用;④体温监测与加温毯、输液加温仪的合理使用麻醉手术方式、药物、患者年龄及一般状态、环境温度、大量快速输血输液、术中体腔开放时长等因素均可造成患者体温变化,术中低体温可造成凝血功能异常,影响患者预后,需重视;⑤麻醉深度监测和脑氧饱和度监测有脑梗死史的患者术前评估有否后遗症及严重程度,脑电活动监测可用于评价麻醉镇静深度,指导临床麻醉中合理控制麻醉深度,避免麻醉过深带来的诸如循环波动、麻醉过浅造成术中知晓等;脑氧饱和度监测可反映脑组织氧供需平衡,及时发现脑氧饱和度降低并进行有效干预,可改善患者预后。让更多的现代化监测手段助力我们重症患者麻醉维护更加有据可依、同质化管理方向明确。

13. 合并糖尿病及重要脏器功能受损者胰腺手术的麻醉管理要点

胰腺癌晚期、胰腺移植的患者常合并糖尿病,心肺肝肾等全身多器官功能受损,手术麻醉的风险极大。合并冠脉疾病胰腺手术患者心血管风险非常高,术前需明确冠脉病变,未矫正的冠脉病变在围术期发生冠脉缺血甚至心肌梗死的风险增加,在进行全面术前评估的同时,需要改善患者心脏灌注情况时,可考虑冠脉介入治疗。全身麻醉用药选择起效、苏醒快且对循环功能相对干扰较小的药物,如瑞芬太尼、舒芬太尼、地氟烷、适量丙泊酚等诱导维持;维持合理麻醉深度、合理血压前提下,考虑给予小剂量硝酸甘油0.01~1μg/(kg·min);在循环稳定前提下,若合并高血压,可选择钙通道阻滞剂。糖尿病伴自主神经病变时,术中出血等原因致低血压的患者对血管活性药物反应差或无反应,尤存在低血容量时会更危险。术中大出血或胰腺移植术血管开放前后血流动力学波动较大,参考指南跟进血容量补充进而保证合理的心排血量及动脉血压,必要时可使用α受体激动剂、多巴胺3~5μg/(kg·min)以维持循环稳定。若术中出现严重血压下降,心动过速可选择去氧肾上腺素、心动过缓可选择去甲肾上腺素和肾上腺素、极度心动过缓建议选择肾上腺素或异丙肾上腺素,阿托品效果可能欠佳。麻黄素对有自主神经病变的患者升压效果可能不理想。移植患者术中大剂量使用抗生素、免疫抑制药、肝素、利尿药均可对血流动力学产生影响,对过敏反应及其带来的严重低血压要保持高度警惕并积极预防及处理,直至循环真正稳定。

糖尿病患者可出现僵直关节综合征(stiff joint syndrome),颈胸椎均发生僵硬时,喉镜暴露和气管插管困难比例高达30%~40%,远高于普通人群的3%;需常规检查颞颌关节,严格按照困难气道要求准备。糖尿病患者自主神经病变可致胃排空延迟,全麻诱导需注意避免误吸发生,必要时清醒气管插管。常规采用保护性肺通气策略,尤施行人工气腹手术时优势明显;根据监测数据和血气分析结果进一步调节呼吸参数,避免CO$_2$蓄积或过度通气;减少不必要吸痰(一次/1~2h),以免损伤气管内膜、诱发气道痉挛、增加感染可能;符合拔管指征患者及早停用呼吸机,拔除气管插管,减少肺部并发症发生。有研究表明,高血糖状态难以控制,可引起晚期糖基化终末产物形成,导致炎症和内皮功能障碍,引起氧化应激加重,可致急性肺损伤(acute lung injury,ALI)/急性呼吸窘迫综合征(acute respiratory distress syndrome,ARDS)发生发展,需特别关注和预防。

患者一般状态较差合并运动神经和肾病变时,因琥珀胆碱可引起血钾升高、肌球蛋白尿,谨慎或避免使用。充分评估糖尿病患者已有的对心脑血管功能的影响,合并肾衰竭、高血压、缺血性心脏病、自主神经病变、中重度贫血、低蛋白血症,易致围术期心血管功能紊乱甚至心源性猝死,术中应维持合理的循环血量,密切关注并及时纠正循环变化,保持脏器的良好灌注,严防卒中发生。术前24小时进行血液透析患者,术中适时血气分析指导调整电解质水平,3.5mmol/L≤血钾≤5.3mmol/L甚至安全窗更窄,并按指南要求纠正贫血。

对行胰腺移植术患者,持续的高血糖将导致胰岛功能障碍甚不可逆损伤,可使用外源性胰岛素消除高血糖,维持血糖4.0~5.5mmol/L为佳。胰腺再灌注后,保护液中和移植胰腺中的葡萄糖进入血液可引起一过性高血糖,应静脉给予胰岛素予以纠正;同时还要防止再灌注后移植胰腺中胰岛素大量释放入血引起低血糖,根据情况补充葡萄糖。移植血管开放后可出现不同程度血钾升高和代谢性酸中毒,应预防并及时处理。若移植血管开放前血钾偏高,可静脉缓慢推注钙剂0.5~2g或/和快速输注适量的5%碳酸氢钠。及时与术者沟通,必要时从移植血管静脉放血200ml左右,避免和减少高钾保存液进入循环系统致心搏骤停。高钾血症纠正后若仍存在酸血症,排除酮症酸中毒后继续给予5%碳酸氢钠2ml/kg治疗,严格监测血糖血气,以保障移植患者生命体征及内环境稳定。严密监测凝血功能变化,决定是否应用抗凝治疗及使用强度和时间;糖尿病患者因血小板功能亢进,凝血因子增加而内源性抗凝物质减少,多呈高凝状态,渐进纠正同时要预防发生血栓风险,强调必要时和术者及相关学科共商处理方案。

14. 急性出血坏死性胰腺炎手术围术期的麻醉管理要点

急性重症胰腺炎是严重的外科急腹症,病情凶险、并发症多、病死率约20%。手术前应充分了解病情,腹痛越重说明病情越重,腹胀显著说明胰液渗出明显,易刺激发生炎症反应造成肠麻痹,此类患者多合并水电解质紊乱,术前应给予积极纠正,出现黄疸说明胰头部水肿明显,压迫胆总管。

根据患者年龄、全身状况、疾病轻重缓急、重要脏器受损程度、手术时间长短、出血等综合考虑麻醉方法、麻醉药配伍、保护性呼吸治疗策略、监测手段、MDT下的备用急救方案等。急性重症胰腺炎患者首选气管插管全身麻醉,建议麻醉诱导前即实施有创动静脉压力监测,及时了解机体循环变化情况,可快速诱导气管插管加吸入全身麻醉、全凭静脉麻醉或静吸复合全身麻醉维持。急性胰腺炎患者常伴腹胀、腹压高、胃内容物潴留,诱导或插管时严防呕吐、误吸,必要时轻度镇静保持自主呼吸插管。患者术前因肠麻痹与肠胀气、胰腺水肿、出血、腹腔内脏器水肿并伴大量渗出,尤其是肥胖患者术野显露不好致手术操作困难,全身麻醉维持推荐较深肌肉松弛;加之患者常伴肝肾功能障碍,肌肉松弛药可选用爱可松、顺阿曲库铵单次静脉注射或持续输注;老年患者,防治低体温、酸血症、水电解质紊乱,酌情减量及延长追加间隔时间,肌肉松弛监测指导术中合理用药量利于术后肌肉松弛恢复。此类患者术前体液丢失可达30%~40%的有效血容量,常出现低血容量休克,需输注晶体液和胶体液及α受体激动剂以维持有效循环血量及灌注压,术中应加强呼吸功能监测及进行目标导向液体治疗,积极防治间质性肺水肿并注意肾功能保护。术前若合并贫血则应给予浓缩红细胞等血制品输注,维持术中机体血红蛋白稳定(保持血红蛋白水平≥90g/L)。

急性重症胰腺炎麻醉处理重点是治疗其严重并发症。①毛细血管渗漏综合征:麻醉中首先应纠正低血容量性休克,宜输注人工胶体液和白蛋白,同时给予大剂量激素;②间质性肺水肿或ARDS:综合原则是维持有效血容量,在CVP和MAP正常前提下,加强利尿达负水平衡以利消除肺间质水肿,机械呼吸中通过加PEEP、调整吸呼比等方式增加功能性残气量,减少肺内分流至最小范围,同时力争不影响心排血量;③间质性脑水肿:可用20%甘露醇0.5~1.0g/kg静脉快注降低颅内压,严重者可头部浅低温和呋塞米治疗;④胰腺可产生心肌抑制因子,减弱心肌收缩力,甚诱发循环衰竭,应加强监测和治疗,必要时可给予多巴胺等血管活性药物;⑤合并DIC:若术中出现异常出血应立即检查血小板、凝血酶原时间、活化部分凝血活酶时间、纤维蛋白原、3P试验(血浆鱼精蛋白副凝固试验)或D-二聚体,若前4项均降低,3P试验阳性特别是D-二聚体阳性即可诊断。应按DIC治疗,给予小剂量肝素+补充凝血因子及血小板。继发性纤溶期应补充凝血因子+抗纤溶药物;⑥电解质和酸碱紊乱:主要为低磷和低钙,应补充磷酸盐和氯化钙,酸碱紊乱主要表现为呼吸性或代谢性碱中毒,积极纠正;⑦高血糖:血糖升高早期为肾上腺皮质的应激反应,血糖呈轻度增高,可不予处理;后期可因胰岛细胞被破坏,胰岛素不足致血糖升高,若在长期禁食下血糖仍高于11.2mmol/L,则反映胰腺广泛坏死,预后不良。

【术后管理】

15. 胰腺手术围术期的镇痛方式及管理要点

术后镇痛(postoperative analgesia)对患者手术后即刻发生的急性疼痛成效显著,减轻患者痛苦、减少应激反应带来的系列问题、减低急性疼痛转为慢性疼痛可能性等,利于患者康复。胰腺手术术后镇痛方式主要包括:

(1)静脉注射给药:负荷量阿片类药物以小量分次注入方式,减少呼吸抑制等并发症,基本达镇痛效应后维持量维持镇痛VIS评分≤3分。由于不同患者、不同手术导致疼痛强弱变化,药物恒量输注效应不易预测,患者可自我控制或表达时,推荐使用患者自控镇痛(patient-controlled analgesia,PCA),以达成持续镇痛和迅速制止爆发痛的良好效果。

(2)硬脊膜外腔给药:具有不影响患者神志和病情观察、镇痛完善、不严重影响运动和其他感觉功能、镇痛效果确切、改善冠状动脉血流量、减慢心率、减少心肌氧耗、利于纠正心肌缺血、改善肠道血流,利于肠蠕动和肠功能恢复等优点。局麻药中加入高脂溶性阿片类药物(如氢吗啡酮或舒芬太尼)不仅可达成镇痛协同作用,还可降低这两类药物的不良反应,是目前最常用配伍且多以PCA方式给药。PCA起效较快、镇痛盲区少、血药浓度相对稳定、可通过冲击(弹丸)量及时控制爆发痛,具有用药个体化、疗效与不良反应比值大、患者满意度高等优点,是目前术后镇痛常用和理想镇痛用药方法。胰腺开腹手术首选此镇痛方式,但应注意监测患者是否有凝血功能异常,注意拔除硬膜外导管时机。

术后硬膜外镇痛可在全麻诱导前经 T_9~T_{10} 留置硬膜外导管,给予 0.75% 罗哌卡因共 10~12ml;在胰十二指肠切除术完成时,空肠重建前即开始镇痛治疗。将罗哌卡因(2mg/ml)和吗啡(0.05mg/ml)配制在 250ml 的电子镇痛泵里,输注速率为 5ml/h;在同等剂量下,大容量低浓度的罗哌卡因较高浓度的罗哌卡因,运动阻滞的发生率更低。

(3)鞘内注射:有研究表明,胰腺癌手术患者吗啡鞘内注射+术后吗啡 PCA 镇痛较手术结束前阿片类药物静脉注射+术后吗啡 PCA 镇痛,术后 3 天内镇痛效果更好,可降低 NRS 疼痛评分(静息和咳嗽时)且不增加其他并发症发生率。鞘内注射和连续硬膜外镇痛相比,患者 NRS 疼痛评分和并发症发生率无明显差异。鞘内吗啡注射可在术后出现呼吸抑制,需密切关注患者呼吸情况,调整吗啡用量,建议从 L_3~L_4 或 L_4~L_5 水平给予 4μg/kg 单次吗啡鞘内注射;术后吗啡 PCA 镇痛可按照 1.5mg 吗啡推注,锁定时间 7 分钟,4 小时限量 25mg,不设置背景量。

(4)口服药镇痛:适用于神志清醒和术后胃肠功能恢复良好患者术后轻、中度疼痛控制及用作其他镇痛药物补充(现在提出围术期镇痛理念)或多模式镇痛组成。口服给药有无创、使用方便、可自行服用等优点,但因肝-肠"首过效应"及某些药物可与胃肠道受体结合、生物利用度不一、药物起效较慢,调整剂量时需考虑药物血液达峰时间,还需考虑血浆蛋白结合率和组织分布容积。术后重度恶心、呕吐和便秘者慎用此给药途径,吞咽功能障碍和肠梗阻患者禁用此给药途径。常用口服药物包括对乙酰氨基酚、布洛芬、双氯芬酸、吲哚美辛、美洛昔康、塞来昔布及可待因、曲马多、羟可酮、氢吗啡酮、丁丙诺啡的速释和控缓释制剂,注意消化道的不良反应。

多模式镇痛主要指局部麻醉药切口浸润、区域阻滞或神经干阻滞与全身性镇痛药(NSAID、曲马多或阿片类)联合应用,患者镇痛药总需量及药物不良反应发生率更低,疼痛评分满意度增加,达成更好镇痛效果。

16. 胰腺手术实践加速术后康复

加强围术期加速术后康复(ERAS)相关信息的宣教,和术者达成共识,根据患者情况、手术要求列出麻醉计划;合理进行术前准备,尽量选择微创手术,术中合理监测,围术期采用多模式镇痛均在麻醉计划之列。实施术后保护性反射恢复早期进食水、避免或减少使用胃管腹腔引流管;控制性液体治疗(避免过多或过少);多模式镇痛包括但不限于患者自控静脉镇痛(patient-controlled intravenous analgesia,PCIA)、PCEA、非甾体解热镇痛药物以及腹横筋膜阻滞等区域阻滞镇痛方式;早期下床活动,鼓励患者配合围术期快速康复治疗等。

(姚 兰)

第六节 腹部闭合伤手术的麻醉

【知识点】

1. 腹部闭合伤
2. 失血性休克
3. 腹部闭合伤的术前病情估计
4. 腹部闭合伤术前用药的选择原则
5. 腹部闭合伤的气道评估与气管插管
6. 腹部闭合伤和失血性休克患者的术中监测
7. 腹部闭合伤术中用药的选择原则
8. 腹部闭合伤和失血性休克的液体复苏原则
9. 自体血回收的应用
10. 腹部闭合伤手术中持续出血时的应对措施
11. 腹部闭合伤和失血性休克的输血时机及种类的选择
12. 腹部闭合伤手术的术后并发症

【案例】

患者男,42 岁。拟行急诊剖腹探查术。患者 4 小时前因车祸伤入院,急诊 B 超提示脾破裂,头颅、胸腹部 CT 提示脾破裂,余未见异常。患者血压入手术室后为 80/45mmHg,呼吸频率为 28 次/min,脉率为 110 次/min。

【疾病的基础知识】

1. 腹部闭合伤及腹部闭合伤容易受损的器官

腹部损伤的种类基本可以分为开放伤和闭合伤两类。一般来说,钝力作用如拳打、脚踢、车祸、高处坠落、爆炸等大多造成腹部闭合伤(blunt abdominal trauma,BAT)。当腹部受到外力撞击,可致腹腔内脏破裂而腹壁仍然完整无损;有时还可以出现"间位肠管"的腹膜外破损,如十二指肠、升结肠和降结肠后壁以及直肠的腹膜外部分。腹部闭合伤因为没有伤口,临床症状不典型,甚至剖腹探查时如不仔细检查,容易漏诊误诊。而利器损伤如锐器刺伤、火器伤等大多会造成开放性损伤。开放性损伤有腹膜破损者为穿透伤,无腹膜破损者为非穿透伤;其中投射物有入口和出口者为贯通伤,有入口无出口者为盲管伤。

腹部闭合伤以肝脾等实质脏器损伤居多,约占三分之二,肠管损伤占三分之一,后者又以小肠伤多见。最常受累的器官依次为脾脏(40%~55%)、肝脏(35%~45%)和小肠(5%~10%),此外,在因钝性创伤而接受开腹手术的患者中,腹膜后血肿的发生率为15%。肝、脾组织结构脆弱、血供丰富、位置比较固定,受到暴力打击容易破裂,尤其是原来已有病理情况者。右肝破裂较左肝为多。肝、脾、胰、肾等实质器官主要表现为腹腔内(或腹膜后)出血,包括面色苍白、血压不稳等,甚至休克。腹痛呈持续性,一般并不很剧烈,腹膜刺激征也不严重。但是肝破裂伴有较大肝内胆管断裂时,因胆汁沾染腹膜;胰腺损伤伴有胰管断裂,胰液溢入腹腔,可出现明显的腹痛和腹膜刺激征。肩部放射痛提示肝或脾损伤。肝、脾包膜下破裂或肠系膜、网膜内出血可表现为腹部包块。肾脏损伤时可有血尿。移动性浊音是内出血有力证据,属于晚期体征。

上腹部受挤压时,胃窦、十二指肠第三部或胰腺可被压在脊柱上而断裂;肠道固定部分(上端空肠、末端回肠、黏连肠管等)比活动部分更易损伤;充盈的空腔脏器比排空者更易受损。胃肠道等空腔脏器破裂主要临床表现为弥漫性腹膜炎。除外胃肠道症状及稍后出现的全身感染症状外,最突出的是腹膜刺激征,其程度因空腔脏器内容物不同而异。通常是胃液、胆汁、胰液刺激最强,肠液次之,血液最轻。腹膜后十二指肠破裂患者可出现睾丸疼痛、阴囊血肿等症状。

外伤性腹膜后血肿多系高处坠落、挤压、车祸等所致腹膜后脏器(胰、肾、十二指肠)损伤、骨盆或下段脊柱骨折和腹膜后血管损伤引起。因出血程度和范围各异,临床表现不恒定,常因合并其他损伤而被掩盖。最突出的表现是内出血征象、腰背痛和肠麻痹;伴尿路损伤常有血尿。血肿进入盆腔可有里急后重感。

总的来说,由于诊断困难、合并其他部位损伤等多种原因,腹部闭合伤较穿通伤的死亡率更高。

2. 大量失血、失血性休克及失血性休克病理生理变化

大量失血(massive blood loss,MBL)通常是指24小时内丢失全部自身血容量或3小时内丢失50%自身血容量。休克(shock)是机体有效循环血容量减少、组织灌注不足,细胞代谢紊乱和功能受损的病理生理过程,其中机体氧供需失衡是其本质,产生炎症因子是其特征。由于机体大量丢失血液引起的休克称为失血性休克,一般快速大量失血超过总血量20%时即可引起失血性休克,属于低血容量休克的一种。

失血性休克(hemorrhagic shock,HS)的病理生理变化根据其进程有所不同,可以分为3期:休克早期(缺血性缺氧期),休克中期(淤血性缺氧期),休克晚期(微循环衰竭期)。在休克早期,由于血容量不足,交感-肾上腺髓质系统兴奋,儿茶酚胺释放增加,选择性收缩皮肤、肌肉、内脏血管以满足机体重要器官如心、脑等组织氧供。此外,肾素-血管紧张素-醛固酮系统激活,醛固酮分泌增加,使机体肾小管、集合管重吸收水分增加,对机体容量不足起到一定的代偿作用。以上这些代偿机制可在一定程度上维持循环功能稳定。在休克中晚期,机体逐渐失代偿,循环逐渐衰竭。由于血流降低和灌注不足,重要脏器的氧输送减少,休克患者乳酸水平升高,造成酸中毒。由于微循环血液瘀滞,黏稠度增加,微血栓形成,可发展为弥散性血管内凝血及全身多器官损害。休克中晚期,由于机体失代偿,患者由血压进行性下降逐渐变为顽固性低血压,血管活性药难以维持。在整个休克的过程中,机体代谢和功能发生了重大变化,包括物质代谢紊乱、水和电解质酸碱平衡紊乱以及器官功能受损。

3. 创伤失血性休克的致死三联征

创伤(trauma)是指机体遭受外力(机械、物理、化学等)直接或间接打击后,在外力直接作用的局部造成组织破坏或在力的作用下继发远处组织器官的损伤,甚至发生全身反应。创伤失血性休克是指创伤造成机体大量丢失血液导致休克的病理生理过程。创伤失血性休克致死三联征(lethal triad)为低体温、酸中毒和凝血功能障碍,是严重创伤和创伤失血性休克常见并发症及死亡原因。低灌注是致死三联征发生的重要因素。创伤后低灌注可引起组织细胞缺氧,从而引起酸中毒。酸中毒通过多种途径包括抑制凝血酶活性、血小板消耗及促进纤维蛋白原降解等导致凝血功能障碍;此外,可导致心肌收缩功能下降,儿茶酚胺敏感性下降,组织灌注减少,微循环障碍加重。创伤后低体温发生很常见,常见原因包括低灌注、体腔暴露及体温调节障碍等。低体温可引起外周血管收缩、诱发心律失常、产生心脏抑制、寒战、增加氧耗、增加血液黏滞度、影响微循环、降低酶活性以及抑制血小板功能等,从而加重酸中毒和凝血功能障碍;大量输血输液既可以产生稀释作用,加重低凝状态,又

可以加重低体温。低体温和酸中毒是凝血功能严重障碍的先导,三者相互影响,形成所谓的恶性循环。

【术前评估与准备】

4. 腹部闭合伤合并失血性休克患者的伤情估计要点

对患者进行恰当而正确的评估,尽早复苏对于患者预后至关重要。美国外科学院制定的高级创伤生命支持(advanced trauma life support, ATLS)教程中强调创伤患者的初期评估包括5个方面,即气道(airway, A)、呼吸(breathing, B)、循环(circulation, C)、功能障碍及意识状态(disability, D)和暴露/环境控制(exposure/environment, E)。对于严重创伤者,评估与复苏应当同时进行,对于气道、呼吸及循环出现问题的患者,应当立即开始复苏。应假定所有患者均饱胃、颈椎损伤和低血容量,直至确诊为止。此外还应对患者进行全面的检查,包括神经系统功能评估、实验室检查、心电图及影像学检查等。

气道评估:建立和维持气道通畅是初步评估的首要步骤;如果患者可以讲话,那么气道大多是通畅的;注意气道梗阻的典型症状如鼾声、喘鸣和反常呼吸等;如果对患者维持气道完整性的能力有所怀疑,应及时建立确切的人工气道。呼吸评估:通过观察有无发绀、辅助呼吸运动、连枷胸、穿透性胸壁损伤,听诊双肺呼吸音,触诊有无皮下气肿、气管移位等,进行肺、膈肌和胸壁的评估。循环评估:创伤失血性休克患者最突出的问题是血容量不足;循环评估应当与气道评估同时进行,积极纠正低血容量,维持循环稳定;可以根据患者的症状、体征、创伤部位和性质等综合进行判断。功能障碍及意识状态评估:格拉斯哥昏迷评分(glasgow coma scale, GCS)可以快速、简单、客观的检测意识水平;创伤患者的神经系统可发生迅速恶化,应动态进行评估。暴露/环境控制:为全面检查伤情,需将患者完全暴露,包括脱掉衣服、查看背部等,进行彻底检查与评估;创伤患者到达医院时常存在低体温,注意维持身体热量。

5. 出血量的估计

失血量应当根据患者生理、损伤部位、损伤机制及患者对初次复苏的反应进行综合估计。美国外科医师学会ATLS学生教程手册第10版的将失血(blood loss)分为4级:I级失血指失血量<15%,相当于一个人捐献了一个单位全血;II级失血是指需要晶体液复苏的非复杂出血;III级失血是指至少需要晶体液复苏,可能需要输血的复杂出血;IV级失血被认为是临终前事件,如果不采取积极措施,患者将在几分钟内死亡。估计失血分级指标概括如表8-6-1所示。本节案例中,该患者情况:血压80/45mmHg,呼吸频率为28次/min,脉率为110次/min,属于III级失血。

表 8-6-1 急性出血分级

症状与体征	分 级			
	I	II(轻)	III(中)	IV(重)
失血量/%	<15	15~30	31~40	>40
心率/(次·min^{-1})	正常	正常或升高	升高	升高或更高
血压	正常	正常	正常或降低	降低
脉压	正常	降低	降低	降低
呼吸频率/(次·min^{-1})	正常	正常	正常或升高	升高
尿量/(ml·h^{-1})	正常	正常	降低	更低
GCS评分	正常	正常	降低	降低
碱缺失/(mmol·L^{-1})	-2~0	-6~-2	-10~-6	-10或更低
是否需输血	监测	可能	是	大量输血

注:碱剩余(base excess, BE)是指碱(HCO_3^-)的数量高于或低于身体的正常范围。负数称为碱缺失,表示代谢性酸中毒。脉压是收缩压和舒张压的差值。

6. 创伤评分

美国麻醉医师学会(American Society of Anesthesiologists, ASA)将患者的全身状况分成了5级,但急诊创伤患者具有情况紧急、病情复杂、进展迅速等特点,故使用ASA分级进行伤情估计具有一定局限性。临床上常使用多种评分系统如 CRAMS 评分、PHI 评分、GCS 评分、ISS 评分等进行伤情估计,本文只介绍其中一种简便且常用的方法。

创伤评分(trauma score,TS)是一种从生理学角度评价损伤严重性的数字分级法。观察指标包括人体对创伤的生理及病理生理反应,根据此评分可以评估伤员的创伤严重程度。

评分计算方法:下列 5 项评分之和即为 TS,即 TS=A+B+C+D+E。

A——昏迷评分即 GCS 评分换算为 5 级评分,14~15 为 5 分,11~13 为 4 分,8~10 为 3 分,5~7 为 2 分,3~4 为 1 分。

B——呼吸频率(次/min):20~24 为 4 分,25~35 为 3 分,>35 为 2 分,<10 为 1 分,0 为 0 分。

C——呼吸困难:无为 1 分,有(用辅助呼吸机呼吸)为 0 分。

D——收缩血压(mmHg):>90 为 4 分,70~89 为 3 分,50~69 为 2 分,0~49 为 1 分,无为 0 分。

E——毛细血管再充盈试验:正常(2 秒以内)为 2 分,延迟(2 秒以上)为 1 分,无反应为 0 分。

TS 为 14~16 分者,生理变化小,生存率高达 96%;1~3 分者生理变化大,死亡率超过 96%;4~13 分者,生理变化明显,救治效果显著。

对该患者进行评分,GCS 评分 14 分:听到言语命令时睁眼、语言回答正确、能简单配合指令动作;呼吸频率 28 次/min;无呼吸困难;收缩压 80mmHg;毛细血管充盈时间延迟超过 2 秒。TS 评分为 4~13 分,生理变化显著,应当对患者积极救治。

7. 腹部闭合伤合并失血性休克患者术前用药的选择及原因

对于腹部闭合伤合并失血性休克的患者,明确诊断后,术前可以给予适当的止痛、镇静药物,消除患者紧张、恐惧情绪,最好是小量、分次静脉给药,以不使血压降低、不抑制呼吸为前提。一般主张在麻醉诱导之前根据情况给药。因为创伤休克的患者对镇静、镇痛药物的耐量降低、循环功能低下,且镇痛镇静药物都有引起呕吐误吸的可能性。

该患者意识清,情绪较稳定,表情稍淡漠,血压低,心率快,故未给予术前用药。

【术中管理】

8. 腹部闭合伤合并失血性休克患者气管内插管应注意的问题

对于腹部闭合伤合并失血性休克的患者,病情紧急,变化快速,入手术室后要进行必要的监测,同时确保静脉通路畅通,积极抗休克治疗。

该类患者均视为饱胃患者处理,尽可能在麻醉诱导前确定进食与受伤时间情况,以便于更好的实施麻醉。此类患者在麻醉诱导期有误吸(aspiration)的风险,一旦发生误吸后果严重,故预防误吸的发生至关重要。预防误吸的方法主要有:麻醉前置入粗胃管,通过吸引排空胃内容物,检查吸引效果。可以给予胃肠兴奋剂(甲氧氯普胺)、抑制胃酸分泌药、抗酸药、H_2 受体拮抗剂等,减少胃液分泌,提高胃内容物 pH,减轻吸入性肺炎严重程度。

表面麻醉下清醒气管内插管(endotracheal intubation)是保证呼吸道通畅,预防反流误吸最安全的方法。快速顺序诱导插管(rapid sequence induction and intubation,RSII)是临床上解决饱胃患者全身麻醉气管插管的一种方法,其目的是缩短从保护性气道反射消失到气管插管成功的时间。RSII 应由操作娴熟的麻醉医师进行。RSII 主要包括以下几个内容:充分的镇静和肌肉松弛,维持血流动力学稳定和中枢神经系统灌注,保证充分的氧合,预防颅内压升高和呕吐误吸。若评估患者若为困难气道,按困难气道处理,且采用表面麻醉下清醒气管插管方法。若并非困难气道,应采用 RSII 方法。对于创伤性患者实施 RSII,诱导药物选择受到多种因素的影响如血流动力学稳定性、合并其他损伤等,故尚无推荐。

自从 1961 年 Sellick 提出通过对环状软骨施加向颈椎的压力而使食管上端闭合,从而达到减少反流误吸的目的,环状软骨按压(cricoid pressure,CP)即 Sellick 手法一直是饱胃患者插管的标准流程之一,但近年来一直受到争议。该技术理论上用于降低麻醉诱导期误吸的风险,但由于多种原因如应用方法、时机和技术尚未标准化以及 CP 妨碍喉镜视野暴露等,并没有很好地达到目的。因此,如何正确实施 CP 至关重要。中华麻醉医师协会困难气道管理指南(2017)推荐在患者意识消失前,给予环状软骨向上向后方向的加压(10N),意识消失后为 30N,如若影响面罩通气或插管应松开 CP。虽然目前对于 RSII 方法的实施尚有不同见解,但能达成一致的是:给予诱导药物之前,充分给氧去氮;给予合适的麻醉诱导药,良好的肌肉松弛;不进行面罩通气或小潮气量手控辅助呼吸,防止因正压通气引起呕吐误吸;药物起效后迅速完成气管插管控制气道。气管插管过程中,若合并颈椎损伤,插管过程中注意保护颈椎。发生呕吐时,应及时吸引呕吐物,减少误吸发生。

对该患者进行气道评估,无困难气道体征:牙齿无异常,张口度 4 指,颏甲距离>6.5cm,下颌骨发育和前伸无明显异常,颈椎未受伤且活动无受限,BMI<26kg/m²,Mallampati 分级Ⅰ~Ⅱ级。询问病史:患者既往无打鼾、睡眠呼吸暂停综合征病史以及其他提示困难气道的病史;患者 6 小时前吃过早饭后受伤,禁食水 6 小时,其间未发生呕吐误吸;无药物、食物过敏史。对该患者给予粗胃管吸引胃内容物,静脉给予注射用泮托拉唑 40mg 和昂丹司琼 8mg,采用 RSII,麻醉诱导后推荐用可视喉镜完成气管内插管。

9. 腹部闭合伤合并失血性休克患者术中监测的选择

监测的目的是便于对病情和疗效做出正确估计和判断,以指导和调整治疗计划,提高麻醉质量与安全性。

常规无创监测设备包括心电图、无创血压、脉搏氧饱和度、呼气末二氧化碳、体温及尿量监测。推荐进行有创血压监测,并监测动脉血气、电解质和血细胞比容。休克指数是脉搏与收缩压的比值,休克指数为 0.5 多提示无休克,休克指数在 1.0~1.5 以上时提示已有休克存在,2.0 以上表示为重度休克。休克指数可以快速简易判定休克程度,帮助快速制定救治策略和方案。

推荐测定中心静脉压力,指导液体治疗和监测心功能。必要时,应当使用微创血流动力学监测技术(如 vigileo、PiCCO)、肺动脉漂浮导管及心脏超声等监测手段,测定心排血量(CO)、每搏量(SV)、每搏量变异率(SVV)、脉压变异率(PPV)及心室腔充盈状况等,以实施目标导向液体治疗及循环管理。

对于反映组织灌注和预后的指标如混合静脉血氧饱和度、胃黏膜 pH、血乳酸、碱剩余、氧供需指标等,在创伤失血性休克救治过程中也应注意监测,因为复苏的根本是解决氧供需失衡的问题。全身麻醉中应当进行麻醉深度监测。严重休克患者还应监测凝血功能。

10. 失血性休克患者全麻诱导与维持及术中知晓的预防

失血性休克患者术中麻醉诱导(induction of anesthesia)和麻醉维持(maintenance of anesthesia)用药可酌情减量,但应注意麻醉深度,避免术中知晓。创伤失血性休克的患者对麻醉药物的耐受作用差,麻醉药物作用时间延长,且机体多伴有内环境紊乱,任何麻醉药都可能导致循环虚脱并发心搏骤停。因此,避免麻醉过深。一般来说,麻醉药和肌肉松弛药均较正常人用量减少。依托咪酯不会对血压或颅内压产生负面影响,但会降低肾上腺功能,并非普遍适用。琥珀胆碱因其起效迅速(<1 分钟)且作用时间短(<5 分钟),在没有禁忌证情况下仍然是首选肌肉松弛药,罗库溴铵是首选替代药物。对于本节案例中的患者,诱导药拟采用依托咪酯 0.1~0.2mg/kg、芬太尼 1~3μg/kg 或舒芬太尼 0.1~0.5μg/kg、罗库溴铵 0.6~1.2mg/kg,血管活性药采用去甲肾上腺素持续输注和单次静脉注射,视具体情况调整用量,维持血流动力学稳定和氧合充足。创伤失血性休克患者的主要矛盾是血容量不足,除液体复苏外常需血管活性药物和正性肌力药来维持灌注压。

吸入麻醉药物:术中可以用吸入麻醉药物进行维持,七氟醚起效和恢复迅速,可以用于麻醉诱导和维持。N₂O 在合并气胸和颅脑积气的患者不宜常规选用。地氟醚血气分配系数低,在体内几乎无代谢,适用于长期手术的麻醉维持。

静脉麻醉药物:小剂量咪达唑仑(1~2mg)能提供良好的镇静、遗忘和抗焦虑作用,对心血管功能影响轻微。但对于严重休克的患者的心血管抑制作用十分明显,应小剂量滴定使用。依托咪酯对心血管影响轻微,能降低脑氧代谢率、脑血流量、颅内压和增加脑灌注压,因此适用于休克和循环不稳定的创伤患者。丙泊酚对心血管的抑制作用较依托咪酯强,因此诱导时应小心慎用,术中维持时应根据血流动力学和麻醉深度等调整剂量。氯胺酮可抑制重度休克的患者的心肌收缩力,从而降低血压,另外可增加脑氧代谢率、脑血流量、颅内压,故不推荐用于颅脑外伤、高血压、伴有心肌损伤以及严重休克的患者。阿片类药物如芬太尼、舒芬太尼对血流动力学的影响较小,但是与其他全麻药物有协同作用。对高交感张力的患者,可使心率减慢和血压下降。

术中可以用苯二氮䓬类药物例如咪达唑仑,或丙泊酚预防术中知晓。同时可以联合应用麻醉深度监测装置例如 BIS、脑电图、Nacrotrend、AEP 等监测麻醉深度。对于 BIS 提示麻醉深度不足,而血流动力学不稳定的患者可联合使用血管活性药物以达到合适的麻醉深度。同时,麻醉深度监测如 BIS 受多种因素的影响,低血压同样会影响 BIS 的数值,所以术中麻醉管理应结合麻醉深度和患者的临床表现,不能单纯依赖 BIS 数值或者单纯血流动力学的数值。

11. 失血性休克患者的液体复苏

低血容量是引起组织低灌注的最常见的原因,液体治疗是最开始也是最重要的治疗方法。液体治疗的关键在于快速有效地达到适当的血管内容量,以维持组织灌注。对于严重的创伤性休克患者,出血尚未控制之前,主张采取损伤控制性复苏策略(damage control resuscitation,DCR),见表8-6-2。DCR的目的在于尽量减少医源性的复苏损伤,预防已存在的创伤性休克和凝血功能恶化,直至最终有效控制出血。麻醉医师应该根据临床需要合理选择容量复苏的液体种类和用量。

表8-6-2 损伤控制性复苏原则

损伤控制性复苏原则
1. 迅速确定引起创伤性凝血功能障碍的高危因素
2. 容许性低血压
3. 预防和治疗低温、酸中毒及低钙血症
4. 减少晶体液的使用,避免血液稀释
5. 按1:1:1单位的比例尽早输注浓缩红细胞、血小板和血浆
6. 如有条件可使用冰冻血浆和新鲜全血
7. 合理使用凝血因子产品(rFⅦa)和含纤维蛋白原的血制品(纤维蛋白原浓缩物、冷沉淀)
8. 使用新鲜的浓缩红细胞
9. 如有条件可使用血栓弹力图指导血液制品和止血剂(抗纤溶剂和凝血因子)的使用

晶体液:在创伤早期输入含有与血浆相似的电解质溶液可维持血浆电解质平衡。常用的晶体液包括乳酸林格液,醋酸林格液,碳酸林格液和生理盐水等。乳酸林格液即可治疗低血钠,又可一定程度纠正酸中毒。与乳酸林格液相比,醋酸钠林格液的优势是醋酸的代谢对肝的依赖性较小。除肝代谢主途径外,少量醋酸根还可以在肾、心脏和肌肉细胞内直接转化为乙酰辅酶A、进入三羧酸循环,产生二氧化碳和水。在失血性休克的患者中,输注醋酸钠林格液一定程度上优于乳酸林格液。碳酸林格液配比与血浆最为接近,代谢不经肝肾,通过呼吸代谢,但是目前价格较贵,且没有前瞻性大样本的临床数据支持。因晶体液在血管中停留的时间比较短,输入后半小时到一小时就会有80%流入组织间隙,如大剂量使用晶体液,将引起低蛋白血症,间质性水肿等。

胶体液:常用的胶体液为白蛋白、血浆和人工胶体液(如羟乙基淀粉和聚明胶肽)。胶体液可以较长时间的保存在血管内,从而有效补充血容量,提高胶体渗透压,扩容效果较晶体液好。但在严重创伤的患者,毛细血管通透性增加,白蛋白也可渗入组织间隙引起水肿。人工合成的胶体液可以较长时间保留在血管内,是比较理想的血浆代用品。适量的输入可以增加循环血量、降低血液黏度、改善微循环。但是,人工胶体的使用目前还有很多争议,大量使用胶体液可能影响凝血功能,可能降低肾小球滤过率从而引起肾损伤。肾功能不全的患者应尽量避免使用人工胶体。患者一旦出现肾功能不全,应立即停止使用羟乙基淀粉,使用人工胶体后应监测患者的肾功能。选择晶体液或者胶体液进行容量复苏目前还无定论。从扩容的效果、持续时间来看,胶体液明显优于晶体液,并且可以维持血管内的胶体渗透压。

等渗晶体复苏在出血的早期管理中已经使用了数十年。但是,这些解决方案除了暂时扩大血管内容量以外,没有内在的治疗益处。当大量使用等张晶体时,并发症的风险会增加,包括呼吸衰竭、腹腔隔室综合征,是由于不同因素导致腹腔内压非生理性、进行性、急剧升高,引起腹腔内器官和相关的腹外器官系统功能损害的一种临床综合征)和凝血相关疾病。因此,现在建议将晶体输注量在到达医院后的最初6小时内限制为3 000ml。容量复苏时应联合使用晶体液和胶体液,在出血量超过全身血容量的20%时,建议输血。

12. 腹部闭合伤合并失血性休克患者是否适合自体血回输及自体血回输的适应证和禁忌证

自体血回收(autologous blood transfusion)是自身输血(autotransfusion)技术的一种,指使用血液回收装置,将患者的体腔积血、手术失血、术后引流等血液进行回收、抗凝、洗涤、滤过等处理,然后回输给患者,血液回收必须采用合格的设备,回收处理的血液必须达到一定的标准。

(1)适应证:自体血回收可用于心血管外科手术(心脏、大血管手术)、矫形外科手术(脊柱侧弯、髋关节置换手术等)、妇科手术(宫外孕破裂大出血)、神经外科手术(脑动脉瘤、脑膜瘤等)和其他有可能出血量大的手术。

（2）相对禁忌证：血液流出血管外超过 6 小时；怀疑流出的血含有癌细胞；怀疑流出的血被细菌、羊水、粪便等污染；流出的血严重溶血。

如该患者未超过创伤后 6 小时、且确认无肠道损伤，则可使用自体血回输技术。

13. 腹部闭合伤患者术中大量失血，出现创面渗血时凝血功能的监测及纠正

凝血功能监测对了解创伤患者病情变化和治疗方法方案选择意义重大，应作为常规监测指标，监测指标应主要包括血小板计数、凝血酶原时间（PT）、部分凝血活酶时间（APTT）和国际标准化比值（INR）等。

血栓弹力图（thromboelastogram，TEG）可作为创伤失血性休克患者凝血功能的早期监测手段，有条件时可使用。TEG 是反映血液凝固动态变化（包括纤维蛋白的形成速度，溶解状态和凝状的坚固性，弹力度）的指标，因此影响血栓弹力图的因素主要有：红细胞的聚集状态、红细胞的刚性、血凝的速度，纤维蛋白溶解系统活性的高低等。在失血性休克患者，术中监测 TEG 对输注血液制品有重要的指导意义，见表 8-6-3。同时，因为 TEG 的检查需要 20~30 分钟左右，对于持续出血的患者，TEG 的结果会有延迟，务必动态监测凝血功能，结合患者的实际情况输注血液制品或止凝血药物。

表 8-6-3　基于 TEG 的目标导向性止血复苏（copenhagen）

TEG 参数	参考值范围	检测值	凝血状态	治疗措施
R（凝血因子）	5~10 分钟	10~14 分钟	凝血因子↓	普通冰冻血浆 10~20ml/kg
		>14 分钟	凝血因子↓↓	普通冰冻血浆 30ml/kg
Angle（纤维蛋白原）	53~72deg	<52deg	纤维蛋白原↓	冷沉淀 3~5ml/kg
MA（血小板聚集）	50~70mm	45~49mm	血小板↓	1U 血小板浓缩或者 5ml/kg
		<45mm	血小板↓↓	2U 血小板浓缩或者 10ml/kg
LY30（纤溶功能）	0~8%	>8%	原发性纤溶亢进	氨甲环酸（成人 1~2g）
		>8%+angle 和/或 MA	继发性纤溶亢进	禁忌氨甲环酸，抗凝处理
普通杯 R 值-肝素杯 R'值		R-R'>3 分钟	血液有肝素残留	补充鱼精蛋白或者血浆

14. 腹部闭合伤患者输血时机的判断及输血制品的选择

（1）红细胞输入标准：在失血性休克的患者中，输入浓缩红细胞（packed red blood cell，PRBC）非常重要，然而关于输血指征（transfusion indication）迄今为止是有争议的。

对病情稳定后的伤员，维持 Hb 7~9g/dl。但对出血仍在继续的伤员，没有固定的推荐数值，应该综合考虑血管内容量、心脑血管状态、肺功能及患者的临床表现等方面，由复苏者合理决定。

（2）新鲜冰冻血浆输入标准：在创伤患者中，凝血功能的紊乱不仅仅是由于凝血因子消耗及受伤后输入大量静脉液体和浓缩红细胞导致凝血因子稀释所致。在大出血或凝血病有明显出血者（PT、APTT>对照 1.5倍）使用新鲜冰冻血浆（FFP），初始剂量为 10~15ml/kg，随后可能需要追加。

（3）血小板输入标准：维持血小板计数>$50×10^9$/L，在多发伤、严重出血或创伤性脑损伤则建议>$100×10^9$/L。对临床有益的红细胞、血浆和血小板的比例尚未最终确定。

（4）冷沉淀和浓缩纤维蛋白原输入标准：①输入红细胞超过 8 单位/24h；②术前Ⅷ因子和 vW 因子缺乏或纤维蛋白原异常或出血；③如果血浆纤维蛋白原水平<1g/L 并伴有明显出血，推荐给予纤维蛋白原制剂或冷沉淀物。纤维蛋白原的开始剂量为 3~4g，或冷沉淀物 50mg/kg，后续剂量由实验室对纤维蛋白原的检查结果决定。

（5）重组活化Ⅶ因子：对于钝性创伤导致的大出血，如果标准止血方法无效，建议使用重组活化Ⅶ因子（rFⅦ）。开始的负荷量为 200μg/kg，然后在 1 和 3 小时后再给 2 次 100μg/kg 的剂量。rhⅦa 要配合 PLT 和 PRBC 的使用。

所有这些血液产品都含有抗凝柠檬酸盐，肝脏在健康人体内会迅速代谢。但是，在出血性休克患者中，如果接受大量血液制品，柠檬酸盐可能会产生毒性，造成危及生命的低钙血症和进行性凝血病。因此，大剂量输

血期间的经验性钙剂量(例如,任何血液产品的前4个单位的输血后1g静脉内氯化钙)应与电解质水平的频繁测量值配对。

15. **血管活性药物的使用**

对失血性休克患者使用血管活性药物完全代替补充血容量是绝对禁忌的。当患者血压很低甚至测不到时,而又不能及时大量的补充液体和血液制品时,为了暂时维持血压,保证心脏、脑组织等重要脏器的灌注,预防心搏骤停,可以适当地使用血管活性药物。

血管活性药物(vasoactive drug)的应用应建立在液体复苏基础上。如果存在威胁生命的低血压,推荐在液体复苏的同时使用血管活性药物维持目标血压。对于无脑损伤的患者,在大出血控制之前实施可允许性低血压,应将收缩压维持在80～90mmHg;对于合并严重颅脑损伤(GCS≤8分)的患者,应该维持平均动脉压在80mmHg以上。首选去甲肾上腺素来维持血压,尽可能通过中心静脉通路输注,常用剂量为0.1～0.2μg/(kg·min)。尽管去甲肾上腺素具有一定的β受体作用,其主要表现为α作用,即收缩动脉血管,增加心脏后负荷。除了对动脉的α受体作用,去甲肾上腺素对静脉也有收缩作用(α受体作用),特别是对于内脏血管,可以增加内脏血管压力,将血液转移至全身循环。虽然去甲肾上腺素在失血性休克的中的作用未经严格的研究证明,但它是感染性休克的首选治疗药物,且在临床失血性休克救治中也是最常应用的药物。对于同样作为一线抗休克血管收缩药的多巴胺,已有研究表明与去甲肾上腺素相比,应用多巴胺可导致不良事件发生如心律失常发生率增加、死亡率增加等,故并不推荐作为首选用药。关于血管升压素(抗利尿激素)在失血性休克中应用尚有争议,有研究指出相对于充分液体复苏,早期使用血管升压素可能对患者有害,应谨慎使用。血管升压素可能可以改善严重威胁生命的低血压,但如果输注速度过快或左心室功能已经受损,血管加压药可能会增加心脏后负荷,因此评估心脏功能十分必要。

如果存在心功能不全,推荐使用多巴酚丁胺或者肾上腺素等强心药。在前负荷良好而心排血量仍不足时,首选多巴酚丁胺,起始剂量2～3μg/(kg·min),根据症状、尿量等调整静脉滴注速度。磷酸二酯酶抑制剂具有强心和舒张血管的综合效应,可增加多巴酚丁胺的作用。对于近期应用β受体拮抗剂或者β肾上腺受体作用下调者,磷酸二酯酶抑制剂治疗可能有效。在失血性休克早期阶段,当患者对补液或者血管收缩药反应不良时应考虑心功能异常。

【术后管理】

16. **创伤失血性休克术后的并发症**

创伤失血性休克患者术后并发症包括急性呼吸窘迫综合征、急性肾衰竭、感染和多器官衰竭等。

(1) 急性呼吸窘迫综合征(ARDS):术后发生ARDS是创伤患者的严重并发症之一。ARDS是严重的急性肺损伤,是多器官功能障碍的肺部表现。在失血性休克患者中,因呼吸衰竭导致死亡者,占所有外伤后期死亡总数的1/3。ARDS的治疗以支持为主,如采用保护性肺通气策略。

(2) 急性肾衰竭:腹部闭合伤和失血性休克均可引起急性肾衰竭,创伤出血会造成血容量不足和低氧血症,降低肾脏的血流灌注,麻醉和手术也可能对肾小球滤过率产生影响。初期急性肾衰竭是可逆的,迅速处理休克可使肾衰竭的发生率明显降低。急性肾衰竭最初通常表现为少尿或无尿,此外多尿性肾衰竭也很常见,所以在处理失血性休克的患者时要时刻关注患者的尿量,及时复查肾功能,积极预防急性肾衰竭的发生。另外,使用利尿剂的时候应排除患者是否存在低血容量,利尿剂使用不当同样会增加急性肾衰竭的发生。

(3) 感染和多器官衰竭:外伤后几天或几星期内死亡者80%死于感染或多器官功能衰竭。快速、完全的复苏有助于减少感染或多器官功能衰竭,术后充分的代谢和营养支持可提高此类患者的生存率。

(戴茹萍)

第七节　门诊消化内镜检查与治疗的麻醉

【知识点】

1. 无痛消化内镜检查与治疗的基础知识
2. 消化内镜诊疗麻醉的硬件设施要求
3. 消化内镜诊疗的术前评估要点
4. 消化内镜诊疗的麻醉管理
5. 消化内镜诊疗镇静相关不良反应的危险因素
6. 经口内镜下食管括约肌切开术的麻醉要点

7. 经内镜逆行性胰胆管造影术的麻醉要点　　　　8. 门诊内镜诊疗患者的离院标准

【案例】

患者男,48岁,身高170cm,体重45kg。无明显诱因出现进食吞咽哽咽感,进食坚硬食物明显,偶伴剑突后偏左疼痛十余年。既往病史无特殊。查体:血压140/80mmHg,脉搏80次/min,呼吸频率20次/min,体温36.5℃。辅助检查:血常规Hb 98g/L,其余未见异常。临床初步诊断:贲门失弛缓症。拟行治疗方式:经口内镜下食管括约肌切开术。

【疾病的基础知识】

1. 无痛消化内镜的优势

无痛消化内镜是指通过镇静及麻醉药物等技术手段,消除或减轻患者在消化内镜诊疗过程中的痛苦,提高患者对消化内镜的接受度,使内镜医师能更顺利地完成诊疗过程。无痛消化内镜较传统消化内镜检查具有明显的优势:①无痛消化道内镜降低了患者术前的焦虑、紧张情绪,提高诊疗过程中的舒适度,不会因难以接受而中断检查;②减少非麻醉状态下内镜检查对机体产生的应激反应,如心脑血管意外、消化道出血等;③无痛消化道内镜降低术中出现的躁动、呛咳、恶心、呕吐等不良应激反应,确保了操作的顺利,提供良好的检查胃肠道的条件,提高了检测的质量,可以缩短检查时间;④检查过程中患者安静,胃肠蠕动明显减慢,降低了临床的漏诊和误诊率。对于不能合作或需要内镜治疗的患者尤为适宜行无痛消化内镜检查。

2. 无痛消化内镜检查和手术麻醉对硬件设施的要求

进行无痛消化内镜检查和手术麻醉的硬件设施要求:①每单元诊疗室建筑面积不小于30m^2;②配置功能完善的麻醉机,并有相应的供气系统;③配置监护仪具备监测心电图、脉搏氧饱和度、无创血压、呼气末二氧化碳以及体温等常规功能,建议配置有创动脉血压监测模块;④应配置急救车、急救药品和除颤仪等急救设备和药物;⑤配备气道管理工具,包括可视喉镜、鼻咽通气道、喉罩、各型号气管导管、负压吸引装置、简易呼吸器等;⑥设置独立的麻醉恢复室。

3. 食管存在的生理狭窄

食管是输送食物的扁圆形肌性管道,上连于咽,沿脊柱椎体下行,穿过膈肌的食管裂孔通入腹腔,依食管的行程可将其分为颈部、胸部和腹部三段。食管全程有3处较狭窄:第一个狭窄位于食管和咽的连接处,距中切牙约15cm;第二个狭窄位于食管与主动脉弓和左主支气管交叉处、距中切牙约25cm;第三个狭窄为穿经膈肌处,距中切牙约40cm。这些狭窄处异物容易滞留,也是肿瘤好发部位。胃镜置入通过狭窄部位,特别是第二个狭窄时,有可能会刺激到气管隆突处而诱发呛咳,特别在麻醉偏浅时更易发生。

4. 贲门失弛缓症的定义、临床表现和食管钡餐特征

贲门失弛缓症(achalasia,AC)是一种先天性食管贲门部的神经肌肉功能障碍所致的食管功能障碍,引起食管下端括约肌弛缓不全,食物无法顺利通过而滞留,从而逐渐使食管张力、蠕动减低及食管扩张的一种疾病。

贲门失弛缓症是功能性疾病,其临床表现如下。①吞咽困难:无痛性吞咽困难是本病最常见、最早出现的症状,吞咽困难多呈间歇性发作,后期则转为持续性;②疼痛:胸骨后及中上腹疼痛,也表现为胸背部、右侧胸部、右胸骨缘以及左季肋部疼痛。梗阻以上食管的进一步扩张,疼痛反而逐渐减轻;③食物反流:食管的扩张,内容物潴留在食管内,体位改变时可出现反流,故反流物无胃内容物的特点,误吸入气管所致咳嗽及肺部感染;④体重减轻:与吞咽困难影响食物的摄取有关。病程长久者可有体重减轻、营养不良和维生素缺乏等表现;⑤贫血:患者常可有贫血。

贲门失弛缓症食管钡餐特征:食管扩张,食管蠕动减弱,食管末端狭窄呈鸟嘴状,狭窄部黏膜光滑,是贲门失弛缓症患者的典型表现。

5. Henderson食管扩张分级标准

Henderson等将食管扩张分为3级:Ⅰ级(轻度),食管直径小于4cm。Ⅱ级(中度),直径4~6cm。Ⅲ级(重度),直径大于6cm,甚至弯曲呈S形。

6. 经口内镜下食管括约肌切开术

经口内镜下食管括约肌切开术(peroral endoscopic myotomy,POEM)是指经口消化内镜在食管黏膜层与固有肌层之间建立隧道后,切开食管下括约肌,以治疗食管及胃动力障碍相关疾病的手术,现已成为治疗贲门失

弛缓症的首选方法。

7. 内镜黏膜下剥离术

内镜黏膜下剥离术(endoscopic submucosal dissection,ESD)是早期胃癌、肠癌、癌前病变及胃肠黏膜下疾病的一项新的治疗手段。ESD利用各种电刀对病变进行黏膜下剥离,并将病变黏膜与黏膜下层完整剥离切除的内镜微创技术,具有侵袭性小、一次性完整切除较大黏膜病变、术后复发率低及康复快等优点。

8. 门静脉高压食管胃静脉曲张及出血患者的临床特点

门静脉高压症(portal hypertension,PHT)是指由各种原因导致的门静脉系统压力升高所引起的一组临床综合征,其最常见病因为各种原因所致的肝硬化。门静脉高压症基本病理生理特征是门静脉系统血流受阻和/或血流量增加,门静脉及其属支血管内静力压升高并伴侧支循环形成,临床主要表现为食管胃静脉曲张(gastroesophageal varices,GOV)、腹腔积液、食管胃静脉曲张破裂出血(esophagogastric variceal bleeding,EVB)和肝性脑病等。EVB是最常见的消化系统急症,是肝硬化患者发生危重并发症和死亡的主要原因,病死率高达20%左右。临床上主要表现为呕血、黑便、便血和周围循环衰竭征象如头昏、面色苍白、心率增加、血压降低等。胃镜检查是诊断食管胃静脉曲张及出血的金标准。

【术前评估与准备】

9. 无痛消化内镜检查前对禁饮禁食的要求

与其他需要麻醉的手术患者一样,无痛消化内镜检查前也应禁饮、禁食。无痛消化内镜检查前的禁饮禁食要求:消化内镜手术前禁食至少8小时,禁饮至少2小时。上消化道梗阻、胃排空障碍、胃-食管反流等患者应延长禁饮禁食时间,必要时需术前胃肠减压。幽门梗阻患者应禁食2~3天,必要时术前洗胃。对胃排空无异常的患者,推荐治疗前2小时适量饮用碳水化合物。

10. 无痛消化内镜检查前麻醉评估要点

无痛消化内镜检查前所有患者均应进行麻醉前评估,所有患者应在完成术前检查后前往麻醉门诊,由主治医师(含)以上资质的麻醉科医师按照麻醉前评估要求对患者进行评估。应当实施麻醉科门诊评估和消化内镜检查当天现场再评估两次评估制度。患者术前评估应包括以下内容:系统回顾病史及家族史,评估心脏、肾、肺、神经系统重要器官系统的功能状态;镇静镇痛、全身麻醉及区域麻醉的不良事件、困难气道病史;患者配合程度;对疼痛的耐受程度;目前服用的药物及药物过敏史、精神类药物使用史、对麻醉药物及镇静药的敏感度;是否与实际年龄相仿;系统性体格检查如生命体征、心脏及肺部听诊、气道评估;实验室检查。如果条件允许,胃肠镜检查前一段时间进行术前评估,便于调整患者达到理想状态。依据评估结果选择麻醉方式,告知麻醉注意事项,告知患者如镇静镇痛的获益和风险,解答患者及家属的相关问题等。

11. 消化内镜检查麻醉的相对禁忌证

合并下列情况的患者是消化内镜检查麻醉的相对禁忌证:①ASA Ⅳ级以上;②重要器官功能障碍如近期心肌梗死或脑中风;③严重的心脏传导阻滞和恶性心律失常;④重要器官功能失代偿;⑤哮喘持续状态;⑥呼吸窘迫综合征;⑦严重肺部感染或上呼吸道感染等。

另外,需注意以下情况会增加相关并发症的发生:梗阻性睡眠呼吸暂停、病理肥胖、胃分流术、有行为和注意力异常的儿童以及长期应用苯二氮䓬类药物的患者。

12. 无痛消化内镜检查镇静相关不良反应的危险因素

无痛消化内镜检查镇静相关不良反应的危险因素有:①患者因素,如性别、年龄、体重指数、ASA级别、基础疾病情况等。小儿、老年人、ASA Ⅲ级以上、BMI≥30、女性患者呼吸抑制发生率和低氧血症发生率增高,如年龄≥60岁的患者进展为低氧血症的概率是<60岁的4倍。较高ASA分级和心血管事件的发生密切相关,且随着分级的增高,其发生心血管意外的风险逐渐增加;②操作相关因素,如操作时间、操作类型。操作时间虽然不是SRAE的独立危险因子,但与SRAE显著相关,时间每延长1分钟,不良事件的发生率增加3%;③镇静方式:在结肠镜检查中,实施丙泊酚镇静比实施咪达唑仑镇静心肺并发症发生率低;而在其他的内镜操作中,二者的风险相当。丙泊酚主要的并发症为呼吸抑制和循环抑制,与剂量和注射速度密切相关。单独应用镇静催眠药,由于所需剂量较大,对呼吸循环抑制作用增大,术后苏醒时间延长、苏醒后不适增加、认知能力恢复较慢,增加麻醉风险,所以目前更倾向于联合用药。由专业的麻醉医师监测丙泊酚镇静,其镇静相关不良事件的发生率明显降低。

13. 内镜下食管静脉曲张静脉套扎术患者的术前评估要点

内镜下食管静脉曲张静脉套扎术患者的术前评估除了无痛消化内镜检查前常规麻醉评估要点外,特别需要关注:①血红蛋白水平,评估贫血程度;②肝功能:转氨酶增高和低蛋白血症程度;③腹腔积液:关注腹腔积液的量及对呼吸功能的影响;④凝血功能:关注血小板计数及凝血功能,有无凝血功能降低或障碍;⑤评估静脉曲张部位及程度,术中出血可能性。⑥有无肝性脑病和肝肾综合征。

【术中管理】

14. 常用的消化内镜手术麻醉管理的方法

常用的消化内镜手术麻醉管理的方法有:中度镇静、深度镇静/麻醉和气管插管全身麻醉。中度镇静主要适用于 ASA Ⅰ~Ⅲ级、能够合作的患者。深度镇静/麻醉主要适用于呼吸功能储备良好的患者和气道可控性强的手术。气管插管全身麻醉适用于操作时间长、有潜在误吸风险及可能影响气体交换的消化内镜手术。

15. 无痛消化内镜的镇静深度的评估方法

适度镇静是指给予药物后抑制意识,但对口头命令或者轻微的触觉刺激能够做出有意识反应。当患者自主呼吸时,不需要对呼吸功能进行支持,血流动力学平稳。适度的镇静镇痛能够减轻患者焦虑、不适和/或疼痛。最适镇静/麻醉深度是患者安全、舒适、无记忆、内镜操作易于实施。

镇静是患者使用麻醉药或镇静药后不同意识状态的连续变化过程,包括轻度镇静、中度(清醒)镇静、深度镇静和全身麻醉,患者在不同的镇静状态下呈现不同的反应。不同的患者需要不同的镇静水平,镇静/麻醉实施应该滴定给药以实现一个安全、舒适、顺利的过程。从清醒状态快速诱导至深度镇静/全麻存在呼吸循环抑制的风险。镇静患者必须作出正确的评估,以便寻找合适的镇静深度,及时调整镇静剂的用量和用法。常用的镇静评价方法有主观评价法(镇静评分系统)和客观评价法。理想的镇静评分系统要求对患者的镇静和躁动程度作出正确的评判,易于记录,并能够指导镇静剂的用量。最为常用的是 Ramsay 镇静程度评分(assess the level of sedation in patients receiving intravenous sedation)(表 8-7-1)。BIS 是用来客观监测镇静和麻醉深度的一种持续、量化的脑电图。BIS 评分为 0~100,代表了大脑的活动程度;一般情况下,BIS 各数值段的意义如下:100~85:清醒;85~65:镇静;65~40:合适的全麻深度;40~30:深度麻醉;30~0:脑电暴发抑制。实践证实,BIS 不仅可在术中评价催眠和麻醉状态,也是一种颅脑手术后、颅脑外伤和 ICU 监测镇静状态的有效指标。

表 8-7-1　Ramsay 镇静程度评分

评分	标准
1 分	焦虑,躁动,坐立不安
2 分	合作,定向感佳,安静
3 分	入睡,可唤醒
4 分	入睡,轻摇肢体,或轻敲额头,或大声叫可唤醒
5 分	强刺激可唤醒,如捏皮肤
6 分	任何刺激都唤不醒

注:评分表示镇静程度,0 分为无镇静;1~3 分为浅镇静;4 分为深镇静;5 分为过度镇静。

16. 无痛消化内镜镇静/麻醉实施的原则

无痛消化内镜镇静/麻醉实施的原则:①根据消化内镜的诊疗目的和镇静/麻醉深度的需求,可采用不同的药物进行麻醉或镇静镇痛。可选择药物有咪达唑仑、丙泊酚,阿片类药物如芬太尼、舒芬太尼、依托咪酯、氯胺酮、右美托咪定等;②在适度镇静镇痛过程必须辅助补充氧气;③当消化内镜操作要求的体位明显影响呼吸或消化内镜诊疗过程可能明显影响呼吸时,宜选用常规气管内插管全身麻醉;④给予患者镇静镇痛药后,确保医务人员应具备识别及处理非计划性过度镇静及全麻的能力;⑤全身麻醉患者使用静脉镇静镇痛时,全程需保证静脉通路通畅,直至患者脱离循环呼吸抑制的风险。

17. 镇静相关的不良反应

无痛消化内镜期间出现以下任何一种情况即可定义为镇静相关不良反应(SRAR):①低氧血症($SpO_2 <$ 90%);②低血压(收缩压<90mmHg,需使用升压药);③因镇静相关问题需要提前终止内镜操作。在适度镇静镇痛过程中使用连续的呼吸末二氧化碳监测可明显降低低氧血症的发生率。

18. 消化内镜手术麻醉出现反流误吸的处理措施

反流(regurgitation)指由于贲门松弛或胃内压力过高等原因,胃内容物逆流到咽喉腔的现象。误吸指由于患者咽喉部反射迟钝或消失,胃内容物进入气道,造成气道阻塞或吸入性肺炎(Mendelson综合征)。上消化道疾病患者接受无痛胃肠镜检查时多未采用非气管插管麻醉或镇静,发生反流误吸的风险增加。发生反流时的处理措施:①调整体位:停止手术操作,患者改为头低足高位和右侧卧位;②一旦发生反流,应立即吸引口咽部,尽量吸干净反流物;③发生误吸时可使用纤维支气管镜明视下吸尽气管内误吸液体及异物,必要时采用无菌生理盐水10~20ml支气管内反复灌洗,直至吸出的盐水为无色透明为止;④出现吸入性肺炎按照吸入性肺炎处理,如果患者SpO_2低于90%,则应给予辅助或控制呼吸,必要时气管内插管,行机械通气(采用肺保护性通气策略),纠正低氧血症。氨茶碱0.25g+葡萄糖溶液20ml缓慢静脉注射;地塞米松5~10mg,每6小时一次,静脉注射。

19. POEM手术麻醉的管理要点

POEM手术麻醉管理要点:①术前麻醉风险评估,经口内镜下肌切开术手术通常采用气管插管全身麻醉,高麻醉风险患者需接受充分的术前风险评估。部分贲门失弛缓症患者的肺功能因反复误吸及吸入性肺炎而下降,可通过胸片或肺CT评估肺功能。②POEM术前禁食水的时间,POEM手术之前应该进行适当的准备,如禁食和内镜下清洁,尤其对于乙状结肠型贲门失弛缓症的患者。为了确保POEM手术的安全性,术前需行内镜检查和/或CT扫描,以确保在POEM手术前食管中没有任何积食、积液。③麻醉诱导与气管插管,食管中仍有较多固体残渣无法清除,应推迟手术。诱导前常规清醒状态下胃镜清洗食管,则可实施常规麻醉诱导。如有反流误吸可能,应采用快速顺序诱导。④麻醉维持,持续静脉泵注小剂量瑞芬太尼、丙泊酚或吸入地氟醚或七氟醚维持。⑤呼吸管理,建立隧道及肌切开时需灌注CO_2气体,应根据允许性高碳酸血症等肺保护策略调整呼吸参数。⑥麻醉苏醒,患者意识清醒、吞咽反射和自主呼吸恢复,达到指征后拔除气管导管,入PACU继续观察,少数危重患者送入重症监护室。⑦监测方法,常规监测NIBP、ECG、SpO_2和$P_{ET}CO_2$等。建议监测中心体温,施行术中保温策略;危重患者增加监测有创动脉压等。

20. POEM治疗贲门失弛缓症中气体相关并发症及处理

气体相关并发症是经口内镜下肌切开术(POEM)中气体经隧道进入食管壁外的腔隙引起的,包括气胸、纵隔气肿、气腹及皮下气肿。食管穿孔后造成灌注气体进入腹腔、纵隔、胸腔、皮下间隙引起。气体来源为灌注气体,为保证良好手术视野,内镜手术一般需要持续灌注气体作为支撑。在某些情况下,患者食管外膜虽然并没有明显穿孔存在,但是仍然能够出现上述气体相关并发症,可能是食管外膜存在隐性穿孔,气体通过隐性穿孔进入食管外部腔隙,出现相关并发症。密闭腔隙内压力升高时,气体会压迫腔隙的器官、血管、神经、淋巴管等组织,气腹、纵隔气肿和皮下气肿、气胸根据压迫的严重程度会产生一系列的病理生理改变。患者的临床表现可以是气腹、纵隔气肿、皮下气肿和气胸中的一种,也可以合并几种。

气体并发症的治疗方法很简单,主要是要及时发现和准确诊断。程度较轻的气腹、气胸、纵隔气肿、皮下气肿患者生命体征平稳,可以继续观察患者病情,气体会自行吸收。食管穿孔时应在内镜下寻找食管穿孔处,手术缝合、钛夹夹闭促进食管外膜的闭合,防止手术中灌注气体持续通过破口进入食管外间隙。患者有腹胀、呼吸困难等症状,行腹腔穿刺放气和胸腔闭式引流。全程应用CO_2气体可以有效减轻气体相关并发症。

21. ERCP麻醉管理要点

经内镜逆行性胰胆管造影术(endoscopic retrograde cholangiopancreatography,ERCP)麻醉管理要点:①术前麻醉风险评估,术前重点评估危重、合并症较多的高龄患者,主要判别患者是否存在困难气道、肥胖、哮喘、未控制的高血压、心律失常和心力衰竭等情况;是否有胃肠道潴留、反流或梗阻等情况。依据评估结果选择麻醉方式。②麻醉方法,ERCP手术采用特殊体位、经上消化道进镜使患者的胸肺顺应性下降和气道和呼吸管理困难,气管插管全身麻醉是ERCP最安全的方法,适用于大多数患者。小儿(年龄≤12岁)、重度肥胖(BMI>35kg/m²)、消化道出血、反流误吸风险高、预计操作复杂手术时间过长(超过2小时)、呼吸道梗阻或十二指肠梗阻、合并严重疾病如冠心病心绞痛等患者采用气管插管全身麻醉。中度镇静用于ASA分级Ⅰ~Ⅲ级、依从性良好的患者,部分患者可能不能耐受,迷走反射发生率高。全身状态稳定、呼吸功能储备良好的患者,采用侧卧位下行ERCP手术、手术时间短的情况下,可由有经验的麻醉医师实施深度镇静/麻醉,但要加强呼吸管理,特别注意观察是否发生呼吸抑制。③监测方法,常规监测NIBP、ECG、SpO_2和$P_{ET}CO_2$,建议监测脑电双频指数。④ERCP麻醉与内镜治疗合作点,ERCP间操作注气过多时,可导致CO_2蓄积,SpO_2下降,从而抑制呼吸,麻醉医师应及时提醒内镜医师停止操作吸出多余气体,必要时应及时给予气道支持。在行造影或扩张成形等操作对胆道系统及胆囊壁造成直接或间接刺激,严密监测生命体征,防止胆心反射发生。⑤麻醉苏醒,ERCP 术后常规入 PACU,监察生命体征,待患者意识清醒、肌力完全恢复、达到出恢复室标准后送回病房。⑥防治麻醉和手术并发症,高龄、肥胖、睡眠呼吸暂停以及 ASA Ⅲ级以上是造成低氧血症的危险因素,术前应充分评估,术中加强呼吸管理,避免镇静过深造成呼吸抑制。术后并发症主要有急性胰腺炎、穿孔、出血及感染等,术后第一个 24 小时是并发症最易发生的时段,术后 3 小时及次日清晨应常规检查血常规、血淀粉酶/脂肪酶。ERCP 治疗者多为老年患者,容易发生术后并发症,应做好相应监测和处理。

【术后管理】

22. 无痛消化内镜患者恢复期的管理要点

对于气管插管的患者,需在麻醉科医师监护下,按医疗常规拔管。接受适度镇静的患者在手术结束后仍有可能出现并发症。镇静镇痛后,患者应由专人在配有适当设备的专有区域观察,直至患者意识恢复至基础状态,且无呼吸、循环抑制风险。持续监测氧合情况,直至患者无低氧血症风险。间断地(如每 5~15 分钟)监测患者通气及循环状态,直至患者达到出院标准,以保证尽可能降低患者发生中枢神经系统及呼吸循环抑制的风险。

23. 无痛消化内镜患者离院标准

麻醉/镇静后直接回家的患者必须确认其呼吸循环稳定,无明显疼痛及恶心、呕吐,手术区域无明显出血,且有监护人陪同的情况下方可离院。除此以外,根据不同的麻醉方法还要达到以下标准方可离开医院。建议采用改良的 Aldrete 评分作为评估离室的标准(表 8-7-2)。非气管插管全身麻醉的患者苏醒后 1 小时以上,改良 Aldrete 评分 = 10 分方可离院。

表 8-7-2　Aldrete 评分记录表

项目	内容	分数
活动	自主或遵嘱活动四肢和抬头	2
	自主或遵嘱活动二肢和有限制的抬头	1
	不能活动肢体或抬头	0
呼吸	能深呼吸和有效咳嗽,呼吸频率和幅度正常	2
	呼吸困难或受限,但有浅而慢的自主呼吸,可能用口咽通气道	1
	呼吸暂停或微弱呼吸,需呼吸器治疗或辅助呼吸	0
血压	麻醉前±20%以内	2
	麻醉前±20%~49%	1
	麻醉前±50%以上	0
意识	完全清醒(准确回答)	2
	可唤醒,嗜睡	1
	对刺激无反应	0
SpO_2	呼吸空气,SpO_2>92%	2
	呼吸氧气,SpO_2>90%	1
	呼吸氧气,SpO_2<90%	0

(蔡宏伟)

参 考 文 献

[1] 中华医学会外科学分会,中华医学会麻醉学分会.加速康复外科中国专家共识暨路径管理指南(2018).中华麻醉学杂志,2018,38(1):8-13.

[2] 中华医学会消化内镜学分会麻醉协作组.常见消化内镜手术麻醉管理专家共识.临床麻醉学杂志,2019,35(2):

177-185.

[3] YOUNG C C,HARRIS E M,VACCHIANO C V,et al. Lung-protective ventilation for the surgical patient:international expert panel-based consensus recommendations. Br J Anaesth,2019,123(6):898-913.

[4] DAVIS P J,CLADIS F P. Smith's Anesthesia for Infants and Children. 9th ed. St. Louis:Elsevier,2017:930-940.

[5] KUMAR S S,MASHOUR G A,PICTON P. Neurologic considerations and complications related to liver transplantation. Anesthesiology,2018,128(5):1008-1014.

[6] American College of Surgeons Committee on Trauma. ATLS® Student Manual. 10th Ed. Chicago:American College of Surgeons,2018,42-50.

[7] CANNON J W. Hemorrhagic Shock. N Engl J Med,2018,378:370-379.

[8] SPAHN D R,BOUILLON B,CERNY V,et al. The European guideline on management of major bleeding and coagulopathy following trauma:5th ed. Crit Care,2019,23:98.

[9] AMERICAN SOCIETY OF ANESTHESIOLOGISTS COMMITTEE. Practice Guidelines for Preoperative Fasting and the Use of Pharmacologic Agents to Reduce the Risk of Pulmonary Aspiration:Application to Healthy Patients Undergoing Elective Procedures. Anesthesiology,2017,126:376-393.

[10] FRERK C,MITCHELL V S,MCNARRY A F,et al. Difficult Airway Society 2015,guidelines for management of unanticipated difficult intubation in adults. Br J Anaesth,2015,115(6):827-848.

[11] HOLCOMB J B,TILLEY B C,BARANIUK S,et al. Transfusion of Plasma,Platelets,and Red Blood Cells in a 1:1:1 vs a 1:1:2 Ratio and Mortality in Patients With Severe Trauma:The PROPPR Randomized Clinical Trial. JAMA,2015,313(5):471-482.

[12] MACKAY E J,STUBNA M D,HOLENA D N,et al. Abnormal calcium levels during trauma resuscitation are associated with increased mortality,increased blood product use,and greater hospital resource consumption:a pilot investigation. Anesth. Analg,2017,125:895-901.

第九章 泌尿生殖系统

第一节 膀胱镜及输尿管镜手术的麻醉

【知识点】

1. 膀胱镜及输尿管镜的常见种类和特点
2. 泌尿系统的神经支配
3. 截石位对患者生理的影响及常见并发症
4. 闭孔神经反射的处理
5. 输尿管镜手术的常见并发症
6. 膀胱镜及输尿管镜手术后急性肾损伤的危险因素
7. 急性肾损伤的常见病因

【案例】

患者男,84岁。拟行经尿道膀胱肿瘤电切术。有腰椎间盘突出病史。术前检查心电图提示窦性心律,ST-T改变。颈动脉超声:双侧颈动脉硬化伴双侧斑块形成。腹部B超:右侧输尿管末端实性占位,右侧输尿管扩张伴右肾积水。实验室检查:肌酐196μmol/L(参考范围为57~140μmol/L),尿酸446μmol/L(参考范围为214~420μmol/L),尿素18.6mmol/L(参考范围为2.5~6.5mmol/L)。患者长期服用阿司匹林(已停药1周)、β受体拮抗剂。

【疾病的基础知识】

1. 膀胱镜及输尿管镜的常见种类和特点

膀胱镜(cystoscope)是内镜的一种,由电镜鞘、检查窥镜、处置和输尿管插管窥镜以及镜芯组成,并附有电灼器、剪开器和活组织检查钳等。主要用于膀胱和尿道疾病的诊疗,包括膀胱结石、膀胱肿瘤、尿道狭窄等。

输尿管镜(ureteroscope)和膀胱镜一样,也属于微创的腔镜,但是膀胱镜与输尿管镜的区别在于输尿管镜镜体比较细,比较长,不光可以检查尿道、膀胱,同时可以深入到输尿管内,检查输尿管里面的病变情况和治疗输尿管的病变,包括输尿管的结石、输尿管的肿瘤、输尿管狭窄等。

常见的输尿管镜有3种类型,硬镜、软镜和孙氏镜。

(1) 硬镜:容易操作,可直视下进镜,具有较大的工作通道,便于辅助器械的通过,而且冲洗管腔大,手术视野清晰。

(2) 软镜:主要用于观察肾盂肾盏和上段输尿管。优点是图像更加清晰,弯曲度更大,操作性能更佳,使用寿命更长,成本更低。

(3) 孙氏镜:由刚性镜体结合可弯头端,能够一镜到底,既有硬镜的材质感,又有软镜的灵活。使用过程中不需更换镜子,尤其适合肾结石合并输尿管结石的患者。

2. 泌尿系统的神经支配

泌尿系统的神经支配以自主神经系统为主。

（1）肾和输尿管：支配肾脏的节前纤维来源于 $T_8 \sim L_1$ 节段，在腹腔丛和主动脉肾神经节处汇集，节后神经纤维由腹腔丛和主动脉肾神经节发出。副交感神经支配来自迷走神经。支配输尿管的交感神经纤维起源于 $T_{10} \sim L_2$ 节段，连接节后纤维的突触在主动脉肾节和上膀胱；副交感神经自 $S_2 \sim S_4$ 节段出发，组成副交感神经下腹下丛。来源于肾和输尿管的痛觉主要分布于 $T_{10} \sim L_2$ 躯体节段，即下背部、腰部、髂腹股沟和阴囊或阴唇。

（2）膀胱和尿道：膀胱的神经为内脏神经所分布，其中交感神经来自 $T_{11} \sim L_2$ 节段，经盆腔神经丛随血管分布至膀胱壁，使膀胱平滑肌松弛，尿道括约肌收缩而储尿。副交感神经为来自 $S_2 \sim S_4$ 的盆内脏神经，支配膀胱逼尿肌，抑制尿道括约肌，是与排尿有关的主要神经。膀胱排尿反射的传入纤维，也是通过盆内脏神经传入。膀胱牵张和饱胀感的信号是由副交感神经传导的，而疼痛、触觉和温度觉的信号是由交感神经传入。支配膀胱底部和尿道的交感神经纤维中 α 肾上腺素能神经占优势，支配膀胱顶部和侧壁的神经中 β 肾上腺素能神经占优势。

【术前评估与准备】

3. 膀胱镜及输尿管镜手术的麻醉方式和手术对肾功能的影响

膀胱镜及输尿管镜手术是最常见的泌尿外科手术方式。膀胱镜及输尿管镜手术指征包括血尿、泌尿系统感染、结石与尿路梗阻、膀胱肿瘤活检与切除等。这部分患者常伴有不同程度的肾功能不全，因此术前评估和准备须关注麻醉、手术方式及围术期用药对肾功能的影响。

区域麻醉相关的交感神经阻滞以及全身麻醉药物造成的某种程度的心血管抑制或血管扩张都可以造成低血压，从而降低肾血流、肾小球滤过率、尿量以及钠的排泄。在围术期，麻醉过浅、手术应激、组织损伤或麻醉药物诱导的循环抑制可激活交感神经系统，从而导致肾血管阻力增加并激活多种激素系统，也会减少肾血流、肾小球滤过率以及尿流量。麻醉和手术对肾功能的影响大多是可逆的，可通过维持足够的血管内容量和正常的血压来逆转。

围术期使用的其他药物，包括造影剂、免疫抑制剂以及氨基糖苷类抗生素等均会对肾功能造成一定的影响。某些外科手术和操作也可以明显影响肾功能，比如腹腔探查过程中对腹主动脉的压迫、阻断可导致肾脏供血不足；腔静脉受到压迫和牵拉可影响回心血量，间接影响肾动脉的血供；腹腔镜过程中的气腹压力可导致肾静脉、肾实质受压、血浆肾素和醛固酮水平升高，从而导致尿量减少。

【术中管理】

4. 膀胱镜及输尿管镜手术的麻醉方法

根据患者的年龄、性别及手术目的不同，膀胱镜和输尿管镜手术可采用表面麻醉、椎管内麻醉和/或全身麻醉。

（1）小儿：多选用全身麻醉。

（2）女性：尿道较短，短时间的诊断性操作中可选择表面麻醉或使用表面麻醉复合短效静脉麻醉药镇静麻醉，较长时间的手术则多使用区域麻醉或全身麻醉。男性患者无论手术时间长短，仍以区域阻滞麻醉与全身麻醉为主。

（3）椎管内麻醉：上尿道手术的麻醉平面应达到 T_6，而下尿道则达到 T_{10} 平面即可。当膀胱疾患邻近闭孔神经时，可辅以闭孔神经阻滞以避免刺激闭孔神经引起的腿部不自主运动。

（4）全身麻醉：包括部分无须气管插管的监护下麻醉、喉罩全身麻醉和气管插管全身麻醉。与表面麻醉和椎管内麻醉相比，全身麻醉患者体验较好，舒适度高，麻醉诱导迅速，无须等待阻滞平面，无神经并发症，对闭孔神经反射控制简单确切，目前愈来愈受到麻醉和外科手术医师的青睐。本节案例患者拟行经尿道膀胱肿瘤电切术，术中易发生闭孔神经反射，单纯蛛网膜下腔麻醉不能满足手术需要，另外患者既往有腰椎间盘突出病史，因此麻醉选择喉罩全身麻醉复合神经阻滞。

5. 截石位对机体生理的影响

截石位是在仰卧位的基础上将双腿同时抬高，由于双腿被抬高，双腿处压力减低，血液由双腿向躯干部重新分布。截石位常与头低脚高体位（trendelenburg position）配合使用，更易导致血液由双腿向躯干重新分布，引起回心血量增加，可诱发充血性心力衰竭。下肢抬高后血压往往升高，但心排血量无明显变化。抬高的下肢迅速放平往往容易因静脉回流减少导致血压降低，区域阻滞与全身麻醉引起的血管扩张会使血压下降更明显。

因此,在抬高的下肢放平后应密切监测血压变化并及时处理。此外,由于截石位时,膈肌上移导致功能残气量减少,患者易出现肺不张与低氧血症。

6. 截石位常见的并发症

对末梢神经的压迫是最常见的并发症,在截石位手术的患者中发生率约为1%~2%。神经损伤的出现可能为单侧或双侧,在这一体位中具有时间相关性(特别是长于2小时的手术)。它们在手术后立即出现,可能表现为感觉异常伴或不伴有运动减弱,尽管可能需要几个月的时间,但通常可完全康复。这一并发症的出现除与截石位相关外,还与应用神经针刺激、使用下肢止血带或手术创伤有关。

7. 截石位可能损伤的神经

(1) 股神经:尽管过度屈曲是否会造成患者的股神经损伤仍有争议,但目前最好的方式是避免髋关节屈曲>90°。同时骨盆牵开器会增加股神经损伤风险。

(2) 腓总神经:当腓骨小头没有被充分垫起并受到腿架挤压时可能出现。

(3) 坐骨神经:通过避免髋关节屈曲>90°,减轻对坐骨神经肌群的牵拉。

(4) 隐神经:当胫骨内侧髁受挤压时可能出现。

(5) 闭孔神经:当大腿屈曲时由于其经闭孔走行可能被牵拉。

(6) 股外侧皮神经:仅表现为感觉异常。

8. 闭孔神经反射的预防和处理

闭孔神经在骨盆中沿骨盆侧壁行走,紧贴于膀胱外侧壁肌膜层,在行膀胱侧壁肿瘤电切时,极易因低频电流刺激引起闭孔神经反射(obturator nerve reflex),即神经所支配的股内收肌群急剧收缩,导致膀胱穿孔、出血以及膀胱周围组织和脏器的损伤。

目前临床上常用的预防TURBT术中闭孔神经反射的方法有全麻复合神经阻滞法、低功率电切或凝切法。椎管内麻醉不能预防闭孔神经反射的发生,只有阻滞到受刺激部位的远端的闭孔神经,才能有效阻断闭孔神经受到刺激后引起的兴奋传导。闭孔神经阻滞简便易行,且可有效预防闭孔神经反射。肌肉松弛药的使用可以阻断神经肌肉接头处的神经冲动的传导,因此,全身麻醉也可以有效预防闭孔神经反射的发生。但由于膀胱肿瘤多为高龄患者,而且TURBT手术多为短小手术,若肌肉松弛药使用不恰当,或不能有效避免闭孔神经反射,且易造成肌肉松弛药的残余,增加患者术后呼吸系统并发症的发生。研究表明,椎管内麻醉联合闭孔神经阻滞与全麻相比,闭孔神经反射发生率相当,均为6.7%,但前者对伴有合并症的老年患者麻醉风险相对较低。

本节案例患者,高龄,拟行经尿道膀胱肿瘤电切,麻醉可选择椎管内麻醉复合闭孔神经阻滞或者喉罩全身麻醉复合神经阻滞。考虑到患者既往有腰椎间盘突出病史,因此麻醉选择喉罩全身麻醉复合神经阻滞,术中未发生闭孔神经反射,术后患者恢复良好。

9. 膀胱镜及输尿管镜手术患者术中阴茎勃起的处理

(1) 静脉加用氯胺酮(1mg/kg):氯胺酮分离麻醉可消除心理性刺激引起的阴茎勃起。

(2) 阴茎海绵体注射0.1mg去氧肾上腺素或者10~25mg间羟胺:可于1~2分钟内消除阴茎勃起。

(3) 静脉注射10mg麻黄碱:对全麻或者局麻下的阴茎勃起均有效。

(4) 阴茎背神经阻滞:以1%和0.5%丁哌卡因1∶1混合液5ml,在阴茎根部中线两侧作皮下及白膜下注射,可迅速消除勃起,且安全可靠,无心血管活性药物引起的心血管不良反应。

(5) 静脉注射右美托咪定0.5μg/kg:对全麻或者局麻下的阴茎勃起均有效。

(6) 阴茎海绵体穿刺抽血:上述方法均不能有效消除阴茎异常勃起的患者可尝试阴茎海绵体穿刺抽吸数毫升血液。

【术后管理】

10. 膀胱镜及输尿管镜手术的术后常见并发症及处理

膀胱镜及输尿管镜手术后常见并发症包括出血和感染。

(1) 出血:因术后需留置输尿管内支架,部分患者活动后尿液呈淡红色,一般不需要任何处理,嘱患者多饮水、减少活动量即可,待支架取出后1~3天自行恢复。也有部分患者术后出现包膜下血肿,一般保守治疗即可,如出现伴发感染,则需要穿刺引流。

（2）感染：一般发生在患者有尿路感染史，在输尿管镜灌流作用下可引起反流性感染，造成术后高热，甚至可能出现败血症。为预防输尿管镜造成的反流性感染，术前需积极控制感染，必要时行肾穿刺造瘘解除梗阻，术中应保持灌注液回流通畅，保持灌注液压力处于低压状态，有条件可以监测肾盂内压力。术后监测体温、血压等生命体征，复查血常规、C反应蛋白、降钙素原等感染指标。有疑似感染性休克表现时，需早期使用碳青霉烯类强效抗生素，准备静脉通路和抗休克治疗。

11. 膀胱镜及输尿管镜手术后急性肾损伤的危险因素

引起急性肾损伤（acute kidney injury，AKI）的危险因素包括肾脏缺血、全身感染、肾毒性药物、外科大手术、挤压伤、肾移植及其他脏器功能障碍。其中，肾毒性药物是导致老年患者发生AKI的首要病因。手术麻醉过程中除了麻醉药品外，最常用的肾毒性药物有胶体液和NSAID类止痛药。

12. 膀胱镜及输尿管镜手术围术期发生AKI的主要原因

AKI是指在两周或更短的时间内发生肾血流量的显著下降，出现肾衰竭或氮质血症，可分为肾前性、肾性和肾后性。肾前性AKI主要由肾脏血流减少引起，约占总AKI的60%。在围术期，肾脏缺血可由血容量不足和灌注不足引发，以及肾动脉收缩和肾血管自主条件反应受损，其他机制包括低灌注导致的心肌功能障碍或血液从肾脏分流，如败血症。

肾性AKI占AKI的30%，其中急性肾小管坏死（acute tubular necrosis，ATN）是主要原因，与局部缺血或毒素作用直接相关，在一系列已有的肾脏疾病中，导致一系列已知肾脏疾病的肾毒素包括放射性对照物质、氨基糖苷类、血管紧张素转换酶（ACE）抑制剂和挥发性麻醉剂氟化物的代谢产物有关。溶血和肌肉损伤（产生血红蛋白尿和肌红蛋白尿）也可诱发肾性AKI。

肾后性AKI（10%的病例）是指肾水平面以下尿路梗阻或排尿功能障碍（如肿瘤、结石、前列腺增生等）所致的AKI。常见病因包括：①输尿管结石梗阻（上尿路）；②膀胱颈口梗阻（下尿路）；③前列腺增生肥大或癌症；④膀胱肿瘤或膀胱内有较大的积血块等；⑤盆腔肿瘤蔓延、转移或腹膜后纤维化所致的粘连压迫输尿管、膀胱、尿道等。

（袁红斌）

第二节 全膀胱根治性切除术的麻醉

【知识点】

1. 膀胱肿瘤的诊疗

2. 全膀胱根治性切除术前评估和准备

3. 全膀胱根治性切除术中体位和气腹对患者的影响

4. 全膀胱根治性切除术中麻醉管理要点

5. 保温治疗在全膀胱根治性切除术中的应用

6. 全膀胱根治性切除术中深度肌肉松弛与术后复苏

7. 全膀胱根治性切除术后并发症的鉴别诊断

8. 全膀胱根治性切除术后的快速康复

【案例】

患者男，65岁，身高175cm，体重70kg，BMI 22.9kg/m²。长期吸烟史十余年，20支/d。慢性阻塞性肺疾病史。高血压病史20年，服用苯磺酸氨氯地平，平时血压控制在130/90mmHg。2个月前无明显诱因下出现肉眼血尿。膀胱镜检查示：肿瘤位于膀胱后壁及左侧输尿管开口，最大直径约15mm，侵及肌层。病理示：浸润性高级别尿路上皮癌伴腺样分化。膀胱镜术后化疗2疗程（吉西他滨＋顺铂）。胸部平扫示：右肺上叶小斑点灶，右上肺多发肺气囊。心电图示：完全性右束支传导阻滞，T波低平。血常规：Hb 85g/L，PLT 298×10⁹/L。动脉血气分析：pH 7.392，PCO_2 43.7mmHg，PO_2 65.9mmHg，Na^+ 135mmol/L，K^+ 3.6mmol/L，SB 1.3mmol/L。拟行择期机器人辅助下全膀胱根治性切除术。

【疾病的基础知识】

1. 膀胱肿瘤的诊疗特点

膀胱癌是起源于膀胱尿路上皮的恶性肿瘤，是泌尿系统最常见的恶性肿瘤之一。平均发病年龄65岁，发病男女比例为3:1。

（1）病因：膀胱癌较为明确的两大外在危险因素为吸烟和长期接触工业化学产品，此外还可能与膀胱内长期慢性炎症及异物刺激（留置导尿管、结石）有关。有家族史者发生膀胱癌的危险性明显增加。由于膀胱癌与吸烟关系密切，因此，膀胱癌患者多并存冠状动脉疾患与慢性阻塞性肺疾病。由于肿瘤造成的尿路梗阻与退行性变，患者多伴有一定程度的肾功能损害。

（2）临床表现：①血尿，大部分患者最常见和最早出现的症状是间歇性全程无痛肉眼血尿。血尿的严重程度、持续时间长短，与肿瘤的恶性程度、大小、分期和数目并不一定成正比；②膀胱刺激症状，部分患者可出现尿频、尿急、尿痛，而无明显的肉眼血尿；③排尿障碍，肿瘤阻塞膀胱出口可引起排尿困难、尿潴留；④晚期表现，广泛盆腔转移可出现腰骶部疼痛；肿瘤浸润输尿管开口，造成梗阻引起肾积水、肾功能不全等；下肢水肿、贫血、体重减轻等。

（3）辅助检查：结合患者症状进一步行尿常规检查、尿脱落细胞学、尿肿瘤标记物、腹部和盆腔 B 超等检查。根据上述检查结果决定是否行静脉尿路造影、CT 或/和 MRI、膀胱镜等检查明确诊断，鉴别上尿路肿瘤，明确是否有肾积水。通过膀胱镜下活检进行病理检查是诊断膀胱癌的金标准。对肌层浸润性膀胱癌疑有骨转移者，可选择骨扫描检查。还可行 PET-CT 检查以判断术前的淋巴结转移并与软组织肿块鉴别。

（4）治疗原则：手术切除辅以化疗。

本节案例患者因肉眼血尿 2 个月就诊，膀胱镜检后病理示：浸润性高级别尿路上皮癌伴腺样分化，因此拟化疗后行择期全膀胱根治性切除术治疗。

2. 膀胱肿瘤的常见手术方式

非肌层浸润性膀胱癌（non-muscle-invasive bladder cancer，NMIBC）的治疗方法包括内镜切除和利用卡介苗进行膀胱内化疗。

全膀胱根治性切除术（radical cystectomy，RC），联合盆腔淋巴结清扫术（pelvic lymph node dissection，PLND）是浸润性膀胱癌治疗的金标准。经典的根治性膀胱切除术的手术范围包括：膀胱及周围脂肪组织、输尿管远端，并行盆腔淋巴结清扫术；男性应包括前列腺、精囊，女性应包括子宫、部分阴道前壁、附件。为了使肿瘤缩小，一些患者术前可能结合放疗。膀胱切除后通常实施尿流改道手术。施行全膀胱根治性切除术和回肠代膀胱术，手术过程复杂，是泌尿科手术时间较长、创伤大、出血多的手术。

根治性膀胱切除时应同期行永久性尿流改道手术。尿流改道术尚无标准治疗方案。目前有多种方法可选，包括不可控尿流改道、可控尿流改道及肠代膀胱手术等。随着腹腔镜技术的普及，腹腔镜手术和机器人辅助腹腔镜手术也已应用于多种尿流改道术。现多采用在腹腔镜下行膀胱切除术后通过小切口在腹腔外行尿流改道术。目前尿流改道术式包括原位新膀胱术、回肠膀胱通道术、输尿管皮肤造口术、其他尿流改道方法（经皮可控尿流改道术、利用肛门括约肌控尿等）。

根治性膀胱切除术可以分为开放手术和腹腔镜手术两种，腹腔镜手术包括常规腹腔镜手术和机器人辅助腹腔镜手术。随着微创外科的发展，腹腔镜全膀胱根治性切除术以及机器人辅助膀胱切除术已经越来越多的应用到临床。微创手术可以更好地保护神经，解剖细致，尿道括约肌保存完整，术后尿失禁的发生率低。腹腔镜手术对术者的操作技巧要求较高、手术时间、总体并发症、术后切缘阳性率以及淋巴结清扫效果等与开放手术相似，但具有失血量少、副损伤小、术后疼痛轻、恢复快的优点。机器人辅助腹腔镜根治性膀胱切除术更精细和更有利于手术操作。本节案例患者根据病情和辅助检查结果，拟择期行机器人辅助下全膀胱根治性切除术。

【术前评估与准备】

3. 膀胱癌手术患者的术前评估要点

膀胱癌患者多为老年、男性，此类患者常常并发多种其他重要系统（如心血管、呼吸）疾病。术前应尤其注意围术期循环和呼吸功能变化，应加以评估，了解其用药史，特别是心功能代偿不全、冠心病、心绞痛、慢性支气管炎合并肺部感染等合并症会显著增加围术期心血管事件发生的概率，仔细评估患者的心血管病史、心功能和药物使用情况，以评估气腹和手术体位对患者可能造成的血流动力学改变的影响；长期吸烟患者，或并发呼吸系统疾病的患者，应注意肺功能评估和可能存在通气血流比例失调以及气体交换不良对患者的影响。

腔镜手术或机器人辅助腔镜手术中需要建立长时间的 CO_2 气腹并维持极度屈氏体位，将会影响患者的呼吸、循环功能。除常规的心电图、胸片、血常规、尿常规、肝肾功能、血糖和电解质、出凝血系列、血气分析等，可根据患者病情选择辅助检查：超声心动图、心功能测定（BNP、pro-BNP 等）、肺功能监测。

存在深静脉血栓高风险的患者,应评估其凝血功能和血栓可能引起栓塞的风险并作相应预防处理(如血栓滤网置入等),术前可检测血栓弹力图。

部分患者有肾功能损害,术前需要进行治疗。膀胱肿瘤较大或堵塞膀胱出口,可造成肾后性肾功能不全或肾衰竭。肾后性急性肾损伤的特征是急性尿路梗阻,常见原因包括前列腺肥大、肾结石、膀胱颈部肿瘤以及某些腹膜后疾病引起的外压性水肿。可通过影像学检查进行鉴别。膀胱癌患者晚期也会出现肾功能不全表现。有肾功能损害者,围术期应注意保护和改善肾功能。

部分膀胱癌患者术前进行新辅助化疗(顺铂、吉西他滨等),根据目前的临床数据,新辅助化疗主要引起包括消化道反应、贫血及白细胞降低等不良反应。此外,伴有血尿的患者,虽然血尿程度与肿瘤恶性程度不一致,但长时间血尿可能导致术前贫血。术前约有19%的膀胱癌患者存在营养不良状态(如白蛋白低于3.5g/ml;BMI小于18.5kg/m^{2}或术前体重减轻5%)。术前伴有血尿和贫血,以及全身情况较差患者,应纠正贫血和低蛋白血症。

本节案例患者为高龄男性,长期吸烟史,既往慢性阻塞性肺疾病、高血压病史,胸部平扫、心电图,以及吸空气时动脉血气分析结果均有异常结果,因此需要进一步完善相关检查以评估心肺功能。还需要评估患者的营养状态、肾功能损害程度、肿瘤累及程度、深静脉血栓风险等。

4. 膀胱癌手术患者的术前准备要点

(1)术前康复训练:有研究结果表明,患者术前1个月戒烟戒酒有利于减少出血、伤口愈合不良及心肺并发症。应用祛痰药、支气管扩张药、糖皮质激素和抗生素等。对于必须实施气管插管的COPD患者,术前雾化吸入支气管扩张药和糖皮质激素治疗有助于降低气道的反应性。本节案例患者为高龄男性,长期吸烟史,既往慢性阻塞性肺疾病,需要进行术前的戒烟康复训练。

(2)肠道准备:已有研究结果表明传统机械性肠道准备可导致水电解质的丢失及紊乱,患者获益较少,且增加手术应激及术后并发症。推荐膀胱切除尿流改道患者进行术前1天肠道准备。对于严重便秘患者,建议术前应给予充分的机械性肠道准备。本节案例患者无严重便秘病史,可进行仅术前1天的肠道准备。

(3)静脉血栓DVT的预防:抗凝治疗。深静脉血栓引起肺栓塞是RC的重要非手术死亡因素。经多因素分析,RC是术后深静脉血栓形成的独立因素。因此,推荐RC应联合应用预防DVT措施,包括间断下肢气压治疗以及应用小剂量低分子量肝素,以降低DVT以及肺动脉栓塞的风险。

(4)预防性抗生素的应用:Tanaka等在RC围术期应用哌拉西林/他唑巴坦抗感染,总感染率约为20%,其中5.7%为外科手术部位感染。但没有发现严重的肺部感染以及菌血症以及败血症的发生。2012 AUA推荐RC围术期应用2代或3代头孢类抗生素,一般持续时间24小时或更短。不鼓励延长应用抗生素,以免导致细菌耐药或细菌性肠炎。

(5)术前营养支持:据统计术前约有19%的膀胱癌患者存在营养不良状态(如白蛋白低于3.5g/ml;BMI小于18.5kg/m^{2}或术前体重减轻5%)。多因素分析研究表明,术前营养不良是术后90天内患者死亡的重要预测因子。而术前的营养支持可以降低术后并发症的发生率。营养支持可采用口服和/或肠外等途径。

(6)老年患者的术前认知检测:MMSE筛查及其他认知功能检测量表等。

(7)对于上尿路梗阻造成肾功能不全者或肾衰竭者,术前要行肾造瘘引流,改善肾功能,因为围术期肾衰竭是患者死亡的重要原因。

【术中管理】

5. 膀胱癌手术类型及相应麻醉方式的选择

膀胱癌的手术类型有开腹全膀胱根治性切除术、腹腔镜下全膀胱根治性切除术,机器人辅助下全膀胱根治性切除术。

开腹全膀胱根治性切除术的手术切口采用上至剑突,下至耻骨的腹部正中切口。手术范围包括前半骨盆的主要器官。男性要将膀胱、前列腺、贮精囊与后尿道一并切除。女性要切除膀胱、子宫、宫颈与部分阴道穹窿前壁,卵巢可视具体患者个体情况及肿瘤侵犯情况保留。同时要实施盆腔淋巴结切除与尿流改道。手术体位一般为头低脚高位。而手术通常需要4~6小时(变化大,机器人辅助手术更长)。

麻醉因素主要涉及术中应激控制、体温管理、液体治疗及镇痛等方面。全膀胱根治性切除术的麻醉方式主要采用全身麻醉和/或硬膜外麻醉。有研究表明,不同的麻醉方式会影响患者的免疫系统,采用全身麻醉可以抑制患者由于手术治疗导致的应激反应,但是并不能完全抑制,还有可能会影响患者的免疫系统。椎管内麻醉由于交感神经阻滞易造成代膀胱的回肠激惹,因此可能妨碍手术操作。有研究表明对腹腔镜全膀胱根治性切除术的患者采用全身麻醉联合硬膜外麻醉方式可以有效抑制患者的应激反应,能够在较大程度上降低患者的疼痛感,同时减少全身麻醉麻醉药用量,且能提供满意的术后镇痛,尤其是对老年膀胱癌患者具有良好的作用。但应用椎管内麻醉的弊端是肠蠕动不利于肠代膀胱的手术操作。本节案例患者可选择全身麻醉。

6. 全膀胱根治性切除术的围术期液体管理

全膀胱根治性切除术由于其操作复杂、手术及气腹时间长、头低位、术中无法准确监测尿量等,围术期容量管理难度较大,麻醉管理不当可能出现组织或器官的严重水肿、急性左心衰竭、心律失常等。

患者由于术前禁食、肠道准备、限制补液,以及术中手术创面大、出血多等易导致术中血容量相对或绝对不足,术中需适当扩容,做好输血、输液等准备。

术中切断输尿管后容量波动大,应注意保证充足的血容量以维持一定的尿流冲洗吻合口。术中维持尿量可应用小剂量多巴胺 $1 \sim 3 \mu g/(kg \cdot min)$。

COPD 患者围术期液体治疗的管理目标是避免容量过负荷。容量过负荷会增加围术期并发症发生率,而限制性液体治疗则可降低围术期并发症的发生率。COPD 患者常常合并心功能减退,当患者出现心力衰竭症状时,需要立即进行利尿治疗。

同时过长时间的 Trendelenburg 体位和 CO_2 气腹会加重患者颜面部以及声门以上部位(即声带、勺状软骨和会厌部)水肿,最终将导致患者拔管后呼吸窘迫,情况严重者由于无法维持正常血氧饱和度而需在麻醉后恢复室内进行紧急插管。呼吸道水肿也使重新插管的难度增加。

全膀胱根治性切除术出血多。预计出血量 $100 \sim 1000ml$(个体差异大)。患者经常需要异体输血。Linder 分析 2060 例 RC 患者,围术期输血约 62%,同时经多因素分析发现围术期输血与术后肿瘤复发/肿瘤相关性死亡以及多种原因导致的死亡事件显著相关。

全膀胱根治性切除术手术时间长、创伤大、失血多,应及时输血、补液,维持血流动力学稳定,以及水电解质和酸碱平衡。因此最好根据患者的循环情况、尿量、血气分析、中心静脉压监测,以及术中手术情况,根据患者的个体容量状态,在有效的监测指标下,结合多方面指导液体治疗。

7. 全膀胱根治性切除术的术中体位、气腹对患者的影响及处理

全膀胱根治性切除术的术中体位为 60° Trendelenburg(头低、脚高、截石位)体位,双腿外展呈截石位。由于头低位和手术敷料的下压,可能发生气管导管的扭曲变性,或气管导管深度的改变。

气腹压力和 Trendelenburg 体位的变化直接影响血流动力学的变化,因腹腔压力和重力作用迅速将腹腔静脉血挤压至胸腔静脉,回心血量增加;$PaCO_2$ 上升,pH 下降,对机体血管平滑肌有直接松弛作用,机体代偿性增加外周阻力,中心静脉压上升,心脏前负荷加大,心搏出量增加,呼吸频率增快,可通过机体的代偿机制予以纠正。可通过过度通气纠正高碳酸血症处理。

人工气腹所导致的生理影响主要是由于 CO_2 所致的腹内压(intra-abdominal pressure,IAP)升高和 CO_2 溶解于血后产生的高碳酸血症。而腹膜后腔 CO_2 气腹(retroperitoneal CO_2 pneumoperitoneum),相对于腹腔镜手术,充气对腹内压、胸内压、腹膜刺激和儿茶酚胺释放的影响较小,从而对血流动力学的影响较轻。腹膜后腔 CO_2 气腹对呼吸系统的影响主要表现在血 pH、$PaCO_2$ 及肺通气等方面。腹腔内压增高使膈肌上升,使肺顺应性下降,潮气和功能残气量减少,气道峰压和平台压均增高,肺泡无效腔增大,从而导致通气血流比例失调。大量 CO_2 经过腹膜吸收可发生高碳酸血症和酸中毒。随着气腹时间延长,需要麻醉医师注意调高潮气量和呼吸频率,加大预设的每分通气量,在较高的每分通气量下建立新的平衡,以保持 $P_{ET}CO_2$ 相对缓慢升高。

腔镜手术和机器人辅助手术中,患有慢性阻塞性肺疾病的患者术中气道峰压值常会显著升高,而气腹和 Trendelenburg 体位所导致的腹内高压将会使其进一步加剧。中、重度 COPD 患者可能需要使用支气管扩张剂、肾上腺皮质激素等药物治疗同时配合物理治疗使其肺功能恢复至耐受机器人辅助手术。本节案例患者可根据肺功能检查结果,临床表现,以及围术期呼吸功能监测结果酌情对症处理。

8. 全膀胱根治性切除术中应进行的监测

全膀胱根治性切除术中应密切监测患者的血压、血容量与失血量、心电图、有创动脉测压、中心静脉压、呼气末二氧化碳分压($P_{ET}CO_2$)、动脉血气分析、尿量、体温等。有心功能不全病史的患者还需要监测肺动脉压。

(1)监测尿量:术中需要阻断尿路较长时间,因此手术中应使用精密集尿袋连续监测尿量并对尿量作出

及时调整处理。

（2）监测体温：术中为防止体温降低应在患者上半身使用保温毯及其他加温措施（输液加温等）。

（3）监测动脉血气：由于 COPD 患者呼吸道无效腔容量增加，气管插管后应行动脉血气分析，以评价呼气末二氧化碳监测的准确性。同时全膀胱根治性切除术中长时间阻断输尿管，容易导致代谢紊乱，需要定期检测动脉血气，及时进行处理。

9. 全膀胱根治性切除术中的气道管理、呼吸模式、参数选择和调整

长时间 CO_2 气腹使对患者进行合理的通气管理非常重要。气腹导致肺功能残气量和肺顺应性降低，易引起患者通气血流比例失衡。由于腹膜对 CO_2 的吸收，术中患者的 $P_{ET}CO_2$ 通常升高，长时间的 CO_2 蓄积会产生高碳酸血症。故术中应进行血气分析监测，及时通过调整呼吸参数或者使用药物维持患者内环境稳定。通常 $P_{ET}CO_2$ 和动脉血二氧化碳分压（$PaCO_2$）有很好的关联性，故在此类手术中通过监测动脉血气直接测量 $PaCO_2$ 十分有必要。气腹时耗氧量没有增加，CO_2 排除增加并非机体产生过多所致，主要是由于大量 CO_2 在一定压力下，经腹膜弥散进入血液循环，使动脉血中 CO_2 分压增加。人工气腹造成腹腔内压力增加，引起膈肌上移，运动受限，致胸肺顺应性下降，肺活量减少，气道压力增加。研究表明相较于容量通气模式，压力通气模式不仅能增加肺顺应性而且能有效降低吸入气道峰压值。在长时间的过度 Trendelenburg 体位中，6~8ml/kg 的潮气量、4~7cmH$_2$O 的呼气末正压，以及 35cmH$_2$O 以下的气道峰压值都可以有效预防肺不张的发生。

COPD 患者小气道在呼气期提前关闭，本身存在气体潴留；为了避免肺过度膨胀，需要设置更小的潮气量。COPD 患者的气道阻力增加且呼出气流速率降低，可以适当延长呼吸时间，例如降低呼吸频率并调整吸呼比为 1∶3~1∶4，以保障气体充分呼出。需注意的是，要根据流速-容积环等相关指标选择适宜的外源性 PEEP，过高的外源性 PEEP 会加重肺过度膨胀，影响血流动力学稳定和气体交换。

通气设置中低气道压、低潮气量、长吸呼比可能导致通气不足而加重高碳酸血症。术中机械通气期间的目标是，动脉血 $PaCO_2$ 需维持在术前基线水平。严重气流受限的 COPD 患者，可以接受容许性高碳酸血症（pH 7.20~7.25）。发生肺不张的患者，肺复张手法有助于恢复肺的膨胀，但需调节 PEEP 以避免再次发生肺萎陷。机械通气期间需根据脉搏血氧饱和度和动脉血气分析结果调整呼吸机参数。

临床观察表明，常压下吸入纯氧 6 小时就可能出现呼吸道黏膜的损伤，吸纯氧超过 24 小时即可发生氧中毒的典型改变。长时间手术应用空氧混合气体，既保证术中充分的氧气供应，又防止高浓度的氧损害细胞 DNA，抑制细胞内（尤其是线粒体内）的代谢反应过程，避免了肺部发生病理改变。COPD 患者由于存在小气道阻塞，吸入氧浓度过高更容易发生肺不张。术中机械通气期间的吸入氧浓度不应超过 50%，一般为 40% 左右，目标动脉血氧分压维持在 120mmHg 水平以下。

本节案例患者有慢阻肺病史，可适当降低吸入氧浓度，并根据围术期呼吸功能监测结果，以及定期动脉血气分析结果，及时进行呼吸机参数调整和对症处理。

10. 全膀胱根治性切除术中深度肌肉松弛的实施及术后复苏

机器人辅助手术的操作精密，但手术力反馈能力差，操作医师无法及时敏感地感知组织的硬度和张力。患者采取 Trendelenburg 体位为头低 30° 甚至更低，同时双腿外展呈截石位。手术医师采取以上体位是为了更好地暴露骨盆结构以及下腹部脏器，以获得更好的手术视野。在机械臂安装微创手术器械并进入患者体内后，到手术结束时，患者体位都不得变动。手术操作过程中体位的改变可能会导致严重的后果，可能造成脏器或血管的撕裂或穿破，因此术中需提供完善的肌肉松弛。

有研究表明深度肌肉松弛（deep muscle relaxation）除了能够有效防止患者在术中发生体动外，还能降低腰腹部肌肉的张力，减轻人工气腹造成腹肌带来的压力及其相关的术后疼痛。还有助于术者在更低的气腹压力条件下获得良好的术野暴露和合适的操作空间，并且能有效减弱长时间 CO_2 气腹和过度 Trendelenburg 体位时眼压的增加，甚至有望减少极端体位的使用。而过高的气腹压力会显著干扰患者的循环和呼吸功能，引起内脏器官的缺血。2013 版的肌肉松弛药合理应用的专家共识中就指出，腹腔镜手术时应达深度肌肉松弛。因此目前提倡在深度肌肉松弛条件下予以较小的气腹压力（10~12mmHg），同时满足外科医师整个手术过程中对深度肌肉松弛程度的要求。深度肌肉松弛的定义为 PTC=1 或 2，TOF=0。

而深度肌肉松弛可能会增加术后肌肉松弛作用残余的发生率。由于术中需要维持 PTC=1 或 2，TOF=0 程度的深度肌肉松弛，而且深度肌肉松弛必须维持到标本切除、止血、结扎、吻合等主要外科手术步骤完成之后，而且腹腔镜手术不存在逐层关闭的腹部切口，对于这类患者，应当选择合理的停药时机，注意在复苏期严密观

察,避免肌肉松弛药作用残余造成的并发症,精准评估肌肉松弛恢复情况,确保适时拔除气管导管,保障围术期肌肉松弛药的用药安全。因此,建议术中持续监测神经肌肉阻滞的深度。更好地防止或减少术后残余肌肉松弛的发生。罗库溴铵和顺阿曲库铵都能成功地用于提供持续的深度神经肌肉阻滞,目前罗库溴铵和舒更葡糖钠的组合可以在手术结束时实现深度肌肉松弛的快速而安全的逆转。本节案例患者在术中可用罗库溴铵诱导及维持深度肌肉松弛状态,术后应用舒更葡糖钠拮抗肌肉松弛作用,以快速安全地复苏。

【术后管理】

11. 全膀胱根治性切除术后躁动、苏醒延迟的原因及处理

全膀胱根治性切除术的患者,术后麻醉苏醒时间较长、术后躁动风险高。

全身麻醉后超过预期苏醒的时间仍未苏醒者,称为苏醒延迟(delayed recovery)。全膀胱根治性切除术的患者年龄较大,全身情况较差、ASA 分级高,中枢神经系统敏感性增加,药物代谢及排出的速度也较慢,可能导致麻醉苏醒时间延长。部分患者术前接受新辅助化疗,肝肾功能较差;术中高气腹压也导致肝、肾血流减少,影响麻醉药物代谢,可能造成麻醉药物蓄积。因此常见的原因包括麻醉药的残余作用、低氧血症、代谢失调、神经系统并发症、低体温等。全膀胱根治性切除术后患者出现苏醒延迟,除了考虑外科因素和神经系统并发症之外,还要考虑肾功能代谢障碍、低体温、高碳酸血症、酸中毒、低氧血症、麻醉药物残留等因素。

腹腔镜下和达芬奇机器人辅助下全膀胱根治性切除术,术中由于患者肺功能不全或病态肥胖、手术时间长、术中不适当的体位、长时间腹内高压、术中达芬奇机械臂的活动导致工作鞘脱出或闭合不严,导致皮下气肿、高碳酸血症和酸中毒。

达芬奇机器人辅助手术期间容易发生低体温,主要原因是长时间的手术和麻醉,以及不加温的二氧化碳及其交换使机体热量丧失增加,此外,室内环境温度过低、全麻后体温调节功能降低以及患者高龄都增加低体温的发生率,从而导致术后苏醒延迟、术后寒战等。术中使用加温仪、暖风机、加温毯可以有效预防和治疗术中低体温。

因此术中需完善监测,及时进行对症出,避免术后苏醒延迟。若术后出现患者苏醒延迟,在排除外科和神经系统因素之后,可根据患者体温监测、水电解质酸碱情况、肌肉松弛监测等进行相应处理。

12. 全膀胱根治性切除术的术后并发症及鉴别诊断

全膀胱根治性切除术属于高风险的手术,围术期并发症可达 28% ~ 64%,围术期的死亡率为 2.5% ~ 2.7%,主要死亡原因有心血管并发症、败血症、肺栓塞、肝衰竭和大出血。

静脉血栓栓塞:对于容易发生下肢深静脉血栓形成(DVT)的高危人群,建议使用弹力袜、下肢间歇性加压装置和/或药物治疗(如低分子量肝素)来预防围术期深静脉血栓风险高的患者,出院以后应使用 1 个月低分子量肝素(LMWH)预防。

肺部并发症:肺功能锻炼可以减少肺部并发症的发生。气腹条件下,膈肌抬高将减少功能残气量,使患者容易发生肺不张。为了预防肺不张,推荐术中使用 6~8ml/kg 的潮气量和 4~7cmH$_2$O 的 PEEP,气道压力峰值控制在 35cmH$_2$O 以内。延长吸气时间对改善气体交换和呼吸动力学有一定的作用,呼吸比(I∶E)设置为 2∶1 或 1∶1 较传统的 1∶2 能维持更好的氧合和更低的二氧化碳水平。

水电解质酸碱紊乱:尿流缓慢通过肠黏膜时容易导致代谢紊乱。空肠膀胱术后易出现低钠血症、低氯血症、高钾血症与代谢性酸中毒。回肠与结肠膀胱术后易出现高氯性代谢性酸中毒。留置临时性尿管与维持大量尿流可减轻术后电解质紊乱的问题。

13. 加速术后康复的实施

加速术后康复(enhanced recovery after surgery,ERAS)可以显著加快患者的恢复。包括术后尽量减少阿片类药物的使用、早期活动、物理治疗、不使用或早期拔除胃管、尽早口服补充营养、限制肠外营养的使用、促胃肠动力药物的应用。

术后镇痛的选择:推荐采用多模式镇痛方案,包括阿片类药物、非甾体抗炎药、局麻药切口局部浸润麻醉、椎管内镇痛、神经阻滞等。尽管患者自控硬膜外镇痛的初始疼痛控制明显改善并且阿片类药物需求减少,但镇痛方法与住院时间、肠功能恢复或并发症之间没有关联。

早期活动:早期下床活动可促进呼吸系统、胃肠系统、肌肉和骨骼等多器官系统功能的恢复,并可以预防肺部感染、胰岛素抵抗、压疮和下肢深静脉血栓形成等。术后第 1 天即可下床活动,设立每日活动目标,逐日增加

活动量。

鼻胃管的留置:研究表明早期拔除鼻胃管有利于患者肠道功能的恢复。因此不推荐全膀胱根治性切除术前和术后常规留置鼻胃管。

恢复口服补充营养:建议根据患者术后恢复情况,禁食1~3天,记录引流量,部分外科医师给予早期清亮规律饮食。术后4~5天:肠道功能多恢复。术后营养失调可以导致麻痹性肠梗阻的发生。早期的术后(肠外或肠内)营养支持可以降低感染发生率/促进伤口愈合以及促进肠道功能的恢复。

对本节案例患者进行详细的术前宣教,选择合适的术后镇痛方式,鼓励术后早期活动,根据患者术后恢复情况,尽早拔除鼻胃管,进行营养支持等,以期实现加速术后康复。

(苏殿三)

第三节　肾癌手术的麻醉

【知识点】

1. 肾脏的血液循环特点与神经支配分布
2. 麻醉对肾功能的影响
3. 肾癌合并肾功能不全的术前准备
4. 肾癌手术体位对术中呼吸、循环的影响
5. 腹腔镜肾癌根治术中高碳酸血症的特点、原因、影响与处理要点
6. 肾癌合并下腔静脉癌栓的治疗
7. 下腔静脉癌栓术中血流动力学的管理要点
8. 肾癌手术后急性肾损伤与急性肾衰竭的诊断与治疗

【案例】

患者男,57岁。拟行择期3D腹腔镜根治性右肾切除术+下腔静脉取栓术+输尿管结扎术。现病史,患者20余天前无明显诱因出现右下肢肿胀,无发热,无尿频、尿急、尿痛,无肉眼血尿,行磁共振(MRI)检查显示:右肾癌,伴右肾静脉及下腔静脉癌栓形成。既往合并冠心病1年。下腹部MRI显示:右肾中部不规则肿物,大小约6.8cm×6.5cm×6.8cm。右肾静脉及下腔静脉内可见癌栓,上缘达肝脏下缘水平。无其他特殊或长期服药史。实验室检查:血肌酐138μmol/L,血钾4.5mmol/L,Hb 90g/L。平日测量上臂血压约125/70mmHg,心率约80次/min。其他无异常。

【疾病的基础知识】

1. 肾脏血液循环的特点

肾脏的血流灌注占心排血量的15%~25%,肾动脉的分钟血流量为1~1.25L。其中,大部分血液灌注至肾脏皮质,仅约心排血量的5%灌注肾脏髓质。因此,肾乳头对缺血极为敏感。机体通过能够控制血管平滑肌活动和改变血管阻力的调节机制来调节肾脏的血流量。外科手术能够导致交感张力增高,从而增加血管阻力,减少肾脏的血流量,而临床使用的麻醉药物则常常导致心脏输出量减少,进而导致肾脏血流量减少。

肾脏的入球小动脉和出球小动脉由肾小球毛细血管分隔。其中,肾小球毛细血管是高压系统,而肾小管周围毛细血管则是低压系统。引起肾脏入球小动脉血管舒张和收缩的内在机制自动调节肾脏的血流量。当机体平均动脉压降低至60mmHg以下时,肾脏的血流量将减少并最终影响肾小球滤过率。由于机体这种内在调节机制的影响,当平均动脉压降低但尚高于60mmHg时,肾脏的血流量会相应降低,但是肾小球滤过率却并不受影响。在正常的肾脏或者去神经支配的肾脏,当平均动脉压维持在60~160mmHg时,肾脏血流的自主调节均能维持。

2. 支配肾脏神经节段的分布

支配肾脏的交感神经来源于T_8~L_1节段的节前纤维,其在腹腔丛和主动脉肾神经节处聚集。而支配肾脏的节后神经纤维则主要来源于腹腔丛和主动脉肾神经节。有些交感神经纤维经过内脏神经到达肾脏。而副交感神经支配则来源于迷走神经。来源于肾脏的痛觉主要分布于T_{10}~L_2躯体节段,实施区域阻滞有效阻滞这些神经节段可提供良好的麻醉及镇痛效果。

3. 不同全麻药物对肾功能的影响

肾功能(renal function,RF)是指肾脏排泄体内代谢物,维持机体钠、钾、钙等电解质的稳定及酸碱平衡的功能。不同的全麻药物对肾功能,包括肾血流、肾小球滤过率、尿量、尿中溶质的影响并不相同。在吸入麻醉药中,氟烷和异氟烷均对肾血流量无明显影响,两者均能够导致肾小球滤过率、尿量、尿中溶质降低;安氟烷能够导致肾血流量、肾小球滤过率、尿量、尿中溶质均降低。在静脉全麻药中,硫喷妥钠对肾血流量无明显影响,能够导致肾小球滤过率、尿量、尿中溶质降低;咪达唑仑对肾血流、肾小球滤过率、尿中溶质均无明显影响,能够导致尿量降低。临床常用剂量的芬太尼与氟哌利多对肾血流、肾小球滤过率均无明显影响,但能够导致尿量、尿中溶质降低。高剂量的芬太尼则对肾血流、肾小球滤过率、尿量、尿中溶质均无明显影响。

4. 麻醉中依赖肾脏清除的常用药物

麻醉中常用的药物分为完全依赖肾脏清除与部分依赖肾脏清除两大类。完全依赖肾脏清除的药物包括地高辛类强心药物。另外还包括常用的抗生素,譬如氨基糖苷类、万古霉素类、头孢菌素类和青霉素类抗生素。而部分依赖肾脏清除的药物则包括静脉全麻药物巴比妥类;肌肉松弛药泮库溴铵;抗胆碱药物阿托品、格隆溴铵;胆碱酯酶抑制剂新斯的明、依酚氯铵等药物。另外,肾毒性(renal toxicity,RT)是指药物引起的肾脏毒性反应,最早症状可表现为蛋白尿和管型尿,继而可发生氮质血症、肾功能减退,严重时可出现急性肾衰竭和尿毒症。手术麻醉过程中常用的具有肾毒性的药物有:两性霉素B、新霉素、头孢霉素等。常见的非甾体抗炎药,包括吲哚美辛、布洛芬等亦具有一定的肾毒性。此外,吸入麻醉药如乙醚、甲氧氟烷也具有一定的肾毒性。

5. 肾功能不全患者的麻醉注意要点

肾功能不全(renal insufficiency,RI)是指由多种原因引起的肾小球损害,使身体在排泄代谢废物和调节水电解质、酸碱平衡等方面出现紊乱的临床综合症候群,分为急性肾功能不全和慢性肾功能不全。肾功能减退分为以下4个时期:①肾功能不全代偿期,肌酐清除率>50%;②肾功能不全失代偿期,肌酐清除率为25%~50%;③尿毒症早期,肌酐清除率为10%~25%;④尿毒症晚期,肌酐清除率<10%。

(1)肾脏手术的麻醉前评估:应该明确肾脏疾病的原因,肾脏疾病患者的择期手术应该推迟至急性病程消退,手术前应该系统了解病史并进行体格检查。

1)病史方面:①症状和体征,查明患者有无多尿、烦渴、排尿困难,水肿及呼吸困难的症状和体征。②患者用药情况,需要特别注意利尿药、抗高血压、含钾制剂、洋地黄类及肾毒性药物的应用情况。③血液透析患者应了解详细的治疗方案及结果。

2)进行详细的体格检查:检查动静脉瘘是否通畅,建立静脉通路和测量血压应在对侧肢体。

3)实验室检查:①尿液检查,pH异常、蛋白尿、脓尿、管型尿提示肾脏疾病;前一晚空腹后晨尿比重≥1.018,提示肾脏的尿浓缩功能良好;②血尿素氮,在低血容量、低心排血量、胃肠道出血或使用类固醇时,血尿素氮常异常增高;③血肌酐浓度,一般情况下血肌酐浓度增加1倍,相当于肾小球滤过率降低50%;④肌酐清除率,是推测肾脏储备功能的最佳指标;⑤电解质:电解质的异常均可加重心律失常和抑制心功能;⑥血液学检查,可证实贫血和凝血功能异常;⑦心电图检查,可提示心肌缺血或梗死,心包炎和电解质异常;⑧胸部X线检查,可发现液体超负荷,心包积液、感染、尿毒症肺炎或心脏肥大等。

4)肾功能不全的风险评估:包括术中及术后发生肾衰竭的危险因素,以及术前存在的肾功能不全。①糖尿病;②年龄>65岁,随着年龄增加,肾功能储备和肾小球滤过率会逐渐降低;③充血性心力衰竭;④高危手术:肾动脉手术,胸腹主动脉手术,长时间心肺转流>3小时;⑤近期接触有毒物质:造影剂、胆色素、内毒素血症、氨基糖苷类抗生素、非甾体抗炎药。

(2)肾脏手术的麻醉前准备

1)术前根据病史、检查结果、肾功能评估,对机体承受麻醉及手术刺激的反应潜力做出正确评估。尤其是对伴有高血压、心脏病、水电解质酸碱失调的患者,应尽最大可能予以纠正。

2)控制心律失常,矫正血容量不足、贫血,最大限度改善心功能。

3)严重肾功能障碍使水与钠的调节逐渐减退而丧失,处理不当则发生水肿或脱水。

4)当患者存有高血压、水肿、稀释性低钠时,则需要限制入水量。

(3)肾脏手术中的麻醉管理

1)麻醉中除应保证患者安全且无痛,还应尽量给术者提供有利于外科操作的条件,避免所有可能导致肾功能进一步恶化的情况,譬如低血压、交感神经活力亢进、血管收缩药或利尿药的使用等等。避免测量血压的袖套缚在可能做透析的动静脉瘘上肢,以免血管闭塞。

2）肾功能不全患者所用的麻醉用具必须严格消毒,按照无菌术的要求进行操作,以防发生感染。

3）根据术后与患者情况备好血制品,患者常有贫血和出血倾向。

4）全身麻醉与区域阻滞麻醉均需要进行常规监测。采用区域神经阻滞前,应查明是否存在尿毒症性神经病变,并应测定目前凝血状态。

5）术前药物:需慎用术前药物,尤其是存在尿毒症时,患者对中枢抑制药物的敏感性增加。

6）全麻诱导药物:需减少诱导药物剂量,减慢给药速度,以防止发生低血压。

7）关于手术体位:此类患者由于患有肾病性骨营养不良而易发生骨折,因此,安置手术体位时应特别小心。

8）液体输注:术中需要估算液体需要量,包括蒸发或非显性丢失,外渗或第三间隙丢失液体量和血液丢失量。①对于无尿患者,应避免输入含钾液体;②大量输注 0.9% 氯化钠溶液可导致高氯性酸中毒。乳酸林格液较少引起代谢性酸中毒和高钾血症,尤其是在接受肾移植手术患者中的应用;③对于较大手术,测定中心静脉压和肺动脉压有助于指导输液。

【术前评估与准备】

6. 肾癌患者手术前肾功能的评估

肾癌(renal carcinoma,RC)是指起源于肾实质泌尿小管上皮系统的恶性肿瘤,全称为肾细胞癌。手术是肾癌的主要治疗手段之一,主要术式包括肾部分切除和一侧肾全部切除术。即使人体肾脏有强大的代偿和储备功能,但是术后对患者的肾功能仍有较大影响。因此,肾癌手术前对肾功能的评估至关重要。

术前肾功能的准确评估需依据实验室检查结果,主要从以下几方面指标进行评估。

（1）依据肾小球功能对肾功能不全进行评估（表 9-3-1）。

表 9-3-1　依据肾小球功能进行的肾功能评估分类

肾功能	肌酐清除率/(ml·min^{-1})	肾功能	肌酐清除率/(ml·min^{-1})
正常	100~120	中度肾功能不全	25~40
肾功能储备降低	60~100	肾衰竭	<25
轻度肾功能损害	40~60	终末期肾病（慢性肾衰竭）	<10

（2）依据血尿素氮指标对肾功能不全进行评估:在人体内,血尿素氮(BUN)与蛋白质分解代谢呈正相关,与肾小球滤过率呈负相关。因此,血尿素氮能够正确反映肾小球滤过率的前提是人体蛋白质代谢正常且稳定。人体血尿素氮的参考值是 10~20mg/dl。血尿素氮升高常见于肾小球滤过率降低与蛋白质分解代谢旺盛。血尿素氮>50mg/dl 常常表明存在肾功能损害。

（3）依据血清肌酐指标对肾功能不全进行评估:在人体,血清肌酐浓度与人体肌肉质量成正比,而与肾小球滤过率成反比。基于人体的肌肉质量相对恒定,所以,血清肌酐浓度测定能够用于准确反映肾小球滤过率。在男性,血清肌酐浓度参考值范围是 0.8~1.3mg/dl;在女性,血清肌酐浓度参考值范围是 0.6~1mg/dl。由于人体的肾小球滤过率随年龄增长而降低,因此,男性肾小球滤过率可以通过年龄、体重(kg)、肌酐浓度,使用下面公式计算得出:

$$肌酐清除率=[（140-年龄）×体重]/（72×肌酐浓度）$$

由于女性肌肉质量小,所以,上述公式需要乘以 0.85 进行校正。

（4）依据血尿素氮/肌酐比值对肾功能不全进行评估:通常,血尿素氮/肌酐比值>15 发生在血容量不足、肾小管尿液流速变慢且同时存在水肿的疾病,包括心力衰竭、肝硬化、肾病综合征等。另外,尿路梗阻与人体蛋白质分解代谢增加也能够引起血尿素氮/肌酐比值增加。

（5）依据肌酐清除率指标对肾功能不全进行评估:临床评价肾脏功能最为准确的方法是肌酐清除率。肌酐清除率范围在 40~60ml/min,提示出现轻度肾脏功能损害。肌酐清除率范围在 25~40ml/min,提示出现中度肾脏功能不全,此时患者通常出现临床症状。肌酐清除率<25ml/min,提示出现肾脏功能衰竭。

（6）依据尿液分析指标对肾功能不全进行评估：通常，人体尿常规检查项目包括尿 pH、尿比重、尿蛋白、尿糖、尿胆原定性与定量、尿沉渣镜检。当发生肾小管酸中毒时，尿 pH>7.0。尿比重与尿渗透压相关，当尿渗透压为 290mOsm/kg 时，尿比重为 1.010。当肾脏浓缩功能正常时，晨尿比重通常>1.018。当发生尿崩症时，血浆渗透压增高，而尿比重降低。当肾糖阈低于 180mg/dl 或血糖升高时，通常出现糖尿。尿蛋白>150mg/d 时才提示有临床意义。尿沉渣镜检用于检测尿红细胞、白细胞、细菌、管型与晶体。当出现感染、结石、肿瘤、凝血异常、创伤出血等情况时，可发现尿红细胞。当出现感染时，可发现尿细菌、尿白细胞。而管型尿则常见于肾单元疾病。

7. 肾功能不全患者常见的电解质紊乱

电解质紊乱（electrolyte disturbance,ED）是指人体血浆中对维持细胞外液的渗透压、体液分布和转移起着决定性作用的 Na^+、K^+、Ca^{2+}、Mg^{2+} 等阳离子或对维持酸碱平衡起重要作用的 Cl^- 和 HCO_3^- 等细胞外液的阴离子不再保持总数相等，出现一个或多个电解质数量改变，导致机体损害。肾功能不全能够导致多种电解质代谢紊乱，包括高钾血症、高磷血症、低钙血症、高镁血症。由于水和钠离子的潴留分别造成了低钠血症加重，细胞外液进一步增多。而非挥发性酸蓄积则导致阴离子间隙增大性代谢性酸中毒。其中，因为钾离子具有心脏危害，因此，高钾血症是最为致命的电解质代谢紊乱。一般来讲，高钾血症常见于肌酐清除率小于 5ml/min 的患者。但是，在肌酐清除率高的患者，当创伤、溶血、感染等造成钾离子负荷增大时，可迅速出现高钾血症。在没有服用含镁抗酸药等镁摄入增加的情况下，高镁血症通常较轻。低钙血症一般仅在碱中毒时表现明显。

8. 肾癌合并肾功能不全患者的术前准备

肾癌手术前需对患者进行详细的术前评估。行根治性肾切除时，侧卧位可导致明显的呼吸功能改变，包括胸廓顺应性、潮气量、肺活量和功能残气量下降等。因此，麻醉前需对肾癌患者进行详细的呼吸功能评估。此外，尚需对肿瘤的侵犯程度进行评估。在 5%~10% 的肾癌患者，肿瘤侵入到肾静脉、下腔静脉及右心房。对于此类患者，必须明确肿瘤的侵犯范围及有可能带来的相关问题，并进行详细的术前准备。另外，最为重要的是，针对肾癌患者的肾功能损害程度做出相应的术前准备。

（1）轻度肾功能损害肾癌患者的术前准备：对于肾功能轻度受损的患者，即以肌酐清除率反映的肾小球滤过率从 120ml/min 降至 60ml/min，而肌酐清除率在 40~60ml/min，同时无肾功能改变的临床表现。对于此类患者，术前准备的重点是如何实现保留残余的肾功能，而这通常是通过维持正常的血容量来实现的。

（2）中度肾功能损害肾癌患者的术前准备：对于肾功能中度受损的患者，即肌酐清除率在 25~40ml/min。此时患者常有氮质血症、高血压、贫血等临床表现。对于容易发生术后肾衰竭的手术，例如心脏、大血管手术等，需高度关注术前准备。其中，血容量不足、严重感染、梗阻性黄疸、挤压伤、染料注射、氨基糖苷类抗生素、血管紧张素转换酶抑制剂与非甾体抗炎药均为造成急性肾损伤的危险因素。

（3）急性肾衰竭肾癌患者的术前准备：肾衰竭进行手术时，需要进行全面的术前评估。大多数急性肾衰竭且需要手术的患者病情较重。急性肾衰竭常常与术后并发症或者创伤相关。急性肾衰竭患者的蛋白质分解加速。围术期管理常常依赖于术前合理的透析治疗。透析的指征主要包括液体过负荷、高钾血症、严重酸中毒、代谢性脑病、心包炎、凝血异常、药物中毒等。

（4）慢性肾衰竭肾癌患者的术前准备：对于慢性肾衰竭，应对患者进行全面评估和准备从而使患者达到最佳状态。所有尿毒症的可逆表现应得到合理控制。手术前一日或手术当日的透析非常必要。体格检查与实验室检查的重点应放在心脏功能与呼吸功能。应注意发现液体过负荷或血容量不足的体征。一般来讲，血容量不足通常为透析过度所致。通常，比较患者透析前、后的体重与目前的体重有助于判断血容量。主诉呼吸困难或有呼吸困难表现的患者，进行血气分析有助于及时发现低氧血症，评价酸碱平衡状态。另外，应详尽评价患者的心电图，从而有助于发现高钾血症、低钙血症、心肌缺血、传导阻滞、心室肥厚。此外，对于接受中大型手术的患者，术前评价心脏超声也非常有必要，其能够确定心脏射血分数，发现心肌肥厚、室壁运动异常、心包积液等问题。在处理贫血方面，对于术前严重贫血（Hb<6g/dl）或预计术中大量失血的患者术前输注红细胞。此外，应注意患者的出凝血时间。另外，术前用药应注意不要使用主要经肾脏消除的药物。

9. 麻醉知情同意应强调的肾癌手术围术期风险

本节案例患者在签署麻醉同意书时，除了告知其择期手术和麻醉的一般并发症之外，尚需要告知其以下几点特殊风险：①腹腔镜手术特有的并发症，包括皮下气肿、二氧化碳蓄积、高碳酸血症、气栓等；②由于存在患者因心肺功能不能耐受气腹等因素而需中转开腹的可能，术前应充分告知；另外，也存在外科因素需中转开腹的情况:腹腔镜下难以控制的出血、器官穿孔、因解剖或技术原因致手术难以进行等;③还应重点告知术中可能发生癌栓脱落、导致肺栓塞的风险;癌栓肺栓塞有导致心搏骤停、继发脑死亡,甚至临床死亡的风险。

10. 患者行后腹腔腔镜手术时发生高碳酸血症的影响

高碳酸血症(hypercapnia)是指动脉血二氧化碳分压大于 45mmHg,其对中枢、循环、呼吸、肾脏、神经内分泌及胃肠道的影响,见第八章第一节。

【术中管理】

11. 肾癌手术的基本术中监测措施和项目

(1) 一般监测项目:包括脉搏血氧饱和度、有创动脉血压、带有 ST 段趋势记录的标准 5 导联心电图(ECG)、呼气末二氧化碳监测、吸入氧浓度监测、潮气量监测、每分通气量监测、气道峰压监测、膀胱温度监测、肌肉松弛检测、脑电双频指数(BIS)监测。

(2) 特殊监测:包括中心静脉压监测、术中经食管超声心动图(TEE)监测。

(3) 其他监测:还需进行视觉、触觉监测。应定期监测皮肤是否有皮下气肿、皮肤颜色、皮肤张力、毛细血管充盈情况。患者术中的失血量、液体入量、每半小时的尿量及尿液颜色和浓缩程度,都需要仔细监测。

12. 肾癌手术中实时经食管超声心动图(TEE)监测对于麻醉管理的特殊优势

在肾癌合并下腔静脉癌栓取出术,癌栓的延伸程度决定了手术的方式,术前可以通过下腔静脉磁共振血管成像等影像学检查来明确。但是,由于术前影像学检查缺乏实时和动态价值,麻醉诱导后放置 TEE 探头能够进一步明确甚至可以纠正术前诊断,这对于此类外科手术的决策极为重要。另外,术中实时经食管超声心动图还可以监测患者的血管容量、心功能等,从而指导术中补液以及血管活性药物的选择与使用。同时,TEE 还可对患者是否发生气栓甚至是肺栓塞进行实时监测。

13. 取肾体位安放时的注意事项及其对呼吸和循环系统的影响

取肾体位又称侧卧前倾位,其是在完全侧卧位的基础上再将患者的身体前倾。患者靠手术台的下肢保持髋膝屈曲位,上侧的下肢伸直。腋下垫上一圆形小枕以防止腋窝的臂丛神经受压。通过调节手术台使髂嵴与肋缘之间尽量展开,从而充分暴露肾脏,利于手术操作。

取肾体位对呼吸循环的影响明显,主要表现为功能残气量增加,下侧肺功能残气量减少。麻醉中采用机械呼吸时,上侧肺通气增多而血流灌注减少,下侧肺则通气减少而血流灌注增多,因此,出现通气血流比例失调,下侧肺容易发生肺不张,导致低氧血症的发生。在这种体位下,动脉血呼气末二氧化碳分压梯度增加,进而提示上侧肺无效腔通气量增加。该体位时还可能因为下腔静脉受压造成静脉回流减少,下肢静脉淤血同样导致静脉回流减少,因而麻醉引起的血管扩张效应在该体位下表现更加明显。此外,取肾体位不利于暴露大血管,因此如遇术中大量出血,该种体位下应准备足够的静脉通路。由于手术中损伤胸膜能够导致气胸,因此,怀疑胸膜损伤的患者,需排除气胸的发生,必要时可行胸部 X 线检查诊断。

14. 与其他腹腔镜手术相比,肾癌手术患者并发症的预防

鉴于泌尿外科腹腔镜手术的特点,主要应从以下两方面来着手预防和减少其并发症的发生:

(1) 由于泌尿生殖系统的解剖位置主要位于腹膜后,腹腔镜气腹时充入的二氧化碳面临的是巨大的腹膜后间隙和腹膜后间隙与胸腔及皮下组织的交通结构。因此,这些患者经常发生皮下气肿,并有可能一直扩散到头和颈部。在一些严重的病例,黏膜下二氧化碳导致的膈肌肿胀甚至能够压迫上呼吸道而危及生命。对于此类患者,气管拔管前,一定要高度警惕这一问题。

(2) 由于泌尿外科腹腔镜手术并非短小手术,因此术中二氧化碳大量吸收能够引起明显的高碳酸血症和酸中毒。由于充入的二氧化碳引起腹腔和胸腔内压明显升高,以及严重的头低位和长时间手术,因此需要选择控制呼吸的全身麻醉。由于腹膜后间隙充入气体增加了肾脏周围的压力,因此,尽管术中给予适当补液,术中仍可能发生无尿,而术后即刻能够发生多尿。因此,此类手术不能仅凭观察尿量的多少而决定补液的数量。

15. 腹腔镜手术时呼气末二氧化碳分压显著升高的常见原因

腹腔镜手术时呼气末二氧化碳分压显著升高的原因包括:腹腔内压力超过 15mmHg,皮下气肿,充气气体位于腹膜后而不是进入腹腔,腹腔镜手术时间过长,患者合并明显的心肺疾病,呼吸机机械通气不足,患者吸入气体中存有二氧化碳(重新吸入内源性二氧化碳)。

16. 肾癌合并下腔静脉癌栓的治疗方法

肾癌的治疗一直以手术为主,即使肾脏肿瘤合并静脉癌栓或者远处转移,减瘤手术也能明显延长患者的生存期,若患者无淋巴结及远处转移,根治性肾切除术+下腔静脉癌栓取出术能明显提高患者的五年生存率,甚至高达40%~60%。尽管手术能延长患者的术后生存期,但是仍有约20%的患者选择非手术治疗,其原因主要是患者担心手术风险高、难度大、术后并发症多。肾癌合并下腔静脉癌栓的患者,如果不进行手术治疗,其生存期将会缩短。研究发现,肾癌合并下腔静脉癌栓的患者,如果不进行任何干预,其有效生存期将少于6个月。

治疗肾癌合并下腔静脉癌栓患者常用的手术方式有开放式或腹腔镜辅助下根治性肾切除术+癌栓取出术。由于癌栓取出术的手术风险较高且要求熟练的手术技巧,因此,此类手术仍然以开放为主。然而,目前国内已有多家大的医疗中心采用了完全腹腔镜或机器人辅助腹腔镜手术完成了肾癌合并下腔静脉癌栓的手术治疗,术中如出现特殊状况,应及时改为开放手术。另外,此类手术中亦会发生癌栓脱落导致肺栓塞,尤其是在阻断下腔静脉操作时,一旦发生大面积急性肺栓塞可危及生命。此外,如果手术操作不慎,导致下腔静脉撕裂,还可发生大量失血,需要及时应对。

17. 肾癌合并下腔静脉癌栓患者与体外循环

静脉癌栓分级如下:0级,癌栓位于肾静脉内;Ⅰ级,癌栓进入腔静脉,长度<2cm;Ⅱ级,癌栓进入腔静脉,长度≥2cm,但位于肝下;Ⅲ级,癌栓超过肝内下腔静脉水平,但位于膈下;Ⅳ级,癌栓延伸至膈上或进入右心房。目前一般认为,对于肾癌合并下腔静脉Ⅲ级癌栓的患者应行体外循环心肺转流术,而对于Ⅳ级癌栓患者行短暂的完全循环停止,不仅可以获得较清晰的手术视野,还能有效预防癌栓脱落。而对于能耐受静脉回心血量减少的患者,经静脉球囊阻塞肝脏下腔静脉同样可获得清晰的手术视野,并能缩短手术时间,减少肝脏损伤,降低肺动脉栓塞及空气栓塞的发生率。但是,体外循环及低温会增加凝血功能障碍、肾功能障碍甚至急性肾衰竭的风险,最主要的并发症是术后出血,发生率大约在3%。因此,对于体外循环下取癌栓的患者,应积极纠正凝血功能紊乱、关注肾功能的保护。

18. 肾癌合并下腔静脉癌栓患者下腔静脉阻断对循环系统的影响及阻断期间的循环支持

对于Ⅰ级以上癌栓患者,因癌栓远端靠近肾静脉开口,向上拉开肝脏就能游离出足够长度的下腔静脉。而其余癌栓患者则需切断肝圆韧带,左、右三角韧带,矢状韧带及冠状韧带,游离并向左侧牵拉肝脏,充分显露肝后下腔静脉及肝静脉,切断结扎该段下腔静脉与后腹壁之间连接的腰静脉。在癌栓上方阻断下腔静脉,并阻断对侧肾静脉和癌栓下方的下腔静脉,环形切开肾静脉开口处下腔静脉,向上延长切口至近癌栓近心端处,完整切除癌栓及受侵的下腔静脉壁,肝素生理盐水冲洗静脉管腔,连续缝合下腔静脉,开放血流,留置腹腔引流管,关闭切口。

在肾癌合并下腔静脉癌栓行癌栓取出术的过程中,下腔静脉阻断可造成患者回心血量骤减而引起剧烈的循环波动,常常发生显著的低血压。在此手术操作过程中,需要麻醉医师与外科医师密切配合,麻醉医师要密切关注手术进程,准确记录各种血管的阻断时间。同时,密切监测生命体征,通过适量补液和必要时使用血管活性药物维持适宜的血管灌注压力。通常,使用去甲肾上腺素静脉泵注用于维持该阶段的血压灌注。而对于通过补液扩充血管容量和给予血管活性药物支持循环仍不能耐受下腔静脉阻断的患者,还可以采取静脉-静脉转流或体外循环支持的方法维持循环,进而实施手术。

19. 肾癌合并下腔静脉癌栓患者在腹腔镜取栓术时发生术中大量失血的可能性及应对措施

在肾癌合并下腔静脉癌栓实施取栓术的过程中,有可能发生大量失血。研究报道,此类手术的失血量与癌栓的分级有一定关系,但是也不完全平行。Ⅲ级癌栓患者手术时,其失血量大约在2 000ml左右。而Ⅳ级癌栓患者手术时的平均失血量则在4 000~5 000ml。因此,此类手术应术前准备充足的血制品,并开放大口径静脉通路和放置中心静脉置管。由于术中自体血回输在肿瘤患者的手术中应用存有较大争议,因此,此类患者在术中大量失血时仍然依赖于库存血的输注。因此,术前需准备充足的血制品,通常至少准备压缩红细胞10U,Ⅳ级癌栓患者应准备压缩红细胞20U,对于分级高、预计失血量大、可能实施体外循环的患者,还应准备纤维蛋白原、血小板、凝血酶原复合物等。由于术中手术操作可能会钳夹下腔静脉,中心静脉导管要保证放置于上腔静脉中,对于Ⅳ级癌栓患者,应在TEE指导下放置中心静脉导管,以防止癌栓意外脱落。

20. **肾癌合并下腔静脉癌栓患者术中癌栓脱落的风险和癌栓脱落最严重的并发症及肺栓塞的高发阶段**

肾癌合并下腔静脉癌栓患者在手术过程中，有可能发生癌栓脱落风险，最严重的并发症是发生急性严重肺栓塞导致死亡。肺栓塞(pulmonary embolism,PE)是指由内源性或外源性栓子阻塞肺动脉或其分支引起肺循环和右心功能障碍的一组疾病或临床综合征的总称。研究报道，此类手术术中发生肺栓塞的发生率约为1.5%，一旦出现肺栓塞，其死亡率约为75%。预防出现此类并发症的关键是，在手术操作时尽早在癌栓的近心端阻断下腔静脉与相关血管，从而获得一个清晰的手术视野并完整取出癌栓。

在肾癌合并下腔静脉癌栓取栓术的整个过程中，在游离肾静脉、下腔静脉以及阻断下腔静脉阶段均是癌栓脱落发生肺栓塞的高发期。而一旦发生肺栓塞，患者的死亡率极高，对于累及右心房的下腔静脉癌栓，若癌栓巨大，则会造成右心室流入-流出道梗阻，麻醉药物扩张外周血管，回心血量减少会进一步加重此现象，从而出现难治性低血压、心律失常、低氧血症，甚至心搏骤停。因此，在上述外科手术操作步骤时，对于术中突然发生不明原因的心率增快、难治性低血压、进行性SpO_2和$P_{ET}CO_2$下降、颈静脉充盈或怒张、中心静脉压骤然升高等现象，应高度怀疑发生了癌栓肺栓塞。

21. **正在行透析治疗的患者接受全麻手术时的麻醉管理要点**

透析(dialysis)是指通过小分子经过半透膜扩散到水或缓冲液的原理，将小分子与生物大分子分开的一种分离技术，而透析治疗是将体液内的溶质或水分等成分通过半透膜排出体外的治疗方法。接受透析治疗的患者有可能会出现失衡综合征、透析性低血压、心律失常、营养不良、肾性骨病、恶心呕吐、出血、透析相关性腹腔积液等并发症。因此，需要从以下几方面进行麻醉管理。

（1）麻醉前评估：需要详细了解患者的疾病史、透析病史，尤其是透析过程中出现的并发症。实验室检查需要详细了解有无贫血、低蛋白血症、电解质紊乱、以及血钠、钙、钾、镁、磷等离子水平。同时，详细评估患者的心电活动情况。

（2）麻醉方法：如果患者凝血功能正常且无禁忌证可行区域阻滞麻醉。假如患者体弱、电解质紊乱以及使用肝素化透析等，则宜选择全身麻醉。

（3）麻醉过程中的管理：①避免术中低血压。由于透析患者常常存在术前除水过多、血管运动功能失调，尤其对于刚结束透析治疗行手术的患者，术中极易发生低血压，而较长时间的低血压能够加重肾脏损伤。因此，麻醉时尽可能避免使用抑制循环的药物，并注意补充足够的血容量，使用血管活性药物，保证重要器官的血供。②加强术中监测。对于较长时间行透析治疗的患者，常存在电解质紊乱，尤其是钙、磷、镁、钾的紊乱。需要术中严密监测，并进行及时处理。③严密监测出血情况。术前详细了解患者接受透析时所采用的抗凝方法，距离手术时的时长等情况，从而进行相应的准备与处理。④严密监测心电图并及时处理出现的心律失常。

【术后管理】

22. **肾癌手术后发生急性肾损伤与急性肾衰竭的诊断**

急性肾损伤(acute kidney injury,AKI)定义为48小时内肾功能急剧下降，表现为血清肌酐(SCr)上升>0.3mg/dl或SCr上升>50%，或尿量减少[<0.5ml/(kg·h)]超过6小时。急性肾损伤共分为5级：①肾功能异常危险期；②肾损害期；③肾衰竭期；④肾功能丧失期；⑤终末肾脏后期。前3期是急性病变期，后2期是病变结局期。肾功能异常危险期的诊断标准是：血SCr>0.3mg/dl或增加到基线的1.5~2.0倍，尿量<0.5ml/(kg·h)超过6小时。肾损害期的诊断标准是：SCr增加到基线的2~3倍，尿量<0.5ml/(kg·h)超过12小时。

急性肾衰竭(acute kidney failure,AKF)是指肾小球滤过率突然或持续下降，引起氮质废物体内潴留，水、电解质和酸碱平衡紊乱，导致各个系统出现并发症的临床综合征。急性肾衰竭时，肾功能快速衰退，并且由于肾脏以外的因素的改变，譬如血压、血容量、心排血量或尿量等，这种功能衰退不能被立即逆转。肾衰竭分为氮质血症和少尿。急性肾衰竭的诊断标准是：24~72小时内血尿素氮和血浆肌酐浓度升高。氮质血症分为肾前性、肾性、肾后性(表9-3-2)。因此，诊断急性肾衰竭需排除肾前性和肾后性肾衰竭的病因。肾前性氮质血症主要是肾脏低灌注的结果。而肾后性氮质血症则主要由尿路梗阻引起。急性肾衰竭分为少尿型(尿量<400ml/d)，无尿型(尿量<100ml/d)，非少尿型(尿量>400ml/d)。

表 9-3-2　氮质血症时行尿液检查的指标

指标	肾前性	肾性	肾后性
尿比重	>1.018	<0.012	不恒定
尿渗透压/(mmol·kg^{-1})	>500	<350	不恒定
尿钠/(mmol·L^{-1})	<10	>40	不恒定
钠排泄分数/%	<1	>3	不恒定
尿与血的肌酐比值	>40	<20	不恒定
尿与血的尿素氮比值	>8	<3	不恒定
肾衰竭指数	<1	>1	不恒定

23. 急性肾损伤的处理及急性肾衰竭的治疗

急性肾损伤最常见的原因是急性肾小管损伤,急性肾损伤的治疗主要是支持性治疗。治疗的目的是维持体液和电解质平衡、提供营养支持、预防或者治疗并发症。主要包括:①诊断并治疗急性并发症,包括高钾血症、酸中毒、肺水肿等;②鉴别并纠正肾前性与肾后性因素,优化心排血量和肾血流量;③停用正在使用的肾毒性药物;④监测并保持液体平衡;⑤在出现尿毒症并发症前,进行透析治疗。

术后发生急性肾衰竭的死亡率高达50%,需要谨慎处理,必要时应将患者送入ICU进行治疗。急性肾衰竭的治疗主要是支持治疗。糖皮质激素对肾小球肾炎或血管炎引起的急性肾衰竭有一定的疗效。对于使用利尿剂而尿量不增加的少尿或无尿型的患者,其常规治疗包括限制液体、钠、钾和磷的入量。每日需进行体重监测从而指导液体治疗。液体入量可按照尿量再增加500ml来计算。钠和钾的入量应限制在1mmol/(kg·d),而蛋白质入量要小于0.7g/(kg·d),并且应该以生物价值较高的蛋白质为主。当患者发生了低钠血症时,要注意限制患者水的入量。当患者发生高钾血症时,可以使用离子交换树脂、葡萄糖、胰岛素、碳酸氢钠等药物来治疗。当发生代谢性酸中毒,血碳酸氢钠盐低于15mmol/L时,也可使用碳酸氢钠来治疗。当发生高磷血症时,需要限制饮食中磷的摄入,同时使用磷结合剂治疗。

对于预防或治疗尿毒症常采用透析疗法。透析时,常经颈内静脉、锁骨下静脉或股静脉置管。由于间断性血液透析能够引起血流动力学波动,而其产生的低血压则可引起永久性肾损害。因此,可采用连续性肾功能置换疗法用于那些不能耐受间断性血液透析的急性肾衰竭患者。

24. 肾癌根治术患者实施围术期镇痛时可以应用的区域神经阻滞技术

由于肾脏的疼痛感觉神经主要来自 $T_{10} \sim L_2$ 脊神经节段,因此,能够覆盖此范围的区域神经阻滞技术均可以为肾癌根治术提供良好的术后镇痛效果。当前主要有以下三种神经阻滞技术可以采用:

(1) 胸段硬膜外镇痛:可在术前于 $T_{10} \sim T_{11}$ 椎间隙行硬膜外穿刺,向头端置入硬膜外导管行持续硬膜外镇痛。硬膜外阻滞可在脊神经根水平阻滞交感神经传入的伤害性刺激,抑制血液儿茶酚胺及皮质醇等物质浓度升高。此外,硬膜外阻滞还能够抑制手术所致的应激反应,阻滞或减弱疼痛传入神经的兴奋性,使脊髓兴奋性信号向大脑传输减少,从而减少麻醉性镇痛药物的使用剂量。

(2) 胸段椎旁神经阻滞镇痛:椎旁间隙由脊柱和胸膜壁层之间的疏松结缔组织构成,通过椎间孔与硬膜外间隙相通。于一个或两个椎旁间隙注入局麻药物能够扩散至相邻的椎旁间隙,产生多个节段的镇痛。对肾癌根治术患者,可使用超声引导,于术侧 T_9、T_{11} 双点进行穿刺,注入局部麻醉药罗哌卡因,罗哌卡因通过浸润直接作用于肋间神经及其背侧支、交通支和交感干达到镇痛作用。此外,研究发现椎旁神经阻滞还能够有效的抑制围术期的应激反应,利于患者的康复。

(3) 胸段竖脊肌平面阻滞镇痛:竖脊肌平面阻滞是一种较新型的筋膜平面阻滞。解剖研究发现,每支胸段脊神经自椎间孔发出后分为背侧支和腹侧支,背侧支向后经肋横突孔上行至竖脊肌,然后分为内侧支和外侧支,而腹侧支从竖脊肌侧面延续为肋间神经。因此,竖脊肌平面阻滞是将局麻药物注射至竖脊肌深面,通过阻滞脊神经背侧支和腹侧支发挥镇痛作用。对肾癌根治术患者,可使用超声引导,于术侧 T_8 棘突水平实施竖脊肌平面阻滞可获得较好的术后镇痛效果。

(郑　晖)

第四节　肾移植手术的麻醉

【知识点】

1. 肾功能评估
2. 终末期肾病（ESRD）的常见临床表现
3. ESRD 患者高钾血症的临床表现和处理
4. ESRD 患者的心血管疾病风险
5. 肾移植手术麻醉方法的选择
6. 肾移植手术的麻醉诱导和维持药物选择
7. 肾移植手术中的血流动力学和液体管理
8. 肾移植手术中少尿的原因和处理

【案例】

患者男,46 岁。确诊终末期肾病,拟行肾移植手术。既往规律血液透析,每周两次,持续 21 个月。2 型糖尿病 7 年,口服降血糖药控制可。高血压 18 个月,口服硝苯地平缓释片、美托洛尔和呋塞米。劳累后气短和呼吸困难,纽约心脏病分级Ⅲ级。每日尿量约 500ml。体检:颈静脉压升高,轻度腹腔积液,无肝脾大。12 导联心电图:左室肥厚。胸片显示心脏扩大,心胸比 0.7。超声心动图:左室扩张,全心运动减弱,左室射血分数 15%,中度二尖瓣反流,中度三尖瓣反流,中度肺动脉高压。冠脉血管造影正常。血常规:血红蛋白 87g/L。血生化:肌酐 509mmol/L。

【疾病的基础知识】

1. 肾小球滤过率、血尿素氮和血肌酐的参考值及终末期肾病

肾功能的评估包括肾小球和肾小管两方面。反映肾小球滤过功能的临床指标包括肾小球滤过率（glomerular filtration rate,GFR）、血尿素氮、血肌酐和蛋白尿。GFR 最为准确,受性别、体重和年龄影响。GFR 参考值为 $125\sim140$ml/（min·1.73m^2）。临床上 GFR 的估算公式 = （186×血肌酐 mg/dl）-（1.154×年龄）-1.154×（女性 0.742）×（中国人 1.233）。血肌酐参考值为 $40\sim133$μmol/L（1mg/dl = 88.4μmol/L）。血尿素氮参考值为 $1.8\sim7.1$mmol/L（1mg/dl = 2.81mmol/L）。蛋白尿正常<150mg/d。

慢性肾脏疾病（chronic kidney disease,CKD）是由多种疾病引发的肾结构或功能异常持续≥3 个月,确诊证据包括病理、实验室生物标记物或影像学检查异常。慢性肾脏疾病的发展阶段见表 9-4-1。终末期肾病（end-stage renal disease,ESRD）为慢性肾脏疾病的第 5 期,是肾移植的主要适应证。最常见可能进展到 ESRD 的慢性疾病包括糖尿病（31%）、慢性肾小球肾炎（28%）、多囊肾（12%）、高血压（9%）。本节案例患者血肌酐 509mmol/L,已行规律血液透析,因此确诊慢性肾脏疾病第 5 期——ESRD。

表 9-4-1　慢性肾脏疾病的发展阶段

单位:ml/（min·1.73m^2）

阶段	描述	肾小球滤过率
1	肾小球滤过率正常或增加	≥90
2	肾小球滤过率轻度下降	60~89
3	肾小球滤过率中度下降	30~59
4	肾小球滤过率严重下降	15~29
5	终末期肾病（肾衰竭）	<15 或需要透析

2. ESRD 患者常见的临床表现

ESRD 患者的常见临床表现见表 9-4-2。本节案例患者主要表现为贫血和心功能不全（纽约心脏病分级Ⅲ级,心功能不全体征,心电图和胸片提示左室肥厚扩张,超声心动图提示左室射血功能显著减退）和肺动脉高压。

表 9-4-2　终末期肾病患者的常见临床表现

系统		临床表现
神经系统	中枢	尿毒症性脑病:意识改变(如疲劳、注意力不集中、记忆力减退、嗜睡、昏迷),精神症状(如抑郁、躁狂、谵妄、幻觉、妄想),癫痫发作,不自主运动(如震颤、扑翼样震颤、肌阵挛)
	周围	以肢体远端对称性感觉障碍为主的多发性神经病变
		自主神经功能障碍:体位性低血压,发汗障碍
心血管系统		高脂血症、动脉粥样硬化、血管钙化
		体循环高血压
		容量过负荷、高动力循环、左室肥厚、充血性心力衰竭、肺水肿
		心律失常:心房颤动、传导阻滞、猝死
		肺动脉高压
		瓣膜性心脏病
		心肌病
		尿毒症性心包炎、心脏压塞
血液系统		B 细胞和 T 细胞功能障碍、免疫功能低下、易感染
		(促红细胞生成素分泌减少致)贫血
		出血时间延长,血小板功能异常,导致胃肠道出血、鼻出血、出血性心包炎、硬膜下出血
电解质酸碱平衡		低钠、高钾、高镁、高磷、低钙、高尿酸、代谢性酸中毒(致心肌收缩力和儿茶酚胺反应性降低)
消化系统		肝蛋白生成下降(致低蛋白血症),肝炎
		胃肠道:胃排空时间延长、胃瘫、恶心、呕吐、厌食、胃肠炎、消化性溃疡、胃肠出血
		胰腺炎
肌肉骨骼系统		肌力弱
		肾性骨营养不良:骨质疏松、骨软化、骨硬化、纤维囊性骨炎
内分泌系统		促红细胞生成素分泌减少、维生素 D 分泌减少、继发性甲状旁腺功能亢进

3. 肾移植患者对手术麻醉风险影响最大的并发症

ESRD 患者罹患心血管并发症的风险显著增加,主要和广泛血管粥样硬化和钙化有关。心血管疾病是 ESRD 患者死亡的首要原因,也是肾移植围术期严重并发症的最高危因素。常见的心血管并发症包括高血压、冠状动脉疾病、充血性心力衰竭、肺动脉高压、瓣膜性心脏病、心房颤动和心源性猝死。本节案例的肾移植患者即为围术期严重并发症、尤其心血管并发症的高危人群。

高血压是慢性肾脏疾病恶化最重要的危险因素,加速肾功能衰退,引起充血性心力衰竭、冠状动脉疾病和脑血管疾病。慢性肾脏疾病高血压控制难度很大,多数患者需要服用≥3 种降压药才能达到目标血压值(<130/80mmHg)。患者通常服用血管紧张素转换酶抑制剂或血管紧张素Ⅱ受体拮抗剂,减少蛋白尿,延缓肾功能恶化,降低心脏事件发生率。患者往往也服用 β 受体拮抗剂和利尿剂。

高血压、高血容量、酸中毒、贫血及血液透析引起的大量动静脉瘘等均可导致高动力循环、左室肥厚、心功能不全、充血性心力衰竭、肺水肿和心包炎。尿毒症负荷也导致心肌纤维化和心肌病。电解质异常和自主神经病变使患者易于发生无症状性心肌缺血、恶性心律失常甚至猝死。

4. ESRD 患者发生高钾血症时的临床表现及治疗

ESRD 患者通常长期高钾,但患者对高钾血症的适应能力较强,预期的高血钾反应没有肾功能正常者显著。高钾血症对心肌和骨骼肌兴奋性的影响是先增加再降低。轻-中度高钾血症时细胞内外液中钾离子浓度差变小,细胞内钾外流减少而导致静息电位负值变小,静息电位与阈电位的距离变小,使肌细胞兴奋性增强;但当严重高钾血症时,由于静息电位太小,钠通道失活,发生去极化阻滞,导致肌细胞兴奋性降低或消失。高钾血症对心肌的影响较骨骼肌更为重要,因为在骨骼肌完全麻痹以前,患者往往已因恶性心律失常或心搏骤停而死亡。通常血钾>6.5mmol/L 时开始出现 ECG 改变。ECG 显示高尖 T 波、P 波平坦或消失、P-R 间期延长、QRS 波增宽;如血钾进一步升高,QRS 波可能发展为正弦波,发生室性停搏或室颤。高钾血症的治疗见表 9-4-3。血液或腹膜透析是严重高钾血症的最终治疗方法。

表 9-4-3 高钾血症的治疗

方法	剂量
10%氯化钙	5ml,2 分钟内静脉注射(注意心动过缓)
10%葡萄糖酸钙	10ml,2 分钟内静脉注射
普通胰岛素	5~10U(50%葡萄糖 50~100ml),静脉输注
5%碳酸氢钠(100ml 含 59.5mmol)	1mmol/kg(≤100mmol),缓慢静脉注射或输注
袢利尿剂	非少尿者呋塞米 20~40mg,静脉注射
25%硫酸镁	4~8ml,30~60 秒静脉注射,5~15 分钟后可重复或 3~10mg/min 静脉输注
β 受体激动剂	沙丁胺醇 2.5mg(3ml 生理盐水),雾化吸入,20 分钟后可重复
血液或腹膜透析	

5. 除高钾血症外，ESRD 患者还可能出现的水、电解质和酸碱平衡紊乱

ESRD 还与钠、钙、镁平衡异常和代谢性酸中毒相关。

ESRD 患者钠和水的全身总量和细胞外液可能增加。增加的细胞外液和高渗促进高血压的发生。但同时 ESRD 患者肾保留钠和水的机制受损,非少尿患者排出等渗尿。如果有额外的液体丢失如呕吐、发热、失血等,可能出现严重容量不足。因此 ESRD 患者血容量的安全界限显著低于肾功能正常者,更易发生高血容量和低血容量。透析后患者的容量状态难以准确评估。

由于 ESRD 时肾脏分泌维生素 D 减少,导致胃肠道钙吸收下降以及高磷血症,患者体内离子化和蛋白结合钙水平低于正常。低钙血症可能导致高钾血症加重、神经肌肉兴奋性增高(骨骼肌与平滑肌痉挛)、心肌收缩力减弱、心律失常和低血压。治疗可予以 10%氯化钙或葡萄糖酸钙 10~20ml 缓慢静脉注射。

ESRD 患者伴随镁失衡。高镁血症引起剂量依赖性神经肌肉毒性,对去极化和非去极化肌肉松弛药敏感性增加。高镁阻滞钙通道可能导致心动过缓和传导阻滞。急性镁中毒时可以静脉注射钙来拮抗。

ESRD 患者常见轻至中度的代谢性酸中毒。血浆碳酸氢根浓度约 12~22mmol/L,血 pH 仍然>7.20,通常不需要纠正。一些 ESRD 患者虽然可以维持接近正常的酸碱平衡,但体内产生碳酸氢根的能力下降,对酸负荷耐受性差,易于快速进展到严重代谢性酸中毒。

6. 肾移植患者围术期可能使用的免疫抑制剂类型

使用免疫抑制剂的目的是预防急性和慢性 T 细胞同种免疫移植物排斥。免疫抑制方案分为诱导期和长期维持期。通常使用 5 类免疫抑制剂:皮质类固醇,钙神经蛋白抑制剂(环孢素 A 和他克莫司),抗增殖类药物(吗替麦考酚酯、硫唑嘌呤),哺乳类西罗莫司靶分子抑制剂(西罗莫司),生物性免疫抑制剂(家兔抗胸腺细胞球蛋白、抗 T 细胞单克隆抗体)。诱导期免疫抑制治疗是在术前、术中或术后立即给予生物性免疫抑制剂,清除淋巴细胞。长期维持期于术前或术中即启动,持续受体终生。通常采用钙神经蛋白抑制剂+抗增殖类药物+皮质类固醇的三联方案。为了降低免疫抑制药物的长期毒性,目前建议尽可能不使用皮质类固醇和钙神经蛋白抑制剂。长期使用皮质类固醇导致心血管疾病和/或感染疾病并发症。钙神经蛋白抑制剂相关远期同种移植物功能下降。

入手术室前给予甲泼尼龙和吗替麦考酚酯开始维持期免疫抑制方案。术中输注家兔抗胸腺细胞球蛋白(警惕过敏反应)实施诱导期免疫抑制。无类固醇的维持期方案中甲泼尼龙在术后 4 天内逐渐减量,患者离院时仅服用他克莫司和吗替麦考酚酯。

7. 肾移植手术的实施

长期透析的肾移植受体移植肾存活率较差,因此尽可能缩短透析期或透析开始前即移植。供肾可源自尸体或活体,活供体肾移植通常为择期手术,尸肾移植为急诊手术。活体供体肾移植时受体和供体手术同时进行,实现了最短的器官冷缺血时间,从供体移出肾到在受体恢复血流的总缺血时间<1 小时。供肾切除可以采用开放手术和腹腔镜手术。与开放手术相比,腹腔镜供肾切除失血更少、手术时间和住院时间更短、移植物功能延迟恢复(delayed graft function,DGF)(移植后供肾功能没有立即恢复,导致移植后 1 周内透析)的发生率更

低。通常选取左肾,因为左肾静脉更长。供肾的保存方法包括静态冷保存和低温搏动机械灌注。两种保存方法的保存液与细胞内液成分相似,含高钾(100mmol/L)、高镁(5mmol/L)、低钠和胶体。静态冷保存是用冷保存液冲洗供肾,在冰上转移。低温搏动机械灌注是将供肾连接灌注设备,持续泵注1~10℃的保存液。与静态冷保存相比,低温搏动机械灌注降低了DGF的发生率,但在移植物原发无功能、急性排斥、长期肾功能和患者存活方面两者并无差异。

全麻肾移植时,麻醉诱导前留置大孔径外周静脉导管(18G或16G),诱导后根据患者的基础状况可选择进行有创动脉压和中心静脉压监测。留置尿管,膀胱用抗生素溶液冲洗。右肾通常被放在左髂窝,左肾放在右髂窝。将供肾的肾动脉与受体的髂外或髂内动脉吻合,供肾的肾静脉与受体的髂外静脉吻合。将输尿管远端与膀胱吻合恢复尿道连续性。尸肾移植时,吻合完毕、准备释放动脉夹前,术者通常在肾动脉内注射维拉帕米或罂粟碱预防动脉痉挛。术毕患者被给予肌肉松弛拮抗剂,早期拔除气管导管。

供肾功能并不明确时可能行双肾移植,供体年长(>60岁)或年幼(<3岁)。此时供体的双肾被整体移植,将供体的主动脉和下腔静脉与受体的髂外动脉和静脉吻合。双肾移植手术时间更长,失血更多,容量管理难度更大。

【术前评估与准备】

8. 肾移植患者术前透析时机的选择

有/无糖尿病ESRD患者GFR分别≤15和≤10ml/(min·1.73m^2)时应行透析治疗。通常一次透析治疗持续3~4小时,以尿素清除率作为主要的评价指标,应能使血浆尿毒氮降低65%~70%。肾移植前24小时内患者宜做透析,降低容量超负荷、血钾过高和尿毒症性出血的风险。透析时避免过度超滤,因为肾移植手术中需要较高的充盈压。根据手术需要,在术前血液透析时可以不使用或减少肝素使用。明确最后一次透析的时间。由于大多数钾位于细胞内,血液透析结束到完成跨细胞平衡期间(约2小时)提取的血样很可能会出现低钾血症。

9. 对肾移植受体进行的术前准备

肾移植受体多数为ESRD患者,常合并多器官系统严重病变,因此术前评估时应对每一器官系统进行细致评价,完善术前准备。

由于ESRD患者通常不能进行充分锻炼,所以术前心脏功能评估需要依赖应激试验。合并以下情况的肾移植受体术前应常规行心脏应激试验:①>49岁;②糖尿病;③ECG提示心肌缺血、既往心肌梗死、新发左束支阻滞或两相邻导联有病理性Q波;④有缺血性心脏病史、外周血管疾病或缺血性脑血管疾病。不能进行运动应激试验者应行多巴酚丁胺负荷超声心动图或双嘧达莫负荷心肌灌注显像。双嘧达莫负荷心肌灌注显像对ESRD患者可能不太准确,因其冠脉血管对双嘧达莫的敏感度降低。应激试验阳性者进一步行冠状动脉造影。此外,糖尿病史>25年、合并冠状动脉疾病、充血性心力衰竭或既往心肌梗死的受体建议行冠状动脉造影。术前冠状动脉支架或搭桥术实现冠脉再血管化,在透析时心脏事件风险降低。ESRD患者的基础血浆肌酸激酶浓度升高,但该浓度增加主要由于肌酸激酶MM亚型含量增加所致,而用于诊断急性心肌梗死的指标MB亚型含量并未发生变化,可以用于围术期心肌梗死的诊断。合并心功能不全的肾移植受体,围术期严重并发症的危险显著增加,术前应请心内科会诊,积极控制。

术前控制血钾<5.5mmol/L。可使用叶酸和促红细胞生成素改善贫血,使血红蛋白升至70g/L以上。术前凝血功能障碍者,可以使用去氨加压素治疗。去氨加压素结构上与抗利尿激素类似,可以显著提高血浆Ⅷ因子和血管性血友病因子水平,增强血小板黏附聚集功能,改善凝血;提高血浆组织型纤溶酶原活化物水平,促进纤溶。去氨加压素0.3μg/kg注射后10分钟起效,2~4小时内效果最佳,药效持续6~8小时。ESRD患者胃排空延迟,应警惕误吸,尤其对于合并糖尿病患者。可以用非颗粒性抗酸药如枸橼酸钠30ml提高胃pH。所有H$_2$受体拮抗剂均经肾排出,应调整药量。术前积极控制高血压,降压药服用至术日晨,但建议术日停用血管紧张素转换酶抑制剂和血管紧张素Ⅱ受体拮抗剂,因为有术中发生严重和顽固性低血压的风险。口服降糖药术日晨停用。处理围术期高血糖,控制血糖<10mmol/L。术前予以抗生素预防感染并发症。ESRD患者对抗焦虑药的敏感性增加,应调整药量。例如安定与白蛋白高度结合,但随着白蛋白水平下降,安定的药效增强;咪达唑仑水溶性强,受白蛋白影响较小。

为了保护ESRD患者血管,以便今后建立透析血管通路,应避免在患者的整个非优势臂和优势臂的上半部分进行静脉穿刺操作。由于患者极易感染,置入导管时必须严格保证无菌操作。如果静脉血管通路建立困难,可以暂时使用透析导管。但必须谨记:①和透析操作一样,必须保证无菌连接透析导管;②在连接静脉管路或压力传感器之前,必须将肝素吸出;③透析导管断开后,必须再次注入肝素,进行无菌密封。

保护瘘管,做好垫护,将瘘管侧上肢摆放在便于观察的位置以便在整个手术过程中实时观察瘘管的搏动状态。瘘管侧上肢也不应行无创血压测量和静脉穿刺等操作,防止血栓形成。

10. 肾移植患者术前容量状态的评估

透析治疗后患者的液体状况很难评估。理想情况下,透析后患者宜处于干体重(既无水潴留也无脱水的理想体重)状态之上。临床上常用的判断患者容量状态的方法包括:①透析记录,透析前后体重降低>2kg往往提示血管内容量不足;了解基础透析频率和末次透析时间判定;②症状体征,显性水肿、胸闷憋气、颈静脉怒张、肺部湿啰音动态增多、肝大和胸腔/腹腔/心包积液往往提示容量负荷过重;心动过速、体位性低血压、肌肉痉挛、口干、恶心呕吐、声音嘶哑、耳鸣、皮肤黏膜干燥时提示容量负荷不足,但敏感性差;③生物标记物,血浆 B 型脑利尿钠肽(正常 0~100pg/ml)在容量负荷增加和室壁张力增加时高表达,可以动态反映容量水平,但受心功能和心血管疾病影响;④中心静脉压:当没有心脏严重器质性疾病、无心包/胸腔积液、无严重低蛋白血症及血管活性药物情况下,可以反映机体容量状态(<5cmH$_2$O 血容量不足,>12cmH$_2$O 容量超负荷);⑤下腔静脉超声:测定下腔静脉直径或直径随呼吸变化的变异度(下腔静脉直径<2.1cm 或变异度>50%提示低血容量,有容量反应性);⑥肺部超声:识别肺水肿,肺彗星尾样征或 B 线增加提示体液超负荷;⑦经胸超声心动图测定左室舒张末面积和容积:左室舒张末面积<10cm^2 或左室舒张末容积<75ml 提示容量不足;⑧生物电阻抗分析法:通过测量和分析人体组织的电阻特性(包括阻抗特性和容抗特性)来评估容量状态,主要反映总体水,便捷无创准确,但需要特殊设备,对于血管内容量评估敏感性较差。

【术中管理】

11. 肾移植手术中的血流动力学监测

对于肾移植手术,有创动脉测压并非绝对必需。但如果患者其他器官有活动性病变(如缺血性心脏病)需要严密监测血压或酸碱状态时,建议放置有创动脉测压。放置动脉导管常常很难,因为许多肾移植受体继发于糖尿病、外周血管疾病、动静脉瘘和分流导致动脉通路较差。需要注意的是,如果动脉导管放置在功能或部分人工瘘管一侧,动脉血压和动脉血气值并不准确。充分扩容是肾移植麻醉管理中的重要部分,建议测定中心静脉压指导液体治疗。但测定中心静脉压也并非绝对必需,颈外静脉压、每搏量变异率或经食管超声心动图也可以用来替代中心静脉压指导液体治疗。肺动脉导管不常规放置。有严重冠脉疾病、左室功能障碍、充血性心力衰竭、瓣膜性心脏病或慢性阻塞性肺疾病的肾移植受体可以放置肺动脉导管指导术中液体治疗。本节案例中的肾移植患者因术前存在严重左室功能障碍,术中应放置有创动脉血压和中心静脉压监测。

12. 肾移植手术中的血流动力学和液体管理

肾移植手术中可能出现血压较大波动,低血压(49.6%)比高血压(26.8%)更常见。术中血流动力学管理的原则是最大程度的保证肾血流,促进移植肾功能早期恢复。

肾血管吻合完毕移除血管夹时可能发生低血压。吻合血管开放时血管容积突然增加 300ml;术者注射到供肾动脉内的血管扩张剂维拉帕米或罂粟碱吸收入血;供肾和下肢缺血组织释放扩血管物质;供肾排出的高钾保存液可能导致血钾突然升高,发生心搏骤停,以上因素均可导致低血压。由于移植肾缺乏神经支配,无法实现肾血流自身调节,因此极度依赖体循环压力灌注,灌注不足可能导致 DGF 和/或肾静脉血栓形成。吻合血管开放后必须严密监测血压和中心静脉压,避免低血压和血容量不足。

维持收缩压>120mmHg。收缩压 130~160mmHg(血压过高相关急性排斥)且平均动脉压>95mmHg 较为理想。充分扩容,减浅麻醉。但由于过量输液可能损伤内皮多糖包被,导致液体外渗、组织水肿和氧供下降,易感患者易于发生肺水肿、感染、心肌缺血、肠梗阻和肾血流减少,因此必要时需要使用血管活性药。不同供肾的肾血管对多巴胺反应不一,肾阻力可能升高或降低,不推荐常规使用多巴胺。心功能不全者可用多巴酚丁胺增强心肌收缩力和心排血量。避免使用 α 肾上腺素受体激动剂如去氧肾上腺素,相关肾血管收缩和移植物功能下降。有 β 肾上腺素受体活性的缩血管药如去甲肾上腺素可以选择,对肾血管阻力影响较小。

整个手术期间,尤其是在准备再灌注供肾时应充分扩容,通过心房扩张和随后释放心房利尿钠肽促进利尿和增加肾灌注,相关术后急性肾小管坏死和 DGF 发生率降低、术后血清肌酐更低和移植物存活率提高。中心静脉压维持 10~14cmH$_2$O 和/或平均肺动脉压 18~20mmHg 为宜。需要注意的是,因中心静脉压与血容量的对应关系存在诸多干扰因素,用其指导液体治疗时,需对压力值变化进行客观分析。以调整心排血量、保证组织氧供为目标的动态性血流动力学监测指标,如每搏量变异率和心指数,指导判断容量状况的准确性,可能优于中心静脉压,其在肾移植患者中的应用获益正在研究中,但需要连续监测有创动脉压。术中的标准液体是生理盐水和用生理盐水配制的液体(5%白蛋白),避免含钾液。对于 70kg 的受体通常需要的液体量是 3 000 ~ 4 000ml,包括5%的白蛋白 500ml。但研究显示与输注乳酸林格液相比,肾移植手术中使用生理盐水可能导致酸中毒更显著,血钾水平并未降低。因此当预期供肾功能理想时,可以谨慎使用醋酸林格液或乳酸林格液替代生理盐水。与生理盐水相比,使用白蛋白、羟乙基淀粉、低分子右旋糖酐或明胶等胶体仅有短期扩容作用,可以实现渗透性利尿,但就移植物功能而言并没有显著获益,尤其高分子量羟乙基淀粉(200/0.5)相关 DGF。低摩尔取代级的中分子量羟乙基淀粉(130/0.4)并未导致 DGF,可以谨慎用于需要大量输液或增加胶体渗透压时。尽管术中积极扩容,再血管化后 1~2 小时后中心静脉压仍可能下降 25%~50%。下降的原因尚不清楚,可能与体液再分布、血管通透性增加或缺血期间蓄积的扩血管物质如一氧化氮水平增加有关,因此确保术后血容量充足也是维持移植肾功能的重要因素。

手术期间预计失血 200~500ml。如需输血,输注的浓缩红细胞应检测巨细胞病毒(可致移植物功能丧失)阴性。术中出血时可使用冷沉淀(富含Ⅷ因子、血管性血友病因子、纤维蛋白原和ⅩⅢ因子)以提供Ⅷ因子-血管性血友病因子复合物或使用去氨加压素。

13. 肾移植手术麻醉方法的选择

麻醉方法包括椎管内麻醉和全身麻醉以及两者联合应用的复合麻醉。椎管内麻醉包括蛛网膜下腔麻醉、硬膜外麻醉和腰麻-硬膜外联合麻醉。无明显凝血功能障碍及其他椎管内麻醉禁忌证时可选用椎管内麻醉。椎管内麻醉用药简单,避免了全身麻醉药对移植肾的影响;对呼吸、代谢等生理功能干扰较小,术后肺部并发症较全身麻醉少;能阻断肾交感神经,减弱儿茶酚胺引起的肾血管收缩,提高肾灌注。缺点在于可能阻滞不全,无法满足手术所需要的镇痛和肌肉松弛深度;可能发生局麻药中毒反应;易躁动;低血压发生率高;可能发生硬膜外血肿。即使无肝素透析(虽然透析时不使用肝素,但上机前用肝素预冲透析器和管路,透析膜和管路上吸附部分肝素)的受体术前体内残余肝素也可能导致凝血功能障碍,加之血小板功能异常,选用椎管内麻醉宜慎重评估凝血功能。相比之下,全身麻醉能够完善地控制呼吸,确保患者术中氧供,提供良好的肌肉松弛,血流动力学易于调控,对凝血功能要求较低。其缺点在于使用的多种全身麻醉药物可能对循环和供肾产生明显影响,ESRD 也显著影响药物代谢。

14. 肾移植手术中全身麻醉诱导和维持药物的选择

原则上麻醉药物应选择无肾毒性、不经肾排泄的药物。相较于正常成人,诱导期间肾移植受体的血压和心率波动幅度更大。透析患者诱导前低血容量较为常见。术前服用降压药或合并自主神经病变可钝化交感神经系统。低蛋白血症使更多未结合的药物分子通过血脑屏障进入脑内;尿毒症也能破坏血脑屏障,药物更易进入脑内。中枢神经系统对诱导药物的敏感性也增强。因此诱导药物的剂量需要基于容量状态、代谢性酸中毒情况和基础合并症加以调整,缓慢分次给予。丙泊酚或依托咪酯可以使用。丙泊酚需减量,可能引起血压骤降,但有助于减轻缺血/再灌注损伤。依托咪酯诱导可维持稳定的血流动力学,但可能导致肾上腺皮质功能不全。氯胺酮也可使用,体内药物代谢不依赖肾,但对于基础血压较高者需谨慎使用,因为可进一步升高血压。对于合并基础冠脉疾病或心功能不全者应注意钝化插管反应,给予适量阿片类药物、利多卡因和/或短效 β 受体拮抗剂。

辅以肌肉松弛药和阿片类药的全静脉麻醉/吸入麻醉/静吸复合麻醉是常用的麻醉维持方式。肌肉松弛药和阿片类药物的使用见后续段落。

15. 肾移植手术全身麻醉时吸入麻醉药的选择

所有吸入麻醉药均产生剂量依赖性肾血流、GFR 和尿量减少,主要由于体循环血压和心排血量下降。吸入麻醉药建议选择地氟烷和异氟烷。七氟烷和安氟烷体内代谢产物氟离子具有肾毒性,应慎用。

吸入麻醉药的体内代谢比例分别为地氟烷 0.02%、异氟烷 0.2%、安氟烷 2%、七氟烷 2%~3%。代谢后产生氟离子,具有肾毒性。无机氟离子血清浓度达到 50~80mmol/L 时出现亚临床肾毒性,>80mmol/L 时出现临床肾毒性。肾毒性以肾浓缩功能受损为特征。虽然传统的肾功能测定指标(血尿素氮和血肌酐)没有变化,使用七氟烷和安氟烷的患者会发生暂时的肾浓缩功能受损和肾小管损伤。吸入异氟烷时血清氟离子浓度轻微上升,没有肾毒性的风险。地氟烷极少生物降解。

某些含有强碱的 CO_2 吸收剂降解七氟烷产生化合物 A,具有肾毒性;吸入七氟烷时新鲜气流量应≥1L/min,如吸入时间>1 小时,应至少 2L/min,以减少化合物 A 在呼吸回路中蓄积;建议使用七氟烷时,选用不产生化合物 A 的 CO_2 吸收剂。

16. ESRD 患者全身麻醉中肌肉松弛药的选择

表 9-4-4 显示 ESRD 对常用肌肉松弛药药代动力学的影响。

表 9-4-4　正常与终末期肾病患者肌肉松弛药的药代动力学

药物	肾清除率/%	正常 $t_{\frac{1}{2}}$/min	终末期肾病 $t_{\frac{1}{2}}$/min
潘库溴铵	80	132	258
罗库溴铵	10~25	42	58
维库溴铵	15~25	54	84
阿曲库铵	<10	18	24
顺式阿曲库铵	<10	34	34
美维库铵	<5	1.8	3.6
琥珀胆碱	<25	1	1

正常时琥珀胆碱在静脉给药 3~5 分钟后使血清钾升高 0.5~1.0mmol/L,持续<15 分钟。ESRD 患者使用琥珀胆碱时的血钾浓度变化与常人无异。如果 ESRD 患者血钾浓度低于 5.5mmol/L,琥珀胆碱可以安全使用,但要避免重复给药。无论透析与否,ESRD 患者的血浆胆碱酯酶活性约低于正常 20%,个别患者血浆胆碱酯酶活性显著降低以致使用琥珀胆碱后发生长效阻滞。

经肾清除的非去极化肌肉松弛药作用时间延长。作用时间延长在单次小剂量后可能并不明显,因为肌肉松弛作用终止主要通过再分布而不是消除。仅在单次大剂量、重复给药或长期输注肌肉松弛药时,增加的清除半衰期具有显著的临床意义。无论选择何种肌肉松弛药,均应减小初次用药剂量,根据患者的反应再行追加;维持剂量也应减量,给药间隔时间延长。推荐使用肌肉松弛监测仪监测神经肌肉阻滞情况。阿曲库铵和顺式阿曲库铵主要经 Hofmann 消除,不受肾功能下降影响。但 Hofmann 消除受血 pH 影响,酸中毒可能延长阿曲库铵和顺阿曲库铵的阻滞时间。阿曲库铵和顺式阿曲库铵的代谢产物为 N-甲基四氢罂粟碱,ESRD 时其清除可能延迟。N-甲基四氢罂粟碱不影响神经肌肉接头,但在高血浆水平可能兴奋中枢神经系统引起抽搐。顺式阿曲库铵效力是阿曲库铵的 4 倍,其代谢产物 N-甲基四氢罂粟碱浓度更低,因此用于肾移植患者更为安全。长效肌肉松弛药如潘库溴铵不宜用于肾移植,因其原形和代谢产物主要经肾清除。罗库溴铵也有相当程度的肾清除,肾移植时慎用。罗库溴铵的拮抗剂舒更葡糖钠与罗库溴铵结合形成复合物,也经肾排出,肾移植患者不建议应用。新斯的明、依酚氯铵和溴吡斯的明的肾清除比例分别为 50%、75% 和 75%。因此 ESRD 时这些肌肉松弛药拮抗药的半衰期延长且远大于非去极化肌肉松弛药的半衰期,肌肉松弛拮抗后再筒箭毒化风险较低。

17. ESRD 患者全身麻醉时阿片类药物的合理使用

芬太尼、舒芬太尼、阿芬太尼和瑞芬太尼无活性代谢产物产生,肾移植受体可以使用。吗啡和哌替啶因其活性代谢产物依赖肾清除,可能导致蓄积中毒,不宜用于肾移植受体。

芬太尼经肝代谢,仅 7%在尿中以原形排出。ESRD 时芬太尼清除半衰期延长,母体可能蓄积,重复用药时应仔细监测药效。阿芬太尼和舒芬太尼也经肝代谢,可以用于 ESRD 患者。瑞芬太尼通过血浆和组织酯酶代谢,不经肾清除。瑞芬太尼的主要代谢产物(GR90291)通过肾清除,但此种代谢产物效能仅为母体药物的1/4 000,因此其肾清除减慢并无临床意义。吗啡主要经肝代谢,10%代谢为吗啡-6-葡萄糖苷酸(镇痛活性>吗啡母体),55%代谢为吗啡-3-葡萄糖苷酸,4%代谢为去甲吗啡。所有代谢产物和 10%的吗啡母体一起经肾排出。ESRD 时吗啡-6-葡萄糖苷酸蓄积可导致中枢和呼吸抑制。哌替啶在肝脏代谢为去甲哌替啶,也经肾排出。去甲哌替啶蓄积可能导致中枢神经系统兴奋如惊厥。氢吗啡酮的活性代谢物氢吗啡-3-葡萄糖苷酸也可能在 ESRD 患者体内蓄积。但调整剂量后氢吗啡酮可以安全用于 ESRD 患者。ESRD 时镇痛药剂量调整见表 9-4-5。

表 9-4-5 终末期肾病时镇痛药剂量调整

药物	终末期肾病用量
芬太尼	↓剂量,50%
阿芬太尼	100%
瑞芬太尼	100%
舒芬太尼	100%
吗啡	↓剂量,50%
哌替啶	↓剂量,50%
可待因	↓剂量,50%
对乙酰氨基酚	↑间隔,每 8 小时一次
阿司匹林	禁忌
酮咯酸	↓剂量,25%~50%
美沙酮	↓剂量,50%~75%
氢吗啡酮	↓剂量,50%
羟考酮	禁忌

18. 肾移植手术中少尿的原因及处理

移植肾再灌注后,应重新记录尿量。引起供肾 DGF 致少尿最常见的原因是急性肾小管坏死,其次是循环血容量不足和低血压、急性移植物排斥反应、机械性尿路梗阻或肾动/静脉血栓形成。急性肾小管坏死可能在供肾获取和体外保存时由于冷/暖缺血即已存在,肾灌注不足和再灌注损伤也可导致急性肾小管坏死。术中避免低血压和充分扩容是处理少尿的重要措施。除充分补液外,白蛋白提高胶体渗透压,增加血管内血容量,促进排尿。低血容量时不建议使用利尿剂利尿,会进一步损伤移植肾功能。排除循环血容量不足的前提下,通常对患者予以渗透性利尿药甘露醇和袢利尿剂呋塞米促进移植肾利尿,以降低急性肾小管坏死的风险。甘露醇在肾小球自由滤过,不被重吸收,导致渗透性利尿,移除血管夹前给予可减轻缺血再灌注引起的细胞水肿。袢利尿剂呋塞米为 Na^+-K^+ ATP 泵抑制剂,作用于 Henle 升支,减少电解质重吸收,随后富含电解质的高渗液减少远曲小管水重吸收而实现利尿。非诺多泮(多巴胺 D_1 样受体激动剂)扩张肾动脉、冠状动脉、肠系膜和外周动脉,具有肾脏保护作用,可以考虑给予[$0.1\mu g/(kg \cdot min)$]。长时间缺血引起的急性肾小管坏死会对血液透析产生反应。急性肾小管坏死或急性移植物排斥反应的确诊有赖于术后放射性核素肾扫描或肾活检。术中可检查尿路通畅与否排除机械性尿路梗阻。肾动/静脉血栓形成罕见但后果严重,可能导致移植物功能丧失,钳夹血管前给予肝素可预防。

【术后管理】

19. 肾移植手术后镇痛的实施

建议实施多模式镇痛。使用静脉阿片类药物进行术后镇痛时应减量,以免过度抑制中枢神经系统导致通气不足。尽量避免使用非甾体抗炎药,可能加重高血压、水肿和心血管并发症。

20. 移植物免疫排斥反应的类型

有多种形式的移植排斥反应(graft rejection),包括超级排斥反应、加速性排斥反应、急性排斥反应和慢性排斥反应。随着免疫抑制剂的合理使用,围术期移植排斥反应发生率呈下降趋势。超级排斥反应时,肾脏刚开始供血便立刻出现血栓,供肾失去功能,机体出现明显血容量不足的征象;术后移植肾上还可能出现血肿,导致肾血管或输尿管阻塞。此时应切除肾脏,尤其是伴随排斥反应出现弥散性血管内凝血时。加速性排斥反应一般发生在肾移植后 7 天左右,症状包括发热、局部压痛和尿量减少,可以使用大剂量类固醇和抗胸腺细胞球蛋白对抗。急性排斥反应最常见,见于移植后几天到几个月,表现为肌酐较术后基线快速增加 10%~25%,伴有/无尿量下降。移植排斥反应的确诊需肾活检。

21. 肾移植患者长期服用的免疫抑制剂对麻醉管理的影响

肾移植患者以后可能行其他手术,麻醉管理中应注意免疫抑制剂的不良反应(表 9-4-6)。

表 9-4-6　免疫抑制剂的常见不良反应

免疫抑制剂	不良反应
钙神经蛋白抑制剂	肾毒性、高血压、高氯性酸中毒、高钾血症、低镁血症、低钙血症、糖不耐受、粗大震颤、感觉迟钝、头痛、癫痫、Q-T 间期延长、高凝状态、急性微血管疾病（类似于血栓性血小板减少性紫癜）
哺乳类西罗莫司靶分子抑制剂	皮肤黏膜溃疡、低钾血症，低镁血症、伤口愈合延迟、间质性肺炎、血细胞减少
抗增殖类药物-吗替麦考酚酯	恶心、呕吐、血细胞减少（白细胞减少、贫血、血小板减少）
抗增殖类药物-硫唑嘌呤	血细胞减少、肝炎

22. 儿童肾移植的麻醉管理特点

儿童肾移植麻醉和手术的难度均高于成人肾移植。儿童肾移植通常接受的是成人肾脏。受体<20kg 时，肾被放置于腹膜后、盲肠后或腹腔内。对于儿童供肾特别是婴幼儿供肾，应避免血压过高导致移植肾动脉痉挛。而对于成人供肾，再灌注成人大小的供肾转移明显自身的血容量，开放血流时由于有效血容量突然下降会导致供肾灌注不足，因此维持较高中心静脉压尤其重要。再灌注前应通过补充晶体液、白蛋白和血制品扩容，将中心静脉压提高至 $7.5 \sim 12 cmH_2O$，收缩压>120mmHg，平均动脉压>65mmHg，必要时可给予缩血管药提升血压。此外，由于血管吻合时钳夹大动脉、远端肢体缺血可引起酸性物质产生，再灌注时大量供肾保存液和酸性物质进入血液会引起显著高钾血症，心搏骤停的危险高于成人。

（王东信）

第五节　前列腺切除手术的麻醉

【知识点】

1. 前列腺和前列腺尿道的神经支配
2. 前列腺手术的分类
3. 前列腺手术的麻醉选择
4. 经尿道前列腺手术的麻醉管理
5. 经尿道前列腺手术的并发症
6. 各类灌洗液的选择和优缺点
7. 根治性前列腺切除术的特点
8. 机器人辅助前列腺癌根治术的麻醉要点和并发症

【案例】

患者男，85 岁。既往高血压、脑梗死病史，脑梗死无后遗症。因前列腺增生拟行经尿道前列腺切除术（transurethral prostatic resection，TURP）。术前各项实验室检查正常，心电图显示 ST 段改变。入室：BP 130/80mmHg，HR 80 次/min，SpO₂ 97%。脊髓麻醉下行 TURP，麻醉平面 T_{10}，患者取截石位，术中采用 5% 甘露醇灌洗液，手术 40 分钟左右，主诉胸闷、恶心、头晕，HR 45 次/min，BP 98/60mmHg。外科医师暂停手术，予面罩给氧，麻黄碱 6mg，呋塞米 10mg 静脉推注，降低灌洗液高度，10 分钟左右患者症状缓解，后续手术顺利。

【疾病的基础知识】

1. 前列腺和前列腺尿道神经支配的脊髓节段及疼痛传导的脊髓平面

前列腺和前列腺尿道接受来自前列腺丛的交感神经和副交感神经支配，前列腺丛由副交感神经盆丛发出，而副交感神经盆丛由下腹丛神经加入。这些神经的脊髓来源主要是腰骶段。前列腺疼痛传导脊髓平面包括交感神经脊髓节段 $T_{11} \sim L_2$ 和副交感神经 $S_2 \sim S_4$。

2. 前列腺增生的病理生理

前列腺由 4 个紧密相连的完整区域组成，即前区、外周区、中央区和前列腺前区，每区又由腺体、平滑肌和纤维组织组成。4 个区都被包在一个包膜里，前列腺血供丰富。动脉和静脉穿过前列腺包膜，在腺体内分支，静脉窦邻近包膜，而且非常大。从 40 岁开始，前列腺前区的前列腺组织即开始有结节增生，形成中叶、侧叶和后叶。中叶和后叶与尿道梗阻有密切关系。

3. 前列腺的外科手术种类及特点

目前国内前列腺手术包括经直肠前列腺活检术、经会阴前列腺活检术、经尿道前列腺切除术(TURP)、经尿道前列腺剜除术、磁共振引导高强度聚焦超声刀前列腺癌局灶治疗术、开放性耻骨上前列腺癌根治术、腹腔镜前列腺癌根治术和机器人辅助腹腔镜前列腺癌根治术。

TURP 是通过尿道放入切除器,用电切-电凝金属圈尽可能多地切除前列腺组织,但一般保留前列腺包膜,如果包膜被损伤,大量的灌洗液会被吸收入循环、前列腺周围间隙和腹膜后间隙。TUPR 过程中出血较为常见,但一般都能控制,然而手术损伤到大的静脉窦时难以通过电凝达到完善止血效果,应尽快地停止手术,经尿道放置 Foley 尿管入膀胱并牵拉,使导管膨胀的球囊对前列腺床施以侧向的压力,达到压迫止血的效果,减少出血。2.5% 的 TUPR 手术出血要求输血来纠正。

新型经尿道前列腺切除术使用双极电极切除和新一代前列腺激光器,双极电极利用高频电流热效应对病变组织进行切割和止血,激光则利用汽化能量形成一个薄弱的切除凝血治疗带,两种设备都可以使用常规生理盐水行膀胱灌洗,减少其他灌洗液造成的低渗透压等并发症的发生。这两种疗法可以预防膀胱过度出血,延长而非限制操作时间,并可减少住院日。对麻醉的影响,认为其优点包括减少膀胱灌洗液的吸收,降低 TURP 综合征的风险,长期服用抗凝药物患者可以实施此手术,可在门诊手术室安全实施,价格低廉、安全的区域麻醉为首选的麻醉方式等。

经尿道前列腺剜除术是指在前列腺被膜内切除前列腺,特点是切除彻底、创伤小、出血少,灌洗液吸收也少,激光剜除术可以使用生理盐水作为灌洗液,可减少低钠血症的发生率。磁共振引导高强度聚焦超声刀前列腺癌局灶治疗术是早期前列腺癌治疗的新方法,麻醉管理参照手术室外磁共振室内的麻醉。

开放性耻骨上前列腺癌根治术创伤大,出血多,是目前临床上非首选的手术方式。微创是外科的发展趋势,机器人辅助腹腔镜前列腺癌根治术是外科治疗的首选。

4. 渗透压和液体张力

液体渗透压(osmotic pressure)是当两种不同浓度溶液用一种理想的半透膜隔开时,则溶剂从低浓度溶液向高浓度溶液中渗透,这种溶剂渗透的力,通常称为渗透压,可简单理解为溶质分子对溶剂分子产生的吸引力,反映的是单位体积溶液中溶质微粒的数目。等渗液渗透压与血浆相等或相似,参考值为 $280 \sim 320 \text{mOsm/L}$,计算时取平均值 300mOsm/L。

液体张力是指溶液进入到体内后能够维持渗透压的能力,是指溶液中电解质产生的渗透压与血浆渗透压参考值的比值,是一个没有单位的数值:电解质渗透压/血浆渗透压。等张液是指与红细胞张力相等或相似的溶液。

【术前评估与准备】

5. 本节案例中 TURP 患者的评估

本节案例患者麻醉术前评估同老年患者合并高血压病及脑梗死病史患者,注重术前心肺功能、活动能力以及认知评估;除基础疾病评估外,应评估外科病情,包括术前是否有留置导尿,前列腺大小以及预计手术时间。

6. 机器人辅助腹腔镜前列腺癌根治术的术前评估要点

术中极度头低位对患者的影响包括眼压增加,增加有反流病史患者的误吸风险。术前眼压异常疾病患者应充分评估眼压,必要时请眼科医师会诊。闭角型青光眼急性发作期是机器人辅助腹腔镜前列腺癌根治术的禁忌证。

【术中管理】

7. TURP 麻醉方法的选择及管理要点

根据患者一般情况,结合外科手术时间(1 小时左右),首选脊髓麻醉下行经尿道前列腺电切术治疗。在美国,脊髓麻醉是 TURP 最常用的麻醉方法,也是大多数麻醉医师选择的麻醉方法。脊髓麻醉可为患者提供充分的镇痛,为外科医师提高良好的盆腔底部和会阴部肌肉松弛。患者术中保持清醒,水中毒和液体超负荷的症状体征能够早期发觉。

与连续硬膜外麻醉相比,脊髓麻醉更受欢迎。首先,在老年患者中更易操作,而且手术时间一般不长。其次,不会出现硬膜外麻醉中偶见的骶神经根阻滞不全情况。

鞍麻、骶管阻滞在前列腺手术中也是有效的。鞍麻对血流动力学影响小,可安全有效地应用于激光前列腺切除的高危患者。尽管局部浸润麻醉的镇痛效果不如脊髓麻醉确切和完善,仍有学者提倡将会阴和前列腺沟的局部浸润麻醉用于限制性 TURP。需要通气及血流动力学支持的患者、有区域麻醉禁忌证和拒绝区域麻醉的患者应选用全身麻醉。

麻醉管理关注要点:

(1) TURP 的最佳麻醉平面是 T_{10}。如前所述,前列腺和膀胱颈的内脏疼痛感觉是通过大部分来源于 S_2、S_3 神经根的传入副交感神经纤维传导的,而 S_2 和 S_3 神经根伴行于盆腔内脏神经。膀胱的感觉受来源于 T_{11}~L_2 神经根的腹下丛的交感神经支配。所以,这类手术的区域麻醉感觉阻滞平面要求达到 T_{10} 以消除膀胱膨胀和手术中其他原因造成的不适。然而,创伤较小时,稍低的感觉阻滞平面通常也能满足手术要求,在一项研究中,监测膀胱内压并保持其处于较低水平,麻醉阻滞平面达 T_{12} 或 L_1 即已足够,但达 L_3 的中段腰部阻滞则不能满足手术要求。阻滞水平不应高于 T_9,因为此时如果发生前列腺包膜穿孔,其引起的疼痛就不能被患者明显感觉到。与全麻相比,TURP 手术应用区域麻醉还有一个优点就是降低了手术后即刻对镇痛的要求。

(2) 相对于全身麻醉,椎管内麻醉下行 TURP 手术可以减少术中失血量,其中交感神经阻滞所引起的收缩压下降是术中出血量减少的原因之一;自主呼吸状态下外周静脉压和中心静脉压较机械通气时低,也是减少 TURP 术中失血的原因。前列腺切除时,前列腺组织释放的尿激酶引起的纤溶酶活性增加也是术中影响失血的因素;影响 TURP 术中出血量的其他因素包括腺体的血管分布、腺体大小、手术时间、开放的静脉窦的数目、感染、反复或最近置入尿管引起的前列腺炎症等,评估时须予以关注。

(3) 前列腺切除术患者围术期易发生 DVT,其主要原因包括高龄、合并恶性肿瘤、心血管疾病、静脉曲张和肥胖等。在这种情况下,区域麻醉时交感神经阻滞引起的血流增加对减少 DVT 形成起重要作用。此外,与全身麻醉相比,区域麻醉能更好地维持神经内分泌系统稳态,这也是区域麻醉降低术后高凝状态、维持正常凝血和血小板功能的原因之一。

(4) TURP 可引起一系列与麻醉相关的特殊并发症。当选择麻醉方法时,除了常规考虑因素外,还应该考虑到以下问题,例如患者的一般身体状况、手术时间长短、患者和外科医师的习惯等。区域麻醉下行 TURP,术中患者保持清醒状态,麻醉医师能监测患者的精神状态,及早发现手术中灌洗液的过多吸收能引起一系列心血管和神经系统等并发症。TURP 相关的视觉障碍包括视野模糊和短暂性视盲等。甘氨酸吸收入血后转化为氨与视觉障碍和其他中枢神经系统异常有关。TURP 手术另一个潜在的并发症是继发于灌洗液的过度膨胀或外科医师电切镜接触膀胱壁所造成的膀胱穿孔。外科医师察觉前,清醒患者能较好地感觉到与穿孔有关的症状,所以能较早地提醒手术者。膀胱穿孔的症状和体征包括心动过缓、低血压、不安、恶心、腹痛、呼吸困难、肩痛以及打嗝。腹膜后穿孔表现为脐周、腹股沟或耻骨上疼痛。腹腔内膀胱穿孔,发生率很低,可以引起与膈肌受刺激有关的症状(如上腹部、心前区、肩部或颈部疼痛)。

(5) 相对于全身麻醉,区域麻醉下行 TURP 有很多优点。实验室检测能精准反映灌洗液吸收导致的电解质紊乱,但清醒患者精神状态的改变能更早反映内环境状态的改变。区域麻醉时交感神经阻滞引起的血管床扩张能缓冲灌洗液的过度吸收,减缓心血管不良事件、肺水肿的发生发展。如前所述,膀胱穿孔在清醒或轻度镇静患者也能较早识别。

8. TURP 并发症的预防和处理

(1) 灌洗液吸收:前列腺含有很多大的静脉窦,灌洗液易经过开放的静脉窦吸收入血。影响吸收量的主要因素有:①灌洗液容器超过手术台的高度决定促进液体进入前列腺静脉和静脉窦的静水压;②手术时间与吸收量成正相关。据统计,平均每分钟吸收量约 10~$30ml$,部分持续 2 小时的手术吸收量高达 6~8L。患者是否出现灌洗液吸收引起的并发症依赖于吸收液体的量和种类。

(2) 循环超负荷、低钠血症和低渗透压:TURP 术中采用蒸馏水灌洗液对手术视野的干扰最小。然而,大量水吸收导致的稀释性低钠血症能引起红细胞溶血和从精神错乱到惊厥甚至昏迷等中枢神经系统症状。后来蒸馏水逐渐被等张或接近于等张的溶液取代。人体虽然对吸收入血的生理盐水和乳酸林格液有良好的耐受性,但这些电解质电离后,对电切镜的高频电流有良好的导电性能,限制了其在临床中的应用。所以,非电解质溶液如葡萄糖、尿酸、甘氨酸、甘露醇、山梨醇或 Cytal 溶液取代了蒸馏水。目前在临床中应用最普遍的是甘氨酸和 Cytal 溶液。

临床上使用接近于等张的溶液取代蒸馏水能减少 TURP 术中发生的溶血及其他并发症发生的风险。此外,与过度低钠血症有关的严重的中枢神经系统症状如惊厥和昏迷的发生率已有减少。然而,大量灌洗液吸收入血导致的容量超负荷的问题依然不容忽视。正常情况下输注的晶体溶液约 20%~30% 存留在血管内,其余则进入细胞间质,当血管内压力升高,液体更容易进入间质导致组织水肿或肺水肿。患者是否出现循环超负荷的症状依赖于患者的心血管状态、灌洗液吸收的量和速度以及外科手术失血量的程度。

灌洗液过度吸收引起的循环超负荷通常伴随低钠血症和低渗透压。TURP 综合征被描述为由于低钠血症以及继发的水中毒(water intoxication)引起的症状,其典型中枢神经系统症状本质上并非由于低钠血症所引起,而是由于伴随的水移动进入细胞导致急性渗透压降低所引起的脑水肿。

非电解质等张灌洗液即使吸收入血后也不会造成严重的细胞外液低渗透压,从而避免脑水肿和严重中枢神经系统并发症。从根本上说,中枢神经系统症状可能归结于低钠血症的发生及程度没有改善。细胞外钠浓度必须保持在生理范围以维持激动细胞的去极化和形成动作电位。中枢神经系统症状,包括烦躁、不安、精神错乱、头痛,是低钠血症快速发展的早期预警体征。血浆渗透压降低和低钠血症(hyponatremia)(钠≤102mmol/L)进一步恶化可能导致癫痫和昏迷的发生。当钠水平低于 120mmol/L 时,其对中枢神经系统的影响明显,对心血管影响包括负性肌力作用、低血压和心律不齐;当钠水平低于 115mmol/L 时,心电图出现明显的 QRS 增宽和 ST 段抬高;当细胞外钠水平低于 100mmol/L 时,可能出现意识丧失,甚至惊厥。继发于低钠血症的心血管功能不全症状和体征包括心律失常、低血压和肺水肿也可能发生,然而,这些症状很难与液体超负荷引起的症状区别开来。

(3) 甘氨酸中毒:早在 20 世纪 80 年代就注意到,TURP 手术某些中枢神经系统症状可能是由于一种非必需氨基酸——甘氨酸的吸收造成的。甘氨酸的结构类似于氨基丁酸,而氨基丁酸是脑中一种抑制性递质。有研究认为甘氨酸可能是一种作用于脊神经节和脑干的主要抑制性递质。甘氨酸中毒可以导致短暂的视盲。正常的甘氨酸血浆浓度为 13~17mg/L,视盲出现时其血浆浓度可高达 1 029mg/L。12 小时后,甘氨酸水平降至 143mg/L,其视盲症状也得到恢复。然而,甘氨酸血浆浓度和中枢神经系统毒性之间的全面关系尚未得到肯定。甘氨酸还与 TURP 综合征的心肌抑制和血流动力学改变有关。

(4) 氨中毒:甘氨酸吸收引起的中枢神经系统毒性反应是甘氨酸氧化生物转化成氨的结果。有报道 3 例 TURP 术后血氨浓度升高患者出现苏醒延迟。血氨水平超过 150mol/L 可导致中枢神经系统功能恶化。有报道,使用 1.5% 甘氨酸作为灌洗液的 26 例 TURP 患者中,12 例患者术后血氨水平升高,而血甘氨酸水平无相关性。实际上,一般认为两者存在负性相关性。苏醒延迟和其他中枢神经系统症状可能是氨中毒引起的。

(5) 穿孔:TURP 另一个比较常见的并发症是前列腺包膜下穿孔或膀胱穿孔。穿孔一般发生在切除困难时,多由切割圈或电刀切除组织过多引起,偶有电切镜的尖端直接穿透前列腺包膜或膀胱壁导致,或因灌洗液造成的膀胱极度膨胀导致膀胱壁破裂。多数穿孔位于腹膜后,清醒患者可有脐周、腹股沟或耻骨上区疼痛感,此时灌洗液的出入量不符。偶有膀胱穿孔发生在腹膜内或大的腹膜后穿孔延伸到腹腔。此时,疼痛可能会出现在上腹部或由膈肌弥散到心前区或肩部。其他症状如面色苍白、出汗、腹肌强直、恶心、呕吐和低血压等。这些症状是否出现和严重程度取决于穿孔部位和大小,以及灌洗液的种类。据统计,2 015 例 TURP 患者并发症的发生率中,25 例患者(1.2%)发生穿孔,12 例患者穿孔后耽搁超过 2 小时才行耻骨上膀胱造瘘术导致 4 例死亡,5 例发生其他严重的并发症。

(6) 短暂的菌血症和脓毒症:正常情况下前列腺内定植较多细菌,TURP 手术时这些细菌可通过开放的静脉窦进入血液循环引发菌血症,术后留置尿管加剧菌血症的发生风险。通常此类菌血症可无明显症状,常规联合应用对革兰氏阳性和革兰氏阴性菌有效的抗生素即可,6%~7% 的患者可发展为脓毒症,表现为寒战、发热、心动过速等,部分严重病例可能表现为心动过缓、低血压和心血管虚脱症状,死亡率高达 25%~75%,应及时应用抗生素和心血管支持治疗。

(7) 低温:用于 TURP 灌洗液通常储存于室温条件下,膀胱灌洗和大量灌洗液的吸收导致患者热量丢失,引起患者体温下降、寒战等,对灌洗液加温可有效地减少热量丢失和降低寒战发生风险。静脉或鞘内使用阿片类药物可减少寒冷引起的术后寒战。

(8) 出血和凝血功能障碍:增生的前列腺组织血运丰富,切除组织时容易出血。血液与灌洗液混合后随灌洗液流出,不易准确估算出血量。有学者通过切除时间(2~5ml/min 切除时间)和前列腺大小(20~50ml/g)估算失血量,实际上这些估算方法比较粗略,应监测患者生命体征和血细胞比容评估失血量更为精准,从而决定是否需要输血。由于前列腺组织富含肾上腺素受体,使用1:50 万~1:20 万肾上腺素受体激动药灌洗液灌注可引起前列腺血管床的血管收缩,减少出血。

TURP 术后异常出血少见,发生率低于1%。有学者认为手术时前列腺组织可释放纤溶酶原激活物,该激活物能将血纤溶酶原转变为血纤溶酶,进而引起全身纤维蛋白溶解是导致术后异常出血的主要原因。另有观点认为,纤维蛋白溶解继发于富含促凝血酶原激酶的前列腺组织切除时局部吸收后引发的弥散性血管内凝血。如果怀疑原发性纤维蛋白溶解,第 1 小时静脉给予氨基己酸 4~5g,随后每小时 1g 可有一定的效果。

(9)体位损伤:TURP 手术麻醉时应考虑体位对麻醉的影响。TURP 手术通常在极度头低截石位的条件下完成。这种体位可以起肺血容量的改变、降低肺顺应性、膈肌向头侧移位、肺容量参数如残气量、功能残气量、潮气量和肺活量下降。心脏前负荷可能增加。TURP 手术常见的神经损伤,包括腓总神经、坐骨神经和腹股沟神经的损伤。

9. TURP 综合征及可以发生 TURP 综合征的手术类型

(1)定义:TURP 综合征(trans urethral resection prostate syndrome)是由于手术过程中创面的静脉窦开放,灌洗液短时间大量吸收入血,造成循环超负荷、血液稀释及血浆渗透压下降,稀释性低钠血症或水中毒,表现出一系列的临床症状和体征,治疗不及时可进一步发生脑水肿、肺水肿和心力衰竭等,甚至危及生命。

(2)原因:①灌洗液容器超过手术台的高度决定了促进液体进入组织静脉和静脉窦的静水压(控制在60cm 为佳);②手术时间与吸收的量成比例:吸收 10~30ml/min,一般持续 2 小时的手术吸收 6~8L;③患者是否出现灌洗液吸收引起的并发症依赖于吸收液体的量和种类。

(3)所有使用灌洗液的手术都有可能出现 TURP 综合征:经尿道前列腺切除术(最常见)、经尿道膀胱肿瘤切除术、经皮肾镜和宫腔镜等。

本节案例患者术中即发生了 TURP 综合征。

10. 最常用的灌洗液种类及各自优缺点

理想灌洗液应该具备等张、无毒、透明、易灭菌、价格低廉等特点。这样的液体现实中并不存在。蒸馏水不导电而且便宜,有良好的视觉特性,但其极度低张。当大量蒸馏水被吸收进入循环,可引起溶血、休克和肾衰竭。生理盐水和乳酸林格液不容易出现低钠血症,但是含电解质,其导电性不能用于电切手术。经尿道前列腺钬激光剜除术可以选择生理盐水做灌洗液。

目前临床上常用的等张灌洗液(irrigation solution)包括 1.2% 和 1.5% 甘氨酸,3%~5% 甘露醇,2.5%~4% 葡萄糖,3.5% 山梨醇,Cytal(2.7% 山梨醇和 0.54% 甘露醇的混合液)以及 1% 尿素等(表9-5-1)。这些灌洗液被特意调配成适度低张液,以保持其透明特性。

表 9-5-1　经尿道前列腺切除术使用的灌洗液的渗透压

灌洗液	渗透压/(mOsm·kg^{-1})
1.2% 甘氨酸	175
1.5% 甘氨酸	220
3.5% 山梨醇	165
5% 甘露醇	275
2.7% 山梨醇和 0.54% 甘露醇的混合液	178
2.5% 葡萄糖	139
1% 尿素	167
1% 生理盐水	308
1% 乳酸林格液	273

虽然灌洗液不会引起明显的溶血,但是大量吸收入血后仍存在导致肺水肿、低钠血症等并发症的风险。此外,有些灌洗液溶质的吸收也可能导致严重的并发症。甘氨酸可能会导致心脏和视网膜毒性作用,甘露醇快速扩张血容量,可能导致心脏病患者的肺水肿,葡萄糖可能导致糖尿病患者严重的高血糖。术中使用接近等张的灌洗液代替蒸馏水可以避免溶血等并发症的发生,也能减少因严重稀释性低钠血症导致的中枢神经系统损害如惊厥和昏迷发生的风险。尽管如此,与大量灌洗液吸收的其他主要问题如水中毒临床中仍然存在。

11. TURP 综合征的诊断及防治措施

(1)TURP 综合征的诊断主要依赖其临床表现,包括①稀释性低钠血症;②循环超负荷:肺水肿、心力衰竭等;③全身麻醉患者:不明原因的高血压、心动过缓、心律失常→低血压;④椎管内麻醉或脊髓麻醉:除了有全身麻醉时的表现外,中枢神经系统表现更为直观:恶心呕吐→意识不清/烦躁→抽搐/惊厥→瞳孔散大→昏迷。

（2）TURP 综合征的预防措施:①术前准备,选择合适手术时机,治疗内科合并症,锻炼心肺功能;纠正水电失衡。②术中监测,密切灌注患者生命体征,监测动脉血气。③术中调控,限制手术时间、控制灌洗液压力,控制术中输液量。

（3）TURP 综合征的治疗:包括限制液体量和使用利尿剂如呋塞米;高张盐水（3%氯化钠）很少使用,如果需要,只考虑用于严重低钠血症的患者,需关注高张盐水的中枢神经系统并发症,包括脑水肿和脑桥髓鞘溶解症;必要时应给予药物行循环支持。

12. 机器人辅助前列腺癌根治术的特点

机器人辅助前列腺癌根治术（robot assisted radical prostatectomy, RARP）的优点很多,包括手术视野更佳,机器人操作臂可控性强、操作更精细、出血少、手术切口短,可以减少应激、减少疼痛、缩短恢复时间,到达快速康复。术中极度头低位（Trendelenburg 体位）和人工气腹对患者生理功能的影响应引起麻醉医师的重视和警惕。

气腹造成的通气和呼吸变化包括肺顺应性降低,气道压增高,通气-血流比例失调。呼气末正压通气可以改善患者氧合。在二氧化碳注入 15~20 分钟后血碳酸浓度开始升高,最终引起高碳酸血症、酸中毒、心动过速、心律不齐和其他血流动力学改变和中枢神经系统改变。多数患者可通过过度通气缓解或纠正这些变化。尽管临床表现很明显,但多数健康患者可以耐受这些变化。相对于腹膜内气腹,腹膜外气腹会增加动脉 CO_2 分压。血流动力学变化包括静脉回流减少和心排血量减少。

对于容量正常患者,极度头低位引起的生理变化包括血流动力学影响比如四肢灌注压降低,Willis 环平均动脉压增高,中心血容量增加,心排血量降低和重要脏器灌注压降低。心肌耗氧量增加、心肌缺血、心律失常和心肌氧供降低是心脏病患者中的潜在风险。极度头低脚高位引起的呼吸系统影响是肺顺应性降低、肺活量和功能残气量减少,肺容量减少 20%,以及通气-血流比例失调等,上述影响可因气腹的作用而加重。曾有敏感患者出现肺充血水肿的报道。

极度头低位的其他影响包括颅内压和眼压增加、静脉空气栓塞、臂丛神经损伤、关节痛和手指受伤。有胃反流病史的患者在头低位时可增加误吸风险。由于使用长时间干冷气体维持气腹,保持体温正常在此类患者中是一个重要的问题。

与耻骨后根治性前列腺切除术相比,机器人辅助前列腺癌根治术创伤小、出血少,术后疼痛程度低。

13. 前列腺癌根治术麻醉方法的选择

硬膜外麻醉、脊髓麻醉、全身麻醉以及硬膜外麻醉联合全身麻醉都可用于这种手术。对于联合麻醉中的硬膜外麻醉,可以使用胸段或腰段硬膜外麻醉用于麻醉或镇痛,而全身麻醉采取自主或间歇正压通气。

采取硬膜外麻醉或保留自主呼吸的全身麻醉联合硬膜外麻醉可明显减少术中失血量。有研究比较了全身麻醉和应用 IPPV 的联合麻醉与硬膜外麻醉的术中失血量,三种方法之间动脉压几乎没有差异,而硬膜外麻醉的患者术中失血量明显低于其他两种麻醉方式的患者。推测,IPPV 引起的静脉压升高可能是全身麻醉和联合麻醉术中出血增多的原因之一。以前的研究证实,硬膜外麻醉或硬膜外全麻联合麻醉患者自主呼吸时,中心静脉压和外周静脉压低于应用 IPPV 的全麻患者。单独应用硬膜外麻醉或全身麻醉联合硬膜外麻醉可以降低术后高凝状态,降低 DVT 发生的风险。硬膜外阻滞的超前镇痛的围术期疼痛治疗效果好,并能减少围术期阿片类药物用量。能更好地维持神经内分泌反射的稳态,胃肠道功能的恢复比全身麻醉快。正确使用硬膜外麻醉可降低住院时间和住院费用,也确定临床应用的合理性。

目前关于三种麻醉方式对患者术后转归和预后的影响尚存争议。部分研究认为,硬膜外麻醉患者预后好,但已有其他研究对此提出质疑。这可能是部分研究样本量小、不同的研究方法（回顾性、前瞻性、控制性、随机性研究等）使用不同的麻醉方法（如胸段或腰段硬膜外阻滞）、术中保留自主呼吸或采用 IPPV、使用区域麻醉药时合并或不合并使用阿片类药物等因素造成的。临床实践应以泌尿外科医师、麻醉医师及患者的选择为基础,而这些选择比其他任何因素都有优先权。

14. 前列腺癌根治术的特点以及麻醉管理的要点

局限性前列腺肿瘤可用放疗或根治性前列腺切除术治疗。因为常规对年龄超过 50 岁的男性患者行前列腺特异性抗原试验和能降低阳痿危险的神经保守手术的普及,使目前根治性前列腺切除术越来越普及。根治性前列腺切除术最早经腹腔入路,目前临床上主要采用耻骨上路径,将前列腺、射精管、贮精囊和部分膀胱颈随同盆腔淋巴结一起切除。

以往大部分是开腹完成的,但随着微创外科的发展,腹腔镜和机器人技术成为外科治疗的前沿和发展趋势。开腹手术术中最常见的问题是出血和大量失血后输血。术前自体血采集、使用重组红细胞生成素、术中等容血液稀释都是减少患者对异体血需求的常用方法。早期术后并发症,包括 DVT、肺栓塞、血肿、血肿和伤口感染,发生率为 0.5%~2%。少数研究中心报道 30 天内死亡率接近 0.2%。晚期并发症包括失禁、阳痿和膀胱颈挛缩。行前列腺根治术的患者体位为仰卧、背部过伸和耻骨高于头部的 Trendelenburg 体位,前列腺静脉和心脏之间的垂直倾斜导致经前列腺窝吸收的空气栓塞也有报道。

前列腺癌根治患者以老年患者为主,多数合并有心、脑、肺等基础疾病。参照老年患者麻醉管理以及合并基础疾病麻醉管理。

15. 闭角型青光眼患者机器人辅助腹腔镜前列腺癌根治术的围术期管理

极度头低位会导致眼压增高,甚至有报道眼压异常患者行机器人辅助腹腔镜前列腺癌根治术后失明。闭角型青光眼患者处于缓解期,术前眼压趋于正常,可以在围术期密切管理下行机器人辅助腹腔镜前列腺癌根治术。术前眼科会诊,围术期监测眼压,必要时在眼科医师指导下使用药物维持眼压稳定。麻醉科医师在维持循环稳定的基础上,可以采用深度肌肉松弛下降低气腹压,从而减少气腹对眼压的影响。

【术后管理】

16. 前列腺癌根治术的术后镇痛

不管是腹腔镜手术还是开放手术,都可以采取多模式镇痛进行围术期镇痛治疗。主要镇痛方法包括硬膜外镇痛、局部麻醉浸润、超声引导下腹横肌平面阻滞以及腹直肌鞘阻滞,静脉镇痛药物包括阿片类药物、非甾体药物等等,以及小剂量地塞米松联合作用。

(卞金俊)

第六节　宫颈癌手术的麻醉

【知识点】

1. 宫颈癌常用化疗药物对机体的影响
2. 子宫及附件的神经支配
3. 宫颈癌的临床分期及治疗方法
4. 腹腔镜手术特殊体位下人工气腹对机体生理的影响
5. 宫颈癌手术的术前评估与准备、麻醉要求
6. 开腹手术时麻醉方式的选择及麻醉管理要点
7. 腹腔镜手术时的麻醉管理及并发症防治
8. 宫腔镜诊疗和宫颈锥切术的麻醉
9. 宫颈癌放射治疗的麻醉安全
10. 宫颈癌手术后恶心呕吐及术后疼痛管理

【案例】

患者女,53 岁,身高 159cm,体重 73kg。因宫颈癌ⅠB2 期入院,拟于全麻下行腹腔镜子宫双附件切除加盆腔淋巴结清扫术。既往高血压 10 余年,规律口服硝苯地平缓释片,控制尚可。常规全麻诱导、插管听诊无异常。机械通气参数:VT 475ml,RR 14 次/min,I∶E 1∶1.5。Trendelenburg 体位下手术。CO_2 气腹压力设定为 12~14mmHg。手术约 1.5 小时左右时,$P_{ET}CO_2$ 升高至 50mmHg,遂调整呼吸参数 VT 500ml,RR 18 次/min,I∶E 1∶1.5。随后 $P_{ET}CO_2$ 升高至 60mmHg,触诊患者颈部、腋窝、前胸部握雪感明显,急查动脉血气 $PaCO_2$ 异常升高明显。20 分钟后 $P_{ET}CO_2$ 升高至 70mmHg,在麻醉医师强烈要求下,术者改开腹手术。术后继续机械通气加快 CO_2 排出,待患者意识清醒、自主呼吸恢复后拔除气管插管。继续在 PACU 留观 2 小时无明显异常后送返病房。

【疾病的基础知识】

1. 宫颈癌常用化疗药物对机体功能的影响

宫颈癌(cervical cancer)常用的化疗药物有顺铂、博来霉素、紫杉醇等。顺铂能导致急性肾小管坏死,主要

为远曲小管,并削弱肾小管的重吸收能力,引起低镁血症、低钾血症、低磷血症、低钙血症、低钠血症等电解质紊乱。顺铂的其他不良反应还包括耳毒性(平衡/听力损失)、周围神经病变、恶心呕吐等,因此术前应充分评估患者的电解质状况和肾功能,围术期尽量避免使用加重肾脏负担的药物。博来霉素广泛用于多种肿瘤治疗,但其最主要的不良反应为肺毒性,可导致肺泡上皮细胞损伤、非特异性肺炎以及肺纤维化,博来霉素化疗后的手术患者在术前均应常规行肺功能检查和动脉血气分析评估肺功能。紫杉醇主要毒性包括骨髓抑制(以粒细胞减少症为主)、胃肠道反应(包括恶心、呕吐、腹泻及黏膜炎等)、神经毒性和肌肉毒性,呈剂量依赖性;部分患者出现明显的心血管不良反应及传导异常,包括心肌梗死、轻度充血性心力衰竭、低血压、心动过缓、心房颤动、室性和室上性心动过速、室性心律不齐及其他心电图异常等。其他不良反应还有秃发、过敏反应、厌食、肝功能指标升高和水肿等。

2. 子宫及附件的神经支配

盆腔器官受交感神经和副交感神经支配,主要由腹下神经、盆内脏神经和下腹下神经丛组成。腹下神经由起自 $T_{12} \sim L_2$ 节段的交感神经纤维在腹主动脉分叉处汇集而成,是腹主动脉丛的主要分支,在骶骨岬前方下行入盆腔,分布于子宫、直肠和膀胱,严重的盆腔癌性疼痛可切除此神经以缓解;盆内脏神经是副交感神经,来自第2~4对骶神经,在子宫动脉水平与腹下神经汇合,共同组成下腹下神经丛,位于直肠、宫颈、阴道穹窿和膀胱后部的两侧。由下腹下神经发出纤维分布于子宫体、子宫颈、阴道、直肠及膀胱上部等大部分盆腔脏器。

3. 宫颈癌的分期标准和治疗方法

宫颈癌按病理类型分为鳞癌(80%~85%)、腺癌(15%~20%)和腺鳞癌(3%~5%)。临床分期现主要采用国际妇产科联盟(International federation of gynecology and obstetrics,FIGO)2018 年的分期标准(表9-6-1)。

表 9-6-1　宫颈癌分期(FIGO,2018)

FIGO 分期			肿瘤分期
I			肿瘤仅限于宫颈(无论有无扩散至宫体)
	I A		仅镜下可见浸润癌,间质浸润深度<5.0mm
		I A1	间质浸润深度<3mm
		I A2	间质浸润深度≥3,且<5mm
	I B		肿瘤仍局限于宫颈,浸润深度≥5mm
		I B1	间质浸润深度≥5mm,肿瘤最大径线<2cm
		I B2	肿瘤最大径线≥2cm,且<4cm
		I B3	肿瘤最大径线≥4cm
II			肿瘤超过子宫,但未侵犯阴道下 1/3 或骨盆
	II A		肿瘤侵犯阴道上 2/3,无宫旁浸润
		II A1	肿瘤最大径线≤4.0cm
		II A2	肿瘤最大径线>4.0cm
	II B		肿瘤有宫旁浸润,未达骨盆
III			肿瘤累及阴道下 1/3 和/或扩展至骨盆壁,和/或引起肾积水和/或肾脏无功能,和/或累及盆腔和/或主动脉旁淋巴结
	III A		肿瘤侵犯阴道下 1/3,但未侵犯骨盆壁
	III B		肿瘤侵犯骨盆壁,和/或引起肾积水或肾脏无功能
	III C		不论肿瘤大小和扩展程度,累及盆腔和/或主动脉旁淋巴结[注明 r(影像学)或 p(病理)证据]
		III C1	肿瘤仅累及盆腔淋巴结
		III C2	主动脉旁淋巴结转移
IV			肿瘤侵犯膀胱或直肠黏膜(活检证实)和/或超出真骨盆范围(泡状水肿不分为IV期)
	IV A		肿瘤转移至邻近器官
	IV B		肿瘤转移至远处器官

根据临床分期、患者年龄、生育要求、全身状况、医疗技术水平和设备条件等,综合考虑制定宫颈癌个体化的治疗方案。总体治疗原则是:手术和放疗为主、化疗为辅的综合治疗。

（1）手术治疗:手术的优点是年轻患者可保留卵巢及阴道功能。主要用于ⅠA~ⅡA的患者。①ⅠA1期:无淋巴管间隙浸润者行筋膜外全子宫切除术,若淋巴脉管浸润按ⅠA2期处理;②ⅠA2期:行改良根治性广泛性子宫切除及盆腔淋巴结清扫术;③ⅠB1、ⅠB2和ⅡA1期:行根治性广泛性子宫切除及盆腔淋巴结清扫术,必要时腹主动脉旁淋巴结活检。对于要求保留生育功能的年轻患者,ⅠA1期可行宫颈锥切术,ⅠA2期和肿瘤直径<2cm的ⅠB1期可行根治性宫颈癌切除术。

（2）放射治疗:①同期放化疗是ⅠB3、ⅡA2和ⅡB~ⅣA期患者期的标准治疗方法,根治性放疗也适用于全身状况不适宜手术的早期患者;②辅助放疗:术后病理检查发现有中、高危因素的辅助治疗;③姑息性放疗:适用于晚期患者局部减瘤或对转移病灶姑息性放疗。

（3）化疗:包括全身化疗、靶向治疗和免疫治疗。主要用于晚期或复发转移患者和根治性同期放化疗,也可用于手术前后的辅助治疗。

4. 腹腔镜手术特殊体位下人工气腹对机体生理的影响

腹腔镜下宫颈癌手术通常采取头低脚高的屈氏体位(trendelenburg position),人工气腹绝大多数采取安全性较高的 CO_2,术中气腹压一般不超过 15mmHg,过高的腹内压会带来更多的并发症。

（1）对呼吸的影响:①通气改变:腹内压增加和头低脚高体位导致膈肌上移,气道压升高等,可致肺不张;膈肌上移可使气管导管进入单侧支气管导致单肺通气;头低脚高体位时腹腔内脏器压迫肺后部,使肺前部换气多于后部,而受重力因素影响,肺背侧血流多于腹侧,导致通气血流比例失调;②动脉血 $PaCO_2$ 升高: CO_2 经腹膜的吸收率30分钟内可升高至70ml/min,由于肺通气功能受限, CO_2 排出减少,易出现高碳酸血症、酸中毒,甚至低氧血症。本节案例患者的 BMI 达 28.9kg/m^2,在特殊体位和高腹内压下更易出现低氧血症、高碳酸血症和术后肺不张,应引起警惕。

（2）对循环的影响:人工气腹对血流动力学的影响主要表现在对周围血管阻力、静脉回流和心脏功能等方面。仰卧位时的人工气腹使膈肌上移、胸腔压力升高,中心静脉压、体循环阻力升高,心排量下降10%~30%。宫颈癌手术头低位时因重力因素促进下肢血液回流,可在一定程度上抵消因腹内压和胸内压增高导致的回心血量减少,心脏前负荷受影响不甚明显。然而,对于合并冠状动脉粥样硬化尤其是伴有心室功能下降的患者,头低脚高体位可能引起剧烈的容量和压力变化,增加心肌耗氧。当气腹压升高到 15mmHg 甚至更高时胸腔内压的增加可进一步增加静脉回流阻力,并能抵消重力因素对回心血量的影响,此时交感活性的增强使外周血管阻力增高、左心室后负荷增加导致心肌耗氧量增加,患者存在发生心肌缺血、心肌梗死或充血性心力衰竭的潜在风险。

（3）对中枢神经系统的影响:头低脚高体位、气腹使更多的血液流向头部,同时腹内压增加使腰静脉丛回流减少、脊髓腔压力增加。脑灌注增加而回流减少,导致颅内压上升。通常在 $PaCO_2$ 处于正常水平下的气腹和头低脚高体位并不会对颅内血流动力学造成有害影响,但对于合并颅内疾病的腹腔镜手术患者应注意到颅内压有增高的可能。

【术前评估与准备】

5. 针对宫颈癌患者术前评估应注意的事项

因妇科手术面临的都是女性患者,其心理和生理特性有别于男性,尤其是在涉及某些手术或者隐私问题时,应引起麻醉医师的注意。访视时需掌握一定的谈话技巧,避免因性别和隐私问题而引起患者术前不必要的焦虑和恐惧。妇科患者以中老年女性居多,此类患者多合并糖尿病、心脑血管疾病、肺功能不全等慢性疾病,部分患者或已经过数个疗程的化疗而导致合并贫血、低蛋白血症、电解质紊乱等并发症。中老年女性受激素水平变化等因素的影响多伴有超重、肥胖等,可能增加患者围术期睡眠呼吸暂停发生率,下颌短小、颈粗短可导致通气困难、插管失败,过度肥胖可能导致限制性通气障碍等。女性和妇科手术是术后恶心呕吐(postoperative nausea and vomiting,PONV)的重要危险因素,麻醉前访视时还需询问患者是否有吸烟史、晕动症等,以针对可能出现的 PONV 采取预防措施。术前评估时应充分了解病情,进行全面、翔实的评估,必要时可建议内科医师会诊以治疗并存疾病。

6. 宫颈癌手术的术前准备

同类手术可采用不同的麻醉方式,麻醉医师可结合患者自身状况、麻醉设备条件、手术种类和要求、麻醉方式自身的优缺点以及对不同麻醉方式的熟练程度作综合考虑。常用的麻醉方式主要有连续硬膜外麻醉、腰-硬联合麻醉、全身麻醉或全麻复合区域神经阻滞(regional nerve blocks)。

对于宫颈癌患者,应做好各项术前准备,控制或纠正各种并发症或并存疾病,稳定病情并能耐受手术及麻醉。宫颈肿瘤的手术范围除子宫及附件外,还可涉及直肠、膀胱、输尿管、尿道、大网膜、淋巴结等几乎所有盆腔内组织器官,因此手术时间长、创伤大、出血多、生理干扰大,应引起重视。多数宫颈癌患者可能已经历数次化疗、放疗或手术,此类患者常由于病情进展而致一般状况较差,部分患者甚至合并胸腹腔积液、电解质紊乱、贫血以及脏器功能不全等。多次手术的患者腹盆腔可能出现严重粘连而致术中失血过多、手术时间延长;常用化疗药物多具有其他系统和脏器的不良反应,应特别注意此类患者的术中麻醉管理,避免加重相应脏器负担导致器官功能不全。

7. 宫颈癌手术的特点和麻醉要求

宫颈癌手术多数经由下腹部、阴道操作,因子宫深在小骨盆(minor pelvis),手术视野狭小,术中可能因术者严重牵拉而致患者难以耐受。因此,宫颈癌手术的麻醉应满足以下基本要求:①腹部及盆底肌肉充分松弛,避免因牵拉内脏导致腹肌紧张、鼓肠、恶心呕吐和膈肌痉挛,否则易导致血流动力学剧变、增加患者痛苦;②满足对截石位下血容量再分布、头低脚高体位对通气功能影响的要求,并注意长时间压迫周围神经和肌肉而引发的并发症;③宫颈癌患者中以中老年人群居多,常合并高血压、糖尿病、心脏病、呼吸系统疾病等各种慢性疾病,术前各种并存疾病应得以有效纠正和治疗。

【术中管理】

8. 宫颈癌开腹手术时麻醉方式的选择及其原因

传统经腹全子宫双附件切除术可以选择椎管内麻醉,也可选择插管全麻。

(1) 全身麻醉:手术范围较大如盆腔淋巴结清扫术、预计出血较多、患者一般情况较差或精神极度紧张的患者可选择全身麻醉。经腹宫颈癌手术术中麻醉管理与普通外科手术无异,术中需良好的肌肉松弛条件及严格的呼吸道掌控。过度肥胖、腹盆腔巨大肿瘤、大量腹腔积液的患者,当搬动、摘除巨大肿物或排出大量腹腔积液时,可因腹内压突然下降导致血流动力学剧烈波动。

(2) 椎管内麻醉:具有经济、便于术后镇痛管理等优点。妇科手术的麻醉要求同时阻滞胸段脊神经和骶神经、盆腔内自主神经。子宫体(corpus uteri)与子宫颈(cervix uteri)分别受到不同神经节段支配,麻醉要求达到充分镇痛、满意的肌肉松弛和抑制牵拉反应。手术切口皮区的神经在 T_{12} 水平,支配子宫的内脏神经在 T_{10}、T_{11} 水平,若要阻滞术中对内脏的牵拉反射,阻滞平面需达 T_6 水平,部分患者甚至要到 T_5 才能消除内脏牵拉的不适感。麻醉平面下界应至少达到 S_5 才能阻滞子宫下段的牵拉反应。

1) 蛛网膜下腔麻醉:起效迅速、阻滞完全、镇痛确切、肌肉松弛良好,适用于时间 2~3 小时的盆腔手术。缺点:恶心呕吐、呼吸抑制、术后头痛、尿潴留、脊髓神经损伤等并发症的发生率较高;对手术时间有一定限制,对血流动力学影响大,不适于手术时间过长、高龄及有严重并存疾病的患者。局麻药中加入少量吗啡、芬太尼、舒芬太尼或麻黄碱可改善单次蛛网膜下腔麻醉的质量。

2) 连续硬膜外麻醉:相比于蛛网膜下腔麻醉,连续硬膜外阻滞最大的优势在于椎管内重复给药及术后自控镇痛。连续硬膜外麻醉可延长麻醉时间、保证手术顺利进行,且对血流动力学影响较小。缺点:内脏牵拉反应较明显;镇痛效果不如蛛网膜下腔麻醉确切;长时间留置导管增加感染和椎管内出血的风险,需加强术后随访。经典的 L_1~L_2 或 L_2~L_3 穿刺单管阻滞或有骶区阻滞不全和用药量偏大的情况,可采用双管法,分别于 T_{12}~L_1 和 L_4~L_5 穿刺置管,既可阻滞胸段脊神经满足开腹手术要求又可阻滞骶神经阻滞宫颈牵拉所致不适感。

3) 蛛网膜下腔与硬膜外联合麻醉的优点:①起效迅速、阻滞效果确切;②麻醉时间不受限制,肌肉松弛良好;③麻醉用药剂量小,降低毒性反应发生率;④术后可行硬膜外自控镇痛,便于疼痛管理。

(3) 全麻联合连续硬膜外麻醉:现在多数医院已开展全麻联合连续硬膜外阻滞下行腹部手术,此方法优点明显:减少全麻用药、降低麻醉药物不良反应、应激反应轻微、血流动力学平稳、苏醒迅速,保留硬膜外导管可用于术后镇痛,便于术后疼痛管理。

9. 宫颈癌患者腹腔镜手术时的麻醉管理特点

虽然在局麻、椎管内麻醉及全身麻醉下均能够完成腹腔镜手术,但因患者难以耐受长时间高腹内压、牵拉内脏所致不适感以及 CO_2 刺激膈肌所致的肩胛部疼痛而多采用全身麻醉,而且全身麻醉对呼吸循环的可控性较强,更易保证患者术中生命安全。

(1) 全身麻醉:插管全麻可有效控制气道,一般为首选。尤其是肥胖患者时,可通过改变呼吸模式、调节呼吸频率等手段维持氧合、调节 $PaCO_2$。术中建议吸入空-氧混合气体、间断行手法肺复张以减少肺不张的发生率。动脉血气分析和持续呼气末二氧化碳分压($P_{ET}CO_2$)监测有助于及时发现呼吸和 CO_2 吸收情况。一旦出现本节案例中 $P_{ET}CO_2$ 和 $PaCO_2$ 持续、异常升高的情况,在排除机器故障、钠石灰失效、呼吸回路不畅等情况后,应果断要求术者暂停或终止腹腔镜下手术。 CO_2 几乎全部经肺排出,术中未能及时排出的 CO_2 以及皮下气肿、纵隔气肿处的 CO_2 则潴留在体内,以骨骼肌和骨内为多,术后逐渐经由肺排出,因此术后仍有持续高碳酸血症和酸中毒的风险,此类患者建议术后转入 PACU 继续机械通气以排出体内过多的 CO_2。

喉罩全麻因气道管理问题较为突出,常被舍弃,特别是人工气腹建立后、头低脚高体位时,气道压升高,同时伴有反流误吸的风险,需密切观察喉罩的气密性,确保通气换气无障碍。一旦发生通气不良或有反流误吸倾向风险应及时更换气管插管。近年来兴起的食管型喉罩,可有效隔离食管和气管,封闭性好,封闭压高达 25mmHg 而不漏气,还可通过喉罩放置胃管吸引胃内容物降低反流误吸的风险,安全性较高。

(2) 椎管内麻醉:椎管内麻醉较为经济,经济条件差的地区可考虑选用。为消除内脏牵拉反应,麻醉平面至少要达到 T_6 水平,但因支配盆内脏的交感神经高达 T_4,对麻醉平面提出了更高的要求。过高的麻醉平面可因迷走神经相对兴奋而导致心率减慢、血压下降等血流动力学紊乱。为减轻患者因内脏牵拉和人工气腹带来的不适感常辅用镇静药物,但应谨慎选择、小剂量应用,避免抑制呼吸、加重高碳酸血症、甚至因呼吸抑制导致心搏骤停。椎管内麻醉不能消除因 CO_2 刺激膈肌导致的寒战和肩胛部疼痛。

10. 宫颈癌患者在腹腔镜手术中的深度肌肉松弛

对于腹腔镜手术术中是否要维持深度肌肉松弛目前临床上尚无统一意见。理论和实践中均认为深度肌肉松弛能在较低的气腹压下提供良好的手术视野、更好地改善手术条件、减少 CO_2 吸收,同时可避免鼓肠、术中体动的发生。然而宫颈癌手术时气腹撤去即意味着手术结束,术中的深度肌肉松弛易造成术后肌肉松弛残余,导致术后呼吸功能恢复延迟、延长苏醒时间、增加术后死亡率。因此术中需要维持一个合适的肌肉松弛深度,既能满足术中野清晰、操作方便,又能满足术后快速清醒、避免肌肉松弛残余的发生。术中膈肌收缩是影响术野和手术操作的主要原因,而术后肌肉松弛残余也是影响术后苏醒的关键因素。临床上常用的肌肉松弛监测方法主要针对拇内收肌的肌肉松弛恢复,然而膈肌的肌肉松弛恢复较拇内收肌快,当膈肌收缩引发自主呼吸时,四肢肌肉仍处于深度肌肉松弛状态。因此术中监测膈肌松弛程度可能更有临床意义,但临床上尚没有可直接监测膈肌松弛的方法。较先进的麻醉机可测量呼吸动力学压力-容积环,能连续监测气道压力和肺顺应性的变化,对膈肌的微小收缩较为敏感。

2008 年欧洲麻醉学协会推荐了一种新型氨基甾类肌肉松弛药拮抗剂舒更葡糖钠作为逆转罗库溴铵或维库溴铵神经肌肉阻滞作用的常规药物。舒更葡糖钠分子结构为修饰后的 γ-环糊精,一个舒更葡糖钠分子可以高选择性、高亲和性地包裹一个罗库溴铵或维库溴铵分子形成 1:1 稳定复合物,使罗库溴铵或维库溴铵失去活性并迅速经肾脏排出,降低分布在神经-肌肉接头处与烟碱受体相结合的神经肌肉阻滞药物的浓度,使神经肌肉接头恢复正常功能。舒更葡糖钠的分布容积 11~14L,消除半衰期约 100 分钟,血浆清除率 84~138ml/min,48 小时内经肾排除 90%。自 2005 年应用于临床,已有多项临床研究证实舒更葡糖钠的安全性和有效性。中华医学会麻醉学分会发布的 2017 版肌肉松弛药合理应用的专家共识中指出,临床应用舒更葡糖钠能够快速逆转罗库溴铵或维库溴铵诱导的神经肌肉阻滞作用,显著缩短拔管时间,明显降低术后肌肉松弛药残留阻滞的发生率,提高罗库溴铵和维库溴铵临床应用的安全性和麻醉质量;在成人、儿童、老年以及肾衰竭、肺部或心脏疾病患者中,舒更葡糖钠耐受性良好。舒更葡糖钠没有新斯的明相关不良反应,且使用时不需伍用抗胆碱药物,降低相关不良反应的发生率。

因此,在腹腔镜手术术中用罗库溴铵或维库溴铵维持深度肌肉松弛以提供良好的手术视野、改善手术条件、减少 CO_2 吸收、便于术者操作和避免不必要的体动,术手结束时给予舒更葡糖钠拮抗肌肉松弛残余作用,可以达到苏醒迅速、早期拔管、苏醒质量高的效果。

11. 宫颈癌腹腔镜手术常见的并发症及防治

（1）CO_2 皮下气肿：发生原因：直接充气到皮下或腹膜撕裂。表现：皮下握雪感，$P_{ET}CO_2$ 和 $PaCO_2$ 持续、异常升高。防治：①术中使用低腹内压，尤其是发生腹膜撕裂时，低于 10mmHg 为宜；②术后继续过度通气，直至 $PaCO_2$ 降至正常，尤其是肥胖、肺功能不全患者；③残留的 CO_2 会导致患者疼痛、躁动，应施以必要的镇痛镇静，同时避免抑制呼吸。

（2）气胸：发生原因：膈肌受损或膈肌裂孔处薄弱，CO_2 进入胸腔，也可因气道压过高、肺泡破裂导致气胸。表现：气道压升高，$PaCO_2$ 升高，$P_{ET}CO_2$ 可能不升高，PaO_2 降低。听诊呼吸音减弱。防治：①降低腹内压；②调节呼吸参数，纠正低氧血症；③加用 PEEP，自发性气胸除外。气胸多在气腹结束后 30~60 分钟后缓解，一般不需闭式引流，但自发性气胸需闭式引流。

（3）气体栓塞：发生原因：直接充气进入血管、CO_2 经破损血管或受损实质脏器入血。临床表现与气栓量相关，主要有：低氧血症、CO_2 蓄积、CVP 和肺动脉压升高、血压下降、心排量下降、心律失常，严重时甚至导致心搏骤停。心前区听诊可闻及车轮样杂音，中心静脉抽出气体可确诊。防治：①气栓多发生于快速充气时，充气速度最好不超过 1L/min，以便及时发现；②立即停止腹腔内充气并吸入纯氧；③置患者头低左侧卧位，必要时可通过颈内静脉导管抽吸气体。

（4）单肺通气发生的原因：建立气腹、头低脚高体位时纵隔上移，尤其是肥胖、短颈、无牙患者容易发生。

（5）血压剧烈波动：人工气腹建立后患者的血压会一过性显著升高，尤其是既往有高血压病史的患者。术前应将血压控制到安全范围内再进行手术。

（6）反流误吸：头低脚高体位下更易发生。一旦出现，应立即清除口鼻咽腔内分泌物，暂停人工气腹，必要时胃肠减压。

（7）肩颈部疼痛：①头低脚高体位时体液及气体积聚在上腹部刺激膈肌和膈神经；②膈肌下积血积液也是导致术后疼痛的原因之一。防治：尽量缩短气腹时间、降低气腹压力，建立气腹速度不宜过快，对进入腹腔的 CO_2 加温加湿，术毕后尽量排出腹腔内的残余气体。

12. 宫颈癌手术的自身相关并发症

宫颈癌术中并发症：①泌尿系统损伤，包括输尿管损伤和膀胱损伤，与术者对解剖结构不熟悉和暴力操作有关；②血管损伤，盆腔大动静脉较多，暴力操作易损伤血管。术后并发症：①尿潴留，广泛子宫切除术最常见的并发症，与术中切断部分支配膀胱的神经有关；②感染，包括尿路感染、切口感染和盆腔感染；③肠梗阻，与术中、尤其是开腹手术时频繁翻动肠管有关；④术后贫血，主要原因是术中失血过多，与术者经验与技术也有一定关系；⑤术后发热，术后 24 小时内非感染因素的发热，多为吸收热，若体温进行性升高，应引起警惕；⑥输尿管瘘，与钝性分离输尿管或电热损伤所致。

13. 宫腔镜检查及治疗手术的麻醉

宫腔镜（uteroscope）检查能在直视下检查宫腔形态学变化并钳取组织活检，提高诊断和治疗的准确性。宫腔镜检查及治疗手术的特殊之处在于向宫腔内灌入大量膨宫介质以获得更佳的视野和操作空间。

（1）手术操作特点：为减少膨宫介质外溢，患者多采取臀高头低截石位；膨宫介质应能满足膨胀宫腔、视野清晰等特点。常用的膨宫介质：①CO_2，折光系数为 1.00，显像效果最佳，但出血可能影响观察，并有气栓的风险；②低黏度液体，如生理盐水、乳酸林格液和 5% 葡萄糖溶液等，折光系数约 1.70，易与出血相溶、影响观察效果；③高黏度液体，32% 右旋糖酐-70 和羟甲基纤维素钠溶液，黏度高、与血相溶性低，视野清晰，但价格昂贵、清洗困难，罕见有过敏、肺水肿、出血性紫癜等风险。在使用单极电切或电凝时，膨宫液体必须选择非导电的 5% 葡萄糖液，但 5% 葡萄糖液经开放血窦进入循环后很快被机体代谢，不含电离子，不能维持血浆的总体渗透压水平，液体在体内微循环积聚的早期即可诱发低钠血症和肺水肿，而且短时间内大量葡萄糖进入体内，超出胰腺代谢能力，容易诱发高血糖；双极电切或电凝则选用生理盐水，对合并糖尿病的患者可用 5% 甘露醇膨宫。

（2）麻醉选择：简单的诊断性检查可采取宫颈旁神经阻滞或复合麻醉辅助镇静镇痛，多数治疗性宫腔镜手术需椎管内麻醉或全身麻醉，此类手术时间短、肌肉松弛要求低、术后疼痛轻微，目前多数采取喉罩全麻，术中无需肌肉松弛药，术毕苏醒迅速，患者舒适度高。

（3）围术期并发症：①迷走神经紧张综合征，部分患者宫颈敏感，受扩宫刺激后神经冲动传导至 Frankenshauser 神经节、腹下神经丛、腹腔神经丛和迷走神经；表现为出汗、恶心、低血压、心动过缓，甚至心搏骤停。术中应达到足够的麻醉深度,椎管内麻醉的阻滞平面应达到 $T_{10} \sim S_5$;宫颈狭窄、心动过缓者应引起注意;阿托品有预防和治疗作用。②以 CO_2 为膨宫介质者,术后采取头低臀高位 15min 可预防术后肩痛。③水中毒:以晶体液为膨宫介质者,应注意大量液体进入体循环导致循环超负荷和水中毒的风险;治疗原则:利尿、治疗左心衰竭、缓解肺水肿,纠正低钠血症;如果是非电解质液吸收过量时,要慎用利尿剂,特别是出现稀释性低钠血症时利尿剂会加剧血清钠离子和钾离子排出;预防:灌注压低于 100mmHg 或不高于患者平均动脉压;缩短手术时间;控制灌流液的出入差值,有条件的医院可使用配有计量液体负欠量的膨宫系统。④出血:高危因素包括子宫破裂穿孔、动静脉瘘、子宫颈妊娠、剖宫产瘢痕处妊娠、凝血功能障碍等。当切割过深达黏膜下 5~6mm 的子宫肌壁血管层也易出血,出血的处理方案应以出血量、出血部位、范围和手术种类而定,如使用缩宫素、米索前列醇等宫缩剂、留置球囊压迫止血、子宫动脉栓塞等。⑤子宫破裂(rupture of uterus):高危因素包括宫颈狭窄、宫颈手术史、子宫过屈、宫腔过小、过度膨宫、哺乳期子宫等。一旦发现子宫破裂,应立即确定破裂部位,查看邻近器官有无损伤,决定处理方案,如患者生命体征平稳、穿孔范围小、无活动出血及器官损伤时,可使用缩宫素及抗生素保守治疗,如破裂范围大、可能伤及血管或有脏器损伤时,应立即手术治疗。

14. 宫颈锥切术的麻醉

宫颈锥切术是治疗宫颈癌前病变的主要方法之一,包括子宫颈环形电切术(loop electrosurgical excision procedure,LEEP)和冷刀锥切术。患者取截石位,手术时间约 20 分钟,麻醉主要解决宫颈牵拉所致的不适感及切除病灶时的疼痛,要求镇痛充分,宫颈松弛。麻醉可选择宫旁神经阻滞、椎管内麻醉或全身麻醉。支配宫颈的神经主要来源于骶前神经丛,大部分在宫颈旁形成骨盆神经丛,分布于宫颈下部和阴道上部,宫旁神经阻滞操作简单、费用低廉、镇痛充分,也有患者难以耐受牵拉所致不适感。现在多采取静脉麻醉下手术,辅以适量镇静镇痛药,保留自主呼吸或植入喉罩控制呼吸。

15. 宫颈癌术中放疗麻醉安全性的提高

术中放疗(intraoperative radiation therapy,IORT)指在手术中暴露肿瘤瘤体或切除肿瘤后对瘤体或肿瘤床进行放射治疗。广义的放射治疗还包括术中在肿瘤区域放置临时或永久放射性粒子,临床上所说的术中放疗一般指在手术中应用高能粒子流放射治疗。目前常用的放疗技术有电子线术中放射治疗(intraoperative electron radiation therapy,IOERT)和术中高剂量率近距离后装放疗(intraoperative high dose rate,IOHDR),多选择具有较高光子能量的放射性核素 ^{192}Ir,照射时间 10~20 分钟。术中放疗可直视下向肿瘤瘤床、残留灶及淋巴结区单次大剂量照射,单次大剂量相当于分次体外放射治疗(external beam radiation therapy,EBRT)剂量生物效应的 2~3 倍,并可推开正常组织,精确设定照射野,具有作用直接、定位准确、靶区剂量高、周围组织受量低等优点。

有些医院的手术操作和放射治疗可在联合放疗-手术的专门手术间进行,有些医院则是在普通手术间完成主要手术操作并覆盖无菌敷料后,将麻醉状态下的患者连同监护仪等转移至直线加速器治疗室进行放射治疗,待放疗完成后再转移回普通手术间缝合切口。无论距离远近,转移途中均应配备监护设备、供氧装置和麻醉、急救药品。放射治疗时应常规监测患者生命体征:血压、心电图、脉搏氧饱和度、体温、呼出气体监测、麻醉深度监测和肌肉松弛监测等。治疗后患者应转入 PACU 苏醒。

术中放疗的麻醉管理难点在于:①放疗时麻醉医师需撤出直线加速器治疗室,仅能通过观察窗口或闭路电视观察患者和监护设备,有条件的医院还可通过麦克风或电子听诊器监测患者呼吸状况;②放射治疗远离中心手术室,一旦患者出现紧急情况或麻醉仪器、供氧系统故障等突发状况时,麻醉医师不能及时得到其他麻醉医师的帮助;③麻醉医师须熟知放射治疗室的抢救药品、急救设备、麻醉设备的存放位置,如需要时可迅速取得;④放射治疗室的硬件设施如中心供氧、负压吸引、氧化亚氮和废气排放装置等可能不完善,没有中心供氧系统时必须有备用氧气钢瓶,麻醉前再次确认氧气连接正确,以防误接到其他气体接口;⑤直线加速器体积较大,加之治疗室在设计时没有充分考虑到麻醉的需要,操作空间狭小,麻醉医师无法靠近患者,不利于麻醉医师及时发现、处理突发状况;⑥为保护其设备,放射治疗室内温度通常较低,患者常出现体温下降;⑦由于术中放疗频率不高,很多医院习惯将一些旧型号甚至是面临淘汰的麻醉机、监护设备或抢救设备放置在放疗室,在手术开始前必须检查并确认所有相关机器设备的工作状态正常。

【术后管理】

16. 宫颈癌腹腔镜手术后恶心呕吐的预防和治疗

PONV 是腹腔镜手术后常见的并发症,发生率高达 40%~50%。围术期发生恶心呕吐的危险因素包括女性、术前焦虑、恶心呕吐史、晕动病史、术中应用挥发性麻醉药或大剂量阿片类、术后阿片类镇痛药物的使用等。

恶心呕吐的预防:①诱导期应用地塞米松,或者在手术结束前应用舒必利、甲氧氯普胺以及司琼类等止吐药；②使用异丙酚维持麻醉和区域麻醉镇痛、减少吸入麻醉药的使用及围术期阿片类药物的用量；③应用 α_2 受体激动剂等减轻手术伤害性刺激所致的自主神经反射等。

恶心呕吐的处理措施如下：①激素治疗，地塞米松 $2.5\sim5.0$mg/12h 或甲泼尼龙 20mg/12h；②氟哌利多 $1.0\sim1.25$mg/12h；③使用 5-HT$_3$ 受体拮抗剂，如恩丹西酮、格拉司琼、阿扎司琼、托烷司琼等；④小剂量氯丙嗪有强烈抗呕吐作用；⑤甲氧氯普胺（胃复安）。其他抗呕吐药物包括安定类、抗晕动药和抗胆碱药。抗呕吐的治疗原则是针对中高危患者联合使用不同类型的抗呕吐药，不主张盲目加大单一药物剂量，可采用静脉注射小剂量氟哌利多、地塞米松或 5-HT$_3$ 受体拮抗药中的一种或两种药物预防，如预防无效再给予另一种药物治疗。

17. ERAS 理念下的宫颈癌手术术后镇痛的实施

女性与男性在对疼痛的敏感性和镇痛药物的反应性方面存在差异。相比于男性，女性的疼痛敏感性更高、痛觉阈值更低、对伤害性刺激的耐受程度更低。在同类疾病中，女性患者的疼痛程度、疼痛范围、发作频率以及持续时间均高于男性。

完善的术后镇痛能有效降低患者全身应激反应、降低心血管系统并发症、促进胃肠功能恢复、减少肺部感染和呼吸衰竭发生率、降低下肢静脉血栓和肺栓塞的风险、降低围术期并发症的发病率和死亡率。术后镇痛是 ERAS 管理的核心，现主张采取多模式、个体化镇痛方案，减轻应激反应、改善患者焦虑紧张情绪，促进早期活动及胃肠功能恢复，加速术后康复。

应个体化选择镇痛药物及剂量，以确保减轻疼痛并降低妇科手术常见的术后恶心呕吐等并发症的发生率。可选择的药物包括吗啡、舒芬太尼、地佐辛、酒石酸布托啡诺、非甾体抗炎药（NSAID）等，它们单独或配伍后可以对术后患者进行有效镇痛。

硬膜外镇痛：该方法较为常见，药物可选用单纯局麻药或者单纯阿片类药物，也可两者复合使用。一般在术前或麻醉前置入硬膜外导管，给予试验剂量确定导管位置，术中也可连续给药。硬膜外镇痛可单次手动推注，也行硬膜外自控镇痛（PCEA），根据镇痛泵内药物配伍和患者实际情况设定泵注参数。PCEA 不仅可以达到完善的镇痛效果，还可以阻断交感神经节前纤维、胃肠道迷走神经相对兴奋，有利于胃肠蠕动和功能恢复。因可能诱发低血压、心肌缺血的风险，不推荐 PCEA 应用于心血管功能欠佳患者。

蛛网膜下腔镇痛：由于神经损伤风险较大，该方法已较少用于术后镇痛。单次蛛网膜下腔注射阿片类镇痛药可提供长时间的镇痛作用，起效时间与所用药物脂溶性呈正相关，作用时间取决于药物亲水性。

静脉镇痛：术后镇痛除了椎管内镇痛外，静脉镇痛也很常用主要以患者静脉自控镇痛（PCIA）为主，常用药物包括吗啡、芬太尼、舒芬太尼、曲马多和 NSAID 等。

口服镇痛药物：待胃肠道功能恢复后，患者可通过口服药物镇痛，常用药物为 NSAID，严重疼痛时也可口服阿片类药物。

超声引导下腹横筋膜平面阻滞、腹直肌鞘阻滞等逐渐成为围术期镇痛的重要组成部分，其效果也获得麻醉科和妇科医师的肯定。该技术可只阻滞感觉神经而对运动神经无影响，有利于术后呼吸功能锻炼，避免肺不张及肺部感染，且无呼吸循环抑制和椎管内血肿的风险，尤其适用于老年、正在应用抗凝药物及心血管功能代偿不佳者。

（卢锡华）

第七节　卵巢癌手术的麻醉

【知识点】

1. 卵巢癌的临床表现与治疗
2. 卵巢癌新辅助化疗的脏器毒性反应
3. 卵巢癌患者的术前评估与准备
4. 癌因性凝血病
5. 卵巢癌致静脉血栓的高危因素
6. 巨大卵巢肿瘤手术的麻醉管理特点
7. 卵巢癌术后疼痛的管理策略
8. 麻醉对卵巢癌患者远期预后的影响

【案例】

患者女，72 岁，身高 158cm，体重 44kg，BMI 17.6kg/m^2。2 个月前因腹泻、腹胀、咳嗽、胸闷就诊。患者既往有高血压、2 型糖尿病 20 余年。目前患者可耐受登 2 楼。实验室检查发现 CA125 504.60U/ml；PET-CT 提示"盆腹腔巨大囊实性肿块，考虑为恶性肿瘤，卵巢囊腺癌可能；右侧胸腔积液，少量心包积液；纵隔、贲门后、腹膜后多发小结节,转移不除外"。2周前患者接受紫杉醇酯质体210mg+卡铂450mg静脉化疗,化疗后出现恶心、呕吐、食欲缺乏,体重近2个月减轻4kg。患者入院血压为145/88mmHg,脉率113次/min,呼吸频率23次/min,心电图正常。现拟接受卵巢癌初始肿瘤细胞减灭术。

【疾病的基础知识】

1. 卵巢癌的临床表现

(1) 早期:可无症状或出现一些非特异性的症状,如腹胀、便秘、气短、疲劳等,可不伴有任何阳性体征。

(2) 晚期:腹腔积液和盆腔肿块是晚期卵巢癌最常见的症状,主要表现为腹围增大、腹胀。此外,伴有胸腔积液的患者可能以咳嗽和胸闷来就诊。当肿瘤分泌激素或卵巢癌累及子宫、宫颈、阴道时,可出现阴道不规则的出血。少数卵巢癌释放甲状旁腺激素相关蛋白还可引起高钙血症。晚期卵巢癌患者还会伴有恶病质的临床表现,可出现低热、恶心、腹泻、消化道梗阻等。

2. 国际妇产科联盟对卵巢癌-输卵管癌-原发性腹膜癌的分期标准及其与TNM分期的对应

目前对卵巢癌主要采用国际妇产科联盟(FIGO)的手术病理分期,其与以往传统的TNM分期对应关系见表9-7-1。

表 9-7-1　FIGO 卵巢癌-输卵管癌-原发性腹膜癌分期标准及其与 TNM 分期的关系

分期		标准	TNM 分期	
Ⅰ期		肿瘤局限于卵巢或输卵管	T1	
	Ⅰ A	肿瘤局限于一侧卵巢(包膜完整)或输卵管,卵巢和输卵管表面无肿瘤;腹腔积液或腹腔冲洗液未找到癌细胞	T1a	
	Ⅰ B	肿瘤局限于双侧卵巢(包膜完整)或输卵管,卵巢和输卵管表面无肿瘤;腹腔积液或腹腔冲洗液未找到癌细胞	T1b	
	Ⅰ C	肿瘤局限于单或双侧卵巢或输卵管,并伴有如下任何1项:	T1c	
		Ⅰ C1:术中肿瘤包膜破裂		T1c1
		Ⅰ C2:术前肿瘤包膜已破裂或卵巢、输卵管表面有肿瘤		T1c2
		Ⅰ C3:腹腔积液或腹腔冲洗液中找到癌细胞		T1c3
Ⅱ期		肿瘤累及一侧或双侧卵巢或输卵管伴盆腔扩散(在骨盆入口平面以下)或原发性腹膜癌	T2	
	Ⅱ A	肿瘤扩散至或种植到子宫和/或输卵管和/或卵巢	T2a	
	Ⅱ B	肿瘤扩散至其他盆腔内组织	T2b	
Ⅲ期		肿瘤累及单侧或双侧卵巢、输卵管或原发性腹膜癌,伴有细胞学或组织学证实的盆腔外腹膜转移,或腹膜后淋巴结转移	T3	
	Ⅲ A	Ⅲ A1:仅有腹膜后淋巴结阳性(细胞学或组织学证实)	N1	
		Ⅲ A1(ⅰ)期:淋巴结转移灶最大直径≤10mm;		N1a
		Ⅲ A1(ⅱ)期:淋巴结转移灶最大直径>10mm		N1b
		Ⅲ A2:显微镜下盆腔外腹膜受累,伴或不伴腹膜后阳性淋巴结		T3a
	Ⅲ B	肉眼可见盆腔外腹膜转移,病灶最大直径≤2cm,伴或不伴腹膜后阳性淋巴结		T3b
	Ⅲ C	肉眼可见盆腔外腹膜转移,病灶最大直径>2cm,伴或不伴腹膜后阳性淋巴结(包括肝、脾表面受累,但无脏器实质转移)		T3c
Ⅳ期		超出腹腔外的远处转移	M1	
	Ⅳ A	胸腔积液细胞学检查发现癌细胞		M1a
	Ⅳ B	肝、脾实质受累,腹腔外器官转移(包括腹股沟淋巴结转移或腹腔外淋巴结转移)		M1b

注:肝包膜转移为Ⅲ期,肝实质转移为ⅣB期;胸腔积液必须找到恶性细胞才能分为ⅣA期;ⅠC3:如果细胞学检查阳性,应注明是腹腔积液还是腹腔冲洗液。

3. 卵巢癌的初始治疗原则及初始肿瘤细胞减灭术的内容

卵巢癌初始治疗的原则为:以手术为主(包括全面分期手术-针对早期卵巢癌、初始肿瘤细胞减灭术-针对晚期卵巢癌),辅助化疗,强调综合治疗。

初始肿瘤细胞减灭术的内容包括:①术前充分肠道准备;②足够长的腹部纵向切口;③抽取腹腔积液或盆、腹腔冲洗液进行脱落细胞学检查;④术中送快速冰冻病理检查;⑤全面探查盆腹腔,特别注意横膈、双侧结肠旁沟;⑥切除所有受累的网膜;⑦腹、盆腔转移灶切除;⑧全子宫和双附件切除(卵巢动静脉高位断扎),必要时游离输尿管;⑨根据术中探查情况,切除受累的肠管、阑尾、部分膀胱或输尿管、脾脏或/和远端胰体尾、部分膈肌、胆囊、部分肝脏、部分胃等脏器;⑩尽可能剥离切除受累的腹膜,包括膈肌表面的肿瘤;⑪以下情况应考虑行腹膜后(腹主动脉旁和盆腔)淋巴结切除:A. 临床拟诊Ⅱ期及以下的病例,以准确分期。B. 腹膜后淋巴结明显增大者,以缩减肿瘤。C. 对达到满意减瘤的病例,应考虑切除腹膜后淋巴结,以提高无进展生存(PFS);⑫尽最大努力切除所有病灶,使残留灶最大径不超过1cm,争取达到无肉眼可见残留病灶;⑬术后详细记录病灶形态和范围、手术方式和名称、残留病灶部位及大小等。

4. 卵巢癌化疗药物常见的毒副反应

对于先行化疗再行手术的患者,需充分评估化疗药物对重要脏器的影响,有的放矢地进行检查及准备。

常用化疗药物包括紫杉醇、多西他赛、脂质体阿霉素、卡铂、顺铂、博来霉素及依托泊苷等。当一线化疗方案出现耐药、肿瘤复发时可采用的二线化疗方案的备选化疗药物还包括环磷酰胺、异环磷酰胺、多柔比星、伊力替康、美法仑、奥沙利铂、洛铂、吉西他滨、长春碱、长春新碱等。

需要注意的是,蒽环类化疗药物(如多柔比星)可产生严重的心脏毒副反应。急性心脏毒性往往在给药后数小时至数天内发生,常表现为心律失常。慢性心脏毒性是指在化疗的1年内发生的心脏疾病,表现为左心室功能障碍,最终可导致心力衰竭。迟发性心脏毒性则在化疗后数年发生,可表现为心力衰竭、心肌病和心律失常等。蒽环类药物的慢性与迟发性心脏毒性与其累积剂量呈正相关;博来霉素、依托泊苷、紫杉醇等具有肺毒性。其中,大剂量使用博来霉素可导致致命性间质性肺炎的发生。随着疾病的进展,可发展为肺纤维化。多西他赛还可能引起ARDS;具有明显肾毒性的化疗药物则主要有顺铂、异环磷酰胺。卡铂、奥沙利铂、紫杉醇、吉西他滨则具有轻度的肾毒性;卵巢癌化疗中常用的铂类(如顺铂、奥沙利铂)、紫杉类(如紫杉醇、多西他赛)、长春花生物碱类(如长春新碱、长春碱)等化疗药物还具有周围神经毒性。已存在周围神经损伤的患者(如糖尿病患者)更容易发生化疗诱导的周围神经病。

5. 癌因性凝血病(Trousseau 综合征)

Trousseau 综合征(Trousseau syndrome)为癌症患者特殊的临床综合征,其定义是癌症患者在其发病过程中因为凝血和纤溶机制异常而出现的所有临床表现,是副肿瘤综合征的一种表现。

Trousseau 综合征的临床表现包括游走性静脉炎、心肌梗死、脑血管意外、周围动脉闭塞、静脉血栓栓塞、特发性深静脉血栓、肝静脉闭塞性疾病、栓塞性血小板减少性紫癜和/或溶血尿毒症综合征、多脏器功能不全综合征及弥散性血管内凝血。

【术前评估与准备】

6. 卵巢癌患者全面的术前评估与准备

针对晚期卵巢癌患者除了对常规的既往史、体格检查及实验室检查结果进行评估之外,对于患者一些特殊的病理改变还需进行以下几个方面的重点评估。

(1) 麻醉诱导时是否存在反流误吸的危险因素。重点评估该患者是否有巨大盆、腹腔包块、是否存在消化道梗阻(如恶心、呕吐、腹胀、腹痛、排便减少或停止等)的临床表现。

(2) 是否存在呼吸功能(包括肺通气功能与弥散功能)障碍。重点评估患者是否合并大量胸、腹腔积液而致肺不张;针对胸、腹腔积液做过哪些治疗和处理;有无放置胸腔、腹腔引流管;是否伴有呼吸功能障碍的临床表现(活动后气急、呼吸困难、无法平卧等症状)。

(3) 所用新辅助化疗药物的毒副反应。明确患者所用的化疗方案并评估化疗药物可能引起的相关毒副反应(尤其是心脏毒性、肺毒性、肾毒性等)。

(4) 患者的出凝血功能是否异常、是否伴有静脉血栓栓塞症(VTE),包括下肢深静脉血栓形成(DVT)和肺动脉栓塞(PE)。卵巢癌患者建议术前常规接受下肢静脉多普勒超声与胸部 CTA 检查。明确患者是否存在下肢深静脉血栓或肺栓塞、接受过哪些相关的治疗。明确抗凝药物的具体使用情况,是否存在椎管内麻醉的禁忌。

(5) 对恶病质患者的心肺功能、衰弱状态进行综合评估。

7. 卵巢癌致静脉血栓的机制

静脉损伤、静脉血流停滞及血液高凝状态是导致静脉血栓形成的主要原因。

卵巢癌患者的凝血、纤溶、血小板功能均出现明显异常。肿瘤能特异性合成、分泌促凝因子,通过诱发炎症反应直接或间接激活凝血过程;肿瘤组织还改变纤溶活性,导致纤溶酶原活化因子和抑制因子之间的失衡,从而促进血栓形成;肿瘤细胞还可与血小板相互作用,触发血小板的黏附、聚集和释放反应,促进内源性凝血过程。卵巢癌患者在凝血亢进的同时,还存在抗凝活性的降低,表现为抗凝血酶、蛋白 C、蛋白 S 水平的下降。

肿瘤细胞还会对血管内皮细胞造成损伤。肿瘤生长侵犯血管壁;肿瘤细胞产生少量凝血酶,促使血小板黏附、聚集并沉积于血管内皮,损伤内皮细胞;肿瘤细胞分泌血管通透因子,使微血管通透性增加;化疗药物如博来霉素、长春新碱、多柔比星、环磷酰胺等可对血管内皮细胞产生损伤。

卵巢癌患者常全身衰竭、长期卧床、实体瘤对血管的压迫导致血液黏滞度增高,造成血液淤滞,导致血栓形成。

此外,机体对肿瘤及其病理生理过程的应激反应,高肾上腺素血症引起血管痉挛易导致血栓形成。

8. 卵巢癌患者发生下肢深静脉血栓的高危因素及预防和治疗

(1) 高危因素:高龄、肥胖、既往静脉血栓史、FIGO 分期晚期、术后残留病灶的存在、手术、化疗、内分泌治疗、静脉置管、活动减少等。表现为突发左下肢肿胀、疼痛,有沉重感,活动后加重。

(2) 预防:①基本措施,针对高危人群加强 DVT 相关知识宣教;适度补液、多饮水,防止血液浓缩形成高凝状态;术中避免双下肢过度外展或长期受压,影响下肢静脉回流;避免在下肢建立静脉通道;鼓励患者多活动。②物理预防,抗栓弹力袜或分段弹力绷带;间歇充气加压装置;足底静脉泵。③药物预防,包括低分子量肝素、口服抗凝剂华法林、直接凝血酶抑制剂达比加群、Xa 因子抑制剂利伐沙班等。术后一旦高出血风险降低,也应尽早开始药物预防或联合机械物理方法预防,合并高凝状态的肿瘤患者的药物预防建议采用低分子量肝素。

(3) 治疗:①一旦确诊下肢深静脉血栓,即可开始抗凝治疗,同时还应排查是否存在肺栓塞。针对本节案例患者(合并高凝状态的肿瘤患者),推荐使用低分子量肝素。除了低分子量肝素,还推荐使用沙班类新型口服抗凝剂。②如药物治疗后病情仍得不到有效控制,在抗凝治疗的基础上,需采用介入治疗。目前介入治疗的主要方法有经导管接触性溶栓治疗、经皮机械性血栓清除术、经皮腔内血管成形术及支架植入术。对 DVT 实施介入治疗应从安全性、时效性、综合性、长期性四方面考虑。此外,还应酌情选用腔静脉滤器植入术(预防下肢静脉血栓脱落导致肺梗死)。

【术中管理】

9. 巨大卵巢肿瘤所致高腹腔压力对呼吸功能的主要影响

巨大腹腔肿物所致高腹腔压力,可使功能残气量(functional residual capacity,FRC)显著降低。FRC 是指平静呼气后存留在肺内的气量,由对抗胸壁扩张的反向作用力与肺弹性回缩决定,参考值为 1.7~3.5L。与正常的个体相比,FRC 减少的患者,呼吸暂停后发生缺氧的速度更快。当 FRC 减至闭合容量以下时,在正常潮气量通气的某个时间段,肺主要部分的气道已经关闭,从而导致分流,Q_s/Q_T 增加,动脉氧合降低。这些变化对麻醉诱导的安全提出了挑战。

10. 患者出现消化道梗阻症状时的麻醉诱导方法

巨大肿瘤极易导致消化道不全梗阻,为反流误吸的高危人群,推荐选用快速顺序诱导(rapid-sequence induction,RSI)的方式,其目标是快速的控制和保护气道,尽可能缩短从意识消失到气管插管的时间间隔。

首先,应在麻醉诱导前通过鼻胃管排空胃内容物。其次,患者通过面罩吸入 100% 氧气进行充分的预充氧去氮。随后,给予快速起效的麻醉诱导药物(如静脉麻醉药物依托咪酯、丙泊酚;肌肉松弛药物如琥珀酰胆碱或大剂量罗库溴铵;阿片类药物如舒芬太尼、瑞芬太尼)。同时助手压迫环状软骨,以关闭食管并预防胃内容物反流,称为 Sellick 手法(患者意识消失前,压力为 10N,意识消失后为 30N),直至完成气管内插管。快速顺序诱导期间,通常不需要实施面罩正压通气。此外,患者术前还可使用 H_2 受体拮抗剂或质子泵抑制剂以减少胃酸进一步分泌。误吸所致化学吸入性肺炎的处理参见第八章第二节。

11. 晚期卵巢癌的手术麻醉监测及管理要点

基于卵巢癌手术往往涉及多脏器联合切除(子宫、附件、大网膜、阑尾以及可能受累的肝脏、肠、膈肌、膀胱等部位肿瘤的切除),手术创伤大、时间长、出血多。此外,患者术前受肿瘤、化疗的影响可能存在恶液质的表现。除了常规的心电图、脉氧饱和度、呼吸末二氧化碳分压监测之外,还应完善有创动脉压、中心静脉压、体温监测、术前、术中、术后进行必要的动脉血气分析。

针对术中可能存在大量液体丢失(伴有大量腹腔积液、大量失血)的患者还应进行无创心排血量、SVV 监测,以指导容量的管理;大量失血时,可进行凝血功能监测(如血栓弹力图),指导血液成分的正确输注;针对老年、循环波动大、失血量多的患者建议实施麻醉深度监测(如 BIS、Narcotrend),维持适当的麻醉深度。

麻醉管理要点包括:

(1) 麻醉药物的选择:建议选择起效快、作用时间短、不易在体内蓄积的药物。全麻药物中麻醉诱导可选用丙泊酚,对于心血管循环不稳定的患者也可选用依托咪酯。麻醉维持选用吸入麻醉药七氟醚、地氟醚、异氟醚均可,对 PONV 高危的患者也可选用丙泊酚全凭静脉麻醉。中长效的肌肉松弛药物均可安全使用。但基于手术时间长,肌肉松弛药物使用多,推荐选用有特异性拮抗剂舒更葡糖钠的罗库溴铵,以确保术后没有肌肉松弛残余;对于肝功能受损的患者则可选择不经过肝脏代谢的顺式阿曲库铵。阿片类药物术中维持建议选用短效的瑞芬太尼,提供术中良好镇痛的同时又能减少阿片类药物蓄积带来的不良反应。

若患者无禁忌证,建议选用全麻复合硬膜外麻醉,或复合神经阻滞的联合麻醉策略。提供良好镇痛的同时又可适当减少全麻药物、阿片类药物甚至肌肉松弛药物的使用,有益于患者术后的恢复。

(2) 容量管理:卵巢癌患者的术后不良转归与输液不足或过度输液之间存在密切的关联。对卵巢癌手术患者建议选择目标导向的容量管理策略。输液的速度和剂量应是维持心率和收缩压不低于术前的 20%,CVP $6\sim8mmHg$,尿量不少于 $0.5ml/(kg \cdot h)$,混合静脉血氧饱和度不低于 75%,血乳酸不大于 $2mmol/ml$,SVV 不大于 13%。

(3) 血液保护策略的实施:建议采用限制性输血策略,血红蛋白 $\geqslant 100g/L$ 的患者围术期不需要输注红细胞;患者血红蛋白 $<70g/L$ 建议输注红细胞;血红蛋白在 $70\sim100g/L$ 时,应根据患者心肺代偿功能、有无代谢率增高及有无活动性出血等因素决定是否输注红细胞。大量输血输液以及术野广泛渗血时,均应及时监测凝血功能。凝血功能监测,包括血小板计数、凝血酶原时间(PT)、活化部分凝血活酶时间(APTT)、国际标准化比值(INR)、血栓弹力图(TEG)或 Sonoclot 凝血和血小板功能分析。术中大失血所致凝血功能紊乱的处理主要是针对不同原因治疗,必要时补充一定凝血成分,以维持机体凝血功能正常。凝血因子、血小板的补充主要依靠输注新鲜冷冻血浆(FFP)、冷沉淀和血小板。

【术后管理】

12. 本节案例患者接受了"全子宫+双附件+大网膜+阑尾+乙状结肠+肝肿瘤切除+膈肌肿瘤切除与膈肌修补"术,术后急性疼痛管理及可供选择的镇痛方案

基于卵巢癌手术涉及多脏器联合切除,创伤大,可引发重度疼痛,多模式镇痛是其术后镇痛的首选治疗方法(包括镇痛药物的联合应用以及镇痛方法的联合应用)。基于老年是 NSAID 的危险因素,本节案例患者应谨慎使用 NSAID。

可供该患者选择的术后镇痛方案有①硬膜外局麻药复合阿片类药物 PCEA;②NSAID(慎重使用,酌情减量)与阿片类(或曲马多)的联合使用;③外周神经阻滞或神经丛阻滞,配合曲马多或阿片类药物 PCIA 等;④对乙酰氨基酚和局麻药切口浸润。

13. 卵巢癌患者发生术后慢性疼痛的危险因素

术后慢性疼痛(chronic postsurgical pain,CPSP)指患者接受手术后并发的一类疼痛综合征。Macrae 与 Davies 将其定义为发生在术后,持续 2 个月以上的疼痛,且排除术前已有的、非手术原因导致的疼痛。CPSP 的危险因素见表 9-7-2。

表 9-7-2 CPSP 的危险因素

因素	内容
年轻	
女性	
术前慢性疼痛	
精神因素	心理脆弱、焦虑/抑郁、疼痛灾难化心理
疾病类型	恶性肿瘤±放疗、化疗 感染/炎症
遗传基因	对疼痛感知、止痛药物反应的遗传易感性;术后损伤神经的再生能力
手术类型和部位	如截肢、乳腺癌手术、开胸手术、髂嵴骨取骨、子宫切除术、腹股沟疝修补术、剖腹产
手术方式	开放性手术>腔镜手术 使用补片>传统疝修补 肋骨周围>肋间缝合广泛的组织损伤>保守性解剖 大量使用电凝止血 手术时间长 切口感染 神经损伤
术后急性期疼痛	剧烈疼痛 神经病理性疼痛 阿片类药物需求高

本节案例患者存在性别(女性)、术前伴有焦虑、为恶性肿瘤患者、接受新辅助化疗后、术中可能损伤腹盆内脏神经、接受包括子宫切除在内的多脏器联合切除的开放性手术、手术时间长等高危因素。

14. 降低该卵巢癌患者 CPSP 的策略

具体策略如下:①早期识别 CPSP 的危险因素。②帮助患者做好应对 CPSP 的准备;本节案例患者为 CPSP 高危患者,可针对其焦虑心理进行治疗,必要时可向心理医师寻求帮助;充分告知患者及其家属 CPSP 的顽固性及可能引起的一些严重后果,针对术后疼痛管理可以采取的策略及其可能的并发症等,以取得患者及家属积极的配合。③在麻醉方式的选择中,若无禁忌,建议使用全麻复合区域麻醉镇痛技术。④采用多模式镇痛有效管理术后急性期疼痛。⑤术后前 3 个月密切随访;术后的前 3 个月是 CPSP 防治的关键时期,麻醉医师通过密切的随访在该时间段内对 CPSP 进行早期诊断和干预,就能有效地防止和减弱 CPSP 的发展。

15. 麻醉策略对卵巢癌患者远期预后的影响

麻醉策略对恶性肿瘤患者免疫功能及远期预后(主要指肿瘤的转移)可产生一系列的影响。

麻醉方式的选择对肿瘤患者远期预后可能存在影响。脊麻、硬膜外麻醉和外周神经阻滞等区域麻醉相较单纯全麻是否可以改善肿瘤手术患者的预后问题目前还有争议。理论上,区域麻醉的应用能够更好地保护肿瘤患者围术期的抗肿瘤免疫功能,减少术后肿瘤转移复发的风险。首先,手术应激本身会损害抗肿瘤免疫,而单纯全麻不能完全抑制手术应激反应,不能有效阻断手术区域伤害性刺激向中枢的传导。此外,疼痛、炎症、阿片类药物及吸入麻醉药物的使用都一定程度抑制患者的抗肿瘤免疫功能。而单纯区域麻醉(或全麻复合区域麻醉)相较单纯全麻可以发挥更好的镇痛、抗炎作用,并减少甚至避免阿片类药物与吸入麻醉药物使用,从而对肿瘤患者围术期的抗肿瘤免疫功能发挥积极的保护作用。更重要的是,临床相关浓度的局麻药物(如利多卡因、布比卡因)本身被证实能够增强肿瘤细胞凋亡,抑制肿瘤的增殖与生长。近期一项研究显示,与未接受硬膜外的患者相比,在晚期卵巢癌初始肿瘤细胞减灭术时接受硬膜外麻醉和术后镇痛的患者具有更长的存活周期。

麻醉药物的选择对肿瘤患者远期预后可能存在影响。目前普遍认为吸入麻醉药可以抑制 NK 细胞和 T 细胞免疫功能,临床剂量的丙泊酚对 NK 细胞和淋巴细胞的影响较小。就现有证据而言,与挥发性麻醉药物相比,丙泊酚可能是肿瘤患者手术的理想药物。阿片类药物能够促进肿瘤的生长与转移。与羟考酮、氢吗啡酮、丁丙诺啡相比,吗啡与芬太尼免疫抑制作用更为强烈。NSAID 类药物可以抑制 PGE2 的合成达到重新唤醒免疫系统的效果,其抑制 COX 的作用也有利于抗肿瘤免疫的增强。此外,有研究显示右美托咪定减少炎症介质的产生,改善患者免疫功能。β受体拮抗剂改善肿瘤术后生存率。

此外,围术期镇痛管理、输血策略、体温管理对肿瘤患者远期预后也发挥重要的作用。围术期完善镇痛对于改善肿瘤患者的长期预后具有重要的作用;接受围术期同种异体输血的患者术后肿瘤转移复发比例较高;围术期低体温对免疫系统产生抑制作用,并导致机体强烈的应激反应,可能会影响肿瘤患者的远期预后。

(缪长虹)

第八节　机器人辅助腔镜手术的麻醉

【知识点】

1. 机器人辅助腔镜手术概况
2. 不同入路机器人辅助腔镜手术的特点
3. 机器人辅助腔镜手术中的管理特点
4. 经腹膜外入路腹腔镜气腹对重要脏器功能的影响
5. 经腹膜外入路腹腔镜手术并发症的防治
6. 机器人辅助腔镜手术的并发症及其处理
7. 机器人辅助腔镜手术的术后管理

【案例】

患者男,76岁,身高170cm,体重70kg。因查体发现左肾占位1年余入院,诊断为左肾占位。患者有频发房性期前收缩病史8年余。1999年因查体发现血压增高,服用苯磺酸氨氯地平、富马酸比索洛尔治疗,血压控制良好。2008年诊断糖尿病,服用盐酸二甲双胍治疗。术前血生化检查基本正常,动态心电图提示房早,个别成双型;短阵房性心动过速。心超提示左冠状动脉开口周围团状斑块形成。升主动脉扩张伴主动脉瓣轻度反流,左室射血分数60%。冠脉CTA提示左主干、左前降支近段钙化斑块,轻度狭窄;前降支中段深在型心肌桥。患者目前血压为140/75mmHg,心率75次/min,呼吸频率12次/min。拟行机器人辅助腹腔镜左肾部分切除术。

【疾病的基础知识】

1. 机器人辅助腔镜手术相对普通腔镜手术的优势

近10年来,机器人辅助腔镜外科逐渐在各个学科中开展起来。其完全有别于传统胸腔镜、腹腔镜手术,被视为21世纪微创手术的革命性标志。达芬奇机器人手术系统(Da Vinci robotic surgical system)是目前为止最为成熟的机器人手术系统。尽管还存在诸多不足,如使用过程中故障率高于腔镜,准备及装配时间较长,成本昂贵等,但其特有优势为临床手术技术进步提供了强力支撑。除微创、出血少等优点之外,它借助Insite立体放大的三维手术视野及灵活稳定的EndoWrist手术器械,突破了人眼和人手的极限,极大地提高了腹腔镜手术在深部、狭小空间内操作的精确性和灵活性,尤其在精细的手术解剖和稳定准确的缝合操作方面优势明显。此外,术者采取坐姿进行手术操作,也减少了手术疲劳。

2. 目前开展的机器人辅助手术种类

达芬奇机器人辅助手术主要应用于胸腔、腹腔、后腹膜腔和盆腔等部位的精细手术操作。目前临床已经开展的主要包括以下种类:

(1)泌尿外科:根治性前列腺切除术、根治性膀胱切除术、肾切除术、肾上腺切除术、肾盂成形术及输尿管重建术等。

(2)妇科:良性疾病手术如子宫内膜异位症手术、子宫切除术、子宫肌瘤剔除术、输卵管再通术及阴道骶骨固定术等;恶性肿瘤手术如子宫内膜癌分期手术、宫颈癌根治性子宫切除/根治性宫颈切除术、早期卵巢癌分期手术及肿瘤细胞减灭术等。

(3)普通外科和肝胆外科:胆囊切除术、肝切除术、胰腺手术、脾切除术、胃改道术、胃切除术、肠道切除术、甲状腺及甲状旁腺手术等。

(4)心胸外科:乳内动脉分离术、冠状动脉旁路手术、二尖瓣成形术、心房颤动消融术、心脏肿瘤切除术、先天性心脏病手术、纵隔肿瘤手术,食管切除术及肺切除术等。

(5)耳鼻喉和颌面外科:喉成形术、喉咽肿物切除术及腭咽成形术等。

【术前评估及准备】

3. 机器人辅助腔镜手术的麻醉前评估要点

机器人辅助腔镜手术麻醉前应对患者的一般情况、重要脏器功能状况进行评估,还要衡量伴随疾病、气腹和机器人辅助手术本身的影响,以及综合因素的效应。

以下情况的患者实行机器人辅助手术需要慎重:①重度肥胖患者;②术前合并严重心肺疾病或功能障碍患者;③青光眼及颅脑病变患者(CO_2气腹和头低体位增加眼压及颅内压,可能恶化基础病变);④合并血栓性疾病者(气腹及体位影响可能使已存在的血栓脱落,严重者发生肺栓塞)。

本节案例患者为老年男性,伴随的系统性疾病较多,需高度关注以保障手术安全。术前评估主要包括以下几个方面:

(1) 高血压:其病理生理特点是血管的弹性减弱,血管内容量降低,而心脏后负荷增加。由于及时和规范化治疗,目前未发现明确的靶器官受累。术前应充分控制血压,以利于循环容量的恢复。苯磺酸氨氯地平、富马酸比索洛尔都可用至手术当天,避免突然停用。

(2) 糖尿病:麻醉前须了解糖尿病患者的血糖水平、用药情况、有无糖尿病并发症,包括自主神经的病变,如体位性低血压、心动过速及较少见的肠麻痹等。机器人辅助手术中,气腹和体位的变化常会伴有自主神经病变的糖尿病患者的血流动力学产生剧烈影响。对患有糖尿病肾病的患者要充分重视保护患者肾功能,注意及时发现纠正酸中毒及电解质紊乱。本节案例患者术前血糖控制较满意。

(3) 高龄:虽然年龄不是机器人辅助手术的禁忌证,但高龄是腹腔镜手术后出现并发症的危险因素之一。人工气腹产生的腹腔内高压对机体的生理功能有一定的影响,而高龄患者对创伤的应激、代偿及修复能力下降,手术和麻醉后并发症多,风险大。采用达芬奇机器人手术系统进行一些复杂的肝、胆、胰腺手术时,手术及气腹时间长,更应对手术风险进行评估。另外,高龄患者应进行衰弱筛查量表评估,此患者为衰弱前期。

【术中管理】

4. 机器人辅助腔镜手术麻醉方式的选择

机器人辅助手术所需 CO_2 气腹以及患者的特殊体位(头高位或头低位)均可引起患者呼吸循环功能的显著变化。而且,初始开展机器人辅助手术的医院,手术时间多有较长并且不确定,故优先推荐全身麻醉,可以联合使用外周神经阻滞以减轻手术应激及术后疼痛。

全麻气管插管为首选方法,其优点在于能够提供良好的肌肉松弛以及确切的通气与气道保护。不推荐喉罩全麻,因为体位变化和机器设备的移动可能影响喉罩位置,而一旦术中出现气道问题,机器设备阻碍麻醉医师迅速接近患者头部进行及时有效的调整;此外,气腹情况下,反流及误吸的风险会增加。

做好麻醉机呼吸参数的调节。压力控制模式更易保持良好的通气状态。必要时可调高压力及呼吸频率,以维持相对满意的血二氧化碳水平。一般情况较好的患者可适当采用允许性高碳酸血症(permissive hypercapnia)策略。若血二氧化碳水平过高,应与外科医师协商降低气腹压力、暂停手术或中转开腹。

在一些经自然孔道的腔镜手术,以及下腹部及盆腔短小手术,椎管内麻醉和 MAC 麻醉也可作为备选方案,前提是务必保证气道安全。

5. 机器人辅助手术中需要的监测措施

(1) 常规监测患者无创血压、心电图、脉搏血氧饱和度、出血量、尿量。

(2) 常规监测呼气末二氧化碳浓度、气道压、每分通气量。

(3) 定时观察患者皮肤颜色、皮肤张力,检查上胸部是否有皮下气肿,头低位时关注角膜和结膜是否有水肿。

(4) 实时连续监测 CO_2 充注压力。

(5) 麻醉深度监测:建议使用,尤其一般状况较差或老年患者。

(6) 肌肉松弛监测:机器人辅助腔镜手术要求患者术中绝对制动。特别推荐肌肉松弛监测条件下连续输注中短效肌肉松弛药,以确保术中无体动反应出现。充分的肌肉松弛也有助于建立安静稳定的手术空间,降低气腹压力。在长时间手术、老年患者、合并疾病影响神经肌肉阻滞效果的患者,肌肉松弛监测更为必要,可避免肌肉松弛剂使用不合理所致的术后肌肉松弛残余效应。

（7）有创血压监测：并不能降低机器人辅助手术的风险，但对于初行机器人辅助手术的团队（技术尚不熟练，手术及气腹时间较长），应建立有创动脉监测。另外，患者一般情况较差、预计手术创面大（出现高碳酸血症、皮下气肿的机会和严重程度增大）、术中可能失血较多或气腹时间较长，建立有创动脉监测利于及时了解患者的病情变化，利于及时进行干预。

（8）动脉血气检查：长时间气腹应行血气检查，以便及时发现和纠正高碳酸血症。

（9）体温：长时间机器人辅助手术须避免术中低体温带来的不利影响。一般以维持患者鼻咽温 36℃ 以上为宜。

（10）TEE：机器人辅助心脏手术中应常规使用 TEE 监测，其他机器人辅助手术中也可以使用。其可动态监测左室心肌缺血及心脏功能状态。还可以指导容量治疗。因 CO_2 气体不吸收超声波，在 TEE 图像上表现为反光点，并随心脏的收缩而变换位置，因此 TEE 是目前监测静脉气栓（VAE）最敏感的技术。

需要注意：由于机器人机械臂占据了麻醉医师工作空间，术中难以追加或调整各类监测，故在麻醉诱导后、手术开始前，应将所需行监测布置到位。

6. 机器人辅助手术对麻醉医师工作空间存在的影响

达芬奇机器人手术系统主要由 3 个子系统组成：医师操作平台、床旁机械臂手术系统及 3D 成像系统。实施手术时，手术医师在操控区，与其他的团队人员、麻醉医师有一定的距离，术中发生情况时的交流沟通可能有延误。

机器体积庞大，机器人主体、机械臂及显示器占有较大的空间，将手术患者团团包围，占据了麻醉机和麻醉医师的常规位置，拉远了麻醉医师与患者的距离（图 9-8-1）。不同的手术，机器放置位置不同。当机器人入位并固定后，可能导致麻醉医师难以接近患者进行近距离操作，从而增加了麻醉风险；有紧急情况出现时（例如气道压力突然增高），麻醉医师无法接近患者头部，需要移动机器人位置，不但影响手术进行，更延误危急情况的判断和处理。因此，必须在患者最终体位固定

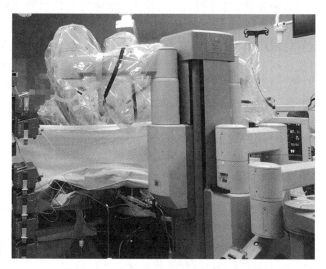

图 9-8-1　机器人主体占据患者头侧空间

前，完成所有麻醉操作，包括中心静脉通道的建立、有创动脉压的置管以及确认肺隔离等。术中一旦发生紧急气道梗阻或麻醉意外时，必须快速解除机械臂的连接，启动紧急处理程序。

7. 各类机器人辅助手术的体位对患者产生的影响

不同方式的机器人辅助腔镜手术的体位摆放各有不同，对患者也会产生不同的影响。

（1）盆腔、下腹部机器人辅助手术，如前列腺癌根治术、直肠癌根治术、宫颈癌根治术、回肠膀胱术等，采用头低足高小截石位，通常需要过度的头低位（头低 30°～45°，甚至更低）。这会抑制并降低心排血量，同时造成上腔静脉压力增加、不利于血液回流，使颅内压力增加及颜面部肿胀。

（2）上腹部机器人辅助手术，如胃癌根治术、胰十二指肠根治术、肝切除术等，需要头高足低小截石位，头部升高可能会影响脑组织的正常灌注；下肢弯曲的截石体位则不利于下肢血液回流和灌注，甚至诱发静脉血栓的形成。

（3）机器人辅助胸腔手术和肾、输尿管手术，需要摆放侧卧位。如本节案例患者行机器人辅助腹腔镜左肾部分切除术，摆放右 90° 侧卧折刀位，垫腰桥拉伸腹膜后间隙，以便更好地分离脂肪、充气建立腹膜后空间。由于下肢处于下垂位，会影响下肢静脉回流，初期可造成循环血量相对不足。如同时伴有头低位，会导致脑静脉血流回流受阻，特别是与气腹所致高碳酸血症并存时，会使颅内压进一步升高，增加脑水肿的发生风险。

（4）各类手术中，三个机器臂位置不当也可能压迫机体造成损伤；有报道气管导管被机器臂挤压而造成损害。

8. 机器人辅助手术需严格制动的原因及实现

机器人设备和支臂一旦安装完毕，术中要求患者不能出现任何的身体移动，包括身体滑动和活动，特别在

重度的头低截石位时。否则,固定的机械器件可能引起胸腹腔内脏器、血管和神经的损伤,导致严重后果。

（1）预防滑动:体位摆放时,在肩部及身体侧部等着力点均需安放充分的体托,以避免在重度倾斜的体位时出现身体滑动。

（2）预防身体活动:充分肌肉松弛可有效预防术中身体的活动。①肌肉松弛监测指导下使用肌肉松弛药,术中一般要求肌颤搐抑制达90%,TOF只保留T_1,而T_2、T_3及T_4均应被抑制;②顺式阿曲库铵及米库氯铵连续输注具有一定的优势,可维持充分稳定的肌肉松弛,避免术中身体活动。前者经由霍夫曼分解(hoffmann elimination),后者经酯酶代谢消除,可避免连续输注后的药物蓄积作用,特别是对于肝肾功能较差的患者更为适合。其输注速度为:顺式阿曲库铵1~3μg/(kg·min),米库氯铵6~10μg/(kg·min),与吸入麻醉药复合使用时根据监测情况酌情减小用药剂量。

9. 经腹膜外入路腹腔镜手术的特点

腹膜外入路腹腔镜手术暴露目标器官更直接,对腹腔脏器干扰更小,术后肠粘连、腹腔感染等并发症少,已逐渐成为前列腺、膀胱、肾脏和肾上腺等腔镜手术的主要途径之一。

腹膜后间隙(retroperitoneal space)不是正常的解剖腔隙,而是一个潜在的间隙,充满脂肪和疏松结缔组织,其间血管丰富。手术时要利用扩张器的压力撑开人为腔隙,分离腹膜与后腹壁,建立人工后腹膜腔,并持续充入CO_2气体,以获得手术操作的空间。术中所扩充的人为腔隙及丰富的血管床,可导致CO_2快速地被吸收入血管内,从而导致系列相关并发症。

10. 机器人辅助心胸手术和麻醉的特点

机器人辅助胸腔镜手术中不仅需要单肺通气,还需要向术侧胸腔内持续充入CO_2建立人工气胸,其作用为排除空气,增加电凝器安全性,减少气栓的风险,并促使肺塌陷显露术野。故机器人心胸手术麻醉管理主要涉及单肺通气(one lung ventilation,OLV)和CO_2气胸(CO_2 pneumothorax)对呼吸和血流动力学的影响。其中包括胸腔压力增大引起的心排血量下降和肺血管阻力增大以及CO_2吸收产生的影响。

CO_2气胸的压力通常为5~12mmHg。如果不能严格监测和控制充注CO_2的压力,人工气胸可能会引发张力性气胸,造成静脉回流明显下降和低血压。CO_2气胸的风险还包括静脉气栓、右心回血量减少以及急性心血管系统崩溃(低血压、低血氧、心律失常等)。另外,还应注意CO_2气胸可能引起双腔管气囊位置的改变。

11. 术中促进CO_2吸收的因素

促进CO_2吸收的因素包括:①后腹腔手术途径;②皮下气肿;③手术时间长;④高CO_2压力;⑤侧卧体位等。在满足手术操作需求的基础上选择低气腹压力(10~12mmHg)可减少CO_2吸收。此类手术中,建议常规监测呼气末CO_2分压,并密切观察皮下气肿的发生及程度。

12. 腹膜后腹腔镜手术的气体并发症及处理

常见气体并发症有以下几种。

（1）皮下气肿(subcutaneous emphysema):后腹膜腔手术患者术后皮下气肿发生率达45%,穿刺器不适当的位置、充气压力过高、气腹时间长、腹壁打孔部位松弛致较多气体漏进皮下等被认为是皮下气肿发生的原因。患者可以因为体位的不同,气体往上或往下出现头面部或下体的皮下气肿,可在皮下捏出捻发音。出现皮下气肿一般无需特殊处理,可自行吸收,但严重的皮下气肿会压迫胸廓和上呼吸道,有导致呼吸困难低氧血症的可能,需要引起重视,依据具体情况进行处理。提醒术者向手术切口或穿刺点挤压排气可一定程度上减轻皮下气肿的严重程度。

（2）气胸(pneumothorax)和纵隔气肿(mediastinal emphysema):当腹内压升高时,连通腹腔、胸腔和心包间的潜在通道可以开放,导致气胸和心包积气。在机器人辅助手术中,由于通气压力增高或使用了呼气末正压通气(PEEP),使得肺大泡破裂也可以导致气胸。当术中出现突然地或渐进性地低氧血症(发绀、氧饱和度的降低),气道压力增高和/或皮下气肿时,都要怀疑是否有气胸的发生。通过听诊、放射学检查以及腔镜下鉴别一侧膈肌的反常运动可以确诊。当机器人辅助手术中出现气胸时,放置胸腔闭式引流管会影响气腹的维持,因此要避免气胸的发生。在没有腹壁血管损伤时,气腹放气后,气胸可以在30~60分钟内逐步吸收。术中确诊气胸后,需要提高吸入氧气的浓度调整通气参数以纠正低氧血症,并降低腹内压。当没有肺部损伤时,可以给予呼气末正压通气(5cmH₂O)。如果放气后一小时内没有发生自发的气体吸收,则可以实施穿刺引流。如果肺部压缩超过30%,或者出现难以纠正的低氧血症,或伴有心血管系统的不良反应,需要立即行胸腔闭式引流。

腹膜后腹腔镜手术时,气体还可通过膈肌的缺损处、主动脉的薄弱点以及食管裂孔弥散入胸腔导致纵隔积气。纵隔积气可以导致颈部和面部的皮下气肿，并随着手术时间的延长和体位陡度而恶化。当有纵隔气肿发生时，可以通过改善调整通气、降低腹内压、呼气末正压通气（如果没有肺部损伤）等，一般术后一小时就可以吸收。

（3）气体栓塞（air embolism，AE）：是指医疗气体由破损的静脉进入中心静脉系统，对右心或肺动脉产生阻塞。腹腔镜手术中，CO_2 气栓虽然罕见，却是极其严重的并发症。应特别引起警惕。穿刺器放置位置不合适使得气体注入血管中、小气泡直接进入损伤的静脉或者大量的气体被门脉循环吸收产生气泡等情况都可以引起气体栓塞。气体栓塞的后果取决于进入血管内气体的速度、气泡的尺寸以及气体的物理性质。一般小气泡引起肺循环的栓塞。大量气体栓塞对患者而言是致命性的。快速地气体注入可以产生巨大的气泡，在腔静脉或右心房内造成"气封"。右心房和右心室压力增高以及心排量的下降造成循环衰竭，最终死亡；也可以偶尔导致反常性的脑和冠脉系统的栓塞，引起灾难性的结果。

机器人辅助手术过程中，当出现心动过速、低血压、低氧血症、短暂的呼气末 CO_2 降低、中心静脉压增高、心律失常、心电图显示右心劳损以及循环衰竭时，都要怀疑是否有气体栓塞的发生。即刻神经系统的症状可能仅为两侧瞳孔扩大。当麻醉结束后，昏迷、苏醒延迟、癫痫发作、局部麻痹以及偏瘫都提示二氧化碳进入了脑血管；失明的发生率为 20%。心前区或食管的听诊可以早期提示气体栓塞。早期可以听到金属样的杂音。随着气体容量的增加，可以听到经典的车轮样杂音。与气体栓塞有关的最初的血流动力学改变是肺动脉压力增高。从 Swan-Ganz 管里抽出气体或泡沫样的血液可以确定诊断。心前区多普勒超声可以显示 2ml 的气体通过右心房。经食管超声（TEE）有助于明确诊断。可以敏感到发现 0.5ml 的气体栓子。由于气体栓塞的发生率非常低，所以在机器人辅助手术时，有创的 Swan-Ganz 导管和昂贵的多普勒超声都不作为常规检测项目。呼吸末二氧化碳检测仪是发现二氧化碳栓塞的最有价值的、无创的技术之一。呼气末二氧化碳分压的变化是双相的。在早期阶段，少量的二氧化碳栓子可以通过肺部排出，引起呼气末二氧化碳分压的升高。当大量的气体栓塞发生时，由于心排量的减少以及生理无效腔的增加，呼气末二氧化碳分压下降。

一旦明确诊断气体栓塞，应立即停止气体注入，气腹要放气。迅速将患者置于头低左侧位或头低仰卧位，以防止气体从右心室进入肺部的血管。要增加吸入氧浓度或吸入纯氧，停止给予氧化亚氮，进行过度通气以增加 CO_2 的排出。采用支持治疗，包括液体治疗、使用升压药物等。如果这些措施没有效果，则需要置入中心静脉导管或 Swan-Ganz 导管抽吸右心室内的气体。如果条件允许，需要实施心肺脑复苏。通常经过这些处理，由于 CO_2 的高血溶性，临床体征可以马上改善。

（4）高碳酸血症：气腹状态下，大量外源性 CO_2 吸收入血后机体无法代偿时，可产生高碳酸血症。这种高碳酸血症一般不伴有低氧血症。形成高碳酸血症的可能原因有：①CO_2 在血液中有高度溶解性；②气腹状态下，CO_2 压力梯度可导致 CO_2 经腹膜迅速吸收，后腹腔因其创面较大，血管丰富，CO_2 吸收速度更快；③CO_2 气腹导致腹腔内压力升高，膈肌抬高，胸廓及肺顺应性下降，肺内分流增加，易引起 CO_2 蓄积导致高碳酸血症和呼吸性酸中毒；④肾脏若长时间暴露于压力增高的后腹腔，肾血流量和肾小球滤过率下降，其排泄酸性代谢产物功能降低可导致高碳酸血症和酸中毒。伴有皮下气肿者易出现高碳酸血症，原因在于 CO_2 蓄积于皮下组织，当面积较大时意味着较多的毛细血管暴露，CO_2 吸收的量增加而导致高碳酸血症。如果气腹所致的呼吸性酸中毒并发代谢性酸中毒失代偿，则有必要输入适量碳酸氢钠进行调整。

（5）高钾血症：长时间 CO_2 气腹导致高碳酸血症及酸中毒，促使钾离子向细胞外转移产生高钾血症，在机器人辅助腹腔镜手术及普通腹腔镜手术中有报道血钾达到 7.0mmol/L 以上水平。部分患者有高钾典型的心电图表现，也有患者心电图表现并不明显（部分与麻醉中能监测导联较少，电极片放置位置不标准有关）。因此，机器人辅助手术中应及时监测血气，注意高钾血症的防治。

13. 经腹膜外入路腹腔镜气腹对重要脏器功能的影响

目前临床最为常用的气腹气源为 CO_2，其优点在于不可燃、不助燃，可跨膜吸收，可为血液成分的有效缓冲并可经肺排出。CO_2 气腹对患者所产生的病理生理变化源于腹内压的升高和 CO_2 吸收双重因素。长时间的气腹可对患者的呼吸、循环、中枢神经系统等产生明显影响。本节案例患者实施的是机器人辅助腹腔镜手术。与腹腔相比，后腹膜腔由于没有腹膜的限制，CO_2 吸收面积更大，吸收速度更快；而扩张过程中有较多破裂的毛细血管，也加重了 CO_2 的吸收。

（1）对呼吸系统的影响：气腹致患者腹内压增高，从而导致患者胸廓及肺顺应性降低、功能残气量减少、肺不张及肺内分流增加等。可能产生的主要并发症包括皮下气肿、纵隔气肿、气胸、气栓以及膈肌上移，后者可导致气管插管进入（右）支气管。CO_2 气腹后 CO_2 吸收还可导致高碳酸血症、血管扩张（包括脑血管）、代谢增加以及易恢复自主呼吸等。

气腹时机体耗氧量并没有增加，CO_2 排出增加并非机体产生过多所致，此时发生高碳酸血症主要是由于腹内 CO_2 跨腹膜吸收所致。气腹开始注气阶段，脑、肝、肾、心脏等血流丰富器官组织迅速吸收 CO_2，当吸收速度超过血液的缓冲能力时，肌肉及皮下组织等血运较少的组织则成为 CO_2 的临时储库，这是机体的一种保护性调节机制，这也导致了较长时间手术气腹时动脉血二氧化碳（$PaCO_2$）的延迟增高。典型的气腹过程是在气腹初期（15~30 分钟）$PaCO_2$ 存在一个持续的上升，之后则相对平缓，这一特点在后腹腔气腹时表现得更为明显。

（2）对循环系统的影响：气腹对循环的影响包括心排血量（CO）减少、外周血管阻力（包括肺血管阻力）增加和引发心律失常等。

心排血量减少幅度与腹腔内压力大小成正相关，当腹内压超过 10mmHg 时，患者 CO 即开始下降，腹腔内压力控制在 8~12mmHg 时，气腹对循环系统的影响不明显，但当腹内压增至 16mmHg 时则其影响显著增加，CO 明显降低，在临床常用腹腔压力（10~15mmHg）条件下，无论何种体位，CO 都有所下降，下降幅度为 10%~30%。下降的主要原因在于高腹压引起静脉回心血量减少。

腹腔镜手术时人工气腹压力因素是影响循环的主要因素，同时患者体位改变、CO_2 溶解吸收等因素也对循环产生影响。可能的机制是：①气腹后腹内压力增高，下腔静脉及腹腔内脏器血管受压，减少心脏的前负荷，同时，膈肌抬高，胸内压力增高，回心血量减少，导致心排血量降低；②气腹后腹内压力增高，这种压力直接刺激腹膜和腹主动脉引起血浆儿茶酚胺、血管升压素、肾素-血管紧张素等增加，后者又导致患者外周血管阻力（SVR）增加和动脉压升高，增加心脏后负荷；③腹腔内快速充气，腹膜膨胀，刺激腹膜牵张感受器，兴奋迷走神经，导致心动过缓及房室传导阻滞。气腹引起的高碳酸血症可扩张末梢血管，抑制心肌收缩，诱发心律失常；④CO_2 气腹可造成高碳酸血症，直接刺激交感神经系统，增加交感神经活性，使儿茶酚胺释放增加，兴奋心血管系统。

CO_2 气腹引起心脏交感神经活性增加，导致心脏电生理改变，增加患者尤其老年患者心血管不良事件的发生率。

（3）对中枢神经系统的影响：气腹和体位（尤其是截石头低位）对颅内压和神经系统的影响是麻醉管理中另一个需要关注的重点问题。在有脑室-腹腔分流的患者，这一问题显得尤为突出。由于气腹减少脑的灌注（减少了脑血流量），又升高中心静脉压（增加了脑血容量），从而使颅内压升高。故术前存在高颅内压的患者不适于接受机器人辅助腹腔镜手术。

14. 机器人辅助手术中存在的非气体并发症及其防治

机器人辅助手术麻醉中及麻醉后的并发症主要与手术医师的操作、人工气腹的影响以及麻醉的影响有关。

（1）意外损伤：达芬奇机器人手术系统有多个固定于机械臂的穿刺器（trocar），trocar 穿透腹壁并被固定，在 trocar 打孔固定过程中有可能造成血管损伤。腹壁血管损伤会导致侧壁血肿和出血性休克。大血管的损伤常常是灾难性的，有时甚至是致死的。后腹腔血管的损伤在被发现之前，常常已经有大量出血引起的巨大血肿产生。肝脾损伤会导致出血性休克。面罩通气引起的胃扩张可以增加穿刺器置入时胃穿破的概率。膀胱、肾脏以及输尿管的损伤也时有发生。

预防手术中创伤引起的并发症：首先，在穿刺器置入前一定要确认胃和膀胱是排空的；其次，要非常小心的置入穿刺器和套筒，最好在直视下；再次，如果置入穿刺器一段时间后，突然出现不明原因的心动过速和血压下降，则一定要求手术医师全面检查腹腔内的脏器，在实施生命支持的同时，尽快明确诊断。一旦出现创伤引起的大出血情况，手术医师如果可以立即止血，则可以继续机器人辅助手术；如果不行，则建议立即开腹手术，进行止血，麻醉要求建立快速的静脉通路，大量补充容量，必要时输入血制品，也可以代偿性地使用一些血管活性药物，以维持血流动力学的稳定。

（2）神经损伤（nerve injury）：手术过程中，正确的手术体位既要充分显露手术野，又要确保患者安全和舒适。患者体位不当，可能造成外周神经损伤，其中尺神经是最易受到损伤的。在膀胱截石位，腓总神经最容易损伤，故摆放截石位时应使腿托与患者小腿完全服帖，双腘窝处垫海绵垫或压力缓解保护凝胶腿垫，避免腓总神经受压损伤；妇科手术时要注意保护坐骨神经及股神经；手臂过伸会造成臂丛神经损伤，故侧卧位需要上臂上提时要注意避免臂丛的过度牵拉，最好将患者手臂置于最舒适的姿势，肩关节外展或上举不超过 90°；泌尿外科前列腺手术常取头低脚高位以利手术操作，此时肩挡距离颈侧应以能侧向放入一手为宜，避免臂丛神经损伤。有卒中病史或脑动脉瘤患者禁忌长时间头低位。手术时间较长的，患者身体每个着力点均需放置硅树脂凝胶垫以防压伤。在手术中,还要着重注意头面部和眼睛的保护。

(3) 心律失常:是机器人辅助手术中最常见的心血管并发症。高碳酸、低氧、血流动力学的改变、迷走神经反射可以引起心律失常。充气和外科操作引起的腹膜伸展可以增加迷走张力,产生心动过缓。手术过程中的血流动力学的变化以及气体栓塞可以产生心动过速。血容量不足,术中出血,腹腔内压过度增高都可以促成循环骤停。

处理方法包括:①避免气腹的压力过高引起腹腔内压过度增高,减缓或暂停注气;②及时纠正低氧血症和高碳酸血症;③由于静脉回流减少,血容量相对不足,故要预防和纠正低血容量;④出现心动过缓,可以使用阿托品纠正;心动过速时,可以使用 β 受体拮抗剂进行调整;⑤在摆放和调整体位时要缓慢;注气和放气也要缓慢。

(4) 低体温:机器人辅助手术后患者苏醒延迟可能与低体温有关。引起低体温的原因很多,但长时间气腹时不能忽视一个原因是气体本身,手术时常规注入患者体内的 CO_2 为室温气体,在腹腔内长时间的热量交换,可引起体内热量的大量丢失,特别是高龄、幼儿、一般情况较差、手术出血较多(体液交换量大)而保温措施不够完善的患者容易出现。对上述患者术中应行常规体温监测。应注意保持适宜的手术室内温度,在摆放体位过程中尽可能减少身体暴露时间。液体要加热输注。如果条件允许,可以对注入的气体进行加热和加湿;可以使用加热床垫或温毯,以减少术中低体温的发生率。

(5) 血栓形成:某些机器人辅助手术操作复杂,时间较长,加之体位特殊,下肢血流不畅,可能会导致深静脉血栓形成或原有血栓的脱落。严重者发生肺栓塞危及生命。预防措施包括下肢使用弹力袜或连续间歇的机械压迫,对于血栓形成的高危患者可预防性使用低分子量肝素。

【术后管理】

15. 机器人辅助手术麻醉恢复期拔管的特殊要求

(1) 机器人辅助腹腔、盆腔手术结束后,绝大多数患者可以在 PACU 早期顺利恢复拔管。

(2) 对于手术时间长、体位特殊(尤其是过度头低位)的患者,拔管需特别谨慎。若患者存在明显的眼周组织水肿、静脉充血或头颈部青紫,可能会同时存在气道水肿、声门及舌体的水肿,需推迟拔管时间,应在评价并优化气道情况后清醒拔管。评估方法包括:使用可视喉镜或纤支镜检查上呼吸道有无水肿;套囊放气试验评估声门下口径,判断有无气道水肿等。将患者置于头高位有利于减轻潜在的脑水肿。

患者意识良好、肌力完全恢复、胸-腹式呼吸协调、自主呼吸氧合满意后。方可安全拔出气管插管。

(3) 皮下气肿:二氧化碳引起的皮下气肿吸收较快,大部分患者手术结束后皮下气肿会有改善,但严重的皮下气肿会压迫胸廓和上呼吸道,过早拔管有导致呼吸困难低氧血症的可能,需要引起重视,应待颈部无严重皮下气肿、酸碱平衡无严重紊乱、自主呼吸氧合满意后清醒拔管。

(4) 气胸和纵隔积气:术中确诊气胸后,若手术结束时气体仍未吸收,可实施穿刺引流。引流确切并达到拔管条件的可以清醒拔管。

纵隔积气可以导致颈部和面部的皮下气肿,并随着手术时间的延长和体位陡度而恶化。拔管时机可参照皮下气肿的处理。

16. 机器人辅助手术后谵妄的预防和处理

机器人辅助手术后谵妄的发生率相对较高,这可能与初始开展此技术时手术时间长、麻醉药物使用多以及气腹所造成的高碳酸血症有关。机器人辅助手术中,二氧化碳气腹的压力大,时间长,患者的血中的二氧化碳分压持续上升,可以高到 70mmHg,长时间的高碳酸血症,患者可能指脉氧饱和度并没有显示有低氧,但血中的氧分压也会有所下降,造成患者低氧血症。长时间的低氧血症和高碳酸血症可以影响患者的脑细胞,造成部分脑部功能的改变,术后即表现为苏醒延迟、谵妄等。

在手术前,要注意患者的肝功能情况,并对患者的意识状况进行评估,如发现患者有潜在的意识障碍可能,要与家属以及手术医师说明情况,酌情选择手术方式。在手术过程中,要反复多次的进行血气分析检测,及时调整高碳酸血症,防止低氧血症的发生;要对患者进行麻醉深度的监测,及时了解患者的脑部氧供情况,指导麻醉药物的使用量,以减少药物对于肝脏和脑部的影响,并为患者术后意识的恢复提供依据。手术后,要进行较长时间的通气治疗,使二氧化碳尽量排出,减少二氧化碳的蓄积,做好保温和镇痛的,减少患者因其他原因发生的躁动情况。

17. 机器人辅助腔镜手术后的镇痛要点

机器人辅助腔镜手术后的疼痛程度较普通开放手术为轻,但同样存在一定程度的疼痛应激,对患者术后恢复不利。术后疼痛原因及处理办法包括以下几点:

(1) 躯体痛:如放置 trocar 引起的腹壁、胸壁损伤等。阿片类药物有效,也可以于术终局部使用罗哌卡因行创口浸润镇痛。

(2) 内脏痛(visceral pain):某些体内创面会引起较大程度的术后疼痛,特别是术后第一个 24 小时。常用药物仍是阿片类药物,包括静脉注射(PCIA 常用)、肌肉注射和口服等;可同时辅以其他非阿片类镇痛药。另外,可根据手术部位复合神经阻滞镇痛,例如肋间神经阻滞、椎旁阻滞、胸膜腔内镇痛、硬膜外阻滞、鞘内注射吗啡等。

(3) 肩痛:气腹压力引起膈肌张力增加是造成术后肩痛的重要因素。高气腹压使膈肌上抬,膈下穹窿扩张,对三角韧带及膈肌本身产生扩张牵拉作用,分布于膈肌中央部腹膜上的膈神经受到刺激,产生肩部反射性疼痛。此外,术中采用头低足高位的患者术后发生肩痛的概率较高,原因为术中腹腔内积液及残余 CO_2 气体聚集于上腹部刺激膈肌及膈神经。预防的办法:术中手术医师应避免过度牵拉腹壁,合理调节 CO_2 气腹压力,术中头低足高位改为平卧位之前,将吸引器头置于膈下,尽量吸净腹腔内残余液体及 CO_2 气体。

(罗　艳)

参 考 文 献

[1] 王强,郑晖,张国华,等.胸腔镜肺癌根治术麻醉的优化策略:竖脊肌平面阻滞联合全身麻醉.中华麻醉学杂志,2018,38(11):1325-1327.

[2] PAREKH D J,REIS I M,CASTLE E P,et al. Robot-assisted radical cystectomy versus open radical cystectomy in patients with bladder cancer(RAZOR):an open-label,randomised,phase 3,non-inferiority trial. Lancet,2018,391(10139):2525-2536.

[3] CLARONI C,COVOTTA M,TORREGIANI G,et al. Recovery from anesthesia after robotic-assisted radical cystectomy:Two different reversals of neuromuscular blockade. J Clin Med,2019,8(11):1774.

[4] LYON T D,SHAH N D,TOLLEFSON M K,et al. Trends in extended-duration venous thromboembolism prophylaxis following radical cystectomy. Urology,2020,136:105-111.

[5] QUTAIBA T,KAMAL K,ZAMEER P,et al. Prevention of chronic post-surgical pain:the importance of early identification of risk factors. J Anesth,2017,31(3):424-431.

[6] TSENG J H,COWAN R A,AFONSO A M,et al. Perioperative epidural use and survival outcomes in patients undergoing primary debulking surgery for advanced ovarian cancer. Gynecol Oncol,2018,151(2):287-293.

[7] HAYDEN J M,ORAS J,KARLSSON O I,et al. Post-operative pain relief using local infiltration analgesia during open abdominal hysterectomy:a randomized,double-blind study. Acta Anaesthesiol Scand,2017,61(5):539-548.

[8] COPIK M,BIALKA S,DASZKIEWICZ A,et al. Thoracic paravertebral block for postoperative pain management after renal surgery:A randomised controlled trial. Eur J Anaesthesiol,2017,34(9):596-601.

[9] KIM E,KWON W,OH S,et al. The erector spinae plane block for postoperative analgesia after percutaneous nephrolithotomy. Chin Med J(Engl),2018,131(15):1877-1878.

第十章　骨骼肌肉系统

第一节　恶　性　高　热

【知识点】

1. 恶性高热的定义
2. 恶性高热易感者的流行病学特征
3. 恶性高热的病理生理学
4. 恶性高热的临床特点
5. 辅助诊断恶性高热的实验室检查项目
6. 诊断恶性高热易感者的金标准
7. 恶性高热的鉴别诊断
8. 恶性高热易感者的术前准备
9. 恶性高热易感者术中的麻醉管理
10. 恶性高热的术后管理

【案例】

患者男,14 岁,身高 145cm,体重 41kg。7 年前颈胸部后侧肌肉僵硬,后逐渐加重。3 年前无法完全低头,颈椎前凸畸形,颈胸部后侧肌肉僵硬进一步加重并萎缩,同时出现胸椎前凸,躯干前倾,行走时需屈膝、屈髋维持平衡。10 个月前症状加重,出现憋气、吞咽困难,仅可进流食。诊断为颈椎前凸畸形,拟行颈胸椎后路矫形内固定、前路松解术。进入手术室后连接 ASA 标准监测,采用舒芬太尼、丙泊酚和罗库溴铵行静脉诱导并实施气管插管后机械通气,持续吸入七氟烷并泵注瑞芬太尼维持麻醉。手术进行 1 小时左右时,监测显示呼气末二氧化碳升高,心率进行性增快,血压进行性降低。随后出现全身肌肉僵直,测量鼻咽温达 39℃。

【疾病的基础知识】

1. 恶性高热

恶性高热(malignant hyperthermia,MH)是一种由麻醉药物引起的以骨骼肌代谢增强为主要表现的疾病,是一种常染色体显性遗传性疾病,可能由超过 210 个 *RYR1* 基因突变与 4 个 *CAV1.1* 基因突变引起。其发病机制可能与细胞内 Ca^{2+} 处理异常有关:未暴露于 MH 触发因子时,其 Ca^{2+} 处理异常可通过细胞内代偿机制控制;暴露于触发因子时,细胞内 Ca^{2+} 代偿机制丧失,导致细胞内显著性代谢亢进,产生额外的三磷酸腺苷,驱动 Ca^{2+} 泵,恢复钙储备(例如肌质网、线粒体、细胞外液)。骨骼肌约占体重的 40%,其代谢增强势必对全身代谢产生显著影响,导致包括心动过速、呼气末 CO_2 升高、肌肉僵直和体温升高等与代谢增强有关的体征。丹曲林钠(dantrolene)可显著减少肌质内 Ca^{2+} 浓度,通过逆转其诱发的代谢亢进,从而恢复肌肉正常代谢状态。

早期 MH 的死亡率很高,20 世纪 60 年代高达 90%。随着防范意识的提高、避免诱发 MH 的麻醉药物的使用、呼气末 CO_2 监测利于早期发现以及 MH 特效治疗药物丹曲林钠的使用,MH 死亡率显著下降,目前发达国家已将 MH 死亡率控制在 5%~10% 以内。

2. 恶性高热的病理生理学

MH 是骨骼肌细胞内异常失控的钙水平增高引起骨骼肌兴奋-收缩耦联调节失常导致的综合征。正常情况下,肌肉收缩是肌纤维膜去极化使肌质网内钙释放,神经冲动从 T 管传到电压门控离子通道——二氢吡啶(DHPR)受体,继而激活兰尼碱受体(ryanodine receptor,RYR)的钙通道,引起钙释放。Ca^{2+} 浓度的升高促进了肌动蛋白和肌球蛋白的相互作用,从而导致机械收缩力的产生。钙的重摄取使细胞质中的钙浓度恢复正常水平,肌肉恢复松弛,这一过程是通过一种钙依赖的 ATP 酶泵作用实现的。机体内许多调控蛋白参与调控内质网的钙浓度。

兰尼碱受体因为能够特异性结合一种有毒的植物生物碱——兰尼碱而命名。RYR 包括三个亚型:骨骼肌(RYR1)、心肌(RYR2)和脑组织(RYR3),每个功能性 RYR 包括 4 个相同的亚单位,每个亚单位结合一个附属蛋白。调节骨骼肌 Ca^{2+} 释放和回收的基本功能单位称为 Ca^{2+} 释放单位(Ca^{2+} release unit,CRU),由一些参与调节骨骼肌兴奋-收缩耦联的相关作用的蛋白组成。RYR1 是 CRU 的核心组分,具有调节肌质网 Ca^{2+} 释放的重要作用。MH 时,化学诱导的 RYR1 复合体功能障碍导致了钙释放的失控,肌质网钙泵不能重摄取 Ca^{2+},细胞内钙水平显著升高。为纠正肌质 Ca^{2+} 浓度增高,离子泵活性增强和离子交换增加,也导致 ATP 需求增加,继而产热增加,最终结果是体温过高。肌质网 Ca^{2+} 增加导致骨骼肌挛缩,激活糖原分解和细胞代谢,导致热量和乳酸过量产生;氧化循环的激活导致高的耗氧量和高的二氧化碳产量;糖酵解和氧化磷酸化过程中能量被消耗,最终 ATP 水平不足以维持肌膜的完整性,钾从细胞内漏出,从而导致了高钾血症。

丹曲林钠是乙内酰脲衍生物,不阻断神经肌肉传递,但可直接作用于横纹肌而引起肌无力。丹曲林钠通过增加 RYR 蛋白对 Mg^{2+} 的亲和力起作用。由于 Mg^{2+} 抑制 RYR 蛋白从肌质网终池释放 Ca^{2+} 的能力,丹曲林钠有效地阻止 Ca^{2+} 不受控制的级联反应,从而抑制 MH 的高代谢状态。

3. 恶性高热易感者的流行病学特征

MH 的流行病学资料很难确定,其原因在于大规模的 MH 诊断试验难以实施;对单纯临床诊断存在争议;MH 易感者接触诱发因素有时并不表现 MH;统计时未能搜集所有 MH 病例等。

根据国外文献报道,儿童 MH 的发病率(1/15 000)明显高于成人(1/50 000),男性多于女性,在先天性疾病如特发性脊柱侧弯、斜视、上睑下垂、脐疝、腹股沟疝等患者中多见。当不使用触发药物时,报道的暴发型 MH 发病率为每 62 000 例麻醉患者中有 1 例;但当使用触发性药物时,每 4 500 例麻醉患者中就有 1 例疑似病例。其中儿童占所有 MH 患者的 52.1%。恶性高热事件最常见于年轻男性,且约一半患者都曾经历过两次或以上无异常反应的全身麻醉。而儿童患者中,肌肉骨骼系统和结缔组织疾病与 MH 的诊断相关。本节案例患者即为先天性肌肉骨骼疾病系统的儿童,围术期应高度警惕发生 MH 的可能性。

MH 的遗传方式主要是常染色体显性遗传,*RYR1* 基因异常是大部分 MH 发生的分子生物学基础。该基因位于人类染色体 19,编码骨骼肌肌质网钙通道蛋白-RYR1,与 MH 相关的突变主要集中于该通道蛋白 N 端 35～614 位氨基酸、C 端 3 916～4 973 位氨基酸和中间区域 2 163～2 458 位氨基酸。RYR1 可调节肌质网 Ca^{2+} 释放的高通透性离子通道,在某些化学物质存在的情况下,如挥发性麻醉药、咖啡因、兰尼碱和钾去极化的敏感性增强,引起 RYR1 通道功能的严重失调,可能是触发失控骨骼肌代谢性酸中毒、肌强直和高钾血症的主要原因。

RYR1 基因突变在离体骨骼肌收缩试验阳性的 MH 易感人群及其亲属中的阳性率高达 50%～80%。在患有中央轴空疾病家族中的阳性率几乎达 100%。目前,*RYR1* 基因仍为临床遗传学分析的主要靶点。

根据相关遗传研究以及统计术后出院诊断表明,MH 的患病率比发病率高。基因研究显示在日本和法国,MH 相关的基因突变的发生率为 1/3 000。最近美国的一项研究表明,MH 相关基因突变的发生率接近 1/500。

4. 恶性高热的临床特点

触发 MH 的麻醉药物包括乙醚、氟烷、恩氟烷、异氟烷、地氟烷、七氟烷和唯一常用的去极化肌肉松弛药琥珀酰胆碱。地氟烷和七氟烷似乎是比氟烷效力低的触发药物,引起的 MH 发作较缓慢。如果麻醉中使用了琥珀酰胆碱,MH 的发作可能呈暴发性。预先运动,即使麻醉诱导前一个小时进行运动也可能促进肌肉僵直发作,增加发作的严重性。在 MH 易感患者,轻度低温、预先给予巴比妥类、镇静剂、丙泊酚或者非去极化神经肌肉阻滞药能推迟或者防止 MH 的发作,提示 MH 的发作在症状和发作时间上有很大的差异。MH 常见的临床表现如下。

(1) 特异性临床表现:维持正常通气状态下出现呼气末 CO_2 增高(最为灵敏且最具有特异性的临床表现);全身僵直;咬肌痉挛;体温升高(往往迅速升高,可高达 40℃ 以上)。

(2) 非特异性临床表现:心动过速、呼吸急促、心律失常、皮肤花斑、大量出汗、血压改变。

大多数情况下,常见的 MH 发作可通过心动过速、呼气末 CO_2 水平增加和肌肉僵直等临床表现快速发现。

一些原因可能使发作延迟,或直到患者进入术后恢复室症状才明显。MH 一旦触发,病情进程很快。根据病例的荟萃分析,单一异常体征通常不是 MH 发作,因此当患者出现如呼气末 CO_2 升高、肌肉僵硬、心动过速和发热等提示 MH 发生的临床表现时,必须具有一个以上的异常体征方能做出诊断。研究表明,与七氟烷相比,地氟烷与异氟烷麻醉导致 MH 的始发时间较晚。在只有一个首发症状的 MH 病例中,首发症状通常是高碳酸血症(30.7%),咬肌痉挛(24.8%)和窦性心动过速(21.1%)。

当处于紧张状态或暴露于高热环境后有可能触发恶性高热样发作,而运动诱发症状包括横纹肌溶解,在 MH 易感者中更为常见。

本节案例患者出现了 MH 的特异性临床表现如,正常通气状态下出现呼气末 CO_2 增高;体温升高和全身僵直,以及非特异性临床表现如,心动过速和血压改变。麻醉医师应迅速进行有关 MH 的诊断评估并积极对症处理。

可通过临床表现和血生化检查进行 MH 的诊断评估,评估指标、相应评分及发生 MH 可能性。具体见表 10-1-1 和表 10-1-2。

表 10-1-1　MH 的临床指标及评分

项目	指标	分数
Ⅰ. 肌肉僵硬	全身肌肉僵硬(不包括由于体温降低和吸入麻醉苏醒期间及苏醒后即刻所导致的寒战)	15
	静脉注射琥珀酰胆碱后咬肌痉挛	15
Ⅱ. 肌溶解	静脉注射琥珀酰胆碱后肌酸激酶>20 000IU	15
	未应用琥珀酰胆碱麻醉后肌酸激酶>10 000IU	15
	围术期出现肌红蛋白尿	10
	尿肌红蛋白>60μg/L	5
	血清肌红蛋白>170μg/L	5
	血[K^+]>6mmol/L(不包括合并肾衰竭时)	3
Ⅲ. 呼吸性酸中毒	在合适的控制呼吸条件下,呼气末 CO_2 分压>55mmHg	15
	在合适的控制呼吸条件下,动脉血 CO_2 分压>60mmHg	15
	在自主呼吸条件下,呼气末 CO_2 分压>60mmHg	15
	在自主呼吸条件下,动脉血 CO_2 分压>65mmHg	15
	异常的高碳酸血症	15
	异常的呼吸过速	10
Ⅳ. 体温升高	围术期体温出现异常快速的升高(需根据麻醉医师的判断)	15
	围术期体温异常升高(>38.8℃)(需根据麻醉医师的判断)	10
Ⅴ. 心律失常	异常的心动过速	3
	室性心动过速或心室颤动	3
Ⅵ. 家族史 (仅用于筛选易感者)	直系亲属中有恶性高热家族史	15
	非直系亲属中有恶性高热家族史	5
Ⅶ. 其他	动脉血气显示碱剩余低于-8mmol/L	10
	动脉血气显示 pH<7.25	10
	静脉注射丹曲林钠后呼吸性酸中毒及代谢性酸中毒很快纠正	5
	有恶性高热家族史伴有静息状态下肌酸激酶升高	10
	有恶性高热家族史伴有以上表现的任一种	10

表 10-1-2　恶性高热临床评分结果与发生 MH 可能性

得分范围	级别	发生 MH 可能性
0	1	几乎绝对不可能
3~9	2	不可能
10~19	3	接近于可能
20~34	4	较大的可能性
35~49	5	很可能
50⁺	6	几乎肯定

本节案例患者在正常通气状态下出现呼气末 CO_2 增高(15 分)、体温升高(10 分)、全身僵直(15 分)以及心动过速(3 分),恶性高热临床评分达 43 分,很可能出现了恶性高热,应尽快启动恶性高热紧急处理流程。

5. 辅助诊断恶性高热的实验室检查

很多实验室检测结果能反映机体高代谢状态和肌肉组织的破坏。因此,MH 患者通常可发现高碳酸血症,呼吸性酸中毒,代谢性酸中毒,高血钾,肌酸激酶(creatine kinase,CK)升高,肌红蛋白血症及凝血功能障碍。临床证据表明 99% 的患者存在呼吸性酸中毒,26% 的患者伴有代谢性酸中毒,80% 的患者存在肌肉异常。具体实验室检查结果见表 10-1-3。

表 10-1-3　恶性高热急症患者主要异常实验室检查

实验室检查项目	异常结果
动脉血气分析	代谢性酸中毒和呼吸性酸中毒: pH↓↓,$PaCO_2$↑↑↑,PaO_2↓
电解质测定	$[K^+]$↑,$[Ca^{2+}]$↑,$[Mg^{2+}]$↑
血清生化检验	乳酸↑,丙酮酸↑,肌酸激酶↑,乳酸脱氢酶↑,醛缩酶↑,肌红蛋白↑
凝血检验	INR↑,FSP↑,PT/PTT↑

注:↑为轻中度升高;↑↑为中重度升高;↑↑↑为极度增高;↓为轻微下降;↓↓为中重度下降。

6. 诊断恶性高热易感者的金标准

目前,国际上公认咖啡因-氟烷骨骼肌收缩试验(caffeine halothane contracture test,CHCT)为确诊 MH 易感者的金标准。该试验一般在 8 岁以上、体重超过 20kg 的患者实施。具体操作程序:取患者股四头肌或其他长肌近肌腱部位的肌纤维 2~3cm,固定于 37℃恒温 Krebs 液内并持续通入含 5% CO_2 的氧气,连接张力传感器和电刺激仪,给予一定电刺激,测定不同浓度氟烷和/或咖啡因作用下肌肉张力的改变。根据欧洲 MH 研究组和北美 MH 研究组不同的实验条件和相应结果作出诊断。

北美 MH 的诊断标准为:①氟烷试验,3%氟烷通气 10 分钟后,记录标本接触氟烷后 10 分钟内的最大收缩。肌肉张力改变超过 0.7g 为氟烷试验阳性,小于 0.5g 为氟烷试验阴性,收缩介于二者之间者为可疑;②咖啡因试验,咖啡因采用逐渐递增的浓度,浓度递增次序为 0.5、1、2、4、8 与 32mmol/L,每一浓度咖啡因与标本作用时间为 4 分钟。咖啡因浓度小于或等于 2mmol/L 时肌肉张力改变大于 0.3g 为咖啡因试验阳性,小于 0.2g 为咖啡因试验阴性,收缩在二者之间者为可疑;③氟烷、咖啡因复合试验,为以上两种试验的综合。阳性的定义为当咖啡因浓度小于或等于 1mmol/L 时肌肉张力改变超过 1g。

欧洲 MH 的诊断标准为:①静态咖啡因积累试验,咖啡因采用逐渐递增的浓度,咖啡因浓度小于或等于 2mmol/L 时肌肉张力增加大于 0.2g 定义为阳性;②静态氟烷试验,氟烷浓度逐渐递增(0.5%、1%、2%、3%),以给药后肌张力增加大于 0.2g 为阳性;③动态氟烷试验,把肌肉束以稳定的速度(4mm/min)拉长 1.5 分钟,然后保持这个长度 1 分钟,再以同样的速率放开。结束这一周期后,给予 0.5%氟烷 3 分钟后再开始一个周期。氟烷浓度逐渐递增至 1%、2%、3%,以给药后肌张力增加大于 0.2g 为阳性。

欧洲 MH 诊断标准需要咖啡因、氟烷试验均为阳性才诊断为恶性高热易感者(malignant hyperthermia sus-ceptibility,MHS),两试验结果均阴性方诊断为非 MH 易感者(MH negative,MHN),如果仅咖啡因试验阳性则诊断为咖啡因型可疑 MH(MH equivocal in caffeine test,MHEc),如果仅氟烷试验阳性则诊断为氟烷型可疑 MH(MH equivocal in halothane test,MHEh)。

北美 MH 诊断标准则强调两试验中任一试验阳性就可诊断为 MH 易感者,两试验均阴性才诊断为非 MH 易感者。

基因检测:人类 MH 基因学改变较复杂,在基因突变分析时可能出现假阴性结果,因此目前尚不能直接通过基因检测的方法确诊 MH。但可对确诊或可疑 MH 易感者进行基因突变热点区的检测,寻找突变;并检测其直系亲属,如携带有与患者相同的突变即可诊断为 MH 易感者,但即使未发现与患者相同的突变也不能排除 MH 易感者的诊断,尚需要氟烷-咖啡因骨骼肌体外收缩试验以明确诊断。MH 易感者的基因检测和筛选流程见图 10-1-1。

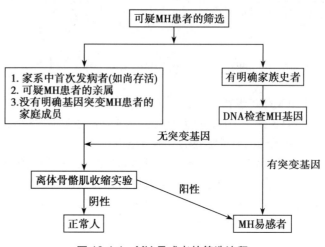

图 10-1-1　MH 易感者的筛选流程

7. 恶性高热的鉴别诊断

麻醉期间或麻醉后即刻出现高碳酸血症、肌肉僵硬、心动过速、高热、代谢性酸中毒和横纹肌溶解症等是 MH 的特征性表现。但以下发热类疾病也可能出现相似症状,应进行鉴别。

脓毒血症时患者也可出现高热、高碳酸血症、酸中毒等,但脓毒血症患者很少出现肌肉强直和血清 CK 浓度的显著升高,而 MH 患者也极少出现白细胞升高(脓毒血症的典型表现)。麻醉过程中使用加温装置也可能导致体温升高,也可能表现为高热、心动过速,有时还伴有酸中毒。嗜铬细胞瘤危象可出现高血压、心动过速,有时会体温升高。缺血性脑病患者也可出现高热和心动过速,主要表现为麻醉苏醒延迟,肌肉强直有时发展可为角弓反张,但缺血性脑病患者通常出现癫痫发作,而 MH 患者并不常见。甲亢患者也可出现高热、高碳酸血症和心动过速,但不伴有肌肉强直。

抗精神病药恶性综合征(neuroleptic malignant syndrome,NMS)是一种与使用多种抗精神病药相关的危及生命的代谢紊乱。与 NMS 相关的代表药物包括氟哌啶醇和氟哌利多,但使用任何抗精神病药(包括氯氮平和利培酮)的患者均有风险。NMS 有四大临床主征:肌强直、高热、自主神经功能紊乱及精神异常。表现为肌肉的强直和横纹肌溶解症,中枢神经系统出现锥体外系征、意识的改变和癫痫发作等。全身的症状包括体温过高(大于38℃)、血压不稳和心动过速、呼吸急促和多汗。目前尚缺乏公认的 NMS 诊断标准,其诊断主要经鉴别诊断排除下列情况而定:①中枢性原因,其中包括药物反应(抗胆碱药物、两性霉素或化疗药物,五羟色胺撤退反应等)、创伤性脑损伤和致死性紧张症;②外周性原因:传染性疾病、甲状腺功能亢进、中暑和 MH。对活动性 NMS 患者不考虑性择期手术。如术中出现 NMS 或 NMS 需急诊外科手术,则需进行血流动力学监测、机械通气、容量复苏等支持治疗,在此基础上选择合适的麻醉方法。NMS 患者在围术期应停用抗精神病药,避免使用抗胆碱药。对 NMS 有效的治疗药物包括溴隐亭(多巴胺激动剂)、丹曲林钠、苯二氮䓬类药物和有助于改善强直患者的通气的肌肉松弛剂。患者术后应转送重症监测病房继续支持性监护并调整内环境、治疗血流动力学不稳定及可能的肾衰竭。尽管 NMS 与 MH 在发病后的病理生理学表现方面均有肌肉强直收缩,其临床表现与 MH 也非常相似,但 NMS 是服用非典型抗精神病药、氟哌啶醇和精神分裂症治疗药物等抗精神病药物后出现的症状,多发生在未接受麻醉的个体。

5-羟色胺综合征的临床征象与 NMS 及 MH 相似,但是由 5-羟色胺摄取抑制剂药物引起的罕见反应,也多发生于未接受麻醉的个体。

MH 的鉴别诊断中还应考虑以下遗传性肌肉病。

需与 MH 鉴别的肌营养不良(muscular dystrophy,MD)主要有假肥大性肌营养不良(Duchenne's muscular dystrophy,DMD)、Becker 型肌营养不良(Becker's muscular dystrophy,BMD)和肌强直性营养不良。DMD 是一种

最常见的严重肌营养不良症,患病率大约为每百万男性中有 50~60 例。BMD 较为罕见,患病率为每百万男性23.8 例。DMD 和 BMD 均为 X 染色体连锁隐性遗传疾病,缺陷位于 X 染色体短臂的 Xp21 区域,该区域含有肌营养不良蛋白基因。肌营养不良蛋白分布在骨骼肌、心肌和平滑肌以及大脑。

DMD 和 BMD 的临床特点均为近端肌肉组织的进行性无力和消瘦,也可能出现腓肠肌和其他肌群的假性肥大。早期的临床症状包括蹒跚步态、经常跌倒和登楼梯困难。患者也可能出现肩带和躯干竖肌群的无力,引起胸腰段的脊柱侧凸。发病越早,疾病的进展越快。肌营养不良的普遍特点是血清 CK 浓度的慢性升高。这些患者应用琥珀胆碱或挥发性麻醉剂,可能出现横纹肌溶解和危及生命的高钾血症,甚至出现心搏骤停;肌强直性肌营养不良应用琥珀酰胆碱后出现的肌肉僵直程度与 MH 相似,因此麻醉过程应采用恶性高热预防措施。尽管既往认为,以上不良反应可能是 MH 的一种形式,但目前观点是:尽管细胞内钙浓度升高可能是两种综合征的共同点,但高钾血症发作的病理生理学在许多方面与 MH 不同。

肌强直综合征或肌萎缩蛋白病的患者应用琥珀酰胆碱可引起横纹肌溶解症(rhabdomyolysis);某些服用胆固醇形成抑制剂的患者在围术期也可能出现横纹肌溶解。MH 与非麻醉用药所引起的横纹肌损害的区别在于:MH 易感者的骨骼肌细胞膜存在先天缺陷,平常虽无异常表现,但在吸入麻醉药和琥珀胆碱的诱发下可出现骨骼肌强直收缩,从而出现横纹肌溶解的表现;而其他非麻醉用药诱发横纹肌溶解的可能机制多为药物对骨骼肌细胞膜的直接损害(如降脂药)或递质异常(如 NMS)等,骨骼肌本身并不存在先天异常。

【术前评估与准备】

8. 恶性高热易感者的术前准备

恶性高热易感者完善的麻醉准备应包括预防和治疗 MH 紧急情况的各项措施。

(1)设备方面:在易感者麻醉前,应将麻醉机中的强效挥发性麻醉药清除干净;关闭或移除挥发罐;更新回路,呼吸囊和钠石灰;对于新投入使用的麻醉机,以 10L/min 的氧气冲洗 60~90 分钟;如果不能为患者准备一台专用机器,可以用高流量氧气冲洗麻醉机,使挥发性麻醉药的浓度降至 5ppm 以下;在机器吸气和呼气端放置活性炭过滤器,以加速清洗过程并每隔 60 分钟更新。

(2)麻醉常规监测项目:脉搏血氧监测仪、二氧化碳监测仪、核心体温监测、心电监测和血压监测。

(3)降温措施:低温毯、碎冰,冲洗和静脉输注用的冷盐水;用于腔内降温的鼻胃管和 Foley 导尿管。

(4)备用药物:碳酸氢钠、甘露醇、呋塞米、丹曲林钠、蒸馏水、抗心律失常药物、胰岛素、50% 葡萄糖、氯化钙等,禁用钙通道阻滞剂。

9. MH 易感者术前需要进行的常规检查及特殊检查

MH 易感性评价包括病史和体格检查以排除亚临床异常状况。应关注家系中接触麻醉药的具体资料,以评估暴露于触发药的可能性;而静息、空腹且近期未发生创伤时的 CK 值异常升高则提示骨骼肌肌膜稳定性异常。患者需到检验中心进行组织活检,以确保组织存活力和试验结果的准确性。需要注意的是某些肌肉病患者的肌肉收缩反应有时也呈阳性,但与 MH 没有直接联系,因此不能诊断为易感者。因为丹曲林钠可掩盖诱发肌肉收缩药物的反应,因此在活检前应避免使用。患者诊断 MH 易感后,应随之进行 DNA 突变检测。当检测到突变时,携带该突变基因的其他家系成员应考虑为 MH 易感者。应告知易感患者和没有组织活检但临床高度怀疑 MH 易感患者,接受全麻应谨慎,且应避免使用强效吸入麻醉药、琥珀酰胆碱等 MH 触发药物。

10. MH 易感者是否需要丹曲林钠进行预防

MH 易感患者在进行手术时应严密监测,并且禁止使用诱发 MH 的麻醉药物。由于丹曲林钠可导致多种不良反应,因此丹曲林钠一般不用做常规预防给药。

【术中管理】

11. MH 易感者术中麻醉方法和药物的选择

如果可以满足手术,应尽可能地选择局部麻醉或者区域阻滞。全身麻醉应避免使用琥珀胆碱和挥发性吸入麻醉药物(氧化亚氮除外)。麻醉诱导可以选择巴比妥类/苯二氮䓬类或催眠药物完成,同时给予纯氧通气。可以加用芬太尼或其他阿片类药物保证足够的麻醉深度。麻醉维持可通过全凭静脉麻醉,需要时复合非去极化肌肉松弛药。在监测各项生命体征的同时密切监测呼气末或动脉血二氧化碳的变化。MH 易感者的禁用及可应用药物见表 10-1-4。

表 10-1-4 MH 易感者禁用及可安全使用的药物

禁用的药物	可安全使用的药物
氟烷及所有挥发性吸入麻醉药	苯二氮䓬类药、巴比妥类药、氧化亚氮(笑气)、麻醉性镇痛药
琥珀酰胆碱	非去极化肌肉松弛药、异丙酚、局麻药(不加肾上腺素)

12. MH 易感者麻醉中持续监测体温的必要性

麻醉中应该持续监测体温。虽然温度升高并不是首发症状,但它是早期症状,可以早期发现 MH 的异常临床表现,因此术中应持续监测中心体温。

13. 琥珀胆碱给药后出现咬肌强直的意义及处理

咬肌痉挛或牙关紧闭为应用琥珀酰胆碱后下颌肌肌肉僵直而肢体肌肉松弛的现象。咬肌和翼外肌富含慢张力纤维,对去极化神经肌肉阻滞药的反应表现为强直收缩。研究发现临床应用琥珀酰胆碱后患者出现咬肌强直收缩,引起下颌肌张力增加,反应依次表现为:下颌紧,然后下颌僵硬,最后下颌严重僵硬。即使在使用小剂量非去极化肌肉松弛药预处理后仍有可能出现下颌僵硬。如果在牙关紧闭的基础上出现了其他肌肉的僵直,则与 MH 绝对相关,应立即终止麻醉,并开始 MH 的治疗。

对于此类患者,应尽量推迟择期手术,同时在重症监护病房严密观察 24 小时,应特别注意患者有无肌红蛋白尿,并持续随访至肌酸激酶水平正常。如果是急诊手术,则应避免使用诱发 MH 的药物,评估并严密监测患者,同时备好丹曲林钠及其他 MH 紧急处理措施。

14. 本节案例患者术中的紧急处置措施

患者出现呼气末二氧化碳明显升高,如果过度通气不能逆转且排除设备故障,应怀疑恶性高热。患者同时出现体温升高,全身肌肉僵直,则强烈提示恶性高热。以下步骤应作为紧急处理原则:

(1) 停止所有的麻醉药物并中止手术。若无法中止手术,改用非诱发性药物进行麻醉。

(2) 用 100% 纯氧至少 10L/min 的流量过度通气以降低呼气末 CO_2,同时寻求帮助。需氧代谢的增加要求正常通气量必须增加,因为碳酸氢盐可中和固定酸,但是增加二氧化碳的产生,过度通气可以排除过多的二氧化碳。

(3) 在麻醉吸入端和呼出端均加上活性炭过滤器,每过 1 小时就应更换一对新的过滤器。

(4) 特效药物治疗:尽早开始应用丹曲林钠。应用注射用水(而非生理盐水)溶解丹曲林钠,起始剂量为 2.5mg/kg 静脉注射,并根据患者的反应重复给予 1~2mg/kg 静脉注射,直到总量达到 10mg/kg。

第一代丹曲林钠为 20mg 瓶装,内有氢氧化钠(调节 pH 为 9.5,以易于溶解)和甘露醇(3g,将低张溶液变成等张溶液)。为避免产生沉淀物,丹曲林钠必须用灭菌注射用水溶解,而非含盐溶液。可应用预热的注射用水,以加快丹曲林钠的溶解,目前国内尚无国产注射用丹曲林钠。

与使用丹曲林钠相关的并发症最常见是肌肉无力、静脉炎、胃肠不适、呼吸衰竭、高钾血症和分泌物过多。因其 pH 过高,应通过大孔径的静脉输液通路给予,但如果没有大孔径的静脉输液通路,则应尽快从其他通路给药。

丹曲林钠干扰鼠类的肠平滑肌细胞、胃底和结肠的兴奋-收缩耦联,部分解释了其胃肠不良反应。此时应用昂丹司琼应特别注意,因为昂丹司琼作为 5-羟色胺受体拮抗剂,可能增加在突触前间隙内 5-HT_{2A} 受体处的 5-羟色胺,在 MH 易感者中,5-HT_{2A} 受体的激动作用可能会触发 MH。

丹曲林钠在儿童和成人的半衰期至少为 10 小时,因此至少每 10~15 小时需要重复给药。部分患者丹曲林钠的总量可高达 30mg/kg。

目前不推荐在使用丹曲林钠时应用钙通道拮抗剂,因为钙通道拮抗剂可加重高钾血症从而导致心搏骤停。

(5) 对于体温急剧升高及高达 39℃ 以上的患者,应立即开始主动降温:冰袋放置腋下及腹股沟处,并应用低温毯进行降温。输注冰液体以控制发热。当患者体温降至 38℃ 时应立即停止降温,防止出现意外的体温过低。

(6) 纠正酸中毒:过度通气,当 pH<7.2 时静滴碳酸氢钠,起始剂量 2mmol/kg。应多次检查血气和 pH。

(7) 监测尿量:尿量不足时保持利尿,维持尿量>1ml/(kg·h)。给予碳酸氢盐碱化尿液保护肾脏,防止肌红蛋白尿导致肾衰竭。

(8) 积极对症治疗高钾血症:过度通气,应用碳酸氢钠或胰岛素和葡萄糖。严重病例中,可以使用氯化钙或葡萄糖酸钙。

（9）积极处理心律失常，避免使用钙通道阻滞剂。

（10）适当应用血管活性药物，以稳定血流动力学。

（11）每12小时检测一次肌酸激酶水平。

（12）检查凝血功能指标：国际标准化比率（INR）、血小板计数、凝血酶原时间、纤维蛋白原、纤维蛋白降解产物。

在没有丹曲林钠的情况下，除了以上处理，如条件允许，通过相关专科评估积极进行血液净化治疗，主要考虑解决酸碱失衡和电解质紊乱、肌红蛋白尿、高体温等问题。

血液净化治疗包括肾脏替代治疗（renal replacement therapy，RRT）、血液灌流（hemoperfusion，HP）及血浆置换（plasma exchange，PE）。连续肾脏替代治疗（continuous renal replacement therapy，CRRT）用于维持内环境稳定，清除肌红蛋白、炎性介质等，有利于防治肾衰竭。与传统的冰敷、灌洗、擦拭等方法相比，CRRT降温效果更为确切，同时体温易于监测、温度可控性强。与体外循环相比，持续血液滤过损伤更小，实施也更加方便。应请相关专科医师协助处理MH抢救过程中的血液净化措施。

15. 本节案例紧急情况的处理过程中，应密切监测的指标

应监测呼气末二氧化碳、动脉血气，电解质（尤其是钾离子）、凝血功能、核心体温、肌酸激酶水平、尿及血清肌红蛋白水平、尿量及颜色。

【术后管理】

16. MH患者的术后管理注意事项

加强监测和治疗以确保患者安全度过围术期。MH症状终止后应继续观察患者至少24小时，已确认是否有复发迹象。25%的MH患者可能出现致命性复发，通常发生于6小时内。一旦出现，应立即按照上述治疗原则处理。复发症状包括：排除寒战因素的肌肉僵直、异常高碳酸血症伴有呼吸性酸中毒、不明原因的代谢性酸中毒及异常体温升高。

继续静脉给予丹曲林钠至少24小时，每4~6小时给予1mg/kg或者0.25mg/（kg·h）静脉持续滴注。持续监测，复查血气，每6小时重复检测CK，如果下降可以适当降低检测次数。CK高于10 000U/L是横纹肌溶解症和肌红蛋白尿的可疑表现，此时应采用标准治疗措施：补液水化和利尿治疗[碱化尿液维持尿量>2ml/（kg·h），密切监测尿液和血pH]。

如果符合下述所有条件，可以考虑停用丹曲林钠或延长给药间隔时间到8~12小时：代谢稳定持续24小时、核心体温低于38℃、CK持续降低、无肌红蛋白尿、肌肉不再僵直。

17. 对MH患者及家属的建议

应告知患者及其家族成员有关恶性高热的风险和预后。建议该家族进行谱系筛查，进行MH易感性的检测。应提醒MH易感者注意对温度和运动的反应，避免MH诱发因素。

（郭向阳）

第二节　脊柱侧凸矫正手术的麻醉

【知识点】

1. 脊柱侧凸的定义和分型

2. 脊柱侧凸患者的病理生理改变

3. 脊柱侧凸患者术前的评估要点

4. 脊柱侧凸患者围术期的血液管理

5. 脊柱侧凸患者麻醉方案的选择、肺通气策略、体温保护和液体治疗

6. 脊柱侧凸患者手术中脊髓运动诱发电位和体感诱发电位监测

7. 脊柱侧凸患者围术期多模式镇痛

8. 脊柱侧凸矫正手术加速术后康复的实施

9. 脊柱侧凸矫正手术并发症的预防

【案例】

患者女，17岁，130cm，25kg。脊髓性肌萎缩症、严重胸腰段侧后凸、不全瘫，拟行后路 $T_2 \sim L_5$ 侧后凸矫形、

内固定和植骨融合术。患者自幼反复发生肺部感染、哮喘合并反流性食管炎。长期轮椅,生活无法自理。术前肺功能提示 FEV_1 0.8L。ABG $PaCO_2$ 50mmHg。

【疾病的基础知识】

1. 脊柱侧凸的类型

脊柱侧凸(scoliosis)是指以脊柱的某一段持久地偏离身体中线,使脊柱向侧方凸出弧形或 S 形为主要表现的疾病。

脊柱侧凸的分型如下。①先天性脊柱侧凸:椎体异常、肋骨畸形;②特发性脊柱侧凸:婴儿型、幼年型、特发性;③神经肌肉型脊柱侧凸:脑瘫、脊髓空洞、脊髓性肌肉萎缩、杜氏肌营养不良、多关节挛缩;④创伤性:骨折或医源性;⑤肿瘤相关:继发于肿瘤或肿瘤治疗后;⑥先天性综合征:神经纤维瘤病、马方综合征、成骨不全症、黏多糖贮积症、Ehlers-Danlos 综合征;⑦功能性:骨盆不对称、双腿长度不一致。

2. 脊柱侧凸对于患者发育的影响

(1) 呼吸功能的影响:脊柱侧凸发生的年龄越早,对肺功能的影响越大。严重的胸段脊柱侧凸合并胸廓畸形,会导致凸侧肺发育不全、肺血管发育不全、膨胀不全甚至肺不张。胸廓容积减少,胸廓运动受限,顺应性下降。侧凸会使通气不均,随着侧凸角度的增加会出现上区灌注增加而下区灌注下降的反常现象,从而加重通气-血流比异常。肺功能结果主要为限制性通气功能障碍。血气可有动脉血氧饱和度下降,严重侧凸患者会出现二氧化碳潴留。

(2) 心功能的影响:脊柱侧凸患者由于长期低氧血症、肺的压迫等导致肺血管阻力增加、肺动脉压增加,从而引起右心肥大甚至右心衰竭。脊柱侧凸患者合并先天性心脏病的发生率高于正常人群,常见的先天性心脏病包括二尖瓣脱垂、房间隔缺损、室间隔缺损和三尖瓣反流。部分脊柱侧凸患者,如进行性假肥大肌营养不良的患者会有心肌的受累,心电图可有 P-R 间期延长、QRS 波增宽、ST 段异常、束支传导阻滞等,超声心动图示射血分数下降。因此对于脊柱侧凸患者术前应常规进行超声心动图检查,了解心脏结构和功能。

3. 脊柱侧凸与恶性高热的关系

过去认为脊柱侧凸与恶性高热相关,但这个观点缺乏相关的科学证据。侧凸合并斜视的患者,应警惕恶性高热的风险。肌病尤其是合并 RYR1 受体基因突变,是恶性高热的敏感人群,如中央轴空病、多微小轴空病、King-Denborough 综合征、北美本土肌病(native american myopathy,mNAM)等。此外对于合并有 DHP 受体或 *STAC3* 基因突变的肌病也属于恶性高热的敏感人群。

4. Risser 征

Risser 征是一种对髂嵴骺板的骨化和融合程度进行的可视化分级,可用于评估后前位脊柱 X 线检查中骨骼发育的成熟度。

Risser 分级如下:0 级,无骨化;1 级,小于等于 25% 的骨化;2 级,26%～50% 的骨化;3 级,51%～75% 骨化;4 级,大于 76% 的骨化;5 级,髂嵴骺板完全骨性融合。Risser 分级越低意味着剩余生长潜能越大,侧凸进展的风险也越高。

5. 不同部位脊柱侧凸的手术治疗方式

(1) 支具治疗:就诊时 Cobb 角为 30°～39° 的骨骼未成熟(Risser 征为 0～2)患者,以及 Cobb 角为 20°～29° 且在观察期间出现 Cobb 角于 6～9 个月内进展至少 5° 的骨骼未成熟患者。

(2) 后路手术:是目前常见的脊柱手术入路。取脊柱后正中切口,依次切开皮肤和皮下组织,并沿棘突两侧剥离背肌和骶棘肌,显露椎板与关节突,充分松解关节突外侧肌肉,避免损伤胸膜。按照术前设计合理选择螺钉/钩分布,根据解剖位置置入椎弓根螺钉,并应用透视等方法确认椎弓根螺钉位置、方向和深度。选择合适长度的钛合金或钴铬钼合金棒,依次采用凹侧撑开、凸侧加压操作,完成冠状面矫形,同时注意躯体平衡和双肩平衡。去除棘突及椎板皮质骨作为植骨材料,也可选同种异体骨或新型植骨替代材料进行脊柱融合,放置引流管并逐层缝合伤口。

(3) 前路手术:胸腰段和腰段脊柱侧凸可通过脊柱前路融合(anterior spinal fusion, ASF)和内固定治疗。通过开胸和/或腹膜后入路,从前方(常在普通外科医师的帮助下)暴露脊柱凸侧。通过缩短畸形的凸侧来矫正侧凸。

(4) 联合入路:复杂畸形可能需要前后路联合手术,可以一期或分期实施。

（5）术前牵引+内固定术：术前肺功能严重受损（包括 FVC 低于预计值 30%、屏气试验低于 30 秒、氧分压低于 70mmHg、吸空气氧饱和度低于 90%）的患者，可以先行颅环牵引法，待肺功能改善后再行后路手术治疗。

6. **脊髓性肌萎缩的定义和类型**

脊髓性肌萎缩（spinal muscular atropy，SMA）是一类由脊髓前角细胞和低位脑干运动神经核变性导致的肌无力和肌萎缩的遗传性疾病。临床表现为进行性、对称性肢体近端为主的广泛性弛缓性麻痹和肌萎缩，患者的智力发育和感觉均正常。部分患者会出现吞咽和呼吸肌受累，患者可出现反复误吸和肺部感染。患者会因肌肉无力出现脊柱侧凸，轻者可采用支具治疗，严重者需要手术治疗。根据起病年龄和病程可分为 0~4 型。0 型（出生前起病）和 1 型（婴儿期起病）是最严重的类型，2 型（6~18 个月起病）和 3 型（>18 个月起病）起病较晚，严重程度较低。4 型成年起病，严重程度最低。染色体 5q13.2 的 *SMN1* 基因突变造成 SMN1 蛋白缺失，是最常见的基因突变。常染色体隐性遗传是最常见的遗传方式。

【术前评估和准备】

7. **与麻醉相关的脊柱侧凸类型**

（1）神经肌肉型脊柱侧凸：应警惕恶性高热的可能。

（2）先天性综合征患者：此类患儿起病早，畸形通常较严重，术前应全面评估患儿全身系统受累的情况。部分患儿可能合并其他畸形。

（3）肿瘤或创伤性相关的侧凸：了解患者既往手术史、肿瘤侵犯的范围、本次手术的范围、是否截骨、术前的神经功能有无影响等。

8. **脊柱侧凸严重程度的评估**

Cobb 角是用来评估脊柱侧凸严重程度最常用的指标，具体测量方法是：Cobb 角是在一个特定侧凸中，由一条平行于侧凸最头侧椎体上端平面的直线与一条平行于侧凸最尾侧椎体下端平面的直线相交所成的角。同时脊柱侧凸的严重程度随着受累椎体节段的增加而增加。

研究表明胸段 Cobb 角的大小与呼吸功能受损程度相关。对于胸弯大于 100°，或者早发型脊柱侧凸，心肺受影响的可能性更大。

9. **脊柱侧凸患者体格检查需要注意的问题**

脊柱侧凸患者的体格检查除了针对侧凸的检查，还应包括心肺在内的全身多系统的检查。

（1）心脏：听诊有无杂音、检查心脏有无增大有无右心衰竭的体征（如颈静脉怒张等）。

（2）肺部：听诊双肺呼吸音，明确有无干湿啰音。

（3）其他检查：神经纤维瘤病患者应检查全身的有无牛奶咖啡斑及神经纤维瘤。对于特殊综合征的患者，应根据多系统受累情况采取针对性体格检查。

（4）侧凸的检查：检查患者的后背，了解侧凸的严重程度、受累节段和范围。

（5）气道：评估颈椎活动度、张口度、Mallampatti 分级等。

10. **脊柱侧凸患者术前心肺功能的评估**

（1）了解病史：了解患者平时的运动耐量、是否有反复肺部感染、呼吸衰竭或心力衰竭史。

（2）实验室检查：术前肺功能检查、血气、心电图和超声心动图，必要时可行心肺功能检查。对于用力肺活量（forced vital capacity，FVC）小于预计值 50% 提示严重肺功能障碍，用力肺活量小于预计值 30% 提示患者术后需要长期的呼吸支持。对于此类患者应在术前即开始进行肺功能锻炼，以减少围术期肺部并发症的发生。

11. **脊柱侧凸患者术前合并严重肺功障碍时肺功能的改善措施**

肺功能改善贯穿于整个围术期，包括术前、术中和术后。

（1）术前：术前心肺功能锻炼（包括吹气球、呼吸功能锻炼仪、预康复）、无创通气、先行头颅骨盆环牵引改善肺功能；对于排痰困难的患者，可于术前即开始使用排痰机辅助排痰。

（2）术中：保护性通气策略、避免液体过负荷、减少异体血输注。

（3）术后：尽早拔除气管插管、尽早下地活动、尽早开始肺功能锻炼、多模式镇痛。

12. **脊柱侧凸患者是否存在困难气道的评估**

困难气道在脊柱侧凸患者中并不罕见，因此术前评估时应详细了解患者的既往病史、诊断、侧凸累及的节段，并进行详细的体格检查和气道评估。

（1）了解病史：如果患者非第一次手术，应详细了解既往手术麻醉是否存在困难气道的病史，包括面罩通气困难和插管及拔管困难等详情。

（2）访视患者：应按照困难气道管理流程详细检查患者有无困难气道的体征，特别是小儿患者。包括上下切牙间距，颏甲距，马氏分级（Mallampati grade），头颈后仰活动度，下齿前伸（up-bite test）等。

（3）影像学检查：了解侧凸是否累及颈椎、有无颈椎畸形、反弓畸形等。

（4）某些特殊的综合征属于困难气道的高危，如多关节挛缩（Klipple-Feil 综合征）、黏多糖贮积症 Ⅱ（Hunter 综合征）、Goldenhar 综合征等。这些综合征多具有特征性的面容和气道特征，需要仔细评估。

（5）预后：如果患者存在明确的困难气道，应评估患者应采用的插管和通气方式以及术后是否可以及时拔管。并与患者家属和手术医师做相应交代，同时应该准备应急预案。

13. 脊柱侧凸合并贫血患者的围术期准备

术前贫血增加了脊柱侧凸患者围术期输血的概率。此类患者围术期的准备包括术前、术中和术后三个节段，主要目的是尽可能提高血红蛋白、减少出血、最大限度减少异体血输注。术前应请血液科等香港科室会诊，明确病因，给予铁剂、叶酸和 EPO 等药物纠正贫血。术中外科医师充分止血，应用自体血回输和抗纤溶药物（如氨甲环酸），术后根据具体情况可考虑使用伤口引流自体血回输，并补充铁剂和 EPO 等。

14. 哮喘和反流性食管炎与脊柱侧凸的相关性

侧后凸患者食管裂孔疝的概率增加，发生原因如下：食管裂孔疝水平脊柱轴向的旋转，促进了食管裂孔疝的形成程和反流的发生。此外脊柱侧后凸患者腹腔容积减少，腹内压增加，也促进了食管裂孔疝的形成程和反流的发生。

反流性食管炎是哮喘的潜在诱发因素，胃酸通过增加迷走神经张力、增加气道反应性以及胃内容物微量误吸进入上气道而引起支气管收缩，诱发和加重哮喘。

【术中管理】

15. 脊柱侧凸患者麻醉方案及术中监测的选择

此类患者均为全身麻醉。麻醉方式的选择应考虑到脊髓监测，可选择平衡麻醉方法，即低剂量的吸入麻醉药（MAC<0.5）和丙泊酚联合高剂量的阿片类药物。对于恶性高热敏感或者吸入麻醉下脊髓监测信号不满意者，可以选择全凭静脉麻醉，丙泊酚+瑞芬太尼持续泵注，维持 BIS 在 $40\sim60$，避免麻醉过深和麻醉药物浓度在短时间内大幅度变化。可以同时泵注小剂量右美托咪定[$0.3\mu g/(kg\cdot h)$]、氯胺酮[$2\sim10\mu g/(kg\cdot min)$]或利多卡因[$1.5mg/(kg\cdot h)$]，以改善脊髓监测信号。

肌肉松弛药的使用应与监测医师和外科医师沟通。如果气管插管后很短时间内需要进行神经监测，则插管需要使用短效肌肉松弛药或者不用肌肉松弛药。术中进行运动诱发电位监测时，应避免或严密监测非去极化肌肉松弛药的使用。

术中监测：除了常规的心电图、无创血压、脉搏氧饱和度、呼气末二氧化碳、体温、尿量外，应根据手术创伤的大小、是否截骨、预计出血量等，决定是否进行有创动脉、中心静脉监测。

16. 脊柱侧凸患者术中气管导管的选择和管理方面的注意事项

气管插管应是此类患者手术气道管理的最佳选择。某些短小手术，如定期生长阀撑开术可以选择声门上气道（喉罩等）。应根据患者的年龄、身高、体重、手术需求以及患者是否合并有气管或肺部的畸形来选择合适的气管插管。如果采用后路手术，患者体位为俯卧位。头部的屈曲和后伸可能会使气管导管置入过深或偏浅，因此需要及时检查导管最佳深度。普通气管导管容易扭曲打折减少通气顺应性，增加气流阻力，因此往往需要调整患者头架位置。另外也可以采用加强型气管导管（reinforced tube）改善导管通气顺应性。但需要密切注意的是，由于术中往往采用脊髓功能监测，可能会刺激咬肌或在唤醒试验时，加强型气管插管可能会意外被咬瘪，从而降低通气效率甚至通气不能。因此应提前放置好牙垫，避免导管被咬变形风险。对于前路经胸或者外科要求进行单肺隔离以便充分暴露术野时，需要选择双腔支气管导管或支气管封堵器。幼儿手术需要单肺时，往往选择支气管封堵器。如果气管导管在 F4# 以下，可以在导管外放置支气管封堵器，以避免因导管内放置封堵器增加通气阻力。

术中管理注意事项：气管插管固定牢靠，放置牙垫，体位变动后再次确认气管插管位置。外科医师操作施加压力时，会影响胸廓顺应性，造成气道压升高，术中应密切关注，及时与外科医师沟通。

17. 减少脊柱侧凸患者围术期出血采取的措施及注意事项

脊柱侧凸矫正手术创伤大，围术期出血多。围术期血液管理（perioperative blood management）包括围术期输血以及减少失血、优化血液制品、减少输血相关风险和各种血液保护措施的综合应用等,贯穿术前、术中和术后三个阶段。

术前干预措施:对于贫血患者,应请血液科会诊,明确病因,给予铁剂、叶酸等药物纠正贫血。术前预存自体血也可用于减少异体血的输注。

术中干预措施:体位的合理摆放(避免腹部受压)、充分外科止血、骨蜡封闭创面、氨甲环酸(切皮前30分钟静脉给予10~20mg/kg氨甲环酸,术中可追加)、控制性降压、自体血回输(术野区或周围有感染灶、肿瘤患者禁用)。

术后干预措施:术后伤口引流自体血回输、术后应用EPO/铁剂等进行药物干预。

18. 清醒或镇静保留自主呼吸下纤维支气管镜辅助插管的表面麻醉方法

当患者有明确的困难气道时,尤其存在通气困难时。按照气道管理的流程,应在保留自主呼吸下纤维支气管镜辅助插管。为了减少插管时的刺激,可以在适当镇静充分表面麻醉下实施操作。镇静的方式和药物选择较多,但完善的表面麻醉至关重要。对于无法配合的婴幼儿,需要给予一定的镇静,但需要密切关注患者的呼吸情况,在纤维支气管镜操作过程中应保证氧气供入。

表面麻醉的局麻药宜采用黏膜表面穿透力强的局麻药,如丁卡因,其他局麻药如利多卡因宜采用较高浓度(4%),但需要警惕局麻药吸收中毒。表面麻醉方式可以采用喷壶喷入,但往往需要重复给药,而且药物很难喷入咽后壁、喉和声门部。也可用注射器将局麻药慢滴进入同时嘱患者张口深呼吸,或者用喉麻管一边喷药一边进入。最有效的方法是采用雾化吸入喷雾装置,可以将局麻药雾化后吸入,通常雾化后的药物微粒为 5~15μm,可以进入喉咽腔和上气道,能够对气管进行充分的表面麻醉,减少纤维支气管镜操作刺激。

19. 突发性气胸的易发因素、主要特征及治疗

突发性气胸主要发生在胸段椎弓根螺钉植入、胸段椎体切除、肋骨成型时,意外损伤胸膜所导致。患者的临床表现为气道压升高、动脉血压下降,低氧血症甚至循环衰竭。听诊可以听到一侧呼吸音消失。术野区可见胸膜撕裂口处有气泡。

发生突发气胸应及时通知外科医师,小的胸膜缺口、气胸量不大,可以充分膨肺后进行胸膜缺口修补。对于循环不稳定的患者,应嘱外科医师迅速覆盖伤口,改为平卧位进行胸腔引流。

20. 脊髓运动诱发电位和体感诱发电位监测的原理

诱发电位(evoked potential)是指在人体神经系统的一端给予刺激,在神经系统的另一相应部位检测出与刺激有锁定关系的生物电信号。它可以用于评价患者神经通路的完整性。

脊髓运动诱发电位(motor evoked potentials,MEP)反映了运动皮质、皮质脊髓束、神经根和外周神经的完整性,主要是监测传出运动神经通路的完整性。脊髓体感诱发电位(spinal somatosensory evoked potentials,SSEP)所检测的神经通路包括背根神经节和脊髓后柱,主要是监测感觉传入神经通路的完整性。运动诱发电位的变化早于体感诱发电位,可以更早的发现问题、纠正病因及预防神经损伤。

脊髓功能监测的影响因素:①生理因素,如年龄、性别、身高;②病理因素,如脑血流、颅内压、低氧血症、通气($PaCO_2$过低)、温度、血细胞比容、颈部过度屈曲或外周神经受压迫;③麻醉药理因素,见表10-2-1。

表 10-2-1　不同麻醉药物对脑电功能影响

药物	SEEP 波幅	MEP 波幅
异氟烷	下降	下降
七氟烷	下降	下降
地氟烷	下降	下降
氧化亚氮	下降	下降
丙泊酚	下降	下降
阿片类药物	很小	很小
依托咪酯	低剂量-增加 高剂量-抑制	低剂量-增加 高剂量-抑制
苯二氮䓬类	很小	高剂量长时间抑制
右美托咪定	很小	高剂量抑制
利多卡因	很小	很小

21. 脊柱侧凸患者术中出现脊髓功能监测信号异常的处理

术中波幅下降>50%和/或潜伏期延长>10%被认为信号异常。

(1) 当出现信号异常变化时,监测医师及时通知外科医师、麻醉医师,一起参与诊断和处理。

(2) 监测医师检查是否存在技术性因素(如导线故障或移位、手术室设备的电子干扰、刺激导线或记录导线脱落等),再次进行一次信号采集,确认异常确实存在。

(3) 监测医师通过所使用的监测模式,识别变化来自大脑皮质还是皮质下、单侧还是双侧、局限性还是广泛性,以便于缩小鉴别诊断的范围。

(4) 外科医师检查手术操作:脊髓有无受牵拉、挤压;脊柱有无过度屈曲或过伸;脊髓血供有无受到影响。

(5) 麻醉医师:将平均动脉压提高到80mmHg以上,低血容量患者及时补充液体,将血红蛋白提高到10g以上,同时体温维持在37℃以上。

(6) 必要时通过唤醒试验验证。一旦确认病因,应尽可能纠正,以避免永久性神经损伤。

22. 唤醒试验的操作、并发症及处理

当侧凸手术内固定植入矫形完毕后或术中脊髓监测发现信号异常时,通常会进行唤醒试验。唤醒试验(awake test)是1973年由Vauzella和Stagnara等提出的,曾被认为是判断脊柱手术中脊髓、神经是否损伤的金标准。当脊柱内固定置入后,减浅麻醉深度,唤醒患者,让患者能执行医师的指令,根据其能否按照指令活动肢体判断是否有截瘫发生。若患者能按指令动作,则应给予丙泊酚和肌肉松弛药很快加深麻醉。若患者未能按指令动作,外科医师调整内固定位置或矫形度后,需要再次唤醒。唤醒过程中,为避免患者过度体动,应保证足够的镇痛(提前给予芬太尼$0.5 \sim 2\mu g/kg$或舒芬太尼$0.05 \sim 0.2\mu g/kg$,避免在阿片类药物作用高峰时唤醒,从而使唤醒时间延长,影响手术进程),同时需要有助手帮忙。

唤醒试验的并发症包括气管插管脱落、术中知晓、心肌缺血、内固定移位、空气栓塞、肢体伤害。

唤醒试验的并发症重在预防,手术前与患者充分沟通,交代术中有可能会被叫醒并按指令动作;气管插管固定牢靠;唤醒前保证患者充分的镇痛,避免使用镇痛药拮抗剂;一旦唤醒成功,迅速给药,避免患者进一步体动。

23. 脊柱侧凸矫正手术与体位相关的并发症

(1) 术后视力丧失:包括视力下降和失明,是脊柱手术严重的并发症。原因:头部位置不正确造成眼球被压迫、俯卧位造成静脉回流不畅、栓塞、贫血、低血压、术中液体管理不当、患者本身合并其他解剖和生理异常。

(2) 臂丛损伤:主要见于上肢过度外展。

(3) 腹部受压:静脉压升高,增加出血。

(4) 压伤:局部压力过大导致。

(5) 气栓:特别是后凸高于心脏时。空气栓塞(air embolism)是指气泡经静脉或动脉进入静脉系统或动脉系统造成的血管阻塞疾病。如果怀疑空气栓塞,立即在手术野灌注生理盐水,纯氧通气,加快输液以增加中心静脉压,根据需要给予血管活性药物。若留置中心静脉导管,可以从中心静脉导管抽吸,排出空气。若患者循环不稳定甚至出现心搏骤停,需要保护好手术切口,立即变成仰卧位进行支持治疗甚至心肺复苏。

24. 脊柱矫正器塑形和固定时的注意事项

脊柱矫正器塑形和固定时,外科医师会依次进行凹侧撑开、凸侧加压以及旋转等操作,其注意事项如下。

(1) 塑形和矫正时,外科医师常会施加较大的压力,造成肺顺应性下降,气道压增高,胸腔压力增加,回心血量减少,从而导致血压下降和氧饱和度下降,应及时与外科医师沟通保证患者的安全。

(2) 塑形和矫正时,有可能会牵拉脊髓造成脊髓监测信号的变化,应及时与外科医师、监测医师沟通,避免出现脊髓损伤,必要时减少矫形力度。

(3) 塑形和矫正完成后,在确认气管插管位置、氧饱和度指套位置和患者容量状况后,若患者气道压仍持续升高、氧饱和度减低或血压持续降低时,怀疑为矫形后心脏受压、大血管扭曲等因素,应及时与外科医师沟通,必要时需要减少矫正力度。患者的体位可能会发生变化(尤其是严重侧凸患者),应及时检查患者的头面部及其他可能的受压部位,避免压伤。

25. 血栓弹力图及容量反应性监测在脊柱侧凸矫正手术大出血患者中的应用价值

血栓弹力图是通过在全血中动态评估血凝块形成的多个参数来监测血小板功能、凝血和纤溶过程,已成功用于术中即时监测凝血功能状态,指导围术期血制品的输注。既往研究表明脊柱侧凸矫正手术中凝血因子和血小板功能正常,而纤溶与出血相关,而血栓弹力图指导围术期输血可以减少红细胞输注量。对于脊柱侧凸矫正手术大出血患者,血栓弹力图可以及时发现凝血障碍,按个体化异常按需补充,并可减少异体血的输注,减少输血相关并发症的发生。

容量反应性是评估心脏前负荷的储备功能,即增加心脏前负荷是否会引起心排血量相应的增加。当左右心室均处于心功能曲线上升支时,通过增加心脏前负荷,心排血量才能明显提高,即容量反应型好,通过扩容治疗可以稳定血流动力学,提高氧输送,改善组织灌注。当有一心室处于心功能曲线平台支时,通过增加心脏前负荷,难以进一步增加心排血量,扩容治疗难以获益,反而会增加肺水肿等容量过负荷的危险。经心肺相互作用的功能血流动力学指标是临床常用的反映容量反应性的指标,如收缩压变异率、脉压变异率和每搏量变异率等。研究表明基于 SVV 的目标导向液体治疗,可以减少脊柱手术术中输液量,维持血流动力学稳定,改善围术期胃肠道功能。对于脊柱侧凸大出血患者,采用目标导向液体治疗策略,实时动态监测患者的容量反应性,如收缩压变异率、脉压变异率和每搏量变异率,指导容量补充,避免液体过负荷,降低术后并发症有着重要的指导意义。

【术后管理】

26. 脊柱侧凸矫正手术后的并发症及预防

脊柱侧凸矫正手术的术后并发症包括气胸、肺不张、胸腔积液、血胸、胸导管损伤、神经损伤、胃肠道不良反应、肠系膜上动脉综合征和腹膜炎等。

预防措施:凡涉及胸椎的手术,外科医师术中谨慎操作,避免损伤胸膜,一旦损伤,及时修补。术后床上多翻身,尽早下地活动,并加强术后呼吸功能锻炼,减少肺不张的发生。术中采用脊髓监测,避免神经损伤未能及时发现。术中定期检查体位,避免受压。咀嚼口香糖可以减少腹胀的发生,尽早进食和下地活动有助于胃肠功能的恢复。

27. 脊柱侧凸矫正手术后拔管过程中困难气道患者的注意事项

脊柱侧凸合并困难气道的患者术后通常不建议立即拔管,特别是术前合并肺功能受损者,应在确保患者足够清醒且呼吸功能基本恢复时择机拔管,以保证气道安全。如果需要拔管应注意以下几方面。一是维持气道通畅,刚苏醒的患者气道张力尚未完全恢复,容易发生气道梗阻,特别是处于俯卧位时间较长时,头面部更易出现组织和黏膜水肿。二是呼吸功能尽早恢复,俯卧位手术临近结束时,由于担心减浅麻醉后患者体动,所以给予肌肉松弛拮抗剂往往较晚,因此需要在麻醉减浅和肌肉松弛恢复之间更好地掌控,保证在麻醉清醒前呼吸功能尽早恢复,对于术前肺功能受损的患者便于评估是否可以拔管。三是完善镇痛,减少患者拔管期的躁动以免过大的体动使内固定发生脱位或进一步压迫神经等严重并发症。

28. 为促进脊柱侧凸患者术后加速康复可以采取的措施

加速术后康复(enhanced recovery after surgery, ERAS)是指通过多学科合作,应用循证医学论证的一系列处理策略,达到减少手术应激、疼痛及术后并发症发生的目的,从而促进患者术后康复。加速康复贯穿于患者整个围术期。

(1) 术前:应针对患者已存在的慢性疾病进行评估并尽可能优化,通过病史、体格检查及相应的辅助检查全面评估患者的心肺功能。脊柱侧凸的专科评估主要通过影像学检查了解脊柱侧凸的严重程度以及有无其他神经管畸形,以指导手术治疗。术前采用营养风险筛查 NRS2002 量表评估是否存在营养风险,有风险者术前可给予营养支持。对于女性、不吸烟、晕动症及既往有恶性呕吐史患者属于术后恶心呕吐高风险,应预防性用药。对于术前贫血患者应寻找原因并及时纠正。术前宣教的目的是帮助患者和家属在术前了解脊柱侧凸融合手术目的和预期效果、告知相应的风险和术后注意事项、并指导患者和家属学会轴向翻身和功能锻炼。术前可以给予预防性镇痛药物。

(2) 术中:麻醉管理策略应以减少全身应激、提高围术期安全性、舒适性和降低并发症的为目的。手术一般采用全凭静脉麻醉气管插管,并进行脊髓电生理监测或术中唤醒,避免神经损伤。术中除了最基本的心率、血压和血氧外,推荐行麻醉深度、体温、有创动脉或容量监测。术中采用保护性通气策略和目标导向液体治疗,维持有效的灌注。术中注意保护眼睛、面部、腋下、胸廓、膝关节等易受压部位。术前制定手术计划、术中充分止血、应用氨甲环酸和术中自体血回输,尽可能减少异体血输注。伤口周围局麻药浸润有助于缓解术后疼痛。

手术开始前给予抗生素、术前皮肤准备以及手术区域大量生理盐水冲洗以预防术后感染。

（3）术后：尽早拔出引流管和尿管，采取多模式镇痛方式，术后尽早进食和咀嚼口香糖，减少腹胀和便秘的发生，尽早辅助患者坐起、站立和康复训练。脊柱侧凸矫正手术快速康复路径见表 10-2-2。

表 10-2-2　脊柱侧凸矫正手术快速康复路径

阶段	措施
术前	1. 慢性疾病的评估和优化 2. 脊柱侧凸的专科评估 3. 营养评估 4. 术后恶心呕吐评估 5. 血液管理：贫血患者及时纠正 6. 术前宣教 7. 预防性镇痛
术中	1. 体位摆放 2. 神经监护下矫形 3. 血液管理，减少异体血输注 4. 充分止血 5. 局部镇痛 6. 预防感染
术后	1. 尽早拔除引流管、尿管 2. 尽早恢复进食、治疗恶心呕吐 3. 充分镇痛 4. 康复锻炼

29. 为了缓解脊柱侧凸患者的术后疼痛可以采取的镇痛方式

脊柱侧凸矫形手术后患者疼痛较为严重，通过预防性镇痛、多模式镇痛等措施对疼痛进行全程管理，可以有效缓解患者术后疼痛。预防性镇痛是指在术前采取多种镇痛措施，减轻急性疼痛的程度或避免急性疼痛发展为慢性疼痛。术中可以在切口局部"鸡尾酒"皮下注射，术后采用患者静脉自控镇痛、或椎管内应用阿片类药物等进行术后镇痛。应尽量减少阿片类药物的使用，减少术后恶心呕吐及肠麻痹的发生。术后恢复进食后，尽早恢复口服用药。

（易　杰）

第三节　脊椎肿瘤手术的麻醉

【知识点】

1. 脊椎肿瘤的分类及特点
2. 不同脊柱部位的手术特点
3. 靶向药物的常规治疗方法及并发症
4. 脊椎肿瘤手术中大出血的高危因素及管理原则
5. 腹主动脉球囊应用的相关问题
6. 脊椎肿瘤手术苏醒期的相关问题
7. 脊椎肿瘤手术后的疼痛管理

【案例】

患者女，54 岁，身高 160cm，体重 65kg。患者 4 年前无明显诱因出现右下肢活动障碍，检查发现腰骶椎肿物，行肿物前后路联合切除内固定术，病理报告符合脊索瘤。2 年前因颈部不适伴左下肢间断麻木，考虑复发，行 5 次伽马刀治疗。4 个月前无明显诱因出现腰骶部疼痛向左侧放射，影像学检查显示肿瘤复发，给予安罗替尼靶向治疗，口服药物 2 周后出现严重不良反应，即：血压高达 190/100mmHg，心慌气短，双侧手足皮肤溃烂。停药后疼痛加重，服用泰勒宁（5mg/6h）+普瑞巴林（75mg/6h）。拟在全麻下行肿瘤后路切除内固定术。

【疾病的基础知识】

1. **脊椎肿瘤的分类及特点**

（1）脊椎肿瘤大约占全身骨肿瘤的5%，按来源可分为原发性和转移性，前者又分为原发良性肿瘤（骨样骨瘤、成骨细胞瘤、骨软骨瘤等）和原发恶性肿瘤（浆细胞性骨髓瘤、多发性骨髓瘤、软骨肉瘤、脊索瘤、脊柱成骨肉瘤等）；脊柱转移瘤可来源于甲状腺、乳腺、肺、肝和前列腺等肿瘤，占脊椎肿瘤的绝大多数。

（2）按肿瘤的生长部位分类

1）硬膜外肿瘤：①良性肿瘤较少见，包括 A. 血管瘤，生长缓慢，通常无症状；B. 骨样骨瘤，可有逐渐加剧的夜间痛；C. 骨软骨瘤，是最常见的良性骨肿瘤，但很少发生于脊柱；D. 巨细胞瘤，具有局部侵袭性，好发于骶骨，局部复发率高；E. 囊肿和其他良性病变。②恶性肿瘤包括 A. 淋巴瘤，脊柱是潜在的受累部位；B. 骨肉瘤，原发于脊柱者罕见；C. 尤因肉瘤，原发于脊柱者少见；D. 软骨肉瘤，原发于脊柱者罕见；E. 脊索瘤，多发生于40岁以上患者，骶骨是最好发部位；F. 骶尾部畸胎瘤，可能与多系统发育畸形相关；G. 恶性纤维组织细胞瘤，原发于脊柱者罕见；H. 转移癌，脊柱是最常累及的部位，溶骨性者来自乳腺、肺、肾、甲状腺癌，成骨性者来自前列腺、膀胱癌和类癌，混合表现的包括肺、乳腺、宫颈、卵巢癌；I. 孤立性骨浆细胞瘤，通常累及椎体，可压迫脊髓；J. 纤维肉瘤，生长缓慢，可远处转移。

2）硬膜内髓外肿瘤：①绝大多数是良性的，包括 A. 脊膜瘤，最常见于胸段，可累及相邻脊髓；B. 神经鞘瘤，最常见的脊椎肿瘤（占30%），可发生于脊髓全部水平，可累及感觉神经根；C. 神经纤维瘤，可向硬膜内生长；D. 副神经节瘤，大多数起源于马尾区，主要是交感神经型；E. 神经节瘤，大多数累及椎旁，伴髓内蔓延；F. 囊性病变。②恶性肿瘤罕见，包括 A. 恶性周围神经鞘瘤，可起源于交感神经节（儿童多见）或周围神经（成人多见）；B. 血管外皮细胞瘤，发生于脊柱者罕见；C. 软脊膜转移癌，是恶性肿瘤在进展期的脑脊液播散转移，原发肿瘤包括脑肿瘤、中枢神经系统淋巴瘤、乳腺癌、肺癌等。

3）髓内肿瘤：一般由神经外科诊治，包括星形细胞瘤、室管膜瘤、毛细血管性成血管细胞瘤、脊髓海绵状血管瘤、神经节神经胶质瘤、神经细胞性肿瘤、少突神经胶质瘤、胚胎源性肿瘤和髓内转移癌。

2. **脊椎肿瘤的手术治疗方法**

脊椎肿瘤的手术治疗主要根据肿瘤的外科分期、生存期评估和患者全身情况而定。

（1）活检术：目的是从病变部位获取有诊断价值的组织。经皮穿刺活检术的准确率低于开放活检术，但更安全、创伤更小，适于颈、胸、腰椎水平的深部病变。骶尾部多见原发性肿瘤，细针穿刺活检的价值低于转移性病变，而且病变通常较大、手术易于接近，所以一般采用开放活检。

（2）微创手术：脊柱血管瘤和恶性肿瘤发生严重疼痛时，可采用经皮椎体成形术（percutaneous vertebroplasty，PVP），能迅速缓解疼痛、提高生活质量。

（3）开放性手术：是目前最常用的手术治疗方法，目的是彻底切除肿瘤；有时候需急诊手术以避免患者发生骨折、截瘫等严重并发症。手术方式应根据肿瘤的性质、部位和类型来选择，包括：①肿瘤刮除，适用于局限性生长的良性病变；或者是对某些转移性肿瘤的姑息性减压，以解除神经或脊髓压迫，但存在较高的局部复发率。②整块切除，脊椎整块切除术（en bloc spondylectomy）是切除肿瘤及肿瘤所在的整个间室，适用于良性侵袭性或恶性的原发性肿瘤，以及预计生存期超过6个月的孤立性转移瘤。能最大限度地降低局部复发风险、延长患者的生存期。可采用单纯后路或前后路联合入路，手术时间长，并发症包括大出血、大血管损伤、脊髓损伤、切口感染等。术前行选择性动脉栓塞、术中采用控制性降压（收缩压80~100mmHg）、尽量行瘤外操作能够有效减少术中出血。③重建术，肿瘤切除后的脊柱稳定性受损需要重建，一般通过植骨、骨水泥填充、钛网、人工椎体等方法进行。

3. **抗肿瘤靶向药物对心肺功能的影响**

抗肿瘤靶向药物主要分激酶抑制剂（小分子）和单克隆抗体（大分子）两类。

靶向药物的心血管毒性包括高血压、心肌缺血、Q-T间期延长和心力衰竭等，通常是可治疗、可逆转的，各种靶向治疗中都有观察到，特别是与某些化疗药物一起使用时。高血压多见于治疗后3~4周，是血管内皮生长因子单克隆抗体最常见的不良反应（尤其是贝伐珠单抗），但多为无明显症状的轻中度高血压，如需治疗应选用ACEI、ARB或β受体拮抗剂，避免应用钙通道阻滞剂。激酶抑制剂可引起Q-T间期延长，应避免可引发尖端扭转型室速的因素（如低血钾和极度心动过缓）。人表皮生长因子单克隆抗体曲妥珠单抗（赫赛汀）诱导的心脏毒性表现为心脏收缩功能障碍，左室射血分数下降。贝伐珠单抗、伊马替尼、达沙替尼、舒尼替尼、索拉非尼、拉帕替尼也有心血管毒性的风险。

靶向药物的肺毒性包括急性和亚急性肺炎、肺出血、胸腔积液、肺动脉高压和肺栓塞,其中间质性肺炎是较常见的严重毒副反应,相关药物有吉非替尼、厄洛替尼等,治疗包括停药、支持疗法、应用激素。胸腔积液主要由达沙替尼等药物引起,严重者可出现呼吸窘迫或缺氧、血流动力学障碍。贝伐珠单抗与肺栓塞、肺出血和间质性肺炎有关。曲妥珠单抗、帕妥珠单抗、西妥昔单抗、帕尼单抗、拉帕替尼、舒尼替尼的肺毒性较罕见。

【术前评估与准备】

4. 脊椎肿瘤手术前的病史询问和辅助检查

(1) 术前还应了解的病史包括:

1) 既往手术麻醉的情况,包括有无困难气道、困难血管穿刺史,输血史,过敏史,以及既往麻醉苏醒和术后镇痛相关情况。

2) 目前的运动耐量,是否需要卧床。

3) 肿瘤对神经系统的压迫情况,是否存在会阴部麻木、下肢无力、二便异常。

4) 合并症情况,目前是否仍存在高血压以及治疗情况。

5) 是否接受过放、化疗。

6) 是否存在安罗替尼的其他不良反应。

7) 目前的疼痛特点及疼痛评分,应用镇痛药物后是否有不良反应。

8) 通过影像学检查了解肿瘤的部位、大小、与周围脏器关系。

9) 与外科医师沟通,了解手术难度、手术时间、预计出血量及备血情况,术前是否行肿瘤血管栓塞术和/或置入腹主动脉球囊。

(2) 除了常规进行的胸片、心电图、血、尿、便常规、生化功能、凝血功能以及骶尾部的影像学检查外,还应进行以下辅助检查。

1) 肺部 CT:评估是否存在脊索瘤的肺部转移。

2) 肺功能检查、动脉血气分析和甲状腺功能:评估是否发生安罗替尼的其他不良反应。

5. 放化疗对脊椎肿瘤手术中管理的影响

化疗药物包括烷化剂、抗代谢药、抗肿瘤抗生素、抗肿瘤植物药等,可引起心、肝、肾功能损害、胃肠道反应、神经系统毒性和骨髓抑制等;化疗后机体对麻醉(药)的耐受性降低,某些化疗药物还会与麻醉药产生相互作用。蒽环类化疗药物具有心脏毒性作用,可表现为心动过速、期前收缩、低电压、ST-T 改变、甚至充血性心力衰竭(特别是老年和小儿以及有心脏病史者)。术前应通过化验检查仔细评估化疗药毒性作用,已有严重损害者应停药、减量或更改方案,通过内科治疗积极纠正,选择合适的手术时机。很多患者早期并无任何症状,化疗后可处于多年的无症状期,但患者对麻醉药物的耐受性差,麻醉诱导期血流动力学波动明显,应加强监测,合理选择麻醉方式和药物,必要时应用血管活性药物。化疗药引起的骨髓抑制可导致三系减少,术中应注意无菌原则、警惕有创操作引起的出血及感染等。有肝肾损害者应关注对麻醉药物代谢的影响以及维持合适灌注压以免进一步损害。已有神经毒性表现者应避免神经阻滞类操作。

放疗后局部组织的血供减少、解剖层次改变,手术难度增加。如果脊髓局部受肿瘤压迫,脊髓对射线的耐受性会下降,可能会有神经根症状或者截瘫。颈部的伽马刀治疗和放射治疗后,局部组织有瘢痕增生、挛缩的可能,颈部活动度受限,气道狭窄,口腔内解剖结构脆弱、易出血。因此,术前要进行详细的气道评估,做好困难气道的准备,气管导管宜选择较常规型号更细的导管。中心静脉的穿刺和导管留置难度也会增加,应在超声引导下进行操作,避免反复穿刺引起出血和损伤。放疗也会引起心脏损害,包括放射性心包炎、缺血性心脏病、心瓣膜损伤、心肌瘢痕化等,但损伤有较长的潜伏期(半年甚至数年)而容易被忽视。放疗对肺的损伤在早期可引起放射性肺炎,后期可引起放射性肺纤维化。患者可有气促、干咳、呼吸困难等不同表现,术前应通过影像学检查、肺功能、血气等评估。

【术中管理】

6. 脊椎肿瘤手术是否可以复合神经阻滞及原因

本节案例患者不适合复合神经阻滞。理由如下:

（1）解剖结构破坏。脊索瘤主要好发于颅底部及骶尾部,手术切除以广泛切除为主。本节案例患者第一次手术采用了前后路联合的手术方式,手术范围涉及脊柱及其附属结构,同时还涉及盆腔脏器。该手术可以接受的神经阻滞类型为椎管内阻滞、竖脊肌阻滞及臀上皮神经阻滞。椎管内阻滞的禁忌证包括脊柱畸形、脊柱外伤、脊椎肿瘤及凝血功能障碍,该患者存在脊椎肿瘤并且第一次手术破坏了脊柱结构,因此不宜接受椎管内麻醉。竖脊肌阻滞需要将局麻药注射在竖脊肌深面胸腰筋膜的中层以阻滞脊神经后支,该患者因为前次手术竖脊肌解剖结构被破坏,因此失去了竖脊肌阻滞的解剖基础。同理因为解剖结构破坏臀上皮神经阻滞也不宜实施。

（2）手术需求。术后早期需要对患者的下肢功能进行观察和评估以确定神经受损情况及是否存在神经卡压症状,因此所有涉及神经根的阻滞均不宜应用。

（3）单一阻滞方式无法覆盖整个手术区域。该类患者手术涉及腰椎及其附属结构、臀部皮肤及肌肉、骶尾部骨性结构及盆腔脏器,因此单一的阻滞方式无法覆盖(竖脊肌阻滞可以覆盖腰部切口范围,臀上皮神经可以覆盖臀部皮肤),采用多个部位双侧阻滞需要患者体位的配合,但因该类患者往往伴随中重度疼痛,因此体位的改变较为困难,同时因为阻滞部位较大、局麻药用量大,对于局麻药浓度及容量的掌握较为困难。

（4）伤口局部浸润及静脉应用局麻药物可有效缓解术后疼痛。术后伤口局部浸润和静脉应用利多卡因被证实可以有效缓解术后疼痛,而且后者对神经痛的效果较好。

7. 脊椎肿瘤手术中俯卧位的管理重点

俯卧位的管理重点在于防止压迫腹部和眼部,以及保持头颈部中立位。

（1）摆放体位过程需要多人协作(至少4~5人)并由麻醉医师协调,始终保持颈部与脊柱一致,保护好各种管路(气管导管、动静脉管路、尿管等)以防脱落,必要时暂时断开各种连线,翻身后尽快连接。

（2）肺功能较平卧位有改善,对膈肌的头向压力下降和不张肺段再次开放使FRC增加,但腹部受压可降低这种作用。重力因素的变化使肺血流分布和通气的垂直分布相对更均匀,通气血流比例改善。血液和分泌物受重力引流可阻塞气管导管;气管导管容易扭曲,翻身后应再次确定导管位置。颈部过屈使颈内静脉阻塞而影响舌、咽静脉引流,可能造成舌体和口咽部软组织肿胀。

（3）循环系统主要表现为心排血量下降,因为心率变化不大,所以是每搏量减少的结果,原因包括静脉回流减少(心脏水平高于头部和四肢、胸内压增加、腹部受压)和左室顺应性降低(胸内压增加)。腹部受压所致下腔静脉阻塞除了降低心排血量外还会增加出血和血栓性并发症风险,后者可通过弹力袜来减少下肢血液淤滞。外周血管阻力升高可维持MAP,所以血压的变化不大。俯卧位下如需胸外按压可在肩胛骨之间的上背部正中区域进行;体外除颤电极可置于前-后位或背部左右两侧。手术部位在心脏水平以上可发生空气栓塞。减少腹部受压进而降低下腔静脉压力可增加空气栓塞风险。

（4）体位不当可造成中枢神经系统损伤:①颈部过伸或旋转可引起颈动脉和椎动脉扭曲而减少脑灌注和引起血栓栓塞性并发症;②胸部受压和颈部体位不当可使静脉压升高和回流不畅,如合并低血压可降低脊髓和脑的灌注压而引起缺血;③颈部过屈可造成脊髓过度牵张和颈椎间盘突出,颈部过伸在肌肉松弛作用下可造成颈椎间盘脱出,都会导致脊髓缺血。外周神经损伤主要原因是牵张或直接压迫导致的神经缺血,上臂外展超过90°可引起臂丛损伤,鹰嘴、腓骨小头、髂嵴受压可分别引起尺神经、腓总神经和股外侧皮神经损伤,下颌过度回缩使舌神经和颊神经在咬肌之间拉伸,颈部过伸或旋转可引起膈神经和喉返神经损伤。

（5）应保护容易受压部位(面部、耳郭、乳房、外生殖器、髂前上棘、膝等)以防压疮或皮肤坏死。

（6）视力丧失是俯卧位脊柱手术的严重并发症,主要机制是缺血性视神经病变和视网膜中央动脉阻塞。对眼部的直接外压可使眼压升高,导致视网膜缺血和视力丧失,体检通常可发现视网膜中央动脉阻塞。俯卧位增加静脉压和眼压,视神经灌注压(MAP与眼压或静脉压的差值)降低引起缺血性视神经病变。头颈部中立位、保持头部在心脏水平以上、避免低血压可降低风险。眼部还要做好遮盖以免角膜损伤。

8. 不同脊柱部位肿瘤切除术的管理要点

一般而言,脊椎肿瘤手术出血量大,术前应正确评估和积极备血,术中完善监测(直接动脉测压、中心静脉测压)和开放大号静脉通路,应对可能出现的快速失血。术中均需保持良好的脊髓血供,维持适当的血压以保证脊髓灌注压,避免过度通气(低碳酸血症可减少脊髓血流)。术野高于心脏水平时,如出现血流动力学不稳定、$EtCO_2$降低,应警惕空气栓塞的可能性。

第5颈椎以上的肿瘤可能伴有部分膈肌麻痹和肋间肌麻痹,甚至需要呼吸支持。在搬运患者和插管过程中均需注意保持颈部中立位。根据患者的气道评估结果,可能需清醒气管插管或经鼻气管插管。

若肿瘤压迫严重导致脊髓休克,可造成损伤部位水平以下的交感张力丧失;T_1~T_4节段脊髓受压可影响心交感神经而致心动过缓,出现失血性休克时没有代偿性心动过速,心率仍维持40次/min左右。对自主神经功能不稳定的患者应根据需要给予血管收缩药、血管扩张药、正性肌力药。肿瘤造成T_5以上平面脊髓压迫时,在脊髓休克恢复过程中,约85%患者出现自主反射增强,表现为严重阵发性高血压、心动过缓、心律失常,如不予以治疗,可发生高血压危象。处理措施包括去除刺激因素、加深麻醉、应用直接作用于血管的扩血管药物。

如肿瘤侵犯造成截瘫,应避免使用琥珀酰胆碱,因可造成高钾血症,诱发室颤或心脏停搏;可选择非去极化肌肉松弛药。脊髓损伤平面以下体温变化和交感张力分离,即当体温下降时,缺乏交感缩血管反应,导致体温易随环境温度而变化,术中应注意保温。

骶骨肿瘤因骶骨前方为骶前静脉丛,损伤后的出血速度非常快,需要及时补液和补充血制品。

9. 腹主动脉球囊的适应证

腹主动脉球囊放置于肾动脉以下的腹主动脉内,通过注入适量的无菌生理盐水使其膨胀,可阻断主动脉血流而达到控制出血的目的,主要应用于以下临床管理:

(1) 创伤性腹腔、骨盆出血及下肢近端大血管出血:这些部位难以压迫,大出血不易控制,应用腹主动脉球囊可快速控制血管性出血,为手术探查创造良好条件,利于创伤血管的吻合。

(2) 腹主动脉瘤破裂。

(3) 骶骨、骨盆肿瘤切除手术:骶骨骨盆肿瘤起病隐匿,早期诊断困难,确诊时往往肿瘤巨大,且累及血管、神经、直肠等。手术难度大、出血多、手术时间长,腹主动脉球囊阻断技术的应用可以有效控制术中出血、缩短手术时间、降低手术并发症,提高手术的有效性和安全性。

(4) 辅助剖宫产:随着人工流产手术、剖宫产手术增加,前置胎盘合并胎盘植入的发生率也呈上升趋势,再次剖宫产时易发生致命性大出血。腹主动脉球囊阻断术辅助有出血风险的剖宫产术,可缩短手术时间、减少出血,能够显著降低子宫切除率和新生儿窒息风险,稳定患者的凝血功能,挽救产妇生命。

10. 腹主动脉球囊的并发症

腹主动脉球囊在穿刺放置过程中的主要并发症有出血和血肿、假性动脉瘤、动静脉瘘、腹膜后出血、感染、血管损伤(腹主动脉夹层、破裂、穿孔)、血栓、空气栓塞等。如果球囊放置位置偏高,会阻塞肾动脉开口而引起肾脏缺血,导致急性肾衰竭;如果球囊位置过低,部分球囊滑入髂动脉内会导致阻断不全,且使髂动脉压力过高而有破裂风险。在球囊阻断阶段,过度膨胀会导致球囊或血管破裂,长时间的阻断会导致远端组织缺血、乳酸酸中毒,造成器官功能障碍。解除阻断后,组织会释放包括一氧化氮和炎性因子介质在内的缺血性代谢产物,导致血管扩张和难治性低血压,造成血流动力学不稳定,同时还会造成缺血再灌注损伤,导致多器官的功能紊乱。腹主动脉球囊鞘管拔除后还可能会形成动脉血栓并造成下肢缺血甚至坏死。

11. 阻断和开放腹主动脉球囊时应注意的问题

由于腰椎周围解剖结构复杂且与肿瘤边界不清,腰骶部肿瘤患者围术期大出血的风险较高,腹主动脉球囊阻断是控制术中出血的有效方法。球囊的位置在髂动脉分叉头侧、双侧肾动脉尾侧(图10-3-1),通常经一侧股动脉置入,并通过造影显像确认位置。在阻断腹主动脉时,向球囊内注入约8ml液体,同时观察到对侧股动脉搏动消失,或通过球囊远端测压确认血压波形消失。进行阻断时,需要特别小心切勿过度充盈而致球囊或血管破裂。在阻断同时应该开始计时。文献报道腹主动脉球囊阻断时间超过40分钟即可能造成不可逆的器官损伤,但也有研究发现多数患者可以耐受超过80分钟的阻断而不出现缺血并发症。无论如何,计时有助于对病情的判断和围术期管理。球囊阻断对循环影响不大,有时会出现一过性血压升

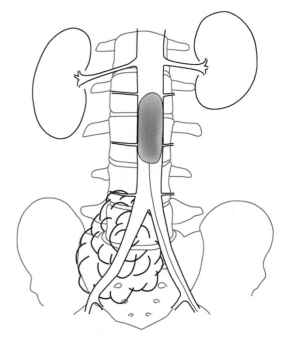

图 10-3-1　腹主动脉球囊示意图

高和/或心率减慢,观察或对症处理即可。

重新开放腹主动脉时,体循环容量变得相对不足,阻断远端无氧代谢产物进入循环,手术部位血供恢复使创面可能再次出血,这些都会导致血流动力学不稳定。可进行相应的容量补充,必要时应用血管活性药物进行干预。完全开放后,需要通过对侧股动脉搏动恢复,或者球囊远端血压波形的恢复来确认开放成功,必要时可以进一步行血管造影或多普勒超声检查。缓慢开放(5~10分钟内完成)有助于减少血流动力学波动,但也有学者认为会增加球囊打结的风险而建议一次性快速开放,此时大多数需要立即应用血管活性药物支持循环。

12. 与脊柱手术中大出血相关的高危因素

与脊柱手术中大出血相关的高危因素包括以下几个方面。

(1) 肿瘤因素:肿瘤的病理类型、部位、大小、是否存在软组织团块、与周围大血管的毗邻关系都对术中出血有影响。肿瘤血供丰富是术中大出血的高危因素,例如原发肿瘤中的骨巨细胞瘤,未接受过化疗的骨髓瘤,以及转移肿瘤中的肝癌、肾癌和甲状腺癌。前列腺癌骨转移多为成骨病变,一般不用手术。如果需要手术,因为比较硬,病变部位本身血供不丰富,但手术时间长,可能出血多。其他高危因素还包括:位于骶骨、腰椎的肿瘤,肿瘤大小超过5cm,累及2个以上椎体、肿瘤突破骨皮质,业已形成软组织包块,特别是与椎旁动静脉、骶前静脉丛、腹主动脉关系密切。

(2) 手术因素:脊柱手术的手术方式、入路、手术时长也是影响术中出血的重要因素。由于解剖原因,失血随肿瘤部位不同而异。随着手术范围内固定和椎体切除水平的增加,失血量也随之增加。前后路联合入路,全骶骨切除、全椎体切除和长手术时间是脊柱手术术中大出血的高危因素。

(3) 围术期辅助治疗措施:术前放疗和肿瘤血管栓塞,术中主动脉球囊阻塞可通过减少肿瘤血供而降低术中出血量。

(4) 患者因素:术前化疗引起的骨髓抑制可造成血小板减少,增加术中大出血风险。

13. 脊椎肿瘤手术中大出血的应对措施

脊椎肿瘤手术创伤大、出血迅猛、止血困难,术前应充分评估和准备,选择适宜的麻醉方法并做好术中管理。

(1) 麻醉前评估与准备:既往有出血史的患者应进行血小板功能检测;术前贫血是围术期输血的强预测因子,术前应评估、查明病因和纠正贫血。准备充足的红细胞、血浆、血小板、凝血酶原复合物及纤维蛋白原。预计术中出血多的患者宜采取气管插管全身麻醉,建立粗大、通畅的外周静脉通路,进行有创动脉压监测并留置中心静脉导管,监测尿量。

(2) 术中监测及管理:以保护重要脏器的功能为麻醉管理的核心内容。大出血期间应及时重复测量血细胞比容/血红蛋白、血乳酸、碱剩余等,以监测失血的动态变化和组织灌注与氧合。不应仅使用中心静脉压和肺动脉楔压作为严重出血期间指导液体治疗与优化前负荷的唯一参数,而应考虑动态评估患者的容量反应性,使用心排血量、容量状态动态参数(如SVV、PPV)等监测手段。如发生术中大出血,可以考虑降低心脏前负荷和/或允许性低血压,同时避免补充晶体液或胶体液之后出现的容量过负荷。维持足够高的吸入氧浓度以避免低氧血症,同时避免高氧血症(PaO$_2$>200mmHg)。积极纠正酸中毒;大量输血期间,及时补充钙离子以维持正常血钙水平;维持正常体温,减少失血和输血需求。

(3) 补液和成分输血:与晶体液相比,等张胶体液(如人血白蛋白及羟乙基淀粉)导致组织水肿的风险相对更低。需注意大出血患者输入过量胶体液可加重稀释性凝血功能障碍。推荐进行连续血红蛋白浓度监测,通过输注红细胞使活动性出血期间的血红蛋白维持在70~90g/L。

推荐早期目标性治疗血浆凝血因子缺乏。根据患者情况、出血类型、因子缺乏类型及可供资源,可选择使用凝血因子复合物、冷沉淀或血浆。如出血确定与抗血小板药物有关,或者血小板计数<50×10^9/L时,建议输注血小板。出血患者纤维蛋白原低于1.5~2.0g/L会增加出血风险,推荐输注人纤维蛋白原,初始治疗剂量25~50mg/kg;仅输注血浆不足以纠正低纤维蛋白原血症。大手术时为预防出血或治疗因纤溶亢进所致出血时,推荐使用氨甲环酸20~25mg/kg。

(4) 可采取控制性降压、自体血回收(适用于非恶性肿瘤患者)、急性等容性血液稀释等技术。不推荐联合使用控制性降压与急性等容性血液稀释;对于术前已存在或获得性凝血功能障碍的患者,应谨慎使用急性等容性血液稀释技术。在骶骨或腰椎的手术,术中腹主动脉或一侧髂动脉临时阻断技术也是减少手术出血的有效措施。

14. 影响脊柱转移瘤手术出血量的因素

影响脊柱转移瘤手术出血量的因素包括：

（1）原发肿瘤来源：按出血量大小依次为甲状腺癌>肾癌>前列腺癌>乳腺癌>结直肠癌>血液系统恶性肿瘤>肝癌>肺癌>其他。

（2）肿瘤生长部位：越低位出血量越大，即骶骨>腰椎>胸椎>颈椎。

（3）手术范围：内固定节段超过 4 个、椎体切除节段超过 2 个时，出血量更多。

（4）手术方式：前后路联合>后路>前路，分块切除>整块切除。

（5）术前栓塞：可减少出血量。

15. 脊椎肿瘤手术中脊髓的保护措施

（1）低温：脊髓在常温时可耐受缺血时间为 5 分钟，低温下可延长至 15 分钟，因为低温降低代谢率、稳定细胞膜结构、减轻炎症反应和氧化应激所致缺血再灌注损伤。轻度全身低温（32~34℃）是提供脊髓保护的首选降温目标；通常采用血管内降温方法，主要用于大血管手术。鉴于全身低温对凝血功能和心律的不良影响，局部低温似乎更合理。蛛网膜下腔或硬膜外腔留置导管并灌注冷盐水可达到脊髓局部低温（例如 25~26℃）的效果，同时对全身体温无影响，通过脑脊液温度监测可间接反映脊髓温度。局部低温的适宜温度范围、持续时间等相关问题仍需要进一步研究。

（2）保持脊髓灌注：脊髓灌注压 $SCPP=MAP-ICP-CVP$，所以应维持适当的血压（$MAP>80mmHg$）、避免容量过负荷使 CVP 升高、可行脑脊液引流以降低颅内压。还要避免重要分支血管出血而造成窃血。

（3）维持脊髓氧供：术中应充分止血、积极输血以维持合适的 Hb；进行合理的呼吸管理以避免低氧血症。

（4）药物：①糖皮质激素，甲泼尼龙有减轻脊髓水肿、抑制中性粒细胞和多核巨细胞以及抗炎作用。②纳洛酮，可增加脑脊液中谷氨酸盐含量（保护因素）、减少内源性阿片肽（后者可减少脊髓的微循环血流）。静脉输注 5.4μg/kg 纳洛酮和/或持续输注 1~4μg/（kg·h）可减轻急性脊髓损伤的神经功能受损。但是因为其作用不如甲泼尼龙显著，而且会拮抗阿片类药物的镇痛作用，在术中的应用价值有限。③右美托咪定，也具有抗应激反应、抗炎、抗免疫抑制作用，对脊髓产生保护作用。④促红细胞生成素（erythropoietin，EPO），在缺血性脊髓损伤中能防止运动性神经元凋亡，促进神经功能恢复，有效减轻受损脊髓细胞的脂质过氧化反应。⑤抗生素，米诺环素可减少神经元轴突的坏死、降低少突胶质细胞的凋亡、减少损伤部位轴突的死亡。

（5）高压氧预处理：能有效减轻脊髓再灌注损伤及反跳性水肿，有助于脊髓功能的恢复。

16. 脊椎肿瘤手术后发生慢性疼痛的预防措施

术后慢性疼痛（chronic postsurgical pain，CPSP）是指患者存在手术相关性疼痛持续至少 2 个月以上且除外其他病因（如慢性感染、恶性肿瘤复发等）所致的疼痛。CPSP 具有发病率高、持续时间长、发病机制复杂等特点，手术所致神经病理性损伤是 CPSP 的重要机制。同时，手术损伤所致神经系统的过度炎症反应和免疫调节机制亦加快 CPSP 的形成。应采取下列措施预防 CPSP。

（1）控制术前疼痛，缓解患者焦虑、抑郁。该类患者术前常存在中重度疼痛，可加用阿片类药物（首次剂量 10~30mg 缓释吗啡，或等效剂量其他阿片类药物，并用即释吗啡补救，统计出 24 小时总量，折算成缓释制剂用量）。合并神经病理性疼痛可加用加巴喷丁（100mg 每天 3 次，如无头晕，逐渐加量至 300mg 每天 3 次）、NSAID（布洛芬 250mg 每天 3 次，或同类药物或塞来昔布 200mg 每天 1~2 次）等进行镇痛治疗。若术前患者伴有焦虑、紧张情绪，需要重视对患者的术前教育和充分沟通。对失眠或焦虑患者可给予镇静催眠或抗焦虑药物，如苯二氮䓬类药物（地西泮或氯硝西泮）或非苯二氮䓬类药物（唑吡坦或扎来普隆）等。

（2）围术期实施多模式急性疼痛管理。骨肿瘤手术与其他手术相比，往往创伤更大、疼痛程度和手术应激反应也更严重。预防性镇痛和多模式镇痛是围术期疼痛管理中最重要的两种镇痛理念。术中应尽量减少神经损伤，如需切断神经，宜尽可能先行神经周围阻滞（0.5%罗哌卡因+地塞米松 5mg）。术毕可在切口周围浸润镇痛，应用自控式镇痛泵（patient-controlled analgesia，PCA）联合选择性 COX-2 抑制药物缓解术后疼痛。制定术后镇痛方案时，需要考虑术前的每日用药情况（包括是否存在阿片类药物耐受），并换算为阿片类药物剂量，在此基础上加用常规术后镇痛剂量。

此类患者神经损伤较重，术后慢性疼痛发生率高，可自手术当日开始使用加巴喷丁。有明确神经根炎症水肿性疼痛时可加用甘露醇。

一般静脉 PCA 泵使用至术后 2~3 天；手术创面大、疼痛剧烈的患者可延长至术后 5~7 天。停用镇痛泵以后,及时转换为口服镇痛(阿片类+对乙酰氨基酚或 NSAID),维持 2~4 周。

(3) 术后多学科方法对任何生理、心理和社会因素的疼痛维护。焦虑、恐惧导致的排斥或消极心理都与 CPSP 高度相关,需要临床医师采用多学科方法(如心理学等)与临床疾患的治疗相结合,对患者进行恰当的心理疏导,消除患者的不良心理与情绪,以从容乐观的心态接受治疗。

【术后管理】

17. 颈椎肿瘤手术患者术后深镇静拔管和清醒拔管的选择

颈椎肿瘤手术后,深镇静下拔管和完全清醒拔管各有利弊,拔管前应综合考虑多种因素、充分评估相关风险后慎重选择。拔管前充分镇痛,适当给予镇咳措施,比如应用静脉利多卡因 1~1.5mg/kg,可有效抑制呛咳。

拔管前详细了解肿瘤的位置、大小、侵及范围。肿瘤或手术均可破坏颈椎椎体及周围组织结构,致颈椎稳定性受损,术毕清醒后气管导管刺激引起的呛咳、躁动可导致颈部脊髓再度损伤或原有损伤加重,深镇静下拔管能降低由此引起的颈椎损伤风险;创伤大、出血多、创面止血困难的手术,或患者合并凝血功能障碍、高血压及心血管疾病时,深镇静下拔管亦可避免因血压过度波动导致的出血、血肿、及血肿压迫所致的脊髓再损伤或呼吸道压迫。

颈椎肿瘤术后颈部活动度受限,舌后坠和呼吸道梗阻的风险增高,同时增加了再插管难度。因此,肥胖、合并睡眠呼吸暂停综合征或气管插管困难的患者,深镇静拔管后呼吸道不良事件风险高,一旦发生呼吸道梗阻,再插管更困难,应待完全清醒后拔管。术前存在肺部损伤、呼吸功能受损、代谢功能紊乱、肿瘤致高位截瘫影响呼吸肌或术后出血水肿压迫影响到呼吸道、长时间俯卧位手术致头面部水肿时,均不急于拔管,留置气管导管返外科监护室,严密观察病情变化,至情况好转后拔管,必要时需气管切开,且拔管前应做好再插管和气管切开准备。

因此,应针对患者具体情况,权衡利弊,个体化选择拔管时机,在适宜的镇静深度、充分镇痛下拔管,拔管过程中尽可能维持血流动力学稳定。

18. 脊椎肿瘤手术前应用强效镇痛药物患者术后镇痛方案的调整

长期服用阿片类药物,即使术前使用剂量不大(<50mg/d 口服吗啡),术后可能需要更大的药物剂量。这类患者可能同时存在阿片类药物耐受和阿片类药物诱发的痛觉过敏,所以术后药物需要量很难预测。术后充分镇痛所需的阿片类药物用量应包括术前每日剂量和针对外科创伤的必要剂量,通常是未用过阿片类药物患者术后镇痛所需剂量的 2~3 倍加上基础阿片类药物剂量。如口服途径不可行,持续输注阿片类药物可能是维持稳定血药浓度的最佳方式;PCIA 是有效方法,在术前使用过阿片类药物的患者,应考虑使用背景剂量。

阿片类药物的镇痛强度有相对效价比:吗啡 10mg(静脉注射)≈吗啡 30mg(口服)≈哌替啶 100mg(静脉注射)≈曲马多 100mg(静脉注射)≈纳布啡 10mg(静脉注射)≈氢吗啡酮 1mg(静脉注射)≈阿芬太尼 0.5~1mg(静脉注射)≈芬太尼 0.1mg(静脉注射)≈舒芬太尼 0.01mg(静脉注射)≈羟考酮 10mg(静脉注射)≈羟考酮 20mg(口服)≈布托啡诺 2mg(静脉注射)≈地佐辛 10mg(静脉注射)。但应认识到等效镇痛剂量主要来自单剂量研究和专家意见,不同机构发表的数据经常不一致。而且,辅助镇痛药对缓解术后疼痛有显著的作用,设定阿片类药物剂量时也需要考虑这些因素,上述剂量换算只能作为一定的参考。

多模式镇痛可根据不同的手术类型选择不同的镇痛方案,包括不同给药方式以及非药物干预手段。术后镇痛药物包括阿片类药物、NSAID、对乙酰氨基酚、加巴喷丁或普瑞巴林、氯胺酮等;非药物干预手段主要为经皮电刺激及神经阻滞术等。

加巴喷丁或普瑞巴林主要通过与中枢神经系统神经元突触前末梢电压门控通道的 α2δ 亚基结合,从而抑制钙离子内流,减少谷氨酸、去甲肾上腺素、5-羟色胺、多巴胺和 P 物质等兴奋性神经递质释放,降低神经突触兴奋性,达到抑制痛觉过敏和中枢敏化的目的,可作为术后多模式镇痛的一部分。

(冯　艺)

第四节　创伤患者手术的麻醉

【知识点】

1. 创伤的分类与伴随损伤
2. 创伤的严重程度评估及创伤评分系统
3. 创伤患者的气道评估与处理
4. 创伤患者救治的早期干预措施
5. 创伤休克的液体复苏
6. 创伤患者的输血方案及其监测方法

7. 创伤患者是否应使用氨甲环酸

8. 输血的并发症

9. 创伤患者的术前用药及术前检查

10. 创伤患者的麻醉诱导及维持药物的选择

11. 术中低体温的定义、不良反应和治疗

12. 严重创伤患者术后常见并发症的识别与处理

【案例】

患者男,52 岁。因坠楼外伤伴呼吸困难 8 小时入院。8 小时前在建筑工地坠楼;急诊至当地医院,行头颅、胸腹部 CT 检查示脾脏被膜下出血,双侧肺纹理增多,左侧多发肋骨骨折。予补液治疗后急诊送至急诊科。就诊期间血压进行性下降,情况危急。完善术前准备后急诊送入手术室拟行开腹探查手术。入院查体:T 36.5℃,P 110 次/min,R 30 次/min,BP 100/80mmHg,SpO₂ 91%,神志欠清,双瞳孔基本等大等圆(直径 =3mm),光反射存在,呼吸急促。心率快,律齐,心音遥远。两肺呼吸音低,无反常呼吸。

【疾病的基础知识】

1. 创伤的分类

创伤是指人体受到外界物理性、化学性、生物性致伤因素作用后引起的组织结构完整性破坏和或功能障碍。根据伤势分类,可分为轻伤,主要是局部组织损伤,损伤不影响作业能力,不危及生命;中等伤,主要是广泛软组织损伤,上下肢开放性骨折、肢体挤压伤等,导致伤员作业能力丧失,需手术治疗,但多不危及生命;重伤,指伤情危及生命或治愈后可遗留严重残疾。根据皮肤完整性、致伤机制、致伤因素、受伤部位、伤道形态等不同特性,创伤可以有不同的分类(表 10-4-1)。

表 10-4-1　创伤的分类

分类标准		类别
伤口即体表结构完整性	闭合性创伤	挫伤、扭伤、挤压伤、震荡伤、关节(半)脱位、闭合性骨折、闭合性内脏损伤
	开放性损伤	擦伤、撕裂伤、切割伤或砍伤、刺伤
受伤机制	钝性伤	交通事故、坠落伤、冲击伤、挤压伤
	穿透伤	火器伤、冷兵器伤
致伤因素		烧伤、冻伤、冲击伤、化学伤、辐射伤、生物伤
受伤部位		颅脑伤、颌面颈部伤、胸(背)部伤、腹(腰)部伤、骨盆伤、脊柱脊髓伤、四肢伤
伤道形态学		切线伤、反跳伤、盲管伤、贯通伤

2. 胸部创伤常见的伴随损伤

胸部创伤在车祸、高处坠落伤中较为多见,且往往伴有其他损伤。胸部创伤伴随的穿通伤可有刀刺伤或枪击伤口,枪击伤中子弹的冲击在胸腔移动的过程所带来的能量可能导致更严重的破坏。胸部的钝器伤更普遍,常见原因包括减速伤和挤压伤。这些创伤可从轻的肋骨骨折,到严重的如肺挫伤、气胸、血胸、血气胸的大血管损伤以及食管和/或膈肌外伤性破裂。胸部创伤时气胸、血胸或血气胸的发生率近 60%,但大多可通过胸腔穿刺或胸腔闭式引流治愈。需要及时手术治疗者往往病情较重有活动性出血、大的肺裂伤或支气管破裂等情况。

3. 腹部创伤常见的伴随损伤

腹部创伤包括开放性和闭合性,多因交通事故、摔伤、高空坠落和撞击而致。腹部创伤极易导致大量出血,若救治不及时,极易导致休克、死亡等。腹部创伤常常合并邻近脏器损伤,以肝脏损伤较为常见,其他还可包括胰腺、肾脏、肝脏、肠系膜、胃肠道等损伤。严重腹部创伤会引发昏迷、腹部持续性疼痛等症状,且病情不断加重。故而,患者外部组织发生损伤时,应加以重视,及时查探内脏损伤情况,予以相应检查,明确病情、寻找病因,制定针对性治疗方案。

4. 下肢创伤常见的伴随损伤

下肢创伤不仅仅是骨骼,往往还涉及软组织(肌肉、韧带、血管、神经)的损伤。

常见的下肢创伤,主要有股骨颈、粗隆间骨折、股骨干骨折、胫腓骨、髌骨骨折、髋关节脱位等。临床可表现为剧烈疼痛、压痛、肿胀畸形和骨擦音,肢体缩短即功能障碍,严重创伤者可伴有多发伤,周围神经及血管损伤。若伴有血管损伤,需警惕失血性休克的发生。

【术前评估与准备】

5. 创伤严重程度的评估及创伤评分系统

对创伤患者的病情评估包括:

(1)外伤情况和分类:伤情评估包括受伤程度和范围、预计手术时间、失血量、最初复苏方法的效果以及气道情况等。有些检查对麻醉评估尤其重要,如脑外伤患者头颅 CT 能显示有无颅内高压和颅底骨折,颈部侧位片可显示有无颈椎骨折和皮下气肿,胸部 X 线摄片提示有无肋骨骨折、气胸、血胸、纵隔增宽、气管位移,有无纵隔积气和皮下气肿等,了解这些有利于麻醉方法的选择。创伤评分(trauma score,TS)是一种从呼吸、循环、神志等生理学角度评价损伤严重性的数字分级法,详见第八章第六节。

临床治疗中,一般根据伤情将患者分为 4 类:①优先处理:患者有危及生命的损伤,多伴有休克、严重失血、意识丧失、呼吸困难等。病情危重但有可能获救;②次优先处理:患者处于危重状态,但可以用适当的急救措施稳定伤情,有一定时间来等待进一步处理;③延期处理:患者的创伤程度较轻或受伤后全身生理状况无明显变化;④濒危患者处理:患者遭受致命性损伤,应以就地抢救为主。

(2)失血量的估计:麻醉医师必须对患者的失血程度有正确的估计,以便判断患者对手术和麻醉的耐受力,适当选择和实施麻醉,维持患者的生命体征。失血量的判断包括术前和术中两个部分:①美国医学会根据症状和体征把失血程度分成四级(参见第八章第六节的表8-6-1)。老年或原有贫血者,或经长时间转运或用过镇静剂的患者,虽然出血程度较轻,也可出现同样的体征。此外,有些患者虽然血容量正常,但由于脊髓外伤、心包填塞或气胸等原因而症状和体征严重。腹部钝挫伤患者,如出现低血压、面色苍白和心率增快,肯定有大量出血;②根据骨折部位估计:不同部位单侧闭合性骨折时导致的失血量(表10-4-2),对开放性创伤或多处损伤的患者应做相应调整;③根据胸部 X 线片可估计血胸出血量;④根据创面大小和深度,用手或拳头试验作估计,一只手面积的表面外伤或一拳头的深部创伤失血量相当于血容量的 10%。

表 10-4-2 骨折部位和失血量估计

骨折部位	骨盆	髂骨	股骨	胫骨	肱骨	尺桡骨	单根肋骨
估计失血量/ml	1 500~2 000	500~1 000	800~1 500	350~500	200~500	300	100~150

6. 超声创伤重点评估的内容

超声创伤重点评估(focused assessment with sonography in trauma,FAST)是一种超声检查快速评估方法,主要依据胸腹腔、心包游离积液情况判断胸腹部创伤情况,还可显示胸腹部出血情况。检查内容:①胸腹腔、心包积液征象;②腹腔内实质性脏器损伤情况;③空腔性脏器情况;④腹腔双侧脏器呼吸运动情况;FAST 阳性者直接采取急诊手术探查,阴性者则采取常规彩超检查,留院观察,若观察中发现呼吸困难、胸痛、腹痛、腹胀等症状或血流动力学不稳定,则及时采取手术探查或胸腹部 CT 探查。阳性标准:探查到腹腔内实质性脏器损伤或胸腹腔、心包有游离积液。研究指出:FAST 检查阳性检出率与常规彩超检查无明显差异,其检查准确度为97.83%、特异度为100%、敏感度为84.62%。

对于可疑出血患者,如果其对液体复苏具有反应性,或者循环稳定,可直接行 CT 检查。对于循环不稳的出血患者或对容量复苏无反应性的患者,则要尽可能限制胸部或盆腔 X 线检查或应用 FAST 超声评估进而指导诊断。需要注意的是 FAST 阴性并不能排除腹膜内或后腹膜出血。不要对严重创伤患者在可即刻行 CT 检查前进行 FAST 或其他诊断性造影。也不要将 FAST 用作筛查方法来划分严重创伤患者是否需要行 CT 检查。

7. 创伤患者的气道评估与处理

创伤患者是否需要进行气管插管需要首先考虑:患者否有气道保护失败的风险,是否有通气和氧合失败的风险,以及预期的临床进程如何。例如,患者是否具有:意识丧失、需要镇静治疗的严重颅脑损伤、严重(上)颌面骨折、误吸风险(出血、呕吐)、气道梗阻风险(创伤所致:如颈部血肿、喉或气管损伤/烧伤等;原发疾病所致:如肥胖、OSAS、喘鸣等。对于所有的创伤需要行气管插管的患者,都应当按照饱胃来处理。插管前充分进行气道评估,按照中华医学会指南对患者是否为困难气道(已预料到的困难气道和未预料到的困难气道)进行分类,谨慎操作。气管插管通常使用普通喉镜、可视喉镜或者纤维支气管镜。要求熟知气管插管的指征、镇静剂和神经肌肉阻滞剂的药理及在快速顺序诱导中的效用,以及合适的气管插管方法。对于颈椎及颈脊髓损伤的患者,推荐进行保留自主呼吸的中立位插管,保持颈椎稳定,防止损伤进一步加重。对于紧急气道,首先要确保通气与氧合,必要时进行经皮环甲膜切开术或气管切开术(图 10-4-1)。

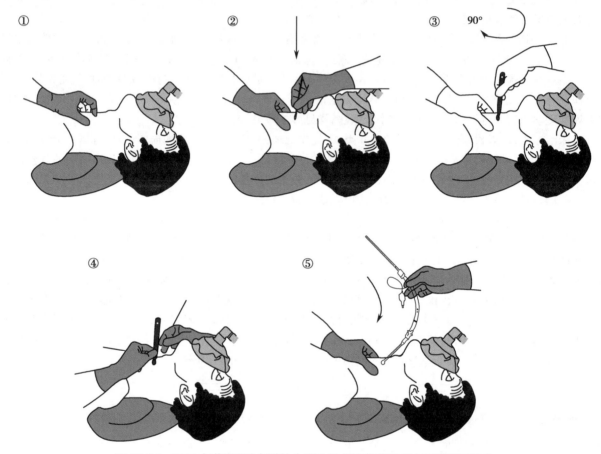

图 10-4-1 2015 年英国困难气道协会(DAS)指南推荐的经皮环甲膜切开术

创伤患者气道管理指南中指出:氯胺酮是行快速顺序诱导的一线用药;必要时采用窒息氧合技术;不要采用经鼻盲插技术,如果可能,尽量使用纤维支气管镜;优先推荐二氧化碳波或二氧化碳数值来确认插管后导管位置;对于创伤患者不推荐使用喉罩;推荐采用环甲膜切开或气管切开的方法建立外科气道(对于 12 岁以下儿童,推荐环甲膜穿刺);推荐对所有患者进行快速顺序诱导和气管插管的方法建立气道。

对于未预料到的困难气道,推荐采用窒息氧合技术,放置鼻导管,氧流量 15L/min;尝试面罩通气是否能维持 $SaO_2>90\%$,如果可以,尝试其他插管方式或建立外科气道;若不可以,考虑是否合并颌面部损伤或气道快速肿胀,若存在,则建立外科气道;若不存在,则尝试放置声门上气道工具。之后继续评估是否可维持 $SaO_2>90\%$,若可以,考虑其他建立气道方式或建立外科气道;若不可以,直接建立外科气道。

8. 创伤患者救治的早期干预措施

对于创伤患者的干预尽早开始,在院前阶段就应开始积极救治。应尽可能缩短院前抢救时间,采用损伤控制复苏策略,并进行初步止血处理,对于气道损伤患者,应注意气道保护,必要时行气管插管。对于脊髓损伤患者应当注意搬运过程中避免脊髓进一步损伤。对于大出血或可疑出血的严重创伤患者,应尽快行相关检查,明确出血部位。采用限制性红细胞输注策略,并尽早使用氨甲环酸避免凝血功能恶化。积极纠正酸中毒、低体温和低钙血症等(表 10-4-3)。

表 10-4-3 创伤患者早期救治的干预措施

院前干预措施	住院期间干预措施	凝血功能干预措施
1. 缩短院前时间 2. 对四肢创伤大出血的患者应使用止血带 3. 采用损伤控制复苏理念 4. 将创伤患者直接送到创伤专科医院	1. 入院后 15 分钟内查:全血细胞计数、PT、纤维蛋白原、钙离子、血栓弹力图检测、乳酸值、BE、pH、PaO_2、$PaCO_2$ 2. 除非院前复苏措施有效,否则应对失血性休克患者迅速开展抢救,识别出血部位 3. 对腹腔内大出血或不明原因失血性休克患者应用 FAST、CT 或行剖腹探查行进一步评估 4. 对休克患者或凝血病患者行损伤控制手术 5. 出血部位发现前或出血得到有效控制前应持续采用损伤控制复苏策略 6. 限制性红细胞输注标准:维持 Hb 70~90g/L	1. 尽早使用氨甲环酸 2. 治疗酸中毒、低体温和低钙血症 3. 维持纤维蛋白原浓度 1.5~2g/L 4. 维持血小板>$100×10^9$/L 5. 对应用华法林或口服直接作用的抗凝剂的患者在应用拮抗药前给予凝血酶原复合物

注:BE,碱剩余;FAST,创伤的超声聚焦评估;Hb,血红蛋白;PT,凝血酶原时间。

9. 创伤患者需要进行的术前检查

因为创伤患者需紧急处理,术前的实验室和影像学检查常很有限,若患者的血流动力学不稳定,常不可能进行任何术前检查,但是如果患者情况平稳,在送入急诊室或手术室进行手术前的相对短时间内,有必要进行影像学及实验室等检查。本节案例中,目前该患者转送入院前已行头颅、胸腹部 CT 检查,影像学检查较为完善;还可再完善动脉血气分析、全血细胞计数、肝肾功能、凝血功能等实验室检查,这些检查结果常在患者进行急诊手术的准备过程中就可得到。这些资料与其他监测指标相结合,如血氧饱和度,无创血压和心电图等,可对患者进行评估并做出适当处理。

10. 创伤患者的术前用药

为减轻创伤患者的忧虑与疼痛,应适量给予镇静药和镇痛药,但这必须在病情基本诊断清楚,并对患者进行迅速而有效的呼吸循环复苏基础上。应从小剂量开始,并密切观察催眠镇痛的效果以及对呼吸循环的影响,逐步增量至效果满意。切忌快速静脉内大剂量单次给药。

但本节案例患者是一个拟行急诊手术的危重患者,镇痛药及镇静药可进一步恶化已不稳定的血流动力学状态,故不推荐术前用药。

11. 对创伤患者应该进行的监测

ASA 建议创伤患者麻醉过程至少需要持续监测血压、心率、心电图、血氧饱和度、体温和呼气末二氧化碳。这些基本的监测会提供一个创伤患者对损伤和治疗产生的生理反应的初级轮廓。

对已出现循环不稳定,提示有休克风险,属于严重创伤者,还应监测有创动脉血压,为反复频繁地评估血压创造机会,同时并可经血管通路采集血样,为检查休克的生化指标和细胞缺血缺氧提供方便。动脉的血气是评估患者的酸碱平衡和通气状态的最终监测项目。

对于存在或潜在休克状态的患者还可置入大管径的中心静脉导管。创伤复苏中,监测中心静脉压和肺楔压有一定必要性,尤其对那些心功能存在疑问的患者。如果因为之前存在的心力衰竭、心肌损害而出现心功能差的状态,监测心排血量和左室充盈压是有用的。但中心静脉压和肺楔压受多种因素影响,与心脏前负荷的相关性不够准确,目前的一些研究显示,通过监测收缩压变异率、每搏量变异率、脉压变异率、血管外肺水和胸腔内总血容量进行失血性休克时患者的液体管理,可能比传统方法更为可靠和有效。

本节案例患者很可能已存在失血性休克,根据其失血量的评估以及术野失血渗血情况,有条件的情况下应对其凝血功能进行监测,目前临床常用的快速、简易的监测方法为血栓弹力标记图。指导适当的容量复苏方案及液体种类有重要临床意义。

【术中管理】

12. 创伤休克的液体复苏

30%创伤患者会因严重创伤引起机体发生失血性休克而导致死亡。液体复苏为失血性休克患者的抢救争取了时机。

　　液体复苏倾向于个体化治疗,兼顾失血状态(控制或未控制)、创伤特点(贯通伤或钝器伤)、液体复苏的时机(院前或手术前后及ICU内)、合并症以及患者对临床治疗的反应。

　　对于出血未控制的创伤性失血性休克液体复苏,多主张复苏早期阶段采取允许性低血压液体复苏(限制性补液),指以最少的容量维持所能耐受的最低血压,既可以提高机体的代偿能力,又可以维持内环境稳态,通过液体复苏适度地补充组织器官的血流灌注,从而减轻机体内出血,最终达到探寻一个复苏平衡点的目标。控制出血性休克的早期复苏中,复苏压力不可过高或过低,以平均动脉压维持在50~60mmHg最为合适,血压过高(MAP>80mmHg)则加大失血机会,降低生存概率,血压太低(MAP<40mmHg)则会抑制心脏舒缩功能,加重肝功能损伤。目前研究结果建议:低压复苏最好将收缩压维持在90mmHg、平均动脉压维持在50~60mmHg,复苏时间不能过长,以低于90分钟为宜,若大于90分钟,应采取相应措施保护脏器功能。对于脑损伤患者(GCS≤8),应维持平均动脉压≥80mmHg。对于患有高血压的失血性休克患者,传统液体复苏的效果显著优于低血压性液体复苏。

　　在出血控制后液体复苏的目的是尽快恢复正常血流动力学指标,优化组织氧供和补充丢失的细胞外液。

　　液体复苏时究竟使用何种液体,应用晶体溶液还是选用胶体溶液始终存在着争议。对于因大出血而导致低血压的创伤患者,初始液体治疗应使用平衡盐溶液。对于严重颅脑损伤患者,应尽量避免使用林格液这样的低张溶液。由于存在凝血相关问题,因而需限制胶体液的使用。小容量高晶体-高胶体渗透压混合液(HHS,如7.5%氯化钠-10%羟乙基淀粉或右旋糖酐)又被称作小容量复苏,不仅使用剂量少,以3~4ml/kg为宜,还能够快速扩张血容量,提高心脏舒缩能力,降低颅内压力,消除组织肿胀,同时提高组织及器官的氧供,降低休克并发症的发生,故临床上愈来愈广泛地被采用。

13. 创伤患者的输血方案及其监测方法

　　创伤出血引起休克的原因主要是有效循环血容量的丢失,因此首要处理在于给予液体和/或血液制品来恢复循环血容量,关键目标是恢复组织氧供应及组织灌注,阻止并逆转器官死亡。先可以根据初步评估的失血量,进而根据化验结果进行血制品输注。创伤患者成分输血的方案,参考第八章第六节。目前没有特定准则规定大量输血时新鲜冰冻血浆和浓缩红细胞的输注比例。虽然还需要更多研究,但早期结果已经显示1:2或者更高的比例可以提高生存率。血小板输注标准依然是每输注5~7单位的红细胞需要一袋从4~6单位中提取的血小板。研究显示提高血小板与浓缩红细胞的比例同样有助于患者预后。

　　2010年严重创伤出血处理的欧洲指南推荐应用TEG诊断和监测失血程度,评估凝血病的特征和指导治疗;如果出血明显且血栓弹力图表现为功能性纤维蛋白原缺乏或血浆蛋白原低于1.5~2.0g/L,应输注纤维蛋白原或冷沉淀。如有可能,应根据TEG指导纤溶亢进。

14. 创伤患者氨甲环酸的应用

　　氨甲环酸是作用于纤溶系统的止血药物,直接作用于纤维蛋白溶酶原上的赖氨酸结合位点,抑制纤维蛋白溶酶的形成,从而阻断纤维蛋白的降解过程。研究显示,氨甲环酸可以安全可靠地降低创伤出血患者的死亡率。CRASH-2研究表明对非颅内出血的创伤患者在伤后3小时内应用氨甲环酸可以有效降低患者死亡率。颅内出血是脑损伤后常见的并发症,显著增加患者死亡率和致残率。虽然出血发生在损伤即刻,但可持续数小时。持续的颅内出血导致颅内压增高,脑疝,甚至死亡。在随后的一项随机、安慰剂对照的CRASH-3研究中,评价应用氨甲环素对急性脑损伤患者死亡率、致残率、血管闭塞事件及导致其他不良事件的影响。结果表明,急性脑损伤后3小时内应用氨甲环酸可以降低患者脑损伤相关死亡率,且无明显不良作用或并发症。研究发现氨甲环酸能显著降低轻中度脑损伤相关死亡率,但对于严重脑损伤效果不显著;对存活患者的致残率无明显增加。推荐对出血的创伤患者或有较高出血风险的患者尽快使用氨甲环酸。通常在受伤后3小时内应用氨甲环酸负荷剂量1g,持续时间10分钟以上,继而静脉输注1g,持续时间8小时以上。

15. 输血的并发症

　　(1) 输血反应:发热反应发生率为1%。输入同型交叉配型血发生过敏反应的临床表现为体温升高、瘙痒以及荨麻疹。在麻醉的患者中这很难判断,治疗包括立即停止输血和给予抗组胺药物。

　　溶血反应发生于不同血型血液输入时,该反应有补体系统的激活引起且可能致命。清醒患者除低血压外,还可发生发热、寒战、呼吸困难、胸骨下或腰部疼痛等。治疗包括立即停止输血,给予补液和血管收缩剂,治疗低血压,必要时使用正性肌力药物。

　　(2) 疾病传播:人类免疫缺陷病毒(HIV)、乙肝病毒、丙肝病毒以及巨细胞病毒等均可通过输血传播,因疾病的传播风险。

16. 大量输血及相关并发症

大量输血的判定标准:①在24小时内输血量大于或等于患者循环血容量或输注的浓缩红细胞大于10U;②在一次连续输血中,输血量超过患者血容量的1.5倍;③短时期内输入的库存血达循环血量的3/4或者1小时内输注浓缩红细胞大于4U;④也有定义指在6~8小时内输入相当于患者全血容量的血。符合其中一项者为大量输血。

在输血过程中如果发生了溶血反应、发热反应等均为大量输血过程中的一般不良反应,此外,我们更应关注其相关的严重输血并发症,包括循环超负荷、出血倾向、低体温、酸中毒等并发症。

(1)循环超负荷:为迅速纠正患者失血状态,可能速度过快过量的输注血液,导致循环血量迅猛增加。加重了心脏负荷,可能导致急性肺水肿和心力衰竭。要迅速采取措施,包括:输血暂时停止、给患者氧气吸入、强心剂应用。

(2)出血倾向:过量失血可能导致血小板、凝血因子及血细胞等的减少,大量输血导致低体温以及酸中毒会引起血小板和凝血因子功能的损害和酶活性下降,同时不稳定的凝血因子V和Ⅷ在库存血内可能遭到破坏,上述因素都有可能致使凝血功能发生障碍。从而引起出血。因此,医务人员应及时对患者进行止血工作,防治患者因凝血障碍导致二次出血,监测凝血时间、凝血酶原时间、优球蛋白的溶解时间等。大量输血的患者应该搭配输注血小板和血浆。

(3)低体温:由于患者失血过多进行治疗时输入了大量液体,而在这过程中血液循环量减少,能量代谢减缓致使患者体内能量大量丢失,产热不足从而造成患者体温下降。应在短时间内将库存血温度升至与室内温度相当的温度来解决此类情况。为了最优化凝血功能,推荐早期应用保温措施减少体温散失,使低体温患者恢复和保持正常体温。

(4)代谢性酸中毒:各种原因导致的大量失血,有效循环血量减少,全身组织持续灌注不足,组织缺氧,细胞的无氧代谢增强,从而产生大量乳酸、酮体等酸性代谢产物,从而引起代谢性酸中毒。应及时检测血乳酸含量,进行动脉血气分析等。并及时有效地采取措施干预,改善缺氧,改善组织灌注,必要时输注碳酸氢钠等纠正酸中毒。

17. 创伤患者麻醉诱导及维持

(1)麻醉诱导:本节案例患者入室时就有外周静脉通路,并给予适量补血补液,这对麻醉与手术安全很重要。如在充分恰当的纠正低血容量之后再开始麻醉,则麻醉常较平稳且安全性显著提高。除非特别紧急的情况,常在适当纠正失血性休克后才开始诱导麻醉。

所有外伤患者均被认为是饱胃,相关气管插管方案参加第八章第六节。

若患者严重休克,昏迷,或入急诊室前已心搏骤停,除氧气和可能使用肌肉松弛药外不需给予其他任何药物。当患者血压和心率充分恢复后才能开始少量使用麻醉药物。可能存在低血容量休克的清醒患者,首选依托咪酯进行麻醉诱导。

给药操作原则是无论选择哪种诱导药都要从小剂量开始,以滴定方式给药。近期证据表明,滴定给药方式可能比选择特殊药物更重要。

(2)麻醉维持:麻醉维持期间注意保持呼吸循环的稳定。对循环管理要到达以下目标:维持良好的血压;控制心律失常;支持心泵功能;改善微循环。保持呼吸道通畅和充分供氧是呼吸支持的根本措施。

创伤性休克患者可选用芬太尼和肌肉松弛药维持麻醉。芬太尼对心血管功能差的患者能提供良好镇痛作用,对血流动力学影响较小。但因有轻度扩张周围静脉作用,开始应用剂量宜小($2\sim10\mu g/kg$)。若能耐受上述剂量者,追加时可适当增量。

吸入麻醉剂一般用于全麻维持,N_2O有加重气胸或颅脑积气的危险,且其与阿片类药物合用时可降低心排血量,不宜常规应用于创伤患者,尤其不适用急性多发伤患者。七氟醚起效和苏醒迅速,对气道无刺激作用,可用于麻醉诱导与维持。

肌肉松弛药常选用非去极化肌肉松弛药,如维库溴铵对心血管影响甚微,罗库溴铵的起效时间(3倍ED_{95}剂量)接近琥珀胆碱,均可用于创伤(休克)患者。阿曲库铵有一定的组胺释放和降血压作用,严重创伤及休克患者应谨慎使用;已对于上运动神经元损伤和大面积烧伤患者,琥珀胆碱因可引起高钾血症而忌用。

18. 创伤患者术中低体温的定义和不良反应

正常人核心体温为 36.5~37.5℃，体表温度为 33℃左右。核心体温是指机体深部重要脏器的温度与体表温度相对应二者之间温度梯度约为 2~4℃。围术期由于各种原因导致机体核心体温低于 36℃的现象称为围术期低体温，又称围术期意外低体温。

体温过低的不良反应包括：①心血管方面，围术期心血管不良事件在体温正常患者的发生率约为 14%，而在低体温患者却高达 63%，其中室性心律失常、心肌缺血、术后心肌梗死并发症在体温正常和低体温患者中的发生率均存在显著差异（24% 比 79%，13% 比 36%，15% 比 18%，均 $P<0.05$）；②切口感染，外科伤口感染率在低体温患者中可高达 19%，而在体温正常患者中仅为 6%。伤口拆线时间延长 1 天，住院时间延长 2.6 天；③凝血，凝血/纤容功能障碍，输血需求增加；④苏醒延迟，麻醉药物效能和代谢改变、术后苏醒推迟、留观时间延长；⑤寒战不适增加等并发症（表 10-4-4）。

表 10-4-4   低体温不良结局

不良结局	具体描述
手术切口感染	体温下降 2℃时患者切口的感染发生率明显增高
心血管不良事件	低体温可抑制窦房结功能、引起心律失常、并可增加外周血管阻力、增加心肌做功和耗氧，引起心肌缺血
凝血功能下降	低体温可减弱血小板功能、降低凝血酶活性、通过调节测定温度后的血栓弹力图监测提示，低体温导致血栓形成过程受阻、血液凝集强度减弱
麻醉苏醒时间延长	低体温可延缓麻醉药物代谢，导致患者麻醉苏醒速度减慢、苏醒时间延长
住院时间延长	低体温导致患者在麻醉恢复室滞留时间延长，进入重症监护室概率增加、术后恢复缓慢、住院时间延长

19. 创伤患者围术期低体温的防治

防治低体温的方法有很多，大致可分为被动和主动预防两类，目标是围术期治疗的标准应保持患者核心温度 36℃左右。

被动保温包括覆盖棉毯、手术单、保温毯等可减少 30%的热量散失，但不足以预防麻醉后患者体温降低，仍需实施主动保温措施主动保温措施包括以下几种：①压力暖风毯（forced-air warming blanket）是目前国内外文献及指南报道安全、有效和广泛使用的主动加温方法之一，其不仅适用于普通成人还可用于特殊人群如新生儿、婴幼儿、肥胖患者，不增加切口感染概率。手术时间≥30 分钟即推荐使用压力暖风毯；②输液加温设备包含各类隔热静脉输液管道、水浴加温系统、金属板热交换器、对流加温系统等低流速或高流速加温设备，美国血液标准协会不建议红细胞采用水浴和微波加温方法，且温度不应超过 43℃；③其他保温措施包括体腔灌洗液加温至 38~40℃、提高手术室温度不低于 21℃等方式均可有效减少术中热量丢失。

【术后管理】

20. 创伤患者术后镇痛的实施

疼痛是创伤患者最主要的并发症，剧烈疼痛可给伤员带来生理、精神双重伤害，直接影响救治效果，可能产生多种并发症。

创伤患者的疼痛治疗的目的是在安全和最低不良反应的前提下达到良好的镇痛并且患者的满意度高。应注意不少患者容易耐受中等以下疼痛，但难以耐受中度以上的恶心呕吐、头晕等可能和镇痛药物有关的不良反应。目前临床上推荐采用多模式镇痛，联合应用不同镇痛技术或作用机制不同的镇痛药，作用于疼痛传导通路的不同靶点，发挥镇痛的相加或协同作用，又由于每种药物的剂量减少，不良反应相应减轻。

常采用的方法包括：①超声引导下的外周神经阻滞与伤口局麻药浸润复合；②外周神经阻滞和/或伤口局麻药浸润+对乙酰氨基酚；③外周神经阻滞和/或伤口局麻药浸润+非甾体抗炎药（NSAID）或阿片类药物或其他药物；④全身使用（静脉或口服）对乙酰氨基酚和/或 NSAID 药物和阿片类药物及其他类药物的组合。这里需要注意的是，多发创伤的患者有潜在出血可能，应用非选择性 NSAID 需要格外谨慎，因为 COX-1 的抑制，会抑制血小板聚集,可能会增加出血。已经存在的急性肾损伤的患者禁用 NSAID,包括选择性 COX-2 抑制剂。患者自控镇痛(patient-controlled analgesia,PCA)。PCA 具有起效较快、无镇痛盲区、血药浓度相对稳定、通过冲击(弹丸)剂量及时控制爆发痛,并有用药个体化、患者满意度高等优点,是目前手术后镇痛最常用和最理想的方法,适用于手术后中到重度疼痛。

21. 严重创伤患者术后常见并发症的识别与处理

(1) 急性呼吸窘迫综合征(ARDS):ARDS 是由多种病因导致的以呼吸困难、低氧血症、肺顺应性下降、透明膜形成等肺部病理改变为特点的一种急性呼吸衰竭,死亡率极高。术后发生 ARDS 是创伤患者的严重并发症之一。多发性创伤、严重创伤、低血压、误吸、脂肪栓塞和 DIC 等因素均可导致 ARDS。80% 以上的复合伤伴有胸部外伤,大多数严重外伤患者都有呼吸异常,呈现低氧血症和过度通气。

(2) 术后急性肾衰竭:急性肾衰竭(ARF)是指肾小球滤过率突然或持续下降,引起氮质废物体内潴留,水、电解质和酸碱平衡紊乱,所导致各系统并发症的临床综合征。创伤出血造成血容量不足和低氧血症,挤压伤引起的肌红蛋白增高,伴有肾、膀胱、尿道外伤的复合伤、麻醉手术对肾灌注和肾小球滤过率的影响,抗利尿激素(antidiuretic hormone,ADH)和醛固酮分泌使肾小管再吸收增加,及抗生素的使用,均可能引起急性肾衰竭。近期研究指出,创伤后所致的 ARF 是一种严重的并发症,研究发现最易发展为 ARF 的疾病分别为腹腔积血、颅脑损伤、挤压伤综合征、多发长骨骨折。主要病因以低血容量和横纹肌溶解症常见。

此外,急性肾损伤(AKI)常发生于严重创伤进行液体治疗过程中,液体输注正平衡可导致急性 AKI 发生和较差的长期肾脏结局。当前,对严重创伤患者复苏的最佳终点尚未确定,因而可能导致过度液体输注。在一项对 364 名患者的研究中,对严重创伤的患者进行过度容量治疗(48 小时液体输注大于 2L)是 AKI 发生的独立且具有递增关系的危险因素。未来的研究应更加关注液体反应性,作为严重创伤者液体复苏的终点,避免不必要的液体输注和并发 AKI。

(王 军)

第五节 关节置换手术的麻醉

【知识点】

1. 主要关节的神经支配
2. 关节置换常用术式和病理生理特点
3. 关节置换手术前的准备要点
4. 关节置换手术麻醉方法的选择原则
5. 关节置换手术中的管理要点
6. 关节置换手术中的节血措施
7. 关节置换手术中致命并发症的预防和治疗
8. 神经阻滞在关节置换手术中的重要性
9. 关节置换手术的术后管理

【案例】

患者女,72 岁。30 年前被诊断类风湿关节炎,服用甲氨蝶呤 6mg/周,泼尼松龙 35mg/周。膝和胫骨持续疼痛逐渐加重行走困难。双膝关节畸形,拟行双膝关节置换手术。高血压 30 年,血压最高 160/100mmHg,口服络活喜(氨氯地平)、依那普利治疗,血压平素控制在 110~140/80~90mmHg。4 年前脑梗死,未遗留肢体活动不利。患者既往慢性阻塞性肺疾病,近期无急性肺部感染。

【疾病的基础知识】

1. 膝关节的神经支配

膝关节前部由股神经的肌支、闭孔神经前支以及隐神经支配。其中隐神经支配膝关节的前内侧,股神经至股中间肌的肌支支配髌上部,股神经至股外侧肌的肌支支配前外侧,这些分支相互吻合并重叠分布。股神经前皮支支配膝关节前面 2/3 的皮肤,隐神经发出髌上支,支配关节内侧及内上侧。

后部由坐骨神经及其分支胫神经和腓总神经以及闭孔神经后支支配。胫神经的一支分布于膝关节囊的后侧。腓总神经的支分布于膝关节囊的前外侧。闭孔神经的后支沿股动脉及腘动脉至膝关节,分布于膝关节囊的后内侧,这些关节分支在终止于关节后囊之前相互交叉形成一个密集的神经丛。

2. 髋关节的主要神经支配

支配髋关节的神经前后各两条,前方包括股神经和闭孔神经,后方有坐骨神经和臀上神经。股神经发出的关节支,主要来自耻骨肌支,其次为股四头肌支,在关节囊前方支配近侧的内面及远侧的外面。股神经关节支主要分布于髂股韧带的下部,也分布于关节囊的后上部及耻股韧带。由闭孔神经发出的关节支分布于关节囊内侧,终于耻股韧带。由臀上神经发出的关节支分布于关节囊后方的上部及外部,至股方肌的支则稀疏分布于关节囊的后部。总体来说,髋关节大部分由闭孔神经支配,由于闭孔神经同时支配膝关节,因此有时临床上的髋关节疾病,可首先表现为膝关节疼痛。

3. 肩关节的神经支配

肩关节复合体的主要肌肉受来自 C_5 至 C_8 的臂丛神经支配。肩关节和周围组织的感觉神经:胸锁关节接受从颈丛 C_3 和 C_4 发出的神经根支配。肩锁关节和盂肱关节接受 C_5 和 C_6 神经根以及肩胛上神经和腋神经的支配。

4. 踝关节的神经支配

踝关节的神经主要来自腓总神经、胫神经、隐神经及腓肠神经等。踝关节前面的内侧半由腓深神经或由腓深神经及隐神经的分支共同分布,有时只有隐神经分布,少数有胫神经的分支参与;外侧半多由腓深神经的分支分布。踝关节后方的内侧半由胫神经的分支分布,少数由腓肠神经分布;外侧半多由腓肠神经分布,有半数,胫神经也同时分布。

5. 关节置换患者常见合并疾患的主要病理生理变化对麻醉管理的影响

国人平均寿命的延长意味着越来越多的高龄患者接受各种医疗服务,骨关节置换手术是其中的一个重要组成部分。老年患者术前应当根据美国麻醉医师协会(American Society of Anesthesiologists, ASA)分级、代谢当量水平、营养状况、是否存在可疑困难气道、视力状况、精神/认知状况、言语交流能力、肢体运动状况、是否急症手术、近期急性气道疾患、过敏史、脑卒中病史、心脏疾病病史、肺疾病病史、内分泌疾病病史、用药史(包括抗凝药物等)、头颈部放疗史、既往外科病史等对患者进行全面评估,以期全面掌握患者的身体状态。麻醉医师对此类手术高龄患者应实施精细化和个体化的麻醉,为患者提供最佳手术条件、尽量减少疼痛,保障患者的围术期安全。

尽管既往研究认为全身麻醉与椎管内麻醉对于患者的转归没有差别,但最近的国际共识认为,出于对老年患者脆弱脑功能的保护,推荐在能够满足外科麻醉水平的条件下,优选使用神经阻滞技术,包括椎管内麻醉、外周神经阻滞麻醉等方式,对于术前服用抗凝药物的患者,如果没有时间进行抗凝治疗替代转化,可以优选外周神经阻滞技术实施麻醉。

【术前评估与准备】

6. 类风湿关节炎的发病和诊断

类风湿关节炎(rheumatoid arthritis, RA)是一种慢性的、炎症性的自身免疫系统疾病,可引发关节部位的疼痛和肿胀,并导致关节破坏,最终导致关节畸形和功能丧失,可并发肺部疾病、心血管疾病、恶性肿瘤及抑郁症等。RA 的全球发病率为 $0.5\% \sim 1\%$,中国大陆地区发病率为 0.42%,男女患病比率约为 $1:4$。

目前国际上有两种分类标准协助诊断。

(1) 美国风湿病学会 1987 年修订的 RA 分类标准:如下 ≥4 条并排除其他关节炎可以确诊 RA。①晨僵至少 1 小时(≥6 周);②3 个或 3 个以上的关节受累(≥6 周);③手关节(腕、MCP 或 PIP 关节)受累(≥6 周);④对称性关节炎(≥6 周);⑤有类风湿皮下结节;⑥X 线片改变;⑦血清类风湿因子阳性。

(2) 2010 年美国风湿病学会/欧洲抗风湿病联盟的 RA 分类标准:有至少一个关节具有明确的临床滑膜炎(肿胀),或具有滑膜炎,用其他疾病不能得到更好的解释。

7. 关节置换手术前访视需要重视的检查

术前访视需评估患者的麻醉手术风险,以制定适宜的麻醉计划,降低围术期并发症。患者多为老年人,合并症较多,除了血尿常规、凝血功能、免疫功能、胸片、心电图等常规检查外,还应特别重视心肺功能及脑血管功能的检查。对于长期的高血压病史的患者,需要评估靶器官功能的损害情况,超声心动可以评估是否存在左室肥厚、心肌梗死、心力衰竭等心脏损伤,尿常规、血清肌酐、尿素氮可以评估是否存在肾脏损伤,眼底视网膜病变及可以评估小动脉受损情况。对于既往慢性阻塞性肺疾病病史的患者,还需要行动脉血气分析、肺功能检查

（包括对支气管扩张剂的反应）评估阻塞的严重程度。对于既往脑梗死病史的患者，需要检查血脂、血糖明确是否合并高脂血症、糖尿病等疾病，常用的脑血管病变检查手段包括颈动脉血管超声、经颅多普勒、磁共振脑血管造影、CT 血管造影以及数字减影血管造影等，可根据神经内科等专科会诊意见选择性实施。

8. 关节置换患者平时服用药物对手术麻醉的影响及术前应用策略

络活喜和依那普利为常用口服降压药。络活喜即苯磺酸氨氯地平片，为 Ⅰa 类钙通道阻滞剂，能明显舒张动脉血管，对静脉影响较小。治疗剂量的钙离子通道拮抗剂对血流动力学无明显影响，而且能增加静脉麻醉药、吸入麻醉药、肌肉松弛药和镇痛药的作用，术前无需停药。依那普利属于血管紧张肽转化酶抑制剂（angio-tensin-converting-enzyme inhibitors，ACEI），通过抑制血管紧张素转化酶活性减少血管紧张素 Ⅰ 和血管紧张素 Ⅱ 的生成，扩张外周血管。术前持续口服 ACEI 药物的患者，围术期低血压的风险显著增高，建议在术前 24 小时停用。

RA 常用治疗药物包括缓解病情抗风湿药（disease modifying antirheumatic drug，DMARD）、生物制剂和糖皮质激素等几类。甲氨蝶呤属于非生物制剂 DMARD，围术期可安全应用，无需减量或停药。对于持续应用糖皮质激素的患者，合理适量补充糖皮质激素可预防肾上腺皮质危象发生，但可能增加术后感染的风险，因此需要根据患者的糖皮质激素应用史以及手术类型和手术时间来决定围术期糖皮质激素的使用情况。对于术前长期使用糖皮质激素的 RA 患者，围术期可以继续使用常规每日剂量的激素，无需在围术期额外补充糖皮质激素。

9. RA 患者术前是否可服用镇痛、抗焦虑药物

RA 老年人通常有长期慢性疼痛，术前即应开始镇痛治疗，以减少术后疼痛，促进关节功能康复。术前可使用非甾体抗炎药（NSAID）、对乙酰氨基酚以及 α_2 受体激动剂可代替阿片类药物，或者与阿片类药物联合应用进行预防性镇痛。NSAID 和对乙酰氨基酚可显著减少阿片类药物的用量及相关的胃肠道不良反应。然而对于老年患者，需要评估上消化道、脑、肾、心血管疾病的风险后选择性使用 NSAID。如果患者消化道溃疡或出血的危险性较高，可使用选择性 COX-2 抑制剂。如果患者心血管疾病危险性较高，应慎用 NSAID 类药物，可使用对乙酰氨基酚或阿片类作为替代镇痛药。

RA 老年患者术前常伴有焦虑、紧张，可以给阿米替林、普瑞巴林等抗焦虑药物，不仅可以改善患者的抑郁焦虑状态，还可改善围术期睡眠。苯二氮䓬类药物可增加围术期神经认知紊乱的发生，术前用药应尽量避免。

【术中管理】

10. 关节置换患者麻醉方式的选择

全膝关节置换手术（total knee arthroplasty，TKA）常用的麻醉方法有区域阻滞、全身麻醉和复合麻醉等。区域麻醉不仅能满足手术需要，还可提供良好的术后镇痛。相较于全身麻醉，区域麻醉还能够降低术后肺并发症、深静脉血栓、感染、输血率及总体并发症方式率，缩短住院时间。因此，区域麻醉更利于老年 TKA 患者术后康复。对采用区域麻醉的患者，术中持续输注 α_2 受体激动剂右美托咪定，有助于缓解患者焦虑紧张的情绪，减少术后认知功能紊乱（postoperative neurocognitive disorder）的发生。老年人术中使用任何镇静催眠药物都应防止过度镇静，呼吸抑制，并注意防止心动过缓和低血压的发生。

区域阻滞（regional anesthesia）包括椎管内麻醉（intrathecal anesthesia）和外周神经阻滞（peripheral nerve block）。椎管内麻醉包括硬膜外麻醉、蛛网膜下腔麻醉以及蛛网膜下腔复合硬膜外麻醉。蛛网膜下腔阻滞起效快、肌肉松弛效果满意，效果确切，但无法提供长时间的麻醉效果；单纯硬膜外麻醉失败率较高，起效慢，但置入硬膜外导管后，可延长麻醉时间，适用于长时间手术，还可用于术后镇痛。腰硬联合麻醉则具有两者的优点，适用于难度大、时间长的手术。拟行双侧 TKA 术的患者，手术时间较长，如果无椎管内麻醉禁忌证，腰硬联合麻醉为最佳选择。

如果存在椎管内麻醉禁忌、穿刺困难或心肺贮备功能很差时，可选择外周神经阻滞技术。膝关节神经支配复杂，主要由股神经、闭孔神经以及坐骨神经的分支支配。要达到手术麻醉效果，不仅应考虑手术部位的镇痛、肌肉松弛效果，还要解除止血带疼痛，需要多种神经阻滞联合技术，包括腰丛复合骶旁坐骨神经阻滞、股神经+闭孔神经+经臀/臀下/腘窝坐骨神经阻滞等。

随着心脑血管疾病发病率的升高以及对静脉血栓的日益重视，使用抗血小板药物（如氯吡格雷、普拉格雷、替卡格雷或噻氯匹定等）或抗凝药物的患者也日益增多。对于使用抗凝、抗血栓药和其他因素导致凝血功能障碍的患者，应注意规避椎管内麻醉可能导致引起严重并发症的风险，此时可选择喉罩或气管插管全身麻醉复合浅表外周神经阻滞。如果选择全身麻醉,推荐使用短效镇静、镇痛、肌肉松弛药物,避免使用影响术后认知功能的东莨菪碱、长托宁等抗胆碱药物以及咪达唑仑等苯二氮䓬类药物。

11. 超声引导辅助定位对椎管内麻醉的影响

传统的椎管内麻醉是以手触摸骨性解剖标志进行定位,对于类风湿关节炎患者,尤其是已经伴有脊柱畸形的患者,徒手触摸骨性解剖标志定位存在一定的难度。穿刺前利用超声扫查,可准确定位穿刺间隙、预测硬膜外腔或者蛛网膜下腔的深度,并通过测量前后复合体(黄韧带、硬膜外腔、后部硬脊膜在超声图像上呈一条高回声线状结构,统称为"后复合体";前方的硬脊膜、后纵韧带、后部的椎体通常呈现一条高亮的线状结构,即"前复合体")的宽度,预测椎管内穿刺的难易程度,选择适当的穿刺间隙。

12. 应用外周神经阻滞进行 TKA 手术麻醉的方法

应用外周神经阻滞进行 TKA 手术麻醉,不仅应考虑膝关节的镇痛、肌肉松弛,还应考虑止血带部位的麻醉效果,故外周神经阻滞组合方案包括腰丛阻滞联合坐骨神经阻滞骶旁入路或 Labat 点入路。常用局麻药为 0.375%~0.5%罗哌卡因、布比卡因或左旋布比卡因,腰丛 20~30ml,骶丛阻滞 15~20ml。对于老年患者实施多支神经阻滞应重视局麻药用量,避免总量过大造成局麻药中毒。

股神经、闭孔神经和/或坐骨神经阻滞,复合喉罩全麻,对生理影响小,苏醒迅速,术后镇痛满意,可用于高龄、心肺功能不全患者。

各神经阻滞具体操作方法详见本书第三章第三节 外周神经阻滞部分。

13. 采用全身麻醉的注意事项

机体老龄化可引起一系列病生理改变,包括药物分布容积降低、代谢减慢,因此老年患者对麻醉药物的敏感性增加、药物效能增加。全身麻醉术中需要监测麻醉深度避免过度镇静。研究显示,以丙泊酚为基础的静脉麻醉对术后认知功能影响较小。辅以右美托咪定,可以抑制应激、减少 PONV 及术后谵妄。老年患者对阿片类药物的敏感性增加,药物半衰期将会延长,呼吸抑制及苏醒延迟的发生率也显著增加,因此需要谨慎使用中长效的阿片类。肌肉松弛药的药代动力学随年龄增加会有显著差异,如果合并肝肾功能不全会显著延长其作用,术中最好进行肌肉松弛监测,推荐选择顺式阿曲库铵等以 Hofmann 消除为主要代谢途径的药物以减少肌肉松弛残余的风险。

术中采用肺保护性通气策略(lung protective ventilation strategy)能够降低术中和术后肺不张、术后肺损伤和肺部感染的发生率。肺保护性通气策略的具体措施方案目前并不统一,主要包括以下几点:①在满足机体氧合与气体交换的前提下,吸入氧浓度 FiO_2<60%;②采用小潮气量(6~8ml/kg 理想体重),理想体重的计算方法为:男性 kg=50.0+0.91×(身高 cm-152.4),女性 kg=45.5+0.91×(身高 cm-152.4)进行机械通气;③中度呼气末正压(positiveendexpiratorypressure,PEEP)5~8cmH_2O,PEEP 值从 5cmH_2O 开始,采取个体化方案;④间断性肺复张性通气。

14. 关节置换手术中应采用的监测方法

监测的选择基于患者既往身体状况。如果患者既往高血压、脑梗死病史、慢性阻塞性肺疾病、类风湿关节炎,预计手术持续时间较长,失血较多,需开放粗的静脉通路,心电图、脉搏氧饱和度、无创血压、桡动脉置管监测有创动脉血压、间断血气分析、出血量、尿量。如施行全身麻醉监测呼气末二氧化碳、如采用吸入性全麻药,监测呼气末麻醉气体浓度、气道压力、体温、脑电双频指数(BIS)等。

15. 关节置换手术中氨甲环酸的应用

全膝关节置换手术围术期失血较多,从 300~1 000ml 不等,研究发现,抗纤溶药物可以减少纤溶酶激活,从而稳定纤维血栓,减少出血。氨甲环酸(TXA)是临床上常见的抗纤溶药物。TKA 围术期应用 TX 可减少术中及术后失血量,减少输血率。TXA 的用法多样,可以口服、静脉、关节内注射或组合使用,目前 TKA 术中推荐的单次静脉给药方案为:切开皮肤前(不应用止血带者)或松止血带前 5~10 分钟,20~60mg/kg 或 1~5g 静脉滴注完毕。TXA 不会影响 PT 或者 APTT 时间,不增加围术期并发症发生率。即使对于合并深静脉血栓栓塞、脑卒中、冠心病等的高危患者,TXA 也不会增加动静脉血栓栓塞事件。对术前预期有较高输血风险、手术中预计失血量较大等患者,围术期推荐使用氨甲环酸。行双侧 TKA 的患者,围术期失血风险高,若术前评估无严重的心脑血管疾病,术中推荐使用 TXA。

16. TKA 术中应用止血带的收益、风险及注意事项

TKA 术中应用止血带可以有效止血、保证视野清晰、便于精确操作。然而止血带也可引发局部疼痛、神经肌肉损伤、缺血/再灌注损伤、静脉血栓形成等不良反应。因此,TKA中使用止血带应该严格掌握使用指征,包括:①关节畸形严重,需要清除大量骨赘及广泛软组织松解;②手术时间长,出血多;③有轻度凝血功能障碍。如患者存在以下情况,则不建议使用:①手术时间<1.5小时;②术中控制性降压稳定;③出血量<200ml;④合并下肢动脉粥样硬化,尤其是狭窄、闭塞的患者。

为了减少止血带的不良反应,下肢应用止血带应该注意以下事项:选取适宜型号的止血带,止血带袖口宽度应大于肢体半径;下肢止血应在大腿中上1/3处;下肢的安全袖带压力为350mmHg或收缩压+100mmHg;加压时间应控制在1.5小时之内,若手术时间较长,术中应放松止血带,10分钟后再充气至原有压力。

止血带可引起严重的心血管反应,止血带加压驱血时会增加有效循环血量及外周血管阻力,引起高血压;松放止血带时血液瞬间涌入下肢,有效循环血量下降,大量有毒代谢产物入血,可引起急性循环功能障碍,严重可导致止血带休克。老年人对循环波动的调节能力和耐受力显著降低,为减轻止血带应用引起的心血管反应,应严格控制止血带加压时间,松止血带前应适当补液,减慢止血带放气速度或分段放松止血带,必要时可使用α肾上腺素受体激动剂纠正低血压。

17. TKA术中使用骨水泥的收益、风险及注意事项

目前TKA的固定方式有骨水泥型、非骨水泥型和混合型。骨水泥型为TKA术的标准方式,技术成熟。非骨水泥型因其具有更长效的生物学固定、更有助于保存骨量、避免水泥残渣等优势日益受到关注,但非骨水泥TKA对截骨的精确度和下肢力线的排列要求更高,对手术器械和手术技术也提出了更高的要求,其后续效果仍有待研究,因此目前临床上仍以骨水泥为主要固定方式。但骨水泥也有其缺点,如填充可引起骨水泥植入综合征(bone cement implantation syndrome,BCIS),威胁患者生命安全。

骨水泥植入所引起的一系列临床症状包括低血压、心律失常、严重低氧血症、心肌梗死、肺动脉压增高等。BCIS的严重程度差异很大,大部分患者表现为骨水泥植入后出现短暂的低血压、心动过缓及低氧血症,可自行恢复,或使用小剂量的麻黄素、多巴胺等血管活性药后恢复。小部分患者可出现恶性心律失常,甚至心搏骤停及休克,死亡率达0.6%~1%。

因TKA患者多为老年患者,心肺功能储备不足,不能耐受剧烈的血流动力学紊乱,因此加强术前评估和术前准备提高心肺功能,有利于预防BCIS。在骨水泥和假体植入过程中,需要增加吸入氧浓度,维持合适的有效循环容量,密切监测动脉压力波形或增加无创血压测量频率。一旦发生BICS,立刻进行积极复苏。首先应充分保证患者的氧供,可加压面罩给氧,必要时气管插管辅助呼吸。积极进行液体复苏,当收缩压下降幅度>20%基础值时,使用正性肌力药物增强心室收缩力,使用血管活性药(如去氧肾上腺素和去甲肾上腺素)改善心肌灌注。如发生心搏骤停则按心肺脑复苏进行救治。

18. 膝关节置换手术中及术后的自体血回输措施及注意事项

近年人工全膝关节置换手术的手术率逐年增高,由于手术创面大、失血多,因此人工全膝关节置换手术有较高的输血率。由于血源紧张,医院用血矛盾日趋突出,为解决血源问题,并减少输血所致传染病,大力推广自体血回收以尽量减少异体血的输入具有积极意义。

通常认为出血量超过500ml时有必要采用自体输血,失血量越大,收益越大。TKA术中常采用止血带,通常术中失血量不大,自体血回输在膝关节置换手术中并未常规应用。而TKA术后,因为手术创面大、失血多,是自体血回输的时机。有研究表明,术后使用自体血回输装置被证明是安全可靠的,与常规负压引流装置/不引流进行比较,在术后血红蛋白水平、住院时间、伤口感染等方面更有优势。近来,也有相关研究认为避免止血带对下肢血管、神经的损伤,避免止血带对内环境和循环的影响,术中不宜应用止血带行膝关节置换手术,因此,术前应与术者充分沟通,如术中不应用止血带、行双膝置换或者稀有血型患者,应根据情况决定是否行术中回收式自体输血。

血液回收的缺点包括红细胞破坏、凝血功能障碍、微血栓和污染。为避免回收血液的红细胞破快,甚至导致溶血、血红蛋白尿等并发症,要注意避免术中吸引器压力过大。

19. 膝关节置换手术中发生肺栓塞的风险及其监测和防治措施

肺血栓栓塞的主要病因在于静脉内血栓脱落,随血流行至肺动脉并阻塞其主干或分支,这些血栓主要来自下肢深静脉。膝关节置换手术患者在围术期活动减少、甚至卧床和制动致静脉血流缓慢;手术局部操作、药物、其他化学物质及止血带的影响可致静脉血管壁损伤,膝关节置换手术经常会在术中使用止血带,在加压和释压过程中,也可能使原存在与下肢血管的血栓脱落,随血流上行,阻塞肺动脉形成肺血栓栓塞;创伤后组织因子释

放、外源性凝血系统的激活等使得血液处于相对高凝状态。这些都成为膝关节置换手术发生肺栓塞的原因。

因关节置换手术有游离脂肪的释放、有破裂的血管允许脂肪进入、髓腔压力增加进一步促进脂肪进入血管，故除了肺血栓栓塞，人工关节置换手术中植入假体时也应警惕脂肪栓塞的发生。

膝关节置换手术患者合并心房颤动、心脏瓣膜置换手术或其他心脏疾病，既往应用华法林治疗的患者，术前5天停用华法林，使术前国际标准化比值（international normalized ratio，INR）降低至1.5以下；停用华法林期间推荐给予治疗剂量的低分子量肝素或普通肝素皮下或静脉注射进行桥接抗凝。接受桥接抗凝的患者，术后切口出血停止，可在24~48小时后重启华法林治疗；对于手术创伤大、出血风险高的大手术，术后给予肝素的时间可延后至术后24~72小时或患者凝血状态稳定后。

术前接受服用抗血小板单一种类药物的患者，心血管事件低危者，术前5~7天停阿司匹林、术前7天停氯吡格雷、替格瑞洛或普拉格雷。服用双联抗血小板药物的冠状动脉支架植入患者术前应停用氯吡格雷或普拉格雷7天以上、阿司匹林5~7天，并改用桥接抗凝。术后24小时后可恢复使用氯吡格雷和阿司匹林。

对于行区域阻滞的清醒患者，术中首先要注重患者主观症状的监测，包括呼吸困难、呼吸急促、胸痛、咯血、烦躁、多汗、心悸、发热等；对于全身麻醉患者，监测方面应注意患者是否出现心动过速、低血压甚至休克、心电图改变（非特异性，最常见为窦性心动过速，当肺动脉及右心负荷增高时可出现 S I Q Ⅲ T Ⅲ、肺型 P 波等改变）等；动脉血气分析也有助于诊断，急性肺栓塞患者多数存在低氧血症，且肺泡-动脉氧分压差比动脉氧分压对诊断更有意义。

肺栓塞治疗的目标是抢救生命、稳定病情，使肺血管再通，预防血栓再发，平衡出血风险。治疗手段包括：呼吸循环支持，维持呼吸循环稳定，纠正低氧血症，抗休克治疗，保护重要脏器功能。抗凝治疗；溶栓治疗；肺动脉取栓、肺动脉导管溶栓；放置腔静脉滤器防止大块血栓再次脱落等。

20. 除膝关节外其他部位的关节置换手术及麻醉方法选择

除膝关节置换之外，有髋关节置换、肩关节置换、肘关节置换、腕关节置换、踝关节置换，其中髋关节、膝关节置换是应用较广、比较成熟的关节置换。

下肢大关节置换，可采用全身麻醉、硬腰联合麻醉或区域神经阻滞。肩关节置换可采用全身麻醉或区域神经阻滞复合喉罩麻醉。

21. 肩关节置换术中的循环监测和循环管理的注意事项

影响肩关节置换（shoulder replacement）手术出血的危险因素包括男性、体重指数、手术持续时间、手术时机和维生素 K 抵抗。增加肩关节置换围术期输血率的因素包括年龄、术前血红蛋白水平、ASA 分级、维生素 K 抵抗、冠心病、外周血管疾病以及肾脏疾病。

减少肩关节置换手术术中出血，首先在于手术操作技术、减少手术时间和选择合适手术时机。术中应早期适当扩容，适当的血液稀释。在预计手术难度大、持续时间长、行反肩置换时创面大等情况，可考虑术中使用回收式自体血回输技术，能减少异体输血率，必要时输血。注意长时间手术体温变化，加强保温；严密监测循环、呼吸变化；备好血管活性药物。

肩关节置换手术经常采用沙滩椅位（beach chair position）的体位，沙滩椅位手术的注意事项如下。

（1）体位保护：头部不能过伸和扭曲，以防脊髓缺血损伤；健侧肢体处于功能位，减少健侧肩胛关节的摩擦力；臀下垫软垫可使髋、膝适当屈曲，保持生理弯曲；足跟用衬垫保护，以减小压力。

（2）行肩关节置换手术的通常为老年患者，老年患者循环代偿功能减弱，全身麻醉会引起血管扩张，如果突然改变为上身抬高的沙滩椅位可引起急性循环功能代偿不全，表现为血压骤然降低，心率明显减慢，因此改变体位应缓慢进行。如果角度超过30°时，应加强呼吸与循环的监测。

（3）沙滩椅位时头高于心脏水平，脑灌注压下降，加之控制性降压，增加了脑缺血损伤的风险。研究发现沙滩椅位患者常伴有脑氧饱和度的下降。术中应使用有创动脉血压直接测压，以外耳道高度作为直接动脉测压的零点水平。有条件时进行脑血流灌注监测、脑氧代谢监测或脑功能监测，及时发现脑部低灌注，尽早纠正病因。

肩关节置换手术因创伤较大、无法应用止血带，术者常在术中要求控制性降压，目的是减少失血、改善术野环境。控制性低血压最大的危险在于脑血流不足造成脑缺氧性损害。肩关节手术的患者常为高龄、合并心脑血管疾病，且沙滩椅位患者的头高于心脏水平，脑灌注压下降，因此术中应谨慎行控制性降压技术，注意降压时机、持续时间和降压水平。术前全面仔细检查，严格掌握适应证。准确估计失血量并及时补充血容量。必须根据患者的情况、结合手术的具体要求，连续动脉血压监测、心电图、结合中心静脉压、血氧饱和度、尿量、BIS 等指标，在满足手术要求的前提下尽可能维持较高的血压。

肩关节置换手术的其他术中问题如骨水泥反应、肺栓塞的预防和处理原则同膝关节置换。

【术后管理】

22. 膝关节置换手术后外周神经阻滞镇痛的组合方式

TKA 术后疼痛程度为中度至重度疼痛，做好 TKA 术后镇痛对术后康复与早期功能锻炼起着至关重要的作用。

目前 TKA 围术期临床常用的镇痛方法为外周神经为主的多模式镇痛。外周神经阻滞包括股神经阻滞、收肌管阻滞、坐骨神经阻滞、闭孔神经阻滞等。术后镇痛多使用低浓度长效局麻药 0.125%~0.375% 罗哌卡因、布比卡因或左旋布比卡因。单次或连续股神经阻滞（femoral nerve block）是 TKA 术后镇痛的经典方法，它可以提供较静脉镇痛更好并接近于硬膜外镇痛的镇痛效果，其恶心、呕吐发生率极低。股神经阻滞最大的缺点是股四头肌肌力减弱及其导致的摔倒风险增加以及膝关节后侧镇痛不良。收肌管阻滞（adductor canal block）较股神经阻滞的优势在于选择性阻滞了远端的感觉神经，不影响股四头肌肌力，从而降低摔倒风险，并且可以提供与股神经阻滞相当的镇痛效果。

单一股神经或收肌管阻滞主要解决膝关节前方的疼痛问题，而术后腘窝处疼痛仍然明显。股神经或收肌管阻滞结合坐骨神经阻滞术后镇痛效果更佳。坐骨神经阻滞也存在下肢肌力减弱问题，还可能引起足下垂。多种神经阻滞联合应用时，应注意局麻药中毒问题。

另一种缓解膝关节后方疼痛的方式为腘动脉与关节后囊之间注射局麻药（interspace between the popliteal artery and posterior capsule of the knee，IPACK）。IPACK 阻滞的目标神经是坐骨神经的终末分支。它不仅可以为膝关节后方提供有效的镇痛，并且不影响下肢远端的运动。目前有关 IPACK 的临床研究尚比较缺乏，最适局麻药浓度及容量尚无定论，临床上应用较多的局部麻醉药配方是 0.2%~0.25% 罗哌卡因 15~30ml。近期研究显示，股神经阻滞联合 IPACK 阻滞，可降低 TKA 术后阿片类药物的用量；收肌管阻滞联合 IPACK 阻滞有利于患者进行物理治疗期间，并缩短住院时间。

对于术后数天剧烈疼痛并且要求行物理康复治疗的膝关节手术，连续外周可能比单次注射更有优势。连续外周神经阻滞要注意导管打折、脱出和对肌力的影响。

23. 收肌管阻滞与股神经阻滞镇痛相比的优势及操作方法

收肌管主要阻滞股神经的终末分支隐神经，隐神经在股三角内伴股动脉外侧下行至收肌管，在收肌管下端穿大收肌腱板，行于缝匠肌和股薄肌之间，在膝关节内侧穿深筋膜，伴大隐静脉下行，支配髌骨下方、小腿内侧及足内侧缘的皮肤。

最新的几项 Meta 分析均显示收肌管阻滞（adductor canal block）可以提供和股神经阻滞一样的镇痛效果，并且同样可以降低阿片类药物的用量。同时较股神经阻滞，股四头肌肌力减弱不明显，患者可以早期运动，院内摔伤风险降低。

用于 TKA 术后镇痛的收肌管阻滞定位方法可以通过股骨长度或缝匠肌与股动脉相关位置定位。

（1）股骨长度定位：股骨中段水平或股骨中下段水平。股骨中段水平是将超声探头置于髂前上棘和髌骨上界的中间。超声扫描，可定位股浅动脉位于缝匠肌的深层，隐神经通常位于股浅动脉的前外侧方，呈高回声结构。当显示股浅动脉和隐神经时，可采用平面内技术，进行单次或连续置管阻滞。股骨中下段水平即收肌管内，将探头置于股骨下三分之一水平，通过超声扫描定位缝匠肌下的股浅动脉并向远端追踪，直至其分支处。阻滞点位于分支处近端 2~3cm 处，此处隐神经与股浅动脉紧密相邻。

（2）通过股骨长度或缝匠肌与股动脉相关位置定位：超声下股动脉位于缝匠肌内侧为近端收肌管阻滞；股动脉位于缝匠肌下方为中段收肌管阻滞；股动脉位于缝匠肌外侧为远端收肌管阻滞。

24. 延长单次神经阻滞持续时间的方法

选用长效局部麻醉药物进行单次神经阻滞是延长阻滞持续时间的常用方法。在安全范围内增加局麻药的剂量可以在一定程度上增加单次神经阻滞的持续时间，但是有增加局麻药物中毒和神经损伤的风险。除此之外，已经有研究将缩血管药（如肾上腺素）、阿片类药物、糖皮质激素、α_2 受体激动剂（可乐定、右美托咪定）等药物与局部麻醉药物合用来延长阻滞时间，利用不同的作用机制，来达到延长单次神经阻滞持续时间的目的。肾上腺素有缩血管效应,减慢局麻药吸收,延长作用时间,使血药浓度上升平稳,降低局麻药中毒的风险。不良反应包括肾上腺素造成局部血管收缩,甚至导致神经缺血。合用阿片类药是通过阿片受体在中枢及外周结合发挥作用。地塞米松有抗炎作用、提高抑制性钾通道对伤害感受 C 纤维的抑制作用以及收缩血管的作用。有研究显示静脉应用地塞米松与将地塞米松加入局麻药中能达到近似的延长局麻药作用时间的效果。地塞米松局部应用升高血糖、抑制肾上腺皮质功能的作用小于静脉给药。α_2 受体激动剂,尤其是右美托咪定,联合局麻药物,抑制冲动传导、延长局麻药物作用时间、降低阿片类药物用量、降低术后视觉模拟量表(visual analogue score,VAS)分数,是近年来的研究热点。

大多数研究仍需进一步的临床证据以得出确切和一致的结论,另外,药物相关的不良反应和非说明书用药也限制了常规应用。对于有外周神经病变的患者,为避免药物对神经的毒性反应叠加,应尽量避免在局麻药中添加佐剂。

25. 连续置管技术与使用长效局部麻醉药相比的优缺点

延长镇痛持续时间是连续置管技术(continuous catheterization)的最明显优势。另外,连续置管持续镇痛,能保证患者快速、有效、简便的缓解疼痛,用药个体化。同时,持续输注达到的稳定血药浓度,能避免血药浓度的剧烈波动所致的爆发痛,并能通过冲击剂量及时控制爆发痛。采用连续股神经(或收肌管阻滞)或/和坐骨神经阻滞用于术后早期持续镇痛,有利于康复锻炼。

连续阻滞相对于单次阻滞,理论上增加了出血、感染、神经损伤等发生的可能;持续置管技术的操作及管理更为复杂,技术方面需要更多的操作培训和理论支持,人员方面需要专人的随访和反馈。术后被阻滞部位肌肉无力、感觉麻木可能增加患者的不适主诉,甚至增加了患者因关节无力跌倒的风险。持续阻滞也需要相对更高的花费。另外,一些日间手术有患者早期出院的要求,而国内大多数医院家庭自控镇痛开展仍受到限制,因此连续置管持续镇痛达不到早期出院的目的。这些都是连续置管技术的劣势,并在一定程度上限制了持续输注镇痛的应用。

26. 关节周围浸润镇痛的实施方法和常用药物组合

关节周围浸润麻醉(periarticular injection,PAI)是指术后在膝关节周围组织、关节囊、肌腱、滑膜处行局部注射。因通常使用多种不同药物,也被称为鸡尾酒疗法。

比较常见的药物配伍包括局麻药、肾上腺素、阿片类药物(常用吗啡)、非甾体抗炎药(如酮咯酸),有些配伍还包括类固醇激素(地塞米松)。如果存在禁忌,其中任何一种药物都可以取消。目前尚缺乏不同配伍方案之间有效性及安全性的比较研究。

对主要源自骨科医师的临床随机对照研究的 Meta 分析发现,与外周神经阻滞相比,PAI 可减少 TKA 术后阿片类药物的用量,提供类似的镇痛疗效,且有保留股四头肌肌力的优势。收肌管阻滞联合 PAI,可以提供更好的镇痛效果。

27. 脂质体布比卡因

脂质体布比卡因(liposomal bupivacaine)是将布比卡因封存在载体分子中以延长其在作用部位的停留时间的一种布比卡因新剂型。2011 年 10 月美国食品药品管理局(FDA)已批准其用于痔切除及阻滞切除术局部浸润麻醉,并于 2015 年 12 月扩展了其应用范围,其中腹横肌平面(transversus abdominis plane,TAP)阻滞及 TKA 术后局部浸润麻醉包括在内(表 10-5-1)。美国 FDA 批准的最大剂量为 266mg。

表 10-5-1　脂质体布比卡因的临床应用

FDA 已批准的应用	说明书以外应用
痔切除术	外周神经阻滞
拇囊炎切除术	作为全膝关节置换手术关节内用药
TAP 阻滞	作为硬膜外用药
乳房成形术局部浸润	肋间神经阻滞
TKA 局部浸润	
腹股沟疝修复术局部浸润	

脂质体是由一层或多层双分子磷脂膜包裹水相所组成的微型球状物,可以是单室、多室或多囊。多囊脂质体内部由许多水性腔室以非同心圆的形式紧密填充构成,各水性腔室之间以脂质双分子层相隔。当某个囊泡破裂时,药物只从破裂的囊泡释放出来,只有当多囊脂质体最外层的膜破裂,才会使包封的药物破裂到外部介质,这种特殊的结构使其具有良好的缓释效应。脂质体布比卡因是使用 DepoFoam 技术制成的,每一个微粒都是由许多封存了布比卡因的水性腔室及隔开腔室的脂质双分子层组成。该结构可以稳定而缓慢释放布比卡因,进而延长布比卡因的疗效至 72 小时。

自 2011 年脂质体布比卡因被批准用于伤口局部浸润麻醉开始,已有很多研究针对其安全及有效性进行了探索。虽然目前被批准的应用范围有限,但是现有的研究已经提示其具有更长时间的术后镇痛效果。

28. 膝关节置换手术后多模式镇痛的方法

除区域麻醉镇痛和关节周围浸润麻醉外,膝关节置换手术术后多模式镇痛还包括:物理镇痛-冰敷、抬高患肢;传统 NSAID 类药物或选择性 COX-2 抑制剂药物镇痛,包括口服给药(双氯芬酸钠、塞来昔布、洛索洛芬钠等)、静脉或肌内注射(帕瑞昔布、氟比洛芬酯等)或贴剂;阿片类药物镇痛(包括曲马多、羟考酮、地佐辛、吗啡、芬太尼、舒芬太尼、可待因等),给药方式以口服、静脉或肌内注射为主。

29. 肩关节置换手术外周神经阻滞镇痛的方法

外周神经阻滞作为一种有效的术后镇痛方式,已经在肩关节置换手术后应用越来越广泛。肩关节的全部运动及大部分感觉都由臂丛神经支配。临床常用的外周神经阻滞镇痛方法包括单次或持续肌间沟臂丛神经阻滞、肩胛上神经阻滞联合或不联合腋神经阻滞以及关节周围局部浸润麻醉。

肌间沟入路臂丛神经阻滞(interscalene brachial plexus block)是肩关节术后应用最广泛、镇痛效果最为完善的神经阻滞镇痛方式,可阻断肩关节和整个上肢的感觉。肌间沟臂丛神经阻滞,缺点是运动阻滞明显,影响术后手术医师对术后运动功能的评估。C_5、C_6 神经根选择性阻滞,阻滞仅局限于肩关节,对前臂和手部运动和肌力影响小,近年来其应用越来越多。

肌间沟臂丛神经阻滞的另一并发症为膈肌麻痹,对于术前有呼吸功能障碍的患者膈肌麻痹可能造成术后呼吸困难。对这部分患者可实施肩胛上神经阻滞(suprascapular nerve block)或锁骨下臂丛神经阻滞。肩关节的大部分神经支配为肩胛上神经,一小部分为腋神经和胸外侧神经。通过体表定位联合神经刺激器或超声,可以在肩胛上窝阻滞肩胛上神经,联合或不联合腋神经阻滞,用于肩关节镜手术镇痛效果较好,但是对于开放性或广泛的肩部手术效果欠佳。随着超声在神经阻滞领域的应用,锁骨上臂丛神经阻滞的严重并发症气胸的发生率已经显著下降,有研究认为锁骨上臂丛神经阻滞能取得与肌间沟臂丛阻滞相似的对肩关节的镇痛效果,而对术后呼吸功能影响小。

肩关节周围局部浸润麻醉包括肩峰下或关节腔内局麻药注射或伤口周围局部浸润麻醉。肩峰下或关节腔内局麻药注射通常由外科医师手术结束时给予 20~50ml 不等的局麻药。应用长效局麻药进行伤口局部浸润麻醉,操作简单,但是通常持续时间短,并且目前还没有推荐的有效剂量。近期也有将脂质体布比卡因用于肩关节伤口局部浸润麻醉的研究。

30. 踝关节置换手术外周神经阻滞镇痛的方法

近 10 年,随着植入物及手术技术的进步,踝关节置换手术增长迅速。但是其术后疼痛管理却很棘手。踝关节置换手术术后疼痛是最严重的术后疼痛之一。其术后镇痛的管理也由静脉镇痛方式逐步转移到更有效的包含外周神经阻滞方式的多模式镇痛。有关踝关节置换手术术后镇痛的相关研究尚比较缺乏,有使用臀下坐骨神经阻滞、腘窝坐骨神经阻滞以及分别阻断胫神经及腓总神经用于踝关节置换手术的报道。

(李　民)

第六节　老年髋部骨折手术的麻醉

【知识点】

1. 老年髋部骨折的常见分型及手术方式
2. 老年髋部骨折的术前评估重点
3. 老年髋部骨折手术前的镇痛方式
4. 老年髋部骨折手术的时机
5. 老年髋部骨折患者合并症的术前治疗调整
6. 老年髋部骨折手术麻醉方式的选择

7. 老年髋部骨折手术中的管理要点

8. 老年患者的器官灌注特点

9. 老年髋部骨折患者围术期血液管理的特点及原则

10. 老年髋部骨折手术的术后镇痛

11. 老年髋部骨折患者术后谵妄的影响因素及诊断标准

【案例】

患者女，87 岁。因摔倒后右髋部疼痛、活动受限 4 小时入院，诊断为股骨粗隆间骨折（右），拟行手术治疗。既往有 2 型糖尿病 30 余年，使用胰岛素控制血糖尚可。高血压病史 30 年，口服美托洛尔控制尚可。冠心病病史 20 余年，4 年前置入药物洗脱型支架 2 枚，3 个月前因非 ST 段抬高型心肌梗死行冠脉药物涂层支架植入术，目前口服阿司匹林 100mg q.d.，氯吡格雷 75mg q.d.。

【疾病的基础知识】

1. 老年髋部骨折的常见分型及手术方式

通过使用骨折分类系统可以将髋部骨折分为不同的类型。髋部骨折分类方法是基于影像资料中骨折的类型制定的，通常不考虑先前的髋部手术、关节炎、癌症、发育不良、骨质量、软组织情况和疼痛等因素。髋部骨折主要是指位于小转子远端 5cm 以内的股骨近端骨折。并根据 X 线平片上的骨折解剖进行分类，必要时辅以 CT 或 MRI 扫描。根据骨折和髋关节囊的位置关系，将髋部骨折主要分成两大类：①囊内的股骨颈骨折；②囊外的股骨颈基底部骨折、股骨转子间骨折和股骨转子下骨折。这两种骨折在患者中的分布比例非常接近。

在囊内骨折中，所有指南都推荐内固定技术治疗无移位的股骨颈骨折，一定程度上推荐在老年患者的移位股骨颈骨折进行关节置换。在囊外骨折中，对于稳定性骨折（通常定义为 AO/OTAA1 型）推荐使用滑动髋螺钉，而对于不稳定骨折（通常定义为 AO/OTAA3 型和更远端）推荐使用髓内钉。

2. 髋关节的主要神经支配

髋关节的感觉神经支配源于股神经、闭孔神经和坐骨神经，手术切口周围的皮肤感觉由股外侧皮神经及肋下神经的分支支配，后侧入路手术时其切口皮肤由臀后皮神经支配。

【术前评估与准备】

3. 老年髋部骨折的术前评估重点

（1）老年患者的全面评估：对老年患者健康状态进行综合评估可明显降低死亡率、缩短住院时间。术前评估也应有不同学科的专家参与。通过询问病史，了解患者的合并症及其对患者预后和功能的影响，另外还要清楚这些合并症对创伤、麻醉和手术的影响。

1）信息收集：老年患者通常难以清晰陈述自己的既往病史、用药原因及剂量等，甚至很多患者因合并认知功能的问题无法提供信息。因此，医护人员通过询问家属及先前的影像学和病理学结果获得相关的资料信息很关键。

采用标准化表格可以确保获取所有必要的信息，包括术前认知功能的评估。通过这些信息可以确定那些已确诊的痴呆症患者，以及那些可能尚未确诊的痴呆症患者。这些患者有非常高的围术期谵妄的发生风险。有研究表明主动式老年髋管理可将髋部骨折后谵妄发生率降低三分之一，严重谵妄的发生率降低一半。

对老年患者重要脏器功能的评估有助于我们更好地了解并发症带来的影响和患者病情严重程度，特别是对于合并心肺疾病的患者。代谢当量（MET）是常用指标，其定义为静止时消耗的氧气量，等于每公斤体重每分钟 3.5ml 氧气量，可以轻松爬楼梯 4 层或以上（4MET 或更高）的人群一般不会有明显的心肺疾病，并且心血管风险较低（表 10-6-1）。

日常活动能力低的患者可能存在无症状的基础心血管疾病的，也可能是因为受到关节炎，骨质疏松伴脊柱后凸，肌肉减少等肌肉骨骼疾病，甚至肥胖症等疾病的限制。

2）心血管疾病：有缺血性心脏病史的患者是围术期心脏事件的高危患者，除此之外，还应考虑心血管危险因素，包括糖尿病、高血压和吸烟史。

表 10-6-1　代谢当量

体力活动	MET(代谢当量)
坐着阅读、看电视	1.0
洗漱和穿衣	2.1
缓慢步行	2.3
一般家务劳动	2.5
遛狗/(约 3km·h⁻¹)	2.7
缓慢骑行/打保龄球	3.0
园艺活动	3.6
快速行走/(5km·h⁻¹)	3.6
打高尔夫球	3.7
不间断地爬楼梯	4.0
跳舞	4.5
打网球/拍球运动	8.5

　　基础心电图可能显示存在无症状心脏病的征兆，比如新发左束支传导阻滞，出现 Q 波或胸前导联 R 波下传不良，均提示患者有心脏疾病的可能。超声心动图可明确心肌梗死区域的异常活动情况、评估左室功能和提示是否存在心脏瓣膜疾病。

　　需重视疑似冠状动脉疾病的患者，除非有明显的心动过缓或低血压，已经接受 β 受体拮抗剂治疗的患者应该在手术前继续常规剂量治疗。血红蛋白水平很重要，围术期贫血可能加剧心脏应变并可能增加心脏事件的风险。本节案例患者有明确的冠心病史。对于其他老年患者，还应考虑是否伴随其他心脏疾病。

　　A. 瓣膜性心脏病：合并瓣膜性心脏病的老年患者往往在体检时发现存在心脏杂音，最常见的是主动脉硬化或轻度二尖瓣反流。大型回顾性研究显示，6.9% 的髋部骨折患者存在未确诊的主动脉狭窄。这些信息可能会影响麻醉方式的选择并需要进行有创心功能监测。如果患者在主动脉区域出现收缩期杂音，并伴有运动时心绞痛史，不明原因的晕厥，用手触诊肱动脉，有肱动脉脉搏呈缓慢变强的表现，缺少第二心音或在没有高血压的患者心电图上存在左室高电压，则怀疑有明显的主动脉瓣狭窄。有中重度主动脉瓣狭窄的患者，围术期风险明显增加。

　　B. 心力衰竭：许多老年患者在入院时有心功能不全的病史或症状。治疗的主要方法是联合应用利尿剂、ACE 抑制剂、血管紧张素受体拮抗剂、β 受体拮抗剂、醛固酮受体拮抗剂以及肼屈嗪和硝酸盐等。越来越多的心力衰竭治疗包括电生理干预，如心脏再同步化治疗(CRT)，带或不带植入型心脏转复除颤器(ICD)的起搏器等。心力衰竭通常可以从病史、症状和所需药物进行相关疾病严重程度评估。

　　需要特别警惕出现失代偿性心力衰竭和液体超负荷的患者。急性左心衰竭患者需要在术前稳定病情，而病情的改变通常与冠状动脉的灌注有关。右心室功能较差和液体超负荷的患者需要使用高剂量利尿剂，密切监测水肿程度、体重和肾功能。

　　C. 起搏器和植入型心脏转复除颤器：如果过去 12 个月未检查过起搏器功能或者起搏器出现故障，需要术前对起搏器再次进行检查。了解置入起搏器的原因以及患者对起搏器是否依赖，在手术期间要保证起搏器工作状态正常，备用除颤器。

　　D. 心房颤动：靠药物控制心室率的房颤患者应在手术当天继续使用控制心率的药物(通常为 β 受体拮抗剂、维拉帕米等)。需要判断是永久性心房颤动还是阵发性心房颤动。胺碘酮、β 受体拮抗剂等药物常用于维持窦性心律并防止阵发性心房颤动，这些患者围术期可能再发心房颤动。

　　新发心房颤动，持续性心房颤动或阵发性心房颤动伴快速心室率的患者需要临床评估。如果心室率持续高于 110 次/min，则需要术前控制心室率。地高辛和 β 受体拮抗剂(静脉注射美托洛尔)可能需要 24 小时才能控制心室率。最有效的方法是静脉注射胺碘酮，通常在 1 小时内缓慢推注 300mg，接着 24 小时输注 0.5mg/(kg·h)。病情复杂的患者需要心脏病专家会诊。

3）糖尿病：围术期血糖控制不佳伴随着持续的高糖血症会导致脱水和伤口愈合不良。低血糖也会带来严重的后果，如谵妄、跌倒和癫痫发作。

术前，疼痛和应激可导致高血糖。本节案例患者术前定期监测血糖水平很重要。对口服长效降糖药或注射长效胰岛素的患者应密切监测血糖。

大多数口服降糖药的患者只要在手术当天停用药物即可，但吡格列酮无需停用。由于乳酸酸中毒的原因，有肾功能损害风险的患者，术前应停用二甲双胍48小时。

4）慢性肾病（CKD）：CKD在老年人中很常见、且手术并发症发生率较高。CKD患者常伴有尿素氮、肌酐和代谢产物升高。此外，CKD患者可能出现酸中毒、高钾血症、高血压和水肿。CKD还能造成红细胞生成素减少性贫血和维生素D羟化降低导致的低钙血症和高磷血症。CKD患者常见血小板功能障碍，从而增加出血风险。

术前应该把贫血和代谢异常纠正到可接受的限度。对于依赖透析的终末期肾病患者，术前24小时内应予以透析治疗以减少液体超负荷。

许多药物经过肾脏排泄，容易在CKD患者体内产生蓄积。需要调整此类药物剂量或给药时间间隔乃至避免使用。

麻醉通常会引起低血压，导致肾血流量骤降进而引起术后肾功能恶化。麻醉医师应该意识到CKD患者的肾储备功能不佳，从而避免低血压。

5）呼吸系统疾病：本节案例患者没有明确的呼吸系统疾病。但多数老年患者伴有呼吸系统疾病。术前评估，胸部X线片和动脉血气可提供重要的基础信息，有助于提前发现术后肺部并发症风险较高的患者，及时进行术前干预和优化治疗。多数髋部骨折的患者存在肺不张和肺部感染的风险，因此提倡早期手术和活动。患有潜在肺部疾病或未诊断出肺部疾病的吸烟者，发生呼吸道并发症的风险更高。

阿片类镇痛药和麻醉性药物可以减少呼吸动力，导致低氧血症、高碳酸血症和肺不张，应慎用。

肺源性心脏病和肺动脉高压患者可显著增加并发症和死亡率。

对于慢性阻塞性呼吸道疾病加重的患者，术前可能需要治疗和优化管理，但大多数呼吸道感染患者的手术不应推迟，除非其伴有脓毒血症、心血管功能不全或高流量氧依赖。

（2）药物治疗评估：麻醉医师应了解患者所有常规用药的种类及其适应证，并清楚哪种该继续服用或停用。大多数虚弱的老年患者脆性骨折后会出现血容量不足，因此围术期可能需要停用可能导致肾脏低灌注和急性肾衰竭的药物（如利尿剂、ACE抑制剂、降压药）。

围术期应该对长效镇静剂（如苯二氮䓬类药物、抗精神病药）重新评估或减少用量。

某些药物必须在手术当天的早晨伴少量水吞服（如控制心绞痛或心率的β受体拮抗剂、抗惊厥类药物和帕金森病药物）。

某些药物需要在围术期再评估和调整。服用氢化可的松治疗垂体衰竭或长期服用低剂量类固醇的患者，可能出现肾上腺衰竭，因此应增加剂量。

每一种处方药物都应该有明确的适应证，药物的益处应该大于风险。入院时接受的多学科综合管理时应及时评估药物治疗的情况。术前用药的再评估是老年患者综合评估的重要内容。

4. 老年髋部骨折的术前镇痛方式

骨折疼痛最好的治疗办法就是制动与固定。制动通常会迅速导致经口摄入不足、肌肉无力、坠积性肺炎、血栓栓塞性疾病、尿失禁和压疮等。早期手术通常是解决这些问题的最好选择。

（1）术前镇痛的基本原则：术前中度、重度疼痛不仅使患者遭受痛苦，也是谵妄的诱因之一。

静态疼痛可以通过常用的镇痛剂缓解，可以静脉注射对乙酰氨基酚和吗啡。对乙酰氨基酚不良反应很小，可有效减少谵妄的发生。可待因、曲马多等阿片类药物有明显的不良反应，老年人对恶心、呕吐、便秘和精神混乱的耐受性差，应该避免使用这些药物。同时，由于老年肾功能不良的患者可能无法有效代谢阿片类药物，甚至小剂量也会导致长期的不良反应。因此，如可能需要阿片类药物，应尽可能以最低剂量使用，以避免恶心、呕吐、镇静和呼吸抑制。非甾体抗炎药（NSAID）的使用可以加重胃的不良刺激和出血，因此用于治疗时应极其谨慎。服用抗高血压药物的患者同时使用非甾体抗炎药时，肾功能损害风险增加。

（2）局部神经阻滞：局部神经阻滞越来越多的用于治疗静态和动态疼痛，并减少对阿片类止痛药的需求。对于本节案例髋部骨折的患者，股神经阻滞和髂筋膜间隙阻滞（FICB）均有明显疗效。通过髂筋膜腔内进行单次大剂量注射（通常约30ml）局部麻醉剂对分布于大腿内侧、前侧和外侧以及股骨头范围的股神经、股外侧皮神经和闭孔神经进行阻滞。即使没有超声，FICB也可以由经过训练的医护人员进行操作，临床疗效良好。

5. 老年髋部骨折的手术时机

英国国家髋部骨折数据库显示，在采用全方位的老年骨折患者管理后医疗质量明显提高，死亡率降低。对于择期手术而言，术前对高风险患者的评估，可以降低术后并发症，缩短住院时间。

对于并存病情可以很快得到优化的患者，应进行基础病情的支持和优化后再进行手术。对于大多数患者而言，早期手术治疗（如入院48小时内实施手术）除可减轻患者疼痛外，还可降低术后并发症发生率和死亡率、改善术后自理能力。与入院48小时内手术相比，48小时后手术者术后30天死亡率增加41%，1年死亡率增加32%；患者手术拖延时间越长，住院死亡率越高；而在48小时内手术可降低术后死亡风险。此外，错过最佳手术时机也会导致肺部感染或深静脉血栓形成等并发症的风险明显增加。需要尽量避免因管理因素导致的手术延迟。建议应积极创造条件及早手术，条件具备时建议在髋部骨折后24~48小时内实施手术。

6. 老年髋部骨折患者合并症的术前治疗调整目标

术前并存疾病和合并症多的患者术后并发症的发生率高，应尽早明确诊断。出现如下情况可酌情推迟手术时间，建议内科治疗改善后应积极手术：①Hb<80g/L；②血钠浓度<120mmol/L，或>150mmol/L；③血钾浓度<2.8mmol/L，或>6.0mmoL/L；④可纠治的出凝血异常；⑤可纠治的心律失常，心室率>120次/min。对于新发心房颤动患者需排查左心房血栓、低钾血症、低镁血症、容量不足、感染、疼痛和低温等，并及时针对病因治疗；如复律失败或存在复律禁忌，可应用药物将心室率控制至<100次/min后尽早手术。

由于骨折出血、容量治疗引起血液稀释、营养状况不良和慢性疾病，术前40%的患者存在贫血。如未及时纠正，严重贫血可导致心、脑等重要器官氧供不足，并可严重影响预后。建议术前Hb<80g/L时应考虑输血，缺血性心脏病患者术前Hb<100g/L可考虑输血。

氧疗可明显降低围术期谵妄的发生率。建议所有患者均监测脉搏血氧饱和度（SpO_2）。而且无论老年髋部骨折后状态如何，建议伤后12小时内均应吸氧，12小时后根据血氧状态决定是否继续吸氧，目标是维持SpO_2水平在92%~98%。对于并存慢性呼吸系统疾病或Ⅱ型呼吸衰竭患者，维持SpO_2在88%~92%即可。术前肺部感染需要积极使用抗生素、氧疗和物理治疗，但在区域阻滞麻醉下尽快手术是避免或治疗肺部感染的有力措施，并鼓励患者术后早期活动，加强镇痛治疗与术后理疗。

老年髋部骨折患者易发生压疮，建议使用防压疮垫并进行规范的防压疮护理。

糖尿病患者多见，建议根据相关指南管理。除非有酮症酸中毒或脱水，无须因单纯高血糖而延期手术，但有效的糖尿病治疗可降低术后死亡率。

对于慢性肾脏衰竭患者肾性骨病或肾性贫血，建议调整透析计划，尽早手术治疗。

7. 老年髋部骨折手术麻醉方式的选择

麻醉方案的制定需要根据患者的年龄、虚弱度和合并症情况综合评估决定。通过改善术后镇痛，促进功能锻炼和饮食恢复，改善认知功能，来促进髋部骨折患者的康复。理想的状况是，患者在术后早期应当坐起，能清晰交流，正常饮食，没有疼痛，不需要吸氧、输液和导尿（这些措施均会妨碍活动）。虽然很难同时实现以上所有的目标，麻醉管理的最终目的应当在于促进尽可能多的目标的实现。

关于全麻与腰麻（复合或不复合镇静）相比，哪种麻醉方式更有助于患者的转归目前没有定论。可能因为全身麻醉和腰麻的操作和管理包括了众多不同的因素，两小时的麻醉也不可能对30天后的死亡率有决定性影响。

（1）全麻或腰麻利弊：针对全麻或腰麻哪种麻醉方法的术后死亡率低，近期的Meta分析、随机对照研究和大型观察性研究的结果互相矛盾。然而，腰麻术后早期并发症发生率和住院费用较全身麻醉低这一点上，结论一致。在临床工作中，许多麻醉医师会优先选择腰麻，老年骨科医师也报告腰麻患者术后恢复较好，理疗医师则报告腰麻患者术后功能活动较早。

虽然基于理论和实践的结果，老年患者应避免全身麻醉（和镇静），但是和大量的麻醉和外科不良反应，比如低血压，疼痛和镇痛用药，低氧血症和贫血相比，麻醉方式选择的影响显得比较小。相反，在手术期间，麻醉医师应当注重仔细的监护患者，通过适当的干预，比如补液和血管活性药的，麻醉深度和脑组织氧合水平的监护和调整，来维持正常的生理机能。

（2）周围神经阻滞：在实施全麻或腰麻时，周围神经阻滞（髂筋膜间隙阻滞、股神经阻滞、腰丛神经阻滞或局部浸润)能明显减少术中术后阿片类药的用量。髂筋膜间隙阻滞是一种简便易行的阻滞技术,能够提供髋关节和手术切口部位的镇痛。预先进行髂筋膜间隙阻滞或股神经阻滞能够减少患者摆放侧卧位行腰麻穿刺时镇静药物的使用剂量。预先复合使用外周神经阻滞可以减少各年龄段全麻药物的维持剂量。

(3)腰麻:腰麻的理想目标在于达到手术侧下肢2小时以内、$T_{10} \sim T_{12}$ 感觉平面以下的单侧神经阻滞,同时避免腰麻的交感阻滞作用导致过度的低血压,建议使用低剂量局麻药实施腰麻。

(4)镇静:本节案例的老年患者,腰麻维持过程中尽可能减少使用或不使用镇静药。一般情况下,腰麻复合外周神经阻滞的老年髋部骨折患者会在整个手术过程中处于睡眠状态,这是因为腰麻后患者疼痛缓解。如果患者需要镇静,应当在最少的时间内使用最小的剂量,以免药物蓄积和术后不必要的镇静。可以选择对呼吸循环没有明显影响的镇静药。如果使用了持续输注镇静,最好使用麻醉深度监测来指导镇静药物的使用。

理论上,丙泊酚代谢比较快,它的代谢产物没有药理作用(不似咪达唑仑),它也不会导致持久的认知功能损伤(不似氯胺酮),是可选的镇静用药。但使用丙泊酚需关注呼吸循环的变化。右美托咪定对呼吸循环功能影响较小。部分文献认为右美托咪定的应用可以降低术后谵妄的发生率。

(5)全身麻醉:老年患者对全身麻醉的心血管抑制更加敏感(负性心率和外周血管扩张作用)。和腰麻相比,全身麻醉患者发生低血压更为常见。和年轻患者相比,尤其在术前复合使用了外周神经阻滞时,老年患者需要更低剂量的麻醉维持用药。

为了减少术中低血压的发生率,可以通过使用麻醉深度监测(如 BIS 指数和熵指数)维持合适的麻醉深度以避免术中知晓。

全身麻醉时,置入喉罩保留自主呼吸可以避免机械通气时的病理生理效应,气管内插管可以避免误吸性肺炎,但究竟选择喉罩还是气管插管取决于麻醉医师的临床经验。与腰麻相比,全身麻醉术后发生呼吸衰竭更加普遍,肌肉松弛药会剂量依赖性地增加术后发生呼吸并发症的风险。

8. 老年髋部骨折手术围术期氧供需平衡的维持

不论是全身麻醉还是腰麻,髋部骨折手术麻醉过程中低血压发生比率较高,全身麻醉发生率更高,术后死亡率与血压下降的程度正相关。低血压可以通过使用少量的麻醉药、严密地监测血压、避免脱水和使用合适的血管活性药来避免。

避免低血压能够降低术后脏器缺血相关并发症的发生,比如思维混乱/谵妄,心律失常,急性肾损伤和运动功能恢复差。以下措施还可以进一步减轻缺血相关并发症:术后充分的血液氧饱和(如 $SpO_2 < 90\%$、给予鼻导管吸氧)、避免过度的贫血(如术日和术后第 1 天立即检查血红蛋白浓度,考虑是否输血)和提供充分的镇痛(以减少氧耗)。需要强调的是,不应该仅仅通过减少麻醉药的剂量来降低低血压的发生比率,还需要减少输液量,从而避免稀释性贫血,以及复合使用外周神经阻滞,减少缺血事件的发生。

9. 不同麻醉状态下肺栓塞的识别

肺栓塞是由于栓子堵塞肺动脉而引起的一系列轻重不一的临床表现。栓子可以是血栓,气栓,脂肪栓等。肺栓塞发生后,临床表现与堵塞的肺段数有关。由于肺血管床减少,通气血流比例失调,导致氧合功能下降,进一步可因为肺血管阻力增加,肺动脉高压而诱发右心衰竭。

清醒状态或镇静状态时,患者往往诉呼吸困难,同时伴有 SpO_2 下降,烦躁不安,惊恐等,部分患者还有胸痛感。严重时患者会因为急性右心衰竭,急性心排血量下降导致血压下降,心率上升,心绞痛,晕厥等。如果镇静程度较深,可能患者没有主诉,只在监护上表现为 SpO_2 下降,心率上升,血压下降等。心电图显示新发性完全性或不完全性右束支传导阻滞。凝血检查 D-二聚体升高。

患者处在全麻插管状态时,除了上述临床监护指标的变化之外,还体现在呼吸末 CO_2 突然下降,血气分析显示动脉血 CO_2 上升。因肺栓塞引起反射性支气管痉挛而表现为气道压上升。

【术中管理】

10. 老年髋部骨折患者的术中管理要点

(1)手术室管理:由于老年髋部骨折患者并存疾病和合并症较多,麻醉风险大且管理复杂,建议安排经验丰富的高年资医师或建立专门的临床小组,特别是能很好掌握区域阻滞技术的医师实施。建议手术室温度控制在 $20 \sim 23\,^{\circ}\mathrm{C}$,湿度控制在 $50\% \sim 60\%$。联合充气温毯和液体加温措施积极保温,既能符合感染控制要求,也有利于减少围术期低体温的发生。

（2）麻醉方法选择：见【术前评估与准备】7. 老年髋部骨折手术麻醉方式的选择。

（3）术中监测：常规监测包括心电图、无创袖带血压、SpO_2、呼气末二氧化碳（$ETCO_2$）和体温监测。对合并严重心脑肺并存疾病或一般情况差的患者，建议常规监测有创动脉血压。全麻患者麻醉深度监测很有必要。

（4）目标导向血流动力学管理和血容量优化措施：对老年危重患者，建议利用新型微创或无创连续血流动力学监测技术监测心排血量，根据目标导向容量管理原则精确管理，维持理想血流动力学状态；老年患者脏器的血流灌注对血压有显著依赖性，建议预防性或治疗性给予去甲肾上腺素受体激动剂[如去甲肾上腺素 $0.05 \sim 0.10\mu g/$（$kg \cdot min$）]维持血压不低于术前基线血压10%。血流动力学优化应涵盖术前、术中及术后3个时期。

建议有条件单位术中镇静或全麻时常规监测麻醉深度，保障个体化用药和控制理想的麻醉深度。脆弱脑功能患者建议行无创局部脑氧饱和度监测（rSO_2），维持 rSO_2 绝对值不低于50%，或者不低于入室后基线数值的20%；术中如果出现 rSO_2 低于正常值，可考虑提升血压或纠正低的血红蛋白水平。如果缺乏相应监测脆弱脑功能氧供需平衡的条件，建议围术期给予 α_1 肾上腺素受体激动剂将患者血压维持在术前基线血压水平。全麻患者监测血气并调整通气参数维持 $PaCO_2$ 在 $35 \sim 45mmHg$（$1mmHg = 0.133kPa$），维持 Hb 不低于 90g/L。

11. 老年患者的器官灌注特点

老年患者的器官灌注更依赖于血压水平，患者不能耐受明显的血压下降（<20%），并存糖尿病、高血压、脑血管疾病的患者，对低血压的耐受力更差。

老年患者麻醉过程中的血压下降多与静脉容量血管张力的快速下降有关。老年患者与年轻患者相比，在麻醉状态下，静脉容量血管张力更容易丧失。老年患者自主神经兴奋性下降，循环系统自主调节能力减弱，对麻醉和手术的应缴适应能力下降，麻醉过程中不易维持血流动力学稳定。

12. 老年髋部骨折患者围术期血液管理的特点及原则

入院时存在贫血是预后不良的独立预测指标，此类患者约占髋部骨折患者的10%~12%。它通常反映患者存在潜在的疾病，如恶性肿瘤、慢性肾病或营养不良。尽管证据存在争议，但大多数临床医师还是会把术前血红蛋白目标值定为至少100g/L。

可以根据股骨颈骨折的类型来大致预测失血量；囊内骨折失血量约1 000ml，囊外骨折失血量1 200ml，股骨转子间或转子下骨折失血量可达1 600ml。服用抗血小板药物或抗凝药物的患者，失血量可能更大。

临床医师的输血决策应基于术前不同的个体情况，需考虑患者虚弱程度，心肺储备及功能等级。通常，对于身体状况尚可的患者保持血红蛋白80g/L以上，对心肺储备较差的患者保持血红蛋白100g/L以上。

13. 使用骨水泥的收益、风险及注意事项

骨水泥植入综合征指在使用外科手术器械时，和/或将骨水泥植入股骨骨髓腔的过程中发生的心肺功能损害或心搏骤停。使用骨水泥的髋部骨折手术中，有20%的患者发生骨水泥植入综合征，其中大约0.5%的患者发生心跳呼吸骤停。

重要的是需要识别发生骨水泥植入综合征的高危患者，包括超高龄、使用利尿剂和合并心肺疾病（尤其是急性呼吸系统病变）的患者。和使用非水泥型假体（生物型假体）相比，使用水泥型假体行髋部骨折修复手术，可以增加术后无痛活动，降低再手术的风险。然而，麻醉医师和骨科医师术前应当权衡使用水泥型假体的获益和骨水泥植入综合征的风险。

如果必须要应用骨水泥，在骨水泥和假体植入过程中，出现低氧、低血压、意识丧失者应怀疑骨水泥反应。改良手术技巧（如髓腔清洗、骨水泥植入前充分止血、使用骨水泥枪逆行灌入骨水泥、髓腔引流、短柄假体、尽可能轻柔地植入假体）可降低骨水泥反应风险。使用植物型骨水泥可减少化学骨水泥导致的相关并发症。植入骨水泥时，要提高吸入氧浓度、避免容量不足、加强监护。出现骨水泥反应时，吸入纯氧、补充液体并使用血管活性药物如小剂量肾上腺素（$5 \sim 50\mu g$，可多次重复）和快速起效糖皮质激素如甲泼尼龙（1mg/kg）维持循环稳定。

【术后管理】

14. 老年髋部骨折患者的术后镇痛要点

首选神经阻滞镇痛技术，包括髂筋膜阻滞、股神经阻滞、腰丛阻滞以及以上技术的联合，其次选择硬膜外镇痛，外周神经阻滞镇痛效果接近硬膜外镇痛。切口局部浸润用于髋部手术后镇痛效果不佳。

由于 NSAID 药物在老年患者中不良反应增加,包括消化道出血和肾脏毒性,建议谨慎使用。对乙酰氨基酚相对安全,可作为预防性镇痛和多模式镇痛的选择。谨慎应用阿片类药物;如果使用,应加强术后呼吸功能监测以防止呼吸抑制导致严重并发症。

15. 老年髋部骨折患者术后谵妄的影响因素及诊断标准

老年髋部骨折患者是术后谵妄的高发人群,术后老年患者谵妄的发生率为 15%~53%,髋关节骨折后则是 40%~60%。

老年髋部骨折手术术后谵妄高发的原因如下。

(1) 高龄:老龄是术后谵妄的独立危险因素,高龄患者髋部骨折术后谵妄的发生率较高。

(2) 合并症多:术后谵妄的发生与脑变性或退化性病、脑血管病、心肝肺肾等脏器疾病、内分泌病、代谢病、感染性疾病、水及电解质紊乱、精神过度紧张等有关,高龄且合并症较多的患者术后谵妄发生率为 16%~50%。

(3) 术前用药(如阿托品、东莨菪碱):老年患者术后谵妄可能是在大脑退行性变的基础上,多种因素相互作用导致大脑神经递质的改变有关。乙酰胆碱的下降和多巴胺的升高可能是引起术后谵妄的重要因素。阿托品及东莨菪碱有可能会增加老年髋关节置换患者术后谵妄的发生率,可能与其抗胆碱作用有关。

(4) 骨科手术大、出血多:手术创伤及失血多,术后机体处于应激状态,由于老年患者自我调节功能减退,不能及时调节内环境的稳定,术中、术后低氧血症,或组织器官缺氧,中枢神经递质释放减少,导致脑功能受损,可能是造成谵妄的原因。

(5) 脂肪栓塞与低氧:髋部骨折及手术相关的脂肪栓塞综合征可致低氧血症。脂肪栓塞综合征可引起肺动脉高压、低氧血症、CO_2 蓄积等症状。由于创伤激发体内某些因子,促使脂类代谢紊乱,血浆乳糜微粒悬浮稳定状态遭到破坏,不断聚集成较大的脂肪小球脂栓,脂栓停滞于肺成为肺脂栓,脂肪栓塞多为亚临床型损害。栓塞可引起低氧血症;同时关节置换手术中若应用骨水泥填充,使栓塞和低氧血症发生率进一步增加,从而增加了谵妄的发生率。

(6) 术后疼痛:骨科手术术后疼痛剧烈,尤其是股骨粗隆部骨折手术后疼痛剧烈。疼痛是术后谵妄的重要危险因素。疼痛的严重程度与谵妄的发生率密切相关,减轻术后疼痛可以降低谵妄的发生率。

诊断谵妄的主要标准是 DSM 或 CAM。

使用 DSM 时,目前的标准是 DSM-5,需要满足以下 5 个条件:①意识障碍(即对环境认识的清晰度降低),伴注意力不集中、或变换目标能力的降低;②认知的改变(如记忆缺陷、定向不全、语言障碍)或出现知觉障碍;③短时间内发生的(一般数小时或数天),并在一天内有所波动;④病史、体检或实验室检查提示为一般躯体情况的直接生理性后果;⑤不能用已有的、正在进行的神经认知障碍来更好解释,也不是出现在觉醒水平严重降低如昏迷时。分为急性(数小时或数天)和持续性(数周或数月)。

谵妄评估表(confusion assessment method,CAM)的诊断标准分为 4 个方面:①意识状态的急性改变,病情反复波动;②注意力不集中或不注意;③思维紊乱;④意识清晰度(除外意识清晰)。如果有①和②存在,加上③或④的任意一条即为 CAM 阳性,表示有谵妄存在。其灵敏度 94%~100%,特异度 90%~95%。

老年髋部骨折谵妄管理的要点:医疗保健专业人员应提供护理,并通过以下方式最大限度地降低患者谵妄的风险并最大限度地提高其独立性。①在患者出现髋部骨折的即刻,就应该积极寻找患者是否存在认知损害相关表现;②入院后重新评估患者,以确定是否有新发谵妄的出现;③针对每个患者的不同特点,提供符合谵妄的个体化护理。

(王　庚)

参 考 文 献

[1] 中华医学会麻醉学分会骨科麻醉学组. 中国防治恶性高热专家共识. 中华医学杂志,2018,98(38):3052-3059.

[2] 陈裕光,李佛保,刘少瑜. 脊柱外科神经监测技术与实例图析. 广州:广东科技出版社,2018.

[3] 刘克玄,熊利泽. 围术期液体管理核心问题解析. 北京:人民卫生出版社,2018.

[4] 中华医学会麻醉学分会老年人麻醉学组,国家老年疾病临床医学研究中心,中华医学会精神病学分会,等. 中国老年患者围术期脑健康多学科专家共识(一). 中华医学杂志,2019,99(27):2084-2110.

[5] 中华医学会麻醉学分会老年人麻醉学组,中华医学会麻醉学分会骨科麻醉学组. 中国老年髋部骨折患者麻醉及围术期管理指导意见. 中华医学杂志,2017,97(12):897-905.

［6］张闻力,毕文志,董扬,等.中国骨肿瘤大手术加速康复围术期管理专家共识.中华骨与关节外科杂志,2019,12(5):321-327.

［7］FRERK C,MITCHELL V S,MCNARRY A F,et al. Difficult Airway Society 2015 guidelines for management of unanticipated difficult intubation in adults. Br J Anaesth,2015,115(6):827-848.

［8］KAUFMAN R M,DJULBEGOVIC B,GERNSHEIMER T,et al. Platelet transfusion:a clinical practice guideline from the AABB. Ann Intern Med,2015,162(3):205-213.

［9］SPAHN D R,BOUILLON B,CERNY V,et al. The European guideline on management of major bleeding and coagulopathy following trauma:fifth edition. Crit Care,2019,23(1):98.

［10］GLEN J,CONSTANTI M,BROHI K,et al. Assessment and initial management of major trauma:summary of NICE guidance. BMJ,2016,353:i3051.

［11］FAN E,BRODIE D,SLUTSKY A S. Acute respiratory distress syndrome:Advances in diagnosis and treatment. JAMA,2018,319(7):698-710.

［12］HARROIS A,SOYER B,GAUSS T,et al. Prevalence and risk factors for acute kidney injury among trauma patients:a multicenter cohort study. Crit Care,2018,22(1):344.

［13］KUMAR N,ZAW A S,KHINE H E,et al. Blood loss and transfusion requirements in metastatic spinal tumor surgery:Evaluation of influencing factors. Ann Surg Oncol,2016,23(6):2079-2086.

［14］OLSEN PL,HOFFMAN CR,GREEN MS. Naloxone infusion during thoracic endovascular aortic aneurysm repair to prevent spinal cord injury. J Cardiothorac Vasc Anesth,2018,32(2):e37.

第十一章　眼、口、耳、鼻、喉科

第一节　开放性眼外伤手术的麻醉

【知识点】

1. 眼压动力学
2. 眼心反射的机制
3. 开放性眼外伤手术的术前评估及用药
4. 眼外伤伴随的饱胃问题
5. 开放性眼外伤手术的时机选择
6. 开放性眼外伤手术的麻醉选择及麻醉关注点
7. 开放性眼外伤手术中的气道管理原则

【案例】

患者男,4 岁。晚饭后与同伴玩耍时,不慎被玻璃碎片扎入右眼,伤后 4 小时急诊就诊。既往体健,无手术史和药敏史。患儿表情淡漠,鼻腔分泌物较多。体温 36.8℃,右眼疼痛,畏光,视力光感,鼻侧角巩膜缘可见一横行裂伤约 5mm。双肺听诊呼吸音稍粗,未闻及湿啰音。诊断为右眼外伤,眼球内异物。拟急诊行清创探查,眼球内异物取出术。

【疾病的基础知识】

1. 眼压的产生及参考值范围

眼压(intraocular pressure,IOP)是指眼球内容物作用于眼球壁的压力,简称眼压。产生眼压的内容物包括房水,晶状体,玻璃体等,其中房水对眼压的影响最大。房水总容量为 0.13~0.3ml,主要成分为水,含有电解质、蛋白质、脂类、葡萄糖等成分。房水由睫状体中的睫状突产生,进入后房,经瞳孔流入前房,在虹膜角处进入 Schlemm 管,后流入巩膜外静脉,汇入海绵窦或静脉系统。正常情况下,房水的生成与排出处于动态平衡状态。任何原因导致的房水生成增加或者排除受阻,均可引起眼压升高。

眼压参考值为 10~21mmHg,两眼眼压差值在 5mmHg 以内。眼压昼夜存在差异,早晨高于晚间,但眼压昼夜差>8mmHg 者为病理性眼压。另外,40 岁以上人群眼压略高于 40 岁以下人群,性别间无明显差异。

2. **影响眼压的因素**

影响眼压的因素主要为 3 个方面:眼内容物及房水量的变化(为最主要的因素);巩膜壁和角膜壁固有顺应性的改变;外源性因素导致的眼外肌张力及眶周结构被动性变化。

(1)影响眼内血容量的因素

1)动脉血压:小的血压波动对眼压影响不大,但持续的高血压/低血压可导致眼压的升高/降低;氯胺酮可升高血压,增加血容量,进而升高眼压,但也有报道在儿童中应用氯胺酮并没有导致眼压的明显增加,与联合镇静药有关。

2)静脉压力:各种原因(比如咳嗽、呕吐、头低位、输液过多等)导致的静脉压升高可增加脉络膜血容量及眼眶的张力,引起眼压的升高;麻醉性镇静药(丙泊酚、吸入麻醉药)及镇痛药均可降低血压及静脉压,进而降低眼压。

3) 眼内基础血容量:眼内基础血容量的多少与眼内血管张力有关,而眼内血管张力是由 $PaCO_2$ 和间脑区域调控的。高碳酸血症导致脉络膜动脉扩张,基础血容量增加,进而升高眼压。去极化肌肉松弛药琥珀胆碱引起的肌颤可增加眼外肌张力,升高眼压,而非去极化肌肉松弛药具有降低眼压的作用。

(2) 影响眼内房水量的因素

1) 房水产生:在给予具有交感和副交感神经作用的药物后,可观察到刺激和抑制房水的形成。乙酰唑胺,β 肾上腺素受体拮抗剂,α_2 肾上腺素受体激动剂(阿法根、右美托咪定等)均能够减少房水的形成。

2) 房水排出:房水排出主要由前房和 Schlemm 管之间的小梁网调节。睫状肌收缩通过打开小梁网减少房水流出的阻力。阿托品的散瞳作用,使房水流出受阻,眼压升高;毛果芸香碱可缩小瞳孔,开放流出通道,降低眼压。前列环素类药物可增加葡萄膜-巩膜途径房水外流而降低眼压。苯二氮䓬类药物可引起瞳孔扩大,房水流出受阻,导致眼压升高。

(3) 外源性因素:预充氧时用力扣面罩,颈部包扎过紧,气管插管或拔管均可以引起眼压升高。术中过度通气可降低眼压,而窒息、通气不足、长时间腔镜手术可导致眼压升高。

3. 眼心反射的机制

眼心反射(oculocardiac reflex,OCR),主要是由术前进行眶内或眶后注射和术中牵拉眼外肌或眼压波动引起的心动过缓或心律失常。OCR 传入通路是通过睫状长神经和短神经到达睫状神经节,然后沿着三叉神经的眼支到达半月神经节,最后到达第四脑室底的三叉神经感觉主核。传出神经是迷走神经。反射最常见的表现是窦性心动过缓,但更多表现为房室传导阻滞、室性双性心律失常、室性心动过速、停搏等。眼心反射与手术操作刺激有关,当刺激结束时,反射停止。除手术刺激外,缺氧、二氧化碳蓄积、浅麻醉等也会导致眼心反射的发生。另外小儿患者更容易出现。治疗 OCR 的第一步是停止刺激,持续和重复的刺激通常会导致 OCR 疲劳。如果心动过缓持续存在,可能需要使用阿托品或格隆溴铵静脉注射,或在眼部肌肉附近局部注射、球后注射利多卡因可缓解。

【术前评估与准备】

4. 眼外伤患儿的术前评估

术前评估要充分了解患者现病史,是否有其他系统隐匿性损伤,是否饱胃,拟行手术方式,这样能够有效制定麻醉方案,在保留眼部功能的同时为外伤患儿提供最低的风险。

评估主要包括以下几点:①患儿整体的安全状态,基础病史;②完善的辅助检查;③是否伴有多发伤,有无眼眶,颅脑,肋骨等多处骨折,有无内脏出血的可能;④缓解高眼压,同时避免眼外因素导致的眼压进一步升高;⑤有无饱胃;⑥警惕和避免眼心反射的发生;⑦预防紧急情况的发生。

本节案例患儿既往体健,从受伤经过看没有跌倒头部撞击病史,为单纯角膜裂伤,不除外存在饱胃问题。

5. 眼外伤伴随饱胃问题的处理

本节案例患儿为饭后发生急诊眼外伤,明确饱胃状态。饱胃患者围术期恶心呕吐,反流误吸风险较高。另外恶心呕吐可进一步升高眼压。因而对眼球贯通伤、眼内容物脱出的患者更为危险。首先,该类患者术前禁忌胃管置入,因为胃管刺激导致的恶心呕吐,咳嗽等均可引起眼压升高,眼内容物脱出。其次,术前可应用胃复安(甲氧氯普胺),以促进胃排空,减少胃内容积。成年饱胃患者术前可给予甲氧氯普胺 0.15mg/kg 静脉注射;6~14 岁患儿给予 2.5~5mg 肌内或静脉注射;而 6 岁以下小儿每次给予 0.1mg/kg 肌肉或静脉注射。再次,竞争性 H_2 组胺受体拮抗剂法莫替丁、雷尼替丁等,质子泵抑制剂奥美拉唑等可抑制胃液分泌,提高胃液 pH。最后,麻醉诱导时,可选择快速顺序诱导(rapid sequence induction,RSI)气管插管。麻醉前充分预充氧,给予阿片类药物、丙泊酚、肌肉松弛药顺序诱导,同时压迫环状软骨,减少正压通气时间,减少正压通气期间进入胃的气体量。

6. 本节案例患儿的术前用药

术前用药的主要目的是,通过给予合理的药物,避免任何升高眼压的因素存在,比如咳嗽,用力,呕吐等。同时对于饱胃的患儿,积极预防误吸的发生。术前用药尽可能选择肠道外给药,减少创伤下胃肠吸收功能的不确定性。

该患儿可预防性注射甲氧氯普胺(0.1mg/kg)促进胃排空。阿片类药物应谨慎使用,以免引起恶心呕吐,进而升高眼压。H$_2$受体拮抗剂(西咪替丁,20mg/kg,静脉滴注)可术前应用,有效降低吸入性肺炎的发生,但在婴幼儿中慎用。

大多数镇静类麻醉药可通过缓解焦虑和提供镇静来降低眼压。在麻醉诱导前几分钟静脉注射安定,咪达唑仑可降低眼压。口服或鼻腔咪达唑仑可用于儿童。口服可乐定也可用于成人或儿童,以缓解焦虑,并减少术后恶心呕吐的发生率。

该患儿入手术室时距进食已6个多小时,且配合度较好,未用术前药物。

7. 小儿眼外伤合并上呼吸道感染的处理

小儿患者免疫力低于成年人,神经系统、呼吸系统发育不完善,易受外界影响,同时眼外伤在一定程度上进一步抑制机体免疫功能,因而眼外伤患儿,尤其是5岁以下,多合并上呼吸道感染(upper respiratory infection, URI)。这种情况下,若对小儿进行气管插管术,围术期呼吸道并发症显著增加,严重者导致患儿气道梗阻、窒息,甚至死亡。对于眼外伤合并呼吸道感染患儿,根据眼外伤严重程度进行综合评估。对于手术不宜拖延者,在给予抗生素控制呼吸道感染的情况下进行急诊手术。对于可允许的限期手术,先给予抗感染治疗,好转后再进行手术。麻醉诱导过程力求平稳,避免患儿哭闹。诱导前可给予氯胺酮镇静,同时给予足量阿托品(0.02mg/kg),使呼吸道迅速干燥。术中备好吸引器,吸痰管,警惕患儿恶心呕吐导致误吸,或者呼吸道分泌物阻塞气道等情况。

本节案例患儿体温正常,鼻腔分泌物较多,双肺呼吸稍粗,怀疑伴发上呼吸道感染。追问病史,1周前感冒,发热,伤前基本恢复,伤后3个多小时乘车奔波,加上哭闹,呼吸道感染似有加重。

【术中管理】

8. 开放性眼外伤手术时机的选择

开放性眼外伤(open eye injuries)尽快手术。对合并休克或重要脏器损伤者,尽快抢救生命。对于化学性损伤者,首先分秒必争地用大量的水冲洗,然后急诊手术。对于无感染迹象的开放性眼外伤尽可能在伤后12小时内手术,最迟不超过24小时;而可疑眼内炎的开放性眼外伤,应立即手术。

本节案例患儿为开放性眼外伤,且眼球内存在异物。尽管存在呼吸道感染,但症状轻微,体温正常,应急诊手术。

9. 开放性眼外伤手术麻醉方法的选择

对于伤情明确、简单表浅的手术,可选择局部麻醉,或者局部麻醉复合镇静麻醉。对于眶周阻滞或者球后阻滞不推荐,考虑操作过程中患者因局部穿刺用力眨眼,同时局部麻醉药会在眶周填充,均可导致眼压的升高,加重损伤的可能。

全身麻醉在开放性眼外伤手术中首选,尤其小儿。全身麻醉避免患者在长时间术中出现焦虑,体位移动,同时保证充足的时间进行手术。对于创伤比较局限,一般情况较好,低误吸风险患者,可选择喉罩通气全身麻醉,术中吸入或静脉麻醉维持,术后苏醒迅速。喉罩可降低气道不良刺激,减少气管插管带来的血流动力学波动。但对于创伤较重,一般情况不稳定,或者高误吸风险(如饱胃)患者,则气管插管全身麻醉。

本节案例患者为儿童,存在高误吸风险,因而首选气管插管全身麻醉。

10. 开放性眼外伤手术麻醉诱导药物的选择

麻醉诱导药物包括镇静药、镇痛药和肌肉松弛药。除氯胺酮外,大多数镇静,镇痛药物均不增加眼压。异丙酚、依托咪酯诱导后眼压可明显降低。目前没有充分证据表明依托咪酯会导致肌阵挛引起的眼压升高。尽管在理论上它可能有不利影响,但在诱导过程中使用依托咪酯维持血流动力学稳定性的益处需要在个案基础上加以权衡。如果患者确实有肌阵挛,则应考虑眼压升高的可能性。

氯胺酮有诱导眼睑痉挛和眼震颤的不良反应,术后恶心呕吐的发生率增加,大多数研究表明氯胺酮会增加眼压,一般不推荐氯胺酮用于眼外伤手术诱导。

去极化肌肉松弛剂(noncompetitive muscular relaxants),如琥珀胆碱,是创伤患者肌肉松弛的主要药物。琥珀胆碱起效快,如果气道管理变得困难,它可以迅速恢复。在眼外伤中,使用琥珀胆碱存在争议。琥珀胆碱可使眼压在6分钟内显著提高10~20mmHg。在此期间气管插管可进一步提高眼压,增加眼内容物脱出的风险。既往有研究表明预先使用苯二氮䓬类药物、巴比妥类药物、β受体拮抗剂、利多卡因、小剂量非去极化肌肉松弛剂可以缓解或避免琥珀胆碱导致的眼压升高。但其结果有效性仍有分歧,并且在大多数情况下发现不能阻止眼压的升高。琥珀胆碱增加眼压的机制尚不清楚,包括眼外肌张力增加,脉络膜血管扩张,眼外平滑肌收缩,以及前房加深和房水流出阻力增加等作用。在困难气道患者中,麻醉医师应根据眼外伤程度及困难气道情况综合考虑。

与去极化肌肉松弛剂不同,非去极化肌肉松弛剂可通过松弛眼外肌肉来降低眼压。使用非去极化肌肉松弛药如维库溴铵(0.2mg/kg)、罗库溴铵(1.2mg/kg)、顺阿曲库铵(0.4mg/kg)等超最大单次插管剂量的快速诱导,可达到相当快的肌肉松弛起始时间(60~90秒),有利于气管内插管。

11. 开放性眼外伤手术麻醉诱导期的关注点

快速的控制气道和最小的血流动力学变化是眼外伤患者麻醉诱导的关键目标。当涉及眼外伤时,诱导麻醉的方法对患者的眼外伤病情有重要影响。因而需要关注以下几点:

(1)注意患者体位摆放,避免过度头低位。

(2)预充氧和面罩的轻柔放置至关重要,不要对受伤的眼睛施加过大压力。

(3)麻醉诱导平稳,避免气管插管过程中出现呛咳,肌痉挛及循环的剧烈波动。

(4)环状软骨加压法会阻塞眼睛的静脉回流,避免过度压迫环状软骨。

(5)除非存在明显的困难气道,不推荐清醒气管插管。

12. 开放性眼外伤手术中气道的管理原则

开放性眼外伤患者,术前判断是否合并颅脑损伤、颜面部骨折、胸肺损伤、潜在的气道损伤、其他脏器外伤等情况,了解手术方式及难度,从而选择合适的气道管理方式。

对于复合伤、复杂眼外伤、饱胃(高误吸风险)等患者,应采取气管内插管控制呼吸,保证患者通气,避免误吸。在气管插管前,详细评估困难气道是否存在。困难气道患者,需备好声门上工具,可视喉镜,纤维支气管镜及气管切开装置等,必要时选择清醒插管(awake intubation)。在气管插管中,建议采用快速顺序诱导来实施麻醉,减少面罩加压给氧时间,提供完善的镇静镇痛。麻醉期间维持合适的通气量及气道压,避免低碳酸血症及高碳酸血症发生。眼科手术应在适当深麻醉下进行气管拔管,避免传统拔管带来的呛咳、躁动、挣扎、呕吐、反流误吸等意外。

气管插管带来的主要问题是诱导插管过程中可能引起眼压升高、苏醒期的呛咳反射,这对眼外伤手术是个顾虑。相比而言,喉罩操作简单,浅麻醉下患者对喉罩的耐受性好,自主呼吸、辅助或控制呼吸均能经喉罩实施。喉罩可以避免气管插管过程中出现的呛咳、循环波动等情况。因而相对简单的手术、饱胃低风险患者,可选择应用喉罩。

对于本节案例患儿,开放性眼外伤,眼内异物,不除外高眼压可能。入手术室时距进食已超过6个小时,患儿插管条件良好。选择气管插管全身麻醉。麻醉前在父母陪伴下建立外周静脉通路。后入手术室给予咪达唑仑0.2mg/kg,芬太尼2μg/kg,丙泊酚2mg/kg,罗库溴铵1.0mg/kg行快速顺序诱导,减少面罩加压给氧时间。然后置入5号气管导管,机械通气。术中七氟醚,瑞芬太尼麻醉维持。

13. 开放性眼外伤手术气管拔管的处理要点

气管拔管,同样关键在于避免眼压升高,防止患者呛咳,循环剧烈波动。在简单的眼外伤术中,一种方法是在患者深度麻醉的情况下拔管,并通过面罩通气维持气道,直至患者清醒。但如果术前存在高误吸风险患者,眶面部骨折暂时没有修复的患者,慎用深麻醉下气管拔管。另外,在有效抑制气管拔管期间的呛咳反射,躁动等前提下,可以应用肌肉松弛拮抗剂。既往研究指出,拮抗剂量的阿托品,在与新斯的明联用时,对眼压影响不大。

(1)饱胃患者处于镇静或麻醉中,可酌情置入胃管抽吸胃内容物。

(2)在患者镇静或麻醉中时,可用吸痰管清理咽部,口腔分泌物。

(3)在手术结束前20~30分钟给予止吐药物。

(4)气管内注射利多卡因,或者静脉注射利多卡因1.5mg/kg,或者静脉注射瑞芬太尼0.5~0.8μg/kg(短效阿片类药物),抑制呛咳反射及气道痉挛的发生。

(5)气管拔管前后,持续观察患者呼吸,防止二氧化碳潴留的发生。

本节案例患儿手术顺利,术中出血较少,生命体征平稳。但该患儿术前存在上呼吸道感染,容易出现喉痉挛,喉头水肿;另外拔管期间出现呛咳,恶心呕吐等可导致高眼压发生。故综合考虑采用深麻醉下拔除气管导管。手术结束前20分钟给予0.1mg/kg昂丹司琼静脉注射。麻醉状态下吸尽气道及口腔分泌物,静脉给予

1mg/kg 利多卡因,等患儿自主呼吸恢复,脱氧观察 3~5 分钟,SpO$_2$>94%,有吞咽反射时拔除气管导管。后继续面罩吸氧,观察其呼吸情况,间断人工辅助通气,直至患儿完全苏醒。

(李天佐)

第二节　颌面部外伤手术的麻醉

【知识点】

1. 颌面部骨折的常见分类
2. 颌面部外伤的救治原则
3. 颌面部外伤导致呼吸困难的原因
4. 颌面部外伤紧急气道的处理措施
5. 颌面部外伤手术麻醉诱导前的准备
6. 颌面部外伤并饱胃患者的全麻诱导
7. 颌面部外伤手术困难气道的处理流程
8. 颌面部外伤手术后的拔管指征

【案例】

患者男,35 岁,身高 170cm,体重 88kg。既往体健,2 小时前酒后驾驶电动车发生车祸急诊入院,患者颜面部皮肤裂伤,自诉头晕恶心,入院后呼吸困难进行性加重。血压 85/42mmHg,呼吸 35 次/min,心率 135 次/min,脉搏氧饱和度 91%,听诊右侧呼吸音低。X 线检查示:下颌骨开放骨折,右侧多发肋骨骨折,拟急诊全麻下行颌面部清创缝合术。

【疾病的基础知识】

1. 颌面部骨折的常见分类

(1) 上面部骨折:额骨和鼻窦骨折。通常包括眶上缘的破坏,眶上及滑车上神经的感觉异常。

(2) 中面部骨折:鼻骨、眶底、鼻筛骨、颧弓和上颌骨骨折。主要分 3 种类型(图 11-2-1)。

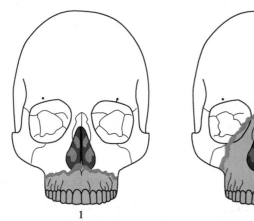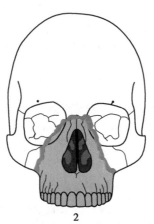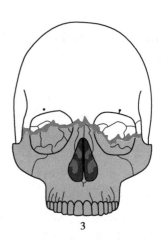

图 11-2-1　中面部骨折分型
1. Le Fort Ⅰ型;2. Le Fort Ⅱ型;3. Le Fort Ⅲ型。

1) 勒福Ⅰ型骨折(Le Fort Ⅰ fracture):上颌牙槽骨水平骨折,将上颌牙槽骨与中脸分开。表现为硬腭、上牙槽骨和牙齿的面部水肿和移位。

2) 勒福Ⅱ型骨折(Le Fort Ⅱ fracture):把上颌骨和颧骨分开的锥形或三角形骨折。临床表现包括面部水肿、结膜下出血、上颌骨前额缝、鼻出血(epistaxis)和脑脊液鼻漏(cerebrospinal rhinorrhea)的可能。

3) 勒福Ⅲ型骨折(Le Fort Ⅲ fracture):面部骨骼与颅骨颅底平行移位。表现为严重水肿,面部呈圆形或伸长、变平,与颅底相关的面部骨骼移位伴有牙齿和硬腭错位,可能伴有鼻出血和脑脊液鼻漏。

(3) 下面部骨折:下颌骨骨折。髁突骨折表现为外耳道前压痛。下颌骨骨折表现下颌运动疼痛和牙齿咬合错位。双侧下颌骨折可表现为前牙开合或张口。骨折的下颌段下后移位有时会引起气道阻塞。下颌角、体部或不对称骨折可导致下牙颌神经受损,导致下唇、下颌、牙齿和牙龈的一半感觉异常或麻木。

（4）全面部骨折：包括上、中、下面部骨折。

2. 颌面部外伤的救治原则

（1）首先，应着眼于对危及生命和重要器官损伤的抢救，待生命体征平稳和重要器官损伤得到妥善处理后再实施口腔颌面部创伤的分类救治。故应根据加强创伤生命支持（advanced trauma Life support，ATLS）原则进行全面仔细评估。ATLS 原则：A（airway），保护颈椎的气道管理；B（breathing），评估呼吸，确保通气；C（circulation），控制出血，稳定循环；D（disability），评判伤残和神经功能状态；E（environment），使伤者脱离有害环境。

（2）急性上呼吸道梗阻（acute upper airway obstruction）导致窒息和失血性休克（hemorrhagic shock）是颌面部创伤迅速致死的两个最直接原因。

1）对急性呼吸道梗阻要迅速明确原因、解除梗阻、进行有效吸氧，必要时行气管插管、环甲膜穿刺或紧急气管切开。若无法实施气管切开，且颅面部骨折严重，可考虑颏下造口，放置气管导管，保证气道通畅。下颌骨骨折下后移位有时会引起气道阻塞，要警惕其导致的窒息。A. 出血性窒息：压迫止血的同时清理血液防止呛入气管导致误吸；B. 异物阻塞窒息：软组织碎片、碎骨片、脱落的牙齿及血凝块等常阻塞上呼吸道，局部软组织移位或肿胀也是阻塞呼吸道导致窒息的原因，可借助可视喉镜在明视下清出异物；C. 颅面复合伤（combined injury）窒息：对于一般颌面部外伤、未涉及颅骨及口腔内软组织，呼吸困难常不严重，如无继续出血、单纯软组织塌陷引起的窒息，可通过举颈、提颏、偏头、清除口腔内异物等方法进行处理。

2）对颌面部紧急出血的救治，应根据出血部位、来源、程度、持续时间采取相应的止血措施，并及时补充血容量，积极防治失血性休克。针对出血的有效处理方案是口腔内、侧咽腔、舌根部、颌骨等处出血点实施压迫止血，若存在由于难以控制的出血导致呼吸道梗阻者建议行气管切开，防止继续出血导致误吸的发生。

3. 颌面外伤患者出现呼吸困难症状时与其他原因呼吸困难的鉴别

颌面部外伤患者出现呼吸困难（dyspnea）症状时必须和以下原因引起的呼吸困难相鉴别，排除由其他合并心肺疾病等引起的呼吸困难。

（1）肺源性呼吸困难（pulmonary dyspnea）：由呼吸器官病变所致，主要表现为下面三种形式。

1）吸气性呼吸困难（inspiratory dyspnea）：表现为喘鸣、吸气时胸骨、锁骨上窝及肋间隙凹陷——三凹征。常见于喉、气管狭窄，如炎症、水肿、异物和肿瘤等。

2）呼气性呼吸困难（expiratory dyspnea）：呼气相延长，伴有哮鸣音，见于支气管哮喘和阻塞性肺病。

3）混合性呼吸困难（mixed dyspnea）：见于肺炎、肺纤维化、大量胸腔积液、气胸等。

（2）心源性呼吸困难（cardiac dyspnea）：常见于左心功能不全所致心源性肺水肿（cardiogenic pulmonary edema），其临床特点如下。

1）患者有严重的心脏病史。

2）呈混合性呼吸困难，卧位及夜间明显。

3）肺底部可出现中、小湿啰音，并随体位而变化。

4）X 线检查：心影有异常改变；肺门及其附近充血或兼有肺水肿征。

（3）中毒性呼吸困难（toxic dyspnea）：各种原因所致的酸中毒（acidosis），均可使血中二氧化碳升高、pH 降低，刺激外周化学感受器（peripheral chemoreceptor）或直接兴奋呼吸中枢，增加通气量，表现为深而大的呼吸困难；吗啡、巴比妥类等中毒时，也可抑制呼吸中枢，使呼吸浅而慢。

（4）血源性呼吸困难：重症贫血可因红细胞减少，血氧不足而致气促，尤以活动后显著。大出血或休克时因缺血及血压下降，刺激呼吸中枢而引起呼吸困难。

（5）神经精神性与肌病性呼吸困难：重症脑部疾病如脑炎、脑血管意外、脑肿瘤等直接累及呼吸中枢，出现异常呼吸节律，导致呼吸困难；重症肌无力（myasthenia gravis）危象引起呼吸肌麻痹，导致严重呼吸困难；另外，癔症也可有呼吸困难发作，其特点是呼吸显著频速、表浅，因呼吸性碱中毒（respiratory alkalosis）常伴有手足抽搐症。

4. 颌面部外伤紧急气道的处理措施

（1）迅速解除梗阻原因：清除口咽腔和鼻腔异物、分泌物、血凝块、碎牙片和游离组织块，完善止血。

（2）气管插管（tracheal intubation）：适用于呼吸道不完全性梗阻，经非手术方法不能及时清除梗阻物或在清除过程中发生呼吸困难的情况；也适用于昏迷患者防止误吸或上呼吸道需要支撑保护的情况。

（3）环甲膜穿刺（thyrocricoid puncture）：主要针对窒息患者不能及时通过气管插管解除上呼吸道梗阻且

来不及气管切开时使用。

（4）气管切开术（tracheotomy）：①预防性气管切开，针对伤后口咽及喉部水肿、血肿，呈进行性加重，可能或已经出现呼吸困难者；②紧急气管切开，针对上呼吸道急性梗阻，呼吸困难严重危及生命，经非手术方法不能及时解除梗阻者。

（5）颏下插管（submental intubation）：适用于全面部骨折导致上呼吸道严重梗阻而无法实施经口气管插管和颈部气管切开的情况，也适用于术中需要。

（6）颌下插管（submandibular intubation）是颏下插管的改良方法，为了避免损伤重要的唾液腺结构（如舌下和下颌下腺管及舌神经）。

5. 困难气道的定义及其处理流程

困难气道：经过专业训练的具有五年以上临床麻醉经验的麻醉科医师发生面罩通气困难或插管困难，或两者兼具的临床情况。

困难气道处理见第三章第四节。

6. 血气胸及胸腔闭式引流的指征

血气胸（hemopneumothorax）是指胸部外伤后所造成的胸膜腔积血、积气。

胸腔闭式引流术（closed thoracic drainage）适应证：①中量、大量气胸，开放性气胸（open pneumothorax），张力性气胸（tension pneumothorax）；②胸腔穿刺术（thoracentesis）治疗下无法肺复张者或需机械通气辅助呼吸者；③持续渗出的胸腔积液（pleural effusion）；④脓胸（empyema），支气管胸膜瘘（bronchopleural fistula）或气管食管瘘（tracheoesophageal fistula）；⑤开胸术后。

【术前评估与准备】

7. 本节案例患者的术前准备

（1）患者 BMI>30kg/m^2，属于肥胖患者，可能存在睡眠呼吸暂停低通气综合征（obstructive sleep apnea-hypopnea syndrome），同时患者下颌骨骨折，颜面部皮肤裂伤，张口受限，可能存在面罩通气困难或气管插管困难等困难气道情况。

（2）2 小时前酒后发生车祸，属于饱胃患者，存在反流误吸风险。

（3）患者右侧多发肋骨骨折，现呼吸 35 次/min，脉搏氧饱和度 91%，引起患者呼吸困难的原因可能为：①因肥胖导致仰卧位后膈肌抬高，引起限制性通气功能障碍；②仰卧位后舌根后坠导致气道梗阻；③右侧多发肋骨骨折可能因疼痛导致呼吸困难；④肋骨骨折断端可能刺破胸膜导致血气胸引起呼吸困难。

（4）现患者心率 135 次/min，血压 85/42mmHg，患者外伤史明确，因多发骨折导致大量失血，处于失血性休克早期。

8. 颌面部外伤手术前用药的选择及原因

针对颌面部外伤患者，通常情况下，当日术前用药可以使用单纯的镇痛药如对乙酰氨基酚和非甾体抗炎药（NSAID）。对于存在反流误吸风险的患者可使用抗酸药如奥美拉唑等。

由于苯二氮䓬类可使全麻术后苏醒延迟并增加全麻后的宿醉感，从而延长住院时间，因此对于颌面部外伤患者术前尽量不用此类抗焦虑药。

本节案例患者为拟行急诊手术的危重患者，镇痛药如阿片类和镇静药可能进一步恶化不稳定的血流动力学状态，且可增加反流误吸风险，因此应避免使用。

患者存在呼吸困难且脉搏血氧饱和度为 91%，同时张口困难，可能存在困难气道，因此术前避免使用对呼吸具有明显抑制作用的镇痛药和镇静药，以免恶化呼吸困难和缺氧状态，从而危及患者生命。

9. 颌面部外伤手术麻醉诱导前的准备

（1）确保气道通畅，防止窒息：口腔颌面部外伤后常有鼻阻塞、口咽部出血、断牙、组织碎片、咽组织移位或水肿、血肿而影响气道通畅，因此防止窒息是颌面部创伤救治的关键。故入室后应首先迅速清理创面、口咽、鼻腔的出血、异物及组织碎片，对舌、咽部软组织下坠导致的上呼吸道梗阻应放置口咽或鼻咽通气道。对于上下颌骨或颈部损伤的患者，可因碎骨片和水肿组织引起呼吸道急性梗阻者可实施紧急气管切开或环甲膜穿刺高频通气，以缓解缺氧挽救生命。本节案例患者目前自诉呼吸困难，脉搏血氧饱和度 91%，在积极抗休克的同时确保呼吸道通畅的情况下可立即给予经鼻高流量吸氧（25~30L/min）。

（2）严密监测生命体征：常规无创监测包括心电图、无创血压、脉搏氧饱和度、呼气末二氧化碳分压、体温等。必要时行中心静脉穿刺置管及动脉穿刺置管监测有创血压。

（3）正确处理血气胸：患者右侧多发肋骨骨折，应结合术前检查及体格检查充分评估病情，如合并中量以上血、气胸或张力性气胸应先行胸腔闭式引流术。

（4）积极纠正休克：患者处于休克早期，估计失血量为全身血容量30%，可快速输注晶体液扩容并给予血管活性药。

（5）确定全麻诱导插管方式：患者处于饱胃状态，存在反流误吸风险，同时患者肥胖且张口受限可能存在困难气道，应首选清醒气管插管。如患者不能配合，可采用快速顺序诱导（rapid sequence induction，RSI）。

【术中管理】

10. 颌面外伤患者全麻的诱导策略

（1）人工气道的建立：颌面部创伤患者气道管理存在多种技术方式，常见的插管技术有：直视下经口气管插管、直视下经鼻气管插管、纤维支气管镜引导下经鼻气管插管、颏下插管及气管切开术等。不同插管方式各有优缺点。对于需要进行颌面部骨折修复和固定的患者来说，尽管存在多种可行的气管内插管方式，但其选择则更多依赖患者自身状况、医师水平和可利用设备。如无特殊禁忌应避免妨碍手术操作。下颌骨、颧骨弓骨折、口腔严重损伤或气管导管在口腔内不易固定的患者（颅底骨折除外），宜选择经鼻气管插管。本节案例患者仅下颌骨骨折，故宜选择经鼻气管插管。颅底、眼眶鼻部、上颌骨、上颌窦手术则宜经口插管。

1）经鼻气管插管术（nasotracheal intubation）：经鼻插管更利于暴露手术野，但若鼻插管有阻力或存在脑脊液鼻漏时，鼻插管可能会误插入颅内，应先行口腔插管，待麻醉诱导后，彻底检查鼻咽部，再改为经鼻插管。许多文献均将颅底骨折和鼻骨骨折等列为经鼻气管插管的禁忌。大部分患者可在直视喉镜辅助下完成经鼻气管插管，纤维支气管镜的应用取决于麻醉医师的习惯，或适用于直接喉镜插管困难者。在某些术式中，经鼻气管插管方式可以与其他插管方式联合使用，例如面部多发骨折的患者，术中可将鼻插管转换为经口气管插管，可避免气管造口术和颏下插管等有创操作。本节案例患者只是单纯下颌骨骨折，为方便手术和气管导管固定，可以选择经鼻气管插管。

2）经口气管插管术（orotracheal intubation）：由于颌面部手术外科医师操作视野的要求，该类患者经鼻气管插管的应用较经口气管插管更为普遍，在经鼻气管插管存在禁忌或难以实施时，常选择经口气管插管。本节案例患者下颌骨骨折，不适合采用经口气管插管。

3）颏下插管：颌面多发骨折患者经鼻插管往往较困难，通常需行气管切开。气管切开并发症较多，如纵隔气肿、呼吸道感染及气管狭窄等，此时可选择颏下插管。颏下插管方法为：经口气管插管后，在颏下区距颌下缘1~2cm处皮肤做2cm切口，用弯血管钳依次通过皮下、颈阔肌、下颌舌骨肌与口底黏膜切口相通，血管钳尖端夹住气管外口并将其从张开的软组织通道牵出至颏下切口外，气管导管外口与麻醉机连接，用4号缝线将导管固定于皮肤上。在口内，导管位于舌与下颌骨内壁之间，可随意移动，便于口内操作。完成骨折治疗后切断缝线，将导管从颏下切口处拔出，恢复至经口插管状态即可。这种方式手术操作简单，避免了气管切开所致的严重并发症。颏下插管较气管切开损伤轻微，但毕竟是有创操作，可能引起出血、口腔皮肤瘘管、舌下腺腺导管及舌神经的损伤。

4）颌下插管是颏下插管的改良方法，为了避免损伤重要的唾液腺结构。其切口在颏下插管切口的后方。

5）气管切开术（tracheotomy）：美国麻醉医师协会困难气道管理特别小组支持对于无法进行气管插管的患者实施紧急气管切开术。对于无法通气又无法插管的急症气道患者，局部麻醉下实行气管切开术常常能够挽救生命。以上插管方式中，仍然以经鼻插管在颌面部创伤患者麻醉中使用最为普遍。

（2）诱导期通气：对于无明显困难气道、非饱胃患者可选择快诱导插管，本节案例患者是饭后2小时受伤，应按照饱胃状态处理。若诱导后发生通气困难可根据患者具体情况选择置入口咽通气道或鼻咽通气道辅助开放气道进行通气，或双人辅助加压面罩通气；如果双人加压辅助通气仍不能维持氧合，则继续寻求帮助，并立即宣布面罩通气失败，使用声门上通气工具通气，维持患者氧合。本节案例患者为单纯下颌骨骨折，在诱导过程中应避免托下颌，可能会存在上呼吸道梗阻，可以通过放置口咽导气管或鼻咽导气管辅助开放气道改善通气。

注意优化体位下的充分预充氧合，使用常规诱导或快速顺序诱导达到完善的肌肉松弛与适宜的麻醉深度，首选可视喉镜或最熟悉的工具使首次插管成功率最大化；如果遇到插管困难，应改善一些利于成功的因素（包括患者体位、插管工具、插管方法、肌肉松弛程度、人员等),在喉外按压手法与探条、光棒等辅助下均不能插管成功时,应限定插管次数(3+1次),及时呼救,进行面罩通气。第4次尝试(即:3+1次)只能在替换为另一位经验丰富的高年资麻醉科医师的情况下才可进行。当气管插管"3+1"次不成功时,应宣布插管失败,立即行面罩通气维持氧合。如果面罩通气可维持患者氧合,则此时为非紧急气道,操作者应停下来认真思考:是否可以采用其他无创插管技术再次尝试(包括可视喉镜、纤维支气管镜辅助下气管插管、经声门上通气工具通气或引导气管插管、使用管芯或换管器等);是否需要唤醒患者;或恢复患者自主呼吸,建立外科有创气道。如果置入经声门上通气工具已3次仍不能进行通气维持患者氧合,则立即宣布声门上通气工具通气失败,患者处于既不能插管也不能氧合(CICO)状态,应迅速建立紧急有创气道,进行通气,确保患者氧合。本节案例患者仅下颌骨骨折,存在CICO紧急气道状态的可能性很小。

(3)对于本节案例患者合并肥胖、饱胃及高度可疑困难气道者,首选清醒镇静下气管插管。建议有经验的麻醉医师使用纤维支气管镜插管。

1)干燥气道:重点做好解释及安抚工作,争取患者配合,全程给予吸氧。可使用抗胆碱药物减少分泌物,使口咽部视野更清晰;干燥的气道可以减少表面麻醉时局部麻醉药物的稀释提高表面麻醉效果。常用的抗胆碱药物为阿托品、格隆溴铵、东莨菪碱、盐酸戊乙奎醚。

2)镇静镇痛:小剂量镇静镇痛药物可以提高患者舒适度,但应避免过度镇静。经积极抗休克治疗后血流动力学稳定的情况下,可单独泵注瑞芬太尼(0.1μg/kg/min)和单独使用右美托咪定1μg/kg输注10分钟都可达到良好的效果。

3)鼻腔准备:使用利多卡因凝胶润滑,呋麻滴鼻液收缩鼻黏膜。

4)充分表面麻醉(topical anesthesia):完善的表面麻醉是清醒插管成功的关键,避免呕-闭-呛(呕吐反射、声门关闭、呛咳)是完善表面麻醉的衡量标准。采用喉麻管对准会厌谷前表面、舌后1/3、咽壁、扁桃体喷射局部麻醉药2~3ml来麻醉舌咽神经,借助可视喉镜用喉麻管喷射梨状隐窝及声门上,或环甲膜穿刺气管内喷射局部麻醉药2~3ml麻醉喉上神经及喉返神经。充分的表面麻醉至关重要,但要严格控制局部麻醉药总量,避免局部麻醉药中毒。

(4)若患者不能配合,也可选择快速顺序诱导(RSI)。但应做好发生反流误吸及插管失败的预案。

1)置入硬质粗大的胃管排空胃内容物,并于诱导前拔除,以免增加反流的风险,静脉输入奥美拉唑,抑制胃酸分泌。

2)预充氧合有利于增加氧储备,延长呼吸暂停时间。在确保呼吸道通畅的情况下,高流量加温湿化鼻导管给氧(25~30L/min)可用于诱导插管全程。

3)肥胖患者应常规采用轻度头高脚低斜坡位,有利于改善气道开放和呼吸动力,促进呼吸暂停时的被动氧合。

4)患者血流动力学不稳定,先给予患者3~5分钟给氧去氮,然后给予除去肌颤剂量的非去极化类肌肉松弛药,其次可给予1.0~2.5mg/kg氯胺酮,1.5mg/kg琥珀胆碱,同时压迫环状软骨,目的是避免胃内容物反流,且有助于显露声门。本节案例患者选用氯胺酮的原因是其具有心血管兴奋作用,具有间接升高血压的作用。

5)使用可视喉镜可缩短插管时间,提高插管成功率。

11. 颌面部外伤患者气管插管可能的并发症及预防

(1)颈椎损伤或原有损伤加重。预防:麻醉前仔细评估有无颈椎损伤情况,插管过程中尽量避免颈椎移动。颌面部创伤患者在气管插管过程中尽可能小心谨慎,操作轻柔,避免造成牙齿脱落,口腔出血及骨折移位等继发损伤。清醒镇静下插管有利于防止脊髓等发生继发性损伤。

(2)误吸。预防:诱导前放置硬质粗胃管,充分吸引后拔除;气管插管时压迫环状软骨,减少反流的风险;给予奥美拉唑,抑制胃酸分泌等。

(3)声带损伤。预防:插管拔管操作规范,动作轻柔。使用可视喉镜有利于防止发生声带损伤。

(4)经鼻插管导致鼻出血、扁桃体损伤。预防:提前使用鼻黏膜收缩剂、选择偏细的气管导管(如成人可选择6.5#)、动作尽量轻柔,避免反复操作。

(5)喉痉挛(laryngospasm)。预防:采取措施避免反流误吸,切忌浅麻醉状态下进行气管内操作。

(6)插管失败。预防:麻醉前充分评估插管条件,选择合适的麻醉方式及插管设备,由经验丰富的上级医师操作。

12. 本节案例患者麻醉维药物的选择

（1）本节案例患者系颌面部外伤，可能合并轻微脑损伤，麻醉前经过积极抗休克治疗后血流动力学趋于稳定的条件下，宜选择持续泵注短效镇痛药瑞芬太尼 $0.1\sim0.3\mu g/(kg\cdot min)$（或 TCI $1\sim3ng/ml$）复合静脉麻醉药丙泊酚 $6\sim8mg/(kg\cdot h)$（或 TCI $2\sim4\mu g/ml$），有助于早期清醒，了解可能的脑部病情演变，且丙泊酚具有脑保护作用。瑞芬太尼是理想的用于术中维持的镇痛药，起效快，代谢不受血浆胆碱酯酶及肝、肾功能的影响，主要通过血浆和组织中的非特异性酯酶水解代谢，大约 5 分钟即可完全清除。本节案例患者肥胖且存在潜在困难气道，可能出现拔管后呼吸道梗阻或再次插管的紧急情况，术中应用短效速效的瑞芬太尼有利于术后快速苏醒、自主呼吸及咳嗽等保护性反射的恢复。

（2）应避免使用七氟烷等吸入麻醉药，以避免增加 PONV 风险。

（3）多种药物联合使用时应考虑协同作用，应减小剂量。如果有条件可进行麻醉深度监测，有利于麻醉药物剂量的精确调整。

【术后管理】

13. 本节案例患者拔管时的注意事项及拔管标准

（1）是否拔管取决于患者术前气道损伤情况、手术时长、合并症、并发症、术后预期的气道水肿、上下颌骨固定装置的使用、血流动力学稳定性、意识水平和气道反射恢复情况。

（2）术毕一定要记得取出口咽部填塞物，如纱布等。

（3）该患者术前存在失血性休克，血气胸，多发肋骨骨折等严重并发症，且严重创伤可能会导致急性肺损伤（acute lung injury），术后易发生急性呼吸窘迫综合征（ARDS），考虑拔管后的安全性存在不确定性，谨慎的做法可以考虑不拔管，送入 ICU。

（4）上下颌骨骨折固定的患者应在完全清醒状态下拔管，并在床旁备有气管切开设备，以备紧急情况下的气道干预。

（5）由于术后疼痛、张口受限、头面部包扎及颈部固定等原因拔管后极易出现气道梗阻和通气困难。同时由于手术操作毗邻气道，常导致其气道解剖结构发生改变，术后残留的血液及分泌物未被清除时也容易阻塞气道，因此术后应当重新评估气道和通气状况。

（6）若要尝试拔管，应严格掌握拔管指征，拔管后常规吸氧并密切观察，及时发现并处理拔管后呼吸道梗阻、呕吐误吸及通气不足等特发情况，拔管前应做好二次插管、气管切开或环甲膜穿刺等紧急通气措施。拔管条件：

1）完全清醒，可按指令完成动作；

2）潮气量达到（$6\sim10ml/kg$），或脱离麻醉机，停止吸氧 $5\sim10$ 分钟，脉氧仍可维持在 95% 以上；

3）肌力正常，呼吸平稳；

4）口腔、气道无明显分泌物。

（7）术后 $1\sim3$ 天是创面肿胀、渗血、积液的高峰期，应警惕急性气道阻塞。尤其是下颌部、口底及咽部软组织创伤的患者。继发出血可能发生在术后 10 天左右。故术后一段时间患者均需严密监护，主要针对是否有继发出血迹象。

14. 本节案例患者术后镇痛的实施

对于该肥胖患者颌面部外伤后镇痛单独使用阿片类药物可能增加呼吸抑制的风险。可选择局部麻醉药、阿片类镇痛药和非甾体类镇痛药联合使用的多模式镇痛策略。可选择药物包括舒芬太尼、酒石酸布托啡诺、氟比洛芬酯等。建议通过患者自控镇痛（patient-controlled analgesia，PCA），即应用非口服镇痛药进行术后镇痛。可考虑无需持续背景剂量。本节案例患者可依据理想体重进行计算。也可考虑实施切口局部麻醉浸润或神经阻滞镇痛，此种方法有利于术后恢复。镇痛药物及剂量的选择应遵循个体化原则，以确保安全有效。

15. 颌面部外伤患者术后恶心呕吐的预防

术后恶心呕吐（PONV）可导致颌面部外伤缝合伤口裂开、出血、污染，甚至发生气道梗阻或误吸等，应尽量避免发生 PONV。

尽可能减少术中及术后阿片类药物的使用及术后良好的镇静镇痛均可降低 PONV 的发生率；拔管后保持患者呼吸道通畅，避免患者吞咽血液或口鼻腔分泌物残留刺激咽部以降低 PONV 的发生率；可选择多种药物，包括促胃动力药、丁酰苯类、类固醇和 5-羟色胺 3（5-HT$_3$）受体拮抗剂。推荐术中给予本节案例患者止吐药，如托烷司琼等及糖皮质激素，如地塞米松 10mg 静脉注射，可有效预防 PONV 的发生。

（董海龙）

第三节　气道外伤手术的麻醉

【知识点】

1. 气道外伤的定义和分类
2. 气道外伤患者的评估及紧急处理
3. 气道外伤患者的麻醉诱导及人工气道方法
4. 气道外伤手术的术中监测

5. 气道外伤手术中的气道管理
6. 外科开放气道的方法
7. 气道外伤患者的术后拔管
8. 气道外伤患者的术后镇痛

【案例】

患者男，32 岁。骑助动车高速转弯时与小轿车相撞，被甩出后落地，一根树枝插入其颈部下方。患者由救护车转运至急诊间，自诉下颌疼痛，无呕吐、无昏迷。急诊医师查体，心率 121 次/min，无创血压 130/95mmHg，呼吸频率 23 次/min，脉搏氧饱和度（SpO$_2$）98%。张口度 2cm，下颌骨有明显肿胀、皮下瘀斑。口内检查发现下牙龈撕裂出血。左下中切牙、左下侧切牙松动，颌下肿胀。患者的颈前下部靠近胸骨切迹处有一个 5cm 宽的伤口，伤口未见明显出血。无皮下气肿表现。受伤和就诊期间始终处于清醒状态，否认既往系统疾病史。

【疾病的基础知识】

1. 气道外伤的定义和分类

气道即呼吸道，由鼻、咽、喉、气管、支气管直到终末细支气管以前的管道部分组成。临床上常将鼻、咽、喉称为上气道；气管、主支气管和在肺内的各级支气管称为下气道。尽管气道外伤整体的发生率较低，但死亡率却很高，其中大部分是由于在气道钝性伤（blunt injury）和穿透性伤（penetrating injury）同时伴有其他脏器的损伤。气道外伤（airway trauma）分类包括颌面外伤（maxillofacial trauma）、颈部外伤（neck trauma）、喉外伤（laryngeal trauma）和气管外伤（tracheal trauma）。支气管直到终末细支气管外伤不在本节讨论范围之内。

2. 颌面外伤致气道损伤的特点

颌面部钝性或穿透性外伤可能会影响上、下颌或面中部区域并向颅内蔓延（表 11-3-1）。颌面外伤会带来危及生命的呼吸道危险和严重出血，并导致严重的眼、鼻和咬合功能障碍。出血会使气道管理难度复杂化。大量吞咽血液导致的胃扩张会增加反流误吸（regurgitation and aspiration）的危险。静脉出血可以通过加压包扎来控制，动脉出血可能需要血管造影栓塞或者外科手段来干预，但在快速动脉出血的情况下管理患者的气道非常困难。

双侧或粉碎性下颌骨骨折（mandible fracture）时舌不再向前方固定，导致舌与声门周围软组织向后移位，引起气道梗阻（airway obstruction）。尽管这种梗阻可以通过站立来缓解，但站立可能会加重已知或潜在的脊髓损伤。髁突骨折的断片也可能会错位在关节窝而使得张口困难。本节案例患者下颌骨疼痛，伴颌下肿胀，以及牙龈撕裂出血和牙齿脱落，高度怀疑下颌骨骨折可能，其张口受限多是由于疼痛所引起。

表 11-3-1　颌面创伤的部分表现

受伤类型	表　　　现
下颌骨	张口受限（疼痛）。牙齿撕脱和/或断裂，舌头撕裂，软组织肿胀，口咽出血
颞下颌关节	张口受限（机械障碍）。开放性髁突前脱位伴流口水和吞咽困难，下颌骨错位，水肿，口咽出血
面中部	颅底骨折，脑脊液鼻漏，鼻出血，软组织肿胀，口咽出血，上颌牙槽和上颚的分离，或整个上颚从面部分离
颧骨和眶骨	球后出血，视觉障碍，和视力丧失。创伤的瞳孔散大。眼压升高

面中部损伤可导致单侧或双侧 Le Fort Ⅰ、Ⅱ、Ⅲ型骨折及相关联的骨折。Le Fort Ⅱ、Ⅲ型骨折可能伴随颅底骨折(fracture of skull base)以及脑脊液漏(cerebrospinal fluid leakage,CSFL)。鼻骨和眼眶骨折,Le Fort Ⅱ、Ⅲ型骨折和全面部骨折的患者可能有筛状板和蝶窦的损伤。面中部骨折通常伴有头部和颈椎损伤,颧骨和眼眶骨折通常会伴有眼球损伤。

颅底骨折可能涉及颞、枕、蝶骨和筛骨,会导致脑脊液鼻漏、脑神经麻痹以及巴特尔征,即眶周瘀斑(熊猫眼)、结膜出血、眼震、眼位偏斜、鼻出血、嗅觉丧失、耳膜膨隆,外耳道可见骨折线、耳鸣、听力减退、面瘫或眩晕等。

3. 颈部外伤致气道损伤的特点

颈部穿透伤和钝性伤几乎可以涉及各重要脏器系统,比如呼吸、循环、消化、内分泌和神经系统。穿透性损伤后动脉损伤占 12%~13%的病例,静脉损伤为 18%~20%。早期死亡的主要原因是气道压迫导致窒息以及失血性休克。

颈部重大损伤的主要表现有:

(1) 伤口活动性出血。

(2) 吞咽困难、声音嘶哑、喘鸣。

(3) 气管或喉的中断。

(4) 血流入气管、支气管。

(5) 皮下气肿。

(6) 较大的或搏动性血肿。

(7) 口咽出血。

(8) 颈部伤口活瓣。

(9) 神经功能缺失。

本节案例患者合并颈部穿透伤和钝性伤。气道可能会由于组织分离、水肿、血肿受到压迫而阻塞,在患者入院后情况可能会进一步加重。不应在急诊室探查颈部伤口,可能会有凝血块脱落导致无法控制的出血的危险。即使没有外在可见的改变,颈段脊髓的损伤可能带来咽后壁血肿导致气道压迫和喉镜检查困难。C$_4$、C$_5$以上的颈椎外伤可能导致喉头水肿,丧失了对膈神经支配可以导致窒息,交感神经支配减少引起神经源性休克(neurogenic shock),这些都增加了气道外伤的管理难度。颈髓损伤通常和头、面颈外伤伴随发生,尤其是在发生钝性外伤更多见。当患者发生吞咽困难,咽后壁积气以及纵隔气肿(mediastinal emphesema)时要考虑消化道损伤。

颈部损伤可分为 3 个区域。颈部 Ⅰ 区是下颌角的上方部分。因为无法阻断受伤血管的远端故 Ⅰ 区血管损伤手术风险较大,需要介入血管造影或更复杂的手术方法进行治疗。Ⅱ 区从下颌角向下到锁骨的最高点。Ⅱ 区损伤可通过单侧或横行的颈切口探查。在探查伤口前,外科医师能够通过此切口阻断近端和远端颈动脉或颈静脉血管。Ⅲ 区损伤在颈部的基底,需要进行上述的一系列复杂的诊断性检查,随后手术入路探查颈部和胸部。

4. 喉-气管损伤的临床特点

喉-气管损伤的症状、体征、支气管镜检查和 CT 表现可见表 11-3-2。症状、体征和损伤的严重性可能并不呈正比。相关的创伤包括颅底、颅内、颈部、颈髓、食管与咽喉。四分之一的患者都有颈胸血管的损伤。喉部钝伤通常涉及气管。有些颈前钝性创伤的患者最初气道正常但是在接下来的几个小时内可能由于喉部破裂、气肿以及血肿扩大而渐进性出现气道损害。从受伤开始计时,包括院外转运以及入院的时间内应充分观察患者以及判断是否需要进行插管。如果有呼吸道阻塞、喘鸣或颈部、胸骨或锁骨外伤应当怀疑是否有直接外伤导致气管压迫。喉-气管可能会分离。插入气管导管可能会使紧连着喉的气管发生分离。突然减速使颈部过屈-过伸产生剪切力,主要发生在环状软骨(cricoid cartilage)和隆突(knuckle)处,因为它们固定在邻近结构上。钝伤可能会倚靠椎体压碎气管,横断气管环和环状软骨,导致"晾衣绳"损伤。横切的颈部气管可能缩回到纵隔,需要通过手术纠正。其他导致钝性气道损伤的因素有方向盘伤和自行车车把受伤。最后,在声门紧闭、胸腔受压的情况下胸内压快速上升可能会撕裂气管膜部。

表 11-3-2　喉-气管创伤的主要表现

项目	临床表现
体征和症状	皮下气肿、捻发音、漏气、外部出血和瘀伤、瘀斑、血肿、呼吸困难,呼吸不足、喘鸣、喘息、咳嗽、发声困难、声音嘶哑、发声疼痛、吞咽困难、流口水、咯血、气管移位、神经损伤
支气管镜检查结果	撕裂、水肿、血肿、声带异常、气道压迫或扭曲。气管损伤可能在可见黏膜的外部,纤维支气管镜检查可能看不到损伤的证据
计算机断层扫描发现	气道和周围结构的压缩或变形、骨折、撕裂、水肿、血肿、异常积气

5. **气道损伤可能合并的外伤**

车祸伤(traffic accident injuries)是强力创伤,可以导致任何组织器官、身体任何部分的损伤。所以一般要求行从头颅到脚底的全面的、系统的评估和诊断性检查,从而明确创伤范围,避免漏诊误诊。常见的车祸合并损伤包括颅脑外伤、骨盆骨折、腹部外伤、四肢骨折以及软组织损伤。

6. **气道外伤患者的评估要点**

应利用 3~5 分钟时间迅速对患者进行重点检查,优先确定和处理最具生命威胁的伤情。外伤患者的顺序大体上可总结为"ABCD":①颈椎控制下的气道管理(airway management with spine control);②呼吸(breathing);③出血控制下的循环管理(circulation with hemorrhage control);④功能障碍(disability)。若存在生命威胁的伤情应优先处理,待病情稳定后再进行其他处理。麻醉医师应在确定手术方案、决定手术顺序以及判断是否能在病情稳定后再手术等方面发挥重要作用。

(1) 评估气道:建立和维持气道通畅是必须首先考虑的问题。判断方法包括:①有无交谈与发声困难,通过与患者交谈迅速判断意识状态和气道状况。对于神志清醒的患者若能够清晰讲话,一般认为气道是通畅的。②有无气道梗阻征象:对于意识不清的患者,应注意是否存在鼾声、喘鸣、三凹征、反常呼吸、发绀和躁动等征象;对于呼吸节律异常、气道梗阻或窒息等情况应尽早判断是否需要给予有效气道管理和通气支持。③有无异物吸入:对无意识的患者,应检查口咽内是否存留异物(如泥沙、组织碎块、假牙、分泌物或胃内容物反流等)并及时清除。④有无颈椎损伤:清醒患者无颈部疼痛、触痛或活动障碍,一般不伴有颈椎损伤(ervical spine injury)。对于神志不清或伤后立即丧失意识,或主诉颈部疼痛、严重放射痛或伴有任何神经系统症状和体征等可能预示潜在颈椎不稳定的患者,均应怀疑伴有颈椎骨折并采取相应防范措施。

(2) 评估呼吸:通过视、触、叩、听的基本检查迅速完成对通气状况的判断。视诊有无发绀、辅助呼吸肌运动、连枷胸、反常呼吸、穿透性胸壁损伤;触诊有无皮下气肿、气管移位;叩诊心界有无变化;听诊呼吸音是否正常、两侧是否对称等。

(3) 评估循环:根据心率、脉搏、血压和外周灌注(SpO_2)等变化初步判断患者的循环状况。当患者表现为心动过速、外周脉搏细弱或不能触及、低血压、面色苍白、湿冷或四肢发绀等症状时,应注意是否发生休克或血容量不足,应首先控制出血,并及时补充血容量。失血量可以通过以下几种方法进行估计。评估精神状态也很重要:出血性休克的患者开始烦躁,接着出现嗜睡。年轻患者有很强的代偿能力,即使出血量达到血容量的40%仍然可以维持正常的血压。这种代偿性休克状态可表现为脉压减小、心率增快、肤色苍白以及乳酸水平增高和酸碱平衡失调来诊断。本节案例患者处于休克早期,失血量分级Ⅱ级,可能是颈部创伤出血的结果(包括刺入物引起大血管损伤)或胸部一侧的张力性气胸(tension pneumothorax)所引起的,也有可能伴有其他脏器的出血。

根据临床表现估计通常分为 4 级(表 11-3-3)。

表 11-3-3　创伤患者失血量临床分级和评估

失血量级别	临床表现	估计失血量
Ⅰ级	脉搏增快,血压、呼吸正常	15%左右(>750ml)
Ⅱ级	烦躁不安,脉率>120 次/min,呼吸加快,收缩压下降,脉压减小,毛细血管再充盈试验>2 秒,尿量正常	15%~30%(750~1 500ml)
Ⅲ级	临床症状较Ⅱ级为重,出现神志改变,少尿等	30%~40%(1 500~2 000ml)
Ⅳ级	嗜睡、精神错乱甚至昏迷,收缩压<50mmHg,无尿	40%以上(>2 000ml)

（4）评估神经系统功能：快速评估神经系统功能，可采用 AVPU 系统进行评估，其分级包括清醒、言语反应、疼痛反应和无反应（awake，verbal response，painful response，unresponsive）。包括提问以明确清醒程度和定向能力，之后是四肢活动能力检查。若是时间允许，还可采用格拉斯哥昏迷评分（Glasgow coma scale，GCS）来进行损伤分级：①3～8 分是严重损伤；②9～13 分是中度脑创伤；③14～15 分是轻度损伤。

脑神经、脊髓和周围神经系统功能可在之后的检查中通过肢体的特殊运动和感觉试验进行评估。

（5）诊断性检查的选择：由于车祸伤是强力伤，所以本节案例患者必须从头到脚全面系统评估。超声检查：腹部和胸部超声检查可帮助诊断腹水、气胸、胸腔积液以及心脏压塞。X 线平片检查：胸部和骨盆 X 线平片可显示骨折、气胸和血胸。CT 扫描：应该进行包括头、颈、胸、腹部和骨盆 CT 连续平扫。新的 CT 技术可进行颌面、器官和脉管系统的三维重建。数字显影血管造影（DSA）：可帮助诊断脉管系统完整性。内镜检查：包括支气管镜检查（bronchoscopy）和食管镜检查（esophagoscopy），可以帮助诊断气管和食管的完整性。本节案例患者的损伤在颌面部和颈部Ⅲ区，所以需要重点评估颌骨、口腔、气管、大血管、食管和双侧的胸膜腔。传统上可以通过头、颈、胸连续 CT 平扫、血管造影、支气管镜和食管镜来完成。诊断检查的顺序取决于患者的状态。CT 三维重建（CT three dimensional reconstruction）有助于指导手术入路以清除刺入的异物。

（6）明确诊断前的紧急处理：诊断性检查的时机和顺序由患者是否能自主通气、血流动力学是否稳定以及患者的合作程度来决定。对于昏迷的患者通过看、听和感觉气流来判断通气情况。如果没有气流，应该推下颌，开放气道（头不要倾斜，因为这可能损伤脊髓），清除视野内的异物和分泌物，并放置口咽或鼻咽通气道。气道一旦开放，通过观察胸壁和膈肌进行呼吸评估，并且立刻监测 SpO_2。不能充分呼吸的患者需要辅助呼吸囊面罩通气，直到气道开放和建立机械通气。一旦控制患者的气道，患者血流动力学稳定，尽早进行诊断性检查。尽管本节案例患者自主呼吸尚可，理论上可在插管前进行 CT 扫描，但是考虑到气道外伤病情有时发展迅速，无法排除检查完成前失代偿的可能。因此，在控制气道后进行检查可能更加安全可靠。

（7）紧急保护气道的指征和措施：包括严重外伤、心搏骤停、休克、呼吸窘迫、缺氧、极度躁动、无法保护气道（如 GCS<8 分），以及明显的精神状态改变。

让患者吸入纯氧，清除气道异物（义齿、脱落的牙齿、软组织、血液和呕吐物）。吸痰、抬下颌、口咽通气道、面罩给氧等基本措施都是必要的。在院外可以谨慎使用喉罩来帮助患者保持呼吸道通畅。如果患者有颈椎损伤，则需要谨慎操作（人工固定，使用颈托等）。如果伴有鼻骨骨折或颅底损伤则避免使用鼻咽通气道。大血管损伤者采用仰卧位或 Trendelenburg 体位可以使空气栓塞的可能性降到最低。对于面部骨折的患者，正压面罩通气有时候要注意会使面部骨骼碎片移位加重气道阻塞，并加重皮下气肿、纵隔气肿和气胸。有部分患者气道损伤不严重可以无需插管。但在喉-气管损伤的患者中，尤其是穿透性损伤，有 10% 的患者会伴有食管损伤（esophageal injury），这类患者应当立即插管或采用其他方式控制气道。以下情况也应考虑紧急气道保护：比如气道附近有逐渐扩大的血肿，化学性或生物性的损伤，吸入性损伤，包括吸入烟雾烧伤导致的黏膜水肿。必要时应考虑通过外科手段建立气道。本节案例患者可能为喉-气管穿透性损伤，并且无法排除气道附近深部组织血肿可能，建议早期建立气道保障通畅。

【术前评估与准备】

7. 气道外伤手术前的实验室检查项目

需要的实验室检查包括血常规（血红蛋白、血细胞比容）、动脉血气分析（酸碱平衡指标）、乳酸水平、血清电解质和凝血功能。因为创伤患者丢失的是全血但补充的是晶体和/或胶体液，血红蛋白和血细胞比容的检查值会降低，所以早期的血红蛋白和血细胞比容值不能反映实际的出血情况。动脉血气是评估患者的酸碱平衡和通气状态最重要的检测项目。动脉或静脉乳酸水平是反映低灌注和休克状态最敏感的指标。血清电解质和凝血功能检查很重要。入院时的凝血功能异常可作为大量血液丢失以及严重的出血性休克的体现指标之一。术前实验室检查的同时还要完成血液交叉配型和准备。

8. 气道外伤手术前的心电图检查

出现以下情况需要术前心电图检查，包括：①心脏监护仪上发现心律失常；②年龄 45 岁或以上的男性患者（或停经后的女性患者）；③有冠心病症状和病史的患者。心律失常或心前区可见的损伤是进行心电图检查以及心肌酶谱检测的适应证。对于本节案例患者，术前心电图检查并不必需。

9. CT 扫描前气管插管指征

需要从风险和利益两方面结合评估。如果患者生命体征稳定,又比较合作,同时 CT 检查方便快捷,麻醉医师还可以陪同,那么可立即进行 CT 扫描。如果情况相反,病情随时可能恶化,CT 检查场所较远耗时较长,那么先保证气道通畅更为妥当。本节案例患者颌骨骨折合并颈部严重外伤,气道处理过程中可能诱发出血、窒息或从单纯气胸转为张力性气胸等紧急情况,因此理想情况下应将患者快速送入手术室、完成气管插管、机械通气,由麻醉医师和外科医师共同转运至 CT 或 DSA 检查,然后回到手术室手术。

10. 气道外伤患者预防性药物的治疗

预防性药物治疗目的包括:①预防感染:任何严重开放性创伤患者至少应在外伤后第一个 24 小时内接受能够对抗革兰氏阳性菌的抗生素预防治疗。②预防误吸:可考虑采用预防性给予甲氧氯普胺和 H_2 受体拮抗剂如西咪替丁,药物治疗降低反流和误吸的发生,但是要考虑气道管理和药物起效时间的关系。因为患者可能存在食管损伤,禁忌口服双柠檬酸盐预防误吸。③预防深静脉血栓:深静脉血栓的预防性药物应在术后早期开始。

【术中管理】

11. 气道外伤手术中监测的选择

(1) 监测的项目:应对患者进行血压、心电图、呼气末二氧化碳和血氧饱和度的监测。应该留置导尿管监测尿量以评估血管内容量状况。动脉置管(首选桡动脉)有助于实时监测动脉血压,而且便于取血进行动脉血气分析和其他实验室检查。中心静脉置管便于快速扩容以及给予血管活性药物。可以通过肺动脉导管(现已极少应用)或无创的血流动力学监测(每搏量变异率)指导容量复苏。由于这本节案例患者可能有颈部大血管损伤,首选股静脉穿刺置管作为中心静脉通道。

(2) 有创监测的时机:如果没有特别要求可以在诱导和气管插管后实施有创操作。但如果患者能够合作且病情稳定,在气管插管前放置动脉测压和股静脉导管也是合适的,这样有助于手术医师和麻醉医师可以同时工作,避免在病情不稳定的患者身上延误手术止血。

12. 外伤手术的气道管理

基本要求是保障气管插管和正压通气的安全。直接喉镜、可视喉镜、纤维支气管镜等多种技术都可以用来插管。有困难气道的患者如果可以配合,应当在局部麻醉、合理镇静、去除气道内呕血液和组织碎片的情况下保留自主呼吸。可以选择的方案有:清醒镇静状态气管表面麻醉下气管插管、保持自主通气(使用挥发性麻醉剂吸入诱导)下插管。如果没有困难气道,有严重创伤或器官受损的患者,不能良好配合或血流动力学不稳定的患者快速顺序诱导较为合适。

13. 特殊气道外伤患者的气道管理要点

(1) 面部创伤:单纯下颌骨骨折对气道管理的影响不大。尽管下颌和颧弓损伤会导致张口受限甚至牙关紧闭,这种情况可以通过肌肉松弛药来解决。但是双侧下颌骨骨折有时会影响喉镜的暴露程度。髁突骨折碎片可能会限制患者的张口程度,需要根据实际情况选择合理的插管设备。面中部骨折气道损伤可能需要外科帮助建立气道,或者颏下插管。在颅底骨折的情况下通过纤维支气管镜鼻插管和高流量给氧会增加颅内感染的风险,如骨折线没有过中线并且 CT 成像筛板完整可经鼻插管。

(2) 颈部外伤伴气道压迫:气道操作可能增加出血和/或组织水肿。快诱导插管可降低由于咳嗽和突然移动导致的血肿扩大的风险,但可能恶化气道阻塞情况。因此本节案例患者采用保留自主呼吸下插管是合适的。

(3) 喉部-气管破裂:传统喉镜在喉-气管损伤的情况下使用危险较大。如果气道损伤较大或累及声门下,手术建立气道可能是最好的方法。有些患者可以通过气道破裂口进行气管插管,或者使用纤维支气管镜向破裂口远端的气管插管,尽量保留患者的自主呼吸。

14. 快速顺序诱导

快速顺序诱导(rapid sequential induction)包括充分的预氧合、快速按顺序注射事先计算好剂量的丙泊酚和琥珀胆碱、实施环状软骨压迫(Stellick maneuver)、在气管插管成功导管套囊充气前避免进行正压通气。

15. 本节案例患者进行快速顺序诱导的风险

快速顺序诱导是目前临床上为解决饱胃或有反流误吸风险的患者全麻气管插管问题而采取的一种全麻诱

导技术。虽然大部分创伤患者可采用快速顺序诱导,但是对于休克和气道外伤患者需要仔细评估。镇静催眠药剂量过大时血流动力学发生剧烈波动,这对低血容量休克的患者尤其有害。联合阿片类药物可能诱发呛咳而加重气道外伤。如果插管失败又不能通气时,阿片类药物导致的长时间呼吸抑制会使患者处境非常危险。气道肿胀或出血使插管变得困难,躁动可能加重气管插管时出血或气管破裂。并且气道内异物也会阻止气管导管通过。此外,如果患者从自主通气转到正压通气有可能导致张力性气胸。本节案例患者不推荐采用快速顺序诱导。

16. 加重颈椎损伤的风险降低

交通事故严重创伤中颈椎损伤的发生率高,头部直接撞击有关。颈椎骨折或韧带损伤可使颈椎十分不稳定,治疗过程中其神经损伤可能进一步加重。因此在气道处理时必须采用"手法中立位固定颈椎",以避免因加重了潜在的脊髓损伤而引起的四肢瘫痪等灾难性的并发症。目前认为纤维支气管镜插管产生的颈椎移位最小,光棒和视频喉镜插管移位较小,按压环状软骨颈椎移位也不大。无论采取什么方式插管,手法中立位固定颈椎最重要。在插管困难的病例,采用纤维支气管镜清醒插管是对明确有颈椎不稳定的患者经常使用的方法,这种方法要求患者能配合实施气道表面麻醉及耐受缓慢的插管过程。然而也非绝对,原则上应选择麻醉医师最熟练、最便捷的插管技术。

17. 减少创伤患者误吸风险的措施

所有创伤患者都应考虑到饱胃问题。醉酒、肥胖、药物成瘾、使用镇痛药以及撞击导致的颌面、头颈或胃肠道内出血都会进一步增加误吸风险。使用快速顺序诱导是减少误吸风险的一项有效预防措施。压迫环状软骨阻断食管上段直至导管套囊充气完成可减少被动反流。目前的标准是在意识消失前压力为 10N(约 1kg),意识消失后压力增加至 30N(约 3kg)。并且,在气管插管成功、导管套囊充气前应尽量避免进行正压通气。

对于本节案例患者,由于刺入异物有移动风险(移动可能加重颈部的出血),因而环状软骨按压不适用。如果时间允许可以静脉给予 H_2 受体拮抗剂如西咪替丁和促动力药如甲氧氯普胺,但是这些药物需要 1~2 小时产生作用,因此需要注意给药的时间点。禁忌口服抗酸药物,因其存在潜在损伤食管的风险。

18. 气道表面麻醉的实施要点

气道表面麻醉是保证清醒插管(awake intubation)成功的最重要关键,如果怀疑颈椎不稳定应在固定患者颈部在中立位。具体方法并无明确的规定,推荐以下步骤。

(1)咽喉黏膜表面麻醉:用 1% 丁卡因或 4% 利多卡因,循序渐进。先喷舌背后半部及软腭 2~3 次。隔 1~2 分钟后,嘱患者张口发"啊"声作咽后壁及喉部喷雾。隔 1~2 分钟后,用喉镜片当作压舌板下压舌根,将喷雾器头对准喉头和声门,在患者深吸气时作喷雾。三次喷雾所用的 1% 丁卡因或 4% 利多卡因总量以 2~3ml 为限。

(2)气管黏膜表面麻醉:经环甲膜穿刺(thyrocricoid puncture)注药法使用带注射针管的 20 号或 22 号针头。针头通过环甲膜正中线的位置穿入并回抽见空气。要求患者深吸气然后完全呼出,在呼气末快速注入 2%~4% 的利多卡因 4ml 后快速拔出针头。之后嘱患者咳嗽以确保局部麻醉药被广泛分布到气管。

(3)鼻腔黏膜表面麻醉:用于经鼻清醒插管。可用 0.5%~1% 丁卡因(或 2%~4% 的利多卡因)和麻黄碱混合液,因兼有局部血管收缩作用。先用 1ml 滴鼻,再用混合液棉片填塞后鼻腔。也可将表面麻醉药作鼻腔直接喷雾。

对呼吸道施行表面麻醉虽简单易行,但必须警惕局部麻醉药吸收过快造成中毒反应的危险,故应尽量控制使用最小有效剂量局部麻醉药,4% 利多卡因总量不应超过 4ml,1% 丁卡因总量不超过 6ml。

19. 清醒纤维支气管镜插管的风险

清醒纤维支气管镜插管的最大风险是插管过程中出现气道外伤情况恶化或患者无法配合。镇静过度可引起呼吸抑制,由此带来的氧饱和度降低会给麻醉医师带来压力,从而影响其作出正确判断。患者气道内的血和分泌物使得纤维支气管镜暴露困难,也可引起患者呛咳、喉痉挛或误吸。其他罕见的并发症包括气道表面麻醉引起的局部麻醉药毒性反应以及喉或咽部的黏膜直接损伤。

患者的主要风险在于镇静和局部麻醉时,或在插管时都有可能不慎移动刺入的异物。一旦出现气道裂口处出血需要快速改变麻醉和手术计划,所以在手术室实施清醒纤维支气管镜插管是合理的。并且麻醉医师和手术医师必须对其他突发情况做好准备,包括准备好快速诱导插管以及紧急气管切开设备。

20. 插管失败又无法维持通气时的紧急处理

根据 ASA 困难气道处理指南,当插管失败后可通过面罩或喉罩通气。如果面罩或喉罩通气仍无法维持,需要迅速外科建立气道。最常用的技术有环甲膜穿刺辅助高频喷射通气(high frequency jet ventilation),能维持一定的氧合,但是对于气道外伤患者需注意有出现张力性气胸的风险。

21. 本节案例患者适合的外科开放气道方法

环甲膜切开术(hyrocricotomy)是最简便快捷的气管切开方法,适用于因咽或喉部梗阻不能插管者。于甲状软骨和环状软骨间作一长约 2~4cm 的横行皮肤切口,于接近环状软骨处切开环甲膜,以弯血管钳扩大切口,插入气管套管或气管内导管。手术时应避免损伤环状软骨,以免术后引起喉狭窄。环甲膜定位清楚,故比传统气管切开术更容易完成,但是它对喉部创伤较大,环甲膜切开术后的插管时间,一般不应超过 24 小时。如果患者不能在此时拔管,则应选择常规气管切开术。

气管切开术(tracheotomy)一般于第 2~4 气管环处切开颈段气管,位置较环甲膜深,定位不如环甲膜清楚。有时还需要切开更大范围,故一般耗时较长。由于损伤甲状腺组织导致出血的风险也更大。针对本节案例患者,如果穿入的异物横断或严重撕裂气管,则需要切开外伤下段气管。由伤口入路切开也可,但要在手术室内完成。

22. 气道外伤患者的麻醉维持及药物选择

如果清醒纤维支气管镜气管插管时,麻醉医师排除了可能的气管外伤,则麻醉维持相较于一般手术没有特别。如果存在气管外伤,单独使用吸入麻醉药物并持续保留自主呼吸来进行外科手术修补比较安全。七氟醚是最佳的吸入麻醉药。当不能排除气管受损时禁忌使用氧化亚氮。一旦控制了气道,就该及时给予麻醉性镇痛药。考虑到这类患者术后很可能需要机械通气,因此也不必过多顾虑大剂量麻醉性镇痛药带来的苏醒延迟问题。

【术后管理】

23. 气道外伤患者拔管的标准

患者手术顺利,损伤得到成功修复,当满足以下标准时可以考虑拔管:血流动力学稳定;出血完全停止;神经肌肉功能完全恢复;气道通畅,呼吸平稳;患者平静、合作、遵循指令运动;精神状态可以接受。当气管导管覆盖损伤部位时,损伤处水肿在拔管后可能很快会阻塞气道,所以拔管前要进行漏气试验。

24. 气道外伤患者拔管时可采用的技术

拔管前应先用吸引器进行气分泌物,如果有大量分泌物,应该延迟拔管。拔管时应先将吸引管前端越过导管的斜口端,一边吸引,一边慢慢拔管。拔管后的一段时间内,喉头反射仍迟钝,应继续吸尽口咽腔内的分泌物,以防误吸,如出现短暂的喉痉挛,应予吸氧,同时密切注视呼吸道是否通畅以及呼吸交换是否足够。拔管后气道会马上处于危险状态下,SpO$_2$ 监测是必须的,并且术后至少吸入湿化氧气 24 小时。如果患者拔管风险较大,可通过纤维支气管镜或留置气管交换导管(tracheal exchange catheter)拔管。

25. 气道外伤患者镇痛药的选择

颌面、颈部探查手术包括气管和大血管手术,除非需要正中开胸或留置气管导管,一般来说术后疼痛并不剧烈,术后镇痛用药量相对较小。术后 24 小时内可应用患者自控静脉镇痛(patient-controlled intravenous analgesia,PCIA)。之后口服非甾体抗炎药,如对乙酰氨基酚。正中开胸术或术后延迟拔管者,需要更强的术后镇痛和镇静,包括持续输注镇痛药。

(姜　虹)

第四节　舌部肿物手术的麻醉

【知识点】

1. 常见舌部肿物的种类

2. 舌部肿物手术的术前评估

3. 舌部肿物手术麻醉方式和通气方式的选择

4. 舌部肿物手术麻醉管理要点

5. 舌部肿物术后呼吸管理

6. 舌部肿物术后镇痛管理

7. 舌部肿物术后并发症及处理

【案例】

患者女,50 岁。术前诊断为舌癌,肿瘤大小 2.0cm×2.5cm×3.8cm。超声提示双侧颈部淋巴结肿大,余未见明显异常。气管插管全麻下行舌癌根治术及双侧颈淋巴结清扫术。术毕拔管后出现呼吸困难,氧饱和度不能维持,因可视喉镜无法置入,采用经鼻纤维支气管镜插管,但未成功。行紧急气管切开后症状缓解,送入 ICU。

【疾病的基础知识】

1. 常见的舌部肿物及病因

舌部肿物的常见病因包括感染、创伤、囊肿及肿瘤。

（1）口腔感染的常见原因

1）牙源性感染:细菌通过病灶牙或牙周组织进入机体引起的感染,是目前临床上最常见的口腔感染途径。

2）腺源性感染:细菌经过淋巴管侵犯区域淋巴结,引起淋巴结炎,继而穿破淋巴结包膜扩散到周围间隙形成蜂窝织炎。多见于婴幼儿,常由上呼吸道感染引起。

3）损伤性感染:由于外伤、黏膜破溃或拔牙创造成皮肤黏膜屏障的完整性破坏,细菌进入机体而引起感染。

4）血源性感染:机体其他部位的化脓性病灶的细菌栓子通过血液循环播散到口腔而引起的化脓性感染。多继发于全身败血症或脓毒血症,病情常表现得较严重。

5）医源性感染:在进行口腔内局部麻醉、外科手术、局部穿刺等创伤性操作时,由于消毒不严,将细菌带入机体内,而引起的感染。

（2）常见的舌部肿瘤:舌部肿瘤分为良性肿瘤和恶性肿瘤。良性肿瘤主要包括血管瘤、脉管瘤、神经鞘瘤、神经纤维瘤。恶性肿瘤主要包括舌癌、软组织肉瘤、恶性淋巴瘤、浆细胞肉瘤等。

【术前评估与准备】

2. 舌部肿物手术的麻醉要点

舌部肿物麻醉要点包括:①术前常存在困难气道;②麻醉与手术共用气道,易互相干扰;③麻醉方式和通气方式的选择;④手术常引起出血、组织肿胀,拔管指征的把握。

3. 舌部肿物引起困难气道的原因

困难气道（difficult airway）是指经过专业训练的有 5 年以上临床麻醉经验的麻醉科医师发生面罩通气困难或插管困难,或两者兼具的临床情况。

舌部肿物出现在插管路径,容易造成气管插管困难;舌体肿胀更易引起舌后坠,若肿物累及范围较大则可直接阻塞呼吸道,出现面罩通气困难,甚至出现既不能通气又不能插管的紧急气道情况。

本节案例患者在拔管后出现呼吸困难,此时往往由于术前就存在的困难气道及术后出血、组织水肿的叠加,使得困难气道难度更大,更易出现紧急气道的情况。因此此类患者做好拔管前评估非常重要。

4. 舌部肿物手术的麻醉以及与手术容易互相干扰的原因

舌部肿物手术直接在口腔内部操作,共用呼吸道。与麻醉操作、观察和管理处于同一部位,因此,手术与麻醉可能互相干扰。可能出现气管导管移位、脱落,手术出血、水肿影响气道通畅等不良事件。这就要求麻醉者与手术者均应熟悉和掌握相关基础知识,及时沟通、共同协作完成手术。

5. 舌部肿物手术患者术前全身评估的注意事项

囊肿和血管瘤以及脉管瘤多发小儿,此类患者在术前应重点评估出生发育情况、其他部位畸形病史、年龄身高体重营养状况、过敏史、近期上呼吸道感染病史;并详细告知禁饮食时间。舌癌多发于老年人,此类患者在术前应重点评估既往疾病史、手术史、呼吸循环系统合并疾病、精神营养状态、心肺功能、认知功能等。

6. 舌部肿物手术患者术前专科评估的注意事项

舌部肿物患者术前的专科评估包括肿物的大小和性质、手术方式、手术出血量预估、术前肿物对患者饮食呼吸的影响、困难气道评估。

7. 舌部肿物手术患者的术前气道评估注意事项

首先应评估肿物的大小、性质,对患者清醒时呼吸道的影响;其次评估肿物对患者睡眠时呼吸道的影响、是否出现阻塞性睡眠呼吸暂停、体位对呼吸是否有影响、肿物在口腔内的占位情况、马氏分级评估、面罩通气有无困难、喉镜暴露有无困难、是否需要先行气管切开。

【术中管理】

8. 舌部肿物手术麻醉方式的选择

舌部肿物患者的麻醉方式包括气管插管全麻、不插管全麻、监测麻醉(monitored anesthesia care,MAC)和局部麻醉。

(1) 气管插管全麻适用于舌部肿物的综合性外科手术麻醉,存在手术切口大,切除范围广,潜在出血风险大,伤害性刺激严重,手术时间长等因素,选择气管插管全麻更为安全。

(2) 不插管全麻适用于小儿和不能配合人群舌部肿物的诊断性有创性操作麻醉,操作时间短,创伤刺激小,只是作为诊断性的部分标本采集,因此可采用不插管全麻,保留自主呼吸,可以缩短周转时间,节约人力物力。但此种麻醉方式应密切注意气道保护,以免麻醉过深而导致呼吸抑制,或因外科操作而需要紧急建立气道。因此,对于不插管全麻,应做好时刻插管准备。此麻醉方式,建议由5年以上主治医师或副主任医师以上麻醉医师实施,以确保患者安全。

(3) MAC和局部麻醉主要用于成人舌部肿物患者的诊断性操作。

9. 舌部肿物手术通气方式的选择

全身麻醉最常用的通气方式为气管插管,经鼻插管更为常用。对于MAC或局部麻醉保留自主呼吸患者,可采用鼻咽通气道或鼻导管的方式进行供氧。

(1) 鼻咽通气道用于舌部肿物手术的优点:鼻咽通气道通常由软质塑料制造,能轻柔地经鼻腔置入鼻咽,刺激小、易耐受。可通过鼻腔、口咽腔、将舌顶离喉后部,形成通气通路,从而缓解舌后坠引起的上气道梗阻。因此,对于舌部肿物患者的麻醉,无论选择哪种麻醉方式,都应准备鼻咽通气道,以便缓解上气道梗阻而引起的通气困难。

(2) 鼻咽通气道型号的选择:成年男性常选择7.0号鼻咽通气道,可将6.5号鼻咽通气道备用。成年女性常选择6.5号鼻咽通气道,可将6.0号鼻咽通气道备用。儿童的选择原则为:型号=3.5+年龄/4,根据计算结果,需将邻近型号备用。

10. 舌部肿物患者麦氏分级的评估

患者取端坐位,尽可能张大口,最大限度地将舌伸出进行检查,将气道评定为四级:Ⅰ级:可见咽峡弓、软腭和悬雍垂。Ⅱ级:可见咽峡弓、软腭,部分悬雍垂。Ⅲ级:可见软腭、硬腭。Ⅳ级:仅可见硬腭。Ⅲ级或Ⅳ级者预示气管插管困难。

11. 舌部肿物患者气道的建立原则

(1) 评估患者是否存在可预知的困难气道。

(2) 对可预知的困难气道进一步判定,是面罩通气困难,还是气管插管困难。

(3) 对可预知的面罩通气困难的舌部肿物患者应采取清醒镇静气管插管。

(4) 对可预知的气管插管困难患者可采取清醒镇静纤维支气管镜引导气管插管或全麻后纤维支气管镜引导气管插管。

(5) 未预知的气管插管困难患者,应首先确保面罩通气,呼叫帮助,可采取纤维支气管镜引导下气管插管。

(6) 未预知的面罩通气困难患者,若无法确保面罩通气(紧急气道),应紧急采取有创气道通气方式,如环甲膜穿刺结合高频通气或气管切开。

12. 舌部肿物患者清醒气管插管的指征

对于可能存在面罩通气困难或喉镜插管困难的舌部肿物患者,在术前访视时,如果气道评估和体格检查存在以下情况的,都应当考虑清醒镇静下气管插管:有困难插管史的舌部肿物患者、有睡眠呼吸暂停的患者、不能平卧位睡眠的患者、麦氏分级≥3级的患者、体重指数超过$30kg/m^2$的患者。

13. 清醒气管插管的准备

(1) 患者准备:由于清醒镇静气管插管需要患者配合,且有一定不舒适感,所以首先需要明确告知患者其所需要配合的环节,以及可能会给患者带来的不适;对于可能存在的困难插管,以及不先行建立可靠气道便给麻醉带来的风险等应全面、准确地和家属及委托人沟通,取得谅解配合;此类患者在术后可能存在带管通气状态,因此要在术前充分交代沟通,力争患者配合,保证围术期安全。

(2) 药品准备:镇静药物、表面麻醉药物、抗胆碱药物、镇痛药物、雾化药物、常规麻醉药物、急救药物。

(3) 器械准备:雾化设备、鼻咽腔喷雾设备、环甲膜穿刺设备、鼻咽通气道、口咽通气道、纤维支气管镜。备气管切开器械和心肺复苏设备。

(4) 医务人员准备:除了主麻医师外,应请高年资医师现场指导,尤其是在气道管理方面有经验的高年资医师。必要时,请耳鼻喉科医师在场,以备气管切开。

14. 舌部肿物患者实施清醒镇静下气管插管的方法

患者入室前30分钟静脉注射抗胆碱药物,以减少口咽腔和呼吸道分泌物,这样有助于纤维支气管镜的暴露和气管插管;并同时开始使用表面麻醉药物,进行雾化吸入30分钟,这样可以对整个呼吸道表面进行麻醉,有效降低患者在清醒插管过程中的不适感。

患者入室后连接监护设备,麻醉机面罩预吸氧,开放静脉通路。根据评估结果,适当使用镇静药物(推荐使用右美托咪定),采用滴定法控制镇静深度(推荐使用麻醉深度监测设备),以免患者镇静过深,出现气道梗阻或窒息等紧急情况。

除非手术需要,一般推荐经鼻腔清醒镇静下气管插管。可选择局部麻醉药喷雾表面麻醉鼻腔和鼻咽黏膜,并推荐使用血管收缩药剂喷鼻,以降低鼻出血发生率。推荐使用涂有利多卡因软膏的软质鼻咽通气道从小到大依次放入鼻腔来扩张通道。口咽腔表面麻醉推荐选择利多卡因胶浆含服。常用5ml注射针行环甲膜穿刺,并向气管内注射1%利多卡因2ml,并嘱患者咳嗽,以便利多卡因可以大面积扩散,增强表面麻醉效果。在充分完成镇静和呼吸道表面麻醉后,可将合适内径的气管导管套在纤维支气管镜上,仔细操作纤维支气管镜,经鼻腔、咽腔后,观察到会厌,绕过会厌后,可观察到声门,穿过声门后,进入气管,可看到气管环和隆突(也可不必到达如此深度)。将气管导管沿纤维支气管镜轻柔推进,放入气管后,退出纤维支气管镜,连接呼吸回路,确认呼气末二氧化碳可被监测到后,固定好气管导管,再常规应用全麻药和肌肉松弛药开始行全身麻醉。

15. 舌部肿物患者拟行清醒镇静气管插管时可以选择的神经阻滞

舌咽神经又称为IX脑神经,主要负责咽喉部黏膜的感觉、一部分唾液腺的分泌和舌后三分之一的味觉,并与X迷走神经一起主管咽喉部肌肉的运动。舌部肿物患者在行清醒镇静气管插管时,舌根和会厌谷的感觉是最为敏感的,此时可通过舌咽神经阻滞技术,完成神经阻滞麻醉,保证插管顺利进行,具体方法可通过在扁桃体柱黏膜下注射1%利多卡因1~2ml完成阻滞。

喉上神经为迷走神经的分支之一,在相当于舌骨大角水平分为内、外两支。外支主要为运动神经,支配环甲肌及咽下缩肌,但也有感觉支穿过环甲膜分布于声带及声门下区前部的黏膜。内支主要为感觉神经,在喉上动脉的后方穿入甲状舌骨膜,分布于会厌谷、会厌、声门后部的声门上、下方、口咽、小部分喉咽及勺状软骨前面等处的黏膜。阻滞喉上神经也可为清醒镇静气管插管提供良好的操作环境。具体方法可通过紧邻舌骨大角下方注射1%利多卡因1~1.5ml完成阻滞。但由于颈动脉也走行在这个区域,注射局部麻醉药时要避免误入血管而发生的不良反应。若患者为饱胃,则行喉上神经阻滞可能会使得患者气道保护反射消失,而存在反流误吸的风险,因此对于饱胃患者应慎行喉上神经阻滞。

16. 舌部肿物患者不同手术方案的麻醉管理要点

舌部肿物消融术的选择多为无法一期行肿物切除的患者。此类患者麻醉管理要点包括:术前重点评估肿物对通气功能的影响,诱导期应重点关注呼吸道控制的方法和应急措施,术后应重点做好气道通气恢复方案。

舌部肿物切除术的麻醉管理要点主要包括:由于舌部神经末梢丰富而导致痛觉异常敏感,故而应在围术期做好预防性镇痛和多模式镇痛,以缓解患者术后的疼痛问题;舌部血供也异常丰富,因而要针对出血多的手术做好围术期循环监测和管理,尤其是老年舌癌患者,更应该密切监测管理循环系统,以避免出现严重并发症。若患者手术范围较大,应特别警惕血肿、组织水肿对气道的压迫。

舌部肿物硬化术的麻醉管理要点主要包括:硬化剂存在过敏的问题,故在硬化剂使用期间,应严格监测是否有循环、呼吸和皮肤等过敏情况出现。也可预防性使用抗组胺释放药物或激素类药物。另外,硬化剂可能会导致循环系统血管栓塞的问题,尤其是当出现氧合异常时,应着重考虑是否发生了硬化剂导致的肺栓塞。

舌部肿物显微外科修复术,循环管理是重点之一。血压过高会导致出血增加,而血压过低又会导致微循环不畅。因此,对于循环血压的管理调节是重点和难点。其次,因为手术时间长,所以内环境平衡也是重点管理内容。

17. **舌部肿物患者术后拔管时机的选择**

(1) 气管拔管指征

1) 患者完全清醒。

2) 肌肉松弛药残余作用已完全消失:能完成睁眼、皱眉、点头、握手等指令动作(TOF>90%)。

3) 自主呼吸恢复良好,潮气量持续大于 6ml/kg,呼吸频率 14~26 次/min。

4) 吸空气时 SpO_2>95%。

5) 反射恢复:吞咽反射、呛咳反射、对光反射等。

6) 循环稳定:血压、心率、心律、尿量正常。

7) 内环境稳定:无二氧化碳潴留、电解质酸碱平衡紊乱。

(2) 以下情况应考虑暂时留置气管导管,延期谨慎拔管

1) 术后潜在出血风险。

2) 术后组织水肿明显。

3) 拔管后难以再插管及建立人工气道。

最后,对于舌部肿物患者术后拔管,无论何时何地,都应做好重新建立人工气道的麻醉预案。

本节案例便是对拔管指征把握不足,导致拔管后呼吸困难,需要重新建立人工气道。因手术后无法经口插管,经鼻纤维支气管镜插管失败,只能采取有创方法行气管切开。因此,此类患者拔管前应全面评估气道情况,谨慎拔管。

18. **舌部肿物患者手术在围术期行气管切开术的指征**

(1) 舌部肿物有活动性出血。

(2) 舌部组织肿胀明显,且进行性加重而影响通气。

(3) 手术涉及舌根部切除、下颌骨截骨超过中线,可导致咽腔壁失去支撑而出现气道塌陷。

(4) 术前有呼吸功能不全或合并严重外伤需长时间呼吸支持。

(5) 手术范围大,双侧颈部淋巴清扫、术后可能出现喉头水肿者。

(6) 经口或经鼻气管插管均可能影响手术方案实施者。

【术后管理】

19. **舌部肿物患者术后镇痛管理关注点**

舌部肿物术后疼痛可能会由以下神经传导:舌咽神经、三叉神经、迷走神经、面神经以及颈部交感神经。因此,若选择神经阻滞镇痛,可以阻断以上神经的痛觉信息传递,从而缓解术后疼痛。

舌癌根治手术往往需要切除大部分舌体,还包括部分的下颌骨、颈部肌肉软组织以及淋巴结,有时还需要行前臂皮瓣、腓骨骨肌皮瓣或胸大肌皮瓣等显微外科修复术,因此术后的疼痛除了原发病灶部位,还有转移修复区的切口痛。

20. **舌部肿物患者术后镇痛管理的原则**

(1) 术后镇痛推荐采取预防性镇痛策略,即可在麻醉药物作用消失前就开始,使得术中和术后镇痛能够良好衔接。

(2) 术后镇痛应采取多模式镇痛,可选择阿片类镇痛药及非甾体抗炎药联合应用,必要时可联合神经阻滞技术。

(3) 根据患者疼痛评分实时调节,以避免呼吸循环抑制及掩盖某些并发症。

21. **舌部肿物患者术后常见的高危并发症**

舌部肿物手术由于手术大,时间长,出血多以及术后引流不畅等原因,容易造成术后发生大出血、呼吸道梗阻、皮瓣坏死以及创口感染等并发症。

出血:头颈部动静脉血管极为丰富,术后大出血也是常见的高危并发症。尤其是部分舌部肿瘤患者在术前接受大剂量放疗后使局部血管硬化,手术易引起血管损伤而出血。应密切观察术后伤口渗血情况,严密观察病情,注意生命体征,及时发现及时处理可能的出血风险,以避免严重后果的发生。

气道梗阻:手术或出血等因素导致的气道梗阻都是舌部肿物手术后的高危并发症,需严密观察,立即处理。对于手术以及术后可能会出现的呼吸道梗阻,应在床旁准备好吸引器以及气管切开包等各种抢救用品。手术后应尽可能取半卧位以便静脉回流,减轻舌部手术区域水肿,预防气道梗阻而出现呼吸困难。

(王　强)

第五节　喉癌手术的麻醉

【知识点】

1. 喉癌的高危因素
2. 喉阻塞的分度和处理
3. 喉癌患者的气道评估和全身评估
4. 喉癌相关困难气道的处理
5. 喉癌手术相关的通气方式
6. 显微喉镜下活检手术的麻醉管理要点
7. CO_2 激光手术中气道燃烧的预防和处理
8. CO_2 激光的危害和防护
9. 颈淋巴结清扫术及头颈部皮瓣整复术的麻醉管理要点
10. 喉癌患者的术后管理

【案例】

患者男,67 岁。因咽部异物感 2 个月、声音嘶哑 2 周入院,1 周前曾行显微喉镜下活检术,诊断为喉癌(声门上型)。有吸烟史 40 年,每天 30 支;饮酒史 30 年,每天约 100ml 白酒。既往有慢性阻塞性肺疾病史 10 年,登 2 楼有气喘。拟在全麻下行显微喉镜下会厌病损激光烧灼术,备全喉切除+左侧颈淋巴结清扫术。

【疾病的基础知识】

1. 与喉癌发病相关的因素

喉癌男性比女性多见,约为 7∶1~10∶1,以 40~60 岁最多。喉癌的发病常为多种致癌因素协同作用的结果:①吸烟,95%的喉癌患者有长期吸烟史,开始吸烟年龄越早、持续时间越长、数量越大、吸粗制烟越多、吸入程度越深和不戒烟者的发病率越高;②饮酒,慢性酒精摄入与喉癌发生有一定相关性,而且吸烟和饮酒在致癌方面有协同作用;③病毒感染,人乳头状瘤病毒引起的成年型喉乳头状瘤被认为是喉癌的癌前病变;④环境因素,各种有机化合物、化学烟雾、生产性粉尘可能和喉癌的发生有关,其中石棉和芥子气的致癌作用基本肯定;⑤放射线,多次或大剂量放射线的颈部检查或治疗可致喉癌;⑥性激素,男性喉癌的发病率明显高于女性;⑦微量元素缺乏,体内 Zn、Se 等微量元素缺乏可影响细胞的分裂和增殖而致癌。

2. 喉癌的治疗手段及手术治疗的术式

和其他恶性肿瘤一样,喉癌的治疗手段包括手术治疗、放射治疗、化学治疗和生物治疗等,目前主张以手术为主的综合治疗。手术治疗是喉癌的主要治疗手段,手术方式包括喉全切除术和各种喉部分切除术,术式的选择取决于肿瘤的部位、范围、患者的年龄和全身情况,原则是在彻底切除肿瘤的前提下,尽可能保留或重建喉的功能,以提高患者的生存质量。早期(T_1、T_2)声门型和声门上型喉癌可以选择 CO_2 激光手术治疗。喉癌常有颈淋巴结转移,特别是声门上型喉癌,所以颈淋巴结清扫是喉癌手术的重要组成部分。较大范围的喉癌和下咽癌切除后有时需要实施头颈部皮瓣整复术来修复解剖缺损。

3. 喉阻塞的分级及处理原则

喉阻塞的临床表现为吸气性呼吸困难,主要表现为吸气费力、喉喘鸣和三凹征,根据轻重程度可分为 Ⅰ~Ⅳ度,其临床表现和处理如下:

(1) Ⅰ度:安静时无呼吸困难,活动时有轻微吸气性呼吸困难。应根据病因进行积极治疗,由炎症引起者使用足量类固醇激素和抗生素,可不做气管切开术。

（2）Ⅱ度：安静时即有轻微吸气性呼吸困难，活动后加重，但不影响睡眠和进食，无发绀。由炎症引起者及时使用足量类固醇激素和抗生素，大部分可避免做气管切开术，但需要做好气管切开术的准备；若为喉癌，可做气管切开术。

（3）Ⅲ度：安静时和活动时都有明显的呼吸困难，伴烦躁不安、不愿进食、不易入睡、口唇发绀等缺氧症状。由炎症引起者，在药物治疗的同时做好气管切开术的准备，严密观察；若为喉癌，宜先行气管切开术。

（4）Ⅳ度：呼吸极度困难，由于严重缺氧和二氧化碳潴留出现明显发绀、意识改变、冷汗、脉搏细弱、血压下降、大小便失禁等。应立即行紧急气管切开术，若情况十分紧急，可先行环甲膜穿刺或切开术。一些特殊病因引起者，如喉异物取出、咽后脓肿切开可解除喉阻塞时，应立即处理而避免气管切开。

4. 支撑喉镜手术中血管迷走神经反射的解剖学基础

支配喉的神经主要有喉上神经和喉返神经，均为迷走神经的分支。另外还有交感神经。喉上神经分出内支和外支，内支主要为感觉神经，分布于声门以上的喉结构；外支主要为运动神经，支配环甲肌。喉返神经主要为运动神经，支配除环甲肌以外的喉内各肌，感觉支分布于声门以下的喉结构。在实施气管插管和喉、气管、支气管镜检查使喉上神经和喉返神经的感觉神经受到刺激时，会发生迷走神经反射，表现为突发的心率减慢、血压降低，甚至心搏骤停。因为神经纤维的位置较深，喉内表面麻醉并不会消除这一反射。

5. 喉癌的手术新进展及对麻醉管理的影响

喉癌的手术治疗在早期多行喉全切除术，从 20 世纪 50 年代开始倡导喉的功能保全性手术。实践证明，在彻底切除肿瘤的前提下将喉的正常部分保留下来，经过康复治疗后，喉的全部或部分功能有可能恢复。目前，对于早期喉癌，多行功能保全性手术和微创手术以提高生活质量；对晚期喉癌，主张综合治疗和修复重建以提高疗效和生存率。CO_2 激光结合内镜技术实现了喉部疾病治疗的微创化，T_1 和部分 T_2 声门型或声门上喉癌是激光治疗的适应证。CO_2 激光手术带来手术室的医护人员和患者的安全问题，需要外科、麻醉、护理三方共同执行安全流程，从控制火源、助燃剂、易燃物三要素入手来预防手术室火灾。在喉部激光手术患者，尤其要预防气道燃烧。对已接受放射治疗后再行手术治疗的晚期喉癌患者，放疗可能给气道管理带来困难，需要仔细评估和谨慎处理气道。长时间的皮瓣修复术需要在麻醉管理上更加关注体温、容量、循环和内环境管理，以提高皮瓣的存活率并改善全身状态。

【术前评估与准备】

6. 喉切除术前的气道评估、病史补充及需要做的检查

多数患者在喉切除术前经历过支撑喉镜下活检术，需了解有无喉镜暴露和插管困难史，还要了解有无放疗史，放疗是面罩通气困难和插管困难的危险因素。术前要仔细评估呼吸困难的程度，要鉴别是由于慢性阻塞性肺疾病导致的呼气性呼吸困难还是喉部新生物引起的吸气性呼吸困难，认真评估有无喉阻塞及其分级，特别注意有无喘鸣和睡眠憋醒等表现。除了一般的气道检查（张口度、颈部活动度、牙齿、Mallampati 分级、颏甲距、颈周径等）以外，查看术前纤维喉镜影像可以直观地评估声门狭窄程度。需要注意的是，喉部占位性病变所导致的困难气道往往并不具备一般困难气道的体征，因此术前气道内镜检查影像对气道评估尤其重要，CT、MRI 等影像学检查也有较大的参考意义。

7. 喉癌患者的全身情况的评估、病史补充及需要做的检查

喉癌患者多数为老年人，常常合并有与长期吸烟和饮酒相关的心肺疾病，如高血压、冠心病、慢性阻塞性肺疾病（COPD）等。若患者有 COPD 病史，应询问近期有无咳嗽、咳痰、气喘加重等肺部感染表现，是否有因 COPD 住院和机械通气的病史，是否戒烟以及戒烟时间，重点是判断呼吸困难的程度和运动耐量，临床上常用改良英国医学研究委员会呼吸困难量表（modified British Medical Research Council dyspnea scale，mMRC scale）来评估呼吸困难的程度（表 11-5-1），以 mMRC≥2 作为决定治疗方案或判断预后的分界点。体检应检查有无桶状胸、呼吸音低、干湿啰音等，还应检查有无颈静脉怒张、肝大、肝颈静脉回流征阳性、外周水肿等右心衰竭的表现。除了血常规、胸片、心电图、电解质等常规术前检查以外，该患者应补充肺功能检查和血气分析以了解肺功能状况以及有无低氧血症、二氧化碳潴留以及酸碱紊乱。若症状和体征提示有肺心病可能时，还应行心脏超声检查。

表 11-5-1　mMRC 呼吸困难量表

级别	症状
mMRC 0 级	仅在费力运动时出现呼吸困难
mMRC 1 级	在平地快走步行或步行爬小坡时出现气短
mMRC 2 级	由于气短,平地行走比同龄人慢或需要停下来休息
mMRC 3 级	在平地行走 100m 左右或几分钟后需要停下来喘气
mMRC 4 级	因严重呼吸困难不能离家,或者在穿脱衣服时出现呼吸困难

注:mMRC,改良英国医学研究委员会呼吸困难量表。

【术中管理】

8. 咽喉部占位性病变患者的气道建立

耳鼻咽喉头颈外科的患者常常因疾病本身累及气道或术前的头颈部放射治疗而成为困难气道(包括困难通气和困难插管)患者。术前要根据病史、症状、体征和影像学检查进行气道评估,和耳鼻喉科医师共同讨论建立气道的方式。对一般患者,通常采用快诱导方式建立气道;而对可疑困难气道或确定困难气道患者,可以采用吸入七氟烷慢诱导、清醒插管或清醒气管切开的方式来建立气道。

9. 清醒气管插管的实施

清醒气管插管方法:①与患者谈话,告知清醒插管的必要性和过程以及可能带来的不舒适,取得患者的理解和配合;②无禁忌证时,术前 30 分钟静脉注射阿托品 0.5mg 或格隆溴铵 0.2~0.4mg 有助于减少分泌物改善视野,也能改善表面麻醉的效果;③气道局部麻醉:可以采用喷雾器、喉麻管或经纤维支气管镜实施从口咽部、喉咽部到声门下的逐步表面麻醉,拟行鼻插管时还应实施鼻腔和鼻咽部表面麻醉并使用血管收缩药物来预防鼻出血;也可以使用雾化利多卡因对整个气道进行表面麻醉;行舌咽神经和喉上神经阻滞也可以起到气道局部麻醉的效果;行环甲膜穿刺注入局部麻醉药物也是声门下表面麻醉的一种方法;④采用对呼吸抑制较小的镇静药物(如右美托咪定、咪达唑仑)复合小剂量阿片类药物使患者安静配合;⑤在良好的局部麻醉和镇静下,采用纤维支气管镜或可视光棒都可以实施清醒插管。

10. 七氟烷吸入慢诱导插管的实施

吸入诱导方法有浓度递增诱导法、潮气量法和肺活量法。在处理困难气道时建议采用浓度递增诱导法,即从吸入较低浓度(0.5%)的七氟烷开始,每 3~5 次呼吸增加 0.5%,逐步将浓度增加到 5%,直至麻醉深度合适时再行插管。对有呼吸道梗阻性病变的患者,很难根据吸入浓度和吸入时间来判断麻醉深度,此时要依靠麻醉医师的经验来判断,通常当患者呼吸频率由快变慢、潮气量轻度下降、心率和血压稳定、肌张力由高降低、用力托下颌无反应时表明麻醉深度可以耐受气道操作,通常需要吸入七氟烷 10 分钟以上。辅助气道表面麻醉可以减轻插管反应,但是表面麻醉要在清醒时或者麻醉深度足以耐受气道操作时实施,不应在浅麻醉状态下实施以避免喉痉挛。采用这种方法能够比较好地保留自主呼吸,又能维持合适的麻醉深度;当气道处理发生困难时可迅速减浅麻醉,必要时可唤醒患者。

11. 喷射通气的原理

文丘里效应(Venturi effect)表现为气体或液体通过缩小的过流断面时,流速增大,同时流速的增大伴随着流体压力的降低,即在高速流动的流体附近会产生低压,从而产生吸附作用,可以卷吸周围流体一起流动。喷射通气就是将高压气源连接于一根硬质狭窄导管,可以喷出高速气流,每一次喷射通气时都使周围的空气一起被卷入气道,显著增加了气体流量,也稀释了喷射口的氧气浓度。

12. 声门上喷射通气方法的优缺点

声门上喷射通气可以采用一根金属的喷射通气导针置于支撑喉镜上进行(图 11-5-1),也可以用专用的喷射鼻咽通气道置于鼻咽部进行。本法的优点是手术野没有导管干扰;金属喷射通气导针有抗激光能力,置于鼻咽部的喷射鼻咽通气道也远离激光手术野,不易点燃。缺点是喷射管对位不佳或患者胸肺顺应性较差时容易发生通气不足;气体容易进入食管而引起胃扩张;气体反流也可能引起耳气压伤;术中血和异物容易随喷射气流进入气管;气流通过声门时有时会引起声带震动,可能影响外科医师的精细操作。

13. 声门下喷射通气的优缺点

最初是将声门上的金属喷射通气导针延伸至声门下来实施(图 11-5-2),由于金属导针损伤较大、容易贴气管壁,目前多用塑料软管作为喷射管,置于声门和隆突之间来实施。该方法的优点是通气效果比声门上喷射通气稳定;在整个呼吸周期中都有气体持续从声门流出,可阻挡血液、分泌物和组织碎片进入气管;不影响声带手术的精细操作。缺点是气压伤的发生率较声门上喷射通气高,如果存在上呼吸道梗阻、气体流出受限则更容易发生气压伤;塑料喷射导管位于激光手术野内,存在燃烧的风险。

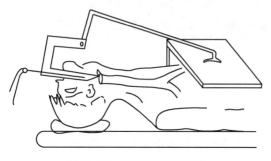

图 11-5-1　声门上喷射通气

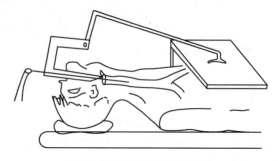

图 11-5-2　声门下喷射通气

使用环甲膜穿刺针置入气管内,连接喷射通气装置,可实施经气管喷射通气(图 11-5-3),这是一种特殊的声门下喷射通气方法。该方法可以避免喷射导管对手术操作的影响,可在无法插管无法通气的情况下迅速建立气道,但这是一种有创的操作,一般仅用于急救,不用于常规手术。

14. 喷射通气的并发症及禁忌证

喷射通气最严重的并发症是肺气压伤(lung barotrauma),表现为肺间质气肿、纵隔气肿、气胸等,常发生于气道完全或部分梗阻的情况,预防这种并发症主要是掌握适应证,麻醉过程中保证足够的麻醉深度和良好的肌肉松弛状态,控制好喷射压力在 0.3MPa 以下,避免喷射导管进入一侧支气管。其他并发症有黏膜干燥,喷射导管对位不佳导致的通气氧合不足、胃扩张、耳气压伤等。

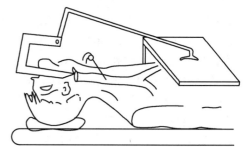

图 11-5-3　经气管喷射通气

在喷射通气过程中保持气体流出道的畅通非常重要,对流出道梗阻的患者禁忌使用喷射通气。肺大疱等气胸高危患者也禁忌使用。肥胖等胸肺顺应性下降的患者可能发生通气不足和胃扩张,为相对禁忌证。严重的慢性阻塞性肺疾病患者呼气期延长,也不适合使用喷射通气。因喷射通气可能导致胸内压增高,故循环功能不稳定以及严重颅脑损伤的患者也不宜使用。

15. 支撑喉镜手术时发生迷走神经反射的原因及处理

咽喉部有丰富的迷走神经分布,在气道操作时受到刺激就可能发生迷走神经反射,表现为突发的心率减慢、血压降低,甚至心搏骤停。有研究显示,患者情绪紧张、焦虑、血容量不足、麻醉过浅以及因颈项粗短、会厌弯曲、喉体高、颈椎曲度改变等因素导致的喉部暴露困难都会增加患者发生迷走神经反射的概率。发生迷走神经反射时,应立即暂停手术并松开悬吊喉镜,多数即可缓解,若无明显改善,立即静脉注射阿托品 0.5mg 或肾上腺素 5~10μg,必要时可重复给药。迷走反射严重导致心搏骤停时,应立即开始胸外按压。

16. 激光用于喉部手术的优点、各类激光的特点及其对于患者和手术室工作人员可能存在的危害

激光可以将能量聚焦在很小的目标区域,在局部形成非常强的能量强度,从而精确切割、气化、热凝病变组织。喉部激光手术常用于声带白斑、声带癌变(早期)、会厌囊肿、喉血管瘤、喉乳头状瘤、喉肉芽肿、喉狭窄等病变。常用于喉部手术的激光有 CO_2 激光、磷酸钛氧钾激光(KTP)激光、钕:钇铝石榴石(Nd:YAG)激光,使用最广泛的是 CO_2 激光。不同的激光波长不同,CO_2 激光波长较长,气化作用好,穿透力弱,能精准地切割表面病灶;Nd:YAG 激光有较短的波长,气化作用小,穿透力强,对于烧灼大的组织肿块和肿瘤减灭有帮助。CO_2 激光不能通过普通光纤传导,只能远距离直线操作,因此更容易误伤正常组织引起并发症或打到气管导管、敷料等,引起燃烧;而 KTP 激光、Nd:YAG 激光可以通过光纤传导,通常只会打到所接触的病变组织,因此相对比较安

全。目前已开发出柔性光纤 CO_2 激光器,可以通过硬支气管镜或纤维支气管镜使用,也可以用在其他手控装置上,从而扩大了 CO_2 激光治疗的范围,也提高了安全性。

激光对患者的危害有:激光可能伤及病变周围的正常组织;可能造成患者眼部损伤,因此患者的眼睛要用湿纱布覆盖;可能发生气管导管燃烧和头面部敷料燃烧。气道燃烧是喉部激光手术最危险和最严重的并发症。

激光对手术室工作人员的危害有:可能造成医护人员眼部损伤,工作人员要佩戴与所用激光波长相配的特殊眼镜;偏离的激光束可能直接或通过金属表面反射损伤医护人员;偏离的激光可能点燃敷料危及医护人员安全;激光烟雾可刺激医护人员的呼吸道,带有病原体的烟雾还可能造成医护人员感染。

17. 喉部激光手术时发生气管导管燃烧的预防

燃烧必须同时具备火源、易燃物和助燃剂 3 个要素。在喉部激光手术中,火源即为高能量的激光;易燃物可以是气管导管、油性润滑剂,也可以是术野的脑棉、棉片、纱布片等;助燃剂有氧气和氧化亚氮,预防气道燃烧应从控制三要素着手。外科医师和麻醉医师应共同承担气道安全的管理责任,手术团队需有良好的沟通。

(1) 控制火源:外科医师要尽量降低激光能量,把握激光束发射角度,避免打到病灶以外的导管和敷料等易燃物,操作时要密切注视显微镜下的激光照射野,及时发现局部点燃征象。

(2) 控制易燃物:①采用声门上喷射通气技术或保留自主呼吸技术,避免使用气管导管;②采用抗激光导管可以降低导管燃烧的风险,但只有全金属的诺顿管是完全防燃烧的,一般的抗激光导管内层和套囊部分还有易燃材料,不能完全避免燃烧;③气管导管尽可能放置深,使套囊远离声门,可以减少套囊被击穿的风险;④气管导管套囊注入染色的生理盐水,使用双套囊抗激光导管时,在两个套囊内分别注入 8ml 染色的生理盐水,染色液体可以警示套囊被击破而及时终止手术;⑤外科医师要对激光靶点的邻近部位做好严密防护,用湿脑棉覆盖暴露于视野的导管;⑥避免使用油性润滑剂;⑦术野的脑棉、棉片、纱布片等敷料都要保持湿润。

(3) 控制助燃剂:①尽可能降低吸入氧浓度至可接受的最低值,至少要低于 30%;②避免使用氧化亚氮;③确认气管导管套囊不漏气,避免漏气造成导管外高氧环境,严密观察气道压力变化有助于及时发现套囊被击穿。

18. 术中发生气管导管燃烧时的紧急措施

术中一旦发生气管导管燃烧,应立即采取以下措施:①extract(拔除),拔除所有可燃物,如气管导管、棉片等;②eliminate(清除),清除所有助燃剂,如立即断开供氧管;③extinguish(灭火),立即在气道内注入冷生理盐水熄灭余火;④evaluation(评估),立即在直接喉镜和硬支气管镜下评估上、下呼吸道的损伤情况,如有明显损伤应重新插管,严重病例需要气管切开,并立即请相关专家会诊治疗。

19. 颈淋巴结清扫术的麻醉管理要点

颈淋巴结清扫术(简称颈清)包括颈选择性清扫术、颈治疗性清扫术和颈改良性清扫术。选择性颈清只切除部分淋巴结;治疗性颈清则切除全部的颈部淋巴结和一些附属结构(胸锁乳突肌、颈内静脉和副神经);改良性颈清是指切除全部颈部淋巴结,但保留胸锁乳突肌、颈内静脉和副神经。

颈淋巴结清扫术与喉全切除术或喉部分切除术同时进行时,气道的评估同上述"术前评估与准备"部分。比较特殊的情况是已行喉部分切除术且气管切口已愈合的患者因颈部淋巴结转移再次行颈淋巴结清扫术时,患者常常存在多种困难气道的危险因素:①患者常常经历了放疗,头颈部组织僵硬;②喉部分切除术后喉部解剖结构难以辨认,如会厌缺如、声门变形等;③声门常常因瘢痕或肉芽而狭窄;④颈前瘢痕使气管切开或环甲膜穿刺都变得很困难。因此,术前应根据喉梗阻的症状和纤维喉镜影像仔细评估插管困难的风险,对于存在困难气道的患者,麻醉医师应和耳鼻喉科医师共同讨论决定建立气道的方式,可以选择清醒插管、吸入麻醉下慢诱导插管或清醒气管切开。

在外科医师分离、牵拉、压迫颈动脉窦时可能出现严重的心动过缓,甚至心脏停搏(颈动脉窦反射),应立即停止刺激,若无明显改善,立即静脉注射阿托品 0.5mg 或肾上腺素 $5\sim10\mu g$,必要时由手术医师用局部麻醉药阻滞颈动脉窦附近的组织。实施轻度的控制性低血压(平均动脉压 $60\sim70mmHg$)可减少出血,使术野更清晰。

拔管需非常谨慎,尤其对术前即有困难气道的患者,声门可能因术中操作挤压而水肿,包扎敷料可加重气道梗阻。应避免苏醒期呛咳以免伤口出血而加重气道梗阻,如发生出血和血肿压迫气道导致气道梗阻时,应立即剪开敷料和缝线,引流血液缓解气道梗阻,然后再考虑重新插管。

20. 为了提高皮瓣的存活率,头颈部皮瓣整复术中麻醉管理需要注意的问题

下咽癌或喉癌切除范围较大时常常需要用带蒂皮瓣或游离皮瓣来修复组织缺损,通过皮瓣旋转将皮瓣及

其血管完好移植称为"带蒂皮瓣";如果皮瓣移植自远处,其血管与受区血管重新吻合,则称为"游离皮瓣"。

进行皮瓣整复术时,开放静脉和动脉穿刺置管时要确保血管通路不会干扰手术区域(如前臂皮瓣)。维持相对较高的血压,补液要充分但又不宜过多,低血容量和低血压可能导致皮瓣缺血坏死,但液体过多也会导致皮瓣内水肿。游离皮瓣移植过程中不主张使用血管活性药(如去氧肾上腺素和去甲肾上腺素),因这些药物可能使血管收缩而导致移植物缺血。因手术时间长,创面暴露面积大,术中要维持好体温和内环境,低休温导致的血管收缩对游离皮瓣的灌注极为不利。

21. 喉癌相关困难气道患者的安全拔管

喉癌患者行喉全切除术或喉部分切除术时,术毕行气管造口或气管切开,故拔管没有风险,但需要注意保证气道不被分泌物或血块堵塞。术前新生物较多、插管困难的喉癌患者行新生物活检手术时,因手术并未切除全部新生物而解除梗阻,所以拔管后可能发生气道梗阻。激光手术也可能引起声门水肿而导致拔管后呼吸窘迫。此外,喉部分切除术后气切口已愈合的患者因喉狭窄行激光手术或因颈淋巴结转移行颈淋巴结清扫术后都存在拔管后气道梗阻的可能,而且这些患者颈前的瘢痕使紧急气管切开也非常困难,所以拔管需非常谨慎。对喉癌相关的这些手术都应该在拔管前回顾患者术前是否有困难气道,分析手术是否解决了困难气道,是否会因气道水肿,伤口包扎或可能的出血而加重原来的气道困难或使原来没有困难的气道成为困难气道,还应考虑一旦出现拔管后气道梗阻再插管有无困难或紧急气管切开有无困难,在仔细评估拔管风险后再做拔管决策。对风险不大的患者,可在患者完全清醒、肌张力完全恢复、咽喉部反射恢复的条件下拔管,拔管后密切观察;对困难拔管的患者可以视情况采用交换导管拔管、延迟拔管或行气管切开术。

【术后管理】

22. 喉部激光手术后出现急性呼吸窘迫可能的原因

可能的原因包括:①喉水肿可发生在术后早期,表现为吸气性呼吸困难、喘鸣和三凹征,除吸入湿化氧以外,可静脉应用类固醇激素(如地塞米松),或雾化吸入 2.25% 消旋肾上腺素(0.05~0.25ml 以生理盐水稀释至 3ml)。②喉部在浅麻醉下受到刺激可能发生喉痉挛(laryngospasm),部分喉痉挛时托起下颌、以纯氧行正压通气通常可以缓解;完全喉痉挛时,静脉注射小剂量的琥珀胆碱(0.1mg/kg)可以缓解。③喉部分泌物或出血引起的吸入性肺炎、肺不张也可引起呼吸困难。④喷射通气或激光误伤气管壁导致的气胸或纵隔气肿都可能引起呼吸困难。

23. 喉部分切除术和喉全切除术后的镇痛管理

因喉部分切除术和喉全切除术后患者不能发声,因此要在术前与患者讨论并决定术后交流的方式(可以用写字板、手势等交流),并指导患者使用自控镇痛装置。喉切除术对患者身心的创伤都较大,某些术式还需要在术后保持低头含胸体位,因此需要良好的镇痛、镇静、镇吐以及心理安抚等综合措施来帮助患者平稳恢复。采取阿片类药物为主、复合非甾类镇痛药物的多模式镇痛方法可以实现此目标。阿片类药物可以选择芬太尼、舒芬太尼、吗啡、氢吗啡酮、羟考酮等,非甾体药物可选择氟比洛芬酯、帕瑞昔布钠等。喉癌术后的不舒适并非完全由疼痛引起,失声引起的交流困难、气管内反复吸痰操作以及颈部加压包扎导致的不适都会让患者处于紧张应激的状态,因此在镇痛泵中加入适量右美托咪定有助于患者的镇静和减轻应激反应。复合应用 5-HT$_3$ 受体拮抗剂可以减轻术后恶心呕吐,也减少伤口感染的概率。手术结束更换气管切开套管或气管筒时在气管内实施完善的表面麻醉可以减轻术后呛咳。

(李文献)

第六节　喉乳头状瘤手术的麻醉

【知识点】

1. 喉乳头状瘤的病理生理特点

2. 喉乳头状瘤手术的方式

3. 喉乳头状瘤手术前的评估与准备

4. 喉乳头状瘤手术的麻醉方案

5. 气道激光手术的麻醉风险及应对

6. 气管内喉乳头状瘤切除的气道管理对策

7. 喉乳头状瘤术后的麻醉恢复室管理

8. 多次喉乳头状瘤手术的麻醉要点

【案例】

患儿男,3岁。因喉肿物,二度呼吸困难,急诊行支撑喉镜下喉肿物切除术。患儿近2个月以来出现进行性的声嘶,并逐渐出现喘鸣及呼吸困难,夜间不能平卧。既往无特殊病史及手术史。

【疾病的基础知识】

1. 喉乳头状瘤的病理生理特点

喉乳头状瘤是一种临床较常见的喉部良性肿瘤。主要病因是与人乳头状瘤病毒(human papilloma virus, HPV)感染有关。HPV是DNA病毒,分为多种亚型,其中HPV6、HPV11被认为与喉乳头状瘤的发病密切相关。人类是HPV的唯一天然宿主。喉乳头状瘤可发生在任何年龄段的患者,年龄最小的1天,最大的84岁。按年龄和发病特点,喉乳头状瘤可分为两型:幼年型复发性呼吸道乳头状瘤与成年型喉乳头状瘤。

(1)幼年型复发性喉乳头状瘤:表现为多发性,又称喉乳头状瘤病(laryngeal papillomatosis),是儿童最常见的喉部良性肿瘤。一般在出生后6个月至5岁发病。极易复发,但随年龄增长有自限趋势。基底广,增长迅速,堵塞声门导致呼吸困难,肿瘤过大可能会嵌入声门裂突发窒息。喉乳头状瘤向下播散,可导致气管、支气管梗阻、肺不张、肺炎、呼吸衰竭等。

(2)成年型喉乳头状瘤:中、老年多见,成人也可发生具有幼年型特征的乳头状瘤。多为单发性,浅表性,带蒂的较多,好发于一侧声带边缘膜性部或前、后联合,角化倾向明显,外观呈白色。因进展较慢,极少发生喉梗阻,但易发生恶变。

本病具有多次复发的可能。其复发原因很多:肿瘤的自身增生倾向、病毒感染范围大于肿瘤生长范围、还可能与直视喉镜下操作及术中出血等有关,使肿瘤难以彻底切除。复发的机制目前有两种:一是种植,二是非活动性病毒被激活。不同患儿的肿瘤复发间隔时间也不一样,一般均在术后2~6个月内复发,但随着手术次数的增加,复发间隔时间逐渐延长。青春期后复发趋势减退,部分可自行消失。复发性喉乳头状瘤的死亡率约为1%~2%,主要死因是气道梗阻、肿瘤恶变、慢性肺部疾病以及麻醉事件。本病症状轻重不一,发病越早症状越严重,到了后期,肿物倾向于逐渐消退,但也可能因为怀孕而再次加重。

2. 喉乳头状瘤的发病部位

一般好发于呼吸道纤毛上皮和鳞状上皮交界处。主要解剖部位有软腭的鼻咽面、会厌喉面、喉室、声带、气管切开处、气管支气管等。喉镜检查可见广基多发或单发、淡红或暗红色、表面不平、呈菜花或乳头状的肿瘤。

喉是最常受累的部位,其中约有96%的患儿累及喉,而声带又是喉部最易侵犯的部位,在发声时影响声带的正常闭合,从而导致声嘶。肿瘤带蒂时可随呼吸气流上下活动。

3. 喉乳头状瘤对小儿患者的危害

近年来随着性病和传染性疾病的增多,小儿喉乳头状瘤有明显增多的趋势。年发病率为3.6~4.3/10万,80%发生于7岁以前,尤以4岁以下多见。

幼年型呼吸道乳头状瘤虽然在组织学上是良性肿瘤,但其发病位置特殊,且具有多发性、易复发等特征,易造成呼吸道梗阻,多次手术可引起喉腔狭窄和麻醉意外,是临床麻醉工作中比较棘手的典型困难气道。平均每个患儿每年要接受4次手术,给患儿及其家庭造成沉重的经济和心理负担。当小儿感染毒力较强的HPV病毒时,可通过呼吸道广泛播散至肺实质,肺部受累时可致死。目前的治疗方式以外科手术为主,一般需十余次甚至上百次手术,直到青春期才有治愈的可能。

4. 小儿喉乳头状瘤的主要症状及诊断标准

小儿喉乳头状瘤的典型症状为进行性声嘶、喘鸣、呼吸困难三联征。其他症状还包括慢性咳嗽、反复发作的肺炎、生长发育障碍、吞咽困难等。当患儿上呼吸道阻塞至Ⅱ~Ⅲ度呼吸困难时有缺氧表现,如鼻翼扇动、点头呼吸、口唇发绀、吸气三凹征等。频闪喉镜检查发现喉腔及声门部位多发或单发淡红色菜花状的肿瘤,基底宽,即可诊断。同时需高度重视多部位受累的情况。对于播散于喉外的病变,CT扫描有助于诊断。在实际诊断中,有些患儿直到瘤体阻塞气道造成呼吸困难才被怀疑患有此病,此时常需要行气管切开术。

5. 喉乳头状瘤的手术方式及并发症

手术彻底切除喉乳头状瘤是治疗的唯一手段,多数学者认为间断多次在直视喉镜下钳取肿瘤是目前最有效的治疗方法。手术常用技术:微切吸转技术、低温等离子射频消融技术、气道激光技术等。对多次复发的喉乳头状瘤患儿,尤其是短期内多次复发的患儿,呼吸困难难于处理的,气管切开仍是重要的治疗手段之一。

手术并发症主要包括声门后联合狭窄、声门前联合喉蹼形成、声门下狭窄、气管狭窄,其中,比较严重的包括气胸、气道烧伤、肺部损伤等。

6. 小儿复发性呼吸道乳头状瘤的急症处理原则

小儿复发性呼吸道乳头状瘤在出现呼吸道梗阻时首选气管插管全身麻醉,在支撑喉镜下实施 CO_2 激光手术,彻底切除瘤体后缓解呼吸困难。在条件允许的情况下尽可能不选择气管切开。此时对麻醉插管技术的要求较高,在保留或不保留患儿自主呼吸的情况下插管,气管导管的型号可选择 3.0# ~ 4.0#,插管动作果断迅速,也可以选择在直视喉镜下插管。

【术前评估与准备】

7. 喉乳头状瘤患儿的术前麻醉会诊及气道评估

(1) 病史:①有无气管插管困难的经历、气道手术史(几次);有无肿瘤压迫气管所致的体位性呼吸困难、端坐呼吸、喘鸣;哭闹后是否加重;何种体位可以最大限度缓解呼吸困难;能耐受何种程度的运动;②有无睡眠异常表现,如睡眠不安宁、出现颈伸长、头后仰的睡姿;有无打鼾或睡眠呼吸暂停综合征,睡眠时有无特殊体位;③是否早产儿;饮食及营养状况;过敏史;有无呼吸系统疾病及感染。

(2) 体格检查:①检查呼吸频率、呼吸道分泌物的量和性质、有无口唇发绀、鼻腔堵塞。双肺听诊呼吸音情况;②检查张口度及颈后仰程度:尽力张口时,当上下切牙的距离小于患儿自己两个手指的宽度时,可能会伴随困难气道。检查口腔及牙齿状况。有无面部畸形及小下颌。

(3) 辅助检查:包括胸部 X 线、头颈及胸部 CT、MRI 等对术前气道评估有重要意义。喉部 CT 横断扫描可见喉腔变窄。喉镜检查可直接观察肿瘤位置、大小、形态(是否带蒂)、声门和喉部视野情况,但小儿喉镜检查在术前常难以实施。

(4) 术前应与手术医师仔细讨论手术方案,术中密切配合,确保手术成功。

8. 吸气性呼吸困难的分级

吸气性呼吸困难(inspiratory dyspnea)分为以下 4 级。

(1) 一度:安静时无呼吸困难,活动时出现。

(2) 二度:安静时有轻度呼吸困难,活动时加重,但不影响睡眠和进食,无明显缺氧。

(3) 三度:明显吸入性呼吸困难,喉鸣音重,三凹征(胸骨上窝、锁骨上窝、肋骨间凹陷)明显,缺氧和烦躁不安,不能入睡。

(4) 四度:呼吸极度困难,严重缺氧和二氧化碳潴留,嘴唇苍白或发绀,血压下降,脉细弱,大小便失禁,进而昏迷、心力衰竭,直至死亡。

9. 喉乳头状瘤手术前麻醉药物及仪器设备的准备

(1) 仪器设备及人员的准备:麻醉机、喷射呼吸机、CO_2 监测仪、普通/可视喉镜、纤维支气管镜、各种型号的普通气管导管、管芯(有一定硬度的直型管芯)、咽喉表面麻醉喷瓶或喉麻管、吸痰管及吸引器、口鼻咽通气道、气管穿刺/切开包等。配备 1~2 名助手。

(2) 药物准备:抗胆碱药、琥珀胆碱、激素、局部麻醉药(入喷壶)、短效及长效阿片类镇痛药、非去极化肌肉松弛药、肌肉松弛拮抗剂、吸入/静脉麻醉药及其他辅助用药等。

10. 喉乳头状瘤患儿术前心理疏导的重要性

由于本病的易复发性,决定了患儿要接受长期的治疗,进行多次全麻手术。因此,患儿常表现出不同程度的心理反应,如自闭、缺乏自信、叛逆等,家长受到一定的精神及经济压力,并表现出不良情绪和态度,可能会进一步增加患儿的不安。术前哭闹对于喉梗阻的患儿来说,无疑加重了呼吸困难的程度,容易造成缺氧及窒息。而此类患儿术后更易发生躁动,使呼吸道分泌物增多、喉部创面出血,导致喉痉挛及下呼吸道梗阻,在 PACU 易发生缺氧和高碳酸血症。

因此麻醉医师术前应给予患儿充分的心理疏导,缓解患儿的焦虑抑郁状态。给予玩具、游戏或者绘画等缓解患儿的紧张恐惧情绪,向患儿及家属充分解释麻醉的方式、过程,以及术后的注意事项,增加患儿及家属的信任感和安全感。如患儿呼吸困难不严重,也可予以适量右美托咪定滴鼻等方法进行适度的术前镇静。

【术中管理】

11. 喉乳头状瘤手术的麻醉方案

由于小儿喉乳头状瘤的瘤体比较大,遮挡声门,肿瘤质脆,易出血及向下播散,手术和麻醉又必须共用气道。因此,如何为实施喉乳头状瘤切除手术的患儿进行麻醉是一个棘手的问题。

喉乳头状瘤切除术的麻醉方案制订,共有 4 个关键步骤。

(1) 气道管理:气管插管是患儿气道通畅的根本保证,但为了方便手术操作(在气管导管周围操作),麻醉医师宜选用较小号的普通气管导管(气管导管的直径最好比估算的导管直径小 0.5~1mm)进行气管插管。在气管插管时,应以轻柔的动作进行插管,以防止导管尖端挤压瘤体,使瘤体发生脱落或出血。

(2) 麻醉方式:如患儿无明显呼吸困难,可常规吸入或静脉诱导;如已经存在呼吸困难,则麻醉诱导必须慎重。比较安全的方法是采用七氟烷吸入慢诱导。这种诱导方式具有以下优势:①可保留自主呼吸,为困难气道的处理争取时间。②患儿挣扎时间短,可迅速进入麻醉状态,以减少因哭闹而加重呼吸困难或分泌物增多导致喉痉挛。③麻醉深度可控性好,较适合低龄患儿。具体操作方式为氧流量 6L/min 复合 8% 七氟烷面罩吸入诱导,等麻醉达到一定深度后(通常表现为呼吸逐渐规律,意识消失后需在氧流量 4L/min 复合 4%~6% 七氟烷继续面罩吸入 5 分钟),然后喉镜直视下明确声门暴露情况,再确定是否可以给肌肉松弛药插管。

对于可配合输液的患儿,也可选用静脉诱导,以减少术后恢复期躁动,但在不能确保一次插管成功的情况下,以保留自主呼吸为宜。采用瑞芬太尼 2~3μg/kg 和丙泊酚 2.5mg/kg 缓慢静脉推注,可保留自主呼吸插管。术前可辅助咪达唑仑、右美托咪定等适当镇静。无论使用哪种诱导方式,充分的咽喉部表面麻醉都是有效的预防喉痉挛的手段。

(3) 麻醉用药:需准备静脉/吸入麻醉药、非去极化肌肉松弛药、小剂量的芬太尼、阿托品和地塞米松等,此外,还应抽取稀释的琥珀胆碱,以应对出血或分泌物所致的喉痉挛。小剂量的芬太尼可降低气道应激反应,阿托品可减少气道分泌物,地塞米松可预防气道黏膜水肿。

(4) 术后处理:手术结束后,需给患儿换用较大号的气管导管进行通气,可使患儿的气道更通畅,使 CO_2 更易排出,并有利于充分吸痰。待患儿呼吸、呛咳反射恢复良好后可拔除气管导管。患儿在拔管后应采取头低脚高侧卧位,以防其发生气道分泌物和血液的误吸。

12. 喉乳头状瘤手术麻醉中肌肉松弛药的使用

对于没有明显呼吸困难的喉乳头状瘤患儿,可直接给非去极化肌肉松弛药快诱导插管。

对于存在一定程度的呼吸困难,且喉梗阻程度不明的情况下,宜采取保留自主呼吸慢诱导,当达到足够麻醉深度时,可经喉镜直视下明确声门情况,如果声门显露尚可,则可以使用琥珀胆碱插管,优点是插管时气道刺激轻。但如果发现声门周围肿瘤较多,显露困难,则应在判断清楚声门位置后,保留自主呼吸进行气管插管。

即使患儿在术前仅有部分气道梗阻的症状,麻醉后也可能演变为完全性梗阻,有时甚至无法维持面罩正压通气。因此,麻醉诱导前必须和外科医师充分沟通并做好应急准备。只有在确保能维持面罩正压通气的情况下,才能使用肌肉松弛药。

13. 喉乳头状瘤患儿的麻醉诱导

(1) 非紧急气道:处理非急症气道的原则是微创。首选气管插管,若无法行气管插管,至少保证面罩通气。在主要的全麻诱导药物和肌肉松弛药给入前,应常规行通气试验,测试是否能够实施控制性通气,不能控制通气者,不应盲目给予肌肉松弛药和后续的全麻药物,防止发生急症气道。

(2) 紧急气道:处理急症气道的目的是挽救生命。

1) 面罩加压给氧:需两人协作共同完成通气,一人面罩加压给氧,另一人按压环状软骨及胃体。

2) 若已经给予肌肉松弛药或患儿呼吸节律消失,但声门完全不能显露,此时可同时用力挤压双侧胸廓侧缘,喉镜下可见声门区有气流或气泡溢出,看准此时的气流位置,在直型导丝引导下轻柔旋转置入普通气管导管。

3) 若仍不能找到声门位置,可请手术医师快速在直视喉镜下钳除部分肿瘤以显露声门,进行面罩正压通气或气管插管。

4) 在不能插管不能面罩通气情况下,环甲膜穿刺或气管切开是唯一挽救生命的方法,要果断、迅速实施。紧急外科气道在小儿应用很少见,甚至大部分麻醉科医师在其职业生涯中从未遇见,尤其在婴幼儿,而且这个年龄组患儿环甲膜很难定位,即使对很有经验的耳鼻喉科医师来说都是一种挑战。因此,紧急情况下给予患儿氧合最快速的选择可能是采用针头(14、16、18G)行环甲膜穿刺,喷射通气。

14.　喉乳头状瘤患者气管切开时机探讨的要点

对于呼吸道乳头状瘤的气管切开问题,一直存有争议,有学者认为,气管切开对于挽救患儿的生命是有积极意义的,主张早期进行气管切开术(tracheotomy),然而,许多学者研究证实,气管切开也是造成肿瘤向气管内蔓延的主要因素。此外,长期带气切套管也给患儿及其家庭带来很多负面影响,如影响患儿的言语功能,有脱管导致窒息的可能,并且患儿家属护理难度大,有可能因痰痂堵塞导管而引起窒息。因此,在条件允许的情况下,应尽量避免气管切开。

15.　气道激光手术的麻醉风险及应对原则

气道激光手术是通过 CO_2 激光切除病变组织。该仪器的优点在于精确度高、瘢痕小、出血量少。但激光可能会对手术室内的患者或医务人员造成角膜、视网膜损伤,还可能会使他们暴露于激光烟雾中的 HPV DNA。应注意对患者及医务人员眼睛及全身的防护。

应高度警惕激光引发的气道烧伤。麻醉医师应尽可能选用抗激光导管。标准的聚氯乙烯导管都是易燃的,采用湿盐水纱条隔离手术区域和套囊是较常用的预防气道燃烧的方法。在激光治疗期间,吸入氧浓度应保持在可允许的最低浓度(吸入氧浓度在30%以下为最佳),并应避免吸入 N_2O,以减少气道燃烧的发生概率。

麻醉医师应牢记以下发生激光燃烧后处理的"4个E":①extract(拔除),即拔除所有可燃物,包括气管导管、棉片、纱条等;②eliminate(清除),即清除所有助燃剂,如立刻断开供氧导管;③extinguish(灭火),即立即在气道内注入冷生理盐水熄灭余火;④evaluation(评估),即应立即在直接喉镜和硬支气管镜下评估上下呼吸道损伤的情况。如有明显损伤,则应重新气管插管,以预防气道水肿导致的呼吸困难;严重时需气管切开,并急请相关科室会诊。

16.　气管内喉乳头状瘤切除时共用气道的管理

对行气管内乳头状瘤切除的患儿,与手术共用气道的麻醉处理是麻醉管理的难点。可采取的方式有:

(1) 窒息通气:在这种方式下,外科医师和麻醉医师轮流使用气道。具体的操作方式为:全凭静脉麻醉,纯氧过度通气后,拔出气管导管,进行乳头状瘤吸切术或激光术,密切监测 SpO_2,若 SpO_2 低于90%,立刻由手术医师经支撑喉镜插入气管导管,过度通气,需待 SpO_2 达99%～100%并且 $P_{ET}CO_2$ 降至正常范围后,再次拔管进行手术操作。需注意的是,再次插管前,应充分吸净气管内的血液,以避免将带病毒的血液吹至支气管,引起肿瘤向下播散以及堵塞细支气管导致肺不张。行气道内激光手术时,也应以湿盐水纱布防护,以避免气道燃烧。

由于窒息期间,有一个畅通无阻、无遮挡、完全不动的手术视野,因此常作为喉乳头状瘤手术中首选的通气方式。窒息通气的明显缺点是由于反复插管,存在气道水肿的风险。

(2) 自主通气:保留自主呼吸的麻醉方式,在气管内手术时减少了通气困难的发生,但是这样的技术具有一定的挑战性。在不使用肌肉松弛药的患者中实现喉部制动,则需要较深的麻醉,而深麻醉可导致呼吸暂停或者循环不稳。

在置入直接喉镜之前,局部应用1%丁卡因表面麻醉可减轻气道刺激反应。全凭静脉麻醉可通过滴定法来保持自主呼吸。也可以选择复合应用右美托咪定维持麻醉。

(3) 高频喷射通气:高频喷射通气(high frequency jet ventilation,HFJV)设置频率60～100次/min,驱动压力206.85kPa,吸气时间30%～50%。HFJV 可以通过硬质气管镜侧孔在气管内实施通气。其优点是可以与外科共用气道,不用频繁地插管拔管。缺点是可能发生肺气压伤、气胸、纵隔气肿、皮下气肿等风险。在胸廓和肺顺应性差的患者中,气体进入肺泡比较困难。此外,还有引发肿瘤播散种植的风险。高频通气过程中产生的水雾,使得外科显微镜下视野不清,因此不常规使用。

无论采用哪种通气方式,手术结束后,均应与手术医师共同确认气道内无纱条等残留。并更换较粗的气管导管进行气管内吸痰。注意气道压的变化,若气道压特别高应警惕气道内纱条或棉片残留,或者有较大量的血液流入支气管及肺泡内导致肺不张及肺通气不足。可用纤维支气管镜进行气道内异物的排查,并引导吸痰。

17.　反复做喉乳头状瘤手术的麻醉要点

在我国,由于经济原因,患儿一般在出现明显呼吸困难后才就诊,所以气管切开率明显高于国外病例。由于气管切开术及气管内套管的长期刺激,使气管内的纤毛柱状上皮受损,在手术切口处形成医源性鳞状上皮和纤毛柱状上皮移行部,从而增加肿瘤在气管内播散的可能。肿瘤在气管内蔓延增加了手术麻醉的难度和风险,患儿一般在1~2个月内由于肿瘤复发而出现呼吸困难。此外,反复多次的气管内手术,可形成瘢痕性喉、气管狭窄,导致真性困难气道。

对于反复行喉乳头状瘤手术的患儿,术前应充分了解患儿的既往手术次数、手术间隔时间及上次手术过程难易程度。还可通过调看上次手术视频资料以及与手术医师充分沟通,来了解患儿此次手术的困难气道情况及麻醉风险。

瘢痕性喉、气管狭窄的患儿,应先通过肺CT横断面扫描或纤维支气管镜直接检查判断狭窄程度,如最狭窄部分直径为5mm,外径5mm带套囊气管导管通常是所需最大号,但对于严重狭窄的患儿,有时会使用无套囊导管。插管时须十分小心,可能会很快出现组织脱落、出血或水肿,从而加重再次插管的困难。

【术后管理】

18. **喉乳头状瘤术后气管拔管的时机及指征**

手术结束后,气道将会变得粗糙和水肿,喉、气管软化也可能存在,导致拔管后发生上呼吸道完全塌陷。所以,应尽量清醒拔管,至少待患儿呛咳反应恢复后。充分吸净咽喉腔及气管内的血液及分泌物,并确保所有棉片纱条均已取出,方可拔除气管导管。对非呼吸道高激惹的患儿,最好不要采用深麻醉拔管。深麻醉拔管时一定要通过$P_{ET}CO_2$监测确认呼吸交换量已足够,患儿对强疼痛刺激有轻微反应。

19. **喉乳头状瘤术后麻醉拔管的并发症及处理**

(1)气道梗阻:表现为轻度、中度三凹征。由于深麻醉拔管后上呼吸道软组织塌陷、分泌物/血液部分阻塞呼吸道等所致。处理原则:清除口腔分泌物,将呼吸囊充气并维持呼气末压力为5~10cmH$_2$O(1cmH$_2$O=0.098kPa),可在一定程度上防止上呼吸道软组织塌陷。保持侧卧位,直到患儿清醒。托下颌面罩给氧,清除口腔分泌物。

(2)喉痉挛(laryngospasm):由于咽喉部分泌物/血液刺激、上呼吸道感染、浅麻醉下气道内操作、吸入麻醉药等情况,使声门上喉部肌肉出现强有力的收缩或痉挛,导致上呼吸道部分或全部阻塞。患儿出现屏气、吸气困难,伴有喉鸣、吸气费力、气管拖曳、胸腹矛盾运动、面罩加压给氧胸廓无起伏等症状,同时$P_{ET}CO_2$波型不规则、变低甚至消失。分为:

1)轻度喉痉挛:吸气性喉鸣声调低,无明显通气障碍。

2)中度喉痉挛:吸气性喉鸣声调高、粗糙,气道部分梗阻,三凹征。

3)重度喉痉挛:具有强烈的呼吸动作,但气道接近完全梗阻,无气体交换,患者出现发绀、意识丧失、瞳孔散大、心跳微弱甚至骤停。

应立即停止一切刺激操作,轻托下颌面罩加压纯氧呼吸,放置口咽通气道。如仍不能缓解,可给予小剂量琥珀胆碱(0.05~0.1mg/kg),行面罩通气或气管插管。早期可适当加深麻醉,缓解喉痉挛。自主呼吸恢复后应在深麻醉下或待患儿完全清醒后拔管。

(3)反流误吸:拔管后反流主要发生于麻醉诱导时消化道进气过多的患儿。麻醉诱导后若腹胀较明显,可经鼻置入吸痰管吸引出胃内气体。对反流高风险的患儿,可待其完全清醒后侧卧位拔管。拔管时如发生反流,应立即抬高肩部保持头低位,并立即经口腔吸引。疑有误吸者,不要进行面罩正压通气,应立即气管插管并充分吸引。

(4)呼吸抑制:较常见的原因为手术时间短所致阿片类药物和肌肉松弛药的残留作用。术中维持使用短效麻醉、肌肉松弛及镇痛药物。小婴儿使用芬太尼的剂量不要过高,而辅以瑞芬太尼短效阿片类药物。所有患儿都应在PACU观察,进行$P_{ET}CO_2$监测可及时发现呼吸抑制,早期处理,避免缺氧和CO_2潴留。

20. **喉乳头状瘤手术后麻醉恢复室内的管理要点**

术后宜采取侧卧位,头过伸位,适当垫颈,保持气道通畅。心电、血氧监测,吸氧。让患儿保持清醒2小时。严密观察口腔内分泌物、呼吸困难等突发情况。有血性分泌物应及时吐出,防止咽入胃内。切除双声带上的瘤体后,注意多做深呼吸,防止声带粘连。6小时术后可进半流食。有痰者应先吸痰,防止血液/分泌物进入下呼吸道,减少呛咳和术后肺部感染的概率。术后常规雾化吸入。喉头水肿明显时,给予激素治疗。SpO$_2$低于

95%时,床旁应备气管切开包。

气管切开术后要保持气管内套管通畅,勿作过伸位。颈部切口敷料应保持清洁、干燥,若有渗血或分泌物浸透,及时更换。应观察是否有皮下气肿、气胸等。保持套管固定带的一定松紧度,过松会脱落,过紧则影响局部血液循环。注意观察呼吸音的变化,正常情况下应是管性呼吸音,当有痰时,则出现痰鸣音;当套管下端有伪膜覆盖时,会随呼吸听到噼啪的声音;当套管下端被痰痂或血痂堵塞时,呼吸音会变得尖而费力。应及时吸痰,吸完后用湿润的单层盐水纱布遮盖套管口,及时湿化,可增加吸入空气的湿度。痰液黏稠可用生理盐水 1ml+糜蛋白酶 4U,每次 4~6 滴,气管内滴药,必要时可增加点药频率,以稀释痰液。吸痰管插入的深度一般为 5~10cm,采取边旋转、边吸引、边退的方法,每次吸痰时间不超过 15 秒,且动作应轻柔,避免损伤气道黏膜。再次吸引时应休息 3~5 分钟后再吸。严格执行无菌操作,减少感染机会。

（王古岩）

第七节　梗阻性睡眠呼吸暂停患者的麻醉

【知识点】

1. 梗阻性睡眠呼吸暂停(OSA)的定义与临床表现

2. OSA 的危险因素

3. OSA 的临床诊断与分级

4. 睡眠对呼吸的影响

5. OSA 的病理生理学改变

6. OSA 患者围术期的常见并发症

7. OSA 患者的术前评估

8. OSA 患者麻醉方式的选择

9. OSA 患者术前、术中镇痛、肌肉松弛以及麻醉维持药物选择

10. OSA 患者的气道管理

11. OSA 患者术后的拔管指征

12. OSA 患者在 PACU 中的管理

13. OSA 患者的术后镇痛

【案例】

患者男,55 岁,身高 168cm,体重 105kg,BMI 37.2kg/m^2。因白天嗜睡、头晕,夜间有严重打鼾伴憋气症状 5 年至医院检查。有高血压病史 10 年,未规律服药。门诊测 STOP-Bang 评分 8 分,行夜间多导睡眠监测(PSG),AHI>32 次/h,诊断为重度梗阻性睡眠呼吸暂停(OSA)。应用 CPAP 治疗 2 个月后,症状有所改善。测得血压为 167/92mmHg,呼吸频率 22 次/min,脉率 82 次/min。今入院拟行悬雍垂腭咽成形术(UPPP)。

【疾病的基础知识】

1. 梗阻性睡眠呼吸暂停的定义及其临床表现

梗阻性睡眠呼吸暂停(obstructive sleep apnea,OSA),又称为梗阻性睡眠呼吸暂停低通气综合征(obstructive sleep apnea hyponea syndrome,OSAHS),是一种因睡眠过程中上呼吸道反复塌陷引起的、以梗阻性呼吸暂停和低通气为特征的疾病。OSA 患者临床表现多为打鼾、夜间有窒息感或憋醒,睡眠紊乱等。其中打鼾是 OSA 患者最常见的特征,患者自身常难以察觉,可以通过询问家属获得更准确的信息,比如打鼾的频率、严重程度以及伴随事件(如吸气、呼吸暂停、断断续续的睡眠等)。打鼾诊断 OSA 的敏感性达 80%~90%,但其特异性低于 50%。此外白天出现嗜睡,记忆力下降,严重者出现认知功能下降、行为异常均是 OSA 的临床表现。症状的出现有很大的个体差异,可一项或多项,也可没有症状。

2. 梗阻性睡眠呼吸暂停患者的特征及危险因素

(1) OSA 患者常见的特征

1) 气道狭窄:许多因素可造成上呼吸道狭窄,包括颌后缩、小颌畸形、巨舌、扁桃体肥大、悬雍垂过长或增大、腭呈高拱状或狭窄、鼻中隔偏曲及鼻息肉等。现广泛使用改良 Mallampati 分级来量化气道狭窄,3 级或 4 级考虑为气道狭窄阳性。

2）颈围和/或腰围：相较全身性肥胖，OSA 与颈围或腰围增粗的相关性更强，OSA 在颈围大于 43cm 的男性和颈围大于 40.5cm 的女性人群中发病率更高。

3）血压升高：约 50% 的 OSA 患者合并有高血压，并且血压经常在早晨最高。同样，难治性高血压患者的 OSA 患病率极高。

4）肺动脉高压或肺源性心脏病：当 OSA 合并肥胖、低通气综合征或其他疾病（如慢性肺病）时，肺动脉高压和肺源性心脏病是常见的并发症。

5）心脏疾病：OSA 可能与心律失常有关，包括心动过缓、心房颤动和停搏；也可能会引起心肌缺血，左右心室肥厚以及最终导致心力衰竭等。

（2）OSA 的危险因素

1）肥胖：BMI 超过标准值的 20% 或以上（即 BMI≥28kg/m^2）是梗阻性睡眠呼吸暂停及呼吸减弱综合征的很重要的独立高危因素。

2）年龄：成年后随年龄增长患病率增加；女性绝经期后患病率增加，有资料显示 70 岁以后患病率趋于稳定。

3）性别：女性绝经前发病率显著低于男性，绝经后与男性无显著性差异。

4）上气道解剖异常：包括鼻腔阻塞（鼻中隔偏曲、鼻甲肥大、鼻息肉及鼻部肿瘤等）、Ⅱ度以上扁桃体肥大、软腭松弛、悬雍垂过长或过粗、咽腔狭窄、咽部肿瘤、咽腔黏膜肥厚、舌体肥大、舌根后坠、下颌后缩及小颌畸形等。

5）OSA 家族史。

6）长期大量饮酒和/或服用镇静、催眠或肌肉松弛类药物。

7）长期吸烟可加重 OSA。

8）其他相关疾病：包括甲状腺功能减退、肢端肥大症、心功能不全、脑卒中、胃食管反流及神经肌肉疾病等。

3. 梗阻性睡眠呼吸暂停的诊断及分级

首先需要了解以下几个概念。

呼吸暂停（apnea）：指睡眠过程中口鼻呼吸气流消失或明显减弱（较基线幅度下降≥90%），持续时间≥10 秒。

低通气（hypopnea）：睡眠过程中口鼻气流较基线水平降低≥30%，同时伴血氧饱和度（SpO$_2$）下降≥3% 或者伴有微觉醒，持续时间≥10 秒。

睡眠呼吸暂停低通气指数（apnea hypopnea index，AHI）：睡眠中平均每小时呼吸暂停与低通气的次数之和。

OSA 诊断标准为：当成人在每夜 7 小时睡眠过程中呼吸暂停及低通气反复发作 30 次以上，或 AHI≥5 次/h。呼吸暂停事件以梗阻性事件为主，伴打鼾、睡眠呼吸暂停、白天嗜睡等症状，则诊断为 OSA。

因为 OSA 的临床特征缺乏特异性，加之单凭临床经验的诊断准确性较低，故需要客观的诊断性检查来诊断 OSA。有专业医务人员值守的、在实验室进行的多导睡眠监测（polysomnography，PSG）是 OSA 的金标准诊断性试验。该试验通过多种监测设备在患者睡眠期间监测睡眠分期、呼吸用力、气流、血氧饱和度、心电图、体位和肢体运动等参数，通过分析这些参数获得患者的睡眠结构、睡眠时异常事件（例如呼吸暂停）的发生频率，以及多种诊断性指标，如 AHI 等。

临床上常用 AHI 来对 OSA 严重程度分级。

（1）轻度：AHI 介于 5~15 次/h 的患者常被归为轻度 OSA。这类患者可能相对无症状或有久坐时出现日间嗜睡，往往也无诸如体循环高血压、肺源性心脏病和红细胞增多症这类心血管后果。

（2）中度：AHI 介于 15~30 次/h 睡眠的患者通常被归为中度 OSA。中度 OSA 患者可以继续进行其日常活动，但强度降低，可能合并有体循环高血压。

（3）重度：AHI 大于 30 次/h 睡眠和/或血氧饱和度低于 90% 的时间占总睡眠时间的 20% 以上者为重度 OSA。这类患者常出现影响正常日常活动的日间嗜睡。他们容易白天坐着睡着，存在因嗜睡而发生意外损伤的风险。重度 OSA 患者发生全因死亡和各种心血管疾病（包括高血压、冠状动脉疾病和心律失常等）的风险增加。

4. 睡眠对呼吸的影响及 OSA 患者的呼吸力学特点

在睡眠过程中伴有多种呼吸相关的生理变化。人体在睡眠时代谢率降低,对呼吸肌(包括上呼吸道肌肉)的通气性运动神经冲动输出也随之减少。此外,由于觉醒期呼吸驱动力丧失,睡眠期间的呼吸很大程度上依赖于化学感受器和机械感受器接受的刺激水平,因而易发生中枢性呼吸暂停和上呼吸道梗阻。

睡眠期间上呼吸道肌肉活动降低是一种生理现象,导致咽部口径减小、上呼吸道阻力以及顺应性增加。而对于 OSA 患者来说,睡眠时上呼吸道腔隙更小,阻力更大,导致气流湍流增加,甚至导致气道塌陷而闭合。在快速眼动(REM)期时,上气道扩张肌的张力和活性进一步下降,可能会导致呼吸暂停和低通气事件进一步加重。

其次是对呼吸负荷(上呼吸道阻力等)的代偿能力。睡眠时的 $PaCO_2$ 往往要高出 $4\sim5mmHg$,这种生理性高碳酸血症是呼吸负荷增加造成的结果。正常人体具有代偿能力,$PaCO_2$ 增加会促使通气恢复至接近正常水平,而对于 OSA 患者以及呼吸力学异常者可能因代偿能力受损而出现呼吸和气体交换功能恶化。

此外,还有一些结构性因素导致 OSA。比如颅面结构:上呼吸道被下颌骨、上颌骨、颅底和颈椎构成的骨性结构所包围,如果该骨性结构过小或存在颅面部限制(如颌后缩),则可能导致组织"拥挤"、上呼吸道周围组织压力增加,以及促使呼吸道塌陷的透壁压增加,导致 OSA。一些软组织因素也会增加 OSA 风险,包括舌体积较大、咽侧壁体积较大,以及软组织总体积增加;扁桃体增大可通过侵占咽腔来增加上呼吸道阻塞的倾向,是公认的 OSA 危险因素,尤其是在儿童中。

5. OSA 患者围术期可能出现的并发症及其危险因素

据研究,患有 OSA 的患者发生围术期并发症的风险是无 OSA 者的 $2\sim4$ 倍,它们会增加住院天数和患者痛苦,因此,在围术期应怀疑、识别和处理 OSA,以尽量降低术后并发症发生率和死亡率。

(1)呼吸系统并发症:OSA 患者肺部并发症发生率增加,这些并发症包括 OSA 加重、因急性呼吸衰竭而需无创通气或紧急插管、拔管后并发症、肺水肿、呼吸骤停、急性呼吸窘迫综合征(ARDS)和氧饱和下降。

(2)心血管并发症:OSA 会增加围术期心血管并发症的发生风险,包括血压大幅波动、心房颤动、心肌梗死、心搏骤停、充血性心力衰竭、脑卒中、血栓栓塞和休克。

(3)与 OSA 相关的其他围术期不良事件包括急性肾衰竭、伤口血肿或血清肿、术后谵妄、术后转入 ICU、住院时间延长。

在 OSA 患者中,大型手术、气道手术和需要全身麻醉的手术均与多种能加重气道梗阻的因素和围术期并发症风险增加有关,OSA 的严重程度也可能与围术期风险相关,其他危险因素包括新发现的 OSA、术后需要使用阿片类药物、存在与 OSA 相关的疾病史以及合并 COPD 或肥胖低通气综合征(obesity hypoventilation syndrome,OHS)等,均增加患者围术期并发症发生的概率。

【术前评估与准备】

6. 本节案例患者的术前评估及对 OSA 患者的术前准备

术前评估是为了术前识别已确诊 OSA 或有 OSA 高风险的患者,以便开展针对性的围术期干预,以及实施可能有助于减少围术期并发症的预防措施。针对 OSA 确诊或疑似患者的初始术前评估应尽早开展,以便优化治疗。

对于已知存在 OSA 的患者,应该评估其严重程度,当前是否接受治疗以及效果如何,以便指导术后恢复治疗。本节案例患者已诊断为重度梗阻性睡眠呼吸暂停,进行持续气道正压(continuous positive airway pressure,CPAP)治疗 2 个月且有所好转,我们应记录患者治疗参数,并继续 CPAP 直至手术日。

对于尚未诊断 OSA 的患者,应根据其症状和体征进行临床评估。虽然 PSG 是 OSA 诊断的金标准,但往往不作为一种常规筛查工具。可以对怀疑 OSA 患者进行问卷调查,如 STOP-Bang 问卷,通过简单的问题评估患者患有 OSA 的风险级别。STOP-Bang 问卷评分 ≥3 分为 OSA(AHI ≥5 次/h)高危,其敏感度为 84.7%,特异度为 52.6%,见表 11-7-1。

术前评估应包括身高、体重、BMI,血压、体温等体格检查,心、肺、肝、脑、肾等系统检查,血常规、肝肾功能电解质、血脂、甲状腺功能、心电图、胸片等常规检查以外,还应包括评估可能需要术前改善、影响手术决策或改变麻醉管理方式的 OSA 相关问题。

（1）气道管理相关：OSA 本身和许多相关患者特征（如肥胖、颈围较大、打鼾）是麻醉时气道管理困难以及拔管后气道并发症的危险因素。因此对于此类患者的气道评估是术前评估的一项重要内容。本节案例患者夜间严重打鼾的原因是由于肥胖后引起的软组织在咽后壁的聚积等原因引起的咽腔狭窄引起，还是由于颅面部骨骼发育不全等解剖原因引起。并针对评估的结果准备相应的麻醉物品、药品及麻醉诱导气管内插管的方式方法，确保手术患者的安全。

表 11-7-1　STOP-Bang 问卷

问题	是 （1 分）	否 （0 分）
1. 睡眠鼾声很大吗（比普通说话声音大，或者透过关闭的门可以听到）？		
2. 常常觉得疲倦、乏力，或者白天昏昏欲睡？		
3. 有人看到您睡眠时停止呼吸吗？		
4. 以前有高血压或者正在接受高血压治疗吗？		
5. BMI>35kg/m² 吗？		
6. 年龄>50 岁吗？		
7. 颈围>40cm 吗？		
8. 是男性吗？		

注：总分≥3 分为梗阻性睡眠呼吸暂停高危；<3 分为梗阻性睡眠呼吸暂停低危。

（2）合并症相关：对于肥胖患者，需要针对该人群中较常见的合并症进行特定术前评估，包括评估高血压、心脏病、糖尿病、代谢综合征及肾病，必要时针对合并症先进行治疗。

（3）其他：对于确诊或疑似 OSA 的患者，存在 COPD 也会进一步增加围术期风险。对有呼吸困难和慢性咳嗽的吸烟者应怀疑有 COPD，应从既往影像学检测或肺功能测定中获取证据以确认诊断并进一步评估；此外 OSA 也可能伴发肺高压，由于诊断为肺高压会影响围术期处理和预后，所以当高度怀疑重度肺高压时，应进行术前超声心动图检查。

7. OSA 患者麻醉方式的选择

一般来说，麻醉方式的选择取决于外科手术方式以及患者、麻醉医师和手术医师的意愿。与患者有关的因素，如气道问题和高度焦虑，也会影响麻醉技术的选择。

对于 OSA 患者，选用麻醉技术的总体原则是尽量少用那些药效会持续至术后的呼吸抑制剂。大多数麻醉技术能够通过改良实现这一目标。麻醉方式主要有以下几种可供选择：

（1）监测麻醉（monitored anesthesia care，MAC）：是指麻醉医师在按需使用镇静和镇痛药时提供的密切监护，而外科医师则负责用局部麻醉药缓解疼痛。这种方案对于需要大量镇静药的患者可能导致较强的呼吸抑制，需要谨慎用药或者辅助通气来解决。

（2）外周神经阻滞：可以作为一种单独的麻醉方式，或与全身麻醉方式联合以降低麻醉药和镇痛药的剂量。

单用神经阻滞作为麻醉方法则无需控制气道，长效阻滞（长效局部麻醉药或者经导管连续输注）用于术后镇痛，可以避免术后使用阿片类药物。

（3）椎管内麻醉（脊麻或硬膜外麻醉）：可以单独用作麻醉，也可与全身麻醉联合使用。与外周神经阻滞一样，椎管内麻醉可以降低患者对麻醉剂和阿片类药物剂量的需求。椎管内麻醉的另一优势在于，单独用作麻醉时无需控制气道。并且一些证据表明，对于 OSA 患者，椎管内麻醉引起的围术期并发症比全身麻醉更少。

（4）全身麻醉：是很多外科手术需要的，也是很多患者要求的麻醉方式。在选择全身麻醉之前，应该认真评估患者是否存在潜在的气道管理困难。如果计划全身麻醉，加用局部麻醉可以减少对阿片类药物的需求。

对于这名患者来说拟行悬雍垂腭咽成形术（UPPP），该术式常规采用全身麻醉方式，经鼻或经口插管呼吸机通气。

【术中管理】

8. OSA 患者术前、术中使用麻醉药物的选择

对于 OSA 患者，术前镇静药或镇痛药应慎用。对于仅有 OSA 而无其他疾病的相对健康患者，在适当有仪器及专人监视的情况下，可以少量应用镇静药。一旦出现呼吸抑制，则应当对患者进行吸氧等措施避免低氧血症的发生。现在常见做法是，不对这样的患者应用任何镇静及催眠类药物，直到患者进入手术间之后，才会应用这些药物以作为一些有创操作或是呼吸道管理（如气道黏膜表面局部麻醉）之前的准备。尽管这样，术前用药的重点还是尽可能地减少呼吸抑制作用，而良好的术前访视及管理可能比镇静更为重要。

当术前应用药物时，给药途径应选择口服或是静脉给药，而尽量不采用肌内注射。因为肌注可能会将药物意外注入脂肪组织内，从而导致不可预期的异常吸收。

术中以及术后很多麻醉剂可抑制呼吸肌，特别是上气道肌群，这些药物包括静脉麻醉诱导药物、吸入性麻醉药物、神经肌肉阻滞药物、镇静药物和阿片类药物。OSA 患者对这些药物的呼吸抑制作用也特别敏感，因为 OSA 患者对缺氧和高碳酸血症的生理反射钝化。呼吸抑制和呼吸肌抑制均会持续至术后苏醒期，因此镇静持续时间短、可以使患者迅速苏醒的短效麻醉剂可能更具优势。术中用药主要分三大类。

（1）镇静：作为强有效的吸入性药物，地氟烷有很多优点。它是非脂溶性的，因此患者能快速苏醒且快速恢复呼吸道反应性。强效吸入性麻醉气体中，地氟烷麻醉患者苏醒速度最快，七氟烷次之，最后为异氟烷。另外，OSA 患者采用静脉麻醉药异丙酚镇静时也存在一定的风险。

（2）镇痛：瑞芬太尼是术中麻醉镇痛维持的常见选择，因其起效快，作用稳定且恢复快。虽然瑞芬太尼是亲脂性的药物，但是其半衰期为 5 分钟，因此不会进入脂肪出现蓄积现象。瑞芬太尼的分布容积可以根据去脂体重新进行计算，与正常体重的个体相似。其注射剂量起始值为 $0.2\mu g/(kg \cdot h)$ 去脂体重。OSA 患者使用阿片类药物可以增加呼吸抑制的并发症。亲脂性的阿片类药物，如芬太尼及舒芬太尼，其应用剂量都是由总体重进行计算，并且对于高危患者，可能引起呼吸抑制。此外，使用局部麻醉技术和辅助镇痛药可降低麻醉药的剂量，缩短术后苏醒期。

（3）肌肉松弛：在气管插管的时候，应选择快速起效的肌肉松弛药物。这时，琥珀酰胆碱以及罗库溴铵都可应用。琥珀酰胆碱用于手术时，其剂量的计算是基于总体重。罗库溴铵的剂量的计算是基于去脂体重。当为了保证插管安全而选择清醒插管时，可选择应用非去化肌肉松弛药，直到确认气管插管成功。

在麻醉维持过程中，一般倾向于选用顺式阿曲库铵。其剂量的计算是基于总体重的。该药体内代谢与器官代谢无关，即 Hoffman 现象，一般不会延长其恢复时间。目前舒更葡糖钠已批准应用于临床，可以拮抗非去极化肌肉松弛药罗库溴铵和维库溴铵的残余肌肉松弛作用，大大提高 OSA 患者肌肉松弛药物使用的安全性。

9. OSA 患者术中的气道管理

对于所有患者，气道管理的目的都在于通过预测和制定针对潜在困难的管理计划减少不良结局。OSA 患者的气道管理几乎在各个方面都比其他患者要困难，包括维持镇静非插管患者（自主呼吸或面罩通气）的气道通畅、声门上气道装置 SGA 的放置与通气，以及喉镜显露和气管插管，应该根据 OSA 患者的情况按照困难气道管理的基本原则进行术中气道管理。

（1）准备：患者入手术室后，首先需要对患者进行再次评估与气道管理相关的身体因素和近期病情的改变，同时准备常规和紧急气道管理器械，包括气管插管导丝、纤维光导插管设备、电视喉镜、SGA 装置、经气管喷射通气，以及紧急环甲膜切开术的器械，制定备用气道管理计划。

（2）体位：实施麻醉诱导和气道管理时，患者应该取头抬高体位。特别是对于肥胖患者，这样可以改善肺容量（功能残气量）和喉镜视野。肥胖患者可能还需要其他设备维持斜坡体位（ramped position）。

（3）预吸氧：在给予任何镇静药物之前，先给予辅助供氧，这在全身麻醉的诱导之前格外重要。用严密贴合的面罩让患者预吸氧数分钟；使用开放气道的动作、面罩辅助、CPAP 和鼻咽气道可以改善氧合与通气。理想的预给氧会推迟呼吸暂停期间去氧饱和的发生，特别是对于肥胖患者。

（4）面罩通气：对于所有低通气或低氧血症的患者，面罩通气是最基础的通气方法。OSA 患者的面罩通

气更加困难,OSA 是面罩通气不可能(impossible mask ventilation)的独立预测因素,其他因素还有颈部放疗改变、男性、Mallampati 分级Ⅲ或Ⅳ级,以及留胡须。所以无论是常规情况还是紧急情况下都可能出现严重问题。如果在麻醉诱导与喉镜操作期间,患者的面罩通气不良,则更易在长时间的喉镜显露过程中发生氧饱和下降,并且 25% 的面罩通气不可能的患者也存在困难气管插管。此外,插管失败的患者,需要面罩通气急救,此时如不能行面罩通气则可能致命。

(5) 声门上装置:SGA 装置,例如喉罩通气(laryngeal mask airway,LMA),是许多外科手术的计划气道管理方法,或是用作困难面罩通气患者在气管插管前的过渡方案。其失败率低(需改为气管插管),约为 1%。然而,在 OSA 患者中失败率可能更高。

(6) 喉镜和气管插管:OSA 与困难气管插管之间密切相关,两者也都与上气道异常和形态学改变有关。OSA 患者常有困难喉镜显露和困难气管插管的预测因素,如 Mallampati 评分高、颏甲距离过短、颈围增加,以及口咽腔狭窄。OSA,特别是重度 OSA,也预示着困难喉镜显露和困难气管插管,这与肥胖无关。

有困难气管插管预测因素的患者,尤其是面罩通气也困难的患者,必须提前计划好初始和备用的气管插管策略。考虑的因素包括:在清醒时还是麻醉诱导后插管、是否用电视喉镜作为初始插管方案、在患者自主呼吸时还是呼吸暂停时插管,以及使用无创(即喉镜)还是有创(即手术或经皮气管切开)的插管技术。在困难气道的管理过程中,应该全程吸氧。

(7) 通气:对于慢性未经治疗的重度 OSA 或肥胖低通气综合征的患者,麻醉医师应该高度警惕潜在的肺动脉高压。对于这些患者,一般要给予控制性通气而不是允许患者自主呼吸,因为高碳酸血症、低氧血症和酸中毒都可诱发肺动脉压力升高。并且与传统机械通气相比,OSA 患者术中采用保护性肺通气策略具有较大优势。6~8ml/kg 的潮气量加上最适 PEEP 值进行机械通气可以明显改善患者的氧合,减少肥胖患者肺不张等术后并发症。行腹腔镜手术时,必要时可适当地允许呼气末二氧化碳稍高,即可允许性高碳酸血症可以减少高通气带来的呼吸系统相关并发症。

【术后管理】

10. OSA 患者拔管的时机及拔管的标准

在手术结束后,绝大多数患有梗阻性睡眠呼吸暂停的患者都可以尝试在手术室进行拔除气管插管。推荐在"清醒"状态下拔管,因为完全清醒、能对指令作出有目的的反应、无残留神经肌肉阻滞效应且确认气道通畅的患者,在拔管后需要气道辅助的可能性最低。结束外科手术时应专门评估神经肌肉阻滞效应,并相应地给予逆转药物。术后早期的残留神经肌肉组织效应可引起低氧血症、气道阻塞、PACU 滞留时间延长、气管插管的拔除延迟,以及术后肺部并发症风险增加。OSA 患者的这些风险更大。

拔管指征包括:①神经系统恢复,完全清醒并有警觉性,可以抬头且保持 5 秒钟以上;②血流动力学稳定;③呼吸频率每分钟大于 10 次且小于 30 次;④体温正常。中心体温在 36℃以上;⑤通过脉搏血氧仪测得外周血氧饱和度达到基础值(吸入氧浓度为 0.4 时 SpO_2>95%);⑥如果有动脉置管,可以检测血气情况。可接受的血气指标为:FiO_2 为 0.4 时,pH 7.35~7.45,PaO_2>80mmHg,$PaCO_2$<50mmHg;⑦可接受的呼吸系统情况:负力吸气(negative inspiratory force,NIF)大于 25~30cmH_2O,肺活量大于 10ml/kg,潮气量大于 5ml/kg;⑧可接受的疼痛程度。

在拔管时,需要有一位熟练掌握气道管理技术的麻醉主治医师在场。对有困难插管史的患者,在进行拔管前,应对患者进行充分的评估,并有风险预案。对于 OSA 患者,在拔管前后都需要格外注意,紧急状况下视病情需要可以重新进行气管插管。

11. OSA 患者在 PACU 中的管理

OSA 患者术后在 PACU 的管理主要着重于充足的氧合及维持气道通畅以便通气。应对术后恢复区进行相应准备,以便早期发现呼吸抑制,实行气道干预和通气支持,并根据需要使用拮抗药物(如:纳洛酮等)。多数患者在达到常规出 PACU 标准后还应再接受至少 60 分钟的监测。

OSA 患者围术期低氧饱和度和呼吸系统并发症的发生率高于无 OSA 者,因此,OSA 患者氧疗时间一般较长,故对通过持续脉搏血氧测定进行密切监测的需求也高于无 OSA 者。此外,吸氧的目的是提高氧饱和度,但是对 OSA 患者输氧可能加重通气不足,尤其是伴 OHS 和 COPD 的患者,恰当的做法是逐渐调整低流量氧以达到充足的氧合(例如>90%),避免因通气不足而出现急性高碳酸血症。逐渐减少PACU内的给氧,直至患者在静息状态下呼吸室内空气时可保持充分的氧合。

从PACU转出的时机和去向需综合考虑基础风险以及在PACU内发生的临床事件。若在PACU内反复出现血氧饱和度<90%、呼吸过缓(小于8次/min)、呼吸暂停大于等于10秒,则应继续观察。若患者为中重度OSA、行创伤交大的手术以及具有严重的合并症,则延长观察的时间并建议转至有监护的病床。

12. OSA患者术后镇痛方式及镇痛药物剂量的选择

OSA患者的痛知觉可能强于无OSA患者,故对镇痛剂的需求也高于无OSA者,对阿片类药物的呼吸抑制作用的敏感性亦较高。这可能使得OSA患者易发生术后呼吸抑制,尤其是在术后24小时内。因此对于OSA患者,尽量使用其他镇痛技术来减少术后阿片药物的使用。这些技术包括:

(1) 非阿片类镇痛药物:如NSAID、对乙酰氨基酚以及选择性环氧合酶COX-2抑制剂。氯胺酮、右美托咪定和可乐定等镇痛辅助剂也可能减少术后阿片类药物的需求。

(2) 使用局部麻醉药进行区域性镇痛(如外周神经阻滞、硬膜外麻醉)也可能减少或消除对阿片类药物的需求。使用长效局部麻醉剂或通过持续性导管输注进行的外周神经阻滞,可能提供数小时至数天的镇痛作用。

(3) 对于OSA患者,患者自控镇痛(patient-controlled analgesia,PCA)也安全且有效。它的优点包括:①患者自控式镇痛方法简单易用,使患者从感到痛觉到实施镇痛所用时间最小化;②有利于肺功能较早恢复正常;③能使患者尽早下地活动,并可以缩短住院时间。患者自控术后静脉镇痛无需持续背景剂量,且推荐剂量为最大值的80%。

对这名患者可选择患者PCA术后镇痛,药物包括酒石酸布托啡诺、氟比洛芬酯等,他们单独或配伍后可以对患者进行有效镇痛。

镇痛药物及剂量的选择应遵循个体化原则,以确保减轻疼痛及不良反应之间的平衡。对于OSA患者,阿片类药物在患者自控式镇痛方式中的用量是依据理想体重进行计算的。但无论采用何种途径给予阿片类药物,均应使用最低有效剂量,并密切监测是否出现呼吸抑制。大多数呼吸抑制事件发生在术后24小时内,通过提高警惕和密切监测氧饱和度及通气情况,大多数不良事件可能都能够预防。

(罗　艳)

参 考 文 献

[1] 万学红,卢雪峰.诊断学.9版.北京:人民卫生出版社,2018.

[2] 王东信,王天龙,欧阳文,等.慢性阻塞性肺疾病患者非肺部手术麻醉及围术期管理的专家共识.见:2017版中国麻醉学指南与专家共识.北京:人民卫生出版社,2017:88-102.

[3] 邓小明,姚尚龙,于布为,等.现代麻醉学.4版.北京:人民卫生出版社.2014.

[4] LIN Y,CHEN Y,HUANG J,et al. Efficacy of premedication with intranasal dexmedetomidine on inhalational induction and postoperative emergence agitation in pediatric undergoing cataract surgery with sevoflurane. J Clin Anesth,2016,33:289-295.

[5] DUCLOYER J B,COURET C,MAGNE C,et al. Prospective evaluation of anesthetic protocols during pediatric ophthalmic surgery. Eur J Ophthalmol,2019,29(6):606-614.

[6] KELLY D J,FARRELL S M. Physiology and role of intraocular pressure in contemporary anesthesia. Anesth Analg,2018,126(5):1551-1562.

[7] JEAN Y K,KAM D,GAYER S,et al. Regional anesthesia for pediatric ophthalmic surgery:A review of the literature. Anesth Analg. 2020,130(5):1351-1363.

[8] YOU A H,SONG Y,KIM D H,et al. Effects of positive end-expiratory pressure on intraocular pressure and optic nerve sheath diameter in robot-assisted laparoscopic radical prostatectomy:A randomized,clinical trial. Medicine(Baltimore),2019,98(14):e15051.

[9] JAIN U,MCCUNN M,SMITH C E,et al. Management of the Traumatized Airway. Anesthesiology,2016,124(1):199-206.

[10] SO E,YUN H J,KARM M H,et al. Airway management in pediatric tongue flap division for oronasal fistula closure:A case report. J Dent Anesth Pain Med,2018,18(5):309-313.

[11] GHAFFAR Z A,CHONG S E,TAN K L,et al. Brachytherapy of tongue carcinoma in a patient with difficult airway:anesthetic

considerations. J Contemp,2018,10(6):573-576.

[12] SINGH M,TUTEJA A,WONG DT,et al. Point-of-care ultrasound for obstructive sleep apnea screening:Are we there yet? A systematic review and Meta-analysis. Anesth Analg,2019,129(6):1673-1691.

[13] NAGUIB T M,AHMED S A. Evaluation of Flexible Laryngeal Mask Airway(R)in Tongue Trauma Repair:A Randomized Trial. Anesth Pain Med,2019,9(4):e92929.

第十二章　内分泌系统

第一节　甲状腺手术的麻醉

【知识点】

1. 甲状腺疾病的解剖生理基础
2. 甲状腺功能亢进患者的围术期处理要点
3. 甲状腺危象的诊断和处理
4. 甲状腺功能减退患者的病理生理
5. 甲状旁腺功能亢进的病理生理
6. 甲状腺手术的术前准备
7. 甲状腺手术的麻醉管理
8. 甲状腺手术的气道问题

【案例一】

患者女,40 岁。2 年前出现怕热、多汗,活动后心悸伴手抖,当地医院诊断为:甲状腺功能亢进。发病以来间断服药,症状控制欠佳。近日消瘦明显,多饮多食,大便每日 2~3 次,不成形,心悸、手抖症状加重,为求进一步诊治入院。体格检查:血压 140/90mmHg,呼吸频率 24 次/min,脉搏 113 次/min,双眼上睑肿胀、迟落、眼球轻度突出,甲状腺Ⅱ度肿大,质地软,无压痛,随吞咽动作上下移动。甲状腺上下极触及轻微震颤,可闻及血管杂音。拟行甲状腺大部切除术。

【案例二】

患者女,70 岁。6 小时前行走时摔倒,致左髋部疼痛伴活动受限,急诊 X 线片示左股骨颈骨。患者述近半年来偶有乏力、腹胀及双下肢水肿,未予诊治。入院检查:血压 128/77mmHg,呼吸频率 12 次/min,脉搏 56 次/min;神志清,精神弱,甲状腺未及肿大,双肺及各瓣膜听诊区无明显异常,腹部膨隆,肠鸣音减弱,双下肢足背、踝关节周围凹陷性水肿。检查结果:游离甲状腺素(FT$_4$)1.62pmol/L(↓),游离三碘甲状腺原氨酸(FT$_3$)<0.3pmol/L(↓),三碘甲状腺原氨酸(T$_3$)<10.0ng/dl(↓),甲状腺素(T$_4$)0.90μg/dl(↓),促甲状腺激素(TSH)65.30μIU/ml(↑)。拟行左侧人工股骨头置换术。

【疾病的基础知识】

1. **甲状腺的解剖特点**

甲状腺腺体紧贴在气管前部和侧部,由峡部连接两个叶组成。峡部位于环状软骨下方。甲状旁腺位于每叶的背面。丰富的毛细血管网贯穿整个腺体。肾上腺素能和胆碱能神经系统支配腺体。喉返神经(recurrent laryngeal nerve,RLN)及喉上神经运动支紧邻腺体。甲状腺实质主要由甲状腺滤泡组成。滤泡上皮细胞有合成、贮存和分泌甲状腺激素的功能。胶质的主要成分是甲状腺球蛋白,一种碘化糖蛋白,是甲状腺激素的合成底物。甲状腺也包括能产生降钙素的滤泡旁 C 细胞。

2. 甲状腺激素的生理特点

甲状腺激素(thyroid hormones,TH)刺激所有代谢过程,可从以下 3 个水平发挥作用:

(1) 细胞水平:①甲状腺激素调节细胞核内的信使核糖核酸(mRNA)的核酸转录,T_3 穿越细胞膜,与"甲状腺顺式作用原件"的 DNA 片段结合,促进基因转录,刺激 mRNA 合成以控制蛋白质合成;②调节细胞的能量利用,甲状腺激素与线粒体结合刺激三磷酸腺苷的氧化磷酸化。在细胞膜水平,T_3 影响阳离子和底物的跨膜量。增加胃肠道对糖的吸收,增加糖原分解,糖原异生,胰岛素分泌及葡萄糖的细胞摄入和利用。增强碳水化合物及脂质代谢,升高血糖和游离脂肪酸水平。通过增加胆汁中胆固醇分泌,降低血浆中的胆固醇、磷脂和甘油三酯水平。

(2) 器官水平:①甲状腺激素直接作用于心脏,增加心肌收缩力,增加心率,增加心排血量,增强心肌对儿茶酚胺的敏感性;②甲状腺激素增强胃肠蠕动及胃排空加快,甲状腺功能亢进患者食欲亢进,大便次数增加,甲状腺功能减退时则相反;③甲状腺激素增加氧的消耗和二氧化碳的产生,增加呼吸频率和潮气量;④甲状腺激素促进组织的生长和成熟,对脑和骨骼发育尤为重要。如幼年甲状腺激素缺乏,容易出现克汀病。甲状腺功能亢进时促进骨骼肌蛋白质的分解。增加骨的形成和分解代谢,改变甲状旁腺激素水平。对中枢神经系统产生影响,甲状腺功能亢进时患者易激动,注意力不集中。甲状腺功能减退时患者神志淡漠、智力减退。

(3) 全身水平:甲状腺激素增加细胞代谢,增加代谢终末产物的产生,导致血管舒张和组织血流灌注增加。

3. 三碘甲状腺原氨酸(T_3)与四碘甲状腺原氨酸(T_4)的合成、释放及外周转化

甲状腺激素的合成受碘的影响。碘的来源可由食物摄取或已存在的甲状腺激素的脱碘入血。碘被主动转运到甲状腺细胞并以碘化物的形式聚集。碘的有机化即甲状腺球蛋白结合碘的过程,碘化的甲状腺球蛋白酪氨酸残基耦联后以 T_3、T_4 的形式存在。T_3 和 T_4 结合在甲状腺球蛋白上,并作为胶质储存在滤泡中,直到它们释放进入循环。比例上 T_4 占 90%,T_3 占 10%。T_3 具有生物活性,但半衰期短,在外周组织中,大部分的 T_4 转化为 T_3,部分转化为无活性的反 T_3。在外周循环中,只有 1% 的激素以游离的形式存在,大部分的激素与血浆蛋白(主要是甲状腺激素结合球蛋白)结合。

4. 甲状腺激素分泌调节的机制

甲状腺功能的调节由下丘脑,垂体,甲状腺腺体共同构成。促甲状腺激素释放激素(thyrotropin-releasing hormone,TRH)是由下丘脑分泌,经垂体门脉运至腺垂体并促进促甲状腺激素(thyroid stimulating hormone,TSH)的释放。TSH 是调节甲状腺功能活动的主要激素,其作用包括主要两个方面,一是促进甲状腺激素的合成与释放,使血中 T_3、T_4 增多;另一方面是促进甲状腺细胞增生、腺体肥大。下丘脑 TRH 神经元还接受神经系统其他部位传来的信息,从而把其他环境因素与 TRH 神经元的活动联系起来。除此以外,甲状腺激素分泌的调节还包括血中游离 T_3、T_4 浓度改变对腺垂体 TSH 分泌的反馈调节作用,甲状腺的自身调节作用以及自主神经对甲状腺激素分泌的影响等。

5. 临床麻醉中常见的甲状腺相关疾病

临床麻醉中常见甲状腺功能亢进、甲状腺功能减退、甲状腺肿和甲状腺肿瘤、甲状旁腺功能亢进症和甲状腺危象等。

6. 甲状腺功能亢进的症状体征

甲状腺功能亢进症(hyperthyroidism)是指甲状腺激素分泌的反馈机制失控,导致甲状腺激素分泌过分活跃,从而出现以甲状腺毒症导致的全身代谢亢进的疾病。Graves 病、毒性结节性甲状腺肿或毒性腺瘤三个病理过程均可导致大多数的甲状腺功能亢进症,其症状和体征都是高代谢状态。

(1) 交感神经过度兴奋症状:怕热,多汗,皮肤温暖湿润,脸潮红。震颤和眼睑回缩,瞬目减少。

(2) 高代谢状态:食欲常增加,但由于代谢增加体重却减轻,肠蠕动增加,易出现腹泻。高代谢状态增加氧耗和二氧化碳,产生高碳酸血症,患者常出现呼吸加快,潮气量增加,但肌力减弱和肺顺应性下降,肺活量降低。骨代谢率增加,可能发生骨质疏松症。

(3) 神经系统症状:焦躁、多动、失眠、情绪不稳、肌肉无力和认知功能障碍,严重者出现木僵、迟钝甚至昏迷。非特异性表现还有手部纤颤和腱反射亢进、肌病、周期性麻痹、静止状态细颤、癫痫发作和舞蹈症等。

(4) 心血管系统:心肌收缩力、自律性和应激性增强,心动过速、心排血量增加、全身及肺血管阻力降低。脉搏快而有力、脉压增大,冠心病患者可诱发或加重心绞痛症状。心脏受损的患者和老年患者易发生充血性心

力衰竭。甲状腺毒症可导致患者心律失常,如窦性心动过速、心房颤动、完全性心脏传导阻滞和室性心律失常等。

（5）眼征:上眼睑收缩,眼裂开大,上下眼睑不能完全闭合,眼睛突出并保持直视状态。

（6）甲状腺肿大,严重者可压迫气管,可扪及震颤,并闻及血管杂音。

（7）血液系统:贫血、中性粒细胞减少、血小板减少、由于氧耗增加常导致红细胞数量增加。

（8）对肾脏的影响:肾小管重吸收和分泌增加,最终导致钾排出减少,钠排出增加。

7. 甲状腺肿瘤、巨大甲状腺肿和胸骨后甲状腺肿对局部解剖结构和机体生理状况的影响

胸腺、淋巴结、甲状腺等来源的良恶性肿瘤和肿大的甲状腺腺体均可压迫气管和食管,侵犯软骨环,造成气道的移位、狭窄及塌陷,患者常有呼吸短促、吞咽困难、声音改变,有些患者由于肿瘤增长缓慢而无明显压迫症状,相关术前检查及影像学检查可明确。

巨大甲状腺肿长期压迫气管可导致气管软化甚至气道塌陷。此时若呼吸肌张力解除,位于胸骨后的肿大的甲状腺可引起未预料的灾难性的气道压迫。肿大的腺体若侵犯气道可引起气道内出血。部分胸骨后甲状腺肿患者由于喉返神经受压还会出现双侧声带麻痹、急性呼吸功能不全。

纵隔部的肿瘤、纵隔内肿大的甲状腺组织尤其是右侧甲状腺肿大有时会导致上腔静脉、无名静脉隐匿性逐渐受压甚至闭塞,静脉回流受阻,引起面部、颈部和上肢水肿为症状的上腔静脉压迫综合征。患者常出现头晕、眩晕等症状,由于静脉回流受阻,会形成广泛的侧支循环,如奇静脉丛、胸外静脉丛、乳房内静脉丛等。

8. 甲状腺危象的诱因

甲状腺危象(thyroid crisis)为威胁生命的甲状腺功能亢进症,甲状腺危象的诱发主要是由于甲状腺激素水平的剧烈变化,而不是因为甲状腺激素的绝对水平升高。所以任何可导致甲状腺激素水平快速显著升高的情况均是甲状腺危象的诱因。常见原因:甲状腺手术、抗甲状腺药物治疗的突然停止、放射性碘治疗、碘造影、粗暴的甲状腺检查操作。其他诱因如非甲状腺手术、妊娠、分娩、外伤、感染、脑血管意外、内科疾病如充血性心力衰竭、糖尿病酮症酸中毒、某些含碘药物等。

9. 甲状腺危象的症状和体征

甲状腺危象通常发生在手术后6~18小时,术中甲状腺危象和恶性高热的症状和体征相似:高热,心动过速,高代谢。由于甲状腺危象主要是由甲状腺激素水平的剧烈变化诱发,而不是因为甲状腺激素的绝对水平升高,所以甲状腺危象时甲状腺激素水平可能不会显著高于单纯甲状腺功能亢进,甲状腺功能检测在诊断上可能并不有用。

甲状腺危象的死亡率高。危重病情常发生在患者代谢、体温调节、心血管系统失代偿时,常伴有心律失常、中枢神经系统症状和胃肠道症状。紧急手术后未经处理或处理不当的甲状腺危象患者常表现为极度焦虑、发热、心动过速、血流动力学不稳定、意识改变。实验室检查无法将甲状腺危象和甲状腺毒症区别开来,因此,一旦怀疑甲状腺危象发生,应立即治疗,无需等待化验结果耽误病情。

10. 甲状腺功能减退患者的病理生理改变和体征

甲状腺分泌不足导致了甲状腺功能减退症(hypothyroidism)。在胎儿及幼年时期缺乏甲状腺激素可影响大脑发育,出现智力低下,又称克汀病;成人甲状腺功能减退时,表现为反应迟钝、智力减退。患者畏寒、无力、疲倦、便秘、舌大、皮肤干燥增厚、颜面粗糙、毛发稀疏干枯、声音嘶哑、眼眶及周围水肿。真皮层和其他组织内亲水性黏多糖的聚集导致非凹陷性水肿。生理上表现为心肌张力减低、心率减慢、心排血量减少、心动过缓、压力感受器功能受损、心电图QRS幅度降低。同时患者可能存在肾上腺萎缩、皮质激素生成减少、稀释性低钠血症及水排泄减少等。甲状腺功能减退的患者通常抗利尿激素(ADH)分泌紊乱,患者易患高胆固醇血症、高甘油三酯血症以及冠心病,低钠血症和水的排泄障碍也很常见,可见心包积液、胸腔或腹腔积液、贫血。最大通气量和弥散量均有所下降,缺氧和高碳酸血症的换气反应能力受抑制,胃排空延迟及麻痹性肠梗阻等深部肌腱反射松弛期延缓。

11. 甲状旁腺功能亢进的病理生理改变

甲状旁腺分泌甲状旁腺激素(PTH),PTH生理功能为调节机体钙磷代谢和维持血钙磷浓度稳定,功能有:①作用于破骨细胞,促进骨质的溶解;②促使肾小管对钙的重吸收增加,抑制肾小管对磷的再吸收,促进尿中磷酸盐的排除;③促使肠钙吸收增加,使血钙增高,血磷降低,尿磷增高。

甲状旁腺功能亢进症(hyperparathyroidism)是由于甲状旁腺病变引起的PTH分泌过多所致的钙磷代谢异

常性疾病,表现为:高血钙、高尿钙、低血磷和高尿磷。PTH 分泌增加、钙受体表达下调、排磷素(FGF23)增多引起病理性骨吸收。高 PTH 使骨钙溶解释放入血,肠吸收钙加强,血钙升高,尿钙排出增加。患者表现为骨转换增加、骨皮质骨密度低下、骨质疏松及骨质软化、骨膜下骨吸收和囊性变("棕色瘤"和"纤维囊性骨炎");当血钙浓度超过肾阈值时,从肾小球滤过的钙增多,同时 PTH 抑制远端肾小管对磷的重吸收,患者出现高尿钙、高尿磷及低血磷状态,导致患者肾绞痛、血尿、肾结石、肾钙化,患者易发生尿路感染甚至肾功能损害,晚期发展为尿毒症并引起高血压;高血钙可降低神经肌肉的兴奋性,产生神经肌肉和精神神经系统的表现,如易疲劳、肌力和肌张力降低、性格改变、智力和记忆力减退以及烦躁、过敏、失眠和情绪不稳等,偶有明显的精神病,严重者可昏迷;高血钙导致胃肠道蠕动弛缓,患者胃肠道症状有食欲不振、恶心、呕吐和便秘症状、消化道溃疡等。

【术前评估与准备】

12. **甲状腺疾病气道评估的要点**

(1) 症状和体征:麻醉医师术前应注意肿大的甲状腺组织或甲状腺肿瘤是否对气道造成压迫。有些气道受压患者术前可有明显的症状,如患者术前常有呼吸短促、吞咽困难等临床表现,不能平卧、喜欢侧卧睡眠等,体位性的呼吸困难或喘鸣可在一定程度上提示气管受压和肺功能异常,需明确患者在何种体位可减轻或消除相关症状。气道评估要考虑患者的头颈活动度、颏甲间距离、张口度等,肿瘤大小、性质、位置、是否侵犯气道等。另外,患者可有心血管症状,可能由于巨大甲状腺肿瘤、纵隔肿瘤压迫上腔静脉、肺动脉等造成。

(2) 辅助检查:术前麻醉医师可借助胸片、CT、超声等评估气道情况,包括气管位置、有无气道受压及气道堵塞程度。有报道患者气管腔狭窄 35% 即可出现呼吸困难症状,当狭窄超过 50% 时在全麻诱导时气管管腔完全阻塞的风险明显增加。CT 可准确地显示气管受压位置及受压层面、最狭窄处管腔的直径,这些信息为麻醉医师选择合适气管导管,气管导管放置深度,制订麻醉计划至关重要。

13. **甲状腺功能亢进手术时机的判断**

甲状腺功能亢进患者术前应积极进行抗甲状腺毒症治疗,进行 6~8 周的抗甲状腺药物治疗,以使甲状腺功能恢复正常,T_3、T_4 正常,所有择期手术的患者应临床症状减轻:患者情绪稳定,睡眠良好,体重增加,心悸、震颤、多汗等得以缓解,患者的心率、脉压减小或恢复正常,心率 90 次/min 左右,血压低于 140/90mmHg,基础代谢率<+20%。

14. **甲状腺功能亢进患者的术前准备要点**

(1) 药物准备:①先用硫脲类药物,待甲状腺功能亢进症状基本控制后,改用碘剂(卢戈液)1~2 周,再进行手术;②开始即服用碘剂,2~3 周后甲状腺功能亢进症状得到基本控制,便可进行手术。

(2) 术前用药:术前用药的目的为缓解患者焦虑,预防交感神经系统兴奋。常用的术前药有苯二氮䓬类药物如地西泮、咪达唑仑等;中枢肾上腺素能抑制剂如可乐定,对于入室后恶性焦虑引起的心动过速,可尝试静脉滴注 α_2 肾上腺素受体激动剂右美托咪定。抗胆碱类药物如阿托品和东莨菪碱因常引起患者口干且会干扰正常的体温调节,不推荐使用,此外,阿托品还可引起患者心动过速等不良反应。

(3) 急诊手术应预防甲状腺危象:当甲状腺功能亢进患者未经术前抗甲状腺毒症治疗,需行急诊手术时,应该重点预防甲状腺危象。应尽早给予抗甲状腺药物,阻止甲状腺激素的进一步合成,抑制外周组织的 T_4 转化为 T_3,控制心率。阻止甲状腺激素的进一步合成可每 6 小时给予丙硫氧嘧啶或者每 6 小时口服甲巯咪唑,必要时甲巯咪唑还可直肠给药。阻止甲状腺激素的进一步合成还可使用糖皮质激素地塞米松或氢化可的松、β 受体拮抗剂普萘洛尔(艾司洛尔只能降低心率,不能抑制 T_4 向 T_3 转化)。控制心率可采用 α 受体拮抗剂右美托咪定和 β 受体拮抗剂如美托洛尔和艾司洛尔。注意因碘剂或卢戈液给药后会迅速抑制 T_4 和 T_3 释放,抗胆碱类药物如阿托品和泮库溴铵可相对增强交感神经系统活性,应避免使用。

15. **甲状腺功能减退患者的术前准备要点**

(1) 疾病本身的治疗情况:麻醉前应测定血 T_3、T_4 及 TSH 浓度,了解正在服用的甲状腺制剂及用法、用量,甲状腺素制剂应服用至手术当日早晨,由于麻醉手术应激反应等因素,术前可根据手术创伤大小适当增加用量(常增加全天量的一半剂量)。但由于过量服用甲状腺制剂可能引起心肌缺血、高血压等异常反应,尤其是长期甲状腺功能减退者对甲状腺素的敏感性增加,术前应根据患者情况选择适当用量,切忌盲目增加用量。一般轻度甲状腺功能减退不引起严重的麻醉问题,但未进行系统甲状腺替代治疗的中、重度患者,围术期易发生甲状腺功能减退性昏迷。原则上择期手术应待甲状腺功能减退症状消失,血 T_3、T_4 及 TSH 浓度恢复正常后实施。术前及时补充血容量、纠正贫血及低血糖、保暖及避免不必要的用药。

（2）关注气道和呼吸功能：患者肿大的甲状腺可能压迫气管，甲状腺功能减退患者常合并不同程度的睡眠呼吸暂停综合征，其原因除上呼吸道黏液水肿外，还与颏舌肌肌细胞内收缩物质异常导致的颏舌肌肌力下降等原因有关，应对患者进行详细气道评估。患者口、咽腔和舌部组织黏液水肿可致上呼吸道狭窄及气管插管困难，必要时应准备清醒气管插管或采用纤维支气管镜引导插管工具。部分患者存在胃排空障碍、麻痹性肠梗阻，要注意防止呕吐误吸。甲状腺功能减退合并呼吸功能障碍患者，术前应进行包括肺功能测定并进行详细的呼吸功能评估，注意控制肺部感染，大量胸腔积液者，术前应行胸腔穿刺抽液。

（3）肾上腺皮质激素的应用：本病患者常合并不同程度的肾上腺皮质功能不全，围术期应适当补充肾上腺皮质激素。下丘脑-垂体性甲状腺功能减退者应先补充肾上腺皮质激素 3~5 天后方可给甲状腺素替代治疗，否则可能诱发肾上腺皮质危象。

（4）术前用药注意事项：由于患者全身组织器官功能减退，应减少术前药用量，术前应慎用镇静药或仅用抗胆碱药。

16. 甲状旁腺功能亢进患者的术前准备注意事项

甲状旁腺功能亢进患者术前准备应注意：①评估并控制总钙及游离钙的浓度；②判断血容量状态，纠正低血容量，避免在麻醉诱导时发生严重低血压；③治疗并改善肾功能不全、心律失常、心力衰竭等因甲状旁腺功能亢进引起的并发症；④可以使用 H_2 受体拮抗剂和甲氧氯普胺改善消化系统症状。

17. 甲状腺手术患者麻醉方法的选择

（1）颈丛神经阻滞或连续颈部硬膜外阻滞：颈丛神经阻滞的麻醉效果较局部浸润麻醉优良，且易于实施，但由于颈部的感觉神经分布情况复杂，并且双侧的神经交叉支配，颈丛阻滞的效果往往不完全，手术牵拉甲状腺时患者仍感不适，必要时，外科医师会在颈丛阻滞基础上进行局部浸润麻醉。颈部硬膜外阻滞能提供完善的镇痛效果，但术中可能出现硬膜外阻滞平面过广导致的呼吸抑制，所以麻醉期间应密切观察患者的呼吸功能变化，预防呼吸道梗阻发生，同时准备好气管插管工具。

（2）气管插管全身麻醉：是目前甲状腺手术应用最广的麻醉方法，尤其适合于巨大甲状腺肿或胸骨后甲状腺肿、气管受压、移位患者。此外，对于术前甲状腺功能亢进症状未完全控制、精神高度紧张不合作患者和急诊手术更应采用此麻醉方式。

【术中管理】

18. 甲状腺手术麻醉诱导期需注意的问题

甲状腺疾病患者麻醉诱导时应尤其注意患者有无气道梗阻，麻醉医师应再次核对患者有无气道梗阻的症状和体征，回顾术前检查，再次评估 X 线胸片、CT 等检查结果，评估气道有无受压和气道狭窄情况。对于有气道受压的患者，应明确气管狭窄的位置及严重程度，需合理选择气道管理手段。准备气道最狭窄处可通过的气管插管。若患者明确存在气道梗阻，麻醉诱导期镇静药及肌肉松弛药的使用可引起肌肉松弛，加重呼吸道梗阻致面罩通气困难。应进行清醒状态纤维支气管镜引导插管或保留自主呼吸吸入诱导插管。纤维支气管镜清醒状态插管时应给予患者充分的表面麻醉或小剂量右美托咪定，也可对舌咽神经、喉上神经和喉返神经进行阻滞，减少清醒插管时引起的不合状态，并预防甲状腺危象的发生。保留自主呼吸吸入诱导插管可采用无刺激性气味的氟烷或七氟醚进行诱导。无论采用何种诱导插管方式，均应准备好支气管硬镜及不同型号的加强气管导管处理气道塌陷。

对无气道梗阻的甲状腺功能亢进患者进行诱导时，也应注意维持适当的麻醉深度，避免过强的交感神经系统的反应。刺激交感神经系统的药物应避免使用（如氯胺酮、泮库溴铵、阿托品、麻黄碱、肾上腺素）。另外，甲状腺功能亢进患者常患有的肌肉疾病（如重症肌无力）可能对非去极化肌肉松弛药需求减少，因此需要小心给药。

对巨大甲状腺肿瘤或纵隔肿瘤压迫气管的患者实施麻醉仍是严峻的挑战，围术期各环节的实施，包括与外科多团队配合对患者的预后至关重要。

19. 甲状腺功能亢进患者术中出现心动过速与体温升高时的诊断和处理

应高度怀疑甲状腺危象，但应与恶性高热相鉴别，两者的大部分临床表现与高热引起的机体代偿有关。然而，恶性高热会导致代谢性酸中毒、严重高碳酸血症和肌肉强直。而甲状腺危险无这些表现。恶性高热患者肌酸激酶的水平升高,而甲状腺危象患者肌酸激酶的水平降低至参考值一半。一旦怀疑发生甲状腺危象,应立即开始治疗。治疗原则为:①去除诱因;②支持治疗;③减少甲状腺激素的分泌和产生;④阻断甲状腺激素的代谢效应。具体见下述甲状腺危象的预防处理方法。

20. 甲状腺功能减退患者术中出现低血压、低体温、低血糖和心动过缓的原因

由于甲状腺功能减退患者的特殊病理生理,患者心排血量、每搏量、心率、压力感受性反射、血容量的减少是心血管系统的特征。手术应激和麻醉药物的心肌抑制作用会损害脆弱的心血管系统。缺氧和高碳酸血症通气反应的减低会被麻醉药物加重。患者术中会很快发生低体温并且难以预防和治疗。患者贫血、血小板和凝血因子功能障碍、电解质失衡、低血糖等是常见的,需要在术中密切监测。麻醉药还会进一步降低神经肌肉的兴奋性。

21. 甲状腺手术患者拔管时的注意事项

术中需评估肿瘤是否引起气管环的破坏及塌陷,为术后拔管的时机提供参考。如果怀疑有气管软化,应在直视下评估气道的开放性。可将纤维支气管镜连同气管导管一同边后退边观察。如果在后退过程中发现气管塌陷,应立刻重新插入气管导管。声带功能也应进行评估,若患者气道自我保护能力可疑,应暂缓拔除气管导管。应备好气管切开包,气管导管、喉镜等气道工具。

22. 妊娠合并甲状腺功能亢进患者急诊手术的麻醉处理原则

妊娠期间甲状腺功能亢进治疗首选丙硫氧嘧啶,其通过胎盘较慢,不仅阻滞甲状腺内甲状腺素的合成,同时能在外周抑制 T_4 向 T_3 转化。由于妊娠时血容量增多,可使甲状腺功能亢进患者原有的心血管系统症状加重,如有应激,可诱发甲状腺危象。甲状腺危象是妊娠合并甲状腺功能亢进患者围术期死亡的主要原因,出血、手术可诱发甲状腺危象。妊娠合并甲状腺功能亢进患者急诊手术时,除了继续应用丙硫氧嘧啶控制甲状腺功能亢进症状外,还应采取综合性应对措施预防甲状腺危象。

(1) 继续使用并加大丙硫氧嘧啶的用量。

(2) 急诊手术加用复方碘溶液:可迅速抑制甲状腺激素的合成,缓解甲状腺功能亢进症状,服药24小时后血清 T_4 明显下降。如复方碘溶液(卢戈液)首剂30滴,随后6~8小时5~10滴。

(3) 缓解患者焦虑情绪:患者入室后可给予咪达唑仑、右美托咪定等缓解患者的焦虑情绪。

(4) 应用糖皮质激素:甲状腺功能亢进时皮质激素的降解和清除加速,甲状腺危象对皮质激素需求增加,一般用地塞米松10mg静脉滴注,也可用于碘过敏的甲状腺功能亢进患者围术期的处理。

(5) 应用β受体拮抗剂:β受体拮抗剂在甲状腺危象时有助于控制心率。

(6) 行急诊剖宫产时,应选择椎管内麻醉,此种麻醉方式可阻滞部分交感神经,减少儿茶酚胺的分泌,又可直接减慢心率,降低血压,术中注意生命体征的变化。

(7) 甲状腺功能亢进合并妊娠高血压综合征时,血管痉挛,血压升高,心脏后负荷增加,容易发生心力衰竭,应注意防治心力衰竭,但应慎用洋地黄类药物。

【术后管理】

23. 甲状腺手术常见的术后并发症

甲状腺手术常见术后并发症有:①呼吸道梗阻,主要原因为手术区出血压迫气管、喉头水肿、气管受压软化塌陷、气管内痰液阻塞、双侧喉返神经损伤导致的声带麻痹等;②手足搐搦;③甲状腺危象;④神经损伤,如喉上神经和喉返神经损伤;⑤甲状腺功能减退。

24. 甲状腺手术后患者甲状腺危象的预防和处理

一旦怀疑甲状腺危象发生,应立即治疗,无需等待化验结果耽误病情。治疗原则:降低循环中甲状腺激素的水平;抑制循环中的甲状腺激素对外周组织的作用;去除诱因和支持疗法。日本甲状腺协会和日本内分泌组织委员会对甲状腺危象的处理指南中推荐:①药物治疗,抗甲状腺药物、皮质醇、β受体拮抗剂、无机碘、解热药;②24~48小时内未及时发现的或药物治疗效果欠佳的甲状腺危象可考虑血浆置换疗法;③积极治疗中枢神经系统症状;④积极治疗心动过速和心房颤动;⑤预防和治疗甲状腺危象时急性充血性心力衰竭;⑥积极治疗胃肠紊乱和肝损伤;⑦必要时入住重症监护室并针对合并症治疗。

25. 甲状腺手术后患者黏液性水肿昏迷的预防和处理

感染、中枢神经系统抑制易使甲状腺功能减退的患者发生黏液性水肿昏迷(myxedema coma),是罕见的严重的甲状腺功能减退特征,表现为:谵妄或意识丧失,通气不足、低体温(80%患者)、心动过缓、低血压和严重的稀释性低钠血症。下丘脑(甲状腺激素靶组织)功能障碍导致体温调节中枢受损引发的低体温(低于27℃)为主要特征。黏液性水肿昏迷属于急症,死亡率高于50%。治疗应重点纠正体温调节功能、纠正电解质平衡、稳定心肺系统,可以选择静脉注射L-甲状腺激素或L-三碘甲状腺原氨酸、含有葡萄糖的盐水溶液,必要时可行机械通气。心率、血压、体温通常在24小时之内会改善,3~5天甲状腺功能会相对正常。静脉注射氢化可的松也可以用于治疗可能会出现的肾上腺皮质功能不全。

26. 甲状腺手术恢复期可能会出现的气道问题及处理

甲状腺手术后患者最常见的并发症为呼吸困难和窒息,临床表现为进行性呼吸困难、发绀甚至窒息,具体原因上面已做阐述。对于手术切口内出血应密切观察,必要时重新探查止血,并注意敷料勿包扎过紧。及时发现喉痉挛,处理呼吸道分泌物。对疑有气管壁软化的患者,术后拔管一定要慎重,随时准备重新插管;双侧喉返神经损伤所致呼吸道梗阻,应行紧急气管造口术。在手术间和病房均应备有紧急气管插管和气管造口的急救器械,一旦发生呼吸道梗阻甚至窒息,可以采取措施以确保呼吸道通畅。

27. 甲状腺手术后手足抽搐和喉痉挛的原因及处理

甲状腺手术患者术后出现手足抽搐的原因可能为手术误伤甲状旁腺或使其血液供给受累所致,血钙浓度下降导致神经肌肉的应激性增高,严重者可发生喉和膈肌痉挛,引起窒息甚至死亡。应立即静脉注射10%葡萄糖酸钙,严重者需行甲状旁腺移植。

28. 甲状腺手术后镇痛的实施

甲状腺手术后疼痛属中度疼痛,咳嗽、吞咽、特殊体位及头部活动是引起患者疼痛的主要原因。常用的术后镇痛方法主要有以下3种。

(1) 单次用药:主要是 NSAID 类药物的单次应用,这类药物通过抑制环氧合酶(COX)而影响花生四烯酸的代谢,抑制或阻断前列腺素的合成,减轻手术创伤的炎性反应和组织水肿,减轻神经末梢伤害性感受和痛觉传递。因甲状腺手术的手术时间短,术前及术后给药均能产生术后镇痛作用,单次给药要根据药物的具体作用时间,术后及时追加镇痛药物,代表药物:氟比洛芬酯、帕瑞昔布钠、酮咯酸、氯诺昔康、对乙酰氨基酚等。

(2) 可通过患者自控镇痛方式(patient-controlled analgesia,PCA)应用非口服镇痛药进行术后镇痛。镇痛药物及剂量的选择应遵循个体化原则,以确保减轻疼痛及不良反应之间的平衡。以吗啡的剂量作为金标准,依据个体化进行制定。可选择的药物包括芬太尼、舒芬太尼、氢吗啡酮、酒石酸布托啡诺、氟比洛芬酯等,它们单独或配伍后可以对患者进行有效镇痛。但是采用此种镇痛方案时应注意,阿片类药物的不良反应会导致患者恶心呕吐,应对患者进行止吐治疗。

(3) 局部麻醉/镇痛的方式主要分为2种:①切口局麻醉药浸润麻醉;②颈丛神经阻滞。因颈深丛神经阻滞有发生膈神经阻滞的概率,会增加甲状腺术后呼吸道梗阻的风险;而颈浅丛神经阻滞,因其表浅易于操作、镇痛效果确切且不会发生膈神经阻滞,且基本不引起患者恶性呕吐反应,所以强烈推荐甲状腺手术患者术后镇痛采用此种镇痛方式。

(张　卫)

第二节　嗜铬细胞瘤手术的麻醉

【知识点】

1. 嗜铬细胞瘤的定义和特点

2. 肾上腺的解剖和生理特点

3. 嗜铬细胞瘤的术前评估和药物准备

4. 嗜铬细胞瘤的术中麻醉管理

5. 特殊类型嗜铬细胞瘤的管理

6. 异位嗜铬细胞瘤的麻醉管理

7. 嗜铬细胞瘤手术中新发现嗜铬细胞瘤的诊断和处理

8. 嗜铬细胞瘤患者术后并发症的处理

【案例】

患者男,45岁。因血压升高4年加重伴头疼头晕半年入院。既往体健,否认存在任何其他疾病。患者4年前发现血压升高,最高 150/90mmHg,无其他明显不适,未与特殊处理。半年前发现血压明显升高阵发性加剧,最高达 200/120mmHg;发作时伴有头疼头晕,心慌胸闷,面色苍白,大汗淋漓。自服降压药物效果不佳,为求进一步治疗入院。

【疾病的基础知识】

1. 嗜铬细胞瘤的定义和特点

嗜铬细胞瘤(pheochromocytoma)是神经嵴起源的嗜铬细胞所产生的肿瘤,肿瘤合成、贮存和释放大量儿茶酚胺(catecholamine),表现为高儿茶酚胺血症,在所有分泌儿茶酚胺的肿瘤中占 85%～90%;发生于肾上腺髓质、副交感神经节和其他嗜铬组织存在的部位,80%～90% 发生于肾上腺髓质,10%～20% 可发生于其他含有嗜铬细胞的组织;瘤体可阵发性或持续性大量分泌去甲肾上腺素或肾上腺素以及微量多巴胺,可引起血流动力学的剧烈变化;在高血压患者中的发生率为 0.2%～0.6%,5%～10% 的嗜铬细胞瘤是多发性的,约 10% 的嗜铬细胞瘤是恶性的。

2. 肾上腺的胚胎来源及解剖特点

(1) 来源:肾上腺皮质与髓质具有不同的胚胎来源,肾上腺髓质(adrenal medulla)来源于神经嵴嗜铬染色的外层胚胎细胞,与交感神经系统同步发育;肾上腺皮质(adrenal cortex)来源于胚胎第 5 周靠近生殖腺肾上腺嵴的中胚层组织。两者虽在发育过程中逐渐融合成为一个脏器,但可以看作是两个功能完全不同的器官。嗜铬细胞瘤绝大多数位于肾上腺髓质,但也可出现在人体的其他部位,包括肠系膜下静脉、纵隔、膀胱,偶尔也生长于颈部、骶尾区、肛门和阴道区域。

(2) 解剖:肾上腺包括皮质和髓质。肾上腺皮质由 3 个细胞带组成,即球状带(zona glomerulosa):分泌盐皮质激素,如醛固酮,调节电解质和水的平衡;束状带(zona fasciculata):分泌糖皮质激素,如皮质醇,维持碳水化合物代谢平衡;网状带(zona reticularis):分泌性激素,如孕酮、雌激素、雄激素。肾上腺髓质由嗜铬细胞团或索组成,其功能为合成、储存并释放去甲肾上腺素、肾上腺素以及多巴胺入血。

3. 嗜铬细胞瘤分泌的物质

(1) 嗜铬细胞瘤可阵发性或持续性大量分泌去甲肾上腺素(norepinephrine)、肾上腺素(epinephrine)以及微量多巴胺(dopamine)。

(2) 来自肾上腺髓质及腹主动脉旁嗜铬体的嗜铬细胞瘤,可分泌肾上腺素和去甲肾上腺素,来自其他部位的肿瘤只分泌去甲肾上腺素。有的肿瘤还会分泌多巴胺,但这类患者通常不出现典型的临床症状(如头痛、心悸、发汗、高血压等)。

(3) 分泌去甲肾上腺素为主的患者症状多为高血压,分泌肾上腺素为主的患者症状高血压较轻,而代谢方面改变较显著,如糖尿病、基础代谢率较高、低热等,发作时常伴有心动过速。

对于明确嗜铬细胞瘤分泌的物质种类,目前采用较多的实验室检查方法是监测患者 24 小时尿及血甲氧基肾上腺素和甲氧基去甲肾上腺素含量,但常规血浆及尿液儿茶酚胺筛查并不包括多巴胺的测定,有研究表明分泌多巴胺的肿瘤约 80% 位于肾上腺外,且大多数患者并未出现高水平儿茶酚胺的经典表现,但其具有较高的恶性潜能。这些患者的诊断依赖于尿或血浆多巴胺的检测。对于肿瘤的定位诊断,常规使用的影像学方法如 B 超、CT、MRI 对于异位嗜铬细胞瘤的敏感性要低于生长于肾上腺的嗜铬细胞瘤,应用 ^{131}I-MIBG(同位素碘-131 代苄胍)肾上腺髓质显像是诊断肾上腺外嗜铬细胞瘤的确诊方法之一。放射性核素标记的奥曲肽闪烁显像是另一种定位检查方法,特别是对于恶性肿瘤有较高的敏感性。

4. 儿茶酚胺的合成与降解途径

儿茶酚胺(catecholamine)包括肾上腺素、去甲肾上腺素和多巴胺。当机体受到伤害性刺激时,血浆儿茶酚胺水平常有增高反应,血浆儿茶酚胺水平的改变是反映机体应激反应的重要指标之一。

(1) 儿茶酚胺的合成:内源性儿茶酚胺合成的原料是血液循环中的酪氨酸(tyrosine),通过细胞内酪氨酸羟化酶将酪氨酸转变为 L-多巴,酪氨酸羟化酶(tyrosine hydroxylase)是儿茶酚胺合成过程中的限速酶。细胞质内的多巴脱羧酶使 L-多巴脱羧成为多巴胺,肾上腺素能嗜铬细胞的多巴胺 β-羟化酶再将多巴胺转变为去甲肾上腺素,去甲肾上腺素由肾上腺髓质嗜铬细胞内的苯乙醇胺-N-甲基转移酶转变为肾上腺素。

(2) 儿茶酚胺的降解:肾上腺髓质受内脏大神经支配,腹腔神经丛的节前交感神经纤维穿过肾上腺皮质到达髓质与嗜铬组织接触。当受到外界刺激引起交感神经兴奋,髓质的嗜铬组织即可分泌大量肾上腺素进入血循环。去甲肾上腺素贮存于交感神经末梢的囊泡中,当交感神经兴奋时,囊泡中的去甲肾上腺素释放入突触间隙,进入突触间隙的去甲肾上腺素大部分被重新吸收,进入神经末梢,仅有少量进入血循环,最后被代谢清除,主要被儿茶酚胺邻位甲基转移酶(catecholamine-O-methyltransferase,COMT)或单胺氧化酶(monoamine oxidase,MAO)迅速灭活。

5. 嗜铬细胞瘤的临床表现

嗜铬细胞瘤患者典型的临床三联征为发作性头痛(70%~90%)、大汗(55%~75%)及心悸(50%~70%)。85%以上的患者伴有持续性或阵发性高血压及其他一系列代谢紊乱症候群,高血压发作约1/3为阵发性,约2/3为持续性。

根据嗜铬细胞瘤分泌物的不同(去甲肾上腺素、肾上腺素、多巴胺为主),患者的临床表现也各有差异,主要有高血压、代谢紊乱和心肌病变等。以高血压为主要症状者可能肿瘤分泌的激素是以去甲肾上腺素为主;如高血压较轻而代谢方面改变较显著,如糖尿病、基础代谢率较高、低热等症状,则以肾上腺素为主。以分泌去甲肾上腺素为主、表现为高血压者的处理相对简单;而对于以分泌肾上腺素为主、表现为代谢功能紊乱者,处理则相对较复杂。本节案例患者存在典型的发作性血压升高等症状,考虑为以分泌去甲肾上腺素为主的嗜铬细胞瘤。

6. 儿茶酚胺性心肌病

长期大量儿茶酚胺释放引起周围血管收缩,增加心脏后负荷,同时也直接损害心肌,心肌的缺血缺氧逐渐加重,出现退行性心肌变性、坏死、弥漫性心肌水肿、心肌纤维变性。目前儿茶酚胺性心肌病(catecholamine-induced cardiomyopathy)的诊断标准为:①存在嗜铬细胞瘤或副神经节瘤;②患者存在急性胸痛或需住院的心力衰竭;③心肌酶检查、ECG、超声心动图显示存在心肌缺血、左室收缩功能异常的证据;④排除冠状动脉阻塞性疾病。

【术前评估与准备】

7. 嗜铬细胞瘤患者术前的药物准备

肿瘤体积大、血浆儿茶酚胺水平高、术前未控制的高血压或严重体位性低血压,均为此类患者围术期血流动力学不稳定的危险因素。术前药物准备的主要目的是控制血压和扩充血容,以避免在麻醉诱导期、手术剥离、结扎血管和切除肿瘤时出现血压剧烈波动而诱发高血压危象和休克,术前药物准备应于术前2周开始,常用的降压药物有α受体(alpha receptor)拮抗剂、β受体(beta receptor)拮抗剂和钙通道阻滞剂。

(1) α受体拮抗剂:α受体拮抗剂的使用可以明显降低嗜铬细胞瘤患者围术期死亡率。酚苄明是最常用的非选择性α受体拮抗剂,对α_1受体作用较α_2受体强100倍,药物半衰期长。一般在术前持续服用10~14天,从小剂量开始服用,初始剂量为10mg/次,1~2次/d;随后根据需要,可每2~3日增加10~20mg/d,最终剂量通常在20~100mg/d。短效α_1受体拮抗剂,如乌拉地尔,半衰期为2~4小时,推荐用法为术前3日持续性静脉输液(第1日5mg/h,第2日10mg/h,第3日15mg/h),与酚苄明比较更安全有效;酚妥拉明也是短效α_1受体拮抗剂,其半衰期更短,约为19分钟,静脉单次给药2.5~5mg,每3~5防止可重复一次,后持续静脉输注直到血压控制良好。另外,多沙唑嗪也是术前常用的选择性突触后α_1肾上腺素受体拮抗剂,术前至少口服用药2周,4~12mg/d。哌唑嗪也是选择性突触后α_1受体拮抗剂,不影响α_2受体,因其直立性低血压症状明显,应谨慎使用,口服剂量为2~4mg/d。非选择性和选择性α受体拮抗剂在使用中各有优劣,选择性α受体拮抗剂有更少的不良反应,且α_1受体拮抗剂作用持续时间短,在术后第1天就可被逆转,因此术后低血压发生率更低,常见的不良反应为眩晕和消化道症状;非选择性α受体拮抗剂在围术期血压控制,尤其是术中高血压控制方面略有优势,术中血流动力学更加稳定。无论使用何种α受体拮抗剂,患者的预后几乎一致。

(2) β受体拮抗剂:当患者心律过快时,可以加用β受体拮抗剂。推荐使用α肾上腺素受体拮抗剂至少3~4天后再开始使用β肾上腺素受体拮抗剂,通常在术前2~3天开始,用药应由短效、小剂量开始:普萘洛尔的初始剂量为20mg,最大剂量为40mg,3次/d;美托洛尔的初始剂量为12.5mg,最大剂量为25mg,2次/d;阿替洛尔的初始剂量为25mg/d,最大剂量为50mg/d;艾司洛尔的分布半衰期为2分钟,消除半衰期为9分钟,静脉注射0.5mg/(kg·min)约1分钟,持续静脉输注0.05mg/(kg·min)开始,逐渐滴定至最佳输注量,不可超过0.3mg/(kg·min)。需要注意的是,绝不可在未使用α受体拮抗剂前加用β受体拮抗剂,否则β受体拮抗剂阻

断了 β_2 受体的舒血管作用,可造成反常性高血压。在嗜铬细胞瘤的患者中,建议加用高选择性 β_1 受体拮抗剂,β 受体拮抗剂应使用到手术当天早晨。

(3) 钙通道阻滞剂:钙通道阻滞剂是术前血压控制的另一个选择。钙通道阻滞剂的优势是不会引起术后低血压,它降低血压的机制是减少血管平滑肌上去甲肾上腺素介导的跨膜钙离子内流,还可以减轻儿茶酚胺引起的冠状动脉痉挛。对低危嗜铬细胞瘤患者,钙通道阻滞剂是这类患者的主要术前用药,如术前 10~14 天,口服尼卡地平 40~80mg,2 次/d。血压控制效果不佳时,可改用静脉滴注,输注起始剂量 5mg/h,每 5 防止可提高 2.5mg/h,最大剂量 15mg/h,直至血压下降至正常范围内。

(4) 儿茶酚胺合成抑制剂:甲基酪氨酸作为酪氨酸羟化酶的竞争性抑制剂,其主要作用机制是抑制儿茶酚胺合成。甲基酪氨酸可作为 α 联合 β 肾上腺素受体拮抗方案的辅助用药,可用于预计手术切除困难或计划进行破坏性治疗(如转移瘤的射频消融)的患者中,至少术前 2~3 日开始使用。其长期使用可致运动能力丧失、精神神经症状、尿路结石症和锥体外束征。故应避免同时使用吩噻嗪或氟哌啶醇等可出现锥体外系反应的药物,并建议大量饮水以防止结晶尿形成。

(5) 镁剂:镁剂治疗也是控制嗜铬细胞瘤患者高血压的一种选择。它通过阻止儿茶酚胺的释放、阻滞儿茶酚胺受体、拮抗钙离子起到扩张血管的作用。镁离子还可以稳定心脏传导系统的钠离子和钾离子通道,可以用来治疗儿茶酚胺引起的心律失常。应激性心肌病是指儿茶酚胺过度释放引起的急性冠脉综合征,该类患者的冠状动脉正常,镁剂可用于应激性心肌病的治疗,使用方法为负荷量 40~60mg/kg,输注速度为 1~2g/h。

综上所述,α 受体拮抗剂仍然是嗜铬细胞瘤患者术前准备的主要用药,β 受体拮抗剂和钙通道阻滞剂往往作为 α 受体拮抗剂的辅助用药。因此,应常规术前 2~4 周使用酚苄明控制血压,并根据患者心率情况于术前 2~3 日配伍 β 受体拮抗剂控制心率,同时注意进行液体治疗补充血容量,血压控制仍然不佳时,可以加用儿茶酚胺合成抑制剂或者镁剂,但是后两者不作为嗜铬细胞瘤患者的一线用药。

需要注意的是,并非所有的嗜铬细胞瘤患者都需要使用降压药物。对于分泌多巴胺为主、血压正常或者"静默型"嗜铬细胞瘤,术前是否常规使用降压药物仍未有定论。甚至有研究认为,使用 α_1 受体拮抗剂与不使用相比,增加了血压正常嗜铬细胞瘤患者术中血管活性药和胶体液的使用量。因此,该类患者的术前准备仍然值得进一步讨论。

8. 嗜铬细胞瘤患者术前血流动力学的控制目标

嗜铬细胞瘤患者术前的评估至关重要,主要目的是控制血压和扩充血容量。以下是嗜铬细胞瘤术前血流动力学控制的目标:①术前 24 小时内血压不高于 120/80mmHg;②没有出现小于 80/45mmHg 的体位性低血压;③术前 1 周未出现 ST 段和 T 波改变;④每分钟的室性期前收缩不得多于 5 次。

9. 嗜铬细胞瘤患者术前准备的评估

术前准备充分的标准如下。

(1) 血压和心率达标,无体位性低血压;一般认为,坐位血压应低于 120/80mmHg,立位收缩压高于 90mmHg;坐位心率为 60~70 次/min,立位心率为 70~80 次/min;可根据患者的年龄及合并的基础疾病做出适当调整。

(2) 术前 1 周心电图无 ST-T 段改变,室性期前收缩<5 次/min。

(3) 血管扩张,血容量恢复:血细胞比容降低,体重增加,肢端皮肤温暖,出汗减少,有鼻塞症状,微循环改善。

(4) 高代谢症候群及糖代谢异常得到改善。

【术中管理】

10. 嗜铬细胞瘤患者肿瘤切除前应避免使用的药物

嗜铬细胞瘤患者血液中儿茶酚胺浓度高,瘤体分泌儿茶酚胺能力异常亢进,若应用刺激儿茶酚胺分泌的药物,可能导致儿茶酚胺大量释放入血,出现高血压危象、急性心力衰竭、脑出血等不良后果。因此对于嗜铬细胞瘤患者,肿瘤切除前需避免应用此类药物(表 12-2-1)。

11. 嗜铬细胞瘤患者手术的预康复策略

预康复理念是基于 ERAS 而提出的术前管理新策略,目前最常用的三联预康复方案是以运动疗法为基础,同时给予营养支持和心理干预。

表 12-2-1　嗜铬细胞瘤患者肿瘤切除前需避免使用的药物

分类	举例
激素类	糖皮质激素,胰高血糖素
三环类抗抑郁药	阿米替林,去甲替林,丙咪嗪,氯丙咪嗪
单胺氧化酶抑制剂	司来吉兰,苯乙肼
去甲肾上腺素再吸收抑制剂	利血平
选择性 5-羟色胺再吸收抑制剂	氟西汀,度洛西汀,帕罗西汀
抗精神病药	氟哌利多,舒必利
某些抗病毒药	利奈唑胺
止吐药	甲氧氯普胺,普鲁氯嗪
促组胺释放的药物	组胺,吗啡
促儿茶酚胺分泌的血管活性药	血管紧张素Ⅱ,血管升压素,安非他命,伪麻黄碱
某些肌肉松弛剂	琥珀酰胆碱,阿曲库铵,泮库溴铵

（1）运动疗法:运动疗法的核心是有效、安全和个体化的运动处方。对于拟行腹部手术的患者,通常于术前 4~8 周开始,每周至少运动 3 次,每次运动总时间大于 50 分钟,运动内容包括有氧运动和抗阻训练。但考虑到嗜铬细胞瘤患者剧烈运动易诱发血流动力学波动,故建议酌情调整方案。

（2）营养干预:对于存在营养不良风险的患者,推荐在术前给予包括口服营养补充在内的营养支持,欧洲临床营养与代谢学会建议患者每日摄入 1.2g/kg 蛋白。尤其在嗜铬细胞瘤患者中,在控制饮食的前提下,必要时予口服降血糖药和胰岛素,使血糖处于正常范围内,有利于改善高代谢状态、恢复血管内容量。

（3）心理干预:心理干预旨在减轻术前焦虑和抑郁水平,心理干预通常由心理医师提供 60~90 分钟的心理咨询,如基于视觉想象的放松训练和呼吸训练。

12. 嗜铬细胞瘤手术中儿茶酚胺刺激性释放所致反应的控制

肿瘤切除前(特别是血管结扎前),碰触肿瘤往往会导致储存在神经末梢突触内的过量儿茶酚胺释放,引起外周血管收缩,血压急剧升高,左心后负荷增高会导致心室收缩和舒张功能减退,部分患者有室壁运动异常,同时可能出现心率增加和心律失常的情况。

（1）血压的调控:血压急剧升高在嗜铬细胞瘤患者的手术过程中非常常见,这时需要采取及时有效的措施迅速降压。当血压升高较缓和时,可以给予 5~25mg 乌拉地尔或 0.2~1mg 尼卡地平降压治疗;当血压急剧升高时,可以给予 1~5mg 的 α_1 受体拮抗剂酚妥拉明降压治疗,酚妥拉明降压效果确切,半衰期短,可以反复使用。如果需要的话,可以根据患者的血压持续静滴酚妥拉明,也可以持续泵注硝普钠 0.5~10.0μg/(kg·min)。术中血压的升高一方面是由于外周阻力的增高,另一方面源于儿茶酚胺的强心作用,当 α_1 受体拮抗剂和 β_1 受体拮抗剂合并使用时,可起到更佳的降压效果。镁剂在血流动力学控制方面的作用逐渐被认识,镁剂可以阻止儿茶酚胺释放,起到扩张血管、减少高血压危象的作用。一般在诱导后给予患者 1~3g 镁剂。静脉持续滴注硝酸甘油(硝酸甘油 50~100mg 加入生理盐水中)的起始剂量为 10~20μg/min,每 5~10 分钟增加 5~10μg/min,直至达到所期望的血流动力学状态或临床效果。小剂量硝酸甘油(30~40μg/min)主要引起静脉扩张,大剂量者(150~500μg/min)引起动脉扩张。用药时间持续超过 24 小时可产生耐药性。

（2）心率加快和心律失常的处理:窦性心动过速是嗜铬细胞瘤术中最常见的心律失常,艾司洛尔可以有效地控制快速室上性心律失常。室性心律失常比较少见,可给利多卡因或胺碘酮转复,镁剂可以用来治疗室性心动过速,特别是尖端扭转性室性心动过速。当药物复律效果不佳、血流动力学不稳定时,应立刻进行电除颤。

（3）代谢紊乱的处理:儿茶酚胺释放和手术应激刺激可使患者出现高血糖,术中应监测患者的血糖,血糖过高时给予胰岛素治疗。

13. 嗜铬细胞瘤切除后需关注的问题

（1）低血压的处理:在手术医师阻断瘤体血供后,部分患者的血压可迅速下降,此时应立刻停用血管扩张剂,并且由开放的外周通路和中心静脉快速补液并使用血管收缩药物以维持血压,需要注意的是,液体复苏往往比血管活性药物更能有效维持血压。液体复苏应于血管阻断前就开始进行,通常在血管阻断前给予患者 2~

3L 液体(晶体液和胶体液),术中可使用经食管超声监测心脏的充盈程度以指导液体输注。血儿茶酚胺的减少使强心作用下降,但由于外周血管阻力降低更明显,患者血流动力学呈现出典型的"高排低阻"。当补液效果不明显,尤其是合并儿茶酚胺性心肌病的患者会表现出顽固性低血压,应使用血管活性药物。此时应根据肿瘤分泌儿茶酚胺的成分比例补充相关血管活性药物,即当以去甲肾上腺素升高为主时,应首先使用去甲肾上腺素;而以肾上腺素或多巴胺升高为主时,应使用肾上腺素或多巴胺。根据患者血压情况,调整血管活性药物的用量。当患者出现顽固性低血压时,除采取以上措施外,还应考虑肾上腺切除和手术应激造成的肾上腺皮质功能不全,及时补充糖皮质激素(首选氢化可的松),增加对升压药物的允许作用。血管升压素是治疗儿茶酚胺抵抗低血压的有效药物,血管升压素作用于 V_1 受体,结合 G 蛋白,激活磷脂酶 C,促进钙离子内流。多项研究报道了血管升压素(持续泵注 0.8~1.6U/h)对嗜铬细胞瘤切除后顽固性低血压的成功治疗。

(2) 低血糖及继发肾上腺皮质功能减退的处理:肿瘤切除后血浆中儿茶酚胺迅速减少,胰岛素水平增加,可能会发生低血糖,所以肿瘤切除后应该输注含糖的液体。如果实施双侧肾上腺切除术或肾上腺功能存在减退的可能性,应该给予糖皮质激素。

14. 妊娠合并嗜铬细胞瘤患者控制血压药物的选择

患嗜铬细胞瘤孕妇的处理很复杂,某些常用的血管活性药物存在应用禁忌。围术期控制血压不宜完全依靠阻断 α 肾上腺素受体,否则易导致分娩期间的严重低血压;孕妇使用硝普钠也有争议,其可能导致酸中毒、氰化物蓄积及子宫血流减少,对胎儿有不利影响。酚苄明是妊娠合并嗜铬细胞瘤患者最安全、最常用的降压药物,但也有研究显示酚苄明能够通过胎盘屏障,导致胎儿娩出后出现一过性低血压。β 受体拮抗剂可能会导致胎儿宫内发育迟缓,但其对产妇带来的治疗益处远大于其弊端,因此当产妇存在持续性心动过速或室性期前收缩、阵发性室性心动过速时仍建议加用 β 受体拮抗剂。拉贝洛尔是非选择性 α、β 受体拮抗剂,既往研究显示该药能够安全地应用于孕产妇,是目前妊娠期高血压的一线治疗药物。拉贝洛尔可以和酚苄明合用作为妊娠合并嗜铬细胞瘤的术前准备用药,此外,孕妇应用硫酸镁是可取的,镁能抑制肾上腺髓质及外周交感神经末梢释放儿茶酚胺,减弱 α 肾上腺素受体对儿茶酚胺的敏感性、对抗心律失常,而且直接扩张血管且不影响静脉回心血量。血镁有效浓度是 2.5~4.0mmol/L。因此,对于妊娠合并嗜铬细胞瘤产妇出现高血压危象时,除了其他处理嗜铬细胞瘤的常用药和措施以外,建议适当应用硫酸镁。

15. 异位嗜铬细胞瘤患者围术期管理的注意事项

对于术前已明确诊断的异位嗜铬细胞瘤(ectopic pheochromocytoma),围术期管理注意事项与嗜铬细胞瘤类似,其原则是尽量减少血流动力学的波动,维持循环和内环境的稳定。但由于肿瘤部位变异,手术操作过程的不确定性,是其突出特点。

(1) 术前准备:应用 α 受体拮抗剂,视情况伍用 β 受体拮抗剂或 α 甲基对位酪氨酸;积极纠正血容量不足。麻醉方案中避免使用促儿茶酚胺释放的药物及刺激性操作,以利维持循环稳定。

(2) 术中监测:监测 ECG、血氧饱和度(SpO_2)、呼气末二氧化碳、有创动脉压(诱导前)、中心静脉压、尿量、体温、血糖、血气电解质分析,患者心功能不全或减退时可监测肺毛细血管楔压、心排血量、每搏量变异率等指标,对于需要大量液体、较多容量改变和有潜在心肌损伤且肿瘤活跃的患者,需肺动脉导管和食管超声心动图监测。

(3) 术中循环管理:由于手术过程的不确定性,分离肿瘤的过程个体间差异极大,反复刺激肿瘤易导致血压出现"过山车"样波动,处理时,易用短效药物,滴定式调节。

对于术中高血压的处理,建议联合用药。可选择硝普钠,该药起效迅速,作用时间短,可控性好;建议与乌拉地尔或酚妥拉明联用,需注意后者已出现快速耐受及心动过速。硝酸甘油也有效,但是需要大剂量来控制高血压发作,也会引起心动过速。对于主要分泌肾上腺素的肿瘤,可以选择拉贝洛尔,它拮抗 β 受体强于 α 受体。硫酸镁是直接的血管扩张剂和抗心律失常药,可以抑制肾上腺髓质和外周神经末梢释放儿茶酚胺,减少 α 受体对儿茶酚胺的敏感性。顽固性高血压,推荐联合使用抗高血压药,如硝普钠、艾司洛尔、地尔硫䓬和酚妥拉明/乌拉地尔。此外,也可以选择加深麻醉这一方法,但需关注肿瘤静脉结扎后的低血压。

(4) 心律失常处理:对于术中心动过速和心律失常,可以给予利多卡因或 β 受体拮抗剂。利多卡因是短效药,且负性肌力作用很小。艾司洛尔作为选择性 β_1 受体拮抗剂有自己的优势。艾司洛尔起效迅速,作用时间短(消除半衰期是 9 分钟),可以充分控制心率,保护儿茶酚胺诱导的心肌病和心肌缺血,还可以预防术后低血糖。胺碘酮可以延长心房和心室的动作电位时间,与 β 受体拮抗剂交替使用可以治疗肾上腺髓质相关的室上性心动过速。

（5）低血压防控：在肿瘤静脉被结扎后，通常发生显著的低血压，这与血液中儿茶酚胺类物质急剧减少以及扩血管药物残留、术中失血和麻醉深度过深有关。为防止突然发生低血压，在肿瘤静脉结扎前需将肺毛细血管楔压增加到16~18mmHg，肿瘤切除前推荐输液，升压药和强心剂作为辅助治疗。

16. 嗜铬细胞瘤手术中新发现嗜铬细胞瘤的诊断和处理

部分患者，特别是异位嗜铬细胞瘤患者，由于相应症状不明显，易发生术前漏诊，而当作无内分泌功能的肿瘤进行手术。此类患者，如果是麻醉诱导后，但在手术开始前得以发现，建议与外科商定，并与患者家属沟通，视情暂缓手术。

（1）诊断思路：在手术过程中反复出现血压异常升高，甚至出现高血压危象，有时合并心率异常增快（>140 次/min）并且可伴有心律失常。当常规降压、减慢心率等对症处理无效时，应考虑嗜铬细胞瘤的可能。

（2）处理方法：如怀疑嗜铬细胞瘤，应立即通知术者暂停手术，同时马上进行动脉持续测压、中心静脉穿刺测压等监测，有效控制血压、扩容以及准备好各种必需的血管活性药物后再重新手术。麻醉手术期间怀疑嗜铬细胞瘤，并出现高血压危象，可采取的处理方法包括：①加深麻醉，加深镇痛镇静水平对于降低血压有一定的效果；也可以采用输注大剂量瑞芬太尼，速度可达 $2\mu g/(kg \cdot min)$，对血压进行暂时控制，为进一步抗高血压药物治疗提供时间。②应用降压药物：用药原则同前。与短效血管活性药物相比较，长效血管活性药物会引起更大的血流动力学波动，故出心率血压剧烈变化时应首先选用短效血管活性药物，首选酚妥拉明和/或硝普钠。③停止手术：如经细致全面处理，仍不能很好地控制血压和心率，或室性心律失常持续存在时，应暂停手术。待做好充分术前准备的条件下，再行手术安排。

【术后管理】

17. 嗜铬细胞瘤患者术后低血压的原因及防治

（1）主要原因：术后低血压主要原因是儿茶酚胺分泌随肿瘤的切除而迅速降低，引起外周血管扩张，再加上血容量不足，导致低血压甚至休克。另外，麻醉药及硬膜外阻滞的影响、心脏代偿功能不全、严重的心律失常、肾上腺素能阻滞药的作用等均可诱发和加重低血压。

（2）防治方法：预防嗜铬细胞瘤术后低血压的发生，充分的术前准备十分重要，利用 α、β 受体拮抗药可以改善患者血管的条件，增加对于儿茶酚胺减少的耐受程度。其次，术中预防性的液体扩容同样可以降低术后低血压的发生概率和严重程度。对于嗜铬细胞瘤手术患者的补液，在明确患者心功能的情况下应逾量补充，一般比丢失量多500~1 000ml，对于术中血压偏高的患者，可以在血管扩张药物的帮助下进行补液治疗，但需要严密监测患者心功能情况，一旦出现容量负荷过重，需要立即使用利尿剂排出多余水分。经过以上处理措施后术后发生严重低血压的概率有所降低，但对于仍出现术后低血压的患者需要根据肿瘤分泌的儿茶酚胺的成分比例补充相关血管活性药物，通常需使用去甲肾上腺素，根据血压水平调整用量。

18. 除低血压外，嗜铬细胞瘤患者术后可能出现的其他问题

（1）术后患者可能处于嗜睡状态，这可能与活化的儿茶酚胺急剧减少有关，患者对镇痛药的需要量也可能相应减少。

（2）患者术后可能出现明显的低血糖。嗜铬细胞瘤分泌的大量儿茶酚胺使糖原分解，并抑制胰岛 β 细胞分泌胰岛素而使血糖升高。在手术摘除瘤体后，一方面随着血儿茶酚胺的急剧减少，糖原、脂肪的分解随之下降，另一方面胰岛素分泌增加，通常可导致严重的低血糖性休克。因此，即便患者存在高血糖表现，甚至有糖尿病病史，对于胰岛素的使用也应谨慎，以免瘤体切除后低血糖情况复杂化，在必须使用胰岛素时，用量应当减半，并严密监视血糖。如果患者仍处于全麻恢复状态，有关低血糖的主观症状多不明显，主要表现为循环抑制和反应迟钝，在输入含糖溶液后症状立即改善。

（3）手术后仍20%的患者存在高血压，可能原因：①体内有多发性肿瘤；②肿瘤恶性变，有转移灶；③长期高血压造成肾血管病变，产生肾性高血压；④长期高血压使血管壁发生改变，小动脉弹性减弱，脆性增加，产生高血压；⑤肾上腺髓质增生。为此术后 2 周检查血和尿中儿茶酚胺含量，判别该高血压是否有儿茶酚胺依赖性，指导进一步检查出可能潜在的病灶并处理。

（4）肾上腺激素分泌不足而发生肾上腺危象（adrenal crisis）：双侧肾上腺嗜铬细胞瘤切除术或单独一个有功能的肾上腺嗜铬细胞瘤切除术后，肾上腺皮质可能出现不同程度的缺血或损伤，导致肾上腺激素分泌不足而

发生肾上腺危象。患者常表现为不同程度的心悸、胸闷、呼吸急促、血压下降、四肢酸痛,甚至嗜睡等症状,肾上腺危象是嗜铬细胞瘤较为危险的并发症,一般发生于术后 24 小时。糖皮质激素的使用可有效预防肾上腺危象的发生。目前,对预防肾上腺功能减退的糖皮质激素替代治疗,建议遵循下述方案:在麻醉诱导的同时,静脉给予氢化可的松 100mg;术后静脉给予氢化可的松 100mg,每 8 小时 1 次,持续 24 小时;氢化可的松可维持 3 天,逐渐减量至维持剂量(例如,氢化可的松 25mg,静脉给药或口服,每日 2 次;或泼尼松 10mg,口服,每日 1 次)。此外,双侧肾上腺切除的患者需终身接受糖皮质激素替代治疗。

19. 嗜铬细胞瘤合并儿茶酚胺性心肌病患者的麻醉管理注意事项

儿茶酚胺及其氧化产物除了通过激动肾上腺素受体而影响心脏功能外,对心肌还存在直接毒性。建议对于所有嗜铬细胞瘤患者在术前访视时均详细询问有无心肌缺血、心律失常、心力衰竭等的症状和体征,常规进行 ECG 检测,若怀疑存在儿茶酚胺性心肌病,可考虑检查心肌酶、超声心动图、心肌核素显像、冠状动脉造影等检查以进一步明确诊断。充分术前准备,应用 α 和 β 肾上腺素受体拮抗剂可在一定程度上逆转儿茶酚胺心肌病,但需注意在术前 3 天换用短效 α 及 β 肾上腺素受体拮抗剂,以避免切除肿瘤后心肌受药物抑制,心脏功能进一步下降。对于出现心功能不全的患者,应用利尿剂、强心药等改善心脏功能。

在围术期置入肺动脉导管或经食管超声心动图探头,动态监测围术期患者心脏功能变化,以及时发现心肌缺血。此外,术中应避免低血容量,维持合适的心脏前负荷;避免过高的后负荷以降低心肌耗氧量,对于非高龄嗜铬细胞瘤患者,围术期维持收缩压在 80~90mmHg;尽量维持窦性心律,发生心房颤动等心律失常时及时行电复律,维持心室率在 70~90 次/min;避免应用抑制心肌收缩力药物,若需要,可泵注米力农等强心药物增强心肌收缩力,以避免心功能进一步受损,改善患者预后。

(谢克亮)

第三节 垂体瘤手术的麻醉

【知识点】

1. 垂体分泌的激素
2. 垂体瘤的临床特点及诊断
3. 垂体瘤手术的方法
4. 气道变化与麻醉诱导特点

5. 垂体瘤手术中的生命体征监测及管理
6. 垂体瘤手术围术期激素的调节
7. 垂体瘤手术后急性肾功能不全的表现及处理
8. 垂体瘤手术后尿崩症的处理

【案例一】

患者女,65 岁。10 余年前开始出现腰背部疼痛,逐渐出现胸椎,腰椎后突,侧弯畸形,并进行性加重。6 年前患者出现双手增大,以近端指间关节增大明显,同时出现双足鞋码逐渐增大,以及眉弓增高、颧骨突出、鼻翼增大、口唇增厚等面部改变,伴头痛、声音低沉、反应迟钝、乏力、视力下降、胸闷气短、夜间打鼾。高血压病史 2 年。患者指脉血氧饱和度波动在 80%~85%,吸氧后上升至 90%。垂体磁共振:垂体大腺瘤,视交叉受压上抬。全脊柱正侧位+双膝关节正侧位:脊柱侧弯,胸椎过屈。骨质疏松,颈、胸及腰椎退行性改变。双膝关节骨关节炎,膝关节内翻。胸部 CT:胸、腰椎退行性改变,脊柱侧弯,双肺间质增生。生长激素 GH 50ng/ml。生长激素抑制试验阳性。拟择期行手术治疗。

【案例二】

患者女,47 岁。2 年前面部开始变圆,易起痤疮,腹围明显增加,伴乏力,不喜活动,双下肢水肿。既往有高血压病史 2 年,血压最高 190/110mmHg,口服非洛地平片 5mg,1 次/d,坎地沙坦酯片 4mg,1 次/d,血压控制平稳。脑部 MRI 示:鞍区低密度占位。实验室检查:ACTH 28.03pg/ml,皮质醇 32μg/dl。拟手术治疗。

【疾病的基础知识】

1. 垂体瘤的定义及诊断

垂体瘤(pituitary adenoma)是一组从腺垂体和后叶及颅咽管上皮残余细胞发生的肿瘤,也称垂体腺瘤。临床上有明显症状者占颅内肿瘤的10%。临床表现为激素分泌异常症候群、肿瘤压迫垂体周围组织的症候群、垂体卒中和其他腺垂体功能减退表现。

垂体瘤通过以下4个方面可以诊断。

（1）临床表现：患病后不适症状，身体的变化。

（2）内分泌检查：由于多数垂体瘤具有分泌激素的功能，在临床表现不明显，影像学尚不能提示有肿瘤时，垂体瘤激素已经发生改变。一些垂体瘤病例单纯靠内分泌检测即可做确诊。这是垂体瘤有别于其他疾病的重要不同点。

（3）影像学：①头颅X线平片这是比较原始的诊断方法，根据蝶鞍骨质的变化、鞍区钙化等变化判断有无肿瘤及鉴别诊断。②CT扫描仅对大型垂体瘤有诊断价值，微小垂体瘤容易漏诊。不能作为诊断垂体瘤的主要工具。③MRI检查是诊断垂体瘤最重要的工具，可以清楚地显示肿瘤的大小，形态，位置，与周围结构的关系。即使直径2~3mm的肿瘤也可以显示出。但还有部分肿瘤的信号与周围正常垂体组织近似，两者难以区分，还需要结合临床表现和内分泌检查进行诊断。④病理学检查是最为可靠的诊断方法，误诊率很低。

2. 垂体分泌的激素种类

垂体位于颅底蝶鞍内，分为前叶和后叶。腺垂体在下丘脑的控制下分泌六种激素：促甲状腺激素（TSH）、促肾上腺皮质激素（ACTH）、卵泡刺激素（FSH）、黄体生成素（LH），生长激素（GH）和催乳素（PRL）。下丘脑-腺垂体-靶器官轴是一个紧密协调的体系，下丘脑刺激或抑制腺垂体分泌激素，激素作用于靶器官，同时调节下丘脑和腺垂体的活性（闭合环路或负反馈系统）。神经垂体本身不分泌激素，而是储存下丘脑合成的抗利尿激素（ADH）和催产素（OXT）。抗利尿激素（antidiuretic hormone，ADH）在调节机体水平衡方面起着重要作用，可促进肾小管对水的重吸收，生成浓缩尿。同时抗利尿激素具有收缩动脉和毛细血管、升高血压的作用。

3. 垂体瘤的分类

垂体瘤依据垂体内分泌激素的测定和临床表现，分为功能性分泌腺瘤和无功能腺瘤。前者根据垂体腺瘤分泌的激素的不同，可有相应的临床表现以及肿瘤压迫垂体周围组织的症候群，如头痛、视神经压迫以及垂体功能减退的症状。后者血浆激素水平可正常，主要出现的是肿瘤压迫垂体周围组织的症候群。相关激素合成或分泌不足，可导致不同程度的代谢失常及有关脏器功能障碍，应激水平相对低下，对手术和麻醉的耐受性差，术前应补充糖皮质激素，以提高机体对药物的反应性。麻醉诱导、麻醉维持可适当减低镇静、镇痛药物剂量，术中亦可追加糖皮质类激素。

（1）功能性分泌腺瘤：占全部垂体瘤的65%~80%。

1）催乳素腺瘤（PRL腺瘤）：为最常见的分泌性垂体瘤，占全部垂体瘤的28.9%或垂体分泌腺瘤的60%。除鞍区神经占位压迫症状外，男性表现为"性欲减退-阳痿-不育"三联征，女性表现为"溢乳-闭经-不孕"三联征。通常，PRL腺瘤首选药物治疗，代表药物溴隐亭。

2）生长激素腺瘤（GH腺瘤）：约占全部垂体瘤的15%，包括以GH腺瘤为主的多激素腺瘤。

3）促肾上腺皮质激素腺瘤（ACTH腺瘤）：临床表现为Cushing综合征，占垂体瘤患者的5%~14%。其中有一类患者，因Cushing综合征切除双侧肾上腺5~8年后，约10%的患者逐渐出现皮肤、黏膜等处色素沉着，并逐渐出现视觉障碍，此种情况称为Nalson综合征。

4）促甲状腺激素腺瘤（TSH腺瘤）：发病率不到1%。

5）促性腺激素细胞腺瘤（GnH腺瘤）：占全部垂体瘤的3.3%。

6）多激素腺瘤：占所有垂体瘤的20%左右。这是一组来自一种或多种肿瘤细胞、分泌多种激素的垂体肿瘤。其中最常见为GH-PRL腺瘤，GH-ACTH腺瘤，ACTH-PRL腺瘤。

（2）无功能腺瘤：占垂体瘤的20%~50%，又可细分为未分化细胞瘤和瘤样细胞瘤。

4. 垂体瘤手术的入路方式

垂体瘤的手术入路有两大类：经额开颅手术和经鼻-蝶入路手术。

肿瘤的大小、生长方向、患者年龄和全身状况不同，可选择不同的手术入路。大多数垂体瘤可采用经鼻-蝶入路，侵袭性巨大垂体瘤需要开颅手术。经鼻-蝶入路有两种方式，一种是在显微镜下切除肿瘤，另一种是在内镜下行垂体瘤切除。目前，神经内镜因其直视的全景视野、手术创伤小和术后恢复期短等优点，在临床上的应用越来越广泛。与传统的显微镜经鼻-蝶入路相比，内镜经鼻-蝶手术切除垂体瘤可以通过充分暴露使手术操作相对安全，避免损伤颈内动脉和视神经。切除肿瘤后，发挥内镜的优势，彻底观察鞍内各方向，保证肿瘤的完整切除。尤其对于向鞍上或鞍旁生长的肿瘤,内镜手术的全切除率明显高于传统显微外科手术,而且降低了二期开颅手术的发生率。

5. 神经导航系统辅助内镜在垂体瘤手术的应用

神经导航系统(neuronavigation system)是用强大的计算机技术将患者术前或术中影像数据和手术台上患者病变结构准确对应,手术中跟踪手术器械并将手术器械的位置在患者影像上以虚拟探针的形式实时更新显示,使医师对手术器械相对患者病变结构的位置一目了然,从而让外科手术更快速、更精准、更安全。

微创是神经外科手术的趋势,神经内镜下经鼻-蝶入路切除垂体瘤已经体现了这一点,但是遇到蝶窦横膈、二次手术等情况时,手术容易迷失方向,增加手术难度及并发症的发生。此时神经导航系统就成了内镜的最佳搭档。神经导航可以在三维影像空间精确设定内镜的置入并在术中实时定位内镜的置入方向、深度与轨迹。导航影像与内镜的局部真实影像相结合引导术者顺利到达肿瘤部位而无偏差,同时可以精确观察肿瘤范围。避免因切除范围过大引起垂体功能低下,降低并发症的发生率。

【术前评估与准备】

6. 本节案例一患者垂体瘤的类型及依据临床特点进行的分析

GH 腺瘤表现为巨人症(青少年)和肢端肥大症(成人)。对成人而言,GH 腺瘤起病隐匿,逐渐出现手足增大、鼻唇增大增厚、皮肤粗厚、皮质骨增厚、下颌骨增长、舌体肥大,声门增厚及声门下狭窄等特有肢端肥大表现,从症状出现到最终确诊,平均 6~7 年,初次就诊的原因通常是腕管综合征或出现视野缺损。随着病程延长,生长激素长期过量分泌,患者常伴有不同程度的心肌肥厚、心脏扩大、血压增高、心律失常、左心室肥厚、瓣膜关闭不全、血压增高等心血管系统改变,严重患者可出现心功能不全甚至心力衰竭。舌、咽、软腭、声带肥厚可引起睡眠呼吸暂停综合征(sleep apnea syndrome,SAS)。从该患者的临床表现及激素水平来看,诊断生长激素型垂体腺瘤是证据充分的,另外生长激素抑制试验阳性也再次佐证这一诊断。

成人生长激素参考值:1~5ng/L。

生长激素抑制试验:摄入 75~100g 葡萄糖,血浆生长激素水平 1~2 小时不减少,仍大于 3ng/L,即可证明有肢端肥大症。

7. 本节案例二患者垂体瘤的类型及依据临床特点进行的分析

该患者属于 ACTH 垂体腺瘤,原因如下。

(1)患者明显表现出皮质醇增多(Cushing 综合征)的症状:如满月脸、水牛背、向心性肥胖、易起痤疮等。

(2)实验室检查:ACTH、皮质醇水平明显增高。

(3)影像学的支持:MRI 示鞍区低密度占位。

8. ACTH 垂体瘤患者解剖学改变对气道产生的影响

由生长激素分泌过量引发的肢端肥大症(acromegaly)患者的麻醉处理比较复杂。尤其是上呼吸道的改变对气道的影响。面部解剖学的异常,如下颌骨的增生会使唇和下颌之间的距离增加,会影响麻醉面罩的放置,导致面罩通气困难。舌体和会厌的扩大易使上呼吸道梗阻,影响直接喉镜法下声带的可视程度,部分患者即使应用最大号喉镜片也不能充分推开舌体,并且全部插入喉镜片提起会厌亦较困难,因此常常发生声门显露困难。由于声带肥大,声门可能会打开得比较窄,声门下直径可能会减少,鼻甲肥大可能会导致放弃选择鼻咽通道或鼻支气管通道。术前运动性呼吸困难病史或声嘶、喘鸣的症状暗示肢端肥大症患者喉头受累。在此情况下,间接喉镜检查可能显示声带受损的程度。事实上,有报道称肢端肥大症患者喉镜下困难气管插管的发生率会增加。

【术中管理】

9. 垂体瘤手术麻醉诱导方式及气管插管型号的选择关注点

瘤体小,没有 GH 腺瘤特有外貌体征的患者都可在快速诱导下完成气管插管。对有 GH 腺瘤独特体征的患者建议施行清醒气管插管,选用大号口咽通气道和喉镜,施行咽喉、气管表面麻醉,少量镇静,待入睡后完成插管。当预测插管困难时,应考虑纤维支气管镜清醒插管。预先考虑选择内径小一号的气管导管,减少上呼吸道和声带的机械损伤,因为额外的水肿也会导致气管拔管后气道的梗阻。气管导管应该选择加强型气管导管,以保证手术过程中导管不会打折。

10. **垂体瘤手术中的呼吸管理注意事项**

常规机械通气，GH 腺瘤患者由于结缔组织增生，全身内脏增大增厚，肺容量增大，血管壁增厚，可能存在通气血流比例失调。术中应动态监测血气分析，随时调整控制呼吸条件，以尽量符合生理状态。术中无论是经额开颅还是经蝶手术，均可能有血水流入口腔；术后伤口渗液也可能流入口腔，故应选用带套囊的气管导管。术中行咽部填塞，防止血水流入食管，术后引起呕吐误吸。

11. **垂体瘤手术中应增加的特殊监测**

患者若合并严重心肌病，围术期应加强循环监测，并考虑麻醉药物对心脏功能的影响。不少垂体腺瘤患者术前合并糖代谢紊乱，血糖和尿糖均增高，高糖血症可加重酸中毒，造成脑组织的继发损害，术中除减少糖输入量外，应动态监测血糖和尿糖变化，血糖过高可适量注射胰岛素，以利于术中脑保护。

12. **ACTH 腺瘤患者术中麻醉的注意事项**

ACTH 腺瘤患者的麻醉对镇静、镇痛的要求较高，目的是减少应激反应。应激反应主要由交感-肾上腺髓质系统和下丘脑-垂体-肾上腺皮质系统参与，垂体是应激反应的重要环节，所以此类手术需要加深麻醉深度，辅以尼卡地平、艾司洛尔等维持循环系统稳定。将应激反应控制在一定程度内，保证内环境稳定。

另一个需要注意的问题是血糖问题，术中需要动态监测患者的血糖水平，将血糖控制在 10mmol/L 以内。加深麻醉以削弱手术操作所致的强烈应激反应，降低交感-下丘脑-肾上腺轴反应，使糖异生减少，抑制无氧酵解增强导致乳酸生成过多；逆转应激状态下机体胰岛素受体敏感性降低，减弱血糖水平升高的趋势，稳定糖代谢，以利于术后脑功能的恢复。

13. **垂体瘤术毕的拔管指征**

术毕拔管指征：通气量接近术前水平，$P_{ET}CO_2 < 45mmHg$，$SpO_2 > 95\%$，肌力恢复，完全清醒，不存在呼吸道梗阻隐患，吞咽反射良好。符合拔管指征的患者可拔除气管导管。

不具备上述拔管指征的患者和术前合并困难气道和/或通气功能中重度减损者，均应带管送 ICU。

【术后管理】

14. **垂体瘤手术围术期激素水平的调节**

正常人每天分泌 15~25mg 皮质醇，应激时可增加到 400mg，对垂体-肾上腺皮质功能正常者，术中不需替代治疗。术前发现有皮质醇缺乏的患者应该接受皮质醇替代治疗。原先因为内科疾病需持续服用糖皮质激素患者，原则上不停药，改为等效剂量的静脉制剂于麻醉诱导后补给，或根据内分泌科的会诊意见酌情处理。但需要强调的是，如果患者在术前 12 个月内接受过 2 周以上的抑制下丘脑-垂体-肾上腺轴剂量糖皮质激素治疗的患者必须在围术期补充糖皮质激素。

库欣综合征（Cushing syndrome，CS）即皮质醇增多症的患者，氢化可的松分泌过多，但在垂体切除后，垂体功能不能立刻恢复，肾上腺皮质激素分泌不足，在术前、术中和术后均可补充糖皮质激素，如肿瘤切除前静滴氢化可的松 100~200mg，以后每日减量 25%~50% 并酌情更替为内科口服药物治疗。也有主张术前 3~4 天即开始每日补给氢化可的松 100mg 或甲泼尼龙 40mg。

15. **垂体瘤切除后急性肾功能不全的表现及处理**

急性肾上腺功能不全（acute adrenocortical insufficiency）可继发于垂体瘤术后，临床症状是非特异的，如不能及时识别和处理会危及患者生命。表现为原因不明的低血压、大汗、低血糖、心动过速、电解质紊乱（低钠、低钾、高钙血症）、酸中毒及心肌收缩力减低。尤其是在术中或术后出现无法解释的低血压或休克，液体负荷无效，应考虑此症的可能，并给予紧急治疗。方法包括输液，氢化可的松 100~150mg 或甲泼尼龙 20~40mg，继之氢化可的松 30~50mg/8h，并酌情给予加强心肌收缩力的药物，防止低糖血症，纠正电解质紊乱等。

16. **垂体瘤术后尿崩症的诊断与处理**

ADH 在下丘脑视上核与室旁核内合成，经由视上核-垂体束送至神经垂体。ADH 缺乏是造成尿崩症的原因。手术刺激或损伤神经垂体可导致尿崩症，尿崩症通常发生于术后第一个 24 小时内。

（1）诊断标准：①尿量>4L/d；②高钠血症；③尿比重<1.002；④血浆渗透压>300mOsm/L；⑤尿渗透压<150mOsm/L。

（2）处理：应给予神经垂体素 20~40 单位或醋酸去氨加压素（弥凝）4 单位静脉缓慢滴注，待尿量减至 100ml/h，即可暂停用药。轻度尿崩者可予口服卡马西平和氢氯噻嗪。永久性尿崩症患者可用鞣酸加压素（长效尿崩停)针剂和口服醋酸去氨加压素(弥凝)。为防止电解质紊乱,需每天测定血电解质,及时补充水分及纠正电解质紊乱。患者的输液量应为每小时维持量加相当于前1小时尿量的3/4(或前1小时尿量减50ml)的液量。液体的选择取决于患者的电解质状态。因丢失的是低渗的游离水,所以常输入高渗盐水,并应适当补钾。不提倡使用5%葡萄糖溶液,因大量输注会导致高血糖。

(倪新莉)

第四节 糖尿病患者的麻醉

【知识点】

1. 糖尿病的病理生理特点
2. 糖尿病的临床分类和特点
3. 糖尿病的治疗进展
4. 糖尿病的相关并发症
5. 糖尿病患者的术前评估及准备要点
6. 糖尿病患者围术期的血糖控制目标
7. 糖尿病患者的麻醉管理要点

【案例】

患者男,52岁。患者自述两个月前淋雨感冒后干咳,痰少,无咯血,伴有乏力体重下降。疑诊肺癌。拟行胸腔镜辅助肺叶切除术。既往糖尿病史8年,间断服用消渴丸,控制不佳。无高血压、冠心病和过敏史。入院1周以来,空腹血糖在10.5~11.0mmol/L,据内分泌科会诊意见,持续监测血糖,装胰岛素泵,根据血糖水平随时调整胰岛素剂量。NBP 130/85mmHg,HR 72次/min,R 18次/min。肝肾功能:ALT 18g/L,AST 22g/L,BUN 13.78mmol/L,CRE 142μmol/L;电解质:$[Na^+]$ 140.7mmol/L,$[K^+]$ 5.1mmol/L。

【疾病的基础知识】

1. 糖尿病的定义及糖尿病引起机体的病理生理变化

糖尿病(diabetes mellitus,DM)是由于胰岛素相对或绝对缺乏以及不同程度的胰岛素抵抗(insulin resistance),引起碳水化合物、脂肪及蛋白质代谢紊乱的综合征,表现为血糖增高和/或糖尿为特征的慢性全身性疾病。糖尿病后期可出现广泛的微循环及大血管病变,导致失明、肾功能损害、肢端坏死、心脑血管病变等。糖尿病患者在接受手术时,麻醉和手术可加重病情,病情严重或术前控制不满意的患者,可能发生酮症酸中毒(keto-acidosis)、循环衰竭甚至死亡等严重问题。

胰岛素是调节和维持血糖正常的主要激素。胰岛素合成或分泌减少及其受体功能发生改变可引起一系列病理生理变化:①糖代谢异常肝糖原合成减少,糖原分解和异生增加,葡萄糖利用减少,血糖增高;②脂肪代谢异常脂肪合成减少,分解增加,严重者可出现酮症酸中毒;③蛋白质代谢紊乱抑制蛋白合成,加快蛋白质分解;④其他动脉硬化和微血管病变,引起冠心病、心肌病、脑血管病变、下肢缺血、肾功能不全等。

2. 糖尿病的临床类型

(1)1型糖尿病也称为胰岛素依赖型糖尿病(insulin-dependent diabetes mellitus,IDDM),5%~10%的糖尿病患者属于1型糖尿病。全世界有此类患者1000万~2000万,如今,1型糖尿病的发病率还在以每年3%~5%的速度递增。患者年龄一般在30岁以下,故又称之为青少年糖尿病。这类患者胰岛素缺乏,口渴多饮,消瘦,尿量显著增加,易发生酮症酸中毒。1型糖尿病是由T细胞介导的胰腺β细胞自身免疫性破坏引起的。

(2)2型糖尿病也称为非胰岛素依赖性糖尿病(non-insulin dependent diabetes mellitus,NIDDM),占糖尿病的90%。发病年龄多在成年以后,故称为成人型糖尿病。这类患者起病缓慢、隐匿,通常胰岛β细胞仍具有一定的分泌功能,但分泌高峰后移。胰岛素靶细胞上的胰岛素受体或受体后缺陷使得外周对胰岛素利用障碍。这类患者通常有明显的家族遗传性,体重超重或肥胖,无明显酮症倾向,但易出现非酮症高渗性昏迷。

(3)营养不良性糖尿病多发生于贫困地区。以青年男性多见。

(4)其他继发于胰腺疾病及其他内分泌疾病,如胰腺囊性纤维化、胰腺手术切除、慢性胰腺炎等均可引起胰岛素分泌不足;胰高血糖素瘤、嗜铬细胞瘤、肢端肥大症或糖皮质激素分泌过量的患者,胰岛素的作用可能被抑制,从而产生胰岛素相对不足的表现。糖尿病也可继发于使用一些药物后,如抗高血压药、噻嗪类利尿药及精神病药物等。糖尿病也可能是某些遗传综合征的一部分,如 Wolfram 综合征等。妊娠糖尿病约占妊娠妇女的 2%~3%,是妊娠期发生流产、巨大儿及死胎的重要原因。

3. 糖尿病的主要临床表现及"三多一少"的内容

糖尿病的发病高峰年龄为 40~60 岁,女性多于男性。典型糖尿病的临床表现为"三多一少",即多尿、多饮、多食及体重下降。1 型糖尿病"三多一少"症状显著,发病期确切,易出现糖尿病酮症酸中毒。2 型糖尿病起病隐匿缓慢,各种临床表现不一定都出现,偶于体检时发现,据估计,大多数患者被诊断为 2 型糖尿病前约 4~7 年就已经患病,更有在糖尿病并发症出现后才发现。首发症状多种多样,如多饮、多尿,糖尿病视网膜病变所致视物模糊,糖尿病肾病所致水肿,贫血,外阴瘙痒及非酮症高渗性昏迷(hyperosmolar nonketotic coma)。

4. 糖尿病、糖耐量异常和空腹葡萄糖调节受损的血糖诊断标准

按照 2014 年美国糖尿病协会(ADA)制订的诊断标准,有下列情形之一者即可诊断糖尿病:①糖化血红蛋白 HbA1c≥6.5%;②空腹血糖≥7.0mmol/L(空腹定义为至少 8 小时不摄入热量);③口服葡萄糖耐量试验(OGTT)期间 2 小时血糖≥11.1mmol/L;④具有糖尿病症状(多饮多尿,不明原因体重下降),随机血糖≥11.1mmol/L。

糖耐量异常(impaired glucose tolerance,IGT)是指口服葡萄糖耐量试验(OGTT)2 小时后的血糖水平升高,超过 7.0mmol/L,但仍未达到 11.1mmol/L 的糖尿病诊断标准,这些患者称为葡萄糖耐量异常。空腹葡萄糖调节受损(impaired fasting glucose,IFG)是指空腹血糖升高,未达到糖尿病的诊断标准,即空腹血糖在 6.2~7.0mmol/L。

5. 糖尿病治疗的目标、方法及胰岛素治疗的适应证

糖尿病的治疗目标是纠正代谢紊乱,控制血糖,使血糖、尿糖及电解质等恢复正常或接近正常,防治并发症,改善全身状况,提高患者对手术及麻醉的耐受性。目标血糖浓度应为空腹 8.3mmol/L 以下,餐后血糖不超过 10.0mmol/L。主要治疗方法包括:①一般性治疗,如避免紧张刺激、适当的体力活动,防止感染等;②饮食控制,根据病情适当控制饮食,维持理想体重,控制血糖,避免或延缓并发症的发生;③口服降血糖药,常用的降血糖药物有磺脲类和双胍类;④胰岛素治疗,胰岛素是治疗糖尿病的特效药物,其适应证为:胰岛素依赖性糖尿病;非胰岛素依赖性糖尿病非酮症高渗性昏迷、酮症酸中毒,合并感染、创伤、脑血管意外等应激状态;口服降血糖药治疗失效;消瘦营养不良及消耗性疾病患者;高钾血症。术前停用口服降血糖药后,改用胰岛素控制血糖。使用胰岛素应注意防止出现低血糖反应、过敏反应,少数患者可能对胰岛素产生抵抗。

6. 口服抗糖尿病药物的分类

口服抗糖尿病药物主要分 4 类:①胰岛素分泌刺激剂类如磺脲类,此类药物通过作用于 β 细胞的 ATP-敏感性钾通道促进胰岛素释放;②双胍类如二甲双胍,这类药物可抑制肝脏糖异生并增加外周组织的糖利用;③α 糖苷酶抑制剂如米格列醇,通过延缓葡萄糖吸收降低餐后血糖;④噻唑烷二酮类如吡格列酮,这类药物通过与脂肪细胞细胞核内的受体结合来降低胰岛素抵抗。

7. 糖尿病的急性并发症及其治疗

(1) 低血糖:对非糖尿病患者来说,低血糖症(hypoglycemia)的诊断标准为血糖<2.8mmol/L。而接受药物治疗的糖尿病患者只要血糖水平≤3.9mmol/L 就属低血糖范畴。严重低血糖(指血糖低于 1.4~1.7mmol/L)时患者可出现低血糖昏迷(hypoglycemic coma)。血糖低于正常低限时可引起相应的症状与体征。一般表现为交感神经兴奋如大汗、颤抖、视力模糊、饥饿、软弱无力、心悸、腹痛。此外,尚可表现为中枢神经系统抑制症状,如意识蒙眬、头痛头晕、反应迟钝、嗜睡、心动过速、瞳孔散大、癫痫发作甚至昏迷。患者可能有精神异常的表现。延髓受抑制时,患者可呈现深昏迷,各种反射消失,呼吸浅弱,血压下降,瞳孔缩小等。全身麻醉患者可出现苏醒延迟。围术期应尽量维持患者血糖在正常或稍高水平,避免出现低血糖症状。怀疑低血糖时,应及时测定血糖并根据测定结果迅速处理。治疗方法是给予葡萄糖,轻者可口服葡萄糖水,严重者可快速输注葡萄糖,先静脉注射 50% 葡萄糖 40~100ml,必要时重复。然后继续输注 5%~10% 葡萄糖 300~400ml/h,直至血糖维持稳定。其他治疗还包括给予胰高血糖素、糖皮质激素等。

(2) 酮症酸中毒:糖尿病酮症酸中毒(ketoacidosis)是指糖尿病患者在各种诱因作用下,胰岛素明显不足,升糖激素不适当升高,造成糖、蛋白、脂肪以及水、电解质、酸碱平衡失调而导致的高血糖、高血酮、酮尿、脱水、电解质紊乱、代谢性酸中毒等症候群。感染、手术和外伤等应激反应可导致机体利用胰岛素障碍,机体不能充分利用糖,脂肪及蛋白质代谢显著增加,肝脏产生大量酮体,引起酮症酸中毒,尤以 1 型糖尿病更为常见。治疗方法主要包括:①给予胰岛素控制血糖,首次剂量为静脉注射 10 单位,随后静脉连续输注;②补充液体,给予生理盐水 1~2L 扩容,适当补钾、磷和镁;③纠正酸中毒,当 pH 低于 7.1 或出现循环功能不稳定时,应给予碳酸氢钠等纠酸药物;④解除各种诱因。

(3)高渗性非酮症高血糖昏迷:高渗性非酮症高血糖昏迷(hyperosmolar nonketotic coma)又称为高渗性非酮症糖尿病昏迷、高血糖脱水综合征等。其临床特征为严重的高血糖、脱水、血浆渗透压升高而无明显的酮症酸中毒,患者常有意识障碍或昏迷。2 型糖尿病患者在遇有创伤、感染等诱因时常导致高渗性非酮症高血糖昏迷,死亡率高,应予足够的警惕,及时诊断和有效治疗。

治疗主要包括输注生理盐水和胰岛素。这类患者对胰岛素可能较为敏感,宜采用小剂量,此外应注意纠正电解质的异常。

8. 糖尿病的慢性并发症及主要累及的器官系统

(1)关节强直综合征:Rosenbloom 等首次报道了 3 例 1 型糖尿病患者发生关节挛缩和非家族性侏儒症,通常以第五掌指关节和近端指间关节为首发,逐渐累及指关节、腕关节、踝关节、膝关节,甚至脊柱关节。当颈椎关节受累时,颈椎活动受限,称为关节强直综合征。

(2)心血管系统疾病:糖尿病患者围术期各种心血管疾病的发生率和死亡率是非糖尿病患者的 2~3 倍,包括高血压、冠心病、外周动脉疾病、心脏收缩和舒张障碍、心力衰竭等。心血管合并症所致的死亡占糖尿病患者死亡的 80% 以上。糖尿病患者无痛性心肌缺血或心肌梗死的发生率远大于非糖尿病患者,故更容易延误治疗。高血压在糖尿病患者中比非糖尿病患者更加常见,可能与进行性的糖尿病肾病有关,围术期适度的血压控制在一定程度上比血糖控制还要重要。

(3)自主神经病变:糖尿病自主神经病变(diabetic autonomic neuropathy,DAN)是一种常见的严重并发症,可以累及许多器官,造成功能障碍,如消化系统、生殖泌尿系统、心血管系统等。临床表现为:静息状态下的心动过速、体位性低血压、便秘、胃轻瘫、无汗症、神经血管功能障碍等。心血管自主神经病变可通过以下几方面表现出来,包括测试心血管反射和测量患者的静息心率、心率变异性、Valsalva 动作的反应、直立时心率和收缩压的改变、舒张压对持续运动的反应以及 Q-T 间期。除了心血管的影响,自主神经病变患者可能表现出呼吸反射受损,对缺氧和高碳酸血症的反应减弱。胃轻瘫也是糖尿病常见的并发症,同时也是自主神经病变的一种,约 25% 的糖尿病患者发生糖尿病性胃轻瘫。主要临床表现为厌食、胃胀气、上腹不适、恶心、呕吐。可能的原因为糖尿病患者的迷走神经受损造成胃排空减慢。

(4)肾病:大约 30%~40% 的 1 型糖尿病患者和 5%~10% 的 2 型糖尿病发展为终末期肾病。肾脏表现为肾小球硬化伴随肾小球基底膜增厚,动脉硬化,肾小球硬化和肾小管间质疾病。临床特点为高血压,蛋白尿,周围性水肿,肾小球滤过率进行性降低。

(5)视网膜病:糖尿病视网膜病变源于微血管的各种改变(包括闭塞、扩张、通透性增加及小动脉瘤)导致的出血,渗出和异常血管和纤维组织增长。视觉障碍的范围可以从色觉细微的变化到完全失明。

(6)感染及伤口愈合不良:糖尿病患者由于巨噬细胞功能下降,趋化/吞噬功能受损,毛细血管数量减少,伤口弹性降低,成纤维细胞和胶原合成减少、水肿增加等原因常并发各种感染,而脓毒症是围术期的主要死亡原因之一。糖尿病控制不满意的患者,由于伤口组织强度不足及感染等原因,常导致术后伤口愈合不良。

【术前评估与准备】

9. 糖尿病患者的术前评估要点

糖尿病患者完整的术前评估包括询问病史,体格检查并进行以下实验室检查:心电图;尿液分析以明确有无尿糖和尿酮体;血常规、电解质、血尿素氮、血糖和酮体的测定;动脉血气分析以明确酸碱平衡状态。

(1)术前应详细了解患者的糖尿病类型,是否有低血糖、酮症酸中毒和高渗性非酮症昏迷等病史;了解病程的长短、血糖最高水平、现在控制血糖的方法(饮食、口服降血糖药、胰岛素)及所用药物剂量。

(2)判断有无糖尿病的并发症及对全身脏器的影响,有无水电解质紊乱及酸碱失衡。对伴有器官(如心、肾)功能损害者,应进一步了解其功能受损情况,了解 ECG 有无异常、BUN 检查结果,必要时应检查肌酐清除率及心脏运动负荷试验。

(3)合并高血压的糖尿病患者,常使用血管紧张素转化酶抑制剂或/和 β 受体拮抗剂,应将血压控制在 130/80mmHg 以内。需注意患者出现低血糖时可能导致严重的心动过缓,麻醉药物可能增强 β 受体拮抗剂的作用。使用利尿剂特别是排钾利尿药时,应密切监测血钾。合并冠心病、缺血性心脏病和外周动脉粥样硬化的患者,手术和麻醉期间血流动力学波动较大,危险性增加。如果患者具有两个或更多的心脏风险因素并且要经历大手术时应考虑做负荷试验(见美国心脏病学院/美国心脏协会指南)。如果已发生自主神经病变,则应警惕无症状性心肌缺血的出现。

(4) 合并自主神经病变患者易出现围术期心律失常和低血压、胃轻瘫以及无症状低血糖。代偿性交感神经反应的丧失干扰了血流动力学异常的察觉和治疗。有自主神经病变的患者,心脏对应激反应能力降低,麻醉和手术的风险性增加。心电图 R-R 变异性检测、Valsalva 试验(堵鼻鼓气法)、体位血压测量试验可用来进行心血管自主神经功能的评估。骨骼肌肉系统的术前评价应侧重于颈部关节活动受限,后颈部和上背部(糖尿病硬肿症)僵硬、木质感、非凹陷性水肿加上关节灵活性受损限制颈部的活动,并可能导致气管插管困难。

(5) 合并关节强直综合征的患者在实施全身麻醉前,应仔细评估颈部活动情况及气道分级,发现可疑困难气道,及早准备困难气道设备。

(6) 肾功能不良的糖尿病患者,其代谢胰岛素的能力减低,需减少胰岛素的用量。

(7) 手术种类对麻醉处理影响不同。手术应激反应导致的高血糖、交感神经系统的激活和儿茶酚胺、皮质醇、生长激素的释放可能使控制良好的糖尿病变成显著的高血糖,甚至酮症酸中毒。此外,手术可降低机体对胰岛素的敏感性。手术和麻醉对控制不佳的糖尿病患者的代谢有着深远的影响。甲状腺或腹腔手术、大的骨折创伤、脓肿切开引流等手术应激反应大,应增加胰岛素用量。合并酮症酸中毒及高渗性昏迷者禁止行择期手术。

因此,对于该名患者应根据术前血糖水平调整胰岛素用量,控制血糖,并重视脏器功能的术前评估和治疗,以保证患者术前处于最佳的状态。

10. 糖尿病患者围术期的血糖控制目标

对糖尿病患者术前血糖应达到多少目前尚无一致的意见,一般不要求控制到完全正常水平,以免发生低血糖。一般认为:择期手术的患者推荐正常饮食的患者控制餐前血糖≤7.8mmol/L,餐后血糖≤10.0mmol/L。术后 ICU 住院时间≥3 天的危重患者,推荐血糖目标值≤8.4mmol/L。根据患者手术类型、术前血糖水平、脏器功能,建立围术期血糖控制的个体化目标。整形手术对伤口愈合要求高,血糖目标降低至 6.0~8.0mmol/L 有利于减少术后伤口感染。脑血管疾病患者对低血糖耐受差,血糖目标值可适当放宽至 12.0mmol/L。高龄、有严重合并症、频繁发作低血糖的患者,血糖目标值也可适当放宽。原则上血糖最高不宜超过 13.9mmol/L。

11. 糖尿病患者术前降血糖药使用的调整

术前使用胰岛素的患者,应经常进行血糖监测,以确保血糖值在正常范围内,包括饭前、饭后和睡前。关于术前胰岛素的使用,短效胰岛素(优泌林、诺和林)的作用时间比人胰岛素短,可每 4~6 小时皮下注射一次;但是为了防止胰岛素堆积,正常人胰岛素不应超过每 6 小时注射一次,以纠正高血糖。传统上,长效胰岛素(甘精氨酸、超精氨酸胰岛素)在术前 2~3 天应停用;而葡萄糖水平则由中效胰岛素结合每日两次的短期胰岛素或饭前常规胰岛素和睡前的中效胰岛素相结合来稳定。然而,接受甘精胰岛素治疗的患者,如果血糖控制得很好,那么可以继续使用相同的胰岛素方案直到手术日。还有一点重要的是确认糖尿病的存在形式,因为 1 型糖尿病患者必须在术前使用基础量的胰岛素替代治疗[长效胰岛素 0.2~0.3U/(kg·d)]。

除了调节胰岛素用量以外,还有一些口服降血糖药物应该在手术前停用。二甲双胍可以增加特定组织对胰岛素的敏感性,促进肌肉和脂肪组织对葡萄糖的摄取率而抑制肝糖原形成。在美国和欧洲要求术前停用二甲双胍,因其可能增加围术期肾脏并发症(如血流动力学不稳定或肾灌注减少)和增加乳酸酸中毒的风险。α-葡萄糖苷酶抑制剂(阿卡波糖、米格列醇)可减弱肠道寡糖糖苷酶和二糖酶的作用,有效降低餐后葡萄糖的吸收。然而在术前禁食状态下,这种药物没有效果,因此应该停用,直到患者恢复进食。噻唑烷二酮类(吡格列酮、罗格列酮)的作用机制与二甲双胍相似,但与乳酸中毒无关。尽管如此,这些药物通常被停用,因为它们不是胰岛素分泌促进剂。磺脲类药物(格列本脲、格列苯脲和格列吡嗪)可诱导胰岛素的产生,并可能导致空腹者术前低血糖。如果患者在手术当天误服磺脲类药物,手术仍可能完成;但是,必须仔细监测血糖,可能需要静脉注射葡萄糖。胰高血糖素样肽-1(GLP-1)激动剂(艾塞那肽、利拉鲁肽)在手术当天也不建议使用,因为它们会减缓胃运动,并可能延迟胃肠功能恢复。最后,由于二肽基肽酶-4(DPP-4)抑制剂(西格列汀、利格列汀)通过葡萄糖依赖性机制(即使在禁食患者中也能降低低血糖的风险)起作用,如有必要,可继续使用。

【术中管理】

12. 糖尿病患者麻醉方式的选择

手术刺激可引起机体应激反应使血糖增高,而精神紧张、疼痛、出血、缺氧及二氧化碳蓄积等可加重患者的应激反应,从而加重患者高血糖反应。理想的麻醉应有效地减少应激反应,避免影响机体代谢。麻醉方式的选择应根据病情、有无并发症以及并发症的严重程度、手术部位、大小和手术要求等而定。一般来说,局麻、神经阻滞、椎管内阻滞麻醉对机体代谢影响小,椎管内阻滞时由于患者缺乏有效的压力反射调节功能,患者在椎管内阻滞时易出现明显的血压下降,应注意麻醉平面不宜过广,防止术中血压波动。患者局麻药需要量低,神经损伤的危险性增高,局麻药中加入肾上腺素也增加了缺血和水肿性神经损伤的危险。另外应注意患者是否存在周围神经病变,以便与某些神经并发症相鉴别。

糖尿病患者可出现喉镜显露声门困难,可能是由于关节僵硬,寰-枕关节活动度减小所致。此类患者对气管插管的心血管反应较强,麻醉诱导期应维持适宜的麻醉深度。术中应加强麻醉管理,避免加重已存在的代谢紊乱。

13. 糖尿病患者麻醉药物的选择

(1) 静脉麻醉药:苯二氮䓬类药物如咪达唑仑可以减少皮质醇和胰岛素的分泌,增加生长激素的产生。虽然常规的镇静剂量下此种作用微乎其微,但对 ICU 中长期应用咪达唑仑的患者来说,其引起的糖代谢的变化应引起重视。依托咪酯抑制肾上腺皮质激素的分泌,从而减弱机体围术期的血糖调节。丙泊酚对胰岛素分泌的影响目前尚未可知,诱导剂量的丙泊酚对糖尿病患者无不良反应,但有动物实验表明,丙泊酚可以影响糖尿病动物的左室舒张末容量,从而产生更显著的负性肌力作用。

(2) 吸入麻醉药:吸入麻醉药物如恩氟烷、异氟烷等可抑制机体对胰岛素的敏感性,且这种抑制作用呈剂量依赖性。在一项临床观察中,Diltoer 等报道异氟烷可以使患者糖耐量受损。另外一项研究报道,氟烷和七氟烷对糖尿病患者的心肌抑制作用比非糖尿病患者明显。

(3) 阿片类药物:阿片类药物不仅可以影响术中循环状态,对体内激素和代谢状态也有一定影响。阿片类药物可以有效抑制交感神经系统和下丘脑-垂体轴功能,抑制围术期代谢激素的分泌,有利于糖尿病患者术中的血糖控制。

(4) 其他:α_2 受体激动剂可以降低交感神经张力,抑制神经末梢释放去甲肾上腺素。虽然可乐定对垂体肾上腺功能的影响目前尚有争议,但是,Belhoula 等报道 2 型糖尿病患者术前 90 分钟应用可乐定有助于术中血糖控制,减少术中胰岛素的用量。Venn 等也报道另一种高选择性强效 α_2 受体激动剂右美托咪定也可以减少大手术后胰岛素的分泌而不干扰体内糖代谢,可能的机制与其减低交感神经活性有关。

14. 糖尿病患者麻醉期间的管理要点

围术期血糖管理的要点在于控制高血糖,同时避免发生低血糖,维持血糖平稳。因禁食、降血糖方案未及时调整或降血糖治疗中断等因素造成的围术期血糖波动比稳定的高血糖危害更大。严密的血糖监测、及时调整降血糖治疗方案是保持围术期血糖平稳的关键。应根据患者术前血糖水平、治疗方案、有无并发症、手术类型等进行全面评估,制订个体化的管理方案。

15. 糖尿病患者围术期的血糖监测方法

床旁快速血糖仪测量指血(毛细血管血)血糖用于血流动力学稳定的患者。血糖仪需定期校准。严重低血糖时血糖仪所测得的数值可能偏高,应与中心实验室测量的静脉血结果进行对照。动脉或静脉血气分析是围术期血糖监测的金标准。在低血压、组织低灌注以及高血脂、高胆红素血症等代谢异常的情况下,指血血糖准确性下降,应使用动脉血气监测血糖。生理情况下,动脉血糖较毛细血管血糖高 0.3mmol/L。正常饮食的患者监测空腹血糖、三餐后血糖和睡前血糖。禁食患者每 4~6 小时监测一次血糖。术中血糖波动风险高,低血糖表现难以发现,应 1~2 小时监测一次血糖。危重患者、大手术或持续静脉输注胰岛素的患者,每 0.5~1 小时监测一次。体外循环手术中,降温复温期间血糖波动大,每 15 分钟监测一次。血糖 ≤3.9mmol/L 时每 5~15 分钟监测一次直至低血糖得到纠正。

16. 糖尿病患者术中高血糖的处理

普通胰岛素生理活性约 1 小时,但血清半衰期为 7 分钟,因此,它可以有效地用于术中高血糖控制。血糖 >10.0mmol/L 开始胰岛素治疗。静脉给胰岛素起效快,方便滴定剂量,术中和术后 ICU 期间适宜静脉给药。持续静脉泵注胰岛素有利于减少血糖波动,糖尿病患者以及术前已经使用静脉胰岛素的患者术中首选持续静脉泵注胰岛素。应激性高血糖(stress hyperglycemia)的患者可选择单次或间断静脉推注胰岛素,如血糖仍高,则予持续泵注。通常使用短效胰岛素加入生理盐水,浓度 1U/ml 配泵,参照患者的血糖水平、术前胰岛素用量、手术刺激大小等因素来确定胰岛素的用量,密切监测,根据血糖升降适当调整泵速,注意个体化给药,避免发生低血糖。在 1 型糖尿病患者中,胰岛素输注率大约在 0.5~1U/h,而输注率通常在 2 型糖尿病患者中增加到 2~3U/h 甚至更高。胰岛素皮下注射适合病情稳定的非重症患者,常用于术前术后过渡。注意避免短时间内反复给药造成降血糖药效叠加。

糖尿病患者围术期需要输注葡萄糖者,建议液体中按糖(g):胰岛素(U)= 3:1~4:1的比例加用胰岛素中和。肠内外营养的患者应注意营养液中的糖负荷,选用糖尿病专用型制剂,适当降低糖与脂肪的比例,缓慢输注,通过降低糖类总量、减慢吸收速度,降低血糖峰值,减少血糖波动。严重高血糖可能造成渗透性利尿,引起高渗性脱水和低钾血症,应注意维持水电解质平衡。术中由于多数患者血糖水平增高,一般输注无糖液体。术后和过长时间的手术当中,为了减少酮体合成和酸中毒风险,在血糖<13.9mmol/L 的前提下,静脉泵注胰岛素的同时可泵注加入中和比例胰岛素的含糖液体,根据测得的血糖水平调节泵速。胰岛素+糖双泵同时输注有利于减少血糖波动,但可能促使钾向细胞内转移,进一步加重低钾血症。因此,持续静脉泵注胰岛素时应注意监测血钾,可预防性补钾。

17. 糖尿病患者术中低血糖的处理

低血糖的危害超过高血糖。血糖≤2.8mmol/L 时出现认知功能障碍,长时间 ≤2.2mmol/L 的严重低血糖可造成脑死亡。值得关注的是,糖尿病患者低血糖的标准为:≤3.9mmol/L。

低血糖重在预防和及时发现。衰弱、严重感染、肝肾功能不全的患者低血糖风险增加。长期未得到有效控制的糖尿病患者可能在正常的血糖水平即发生低血糖反应。脑损伤者难以耐受 5.6mmol/L 以下的血糖水平。需要警惕的是,全麻镇静患者的低血糖症状可能被掩盖,不易及时发现。静脉输注胰岛素的患者血糖≤5.6mmol/L 应重新评估,调整泵速。血糖≤3.9mmol/L 立即停用胰岛素,开始升血糖处理。可进食的清醒患者立即口服 10~25g 快速吸收的碳水化合物(如含糖饮料),不能口服的静脉推注 50% 葡萄糖 20~50ml,之后持续静脉滴注 5% 或 10% 葡萄糖维持血糖,每 5~15 分钟监测一次直至血糖≥5.6mmol/L。

18. 糖尿病酮症酸中毒和高血糖脱水综合征的患者行急诊手术时的处理

急诊手术使糖尿病发展成酮症酸中毒或高血糖脱水综合征(hyperglycemic dehydration syndrome)的风险加大。酮症酸中毒多由 1 型糖尿病发展而来,行手术者通常由感染、肠梗阻或创伤等因素促成。表现为高血糖、高渗、严重脱水、酮症和酸中毒。严重脱水继发于渗透性利尿、呕吐、过度通气以及进食减少,可造成严重低血压、循环性休克及急性肾小管坏死。钠和钾整体缺乏,经常出现磷、镁缺乏。治疗包括给予大量生理盐水和胰岛素。最初的处理方法为给予 0.1U/kg 胰岛素,而后每小时输注 0.1U/kg 的胰岛素。每小时监测一次血糖,每 2 小时监测一次电解质。当血糖下降到低于 13.9mmol/L 时,静脉注射液中应包括葡萄糖。胰岛素要持续应用直到酸中毒纠正。碳酸氢钠并不作常规应用,但在 pH 小于 7.10 时应予输注。

高血糖脱水综合征通常发生在年老、虚弱的 2 型糖尿病患者。这些患者代谢紊乱比酮症酸中毒患者严重,严重的脱水(>7L),高渗透压(>320mOsm/L)和高血糖(>44.4mmol/L)。患者表现为意识模糊、癫痫或昏迷。但电解质缺乏(K^+、PO_4^{3-}、Mg^{2+})严重程度低于酮症酸中毒。治疗包括给予大量生理盐水和与糖尿病酮症酸中毒相当剂量的胰岛素。这些患者发生脑水肿的风险很大,因此,空腹血糖和渗透压的纠正应在 12~24 小时内逐步进行。但也要注意避免随后出现的低血糖。一些急诊手术的患者往往患有糖尿病,应在病情允许的情况下进行必要的术前准备,包括了解病情、必要的实验室检查,以及相应的治疗。

【术后管理】

19. 糖尿病患者术后的血糖管理

糖尿病患者的术后管理需要对胰岛素的应用量进行详细记录,应将 24 小时内即将出院的患者胰岛素需求与术前门诊胰岛素用量相比较。在 ICU 积极的胰岛素治疗有益于降低发病率和死亡率。强化胰岛素治疗(IIT)的倡导者认为接受常规胰岛素治疗的患者(血糖 10.0~11.1mmol/L)比严格控制血糖(4.4~6.1mmol/L)患者死亡率高。胸外科学会和 AACE/ADA 共识建议术后血糖范围在 7.8~10.0mmol/L。然而,如果由于手术并发症或各种潜在的并存病,在术后短时间内对患者进行监测,医师应认识到应激性高血糖反应(平均约

10.0~12.2mmol/L),并因此制定更为宽容的葡萄糖管理策略。如果手术后血糖水平仍然很低,每小时 5~10g 葡萄糖的葡萄糖输注率应能防止低血糖和伴随的酮症。此外,如果患者长期不能耐受口服营养,应考虑全肠外营养(TPN)。然而,肠内营养应能减少并发症,降低成本,早期恢复正常肠道功能,缩短住院时间。胰岛素的替代治疗可通过长效基础胰岛素剂量(无论营养状况如何)、餐后短期或快速胰岛素剂量以及快速补充胰岛素来调节。最后,根据 2007 年进行的一项随机试验,在非危重住院的 Ⅱ 型糖尿病患者中,使用基础/大剂量胰岛素方案比单独使用补充量表胰岛素能更好地控制血糖。

（于泳浩）

第五节　肥胖患者的麻醉

【知识点】

1. 肥胖致气道改变的解剖学基础
2. 肥胖患者的循环和呼吸功能变化
3. 肥胖患者术前、术中用药选择的原则
4. 肥胖患者的气道管理
5. 肥胖患者围术期优化体位及临床意义
6. 病理性肥胖患者常见的术后早期并发症
7. 肥胖患者的术后管理及镇痛

【案例】

患者女,30 岁,身高 152cm,体重 146kg,BMI 63.2kg/m²。因病态肥胖,拟在全身麻醉下行腹腔镜辅助胃减容手术。有高血压、2 型糖尿病以及梗阻性睡眠呼吸暂停病史多年。曾有两次内分泌科减肥史,减至一定程度后,反弹复发。患者白天嗜睡,夜间有严重的打鼾,在过去的两年内无法长时间平卧睡觉。平时不能长时间走路,无法上楼梯。术前 2 周,患者在家接受了带有双向正压通气的氧疗,症状有所改善。患者血压为 180/95mmHg,呼吸频率为 22 次/min,脉率为 80 次/min。生化检查:丙氨酸转氨酶 125U/L,天冬氨酸转氨酶 115U/L,B 超检查提示脂肪肝,胸部 X 线片显示心影增大,其余检查正常。

【疾病的基础知识】

1. 体重指数、超重、肥胖、病理性肥胖以及理想体重的定义

体重指数(body mass index,BMI),亦称 Quetelet 指数,由比利时统计学家 Adolphe Quetelet 于 1842 年提出的。该指数的测量方式是将体重的千克数除以身高米数的平方(kg/m²)。理想体重的标准一般界定为 BMI 值女性在 19.1~25.8kg/m²,男性在 20.7~26.4kg/m²(表 12-5-1)。

表 12-5-1　不同体重人群的 BMI 值范围

人群	BMI/(kg·m⁻²)	
	女性	男性
厌食症	<17.5	
低体重	17.6~19.0	17.6~20.6
理想体重	19.1~25.8	20.7~26.4
轻微超重	25.9~27.2	26.5~27.8
超重	27.3~32.3	27.9~31.1
肥胖	32.4~34.9	31.2~34.9
严重肥胖	35.0~39.9	
病理性肥胖(MO)	>40	
超级肥胖(SO)	>50	

在 Broca 指数中,理想体重的千克数计算公式为:

$$男性:理想体重(kg)=身高(cm)-100$$
$$女性:理想体重(kg)=身高(cm)-105$$

肥胖还分为周围性肥胖(peripheral obesity)和中央性肥胖(central obesity)两大类。前者(部分女性或者臀部肥胖者)身材呈梨形,主要的脂肪组织大多集中在下半身;而后者(如男性或是体形类似库欣综合征的人)以及主要上半身肥胖的人群,其身材呈苹果形,主要脂肪组织大多集中在上半身。中心型肥胖围术期风险较高且与梗阻性睡眠呼吸暂停的关系更为密切。

本例患者 BMI 值为 $63.2kg/m^2$ 属于病理性肥胖,根据其腰围可诊断为中央型肥胖。

2. 病理性肥胖患者呼吸参数的变化特点

病理性肥胖患者的肺部容积减少,呼吸做功增加,对呼吸的控制能力以及肺部气体交换的能力也发生变化。体内脂肪组织分布和 BMI 决定了肥胖患者肺功能变化状态。主要表现包括肺顺应性下降、气道阻力升高以及功能残气量降低。

肥胖患者,潮气量正常或升高(匹克威克综合征的肥胖患者,潮气量是降低的);补吸气量及补呼气量均明显降低,其原因可能与增加的脂肪使得胸廓扩张度程度受限;残气量正常,但功能残气量及肺活量均由于补呼气量的减少而减少;最大通气总量(maximum voluntary ventilation,MVV)也可有降低;肺总容量降低。中心型肥胖的个体,FVC、FEV 以及肺部总容量较周围型肥胖的个体下降得更加明显。

一氧化碳弥散能力通常在肥胖个体中处于正常范围。一氧化碳弥散能力是区分肺部自身病理改变与因肥胖导致的肺功能变化的一项有效指标。肥胖患者肺功能测试结果改变多是由于胸壁运动机制异常及低肺容量所致,而非肺部自身发生病理性改变所致。

肥胖患者的呼吸系统的整体顺应性(compliance,C)($1/C_T=1/C_L+1/C_{CW}$,C_T 指整体顺应性,C_L 指肺部顺应性,C_{CW} 指胸壁顺应性)是降低的。脂肪组织的增加以及腹部向上压迫膈肌而导致整体顺应性降低,尤其是胸壁顺应性降低更加明显,而肺的顺应性基本正常。如果肺部及循环系统都出现了病态改变(如肺动脉高压),则肺的顺应性也会降低。

肥胖患者的肺部容积减少,使得气道阻力升高。单纯的肥胖患者,其总体阻力升高值约为 30%;当合并肥胖-低通气综合征时,其升高幅度可达 100%。仰卧位时气道阻力增加更多,其原因可能与外部的脂肪组织压迫喉上部以及功能性残气量降低有关。

病理性肥胖患者的功能残气量进一步降低,并低于闭合容量时,可以导致小气道闭合、通气血流比例失调和右向左分流增加,最终容易导致低氧血症。这种情况在仰卧位、Trendelenburg 体位更加严重,因此也被称作体位性通气障碍(postural dyspnea)。全身麻醉及使用肌肉松弛药物,也可加重这些异常变化。而在应用呼吸辅助技术如呼气末正压(PEEP)以及反向 Trendelenburg 体位时,情况会得到改善。

70% 病理性肥胖患者的呼吸运动做功是增加的,最高可达正常呼吸做功的 4 倍。其原因包括:①肺部顺应性降低;②呼吸系统阻力增加;③脂肪组织所产生的吸气负荷增加等。而一般患有梗阻性睡眠呼吸暂停及呼吸减弱征的肥胖患者,其口咽部及鼻咽部的阻力升高,使得其呼吸运动做功较单纯肥胖人群升高 60%,而较非肥胖人群升高 2.5 倍。

3. 肺内分流以及生理无效腔在肥胖患者中的变化

肺内分流(intrapulmonary shunt,Q_S/Q_R)参考值一般小于 5%。而病理性肥胖患者中,该值升高,原因有以下几点:①低通气血流比例($\dot{V}/\dot{Q}$);②上呼吸道闭塞;③由于肥胖引起的腹部压迫导致的功能性残气量降低;④低通气;⑤由于肥胖引起的心排量增加、总血容量增加以及部分肺动脉高压导致的肺循环血量增加。

生理无效腔(physiological dead space,V_D/V_T)包括解剖性无效腔和肺泡无效腔,是呼吸道及肺部所有不参与气体交换空间的总和,生理情况下约占潮气量的 30%。正常情况下,生理无效腔(主要是肺泡无效腔)随体位变化而变化。仰卧位时,该值降低。而肥胖-低通气综合征的患者,由于潮气量减少,生理无效腔量比值增加。

4. 病理性肥胖相关的气道解剖学改变

并非所有肥胖患者都会出现呼吸道的解剖学改变。病理性肥胖患者特定的解剖学改变与 BMI 值和肥胖类型相关,还与是否合并梗阻性睡眠呼吸暂停和呼吸减弱综合征,以及严重程度相关。对于相同的 BMI,向心型肥胖的患者比周围型肥胖的患者更易出现呼吸道改变。

病理性肥胖患者呼吸道典型的解剖学改变主要包括以下几点：①脂肪组织在咽后壁聚积，并向悬雍垂、扁桃体、舌以及杓状会厌皱襞延伸，导致咽腔狭窄；②气管外部脂肪组织的堆积压迫呼吸道；③增多的下咽部脂肪组织，可形成类似球形阀门的结构，不但阻塞上呼吸道，而且阻碍喉镜检查的视线，而外部检查难以发现这一状况；④气管前脂肪组织的堆积，使得舌骨向后移位，导致会厌过度遮盖声门，进一步增加喉镜暴露的困难；⑤咽部的形状从原先的长轴位于侧方的椭圆形，转变为长轴位于前后径的椭圆形；⑥咽部前方的肌肉群扩张支撑作用减弱，导致打鼾。

病理性肥胖患者这些解剖学改变，对于临床安全非常重要。这些患者在轻到中度的镇静时，就可能出现呼吸道梗阻；因外部脂肪组织压迫以及内部较多脂肪组织塌陷导致上呼吸道阻塞，这些患者易发生面罩通气困难；病理性肥胖的患者，插管困难甚至插管失败发生率明显增高。

5. 肥胖患者的心血管系统变化

病理性肥胖患者的心脏形态以及心室的功能都发生了改变。随着 BMI 的增加，个体的总血容量及循环血量都随之增加，但与体重的相对血容量却减少。

循环血量增加和全身血管阻力降低，使得每搏量及心排血量增加。由于心排血量以及血容量的增加，导致肥胖患者多合并高血压，且收缩期的高血压较舒张期高血压更常见。

肥胖患者由于超重和代谢负荷的增加，肾素-血管紧张素-醛固酮系统活性增强，左心室负担加重，因此，心脏对前后负荷的急性变化十分敏感。大约 70% 的病理性肥胖患者的超声心动图会出现异常，如左心室扩张和心室肥厚等。

肥胖-低通气综合征（Pickwikian syndrone，匹克威克综合征）是严重肥胖症的一个临床综合征，患者表现为呼吸困难，不能平卧，间歇或潮式呼吸，脉搏快速，可有发绀、水肿、神志不清、嗜睡、昏睡等。此类患者，由于低氧性肺血管收缩以及心排血量增加，常出现肺动脉高压，约 10% 的患者会出现充血性心力衰竭。

6. 代谢综合征

代谢综合征（metabolic syndrome，MS）主要是指人体的蛋白质、脂肪、碳水化合物等物质发生代谢异常，在临床上出现一系列综合征。MS 最新的诊断标准包括：①腹型肥胖，男性腰围≥90cm，女性腰围≥85cm；②高血糖，空腹血糖（FPG）≥6.1mmol/L 或糖负荷后 2 小时血糖≥7.8mmol/L 及/或已确认为糖尿病并治疗者；③高血压，血压≥130/85mmHg（1mmHg=0.133kPa）及/或已确认为高血压并治疗者；④甘油三酯（TG）≥1.7mmol/L；⑤空腹高密度脂蛋白 HDL-C<1.04mmol/L。以上具备 3 项或 3 项以上即可诊断。

代谢综合征的患病率通常与肥胖的患病率相对应，女性的总体患病率低于男性。我国统计数据显示，60岁及以上年龄组的人群代谢综合征患病率为 58%，且北方人群高于南方人群。机体免疫和代谢系统的异常是引起代谢综合征的重要原因。两者异常引起的胰岛素抵抗、动脉粥样硬化、血脂异常、内皮功能障碍、高血压、肠道菌群失调以及中心性肥胖。一般认为，中心性肥胖是代谢综合征的重要始发因素，而胰岛素抵抗是代谢综合征的最主要发病机制之一。

【术前评估与准备】

7. 病理性肥胖患者的术前评估要点

肥胖患者的术前评估除了常规的既往病史、体格检查以及实验室检查结果等；对于呼吸系统、循环系统以及肝功能的结果，应格外重视；气道评估，更是重中之重的内容。

呼吸系统的评估包括：①吸烟史；②活动耐受量；③肺换气不足及嗜睡史；④肺功能测试等。

循环功能评估包括心电图、高血压及是否存在心力衰竭的症状与体征。必要时需完成动态心电图和超声心动图检查。

肝功能评估包括血清白蛋白、球蛋白、天冬氨酸转氨酶、丙氨酸转氨酶、直接及间接胆红素、碱性磷酸酶、凝血酶原时间以及胆固醇水平。

由于肥胖可能导致气道解剖结构的变化，气道评估更是术前评估的一项重要内容。需应用各类气道评估手段，进行全面评估（参见第三章第四节）；合并睡眠呼吸暂停的患者，需判定其严重程度；需进行充分的影像学（如 CT）检查，以了解颌面、鼻咽、口咽及喉部骨骼和软组织结构变化。

根据本节案例患者特点可以诊断为中央型的病理性肥胖症。由于患者术前存在严重的梗阻性呼吸睡眠暂停病史，提示其存在气道梗阻的情况，需对气道进行严格的评估。包括详细询问夜间打鼾的情况，包括睡眠时的体位喜好。了解术前血糖控制情况,有无正规治疗。以及了解目前心血管用药情况,建议行超声心动图检查进一步了解患者心脏功能状况。

8. **分析本节案例患者动脉血气检测的结果:手术室内平静吸空气状态下,** pH 7.25; $PaCO_2$ 50mmHg; PaO_2 58mmHg; $[HCO_3^-]$ 25mmol/L

pH 7.25 水平提示该患者应为酸血症,有可能是呼吸性、代谢性或混合性所致。如果没有代谢异常的情况,那么 $PaCO_2$ 50mmHg 时 pH 应该是 7.35 水平(表 12-5-2)。这其中 pH 的差别主要是由于代谢性酸中毒所致。每 7mmol/L 的酸性或碱性变化,pH 会随之相应变化 0.10。代谢性酸中毒使 pH 下降 0.10,等同于 7mmol/L 的碱缺乏,但是 $PaCO_2$ 自身的改变会使得 HCO_3^- 的化学平衡受到影响。$PaCO_2$ 从正常范围每上升 10mmHg,就会使 HCO_3^- 因急性 CO_2 潴留上升 1mmol/L 或因慢性 CO_2 潴留上升 4mmol/L。因此,HCO_3^- 的理论值在急性 CO_2 潴留情况下应为 17+1 = 18mmol/L,而在慢性 CO_2 潴留情况下应为 17+4 = 21mmol/L。因此该患者处于低氧血症的同时,还合并存在呼吸性酸中毒和代谢性酸中毒。

表 12-5-2 无代谢性酸碱异常情况下不同 $PaCO_2$ 水平相应的 pH 预测值

$PaCO_2$/mmHg	pH 近似值
80	7.20
60	7.30
40	7.40
30	7.50
20	7.60

$PaCO_2$ 比参考值每降低 10mmHg,pH 增加 0.10;$PaCO_2$ 比参考值每升高 20mmHg,pH 下降 0.10。

根据临床情况重新核对血气结果是十分重要的。$PaCO_2$ 为 50mmHg 的结果显示由于每分通气量降低或是无效腔增加而导致肺泡换气不足均有可能。要对 $PaCO_2$ 的结果进行解释,则必须知道 FIO_2。若 FIO_2 为 1.0,则 PaO_2 小于 200mmHg 就可能说明换气功能障碍。肥胖患者的低氧血症,通常是由于通气血流比例降低导致的混合静脉血增加而引起的。而通气血流比例降低又是低功能性残气量及换气不足的必然结果。

9. **本节案例患者的肺活量测定结果的解读:肺活量** 1.64L **(预期值为** 2.34L **),** FEV_1/FVC 82% **,肺活量是预期值的** 70%

健康成年人的预期肺活量(单位为 L)约等于身高(单位为 m)的平方。残气量约等于 30% 的肺活量。此患者术前肺活量的测定结果显示该患者具有轻度的限制性肺疾病。当患者存在限制性肺疾病时,结果显示该患者肺活量小于预期值的 75%。该患者肺活量等于预期值的 70%,则可认为是轻度的限制性肺疾病。而第 1 秒用力呼气量/肺活量值为 82% 的测量值属于正常范围内。当患者梗阻性肺疾病时,第 1 秒用力呼气量/肺活量的比值应小于 75%。以上肺功能表现提示该患者围术期呼吸功能不全风险相对较小。

10. **肥胖患者术前用药的选择**

对于肥胖患者,术前镇静药或镇痛药应慎用。对于仅有肥胖而无其他疾病的相对健康患者,在有相应人员及仪器监测条件下,可以少量应用镇静药,但一旦出现呼吸抑制,应及时吸氧以避免出现低氧血症。目前,临床不主张肥胖患者在入室前使用镇静及催眠药物。入室后,则根据无痛诊疗或呼吸道管理(如气道黏膜表面局麻及 V、IX、X 脑神经阻断)之前的基础用药。在此强调,术前用药的关注点在于尽可能地减少呼吸抑制发生,而良好的术前访视及医患沟通可以减少术前用药。

选择术前用药时,应选择口服或是静脉给药,尽量避免肌内注射。因为肌内注射可能会将药物意外注入脂肪组织,从而导致不可预期的异常吸收。

11. **按体重描述用药剂量**

肥胖患者的用药剂量,主要取决于药物的亲脂性。原则上高亲脂性药物在肥胖个体中的分布容积较正常体重者的分布容积有所增加,药物剂量应该根据患者的总体积(total body weight,TBW)进行计算。这类药物包括硫喷妥钠、丙泊酚、苯二氮䓬类药物、芬太尼、舒芬太尼、右美托咪定、阿曲库铵以及顺式阿曲库铵。在肥胖患者,低亲脂性或称疏脂性药物的分布容积保持不变,药物剂量需根据去脂体重(lean body weight,LBW)进行计算,去脂体重约等于理想体重的 1.2~1.4 倍。这类药物的典型代表包括氯胺酮、硫酸吗啡、阿芬太尼、维库溴铵以及罗库溴铵等。还有个别亲脂性药物不产生分布容积变化,这些药物也是根据去脂体重计算剂量,其典型代表药物为瑞芬太尼。实际临床工作中,肥胖患者的麻醉类用药需特别谨慎,特别是高亲脂性药物,需注意药物在脂肪组织的蓄积作用。肥胖患者尤其是病理性肥胖患者建议行滴定式给药。如果患者存在困难气道风险,不仅需要在诱导时避免出现紧急气道风险,同时还需注意拔管后的呼吸再抑制风险。

12. 肥胖患者术前体位的优化策略及其临床意义

围术期肥胖患者气道相关并发症是非肥胖患者的 4 倍。病理性肥胖患者在正常平卧体位(去枕仰卧位)时由于膈肌上抬,肺容量和功能残气量降低,胸廓和肺顺应性降低等问题更为显著。同时,由于口面部解剖结构的改变,肥胖患者诱导期低氧血症和气道管理困难的风险也明显增加,可使插管复杂化。全麻诱导插管期间更容易出现插管显露困难、血氧下降,甚至通气困难等情况。此外,肥胖患者也易患肺不张,进一步加重通气灌注比例失调和低氧血症。有结果显示,头高位或坐位吸氧较平卧位吸氧无通气安全时限更长,也有利于血氧饱和度下降后的恢复。

针对病理性肥胖患者,目前推荐使用头部抬高倾斜 15°体位。其临床意义在于与平卧位比较,头高位可以增加氧储备,原因在于能够明显改善因膈肌上抬等因素形成的压力性肺不张及 FRC 降低。此体位也可优化气管插管期间的喉镜暴露视野,可以增加气管插管的成功率。

13. 病理性肥胖患者手术时机的选择

一般来说,只有肥胖患者通过非手术方法减肥失败以后,才能选择手术减重的方法进行减肥并将体重维持在一个合理的水平。这些非手术方式包括调整饮食、加强运动、减肥药物等。强化术前体重管理是肥胖患者行手术减肥前的一项重要内容。术前体重管理一个目的是在术前减掉一定数量(通常>5%)的体重,另一目的是通过全面且严格的生活方式干预,使患者减轻体重的同时,提高术后生活方式干预的依从性。研究显示,有效的术前体重管理可以缩短手术时间、减少手术并发症和缩短住院时间。中华医学会制定的符合中国人群的手术适应证包括:①单纯性肥胖症;②出现与肥胖相关的并发症且预测减重后可有效治疗;③连续 5 年以上稳定或稳定增加体重;④16~65 岁,BMI≥32kg/m²;⑤经内科治疗 1 年以上效果欠佳或不能耐受非手术治疗;⑥没有药物或酒精依赖;⑦患者知情同意并有承受能力。而手术时机,一般选择在内科减肥达到平台期,在反弹出现之前,进行相应减重手术。

【术中管理】

14. 病理性肥胖患者减重手术的方式

目前减重手术方案主要有 3 大类:①限制摄入性手术,如腹腔镜垂直捆绑胃成形术、腹腔镜下胃袖状切除术、腹腔镜下可调节胃束带术、腹腔镜胃大弯折叠术等;②减少吸收手术,如胆胰转流术/十二指肠转位术等;③兼顾限制摄入及减少吸收手术,如腹腔镜下 Roux-en-Y 胃旁路术和腹腔镜迷你胃旁路术等。目前,袖状胃切除术呈逐渐增高趋势,其次为胃旁路手术,而胃绑带术的开展比例位列第三。

目前,肥胖症及其代谢性疾病的发病率在全世界范围内与日俱增,严重危害人类身体健康与生命质量。减重手术人微言轻改善患者代谢途径的临床效果明显,已是目前减轻患者体质量的最佳外科治疗方式。通过改造胃肠道,减重手术可以大幅度改善甚至治疗肥胖症及其代谢性疾病与并发症,包括糖尿病、高血脂、高血压等。

15. 肥胖患者麻醉诱导插管及紧急气道的处理

患者进入手术室后,除了常规必要的监测如心电图、无创血压、脉搏氧饱和度、呼气末二氧化碳以及体温,还需视病情需要决定是否需要进行动脉置管,以便随时进行血氧检测及术中持续的血压监测。肥胖患者尤其是病理性肥胖患者必须按照困难气道来进行气管插管前的物品准备,除了准备困难气道急救车以外,强烈建议在气管插管前体外标记环甲膜位置。

肥胖患者,特别是合并梗阻性睡眠呼吸暂停的患者(如本节案例患者),均被视为困难气道患者。呼吸暂停低通气指数(apnea hypopnea index,AHI)可作为预测插管困难的重要指标。存在困难气道可能时,可应用小剂量的咪达唑仑(1~2mg)进行镇静,也可以用右美托咪定辅助镇静。在对患者再次进行充分的气道评估后,可以选择快速诱导或遗忘镇痛慢诱导。采用慢诱导麻醉时,需在口咽(或鼻咽)、舌根、喉头及气管上段进行充分的表面麻醉,然后尽量选择可视喉镜、可视硬镜、或纤维支气管镜引导完成气管插管。随着舒更葡糖钠的上市,也有不少学者建议肥胖患者可采用罗库溴铵肌肉松弛下的快速诱导气管内插管。一旦气道建立失败,可以利用舒更葡糖钠的肌肉松弛拮抗作用使患者的自主呼吸快速恢复,从而避免机体缺氧。

肥胖患者尤其是病理性肥胖患者容易出现紧急气道。一旦出现插管困难或紧急气道时,可采用声门上无创气道管理工具,如用口咽通气道、鼻喉通气道甚至喉罩等维持气道;也可以在插管型喉罩的支持下,再次尝试气管内插管。

环甲膜穿刺或切开置管,是肥胖患者出现紧急气道时,保证其生命安全的重要措施。但肥胖患者较厚的脂肪层,使得环甲膜的位置很难依靠触摸法进行确定,特别在诱导过程中出现紧急气道的危急时刻,更难准确进行体表定位。故而,强调在所有预判的困难气道患者,包括此类肥胖患者,在诱导前即完成环甲膜体表定位的确定,并进行标记;定位困难时,可借助超声手段定位。再则,强调及时或预先求助。

16. 肥胖患者全麻的术中维持

术中全身麻醉维持首先支持使用不易代谢、无脂肪内蓄积的吸入性麻醉药;其次,可复合具有亲水性,且能在体内自动分解代谢的短效静脉麻醉药。这种方案有利于术后患者气道反应性的快速恢复。

目前临床常用吸入麻醉药中,地氟烷麻醉的呼吸道反应性恢复最快,其次是七氟烷。作为强效吸入性麻醉药,地氟烷具有很多优点。其非脂溶性和肝脏代谢率低的特点,导致在体内几乎无蓄积作用,使得地氟烷麻醉患者术后能快速苏醒,且能迅速恢复呼吸道反应性。由于病理性肥胖患者经常合并肝功能异常(75%有脂肪肝,25%有严重的肝功能异常),这些肝脏代谢率小的药物就更具优势。吸入麻醉药的肝脏代谢率由低到高分别是,地氟烷为0.02%,异氟烷为0.2%,七氟烷为4%~5%。故而,肥胖患者全身麻醉术中维持选择强效吸入性麻醉气体时,首选地氟烷麻醉。

瑞芬太尼是术中麻醉镇痛维持的常见选择,其特点为起效快,作用稳定且恢复快。虽然瑞芬太尼是亲脂性的药物,但是其半衰期为5分钟,很少出现蓄积现象。瑞芬太尼的分布容积可以根据去脂体重新进行计算。其注射剂量起始值为0.2μg/(kg·h)(按去脂体重计算)。肥胖患者使用阿片类药物可以增加呼吸抑制的并发症。亲脂性的阿片类药物,如芬太尼及舒芬太尼,其应用剂量都是由总体重进行计算,对于高危患者如伴有梗阻性睡眠呼吸暂停的患者,易出现术后呼吸抑制,术后应注意加强呼吸功能监测。另外,肥胖患者采用静脉麻醉药异丙酚镇静时也存在呼吸抑制的风险。

肥胖患者术中呼吸管理对患者预后及快速康复也具有十分重要的影响。与传统机械通气相比,肥胖患者术中采用保护性肺通气策略具有较大优势。6~8ml/kg的潮气量加上最适PEEP值进行机械通气可以明显改善患者的氧合,减少肥胖患者肺不张等术后并发症。行腹腔镜手术时,必要时可适当地允许呼气末二氧化碳稍高即可允许性高碳酸血症可以减少高通气带来的呼吸系统相关并发症。

17. 肥胖患者术中肌肉松弛药的选择

在气管插管的时候,应选择快速起效的肌肉松弛药物。这时,琥珀酰胆碱以及罗库溴铵都可应用。琥珀酰胆碱用于手术时,其剂量的计算是基于总体重。罗库溴铵的剂量的计算是基于去脂体重。当为了保证插管安全而选择慢诱导插管时,在确认气管插管成功后,可选用非去化肌肉松弛剂。

在麻醉维持过程中,一般倾向于选用顺式阿曲库铵。其剂量的计算是基于总体重的。该药体内代谢与器官代谢无关,而是通过Hoffman降解,一般不会出现恢复时间过于延长。肥胖患者的腹腔镜手术,为了获得更好的外科手术操作空间及视野,常需达到深肌肉松弛状态。随着舒更葡糖钠批准应用于临床,罗库溴铵也可安全的应用于肥胖患者,也大大提高肥胖患者肌肉松弛药物使用的安全性。

【术后管理】

18. 肥胖患者的拔管时机和拔管标准

随着外科腹腔镜操作技术水平的提高,手术时间逐渐缩短;加之对病理性肥胖患者的麻醉理念优化和经验积累,手术结束后,绝大多数病理性肥胖患者,都可以尝试在手术室拔除气管插管。

拔管指征包括:①完全清醒并保持警觉性,可指令抬头且保持5秒以上;②血流动力学稳定;③呼吸频率每分钟大于10次且小于30次;④体温正常,中心体温在36℃以上;⑤通过脉搏血氧仪测得外周血氧饱和度达到基础值(吸入氧浓度为0.4时$SpO_2>95\%$);⑥如果有动脉置管,可以检测血气,可接受的血气指标为:吸入氧流量0.4时,pH 7.35~7.45,$PaO_2>80mmHg$,$PaCO_2<50mmHg$;⑦呼吸系统情况:呼吸力量恢复良好,吸气负压值达25~30cmH_2O,肺活量大于10ml/kg IBW,潮气量大于5ml/kg IBW;⑧镇痛良好。

拔管前,需对各项拔管指征进行综合系统评估。拔管时,需要有一位熟练掌握气道管理技术的麻醉主治医师在场。对有困难插管史患者,拔管前更应进行充分的评估,并制定风险预案。患有梗阻性睡眠呼吸暂停及呼吸减弱综合征、肥胖低通气综合征(匹克威克综合征)的患者出现呼吸功能异常的概率更高。对于这些患者,在拔管前后都需要格外注意,紧急状况下视病情需要重新进行气管插管或其他有创人工气道。

19. 病理性肥胖患者常见的术后早期并发症

病理性肥胖患者术后早期并发症大都与呼吸系统及心血管系统相关。术后早期并发症包括低氧血症、呼吸抑制以及早期通气障碍等,必要时需重新进行气管插管。其他的早期并发症还包括体位性气道塌陷、血流动力学不稳定、术后恶心呕吐以及静脉血栓形成。

对于任何体重的患者,向心性肥胖患者的围术期风险高于周围性肥胖患者,而伴有其他严重疾病,特别是梗阻性睡眠呼吸暂停及呼吸减弱综合征的患者,其围术期的风险也明显高于其他人群。本节案例患者术前即有呼吸睡眠暂停,术后早期应当密切关注呼吸抑制、气道梗阻,避免发生低氧血症。

20. 对于肥胖患者,术后体位对呼吸功能的影响

患者在术后恢复时,一旦血流动力学保持稳定,则应立即采用 semi-Fowler 体位(头上抬保持 30°～45°)。半坐姿体位可降低上腔静脉的压力,降低体位性损伤的概率,后者在病理性肥胖患者中更常见。采取半坐位的患者,如果出现需要紧急面罩通气或是重新进行气管插管时,这种体位也可为喉镜操作人员提供便利条件。因此,当患者清醒拔管后,应将病床改放置半卧位,有利于患者才的呼吸功能的进一步恢复。

21. 肥胖患者术后肺不张的预防

术后肺不张的发生率与麻醉方式密切相关。肥胖患者传统的开腹手术方式,术后发生肺不张的概率约为 45%。现在,大约 75% 的肥胖手术在腹腔镜下进行,因此,发生肺不张的概率略有降低。

术后尽早下地活动、有意进行胸廓呼吸运动以及有效的咳嗽都有助于术后肺功能的恢复。要避免长时间半卧位,因为这种体位会影响通气血流比例。术后良好的镇痛可以免除患者疼痛,可以多方面改善患者的呼吸功能而降低术后肺不张的发生率。但剂量应格外谨慎,要确保既能免除疼痛,又不会因过度镇静而导致换气不足。

22. 肥胖患者术后需要辅助给氧的时间

术后低氧血症(PaO_2 < 60mmHg)在非肥胖患者中的发生率为 25%～30%,而在肥胖患者中,该值上升为 75%。对于单纯肥胖的健康患者,常规手术术后在麻醉恢复室吸氧就足以预防术后低氧血症。而对于大多数有其他合并症的病理性肥胖患者,术后给氧的时间应持续 24~72 小时。患有严重的梗阻性睡眠呼吸暂停及呼吸减弱综合征的病理性肥胖患者,术后恢复时通常采用半坐体位(头及上半身抬高 30°~45°),并进行持续整夜的持续正压通气治疗(CPAP)或双向正压通气治疗(BiPAP),患者应进行特别护理,持续监测脉搏氧饱和度以及其他呼吸指标。

23. 肥胖患者的术后镇痛

肥胖患者单纯使用阿片类药物进行术后镇痛有增加呼吸抑制的风险。肥胖手术患者术后通过患者自控式镇痛方式(PCA)及应用非口服镇痛药进行术后镇痛相对安全。这一镇痛方式也同样适合于病理性肥胖患者。PCA 镇痛方式优点包括:①患者自控式镇痛方法简单易用,使患者从感到痛觉到实施镇痛所用时间最小化;②有利于肺功能较早恢复正常;③能使患者尽早下地活动,并可以缩短住院时间。肥胖患者术后镇痛药物及剂量的选择应遵循个体化原则,以确保减轻疼痛及不良反应之间的平衡。目前,术后镇痛可选择的多种药物包括舒芬太尼、酒石酸布托啡诺、氟比洛芬酯、帕瑞昔布钠等,它们单独或配伍后可以对肥胖患者进行有效镇痛。对于病理性肥胖患者来说,患者自控术后静脉镇痛无需持续背景剂量,且推荐剂量为最大值的 80%。

除了不同镇痛药物的配伍之外,不同镇痛技术的联合使用也可以用于肥胖患者的术后镇痛。肥胖患者可采用的其他镇痛方法包括:①切口局麻醉药浸润麻醉;②腹横筋膜阻滞;③腹直肌鞘阻滞;④腰方肌神经阻滞;⑤硬膜外术后镇痛。这些局部/外周神经阻滞的术后镇痛方法,具有较少有不良反应,且镇痛效果明确的特点,可以有效加速患者术后恢复。采用自己熟悉的术后镇痛方法,可以减少肥胖患者出现呼吸系统并发症、降低全身耗氧量、提高心脏功能(降低左室每搏量指数),从而促进患者的术后恢复并最终缩短住院时间。

(米卫东)

参 考 文 献

［1］吴新民,王俊科,岳云,等.麻醉学高级教程.6 版.北京:中华医学电子音像出版社,2018.

［2］中华医学会内分泌学分会肾上腺学组.嗜铬细胞瘤和副神经节瘤诊断治疗的专家共识.中华内分泌代谢杂志,2016,32（3）:181-187.

［3］ROSS D S,BURCH H B,COOPER D S,et al. 2016 American Thyroid Association Guidelines for Diagnosis and Management of Hyperthyroidism and Other Causes of Thyrotoxicosis. Thyroid,2016,26:1343-1421.

［4］KIM M S,KIM B H,HAN Y E,et al. Clinical outcomes after local anesthesia with monitored anesthesia care during thyroidectomy and selective neck dissection:a randomized study. Eur Arch Otorhinolaryngol,2017,274(10):3789-3794.

［5］LENTSCHENER C,GAUJOUX S,MION G,et al. Most patients undergoing phaeochromocytoma removal could be safely discharged from the post-anaesthesia care unit to the ward after three hours monitoring. Br J Anaesth,2018,120(4):879-880.

［6］GROEBEN H,WALZ M K,NOTTEBAUM B J,et al. International multicentre review of perioperative management and outcome for catecholamine-producing tumours. Br J Surg,2020,107(2):e170-e178.

［7］VERMA S,MAZER CD,AL-OMRAN M,et al. Cardiovascular outcomes and safety of empagliflozin in patients with type 2 diabetes mellitus and peripheral artery disease:A subanalysis of EMPA-REG OUTCOME. Circulation,2018,137(4):405-407.

［8］MARISCALCO G,WOZNIAK M J,DAWSON A G,et al. Body Mass Index and Mortality Among Adults Undergoing Cardiac Surgery:A Nationwide Study With a Systematic Review and Meta-Analysis. Circulation. 2017,135(9):850-863.

［9］PROBESE COLLABORATIVE GROUP,BLUTH T,BOBEK I,et al. Effect of Intraoperative High Positive End-Expiratory Pressure(PEEP)With Recruitment Maneuvers vs Low PEEP on Postoperative Pulmonary Complications in Obese Patients:A Randomized Clinical Trial. JAMA,2019,321(23):2292-2305.

［10］PÉPIN J L,TIMSIT J F,TAMISIER R,et al. Prevention and care of respiratory failure in obese patients. Lancet Respir Med,2016,4(5):407-418.

［11］GROEBEN H,NOTTEBAUM B J,ALESINA P F,et al. Perioperative alpha-receptor blockade in phaeochromocytoma surgery:an observational case series. Br J Anaesth,2017,118(2):182-189.

［12］CARLI F,GILLIS C,SCHEEDE-BERGDAHL C. Promoting a culture of prehabilitation for the surgical cancer patient. Acta Oncol,2017,56(2):128-133.

第十三章 产 科

第一节 剖宫产手术的麻醉

【知识点】

1. 妊娠期的生理改变
2. 剖宫产手术麻醉方法的选择
3. 剖宫产椎管内麻醉的实施及并发症
4. 仰卧位低血压综合征
5. 胎儿宫内窘迫
6. 剖宫产的术后镇痛

【案例】

患者女,30岁,孕39周。因孕足月、待产入院。患者既往子宫肌瘤病史2年,3年前行剖宫产术。定期产检,未发现异常。入院后检查:体温36.7℃,血压125/80mmHg,心率93次/min,呼吸频率16次/min。心肺听诊未见异常。

【疾病的基础知识】

1. **妊娠相关的各系统生理改变**

(1) 呼吸系统:妊娠期间潮气量增加,呼吸频率大致不变,分钟通气量增加,孕足月时比非妊娠妇女高约50%。过度通气使$PaCO_2$降低,妊娠第12周降至约30mmHg,但由于肾排泄碳酸氢盐增加,血pH保持稳定。

孕20周开始,增大的子宫推动膈肌上移,使功能残气量减少,孕足月时减少约20%,这意味着氧的储备减少。同时,由于孕妇本身代谢增加,孕妇氧耗比非妊娠妇女增高约20%。储氧能力的减少和氧耗的增加使孕妇更容易发生缺氧。

妊娠期间上呼吸道毛细血管扩张充血,黏膜肿胀,导致鼻塞和上呼吸道狭窄,气管插管易导致损伤。

(2) 心血管系统和血液系统:妊娠期血容量和心排血量增加,到孕32周时接近高峰,心排血量的增加主要由心率和每搏量增加引起。在激素的作用下,妊娠期全身血管阻力下降,但平均动脉压基本保持稳定。孕12周以后,增大的子宫移出盆腔,仰卧位时,下腔静脉和腹主动脉受到不同程度的压迫,可使心排血量下降20%而产生仰卧位低血压综合征(supine hypotension syndrome)。

足月孕产妇血容量可增加至非孕期的40%~50%,而红细胞仅增加20%~30%,这种改变的差异导致了生理性稀释性贫血。但由于心排血量增加,氧解离曲线右移,产妇并不会缺氧。妊娠期各类凝血因子明显增多,血小板数量稀释性减少,但活性增加,表现为血液呈高凝状态。

(3) 消化系统:妊娠期在增大子宫的影响下,胃的位置发生改变,其排空速度减慢。孕激素和雌激素水平增高使食管下端括约肌张力降低,孕妇反流误吸的风险增加。

2. 子宫和胎盘的血供及其影响因素

为了满足胎儿生长发育的需要,受激素作用的影响,孕期子宫血流不断增加,孕晚期子宫血流可增加至非孕期的 20~40 倍,其中 80%~85% 供给胎盘。子宫胎盘血流属低阻高速血流,缺乏自身调节,其血流量与平均灌注压成正比,受母体动脉血压和心排血量的控制,故而围术期保证母体充分的动脉血压至关重要。许多因素可影响子宫胎盘的血供,减少其血流:①体循环血压下降;②母体长时间显著的低氧血症;③母体低碳酸或高碳酸血症;④疼痛、不安、浅麻醉等引起的儿茶酚胺释放;⑤宫缩引起的宫内压上升;⑥妊娠合并高血压。

3. 孕产妇的麻醉药用量调整

妊娠期患者麻醉药的药代学及药动学均发生了改变。妊娠期血浆容量增加,导致药物的分布容积增加,因而血浆药物峰浓度降低,消除半衰期增加。另外,妊娠期低蛋白血症常见,使药物的血浆蛋白结合减少,游离药物增加,增强了麻醉效果,尤其是血浆蛋白结合力高而脂溶性低的药物,如苯二氮䓬类。

孕产妇吸入麻醉药的最低肺泡有效浓度在孕 8~12 周减少 30%。妊娠使孕妇硬膜外腔间隙变窄,局麻药扩散更广泛,因此局麻药用量减少,然而妊娠早期局麻药减少的效应同样存在,这可能与妊娠期激素水平改变,引起神经组织对局麻药的敏感性增加有关。孕早期,孕妇血浆胆碱酯酶活性可下降 25%,但琥珀酰胆碱的作用时间并未延长,这与其血浆分布容积增加的抵消作用有关。非去极化肌肉松弛药的代谢改变取决于各自不同的代谢方式,0.2mg/kg 的维库溴铵起效更快,作用时间更长;0.6mg/kg 的罗库溴铵起效时间不变,但维持时间更长;经 Hoffman 方式消除的顺式阿曲库铵起效更快,而作用时间缩短。

【术中管理】

4. 剖宫产手术常用的麻醉方式

椎管内麻醉是剖宫产手术最为常用的麻醉方法,在某些特殊情况,也可首选全身麻醉。常用方法包括:

(1) 单次腰麻(蛛网膜下腔阻滞):优点是起效快、镇痛完全、下腹部肌肉松弛良好,并且由于所用局麻药剂量小,局麻药中毒发生率低,通过胎盘进入胎儿体内的药量少。缺点是容易发生低血压,作用时间有限。

(2) 硬膜外麻醉:适用于一些高危产妇或镇痛分娩失败后转剖宫产者。与腰麻相比,阻滞不完全的发生率较高,但同时低血压发生率和严重程度较低,平面容易控制。对于时间可能较长的剖宫产手术,首选硬膜外留置导管多次给药。

(3) 腰麻-硬膜外联合麻醉(CSEA):既保留了腰麻起效迅速、阻滞完全的特点,又可通过硬膜外置管,随意延长麻醉时间,是目前剖宫产麻醉最常用的方法。硬膜外留置导管还可用于术后镇痛。

5. 椎管内阻滞穿刺间隙和局麻药物的选择及麻醉平面的控制

腰麻穿刺点可选择 $L_2 \sim L_3$ 或 $L_3 \sim L_4$ 间隙。常用药物为 0.5% 布比卡因 7.5~15mg 或 0.5% 罗哌卡因 7.5~15mg,有效时间为 1.5~2 小时。在局麻药中加入少量吗啡、芬太尼或舒芬太尼可改善腰麻的质量。硬膜外麻醉穿刺点选择 $L_1 \sim L_2$ 或 $L_2 \sim L_3$ 间隙。常用药物有 1.5%~2% 利多卡因 300~400mg 或 0.75% 罗哌卡因 100~150mg 或 0.5% 布比卡因 75~150mg,在紧急剖宫产时可用 3% 氯普鲁卡因或 1.6% 碳酸利多卡因。同样,在局麻药中加入芬太尼 50~100μg 或舒芬太尼 10~20μg,可提高硬膜外麻醉的质量。CSEA 的穿刺点选择同腰麻。蛛网膜下腔应用 0.5% 布比卡因或 0.5% 罗哌卡因。如需硬膜外追加用药,首先用 2% 的利多卡因 3ml 实验剂量后,再根据平面给药。

剖宫产的麻醉平面至少应达到 T_6,这样既满足手术的镇痛需求,又能减轻术中腹膜或肠的牵拉反应。但应避免平面过高,超过 T_4 可引起肋间肌麻痹,造成呼吸困难、血压急剧下降等不良反应。

6. 硬膜外阻滞意外穿破硬脊膜后的处理及硬脊膜穿刺后头疼的治疗

妊娠晚期,受下腔静脉受压的影响,硬膜外静脉丛充盈,硬膜外腔间隙变窄,加之产妇体重增加腰椎前弯,穿刺困难,穿刺有可能出现意外的硬脊膜穿破。发生意外穿破硬脊膜时最好改换其他麻醉方法,也可谨慎选择以下处理方式:第一,另寻间隙重新置入硬膜外针,确认在硬膜外腔后缓慢给予局部麻醉药物,以免药物通过硬脊膜破孔进入蛛网膜下腔,发生全脊麻。第二,可在鞘内置入硬膜外导管行持续腰麻,术后保留鞘内导管 24 小时使鞘内导管周围发生炎症反应而封闭硬脊膜的缺损,从而减少脑脊液的漏出。

据统计,硬脊膜穿破后头痛(post dural puncture headache,PDPH)的发生概率高达 76%~85%,一旦发生硬脊膜穿破后头痛。根据中华医学会麻醉学分会 2017 年版椎管内阻滞并发症防治专家共识,轻度到中度头痛的患者,采用支持治疗,如卧床休息、注意补液和口服镇痛药治疗;中度到重度头痛等待自行缓解的病例,需给予药物治疗。常用咖啡因 250mg 静脉注射或 300mg 口服或口服乙酰唑胺 250mg。症状严重且经 24~48 小时保守治疗难以缓解的病例，可考虑硬膜外液体充填疗法。

7. 仰卧位低血压综合征对产妇和胎儿的影响及防治

仰卧位低血压综合征在妊娠晚期比较常见，妊娠子宫在仰卧位时压迫下腔静脉，使血液回流受阻，回心血量骤减，导致血压迅速下降。麻醉后由于腹肌及子宫附着韧带的松弛，子宫失去支撑，血管更易受压，仰卧位低血压的症状更加明显。仰卧位低血压综合征对产妇和胎儿均产生不利影响：①胎盘早剥，孕妇仰卧位时，下腔静脉受压，静脉回流受阻，子宫静脉压升高，蜕膜层静脉淤血或破裂形成蜕膜层血肿，易导致胎盘早剥；②胎儿宫内窘迫，母体血压下降导致子宫胎盘血流下降，胎儿缺血缺氧，如长时间缺氧不能得到及时纠正，胎儿发生酸碱失衡内环境紊乱，严重时可导致胎死宫内的严重后果。

仰卧位低血压综合征的防治：①面罩吸氧，将右侧臀部垫高 15°~30°（如效果不佳，可考虑左侧垫高，个别产妇有子宫左旋的可能）；②加快液体输注，增加循环血量；③血压下降超过基础值 20%，适量给予麻黄碱或去氧肾上腺素等血管活性药物，收缩血管使回心血量增加。有研究发现去氧肾上腺素更有益于胎儿氧供平衡，酸血症的发生率低，但在升高血压时可引起反射性心率减慢，可能需要阿托品调整。

8. 使用低分子量肝素产妇椎管内麻醉的实施

实施椎管内麻醉存在硬膜外血肿的风险，应用抗凝治疗使风险增加。麻醉前需药效逆转或等待足够的时间，方可行椎管内麻醉。具体停药时间与抗凝药物的种类和剂量有关。

美国妇产科医师学会的指南指出，每日两次皮下注射 5 000 单位的普通肝素，在停药 4~6 小时后可行硬膜外置管或拔管，7 500~10 000 单位需停药 12 小时；每日肝素使用量超过 20 000 需停药超过 24 小时；连续使用普通肝素超过 4 天的患者还需监测血小板计数是否正常。我国有关凝血功能障碍患者区域麻醉管理的专家共识推荐，硬膜外导管拔除后 4 小时可继续使用普通肝素；行区域阻滞前，预防剂量的低分子量肝素需停药至少 12 小时，治疗剂量应延迟到至少 24 小时；麻醉后的 12 小时内不继续低分子量肝素治疗，如果阻滞或置管较困难，出血偏多的话，需延迟到 24 小时。

9. 全身麻醉行剖宫产的适应证及麻醉方案

全身麻醉在剖宫产手术中所占的比例不高，但在一些特殊情况下，却是必须采用的麻醉方法。其适应证包括：产妇椎管内麻醉禁忌或操作失败患者；某些急产情况如先兆子宫破裂、前置胎盘失血和胎儿宫内窘迫等。全身麻醉起效快，可立即开始手术。

麻醉方案：①诱导前预吸氧 3~5 分钟或深吸气 5~8 次（5~6L/min）；②采用快速顺序诱导。静脉注射丙泊酚 1.5~2.5mg/kg 联合 1.0~1.5mg/kg 琥珀胆碱或罗库溴铵 0.6~1.0mg/kg。如果血流动力学不平稳，也可静脉注射 0.2~0.3mg/kg 依托咪酯或者 1~1.5mg/kg 氯胺酮；③使用偏细的气管导管，持续环状软骨加压，直到导管套囊充气，以防止出现胃反流；④麻醉维持可用至少 50% 的氧气和氧化亚氮加挥发性吸入麻醉药，也可采用静吸复合维持；⑤避免过度通气，防止胎儿酸中毒；⑥胎儿娩出后，可追加芬太尼或舒芬太尼等麻醉性镇痛药。

10. 胎儿宫内窘迫的原因及预防

胎儿氧合直接依靠母体氧合，孕妇低氧可导致胎儿低氧。另外，子宫胎盘灌注同样影响胎儿氧合。子宫胎盘血流缺乏自身调节，其大小由子宫血管阻力和子宫灌注压决定。母体低血压、应激（疼痛、焦虑）、低氧、高碳酸血症、过度通气和正压通气均可减少胎盘血流。

胎儿宫内窘迫可导致严重后果，需积极采取措施预防。全身麻醉的患者快速诱导前充分预吸氧，椎管内麻醉控制适当平面，避免过度镇静导致缺氧。全身麻醉患者维持患者有效的适度通气，使胎儿的 PCO_2 维持在正常范围，避免出现低碳酸血症或高碳酸血症。保持母体血流动力学稳定，以保证子宫胎盘的有效血流量。

【术后管理】

11. 剖宫产术后镇痛可选择的方案及优缺点

使用腰麻或硬膜外麻醉，术后可选择椎管内镇痛。多用鞘内或硬膜外注射不含防腐剂的吗啡，镇痛可持续 12~24 小时，但伴有皮肤瘙痒、恶心和呼吸抑制等风险。另外，还可通过静脉注射、患者自控静脉镇痛和肌内注射给予阿片类镇痛药。口服镇痛药包括阿片类镇痛药、非甾体抗炎药、对乙酰氨基酚，可单独或联合使用。其他技术如手术切口局麻药封闭或腹横肌平面阻滞均有助于减少阿片类药物的使用。目前，术后镇痛尚无最佳方案，提倡多模式镇痛，以降低阿片类药物的用量。

（赵 平）

第二节　妊娠期患者非产科手术的麻醉

【知识点】

1. 妊娠期非产科手术的时机选择和麻醉管理
2. 麻醉药物的妊娠期危险分级
3. 腹腔镜在妊娠期非产科手术中应用
4. 妊娠期非产科手术中胎儿早产的预防
5. 产时胎儿手术的种类和适应证
6. 胎儿子宫外产手术的麻醉管理
7. 妊娠期非产科手术和胎儿手术的术后镇痛

【案例一】

患者女,27岁,孕30^{+1}周。8小时前无诱因出现胃区疼痛不适,恶心,2小时后转移至右中腹部,遂急诊入院。患者胎动尚可,无阴道出血流液。入院检查:T 37.5℃,BP 112/80mmHg,HR 100次/min,R 20次/min,右中腹部压痛及反跳痛阳性。血常规:WBC 15.25×10^9/L,Hb 105g/L,PLT 125×10^9/L,凝血功能正常。

【案例二】

患者女,25岁,孕9个月余。24周产检时超声诊断为胎儿先天性膈疝。否认高血压、心脏病和糖尿病病史。入院查体:一般状态良好,BP 126/80mmHg,HR 98次/min,R 18次/min。心肺听诊未闻及异常。产前超声检查提示胎儿先天性膈疝,左侧肺叶受压严重。拟施EXIT膈肌修补术。

【疾病的基础知识】

1. 妊娠期患者合并急性阑尾炎的诊断及辅助检查

妊娠早期,急性阑尾炎的症状和体征与非孕期基本相同,70%~80%有转移性右下腹痛,可伴有恶心、呕吐和发热。到了妊娠中晚期,增大的子宫使阑尾的解剖位置发生改变,腹痛症状常不典型,查体时局部压痛点可能在右中腹或右上腹。另外,增大的子宫撑起腹壁腹膜,腹壁和阑尾的距离增加,腹部压痛、反跳痛和肌紧张常不明显。由于妊娠期有生理性白细胞增加,白细胞超过15×10^9/L才有意义。

影像学手段:可常规采取超声检查,如观察到右下腹存在盲端管状结构,且最大直径超过7mm,即可诊断阑尾炎,但其敏感性较低,有文献报道在36%~46%。对于临床表现和超声不能确诊的患者可行MRI检查,MRI与超声相比,对软组织细微结构的显示更清晰;与CT相比,无电离辐射暴露的风险。

2. 妊娠期非产科手术时机的选择及是否需要终止妊娠

妊娠期非产科手术(non-obstetric surgery during pregnancy)选择手术时机应全面考量母体状况、延迟手术带来的风险以及立即手术对未成熟胎儿的影响。完全的择期手术应推迟至产后进行,限期手术应尽量推迟到孕中期,待胎儿器官形成后实施手术。据报道,孕中期手术早产的发生率是最低的。某些严重的外科急症使母体的生命受到威胁,则无论孕周,均应积极采取手术治疗。且外科处理方式同非妊娠妇女,治疗的首要目标是保证母体的安全。

妊娠期阑尾炎通常不主张保守治疗。抗炎对症治疗或许对单纯性阑尾炎有效,但保守治疗易引起阑尾炎再发,或症状复杂化,如出现感染性休克、腹膜炎或血栓栓塞事件等。另外本节案例患者已处于孕中期,手术引起早产的风险低,因此诊断确立后,应在积极抗炎的同时,立即手术治疗。术中如发现阑尾穿孔并发弥漫性腹膜炎、盆腔感染严重、子宫和胎盘已有感染征象则需终止妊娠,否则无需终止妊娠。

3. 产时胎儿手术

产时胎儿手术(intrapartum fetal operation,IFO)是指在胎儿娩出过程中及胎儿娩出后立即进行的出生缺陷的手术治疗,广义的产时胎儿手术包括子宫外产时手术(ex utero intrapartum treatment,EXIT)、完全胎盘支持的产时胎儿手术(operation on placental support,OOPS)及断脐后产房外科手术(in house surgery)。EXIT指在保持胎儿胎盘循环的同时对胎儿进行气管插管,然后断脐娩出,再进行畸形矫治术。OOPS指在脐带未断、保持胎儿胎盘循环的情况下,直接对出生缺陷儿进行畸形矫治手术,待手术结束后再行断脐处理。HIS指在产房分娩后(包括剖宫产)的外科畸形患儿立即在产房内进行早期外科手术。

产时胎儿手术的意义:①避免了胎儿外科手术可能导致的早产、胎膜早破、胎盘早剥和宫内感染等严重并发症;②相比于传统的新生儿外科手术,胎儿在胎盘循环下建立气道,防止了生后可能出现的呼吸功能不全,对于颈部巨大肿块、膈疝等手术治疗提供充足时间;③由于尽早去除病因,减少了感染的机会;胃肠道气体少,有利于进行关闭腹部缺损的手术;④早期治疗提高新生儿存活率和生存质量,减轻了患儿家属的精神痛苦和经济负担。

【术前评估与准备】

4. 妊娠期非产科手术的术前准备

(1) 术前禁食水:孕产妇术前禁食水的要求与普通成人相似,固体食物禁食 8 小时,清亮液体禁饮 2 小时以上。由于孕产妇属反流误吸的高风险人群,术前可使用清质的非颗粒性口服抗酸药、H_2 受体拮抗药和甲氧氯普胺。雷尼替丁可降低剖宫产孕妇的胃液 pH,甲氧氯普胺促进胃的排空。

(2) 血栓预防:妊娠期患者血液处于高凝状态,围术期血栓形成的风险增加。应予患者物理抗血栓措施(血栓弹力袜或间歇性气动加压装置)或使用低分子量肝素进行药物抗凝。

(3) 抗感染:孕产妇抗感染的标准与普通外科患者相似。可安全用于妊娠期抗感染的药物有青霉素类、头孢菌素类、红霉素、阿奇霉素和克林霉素。氨基糖苷类对母体和胎儿均有耳毒性和神经毒性,四环素类抑制骨的生长,喹诺酮类对发育期软骨有毒性作用,应避免使用。

(4) 体位:孕 16~18 周或以上者,应将患者置于子宫左倾位转运至手术室,以免主动脉下腔静脉受压。

5. 产时胎儿手术的术前评估

术前与产科及新生儿科医师充分讨论胎儿病情,就以下方面进行评估。

(1) 胎儿评估:分析分娩过程中需要修复的异常,排除其他解剖缺陷。拟行开放式膈肌修补术术前明确膈疝类型和心肺受累情况,了解胎儿胸腔嵌入内容物的性质、体积。评估肺脏受累的程度,呼吸循环功能状态,评估建立人工气道断脐后健侧肺可否代偿。术前超声了解胎盘位置,评估胎儿体重,以便术中胎儿用药剂量的计算。

(2) 孕妇的评估:术前行详细的病史采集和体格检查,了解是否合并妊娠期疾病,评估气道风险和心肺功能。

【术中管理】

6. 妊娠期非产科手术麻醉方法的选择

妊娠期非产科手术应根据产妇的指征、手术部位和方式来确定麻醉方式。

腹腔镜手术应选择全身麻醉。四肢部位的手术可行周围神经阻滞。低位腹部、盆腔以及下肢手术可行椎管内麻醉(腰麻、硬膜外麻醉或腰硬联合阻滞)。由于区域麻醉可避免肺吸入的风险,减少胎儿的药物暴露,对于上述手术较全麻对母体和胎儿更为安全。但实施椎管内麻醉应尽量避免低血压的发生,这会降低子宫胎盘灌注。

7. 妊娠期非产科手术的围麻醉期管理

非产科手术的麻醉管理应以保证产妇安全、维护宫内环境稳定、避免胎儿宫内窘迫、预防胎儿早产等为目标:①18~20 周以后,应注意预防胃内容物的反流误吸;②采取预防深静脉血栓的措施;③围术期保持左倾位,维持子宫灌注及合适的母体氧合;④孕 25 周后的非产科手术,条件允许的情况下可于术中可行胎心和子宫张力的监测以评估患儿安危。不管是否决策术中实施胎心监护,术前和术后都应监测胎心率和子宫收缩情况;⑤维持母体循环稳定,及时纠正可能发生的低血压或低心排血量;⑥维持恒定体温;⑦应用术后镇痛技术。

8. 常用麻醉药物对胎儿发育的影响及其危险分级

麻醉药物是否对胎儿有致畸作用,目前为止尚无统一的定论。受医学伦理的制约,所有有关药物致畸作用的研究均为动物实验,在有的动物模型几乎所有麻醉药物都被发现有致畸作用。但由于种属差异,加之动物实验所用药物剂量远高于临床用量,实验结果的推广价值有限。

药物的致畸作用除了与药物剂量有关,还与给药时机有关。在人类妊娠的前 15 天存在"全或无"现象,即受致畸物暴露后胚胎要么死亡,要么正常发育。医源性导致的器官结构异常大多发生在妊娠第 13~71 天,而器官功能异常则发生于孕晚期。

美国食品药品管理局将药物对妊娠产生不良影响的危险分为5个等级:A级,对照研究无风险;B级,实验发现有风险但人类研究未发现;C级,不能排除风险;D级,有关于风险的潜在证据;X级,对人类有致畸作用,孕期禁用。具体麻醉药的危险分级见附表13-2-1。依照该分级表,大多数麻醉药,包括静脉镇静药、局部麻醉药物、阿片类药物和肌肉松弛药都为B或C级,只有苯二氮䓬类的分级为D级,但潜在的获益仍可能超过潜在的风险。

表 13-2-1　美国食品药品管理局对麻醉药物致畸的危险分级

麻醉药物		分级	麻醉药物		分级
诱导药物	硫喷妥钠	C	阿片类药物	吗啡	C
	丙泊酚	B		哌替啶	B
	依托咪酯	C		芬太尼	C
	氯胺酮	C		舒芬太尼	C
吸入麻醉药	氟烷	C		阿芬太尼	C
	异氟烷	C	神经肌肉阻断药	琥珀胆碱	C
	七氟烷	B		顺式阿曲库铵	B
	安氟烷	B		米库氯铵	C
	地氟烷	B		维库溴铵	C
局部麻醉药	布比卡因	C		罗库溴铵	B
	利多卡因	B		泮库溴铵	C
	罗哌卡因	B	苯二氮䓬类	地西泮	D
	丁卡因	C		咪达唑仑	D
	右美托咪定	C			

肌肉松弛药:由于其分子量大和离子化的特性,琥珀胆碱和所有非去极化药物仅10%~20%通过胎盘,对发育期的胎儿几乎没有影响。

阿片类药物:此类药物均具有高度亲脂性,易通过胎盘,但实验证据提示造成缺陷的是阿片类药物引起的呼吸抑制和高碳酸血症,而非镇痛药本身。

吸入麻醉药:氧化亚氮影响细胞DNA的合成,在实验动物可引起流产、生长受限和骨骼发育异常。在人类未发现氧化亚氮与不良的新生儿结局有关,但鉴于临床有众多吸入麻醉药可供选择,应用氧化亚氮不是必需的。其余强效吸入药如氟烷、异氟烷,大剂量使用时可引起实验动物发生腭裂和骨骼畸形。人类尚无引起致畸的证据,但仍建议麻醉中短时间使用最低有效剂量。

静脉麻醉药:此类药物如硫喷妥钠、丙泊酚、氯胺酮和右美托咪定可以透过胎盘,但尚未有人类严格的对照研究证明对胎儿有致畸性。这类药物有着良好的安全记录,被认为可以安全用于孕期。

局部麻醉药:此类药物通过稳定细胞膜起作用,因此可能影响细胞有丝分裂,动物在体实验发现利多卡因、丁卡因可能导致神经管提前闭合,导致动物新生儿神经行为学异常,在人类尚无相关致畸的报道。

9. 妊娠期非产科手术采用腹腔镜的优势及术中管理的关注点

腹腔镜手术一度被认为在孕期是禁忌的,但现今无论阑尾切除术、胆囊切除术或附件手术已较常规地应用腹腔镜来进行。腹腔镜手术相比传统开腹手术有诸多优势:术后伤口感染率低、恢复快、住院时间缩短和术后血栓风险低。由于术后疼痛更轻,术后止痛药的应用减少,从而减少了胎儿的药物暴露。与开腹手术相比,腹腔镜手术对子宫的接触性操作比开腹手术少,对子宫的刺激更小,从而降低了早产、流产的风险。

腹腔镜的潜在风险亦存在,需注意以下方面:①避免气腹压力过高。指南推荐给予1.3~2kPa(10~15mmHg)的充气压,在此范围母体和胎儿是安全的;②注意维持血$PaCO_2$正常。调整母体呼吸参数,维持呼气

末 CO_2 在 4~4.7kPa(30~35mmHg),避免出现高碳酸血症和胎儿酸中毒。

10. 妊娠期非产科手术中胎儿早产的预防

接受非产科手术的孕产妇,围术期自发流产和早产的风险增加。这可能与手术操作或疾病本身,尤其是感染有关。孕中期发生早产风险最低,择期手术尽量推迟至孕中期进行。强效吸入麻醉药降低子宫张力,对预防早产有益,另外,应避免使用增加子宫张力的药物,如氯胺酮。妊娠期非产科手术无需常规预防性应用保胎药物,但围术期有早产迹象时应考虑使用。

11. 胎儿子宫外产手术麻醉方案的制定

胎儿子宫外产手术(EXIT)时,母体麻醉选择气管插管全身麻醉,为母体和胎儿提供有效的麻醉和镇痛,理想的子宫松弛以及安全保障。

患者取右髋部垫高体位,建立常规生命体征监测,预吸氧,行快速诱导气管插管,吸入麻醉药浓度 1MAC 维持麻醉,直到手术医师准备切开子宫,此时将吸入药浓度提高至 2~3 倍的 MAC 以松弛子宫肌层,也可将吸入麻醉药浓度控制在 1~1.5MAC,配合硝酸甘油维持子宫松弛。打开子宫娩出胎头,向宫腔持续输注温热的晶体以保持宫腔内的压力,在胎盘循环支持下为胎儿行气管插管。确认插管成功后,娩出胎儿,新生儿交由新生儿外科医师处理。如在完全胎盘支持下行膈肌修补,胎儿气管插管后,不结扎脐带,在胎盘支持下完成胎儿手术。胎儿手术结束后断脐,同时减浅母体吸入麻醉药的浓度,或吸入麻醉药完全停止,通过吸入笑气和氧气混合气体,辅以丙泊酚维持直到手术结束。

胎盘支持下的胎儿手术,胎儿可通过胎盘获得吸入麻醉药,若对胎儿刺激后出现反应或肌肉松弛度不满意,可通过胎儿静脉或肌内注射芬太尼和肌肉松弛剂,以消除胎儿的痛觉反应及维持肌肉松弛。

12. 胎儿子宫外产手术与剖宫产在麻醉管理上的区别

胎儿子宫外产手术(EXIT)在胎儿手术结束后的断脐分娩过程与剖宫产相似,然而 EXIT 在断脐前完成了重要的对胎儿畸形的矫正,两者在麻醉管理上又有所区别。

(1) 麻醉方式剖宫产首选椎管内麻醉;EXIT 首选全身麻醉。

(2) 剖宫产麻醉平面尽可能低,以免发生新生儿抑制;EXIT 尽量深麻醉以降低子宫张力。

(3) 剖宫产中尽量不降低子宫收缩力,在胎儿娩出后加强子宫收缩;EXIT 尽量降低子宫收缩力,以便部分娩出胎儿和对进行胎儿操作。

(4) EXIT 需要向宫腔持续灌注温暖的液体,以保持宫腔内压力,避免胎盘提前剥离和脐带受压,剖宫产不需要。

(5) EXIT 分娩的胎儿通常被镇静或插管,剖宫产分娩的胎儿通常不会。

13. 产时手术胎儿复苏的时机及复苏应采取的措施

在胎儿手术中,可能会遇到需要胎儿复苏(fetal resuscitation)的情况,指征包括胎儿心动过缓(低于 100 次/min)、血氧饱和度<30%~40%、心室功能受损、心脏充盈下降。

复苏首先应采取措施改善子宫胎盘血流,提高母体吸入氧浓度,通过快速静脉输液、给予血管活性药物提升母体血压。给予保胎药物或高剂量吸入麻醉药物松弛子宫降低子宫血管阻力。排查子宫位置是否对主动脉腔静脉造成了压迫,术者应调整子宫位置,增加子宫容量来减轻脐带压迫。胎儿超声心动图表现心室容量下降时可输 5~10ml/kg 的血。以上措施无效时经肌肉给予肾上腺素 1~2μg/kg,并以 100~150 次/min 的频率行胸部按压。

【术后管理】

14. 妊娠期非产科手术和胎儿手术的术后镇痛

妊娠期非产科手术和胎儿手术的术后镇痛可采取多种模式,例如口服或静脉注射阿片类药物。若选择经静脉途径,患者自控镇痛是最好的选择,因为其呼吸抑制的风险更低,在疼痛可控的情况下应尽快转为口服给药方式。如麻醉方式采用了椎管内麻醉或全麻复合椎管内麻醉,可通过预置的硬膜外导管持续给予局部麻醉药和阿片类药物进行镇痛。与肌内或静脉注射相比,它们的镇静作用极微,所需剂量也更小。应避免使用非甾体抗炎药,此类药物可引起胎儿肺动脉导管过早关闭。

(赵　平)

第三节　妊娠期高血压患者的麻醉

【知识点】

1. 妊娠期高血压疾病的分类及诊断标准
2. 子痫前期患者的病理生理改变和诊断标准
3. 妊娠期高血压患者的降血压药物、降血压阈值和目标血压
4. 妊娠期高血压患者的分娩时机和麻醉管理
5. 子痫的预防和处理
6. 妊娠期高血压患者的容量评估和液体管理
7. HELLP 综合征
8. 妊娠期高血压患者的产后管理要点

【案例】

患者女，27 岁，G_1P_0，孕 39 周。因近 2 周持续性头痛头昏、双下肢水肿，入院待产。患者在病房能缓慢行走，既往无心脏病、高血压病史。体格检查：身高 158cm，体重 103kg，意识清楚，血压 175/110mmHg，心率 83 次/min，双下肢水肿（++），实验室检查：Hb 97g/L、血总蛋白 46.3g/L、尿蛋白（++）、PT 13.6 秒、APTT 37.1 秒、血小板 $140×10^9/L$、血电解质及血糖正常。

【疾病的基础知识】

1. 妊娠期高血压疾病的分类及诊断标准

妊娠期高血压疾病（hypertensive disorders of pregnancy，HDP）是妊娠期特有的疾病，美国妇产科医师协会（ACOG）在 1972 年首次提出 HDP 的分类模式，后由美国国家高血压教育项目工作组（NHBPEP）修订。目前公认的分类标准见表 13-3-1，诊断包括慢性高血压、妊娠期高血压（pregnancy hypertension）、子痫前期（pre-eclampsia）、子痫（eclampsia）和慢性高血压并发子痫前期。2018 年国际妊娠期高血压研究学会（International Society for the Study of Hypertension in Pregnancy，ISSHP）对 HDP 的分类提出了新观点，将 HDP 分为两大类，6 种亚型（表 13-3-2）。首次推荐将新型高血压：白大褂高血压、隐匿性高血压和一过性高血压列为 HDP 的特殊类型。

表 13-3-1　妊娠期高血压疾病的分类及诊断标准

分类	诊断标准
子痫前期	妊娠 20 周后新发高血压[a]，合并 蛋白尿[b]，或 无蛋白尿，但有以下任一症状 　血小板减少症（血小板计数<$100 ×10^9/L$） 　肝功能异常（血清转氨酶高于正常值 2 倍及以上） 　新发肾功能损伤（肌酐>1.1mg/dl 或肌酐值增倍） 　肺水肿 　新发脑或视觉障碍
妊娠期高血压	妊娠 20 周后新发高血压，以及 无蛋白尿，以及 无子痫前期合并的多系统功能障碍
慢性高血压	妊娠前确诊的高血压 妊娠 20 周前确诊的高血压 产后持续性高血压
慢性高血压并发子痫前期	符合慢性高血压的诊断标准，合并子痫前期

注：[a] 高血压定义为收缩压≥140mmHg，和/或舒张压≥90mmHg，至少测量 2 次，每次间隔至少 4 小时；[b] 蛋白尿定义为：尿蛋白≥0.3g/24h，或尿蛋白/肌酐比值≥0.3，或随机尿蛋白≥+（30mg/dl）。

表 13-3-2 ISSHP 妊娠期高血压分类及诊断标准

分类	亚型	诊断标准
妊娠前诊断或妊娠 20 周前新发现的高血压	慢性高血压(原发性和继发性)	妊娠前诊断或妊娠 20 周前确诊的高血压
	白大褂高血压	诊室血压升高(≥140/90mmHg),但在家庭或工作时血压正常(<135/85mmHg)
	隐匿性高血压	诊室血压正常,但在其他时段血压升高,需 24 小时动态血压监测或家庭血压监测明确诊断
妊娠 20 周后发现的高血压	一过性妊娠高血压	妊娠中晚期新发的高血压,无需任何治疗即可缓解
	妊娠高血压	妊娠 20 周后血压升高,但不伴蛋白尿、脏器功能损害以及胎儿生长受限
	子痫前期	妊娠期高血压出现以下 1 种或多种表现 (1)蛋白尿 (2)其他母体器官功能障碍,包括 　1)急性肾损伤(肌酐≥90 μmol/L;1mg/dl) 　2)肝功能异常(ALT 或 AST>40IU/L)伴或不伴右上腹疼痛 　3)神经系统并发症(如子痫、精神状态改变、失明、脑卒中、阵挛、严重头痛、持续性视觉模糊) 　4)血液系统并发症(血小板计数<150×10⁹/L、DIC、溶血) (3)子宫胎盘功能障碍(如 FGR、脐动脉多普勒波形分析异常或死胎)

注:FGR 为胎儿生长受限。

2. 子痫前期伴严重表现的诊断标准

ACOG 2019 年更新了诊断标准,不再区分轻度或重度子痫前期,提出子痫前期伴严重表现(表 13-3-3)。对于妊娠期高血压患者和不伴有严重表现的子痫前期患者,常采用相似的治疗方法,并同样应当受到重视和加强监测。而血压大于 160/110mmHg 的重度高血压患者,即使尿蛋白阴性,仍需诊断为子痫前期伴严重表现。

表 13-3-3 ACOG 子痫前期严重表现诊断标准(2019)

诊断标准

(1)高血压:收缩压≥160mmHg 和/或舒张压≥110mmHg,需 2 次测量,间隔>4 小时(除非在此之前已行降血压治疗)
(2)血小板减少:血小板计数<100×10⁹/L
(3)肝功能异常:转氨酶升高超过正常上限 2 倍,持续右上腹或中上腹疼痛,药物不能缓解,排除其他诊断
(4)肺水肿
(5)新发头痛:药物不能缓解,排除其他原因
(6)视物模糊

3. 子痫前期的危险因素

大多数子痫前期发生在健康的初产妇,然而有先存血管疾病、代谢异常、慢性高血压或糖尿病会增加子痫前期的风险,子痫前期的危险因素包括:①年龄≥35 岁;②孕前 BMI>30kg/m²;③既往子痫前期病史;④初产;⑤多胎妊娠;⑥慢性高血压;⑦孕前糖尿病、孕期糖尿病;⑧肾脏疾病;⑨系统性红斑狼疮;⑩抗磷脂抗体综合征;⑪血栓形成倾向;⑫辅助生殖技术;⑬梗阻性睡眠呼吸暂停。

4. 子痫前期患者的病理生理改变

子痫前期是一种以广泛血管内皮损伤、全身小动脉痉挛为特点的全身性系统性疾病,因此子痫前期对患者几乎所有的器官都会产生不利影响,造成血管、血液系统、肝脏、肾脏等系统和器官的功能与形态学改变,甚至在其发病几十年后还会出现心血管疾病和肾脏疾病的潜在风险。

(1)血管改变:子痫前期患者循环血容量相对不足,血液浓缩,且各种血管活性物质(包括前列环素、血栓

素 A_2、一氧化氮和内皮素等)相互作用导致强烈血管痉挛。由于子痫前期常伴有毛细血管渗漏和胶体渗透压降低,积极的补液治疗存在肺水肿的风险。

(2) 血液系统:子痫前期,尤其是伴有严重症状的患者,可能发生各种血液学改变,包括高凝状态、血小板减少和溶血等。血小板减少是血小板活化、聚集和消耗的结果,是疾病严重程度的标志。

(3) 肝脏:子痫前期伴严重表现患者的肝功能可发生显著改变。AST 比 ALT 升高的程度更大,可能有助于区分子痫前期与其他潜在原因导致的肝脏疾病。LDH 升高是由肝功能异常和溶血引起。随着子痫前期进展,肝脏合成功能改变,导致凝血功能异常。

(4) 肾脏:子痫前期典型的肾脏改变为肾小球内皮增生。肾血管痉挛,肾小球滤过率降低,导致重度子痫前期患者少尿。尿酸产生增加,近端肾小管中再吸收增加,排泄减少,导致子痫前期患者高尿酸血症。

(5) 胎儿结局:子痫前期患者中,子宫胎盘缺血的临床表现包括胎儿生长受限、羊水过少、胎盘早剥(placental abruption)以及胎儿监测显示胎儿状态不稳定。因此,子痫前期患者早产的风险增加。

5. 妊娠期高血压疾病的并发症

妊娠期高血压疾病的产妇并发症包括弥散性血管内凝血、充血性心力衰竭和肺水肿、胎盘早剥、产后出血、急性肾衰竭、肝破裂、脑血管意外以及感染性休克。产妇死亡的首要原因是颅内出血。

胎儿并发症包括早产伴呼吸窘迫、宫内发育迟缓、羊水过少、颅内出血、小于胎龄以及胎粪误吸。宫内发病和死亡的首要原因是胎盘梗死造成的子宫胎盘功能不全(uteroplacental dysfunction),其次是胎盘早剥和绒毛膜羊膜炎。

【术前评估与准备】

6. 子痫前期患者需要进行的实验室检查

子痫前期患者需要进行的实验室检查包括血红蛋白及血细胞比容、血小板计数、尿蛋白/肌酐比值或 24 小时尿蛋白定量、血清肌酐水平和血清转氨酶水平。

血小板计数是血小板减少症的一个有效预测指标,对于血小板 $< 100 \times 10^9/L$ 的产妇,可能出现凝血异常(如 PT、APTT 延长,纤维蛋白原浓度下降)。对存在 DIC 高危因素的产妇(如胎盘早剥、肝功能异常、HELLP 综合征),进一步深入研究凝血功能很有必要。对所有子痫前期的孕产妇均应行肝功能检查,因为肝功能异常可能提示病情严重或短时间内需要分娩。

对于最初的实验室结果或每天血小板计数提示存在血小板减少症的患者,至少 6 小时重复进行血小板计数检测,这对于尽早发现血小板计数下降及决定分娩时机和麻醉方式有益。

7. 妊娠期高血压患者的降血压阈值、目标血压及降血压药物的正确使用

ISSHP 推荐所有 HDP 降血压治疗阈值为诊室血压 ≥140/90mmHg(或家庭血压 ≥135/85mmHg);血压管理目标值为舒张压 85mmHg,收缩压 110~140mmHg,以降低发生严重高血压和其他并发症的风险。

妊娠期常用抗高血压药物(表 13-3-4)均能降低严重高血压发生率,而 ACEI 和 ARBS 类药物对发育中胎儿肾脏有毒性作用,故妊娠期禁止使用。治疗严重高血压的目的是预防充血性心力衰竭、心肌缺血、肾损伤或肾衰竭、以及缺血性或出血性卒中。无论何种类型的 HDP,急性发作严重高血压(收缩压 ≥160mmHg 和/或舒张压 ≥110mmHg,持续 ≥15 分钟)时,都需紧急处理并密切监护。常用药物包括口服硝苯地平,静脉注射拉贝洛尔或肼屈嗪。没有上述药物可选择口服拉贝洛尔(表 13-3-5)。ISSHP 推荐了相应的控制严重高血压流程(图 13-3-1)。

表 13-3-4　妊娠常用抗高血压药物

分类	抗高血压药
一线口服药	拉贝洛尔、甲基多巴、长效口服硝苯地平、其他 β 受体拮抗剂(醋丁洛尔、美托洛尔、吲哚洛尔和普萘洛尔)
二线口服药	可乐定、肼屈嗪、噻嗪类利尿剂
禁止使用药物	ACEI*、ARBS*

注:* ACEI、ARBS 具有胎儿肾脏毒性,妊娠期禁用。

表 13-3-5　妊娠期紧急血压控制的抗高血压药物选择

药物	剂量	评价	起效时间
拉贝洛尔	（1）10~20mg 静脉注射，之后每 10~30 分钟注射 20~80mg （2）最大累积剂量 300mg （3）或持续输注 1~2mg/min	（1）心动过速不常见，不良反应较少。 （2）哮喘、先前存在心肌疾病、心功能失代偿、心脏传导阻滞和心动过缓患者避免使用	1~2 分钟
肼屈嗪	（1）5mg 静脉注射或肌内注射，之后每 20~40 分钟注射 5~10mg （2）最大累积剂量 20mg （3）或持续输注 0.5~10mg/h	（1）较高和较频繁使用剂量与母体低血压、头痛和胎心率异常相关 （2）相比其他药物更常见	10~20 分钟
硝苯地平（速释型）	（1）10~20mg 口服，必要时 20 分钟重复 （2）之后每 2~6 小时服用 10~20mg，每日最大剂量 180mg	可见反射性心动过速和头痛	5~10 分钟

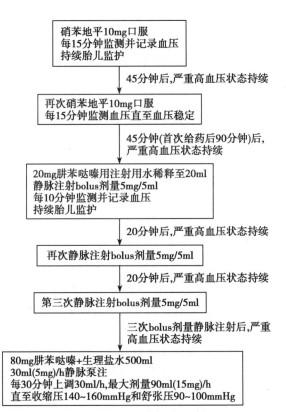

图 13-3-1　口服硝苯地平和/或静脉注射肼屈嗪控制严重高血压流程图

8. 硫酸镁的正确使用及硫酸镁中毒的救治

硫酸镁可预防有严重特征的子痫前期和子痫患者抽搐，使子痫发生率降低 50%，其控制子痫再次发作的效果优于地西泮、苯巴比妥和冬眠合剂等镇静药物。当子痫前期患者出现严重高血压、蛋白尿加重、血压升高伴神经症状或体征等严重表现时，应给予硫酸镁预防抽搐发生。硫酸镁应用的最佳剂量，普遍采用的治疗方案为：20~30 分钟内静脉给药 4~6g，维持剂量每小时 1~2g。分娩发动前行剖宫产术者应在手术前开始用药，并在手术中及术后 24 小时继续用药；阴道分娩者应在分娩后 24 小时持续用药；在建立静脉通道困难的情况下，可以肌内注射硫酸镁，首次以 10g 作为负荷剂量（每侧臀部 5g），之后每隔 4 小时给予 5g。血清镁离子有效治疗浓度为 1.8~3.0mmol/L，超过 3.5mmol/L 即可出现中毒症状。ISSHP 推荐了硫酸镁预防和治疗子痫的方案及硫酸镁中毒的管理（图 13-3-2）。

由于硫酸镁几乎只在尿液中排出，除了监测呼吸状态和肌腱反射，还应当将尿量作为监测的一部分。如果患者肾功能受损，血清硫酸镁水平将快速升高，使患者面临严重不良反应的风险。如孕妇同时合并肾功能不全、心肌病、重症肌无力等，或体质量较轻者，则硫酸镁应慎用或减量使用。

9. 妊娠期高血压患者分娩时机的抉择及分娩时的管理

合适的分娩时机需要综合考虑孕周、母体及胎儿监测和评估的状况，权衡母儿的风险利弊，以及根据医疗护理资源的水平来决定。对于子痫前期患者目前比较公认的是：

（1）患者病情稳定，可期待至妊娠满 37 周。

（2）妊娠 34~37 周的子痫前期患者应采用期待治疗。出现以下任何一种情况，应提前终止妊娠：①三种降血压药维持使用，患者仍反复发生严重高血压；②母体脉搏血氧饱和度<90%；③肝肾功能异常进行性加重，进行性血小板减少；④肺水肿；⑤神经系统症状或体征，如顽固性头痛、反复视盲或子痫；⑥胎盘早剥；⑦胎儿情况恶化（脐动脉多普勒血流测定舒张末期持续性反向血流、胎儿监护异常或死产）。

（3）妊娠<34 周的子痫前期患者应在具有母婴医学专业知识的医疗中心进行保胎期待治疗。

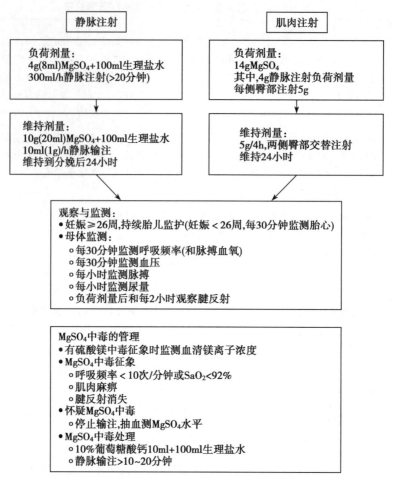

图 13-3-2 硫酸镁预防和治疗子痫方案及硫酸镁中毒管理

注:不同国家硫酸镁浓度可能不同,必须仔细确认镁浓度,以匹配相应治疗剂量。

（4）患有子痫前期,且胎儿处于生存能力极限(国外指南<妊娠 24 周,国内指南<26 周)的妇女,可能需要终止妊娠。如果在妊娠不足 34 周时分娩,建议使用皮质类固醇促进胎肺成熟,但不能因此而延迟分娩。

妊娠期高血压或子痫前期的临床过程在分娩过程中可以进展,因此所有妊娠期高血压或子痫前期的患者即使无严重特征也必须加强监测(包括密切观察自觉症状、监测母儿情况和积极预防产后出血),以便早期发现,避免进展为严重疾病。子痫前期患者分娩期间管理的主要目标是控制高血压和预防子痫。临产时应口服抗高血压药,如果血压升高≥160/110mmHg,立即口服硝苯地平或静脉注射拉贝洛尔或肼屈嗪治疗。如果进展为子痫前期,应开始硫酸镁治疗。子痫前期患者血容量相对不足,但常伴毛细血管渗漏和胶体渗透压降低,常规补液治疗存在导致肺水肿风险,应限制液体总摄入量,补液量控制在 60~80ml/h。

10. 子痫的预防和处理

子痫发作时的紧急处理包括一般急诊处理、控制抽搐、控制血压、预防再发抽搐以及适时终止妊娠等。子痫诊治过程中,要注意与其他抽搐性疾病(如癔症、癫痫、颅脑病变等)进行鉴别。同时,应监测心、肝、肾、中枢神经系统等重要器官的功能、凝血功能和水电解质及酸碱平衡。

（1）一般急诊处理:子痫发作时应预防患者坠地外伤、唇舌咬伤,须保持气道通畅,维持呼吸、循环功能稳定,密切观察生命体征、尿量(留置导尿管监测)等。避免声、光等一切不良刺激。

（2）控制抽搐:硫酸镁是治疗子痫及预防复发的首选药物。大多数子痫发作是自限性的,硫酸镁不一定能阻止抽搐,但能预防反复抽搐。子痫患者产后需继续应用硫酸镁 24 小时。

（3）控制血压和监控并发症:脑血管意外是子痫患者死亡的最常见原因。当收缩压持续≥160mmHg、舒张压≥110mmHg 时要积极降血压以预防心脑血管并发症。注意监测子痫之后的胎盘早剥、肺水肿等并发症。

子痫患者尽早结束妊娠,但子痫本身并不是选择剖宫产术的指征,即使在子痫发作后,那些产程进展充分的患者也可以继续经阴道分娩。如果患者病情稳定,分娩方式部分取决于孕龄、胎儿情况和子宫颈检查结果等因素。妊娠不足 30 周未临产且 Bishop 评分不理想的患者,引产失败率可能会增加,建议立即选择剖宫产手术。

【术中管理】

11. 妊娠期高血压患者的容量评估和液体管理要点

子痫前期复杂的病理生理和多变的血流动力学特征使静脉输液复杂化。无论是内皮细胞损伤导致液体渗漏至间质还是液体容量超负荷,均导致子痫前期患者肺水肿的风险增加,静脉输液需要谨慎(<125ml/h),同时监测出入量。开始实施椎管内麻醉时不需要液体预负荷,静脉补液适用于椎管内麻醉后产妇血压显著低于 20%基线值或由于母体心排血量下降出现胎心率异常。

然而,在某些情况下需要适当扩容,当循环血容量减少,肾脏灌注受限,产妇出现少尿,或硬膜外麻醉后产妇出现低血压时,建议静脉快速输液 250~500ml。

持续监测动脉血氧饱和度 SaO_2 可指导后续的治疗和管理。在没有可疑的循环血量减少(如出血)的情况下,SaO_2 降低(在排除其他病因情况下),可给予呋塞米利尿,预防肺水肿。如 SaO_2 持续降低还需要考虑心功能不全的可能。进一步超声心动图评估心脏收缩和舒张功能、有创血流动力学监测以及脑利尿钠肽测定将进一步阐明心脏功能和循环血容量状态。

12. 子痫前期患者待产和分娩中椎管内镇痛的实施

在子痫前期的患者中,连续硬膜外阻滞或腰硬联合阻滞是优选的麻醉方式。其优点为:①良好的麻醉效果,减轻疼痛引起的循环波动;②减轻循环中儿茶酚胺及应激相关激素的水平;③改善子宫胎盘血流;④作为急诊剖宫产手术的区域麻醉措施,避免因全麻带来的风险。

对于子痫前期患者在椎管内麻醉下实施分娩镇痛或者剖宫产与正常孕妇相比,并没有明显差异。但在子痫前期患者中需要注意评价凝血功能,一般产妇血小板计数>80 ×10⁹/L,椎管内麻醉是安全的。对于血小板计数<50 ×10⁹/L 的产妇,不宜行椎管内麻醉。对于血小板计数在 50~80 ×10⁹/L 的产妇,当需要紧急剖宫产时,椎管内麻醉和全身麻醉之间要权衡利弊,比如患者气道解剖情况、血小板计数变化趋势及是否存在凝血障碍性疾病。同时需注意,在给予伴有高血压疾病的产妇注射含有肾上腺素的试验剂时需要格外小心,意外的血管内注射可引起急性严重的高血压。

13. 子痫前期患者剖宫产术中麻醉方式的选择

子痫前期的患者全身麻醉的劣势在于:①因插管困难而反复的气管插管操作将会导致气道水肿等并发症;②伴随气管插管及拔管时的一过性、但严重的高血压。因此,一般来说,只要产妇病情允许,应尽量使用椎管内麻醉。

虽然如此,在有些情况下仍需选择全身麻醉,适应证包括严重的持续存在的母体出血、持续存在的胎心过缓而母体气道无异常、严重的血小板减少症或其他凝血障碍或这些指征的综合。全身麻醉管理要点如下:

(1)在严重高血压患者中,需要建立有创动脉压监测。

(2)做好术前气道评估及困难气道处理预案,预防反流误吸。

(3)在麻醉诱导前,给予降血压药物如拉贝洛尔、尼卡地平、硝普钠或硝酸甘油调整血压至目标安全范围,同时加强胎心监护。

(4)诱导前高流量(5~6L/min)面罩吸氧 3~5 分钟,或 5~8 次最大肺活量通气。

(5)使用丙泊酚 2.0~2.5mg/kg 和琥珀胆碱 1.0~1.5mg/kg、瑞芬太尼 0.5~1.0μg/kg 快速建立麻醉诱导。

(6)50%氧气+50%氧化亚氮+异/七氟烷 0.5MAC 或者 0.5~1MAC 的七氟烷吸入维持麻醉,直至胎儿娩出。胎儿娩出后可给予非去极化肌肉松弛药,适当追加芬太尼 150~250μg 或舒芬太尼 10~30μg 等阿片类镇痛药。降低吸入麻醉药浓度到 0.5MAC 以下,以免影响宫缩。

(7)在手术即将结束时,可给予拉贝洛尔 5~10mg 静脉滴注,以预防苏醒过程中或者气管拔管时带来的高血压。

14. HELLP 综合征的定义、治疗和管理

HELLP 综合征(hemolysis,elevated liver enzymes,and low platelets syndrome)是子痫前期的一种严重表现,以溶血、转氨酶升高和血小板减少为特点。HELLP 综合征孕妇可并发肺水肿、胎盘早剥、产后出血、弥散性血管内凝血(DIC)、肾衰竭、肝破裂等。多器官功能衰竭和 DIC 是 HELLP 综合征孕妇最主要的死亡原因。而在胎儿方面,因胎盘功能减退、胎盘供血不足,可导致胎儿生长受限、胎儿窘迫、死胎、死产、早产或新生儿死亡等严

重并发症。诊断标准包括：

（1）血管内溶血：外周血涂片见破碎红细胞、球形红细胞；胆红素≥20.5μmol/L（1.2mg/dl）；血红蛋白轻度下降；LDH 水平升高。

（2）转氨酶水平升高：ALT≥40U/L 或 AST≥70U/L。

（3）血小板计数减少：血小板计数<100×10^9/L。

HELLP 综合征患者必须住院治疗。在按照重度子痫前期对重要器官监测和保护及治疗的基础上，其他治疗措施包括：

（1）有指征地输注血小板和使用肾上腺皮质激素。血小板计数：①>50×10^9/L 且不存在过度失血或血小板功能异常时，不建议预防性输注血小板或剖宫产术前输注血小板；②<50×10^9/L 可考虑肾上腺皮质激素治疗；③<50×10^9/L 且血小板计数迅速下降或者存在凝血功能障碍时应考虑备血，包括血小板；④<20×10^9/L 时，除建议剖宫产术前输注血小板外，阴道分娩前也强烈建议输注血小板。

（2）孕妇状况整体评估，适时终止妊娠。①时机：绝大多数 HELLP 综合征孕妇应在积极治疗后尽早终止妊娠。只有当胎儿不成熟且母胎病情稳定的情况下方可在三级医疗机构进行期待治疗。②分娩方式：HELLP 综合征孕妇可酌情放宽剖宫产指征。③麻醉选择：血小板计数>75×10^9/L，如无凝血功能障碍和进行性血小板计数下降，可选择区域麻醉。

（3）其他治疗：在 HELLP 综合征治疗中必要时需进行血浆置换或血液透析，关键是注意全面的母体状况整体评估和病因鉴别，给予合理的对症治疗和多学科管理，存在严重并发症时注意强化危重症管理（表13-3-6）。

表 13-3-6   HELLP 综合征并发症管理

并发症	管理
凝血障碍与出血/DIC	及时止血和多学科监测有助于产后 24~48 小时的自然恢复 输血应该从临床上怀疑凝血障碍开始，即使没有实验室检查 对大量输血无反应的患者予重组因子Ⅶa 可能有效
急性呼吸窘迫综合征	评估是否需要机械通气 随时准备好紧急情况下困难气道的准备（行气管切开）
心血管不稳定与脑卒中	神经影像 由神经外科、神经病学和产科专家组成的团队负责管理治疗 孕妇 tPA 使用存争议 有 HELLP 综合征病史者应行心血管结局筛选，改变生活方式（包括：运动、控制饮食和减肥）
感染/败血症	肾盂肾炎、肺炎、子宫内膜异位症和败血性流产可发展为 HELLP 综合征 必须考虑充分的液体复苏、经验性抗生素和预防感染的措施
肝破裂/肝血肿	手术是肝包膜下破裂的主要原因 对于未破裂的肝血肿，保守治疗是一种选择，包括输血、纠正凝血异常和连续超声或 CT 监测血肿大小

注：tPA，组织纤溶酶原激活物。

【术后管理】

15. 妊娠期高血压患者的产后管理要点

子痫前期患者是分娩后 3 天内发生子痫前期并发症的高危人群，应继续监测血压、实验室检查和观察临床表现。产前应用的抗高血压药物产后应继续使用，至少用到分娩后 6 天，并在数天内缓慢撤药。产后及哺乳期应用抗高血压药物的有效性和安全性研究较少，相关指南建议需要对服用抗高血压药物同时进行母乳喂养产妇的婴儿进行监测。重度子痫前期患者产后应继续使用硫酸镁至少 24~48 小时，预防产后子痫。并且应注意产后迟发型子痫前期及子痫（发生在产后 48 小时后）的发生。产后 NSAID 类镇痛药物应用尚存争议，NSAID 类药物抑制前列腺素合成，引起血管舒张不足和钠潴留增加，从而有导致高血压加重风险，ISSHP 建议产后应避免使用。而最新一些研究显示，NSAID 与产后血压升高无关，并且不延长产后严重高血压持续时间。

对妊娠期高血压疾病患者的长期随访研究表明,与未受高血压疾病影响的女性相比,其长期心血管疾病风险增加。有子痫前期病史的女性在之后几年心血管疾病(高血压、心肌梗死、充血性心力衰竭)、脑血管事件(脑卒中)、外周动脉疾病和日后因心血管疾病死亡的风险,较未患子痫前期女性增加了一倍。子痫前期患者远期心血管疾病风险增加的机制尚待研究,医疗机构需提供更密切的长期甚至终生随访,并充分告知患者上述风险,加强自我健康管理,注意生活方式调整(包括健康的饮食和生活习惯、加强体育锻炼、控制体重、戒烟等),以降低再次妊娠时的发病风险。

(刘志强)

第四节　围产期出血

【知识点】

1. 产后出血的定义及原因
2. 妊娠期母体血液系统改变及凝血特征
3. 有妊娠期出血风险的产妇术前准备及麻醉选择
4. 围产期出血的容量治疗
5. 产后出血患者凝血功能保护
6. 羊水栓塞
7. 自体血回输技术在围产期出血的应用
8. 腹主动脉球囊阻断技术在围产期出血的应用

【案例】

患者女,38岁,身高168cm,体重73kg。因停经36^{+3}周,要求待产入院。既往有2次剖宫产,1次人工流产史。查体:胎心率140次/min,胎儿估重3 200g。化验检查:Hb 102g/L,余未见异常。B超:胎盘前壁Ⅱ级,其下缘完全覆盖宫内口,胎盘整体明显增厚,较厚处93mm,胎盘内见较多陷窝回声,胎盘大面积植入,部分稍突向膀胱,与膀胱壁分界不清。盆腔MRI:中央型前置胎盘,胎盘呈波浪状,边缘圆钝,子宫肌层与胎盘分界不清,局部子宫壁变薄,子宫与胎盘交界面存在多发迂曲血管影,胎盘植入子宫肌层伴穿透,胎盘与膀胱顶壁交界面模糊,膀胱肌层欠连续,膀胱顶壁呈幕状改变。

术前诊断:G_4P_2,孕36^{+6}周,凶险型前置胎盘,胎盘植入膀胱,轻度贫血。

【疾病的基础知识】

1. 产后出血的定义

胎儿娩出后24小时内出血量超过500ml称为产后出血(postpartum hemorrhage,PPH)。

2. 围产期出血的常见原因

产后出血的发病原因依次为子宫收缩乏力、软产道裂伤、胎盘因素及凝血功能障碍。四大原因可以合并存在,也可以互为因果。

(1)宫缩乏力:是产后出血最常见的原因,约占70%。子宫肌纤维的解剖分布呈内环、外纵、中交织,正常情况下,胎儿娩出后,不同走行方向的子宫肌纤维强有力的收缩对肌束间的血管起到有效的压迫作用。但当子宫肌纤维收缩无力即宫缩乏力时,则失去对血管的有效压迫作用而发生产后出血。

(2)胎盘因素:约占产后出血原因的20%。

1)胎盘早剥:胎盘早剥(placenta abruption)是在胎儿娩出前,正常位置的胎盘部分或全部从子宫壁剥离,其发生率为1.3%~1.6%。胎盘早剥的临床表现可能为阴道流血和子宫紧张。由于潜在的大量血液积聚在胎盘之后,我们往往低估了出血的程度,可能发生DIC。慢性高血压、妊娠高血压、先兆子痫、滥用可卡因、酗酒、吸烟及胎盘早剥史都是胎盘早剥的高危因素。

2)前置胎盘:当胎盘附着于子宫下段,甚至胎盘下缘达到或覆盖宫颈内口时,则可发生前置胎盘(placenta previa)。前置胎盘多见于多产妇,尤其是有剖宫产术史者。与胎盘早剥相反,其典型症状是妊娠期期后无痛性阴道流血。出血能自行停止者,可以保守治疗。对于持续流血者,为了母体及胎儿分娩安全应终止妊娠。

3)胎盘植入:当胎盘附着于子宫肌层时,便认为发生了胎盘植入(placenta accreta)。胎盘可能侵入子宫肌层、穿透子宫肌层或侵入膀胱及盆腔脏器。有一次或多次剖宫产病史的孕妇,其胎盘植入的发生率增加。随着超声检查技术的进步,大多数的胎盘植入在妊娠期间就可确诊;滋养层侵入的深度可通过 MRI 评估。

(3) 软产道裂伤:会阴、阴道、宫颈及子宫下段等软产道裂伤亦可引起产后出血。

(4) 凝血功能障碍。

3. 妊娠期母体凝血功能的改变

妊娠期处于一种血小板更新率和凝血都增加的状态,妊娠期血小板计数不变,妊娠晚期血小板计数可能会减少,但血小板活性增强。出血时间维持正常。由于孕期凝血因子增加,导致凝血酶原时间和部分凝血活酶时间缩短。

此外,当足月妊娠时,凝血因子 I、VII、VIII、IX、X、XII 和纤维蛋白原增加,凝血因子 II 和 V 不变,因子 XI 减少,导致凝血酶原时间和部分凝血活酶时间缩短 20%。血浆纤维蛋白原由正常的 2~4g/L 升至妊娠后期的 5~6g/L。胎盘及蜕膜含大量组织凝血活酶(IV 因子),所以无需凝血因子的激活,便可在胎盘剥离的表面很快发生血液凝固。正常妊娠期纤维蛋白溶酶原显著增加,但纤溶活力下降。总体来说,多数孕妇在妊娠期间会处于一种高凝状态。

【术前评估与准备】

4. 妊娠期出血风险的术前评估注意事项

(1) 以产科处理前的最后一次检查来决定其分类,确定其类型(完全性前置胎盘或称中央性前置胎盘、部分性前置胎盘、边缘性前置胎盘、凶险型前置胎盘)。

(2) 评估术前循环功能状态和贫血程度。

(3) 术前检查:除血、尿常规、生物化学检查外,应重视血小板计数、纤维蛋白原定量、凝血酶原时间和凝血酶原激活时间检查,并做 DIC 过筛试验。

(4) 警惕 DIC 和急性肾衰竭的发生,并予以防治。

(5) 视产妇具体情况决定是否术前进行桡动脉、颈内静脉穿刺置管,以行血流动力学监测。

(6) 对于误吸风险高的患者,应在全麻诱导前 30 分钟给予口服抗酸药,如枸橼酸钠。甲氧氯普胺可提高食管下端括约肌的张力,并加快胃的排空,术前可静脉给予。

5. 行全麻剖宫产术可能遇到的困难气道的原因

妊娠可引起产妇各种生理及解剖结构的改变,易导致困难气道。主要表现为孕妇舌体和喉部水肿以及口腔黏膜毛细血管充血,使孕产妇气道黏膜脆性增高且易出血。产妇易发生鼻黏膜出血,因而经鼻插管是相对禁忌证。另外,孕期乳腺腺体增生及因其造成的胸颏之间距离缩短,也是导致喉镜置入困难的主要原因。孕妇全麻诱导后出现插管失败的概率约是普通外科全麻患者的 10 倍。胃内容物的反流误吸一般都是出现在插管失败的时候,在诱导时,建议将患者头颈部的位置进行适当的调整,可使喉镜置入更加容易。因此,术前认真评估孕产妇的气道情况是非常必要的。

【术中管理】

6. 妊娠期出血风险产妇麻醉管理的注意事项

由于可能发生大出血,需要保证通畅的静脉通道,因此,最好是开放两条粗管径的静脉通道。由于产妇因失血可能发生急剧的血流动力学变化,术前需提前行桡动脉穿刺置管以备术中实时测压。在复苏过程中,中心静脉压的监测是一个有指导意义的指标,如有条件,CO、SV、SVV 的监测能更准确、直观的评估产妇的容量状况。为了观察复苏过程中的动态变化,应了解孕妇术前实验室检查的基础水平,包括血细胞比容和凝血功能,检查患者的血型并交叉配血。防治 DIC:胎盘早剥易诱发 DIC,围麻醉期应严密监测,积极预防处理。对怀疑有 DIC 倾向的产妇,在完善相关检查的同时,对是否预防性的给予小剂量肝素一直存在争议,因患者 DIC 的高凝期非常短暂,很快就进入不凝期。对于此类患者,应及时输注红细胞、血小板、新鲜冰冻血浆以及冷沉淀等凝血物质以改善患者凝血功能。对合并有胎盘植入的产妇,可以在硬膜外麻醉下进行髂内动脉球囊置入术。如预计或者确定患者髂内动脉球囊置入后术中出血可控的产妇,麻醉医师可以根据产妇循环情况决定是否采用硬膜外麻醉;如果出血不可控或者患者循环不稳定应立刻改为全身麻醉;所有的可能情况都要在术前跟产妇与家属充分沟通。另外,如果产妇合并胎盘植入,且进行子宫切除术时,则应首选全麻;如果是产后大出血的急诊手术,也应首选全身麻醉。

7. 产科大出血围术期的监测要点

准确评估尿量,如果尿量小于 0.5ml/(kg·h),即使已经进行了充分扩容,也需要进行中心静脉穿刺置管。有创动脉测压可实时监测体循环血压波动,及时发现血压的骤降,同时也便于抽取动脉血样,进行诸多容量复苏过程中易发生波动的临床指标的检查,包括血细胞比容、血小板计数、PT、PTT、纤维蛋白原和酸碱状态等血气分析指标。

8. 临床估计出血量的常用方法

常用估计出血量的方法包括:①称重法或容积法;②监测生命体征、尿量和精神状态;③休克指数法;④血红蛋白水平测定:血红蛋白每下降 10g/L,出血量为 400~500ml。需要注意的是产后出血的早期,由于血液浓缩,血红蛋白值常不能准确反映实际出血量。

9. 产后出血患者容量治疗的过程中的实验室检查

一些常规的检查要尽早进行,包括血细胞比容、血小板计数、凝血功能(PTT、PT、INR 和纤维蛋白原水平)和动脉血气。在复苏过程中,以上检查要定时复查,以指导治疗和输血。如果进行了大量输血,则还要进行电解质的检查,主要关注钾离子和钙离子的水平。输注的血液中含有大量的钾,而且酸中毒时细胞内的钾也会外流,因此有发生高钾血症的危险。输血中的抗凝物是枸橼酸盐,患者可能因此发生低钙血症。另外,要经常复查血气,以监测和评估可能由组织灌注不良引起的酸中毒。由于库存血的贮存期可能很长,甚至达 14 天以上,在患者已经存在酸中毒时,可能会因为输注了大量的"陈旧"血液而加重酸中毒。

10. 产后出血患者凝血功能的保护

(1) 尽可能减少晶体液和胶体液的使用。为了避免稀释性凝血功能障碍,进一步加大凝血因子的活性差异,对大出血产妇进行容量复苏时,应尽可能减少晶体液和胶体液的输注。胶体液可能损伤 PLT 功能,抑制纤维蛋白聚合,增加纤维蛋白溶解活性。

(2) 优化新鲜冰冻血浆(resh frozen plasma,FFP)与红细胞(RBC)的比例。FFP 和 PLT 较 RBC 高比例输注,可以显著降低产科容量复苏时发生凝血障碍的风险。该建议基于损伤控制性复苏理论(按照 1:1:1 的比例输注 RBC、FFP 和 PLT)。事实上,1U 的 RBC、FFP 和 PLT 混合物的血细胞比容为 29%,PLT 数量为 85 000/ml,凝血因子活性为 62%。

(3) 合理应用冷沉淀和抗纤维蛋白溶解药物。一项关于产后出血的临床数据回顾显示,充分止血需要的纤维蛋白原水平高于之前建议的水平。为了减少术后出血,Ⅷ因子活性应该保持在 50%~60% 水平。纤维蛋白原每提高 1g/L。需要输注 FFP 30ml/kg。冷沉淀物富含纤维蛋白原和Ⅷ因子。因此,尽管提倡 FFP 和 RBC 高比例输注,仍推荐早期输注冷沉淀物,输注冷沉淀物 3ml/kg 可以提高纤维蛋白原水平 1g/L。

(4) 关注Ⅶ因子。有报道提出采用重组Ⅶa 因子治疗产科大出血。81.5~92μg/kg 剂量的重组Ⅶa 因子,可使产妇出血显著减少 76%~85%,且不会增加血栓栓塞发生率。对重组Ⅶa 因子无应答的可能原因包括低温、酸中毒和低纤维蛋白原水平。

(5) 对于重组活化Ⅶ(rFⅦa)在产后出血的使用,目前尚无统一共识,虽然有研究发现使用 rFⅦa 可以明显减少严重产后出血子宫动脉栓塞、动脉结扎及子宫切除的比例,但是也有文献报道使用 rFⅦa 会增加动脉血栓形成的风险。英国皇家妇产科医师学院(RCOG)等指南推荐在发生危及生命的产后出血中可使用 rFⅦa,但 rFⅦa 使用不应该延迟或替代另外的治疗措施。而美国妇产科医师学院(ACOG)则不作推荐,并建议关注其潜在血栓形成风险以及成本问题。

(6) 氨甲环酸对产后出血有效且无明显不良事件发生,建议早期使用。2017 年 WHO 发布了氨甲环酸治疗产后出血的知识更新,建议产后 3 小时内,无论是自然分娩还是剖宫产,在产后出血的常规处理外,都推荐使用氨甲环酸。

11. 产后出血患者是否可应用回收的自体血

剖宫产术中应用自体血回收的安全性一直有待商榷,因为理论上认为在自体血回收过程中,羊水中的成分可能会被回输入患者的血液,有发生羊水栓塞的风险。自体血回收可以降低输注异体血引起的血源性感染和异源性免疫反应的风险。与应用库存血相比,应用自体血时发生输血反应和输血相关急性肺损伤(ransfusion-related acute lung injury,TRALI)的风险会降低。不幸的是,羊水栓塞的病理生理尚未完全明确,因而应该从自体血中去除哪些成分尚不清楚。羊水栓塞的发生率为 1/80 000 到 1/8 000,而且目前还没有研究能证明自体血回收增加了羊水栓塞发生的风险,大多数只是统计学上说服力不足的风险评估。

12. 产科手术中自体血回收的安全性及适应证

术中自体血回收（intraoperative cell salvage，IOCS）是利用血液回收装置，对手术中的出血经过抗凝、过滤、离心、洗涤等步骤处理后再回输给患者的技术，它能有效避免异体输血的过敏及发热反应、溶血反应、免疫抑制、传播疾病等并发症，并能节约血液资源，解决部分稀有血型的用血问题，是临床上非常重要的一种节约用血、安全用血的技术。

（1）关键问题：IOCS用于产科手术的安全性主要在羊水栓塞、细菌污染、胎儿红细胞同种免疫等问题存在争议。剖宫产术中使用IOCS可以显著清除混有羊水的回收血中的组织因子，同时联合使用白细胞滤器，能有效去除回收血中的多种羊水成分，包括α甲胎蛋白、滋养层细胞和白细胞；另外，大肠埃希菌、金黄色葡萄球菌、铜绿假单胞菌、脆弱拟杆菌也被证实可以安全过滤。

（2）安全性：随着血液回收机的不断改进，以及白细胞滤器的使用，越来越多的研究和临床实践证明IOCS在产科的应用是安全可行的。1993~2010年有多项研究表明产科患者采用IOCS后并未发生严重的不良反应，同时也有研究指出，使用IOCS与未使用患者相比较，羊水栓塞发生率、术后感染率、住院时间等没有明显差异。

（3）需注意的问题：鉴于剖宫产术野出血混有羊水等污染物，同时产妇血液处于高凝状态，故产科IOCS实施不同于其他领域，采用：①双倍抗凝，将60 000U肝素注入1 000ml 0.9%氯化钠溶液中（抗凝肝素浓度为60U/ml），并在血液回收前对储血罐进行抗凝液预冲；②双倍洗涤，按照离心杯容积：洗涤液量=1:（8~10）设置，225ml离心杯使用0.9%氯化钠2 000ml进行洗涤；③白细胞滤器回输，将洗涤后自体红细胞通过白细胞滤器输注到患者体内，在过滤前后均不应在血袋外加压；④双管吸引，一般情况下使用双管吸引，将羊水和回收血分开吸引，便于统计回收血量和出血量。但当前置胎盘，子宫切开后羊水中混入大量血液时，可以实施单管吸引，将所有羊水和术野出血一起回收；⑤确定母婴血型，若产妇为Rh（D）阴性，抗D抗体阳性者可在输血前保护性给予激素，若母婴Rh血型不合，在产后应给予适量抗D免疫球蛋白；⑥回输过程中密切关注产妇生命体征，尤其是小便颜色，若出现血尿提示溶血发生，可给予甲泼尼龙200mg反复多次冲击，直至尿色正常。

13. 子宫动脉球囊置入术或者子宫动脉栓塞在治疗产科出血中起到的作用

围产期患者如果预期发生或者已经发生产科出血，可以应用子宫动脉球囊置入术（uterine artery blockage，UAB）或者子宫动脉栓塞（uterine artery embolization，UAE）。如果预知患者可能有胎盘异常，造影技术的快速发展使我们可以在术前就预防性地置入髂内动脉球囊导管或者栓塞导管。球囊置入可以减少胎盘异常或子宫异常（如动静脉畸形、子宫收缩乏力）引起的产科出血。胎盘异常通常存在侧支循环，因此球囊扩张后可能不能完全阻止出血，但临床上认为球囊扩张术的应用可以极大程度减少出血，而且能为外科手术提供更稳定的条件。尽管球囊扩张术联合或不联合动脉栓塞都可以帮助控制出血，但是为了彻底控制出血，部分产妇仍需行子宫切除术。硬膜外腔预先置管有时可以避免患者接受全身麻醉以及相关的全麻并发症，但如果患者需要长期复苏治疗并需要控制气道，那么就必须得将麻醉方式转为全麻。在急诊情况下，动脉栓塞术可以帮助控制出血，但一些患者可能会出现急诊动脉栓塞术的并发症，如附壁血栓形成、阴道坏死和右腿感觉异常。

14. 腹主动脉球囊阻断的相关并发症

（1）动脉血栓：主动脉球囊导管采用12F导管鞘，穿刺点血管损伤大，插管后股动脉血流减缓甚至停滞，形成动脉血栓的概率更大。目前，腹主动脉阻断病例较少，相关血栓性疾病的发生率缺乏统计。由于剖宫产后短期内禁忌溶栓治疗，不宜对股动脉血栓过早干预。抗凝剂的应用需结合术前、术中和术后情况综合判断，尚无规范、合理的治疗方案可以遵循。但需要严密观察，如发现穿刺侧肢体明显缺血症状或体征，需要及时行血管超声及CT检查、对症处理，必要时手术取栓。

（2）血管损伤：阻断动脉血管时球囊紧贴血管内膜，如果充盈压过大、时间过长可造成血管内膜损伤，发生动脉夹层、附壁血栓等并发症。若球囊充盈不足，虽然对血管内膜压迫轻，但止血效果差。

（3）肾功能损伤：行腹主动脉球囊阻断术时，如果位置不当可能阻塞肾动脉开口；有盆腔异位肾的产妇也可导致肾缺血。肾动脉缺血30分钟可造成严重肾功能损伤。术前检查可排除异位肾、术中注入造影剂也可显示球囊与肾动脉的关系。目前虽无该并发症的报道，但仍不可疏忽。

（4）缺血性损伤：有研究指出球囊阻断动脉的时间<1小时，下肢缺血损伤发生的可能性很小。缩短手术时间，间断开放球囊，可减少器官缺血发生。

（5）射线对胎儿的影响：手术前放置球囊导管时，胎儿需接受小剂量X线照射。国际放射防护协会提出<100mGy的胚胎或胎儿剂量不会带来明显损伤，不作为终止妊娠的原因。此类产妇由于胎儿已至妊娠末期，对射线敏感度大为降低，因此不会导致损伤。尽管如此，射线对胎儿的远期影响仍然不能确定。

【术后管理】

15. **DIC后硬膜外导管拔出时机的选择**

DIC治疗后，除监测凝血功能外，还需反复评估相应穿刺节段的神经支配及椎管内出血情况。如果凝血功能正常且没有因为导管误入血管而发生椎管内出血，可以随时拔除导管；如果导管回抽有持续出血，则不能拔除导管，否则发生硬膜外出血及血肿的可能。一旦患者出现背痛及下肢感觉运动异常，要及早进行相关检查，必要时进行手术减压。通常，此类患者多术中改行全麻，因病情危重术后留置气管插管并处于镇静状态，有时很难评价下肢神经系统状况。这种情况下，硬膜外导管应保留至可进行神经功能评价为止。拔除硬膜外导管前，充分的凝血功能评估也非常重要，硬膜外血肿不仅会出现在导管置入过程中，同样也会由导管拔除所引起。因此，拔除硬膜外导管前，一定要确定凝血功能处于良好状态。

16. **羊水栓塞及其诊断要点**

（1）羊水栓塞（amniotic fluid embolism，AFE）是指在分娩过程中羊水突然进入母体血液循环引起急性肺栓塞，过敏性休克，弥散性血管内凝血，肾衰竭或猝死的严重的分娩期并发症。近年研究认为，羊水栓塞主要是过敏反应，是羊水进入母体循环后，引起母体对胎儿抗原产生的一系列过敏反应。

（2）病理生理学：产妇出现肺动脉压升高，导致急性右心扩张，同时由于通气血流比例失调引起动脉低氧血症，心排血量减少导致低血压，由于右心室流出道梗阻和急性肺心病引起充血性心力衰竭。

（3）临床表现：典型羊水栓塞表现为低氧血症、凝血功能障碍，低血压（血压与失血量不相符）。

（4）相关检查

1）母体循环或肺组织中羊水成分的检测。由于羊水栓塞的发生主要是羊水及其羊水中的有形成分进入母血中，引起肺血管栓塞和痉挛所致。

2）母血清及肺组织中的神经氨酸-N-乙酰氨基半乳糖抗原检测是一种简单、敏感、非创伤性的诊断羊水栓塞的手段，可用于羊水栓塞的早期诊断。

17. **羊水栓塞的鉴别诊断**

（1）子痫（eclampsia）：子痫发生前可有不断加重的重度子痫前期，在子痫前期基础上发生不能用其他原因解释的抽搐即为子痫。产妇通常有高血压、水肿及蛋白尿史，子痫在产前、产时、产后均可发生，以产前子痫最为常见，子痫发作无胎膜破裂因素，且DIC的检查一般无异常。

（2）充血性心力衰竭：有心脏病史，有心脏负担加重的诱因，患者突发心慌气短，咳泡沫状痰，一般无抽搐、出血和肾衰竭表现。在心力衰竭控制后症状能好转。

（3）脑血管意外：患者有高血压病史，有头痛、头晕，突然昏迷，可发生偏瘫。

（4）癫痫：患者往往有抽风病史，有精神因素的诱因。患者一般无DIC和肾衰。

（5）其他非DIC原因引起的产后出血：一般可找到明确的病因，且无凝血机制的改变。

（6）血栓栓塞性疾病：患者往往有高凝状态、下肢深静脉血栓的表现，一般无出血。

18. **羊水栓塞的治疗原则**

（1）纠正呼吸、循环衰竭：①心搏骤停者立即进行心肺脑复苏；②改善低氧血症；③纠正肺动脉高压；④防治心力衰竭。

（2）抗过敏治疗：使用地塞米松、氢化可的松、钙剂。

（3）抗休克治疗：补足有效血容量；使用血管活性药；维持酸碱与电解质平衡。

1）扩充血容量：休克时都存在有效血容量不足，应尽早、尽快扩充血容量。

2）纠正酸中毒：首次可给5%碳酸氢钠，先注入计算量的1/2~2/3。最好做动脉血血气及酸碱测定，按失衡情况给药。

3）选用血管活性药物：当休克症状急骤而严重或血容量虽已补足但血压仍不稳定者，可选用血管活性药物，以保证重要脏器血供。

（4）DIC与继发纤溶（secondary fibrinolytic stage）的治疗。

1）DIC 高凝期尽早使用肝素,症状发生后 10 分钟内使用效果最好,禁用于继发纤溶期;因该阶段时间短暂,当考虑到产妇发生了 DIC 时往往已进入不凝期,因此,对于肝素的使用一直存在争议。

2）输新鲜血、新鲜冰冻血浆:适用于消耗性低凝期。

3）输血小板:当血小板降至 $50×10^9$/L,应输血小板。

4）冷沉淀物:含Ⅰ、Ⅴ、ⅩⅢ、因子,每单位可增加纤维蛋白原 100mg/L,可提高Ⅷ因子水平。

5）抗纤溶期的治疗:可用抑肽酶、氨甲环酸、6-氨基己酸等。

（5）防治多器官损伤:羊水栓塞急性期后,易出现肾衰竭,因此在抗休克时须注意肾脏保护。当出现急性肾功能不全,尽早采用血液透析等措施。

19. 羊水栓塞 DIC 患者的血液制品治疗原则

为了纠正 DIC,必须输注凝血因子和血小板。而输注血液制品之前,可应用晶体液和/或胶体液进行扩容,以纠正低血压、低血容量;如果出血持续,则要根据出血量和血细胞比容的水平来输注红细胞;是否输注新鲜冰冻血浆要根据临床出血的情况及 PT 与 PTT 的结果来决定,如果 PT 或 PTT 较正常值延长超过了 1.5 倍,或有Ⅴ或Ⅷ因子缺乏,应该输注新鲜冰冻血浆。发生 DIC 时,血小板应该根据消耗的情况输注,即根据血小板计数和临床出血的情况来输注血小板。由于纤维蛋白原大量消耗,也应输注纤维蛋白原或含有大量纤维蛋白原的冷沉淀。预判患者的血制品需求很重要,应提前准备好血液制品,尤其是需要解冻的血浆和冷沉淀。

20. 新鲜冰冻血浆和血小板的输入指征

血液制品的输注不应该程式化。应该根据临床情况和实验室检查结果来综合决定血液制品的输注。一般情况下,在凝血因子比正常减少约 20% 之后,才会发生临床出血。但是当输血量超过患者全身循环血量后,患者更易发生出血。如果 PT 和 PTT 比正常延长 1.5 倍以上,就应该输注新鲜冰冻血浆来补充凝血因子。如果血小板数目小于 $50×10^9$/L,并合并微血管出血或者血小板数目小于 $100×10^9$/L 合并持续性出血,就应该输注血小板。

（车向明）

第五节　分　娩　镇　痛

【知识点】

1. 分娩疼痛对产妇及胎儿的影响

2. 分娩镇痛前的评估与准备

3. 椎管内分娩镇痛的方法及药物使用

4. 分娩镇痛效果的评价

5. 分娩镇痛期间胎心率异常的原因及处理

6. 分娩镇痛期间产妇低血压的发生机制及处理

7. 瘢痕子宫产妇的分娩镇痛

8. 分娩镇痛意外穿破硬脊膜的关注点

【案例】

患者女,37 岁,妊娠 39^{+6} 周。左枕前,G_2P_1,瘢痕子宫。因感下腹坠胀 2 小时入院。三年前在腰硬联合麻醉下行子宫下段剖宫产术,经产科医师评估可经阴道试产。规律宫缩后入产房待产,产妇疼痛剧烈,呼吸急促,情绪烦躁,自诉入产房前已不规律宫缩 4 小时,因疼痛难以入睡,感觉疲惫,产妇强烈要求在分娩镇痛下行阴道试产。

【疾病的基础知识】

1. 分娩镇痛的定义及意义

产妇在分娩期间因子宫收缩、宫颈扩张而产生剧烈的疼痛,通过采用现代医疗技术或方法,将剧烈的分娩疼痛明显改善或减轻称分娩镇痛(labor analgesia)。长期以来,分娩疼痛被误认为是必然的生理过程。然而,分娩疼痛不仅给产妇心理和生理带来巨大的创伤,影响产妇的康复,也会一定程度上增加剖宫产率。

理想的分娩镇痛方式必须具备以下特征:①对母婴影响小;②给药方便,起效快,作用可靠,能满足整个产程镇痛的需要;③避免运动神经阻滞,不影响宫缩和产妇活动;④产妇保持清醒,可参与分娩过程;⑤必要时能满足急诊手术的需求。椎管内分娩镇痛是目前较为理想的镇痛方法。

分娩镇痛能最大程度地减轻产妇痛苦,通过阻断伤害刺激的传入和传出,降低产妇的应激反应,减少对心血管的影响,增加胎盘血流灌注,改善胎儿氧供,减少疼痛给母婴带来的不良影响。减轻或消除产妇分娩时的痛苦,减少产妇不必要的体能消耗,帮助产妇树立自然分娩的信心,降低因疼痛而导致剖宫产的概率。产妇在分娩中的感受和要求无痛的权利应该受到社会的关注,没有痛苦的分娩是生殖医学的进步及优生医学发展的需要。

2. 分娩期产程的划分及各产程的疼痛机制

分娩全过程包括从开始出现规律宫缩直至胎盘娩出,分为三个阶段:①第一产程:规律宫缩开始到宫口开全,主要包括子宫肌层阵发性收缩、宫颈扩张、子宫下段形成,以及圆韧带受强烈牵拉而伸长;②第二产程:宫颈口开全(10cm)至胎儿娩出,此阶段除子宫体的收缩及子宫下段的扩张外,胎儿先露部可对盆腔和会阴组织产生压迫并伸展;③第三产程:胎盘娩出,子宫体缩小,子宫内压力下降。

在产程的各个阶段,分娩疼痛具有不同的特点:①第一产程疼痛来源于子宫肌层收缩和宫颈扩张,疼痛强度与子宫收缩力量、宫内压力强度有关。子宫平滑肌阵发性收缩和宫颈扩张的物理刺激,可导致子宫和宫颈局部缺血、缺氧而释放出某些化学物质,如组胺、缓激肽、5-羟色胺、前列腺素和炎性细胞因子等,宫颈和子宫扩张使子宫周围韧带、附件和壁腹膜受到牵拉,骨盆内脏器官如膀胱、直肠、尿道的压迫拉伸,腰骶丛神经根的压迫及反射性骨骼肌痉挛等刺激生殖道神经末梢,形成神经冲动,支配子宫和宫颈的传入纤维与交感神经(下腹神经丛和腹主动脉丛)伴行,传递至脊髓 $T_{10} \sim L_1$ 神经根,再经脊髓上行纤维传至大脑,形成痛觉。疼痛主要是内脏痛,定位不确切,起于下腹部,随着产程的进展逐渐放射至腰骶部、臀部和大腿部,疼痛特点为钝痛或周身不适等。②第二产程的疼痛来源自子宫平滑肌痉挛性收缩,胎儿下降对盆腔和会阴部结构的拉伸和压迫进行性加重,以及和/或助产过程中器械所致。产道的扩张,筋膜、韧带和皮下组织被剧烈拉伸和撕扯等多种因素,如胎儿体位、子宫缺血、子宫肌层血流减少、子宫系膜的炎性过程、心理因素和子宫的等长收缩等都可能与疼痛的程度相关。内脏和躯体神经末梢形成神经信号,经 $S_2 \sim S_4$ 脊神经上传至中枢,形成躯体疼痛感觉。胎儿下降和产道扩张等解剖形态的改变,作为伤害性刺激源,引发相邻组织如骶尾部、肛周甚至大腿上端产生疼痛不适。疼痛性质为躯体痛,疼痛特点为锐痛,较第一产程定位准确,主要集中在阴道、直肠和会阴部。③第三产程胎盘娩出,子宫体缩小,子宫内压力下降,痛觉显著减轻。

3. 分娩疼痛对产妇及胎儿的影响

长期以来,产妇分娩期间的剧烈疼痛往往被人们忽略,没有得到足够的重视。①分娩疼痛对产妇心理的影响:部分产妇因恐惧分娩疼痛而产生焦虑情绪,分娩疼痛是产妇恐惧分娩的最大危险因素,可增加产后抑郁的发生率。②分娩疼痛对产程的影响:分娩疼痛易使子宫收缩和宫口扩张的协调性失去平衡,增加了难产或产程停滞的风险,致使剖宫产率增高。同时会导致胃排空延迟,增加产妇恶心、呕吐和误吸的风险。③分娩疼痛对呼吸和代谢的影响:分娩疼痛的产妇由于过度通气,过多的二氧化碳排出,易造成呼吸性碱中毒,代偿性碳酸氢盐损失和碳水化合物摄入减少,产生代谢性酸中毒。疼痛引起的交感神经兴奋导致儿茶酚胺分泌显著升高,增加产妇心排血量、耗氧量以及血管阻力,导致血压升高,也可导致血清皮质醇(COR)水平明显升高,糖原分解致血糖增高。分娩和产后初期产妇血浆 β-内啡肽(β-EP)水平显著升高。④其他方面的影响:分娩疼痛导致哺乳活动受限,乳汁分泌减少,母乳量不足;另外,分娩疼痛增加产后会阴慢性疼痛的发生。

在分娩过程中,产妇的疼痛影响子宫胎盘血流灌注,使胎盘气体交换量下降,胎儿可能出现缺氧,导致新生儿代谢性酸中毒;分娩疼痛导致乳汁分泌减少,影响婴儿获得良好的母乳喂养;同时会导致产妇无法给予婴儿更多的关注,对婴儿大脑皮质的良性刺激减少,进而影响婴儿发育。

【镇痛前评估与准备】

4. 分娩镇痛前应做好的准备

现代化产房的管理和配备,包括产房的硬件设施、人员配备及镇痛工作的完善,是安全实施分娩镇痛并保证医疗质量的基础,分娩镇痛技术的规模化实施需要医院具备一套完整的组织管理体系。①对医疗机构基本要求:医疗机构开展分娩镇痛应当与其功能、任务相适应,有卫生健康行政部门核准登记的与分娩镇痛相关的诊疗科目。配备专用消毒房间,消毒穿刺物品,多功能监测仪及麻醉机等设备,备好氧气、吸引器、急救物品、药品等。②人员资质要求:麻醉科医师应取得医师执业证书,具备相关抢救复苏经验或接受过抢救复苏培训。

分娩镇痛前产妇应开放静脉通道,连接监护仪,监测产妇生命体征、胎心率及宫缩强度。为减少即刻剖宫产全身麻醉时发生反流误吸的风险,产妇在进入产房后宜避免摄入固体食物,推荐饮用高能量无渣饮料。目前我国大部分医院尚未完全实行产程中禁食固体食物,但对于高危产妇(病态肥胖、困难气道、瘢痕子宫、不确定性胎心异常等),产程中应严格禁食固体食物。

5. 分娩镇痛时机的选择

传统观点认为宫口开至 3cm 时,疼痛逐渐剧烈,此时开始分娩镇痛,对宫缩不会产生明显影响。然而,近年来国内外诸多研究为潜伏期分娩镇痛的应用提供了充分的依据,即在宫口扩张到 1~3cm 时实施分娩镇痛并不延长产程,也不增加剖宫产率。最新的分娩镇痛专家共识和美国妇产科麻醉指南提出只要规律宫缩开始并且产妇要求镇痛即可给予分娩镇痛。

6. 分娩镇痛前产妇需要评估的内容

分娩镇痛前需要对产妇进行系统性评估,以保证分娩镇痛的安全。评估内容包括病史、体格检查、相关实验室检查等,尤其要注意分娩镇痛穿刺相关危险因素的评估。①病史:了解产妇的现病史、既往史、孕产史、手术麻醉史、过敏史、是否服用抗凝药物等情况,以期全面评估产妇的身体状态。②体格检查:拟行分娩镇痛的产妇需测量身高、体重及基本的生命体征,如血压、脉搏、呼吸、血氧饱和度、体温等,并对各器官进行系统全面的评估。常规评估气道,如颏甲距离、张口度和 Mallampati 分级等。了解穿刺部位有无感染,有无脊柱侧弯及外伤畸形,椎管内分娩镇痛对合并神经系统疾病的产妇是相对安全的,如产妇存在慢性腰背部疼痛症状时,应详细询问是否存在腰椎间盘突出等病症,并检查双下肢有无感觉运动障碍和神经压迫症状,充分告知椎管内镇痛存在的潜在风险。③实验室检查:常规检查血常规、血凝功能、血生化、电解质及心电图等。对心律失常或心肌缺血产妇应行动态心电图检查,既往不规则服用抗凝药物或有出血风险的产妇应作凝血指标监测。

7. 椎管内分娩镇痛的适应证和禁忌证

在实施分娩镇痛前,麻醉医师需全面了解产妇情况,对产妇进行全面评估,严格掌握分娩镇痛的适应证和禁忌证,制定个性化镇痛方案。美国妇产科医师协会和美国麻醉医师协会提出:"在没有医学禁忌证的情况下,产妇要求减轻分娩疼痛即为足够的医学指征。"目前,椎管内分娩镇痛只要满足三点即可实施:①产妇有镇痛需求;②产妇进入产程有规律宫缩;③经产科医师评估,可阴道分娩或阴道试产者。椎管内分娩镇痛的禁忌证:产妇不同意,拒绝签署知情同意书者;存在椎管内阻滞禁忌证者,如凝血功能异常、穿刺部位感染或损伤、低血容量或低血压、颅内压增高、脊柱病变或严重脊柱畸形、对局麻药及阿片类药过敏、不能配合影响穿刺操作等。

8. 非药物性镇痛与药物性镇痛的定义及各自的特点

分娩镇痛包括非药物性镇痛和药物性镇痛(表 13-5-1)。非药物性镇痛主要有拉玛泽减痛分娩法、导乐(Doula)分娩法、针刺镇痛疗法、经皮神经电刺激镇痛法和水中分娩等。非药物性镇痛方法镇痛有效性不确切,不能在真正意义上减少或解决产妇疼痛问题,可以作为辅助减痛和心理安慰。

药物性分娩镇痛主要是通过全身或局部使用镇痛药物,达到分娩时减轻疼痛的目的。目前常用的有以下几种:①吸入性麻醉药,可用于分娩镇痛的吸入麻醉药有氧化亚氮(N_2O)、七氟烷、异氟烷、地氟烷、恩氟烷等。吸入性麻醉镇痛效果较差,需特殊的挥发装置,临床上已很少使用。②阿片类及非阿片类镇痛药,包括哌替啶、瑞芬太尼、布托啡诺等。静脉及肌内注射阿片类或非阿片类镇痛药镇痛效果相对有限,对母体及胎儿的不良反应发生率高,可用于有椎管内分娩镇痛禁忌证的产妇。

椎管内神经阻滞是目前国内外应用最广泛的分娩镇痛方法,也是最接近理想分娩镇痛的一种方法,可提供较好的镇痛效果,对产妇和胎儿影响较小。

其他神经阻滞方法,如宫颈旁阻滞可以在特定的情况下使用,例如第二产程或者会阴侧切或撕裂修复时,快速起效,不影响产程,但是镇痛效果有限。

表 13-5-1　非药物性镇痛和药物性镇痛方法

分类	疗法及药物
非药物性镇痛	持续分娩支持:导乐陪伴、心理支持疗法、瑜伽、音乐、拉玛泽减痛法等
	经皮电神经刺激
	针灸/针压疗法
	生物反馈治疗
	水中分娩
	皮内或皮下水注射
	其他:催眠疗法、芳香疗法、理疗、按摩等

续表

分类			疗法及药物
药物性镇痛	全身用药	吸入麻醉药	氧化亚氮 挥发性麻醉药:七氟烷、异氟烷、地氟烷、恩氟烷
		阿片类镇痛药	阿片受体激动剂:哌替啶、吗啡、二乙酰吗啡、芬太尼、舒芬太尼、瑞芬太尼、阿芬太尼等 阿片受体激动-拮抗剂:纳布啡、布托啡诺、丁丙诺啡等
		非阿片类镇痛药	镇静安定剂(巴比妥类、苯二氮䓬类、吩噻嗪类衍生物)
	局部用药	椎管内阻滞技术	硬膜外镇痛技术、腰硬联合镇痛技术、腰麻技术(单次腰麻技术和连续腰麻技术)、硬脊膜穿破硬膜外技术
		椎管内镇痛药物维持方案	间断推注、持续硬膜外输注、产妇自控镇痛(PCEA)、计算机辅助产妇自控镇痛(CI-PCEA)、程控间断(PIEB)
		其他可选的神经阻滞技术	腰交感神经阻滞、宫颈旁阻滞、阴部神经阻滞

【镇痛中管理】

9. 椎管内分娩镇痛的常用方法

椎管内分娩镇痛的常用方法包括硬膜外技术(epidural technique)、腰麻技术(spinal technique)、腰-硬联合技术(combined spinal epidural technique)及硬脊膜穿破硬膜外技术(dural puncture epidural technique)。①硬膜外技术:硬膜外技术镇痛效果确切,可以提供持续的镇痛,并根据需要调节阻滞平面,安全性高;②腰麻技术:腰麻技术分为单次腰麻(single-shot spinal)和连续腰麻(continuous spinal),具有起效快、镇痛效果好等优点,但相较于硬膜外技术,其并发症发生概率也相对较高;③腰-硬联合技术:具有单次腰麻和连续硬膜外的共同优点,缺点是与硬膜外技术相比,较快的起效可能与胎儿心率减慢有关,另外由于穿刺点较低,如转剖宫产手术,麻醉平面过低不能满足剖宫产手术的需要;④硬脊膜穿破硬膜外技术:该技术类似于腰-硬联合技术,通常采用25号或26号腰麻针刺破硬脊膜,但无鞘内给药,理论上会有少量硬膜外药物迁移进蛛网膜下腔,进而改善镇痛效果。硬脊膜穿破硬膜外技术作为分娩镇痛的新选择,具有起效快,镇痛效果确切,母婴不良反应更少的优点,但尚处于研究阶段。

10. 硬膜外分娩镇痛的药物浓度、剂量及给药模式

目前,临床上硬膜外分娩镇痛常用的药物是低浓度局麻药复合阿片类药物(表13-5-2),用药应遵循低浓度高容量或高浓度低容量的原则。低浓度局麻药复合阿片类药物可以增强局麻药的镇痛效能,减少局麻药和阿片类药物的用量,降低局麻药对运动神经的阻滞作用及阿片类药物的不良反应,提高安全性。

表 13-5-2　常用的硬膜外给药药物浓度及剂量

药物	负荷剂量	维持剂量
布比卡因	0.04%~0.125%,10~15ml	0.04%~0.125%,8~15ml/h
罗哌卡因	0.062 5%~0.15%,10~15ml	0.062 5%~0.125%,8~15ml/h
芬太尼	50~100μg/10ml	1~40μg/ml
舒芬太尼	10~25μg/10ml	0.3~0.5μg/ml

硬膜外分娩镇痛有多种给药模式,包括间断推注(manual intermittent bolus)、硬膜外持续输注(continuous epidural infusion,CEI)、产妇自控硬膜外镇痛(patient-controlled epidural analgesia,PCEA)、硬膜外间断脉冲输注(programmed intermittent epidural bolus,PIEB)和计算机辅助硬膜外间断脉冲输注(computer integrated programmed intermittent epidural bolus,CIPIEB)。①间断推注:产妇疼痛出现时,通过硬膜外导管间断推注镇痛药,能有效缓解疼痛,但该方案易导致暴发痛反复出现,患者满意度低,医务人员工作量大。②硬膜外持续输注

(CEI):CEI可以提供充足的、平稳的镇痛,且可借助输注泵设置个体化输注方案。但是CEI方案药物用量偏大,镇痛药物不易扩散,增加了运动阻滞及器械助产的概率。③产妇自控硬膜外镇痛(PCEA):该模式允许产妇根据疼痛程度自行给药,提高了产妇满意度,减少临床医师干预,与CEI相比,可以减少麻醉药用量及运动阻滞的发生。④硬膜外间断脉冲(PIEB):该模式镇痛效果明显优于传统CEI方案,规律间断脉冲式注药速度较快,使药物在硬膜外腔扩散更加广泛,获得更满意的镇痛平面。具有镇痛药物用量少,运动阻滞低,镇痛效果佳,产妇满意度高的特点。⑤计算机辅助硬膜外间断脉冲(CIPIEB):是一种新的给药方法,通过计算机分析前一小时镇痛药消耗量,相应调整下次脉冲量,实现个体化用药。该方案显著降低爆发痛的发生率,不增加镇痛药消耗及不良反应。

11. 评价分娩镇痛效果的指标

分娩期疼痛不同于一般的急性疼痛,在分娩镇痛过程中,不仅要评估子宫收缩疼痛的强度,也要重视对运动神经阻滞的评估。视觉模拟量表(visual analogue scale,VAS)在评估疼痛强度时相对比较客观敏感,干扰因素较少,是分娩镇痛效果评价的定量指标,能有效评估分娩期间的宫缩疼痛。0分为无痛,1~3分为轻度疼痛,4~6分为中度疼痛,7~10分为重度疼痛。产妇的生命体征如心率、血压、呼吸、面部表情及情绪变化等临床表现也应作为疼痛评估的指标。运动神经阻滞评估(Bromage评分)及子宫收缩强度监测,是评价运动神经是否被阻滞的指标。0级无运动神经阻滞,1级不能抬腿,2级不能弯曲膝部,3级不能弯曲踝关节。

分娩镇痛期间,VAS评分≤3分为镇痛有效,VAS评分≥4分要分析原因及时处理。分娩镇痛期间,随着产程的进展宫口开大,疼痛的程度随之加剧,因此,在镇痛管理中应根据产妇产程进展情况和宫缩疼痛VAS评分调整镇痛药物浓度和剂量,以达到理想的镇痛效果。

12. 分娩镇痛时需要对产妇和胎儿进行的监测

分娩镇痛期间,产妇须监测生命体征(BP、P、ECG、SpO_2、RR、T)、VAS评分、Bromage评分、胎心监护(electronic fetal monitoring,EFM)及宫缩监测(cardiotocography,CTG)等。胎心率能敏感地反映胎儿宫内状况,可从以下几个方面评估:①基线胎心率;②变异(心率即时或长期的变化);③一过性变异及它们与宫缩的关系。分娩镇痛期间,EFM正常范围为120~160次/min,出现过快或过慢提示胎儿宫内缺氧酸中毒可能,特别是反复出现严重胎心减速,易导致胎儿宫内窒息。在判断异常胎心变化时,应分析原因减少不必要的干预,药物所致的胎心率变化,通常是可逆的,没有正确的认识,会造成不必要的干预,增加剖宫产率。因此分娩镇痛期间应加强监测,密切观察产妇产程进展变化及胎儿宫内情况,及时处理和采取干预措施,保障分娩期间母婴安全。

13. 胎心率变异及胎儿监测的新技术

胎心率变异(fetal heart rate variability)是指每分钟2个或2个以上周期胎心率的波动。正常的胎心率变异反应正常的、完整的传导通路(胎儿大脑皮质、中脑、迷走神经和心脏传导系统)。变异主要受副交感神经,如迷走神经的影响,孕妇使用阿托品,很容易通过胎盘,能减少变异。人类交感神经对变异的影响较小,因此孕妇使用β受体激动剂普萘洛尔对胎心率变异影响较小。在临床实践中,正常胎心率变异预示着早期新生儿健康,含义相当于5分钟Apgar评分大于7分。在一系列胎儿死亡的病例中,胎儿死亡前都没有正常的胎心率变异,变异减少的鉴别诊断包括胎儿睡眠状态、胎儿缺氧、中枢神经系统活性降低及神经系统异常等。

新生儿阿普加评分(Apgar score)由美国麻醉科医师提出,是国际上公认的评价新生儿窒息简单、有效的方法。主要包括皮肤颜色(2分)、心率(2分)、反应(2分)、肌张力(2分)、呼吸(2分)五项指标共10分(表13-5-3)。评分具体标准是:①皮肤颜色,评估新生儿肺部血氧交换情况,全身皮肤呈粉红色为2分,手脚末梢呈青紫色为1分,全身呈青紫色为0分;②心搏速率,评估新生儿心脏跳动的强度和节律性,心搏有力大于100次/min为2分,心搏微弱小于100次/min为1分,听不到心音为0分;③呼吸,评估新生儿中枢和肺脏的成熟度,呼吸规律为2分,呼吸节律不齐(如浅而不规则或急促费力)为1分,没有呼吸为0分;④肌张力及运动,评估新生儿中枢反射及肌肉强健度,肌张力正常为2分,肌张力异常亢进或低下为1分,肌张力松弛为0分;⑤反射,评估新生儿对外界刺激的反应能力,对弹足底或其他刺激大声啼哭为2分,低声抽泣或皱眉为1分,毫无反应为0分。

表 13-5-3 新生儿 Apgar 评分法

体征	0 分	1 分	2 分
每分钟心率/次	无	<100	≥100
呼吸	无	浅慢,不规则	佳,哭声响亮
肌张力	松弛	四肢稍屈曲	四肢屈曲,活动好
反射	无反应	有反应,皱眉	哭,打喷嚏
皮肤颜色	全身苍白	身体红,四肢青紫	全身粉红

以这五项体征为依据,正常新生儿的评分多在 7~10 分,评分在 7 分以下的新生儿考虑有轻度窒息,评分在 4 分以下考虑有重度窒息。轻度窒息的新生儿一般经清理呼吸道、吸氧等措施后会很快好转,预后良好。1 分钟 Apgar 评分是评估出生时的状况,反映胎儿宫内情况,5 分钟 Apgar 评分是反映新生儿复苏效果,与近期和远期预后关系密切。

由于胎心率监测只是对胎儿氧供和酸碱状态的间接评估,具有一定的滞后性,胎儿监测的新技术主要包括反射式脉搏血饱和度、近红外线分光镜和磁共振质子波谱等。

14. 分娩镇痛期间胎心率异常的原因及处理

在分娩镇痛过程中,有可能发生短暂的胎心率减速,原因尚不清楚,可能与仰卧体位子宫胎盘血流灌注降低导致胎儿宫内缺氧有关。椎管内镇痛的启动导致产妇循环中肾上腺素的水平突然降低,肾上腺素通过激动 β_2 肾上腺素受体发挥抑制宫缩的作用。因此,肾上腺素水平的下降可能导致子宫收缩过频及子宫胎盘灌注减少。

胎心率异常通常首先通过一系列宫内复苏的保守治疗来处理,包括:①治疗产妇低血压,改变产妇体位(侧卧位、半坐位、胸膝卧位等)以缓解腹主动脉和下腔静脉的压迫,静脉输液和应用升压药;②给产妇吸氧;③抑制过强的子宫收缩,停止给予外源性缩宫素,持续的子宫收缩过频可以通过特布他林皮下注射(0.25mg)、硝酸甘油静脉注射(50~100μg)或舌下含服(400~800μg)来治疗;④胎儿头皮刺激。如果宫内复苏无效,产科医师应及时决定剖宫产。

15. 分娩镇痛期间产妇低血压的发生机制及处理

椎管内分娩镇痛后低血压(通常定义为收缩压降低超过基础值的 20%~30% 或收缩压低于 90mmHg)的发生率约为 10%。椎管内阻滞抑制交感神经,引起外周血管扩张,体循环阻力降低,可能会导致低血压。另外,产妇仰卧位也可导致低血压的发生。

分娩镇痛期间发生低血压的处理主要包括:①避免仰卧位以减轻腹主动脉和下腔静脉压迫,产妇取左侧卧位(15°);②分娩镇痛期间应持续静脉液体输注;③静脉给予血管收缩药,静脉注射小剂量麻黄碱(5~10mg)或去氧肾上腺素(50~100μg)。

16. 瘢痕子宫的定义及瘢痕子宫产妇实施分娩镇痛的关注点

瘢痕子宫是指存在既往子宫手术史,并经过组织修复后形成瘢痕的子宫。主要发生于剖宫产术、子宫肌瘤剔除术、子宫穿孔或破裂修复术、子宫成形术等妇产科手术之后,其中剖宫产术是瘢痕子宫产生的最主要原因。

瘢痕子宫阴道试产的焦点在于子宫瘢痕破裂的潜在危险,在实施分娩镇痛和整个围产期需要注意:①严格掌握适应证:前次剖宫产术式为子宫下段横切口,术中无切口撕裂,且术后切口愈合良好,超声提示子宫下段前壁完好无损,瘢痕厚度达 0.2~0.4cm 以上,上次剖宫产指征不复存在,且未出现新的剖宫产指征,无产科合并症及并发症。有较好的医疗监护设备,具备随时手术、输血和抢救的条件;②与产妇及其家属良好的沟通,获得产妇的理解和支持,同意签字试产;③产科处理试产过程应有专人严密观察,监测孕妇腹部形态及子宫下段有无压痛,一旦发现先兆子宫破裂或胎儿宫内窘迫,应停止试产,立即行剖宫产结束分娩。

17. 子宫破裂的临床表现

根据孕产妇不同的病史,子宫破裂的时间、部位、范围、出血量、胎儿以及胎盘的情况不同,临床表现也是变化多样的。先兆子宫破裂主要表现为胎心率异常,产妇烦躁不安、下腹胀痛难忍,并有排尿困难、血尿和少量阴道出血,腹部检查可以发现病理性缩复环。子宫破裂时首先出现的是疼痛性质的变化,产妇由阵发性的子宫收缩痛转变为持续而剧烈的腹痛,并牵涉到肩部,主要是由于腹腔内的血液和羊水刺激膈下神经引起。胎儿会出现胎心消失或胎心过速或减慢,胎先露回缩。产妇有低血压和心动过速等异常生命体征。

18. 发生子宫破裂时产妇的麻醉

产妇在分娩期间一旦确诊或发生高度疑似子宫破裂,应立即启动即刻剖宫产流程。即刻剖宫产是一个无法预知的过程,在这种危急情况下,应尽可能缩短从决定剖宫产到胎儿娩出的时间。即刻剖宫产的主要病因包括:产妇心搏骤停、羊水栓塞、子痫、产妇大出血、严重的不良医疗事件、严重的胎心过缓、脐带脱垂和子宫破裂。

对子宫破裂产妇即刻剖宫产尽可能采用全身麻醉,全身麻醉的术前准备至关重要,主要步骤:①检查呼吸道;②药物准备,口服枸橼酸合剂 30ml;③静脉注射甲氧氯普胺 10mg,雷尼替丁 50mg。

诱导前的准备:①子宫向左侧倾斜;②快速检查呼吸回路;③面罩高流量供氧(>5L/min),产妇深呼吸4 次;④确保静脉通道通畅;⑤监测生命体征;⑥检查气道设备。

诱导和插管:为减少胎儿和全麻药物的接触时间,最大限度地减少全麻药物对胎儿的影响,因此在全身麻醉诱导前,需确认产科医师已经准备就绪。①快速诱导:诱导前需按压环状软骨,直到气管插管完成;②诱导药物:丙泊酚 1.5~2.5mg/kg,瑞芬太尼 0.5~1μg/kg,如果血流动力学不稳定,可考虑使用依托咪酯或氯胺酮;③肌肉松弛药:琥珀酰胆碱 1~1.5mg/kg,有禁忌时,可使用罗库溴铵 0.6mg/kg。

术中麻醉管理的目标:①为母婴提供充足的氧供;②维持合适的麻醉深度;③维持对子宫最小的抑制,减少全麻药物对母婴的影响。具体操作:①调节适当的呼吸频率和潮气量,维持适当二氧化碳分压(30~32mmHg);②胎儿娩出后麻醉维持同静脉全身麻醉,如采用吸入麻醉,应降低至 0.5MAC,以免抑制子宫收缩。

产妇完全清醒时拔出气管导管,拔管过程中需注意:①确保足够的氧供和通气;②确保足够的神经肌肉阻滞已逆转,如肌力不足,可给予新斯的明和格隆溴铵;③严密观察拔管期间的呼吸道,即刻剖宫产产妇多为饱胃,吸痰拔管刺激易发生反流误吸,需高度重视。

【镇痛后管理】

19. 分娩镇痛期间意外穿破硬脊膜的高危因素及穿破硬脊膜后的关注点

有研究显示意外穿破硬脊膜的发生率是 1.5%,分娩镇痛期间意外穿破硬脊膜的高危因素主要有产妇在穿刺过程中高度紧张或由于疼痛不能配合、反复的腰椎穿刺、产妇体重指数过大等(表 13-5-4)。

表 13-5-4　意外穿破硬脊膜的高危因素

分类	危险因素
确定的危险因素	操作过程中产妇高度紧张
	由于疼痛不能配合麻醉医师操作
	高体重指数
	脊柱及椎间隙异常
	多次腰椎穿刺
不确定的危险因素	医务人员经验水平
	妊娠本身
	疲劳、睡眠不足或夜间工作

有研究表明,意外穿破硬脊膜后阴道分娩改剖宫产并不能显著降低硬脊膜穿破后头痛(PDPH)的发生率,因此分娩镇痛意外穿破硬脊膜后,不需要更改分娩方式。麻醉医师可以按蛛网膜下腔注药方案实施镇痛或重新选择上一间隙穿刺行硬膜外镇痛,首次剂量分次注药,严密观察生命体征变化,备好急救物品、药品,加强镇痛期间管理。特别在产妇改剖宫产的情况下,做好交接班,最好有明显的标记,以免注入高浓度局麻药时,发生全脊麻。分娩过程中,产妇应避免下床活动、使用分娩球、长时间截石位及过度增加腹压以减少脑脊液外漏。

20. 硬脊膜穿破后头痛的预防和处理

虽然意外硬脊膜穿破的发生率较低,但 PDPH 的发生率却高达 50%。因此,在发生意外硬脊膜穿破时,麻醉医师应严密观察,积极预防处理 PDPH 的发生。

保守治疗:PDPH 具有自限性,因此首选保守治疗,保守治疗措施包括使用腹带、卧床、适当补液、口服镇痛药等,后者包括 NSAID、散利痛以及阿片类药物等。有研究表明,加巴喷丁、普瑞巴林和氨茶碱治疗 PDPH 是有效的。

硬膜外血补丁:如保守治疗无效,可以考虑抽产妇静脉血进行硬膜外血补丁治疗。血补丁的最佳容量是20ml,但如果在缓慢硬膜外注射过程中产妇主诉背痛,则即使未到 20ml 也应停止。

(沈晓凤)

第六节　妊娠合并内分泌疾病患者的麻醉

【知识点】

1. 妊娠合并糖尿病患者的病理生理
2. 糖尿病对胎儿的影响
3. 妊娠与分娩期的血糖管理
4. 妊娠合并糖尿病患者的麻醉管理
5. 妊娠合并甲状腺功能亢进(甲亢)患者的病理

生理
6. 甲亢对胎儿的影响
7. 孕产妇甲亢的内外科处理
8. 妊娠期甲亢的麻醉处理

【案例】

患者女,28 岁。诊断为孕 1 产 0,孕 38 周 LOA,妊娠合并糖尿病,拟行急诊剖宫产术。体检结果:一般情况可,心率 110 次/min,心功能一级。实验室检查结果:肝肾功能正常,血糖 22mmol/L,糖化血红蛋白 7.3%,pH 7.23,$PaCO_2$ 35mmHg,PaO_2 120mmHg,BE −11mmol/L。

【妊娠合并糖尿病】

1. 妊娠合并糖尿病

妊娠期间的糖尿病包括两种情况:一种是妊娠前已有糖尿病,称为糖尿病合并妊娠;另一种情况是妊娠后首次发现或发病的糖尿病,称为妊娠期糖尿病(gestational diabetes mellitus,GDM)。糖尿病孕妇中 80% 为 GDM,大多数 GDM 患者产后糖代谢异常能恢复正常,但有约 10%~25% 将发展为 1 型或 2 型糖尿病,妊娠期糖尿病对母儿均有较大危害,应引起重视。

2. 妊娠合并糖尿病的病因

糖尿病是一种常见的代谢性疾病,妊娠期合并糖尿病也是如此,可分为因胰岛素绝对缺乏所致的 1 型糖尿病和胰岛素分泌不足伴特定组织对胰岛素抵抗所致的 2 型糖尿病,均不同程度地受遗传和环境因素的影响。1 型糖尿病多属于自身免疫性疾病,而 2 型糖尿病多伴有肥胖。

3. 妊娠期血糖代谢的变化

妊娠期的胰岛 β 细胞功能亢进,胰岛素分泌增加,导致孕妇空腹血糖比非孕时偏低。由于母体多种激素对胰岛素均有拮抗作用,故妊娠期间注射胰岛素降糖效果较差,控制血糖时胰岛素需求量更多。

4. 妊娠期糖尿病的病理生理机制

妊娠期间由于胎盘分泌孕激素、雌激素、胎盘生乳素(HPL)以及母体合成的肾上腺皮质激素均对胰岛素都有拮抗作用,特别是在孕中、晚期胎盘生乳素明显增加,从而导致拮抗作用进一步增强。另外,胎盘还分泌至少两种以上胰岛素酶,对胰岛素有分解作用,使胰岛素活性降低。因此,妊娠期母体的胰岛 β 细胞必须分泌更多胰岛素维持血糖平衡。如果孕妇胰岛储备功能不足或靶细胞上胰岛素受体功能不足/数量减少时,孕妇将发生糖耐量异常或糖尿病。GDM 一般发生于妊娠中晚期,分娩后由于胎盘娩出,胰岛素拮抗作用逐渐减轻或消失,糖耐量异常或糖尿病一般会恢复。

糖尿病酮症酸中毒(DKA)为最常见的糖尿病急症,以高血糖、酮症、酸中毒为主要表现,是胰岛素不足和拮抗胰岛素激素过多共同作用所致的严重代谢紊乱综合征。尿酮体包括乙酰乙酸、β-羟丁酸和丙酮酸。

非酮症高血糖状态又称高渗高血糖综合征(HHS)是糖尿病严重急症之一。高渗高血糖综合征以严重高血糖、高血浆渗透压、脱水为特点,无明显酮症酸中毒,可有不同程度的意识障碍或昏迷。高渗高血糖综合征发生率小于糖尿病酮症酸中毒,多发生于2型糖尿病患者,约2/3的患者发病前无糖尿病史或仅有轻度高血糖史。

5. 妊娠期糖尿病的筛查及诊断

病史及临床表现:凡有糖尿病家族史、孕前体重≥90kg、年龄>30岁、多囊卵巢综合征病史、不明原因流产、死胎、巨大儿或畸形儿分娩史,本次妊娠胎儿偏大或羊水过多者都应警惕GDM,所有孕24~28周的孕妇均应做糖筛查试验。

糖筛查试验:葡萄糖50g溶于200ml水中,5分钟内饮完,1小时后测静脉血糖。血糖值≥7.8mmol/L为异常,若糖筛查试验异常而空腹血糖正常,应进一步行口服糖耐量试验(OGTT)。

口服糖耐量试验:目前我国多采用75g葡萄糖行口服糖耐量试验试验。方法为空腹12小时后口服75g无水葡萄糖。诊断标准如下:空腹血糖<5.6mmol/L,1小时血糖值<10.3mmol/L,2小时血糖值<8.6mmol/L,3小时血糖值<6.7mmol/L。其中有两项或两项以上达到或超过正常值,可诊断为GDM。仅1项高于正常时诊断为妊娠糖耐量减低(GIGT),但前提是血糖测定必须用葡萄糖氧化酶法或己糖激酶法。

6. 妊娠期对糖尿病患者的影响

妊娠期间胎盘分泌大量的孕激素、雌激素、胎盘生乳素等,这些激素均对胰岛素都有拮抗作用。因此,妊娠期母体的胰岛β细胞必须分泌更多胰岛素,以维持母体血糖平衡。有糖尿病遗传倾向的女性,或胰岛代偿功能不全以及妊娠前既有糖耐量减退者,妊娠后易发生糖尿病。原有糖尿病的妇女,妊娠早期由于胎儿生长发育葡萄糖需求量增加,以及有可能出现的早孕反应、摄入不足等原因,空腹血糖比非孕时降低,易发生低血糖,特别是应用胰岛素治疗的糖尿病孕妇,如未及时减量,可加重低血糖,甚至出现饥饿性酮症酸中毒及低血糖昏迷。妊娠后期,由于血糖/胰岛素比值下降,孕妇对胰岛素的敏感性降低,胰岛素需求量可增加1倍左右,如不注意调整胰岛素剂量,可导致血糖升高,诱发酮症酸中毒。

7. 分娩对糖尿病患者的影响

分娩期:临产时宫缩、产程中屏气等过程可使糖原消耗增加,进食减少、恶心、呕吐等可使血糖下降,而临产时产妇精神过度紧张又可导致血糖升高。因此,分娩期产妇血糖波动较大,不易控制。

产褥期:分娩后由于胎盘娩出,外周血中拮抗胰岛素的激素和胰岛素分解酶会急剧下降甚至消失,因此,胰岛素治疗的患者产后必须减少胰岛素用量。一般在分娩第二天胰岛素用量可减少至孕期用量的1/3~1/2,否则易发生低血糖甚至昏迷。

8. 糖尿病对母体的影响

糖尿病对母体的影响:①首先是受孕率下降,糖尿病妇女不孕症约占2%;②其次孕早期自然流产发生率增加,可高达15%~30%;③糖尿病孕妇发生妊娠期高血压病的概率为正常孕妇的3~5倍,且此类孕妇相对于单纯妊娠高血压综合征患者更容易发生脑血管意外、胎盘早剥等;④糖尿病孕妇抵抗力下降易继发感染;⑤糖尿病孕妇普遍出现羊水过多,发生率约为10%~25%,为正常孕妇的20~30倍。原因是羊水含糖量高,刺激羊膜腔分泌增加导致羊水过多,严重时可影响孕妇的心、肺功能;⑥其他影响包括胎儿过大、宫缩乏力增加难产及出血风险,易发生糖尿病酮症酸中毒等。

9. 糖尿病对胎儿、新生儿的影响

糖尿病孕妇生产巨大胎儿发生率高达25%~40%,为非糖尿病者的10倍。在孕36周前严格控制饮食或胰岛素治疗可使巨大儿的发生率明显降低。畸胎的发生率高达8%~20%,为非糖尿病孕妇的4~10倍。另外,此类患者的围产儿死亡率高,多发生在孕36~38周。原因可能有如下几点:母体高血糖可降低胎盘对胎儿的血氧供应,并且胎儿耗氧量增加,导致胎儿宫内缺氧;糖尿病孕妇易发生酮症,使血红蛋白与氧的结合力下降;酮体能通过胎盘到达胎儿体内,可使胎儿神经系统受损;羊水过多可能增加死胎、死产的发生率。此外,新生儿呼吸窘迫综合征、新生儿低血糖、低钙血症、低镁血症、高胆红素血症、红细胞增多症的发病率均高于正常妊娠的新生儿。

10. 妊娠期血糖控制的目标

妊娠期血糖控制的目标为:空腹血糖3.3~5.5mmol/L(60~90mg/dl),餐后2小时血糖≤6.7mmol/L(≤120mg/dl),或24小时平均血糖≤5.6mmol/L(≤100mg/dl)。

11. 调控妊娠期血糖的饮食运动治疗

75%~80%的 GDM 患者仅需通过控制饮食就可维持血糖在正常水平。按照体重计算每日所需的热量，一般为 1 800~2 000kcal/d，其中碳水化合物占 50%，蛋白质 20%，脂肪 30%；三餐分配：早餐 10%，午餐和晚餐各 30%，餐间点心（3 次）为 30%。控制整个孕期体重增长不超过 9kg，每月不超过 1.5kg 为宜。

运动治疗的适应证包括：孕妇心率应<140 次/min；基础体温应≤38℃；每次运动时间不宜超过 15 分钟，以轻、中度运动为宜；妊娠后 4 个月，不宜做仰卧位运动；避免 Valsalva 动作（即深吸气后屏气，再用力呼气）以防止迷走神经过度兴奋；运动后适当增加饮食或减少胰岛素用量。对既往有高血压、心脑血管并发症、增殖性视网膜病变、糖尿病肾病、周围或自主神经病变、直立性低血压。

不建议退行性关节病变以及自身免疫功能缺陷患者进行运动治疗。

12. 妊娠期血糖调控的胰岛素治疗原则

由于孕期不宜应用磺脲类降糖药（易透过胎盘，导致胎儿胰岛增生），对于饮食及运动治疗不能控制血糖的患者，可应用胰岛素治疗。妊娠早期的胰岛素剂量一般在 0.7~1.0U/（kg·d），妊娠后期由于胰岛素抵抗增加，胰岛素用量需增加 0.5~3 倍。多采用每日 2 次皮下注射法，其中每日总量的 2/3 用于早餐前，1/3 用于晚餐前。对于胰岛素用量>48U/d 者，可分 3 次皮下注射，其中早餐前占 1/2，晚餐前占 1/4，睡前占 1/4。也有采用胰岛素泵模拟正常胰岛生理性分泌，多适用于 T1DM 的孕妇。

糖尿病合并酮症酸中毒时，主张小剂量胰岛素持续静滴，血糖>13.9mmol/L 时，将胰岛素加入 0.9%氯化钠注射液，每小时 5U 静滴；血糖≤13.9mmol/L 时，开始用 5%葡萄糖注射液加入胰岛素静滴，酮体转阴后改为皮下注射。

13. 妊娠期糖尿病的监测

严密监测血糖、尿糖、酮体及糖化血红蛋白，以及眼底检查和肾功能等。每 3 个月做内生肌酐清除率和 24 小时尿蛋白测定（高血压及糖尿病肾病者应缩短检查周期）。孕早、中期采用超声波及血清学筛查胎儿畸形。孕 32 周起可采用 NST、脐动脉血流测定及胎动计数等评估胎儿情况。有严重头痛、高血压、蛋白尿等并发症者应尽量早入院，无并发症者可于孕 36~37 周入院待产。

14. 妊娠期糖尿病患者分娩时机的选择

当有危及孕妇和胎儿生命的因素存在时[如子痫或缩宫素激惹试验（CST）检查证实胎儿严重损害]，应尽快终止妊娠（尽管胎儿肺功能可能尚未成熟）。若母体和胎儿无危险因素存在，并且可证实胎儿已经成熟者，尽量自然分娩。但当 L/S>2.0，而羊水中缺乏磷脂酰甘油（PG）者应慎重。羊水中缺乏 PG 的 GDM 患者，认为 L/S 超过 3.5 时分娩较为安全。无糖尿病并发症的孕妇，若胎肺成熟，可选择 38 周分娩；若 36 周前终止妊娠，需提前 2 天给孕妇肌内注射地塞米松促进胎肺成熟，降低新生儿呼吸窘迫症（RDS）的发生率。此类药物具有胰岛素拮抗作用，对控制较差的糖尿病或伴有血管病变者不宜使用。对无条件进行实验室及生物物理检查时，可根据临床病情、White 分类、胎动计数决定分娩时机。

15. 妊娠期糖尿病患者手术的麻醉前评估

糖尿病孕妇的麻醉评估包括病史和体格检查，重点评估是否合并糖尿病急、慢性并发症。检查患者的血糖浓度水平，血样本送检 HbA1c、电解质、血清糖浓度、肌酸，完善血型检查和交叉配血。尿样本检查尿糖和尿蛋白，必要时行尿培养。对于病程较长的糖尿病患者，应做 ECG 检查，通过 R 波形的降低程度评估自主神经病变。评估直立位血压变化、深呼吸时心率的变化和 Valsalva 动作（除外那些存在视网膜病变的患者），可发现血管紧张度异常的情况。体格检查中，应特别注意检查气道，发现可能存在的喉镜暴露困难。

16. 妊娠期糖尿病患者手术麻醉选择的原则

关于妊娠期糖尿病患者的麻醉选择，通常，无论正常分娩或剖宫产术，都倾向于采用椎管内麻醉，但此类患者的临床决策还需进一步的研究来决定。产程早期考虑实施椎管内麻醉，尤其对于肥胖的糖尿病患者，可减少产妇儿茶酚胺分泌，促进母体血糖调节，改善产妇的围产期预后。

由于椎管内麻醉可能导致低血压，妊娠期糖尿病在椎管内麻醉下行剖宫产术，胎儿的酸中毒与母体的低血压相关。所以，糖尿病孕妇实施椎管内麻醉下剖宫产需注意：①母体血糖控制在满意的水平；②麻醉前或术中以非葡萄糖平衡液进行有效扩容；③及时纠正低血压。

17. 妊娠期糖尿病患者麻醉期间血糖的调控

母体胰岛素需要量在临产时减少，在第二产程时又增加，产后早期又显著减少。为快速应对其变化，静脉给予胰岛素是最适宜的方法。皮下注射胰岛素的效果可控性差,可能会增加母体产后早期低血糖的风险。

围产期静脉输注葡萄糖和胰岛素的量应逐步调整,目标是维持母体血糖在70~90mg/dl(3.89~4.99mmol/L)。在产程活跃期,葡萄糖的需要量在2.5mg/(kg·min)以上。围术期胰岛素泵的方案必须及早制定,以便术中准确调整胰岛素用量。妊娠期糖尿病患者围术期管理策略需根据频繁的血糖监测结果(间隔30~60分钟),合理调整血糖和胰岛素的输注,这是糖尿病孕妇围术期管理的基石。

【妊娠合并甲亢】

18. **甲状腺功能功能亢进症的定义和妊娠期甲状腺功能亢进的表现**

甲状腺功能亢进症(甲亢)是指机体甲状腺腺体产生甲状腺激素过多释放入血,引起循环、神经、消化等系统兴奋性增高和代谢亢进为主要表现的临床综合征。随着孕期的进展,妊娠期合并甲亢对母胎均会造成不同程度的影响,可造成妊娠期高血压病、胎盘早剥、胎儿早产、胎儿宫内生长受限、死胎等,对此类剖宫产术患者的围术期管理应引起重视。

19. **甲状腺功能亢进的病因学**

(1)异常甲状腺刺激因素:Graves病、妊娠滋养细胞肿瘤、促甲状腺激素(TSH)分泌性垂体肿瘤。

(2)甲状腺自主腺瘤:毒性腺瘤、毒性多结节性甲状腺肿。

(3)炎症性疾病:亚急性甲状腺炎。

(4)外源性激素来源:异位甲状腺组织、甲状腺激素摄入。

20. **甲状腺激素的基本功能和妊娠期的变化**

甲状腺激素是一种具有生物活性的物质,它的主要作用为加速细胞内氧化过程、增加酶活力;促进蛋白质合成、糖原分解、脂肪分解以及组织对糖的利用。在整个妊娠过程中,母体甲状腺激素的产生、循环、代谢、调节以及甲状腺免疫均会随妊娠的不同时期而发生生理性变化;而孕期甲状腺功能异常在临床上很常见,甲状腺功能亢进症(甲亢)是其中主要的一种异常表现。

Graves病是一种自身免疫性甲状腺疾病,其病因包括环境和遗传因素。患者体内发现有若干抗甲状腺组织的自身抗体,根据结合特异性不同,它们与甲状腺TSH受体结合后,增强或抑制TSH活性。这些抗体被称为甲状腺受体抗体(TRAb)。

21. **妊娠对Graves病患病率的影响**

孕期和围孕期甲亢的患病率波动较大,在早孕期,妊娠可加重甲亢病情,产后(尤其在产后3~18个月)甲亢病情常常复发或加重。大部分妊娠伴甲亢患者的病情在孕后半程开始缓解。早孕期甲亢加重可能与高滴度的人绒毛膜促性腺激素(hCG)水平有关;同时,高人绒毛膜促性腺激素水平作用下可能使早孕期未被诊断的亚临床甲亢进展为显性甲亢。

22. **妊娠期甲状腺功能的变化**

(1)Ⅲ型脱碘酶(DIO3)活性增高:胚囊植入后(孕4周左右),发展中的胎盘和子宫壁的Ⅲ型脱碘酶活性明显增高,使T_4更多地转化为无活性的rT_3,使得通过胎盘转运的T_3、T_4减少,为了代偿增高Ⅲ型脱碘酶活性,母体需要产生更多甲状腺激素。

(2)hCG增高:妊娠初期胎盘分泌大量hCG,在8~10周达到高峰。hCG与促甲状腺素结构相似,具有微弱的促甲状腺素受体激动作用,能够刺激甲状腺分泌过多甲状腺激素,抑制促甲状腺素分泌,使血清促甲状腺素水平降低。

(3)甲状腺激素结合球蛋白(TBG)增高:孕期由于雌激素水平的增高,甲状腺激素结合球蛋白水平增高,孕7~16周,TBG逐渐增高达翻倍,导致循环中总T_3和T_4水平增高达50%。

23. **妊娠期甲亢对孕妇内环境的影响**

妊娠合并甲亢的患者体内血清甲状腺激素水平增高会抑制垂体分泌促性腺激素,影响三羧酸循环的氧化磷酸化过程,使能量不能以ATP形式储存而耗尽;另外,过多的甲状腺激素还会增加神经、肌肉的兴奋性,去甲肾上腺素和血管紧张素的增加会导致血管痉挛和宫缩加强。

24. **妊娠期甲亢患者易出现的并发症**

未控制的妊娠期甲亢孕妇患者易发生流产、早产、死胎,而先兆子痫、充血性心力衰竭、甲状腺危象、胎盘早剥的发生率也会增加。

妊娠剧吐引起的一过性甲亢(GGT)在妊娠妇女中的发生率为2.4%～11%,甲亢表现为一过性,病情程度与hCG水平升高程度有关,当hCG分泌增多是刺激促甲状腺素受体,从而引起一过性甲亢的发生,其妊娠结局通常是正常的。

25. 母体与胎儿甲状腺激素的相互影响

甲状腺素是胚胎生长发育(尤其是脑组织的分化发育)必需的激素,胎儿12周左右就能合成甲状腺激素,而母体内T_4在孕早期通过胎盘已被广泛认同,约在妊娠6～12周时母血的甲状腺素就已进入卵黄囊液及羊水中,以后随着胎儿甲状腺功能的成熟,母血的影响逐渐减少。人类胎盘对母儿甲状腺素交换具有相对的屏障作用,因此胎儿甲状腺的发育及成熟相对独立于母体。但是有学者研究,一个孕足月的无甲状腺胎儿T_4水平为正常胎儿的30%,这说明母儿两个甲状腺系统并不是绝对独立的,它们之间在某种程度上存在一定的联系,妊娠期母体甲状腺素对胎儿的影响有限,却不容低估。

26. 妊娠期甲亢对胎儿产生的影响

妊娠合并甲亢患者代谢亢进,不能为胎儿提供足够营养,造成胎儿宫内生长迟缓、新生儿出生低体重(LBW)以及新生儿甲亢。胎儿生长速度的减低首先表现为体重增长速度的减慢,所以胎儿体重代表了胎儿的发育状况,LBW主要包括早产儿LBW和足月小样儿。

Graves病母亲生育的新生儿中,发生各种甲状腺功能异常率为16.5%。对胎儿的影响与孕妇疾病的严重程度并不相关,但伴有高水平甲状腺刺激性免疫球蛋白(TSI)的孕妇,会增加胎儿患甲亢的概率。如果甲状腺激素刺激抗体为主的自身抗体通过胎盘进入胎儿体内时,可导致新生儿出现暂时性甲状腺功能减退和高促甲状腺素血症。新生儿期即使短时期甲状腺功能减退,也可造成脑损害和智力低下。

27. 妊娠合并甲亢的主要内外科处理手段

依据甲亢病情的程度不同,妊娠合并甲亢的治疗主要包括抗甲状腺药物(ATD)和手术甲状腺切除术治疗。而放射碘治疗对妊娠期合并甲亢的患者及胎儿也有着一定影响。

28. 抗甲状腺药物治疗妊娠合并甲亢的主要注意事项

抗甲状腺药物(ATD)是妊娠合并甲亢的首选治疗方法。抗甲状腺药物抑制甲状腺内过氧化物酶系统,使被摄入到甲状腺细胞内的碘化物不能氧化成活性碘,酪氨酸不能被碘化,同时一碘酪氨酸和二碘酪氨酸的缩合过程受阻而不能生成甲状腺激素。最常用的几种抗甲状腺药物是丙硫氧嘧啶(PTU)、甲巯咪唑/他巴唑(MMI)以及卡比马唑(CMI)。

既往研究表明,甲巯咪唑和卡比马唑对胎儿具有致畸性,而丙硫氧嘧啶致畸风险相对较小,但其具有严重的肝脏毒性;对此,近年来美国食品与药品管理局推荐妊娠前3个月使用丙硫氧嘧啶治疗甲亢,妊娠3个月后推荐服用甲巯咪唑,减少服用丙硫氧嘧啶的时间,降低发生严重肝损害的风险。

如果对甲状腺功能进行严格监测,有必要重视因母亲服用的抗甲状腺药物通过胎盘而导致胎儿神经系统畸形的发生。尽可能地维持低剂量的药物,对保护胎儿甲状腺功能,防止胎儿甲状腺功能减退(甲减)是十分重要的。同时对于母亲的亚临床甲亢和亚临床甲减,要检测和监控母亲的甲状腺功能以及胎儿甲状腺的发育。

29. 放射碘治疗对妊娠期合并甲亢患者及胎儿的影响

放射碘治疗对胎儿会有辐射的影响,所以放射碘治疗不适用于妊娠妇女,其绝对禁忌证是妊娠期和哺乳期妇女。许多妊娠妇女在怀孕之前因Graves病接受过放射碘治疗以此改善甲状腺功能亢进的症状,但是母亲体内仍然会产生促甲状腺素受体抗体,放射碘治疗会导致对患者自身促甲状腺素受体免疫的恶化,这一过程会持续将近一年的时间,而后随着血清促甲状腺素受体抗体值的逐渐下降而趋于正常。

育龄期妇女在接受放射碘治疗后推迟4～6个月受孕(基于辐射防护的原因),可减少胎儿甲状腺疾病发生的风险。

30. 妊娠合并甲亢的手术适应证、主要术式和手术时机

妊娠合并Graves病手术治疗适应证为:大量服用抗甲状腺药物治疗(PTU>450mg,MMI>30mg)且效果不佳;甲状腺肿大引起吞咽困难或者呼吸障碍;严重的药物反应与药物不耐受。

目前主要的手术方式是行一侧甲状腺全切,另外一侧次全切的手术方式,保留4～6g甲状腺组织。

手术时机因为在妊娠早期,手术会引起很高的自发性流产,因此,如果可能的话,手术应该延迟至妊娠中期,而且这时候是妊娠合并甲亢手术的最佳时期。有部分研究认为,妊娠晚期采取甲状腺切除术在一定程度上也是安全的选择。

31. 分娩期甲亢产妇需要注意的问题

妊娠 37 周入院,监测孕妇甲状腺功能和胎盘功能以决定分娩方式。甲亢产妇一般宫缩较强,胎儿偏小,产程相对较短,除产科原因外,可采取自然分娩,多数分娩顺利。临产后全程吸氧及胎心监护,防止新生儿窒息;适当增加抗甲状腺药物剂量,防止甲状腺危象发生。产程监测血压、脉搏、胎心,鼓励进食补充能量,注意心理护理。留脐带血查甲状腺激素和 TSH,如母亲为 Graves 病,新生儿发生暂时性甲亢的概率增加,需留脐血查促甲状腺素受体抗体(TRAb)和 TSI。

32. β受体拮抗剂治疗妊娠合并甲亢的主要作用机制

β 受体拮抗剂可拮抗因甲状腺激素过量所致的高度交感神经活性,降低血浆中环磷酸腺苷含量,阻止 T_4 向 T_3 转化并增加 T_4 向 rT_3 转化,从而缓解高代谢症候群。

若孕妇体内的促甲状腺素受体抗体持续存在,胎儿可在孕 24 周之后受其影响表现出甲状腺功能亢进症状,如胎动增多、心率加快及宫内发育迟缓。可以适量使用 β 受体拮抗剂来控制孕妇焦虑、多汗和心悸等症状。

33. 妊娠合并甲亢的甲状腺危象处理原则

甲状腺危象治疗的原则包括针对诱因治疗、抑制甲状腺素的合成和分泌、拮抗甲状腺素的外周作用及对症支持治疗。丙硫氧嘧啶是治疗甲状腺危象的重要药物,它不但能抑制合成 T_3 和 T_4 甲状腺过氧化物酶的活性,还能减少外周 T_4 转化为 T_3。碘剂通过抑制甲状腺球蛋白水解时释放 T_3 和 T_4 而减少甲状腺素的分泌,需在抗甲状腺药物使用后方可应用。对于高热,可予以物理降温和药物治疗,药物治疗可选用对乙酰氨基酚,由于水杨酸类药物可竞争性与甲状腺球蛋白结合,使循环中游离 T_4 水平升高,应避免使用。一旦病情控制,药物应尽早减量,否则甲状腺危象控制后甲亢将难以控制。

34. 妊娠期甲亢患者手术麻醉方法选择的原则

妊娠合并甲亢由于其特殊的病理生理特征,应根据患者甲亢的控制情况和术前并存疾病选择适合的麻醉方法。目前,主要的麻醉方法有椎管内麻醉和全麻。

(1) 椎管内麻醉:对于术前甲亢症状控制良好且无甲亢性心脏病、子痫、心力衰竭等并发症的患者,在排除凝血功能障碍、脊髓或脊神经根病变等椎管内麻醉禁忌后,可优先考虑椎管内麻醉。与全麻相比,椎管内麻醉能减少麻醉及镇痛药物对母体及胎儿的影响,同时可提供完善的术后镇痛,以减少因疼痛刺激所诱发的甲状腺危象及避免或减少术后阿片类药物的使用。

(2) 全麻:对于患者合并有甲亢性心肌病、重度子痫、心力衰竭等严重并发症,要求充分镇痛、镇静和氧供,应首选全麻,相对于椎管内麻醉下患者血压、心率波动较大,全麻可以通过麻醉深度的调节,很好地维持循环动力学的稳定。

35. 妊娠期甲亢患者麻醉药物的选择

选择麻醉药物不仅要考虑对孕妇及胎儿代谢的影响,同时应考虑对新生儿呼吸的抑制作用以及孕妇术中血流动力学的影响。

(1) 局麻药:椎管内使用的局麻药都可通过胎盘屏障转运到胎儿体内。既往研究表明,剖宫产术孕妇硬膜外腔内使用临床剂量的局麻药物是安全的,酯类局麻药如利多卡因、罗哌卡因和布比卡因用于椎管内麻醉时具有渗透强、作用时间长以及在临床剂量下不良反应少的优点,均适用于妊娠期甲亢的患者。

(2) 静脉麻醉药:异丙酚具有起效快、维持时间短、苏醒快的特点,对新生儿无长时间抑制,可用于产科麻醉。瑞芬太尼是一种新型的短效 μ 受体激动剂,使剖宫产全麻诱导及插管时的心率和血压维持在相对稳定的水平,虽然瑞芬太尼可通过胎盘屏障,但是在新生儿体内代谢快,不会产生长时间的呼吸抑制作用。有报道指出,异丙酚和瑞芬太尼联合使用可降低术中应激激素的释放,并且有维持血流动力学稳定的作用。妊娠合并甲亢患者剖宫产术中血流动力学的稳定不但保证母胎安全,而且对减少术后甲状腺危象的发生也有重要意义。

36. 妊娠期甲亢患者可能影响麻醉管理的并发症

(1) 血流动力学高动力状态和心肌病。

(2) 继发与甲状腺肿大的气道受压和不全梗阻。

(3) 呼吸肌无力。

(4) 电解质紊乱。

(陈新忠)

第七节　妊娠合并心脏病患者的麻醉

【知识点】

1. 妊娠合并心脏病的界定及麻醉相关血流动力学特点
2. 妊娠合并心脏病患者的风险评估及术前准备
3. 妊娠合并先天性心脏病肺动脉高压患者的麻醉
4. 麻醉中液体治疗及血流动力学监护要点
5. 妊娠合并心脏病患者的麻醉管理要点
6. 缩宫素与心血管事件的关联
7. 影响妊娠合并心脏病患者术后血流动力学稳定的因素
8. 妊娠合并心脏病患者术后重症监护治疗要点

【案例】

患者女,27 岁,孕 32 周。先天性室间隔缺损(VSD),重度肺动脉高压(PAH)。术前吸氧下 SpO_2 为 90%。超声心动图示心室水平双向分流,LVEF 48%。拟在硬膜外阻滞下行择期剖宫产术。入室后,吸氧下 SpO_2 为 92%,平均动脉压(MAP)值为 78mmHg,平均肺动脉压(mPAP)值为 72mmHg,肺毛细血管楔压(PCWP)为 13mmHg。手术顺利,新生儿 Apgar 评分 7→9→10。应用按摩子宫、宫腔填塞水囊行宫腔内止血。术中严格限制补液,并应用去甲肾上腺素、多巴酚丁胺、曲前列尼尔、呋塞米等。术后转入 SICU。术后 3 天内 mPAP 呈现增加趋势,经处理后好转。术后 5 天,血流动力学指标稳定,吸氧下 SpO_2 为 93%。术后 7 天转回病房。

【疾病的基础知识】

1. 妊娠合并心脏病的定义

妊娠合并心脏病也称孕产期心血管疾病。我国 2016 年颁布的专家共识中,将妊娠合并心脏病的范围界定为"既往有心脏病病史的妇女合并妊娠,常见为先天性心脏病、瓣膜性心脏病和心肌病等结构异常性心脏病以及非结构异常性的心律失常等;也可以是妊娠期间新发生的心脏病,如妊娠期高血压疾病性心脏病和围产期心肌病等"。

妊娠期间合并各种心血管问题是常见临床现象(发病率为 0.5%~3%),其中病情严重者是导致孕产妇死亡的主要原因之一。在我国的发达地区和发达国家,出血和感染等原因导致孕产妇死亡有所下降,而妊娠合并心血管问题导致的孕产妇死亡有增加趋势,位于所有孕产妇死亡非产科原因中的首位。

2. 妊娠合并心脏病与孕产妇死亡率的关系

我国的孕产妇死亡原因中,妊娠合并心脏病位于非产科原因中的首位,也是发达城市和地区孕产妇死亡的主要原因。这一现象与高龄孕产妇增多导致的孕期心血管疾病患者增加有关,也与心血管疾病治疗水平提高使更多原有心血管疾病的患者能够存活到孕龄等因素有关。如果将其他与心血管系统有关的孕产妇死亡原因(如妊娠高血压疾病、肺栓塞等)进行累加,几乎近 40% 的孕产妇死亡与各种原发与继发心血管问题有关。降低妊娠合并心脏病患者死亡率,对控制我国孕产妇整体死亡率有明显积极意义。

3. 国内外妊娠合并心脏病领域的研究现状

2011 年,欧洲心脏病学会(ESC)发布了此领域第一部具有国际权威性的指南。2016 年,中华医学会妇产科分会公布了我国第一部专家共识。2017 年,美国心脏协会(AHA)公布了妊娠合并复杂先心病患者临床处理科学声明,指出心血管病医师对于此类患者发病机制及临床处理的认识存在不足,对提高麻醉医师的认识和处理水平也具有启发作用。

2018 年 8 月,ESC 对 2011 年的指南进行更新,新版指南被认为是国际该领域最权威的妊娠期心血管疾病处理指南。该指南将妊娠期心血管疾病分为先天性心脏病和 PAH、主动脉疾病、瓣膜疾病、冠状动脉疾病、心肌病和心力衰竭、心律失常等几大类。指南明确推荐,如果经多学科专家评估后,确认患者有中或高度妊娠风险(即 mWHO Ⅱ~Ⅳ级)发生心脏不良事件,建议患者到有经验丰富的多学科团队诊治中心行妊娠前咨询、妊娠期和分娩期管理。多学科团队要求由有妊娠合并心血管疾病患者临床处理经验的妇产科、麻醉科、重症医学科和心血管病科等专科医师组成。根据我国的具体情况,目前尚不能完全达到以上标准。

2019 年,在 ESC 官方期刊发表的一项国际多中心前瞻性队列研究(ROPAC),对各类心脏病孕产妇的预后进行了研究报道。新的 WHO 目标是在 2030 年前,在世界范围内将孕产妇死亡率降至 70/10 万活产。实现这个目标,需要将孕产妇死亡的下降速度,在原来的基础上每年再增加 7.5%,并认为只有降低心血管疾病所致的孕产妇死亡率,才能实现这个目标。

【术前评估与准备】

4. 妊娠后血容量变化及其与麻醉处理的关系

妊娠第 10 周开始,孕妇血容量逐渐增加,并于妊娠 32~34 周达到高峰。很多重症心血管病患者,在孕 20 周左右即需要在麻醉下行终止妊娠手术。切忌在对孕产妇心血管病严重程度不了解情况下,采取与一般患者相似的补液策略来处理常见的麻醉后血压波动,避免液体诱发急性右心衰竭或/和左心衰竭。

5. 妊娠后血管阻力变化及其与麻醉处理的关系

妊娠后,在妊娠内分泌激素作用下,孕妇的体循环和肺循环血管阻力均比妊娠前有所下降。血管阻力下降可使孕妇耐受血容量增加和循环高动力状态,有利于胎盘血供。麻醉中,影响体循环和肺循环血管阻力的因素较多。应警惕对体循环阻力有较明显依赖的心脏病患者特殊情况。如艾森曼格综合征患者体循环阻力的下降,可使机体低氧情况加重。另外,麻醉药物多数可降低体循环阻力,实施过程中,应配合适量缩血管药物等措施,避免血压明显波动和低氧血症加重。终止妊娠后,由于妊娠内分泌激素水平的快速下降,可诱发终止妊娠后的肺血管阻力提高和右心负荷增加。临床常见的妊娠合并重度肺动脉高压(PAH)产妇,终止妊娠术后 3~5 天内病情进一步加重,则与此有确切关系。

6. 循环高动力状态及其与麻醉处理的关系

妊娠后,孕妇心功能状态发生适应性变化,表现为每搏量、心排血量、心指数以及心肌做功增加。在第二产程,心排血量可比非妊娠状态增加 50% 左右。非心脏病患者在妊娠晚期,也可发生二尖瓣反流。这种循环高动力状态,与某些妊娠合并心脏病的发病机制有关,也与临床表现特点有关。例如,妊娠合并主动脉夹层患者中,以中晚期妊娠者居多(多见于孕 28 周左右)。尽管妊娠后主动脉结构变化是妊娠合并主动脉夹层重要机制,但是,循环高动力状态也是主动脉夹层的重要促发因素。其他还包括妊娠高血压疾病相关急性左心衰竭、妊娠合并左向右分流先天性心脏病患者的急性右心衰竭等。

7. 心脏负荷的增加及其与麻醉处理的关系

妊娠后血容量增加、心率增快、膈肌抬高和疼痛相关的应激反应,均可导致心脏负荷增加。宫缩和产后的血管外体液向血管内转移,可进一步加重循环系统负担。妊娠后的血管阻力下降,是机体对于高动力状态的适应性变化之一。妊娠后,孕妇血液内 BNP 水平较早就出现增高,中位水平可为非妊娠状态女性的 2 倍。这种增高从妊娠早期开始,并体现在妊娠全程,分娩 72 小时后逐渐恢复。

目前,尚无确切证据证明患有严重心血管疾病孕产妇这种内在适应能力会显著下降。

然而,心血管病患者在妊娠早期出现失代偿的情况并不罕见。这种变化在孕中晚期的重症心脏病患者,表现更为明显,需要及时终止妊娠。麻醉中,这类患者需应用正性肌力药支持心功能,对抗由于麻醉和手术相关因素导致的血流动力学波动,如多巴酚丁胺和肾上腺素等。选择和使用正性肌力药的原则包括:所选择的药物要有较确定的正性肌力效果、使用时要权衡药物增加肺血管阻力效应、用药时要结合孕周和心功能优化用量及配合用药等。妊娠相关围产期的血流动力学变化可加快原发心血管病进程,很多既往并无症状的心脏病患者可能会在孕期首次出现症状。

8. 肺高血压的概念及麻醉中影响肺动脉压力值的因素

肺高血压(pulmonary hypertension,PH)是指静息状态下,经右心导管或肺动脉导管测定的 mPAP ≥25mmHg 的病理生理状态。肺动脉压力值受左心室功能、肺循环阻力以及二尖瓣和主动脉瓣异常等因素影响。PH 包括由肺血管异常导致的特发性 PAH(idiopathic pulmonary arterial hypertension,IPAH),和继发于各种心脏病的继发性 PAH。当 PCWP 小于 15mmHg,而肺血管阻力(PVR)大于 3Wood 单位时,即可诊断为肺动脉高压(pulmonary arterial hypertension,PAH)。麻醉中,很多因素可直接或间接影响肺动脉压力值。妊娠合并 PAH 是导致孕产妇死亡的最重要因素。

妊娠合并 PAH 属高危妊娠,孕产妇病死率高(16%~30%)。未经治疗的 IPAH 患者中位死亡时间为 2.8 年,主要死亡原因为 PAH 危象、肺栓塞和右心衰竭等。妊娠合并 PAH 孕产妇死亡的高危因素为:PAH 的严重程度、住院时间较晚和全身麻醉。

肺循环状态是影响患者血流动力学稳定的重要方面之一。麻醉中,影响肺动脉压力值的因素包括麻醉方法(全麻或非全麻)和麻醉深度、机械通气指标设置、低氧血症和高碳酸血症、输注对肺血管有收缩和扩张作用的药物、心功能变化以及容量变化等。肺动脉导管可直接测定肺动脉压力值。经胸超声心动图和经食管超声心动图,可间接估测收缩期肺动脉压力值。

9. 妊娠合并心脏病患者的风险评估方法

此类患者的共同特征是妊娠生理性循环系统变化叠加心血管病相应改变,从而使得麻醉处理复杂化。如果按照一般妊娠或单纯心脏病诊治原则处理,可导致临床处理误差。在风险评估中,用 ASA 分级估测此类患者麻醉风险有明显不足。目前,关于妊娠合并心脏病风险评估的方法,都是针对孕产妇发生心脏不良事件风险,评估结果与麻醉风险基本一致。ESC 2018 指南主要推荐改良 WHO 分级(mWHO 分级)和 CARPREG 风险指数等。我国 2016 年专家共识中推荐了适合国情的风险评估方法。

mWHO 分级系统位于 2018 ESC 指南中妊娠合并心脏病患者风险评估方法中的首位。它根据患者心脏病诊断和病情,将患者风险分为四个等级,含有一个 Ⅱ~Ⅲ 级的过渡分级,Ⅳ 级表示风险最高。

(1) mWHO Ⅰ级:患者病死率与非心脏病妊娠患者相同,并发症风险无或轻度增加。包括轻度肺动脉狭窄、动脉导管未闭或二尖瓣瓣叶脱垂,病情不重并经过矫治后的房间隔缺损、室间隔缺损、动脉导管未闭和肺静脉异位引流,单纯房性或室性期前收缩。

(2) mWHO Ⅱ级:患者病死率轻度增加,并发症风险重度增加。包括未经手术矫治的房间隔缺损、室间隔缺损,经过矫治的法洛四联症。

(3) mWHO Ⅱ~Ⅲ级:患者死亡风险中度增加,并发症风险中到重度增加。包括左室收缩功能轻度下降(EF>45%),肥厚型心肌病,轻度二尖瓣狭窄、中度主动脉瓣狭窄,无升主动脉扩张的马方综合征或其他遗传性主动脉疾病,升主动脉内径<45mm 的主动脉瓣二叶畸形修复后的主动脉缩窄。

(4) mWHO Ⅲ级:患者死亡和发生严重并发症风险显著增加。包括心室收缩功能中度下降(EF 30%~45%),既往发生过围生期心肌病(未遗留左室功能下降),轻度右心功能不全,Fontan 循环术后(患者心功能状态良好),未矫治的发绀型心脏病,中度二尖瓣狭窄及无症状的重度主动脉瓣狭窄,升主动脉中度扩张(主动脉直径 40~45mm 的马方综合征或其他遗传型主动脉疾病,主动脉直径 45~50mm 的主动脉瓣二叶畸形,升主动脉指数(aorta size index,ASI)为 20~25mm/m² 的特纳综合征(Turners 综合征),升主动脉内径<50mm 的法洛四联症)。

(5) mWHO Ⅳ级:患者死亡和严重并发症发病率极高,属妊娠禁忌,如果发现妊娠,应考虑终止妊娠。包括各种原因导致的 PAH,体循环心室功能严重下降(NYHA 分级 Ⅲ~Ⅳ 级或 EF<30%),既往围产期心肌病并伴左室功能下降,重度二尖瓣狭窄,重度主动脉瓣狭窄,体循环右室并伴有中到重度的心室功能下降,升主动脉重度扩张(主动脉内径>45mm 的马方综合征,主动脉直径>50mm 的主动脉瓣二叶畸形,ASI>25mm/m² 的特纳综合征,升主动脉内径<50mm 的法洛四联症),埃莱尔-当洛综合征(Ehlers-Danlos 综合征),重度主动脉缩窄,并存并发症的方坦循环患者。

与该分级系统 Ⅰ、Ⅱ、Ⅱ~Ⅲ、Ⅲ 和 Ⅳ 级对应的孕产妇心脏事件发生率,分别为 2.5%~5.0%、5.7%~10.5%、10%~19%、19%~27% 和 40%~100%。

2016 中国的专家共识中的孕产妇风险评估方法,其结构与 mWHO 分级系统相似,是根据中国育龄期妇女心脏病疾病谱和中国医疗机构等级划分特点制定的 Ⅴ 级分级系统。Ⅴ 级表示风险最高,属于妊娠禁忌,或建议发现妊娠后尽快终止。Ⅴ 级患者的心脏病诊断包括:严重的左室流出道梗阻,重度二尖瓣狭窄(瓣口面积<1.0cm²)或有症状的主动脉瓣狭窄,复杂先天性心脏病和未手术的发绀型心脏病(氧饱和度<85%),马方综合征(升主动脉内径>45mm),主动脉疾病(升主动脉内径>50mm),先天性的严重主动脉缩窄,有围产期心肌病病史并伴左心功能下降;感染性心内膜炎;任何原因引起的重度 PAH(mPAP≥80mmHg);严重的左心功能不全(EF<30%),NYHA 分级为 Ⅲ~Ⅳ 级。风险分级为 Ⅳ 级和 Ⅴ 级的患者,建议到有良好心脏专科的三级甲等综合性医院或综合实力强的心脏监护中心进行诊治。

2001 年,CARPREG 研究经过临床数据分析,提出了孕产妇 CARPREG 风险指数。他们提出 4 个独立危险因素是妊娠合并先天性心脏病发生心脏并发症的预测因子,患者具备一个预测因子则为 1 分,根据累加的总分为 0 分、1 分和大于 1 分,该系统预测患者孕期发生心脏并发症风险的概率分别为 5%、25% 和 75%。该评估方法的四个风险预测因子为：

（1）孕前心脏事件（心力衰竭、TIA、脑卒中）或曾发生需要药物干预的心动过速或心动过缓；

（2）NYHA 分级>Ⅱ级或发绀；

（3）左心梗阻性疾病（二尖瓣口面积<2cm^2，主动脉口面积<1.5cm^2，或超声心动图测定的左室流出道压差峰值>30mmHg）；

（4）体循环左室的功能下降（射血分数<40%）。

2019 年，ESC 官方期刊发布了权威的 ROPAC 研究结果。该研究分析了妊娠合并不同心脏病患者的结局及其危险因素。他们发现，死亡率最高的人群为妊娠合并 PAH 孕产妇。母体发生心力衰竭和死亡主要危险因素包括孕前心力衰竭或 NYHA 分级>Ⅱ级、体循环心室射血分数<40%，mWHO 分级Ⅳ级和使用抗凝药。

10. 妊娠合并心脏病患者死亡的主要原因

妊娠合并心脏病诊断及病情，加上孕周数、是否急诊终止妊娠、多学科团队是否熟悉此类患者临床处理等，共同影响患者结局。在各种风险分级系统中，位于高危级别的患者，孕产期死亡率均明显高于其他患者。

以下是几种我国导致孕产妇死亡的常见严重心血管疾病，包括：急性左心衰竭（如继发于妊娠高血压疾病）、重度 PAH、急性主动脉夹层、重度主动脉瓣膜狭窄、重度二尖瓣狭窄以及机械瓣置换术后的急性瓣膜功能障碍（卡瓣）。

11. 本节案例患者术前准备的实施

本节案例患者属于 mWHO 风险分级中的Ⅳ级，发生严重心脏不良事件的风险极大。根据 2016 中国共识风险分级方法，该患者属于Ⅳ级。患者应该到"有良好心脏专科的三级甲等综合性医院或者综合实力强的心脏监护中心"进行治疗，并应尽快终止妊娠。

术前多学科会诊应就以下方面达成共识：

（1）尽快确定行择期剖宫产术时间。

（2）术中发生严重心脏不良事件的预防和处理（尤其是 PAH 危象）。

（3）有创血流动力学监测（桡动脉置管、中心静脉置管、放置肺动脉导管）。

（4）确定麻醉方法（建议选择缓慢扩散麻醉平面的硬膜外阻滞，采取少量分次给药方式，达到理想的麻醉平面）。

（5）术后 PCA 镇痛。

（6）术后在外科重症监护室（SICU）内监护治疗，采取以 PAH 靶向治疗为主的综合管理措施（产后子宫收缩复旧以及妊娠期潴留的组织间液回收，血容量进一步增加，易出现心力衰竭或猝死。应加强利尿、使出入量呈轻度负平衡。根据监测，调整使用肺血管扩张药。肺栓塞是产后另一个主要的死亡原因，建议外科情况允许时，尽早开始预防性应用抗凝治疗）。

（7）避免术前应用有宫缩效果的降肺动脉压药物。

12. 本节案例中的麻醉管理细节

（1）患者心脏容量负荷大，体循环阻力下降和右向左分流增加，低氧情况会有所加重。麻醉中，采取持续输注 α_1 受体激动剂（去甲肾上腺素、甲氧明）等方法对维护血压和氧合有利。

（2）严格限制补液。

（3）根据血气结果及时纠正内环境异常。

（4）适当应用多巴酚丁胺等正性肌力药物和呋塞米等利尿剂进行处理。

（5）根据术前血红蛋白水平和术中出血情况，决定是否进行成分输血。如需输注，尽量选择新鲜血液制品。

（6）注意避免术中增加肺循环阻力的其他因素，如疼痛、快速或超量静注缩宫素、酸中毒和进一步的血氧降低等。

（7）密切监测术中胎儿取出后及在 SICU 内监护治疗前 3~5 天的血流动力学变化。

（8）抢救新生儿的准备。

发生于术中的 PAH 危象，即使应用辅助循环设备（ECMO 等），救治难度依然极大。因此，设法避免术中发生 PAH 危象，是需要在麻醉医师及多学科讨论时慎重考虑的内容。对于重症 PAH 患者，可以在终止妊娠前进入重症医学科接受调整治疗。包括：

（1）吸氧,降低肺循环阻力。

（2）应用 PAH 靶向治疗药物。

（3）建立桡动脉压监测和中心静脉压(CVP)监测。

（4）一般可应用利尿剂,降低容量负荷。

（5）可应用正性肌力药,改善心功能。

通过以上处理,可以降低术中和术后的处理难度,改善预后。

【术中管理】

13. 妊娠合并心脏病患者麻醉方法的选择

麻醉方法可对重症妊娠合并心脏病患者结局产生较明显影响。原则上讲,选择椎管内麻醉和全身麻醉者均可。重度主动脉瓣狭窄孕妇行终止妊娠手术时,建议应用全身麻醉。需要心脏手术干预的心脏病合并 PAH 孕产妇,全身麻醉是唯一选择。其他患者的麻醉方法需要谨慎决定。除一般原则外,还应考虑:

（1）是否能充分满足手术需要。

（2）是否对孕妇术中的血流动力学稳定产生不利影响。

（3）是否会影响孕妇以及胎儿术中的氧合状态。

（4）是否有利于降低患者重症监护治疗的难度。

（5）是否对患者结局产生不利影响。

全身麻醉的优势是术中便于循环和呼吸控制,可消除患者术中不适感和其他因素导致的应激刺激。术中病情恶化时,也可直接进行其他有创治疗或循环支持。全麻对于此类患者产生的不利影响主要包括:

（1）正压通气可增加肺循环阻力,可使原有的肺动脉压力值和右心室后负荷进一步增加。

（2）气管插管和拔管过程产生的应激刺激导致肺循环阻力增加,严重者可诱发肺高压危象。

（3）重症心脏病者气管插管全身麻醉后,多数不能早期拔管,从而增加呼吸系统感染的机会。

目前,指南、共识及临床经验支持使用缓慢给药使麻醉平面逐渐扩散的连续硬膜外阻滞。配合使用辅助措施(适量缩血管药、正性肌力药、以及预防回心血量骤增的措施等),可满足绝大多数重症心脏疾病患者终止妊娠的手术需要。

需要在孕产期行心脏手术的患者属于此类患者中比较特殊的一类。常见的心脏病种类及临床特点包括:

（1）既往曾经行机械瓣膜置换,妊娠后由于瓣膜血栓导致急性机械瓣功能障碍:多数为急诊住院伴有左心衰竭、肺水肿,尽快行再次机械瓣置换术是唯一选择。

（2）孕中晚期的急性主动脉夹层:多数为孕 28 周左右,A 型急性夹层更常见,为典型的危急重类妊娠合并心脏病,首要考虑体外循环下的主动脉夹层外科治疗。

（3）由于先天性主动脉瓣二瓣畸形导致的主动脉瓣狭窄:如患者伴有心力衰竭表现,临床情况比较危重,多需要尽早终止妊娠、再(或同期)行主动脉瓣置换术。

（4）风湿性二尖瓣狭窄或/和反流:根据病情,决定瓣膜手术和(或同期)终止妊娠手术的时机。

部分患者行心脏手术时,需同时行终止妊娠手术,需要注意全身麻醉药及操作对胎儿和新生儿的影响。少数患者行心脏手术时,胎儿尚未成熟。行保留妊娠的心脏手术,麻醉中需要持续胎心和宫缩监测、防治胎心减速、遵循孕妇体外循环要点(常温、高流量、高氧供、搏动泵等)。由于保留妊娠的体外循环手术胎儿死亡率较高,应设法尽量避免此类手术。

14. 连续硬膜外阻滞对于妊娠合并心脏病患者的优势

主要包括:

（1）由于硬膜外阻滞没有气道建立和拔除过程,从而避免了插管应激刺激诱发的血流动力学明显波动。

（2）设法维护此类患者围术期血流动力学稳定,对此类患者麻醉有特殊意义,而硬膜外阻滞完善的镇痛效果对于心脏病患者麻醉管理有利。

（3）硬膜外阻滞可显著利于术后恢复过程,降低术后重症监护管理难度,缩短 ICU 停留时间,有利总体预后的改善。

2018 年的 ESC 指南指出,使用全身麻醉是导致重度肺动脉高压患者死亡的主要危险因素之一,并建议使用硬膜外阻滞。根据文献报道分析我国各地区的实际情况,对于妊娠合并严重心脏病患者的终止妊娠手术,建议根据各自医疗机构的成功经验和多学科讨论结果,选择适合更熟悉和更有利于孕产妇预后的麻醉方法。局部麻醉常伴随明显血流动力学波动,作为妊娠合并心脏病患者终止妊娠的麻醉方法是不合适的。

对于拟行人工流产术的心脏病孕妇,应遵循共同的血流动力学管理原则。术前进行经胸超声心动图和心电图检查,有利于预防合并严重心脏问题的患者漏诊。

15. 妊娠合并心脏病患者麻醉中的液体治疗注意事项

多数妊娠合并心脏病患者需要采取限制性的补液策略。心脏问题比较严重的孕中晚期患者,如严重的围产期心肌病、妊娠高血压综合征急性左心衰竭、先天性心脏病继发重度 PAH 以及存在较严重瓣膜反流的患者,麻醉中更需严格限制补液,尤其是晶体液。

肥厚型梗阻性心肌病孕产妇是较特殊的一类患者。此类患者跨左室流出道压力阶差增大,需要特别警惕左室前负荷不足相关的循环波动。对于此类患者,术中应在设法维护外周血管阻力的同时,注意维护左室前负荷,并避免容量负荷快速降低。

16. 妊娠合并心脏病患者麻醉中血流动力学监护的实施要点

影响麻醉中血流动力学稳定的几个重要方面,包括血容量、心功能、体循环血管阻力变化、肺动脉阻力变化、内环境和麻醉效果等。能够做到维护血流动力学稳定和对突发变化做出及时诊治,是对做好此类患者麻醉管理的基本要求。

对于中重度患者(mWHO 分级大于 Ⅱ 级),应首选有创血流动力学监测。在实施血流动力学监测时,应该请有经验人员操作,做到轻柔、迅速、准确。术中循环监测方法选择的原则包括:

(1) 能及时反映血流动力学变化。

(2) 具有较全面的监测指标。

(3) 能满足指导重症患者术后的重症监护治疗需要。

考虑到本节案例患者的病情已经达到 mWHO 分级 Ⅳ 级,并处于孕晚期,因此选择了肺动脉导管等有创监测方法。根据此类患者终止妊娠后血流动力学变化一般规律,术后重症监护治疗过程中,会出现肺动脉压力增高趋势和低氧加重的情况。肺动脉压监测对于指导术中处理很有价值,对于指导术后处理改善结局更为重要。

对于分娩时的血流动力学波动,除了药物外,也可采用物理的方法如沙袋腹部压迫、下肢止血带加压和改变手术床头高度等方法进行防治。

17. 产科手术中使用缩宫素与心脏不良事件的关系

缩宫素是产科手术中最常用的促宫缩剂。缩宫素与其受体结合后,经与 G 蛋白耦联,激活磷脂酶 C(PLC),使磷脂酰二磷酸肌醇(PIP_2)分解,生成三磷酸肌醇(IP_3)和甘油二酯(DAG),IP_3 和 DAG 作为第二信使,诱导细胞质中 Ca^{2+} 浓度升高,最终激活轻链球蛋白激酶,启动粗、细肌丝相对滑行,导致子宫平滑肌细胞收缩。雌激素水平的增加,诱导妊娠后期子宫平滑肌、血管、心脏组织催产素受体表达。缩宫素通过心血管系统的缩宫素受体和其他受体介导产生的不良反应,是导致用药后妊娠合并心脏病患者死亡的重要原因之一。

由于缩宫素可使肺血管阻力(PVR)大幅度增加,同时,使体循环阻力(SVR)快速下降,收缩压及舒张压明显下降,导致血流动力学剧烈波动,非常不利于术中血流动力学稳定。对于合并重度 PAH 的患者,可诱发 PAH 危象。另外,给低血容量患者快速推注缩宫素,也可导致极其严重的血流动力学波动,严重者甚至出现循环崩溃。

一项关于缩宫素影响体循环和肺循环的研究明确提示,10IU 缩宫素推注后 30 秒,股动脉压下降 40%,体循环阻力降低 59%,心率增加 31%,每搏量增加 17%,心排血量增加 54%;在注射后 150 秒,肺动脉压和肺动脉楔压分别增加了 33% 和 35%。对于合并 PAH 的先心病孕妇,缩宫素导致严重心脏不良事件的风险更加明显。

对于合并严重心血管疾病的产妇,宜尽量不用或少用缩宫素。对合并中重度 IPAH 的患者,建议不用缩宫素。如果确实临床需要,应避免静脉推注、小剂量应用为原则,如宫体注射小于 5U 的缩宫素,或静脉低速小剂量持续输注。如子宫收缩欠佳,可选择按摩子宫、宫腔填塞水囊或纱布等方法止血。必要时,可行子宫切除术。

18. 缩宫素影响血流动力学稳定的相关因素

(1) 给药剂量。

(2) 给药速度。

(3) 妊娠高血压疾病(子痫前期)。

（4）心脏病严重程度。

（5）患者的容量状态。

（6）是否重复给药。

为了避免缩宫素产生明显的心血管不良反应,建议在第三产程初始应用小剂量缩宫素加强宫缩,缓慢给药可减轻其对心血管系统的影响。

严重 PAH 患者应用缩宫素可诱发 PAH 危象。表现为给药数分钟后的心率增加、肺动脉压增加、MAP 下降、SpO_2 下降,患者有窒息感,严重者发生心搏骤停。发生 PAH 危象后,救治原则包括:充分供氧,多数需要气管插管机械通气,通气设置要考虑到正压通气对于肺血管阻力的增加效应;更严格地限制入液量;利尿剂;应用正性肌力药物,尤其是具有较明显改善右心功能的药物(如多巴酚丁胺等);血压过低时应用适量缩血管药(由于有外周血管收缩作用的药物多可收缩肺血管,因此要根据病情严格把握用量);应用可从静脉或气道应用的扩肺血管药物,如罂粟碱、硝酸甘油、曲前列尼尔、伊洛前列素等。但是,合并重度 PAH 的孕产妇一旦发生肺动脉高压危象,一般的复苏措施往往难以救治。必要启动心肺复苏,并紧急安装体外膜氧合器(ECMO),可以帮助稳定循环并改善低氧状态。合并严重肺动脉高压孕产妇产后出现肺动脉高压危象,预后不佳。

19. **妊娠合并心脏病患者术中处理的关注点**

除了应具备处理危重患者的基本麻醉要求外,还应注意如下几点。

（1）提高重视程度:妊娠合并心脏病麻醉处理的特点与独特的妊娠病例生理有关,与心血管疾病导致的此类患者临床表现复杂化有关,也与不同医疗机构多学科团队协作质量有关。从组织多学科的医疗机构行政部门,到多学科团队每一位麻醉人员,均应将此类患者的处理质量要求提高到较高水平。

（2）具有甄别能力:除了产科因素外,对于合并不同心血管疾病处于 mWHO Ⅱ 级以上的患者,均应特别高度重视。在术前多学科讨论的基础上,制定优化的麻醉方案。在患者病情重、处于孕中晚期、多学科团队实力不均衡的条件下,麻醉医师要认真考虑如何防范各种严重心脏不良事件并采取针对性措施。

（3）准确解读数据:所有监测方法都有在干扰因素下出现数据不准确的可能性,肺动脉导管置管端位置、心脏解剖结构等因素,均可影响监测数据的准确性;对于 CVP、每搏量变异率(SVV)、PCWP 以及肺动脉混合静脉血氧饱和度(SvO_2)的综合分析,对容量治疗有明确指导意义;对 mPAP/MAP 比值的分析是判断肺动脉严重程度的重要依据;对于存在右向左分流患者 SpO_2 变化反映的血流动力学意义的了解,可提供更多调整麻醉处理的依据。对于以上各方面的理解和经验,可显著提高监测数据解读准确性和指导麻醉处理的质量。

20. **妊娠合并心脏病患者麻醉的处理目标和质量评价**

（1）多数妊娠合并心脏病患者终止妊娠时,心血管问题并未彻底解决。用血流动力学和氧代谢动力学正常值评价患者的实际情况,可能会导致判断及处理出现偏差(如存在左向右分流道患者,CO 报告值高于实际值;全身麻醉时,如果腹内压增加或膈肌抬高,SVV 报告值可高估实际容量情况;存在右向左分流患者的氧合情况可能在术中和术后低于术前等)。

（2）此类患者的结局与麻醉方法和术中处理密切相关。麻醉质量的评价,应该与患者在重症监护科的过程和结局进行关联(如全身麻醉患者的术后拔管时间、术后心血管用药量和减药速度、术后并发症和最终结局等),避免用患者出手术室时的监测值评价麻醉质量。

（3）多学科协作质量对于重症患者是普遍适用的一项临床处理质控标准,对于孕产期心脏病患者,体现尤为明显。在权威指南和国内共识中,对于此类患者临床处理过程中的学科间协作,均有特别强调。涉及的学科包括妇产科、麻醉科、重症医学科、心血管病科和新生儿科等。多学科团队协作,应针对手术指征、手术时机、术中监测及管理要点等重要事项达成一致。相关方面还包括患者入院后初次多学科会诊的时间、术前讨论形成共同处理意见的过程、在改善预后方面各学科的要求和所做的工作、对于围术期严重不良事件的预估和处理预案、医院行政部门在多学科协作中的协调作用是否显著等。

【术后管理】

21. **影响妊娠合并心脏病患者术后血流动力学稳定的主要因素**

包括麻醉效果的消散程度(尤其是椎管内阻滞麻醉的降低外周阻力作用)和术后镇痛效果、妊娠内分泌剧烈变化导致的肺循环阻力和右心后负荷增加、宫缩和组织间体液向血管内转移的量与速度等。加重的低氧血症也可增加右室后负荷。优化的容量治疗效果是维护血流动力学稳定的基本条件。如果术后出血导致明显的贫血,应及时补充新鲜浓缩红细胞。

22. PAH产妇术后拔除肺动脉导管的时机

多数妊娠合并PAH患者的血流动力学指标,在术后3~5天会出现不同程度的恶化。常表现为心率增快、MAP下降、mPAP增加、血氧分压下降、发绀加重,严重者血BNP和NT-proBNP水平明显提高、排尿量下降,甚至出现致命的PAH危象。在患者血流动力学波动明显阶段,密切监测肺动脉压力以及mPAP/MAP值,对于病情变化判断非常有益。当终止妊娠相关血流动力学波动平息后,结合其他检查结果判断病情稳定后,则可拔除肺动脉导管。

23. PAH产妇术后常用药物及管理要点

镇静镇痛药(丙泊酚、依托咪酯、右美托咪定、瑞芬太尼等)、正性肌力药(肾上腺素、多巴酚丁胺、多巴胺等)、PAH靶向治疗药物(包括PGI_2类药物、5型磷酸二酯酶抑制剂、内皮素受体拮抗剂、钙通道阻滞剂等、鸟苷酸环化酶激动剂)、血管活性药物(去甲肾上腺素、甲氧明等)、利尿剂、抗凝药和抗菌药等。

术后患者在镇痛、镇静状态下,通过药物调整,循环系统达到相对稳定状态。PAH产妇在SICU内,通过密切监护下的PAH靶向治疗药物的优化调整,经过经胸超声心动图、血清学检验和血流动力学监测,确定患者的心功能、容量、肺动脉压、氧合与内环境等指标,均达到相对满意稳定状态,患者的药物输注量已经明显减小。具备以上条件,即可考虑转出SICU回普通病房继续治疗。

24. 针对妊娠合并心脏病患者的建议

建议所有心脏病患者孕前均应做专业咨询。妊娠后,均应尽快到医院就诊进行风险评估。建议mWHO分级为Ⅰ和Ⅱ级的患者,可以到当地医院就诊,Ⅱ~Ⅲ级的患者应到转诊医院就诊,Ⅲ级和Ⅳ级患者应该到三级医院就诊,并得到专科、多学科团队的诊治。麻醉医师和产科医师在术前访视中,应对以下情况有清楚认识。

(1)发现患者出现与一般妊娠后不同的心慌、气短和下肢水肿时,建议尽快做专业咨询并做超声心动图检查,排除结构及功能性心血管疾病。

(2)建议妊娠合并PAH患者避免妊娠,尤其是IPAH患者,此类患者是围术期死亡的高危人群。机械瓣置换术后的患者,妊娠后尽快做专科咨询,应避免擅自停用抗凝药。孕期出现由于机械瓣血栓导致的心力衰竭,应尽快到心脏专科就诊。主动脉瓣二叶瓣畸形的患者,一经确诊,应尽快评估继续妊娠风险。孕中晚期合并妊娠高血压疾病的患者,如发现突发胸背疼痛,应尽快排除主动脉夹层。

(3)妊娠合并心律失常是此类患者中最常见的情况,其中多数患者可以安全度过妊娠期。

未来的工作主要包括:

(1)教育危重心血管疾病患者避免妊娠。

(2)各级医疗机构建立完善的合并PAH、先天性心脏病(矫治前和矫治后)、风湿性心脏瓣膜病(瓣膜置换前和瓣膜置换后)、心肌病(围生期心肌病为主)、主动脉夹层(急性A型夹层为主)、冠心病(多伴有家族性高胆固醇血症)和严重心律失常(室上性心动过速、房颤等)等妊娠合并心脏病的多学科救治体系。

(3)提高麻醉医师以及相关学科人员对妊娠合并心脏病的认识深度和处理能力。设法降低心脏病与产妇死亡率,对有效控制整体孕产妇死亡率有明显积极意义。

(卢家凯)

参 考 文 献

[1] 中华医学会妇产科学会产科学组.妊娠合并心脏病的诊治专家共识(2016).中华妇产科杂志,2016,51(6):401-409.

[2] 中华医学会麻醉学分会产科学组.分娩镇痛专家共识(2016版).临床麻醉学杂志,2016,32(8):816-818.

[3] SURESH M S,SEGAL B S,PRESTON R L. Shnider and Levinson's Anesthesia for Obstetrics. 熊利泽,董海龙,路志红,译. 北京:科学出版社,2018.

[4] MOL B W J,ROBERTS C T,THANGARATINAM S,et al. Pre-eclampsia. The Lancet,2016,387(10022):999-1011.

[5] ROLNIC D L,WRIGHT D,POON L C,et al. Aspirin versus placebo in pregnancies at high risk for preterm preeclampsia. The New England Journal of Medicine,2017,377(7):613-622.

[6] REGITZ-ZAGROSEK V,ROOS-HESSELINK J W,BAUERSACHS J,et al. 2018 ESC Guidelines for the management of cardiovascular diseases during pregnancy. Eur Heart J,2018,7,39(34):3165-3241.

[7] ROOS-HESSELINK J,BARIS L,JOHNSON M,et al. Pregnancy outcomes in women with cardiovascular disease:evolving trends over 10 years in the ESC Registry Of Pregnancy And Cardiac disease(ROPAC). European Heart Journal,2019,14,40

（47）：3848-3855.

［8］ CANOBBIO M M，WARNES C A，ABOULHOSN J. Management of Pregnancy in Patients With Complex Congenital Heart Disease，A Scientific Statement for Healthcare Professionals From the American Heart Association. Circulation，2017，135（8）：e50-e87.

［9］ ALKEMA L，CHOU D，HOGAN D，et al. Global，regional，and national levels and trends in maternal mortality between 1990 and 2015，with scenario-based projections to 2030：a systematic analysis by the UN Maternal Mortality Estimation Inter-Agency Group. Lancet，2016，387：462-474.

［10］ MANDALENAKIS Z，ROSENGERN A，SKOGLUND K，et al. Survivorship in children and young adults with congenital heart disease in Sweden. JAMA Intern Med，2017，177（2）：224-230.

［11］ GALIÈ N，HUMBERT M，VACHIERY J L，et al. 2015 ESC/ERC Guidelines for the diagnosis and treatment of pulmonary hypertension：The Joint Task Force for the Diagnosis and Treatment of Pulmonary Hypertension of the European Society of Cardiology（ESC）and European Respiratory Society（ERC）：Endoses by：Association for European Paediatric and Congential Cardiology（AEPC），International Society for Heart and Lung Transplantation（ISHLT）. Er Heart J，2016，37：67-119.

［12］ NGAN K W，KHAW K S，MA K C，et al. Maternal and neonatal effects of remifentanil at induction of general anesthesia for cesarean delivery：a randomized，double-blind，control trial. Anesthesiology，2016，104（1）：14-20.

第十四章 儿 科

第一节 非发绀型先天性心脏病手术的麻醉

【知识点】

1. 左向右分流先天性心脏病的病理生理

2. 肺动脉高压的诊断标准

3. 肺血管阻力的影响因素及调控

4. 左向右分流先天性心脏病手术的术前评估

5. 左向右分流先天性心脏病手术的术中管理

6. 左向右分流先天性心脏病手术的术后管理

7. 肺动脉高压危象的预防和处理

【案例一】

患儿女,3岁,11kg。入院体检发现心脏杂音10天,体检:胸骨左缘2~3肋间可闻及2级吹风样杂音。超声显示:房间隔卵圆孔回声脱失2mm,房间隔后部脱失9mm×7mm,靠近下腔静脉残端无边缘,各房室无明显增大,三尖瓣探及少量偏多反流,估计肺动脉收缩压35mmHg。

【案例二】

患儿男,10岁,23kg。发现心脏杂音10年,平时易感冒,伴有肺炎,体检:发育较差,无发绀,肝脾无肿大,胸骨左缘3~4肋间可闻及2~3级吹风样杂音。超声心动图提示:室间隔于肺动脉瓣下回声脱失约10mm,室水平左向右为主低速分流,估测压差15mmHg,左右心腔均增大,二尖瓣瓣环增大,探及少量反流,三尖瓣探及少中量反流,估计肺动脉收缩压65mmHg。心导管检查测得静息状态下肺动脉压72/30(50)mmHg,肺血管阻力12Wood。

【疾病的基础知识】

1. 左向右分流先天性心脏病的病理生理特点

左向右分流(left to right shunt)是先天性心脏病(先心病)中最常见的一类畸形,约占所有先天性心脏病的50%。临床常见的左向右分流主要包括三个水平的分流,即房水平分流、室水平分流和动脉水平分流。房水平分流病变主要包括卵圆孔未闭、房间隔缺损、心内型部分性肺静脉异位引流;室水平分流病变主要为室间隔缺损;动脉水平的分流主要为动脉导管未闭和主肺间隔缺损。还有一些不常见的左向右分流性病变,如冠状动脉异常起源于肺动脉,或合并其他病变的左向右分流,如室间隔缺损位于主动脉下的右室双出口因合并其他异常病理生理变化,不在本节讨论范围之内。

左向右分流定义为体循环与肺循环之间存在交通,使得氧合血向非氧合血分流,此定义中的左右并不特指解剖位置上的左右,在心脏存在转位等情况下,符合相应病理生理学变化即符合左向右分流定义。

分流量的大小取决于分流口径的大小和分流口两侧循环的阻力(即肺循环和体循环阻力)。当分流口径较小时,分流口两侧压力阶差就较大(此类分流称限制性分流),那么分流口两侧的血流阻力变化对分流量和分流方向的影响较小,其分流量大小主要决定于分流口径的大小。当分流口径较大时(此类分流称非限制性分流)分流口两侧压差很小,左向右分流阻力很小,那么肺循环阻力和体循环阻力的比值成为决定分流量大小和方向的主要因素。心内和动脉水平的左向右分流可使体循环高压血流进入低压的肺循环,引起肺动脉压的增高。左向右分流使肺循环血流量增加,肺循环容量负荷增加,肺静脉回左房血流量增加,左房压升高,肺毛细血管前及毛细血管后因素使肺动脉压出现动力性升高。此后在持续高血流量影响下,肺动脉血管床出现结构性变化,肺小动脉肌层增厚,内膜增生,瘢痕及血栓形成并纤维化,肺泡内小动脉数量减少,最终导致肺血管阻力增加,出现进行性和不可逆的肺动脉高压。随病情进展,肺动脉压力甚至超过体循环压力,分流出现逆转,产生右向左分流,患儿出现发绀症状,即称为艾森门格综合征(Eisenmenger syndrome),此时患儿行根治手术,可能会加重病情,加速患儿死亡。

伴有不同水平分流的病变,其病理生理变化进程不尽相同,非限制性室水平分流及动脉水平分流肺循环不仅受到高肺血流量影响,且受到体循环压力负荷影响,肺动脉高压进展往往较快。房水平分流、限制性室水平分流和限制性动脉水平分流肺循环受体循环压力负荷影响较小,这类患者肺动脉高压进展较慢。房水平分流及室水平分流右室容量负荷增加,随肺动脉压力逐渐升高,右室压力负荷也增加,最终可导致右心功能衰竭。动脉水平分流量较大的患儿舒张压明显降低,影响心肌灌注,在左心容量负荷增加,做功增加和需氧量增加的情况下,较其他水平分流更易出现左心衰竭症状。同时,远端器官灌注亦可能受损,导致坏死性小肠结肠炎、肾衰竭以及脑室内出血等。

室间隔缺损分流量较大时,对左右心室负荷影响明显,临床症状出现较早,在肺动脉压尚未明显升高时即可出现心室肥厚、心脏扩大等表现。动脉导管未闭的肺循环血流量明显增加,并且没有右心室的缓冲调节,早期即可出现肺血增多、反复肺部感染等表现,肺小血管纤维化,肺动脉压力迅速升高。其自然死亡率在 2~19 岁约 0.49%,30 岁以上每年约 1.8%,死亡原因主要有细菌性心内膜炎、肺循环高压和充血性心力衰竭。房间隔缺损虽然其分流量可达体循环的 50% 以上,但是由于右心房、右心室代偿性肥厚、扩张,其临床症状出现较晚并且较轻,表现为缓慢进展的心力衰竭症状和肺动脉高压,甚至部分患者终身没有症状。然而房间隔缺损一旦出现症状,往往提示全心衰竭。

患儿的临床表现与机体对左向右分流造成的容量及压力负荷增加的代偿相关。由于心肌收缩力的增强和交感神经系统的兴奋,临床表现就会相应地出现心率增快,出汗等症状;由于肺血流量增多,肺顺应性下降,临床表现就会出现呼吸增快。分流量较大导致体循环血流量减少时,低龄患儿表现为喂养困难,生长发育障碍,大龄患儿则常不能耐受运动。低龄患儿出现右心衰竭时,主要表现为肝大,很少表现为外周水肿和静脉怒张。

2. 肺动脉高压的诊断标准

静息状态下,平均肺动脉压参考值约为 15mmHg,不同年龄段及不同性别无显著差异,因此以静息状态下平均肺动脉压作为诊断肺动脉高压的标准,超过 25mmHg 即可诊断肺动脉高压(pulmonary arterial hypertension),目前肺动脉高压的诊断还应包括肺血管阻力指数(PVRI)增加(>3Wood/m²)。如行腔静脉-肺动脉吻合术(Fontan 术)后,PVRI>3Wood/m² 或跨肺压力阶差>6mmHg,即使 mPAP<25mmHg 也可诊断为肺动脉高压。静息状态下,平均肺动脉压在 26~35mmHg 为轻度肺高压,36~45mmHg 为中度肺高压,>45mmHg 为重度肺高压。

案例一患儿房间隔缺损口径不小,分流量亦不小,但平素无明显症状,仅为入院体检时闻及轻微杂音,行超声检查发现病变,在早期体检不普及的情况下,此类患儿可能要到成年期出现明显症状才会就诊。

案例二患儿自幼发现心脏杂音,超声提示室间隔缺损口径较大,其分流量应该较大,因此患儿易反复感冒,肺炎,发育明显滞后,目前超声提示分流已为低速血流,说明肺动脉压已明显增高,心导管检查,肺动脉平均压已达到 50mmHg,属于重度肺高压范围。

3. 肺血管阻力的调控

限制性分流的分流量大小由分流口径决定,基本固定,可调性很小。肺血流量一定时,肺动脉压力由肺血管阻力(pulmonary vascular resistance,PVR)决定。非限制性分流的分流量大小由分流口两端压差决定,分流的血流量和肺血管阻力共同决定肺动脉压力,适宜的肺血管阻力才能维持稳定的肺动脉压力。

围术期肺血管阻力的调节主要依靠通气管理和血管扩张药的应用两大方面。

（1）肺泡缺氧或动脉低氧血症均可诱发肺血管收缩,$PaO_2<50mmHg$ 肺循环阻力增加,当 pH<7.40 时,这种增强作用更为明显。

（2）高碳酸血症直接增加肺血管阻力,不依赖于动脉血 pH 变化;低碳酸血症则必须通过造成碱中毒才可能降低肺血管阻力,过度通气使 $PaCO_2$ 维持在 $20\sim33mmHg$,pH 为 $7.5\sim7.55$ 才可能降低肺血管阻力。

（3）呼吸性或代谢性酸中毒均可引起肺血管阻力增加,呼吸性或代谢性碱中毒均可降低肺血管阻力。

（4）肺血管阻力在肺容量接近功能残气量时最低,PEEP 过高使肺泡膨胀,增加肺泡内压,可导致肺血管阻力增加,但如果存在肺不张及低氧血症,采用 PEEP 可复张塌陷的肺泡并增加动脉血氧含量,可降低肺血管阻力。

（5）体循环降压药包括钙通道阻滞剂、硝酸酯类、血管紧张素转换酶抑制剂、血管紧张素受体拮抗剂或 β 受体拮抗剂,可以扩张肺血管,降低肺血管阻力,但由于扩血管作用没有选择性,可能同时导致患儿血压下降,肺动脉压力相对升高,同时心肌灌注减少,反而加重心力衰竭症状,加重肺高压症状。

（6）一氧化氮（nitric oxide,NO）可吸入到参与通气的肺泡,弥散至肺泡细胞内,且一氧化氮与血红蛋白结合后迅速失活,无明显体循环扩张作用,因此吸入一氧化氮可选择性降低肺动脉压力,是目前合并肺高压先天性心脏病患儿手术围术期常用的降肺动脉压药物,常用剂量为 $20\sim40mg/L$,但要注意长时间吸入一氧化氮后停用时可能出现肺高压反跳,停止吸入时应逐渐减量,或采用其他吸入或静脉肺血管扩张药物替代。一氧化氮与氧化血红蛋白结合后快速转化为高铁血红蛋白和 NO_3^-,因此长时间吸入一氧化氮可能导致高铁血红蛋白血症,应注意定期检测。

（7）前列环素（prostacyclin）类似物（依前列醇、伊洛前列素、曲前列素）是临床常用的降肺动脉压药物,雾化吸入和或静脉泵入伊洛前列腺素（万他维）是成人肺动脉高压导致右心衰竭患者抢救常用药物,也是 WHO 推荐的心力衰竭患者一线用药。磷酸二酯酶 5 型抑制剂（西地那非、他达拉非）可增加细胞内 cGMP 水平,降低肺血管阻力。但目前这些吸入性或静脉肺血管扩张药在先天性心脏病肺动脉高压患儿,心脏手术围术期应用的临床研究较少,研究结果也不尽相同,如在肺高压患儿应用不同剂量西地那非的比较性研究结果提示,只有中等及高剂量西地那非才能降低肺血管阻力,且只有中等剂量可降低平均肺动脉压力,高剂量组的死亡率达到低剂量组的 3.95 倍,据此欧洲药监局认可中等剂量西地那非用于肺高压儿童,但美国食品及药物管理局则对儿童肺高压患者使用任一剂量的西地那非均提出警示。因此,围术期使用这些肺血管扩张药物仍应谨慎。

（8）血红蛋白也是影响左向右分流的重要因素,血红蛋白升高血液黏滞度增加,体循环及肺循环阻力都会有所增加,但净效应仍是减少左向右分流,因此在左向右分流患儿手术围术期应纠正贫血,避免增加分流量,但过度禁食禁饮,导致血液明显浓缩,血液黏滞度增加,可能直接升高肺动脉压力。

【术前评估与准备】

4. 左向右分流先天性心脏病术前评估的注意事项

随着目前诊疗水平的提高,体检的普及,大部分单纯左向右分流患儿在手术前虽然无明显症状,但也不会拖延至出现重度阻力性肺高压时才就诊。尽管如此,对患儿的术前访视及评估也不能忽视。对于分流量大,病情进展快的患儿应详细了解病史及参考各项检查结果,对患儿进行正确评估。

（1）病史:询问患儿有无反复发作的肺部感染病史,这往往提示肺循环血流量是否明显增多。有无喂养困难,生长曲线滞后病史,往往提示心脏功能的受累。有无逐渐出现的声音嘶哑病史,可提示肺动脉明显增宽,压迫喉返神经。有无合并其他非心脏系统疾病,如唐氏综合征（Down syndrome）患儿,常合并睡眠呼吸障碍、上呼吸道梗阻等,气道问题导致的缺氧会明显加快肺动脉高压的进程。如近期出现发绀,提示重度肺动脉高压,分流方向出现逆转。近期有呼吸道感染的肺动脉高压患儿气道敏感性高,围术期易出现气道痉挛,缺氧,导致肺动脉压升高。

有部分动脉导管未闭患儿为早产儿、未成熟儿,应核对具体月龄和出生后发育状态。是否合并其他非心脏系统先天性疾病。

（2）体格检查:检查分流杂音,是否有震颤（如室水平、动脉水平分流明确,但杂音很轻,要考虑肺动脉压明显增高,分流量减少）,肺动脉第二心音是否亢进,肺部有无啰音,注意有无四肢湿冷,皮肤斑驳,有无肝大等心力衰竭体征。

（3）胸片:观察心影是否明显增大,肺动脉段突出,肺血增多,肺部有无感染。

（4）超声:确定分流部位,分流口大小,分流方向及分流量大小,非限制性分流如果出现左向右分流的减少往往提示肺动脉压明显升高,分流口两端的压差减小。经三尖瓣反流评估肺动脉压力,观察左右心室肥厚程度,收缩功能,心腔有无扩大。

（5）心导管检查:目前仍然是评估肺动脉高压的金标准,吸空气静息状态下直接测量肺动脉压力,计算肺血管阻力。

$$PVR=（平均肺动脉压-肺动脉闭塞压）\times80/心排血量（参考值为0.25\sim1.6Wood）$$

心血管造影及不同部位血氧测定可准确定位分流部位,并计算 Q_P/Q_S 可评估分流量大小。

$$Q_P=氧耗量/（肺静脉血氧含量-肺动脉血氧含量）$$
$$Q_S=氧耗量/（体循环动脉血氧含量-混合静脉血氧含量）$$
$$Q_P/Q_S=（体循环动脉血氧含量-混合静脉血氧含量）/（肺静脉血氧含量-肺动脉血氧含量）$$

左向右分流 $Q_P/Q_S>1$,$Q_P/Q_S<1.5$ 提示分流量小,$Q_P/Q_S>2.0$ 提示分流量大。对于重度肺高压患儿还应进行吸氧试验,肺血管扩张试验,吸入100%纯氧或给予肺血管扩张药物后,重新测定肺动脉压力,计算肺血管阻力,评估患儿是否还有手术指征。但是否可行手术闭合分流的肺血管阻力分界值目前仍存在争议,2013年法国尼斯肺动脉高压年会曾给出先天性心脏病导致的肺动脉高压可行矫治手术的指标,肺血管阻力指数 $<4Wood/m^2$ 时可行矫治手术,$>8Wood/m^2$ 无手术指征,$4\sim8Wood/m^2$ 应进行个体化评估。

案例一患儿就诊较早,既往无明显症状,体格检查无特殊,各项检查均未提示肺动脉高压,该患儿可按简单先天性心脏病矫治手术处理,是快通道麻醉的适合人选。

案例二患儿手术年龄偏大,室水平缺损大,为非限制性缺损,导管检查压力数据显示属于重度肺高压,但室水平仍为左向右分流,未出现发绀,仍有手术指征,围术期应谨慎调整肺血管阻力,维持肺动脉压稳定。

【术中管理】

5. 左向右分流先天性心脏病手术的术中管理要点

（1）肺动脉高压是影响围术期致病率及死亡率的重要危险因素,围术期心搏骤停登记数据显示儿科手术围术期心搏骤停发生率仅为0.014%,但合并肺高压患儿心搏骤停发生率为1.6%。而在儿童麻醉相关的死亡病例中,肺高压患儿占一半,因此合并肺高压患儿的麻醉应特别谨慎。术前应对每例患者进行个体化评估,制定适宜的麻醉计划。

（2）在外科闭合分流口之前,麻醉处理的基本原则是维持适宜的体循环阻力（systematic vascular resistance,SVR）和肺循环阻力比值（PVR）,SVR/PVR 过高,则左向右分流量增多,肺血流量增多,心脏容量负荷增加,体循环血流量减少,外周脏器及心肌灌注不足;SVR/PVR 过高,肺动脉压明显升高,则可能诱发肺高压危象,导致围术期恶性事件。呼吸调控是麻醉中最易操作的调控肺循环阻力且对体循环阻力无明显影响的方法,尤其对于非限制性分流患儿,SVR 与 PVR 比值决定分流量大小,应避免低氧血症（hypoxemia）及高碳酸血症（hypercapnia）,但也不宜吸入100%纯氧及过度通气,维持 $PaO_2>50mmHg$,$PaCO_2<45mmHg$ 即可,可采用适宜的呼气末正压（positive end expiratory pressure,PEEP）维持肺泡张力。

（3）吸入性麻醉药物一般可产生剂量依赖性心肌抑制及外周阻力下降,大部分左向右分流患儿可以耐受吸入诱导,但要注意一部分行动脉导管未闭结扎的患儿为早产儿,可能合并呼吸窘迫综合征和/或充血性心力衰竭,对吸入诱导麻醉耐受性差,联合应用阿片类药物和苯二氮䓬类药物诱导可能耐受性更好。

（4）异丙酚常会导致较明显的体循环阻力下降、血压下降,引起肥厚的右室出现心肌灌注不足,因此对于合并肺高压患儿应谨慎使用。氯胺酮用于肺高压患儿仍存有争议,如果患儿不能保证良好的通气,存在低氧血症或高碳酸血症,应用氯胺酮将会使肺动脉压进一步升高,但如果患儿机械通气,保证氧供及没有呼吸性酸中毒情况下,使用氯胺酮,肺动脉压并无明显变化,同时氯胺酮又可以维持外周阻力,维持体循环压力,此时可作为合并肺高压患儿的麻醉用药。右美托咪定可以增加外周血管阻力,维持血压,对肺血管阻力无明显影响,且可以抑制应激反应,对呼吸无抑制,理论上应是肺高压患儿比较理想的围术期麻醉辅助用药,但目前临床相关研究数据还较少,仍需探讨。阿片类药物本身对肺血管阻力无明显影响,但它是最可靠的抑制应激反应的药物,可避免刺激造成的肺血管收缩,肺动脉压升高,在合并肺高压尤其是重度肺高压患儿需使用中到大量阿片类药物,维持循环稳定。常用麻醉药物对循环体征的影响见表14-1-1。

表 14-1-1　降低肺动脉压力药物作用特点

药物	作用机制	作用特点	注意事项
一氧化氮	激活肺动脉平滑肌细胞上鸟苷酸环化酶,产生环鸟苷酸减少钙内流,降低细胞内钙释放,选择性扩张肺动脉	选择性高,起效迅速	撤离过快可导致肺动脉压反跳,长期吸入可能导致高铁血红蛋白血症,二氧化氮中毒
前列环素类似物(依前列醇、伊洛前列醇)	激活腺苷酸环化酶,环腺苷酸激活蛋白激酶 A 导致细胞内钙离子浓度降低 刺激血管内皮细胞释放一氧化氮	可静脉输注及雾化吸入,雾化吸入有选择性	静脉输注无选择性,可降低血压
磷酸二酯酶 5 型抑制剂(西地那非)	抑制环鸟苷酸降解,增加内源性鸟苷酸水平	雾化吸入可延长一氧化氮作用持续时间减少停用后肺动脉压反跳发生	可降低血压
钙通道阻滞剂(硝苯地平等)	直接抑制钙离子通道,减少钙内流扩张血管	对肺血管扩张试验阳性患儿可作为术前降肺动脉压用药	可能降低心排血量及血压
磷酸二酯酶抑制剂(米力农)	抑制细胞内环磷酸腺苷(cAMP)的分解代谢,激活蛋白激酶,肌浆网上大量 Ca^{2+} 大量释放,增强心肌收缩力、扩张血管	可改善心室舒张功能,不增加心肌氧耗	可降低血压

（5）合并肺高压的患儿其肺动脉内膜增厚,应激反应(stress reaction)导致的肺血管收缩反应更为明显,因此应尽量避免术中各种强刺激造成的应激反应,使用较大剂量的阿片类药物可较好抑制应激反应,对于合并重度肺高压的患儿尤为重要,持续泵入小剂量右美托咪定对于抑制围术期应激也有较好效果。手术全程应监测麻醉深度,避免麻醉过浅,行气管插管前可使用局麻药喷喉,闭合胸骨后可用局麻药行皮下浸润,或侧切口手术可用局麻药行肋间神经阻滞,回恢复室后可使用持续静脉镇痛泵,都有助于减少强刺激造成的应激反应。也有研究显示在简单儿童先天性心脏病手术中,全麻完成后行骶管麻醉可产生良好的术后镇痛效果。

案例一患儿入室后吸入 8% 七氟烷,入睡后建立静脉通路,有创动脉压监测,给予舒芬太尼、顺阿曲库铵,后行气管插管,建立深静脉,术中间断给予舒芬太尼,持续泵入顺阿曲库铵、右美托咪定,间断吸入七氟烷维持麻醉,手术过程顺利,体外循环结束后无特殊血管活性药物泵入,关胸至皮下层时以 0.375% 罗哌卡因做局部浸润,连接恒速静脉镇痛泵,术毕自主呼吸恢复满意,于手术结束后 5 分钟拔除气管插管,面罩吸氧送返恢复室。不合并肺动脉高压患儿一般可按快通道麻醉处理。

【术后管理】

6. 左向右分流先天性心脏病手术的术后管理要点

（1）不合并肺动脉高压、简单的左向右分流先天性心脏病患儿术后可按快通道麻醉处理,患儿可在手术室内或回恢复室后 4 小时内安全拔除气管插管。

（2）合并肺动脉高压患儿在闭合分流口之后,麻醉管理的重点就在于降低肺循环阻力,维持体循环阻力及心室功能,保证脏器灌注。体外循环结束早期可给予较高浓度氧吸入,轻度过度通气,维持 $PaCO_2$ 在 35mmHg 以下,pH7.5,给予适度 PEEP(可以 5mmHg 为起点),积极纠正代谢性酸中毒。如有 NO 可用,停机早期即可开始吸入 NO 气体,20~40mg/L。

体外循环结束后可能需要辅以其他增加外周血管阻力药物维持体循环压力,保证脏器灌注及冠状动脉灌注,尤其在静脉使用其他扩张肺血管药物(如米力农)时更应注意这一问题。去甲肾上腺素增加外周血管阻力的同时也增加肺血管阻力,多巴胺可增加 PVR/SVR 比值,而肾上腺素不仅有正性肌力作用,还可降低肺血管阻力,降低 PVR/SVR 比值,在合并心功能不全的患者可作为循环支持的首选药物。

（3）肺动脉高压患儿给予鱼精蛋白时易引起重度肺高压,要格外注意,给药前应保证麻醉有足够的深度,注意追加肌肉松弛药物和阿片类药物,先给予少量观察反应再缓慢推注或泵入,也可经左房给药(此时应注意排气)或由术者经主动脉根部直接给药,减少药物和肺循环的接触。给药时应密切观察气道压、血压和心脏状态,气道压升高往往是肺高压患儿鱼精蛋白反应的首发症状,机械通气难以维持,患儿出现低氧及二氧化碳蓄积,进一步升高肺动脉压,甚至出现肺高压危象。一旦出现肺阻力增高应立即停止给药,吸入纯氧,手控通气,加大吸入麻醉药物,同时给予苯海拉明、钙剂等,如不能及时缓解需给予肾上腺素,要注意即使血压偏低,也不应急于还血,因为此时肺血管收缩痉挛,右室多处于胀满状态,如还血过多可能进一步加重右心负荷,甚至出现心率减慢或室性心律等难以处理的心律失常。

(4) 肺动脉高压患儿不宜行快通道麻醉,手术结束后随着麻醉药物代谢,患儿苏醒,各种应激反应介质释放,肺动脉压力会在术后数小时出现峰值,因此在手术结束后仍应保证足够的持续镇静镇痛,拔除气管插管前呼吸恢复应完善,拔管后仍应持续或间断吸氧,避免出现缺氧和二氧化碳蓄积,增加肺血管阻力。拔管前气道内吸引等刺激性操作必须在一定的镇静状态下完成,避免恶性刺激造成肺动脉压急剧上升,拔除气管插管也可在一定镇静状态下进行,持续泵入右美托咪定可以提供良好的镇静且不影响呼吸,适用于肺高压患儿拔除气管插管时的镇静。停用 NO 吸入应逐渐减量,重度肺高压患儿可逐渐过渡为其他肺血管扩张药物。

案例二患儿入室后建立静脉通路,静脉给予咪达唑仑、顺阿曲库铵、舒芬太尼、利多卡因局部喷喉后行气管插管,持续泵入异丙酚、右美托咪定、顺阿曲库铵,间断给予舒芬太尼,吸入七氟烷维持麻醉,体外循环复温后持续静脉泵入米力农和多巴胺,停机后开始吸入 20mg/L 一氧化氮,手术结束带右美托咪定、米力农、多巴胺泵,带气管插管回术后恢复室,8 小时后拔除气管插管。

7. 肺动脉高压危象的定义、预防和处理要点

肺动脉高压危象(pulmonary hypertensive crisis)是指肺循环阻力急剧上升,导致右心衰竭,心排血量明显下降,是合并肺动脉高压患儿心搏骤停最主要的病因。肺动脉高压危象发生后右室明显扩张,挤压左室,影响左室射血,血压明显降低,冠状动脉供血不足,进一步加剧双心室衰竭,形成恶性循环。触发肺高压危象的最常见原因有缺氧、酸中毒、高碳酸血症、低血压、恶性刺激(术后恢复室进行气道内吸引时,肺高压患儿肺动脉压可上升 70%)。

肺高压危象的预防首先是要避免各种触发因素,机械通气时通过调整呼吸参数,避免低氧血症、高碳酸血症、呼吸性酸中毒,给予患儿完善的镇痛镇静,避免疼痛、气道内吸引、躁动造成的应激,保证容量摄入,避免低血压。在先天性心脏病手术的围术期容易诱发肺高压危象有以下几个节点,气管插管、切皮劈胸骨、鱼精蛋白中和、术后气道内吸引、拔除气管插管,在这些节点都应尽量避免各种可能增加肺血管阻力的因素。

一旦肺高压危象发生,需迅速针对病因进行处理,否则患儿往往迅速进入难以逆转的恶性循环,出现心搏骤停。一旦怀疑肺高压危象,应立刻吸入纯氧,机械通气或手控过度通气使 $PaCO_2$ 维持在 30~35mmHg 以下,迅速排查气胸,静脉给予碳酸氢钠纠正酸中毒,吸入 NO 或吸入伊洛前列腺醇,给予肾上腺素及去甲肾上腺素维持体循环压力及冠脉灌注,同时行心肺复苏。但是肺动脉高压危象导致的心搏骤停有时是难以逆转的,此时需要迅速决定行体外膜氧合器(ECMO)支持,ECMO 支持前心肺复苏时间越长,患儿预后越差,因此需要围术期团队能够对患儿病情快速评估,尽早建立 ECMO 通路。

(晏馥霞)

第二节　发绀型先天性心脏病手术的麻醉

【知识点】

1. 发绀型先天性心脏病的病理生理
2. 发绀型先天性心脏病手术的术前评估及术前准备

3. 缺氧发作的预防和处理
4. 血管活性药物的合理应用
5. 快通道麻醉管理的益处

【案例一】

患儿女,2 岁 9 个月。出生时体检发现心脏杂音,外院诊断为法洛四联症,超声检查提示:右房右室明显增大,漏斗间隔显著前移致右室流出道局部梗阻接近闭塞,主动脉增宽,骑跨率约 55%,室间隔膜周至嵴下约 15mm×9mm 缺损,左室偏小。

【案例二】

患儿男,35天。出生后即发现发绀,超声提示主动脉位于肺动脉之前,起源于解剖右心室,肺动脉位于主动脉之后,起源于解剖左心室,房间隔中部回声脱失约5mm,室间隔完整,降主动脉峡部与左肺动脉间探及动脉导管,内径5mm。

大部分先天性心脏病的畸形特点是都有分流的存在,仅有一小部分畸形是单纯梗阻性病变(如肺动脉瓣狭窄)或反流性瓣膜病变(如先天性三尖瓣关闭不全)。发绀型先天性心脏病分流的基本特点是,某一循环系统的静脉血经过一循环系统的动脉流出,如由于各种病变造成非氧合血向氧合血分流,又称为右向左分流(right to left shunt)。在未氧合血在氧合血中的含量大于30g/L时,患儿会出现肉眼可见的发绀。

【疾病的基础知识】

1. 发绀型先天性心脏病的病理生理

低氧是发绀型先天性心脏病最主要表现,其基本病理生理有三类情况:①体循环静脉血回流入肺动脉路径存在梗阻,肺血流减少,同时合并解剖分流,如法洛四联症(tetralogy of Fallot,TOF)、肺动脉瓣闭锁、三尖瓣闭锁等;②肺静脉血与体循环静脉血在心内完全混合,如共同心房、共同心室和房室通道等,这一部分患儿病变符合单心室病理生理变化;③体循环静脉血回心后不通过肺氧合直接流入主动脉,体循环和肺循环处于平行状态,需有解剖分流存在患儿才能存活,如完全型大动脉转位(transposition of great arteries,TGA)。

案例一患儿属于法洛四联症,肺动脉接近闭锁,病理生理学改变符合静脉血回流入肺动脉径路存在梗阻,合并右向左分流,引发患儿可见的发绀。

案例二患儿为室间隔完整大动脉转位,病理生理学改变符合体循环静脉血回心后不经肺氧合直接流入主动脉,体循环和肺循环由串联循环变为并联循环,该类患儿必须在房水平或动脉水平存在交通才可能存活(卵圆孔开放、动脉导管持续开放)。

正常情况下肺血管阻力(pulmonary vascular resistance,PVR)常低于体循环阻力(systemic vascular resistance,SVR),年长儿和成人PVR仅为SVR的1/20,肺静脉血与周围静脉血在心内完全混合的发绀型先天性心脏病患儿,肺循环和体循环的血流主要取决于PVR/SVR比值。根据氧离曲线的特征,动脉氧饱和度的增高需增加肺血流量,而肺血流量过常会导致充血性心力衰竭,肺循环容量的超负荷也会影响体循环,造成心排血量减少。

心内分流同时伴有梗阻,为复合分流病变,此类患儿的梗阻可以是部分性或完全性,可发生于房室瓣水平、流出道水平或肺动脉瓣、肺动脉水平。其中流出道梗阻往往是动态变化的,如法洛四联症患儿右室流出道肥厚导致的流出道梗阻可随心率快慢和心肌收缩力不同产生动态变化,这种动态变化可能增加或减少右向左分流,临床出现低氧血症症状的动态变化。瓣膜水平、肺动脉水平的梗阻对血流造成的阻力一般是固定的,如肺动脉瓣狭窄病变。梗阻使得分流趋向非梗阻的一侧,当梗阻相对轻微时,分流量受SVR/PVR比值影响较大,但随着梗阻程度的增加,固定梗阻造成的压差往往远大于远端血管阻力,此时调整SVR/PVR比值对分流方向及分流量大小无明显影响。当存在完全梗阻时(如肺动脉闭锁、三尖瓣闭锁),血流全部或强制性通过近侧缺损(房间隔和室间隔缺损)分流,以提供肺血流,或依赖动脉水平分流获得肺血流,此类分流常为限制性,或随着动脉导管的闭合出现分流量的明显下降,因此患儿往往需要在新生儿期手术。

存在梗阻性病变的发绀型先天性心脏病患儿,还同时存在以下病理生理改变:①心排血量固定,在代谢需要改变和外周血管阻力变化时无力代偿,且交感神经兴奋可能加重梗阻,进一步减少心排血量;②心肌肥厚,可能伴有心肌灌注不足,特别是心肌内膜下;③充血性心力衰竭;④突发严重的心律失常。

虽然婴幼儿和新生儿能耐受中等程度的低氧血症(hypoxemia),但相应的代偿机制也可能产生诸多临床问题,如红细胞增多造成血液黏滞度增加、血栓形成、血容量增加和血管扩张、毛细血管增生和大的体肺侧支形成,肺泡过度通气伴慢性呼吸性碱中毒。长期慢性低氧血症并处于代偿期的患儿,麻醉诱导和手术应激时的心脏储备及氧释放能力是很有限的。在麻醉诱导后,由于肌肉麻痹使机体氧耗降低以及高浓度氧的吸入,全身静脉血氧饱和度增高,含氧量较高的静脉血通过分流至全身循环,低氧血症的程度可能会有所改善。

发绀型先天性心脏病患儿出现严重低氧血症,除心脏疾患外,还应考虑其他可能加重发绀的原因。围术期引起发绀加重的其他原因有:气管插管位置不当、中心静脉穿刺置管等操作引起的血气胸、气管导管阻塞、肺水肿、肺栓塞、气道痉挛、通气不足、心排血量下降、血管阻力突然变化,以及药物因素,如不恰当停用前列腺素 E 等。

【术前评估与准备】

2. 发绀型先天性心脏病手术的术前评估及准备实施

对于发绀型先天性心脏病患儿,术前评估最关键的是要明确患儿病变的病理生理变化特点,正确预判患儿可能发生的问题。提示发绀型先天性心脏病患儿病变严重程度的指标包括动脉血氧饱和度<75%;左室或流出道压力阶差>50mmHg;PVR>6Wood;红细胞增多,Hct>60%等。如患儿有其中任何 1 项,围术期即可能存在血流动力学的高危问题,如存在 2 项以上,在设计麻醉计划时应特别注意。如果患儿无上述情况,麻醉中血流动力学的问题相对较少。发绀型先天性心脏病患儿在麻醉中的其他危险因素有:孤立病变的严重类型、复杂病变、同时发生感染性疾病、代谢紊乱、充血性心力衰竭、曾施行过姑息或纠治术的二次手术患儿、急性血流动力学恶化等。

(1)病史:术前详细了解发绀型先天性心脏病患儿的病史,是评估心脏功能及储备能力的重要环节。询问病史应包括有无喂养困难、出汗、呼吸急促或吸吮无力等情况,可向父母提以下问题:患儿在休息时是否发绀?当患儿哭闹时发绀有无变化(并非所有的发绀型心脏病患儿均有明显的发绀,但在哭闹时,流出道痉挛,肺血管阻力增高,肺血流减少可致发绀加重)?患儿在喂奶时出汗吗?(此症状往往是充血性心力衰竭的重要体征);患儿在晨起时眼睑水肿吗(婴幼儿睡眠或躺在床上的时间较多,且眼部周围组织较为松弛,当有水肿存在时,往往表现为眼睑水肿,而踝部水肿几乎不存在)?患儿活动量减少且有蹲踞吗(蹲踞是缓解肺血流减少的常见代偿方法,此时因四肢蜷缩,外周血管阻力增高,回心血流较多地进入肺部,可改善缺氧状况)?询问有无缺氧发作病史,缺氧发作持续的时间以及是否可自行缓解等情况,如果有缺氧发作史,在术前及麻醉诱导时必须密切关注,一旦此时缺氧发作,往往后果较为严重。

另外,还应询问围产期用药史及父母双方家族遗传史。在就医史中应了解就诊病因、既往手术史和麻醉并发症史等。接受过姑息手术的患儿如体-肺动脉分流,应询问术后症状有无改善(发绀减轻、活动耐量增加),此次就诊是为行二期手术还是因为病情出现反复(发绀再次加重提示管道的梗阻)逐渐加重的心力衰竭症状,这些提示患儿可能出现继发的房室瓣反流等病变,增加心脏负荷。

(2)体格检查:术前就应对患儿做详细的全身体检,体格发育显著滞后于年龄往往提示其循环和呼吸功能储备较差,对麻醉药物及手术操作的耐受力较差。详细的心血管系统检查包括心前区活动度的评估、心音、杂音、肝脏大小、脉搏、外周灌注状况、杵状指、发绀程度和检查四肢有无外周水肿等。还应特别关注呼吸道通畅情况(包括牙齿、舌腭大小、颈椎活动度、张口试验以及鼻腔通畅度等),尤其要注意是否存在小颌畸形、腭裂等可能造成气管插管困难的畸形。腹部检查重点了解是否有肝脾大和腹腔积液,这往往是先天性心脏病患儿右心功能不全的主要表现。

麻醉医师在对患儿进行术前评估时,还必须认识到可能伴有非心脏的畸形,约有 8% 的先天性心脏病患儿可同时合并其他系统的先天性异常,先天性心脏病常常是复杂先天性畸形的一部分,有时这些畸形与染色体异常有关,如唐氏综合征、18-三染色体和 13-三染色体以及 VATER 综合征等。

(3)心电图:一些心电图能提供相关先天性心脏病的特殊线索,如新生儿电轴左移,同时伴有发绀者往往提示有三尖瓣闭锁,如无发绀则可能是心内膜垫缺损。心电图检查还能显示心脏节律的异常,包括房室传导阻滞(常见于矫正性大动脉转位)以及在三尖瓣下移畸形时能见到的 Wolff-Parkinson-White 综合征症等。术前 ECG 检查结果还可与术后进行比较,以发现可能存在的心肌缺血,心肌损伤。

(4)胸片:胸部 X 线片正常并不能完全排除心脏病变,同时胸片可提供心脏大小、外形、内脏定位、主动脉位置和肺血管外形等资料。在肺血流减少的病变(包括大多数发绀型病变),胸片上肺血是减少的。严重发绀型病例而胸片显示肺血增多,往往提示大动脉转位或全肺静脉异位引流伴肺静脉阻塞。大多数先天性心脏病的心影是扩大的,支气管的形态可提供内脏异位综合征的线索,在无脾综合征常常有两侧右支气管的形态(动脉上的支气管),而在多脾综合征则常有两侧左支气管的形态(动脉下的支气管)。存在右位主动脉弓者怀疑大血管畸形的可能性增加,如永存动脉干患者常有右位主动脉弓。侧位 X 线片对观察气管形态很有用,特别是婴幼儿有喘鸣时,应高度怀疑是否有心血管原因造成的气管受压。

（5）超声心动图:在体格检查、心电图和胸片基础上,无创的二维超声心动图能详细测定大多数先天性心脏病的异常情况,是目前最常用的术前诊断方法。术前超声评估的重点是心房位置(决定心脏序列是正位还是反位或不明确)、根据心尖方向判断心脏位置(左/中/右位心)。房室连接是否一致,房室间有无分流,血流方向,压差大小,各房室腔大小、房室间隔是否有移位,有无心室双入口或双出口(一个心室连接一个动脉干和50%以上的另一个主动脉干)。心室与大动脉连接是否一致(不一致则为大动脉转位),心室与大动脉连接是否有梗阻及梗阻的水平(瓣水平、瓣下、瓣上),梗阻部位流速估测压差。各房室瓣的形态,有无骑跨重叠,有无狭窄,狭窄流速,有无反流,反流量大小,有无瓣叶发育不良或闭锁。大动脉水平主要观察主肺动脉、左右肺动脉发育情况,主动脉走行有无异常,有无缩窄,有无异常血管环,迷走动脉,大动脉之间有无异常分流及其血流方向和流速。体循环静脉及肺静脉回流位置是否正常,是否存在梗阻。

近年来,超声技术的不断进步已使图像质量明显改善,M型超声心动图可以使更多的先天性心脏病患儿仅凭借无创诊断结果即可直接接受手术。是否可以获得满意的检查结果,取决于患儿是否合作或镇静,以及是否取得显示大血管解剖畸形完整图像的透气窗。除心内解剖结构的二维(2D)图像外,脉冲波、连续波和彩色多普勒超声也用于检测和详细说明心内血流模式。M型和2D超声心动图也用于评价心功能。

（6）心导管造影检查:目前心导管检查仍是诊断先天性心脏病的金标准,即使无创检查(经胸超声、CT、MRI)基本能明确解剖诊断,但对于复杂畸形,仍需造影检查。造影检查可直接测量各心腔及大血管压力(超声为计算值)以此来决定术式,如大动脉转位患者需根据解剖左室和解剖右室压力比值决定是实施根治手术还是训练手术。根据造影的各项结果可以计算 Q_P/Q_S,了解体肺循环血量多少。需注意的是这里的 Q_P 指的是肺循环血流总量,是有效肺循环血流量(Qpeff)和再循环的肺血流量的总和,Q_S 指的是体循环血流总量,是有效体循环流量(Qseff)和再循环体循环血流量的总和。不管病变如何复杂,Qpeff 和 Qseff 总是相等的,等于体肺循环间混合血量,是真正进行氧合为机体供能的血流量,有效循环血量在总血流量中所占的比例决定动脉血氧饱和度。

合并梗阻的发绀患儿往往需要造影明确肺血管发育情况才能决定是行根治手术还是姑息手术。几个常用指标:

$$McGoon 比 = (左右肺动脉近分叉处直径之和)/膈水平降主动脉直径$$
$$Nakata 指数 = (左右肺动脉近分叉处面积之和)/体表面积$$

McGoon 比>1.2,Nakata 指数>150,可考虑行根治术,否则应行体肺分流手术。

造影检查还可明确各冠状动脉的起源及走行,如法洛四联症患儿有 5%~10% 存在冠状动脉走行异常,前降支走行于右室流出道表面,在行流出道疏通跨环补片时有可能造成损伤,可能需要改变补片方法或选择外管道连接右室和主肺动脉。

案例一中患儿流出道梗阻严重接近闭锁,术前应关注超声检查左室腔大小,收缩功能,造影检查肺血管发育情况,侧支形成情况,以确定术式,如患儿 McGoon 比或 Nakata 指数处于根治手术的临界状态,提示术后可能出现循环不稳定,应给予足够重视。

案例二中患儿诊断为室间隔完整型大动脉转位,根治手术的最佳时期是在生后 1 个月内,即在新生儿期。术前一定要根据心导管检查的大动脉测压结果明确是否有行根治手术的可能,测压结果不满足要求或患儿已过最佳手术时期,则需先行左室训练,然后再择期行二期根治手术。

【术中管理】

3. 缺氧发作的应对

本节不对各类右向左分流病变的麻醉方法做具体讨论,仅重点介绍临床最为常见的存在右室流出道梗阻病变发绀患儿(法洛四联症患儿)缺氧发作的预防及处理。

法洛四联症患儿或有类似病理生理变化患儿(法洛四联症型右室双出口)在诱导以及体外循环开始前麻醉的重点都是预防及处理缺氧发作。应注意的是即使是发绀不明显的患儿也可能出现缺氧发作,尤其是固定梗阻病变较轻,漏斗部动力性梗阻为主的患儿,这类患儿往往静息状态下无明显发绀,但活动应激时易出现缺氧发作,且由于无明显侧支形成,无红细胞代偿性增生,患儿对缺氧耐受力较差。固定性梗阻越严重的患儿其肺血流量受动力性因素或远端肺血管阻力影响越小,但该类患儿本身血氧含量就极低,任何因素造成血氧进一步下降都可能造成各脏器包括心肌严重缺氧,功能出现障碍。

缺氧发作的机制并未完全明确,但一般认为流出道痉挛或收缩造成动力性梗阻加重,肺血流明显减少是其主要原因,因此避免流出道痉挛是预防缺氧发作最主要措施。患儿术前禁食时间不宜过长,否则可能导致代谢性酸中毒,血液黏滞度增加,且右室容积减小流出道管腔减小,诱发流出道痉挛。缺氧发作,若晚台手术时间不确定患儿应建立静脉通路,静脉输液。如患儿分离焦虑严重,缺氧发作频繁,可于术前 0.5 小时口服咪达唑仑 0.3~0.6mg/kg,由家长陪同患儿至手术室外。诱导原则尽量减少恐惧哭闹,现多采用吸入高浓度(8%)七氟烷诱导,可减慢心率,可能有利于循环稳定。应注意发绀患儿采用吸入诱导起效较慢,一旦起效后要减浅麻醉也相对较慢,而静脉麻醉药的起效相对较快,给药过快可能导致一过性血药浓度过高。避免使用明显降低外周血管阻力和兴奋心肌的药物,体循环阻力降低可相应增加 PVR/SVR 比值,增加右向左分流,心率增快心肌收缩力增强则可能导致右室流出道痉挛,心肌耗氧量增加,加重缺氧症状,因此麻醉维持中应尽量避免这些血流动力学波动,对于缺氧发作风险较高的患儿,可应用较大剂量阿片类药物维持血流动力学稳定,持续静脉输注氯胺酮也可以维持较稳定的血流动力学。

缺氧发作最主要的变化是肺血流减少,此时呼气末二氧化碳会减少,这一变化往往会早于氧饱和度下降的出现,因此密切关注呼气末二氧化碳的变化有助于及早发现缺氧发作并给予及时处理。一旦患儿出现缺氧发作征象,首先要停止一切可能的诱发因素,如哭闹患儿应尽快镇静,开胸游离操作可能需暂停,避免刺激流出道。给予纯氧吸入,静脉补充容量,以及挤压肝脏和置头低脚高位增加静脉回流,增加肺血流。提高 SVR,可静脉使用 α 受体激动剂(去甲肾上腺素、甲氧明 5~10μg/kg),压迫股动脉或置患者于胸膝位,如已切开心包可压迫升主动脉暂时提高 SVR,减少右向左分流。β 受体拮抗剂(首选艾司洛尔 0.5mg/kg,可分次少量给药,观察反应)可降低心肌收缩力减轻流出道痉挛,同时也可降低心肌氧耗,但应注意单次推注因心排血量下降可能造成血压降低,常需和 α 受体激动剂联合使用。此时慎用正性肌力药物(麻黄碱、多巴胺、钙剂、肾上腺素),仅在氧饱和度明显下降,体循环压力明显下降,影响到心肌供血供氧,出现心率减慢,收缩力减弱、心室胀满的情况下考虑使用。如果采取各种措施都无法缓解缺氧发作,应迅速建立体外循环,避免长时间缺氧造成机体各脏器功能受损。

案例一中患儿流出道梗阻严重,接近闭锁,在体外循环开始前一定要注意避免各种因素造成的流出道痉挛,避免缺氧发作,否则可能造成流出道完全梗阻,循环迅速衰竭。

案例二中患儿没有梗阻的问题,产生发绀的原因是体循环和肺循环血流为并行状态,因此在体外循环开始前处理的原则是尽量保持适宜的 PVR/SVR,保证体循环和肺循环的有效混合,避免有效体循环和肺循环血流量下降。

4. 血管活性药物的合理应用

发绀型先天性心脏病均属于复杂畸形一类,患儿术前就存在缺氧、心功能不全、心腔发育不良等问题,畸形矫治手术复杂,体外循环时间长,心脏,体循环及肺循环均要适应新的血流动力学变化,往往需要血管活性药物的支持与调整,根据患儿基本病变,所实施的术式不同,血管活性药物的选择及用量不尽相同。以法洛四联症患儿为例,矫治手术通常要行右室切开,流出道加宽补片,补片没有收缩功能可造成游离壁节段性运动障碍,跨环补片可造成肺动脉瓣反流,明显增加右室前负荷,远端肺动脉发育不良可增加压力后负荷,且肥厚的右室在体外循环过程中可能保护不佳,因此体外循环结束后右心功能往往需要一定的支持,右心为容量心室,尤其顺应性较差的右室需维持一定前负荷,才能保证收缩,因此要给予足够的容量。可使用米力农[负荷剂量 50μg/kg,维持剂量 0.5~1.0μg/(kg·min)],降低肺血管阻力同时可增加心肌收缩力,也可使用多巴胺和多巴酚丁胺,在增加心肌收缩力同时对肺血管阻力无明显影响。

术前发绀严重,检查提示肺血流明显减少,超声提示左室心腔小的患儿术后易出现左心功能不全,左心为压力心室,不能耐受突然增加的过多容量,此时应根据左房压来严格控制容量输入,尽量维持窦性心律,或采用房室顺序起搏,维持较快的心率,使用正性肌力药物维持血压,避免回输容量过快,应用 PEEP 限制肺血流减轻左室前负荷。此时缩血管药物可能明显增加左室后负荷,不作为术后心功能支持的首选药物,如果血液稀释过多,血液黏滞度明显降低导致外周血管阻力不够,血压难以维持,可谨慎使用缩血管药物维持血压,提高组织灌注改善心肌血供。发绀型患儿行矫治术后血氧含量较术前有明显提高,因此无需维持过高的血压,保证患儿尿量、脑氧饱和度稳定、无代谢性酸中毒,确认重要脏器及外周灌注良好即可。复杂先天性心脏病手术中循环调节不仅限于血管活性药物,存在多种因素影响,见表14-2-1。

表 14-2-1　围术期循环影响因素

指标	变化	影响因素
前负荷	增加	容量超负荷 容量血管收缩 呼气末正压通气（PEEP）
	减少	静脉切开放血 容量补充不足（隐性失水、第三间隙、出血） 容量血管扩张
外周血管阻力	增加	小动脉收缩 麻醉药（氯胺酮、N_2O）
	降低	小动脉扩张 麻醉药（异氟烷） 组胺释放的药物
肺血管阻力	增加	$PaCO_2$ 增高或酸中毒 PO_2 降低 PEEP 高血细胞比容
	降低	$PaCO_2$ 降低或碱中毒 PO_2 增高 肺血管扩张（PGE_1、氨立农） 低血细胞比容
心率	增快	抗胆碱药物 肌肉松弛药（泮库溴铵本可松、三碘季胺酚） 麻醉剂（异氟烷）
	减慢	β 受体拮抗剂（艾司洛尔、普萘洛尔） 钙通道阻滞剂（维拉帕米） 麻醉剂（芬太尼、苏芬尼舒芬太尼）
心肌收缩力	增加	多巴胺（β 受体激动剂） 钙剂
	减弱	β 受体拮抗剂 麻醉剂（所有的吸入麻醉药） 钙通道阻滞剂

5. 快通道麻醉管理的益处

肺部并发症是先天性心脏病手术后延长呼吸机使用时间的主要影响因素。快通道麻醉是指患者心脏手术后 4~6 小时拔出气管插管的麻醉管理技术。尽早拔出气管插管可以减少医源性肺部感染和呼吸机相关肺损伤，减少支气管痉挛、气管导管堵塞、导管意外脱出等并发症，减少气管内操作和吸痰引起肺动脉高压危象的可能。机械通气是正压通气，可增加肺循环阻力，减少肺血流，减少静脉回流。早拔管恢复自主呼吸则有利于改善患儿全身循环状态。

快通道麻醉可缩短患儿 ICU 停留时间，节省医疗费用。快通道麻醉技术是加速外科术后康复的重要环节。对于复杂先天性心脏病患儿实施快通道麻醉，需要经验丰富的麻醉或 ICU 医师实施，而且预计实施快通道麻醉管理的患儿，要有相应的术后疼痛管理策略，避免术后疼痛对于患儿的恶性刺激。外科手术矫治一般会使患儿氧供得到改善，氧储备增加。但是对于术后左心功能可能受到严重影响的患儿，则需要在良好的镇静镇痛下，辅助左心功能的适应和恢复。如案例二行动脉调转术后，解剖左室的后负荷会较术前明显增加，此时患者可能需要一定时间的镇静，维持较低的后负荷，充分评估左室功能的适应状态，再拔除气管插管，而不宜积极实施快通道麻醉。

（晏馥霞）

第三节　唇腭裂手术的麻醉

【知识点】

1. 唇腭裂的解剖学概念
2. 唇腭裂的解剖生理改变
3. 唇腭裂常见的并存疾病及其生理特点
4. 唇腭裂患者的术前评估要点
5. 唇腭裂手术的麻醉诱导原则
6. 唇腭裂手术中的麻醉管理原则

7. 唇腭裂手术及麻醉的相关并发症
8. 唇腭裂手术后在麻醉恢复室可能发生的并发症
9. 唇腭裂手术后的气道保护
10. 唇腭裂手术后镇痛

【案例】

患儿男,3个月,体重5kg。诊断左侧Ⅲ度唇裂、左侧完全性腭裂,拟行择期唇裂修复术。出生史系足月产儿,出生体重3.6kg。现病史包括喂养困难,发育不良。体格检查发现头围41cm,胸围42cm,腹围40cm,身长58cm,左侧上唇全部裂开,裂隙达到鼻底部,张口度约3横指,腭部完全裂开伴悬雍垂裂开,左侧牙槽嵴裂开。术前心脏超声检查发现房间隔缺损(4.1mm)。

【疾病的基础知识】

1. 唇腭裂的定义及唇腭裂的分型

唇腭裂(cleft lip and palate,CLP)是最常见的胎儿颜面部先天性畸形,其发病率在不同地区、人群和种族有所不同,发病率为0.15%~0.20%。根据胚胎发育和裂开部位的不同,唇腭裂可分为唇裂(cleft lip,CL)、腭裂(cleft palate,CP)、唇裂并牙槽突裂即原发腭裂(cleft lip and alveolus,CLA),唇裂并腭裂包括原发腭裂及继发腭裂(cleft lip and palate,CLP),并区分单双侧。其中唇裂较为常见,而单纯腭裂发生率较低。

唇裂(cleft lip)表现为上唇部软组织连续性中断,是因上颌、中鼻和侧鼻突未能融合引起。可以分为单侧、双侧及正中。在胚胎第7周时,2个球状突若未能正常融合,则形成上唇正中唇裂;若一侧上颌突与同侧球状突未能正常融合,则形成单侧唇裂(unilateral cleft lip);若两侧未能融合,则形成双侧唇裂(bilateral cleft lip)。若上颌突与外侧突未能融合,则形成面横裂。根据唇裂程度可以分为Ⅰ、Ⅱ、Ⅲ度唇裂,Ⅰ、Ⅱ度为不完全性唇裂(incomplete cleft lip),Ⅲ度为完全性唇裂(complete cleft lip)。唇裂新生儿保持气道开放通常不会有问题。

腭裂(cleft palate)可分为前腭裂(anterior cleft palate)和后腭裂。切牙孔是两者分界标志。前腭裂病变包括前腭、牙槽、唇、鼻孔底部及鼻翼。后腭裂的范围可从软腭、硬腭一直到切牙孔。第三种类型为黏膜下裂,即仅有骨缺损而无黏膜缺损。其胚胎发育过程也不同。在胚胎第9周时,若一侧或两侧的腭突未能与上方的鼻中隔融合并相互融合,则形成单侧或双侧不同程度的腭裂。若一侧或两侧原发腭与继发腭之间未能正常融合,则可形成原发腭裂或牙槽突裂。最常见的腭裂为左侧的包括全部前腭部和腭部组织的腭裂。其次为不包括前腭部区域,但包括全部软腭及部分硬腭的位于中线的腭裂。

唇腭裂的分类方法比较多,按照传统方法可分为继发腭裂(包含硬腭和软腭,其中硬腭在切牙孔后方,软腭在硬腭后方,没有骨性组织)和原发腭裂(包含单纯唇裂、合并牙槽突裂,分为完全性、不完全性)。目前外科通用的分类方法是Veau分类法。

2. 唇腭裂患儿呼吸道的解剖生理改变

唇腭裂会导致一些严重的生理性疾病。喉与鼻腔及口腔有着广泛的联系,因此唇腭裂会影响吞咽、呼吸、听力(通过咽鼓管)和言语这些活动的功能。新生儿的唇腭裂会造成喂养困难。由于腭裂导致负压形成困难从而使新生儿不能吸吮,不易实施母乳喂养,并且奶瓶喂养也很困难,导致营养不良。唇腭裂患儿由于口咽高度和上气道容积比正常儿童小,因此唇腭裂儿童往往存在呼吸道相关并发症。唇腭裂患儿下切牙代偿性舌倾造成舌体后移,后移的舌体又影响舌骨位置和压迫软腭造成软腭后移,从而导致上气道狭窄。

由于腺样体肥大、鼻咽部阻力增加、咽部上气道容积减小以及鼻、鼻咽、咽部上气道的改变而引起的上呼吸道阻塞,因此部分唇腭裂患儿存在睡眠时打鼾、张口呼吸或阻塞性睡眠呼吸暂停低通气综合征(obstructive sleep apnea hypopnea syndrome,OSAHS)等呼吸问题。

由于鼻咽解剖结构的异常会影响咽鼓管的正常功能,其分泌性中耳炎的发病率明显高于正常同龄儿童,分泌性中耳炎会导致不同程度的传导性听力下降。鼻腔无法将食物与空气分隔开,导致鼻咽部形成了一个非生理性的混合腔。这类患者常常并存慢性鼻漏,故术前必须与感染鉴别。同时还会出现继发的牙齿发育异常、鼻翼发育异常、腭咽功能(联系软腭和咽腔后部以保证言语和吞咽功能)的异常。这些患儿讲话时出现典型的鼻音,不能发出爆破音(p/k/d/t)和摩擦音(s/f)。由此产生的心理问题在学龄儿童尤应引起重视。

3. 小儿呼吸系统的解剖及生理特点

小儿呼吸系统的解剖及生理特点见表 14-3-1。

表 14-3-1 　小儿呼吸系统的解剖及生理特点

呼吸系统	特　　点
解剖	(1) 经鼻呼吸:鼻孔较窄,易被分泌物堵塞 (2) 舌体较大:舌体阻塞气道时使喉镜检查及插管困难 (3) 枕部较大:需通过肩下垫枕来摆"嗅花位" (4) 会厌位置:<4 月龄婴儿在 $C_1 \sim C_3$ 水平,>6 个月婴儿位于 $C_3 \sim C_4$ 水平(成人在 $C_3 \sim C_6$ 水平),喉部更靠前,环状软骨压迫常更利于咽喉部视野,直喉镜片有利于咽喉部视野 (5) 喉及气管为漏斗型:气管最窄的部位为环状软骨,气管插管时需保证气管内导管的漏气压<30cmH_2O,以避免气管黏膜因压力高而受损 (6) 声门前倾:置入气管内导管难度增加
生理功能	(1) 肺功能低,肺泡较小:出生至 6 岁肺泡数量增加 13 倍;6 岁至成年肺泡大小增大 3 倍 (2) 肺顺应性低:气道更易萎陷 (3) 气道阻力较大,小气道易受损:呼吸做功增加,病变易侵袭小气道 (4) 肋骨平行,肋骨及软骨柔韧:胸廓机械活动无效 (5) 1 型高氧化型肌肉较少:幼儿呼吸肌易于疲劳 (6) 全肺容量降低,呼吸及代谢速度较快:缺氧更快 (7) 闭合容量较高:无效腔通气增加

4. 小儿气道解剖学特点的影响

小儿枕部较大使仰卧位时颈部容易屈曲,舌体较大及喉部更靠前、声门呈软的 Ω 形及会厌位置较高,气道最狭窄的部位在环状软骨水平,这些特点使得小儿气道容易发生阻塞。泊肃叶定律很好地解释了即使是微小的呼吸道管径的减少也会发生危险的气流阻塞,在气流不稳定的时候(如挣扎哭吵的儿童),气道内的气流发生了湍流,此时气道阻力与气道半径的 4 次方成反比。对小儿呼吸道而言,水肿产生的气道狭窄更具危险性,气道内径狭窄一半会将气道阻力提高 16 倍。新生儿和小婴儿是强迫性鼻呼吸,因此仅仅是鼻塞都会导致他们发生明显的通气阻塞,以鼻孔阻塞为典型表现的先天性疾病是鼻后孔闭锁或狭窄。

5. 唇裂、腭裂常见的发育畸形

唇腭裂患者中其他相关的发育畸形的发生率是非唇腭裂患者的 30 倍。最常见的非综合征性畸形包括脐疝、马蹄内翻足和肢体及耳畸形。

唇腭裂最常见的综合征性畸形包括:①腭心面综合征(velo-cardio-facial syndrome);②特雷彻·柯林斯综合征(Treacher Collins syndrome);③皮-罗综合征(Pierre-Robin syndrome);④唐氏综合征(Down syndrome);⑤唇腭裂与先天性唇瘘综合征(Van der Woude syndrome,VWS);⑥遗传性进展性关节-眼病(Stickler syndrome);⑦胎儿酒精综合征(fetal alcohol syndrome);⑧小儿眼耳脊椎综合征(Goldenhar syndrome);⑨纳赫尔面骨发育不全综合征(Nager syndrome)。

6. 腭心面综合征

腭心面综合征(velo-cardiofacial syndrome)是人类常见的基因(组)疾病之一,发病率占活产新生儿的 1/4 000~1/2 000,其表型复杂多样。DiGeorge 综合征、Shprintzen 综合征、圆锥动脉干异常面容综合征(CAFS)和 CATCH 22 都是同一综合征。主要症状有:①先天性心脏病特别是圆锥动脉干畸形,包括法洛四联症、主动脉离断、永存动脉干、室间隔缺损等;②腭咽部发育异常,包括腭裂、先天性腭咽闭合不全、语音障碍等;③特异面容,包括眶距过宽、眶下区扁平、睑裂较窄、鼻梁较挺、长脸等；④胸腺及甲状旁腺发育不良，包括免疫功能低下、T细胞数减少、低血钙症等；⑤精神、行为及认知能力的障碍，包括双相情感障碍、学习障碍、智力低下等。

各个患者之间的表型存在差异，没有一个患者可以出现所有畸形，每种畸形也并不都出现在所有患者。腭心面综合征属于多系统性的疾病，从出生到成年要经过多阶段多专科综合治疗。

7. 下颌骨发育不良及皮-罗综合征和特雷彻·柯林斯综合征

下颌骨发育不良是一些影响儿童患者容貌的综合征的显著特征。小下颌使舌体的空间狭小，喉头前移，因此可能出现上呼吸道阻塞和气管插管困难。

皮-罗综合征（Pierre-Robin syndrome）特殊性表现包括小颌畸形、舌后坠（舌后移位）和气道阻塞。Pierre Robin综合征定义为临床三联征：小颌畸形、婴儿早期出现严重的呼吸道和/或消化道病变、腭裂。这些患者有50%伴有不完全腭裂。在小下颌患者或下颌畸形的患者中，颏部向后移致使舌体向后移位至咽部。其结果为通气过程中气道的阻塞。新生儿或婴儿可出现急性上呼吸道阻塞。这些气道问题会导致喂养困难、发育不良、青紫发作的疾病早期并发症，如这些问题不能及时解决会导致恶性循环引起虚弱、心力衰竭及最终死亡。庆幸的是，幼儿期下颌骨充分生长可明显降低随后几年气道相关问题的严重程度。

特雷彻·柯林斯综合征（Treacher Collins syndrome）是一种常染色体显性遗传，最常见的下颌骨颜面发育不全，其表现各异是一种非常复杂的疾病，其中包括：①面颊部、颧弓和下颌发育不全；②小耳畸形及可能伴发的耳聋；③颧弓或硬腭高拱；④巨口畸形（异常巨大的口）；⑤眼裂倾斜；⑥眼睑缺损（下眼睑切迹）；⑦前面部高度增加；⑧咬合不良；⑨小口腔和小气道而舌体大小正常；⑩鼻尖突出。

特雷彻·柯林斯综合征的患儿也会遇到困难气管插管或无法插管的情况，尤其是当全部牙齿形成后。该综合征患者可能需要进行上呼吸道管理和腭成形术，治疗慢性中耳炎及先天性心脏病矫治。此外，部分患儿需行大面积颅面骨截骨术以纠正面部畸形。

8. 腭咽关闭不全及其与扁桃体腺样体切除术的关系

腭咽关闭不全（velopharyngeal insufficiency）是指软腭不能完全封闭鼻咽腔，从而可以严重影响发音。为了发爆破音p/k/t/d或摩擦音s/sh，软腭必须接触咽喉壁，从而封闭鼻腔。关闭不全可产生典型的鼻音过重的语音。其最常见的原因是腭裂。治疗方法包括用或不用咽部黏膜瓣通过后推的方法使腭部延长。通过患儿的发音可以提示腭咽关闭不全的诊断。更客观的诊断是在患儿发特定的词语（kah）时将手电筒放于鼻腔下方观察，也可以通过头颅锥形束计算机断层扫描诊断。在腭咽关闭不全的患者中，应用荧光视频内镜和鼻咽内镜可在咽部重建术或咽后壁黏膜瓣修复等特定治疗步骤中提供帮助。

手术时患儿若正处于扁桃体和腺样体肥大的年龄，咽部成形术中所应用的皮瓣除了增加感染风险，还可因后续皮瓣移除导致咽腔阻塞。后坠的软腭和移植的皮瓣已经减少了咽腔的容积，而肿大的扁桃体又可能阻碍软腭的后坠或阻塞咽腔导致气流中断，因此在腭咽成形术前几个月最好切除扁桃体和腺样体。

【术前评估与准备】

9. 唇腭裂患儿的术前评估

唇腭裂患儿的术前评估包括病史、体格检查和适当的实验室及影像学检查结果，从总体上评价患儿的全身健康状况，其中应重点评估患儿的呼吸道和并存疾病。

唇腭裂是最早提出并开展序列治疗的疾病，但是手术时机的选择各个地区不同，最佳的手术时间取决于患儿的年龄和健康程度以及医师的倾向。我国的外科医师基本达成的共识是选择在3~6月龄时进行唇裂整复术，在9~12个月时完成腭裂修复术，麻醉及复苏条件好的医院可以提前手术。由于儿童处于生长发育中，因此在发育过程中某些生理解剖的改变也会导致气道管理的改变，如特雷彻·柯林斯综合征的患儿随着年龄的增长气道管理会变得更加困难，但是皮-罗综合征的患儿随着年龄的增长上腭闭合、下颌骨生长使气道管理变得更容易。

因此，术前评估时要考虑到患儿不同年龄阶段的解剖和生理特点，结合手术阶段综合评估。

呼吸道评估：①口腔检查发现气管插管的潜在问题。②存在其他异常时，完善耳鼻喉专科检查或相关部位X线检查。③鼻咽拭子培养出细菌应当推迟手术并使用抗生素治疗。④上呼吸道感染会增加围术期呼吸道并发症（perioperative respiratory complications，FRC）风险并且影响创面愈合，因此建议术前患儿白细胞计数正常，无上呼吸道感染临床症状及近期上感病史。对肺部有啰音、高热且不能通过咳嗽清除分泌物的患儿、胸片异常、白细胞计数增加、活动量受限、拟行择期手术的患儿，应适当延期手术。存在气道阻塞风险的患儿术前应注意用药禁忌。成人的困难气道评估方法同样适用于儿童,但是由于部分儿童的不配合检查而可能无法顺利实施,可能发生非预计困难气道。根据术前评估情况准备相应麻醉药品、气道工具及麻醉诱导及气管插管方法,确保手术患儿安全。

唇腭裂根据患儿是否伴其他先天畸形分为非综合征型唇腭裂(70%)和综合征型唇腭裂(30%),常见的综合征包括腭心面综合征、皮罗综合征、特雷彻·柯林斯综合征、唐氏综合征等。术前评估时应识别并熟知这些先天性疾病对患儿生理和解剖的影响,这些患儿常常拥有巨大的舌体或小下颌导致插管困难,术前应做好困难气道的相应准备。阻塞性睡眠呼吸暂停或气道阻塞的唇腭裂患儿,若发生长期反复缺氧可导致右心室肥厚和肺心病。唇腭裂儿童中大约有5%~10%的患儿有先天性心脏病,术前应筛查超声心动图,根据筛查结果部分患儿在唇腭裂修复术前需行先天性心脏病根治术。患儿常见合并慢性鼻漏需与急性感染鉴别。

10. 唇腭裂患儿困难气道的准备

婴儿因为喉部靠前,舌体相对较大,会厌松软呈"Ω"形,因此气管插管较困难,选择儿科喉镜片(如 Robert Shaw 或 Miller 喉镜片)有助于声门暴露。麻醉前应常规准备好贴合患儿面部的小面罩,儿科型号的口/鼻咽通气道、插管探条、插管导丝、气管导管和头圈。

唇腭裂并存其他生长发育异常或双侧唇裂的婴儿有可能存在困难气道的问题,对于这类患儿术前应告知家属困难气道相关高风险(比如局部损伤,气道肿胀,出血,气道管理可能失败等)。安排有儿科气道管理经验的同事协助,麻醉前还需准备一个儿科专用困难气道推车,并熟悉其所载设备和使用方法,以及随时可获得的技术协助。手推车内应包括各种型号形状的喉镜、各种型号的气管导管、各种型号口咽导气管/鼻咽导气管、导芯、喉罩、纤维支气管镜插管、可插入纤维支气管镜的面罩、逆行插管的设备、光导芯、气管导管交换器、环甲膜切开设备、喷射通气设备、呼气末二氧化碳监测设备。

11. 唇腭裂患儿术前用药的选择

6 个月以内的婴儿通常不推荐使用术前药物。10 个月至 6 岁的儿童若既往有手术史,或无法与医务人员正面接触均需使用术前药物,但术前镇静药物只能用于没有气道阻塞风险和伴可疑困难气道的儿童。术前用药给药途径主要有口服、肌内注射、静脉注射、直肠注射、经下注射或鼻腔注射,每种方法都有其优缺点,术前半小时口服咪达唑仑糖浆 0.25~0.33mg/kg 可以减少儿童的恐惧和焦虑。对于拒绝口服给药或既往术前给药失败的儿童,可以肌内注射中等剂量氯胺酮(2~4mg/kg)联合阿托品 0.02mg/kg、咪达唑仑(0.05mg/kg,最大剂量20mg)。对于预计静脉通路建立困难,需要静脉麻醉诱导的患儿,术前可以肌内注射更大剂量氯胺酮(最高10mg/kg)联合阿托品及咪达唑仑。但是抗胆碱药物并不推荐常规术前肌内注射,因为其存在注射痛,并且不能显著降低麻醉诱导时的喉反射。

12. 儿童给药剂量的计算及与成人的区别

儿童吸入麻醉药最低肺泡有效浓度(minimum alveolar concentration,MAC)随年龄变化而变化,早产儿比足月新生儿低,足月新生儿比 3 个月婴儿低,婴儿 MAC 比年长儿及成人都高,七氟烷 MAC 新生儿为 3.3%,1~6个月婴儿为 3.2%,6 个月以上儿童为 2.5%。在吸入诱导麻醉时,可能发生心动过缓、低血压和心脏抑制,1 岁以内的婴儿发生概率明显高于年长儿童和成人。差别存在的最大可能是由于不同年龄对于麻醉药的摄取,麻醉药的需要量,心血管系统的敏感性不同。由于婴幼儿肺泡通气与功能残气量之比很大,以及变化的心排血量分布,所以婴幼儿麻醉药的摄取速度快于成人。诱导早期吸入高浓度的麻醉药可使组织内药物浓度达到很高,引起严重的心脏抑制。通常儿童因其分布容量更大(体内脂肪水分更多),按照千克体重或体表面积计算药物用量更大。1 岁以内的小儿对阿片类药物的呼吸抑制作用更敏感。

【术中管理】

13. 唇腭裂手术麻醉诱导及气管插管的实施

患儿进入手术室后,常规监测心电图、呼吸、血压、体温、脉搏氧饱和度和呼气末二氧化碳。使用加温毯避免低温。通过测定吸引回收瓶刻度和称量吸血纱布重量来估计出血量。

连接监护后,吸氧、吸入七氟烷诱导。七氟烷是一种良好的诱导吸入麻醉药,它的刺激性小,耐受性好,其喉痉挛、咳嗽和其他刺激性反应的发生率低。若患儿气道通畅、心血管系统稳定,可直接增加七氟烷浓度至8%,待患儿入睡后使用非去极化肌肉松弛药(顺式阿曲库铵 0.15mg/kg 或维库溴铵 0.1mg/kg)行气管插管。腭裂患儿直喉镜片置入时,有可能发生镜片被嵌住而无法活动,麻醉医师应当意识到这个问题并在置入喉镜片前在腭部放置纱布。

部分唇腭裂患儿合并其他发育异常或综合征,存在困难气道的问题,这类患儿应在团队协作充分准备下完成诱导,在诱导初始阶段逐渐缓慢增加七氟烷浓度,待患儿入睡后,评估是否容易实施面罩皮囊通气,若通气成功,可以考虑行口咽部及声门周围表面麻醉,在足够的麻醉深度下行直接喉镜或者可视设备引导下气管内插管。如果患儿插管条件不理想或发生面罩皮囊通气失败的紧急状况,应使用托下颌及口咽导气管(oropharyngeal airway)或鼻咽导气管(nasopharyngeal airway),或置入喉罩改善通气,并且可以在插管型喉罩支持下行气管内插管。对于存在困难气道的唇腭裂患儿,诱导时不建议使用肌肉松弛药。

14. 唇腭裂手术全身麻醉的管理

唇腭裂手术要达到整容修复的目的,对称非常重要。因此,气管导管应置于下唇正中并避免由于导管或胶布所致的面部变形。唇裂手术推荐使用异型气管导管,腭裂手术推荐使用加强型气管导管。为避免损伤眼睛,可使用眼药膏并用胶布贴闭上眼睑。

在手术区域消毒铺巾前使用负压吸引管清空胃内气体和分泌物。腭裂手术要求头部必须最大限度延展,因此气管导管插管深度宜偏深。用较厚的泡沫垫或折叠的布单将整个身体垫高,使得头部过伸并置于支撑头部的绷带内。这种体位不仅提供较好的手术暴露,还能使血液从喉部流至鼻咽部,便于用吸引器吸出。

修补腭裂时,外科医师在进行咽周的填塞前需先置入开口器,开口器和咽周纱布的置入有可能压迫气管导管,故需对通气重新评估。

术中麻醉管理需要了解不同手术方式对患儿的不同影响,如咽部皮瓣手术(咽部成形术),由于皮瓣的存在阻碍了经鼻气管插管,并且难以进行多种鼻部操作(如插入鼻胃管),梗阻程度与皮瓣宽度有关,尝试经鼻气管内插管可能导致继发性皮瓣创伤破裂出血、误吸和喉痉挛。

在手术过程中由于外科医师与麻醉医师共用一个狭小的空间,术中外科医师与麻醉医师的有效沟通非常重要。

15. 唇腭裂手术中麻醉面临的问题

唇腭裂手术的麻醉最重要问题包括气道的建立、维持和保护。无法建立、维持和保护气道可导致呼吸过速、CO_2潴留、低氧血症、出血量增加、低血容量、心律失常、心搏骤停和死亡。婴幼儿心搏骤停的重要诱因是低氧血症。术中由于头部过度伸展会导致气管导管向外移动,而头部过屈则会导致气管导管向内移动,而气管导管置入深度不合适可能发生术中脱管,导致低氧血症。

术中置入开口器或填塞纱布可能压缩气管导管,导致通气不足,建议使用加固型气管导管。因为唇腭裂患儿通常存在营养不良或发育不良的情况,所以会影响置入气管导管深度的计算,建议合适的气管导管深度是在患儿头部不屈不伸的中立位时将气管导管置入气管隆突上方1.5cm水平,这样可以尽可能减少头部延展时意外脱管的机会。手术开始前应确认气管导管妥善固定,记录头部延展后气管导管的位置刻度并检查。

16. 唇腭裂手术发生麻醉并发症的风险

唇腭裂手术的麻醉并发症包括气管内导管阻塞、喉痉挛、支气管痉挛、低氧血症、误吸、手术操作中气管导管的意外脱出和心搏骤停。体重小于10kg,年龄小于12个月的婴儿发生术中不良事件的风险较年长儿高。呼吸道感染的患儿气道反应性增加,若吸入干燥气体会刺激气道反应诱发气道痉挛,因此建议湿化气道,应用抗胆碱药/β受体激动剂,以减少分泌物,降低气道反应性。

17. 喉痉挛的诊断及处理原则

喉痉挛(laryngospasm)定义为由于喉部肌肉反射性收缩所致的声门闭合。与成人相比,喉痉挛在小儿麻醉中更常见。大龄儿童中的发生率是成人的2倍,低龄儿童的发生率是成人的3倍。上呼吸道感染(upper respiratory tract infection,URTI)的儿童中发生率更高。儿童的氧耗量大,除此以外婴儿的肺泡发育不成熟,更易发生快速去氧合,因此喉痉挛的后果更严重。

麻醉中发生喉痉挛的原因有两个,首先,由于中枢神经系统受到抑制,对声门反射抑制不足。其次,刺激次数增加,比如气道操作、分泌物或血液刺激声带,以及在麻醉深度不足的情况下对迷走神经末梢的刺激。

喉痉挛可能是部分的或完全的。部分喉痉挛的诊断可以通过特征性的喘鸣音,以及患儿的呼吸幅度与储气囊的运动幅度不匹配等来确定。治疗喉痉挛的方法包括使用气道正压通气、加深麻醉和使用肌肉松弛药或单次剂量丙泊酚,使用激素及外消旋肾上腺素。近年发现单次剂量丙泊酚的起效非常迅速,没有去极化肌肉松弛药的不良反应。丙泊酚的作用研究机制尚不明确,可能是由于麻醉深度的增加或对声门的直接作用。

当出现完全喉痉挛时,空气运动不引起声音,在这种情况下使用气道正压通气可能没有帮助,相反因迫使假声带压向紧闭的真声带,让情况变得更糟。在低氧血症加重之前,让声带松弛是更好的选择,此时可以使用静脉注射或肌内注射琥珀胆碱。

【术后管理】

18. 唇腭裂患儿术后早期可能发生的并发症

唇腭裂患儿复苏期间可能发生的并发症包括气道阻塞、出血和低体温。气道阻塞是由于腭裂闭合以及继发性组织水肿引起的。在使用或不使用咽部皮瓣的后置手术中,处于新位置的腭部组织和咽部皮瓣是导致阻塞的主要原因。

腭裂闭合、小下颌导致舌体坠入小的咽腔中、出血、水肿以及残留的麻醉药作用,这些都可能使拔管后气道阻塞的发生概率增大。术中放置开口器引起舌头肿胀也可能是术后气道阻塞的原因之一。

麻醉医师要对那些潜在问题保持高度警惕,包括声门水肿、皮瓣水肿、口腔分泌物增多、舌后坠、下咽黏膜肿胀以及咽后填塞物的遗漏。

失血并不是麻醉并发症,但是和预防误吸一样,补充血容量也是麻醉医师麻醉管理的责任。

低体温可导致苏醒延迟、代谢性酸中毒、呼吸肌心肌抑制。

在术后所有的问题中,麻醉医师最重要的责任是保持气道的通畅。

19. 唇腭裂手术后保护气道的策略

腭咽成形术后,在拔除气管导管前在合适麻醉深度下要充分吸尽鼻咽和口咽血液和分泌物。一些麻醉医师建议可以在喉镜辅助下进行吸引,从而保证能将黏液、血液及血块清除干净。如果是在开口器移除之前吸引,就不需使用喉镜辅助吸引。婴儿应当在清醒后拔除气管导管。婴儿患者术毕可以用长手术线经舌缝扎进行牵引,牵引缝线可以刺激呼吸并有利于清理气道,但是缝扎线不能太紧,当患儿离开复苏室时可以去除缝线。除非别无选择,否则不要置入口咽或鼻咽导气管,因为它们会导致手术缝合开裂。

术毕复苏时,应将患儿置于仰卧位或侧卧位,头部放置头圈或软垫固定,并将头部偏向一侧充分伸展,并锁定病床保持不动,这样的体位有利于血液或黏液在口颊侧蓄积后经口流出,防止发生上气道阻塞或误吸。

术后复苏及转运途中,需用束缚带将患儿肘部固定,防止患儿用手摩擦手术部位或静脉通路。术后应密切监护注意观察患儿的出血情况。

20. 唇腭裂手术后镇痛的管理

唇腭裂患儿的疼痛管理贯穿于麻醉复苏室和病房中,没有患儿是在疼痛控制之前出复苏室的。可以采用多模式镇痛(analgesia)的方式对唇腭裂患儿进行疼痛管理,包括局部浸润麻醉、神经阻滞和非阿片类药物及阿片类药物。

术中,手术医师在手术区域实施局部浸润麻醉可以在一定程度上缓解患儿术后疼痛。

唇裂手术的术后镇痛可以实施眶下神经阻滞和外鼻神经阻滞。眶下神经从位于颧骨中点的眶下孔穿出很容易被阻滞。12岁以上的儿童可以每侧眶下注射0.25ml局麻药,局麻药可配制为含1:100 000肾上腺素的1%利多卡因和0.5%布比卡因的混合液。12岁以下儿童也是每侧眶下注射0.25ml局麻药,局麻药可配制为含1:200 000肾上腺素的0.5%利多卡因和0.25%布比卡因的混合液。外鼻神经是三叉神经眼支的一个分支,眶下神经阻滞不能阻滞该神经。若该神经未被阻滞,患儿会感到鼻部不适。注药剂量和浓度同眶上神经阻滞。

腭裂手术的术后镇痛可以实施腭大神经阻滞和鼻腭阻滞。

用于儿童术后镇痛的阿片类药物见表14-3-2。

表14-3-2　儿童阿片类镇痛药的用法

药物	剂量	给药方式
芬太尼	1μg/kg	静脉注射
吗啡	0.05~0.1mg/kg	静脉注射
哌替啶	1mg/kg	静脉注射
可待因	1.5mg/kg,q.4h.	口服:15mg,30mg,60mg药片;糖浆15mg/ml
羟考酮	0.15mg/kg	口服:5mg药片;糖浆5mg/ml

用于术后镇痛的儿童非阿片类药物用法见表 14-3-3。

表 14-3-3 儿童非阿片类药物的用法

药物	剂量	制剂
对乙酰氨基酚(泰诺)	口服 10~15mg/kg,最多 2 600mg/d	药片:80mg 糖浆:325mg/5ml 栓剂:120、325、650mg
布洛芬	口服,10~20mg/kg,q. 6h.	药片:300、400mg 糖浆:100mg/5ml
酮咯酸	静脉注射 0.5mg/kg(最大剂量 30mg) 0.5mg/kg,q. 8h. 肌内注射或静脉注射(最多用 48 小时)	

(叶 茂)

第四节 小儿骨科手术的麻醉

【知识点】

1. 小儿骨科的范畴
2. 小儿骨科手术与成人骨科手术的差别
3. 小儿骨科手术前的评估及准备
4. 小儿骨科手术的麻醉方法和药物选择
5. 小儿骨科手术麻醉器械的准备
6. 小儿骨科手术的术中管理
7. 小儿骨科手术的术后管理
8. 常见小儿骨科手术的麻醉

【案例】

患儿女,10 岁。先天性脊柱侧弯,呈 S 形,站立时右肩高于左侧,弯腰时右侧背部高于左侧,无其他明显发育异常,无双腿不等长,无跛行,无胸背部疼痛,静息时无呼吸困难,剧烈运动后气喘,无四肢感觉运动障碍。专科检查:神清,发育可,33kg,身高 135cm。脊柱侧弯,胸椎右曲,腰椎左曲,右肩高于左肩2cm,弯腰90°时右肩胛高于左侧4cm。双下肢等长,髂前上棘至内踝长度81cm。四肢肌力、肌张力正常,无深浅感觉障碍,生理反射存在,病理反射未引出。实验室检查无明显异常。脊柱全长片及 CT 检查显示脊柱侧弯,Cobbs 角 55°,颈椎反弓,MRI 检查显示 C_7 水平以下蛛网膜下腔增宽。C_6 水平脊髓异常信号影,局部变性? 心电图示窦性心律不齐,不完全右束支传导阻滞,T 波改变(T 波 I、V_4、V_5、V_6 导联低平,双相)。胸片示脊柱侧弯畸形,气管右偏,两肺野纹理增多,未见明显活动性病变。肺功能检查显示轻度限制性通气功能障碍。

【疾病的基础知识】

1. 小儿骨科手术的范畴

小儿骨科疾病包含发生在小儿的先天性畸形、损伤(骨骺损伤、骨折、关节脱位)、骨肿瘤、神经肌肉疾病或代谢紊乱等疾病。其患儿年龄涵盖了从出生到青春期的所有发育阶段。小儿骨科手术(pediatric orthopedic surgery)的范畴包含任何肌肉、肌腱、脊柱、四肢及关节的手术。本节案例患儿属于先天畸形(脊柱侧弯)病例。

2. 小儿骨科手术与成人骨科手术的区别

小儿并非成人的缩小版,小儿骨科手术与成人骨科手术的根本区别是小儿骨科手术的患者处于生长发育期。小儿骨科手术前需要辨别小儿骨科疾病是否是生长发育引起,畸形是否会随着生长发育而变化,手术是否对生长发育造成影响。比如小儿和成人骨折就有显著不同:小儿骨折的好发部位为上肢,而小儿上肢骨折中又以肘关节最为常见,因为关节部位属于生长端,比较脆弱;小儿骨折常合并骨骺的损伤,影响生长发育,致畸致残率较高,往往需要二期矫形;小儿骨骼处于生长阶段,骨折容易愈合,治疗方法以保守为主,涉及关节骨骺部位常需手术复位。本节案例中术前应该评估患儿的脊柱侧弯会否随着生长发育而加重,手术对后期生长发育的影响,选择合适的手术时机至关重要。

【术前评估与准备】

3. 小儿骨科手术的术前评估重点及准备

小儿骨科手术的患儿既有健康患儿,也有严重并存疾病的患儿,因此其术前评估和准备需要因人而异,为唐氏综合征、自闭症、脑瘫及合并多种先天畸形等特殊患儿制定最佳的麻醉治疗方案常面临严峻的挑战。术前评估的目的是详细检查了解患儿的一般状况及并存疾病情况,综合评估患儿的风险及可能发生的意外情况,针对性地选择最佳麻醉方案,确保围术期患儿的安全。

小儿骨科手术的术前准备除了常规的各项术前检查及麻醉相关准备外,还需要特别关注患儿的全身营养状况、先天畸形时潜在的困难气道、神经肌肉疾病时潜在的罕见麻醉相关并发症如恶性高热的发生、外伤时失血量及对患儿的影响,需要提前做好相应的准备如血制品、小儿困难气道物品、相关监测等。

小儿骨科手术的术前禁食与其他专科手术的禁食一样,术前 2 小时禁清饮,术前 4 小时禁食母乳,术前 6 小时禁食牛奶、配方奶、固体食物等。但小儿外伤时需要注意创伤应激对胃排空的影响,一般以受伤前最后一次进食到受伤时这一段时间记为禁食时间。常需将创伤小儿按饱胃处理,做好反流误吸的急救准备及必要的气道管理设备和物品。

术前用药的主要目的是缓解小儿术前焦虑,阻断自主神经(尤其是迷走神经)反射,减少气道分泌物、顺行性遗忘、预防胃内容物反流误吸、便于麻醉诱导、减少疼痛、减少应激反应及预防恶性心律失常等。适应证主要有:极度焦虑的患儿;与父母分离很困难的患儿;有过手术史且遗留较强不良情绪和不适体验的患儿;存在神经系统和行为障碍的患儿;合并先天性心脏病等疾病,需要平稳诱导的患儿等。研究发现术前观看卡通片可有效缓解患儿的焦虑及恐惧,可减少药物的使用量及相关并发症。

术前用药应参照患儿的年龄、体重、过敏史、并存系统疾病、心理成熟程度、既往手术麻醉情况、合作程度等,采取个体化的用药策略及用药途径。常用的术前药物有阿托品、多拉司琼、咪达唑仑、氯胺酮、可乐定、右美托咪定等。研究发现,相同剂量右美托咪定经鼻给药较经口给药具有更好的镇静和抗焦虑作用,对麻醉面罩耐受性更好。右美托咪定组患儿较咪达唑仑组患儿更易与父母分离、镇静程度更深、面罩耐受性更好、术后躁动和寒战发生率更低,并且没有鼻黏膜刺激症状。

术前用药的并发症包括呼吸抑制、气道反应性增高、药物过敏等。患儿存在严重外伤或并存疾病时需要控制药物剂量。对于有上呼吸道梗阻或 OSAS、神经系统疾病、吞咽困难或胃食管反流、心脏病的患儿,需要权衡利弊;如果应用术前用药,要加强监护,预防并发症的发生。

本节案例为脊柱侧弯矫形术病例,如需要术中唤醒,术前应和患儿及家属沟通术中唤醒的相关内容及注意事项;术前评估和准备的重点有脊柱侧弯对患儿的心肺功能的影响,术前心肺功能差的大年龄患儿,术前可进行肺功能锻炼,比如吹气球等;患儿术前的全身营养状况;是否有其他的合并疾病;血制品的准备和围术期血液保护的策略,准备术中自体血回收相关设备;围术期气道保护及潜在困难气道的处理;术中特殊体位的放置;术中神经功能监测对麻醉的特殊要求;术后镇痛策略;围术期可能发生的并发症及其防治措施等。

4. 小儿骨科手术的麻醉方法和药物

小儿骨科手术的麻醉选择主要根据患儿的年龄、一般状况、配合程度、手术的部位、难度、时间、体位、并存疾病等综合考虑,制定个性化的麻醉方案。可用的麻醉方法包含局部麻醉、区域麻醉和全身麻醉。

年龄较大的配合患儿行短小手术可选择局部麻醉,有研究认为局麻药伤口浸润对炎症反应额外有益,并能刺激自然杀伤细胞活化,有利于伤口愈合。

配合患儿也可选择区域麻醉,区域麻醉包括上肢和下肢的神经阻滞、蛛网膜下腔阻滞、硬膜外阻滞、骶管阻滞、椎旁阻滞及髂腹股沟/髂腹下阻滞等。左旋布比卡因、利多卡因及罗哌卡因均可用于患儿,但建议采用最小有效剂量。神经阻滞可在 B 超引导下实施,有助于减少药物用量,提高成功率及阻滞效果,减少不适感、全身毒性反应和神经并发症。椎管内麻醉时注意避免对脊髓的损伤,新生儿脊髓下端终止于 L_3 下缘,随着年龄的增长而逐渐上移,在成人一般终止于 L_1 下缘或 L_2 上缘,因此儿童做腰椎穿刺时选择 L_3 以下间隙。

(1) 区域麻醉的优点:区域麻醉可有效减轻手术创伤引起的神经内分泌反应,能避免对自主神经、激素、代谢、免疫学、炎症性和神经行为学方面的影响。区域麻醉减轻患儿应激反应程度,应激激素(肾上腺素、去甲肾上腺素、促肾上腺皮质激素、皮质醇、催乳素)和血糖水平低于全身麻醉。区域麻醉可用于术后镇痛治疗,特别是有阿片类药物使用禁忌的情况下,例如患儿有阿片类药物呼吸抑制的风险(急性)或对其镇痛产生耐受(慢性疼痛)时。

全身麻醉是小儿骨科手术最常用的麻醉方式,可选择气管插管或喉罩等声门上装置,主要基于患儿手术部位、手术时间、手术体位、是否属于饱胃、对通气氧合的需求等选择。全麻或深度镇静下施行小儿骨科手术,多种类型声门上装置可替代气管导管用于确保和维持气道通畅。本节案例患儿应该选择气管插管全身麻醉,喉罩等仅供紧急状况下使用。

(2) 喉罩等声门上装置的优点:肌肉松弛药剂量小或不用;其他麻醉药的剂量也较低;对患儿的创伤较小;可避免过多的气道操作,减少创伤及出血、血肿所致的气道梗阻,规避"不能插管、不能通气"窘境;可作为通道引导诊疗性纤维支气管镜或置入气管导管;麻醉患儿保留自主呼吸时也可使用;也可用于儿童诊疗性小手术、上下肢无需肌肉松弛药控制通气的短小骨科手术。

临床大部分的全身麻醉药物均可用于小儿骨科患者,七氟烷等吸入麻醉药,丙泊酚、氯胺酮等静脉全身麻醉药,咪达唑仑、右美托咪定等镇静药物,芬太尼等阿片类药物,罗库溴铵等肌肉松弛剂都是临床麻醉中常用的选择。本节案例术中需要监测神经功能,肌肉松弛剂和吸入全麻药可能对其有一定干扰,需综合考虑,具体参考本章后续内容。

临床上也可将区域麻醉与全身麻醉或深度镇静联合使用,其优点如下:减少全麻药用量;降低与深麻醉相关的风险;提供良好的镇痛效果的同时对生理干扰极小、不良反应很少;苏醒更为平稳和舒适,苏醒期躁动减少;出院和恢复进食的时间也更快;可优化手术条件、减少手术失血;有助于缩短手术时间。

5. 小儿骨科手术需要准备的麻醉器械

小儿骨科手术麻醉常用的监护设备和麻醉机等都为临床常用的麻醉相关器械,气管导管、喉镜、纤维支气管镜等也与其他儿科麻醉一样。需要注意的几个关键点是:

小儿气管导管参考公式导管 $ID=$ 年龄(岁)$/4+4$,新生儿导管内径(D)为 3.0mm,早产儿导管内径为 $2.0\sim2.5$mm,应同时准备大一号和小一号的气管导管,结合患儿的实际生长发育情况选择。本节案例患儿如经鼻气管插管,应选择小一号气管导管。

小儿喉罩的选择主要根据患儿的体重,小于 5kg 选择 1 号喉罩,$5\sim10$kg 选择 1.5 号喉罩,$10\sim20$kg 选择 2 号喉罩,$20\sim30$kg 选择 2.5 号喉罩,$30\sim50$kg 选择 3 号喉罩,$50\sim70$kg 选择 4 号喉罩。

小儿骨科手术麻醉总体上的要求同普通小儿麻醉术中管理,但有其自身特点,比如小儿脊柱手术等出血多、需要俯卧位等特殊体位等,因此需要注意以下几个方面:

【术中管理】

6. 小儿骨科手术的体位要求

骨科手术常需特殊体位,需要注意手术体位及姿势是否正确。麻醉医师,手术医师和护士都有责任摆好患儿手术体位、防止体位相关的并发症。体位不当造成的并发症包括接触部位直接受压、缺血而形成压疮,尤其是脸部,眼睛,胸部,臀部;胸腹部受压时腹内压升高,会影响呼吸、压迫静脉,影响心肺功能及出血量;颈部受压时可能导致静脉回流不畅;臂丛神经过度外展受压损伤;眼球受压影响视力等。垫料、枕头以及特制果冻垫都是必需的,果冻垫可使患者在手术床上保持最佳姿势,避免疏忽造成患者压迫性缺血损伤。严重畸形患儿的体位摆放更具挑战,必须重视。尤其要确保气管导管的正确位置,避免脱管。使用加强型气管导管可以避免导管打折和堵塞。如果俯卧位时发生意外脱管,可以放置喉罩作为临时通气的一个有效的替代工具,也可作为纤维支气管镜再插管的引导工具。

本节案例为脊柱手术,涉及椎体融合,需要俯卧位。摆放体位时分散支撑患儿体重,避免加重腹部受压以减轻静脉压迫及对心肺功能影响,同时应避免眼球直接受压,胳膊从自然体位外展或拉伸不应超过90°,同时手臂重量应均匀分布于前臂,避免臂丛神经及肘部尺神经受损。

7. 小儿骨科手术中预防喉头水肿的措施

小儿喉部组织稚嫩敏感,容易水肿痉挛,导致窒息缺氧,严重时危及生命,因此全麻插管时需严防喉头水肿。常用的措施有:选择合适的气管导管,忌过粗过硬;插管操作准确轻柔;维持一定的麻醉深度,避免浅麻醉;体位变动时尽量避免气管导管在气管内滑动引起的损伤;静脉注射地塞米松。本节案例患儿变换体位时可用手固定气管导管,减少导管移动对气管的损伤。

8. 小儿骨科手术中预防低氧血症的措施

患儿术中易发生缺氧,威胁术中、术后安全。预防低氧血症的方法包括麻醉中常规吸氧并监测呼吸、氧饱和度;全麻时还需监测呼气末二氧化碳分压;保持呼吸道通畅,气管导管不可太深以免进入一侧支气管,及时清除分泌物等;未插管患儿必要时辅助通气;机控呼吸参数:潮气量在 $7\sim10ml/kg$,呼吸频率一般为该年龄段正常呼吸频率的三分之二,保证氧供、避免二氧化碳蓄积及气压伤,一般维持气道峰压 $\leqslant20cmH_2O$,$EtCO_2$ 分压 $35\sim45mmHg$。

9. 小儿骨科手术中输液的管理

输液量包括生理需要量,术前禁饮禁食引起的欠缺量及手术创伤引起的第三间隙丢失量和失血量,但小儿输液安全界限窄,液体最小必需量和最大允许量之间的差值小,需要根据术中患儿的血流动力学及血气分析结果等调控。

生理需要量通过 4:2:1 法则计算,第 1 个 10kg 需要 $4ml/(kg\cdot h)$,第 2 个 10kg 需要 $2ml/(kg\cdot h)$,剩余体重按 $1ml/(kg\cdot h)$ 计算。

术前禁食禁饮引起的欠缺量为生理需要量×禁食小时数,按照小时补充。一般在第 1 小时给半量,第 2 小时和第 3 小时各给 25%。

手术创伤引起的第三间隙丢失量:浅表小手术按照 $1ml/kg$,中手术按照 $2\sim5ml/kg$,大手术按照 $5\sim10ml/kg$ 计算。

小儿代谢快、氧耗约为成人的 2 倍,除了补充电解质溶液外还需要补充葡萄糖溶液,以防止低血糖,满足代谢的需要,促进糖原的合成,减少蛋白质的消耗,糖需要量根据监测结果按需补充。

10. 小儿骨科手术的血液管理策略

骨科大手术患儿术中失血量大,而库血紧张,存在输血并发症及感染风险,围术期应制定有效的血液管理策略,节约用血的同时确保患儿生命安全。

(1) 术前预存自体血(即自体血回输,autologous transfusion):自体血预存回输是指在术前预存一定量的血液,然后在术中回输给患儿,是一种有效减少同种异体血输注的方法。

自体血预存回输的流程如下:使用促红细胞生成素刺激骨髓生成红细胞,按 600U/kg 皮下注射,每周 $1\sim2$ 次;手术前 $3\sim4$ 周添加铁剂,维生素 B,维生素 E,叶酸;每周预存一个单位,术前 $5\sim7$ 天预存完毕,避免手术时出现低蛋白、低血容量及贫血;自体血以液态可在血库保存 $35\sim42$ 天;由于存在输血核查错误及细菌污染风险,仍需严把输血指征。

注意事项:细菌感染和错误输注风险与同种异体血输注相似;不适用于有明显缺血性心肌疾病和活动感染期的患儿;不鼓励用于输血可能性小、对针头恐惧、采集量少的患儿。本节案例患儿术前血常规等正常,心功能正常,术中出血多,可采取术前预存自体血回输的策略,按照上述流程执行。

(2) 急性等容性血液稀释:急性等容性血液稀释是指在患儿麻醉后,收集一定量血液的同时输注相同容积的晶体液/胶体液,术中根据需要再重新输回体内。主要优点是术中失血为稀释后的血液,其中血细胞比容较低;输入的是新鲜自体血。

(3) 术中红细胞回收:术中红细胞回收是在手术过程中收集失血、洗涤、离心并回输给患儿。主要优点是有效的血液保护,减少同种异体血输注;避免感染;避免同种异体血免疫学和输错血的风险;与异体输血相比,能够节约成本;如与术前自体血预存回输配合使用,可进一步减少异体红细胞输注。主要禁忌证为感染或手术野污染、镰状细胞贫血和恶性肿瘤。本节案例患儿术区无感染等,可综合使用术前预存血术中回输、急性等容性血液稀释及术中红细胞回收等策略,节约用血。

(4) 抗纤溶药物用于小儿骨科大手术的必要性及常用药物:大手术和创伤导致纤溶亢进,增加出血倾向及凝血功能障碍;抗纤溶药物抑制纤溶、降低纤维蛋白降解,减少术中出血并降低输血量。最常用的药物有氨甲环酸和氨基己酸,在脊柱侧凸手术中可以显著减少失血量。氨甲环酸的抗纤溶活性较氨基己酸更高、更持久(强 10 倍);半衰期约 $80\sim90$ 分钟,需持续输注或反复用药;初始负荷剂量变化很大,$2\sim100mg/kg$ 或 $3\sim10mg/(kg\cdot h)$ 持续输注。

(5) 输血指征:儿科患者红细胞输注的绝对阈值(指征)、规范及标准没有一致的意见,应根据出血多少及患儿实际情况结合小儿允许丢失血液的最大值考虑是否需要输血。小儿允许丢失血液的最大值=[术前估计血容量(ml)×(患儿基础 Hct-25)]/患儿基础 Hct。小儿术前血容量估计:早产儿为 $90\sim100ml/kg$,足月新生儿为 80~90ml/kg,婴幼儿为 70~80ml/kg,年长儿童为 70ml/kg。患儿氧合功能良好和贫血代偿机制正常时,血红蛋白 70g/L 仍有良好耐受性,低于 60g/L 建议输血。

11. 小儿骨科手术围术期体温监测的必要性、部位及预防低温的方法

小儿体温调节能力弱,且对低温和高温的耐受性均很差,应常规监测体温。常用的体温监测部位有鼻咽部、直肠及鼓膜等。低体温的危害包括增加伤口感染率,增加失血量以及麻醉药物代谢减慢、苏醒时间延长和住院天数增多,抑制血小板功能、干扰抗凝血因子活性并减缓血管收缩,从而加速血液流失。常用预防措施包括使用恒温电热毯、红外线灯或加温毯,充气式加温装置,调节手术室温度,加温输液装置,呼吸通路安装湿化器有助于减少热量从呼吸道散失,术区温热水冲洗等保温措施。此外,一些疾病如成骨不全症或先天性多发性关节挛缩可能影响基础体温调节,这种情况下更需加强体温监测和体温保护。

12. 小儿骨科手术中止血带的注意事项

骨科手术过程常用止血带建立并维持手术视野无血,使手术医师操作更为精准和安全。但止血带有一定风险:压力过高可导致止血带袖带处疼痛,肌力减弱,血管、神经、肌肉及皮肤压迫性损伤和肢体麻痹等风险;释放压力后可能导致手术创面仍有出血和肢体充血。预防措施有:减少使用时间;使用可精确控制压力的自动化装置;控制、监测止血带袖套压力,并使其保持在阻断手术肢体动脉血流的最小压力。儿科患者以肢体血管阻断压力(LOP)为基础,设定较低的止血带压力和宽袖口止血带更为有效、安全,而且不影响手术视野。LOP 是通过专用止血带在特定时间阻断患儿肢体动脉血流的最小袖带压力。LOP 可以通过人工缓慢增加止血带压力,直到多普勒超声或自动体积描记系统探测到末梢动脉脉冲消失,此时的压力值即为 LOP。持续输注丙泊酚和局部麻醉技术可减弱脂类过氧化反应,降低小儿肢体手术中止血带相关损伤的发生率。此外,止血带的应用可影响术中体温调节,缺血肢体散热减少,同时热量由中心向缺血外周部分的转移也减少。

小儿麻醉苏醒期不适的常见原因有:疼痛、缺少家人陪伴、陌生环境、饥饿、体温改变、外周静脉通路或固定石膏等。患儿无痛时配合度更佳,一般不会去触碰手术部位,扯掉敷料、引流管或导尿管,因此一个清醒、平静、合作的患儿可减少恢复室护士的负担。

13. 筋膜室综合征

筋膜室综合征(compartment syndrome)是指密闭筋膜间室内压力升高影响血液循环,而造成间室内组织功能和灌注损害。最常发病部位是腿部或前臂骨筋膜隔室,也可发生于上臂、大腿、臀部、手和脚、腹部。最常见原因是外伤导致的骨折,石膏制动可引起筋膜室综合征、压疮。基本症状为严重疼痛和感觉异常,主要临床体征是隔室肿胀、皮肤紧绷、感觉缺失和远端脉搏消失。客观监测是用针或导管测量隔室压力、近红外光谱学测量组织氧合,或测量血清肌酸激酶含量作为肌肉坏死的指标。需要及时诊断和处理,延误治疗可导致严重残疾如神经功能缺陷、肌肉坏死、截肢甚至死亡,目前的研究没有证明患者自控镇痛或使用阿片类药物是否会延误诊断。

14. 脂肪栓塞

脂肪栓塞是一种罕见而又致命的儿科并发症,好发时间为受伤后 12~24 小时,制动和早期固定骨折部位可以降低其发生率。脂肪栓塞的典型表现为神经系统异常,如思维混乱、困倦、嗜睡、抽搐;呼吸功能受损导致的昏迷和缺氧,急性呼吸窘迫综合征(ARDS)伴肺动脉高压;其他如胸颈部皮肤瘀斑皮疹、发热、血细胞比容降低、视网膜改变、心动过速、尿或痰液血清脂肪酶阳性或升高、血小板减少或凝血障碍等。诊断主要基于临床表现,辅以必要的生化检测,超声心动图和脑、胸影像学检查。呼吸衰竭是主要死亡原因。主要治疗措施包括呼吸支持、镇痛和心血管支持等。

15. 常见小儿骨科手术的麻醉管理要点

(1)上肢手术的麻醉管理要点:小儿上肢手术常见的有多指、并指等先天畸形矫形术,肱骨延长术,肩关节镜检查,肱骨截骨、切除,肱骨头端肿瘤或上肢截肢等,急诊常见的有前臂骨折、肱骨髁上骨折闭合复位或开放手术。

可采用臂丛神经阻滞或全身麻醉下手术。绝大部分上肢手术可选择全身麻醉,其不受患儿配合、手术时间、体位、手术范围的影响。配合患儿可选择臂丛神经阻滞麻醉下手术,肌间沟途径臂丛神经阻滞的适应证包括肩关节脱位、青少年肩关节镜检查、肱骨近端骨折和罕见的肿瘤病变治疗等疾病。若手术操作位于肱骨中部以下,麻醉可采用腋窝、锁骨下或锁骨上途径。手臂受伤或骨折时为避免痛苦和手臂外展,可采用锁骨下及锁骨上途径。目前多在超声引导下实施以避免气胸及血管内注射等并发症。镇痛持续时间取决于所用局麻药,

长效罗哌卡因和左旋布比卡因可维持镇痛时间 6~8 小时。

（2）下肢手术的麻醉管理要点：小儿下肢手术常见的有足踝手术、先天性或后天性畸形矫正的长骨截骨术等。儿科患者结构表浅易于观察，骨性结构骨化有限，神经轴解剖清晰易于分辨，进针感觉和溶剂扩散良好。单次和连续骶管阻滞、硬膜外和蛛网膜下腔阻滞等已用于婴儿和儿童下肢手术。椎管内麻醉血流动力学稳定，小于 8 岁儿童中低血压少见。一些小样本研究认为超声引导可能有益处，能可靠预测阻力消失的深度，动态观察整个操作，但还需更多证据。

腰丛或腰大肌阻滞可用于髋、大腿、股骨和膝部手术，可复合全身麻醉。神经丛走行于腰大肌背侧和中部，由 L_1~L_4 神经根组成，也经常包括 T_{12} 分支。当腰丛向远端延伸时，这些神经根分成腹侧支和背侧支，衍生于神经丛的相关神经包括股神经、股外侧皮神经和闭孔神经。其术中术后镇痛效果优于单次注射骶管阻滞，比硬膜外阻滞不良反应小，罗哌卡因用量和血浆浓度明显降低。

前膝关节手术如膝关节镜检查可单独使用股神经阻滞，涉及膝盖内侧时增加闭孔神经阻滞，膝盖外侧行股外侧皮神经阻滞，膝盖后侧如异体肌腱移植前交叉韧带修补术，应增加骶神经阻滞。股神经阻滞已用于儿科股骨骨折术后镇痛，超声引导下股外侧皮神经和股神经阻滞用于儿科患者股骨骨折修复手术已有临床报告。

（3）脊柱侧弯手术的麻醉管理要点：在正位 X 线摄片测量显示脊柱有大于 $10°$ 的侧方弯曲即为脊柱侧弯（脊柱侧凸），脊柱侧弯手术的特点是手术时间长、失血多、手术切口多（颈椎、胸椎、腰椎、骶骨）及手术入路变化很多，前径路、后径路，在胸椎和腰椎手术时需联合前后径路等。患儿常并存心血管和呼吸系统疾病，围术期呼吸衰竭的风险增加。合并精神和发育迟缓患者中脑瘫患者围术期并发症发生率最高。椎体旋转和肋骨畸形导致胸部变形和限制性肺疾患，由于运动受限和顺应性降低，肺容积和肺功能受限，可致低氧血症、高碳酸血症、反复肺部感染和肺动脉高压。术前评估时需要检查患者是否存在心肺方面的疾病以及疾病的严重程度。通过病史（对运动的耐受程度以及功能受损情况）和体格检查来评估呼吸功能。术前行肺功能检查如潮气量比预期值减少 30%~35%，术后患儿的通气功能受损概率增大，术前通气功能不足的患者，术前应行呼吸功能锻炼以减少术后并发症的发生。术前应行心电图和心脏彩超检查心脏功能。术前还需要评估患儿的全身营养状况、先天畸形时潜在的困难气道、神经肌肉疾病时潜在的罕见麻醉相关并发症如恶性高热的发生。充分告知围术期所有并发症：大出血、瘫痪、外周神经损伤、舌撕裂伤、术中知晓、术后视力受损、术后长期留置气管导管、深静脉血栓以及肺栓塞等。

脊柱侧弯的主要治疗手段是手术矫形，大出血及心肺并发症风险与患者畸形程度有关。减少术中出血的方法包括适当的控制性降压、变换手术体位、改进外科技术、使用抗纤溶药物。旨在减少异体血制品的血液保护策略包括术中血液回收、术前预存自体血（自体血回输）和急性等容血液稀释等。控制性降压（血压正常的青少年收缩压从基线降低 20mmHg 或平均压降低至 65mmHg）可以减少失血和输血，但应警惕低血压增加脊髓缺血和其他神经功能损害，包括永久性视力丧失的风险。

脊柱侧弯手术最可怕和难以预测的是神经系统并发症，术中常需监测运动感觉诱发电位和"唤醒试验"。"唤醒试验"是降低麻醉深度直至可唤醒患儿并要求患儿对口头命令做出反应，但神经受损后可能需要一段时间才能在唤醒试验中表现出来，进而延误脊柱器械的及时调整，因此，其实用性受限，且特异性较低，仅能在神经系统功能正常的儿童中实施。

运动诱发电位和感觉诱发电位很有帮助，但需要特定的麻醉方案及双频指数（BIS）监测麻醉深度。监测过程中不可使用神经肌肉阻滞药物，许多医院在插管后、初次切皮、游离肌肉时均不予神经肌肉阻滞药物，特别是术前存在神经肌肉功能障碍的儿童。吸入麻醉药和大部分静脉麻醉药显著抑制运动感觉诱发电位，研究发现与丙泊酚相比，吸入麻醉药抑制程度更大，临床上可选择丙泊酚全凭静脉麻醉。但须注意丙泊酚输注达到稳定浓度后再给予一个追加剂量会导致运动诱发电位暂时性的衰减或消失。所有的阿片类药物中瑞芬太尼对运动诱发电位的抑制最强。小剂量氯胺酮不会影响经颅诱发电位，有研究 1mg/kg 氯胺酮静脉注射可降低诱发电位幅度。依托咪酯对经颅运动诱发电位的影响较丙泊酚轻，可用于不能使用丙泊酚的患者，但要注意其对肾上腺的抑制作用。经颅运动诱发电位可能引起严重的舌损伤，在术中需要有牙科医师指导和用软牙垫保护来确保下颌肌肉的强烈收缩不会造成这种损伤。低血压会影响脊髓的血流灌注，也会减小运动及感觉诱发电位的振幅。在术中维持特定的麻醉深度和血压水平有助于最大限度地减少神经生理信号的变异，有利于及时监测到可能引起的神经损伤。

当术中发生运动感觉诱发电位消失的时候,应尽快找出其原因,如有必要应恢复对脊髓的足够灌注。在没有禁忌的情况下平均动脉血压应提高到 90mmHg 甚至更高。这可以通过减少麻醉药物用量,增加血管容量,或使用血管活性药物来达到效果。当外科医师在寻找和解决手术因素时,血细胞比容和其他生理因素(温度、酸碱平衡、氧气和二氧化碳浓度)应调整到最佳水平。虽然使用类固醇存在争议,但一些医院仍推荐在治疗脊髓损伤方案中使用类固醇,其推荐剂量为甲泼尼龙 30mg/kg 静脉注射作为负荷剂量,然后在接下来的 23 小时以 5.4mg/kg 静脉泵注。一旦包括血压在内的生理参数达到参考值,应重新评估运动和感觉诱发电位是否得到改善。如果没有改善的迹象,应按照流程进行术中唤醒试验。术后可以立即进行 CT、MRI 扫描以确保没有手术造成的脊髓损伤。

脊柱手术中应常规准备较粗的外周静脉通路,动脉置管有创血压监测,准备液体加温输注设备。如预计失血量较大或血管通路有限应建立中心静脉通路,应注意患者保暖以保证术中血流动力学稳定及凝血功能良好,体位放置正确无腹部受压对减少静脉淤血和术中出血特别重要。术中应常规行血气分析、血细胞计数、电解质和凝血功能检查。凝血因子消耗和稀释可使失血量增加。须根据估计失血量、术中血液检查结果和血流动力学状态,及时输注生理盐水、自体血、新鲜冰冻血浆及抗纤溶药物治疗。

脊柱侧弯手术后拔管标准为:患儿清醒、安静和合作;血流动力学稳定;吸气负压>20cmH$_2$O,呼吸率<30 次/min,FiO$_2$<0.4 时 PaCO$_2$<50mmHg 和 PaO$_2$>70mmHg;手术部位或引流管无活动性出血。

在俯卧位行心肺复苏和心脏除颤已有成功的报道。当患者有高危因素时,如患者术前就有 Q-T 间期延长综合征,在术中可能因电解质异常或是某些药物影响而变为尖端扭转型室上性心动过速时,应在术前放置好除颤电极。

用于脊柱侧弯矫正的脊柱融合手术是儿科创伤最大的手术之一,有明显的术后疼痛。目前,儿科脊柱手术后多模式超前镇痛应用越来越多,区域麻醉技术应用日益增加,鞘内或硬膜外单次或导管技术常用于控制疼痛,也可采用患儿自控镇痛或父母或护士控制镇痛(PCA)。鞘内注射 2~5μg/ml 的吗啡可以在小儿脊柱融合术术后 24 小时提供强效的镇痛,研究证明该方法与患者自控镇痛(PCA)相比有更低的疼痛评分和更低的吗啡追加用量。

【术后管理】

16. 小儿骨科手术疼痛治疗的必要性及常用方法

骨科手术是最痛的手术之一,常被描述为能够想象的最大疼痛。目前围术期婴幼儿急性疼痛治疗仍然不足,镇痛不足的危害有:无法耐受治疗,产生持久的疼痛记忆和行为障碍等。

术后定期使用对乙酰氨基酚和非甾体抗炎药,可减少阿片类药物的用量。必要时给予足量阿片类药物,可经静脉、口服、黏膜或皮下注射多途径给药。苯二氮䓬类药物具有镇静、抗焦虑和遗忘作用,虽无镇痛作用,但与镇痛药具有协同作用,可用于患儿疼痛伴肌肉痉挛时。患者自控镇痛(PCA)在持续输注背景剂量的基础上给予 PCA 剂量,为患儿提供自主控制疼痛的权利,有利于缓解疼痛,可安全用于 6 岁以上患儿的术后镇痛,6 岁以下小儿或发育障碍者可选择护士或父母控制镇痛,父母或护士在床旁随时可给予患儿阿片类药物供应或必要时提供补救剂量。多模式超前镇痛方法能提供较好的镇痛效果,包括止痛药(对乙酰氨基酚、NSAID、氯胺酮和阿片类药)、抗焦虑剂和肌肉痉挛控制药等。先于 PCA 开始前,通常手术结束后仔细调节阿片类药物用量获得合适的镇痛。也可采用下列方案:每 6 小时静脉注射固定剂量对乙酰氨基酚,规则间隔给予 NSAID,同时 PCA 吗啡。

良好的区域阻滞麻醉可提供理想的心理条件、减少躁动和焦虑,80%以上的儿科手术可使用区域阻滞麻醉。单次神经阻滞持续时间有限,不适用于大手术,达尔认为连续周围神经阻滞(CPNBS)可以延长大多数患儿的镇痛效果且无严重不良反应,可作为小儿骨科术后镇痛的新选择。采用低剂量药物、维持更长时间镇痛效果,在改善镇痛同时减少镇静、恶心、瘙痒及住院时间上优于传统阿片类镇痛。CPNBS 常见并发症是麻醉药导管周围泄漏或导管移位。罗哌卡因是最常用的局部麻醉药,连续输注的常用浓度为 0.2%,剂量范围为 0.2~0.4mg/(kg·h)。也可行患儿自控区域镇痛,有研究表明相比连续输注,患儿用 0.2%罗哌卡因负荷剂量自控镇痛,镇痛效果更好,血浆局麻药浓度较低。使用低剂量局麻药可预防全身毒性反应等潜在并发症,自控设备也可在患儿出院后使用。

（姜　虹）

第五节 先天性肛门闭锁手术的麻醉

【知识点】

1. 先天性肛门闭锁的诊断、分类
2. 先天性肛门闭锁外科治疗的目的、手术方式及预后
3. 先天性肛门闭锁手术的麻醉管理要点
4. 先天性肛门闭锁手术的麻醉方式选择

5. 新生儿肠梗阻的诊断
6. 新生儿肠梗阻的术前准备
7. 新生儿肠梗阻的麻醉方案
8. 患儿术中输血指征的判断

【案例】

患儿男,1岁。于出生时即被发现肛门处未见开口,可见一皮肤凹陷,凹陷左侧有一小瘘口,间中有少量大便自瘘口排出,于出生后2天在当地医院行结肠造瘘术。术后定期复查,人工肛排便通畅。1周前于当地医院复查钡剂灌肠检查示:肛门闭锁(高位),直肠盲端与肛门标志物距离约4.3cm;乙状结肠造瘘术后。现患儿欲行肛门成形术而来就诊。钡剂灌肠检查示:直肠盲端与肛门标志物距离约4.3cm。诊断为肛门闭锁(高位);乙状结肠造瘘术后。

【疾病的基础知识】

1. 先天性肛门闭锁的诊断、VATER 综合征和 VACTERL 综合征

先天性肛门闭锁(congenital atresia of anus)在出生后体检或无胎粪排出时可发现,轻者表现为肛门部位环状狭窄环,重者可完全闭锁并伴发其他畸形。发病率为1/5 000,男性多于女性2倍。根据肛提肌的耻骨直肠肌平面分为高、中、低位。高位或中位无肛男孩中,85%伴有直肠泌尿系瘘,大部分高位畸形女孩为泄殖腔畸形。

先天性肛门完全闭锁合并其他畸形,如脊柱畸形、气管食管瘘、泌尿生殖系统畸形,称为 VATER 综合征(V,脊椎;A,肛门;T,气管;E 食管;R,肾)。

若 VATER 综合征再合并心脏和肢体畸形,则称为 VACTERL 综合征(C,心脏;L,肢体)。

2. 先天性肛门闭锁外科治疗的目的、手术方式和手术时机

先天性肛门闭锁外科治疗的目的是尽可能恢复排便的控制能力。对于低位无肛患儿,包括会阴瘘、正中线瘘、肛门狭窄以及存在肛膜的患儿,一般给予肛门成形术或修剪术。对于需行一期结肠造瘘术或黏膜瘘成形术的患儿,待1~2月龄时择期进行重建手术。一期术后6~12周内择期行经腹或会阴或腹-会阴联合的拖拉式肛门成形术。后矢状肛门直肠成形术(posterior sagittal anorectoplasty,PSARP)是最常见的手术方式,适合大多数女性和90%的男性患者。

3. 先天性肛门闭锁外科治疗的并发症

重建手术后短期并发症包括肠道缺血、伤口感染、肛门狭窄、盆腔感染导致败血症。长期并发症包括便秘、大便失禁、排尿功能障碍。

【术前评估与准备】

4. 先天性肛门闭锁患儿的术前评估

术前应对患儿的病情有较详细的评估,尤其注意是否存在新生儿肺透明膜病、高胆红素血症、新生儿出血症、低血糖、低血钙、产伤、感染及是否合并多发畸形。了解母亲孕龄、怀孕情况和生产史,必要时了解母亲的用药史以及出生后的特殊情况,如有无呼吸暂停及低血糖,有无接受过治疗,并根据患儿的生长发育情况,制订麻醉计划。

5. 先天性肛门闭锁患儿的术前评估注意事项

(1) 首先应了解患儿一般状况,是否存在其他并存疾病。

(2) 术前注意静脉补液和胃肠减压。

（3）术前应禁食母乳/牛乳4~6小时，禁饮清亮饮料2小时。

6. **新生儿神经系统发育水平的评估**

评估中枢神经系统的发育情况和成熟程度。新生儿髓鞘形成尚未完善，下行抑制通路不成熟，对疼痛刺激的反应性增加，疼痛刺激后易出现心动过速、血压升高、骨骼肌张力增加等。同时，新生儿神经系统不稳定，对呼吸、肌肉活动及体温调节不稳定。新生儿皮质下兴奋性较高，遇到强刺激后兴奋易扩散，表现为惊厥、躁动。且新生儿自主神经系统发育良好，副交感神经系统占优势，易发生心动过缓。早产儿上述原始反射很难引出或不完整。

7. **新生儿呼吸系统的解剖特点**

新生儿头大、颈短，颈部肌肉发育不完全，易发生上呼吸道梗阻。新生儿鼻腔狭窄，多经鼻呼吸，鼻塞后可导致呼吸困难。口小舌体肥大，会厌长而硬，喉头位置较高，插管时易发生声门暴露困难。新生儿气道最狭窄的部位在声门下区环状软骨水平，年龄越小越明显。新生儿气管分叉水平较高，在第3胸椎水平。右主支气管的夹角小于左总支气管，导管插入过深易导致误入右侧。新生儿胸廓狭小，骨及肌肉菲薄，肋骨呈水平位，肋间肌不发达，胸廓张力小，膈肌的上下运动是胸廓活动的主要因素。因此易受腹胀等因素影响。纵隔在胸腔占据较大空间，限制了肺的扩张，因而呼吸储备能力较差。

8. **新生儿呼吸系统的生理特点**

新生儿潮气量仅15~20ml/kg，足月新生儿肺总量为160ml，功能残气量少，无效腔量约5ml。新生儿肺泡通气量为100~150ml/（kg·min）。呼吸浅快，易发生呼吸衰竭。新生儿闭合容量比年长儿高，正常呼吸时可能超过功能残气量，PaO_2参考值较低，为60~80mmHg。新生儿无效腔/潮气量比例大，呼吸部分少，传导部分多。由于气道管径细小，呼吸道阻力绝对值明显高于成人。新生儿胸部柔软，弹性阻力很小，胸廓顺应性大，肺顺应性更接近于总顺应性。

9. **新生儿循环系统的生理特点**

新生儿出生后循环系统从胎儿循环模式向成人循环模式转变。呼吸建立后，肺循环阻力和右心压力下降及左心压力增高，引起卵圆孔功能性关闭；同时血氧浓度上升，动脉导管逐渐关闭。若早产儿发生呼吸窘迫综合征，可导致动脉导管不能关闭。新生儿心肌组织顺应性与收缩效率较成人差，每搏量相对恒定，导致心率增加是增加心排血量的唯一途径。新生儿心肌中交感神经分布少，副交感神经较完善，易发生心动过缓。新生儿血压约70~90/50~60mmHg。四肢及末梢循环发育不良，内脏血管发育良好，易发生肝脾大。新生儿出生后血容量增加20%，若发生胎儿窘迫，则血容量减少。足月新生儿血红蛋白在180~200g/L，而早产儿仅有130~150g/L。且释放氧的能力下降，易致早产儿缺氧。新生儿手术常伴有明显失血，应维持血细胞比容40%~45%，一旦失血引起低血容量，应及时补充，早期输血。

【术中管理】

10. **先天性肛门闭锁患儿麻醉方式的选择及体位要求**

根据患儿的手术方式选择合适的麻醉方式。对于行肛门成形术或修剪术的患儿，若仅仅是肛门成形术且无骶骨异常，则可以选择骶管麻醉。也可以选择全身麻醉，于膀胱截石位行手术治疗。对于行PSARP术的患儿，选择正中切口进腹，全身麻醉下行气管插管，预先置入Foley管定位。患儿俯卧位，盆腔抬高，要密切监视通气指数，双侧胸三角肌沟下垫软垫防止颈部过伸，同时给予约束带固定，防止术中倾移。

11. **全麻手术不同体位对于患儿气道管理的影响**

儿童全麻手术时，俯卧位时动态及静态顺应性明显低于仰卧位时。俯卧位时容易引起通气不足或通气功能障碍、上呼吸道梗阻及肺不张。应注意不同体位变化对呼吸功能的影响，严密监测呼气末二氧化碳分压、顺应性、气道阻力和峰压的变化，注意颈部活动对气管导管位置的影响：颈部屈曲可使气管导管向气管隆突方向移动，颈部伸展可使导管向声门方向移动，颈部旋转也可使导管向声门移动。

12. **新生儿手术期间的呼吸管理策略**

新生儿手术期间应将标准的循环紧闭装置改换成小口径的呼吸回路。新生儿的吸入气的温湿化是必要的。吸入1小时以上的干燥气体会引起气管黏膜细胞的明显异常，吸入气中的热量减少可导致体热的大量丧失。麻醉期间应手法控制呼吸或机械通气，并监测呼气末二氧化碳分压以及顺应压、气道阻力和峰压，机械通气以压力控制模式较为合适。

小儿潮气量设置一般为 $5\sim7ml/kg$,呼吸频率 $30\sim40$ 次/min,每分通气量维持在 $130\sim150ml/kg$,以 $P_{ET}CO_2$ 在正常范围之内为准。机械通气的吸呼比为 $1:1\sim1:3$,反比呼吸可延长吸气时间,但吸呼比一般小于 $2:1$。小儿气道压力一般设定为 $12\sim15cmH_2O$,吸气峰压限制在 $30cmH_2O$。吸气氧浓度可根据 PaO_2 的水平调节。若 PaO_2 维持在 $75mmHg$,吸入氧浓度可以降低至 0.6 以下。

13. 新生儿骶管阻滞的实施及注意事项

骶管阻滞(caudal block)是小儿常用的麻醉方法。尤其是新生儿的皮肤薄、皮下组织少,体表标记清楚,骶管穿刺比成人更容易成功。有文献报道,骶管阻滞甚至可用于新生儿腹部及上腹部手术。因循环代偿功能良好,其对血流动力学影响轻微,但对术前情况差的患儿阻滞后,血压、心率下降明显。新生儿骶管阻滞局麻药一般选用低浓度利多卡因,新生儿神经较细,局麻浸润容易。起效快,效果好。持续时间长,$0.5\%\sim0.7\%$ 的利多卡因可维持麻醉平面约 1.5 小时,一般 $0.7ml/kg$ 的药物容量即可满足会阴部手术的麻醉,药物剂量控制在 $8mg/kg$ 以内,以免引起局麻药过量而中毒。

操作方法:患儿镇静入睡后,取左侧卧位,先确定两侧骶角,其连线的正中点即为其穿刺点。常规消毒后用 $5ml$ 注射器接 6 号头皮针。于穿刺点垂直进针。突破骶尾韧带后与皮肤成 $30°\sim45°$ 向上再进 $2mm$,在阻力感消失后抽吸无血、无脑脊液后即可注入 $0.5\%\sim0.7\%$ 利多卡因 $0.7ml/kg$。随后翻身仰卧,肩部垫高,以保持呼吸道通畅。持续面罩低流量吸氧,术中持续监测 ECG、HR、RR、SpO_2。

14. 先天性肛门闭锁患儿的麻醉管理要点

(1) 对于行结肠造瘘术或行一期修复的患儿来说,麻醉诱导要注意遵循饱胃患儿的麻醉原则。该类患儿适合采用快速顺序诱导。

(2) 静脉通路需建立在上肢,以确保补液能及时进入血液循环。

(3) 术中注意维持水电解质平衡、患儿保温。

(4) 对于行 PSARP 手术的患儿,应注意体位改变对通气的影响,注意监测呼吸参数。

(5) 术后留置鼻胃管,以防术后反流误吸。

15. 新生儿肠梗阻的诊断

(1) 新生儿肠梗阻(neonatal intestinal obstruction)多由肠闭锁或狭窄、肠旋转不良、肠扭转、肠套叠、肛门闭锁引起。

(2) 新生儿肠梗阻的临床表现为母亲孕期有羊水过多的表现、新生儿出现胆汁性呕吐、腹胀、生后 $24\sim48$ 小时不能排出正常胎粪并且喂养困难。

(3) 实验室检查包括脱水引起的血尿素氮和肌酐升高,白细胞总数升高,电解质紊乱,腹部平片可见到气/液平面。

以上病因、临床表现、实验室检查均可辅助诊断。

16. 新生儿肠梗阻手术麻醉的特殊问题

(1) 多数患儿均有脱水和低血容量,伴有酸碱平衡、电解质紊乱。

(2) 患儿有明显的腹胀,反流误吸的风险较高。

(3) 大面积皮肤或内脏表面暴露易导致体温过低。

17. 新生儿肠梗阻的术前准备

(1) 术前必须纠正低血容量、脱水和电解质紊乱。

(2) 纠正低温、低血糖、缺氧及凝血功能障碍。

(3) 留置鼻胃管行胃肠减压。

(4) 给予维生素 K_1。

(5) 术前备血。

(6) 术前给药:不需要使用镇静药。麻醉前给予阿托品 $0.01\sim0.02mg/kg$ 以解除迷走神经作用。

18. 新生儿肠梗阻的麻醉方案

(1) 快速顺序诱导(rapid sequence induction):面罩预氧合 $3\sim5$ 分钟、静脉麻醉药的选择(选择对血流动力学影响小的药物,如氯胺酮、依托咪酯等)、肌肉松弛药选择(琥珀酰胆碱 $1\sim1.5mg/kg$)、环状软骨压迫、药物完全起效才能插管。

(2) 气管内插管全麻:选择合适的气管导管,可以减少呼吸道解剖无效腔,保证气道通畅,便于气管内吸引和呼吸管理。

（3）七氟烷维持麻醉。禁用 N_2O，以免引起肠胀气。密切监测患儿呼吸、精确控制患儿的液体平衡、保温、检测凝血功能，必要时输血。

（4）患儿拔管指征：患儿完全清醒、自主呼吸良好、中心体温正常、肌肉松弛作用完全拮抗、镇痛药物及吸入麻醉药已不会影响患儿呼吸。

19. **肠梗阻患儿术中监测的项目**

（1）常规监测：ECG、SpO_2、呼气末 CO_2 浓度、血压、麻醉药吸入浓度监测、呼吸功能监测。

（2）桡动脉穿刺测压，实时监测即时血压，便于随时监测血红蛋白、电解质和血气分析。

（3）根据需要建立静脉通路，用来补液和输血。必要时应建立两条大的外周静脉通道，或行中心静脉置管。

（4）这类患儿监测时要注意监测体温，食管或直肠测温均可以反映中心体温。术中用加热毯包裹婴儿，患儿头部上方放置加热器。手术室温度要调高。患儿所有手术部位均应加盖。

20. **患儿术中补液策略**

（1）术前禁食、禁水所致的失液量：按禁食时间的倍数来计算，即正常维持量×体重（kg）×禁食时间。计算得出的液体丢失量，在手术第 1 个小时补充半量，其余的液量在随后的 2 小时内输完。若 10kg 患儿术前禁食 6 小时，失液量为 40ml×6＝240ml，手术第 1 小时应给予 1/2 禁食失液量即 120ml，第 2、3 小时再各补充 1/4 禁食失液量即 60ml。该部分用晶体液补充。

（2）维持生理需要量：包括呼吸道、皮肤等的隐性失水、尿及粪便排出的液体量。体重 0～10kg 者：按 4ml/（kg·h）补充维持液需要量；体重 10～20kg 者：10kg 的部分，按 4ml/（kg·h）补充，大于 10kg 的部分，按 2ml/（kg·h）补充；体重大于 20kg 者，20kg 的部分，按 6ml/（kg·h）补充，大于 20kg 的部分，按 1ml/（kg·h）补充。该部分用晶体液补充。

（3）麻醉引起的失液量：与麻醉方法及每分通气量有关，循环紧闭麻醉环路系统失液量为每升通气量 1～2.5ml/h，经无重复吸入装置吸入干冷的气体时，经呼吸道损失的液体约增加 2～3 倍。该部分用晶体液补充。

（4）手术所致的失液量：不同手术创伤引起的液体丢失以及体腔开放、浆膜下液体积聚引起的体液丢失。其中浅表手术失液少，仅 1～3ml/（kg·h）；开胸手术约 3～5ml/（kg·h）；剖腹手术 5～7ml/（kg·h）；大面积组织创伤及内脏手术可增至 7～10ml/（kg·h）甚至达到 15ml/（kg·h）。失血部分可补充血制品或胶体，或 3 倍于全血的晶体。其余部分按晶体液补充。

21. **不同手术类型术中输注液体成分的选择**

短时手术伴轻微至中等程度液体转移丢失，可用 5% 葡萄糖+0.9% 氯化钠溶液用于维持量与液体转移丢失量的补充。长时间手术伴中等至严重程度液体转移丢失，可用 5% 葡萄糖+0.25% 氯化钠溶液用于维持量的补充，复方电解质溶液用于补充液体转移丢失量的补充。严重液体转移丢失，丢失量的 1/3～1/4 以 5% 白蛋白补充。

22. **围术期补液的注意事项**

（1）计算补液量时应包含稀释药物及抗生素在内的液量，否则输液不足或过量均可引起严重后果。

（2）补充液量的选择应取决于手术时间长短和丢失量的多少。

（3）补液速度取决于失水的严重程度，避免输液过量、过快。

（4）输液期间应加强监测，通过评估心率、血压、尿量和毛细血管充盈时间等临床体征，并参考外科手术的时间长短、失血量的预估、有无严重心脏和呼吸变化等，必要时可给予有创监测以指导输液。术中测定血气、血糖和血细胞比容，随时调整输液量，以保证足够的循环血容量。

23. **新生儿血液丢失量的估算**

通过毛细血管充盈时间、血红蛋白、血细胞比容、术中估计及可能出血量、呼吸循环状态进行评估。若患儿出现低血压、心音遥远、心动过速、中心与外周温度差增加及外周毛细血管充盈时间延迟，均提示液体不足。同时，尿量是评估液体量是否充足的重要指标。正常情况下，0.5～2ml/（kg·h）的尿量是可以接受的。动脉监测时，动脉波形的切迹和动脉波形下区域的位置也能提供重要信息。

24. **新生儿最大失血量及红细胞输注量的估算**

新生儿的血容量预计在 80～90ml/kg，最大可允许出血量（MABL）为（初始 Hct－最低允许 Hct）/平均 Hct×

90ml×体重(kg)。超过最大可允许出血量的部分换算成输注浓缩红细胞的量(ml):超出部分×即时 Hct÷浓缩红细胞的浓度。或应用以下公式:[(预期 Hct-目前 Hct)×估算血容量]/浓缩红细胞的 Hct。

【术后管理】

25. 新生儿手术麻醉复苏期间的注意事项

麻醉医师负责将患儿从手术室转运至 PACU。儿童应保持在侧卧位,并保暖。观察气道是否通畅,评估氧饱和度、呼吸动度是否稳定与足够、血液循环及中枢神经系统功能,并给予吸氧。

新生儿复苏室内发生不良事件的比率最高,且大多与呼吸系统或低体温有关。

(1) 呼吸系统问题:可表现为呼吸困难、焦虑、反应差。主要包括低氧血症、通气不足、术后呼吸暂停、气道梗阻、喉痉挛、支气管痉挛、插管后哮鸣、肺水肿等。

(2) 心血管问题:很少见。主要包括心动过缓、心动过速、低血压、高血压等。

(3) 恶心呕吐:最常见的并发症,是推迟离开 PACU 和再次入院的主要原因。

(4) 尿潴留:可通过耻骨上按压排尿。

(5) 少尿:尿量少于 0.5ml/(kg·h)。评估是否有导尿管梗阻、低血容量、心排血量不足或急性肾小管坏死等。

(6) 低体温:加热空气设备、加热毯等预防低体温,转运及恢复室内将患儿包裹好。

(李金宝)

第六节　幽门狭窄手术的麻醉

【知识点】

1. 幽门狭窄的诊断
2. 幽门狭窄手术前的液体复苏原则
3. 幽门狭窄的手术方式
4. 幽门狭窄手术麻醉诱导前的准备
5. 饱胃患儿的麻醉诱导

6. 反流误吸的诊断及预防
7. 幽门狭窄手术的麻醉方案
8. 婴幼儿腹腔镜手术的麻醉注意事项
9. 幽门狭窄手术后的相关并发症和处理

【案例】

患儿男,55 天。喷射样呕吐 25 天入院。患儿出生后 30 天左右,无明显诱因出现呕吐,始为溢奶,继而转变为喷射状呕吐,8~10 次/d,常于喂奶后 20~30 分钟出现,呕吐物为奶汁或凝乳块。不含绿色胆汁样物。呕吐后患儿食欲旺盛,吸吮用力,但进奶后不久再次出现呕吐。患儿自发病以来,体重增长不明显,近 1 周明显消瘦,皮肤松弛,大、小便量较前减少。前来就诊,以呕吐待查收入内科。患儿体重 3.4kg,呼吸 36 次/min,心跳 108 次/min,精神稍差反应良好,消瘦,全身皮肤黄染,皮下脂肪少,眼窝凹陷,睡眠时眼睛不能闭合,口唇干。双肺呼吸音粗,右下肺可闻及细湿啰音。心音有力,节律正常。外科会诊:于右上腹季肋缘下扪及一橄榄样包块,约 2cm×2cm 大小、质中、活动度大。行腹部 B 超检查,结果提示幽门管长 20mm,肌层厚度 4~5mm,幽门管内径 1.31cm。

【疾病的基础知识】

1. 幽门狭窄的诊断及病理生理改变

幽门狭窄(pyloric stenosis)多发生于出生后几周内。新生儿幽门狭窄的发病率在 1:1 000~3:1 000,男性发病率是女性的 4~5 倍,是新生儿出生后几周内需要全麻的常见原因。目前病因未明,认为属于遗传性疾病,具有家族易感性。可能与变态反应、喂养改变或其他特殊疾病有关。主要表现为幽门肌肉显著增厚和水肿,环肌层纤维肥厚呈梭形肿胀。少量患儿伴有其他畸形,如食管裂孔疝和腹股沟疝等。

先天性幽门狭窄的诊断主要根据:①典型的临床表现,包括出生后 3~5 周进行性非胆汁性呕吐,呕吐可为喷射状的,常伴有便秘;②明显脱水,可见胃蠕动,上腹部或季肋部出现橄榄形质硬的肿块;③血液检查可见血红蛋白增加,电解质检查见低氯低钾,动脉血气表现为代谢性碱中毒,晚期为代谢性酸中毒;④影像学检查:腹部超声可以确诊,钡餐危险性较大,已不再使用。

幽门狭窄时,产生的胃酸通过呕吐或胃液引流而丢失,血浆 HCO_3^- 持续增加,增加的 HCO_3^- 不能被肾近曲小管处理,持续增加的 $NaHCO_3$ 被运输到远曲小管,不能被重吸收,所以肾排出碱性尿。同时细胞外液的丢失,肾通过刺激醛固酮分泌保钠。呕吐时钾丢失和尿中氢钾交换,同时血 pH 偏碱时,K^+ 进一步进入细胞内。随着 Na^+ 和 K^+ 的消耗,肾脏酸性分泌增多,代谢性碱中毒进一步加重。胃液中氯离子丢失,导致低氯血症,同时为了保氯,尿中氯进一步下降。幽门狭窄时,钠丢失伴随过量的 HCO_3^- 丢失,因此,尿氯含量于细胞外液丢失量不相符。而交换时氯被完全重吸收。一般认为,尿中氯含量更能准确反映患儿的容量状态。后期因为脱水导致低血压,会有继发性酸中毒。

2. **幽门狭窄的手术方式**

幽门狭窄没有急诊手术的指征,确诊后应尽早行外科手术治疗。幽门狭窄的传统手术是 Ramstedt 幽门切开术,即将肥大的肌肉外黏膜纵向切开。目前已广泛开展腹腔镜下幽门切开术。

【术前评估与准备】

3. **婴幼儿脱水程度的判断**

根据体温、心率、血压、外周灌注情况、皮肤弹性、囟门、眼压、眼球内陷程度、口腔干燥度、神志和上次排尿时间判断患儿脱水的程度。

(1) 轻度脱水:有口渴感及轻度少尿,无其他明显体征。液体丢失相当于体重 5%。

(2) 中度脱水:有口渴感及少尿明显,心动过速、眼球轻微内陷、皮肤弹性下降、婴儿囟门内陷、眼压降低。液体丢失相当于体重 5%~10%。

(3) 重度脱水:出现明显低血压和心动过速,皮肤及组织弹性明显不足,眼球内陷,眼压下降,严重少尿或无尿,烦躁不安,淡漠。当液体丢失超过体重的 10%,会出现休克、谵妄、昏迷、高热、发绀。

4. **幽门狭窄患儿的术前液体复苏原则**

该类患儿的液体复苏(fluid resuscitation)目标为:①血氯 $\geqslant 106$ mmol/L;②血钠 $\geqslant 135$ mmol/L;③血$[HCO_3^-]$ $\leqslant 28$ mmol/L;④尿氯 > 20 mmol/L;⑤尿量 > 1 ml/kg;⑥黏膜湿润、皮肤温度正常。

轻到中度脱水时,给予 6~8ml/(kg·h)糖盐水,每 500ml 中加 10mmol KCl,且等患儿排尿后再加入。达到目标后,应用 5% 葡萄糖及 0.225% 氯化钠溶液以 4ml/(kg·h)维持治疗。

重度脱水时,给予 20ml/kg 生理盐水、乳酸钠林格液作为初始液体的负荷剂量,之后按中度脱水的估计缺失量持续输注生理盐水 6~8 小时。

应用鼻胃管减压时,胃液的丢失用静脉输注生理盐水和 20mmol/L 氯化钾等量替代。

5. **幽门狭窄患儿手术的麻醉诱导前准备**

(1) 完全纠正水、电解质、酸碱平衡紊乱,才考虑行手术治疗。通过观察患儿的反应、皮肤弹性、前囟、生命体征及尿量来判断是否补足了液体。检查生化指标,应达到 pH 7.3~7.5,$[Na^+] > 132$ mmol/L。

(2) 术前停止喂养 8~12 小时,必要时盐水洗胃。

(3) 诱导前分别置于左侧卧、右侧卧或仰卧位吸引鼻胃管再次排空胃,并确认鼻胃管的位置,以减少反流误吸的危险。

6. **小儿术前禁食禁饮的目的**

术前禁食的首要目的就是减少胃容量和胃液 pH。镇静或全身麻醉时,保护性呛咳和吞咽反射减弱,食管括约肌松弛,可出现胃内容物反流引起误吸,而小儿误吸风险高于成人 2 倍,新生儿及婴儿高于儿童 10 倍。

7. **小儿术前禁食禁饮的时间**

(1) 术前 2 小时可饮清饮料 2~5ml/kg(如糖水、无渣果汁等),提高患儿的舒适度,避免脱水,且基本不影响胃容量及胃酸 pH。

(2) 对于 12 个月以下的婴儿,母乳平均胃排空时间为 2.43 小时,目前建议术前禁食母乳时间为 4 小时。

(3) 牛奶与配方奶:婴幼儿(<3 岁)配方奶以牛奶为其主要成分,降低了酪蛋白/乳清蛋白比例,同时适当添加其他营养素,包括核苷酸、必需脂肪酸等,更接近母乳。但不论是配方奶还是牛奶,排空时间都慢于母乳,应把配方奶/牛奶与固体食物等同对待。建议术前禁食配方奶与牛奶时间为 6 小时。

（4）固体食物在胃内被排空的速度与其营养成分有关,碳水化合物类最快,其次是蛋白类,脂肪类固体食物最慢,建议术前禁食固体食物时间为 6 小时。如果食物中含有高脂肪的物质,建议术前禁食时间为 8 小时。

【术中管理】

8. **发生反流误吸风险较高的患儿类型**

下列患儿的反流误吸风险(reflux aspiration)较高:①严重创伤的患儿,创伤时间至禁食时间不足 6 小时;②消化道梗阻患儿;③食管手术、食管功能障碍(如胃食管括约肌功能低下)患儿;④肥胖、困难气道患儿;⑤中枢神经系统病变(如颅脑损伤、颅内压增高、昏迷及脑瘫)患儿。

9. **降低患儿反流误吸风险的措施**

（1）应严格控制禁食时间,对于禁食时间不够,必要时可延长禁食时间,需急诊手术的患儿,按饱胃患儿麻醉处理,必要时给予 H_2 受体阻滞剂。

（2）诱导前不同体位下再次排空胃。

（3）诱导时应用快速顺序诱导,即应用静脉诱导,给予阿托品 0.02mg/kg、琥珀胆碱 2mg/kg、小剂量丙泊酚并进行环状软骨压迫后行气管插管或用改良的快速顺序诱导方案,即意识丧失后避免压迫环状软骨,应用面罩持续吸纯氧进行通气直至喉镜暴露声门。

（4）拔管时保证患儿完全清醒,自主呼吸已恢复正常,已有自主的肢体活动,婴儿、新生儿应在清醒状态下拔管;麻醉药作用已基本消退,无肌肉松弛药、麻醉性镇痛药的残余作用(麻醉下拔管者除外);咳嗽、吞咽反射已恢复正常;以上措施可以减少患儿反流误吸的风险。

（5）拔管后置患儿于仰头侧卧位,有助于保持呼吸道通畅,避免或减少发生呕吐、反流和误吸。

10. **饱胃患儿术前的麻醉诱导原则**

（1）术前应用抗胆碱类药减少口咽分泌物和喉痉挛;不宜使患儿过分镇静,必要时监测下使用小剂量的抗焦虑药;若没有禁食的急诊患儿,术前应插入胃管行胃肠道减压,并多次进行吸引;给予 H_2 受体拮抗剂和静脉注射甲氧氯普胺。

（2）饱胃患儿,有条件时可考虑采用快速顺序诱导(rapid sequence induction)策略。静脉诱导,给予阿托品 0.02mg/kg、琥珀胆碱 2mg/kg、小剂量丙泊酚并进行环状软骨压迫。

（3）预给氧,避免正压通气。辅助呼吸或控制呼吸时潮气量不宜过大。

11. **幽门狭窄患儿手术的麻醉诱导**

全身麻醉诱导时首先应注意避免发生胃内容物误吸,选择孔径较大的胃管充分抽吸,在抽吸时变换体位尽量吸净胃内容物。目前最常见的诱导方法是改良的快速诱导法,首先充分氧合后快速诱导,诱导时可以使用小剂量的丙泊酚,加上芬太尼。然后使用非去极化肌肉松弛药,争取达到快速满意的肌肉松弛效果和插管条件。正压通气时可以压迫环状软骨,行气管内插管。琥珀酰胆碱很少使用。除非困难气道,一般不使用清醒插管的方式。

12. **幽门狭窄患儿手术的麻醉维持**

麻醉维持使用吸入麻醉药,地氟烷可以快速被清除,优先考虑使用。七氟烷对呼吸道的刺激较轻,也推荐优先使用。瑞芬太尼输注可以维持麻醉。这类患儿在手术过程中体液丢失和出血量很少。术中留置胃管,当幽门环肌切开后,检查幽门黏膜的完整性。术中尽量避免使用阿片类药物,以减少呼吸恢复延迟和术后呼吸暂停的危险。手术医师应在局部皮肤实施局部浸润麻醉。

13. **与成人相比,婴幼儿腹腔镜手术的特点**

（1）婴幼儿腹腔小,操作空间小。术前必须插胃管和尿管,抽取部分液体,以缩小胃和膀胱的体积,必要时术前进行洗肠,排空结肠内的气体,以最大限度地利用有限空间。

（2）婴幼儿二氧化碳气腹压力应限制在 5~10mmHg,较大儿童腹内压不超过 10~12mmHg。

（3）术中要保证完善的肌肉松弛,腹壁充分松弛,增大腹腔空间。但患儿腹壁薄,切口处极易漏气,故切口不宜过大,对漏气切口要及时处理,否则,过快的气体循环会带走患儿的热量,导致低体温并发症。

（4）婴幼儿肝、脾偏低,膀胱偏高,而后腹壁与前腹壁之间的距离又小,插入气腹针和 Trocar 时要加倍小心,避免意外损伤。

14. 二氧化碳气腹引起的婴幼儿病理生理改变及相应处理

(1) 对呼吸系统的影响。婴幼儿呼吸道短、细,尤其新生儿呼吸系统发育尚不成熟,功能余气量小,闭合气量较高,呼吸储备差,气腹时易出现通气不足并发生缺氧和二氧化碳潴留。

主要原因包括婴幼儿呼吸肌不发达,呼吸运动主要依靠膈肌的活动。气腹后,腹内压升高,膈肌上抬,潮气量显著降低,肺顺应性下降,气道阻力增加导致气道压力增加,通气受限,肺通气血流比例失调。同时,膈肌上抬易导致气管导管偏入一侧主支气管造成单肺通气。另外,婴幼儿腹膜面积相对较大,加速二氧化碳向血液弥散,导致高碳酸血症,加重婴幼儿缺氧和二氧化碳潴留。

应常规监测呼气末二氧化碳($P_{ET}CO_2$),一旦发现二氧化碳潴留,采用增加通气量和呼吸频率的方法缓解。腹腔镜手术时尽量采用较小的气腹压,如 $5\sim10cmH_2O$,以不影响术野的最低值为佳。

(2) 对循环系统的影响。气腹后高碳酸血症可刺激颈动脉体和主动脉体内的化学感受器,导致交感兴奋,儿茶酚胺、肾素血管紧张素、血管升压素的释放增加,对心血管系统产生明显的兴奋作用,导致患儿心率、血压显著升高。腹内压的骤然上升导致胸膜腔内压变为正压,回心血量减少,心血管的代偿导致中心静脉压、肺动脉压、毛细血管楔压显著升高,交感神经兴奋,儿茶酚胺含量上升,外周血管阻力增加。同时,气腹后膈肌上抬,胸内压增高,心脏前后负荷增加。婴幼儿二氧化碳气腹压力应限制在 $5\sim10mmHg$,较大儿童腹内压不超过 $10\sim12mmHg$。腹内压大于 $15mmHg$ 可能导致心排血量降低。对于新生儿和婴儿,气腹时可能出现肺动脉压力反射性升高,卵圆孔或动脉导管潜在开放,导致心脏右向左分流。

15. 婴幼儿腹腔镜手术的禁忌证

术前颅内高压(肿瘤、颅脑外伤、脑积水)、低血容量、脑室-腹腔分流及腹腔-颈静脉分流的患儿、心肺功能受损的 ASA Ⅲ~Ⅳ级患儿。

16. 婴幼儿腹腔镜手术麻醉方法的选择

(1) 腹腔镜手术多采用全身麻醉,使用机械通气控制呼吸,但麻醉药和肌肉松弛药在麻醉后易出现迁延性呼吸抑制,对于新生儿尤其明显。

(2) 局部阻滞麻醉复合全麻的应用逐渐增多。其优点在于用药灵活,相互取长补短,减少麻醉不良反应的发生。全麻药量的减少使术毕清醒速度明显加快,对患者的苏醒尤为有利。局部阻滞麻醉复合短时效的麻醉药可以提供一个镇痛完美的环境,减少了使用全麻药引起的术后恶心呕吐和呼吸抑制。

【术后管理】

17. 幽门狭窄患儿术后的拔管条件

拔管前患儿须具备的条件:①麻醉药作用已基本消退,无肌肉松弛药、麻醉性镇痛药的残余作用(麻醉下拔管者除外);②患儿已开始清醒,自主呼吸已恢复正常,已有自主的肢体活动,婴儿、新生儿应在清醒状态下拔管;③咳嗽、吞咽反射已恢复正常;④循环功能稳定,无低体温。

准备拔管时应先清除气管内、鼻腔、口腔及咽喉部的分泌物,在完全清醒或一定麻醉深度时进行拔管,切忌在浅麻醉易诱发喉痉挛状态下拔管。新生儿和婴儿应在清醒下拔管。拔管后立即吸氧,观察患儿的呼吸频率及深度是否足够、氧饱和度、颜色是否正常,有无喉痉挛和呕吐。吸空气时脉搏氧饱和度维持在95%,可将患儿转送至 PACU。

18. 幽门狭窄患儿的术后镇痛方法

术后镇痛尽量避免使用阿片类药物,直肠给予对乙酰氨基酚 $20\sim40mg/kg$,必要时可以经静脉追加小剂量的镇痛药。可用局麻药局部伤口浸润,或区域神经阻滞。

19. 幽门狭窄患儿复苏室内相关并发症和处理

(1) 术后易发生呼吸抑制,通气量下降。可能与脑脊液碱化和术中过度通气有关。因此术后12小时内监测呼吸暂停的情况。拔管前一定要保持完全清醒,良好的精神状态,以及规律、稳定的呼吸。

(2) 手术后 2~3 小时,易发生低血糖,可能与肝糖原储备不足有关,因此应监测血糖,必要时静脉补充葡萄糖。

(李金宝)

第七节 小儿腺样体肥大手术的麻醉

【知识点】

1. 儿童阻塞性睡眠呼吸暂停低通气综合征(OS-AHS)的定义、高危因素以及并发症

2. 儿童多导睡眠监测(PSG)报告的解读及替代检查

3. 儿童诊断 OSAHS 的临床标准和多导睡眠监测标准

4. 儿童 OSAHS 严重程度的评估

5. 儿童 OSAHS 治疗方法的选择

6. 小儿腺样体肥大手术前的访视要点

7. 小儿腺样体肥大手术麻醉管理要点和难点

8. 小儿腺样体肥大手术后的呼吸系统不良事件

9. 小儿腺样体肥大手术后出血的麻醉关注事项及策略

10. 小儿腺样体肥大手术后持续存在 OSAHS 的原因

11. 小儿腺样体肥大手术后 PSG 检查的指征

【案例】

患儿男,4 岁,体重20kg。入院前 1 年出现入睡打鼾,有张口呼吸,无腺样体面容,白天无嗜睡。查体:神清,营养发育好,呼吸平稳,肺部呼吸音清,咽部无充血,双侧扁桃体Ⅱ°肥大,双侧鼻黏膜无充血肿胀,睡眠监测:睡眠呼吸暂停低通气指数(AHI)11.5,最低 SpO_2 75%。入院后诊断为阻塞性睡眠呼吸暂停低通气综合征,扁桃体肥大,腺样体肥大。入院后完善相关术前检查,于第 3 天行扁桃体、腺样体切除术。

【疾病的基础知识】

1. 儿童阻塞性睡眠呼吸暂停低通气综合征及常见病因

儿童阻塞性睡眠呼吸暂停低通气综合征(obstructive sleep apnea hypopnea syndrome,OSAHS)是指睡眠过程中频繁发生部分或全部上气道梗阻,扰乱儿童正常通气和睡眠结构而导致的反复呼吸暂停及因此引发的低氧血症、高碳酸血症等一系列病理生理变化。

由于儿童在生长代谢、呼吸生理、夜间觉醒节律等方面与成人有极大差异,因此,儿童 OSAHS 在流行病学、病因学、病理生理、临床表现、诊断及治疗等方面均与成人有很大差异,因此是一个独立的临床综合征。

目前认为儿童 OSAHS 的病因主要包括以下几个方面。

(1) 鼻部:常见有慢性鼻炎(感染性、变应性)、鼻窦炎、鼻息肉、鼻腔肿物、鼻中隔偏曲和后鼻孔闭锁。

(2) 鼻咽部和口咽部:最常见的原因有腺样体肥大、扁桃体肥大,其他原因有舌体肥大,肥胖造成的脂肪堆积,咽部及鼻咽部肿物,腭裂腭咽瓣手术后梗阻等。

(3) 喉部及气管:先天性喉软骨软化、喉蹼、喉囊肿、喉气管新生物和气管狭窄等。

(4) 颅面发育异常:面中部发育不良(唐氏综合征、Crouzon 综合征、软骨发育不全等);下颌骨发育不全(皮-罗综合征)、下颌骨颜面发育不全等。其他,如黏多糖贮积症以及代谢性疾病(骨硬化症)等均伴有颅面结构的异常。

(5) 影响神经调控的因素:全身肌张力减低(唐氏综合征、神经肌肉疾病),应用镇静药物等。

2. 未治疗的 OSAHS 可能出现的并发症

可能引起睡眠不安、张口呼吸、鼾声响亮、频繁觉醒、尿床、早起困难、白天嗜睡、注意力差、多动、易怒及夜间入睡困难等一系列症状。

(1) 颅面部发育畸形:存在腺样体肥大时,鼻呼吸障碍,鼻腔缺乏气流刺激,鼻腔及外鼻发育不良,导致小鼻畸形;继而出现张口呼吸,气流冲击软腭,致使腭上抬,闭唇肌功能降低,唇不能自然闭合,导致牙列突出。儿童上颌骨发育期间缺少气流刺激,致使上颌骨发育不足,上牙弓狭窄,同时下颌骨被迫前伸,形成所谓的"地包天",即临床所说腺样体面容。

(2) 语言障碍:腺样体、扁桃体肥大到一定程度时,堵塞咽鼓管咽口,使咽鼓管功能障碍,导致鼓室内分泌物无法排出,进而导致分泌性中耳炎,使患儿出现对声音反应迟钝、言语障碍、阅读困难、词汇量受限等沟通交流能力减低。

（3）内分泌紊乱：扁桃体、腺样体肥大导致的上呼吸道狭窄会使患儿夜间睡眠通气障碍、反复觉醒，造成低氧血症，影响下丘脑调节交感神经和激素的释放，导致体内激素分泌异常，其中包括生长激素、促甲状腺素等。

（4）脑功能影响：有研究证实，OSAH 可导致患者出现执行能力障碍及注意力障碍。①患者夜间出现低氧血症，导致前额皮质功能障碍影响认知。②患儿睡眠少、失眠等相关 OSAHS 相关症状可能影响患儿智力、学习成绩、记忆注意力和执行能力等。③扁桃体、腺样体肥大还可能导致患儿出现抑郁、多动、攻击及社交退缩等方面发展。

（5）生活质量降低：有研究证实，扁桃体、腺样体的大小与儿童 OSAHS 特异性生活质量调查量表总评分呈正相关；同时使用该量表评估扁桃体、腺样体患儿时发现，扁桃体、腺样体切除可显著提高患儿生活质量。

（6）其他系统疾病：①IgA 肾病，扁桃体是 IgA 系统的重要组成部分。IgA 肾病患者扁桃体中分泌 IgA 与分泌 IgG 的浆细胞倒置，导致多聚型 IgA 沉积于肾脏系膜；其次扁桃体中的常见细菌（副流感嗜血杆菌）外膜抗原可导致肾小球 IgA 沉积、系膜增生。②心肺疾病，扁桃体、腺样体肥大可导致气道阻塞、肺通气不足、缺氧及高碳酸血症。由此引起的呼吸性酸中毒可导致肺血管收缩，增加右心室做功，甚至进一步导致肺动脉高压、右心衰竭及肺心病。

3. 儿童 OSAHS 的诊断标准及诊断参考

（1）临床特征：发病峰值年龄为 2~6 岁，男女病例约 3∶2；患儿可以肥胖，也可生长发育迟缓（长期慢性缺氧）。

（2）诊断标准：儿童 OSAHS 的诊断应结合病史、症状、体征及实验室检查结果综合评估。鼻咽侧位片可观察腺样体大小及阻塞鼻咽部呼吸道的情况；纤维鼻咽镜检查判断腺样体阻塞后鼻孔的程度，双侧咽鼓管咽口的开放情况，确定上呼吸道各狭窄平面是否存在梗阻。

1）夜间多导睡眠监测（polysomnography，PSG）是 OSAHS 诊断及其分度的金标准。PSG 对患儿进行连续整夜的睡眠呼吸监测，监测内容包括脑电图、心电图、颏肌肌电图、眼动图、胸腹运动、口鼻气流、血氧饱和度、体位、鼾声和腿动等。研究指标包括每夜睡眠过程中的呼吸暂停-低通气指数（apnea hypopnea index，AHI）、阻塞性呼吸暂停指数（obstructive apnea index，OAI）和最低血氧饱和度（lowest oxygen saturation，$LSaO_2$）等，以此确定 OSAHS 诊断，评估严重程度和治疗效果。

2）儿童睡眠过程中阻塞性呼吸暂停指数（OAI）≥1 次/h 或呼吸暂停-低通气指数（AHI）≥5 次/h，每次持续时间≥2 个呼吸周期；最低脉搏氧饱和度<92%；儿童满足以上两者即可诊断 OSAHS（表 14-7-1）。

表 14-7-1 儿童 OSAHS 病情程度及诊断依据

OSAHS 严重程度	AHI 或 OAI/(次·h^{-1})	最低血氧饱和度/%
轻度	5~10 或 1~5	85~91
中度	11~20 或 6~10	75~84
重度	>20 或>10	<75

注：AHI 为呼吸暂停-低通气指数，即睡眠中平均每小时呼吸暂停+低通气指数；OAI 为阻塞性呼吸暂停指数，即睡眠中平均每小时呼吸暂停次数。

（3）PSG 准确性高，但由于费时及检查成本，某些医院或地区可能不能对每位患儿进行该检查，可通过病史、体格检查及以下 OSAHS 诊断参考进行诊断：

1）生理特点：①BMI>同年龄、同性别儿童所对应百分位数 95%；②影响气道的头面部异常，小下颌或下颌后缩，解剖性鼻腔堵塞、咽腔狭窄；③扁桃体肥大Ⅱ度及以上；④腺样体肥大，甚至腺样体面容。

2）睡眠期间有明显的气道阻塞史（满足以下 2 项或更多）：①睡眠中间断出声；②父母发现睡眠不安，呼吸困难，或睡眠中有呼吸费力；③夜间惊醒；④异常体位睡觉；⑤新发的遗尿。

3）白天嗜睡（满足以下 1 项或以上）：父母或教师指出，孩子白天很容易睡觉；注意力不集中；易激惹；易怒等。

（4）有条件患儿都应进行 PSG，但 PSG 检查亦存在一定的局限性：①其指标与临床症状严重程度往往不一致，日间和夜间症状严重的患儿 PSG 结果可能正常，相反，无其他症状的打鼾患儿偶尔经 PSG 检查可能有严重的呼吸紊乱;②有 OSA 症状和体征,但 PSG 检查阴性的患儿,仍可能受益于腺样体扁桃体切除术;③儿童 PSG 价格昂贵,需要大量劳动力和经专业训练的人员,不是所有地区都能开展。

(5) 鉴于以上局限性,可考虑以下 OSAHS 的其他诊断性检查:家庭睡眠呼吸暂停检测(该方法越来越多应用于成人,但在儿童中尚未得到充分印证)、"小睡" PSG、整夜连续脉搏血氧测定,或音频和视频监测。但以上检测方法的阴性预测值都较低,表明结果为阴性时不足以排除 OSAHS。

(6) 鉴别诊断:OSAHS 需与以下疾病鉴别,如中枢性睡眠呼吸暂停综合征、甲状腺功能减退、肢端肥大症、发作性睡病、喉痉挛、声带麻痹、癫痫、神经肌肉疾病等。

4. OSAHS 的治疗方法

(1) 腺样体及扁桃体切除术:治疗儿童 OSAHS 成功率很高,有效率可高达 90%。患儿术后可恢复正常生长发育,行为异常、注意力不集中及心肺异常也可随之消失。

(2) 持续气道正压通气(CPAP):对有手术禁忌、术后症状持续或不愿接受手术的患儿可行 CPAP 治疗。CPAP 是非手术方法治疗 OSAHS 最有效的方法。经 CPAP 治疗后 OSAHS 患儿的认知功能可部分改善。

(3) 扩容手术:对于有颅面畸形或存在内科并发症的 OSAHS 患儿,单纯腺样体及扁桃体切除可能仍会存在呼吸紊乱,必要时需根据阻塞部位行扩容手术(如上颌扩大术、悬雍垂腭咽成形术)。

(4) 气管切开术:对一些暂不能行其他手术治疗的患儿,可行气管切开以缓解症状。但其并发症多、费用高、护理麻烦,因此应谨慎决定。

(5) 其他治疗:鼻腔局部应用激素类制剂治疗慢性鼻炎;肥胖患儿需减肥、体位治疗等。

【术前评估与准备】

5. 小儿腺样体肥大手术的术前访视要点

麻醉医师术前应与手术医师合作,对疑似 OSAHS 的患儿进行详细评估:病史回顾,与患儿家属了解患儿睡眠情况,进行详细的体格检查,必要时完善 PSG 监测。

(1) 气道评估:解剖异常、局部血肿、OSAHS 均可能导致术后间歇性气道阻塞、呼吸暂停、慢性肺泡通气不足等。若存在"腺样体面容"或面骨发育异常、身材发育不成比例的患儿,术前访视需重点了解是否存在插管困难,甚至面罩通气困难,尤其在诱导给予肌肉松弛药物后,喉部肌肉松弛、塌陷,更加重气道阻塞,可能导致无法维持面罩通气。

(2) OSAHS 患儿围术期最主要的危险是不能确保气道通畅,麻醉诱导后插管困难、通气困难,拔管后立即出现呼吸道部分甚至完全梗阻;术后镇痛药物/镇静药物的使用可能加重气道梗阻症状,导致严重缺氧、高碳酸血症、甚至缺氧性脑损伤。

(3) 因此严格意义上,对所有 OSAHS 的患儿,均应将其视为困难气道患者,术前应精心设计气道处理方案,了解双侧鼻腔通畅情况,并准备相应的气道管理工具(喉罩、纤维喉镜、视频喉镜、特殊气管插管设备,甚至气管切开装置等)。

(4) 重要脏器功能评估:OSAHS 患儿病情越重,其心、脑、肾等重要脏器受累的可能性及其严重程度就越大,因此围术期潜在风险也越大。应对心脑血管系统(心功能、肺动脉压力等)、呼吸系统(呼吸储备功能等)和肾脏功能是否受累及其受累情况进行全面评估,必要时进行相应的治疗,维持受损脏器达到较好的功能状态。

(5) 上呼吸道感染:扁桃体/腺样体慢性炎症或肥大的患儿,发生上呼吸道感染的比例明显高于其他部位手术患儿。合并上呼吸道感染患儿围术期可能导致的相关风险包括:①外周气道异常及气道高反应性,进而易导致喉痉挛、气道痉挛等呼吸道相关并发症;②下呼吸道上皮细胞功能受损可能导致弥散功能障碍、肺内分流增加,出现插管或拔管后低氧血症、肺部感染等。但该类患儿有长期反复呼吸道感染症状(流涕、咳嗽等),扁桃体和/或腺样体切除可能成为阻断呼吸道反复感染的唯一有效途径,因此,若患儿有发热、流脓涕时应考虑暂缓手术,但仅有轻度咳嗽、流清涕,肺部听诊无明显下呼吸道感染表现可适当放宽手术指征。

(6) 凝血功能评估:扁桃体/腺样体切除术后可能导致局部明显出血阻塞气道,因此术前详细询问患儿有无血液病家族史,有无异常出血(如拔牙后出血不止,经常性皮肤瘀斑/瘀点等);尤其近期有阿司匹林类药物服用史患儿,必须停服该类药物 1 周后再行手术。术前常规行凝血功能检查了解 APTT、PT 等。

6. 分析 OSAHS 患儿术前用药的必要性及用药选择

OSAHS 患儿对各类中枢性抑制药物均较为敏感,使用镇静剂或麻醉性镇静药物或麻醉性镇痛药物均可能发生呼吸暂停、上呼吸道梗阻、过度镇静等,因此术前用药及其选择应十分谨慎。

患儿术前可少量注射东莨菪碱或长托宁减少气道分泌物;若术前需使用镇静药物时,需在已做好气管插管准备后,密切监测 SpO_2 和通气状态的前提下,予以小剂量咪达唑仑镇静。

7. 小儿腺样体肥大手术的术前物品准备

(1)术前应准备好完成困难插管的各种导管及其设备:经口插管气管导管(不同型号)、喉罩、视频喉镜、纤维喉镜、特殊气管插管设备、紧急气管切开装置等。

(2)气源、电源、麻醉机、输注泵、监护仪(具备监测呼气末二氧化碳、脉搏氧饱和度、心电图、血压)、血气分析仪、转运呼吸机,必要时需血流动力学监测等。

【术中管理】

8. OSAHS 患儿行扁桃体、腺样体切除术的麻醉诱导及气管插管方案的选择

腺样体、扁桃体切除术的麻醉处理包括患儿术中满意的麻醉深度无活动、苏醒期快而平稳、术后镇痛和控制恶心呕吐。OSAHS 患儿均应考虑存在困难气道,而全麻诱导期是 OSAHS 患儿围术期一个较危险的阶段,麻醉镇静药物对上气道肌肉功能的抑制可进一步加重上气道狭窄,且患儿可能长期慢性缺氧使心、脑、肺的代偿功能受一定影响,可谨慎选择以下麻醉诱导插管方案:

(1)镇静加表面麻醉下气管插管:对于可预料中的困难气道,安全性突出。适当镇静后,完善的表面麻醉(口咽和气管内表面麻醉)是顺利实施气管插管的关键。当确认气管导管进入气管内后应立即加深麻醉深度,根据手术需要使用非去极化肌肉松弛药物。若患儿在镇静后出现缺氧、牙关紧闭等,应立即予以丙泊酚、甚至肌肉松弛药物控制患儿气道,同时启动困难气道应急预案。

(2)快速诱导经口气管插管:术前明确无通气困难和插管困难的患儿,可行快速诱导经口气管插管,必要时配合使用辅助插管设备,以确保患儿在麻醉诱导过程中的安全及舒适。

注意气管导管是否有受压或打折,尤其当手术医师放置开口器时,需密切留意气道压力和呼气末二氧化碳的变化,一旦发现导管受压或打折,应立即通知手术医师调整开口器位置;为了减少术中血液、组织碎片流入气道,应选择有套囊的气管导管。

9. 扁桃体、腺样体切除术围术期麻醉管理的注意事项

(1)麻醉药物的选择:全身麻醉药物可以选择起效迅速、作用时间短的强效吸入麻醉药(如七氟烷、地氟烷)、静脉麻醉药(丙泊酚)和短效麻醉性镇痛药物(瑞芬太尼),辅助非去极化肌肉松弛药物维持麻醉。

(2)围术期呼吸道管理:术中应选择加强型气管导管避免术中导管受压变形;术中操作及头部的移位可能导致气管导管扭曲、移位,因此当气道压明显升高或呼气末二氧化碳明显变化时,应及时与手术医师沟通,调整导管位置,共同管理好气道。为了减少术中血液、组织碎片流入气道,应选择有套囊的气管导管。

(3)围术期循环管理:扁桃体、腺样体切除术止血部分需压迫性止血,必要时可采用控制性降压,以利于止血;手术结束前血压恢复正常或稍高以观察是否存在止血不完善的地方,以防止拔出气管导管后创面再次出血。

咽喉部刺激和手术对交感神经系统的影响,可能引起血压升高、心率增快,必要时可给予艾司洛尔等控制心率和血压。瑞芬太尼可有效控制手术创伤诱发的交感神经兴奋,利于维持术中麻醉深度和心率、血压平稳。但停用瑞芬太尼时,需及时给予患儿有效镇痛,以防止麻醉恢复期痛觉过敏引起的患儿躁动、血压升高和心率增快,加重术后出血。

(4)围术期疼痛管理:瑞芬太尼作为一种超短效阿片类药物,麻醉维持期间可提供阿片类药物作用的足够深度水平,且无使用长效阿片类药物时的延长呼吸暂停作用,这对于有严重睡眠呼吸暂停的儿童尤为重要。术中可使用对乙酰氨基酚和地塞米松,以减少对阿片类药物的需求,尤其对于有 OSAHS 的儿童尤为重要。因为有 OSAHS 的患儿对阿片类药物的镇静作用和呼吸抑制作用非常敏感,因此对于 OSAHS 患儿,围术期阿片类药物的使用剂量均应减少 50%。

为了减轻术后疼痛并减少扁桃体、腺样体创面渗血,术毕手术医师可以在扁桃体隐窝注射加入肾上腺素的局麻药物,拔管时需慎重,检查咽后壁有无凝血块或组织碎片,防止误吸入肺。

（5）术后恶心呕吐（postoperative nausea and vomiting，PONV）：儿童扁桃体、腺样体切除术术后恶心呕吐发生率高，可在麻醉期间常规预防性给予地塞米松 0.1~0.5mg/kg（最大剂量 4mg）预防 PONV，也可以给予 5-羟色胺受体拮抗剂（如昂丹司琼 0.1mg/kg，最大剂量 4mg）预防性用药。

术中给予地塞米松预防术后恶心呕吐和疼痛，以缩短扁桃体切除术后到首次进食的时间，但应注意地塞米松可能会增加术后出血的风险，其风险程度尚未明确。因此儿童扁桃体、腺样体切除术术中预防性给予地塞米松：①降低扁桃体切除术后首日内恶心、呕吐的发生率；②缩短术后首次进食时间；③减轻术后疼痛。

【术后管理】

10. OSAHS 患儿行扁桃体、腺样体切除术后拔管的注意事项

儿童扁桃体切除术后的麻醉苏醒是一项挑战，因为接受扁桃体切除术的儿童发生喉痉挛和气道反应性增加的风险较高。为了最大程度降低喉痉挛的可能，在苏醒前应彻底抽吸口咽部，以清除血液和分泌物，并使用口胃管排空胃部血液。然后，应将儿童置于侧卧位并使颈部微微伸展（"扁桃体位"）进行拔管，以便引流出口咽部的分泌物。

儿童扁桃体、腺样体切除术后有两种拔除气管导管的方法：①完全清醒下拔管：处于完全清醒状态的患儿已具备保持气道通畅的能力。但苏醒期患儿容易因呛咳引起手术部位的凝血块脱落，导致出血；②深麻醉下拔管：可以避免因苏醒期呛咳引起的出血，还可以加快手术室的周转，但深麻醉拔管可能发生呼吸抑制，不能保持下呼吸道通畅。半清醒状态时，若患儿喉部存在分泌物或血液，可能诱发喉痉挛。

患儿气管导管拔除后，应仔细观察患儿的自主呼吸情况，以保证不托下颌仍能维持下呼吸道通畅和自主呼吸，且不吸氧下无低氧血症发生。若出现舌后坠、呼吸不畅等现象，可留置口咽通气道；必要时患儿保持侧卧，头低位，以有助于保持下呼吸道通畅和排出口内分泌物和血液。

气管拔管前均需准备好合适的口咽或鼻咽通气道，并且做好面罩通气准备。若不能确定患儿在拔管后是否能良好地通气，应做好必要时再次控制气道准备。若拔管早期患儿自主呼吸欠佳，可考虑采用 CPAP 通气确保上呼吸道开放，逐步降低吸入氧浓度过渡至吸入空气维持。

11. 扁桃体、腺样体切除术后出现上呼吸道梗阻的原因及处理

扁桃体、腺样体切除术后面临的最重要问题即上呼吸道梗阻（upper airway obstruction）；其原因可能与上呼吸道水肿、全身麻醉药物残留作用等因素相关。3 岁以下或术前诊断 OSAHS 的儿童术后更易出现上呼吸道梗阻表现。上呼吸道梗阻多发生在术后 30 分钟内，此时建议将头颈置于能保持气道通畅的位置、吸入氧气、必要时予以类固醇激素减轻上呼吸道组织水肿。若经上述处理仍不能缓解低氧血症时，必要时需加深麻醉，再次气管插管，呼吸机支持一段时间后再次试行拔管，必要时带管在 ICU 监护治疗。

扁桃体、腺样体切除术后常见呼吸系统并发症，可表现为短暂的喉痉挛或轻度氧饱和度下降，此时需要调整患儿体位或辅助供氧；也可表现为危及生命的气道阻塞或肺水肿。而术前合并 OSAHS 本身就是扁桃体、腺样体切除术术后发生呼吸系统并发症的重要危险因素，尤其是重度 OSAHS。其他危险因素还包括心脏疾病（OSAHS 所致或其他原因）、肥胖、颅面畸形或神经肌肉疾病、癫痫病史、哮喘、早产或近期上呼吸道感染等。若患儿存在上述任一危险因素，则术后应严密观察有无呼吸系统相关并发症。

12. 儿童扁桃体、腺样体切除术后镇痛药物或镇痛方式的选择

疼痛是扁桃体、腺样体切除术术后最常见的并发症，可以引起吞咽困难、进食减少、脱水和体重减轻。疼痛的术后最初几日最为严重，并可能持续长达 2 周。

建议在扁桃体、腺样体切除术术后对患儿采用多模式镇痛（multimodal analgesia）模式行术后镇痛管理，包括术中使用对乙酰氨基酚和地塞米松，以减少阿片类药物的使用。这主要是因为 OSAHS 患儿对阿片类药物的镇静剂呼吸抑制作用极为敏感，因此对于 OSAHS 患儿，阿片类药物的剂量应减少约 50%，镇静药物（苯二氮䓬类、巴比妥类）与阿片类药物联合使用更易增加呼吸抑制和气道梗阻的风险。如有可能，应在切口周围注射长效局部麻醉药物镇痛，并且首选非甾体抗炎药物进行镇痛，必要时复合少量阿片类镇痛药物。患儿自控静脉镇痛给予背景剂量持续输注需十分谨慎，凡是接受术后自控静脉镇痛的 OSAHS 患儿，均需严密监测患儿打鼾、镇静水平、呼吸频率以及 SpO_2 等。

13. 扁桃体、腺样体切除术后出血可能带来的影响及处理

术后出血（postoperative bleeding）是扁桃体、腺样体切除术术后一种并不少见的并发症，并且可能危及生

命,分为原发性和继发性出血。原发性出血是指术后 24 小时之内,因术中止血不彻底所造成的出血。继发性出血是指延迟发生的出血,通常发生在术后 5~12 天,多因伤口感染所致。需要再次入手术室行全身麻醉下止血的情况多为原发性出血,应该考虑患儿的出血情况,是否需要液体治疗,有无大量血凝块吞入。麻醉诱导时应作为饱胃情况处理,麻醉诱导前应放置胃管,准备好吸引器,采用有套囊的气管导管,在使用肌肉松弛药物以前,需确保正压通气的有效性。

扁桃体术后出血属于外科急症,对于麻醉医师而言也是一项挑战,应该注意以下情况:

(1) 低血容量:扁桃体、腺样体切除术术后出血导致的失血量通常难以进行量化,可能有大量血液被吞咽,并且呕吐出来的血液量也难以估计。头晕和生命体征监测可能提示低血容量。对于低血容量患儿麻醉诱导时,其发生低血压的风险更高。通过复查血红蛋白、血细胞比容、出血时间和了解病史估计出血量,并且进一步明确是否需要输注红细胞悬液。

(2) 饱胃:大部分出血可能被吞咽,以致该类患儿可能处于饱胃状态,因此具有误吸风险,再次麻醉诱导前需放置胃管,准备好吸引器,采用有套囊的气管导管。

(3) 困难插管:即使初次手术时气管插管十分顺利,但在扁桃体、腺样体切除术术后出血的情况下,由于咽部组织肿胀、血液及其分泌物堆积,气管插管可能变得更加复杂与棘手。

(4) 贫血:根据估计的失血量和晶体液补充量,患儿可能出现明显的贫血,根据复查的血红蛋白、血细胞比容等指标,进一步决定是否需要输注红细胞悬液或血浆等血液制品。

因此,面对扁桃体、腺样体切除术术后出血,且需再次麻醉的患儿,应考虑以下内容:

(1) 术前评估:在有时间及可能的前提下,应快速回顾既往麻醉记录,尤其关注气道管理的细节及其术中生命体征变化,快速回顾患儿病史。

(2) 术前准备:尽可能召集其他麻醉人员进行协助,准备好喉镜、不同型号的带管芯和套囊的加强型气管导管、吸引器,并且上述物品建议准备双份,以防出血堵塞气管导管或喉镜光源;术前应常规配血,必要时行红细胞悬液输注;术中监测,包括无创血压、心电图、脉搏氧饱和度测定、呼气末二氧化碳等。

(3) 建立静脉通道:麻醉诱导前必须建立静脉通道,必要时在麻醉诱导前使用晶体液和/或胶体液,甚至血液制品进行容量复苏。

(4) 体位:患儿应置于侧卧位且头低位进行预给氧,头低位以便引流出咽部血液。

(5) 快速顺序诱导气管插管:在可能存在低氧血症的情况下,进行麻醉诱导所使用的药物(如丙泊酚、氯胺酮或依托咪酯等)应适当减少剂量,联合使用短效肌肉松弛药。同时应实行环状软骨压迫法避免误吸发生,尽快完成气管插管。

(6) 麻醉维持:若能轻松完成对术后出血的控制,则手术操作可能相对简单且不痛苦;但对于合并凝血功能异常的患儿,可能止血操作并不那么容易完成,因此麻醉维持的目标主要是能够保证快速苏醒并且恢复气道保护性反射,尽量使用最少量的长效阿片类药物。

(7) 麻醉苏醒:针对扁桃体出血麻醉后复苏,在拔管前,建议患儿必须完全苏醒;由于血凝块可能无法完全清除,则应仔细对口咽部进行吸引,并放置胃管排空胃部,患儿应于侧卧位进行拔管,并且辅助吸氧密切观察患儿氧饱和度、心率及呼吸频率、幅度等相应指标。

14. 导致 OSAHS 患儿行扁桃体、腺样体切除术后仍然存在睡眠呼吸暂停低通气表现的因素

虽然大部分 OSAHS 患儿在扁桃体、腺样体切除术后,其临床症状及 PSG 检查结果可以得到明显改善,但仍然存在 13%~79% 的患儿术后疾病仍然持续存在。也有一部分患儿术后最初疾病得到缓解,但很久以后出现复发;有研究证实,肥胖、初次 OSA 症状程度严重以及合并颜面畸形、Down 综合征或黏多糖贮积症等,施行扁桃体切除术后,OSA 症状及多导睡眠监测(PSG)检查持续异常的危险因素。

术后几个月对所有患儿重新进行临床评估,以明确打鼾和其他 OSA 症状是否已缓解。对于症状持续或有其他问题的患儿,建议行术后 PSG 检查。对于术后持续性疾病风险较高的儿童,如重度肥胖或颜面综合征儿童,即使无打鼾和其他症状,也应考虑术后 PSG 检查。术后检查通常在术后几个月时进行,以确保手术部位稳定愈合。

(徐　颖)

第八节 小儿气道异物取出术的麻醉

【知识点】

1. 儿童急性气道梗阻的紧急评估和初步稳定措施
2. 小儿气道异物的概述及流行病学
3. 病因及病理生理改变
4. 不同部位气道异物的临床表现及病程分期
5. 气道异物的辅助检查
6. 气道异物的诊断及鉴别诊断
7. 小儿气道异物取出术前的评估要点、手术时机选择及危重程度评估

8. 完全气道梗阻的紧急处理方法
9. 小儿气道异物的处理、麻醉方法及药物的选择
10. 小儿气道异物取出术的麻醉管理要点
11. 窒息氧合技术
12. 小儿气道异物取出术围术期的常见并发症及处理
13. 小儿气道异物的预防、院前急救及相关健康教育

【案例】

患儿男,1岁,体重10kg。入院前阵发性咳喘1天,有花生米呛咳史,伴高热,查体:右侧呼吸音较左侧减低,可闻喘鸣音。X线胸透显示右侧阻塞性肺气肿,少许肺炎。血常规:WBC 10.92×10⁹/L,其他生化检查、凝血功能及ECG未见异常。入院后诊断为右侧支气道异物,于入院当日行气道异物取出术。

【疾病的基础知识】

1. 儿童急性气道梗阻的紧急评估及初步稳定措施

(1) 儿童急性气道梗阻的常见原因如下。①口咽及鼻咽部:创伤、咽旁脓肿、扁桃体周围脓肿、鼻咽部血管神经性水肿及咽部异物、咽后壁脓肿、化学性损伤、急性会厌炎等。②声门及喉部:声带麻痹或损伤、急性喉炎、喉痉挛、喉头水肿、严重喉软化、异物吸入、咽部脓肿或化学性损伤等。③声门下及气道:声门下血管瘤、喉气管支气管炎、异物吸入、各种原因导致的声门下及气管水肿、声门下和气管息肉/肿瘤等。④气道外因素:气道周围占位性病变(肿瘤、脓肿、血肿、气肿、血管环压迫)、食管异物。

(2) 儿童急性气道梗阻的初步快速评估如下。检查呼吸做功情况,患儿呼吸是否有效。①呼吸功增加:心率增快,呼吸增快;呼吸动度明显增加,使用辅助呼吸肌(吸气性三凹征:吸气时胸骨上窝、锁骨上窝、肋间隙出现明显凹陷),呼吸音降低;可见点头样呼吸、鼻翼扇动、发绀。②气道完全梗阻:呼吸运动无效,无效咳嗽,面色发绀,呼吸音消失(沉默肺),随时可能死亡。③呼吸衰竭:面色明显发绀、患儿意识改变、呼吸动度明显减弱、伴/不伴呼吸窘迫征象、呼吸节律改变(缓慢或急促)。

(3) 初步治疗:①镇静,开放气道,维持患儿于气道开放相对安全体位,予以鼻导管/面罩吸氧,置入呼吸道辅助设备(口咽通气道或鼻咽通气道),必要时予以CPAP辅助通气。②气道分泌物吸引,予以雾化减轻局部水肿(肾上腺素、激素)。③完全梗阻患儿需现场立即处理,针对病因立即解除梗阻,必要时予以气管插管、气管切开或环甲膜穿刺,保持气道开放维持通气。

(4) 现场紧急处理方法如下。①上腹部拍挤法(海姆立克急救法):适用于1岁以上的儿童,注意操作的力度,可反复5~10次。用力过猛或操作不当有导致腹腔和胸腔脏器损伤的风险。②拍背法:适用于1岁以下的婴儿。注意头低于躯体,可重复多次。③若患儿出现严重吸气性呼吸困难、发绀、意识障碍,可用16号针头环甲膜穿刺,暂时缓解窒息症状。

2. 气道异物及儿童气道异物常见的类型

所有自口或鼻开始至声门及声门以下呼吸径路上的异物存留,均可以称为气道异物(airway foreign body),是儿童常见急重症之一,起病急,病情重,甚至可危及生命。尽早诊断和取出异物是减少并发症和降低死亡率的关键。

我国气道异物占0~14岁儿童意外伤害的7.9%~18.1%,好发年龄在1~3岁;气道异物是导致4岁以下儿

童意外死亡的主要原因。儿童多数吸入异物位于支气管,喉部及气管异物相对少见:喉(3%),气管/隆突(13%),右肺(60%),左肺(23%),双侧(2%)。

按异物来源分为外源性异物(占99%)和内源性异物(占1%,痰液、血凝块、干酪样坏死组织等);按异物性质可分为植物性异物(占92%),其中花生米、瓜子和豆类等坚果最常见;动物性异物(占3%),以骨头最常见,其次为肉类;其他异物(占5%)有弹簧、笔帽、纸片、口哨等。

3. 气道异物在儿童更加常见的原因及其可能带来的病理生理改变

气道异物的病因与儿童生理心理发育、家庭看护以及医源性等多种因素相关。如3岁以下儿童磨牙未萌出,咀嚼功能不完善,吞咽协调功能及喉保护功能不健全,喜欢口含玩物等均可导致气道异物的发生。

根据异物的性质、所处位置及存留时间,可能对气道造成不同的直接或间接损伤。直接损伤包括机械损伤(黏膜损伤、出血等)和机械性阻塞。间接损伤指存留的异物导致的炎症、感染或肉芽形成等。

若异物位于声门或气管,可立即出现气道痉挛、呼吸困难甚至窒息。支气管异物则可能出现:①双向阀效应(two-way valve effect),气流可进可出但部分受限,其症状可不明显;②止回阀效应(check valve effect),气流进入多于流出,可造成阻塞性肺气肿;③球阀效应(ball valve effect),气流能进入,但不能流出,亦可能导致阻塞性肺气肿;④截止阀效应(globe valve effect):气流无法进出,肺内气体吸收导致阻塞性肺不张。

尖锐异物可能导致出血、血肿或气胸;化学腐蚀性异物容易导致气管食管瘘及全身中毒症状;若异物存留时间长可引起肉芽增生、肺炎、肺不张、呼吸窘迫甚至心力衰竭等。

4. 不同部位气道异物临床表现的区别及气道异物的疾病分期

(1) 气道异物按照部位可分为:

1) 气管异物:异物进入期症状剧烈,突发剧烈呛咳、憋气、呼吸困难甚至窒息,常有持续性咳嗽或阵发性咳嗽。查体可见活动性异物位于颈部气管可听到异物拍击音和喘鸣音;双肺呼吸音对称、减低,可闻及哮鸣音;颈部触诊可能有异物碰撞振动(拍击感)。

2) 支气管异物:症状变化较大,异物可能在支气管内数年无症状,但若堵塞双侧支气管,则可短时间内出现窒息、甚至死亡。查体可见患侧胸部视诊可有呼吸动度减低,甚至胸廓塌陷(单侧肺不张);有阻塞性肺气肿者患侧叩诊呈鼓音;肺不张者叩诊呈浊音;听诊患侧呼吸音减低,可闻及干湿啰音或哮鸣音。

(2) 病程分期:①异物进入期,患儿均有憋气、剧烈呛咳、痉挛性呼吸困难等表现;若异物嵌顿于声门可发生窒息死亡;②无症状期(安静期),异物吸入后停留于支气管某处,此时无症状或轻咳,时间长短不一,与异物性质、感染程度有关,由于症状不典型易漏诊、误诊;③症状再发期(刺激期或炎症期),异物局部刺激、继发炎症或支气管阻塞等,分泌物增多,出现咳嗽、喘息、高热等症状,及肺气肿或肺不张表现;④并发症期,轻者有支气管炎、肺炎,重者可表现为哮喘、支气管扩张甚至肺脓肿、脓胸等。

5. 小儿气道异物影像学检查的直接及间接征象

(1) 胸部透视:可观察到纵隔摆动和心影反常大小,如右侧支气管异物可出现吸气时纵隔右摆(间接征象)。

(2) 胸部X线:透X线和不透X线。直接征象:不透X线异物本身显影(金属、骨头等);间接征象:阻塞性肺气肿、肺不张等。

(3) 胸部CT:可见气管内异物影、高密度影、肺气肿、肺不张等;气道三维重建时,异物所在位置连续性中断。

(4) 支气管镜检查:诊断气道异物的金标准之一。表现为:①气管黏膜改变,局部黏膜不同程度充血、肿胀、肉芽形成(间接征象)等;②气管腔或结构改变,病程长者,可见支气管扩张征象,甚至管腔结构破坏,远端支气管管腔狭窄甚至闭塞。

6. 快速进行气道异物确诊及其鉴别诊断

(1) 病史、症状:异物吸入史(重要依据),具有灵敏度高、采集便利的特点;发热、发绀、呼吸困难;反复或慢性咳嗽、喘息、治疗无效或病情反复,单侧反复肺炎均需警惕。

(2) 体格检查:①气管异物,双肺呼吸音粗、对称,可有哮鸣音;活动性异物可有拍击感/拍击音;②单侧支气管异物,单侧呼吸音减低,可伴哮鸣音;③双侧支气管异物,双侧呼吸音减低,若阻塞程度不一致时可有双侧呼吸音不对称。④并发症期可有叩诊呈鼓音(肺气肿)或浊音(肺不张)。

(3) 辅助检查:详见上文辅助检查直接间接征象。

(4) 鉴别诊断:①呼吸道感染性疾病,患儿有呼吸道感染病史,无明显异物吸入史;积极抗感染治疗后可获得满意疗效;胸部 CT 及支气管镜检查可助诊。②喘息性疾病,注意喘息发作的诱因,若予以平喘治疗有效者可进行鉴别。③呼吸道占位病变,如喉乳头状瘤、气管支气管肿瘤。有无异物吸入史,症状是否为进行性加重;胸部 CT 和支气管镜检查可予以鉴别。④喉部、气管、支气管结构畸形,喉蹼、气管支气管狭窄等先天畸形或继发瘢痕挛缩;相应病史为主要鉴别要点;喉镜、支气管镜、影像学检查可协助鉴别。

【术前评估及准备】

7. 气道异物患儿术前评估及手术时机的选择

(1) 首要快速评估患儿有无窒息、呼吸窘迫、意识不清等需紧急处置的危急情况。

1) 危症病例:主气道或双侧支气管异物,术前已有Ⅲ度或Ⅳ度呼吸困难,应立即进行紧急处理。若无手术和其他条件时可尝试使用海姆立克急救法(Heimlich maneuver)。

2) 重症病例:术前出现皮下气肿、胸膜炎、气胸、纵隔气肿、肺不张、胸腔积液等并发症,但无明显呼吸困难。应先予以控制性治疗,病情稳定后实施手术,此过程中应密切观察病情变化,一旦加重则紧急手术。

3) 根据以下参数决定呼吸困难严重程度:①呼吸状态,是否存在呼吸急促和呼吸困难;②胸壁运动,吸气时潮气量是否足够;③总体外观,患儿是否有发绀,反应是否迟钝,是否有不舒服的表现;④声音质量,是否存在喘鸣、发声困难或哭泣。

(2) 本节案例患儿尚未出现明显并发症,应在完善术前检查后及时实施手术,在准备手术过程中应警惕异物移位的发生。详细评估如下。

1) 患者一般情况:患儿年龄及其是否合作将进一步决定麻醉诱导方案和通气方式;患儿此前是否有试取异物史,若有则可能因上次手术造成气道损伤/水肿或异物移位、碎裂,从而增加此次手术的难度及风险。

2) 判断有无气道异物,异物的种类、大小位置及停留时间:详细询问病史(尤其异物吸入史),同时结合症状、体征及影像学检查综合评估,这些均可能影响麻醉方案及通气方式。若无法明确诊断,需进一步行纤维支气管镜检查排除气道异物时,需考虑患儿是否合并重症肺炎、喉炎、支气管哮喘等,针对该类患儿行纤维支气管镜检查可能增加对呼吸道的激惹,术中麻醉处理及恢复期管理可能更加困难(可表现为顽固性低氧、气管导管拔管困难等)。

3) 呼吸系统相关合并症及并发症评估:术前合并上呼吸道感染、肺炎、哮喘等,术中易出现低氧血症,术后易发生喉痉挛、低氧血症等呼吸系统相关不良事件;术前因异物并发肺气肿、肺不张、肺炎等,可能进一步增加围术期麻醉管理困难,肺气肿明显患儿,应考虑采用保留自主呼吸的麻醉方案,避免正压通气造成的气压伤。

4) 医疗团队(麻醉医师自身、手术操作医师)评估:具体选择什么用药方案应结合麻醉医师自身经验及手术操作医师操作熟悉程度,根据所在单位和团队经验选择个体化麻醉及通气方案。

(3) 早期诊断及早期手术可提高气道异物取出术成功率并降低并发症发生率及病死率,但该类手术风险高、专业性强,需要经验丰富的耳鼻喉科医师、麻醉科医师及护理人员配合。在条件相对较差的夜间手术还是推迟到次日工作时间手术是需要权衡的,有研究认为,对于稳定的气道异物(异物位于一侧支气管内,无明显呼吸困难者),将手术推迟到次日工作时间进行不会增加不良事件发生率。

8. 小儿气道异物发生完全梗阻的紧急处理措施

(1) Ⅲ度和Ⅳ度呼吸困难患儿:立即予以镇静、吸氧、心电监护(必要时气管插管辅助机械通气),开放静脉通道,建立绿色通道,急诊手术。

(2) 支气管异物移位引起呼吸困难的患儿:应立即将患儿头位向上竖抱叩背,促使异物落于一侧支气管,立即准备急诊手术。

(3) 出现皮下气肿、纵隔气肿或气胸等并发症:麻醉术前评估存在影响麻醉安全的,需先治疗肺气肿或气胸,实施胸腔闭式引流或皮下穿刺排气,待积气消失或明显缓解后,再行异物取出术;若气肿进行性加重且患儿出现呼吸困难,则应在纠正呼吸、循环衰竭的同时,立即实施手术取出异物。

(4) 伴有发热、脱水、酸中毒或处于衰竭状态的患儿:评估异物尚未引起明显阻塞性呼吸困难者,应先改善全身情况,稳定内环境,待病情好转后实施手术。

(5) 意识丧失、呼吸心搏骤停患儿:立即就地实施心肺复苏,开放静脉通道,复苏成功后立即行异物取出术。

9. 小儿气道异物取出术的麻醉前准备

(1) 气源、电源、麻醉机、输注泵、监护仪等。

（2）药品（根据不同麻醉方案选择）：镇静药物、镇痛药物、七氟烷、激素（地塞米松/甲泼尼龙）、利多卡因注射液（接喉麻管）、利多卡因气雾剂、抢救药品（阿托品、肾上腺素等）。

（3）器械准备：喉镜、气管导管（带管芯）、连接麻醉机和支气管镜的螺纹管、喉罩、吸痰管、鼻咽通气道、面罩、听诊器、胶布、气管切开包等。

（4）人员准备：该类手术麻醉及手术风险都极高，需要经验丰富的耳鼻喉科医师和麻醉医师在场（至少各两名），同时需要熟练的护理人员。

（5）麻醉方案的确定及术前沟通：根据患儿病情制定完善的麻醉方案（诱导用药、维持用药、通气方式、术后气道维持方式、各种意外及并发症处理措施等）。麻醉方案可根据术中突发情况做相应调整。

气道异物取出术强调麻醉医师、耳鼻喉科医师及护理人员的配合，因此术前麻醉医师需与耳鼻喉科医师就麻醉方案及可能出现的突发情况及应对措施做充分的沟通，并达成共识。

【术中管理】

10. **气道异物的手术方式**

（1）直接喉镜下异物取出术

1）适应证：适用于喉咽部、喉前庭、声门区的气管异物。

2）局限性：诱发迷走神经兴奋，导致心搏骤停风险高，可以通过表面麻醉减少局部刺激。

（2）硬质支气管镜下异物取出术

1）适应证：硬质支气管镜可提供良好的气道保障，维持足够的视野，对于大型、嵌顿、特殊异物的暴露和钳取具有优势。适用于气管、支气管及段支气管异物。

2）局限性：段支气管及其以下的异物，以及存在气管、支气管、段支气管狭窄的患儿。

（3）可弯曲支气管镜（纤维/电子支气管镜）下异物取出术

1）适应证：可弯曲支气管镜灵活、可视，对位于深部支气管、上叶支气管和下叶后基底部的支气管异物取出具有优势。

2）局限性：可弯曲支气管镜本身会占据相对狭窄的儿童气道，维持通气方面不如硬质支气管镜，有阻塞声门导致窒息风险者推荐使用硬质支气管镜或备硬质支气管镜应急。

（4）气管切开异物取出：①异物体积大，无法有效钳取异物通过声门，估计再取有窒息风险；②异物大且形态特殊，难以在支气管镜下通过声门取出，出声门困难；③异物形态特殊，通过声门取出异物会对声门区造成严重损伤。

（5）经胸腔镜或开胸手术异物取出：①位于肺内，支气管镜无法到达但非取不可的异物；②异物形态不规则，无法在支气管镜下移动异物，或在支气管镜下移动异物会造成严重损伤；③异物在支气管内停留时间过长，或大量炎性肉芽组织阻塞气管腔或包裹异物，或异物粘连严重，内镜取出失败。

11. **气道异物取出术麻醉方案及通气方案的选择、术中是否需要控制气道**

气道异物取出术的麻醉难点在于麻醉医师与手术医师共享气道，如何在维持足够麻醉深度的同时保持气道通畅，保证患儿氧合，是麻醉医师所面临的棘手问题。

影响麻醉管理安全性的主要因素：①患儿年龄，小于 3 岁婴幼儿氧耗大，对缺氧耐受能力差；②异物类型，花生、瓜子等植物类异物，易刺激气道产生更多分泌物；③病程及炎症反应程度，病程长，肺部炎症重，术中易发生气道痉挛等；④异物所在部位，异物较大，位于气管或隆突附近时，对气道通气影响大，麻醉风险明显增高；⑤手术医师操作，医师进行手术操作的时间与通气中断时间直接相关，操作时间越长，麻醉风险越高。

对于气道异物的患儿，在麻醉诱导或手术操作前给予预氧合，其目的是在患儿短暂窒息过程中维持血氧饱和度的稳定，通过去氮，增加肺泡内氧储备，从而达到提高耐受短暂窒息的目的。

而在窒息期进行高流量的鼻导管吸氧被称为窒息氧合（apneic oxygenation）技术，可以增加预氧合的效果，并且通过持续补充从功能残气量中所消耗的氧，理论上可以延长患者从开始插管到出现氧饱和度下降的时间；此外，高流量鼻导管给氧可产生一个与流量相关的咽部正压，这一正压可以阻止与去氮相关的肺不张的发生。

麻醉原则是维持气道通畅，保证氧合充分，减少并发症发生。根据气道异物的位置和术前是否有明显的呼吸窘迫表现，选择不同的麻醉方式，可保留自主呼吸或给予肌肉松弛药物控制气道。

（1）声门上（周围）异物：术前常有不同程度的呼吸困难，麻醉诱导后可能发生通气困难，因此在诱导前需充分预给氧；耳鼻喉科医师及麻醉医师均需做好取声门下或支气管异物的准备，并在术前准备要用的器械、物品，充分沟通麻醉和手术方案。

1）面罩吸入，保留自主呼吸。

2）下颌松弛后由耳鼻喉科医师取出异物，继续面罩吸氧至苏醒。

3）若异物难以取出或怀疑进入食管，则可加深七氟烷麻醉后气管插管，或静脉追加芬太尼、丙泊酚、肌肉松弛剂等药物后气管插管，以吸入或静脉维持麻醉。

4）若怀疑异物进入气管，则按照声门下异物或支气管异物处理。

（2）声门下及气管异物：常引起不同程度的吸气性呼吸困难，伴有三凹征，通常胸片双肺透亮度相似；若术前有明显的呼吸窘迫，一般采取保留自主呼吸的麻醉方法，可采取吸入麻醉或全凭静脉麻醉方案，但均需予以利多卡因行完善的气管内表面麻醉，以维持麻醉平稳；而表面麻醉必须在足够麻醉深度下完成，以避免表面麻醉操作引起的屏气、喉痉挛等。

1）预计异物容易取出，可采用吸入七氟烷的方案：①面罩七氟烷，保留自主呼吸，观察呼吸幅度和频率，若呼吸抑制，则适当降低氧流量或吸入药物浓度；②麻醉达到一定深度后喉镜暴露声门，喉麻管以2%利多卡因在声门上和声门下行表面麻醉；③继续七氟烷吸入至呼吸平稳、氧饱和度稳定于满意水平时由耳鼻喉科医师取出异物；④术后面罩吸氧至苏醒。

2）预计异物取出困难，可采用右美托咪定全凭静脉麻醉：①输注负荷剂量右美托咪定，密切观察心率、自主呼吸频率和胸廓起伏，根据呼吸情况调整用量；②达适麻醉深度后，喉镜暴露声门，喉麻管以1%~2%利多卡因行声门上、下行表面麻醉；③继续吸氧至呼吸平稳、氧饱和度维持在满意数值开始手术，同时在支气管镜侧孔连接麻醉机供氧；④手术结束停止右美托咪定输注，经面罩吸氧至完全苏醒，必要时可放置鼻咽/口咽通气道开放气道。

3）丙泊酚负荷瑞芬太尼方案（需警惕瑞芬太尼呼吸抑制而导致保留自主呼吸失败）：①丙泊酚、瑞芬太尼持续泵注达适当麻醉深度；②喉镜暴露声门，喉麻管以1%~2%利多卡因在声门上、下行表面麻醉；③继续吸氧至呼吸平稳、氧饱和度维持在满意数值开始手术，同时在支气管镜侧孔连接麻醉机供氧；④手术结束，停止右美托咪定输注，经面罩吸氧至完全苏醒，必要时可放置鼻咽/口咽通气道开放气道。

（3）支气管异物：通常呼吸窘迫症状不重，麻醉处理难度较小，但患儿通常合并阻塞性肺气肿、肺不张、肺部炎症等；若异物存留时间长，异物取出困难时麻醉过程中易发生低氧血症等；此外，需考虑异物取出过程中可能发生异物脱落于声门下造成窒息等紧急情况。

麻醉方式可选用控制通气，也可选用保留自主呼吸；使用肌肉松弛药物控制呼吸可以为手术医师提供更好的手术条件，但必须在确保能有效通气的前提下方可使用。控制通气可通过经支气管镜侧孔或经喷射通气导管行手动喷射通气，均需保证足够的麻醉深度以避免屏气、喉痉挛、体动等，可造成气压伤，甚至纵隔气肿、气胸等并发症。

12. 小儿气道异物取出术围术期监测需要注意的问题

无论患儿病情危重与否，患儿入室后均需立即监测SpO_2、EEG、无创血压；同时密切观察气道压力变化及胸廓起伏情况、口唇皮肤颜色、肺部听诊情况；由于术中呼吸回路并不密闭，因此$P_{ET}CO_2$数值仅作为参考。

13. 小儿气道异物取出术围术期可能发生的并发症及处理

（1）喉水肿：围术期均可出现的常见并发症。高危因素：声门异物直接刺激，手术时间长，操作粗暴，支气管镜反复进出等；处理：术前给予糖皮质激素，操作轻柔可有效预防；出现喉水肿时立即予以糖皮质激素、氧疗、雾化等，若重度喉梗阻保守治疗无效时，需及时行气管插管，甚至气管切开术。

（2）喉痉挛、支气管痉挛：异物刺激、反复气道操作、缺氧或二氧化碳潴留等均可导致喉痉挛；表现为喉鸣、呼吸困难，严重时出现窒息。

1）喉痉挛常由浅麻醉下行气道操作诱发。部分喉痉挛托下颌、纯氧正压通气可缓解；喉痉挛导致气道完全梗阻时，以吸入或静脉麻醉药（丙泊酚）加深麻醉，必要时予以肌肉松弛经面罩或气管插管正压通气。术中应用肌肉松弛药物可减少喉痉挛的发生。

2）支气管痉挛常因气道处于高敏状态时受机械刺激或缺氧、二氧化碳潴留诱发。处理：去除诱因的同时可吸入麻醉药加深麻醉，给予沙丁胺醇、爱喘乐雾化治疗；静脉予以氢化可的松（4mg/kg）。若仍不能缓解可考虑静脉注射氯胺酮(0.75mg/kg)、氨茶碱(3~5mg/kg)、小剂量肾上腺素(1~10μg/kg)或硫酸镁(40mg/kg,20分钟内缓慢静脉注射)。

(3)气胸、纵隔气肿及皮下气肿:气胸可因手术操作损伤支气管壁、正压通气压力过高、患者屏气导致胸腔压力增高等因素诱发。气胸和纵隔气肿均为危险并发症,需早期识别,评估严重程度,及时处理至关重要。

发生气胸后需尽快恢复患者自主呼吸,避免正压通气。若出现呼吸困难、心力衰竭,需立即在锁骨中线第二肋间穿刺,同时请胸外科医师会诊,及时行胸腔闭式引流;纵隔气肿和皮下气肿时可行皮下穿刺或纵隔切开引流。术后需住院观察,并给予氧疗、止痛等治疗。

(4)异物窒息嵌顿(foreign body asphyxiation incarceration):钳取异物过程中可能发生异物脱落,并且嵌顿于声门下造成窒息等,此时若无法快速取出异物,则可将异物推入一侧支气管,待通气改善后行支气管镜检查。

(5)急性肺水肿和心力衰竭的机制:气道异物导致机体缺氧,长时间低氧血症可导致肺水肿;肺毛细血管内皮损伤、通透性增加,血液可渗入肺泡,最后可导致右心衰竭。

症状体征:表现为面色灰白、口唇发绀、大汗,可咳出泡沫痰;严重时口鼻腔可涌出大量粉红色泡沫痰;双肺闻及广泛水泡音和哮鸣音,心尖部可闻及奔马律;X线可见典型蝴蝶形大片阴影由肺门向周围扩散。

处理:①及时采取强心利尿等,如增加左心室心搏出量,减少肺泡内液体渗入,以保证气体交换,必要时行气管插管;②异物取出后继续心电监护,一旦病情变化及时处理并请相应科室会诊。

(6)肺不张:多由于异物取出后肺叶没有复张或分泌物(残留异物)堵塞支气管开口所致。

异物取出后,耳鼻喉科医师需常规检查有无异物残留,并吸尽分泌物。若发生肺不张,在明确诊断排除气胸后,可以20~30cmH$_2$O的气道峰压下进行肺复张,促进萎陷的肺泡复张。

多数肺不张可自行缓解,对于缓慢形成或存在时间较久的肺不张,引起频繁感染甚至咯血者,考虑手术切除不张肺叶或肺段。

(7)肺炎:异物引起肺炎:①异物本身刺激引起局部炎症;②异物堵塞气道使分泌物无法排出。表现为反复咳嗽、咳痰,间断或持续发热。处理:尽早手术取出异物,可在异物取出后行肺泡灌洗,术后继续支气管肺炎治疗。

(8)肺气肿:异物进入支气管造成不完全阻塞。表现为咳嗽、呼吸困难、呼吸音降低等。X线提示肺部透亮度增高。处理:尽早手术解除阻塞,通常异物取出后肺气肿可自行缓解。

窒息或心搏骤停最危险的并发症,是造成死亡的主要原因,需争分夺秒进行抢救,维持气道通畅,行心肺复苏治疗。处理:①异物取出前出现窒息,应立即面罩加压给氧,直接喉镜下迅速钳取异物,异物取出困难则异物从主气道推入一侧支气管,加压给氧,改善机体缺氧状况。若气管插管后仍存在明显低氧血症,则必要时需行气管切开。②异物取出过程中出现窒息,需判断出现原因,对症处理同时行心肺复苏。③心肺复苏成功后视全身情况尽快行手术治疗,术后转入ICU继续治疗。

【健康教育】

14. 小儿气道异物的预防宣教

(1)家庭教育:教育儿童不要养成口内含物的习惯;当口含食物时,不要引逗儿童哭笑;发生呕吐时,应把头偏向一侧,避免误吸;咽部有异物时设法诱导其吐出,不可用手指挖取;<3岁儿童应尽量少吃干果、豆类。

(2)家庭物品安全摆放:小件物品应放在儿童拿不到的地方,年幼儿童需在监护下玩耍。

15. 小儿气道异物的院前紧急处理

气道异物的院前急救,对挽救患儿生命,缓解窒息,为异物取出赢得时间,具有重要意义。

(1)徒手急救:适用于误吸异物出现呼吸困难、窒息时。

1)上腹部拍挤法(海姆立克急救法):适用于1岁以上的儿童,注意操作的力度,可反复5~10次。用力过猛或操作不当有导致腹腔和胸腔脏器损伤的风险。

2)拍背法:适用于1岁以下的婴儿。注意头低于躯体,可重复多次。

(2)转运:一旦发生异物吸入则应迅速将患儿送至有条件取气道异物的医院。途中注意尽量减少各种刺激,避免患儿哭闹、咳嗽,保持安静。若患儿出现严重吸气性呼吸困难、发绀、意识障碍,可用16号针头环甲膜穿刺,暂时缓解窒息症状。

(徐　颖)

第九节　喉气管支气管炎患者的麻醉

【知识点】

1. 喉气管支气管炎的诊断及鉴别诊断
2. 喉气管支气管炎的治疗原则及治疗方法
3. 婴幼儿喉梗阻的诊断及喉梗阻程度的评估
4. 儿童呼吸衰竭的诊断及治疗
5. 伴喘鸣患儿的麻醉诱导方案
6. 儿童紧急气管切开术的注意事项
7. 儿童喉痉挛、支气管痉挛的诊断及处理
8. 合并上呼吸道感染患儿的麻醉前评估及麻醉方案
9. 麻醉期间支气管痉挛发作的诱因及相应麻醉策略

【案例】

患儿男，2岁。咳嗽、声音嘶哑1天伴呼吸困难半小时入院。1天前患儿不明原因出现阵发性犬吠样咳嗽，声音嘶哑。无发热、鼻塞、喘息，无呕吐、腹泻、抽搐等。在家口服头孢克肟干混悬剂、小儿氨酚黄那敏颗粒、奥司他韦颗粒等药物治疗，效果欠佳。半小时前患儿突发呼吸困难，伴吸气性喘鸣，为求进一步诊治，收入院。

【疾病的基础知识】

1. 喉气管支气管炎的定义、临床表现及发病原因

喉气管支气管炎（laryngotracheobronchitis），是一种呼吸道急性弥漫性炎症，常发生在6个月~6岁的儿童中，由病毒或细菌感染引起，多并发于上呼吸道感染或急性传染病。患儿的主要临床表现为24~72小时内逐渐发病，并伴有上呼吸道感染症状，如流涕、咽痛、发热。白细胞计数正常或轻度增加，淋巴细胞增加。若继发细菌感染，则表现为白细胞增加。患儿的典型临床表现包括犬吠样咳嗽、声音嘶哑和吸气性喘鸣。患儿还表现为焦虑、烦躁、哭泣，患儿更偏向坐位或直立位。病理改变主要表现为喉部以及声门下炎性水肿、气管以及支气管渗出液浓厚，最后导致结痂。急性喉气管支气管炎的病情发展比较迅速，严重者能够引发患儿呼吸困难甚至导致死亡。

因年幼儿对上呼吸道感染缺乏免疫力，喉及下呼吸道细小，声门下组织疏松，淋巴管丰富，极易发生声门下肿胀，加之咳嗽功能弱，不易排出呼吸道分泌物，易助长感染之蔓延。此外，呼吸道异物、支气管镜检查术后，长时间进行气管内插管，呼吸道烧伤后也可发生急性喉气管支气管炎。

2. 喉气管支气管炎的诊断

喉气管支气管炎的诊断标准如下。

（1）24~72小时内逐渐发病。

（2）2岁以下小儿发病率最高。

（3）典型的犬吠样咳嗽、声音嘶哑和吸气性喘鸣、流涕、发热（极少大于39℃）。

（4）颈部X线侧位片表现为特征性的声门下狭窄或尖塔征，但并非特异性标志，与疾病严重程度无相关性。

（5）内镜下可见，自声门裂以下，黏膜弥漫充血、肿胀，以声门下区最重，双侧肿胀黏膜呈皱襞隆起，因位于声带之下，以致喉腔狭小，气管及支气管黏膜亦红肿，致使正常气管软骨环不能窥及，并见管腔内有多量黏稠分泌物、痂皮或假膜。

（6）病原学检查发现主要病原体包括副流感病毒、腺病毒、黏液病毒和A型流感病毒等。

（7）白细胞计数正常或轻度增加，淋巴细胞增加。继发细菌感染者，白细胞计数增加。

3. 喉气管支气管炎的鉴别诊断

喉气管支气管炎应与下列疾病相鉴别。

（1）急性会厌炎（acute epiglottitis）：多发生于2~7岁，起病甚急，24小时内进展迅速，以细菌感染为主，主要病原菌为流感嗜血杆菌。表现为吸气性喘鸣、咽炎、多涎、高热（多高于39℃），不能安静入睡，需直立身体前倾、呼吸急促、发绀等。若将舌部向前下压时，可见红肿的会厌，易确定诊断。血细胞检查表现为中性粒细胞增

加。颈部 X 线侧位片表现为会厌肿胀,为典型的拇指征。

(2) 急性细支气管炎(acute bronchiolitis):多见于婴儿有发热、咳嗽、多痰、气急及呼吸困难,临床症状酷似急性喉气管支气管炎,但一般无声嘶,呼气较吸气期明显增长。听诊可听到呼气哮鸣音及中小湿性啰音,无明显的喉阻塞症状。

(3) 白喉(diphtheria):患儿常有发热,首先出现声嘶,以后有咳嗽、哮吼和呼吸困难,与急性喉气管支气管炎极相似。但咽喉部可见假膜,涂片及培养可找到白喉杆菌。

(4) 呼吸道异物:绝大多数患儿均有异物吸入史,在异物吸入后,立即出现梗阻,剧烈呛咳,呼吸困难和发绀等初期症状。如异物在气管内则出现气喘哮鸣、气管撞击感,听诊可听到拍击声。如异物阻塞支气管,则胸部 X 线摄片可见肺不张或阻塞性肺气肿。用支气管镜检查可以明确诊断,同时取出异物。

(5) 支气管哮喘(bronchial asthma):患儿有过敏史,常突然发作,有哮喘及呼气性呼吸困难,无声音嘶哑,听诊可听到呼气哮鸣音。麻黄碱、氨茶碱等支气管扩张药能使之缓解。

4. 喉气管支气管炎的治疗方法

本病早期诊断,及时治疗,预后较好。本病死亡多因不能及时缓解逐渐加重的呼吸困难,使患儿因严重缺氧发生循环、呼吸衰竭而引起死亡。引起呼吸困难加重的主要原因为呼吸道黏膜炎性渗出,黏膜损伤造成的血浆、纤维蛋白逸出及黏膜上皮等细胞脱落而形成的难以咳出的黏稠物及膜状物阻塞呼吸道。治疗原则如下:

(1) 解除气道阻塞:轻度至中度者的治疗可以辅助供氧和冷却雾化吸入。严重呼吸窘迫伴有发绀的患儿,雾化吸入氧气和消旋肾上腺素(消旋肾上腺素与生理盐水稀释至总容量 3ml,浓度为 2.25% 的溶液 0.05ml/kg),可缓解气道阻塞。同时给予糖皮质激素,包括静脉注射地塞米松或吸入布地奈德,可有效降低黏膜水肿,缓解喉喘鸣的症状。

气道内大量的黏稠分泌物、形成的痂皮和假膜是气管阻塞的重要原因。必要时应在内镜下吸除气道内分泌物、痂皮和假膜,或在内镜下行气管切开术;或先行气管切开术,再经气管套管吸除气管内的阻塞物;亦可经气管切口插入支气管镜,在镜下直接钳取痂皮和假膜。同时加强给氧,或置于高压氧的环境中。气管切开后,如无脓痂咳出,反而干燥无痰;或者经套管咳出脓性分泌物及痂膜后,呼吸困难仍不能好转,皆示下呼吸道仍有阻塞,此时应立即经气管切口插入支气管镜,反复多次吸除或钳除痂膜。为了使气道内黏稠分泌物稀释,便于咳出或吸出,可经气管导管内滴入以下药液:1% 碘化钾液、0.05% 糜蛋白酶、小苏打溶液或生理盐水。此外,可加强雾化吸入,亦可用糜蛋白酶作入治疗。5%~20% N-乙酰半胱氨酸 1~3ml 加异丙肾上腺素 1mg 雾化吸入,可迅速溶解黏稠痰液。

(2) 保持病房内一定湿度和温度:提高相对湿度至 90%,温度在 22~24℃。因氧在干燥条件下,不易通过已有严重病变的肺泡进行气体交换,故增加相对湿度尤为重要。

(3) 其他:加强营养。纠正失水、酸中毒及电解质紊乱。同时注意高热、肺部并发症及心循环系衰竭等的相应处理。

【术前评估与准备】

5. 喉气管支气管炎严重程度的评价

(1) 呼吸状态:有无呼吸急促和呼吸困难,是否存在吸气性三凹征。

(2) 胸部运动:双侧胸廓是否对称,吸气时潮气量大小。

(3) 一般情况:患儿有无发绀、婴幼儿意识水平是否出现异常,是否有嗜睡、定向障碍等表现。

(4) 声音质量:有无喘鸣、发声困难或哭泣。

6. 喉梗阻的病因

喉梗阻(laryngeal obstruction)是喉部或邻近器官发生病变,使喉部气道变窄以致发生呼吸困难的一组症候群。主要病因包括:

(1) 因喉气管支气管炎引起的喉梗阻:由于喉气管支气管炎引起的声门、声门下水肿等引起的喉部气道狭窄。

(2) 手术及麻醉引起的喉梗阻。多由于强烈麻醉或者手术刺激所致,多发生在拔管后 2 小时以内,更多在拔管后即刻出现程度不等的吸气性凹陷,严重者出现明显的三凹征,血氧饱和度下降。直接喉镜检查可见喉部充血、水肿。

7. **喉梗阻的程度分级**

（1）Ⅰ度喉梗阻:患儿安静时如正常儿,活动后出现吸气性喉鸣及呼吸困难。胸部听诊呼吸音清楚。

（2）Ⅱ度喉梗阻:患儿安静时也出现喉鸣及呼吸困难。胸部听诊可闻喉传导音及支气管呼吸音,心率稍快,120~140次/min。

（3）Ⅲ度喉梗阻:除有喉鸣及呼吸困难外,有阵发性烦躁不安,口唇及指、趾发绀,口周发青或苍白。胸部听诊呼吸音明显降低,心率140~160次/min。

（4）Ⅳ度喉梗阻:严重呼吸困难,呈衰竭状态,呼吸无力、昏睡、面色苍白、发灰。胸部听诊呼吸音几乎消失,心音微弱低钝,心率或快或慢,不规律,血压下降,最终昏迷,出现濒死状态。

【术中管理】

8. **喉梗阻的处理措施**

（1）镇静,吸氧,托起下颌或置入口咽通气道。

（2）静脉注射地塞米松2~5mg。

（3）局部喷雾:麻黄碱30mg+地塞米松5mg+0.9%氯化钠至20ml。

（4）抗感染治疗。

9. **婴幼儿气管切开的适应证**

（1）喉梗阻:由喉部炎症、肿瘤、外伤、异物等引起的严重喉阻塞。

（2）下呼吸道分泌物潴留:各种原因引起的下呼吸道分泌物潴留,如重度颅脑损伤、呼吸道烧伤、严重胸部外伤、颅脑肿瘤、昏迷、神经系统病变等。

（3）预防性气管切开:某些口腔、鼻咽、颌面、咽喉等大手术,为保持术后呼吸道通畅,可施行预防性气管切开。

（4）颈部外伤:颈部外伤伴有咽喉或气管、颈段食管损伤者,若损伤后出现呼吸困难者,应及时行气管切开。若无明显呼吸困难,应严密观察,并做好气管切开的准备。

10. **婴幼儿气管切开的操作注意事项**

婴幼儿气管细小柔软,容易塌陷,颈段气管较短,胸腺大,甲状腺、无名动脉和胸膜顶的位置较高等解剖特点。因此选择将甲状腺峡部压向上方,切开第3~4气管环。而成人气管切开一般选择气管中部切开术(切断分离甲状腺峡部,切开第2~3气管环,最常用)或气管上部切开术(将甲状腺峡部拉向下方,切开第1~2气管环,较少用)。

11. **婴幼儿气管切开的麻醉方法**

全麻气管插管后进行,若不能插管者,则镇静基础麻醉后,正压面罩给氧下切开,同时准备高频通气设备,防止术中窒息。局麻下也可完成,但有体位易变动、需要专人束缚手脚及固定头部、且患儿术中挣扎更增加体力和精神负担,进一步增加氧耗,导致手术风险增大。

12. **婴幼儿气管切开的拔管方法**

气管切开后,置入一次性塑料套管,方便接呼吸机,同时套囊可以使气管与导管间隙封闭,阻止鲜血和分泌物吸入肺部。一般术后5~7天,可以考虑拔管。拔管前应先试行堵管,堵管的栓子应大小合适、且固定牢靠,防止咳出或吸入发生气管异物。对于2岁以上的患儿可以一次性堵管,观察24~48小时后无异常即可拔管;2岁以下的小儿应分次堵管,先堵1/2,观察24小时后再堵全管,再观察24~48小时后,无异常方可拔管。拔管后仍应注意观察呼吸情况,并做好气管切开的准备。若短期内不能拔管可更换金属套管,并带金属套管出院。

13. **婴幼儿气管切开的术后护理注意事项**

注意气管套管堵塞,且防止脱管导致窒息的风险。由于婴幼儿气管套管直径小,需保持套管通畅,防止分泌物堵塞。气管切开后,注意使用适量镇静剂,减少非计划拔管的发生率。保持室内温度和湿度。注意气道湿化,可使用单层无菌纱布生理盐水湿润后覆盖。还可间断湿化气管套管。可用生理盐水20ml加肾上腺素1mg加布地奈德1mg。或生理盐水20ml加氨溴索15mg。交替使用,稀释痰液,防止痰痂形成,预防肺部感染。

14. **伴喘鸣患儿的麻醉诱导**

麻醉诱导时应有五官科医师在场,并准备环甲膜切开术或气管切开术,以防突然发生的气道阻塞或无法经喉气管内插管。

气管插管的诱导和维持推荐使用吸入高浓度的七氟烷。连接常规监测后,坐位即开始,入睡后改为仰卧位,若无上呼吸道阻塞,使用面罩辅助通气。同时开放外周静脉,随后行喉镜或纤维气管镜行气管插管。气管导管应选择比正常小的气管导管,减少插管引起的损伤和水肿。若需要带管,可行经鼻气管插管,可以更好地固定和护理,防止患儿咬管。

15. 支气管痉挛的临床表现和诱发因素

小儿上呼吸道感染后两周内气道仍然是高敏期,麻醉以及手术的刺激都极易导致支气管痉挛(bronchospasm)。支气管痉挛的临床表现:血氧持续下降,气道阻力增加,听诊双肺哮鸣音或呼吸音消失(沉默肺、寂静肺)。

诱发气道痉挛的因素:

(1) 麻醉因素:全麻插管。气管导管位置太深,刺激隆突,或者麻醉偏浅,不能有效抑制各类刺激引起的神经体液反射;浅麻醉下气管插管、拔管、吸痰也易诱发痉挛的发作。

(2) 手术因素:特别是迷走神经分布较密集区域的手术,可引起反射性气道痉挛,胸部和腹部手术高于其他部位。

(3) 药物因素:使用了促进组胺释放的药物带来的过敏反应。

16. 支气管痉挛的处理原则

暂停刺激操作,加深麻醉,并通过听诊调整气管导管的深度,提高吸氧浓度、面罩加压给氧、必要时行气管插管。积极纠正缺氧和二氧化碳蓄积,维持水、电解质酸碱平衡等。

17. 支气管痉挛的药物治疗

(1) 选择性短效 β_2 受体激动剂:首选沙丁胺醇(舒喘灵)气雾剂。

(2) 肾上腺素:①气管内给药,使用 1:10 000 肾上腺素(1ml 肾上腺素加入生理盐水稀释至 10ml)0.1ml/kg,通过气管导管直接注入气管内;②静脉注射,首量 $2\sim5\mu g/kg$,继之静脉 $0.01\sim0.1\mu g/(kg \cdot min)$。

(3) 肾上腺皮质激素:甲泼尼龙 $40\sim80mg$ 静脉注射,$1\sim2$ 次/d;如果更大剂量,最好每 6 小时 1 次,连用 $2\sim3$ 天。

(4) 氨茶碱或多索茶碱:负荷量,4mg/kg,15 分钟内用完;维持量,$0.3\sim0.9mg/(kg \cdot min)$($0.25\sim0.5g$ 加入 5% 葡萄糖静脉滴注,极量 1g/d),注意剂量,小心中毒。

18. 婴幼儿呼吸衰竭

呼吸衰竭(respiratory failure)是呼吸和非呼吸系统疾病所致呼吸中枢和/或呼吸器官病变引起通气和换气功能障碍,而由此产生一系列生理功能和代谢紊乱的危重临床综合征。按病变部位,分为中枢性和周围性。按呼吸功能障碍的性质,分为通气性和换气性。按血气分析结果,分为 I 型(单纯低氧血症型)和 II 型(低氧血症伴高碳酸血症)。儿科呼吸衰竭三分之二发生于婴儿期,二分之一发生于新生儿期。

19. 婴幼儿呼吸衰竭时缺氧的临床表现

(1) 发绀(cyanosis)为判断缺氧的重要体征:皮肤黏膜及指端发绀,以口唇、口周、面颊、甲床处明显。血氧分压小于 40mmHg,血氧饱和度 70%~80%,有明显发绀,但贫血严重者(Hb<50g/L)可无发绀。

(2) 神经系统:早期睡眠不安,烦躁,易激动,继之抑制状态,淡漠、嗜睡,意识模糊,颅压升高,脑疝。

(3) 循环系统:早期表现为心率增快、血压升高、心音低、右心或全心衰竭。重者可出现心律失常、血压下降,甚至休克。

(4) 消化系统:表现为胃黏膜充血、糜烂致消化道出血。

(5) 肝肾功能障碍:GPT 升高,黄疸,少尿,无尿,肾衰竭。

20. 婴幼儿呼吸衰竭时高碳酸血症的临床表现

二氧化碳分压比正常增高 5~10mmHg 时,可出现多汗、不安。体表毛细血管扩张,可导致四肢温暖、皮肤潮红、瞳孔缩小或忽大忽小、血压升高。

若二氧化碳分压增高 ≥15mmHg 时,则表现为嗜睡、肢体颤动、心动过速、球结膜充血、惊厥、昏迷。

21. 婴幼儿呼吸衰竭的诊断

(1) 原发病:患儿有阻塞性呼吸功能衰竭,如喉炎、喉痉挛、喉头水肿或支气管哮喘、毛细支气管炎等。

(2) 临床表现:详见本节"19. 婴幼儿呼吸衰竭时缺氧的临床表现"。

（3）血气分析：安静状态下的动脉血气 $PaO_2 \leqslant 50mmHg$，伴或不伴有 $PaCO_2 \geqslant 50mmHg$。

22. 婴幼儿呼吸衰竭的治疗

（1）病因治疗

（2）改善呼吸功能

1）保持气道通畅：①温、湿化气道分泌物，超声雾化吸入，雾化液中可包括抗生素（卡那霉素、庆大霉素）、激素（地塞米松）、痰液稀释剂（α-糜蛋白酶、N-乙酰半胱氨酸）、解痉剂（舒喘灵）、碳酸氢钠、生理盐水等。每次 15～20 分钟，每 6～8 小时 1 次。②协助排痰：定期翻身，拍背，导管负压吸痰，气管插管或切开者，吸痰每小时 1 次。③解除支气管痉挛：氨茶碱 2～4mg/kg，地塞米松 0.25～0.5mg/kg。④氧疗：鼻导管、面罩、头罩法。低流量持续给氧，浓度一般 30%～50%，使氧分压保持在 60～80mmHg，急性呼吸衰竭可应用 100% 纯氧，但时间不超过 12 小时，防止氧中毒导致小儿肺部受损。⑤呼吸兴奋剂：对中枢性呼吸衰竭可用，尤其未成熟儿呼吸受抑制时。可用可拉明 0.3～0.5mg/次、山梗菜碱 0.5～3mg/次、东莨菪碱 0.03～0.05mg/（kg·次）、纳洛酮 0.01～0.04mg/（kg·次）。其中东莨菪碱对呼吸中枢有兴奋作用，对大脑皮质有抑制作用，同时还能抑制腺体分泌，改善微循环，扩张毛细血管，是治疗呼吸衰竭患儿的常用药物。而纳洛酮能兴奋交感神经系统，降低氧自由基损伤，同时兴奋心肌细胞，增加心排血量，改善呼吸肌疲劳及呼吸功能，抑制吗啡的作用，改善能量代谢，提高机体 CAMP 水平。临床上这常将纳洛酮及氨茶碱联合使用，对于治疗小儿呼吸衰竭有较好疗效。应用时，纳洛酮 0.01～0.04mg/kg 加入 5% 的葡萄糖溶液中静脉推注，4 小时后可重复用药。氨茶碱 3～5mg/kg 加入 5% 的葡萄糖溶液中，30 分钟内静脉滴注完成，8 小时后可重复用药。

2）辅助呼吸：当出现以下情况时，选择辅助呼吸：①上述各种治疗无效，神经症状加重，甚至意识模糊、昏迷。②虽经 100% 纯氧吸入，发绀仍不缓解，氧分压达不到 60mmHg，婴儿达不到 50mmHg。③急性二氧化碳潴留：二氧化碳分压大于 60mmHg，pH<7.3，失代偿呼吸性酸中毒。④呼吸骤停是绝对指征。

辅助呼吸的方法包括：①气管插管，导管留置时间一般不超过 48～72 小时，若仍需要则改气管切开。②气管切开，用于需较长时间使用人工辅助呼吸（>7 天）或呼吸道有大量黏稠分泌物，经气管插管后清除或引流不满意者。③呼吸模式，采用间歇正压呼吸（IPPV）、呼气末正压呼吸（PEEP）、持续正压呼吸（CPAP）。

3）对症治疗：①并发心力衰竭时用洋地黄类药物，但因呼吸衰竭心肌缺氧，易中毒，用量要减少。②应用酚妥拉明可解除小血管痉挛，改善微循环，可改善心、肺、肾、肠道功能。③应用 20% 甘露醇 5ml/kg 及呋塞米 1～2mg/kg 静脉注射纠正脑水肿和颅内高压。④应用苯巴比妥、地西泮、水合氯醛纠正患儿烦躁及惊厥。⑤纠正水、电解质、酸碱平衡紊乱。

23. 上呼吸道感染时气道发生的病理生理改变

上呼吸道感染（upper respiratory infection，URI）患儿接受麻醉时支气管痉挛、围术期低氧血症的发病率较高。上呼吸道感染后，外周小气道异常，弥散能力下降、闭合气量增加，导致肺内分流和低氧血症。上呼吸道感染后，免疫和炎症介质释放刺激支气管收缩，迷走神经作用增强，同时引起支气管收缩的某些神经肽酶分解，导致气道高反应性。

24. URI 患儿围术期的气道风险

（1）支气管痉挛：近期 URI 或有活动性 URI，发生率提高 2～10 倍，尤以 2 岁以下儿童及气管插管的儿童多见。

（2）声门下水肿引起的喘鸣。

（3）肺不张。

25. URI 患儿的麻醉管理原则

若患儿有发热、流脓涕时，应暂缓手术；但仅有轻度咳嗽、流清涕可以实施择期手术。在衡量了 URI 的危害和手术指征之后，选择择期手术。

（1）尽量避免气管内插管，选择部位麻醉或使用面罩、喉罩进行气道管理。与气管内插管相比，伴有 URI 的患儿使用喉罩，大大降低支气管痉挛和呼吸系统并发症的发生率约 50%。

（2）必须气管内插管时，必须达到足够深的麻醉深度，选择小一号的气管导管。插管后和拔管前在较深麻醉下吸痰。

（3）面罩控制呼吸时，若手术时间较长，应注意吸入气体加温增湿，防止分泌物变得浓稠。

（4）静脉注射利多卡因 1mg/kg，减少气道反射。

（5）术前应用抗胆碱药,如阿托品或格隆溴铵,减少分泌物。

（6）应用糖皮质激素,减少气道水肿。

26. 小儿支气管镜检查的麻醉处理

支气管镜检查术及呼吸道异物取出术:支气管镜检查术包括呼吸道异物取出、呼吸疾病的诊断、吸引分泌物、肺膨胀不全的治疗等。

（1）术前评估与准备:术前评估应重点了解气道梗阻的位置和程度及气体交换情况。若为异物,胸片有利于确定异物位置及一些继发性的病变,如肺膨胀不全、肺气肿、肺炎。

术前要求禁食 6 小时,禁水 2 小时。无法确定气道是否通畅时,不易给予肌肉松弛剂。静脉注射阿托品以减少呼吸道分泌和减轻迷走神经紧张性。

（2）麻醉管理

1）麻醉前须经面罩吸纯氧或加压辅助呼吸,提高吸入氧浓度和通气量,使患儿术前缺氧得到纠正,为进一步实施麻醉、手术提供安全基础。除非患者已有呼吸功能不全,否则推荐保留自主呼吸。

2）吸入麻醉诱导七氟烷,或者静脉使用丙泊酚 3mg/kg,利多卡因 1mg/kg 诱导。

3）麻醉深度足够时,置入喉镜,用 2% 利多卡因(最大剂量 5mg/kg)喷雾咽喉部、气管和支气管行表面麻醉。完善的表面麻醉不仅可以消除反射,使手术操作时患儿更易于平稳,还可减少麻醉药物应用量,利于患儿尽快清醒。面罩吸氧到利多卡因起效(2~3 分钟)后进行支气管镜检查。

4）通过支气管镜的侧孔吸入氧气(5L/min),实施辅助呼吸。气管镜置入后气道变窄,气道阻力增大,无效腔量也增大,患儿的自主呼吸难以维持氧供。

5）监测心电图、观察胸廓抬动或用听诊器监测呼吸情况,连续监测氧饱和度。可用手控过度通气,充分供氧及加深麻醉来治疗。

（3）术后处理:密切观察患儿是否有喘鸣、呼吸窘迫或声门下水肿的表现,吸入湿化氧气和雾化消旋肾上腺素常能改善呼吸道梗阻的体征。

【术后管理】

27. 气管插管后喉水肿的处理

插管后喉水肿或插管后喉喘鸣是所有患儿行气管插管可能出现的并发症,1~4 岁的儿童发生率最高。症状通常由声门下黏膜水肿引起,也可发生在声门水平。目前缺乏关于插管后喉水肿病因的相关研究,但仍有某些诱发因素可预测插管后喉水肿的发生。

（1）插管后喉水肿的发病因素:年龄小于 4 岁;气管插管与喉部接触紧密,20cmH$_2$O 时听不到漏气;反复插管或损伤;长时间插管;高压低容套囊导管;插管时患儿有呛咳;有近期上呼吸道感染史;插管后有喘鸣;颈部或气道手术。

（2）症状和体征:可表现为喘鸣、犬吠样或金属样咳嗽、声音嘶哑、支气管收缩、鼻翼扇动、低氧血症、精神状态改变。其中吸气性喘鸣提示气道阻塞发生在声带或声带上水平,而呼气性喘鸣提示声带水平以下发生气道阻塞。通常在拔管 1 小时内出现症状,4 小时内达到高峰,24 小时内喘鸣缓解。

（3）治疗:插管后喉水肿的治疗目的是减轻呼吸道水肿。每小时吸入消旋肾上腺素气雾剂,剂量为0.05ml/kg(最大为 0.5ml)直到症状消失。消旋肾上腺素的临床疗效持续约 2 小时。因为雾化吸入消旋肾上腺素可出现反弹现象,日间手术的患儿应在最后一次治疗后观察 4 小时。

虽然普遍应用地塞米松治疗插管后喉水肿,但其疗效仍有争议。预防性应用甾体类药物可阻止呼吸道水肿恶化。地塞米松已被证实用来治疗喉气管支气管炎,但需要 4~6 小时才能达到最大效应。

（4）预后:插管后喉水肿具有自限性。轻症患者仅采取冷雾治疗即可好转。对于那些需用消旋肾上腺素的患儿,治疗一次或两次通常会有明显改善。极少有需要再次插管或行气管切开术。

（5）麻醉管理:气管内插管采用低压高容气囊取代高压低容套囊。实际可以选择比通常通过声用的不带套囊的气管内导管小半号至一号的带囊导管,理论上可以减少由于导管过粗或过细(过度漏气)所导致的重复插管。当有证据表明气管内导管的灵活性周围漏气,提示喉水肿有所改善时,可考虑拔管。

（李金宝）

第十节 小儿无痛诊疗技术

【知识点】

1. 小儿无痛诊疗的定义
2. 无痛诊疗患儿的特点
3. 小儿无痛诊疗个体化的术前禁食原则
4. 小儿无痛诊疗的特殊术前评估
5. 小儿无痛诊疗的术前仪器和药物准备
6. 无痛诊疗常用的技术
7. 儿童常用麻醉药物及用药注意事项
8. 小儿无痛诊疗常见的风险及预防
9. 无痛诊疗后患儿的离院标准
10. 无痛诊疗后的家长宣教注意事项

【案例一】

患儿男,7岁,35kg,119cm。拟行龋齿充填术。患儿于生后2个月诊断为21-三体综合征,3岁时测量发育商为65,5岁时诊断为腺样体扁桃体肥大,未行特殊处理。

【案例二】

患儿男,8岁。因右手小指骨折拟行闭合复位术。患儿既往体健,受伤前1小时进流食约200ml。

【案例三】

患儿女,5个月,6kg。急性肠套叠,因镇静下气灌肠复位术失败拟行二次气灌肠复位术。患儿2天前有上呼吸道感染,现咳嗽、流涕。孕28^{+2}周早产,生后因窒息行气管插管呼吸机支持,心脏彩超无明显异常。患儿一般情况可,哭闹有泪,尿量可,体温37.5℃,血压82/53mmHg,脉搏142次/min,呼吸28次/min。

【疾病的基础知识】

1. 小儿无痛诊疗

小儿无痛诊疗是指在儿童接受临床检查或治疗过程中,无痛苦不适和恐惧感的临床技术。其目的是将医疗对患儿的生理、心理伤害尽可能地降为最低,并为操作者提供最优的诊治条件、改善预后。广义的无痛诊疗技术涵盖了诊治前、诊治中和诊治后的精准镇痛和心理治疗,涉及了多学科,包含了手术室外、手术室内的各种临床操作,是儿科学快速发展后,人文关怀的一种体现。临床工作中所指的小儿无痛技术相对局限,一般指为接受无创性操作需要制动的患儿及有创性操作患儿提供的医疗技术。常见的无创性操作包括影像学检查、超声检查、心电图,以及神经病学检测,如脑电图、脑干听觉诱发电位等。有创类操作包括骨折闭合复位术、各种穿刺、内镜诊治等。

儿童由于心智发育不成熟,相当一部分无创操作需要镇静或全麻完成。剧烈的心理恐惧可造成患儿术后行为改变,如睡眠障碍、噩梦、遗尿、饮食不适、精神问题等,也会使需要反复就医的患儿后续的诊治更加困难。小儿无痛诊疗技术并不是成人的缩小版,尤其以新生儿、婴幼儿差别为著,需考虑解剖学、病理生理学及心理学的差异,并综合考虑患儿的基础疾病、操作时间及刺激强度,才能维持患儿内环境稳定,从而安全有效地完成诊治工作。需要注意的是,儿童并不能准确客观地描述疼痛或不适的程度。临床医师需综合考虑,做出鉴别,防止因盲目根据主诉增加药物剂量而产生不良并发症。

理想的无痛诊疗技术不但要保证患儿的舒适和安全,还应保证患儿的苏醒速度和质量,以减少患儿的入院时间和费用。

2. 无痛诊疗患儿的特点

和日间手术不同,无痛诊疗的适应人群更广,所有对诊疗过程表现出抗拒的患儿都可实施无痛诊疗术,其包含了门诊和住院、择期和急诊。其临床所见并非都是一般条件良好的患儿。部分患儿可能存在年龄小(如行眼底检查术的早产儿)、合并内科疾病(如行淋巴结穿刺活检术的淋巴瘤患儿)、饱胃患儿、甚至ASA Ⅲ~Ⅳ级患儿的术前检查等,此类患儿麻醉风险相对较大,保障安全是无痛诊疗技术的核心和关键。

【术前评估与准备】

3. 无痛诊疗术前禁食禁饮的必要性

对于行镇静及全身麻醉下的择期患儿需严格执行禁食禁饮时间,原则同手术室内麻醉。对于急诊下需要行无痛诊疗的患儿是否也同样需要禁食禁饮,目前观点不一。美国急诊医师学会2019年指南中指出,术前常规的禁食并不能降低急诊下(如胃镜检查、关节穿刺、腰椎穿刺等)镇静的反流误吸风险,故不建议因为禁食时间不足而推迟需要镇静的急诊。需要注意的是,该指南中的镇静技术并不包含全麻,所以对于急诊行全麻无痛诊疗的患儿,建议还应执行禁食禁饮原则。

国内对急诊镇静的禁食时间不同医疗机构的标准不一。出于对反流误吸的顾忌,部分医院还保留着禁食原则。但对于急诊下接受短小诊治轻中度镇静的患儿,如无明显禁忌,部分医疗机构倾向于不再要求绝对的禁食时间。是否进行必需的禁食原则,应综合考虑操作的急缓程度、患儿是否为反流误吸高危人群以及本医疗机构的医疗技术水平。

案例一中,龋齿修补术为常规诊疗,疼痛刺激轻。但考虑到患儿为精神发育迟缓者,即使术前表现出较好的依从性,操作中可能存在不配合的现象,而需要加深镇静深度的可能,故需要遵守常规禁食时间。案例二患儿为急诊手术,有一定创伤性,但患儿年龄较大,可以按照美国急诊医师学会指南中建议暂不考虑禁食时间,以局部阻滞为主,辅以浅镇静即可,有效保留了患儿的呛咳反射,降低误吸概率。案例三患儿为急诊手术,疾病和操作本身会导致患儿发生呕吐,故在病情许可的情况下,应常规禁食禁饮,并即使满足了禁食时间,也应按照饱胃来处理。

4. 除了常规的术前评估外,无痛诊疗还应注意的特殊之处

对于年幼儿,尤其是早产儿还应着重询问新生儿史、母亲妊娠史、免疫接种史等几个方面。

早产儿的评估应考虑到实足年龄而不是生后年龄。和足月儿相比,早产儿,尤其是极低体重出生儿易发生脑室内出血、电解质紊乱、血小板减少症、呼吸循环功能障碍及其他系统畸形等,即使已经进入婴儿期,也要预计到术后可能会出现呼吸窘迫综合征。

母孕期情况可帮助了解患儿伴发先天性疾病的可能性,对于术前检查资料不全的患儿尤为重要。如孕期糖尿病的患儿需警惕低血糖、心肌病、低钙等,孕期系统性红斑狼疮的患儿需警惕心脏三度传导阻滞。

12岁以下的儿童就诊前行预防接种并不少见,目前没有证据表明健康患儿免疫接种后,接受麻醉或者手术有禁忌。但应考虑到接受有创检查的患儿术后的发热可能与接种疫苗后的发热易混淆,使就诊后治疗复杂化。

既往疾病史的询问和成人相比相对简单,往往是先天性疾病、鼾症、呼吸道疾病等。先天性疾病应根据不同疾病的病理生理学、解剖学的异常来针对性询问,鼾症应关注有无睡眠呼吸暂停。呼吸道疾病主要判断有无困难气道可能(如生后至今的吸气性喘鸣史提示喉软骨软化)及气道高反应性。需要注意的是,在既往疾病史的询问中,即使得到阴性结果,也并不可掉以轻心。由于患儿年龄小,可能会有些潜在性疾病尚未有临床表现而被忽视,常见的为气道高反应性患儿。在得到阴性既往疾病史后还应进一步询问既往是否有诱因性打喷嚏、咳嗽或流涕史(排除过敏性鼻炎),超过1个月的咳嗽史(排除咳嗽变异性哮喘)、食物药物过敏史、严重湿疹史、家族哮喘史等,以推测患儿是否可能为术中气道痉挛的高发儿童。

一般状况评估时,除了常规的各系统检查,还应着重行医从性的评估,以儿童适龄的语言解释即将发生的诊疗过程及不适或疼痛程度,以确定患儿能够舒适耐受的最小药物剂量。

案例一就诊患儿合并21-三体综合征,其先天性心脏病的发病率为40%,既往心脏疾病史不详者应行常规心脏听诊。该患儿已知既往曾行室间隔缺损修补术,需询问家长术后有无复查心脏彩超及术后康复情况,排除严重心内分流、术后心律失常、心排血量异常等风险。部分21-三体患儿并发甲状腺功能减退症(甲减),但甲减的体征与21-三体综合征的部分表现一致,往往易被家长忽略,术前评估中应需追溯询问患儿新生儿期有无喂养困难、黄疸消退延迟及低体温等全身症状,病史阳性者建议行甲状腺功能筛查,以避免甲状腺功能减退症导致的麻醉过程中严重的呼吸循环功能抑制状态、肌肉松弛药作用时间延长、肾上腺功能抑制及低体温状态。此患儿并发腺样体扁桃体肥大,应询问家长睡眠过程中有无打鼾及睡眠呼吸暂停、白天嗜睡等症状。除此之外,由于精神发育迟缓的患儿口腔护理不到位,平日家长喜用糖果作为奖赏机制,常常导致多颗龋齿。术前应评估患儿口腔患齿情况,以预估手术时间。若术中不排除经鼻气管插管可能,还应询问家长患儿有无经常鼻出血史,并检查较为通常侧的鼻孔。

案例二中,除了常规病史询问外,应着重评估患儿的医从性,以避免使用过深的镇静深度,过度医疗并增加麻醉风险。一般情况下,小指复位术可以在清醒局麻或辅以轻度镇静下完成,但如果经过耐心讲解、沟通后,患儿依旧精神极度紧张,拒绝完成操作,则应考虑更改麻醉方式。术前应根据 X 线片,预估复位难易程度和时间,以确认无痛技术的选择。

案例三的术前评估相对复杂,相比于其他行无痛诊疗的患儿,由于疼痛、呕吐、禁食等原因,肠套叠的患儿术前一般合并程度不同的脱水,并且年龄越小,代偿越差,麻醉医师需要根据患儿的临床表现来预计脱水量,评估标准见表 14-10-1。该患儿哭闹有泪,尿量可,生命体征基本平稳,可推测无明显脱水。前来就诊的患儿伴发上呼吸道症状并不少见,案例三中患儿有明显卡他症状,出现上呼吸道感染病史 2 天,提示处于上呼吸道感染的初期,气道处于高反应期,易出现气道痉挛等并发症。需详细询问患儿及父母既往有无过敏性鼻炎、严重湿疹、哮喘史等疾病,以预计患儿是否为气道高敏体质。患儿首次气灌肠失败,术前评估中还应了解首次复位中的镇静深度,复位过程中加压的情况及套叠头部的形态,若压力持续时间长、峰压高,套叠头部会呈分叶状,移动差,则提示肠管血液循环障碍,组织缺血、水肿严重。如合并病程长、血便出现早、频繁、量多,除了提示套叠头部较紧、复位困难,还要警惕发生气腹的可能性。早产史、生后有气管插管史,都提示不排除存在呼吸暂停及瘢痕性声门下狭窄可能,需询问家长患儿既往有无呼吸困难、口唇发绀等临床表现。

表 14-10-1 根据患儿的临床表现来预计脱水量

脱水程度	脱水量/体重/%	临床表现
轻度脱水	5	患儿一般状况良好,啼哭时有眼泪,有尿,捏起皮肤回缩速度基本正常。年长儿会自述有轻度口渴、两眼窝稍凹陷
中度脱水	5~10	患儿易激惹,啼哭时眼泪减少,尿量减少,捏起皮肤回缩速度减慢。年长儿自述比较口渴,小婴儿会四处找奶头,两眼窝凹陷,口唇干燥
重度脱水	10 以上	患儿精神差、昏睡,甚至昏迷,无泪,尿量明显减少甚至无尿,尿色深黄,捏起皮肤后回缩缓慢。两眼窝明显下陷,口唇、皮肤非常干燥

5. 无痛诊疗术前设备准备需要注意的方面

美国 2019 年儿科患者诊断和治疗性操作镇静前中后监护和管理指南中推荐在每次镇静操作前使用 SOAPME 进行准备,具体含义见表 14-10-2。

表 14-10-2 SOAPME

项目	实施方法
S(suction:吸引)	大小合适的吸引导管和运行正常的吸引装置,急救时所有可用于支持生命的基础性药物及其拮抗剂
O(oxygen:氧气)	选择大小合适的呼吸道装置(带活瓣的球囊面罩或相应的装置,鼻咽和口咽呼吸道,正常使用的喉镜叶片、气管导管、导丝、面罩)
A(airway:呼吸道)	充分的氧气供给和运行正常的流量表及保证氧气供给的其他设备
P(pharmacy:药物)	可用于支持生命的基础性药物及其拮抗剂
M(monitors:监护仪)	能正常运行的带有大小合适探头的脉搏氧饱和度仪,操作所需的其他装置(如心电图、无创血压监测、呼气末二氧化碳监测)
E(equipment:装置)	特殊情况下的设备或药物(如除颤仪)

需要注意的是,即使是轻度镇静下的无痛诊疗,也应准备急救药物及其拮抗剂。对于新生儿及小婴儿,应注意药物的相应稀释。

案例一和案例二中的患儿,在准备气管导管时,应按照公式 ID＝4+年龄(y)/4 选择合适型号,并上下浮动

1~2 个型号。案例三,患儿矫正月龄为 2 个月,且生后有插管史,所以需要额外准备好最小型号的气管插管,以避免紧急情况下插管不能的困境。

对于发生在离手术室位置较远、位置偏僻、信号屏蔽处的无痛诊疗中心,还需备好可迅速寻求帮助的通信设备,确认在发生危急情况时可迅速联系上级麻醉医师并得到帮助。

【术中管理】

6. 无痛诊疗技术的选择

无痛诊疗技术涉及多学科协作,所用技术涵盖心理学、行为学、麻醉学等多学科。简单说来分为非药物性和药物性干预,非药物性干预如儿童生活专家(child life specialist)、催眠技术等适用于较大患儿、不适感轻微的操作,喂养和褓裸技术适用于新生儿和小婴儿等,国外应用较多。

我国无痛诊疗的现状基本停留在药物性干预,镇静技术是目前应用最广的无痛诊疗技术。全身麻醉往往用于对呼吸道有特殊要求或预计操作中呼吸风险高的患儿,如头部创伤的行 MRI 检查的患儿、颅内压增高需要过度通气或气道保护的患儿、重症监护室的患儿等。对于新生儿及小婴儿,由于有心动过缓和呼吸暂停的倾向,有时也会根据操作的部位、时间和刺激强度决定是否全身麻醉。

对于腰穿、骨穿、静脉穿刺、胸腔置管等短小操作的无痛技术,可以使用单纯表面麻醉或辅以镇静来完成。但需要注意在黏膜表面使用过量的麻醉剂,以免引起局部吸收和可能的毒性(癫痫、高铁血红蛋白血症)。

区域阻滞的适应证同手术室内麻醉,需要注意的是,相对于成人,儿童更应该个体化给药,在给药前计算最大允许安全剂量,特别警惕累积剂量,以防止局麻药过量引起的中枢神经并发症。

静脉区域麻醉技术(Bier 阻滞)常用于前臂、手部及小腿短时间的治疗,儿童应注意使用更低剂量的利多卡因。

相比于成人,椎管内阻滞在儿童无痛诊疗中的比例相对较少,一般会用在镇静风险比较大的患儿中。由于其本身也会给患儿带来不良的躯体及心理不适感,对于低龄儿童及不配合的年长儿,往往也需要镇静下完成。

案例一患儿智力低下难以配合,选择何种镇痛方式要综合考虑操作时间和基础疾病。腺样体扁桃体肥大作为既往史,是诊治期间低氧血症的高危因素。若术前评估中得知该患儿合并睡眠呼吸暂停综合征,则应考虑到深度镇静下出现的上呼吸道梗阻。除非是操作时间非常短小,可以在严密观察患儿生命体征下行单纯镇静术或鼻咽通气道下镇静术,否则应该行经鼻气管插管下龋齿治疗术。对于一般情况良好的患儿,美国儿童牙科学会(American Academy of Pediatric Dentistry,AAPD)牙科儿童患者行为管理指南建议采用氧化亚氮完成对患儿简单操作的镇静。

案例二,患儿为学龄期年长儿,若对位简单且患儿配合,则选择单纯局麻或局麻复合轻度镇静。若预计对位困难,可选择使用臂丛阻滞或者 Bier 阻滞。

对于初次气灌肠术失败的患儿,近些年来的新观点更倾向于使用肌肉松弛剂提高气灌肠术的复位率。案例三患儿曾为早产儿、有上呼吸道感染、首次复位失败,这些特殊病史提示术中发生缺氧的可能性增高,因此首先考虑在控制气道下实施无痛技术,可以选择喉罩或气管插管下全身麻醉。另外也可以选择轻度镇静下硬膜外阻滞,不刺激呼吸道又能提供腹部完善的肌肉松弛。

7. 儿童常用麻醉药物及儿童用药的注意事项

儿童的药代动力学和药效动力学和成人有很大差别,甚至不同年龄段的患儿也有所不同。1 岁以下患儿用药剂量的不可预测性大大增加,需酌情加量。应考虑到以体重给药时,水溶性药物需较大剂量,而脂溶性药物相应减少。对依赖体内脂肪和肌肉再分布的药物(如芬太尼),临床作用时效较长。酶系统发育不完善、效应器官反应迟钝,常需要增加药物剂量,易出现药物过量及毒性反应。除此之外,无痛诊疗中还应优先选择代谢迅速的药物,以减少患儿留院时间及药物残留作用导致的并发症。

常见麻醉药物的用法用量详见表 14-10-3。除了麻醉药物,在口腔科、胃肠镜、肠套叠气灌肠术等操作时还经常复合使用 M 胆碱受体拮抗。案例一中,盐酸戊乙奎醚类药物的使用可有效减少口腔分泌物。案例三中,可加用阿托品或山莨菪碱,以达到松弛肠管、解除回盲部和套叠鞘部组织水肿痉挛,提高气灌肠成功率的作用。

表 14-10-3　无痛诊疗中常用的药物

药物名称	适用年龄	给药途径	剂量	备注
氧化亚氮			50%~70%	心肺功能不全、血液病患儿慎用
咪达唑仑	6个月~5岁	i.v.	0.05~0.1mg/kg(极量6mg)	剂量相关性呼吸抑制
	5~12岁	i.v.	0.025~0.05mg/kg(极量10mg)	复合使用阿片类药物呼吸抑制概率增加4倍
		i.m.	0.1~0.15mg/kg	
		经肛	1mg/kg	
		经舌下	0.5~0.75mg/kg	
		经鼻	0.2~0.5mg/kg	配伍2%的利多卡因可抵消鼻黏膜烧灼感
	<32周早产儿	泵注	0.03mg/(kg·h)	
	>32周早产儿	泵注	0.03mg/(kg·h)	
戊巴比妥		i.v.	1~3mg/kg	起效慢、长效、复苏后易嗜睡
		i.m.	2~6mg/kg	
丙泊酚		i.v.	1~3.5mg/kg	
		泵注	100~150ug/(kg·min)	
氯胺酮		i.v.(镇静)	0.5~2mg/kg	配伍咪达唑仑、干燥剂减少不良反应
		i.v.(镇痛)	0.1mg/kg	
		泵注(镇痛)	0.1~0.3mg/(kg·h)	
右美托咪定	<1岁	泵注	1~2μg/kg(10分钟)后0.5~1μg/(kg·h)	
		泵注	1~2μg/kg(10分钟)后0.5~1.5μg/(kg·h)	
		经鼻	3~5μg/kg	神经保护功能,适于反复多次麻醉
水合氯醛		经口	50~100mg/kg	刺激消化道黏膜
		经肛	50~100mg/kg	致癌风险、效果不确定、苏醒延长
利多卡因		Bier	1%,1.5mg/kg	

8. 小儿镇静下无痛诊疗的常见风险及预防

一般情况下,涉及头面部,尤其是呼吸道的无痛诊疗操作,术中低氧血症的风险要高于其他部位的手术。年幼儿出现呼吸循环并发症的概率要高于年长儿,急症相对要高于计划内的无痛诊疗术,饱胃患儿要高于非饱胃患儿。虽然由专业麻醉医师对一般情况良好的患儿施以镇静下无痛诊疗,威胁生命的并发症并不常发生。但即使经验丰富的小儿麻醉医师,围术期也经常会碰到患儿呼吸暂停、气道阻塞、喉痉挛、低氧血症等风险。如果患儿有发育迟缓,则围术期低氧血症的发生概率则会更高,约为发育正常患儿的三倍。麻醉药物更容易影响6岁,尤其6个月以下的低龄患儿的呼吸功能,即对于低龄患儿发生麻醉风险的概率要高于年长儿。

临床工作中,患儿通常会从预期的镇静水平过渡到更深的镇静水平,掌握不同级别镇静的临床表现可帮助我们提前识别患儿即将表现出的呼吸抑制,并加以干预。在成人患者中常用的ASA镇静分类基础上更加细化的儿童镇静状态量表(PSSS)(表14-10-4),可评估儿童程序性镇静的质量和有效性。

表 14-10-4 儿童镇静状态量表(PSSS)

分值	临床表现
5	影响操作的体动,需强制性固定,伴哭泣和喊叫
4	影响操作的体动,需轻柔固定。语言表达不适,但无哭泣和喊叫
3	面部显示焦虑或疼痛(可语言表示),无体动或有不影响操作的体动,可能需要协助体位,但不是强制性固定
2	安静(入睡或清醒),无体动,无疼痛性皱眉及抱怨性语言
1	深度镇静,生命体征正常,但需要干预或辅助呼吸(如中枢性或阻塞性呼吸暂停)
0	镇静相关性生命体征不平稳,需立即处理(如$SpO_2<90\%$,血压较基础值下降超过30%,需要处理的心动过缓)

案例一中,患儿接受口腔科诊疗,刺激较小,对循环、内分泌等影响轻微。如没有实施气管内插管麻醉,而采用鼻咽通气道下镇静,则应考虑到术中渗血和灌洗液流入气道,引起的气道痉挛、低氧血症等风险,麻醉深度需保留患儿呛咳反射,充分的吸引、橡皮帐的使用可有效减少误吸的发生。若患儿接受了全麻插管,风险相对较小,但麻醉恢复期应清醒拔管,避免上呼吸道梗阻。

案例二中,患儿全身麻醉用药少、镇静程度轻,保护性的反射未被抑制,术中风险相对较小。如果患儿在禁食时间不够的情况下行闭合复位术,需注意围术期患儿呕吐误吸的可能性。若使用臂丛阻滞或 Bier 阻滞,除了区域阻滞可能出现的局麻药中毒、过敏等不良反应外,应考虑到患儿就诊后因肢体感觉运动未恢复、延迟出院的可能。

肠套叠的患儿术前往往存在腹部不同程度的膨隆积气,术中经肛注入气体后,进一步挤压胃部易出现反流误吸,临床表现为脉搏氧饱和度进行性下降,可伴有或不伴呛咳和呕吐。案例三患儿如果采取无气道控制性无痛方式,需谨防化学性肺炎的发生。此外,气灌肠过程中,还需警惕膈肌上抬对心肺的压迫,若腹部膨胀严重并伴有患儿呼吸过度浅快、脉搏氧饱和度和血压下降,则需暂停操作。结肠穿孔是灌肠术时的危重并发症,发生率约为 0.17%~0.5%。若病程较长、经肛充气或水压力较高、增压速度较快,应警惕因肠壁血液循环障碍、组织缺血而引起的肠壁破裂。其临床表现为患儿突发心肺功能下降甚至衰竭,X 线下膈下游离气体或超声下漂浮状肠管可协助诊断。应立即行腹腔穿刺术,呼吸维持,严密观察心率、血压,必要时行心肺复苏。

【术后管理】

9. 无痛诊疗后患儿的离院标准

对于非住院患儿实施无痛诊疗后,建议达到以下几个方面才能离院。

年长儿应满足:①生命体征平稳;②伤口无出血、渗血;③智力发育正常者可以适龄语言水平交流;④智力发育异常者语言交流水平同诊疗前;⑤定向力恢复(智力发育异常者除外);⑥可自行行走;⑦进食水后无呕吐;⑧无严重疼痛等不适;⑨反射及排便功能恢复正常;⑩区域阻滞后患儿四肢活动正常、感觉基本恢复至正常;⑪膀胱检查患儿尿液清澈;⑫石膏固定或使用止血带远端肢体无肿胀,血运良好。

婴幼儿应满足:①生命体征平稳;②伤口无出血、渗血;③啼哭、吸吮有力;④四肢肌力正常、活动达手术前水平;⑤反射及排便功能恢复正常;⑥亲人安抚可缓解啼哭;⑦入睡后呼吸道通畅;⑧进食水后无呕吐;⑨区域阻滞后患儿四肢活动正常、痛觉恢复;⑩膀胱检查患儿尿液清澈;⑪石膏固定或使用止血带远端肢体无肿胀,血运良好。

10. 无痛诊疗后需交代患儿家长的注意事项

一般情况下达到离院标准后的患儿再次出现镇静或麻醉后并发症的概率不高。但由于药物的残留作用、患儿自身病理生理学及解剖学的异常,极个别的患儿仍有出现意外的可能。最常见的是呼吸系统意外,以婴幼儿为主。需向家长进行术后宣教工作,指导家长进行正确的护理及观察,不适随诊。具体注意事项如下:①对于术前禁食时间长、术中补液不够的患儿如无禁忌,恢复后宜尽早喂食,以避免低糖血症。顺序可依次为水—奶(流质),初次喂食切忌量大,以患儿是否出现进食后呕吐决定下次喂食时间和数量;②示范家长,患儿出现呕吐后的正确体位;③离院途中,切忌将患儿完全包裹,需露出面部,以观察口唇颜色;④手术当日患儿如果出现严重打鼾,嘱家长唤醒患儿;⑤在新生儿中,有时可观察到间歇性呼吸,此为正常现象,可嘱家长无需过分紧张,如果持续时间大于 20 秒,并伴有心动过缓和口唇发绀,需紧急就医。

(张建敏)

参 考 文 献

［1］MARINO B S，TABBUTT S，MACLAREN G，et al. American Heart Association Congenital Cardiac Defects Committee of the Council on Cardiovascular Disease in the Young；Council on Clinical Cardiology；Council on Cardiovascular and Stroke Nursing；Council on Cardiovascular Surgery and Anesthesia；and Emergency Cardiovascular Care Committee. Cardiopulmonary Resuscitation in Infants and Children With Cardiac Disease：A Scientific Statement From the American Heart Association. Circulation，2018，137（22）：e691-e782.

［2］ECHANIZ G，DE MIGUEL M，MERRITT G，et al. Bilateral suprazygomatic maxillary nerve blocks vs. infraorbital and palatine nerve blocks in cleft lip and palate repair：A double-blind，randomised study. Eur J Anaesthesio，2019，36（1）：40-47.

［3］FRIZZELL K H，CAVANAUGH P K，HERMAN M J. Pediatric Perioperative Pain Management. Orthop Clin North Am，2017，48（4）：467-480.

［4］WU J P. Pediatric Anesthesia Concerns and Management for Orthopedic Procedures. Pediatr Clin North Am，2020，67（1）：71-84.

［5］SÁNCHEZ-CONDE M P，DÍAZ-ALVAREZ A，PALOMERO RODRÍGUEZ M Á，et al. Spinal anesthesia compared with general anesthesia for neonates with hypertrophic pyloric stenosis. A retrospective study. Paediatr Anaesth，2019，29（9）：938-944.

［6］HOLZKI J，BROWN K A，CARROLL R G，et al. The anatomy of the pediatric airway：Has our knowledge changed in 120 years? A review of historic and recent investigations of the anatomy of the pediatric larynx. Paediatr Anaesth，2018，28（1）：13-22.

［7］MCCANN M E，SORIANO S G. Does general anesthesia affect neurodevelopment in infants and children? BMJ，2019，367：l6459.

［8］DURRMEYER X，BREINIG S，CLARIS O，et al. Effect of Atropine with Propofol vs Atropine With Atracurium and Sufentanil on Oxygen Desaturation in Neonates Requiring Nonemergency Intubation：A Randomized Clinical Trial. JAMA，2018，319（17）：1790-1801.

［9］DAVIDSON A J，DISMA N，D E GRAAFF J C，et al. GAS consortium. Neurodevelopmental outcome at 2 years of age after general anaesthesia and awake-regional anaesthesia in infancy（GAS）：an international multicentre，randomised controlled trial. Lancet，2016，387（10015）：239-250.

［10］ZARNEGAR-LUMLEY S，LANGE K R，MATHIAS M D，et al. Local anesthesia with general anesthesia for pediatric bone marrow procedures. Pediatrics，2019，144（2）. pii：e20183829.

第十五章　特殊疾病手术麻醉及其他麻醉相关问题

第一节　烧伤患者手术的麻醉

【知识点】

1. 烧伤面积、烧伤严重程度的评估
2. 烧伤的常见并发症
3. 烧伤的病理分期
4. 烧伤的治疗原则
5. 重度烧伤患者的病理生理改变
6. 影响烧伤患者预后的主要因素
7. 烧伤患者麻醉方式的选择
8. 烧伤患者麻醉药物的选择
9. 烧伤患者围术期的液体管理
10. 烧伤患者手术中的呼吸、体温管理
11. 烧伤患者的术后管理

【案例】

患者男,40 岁,176cm,100kg。在密闭空间面颈、四肢及躯干多处被烧伤,急诊入院。入院治疗后第 3 天拟于全身麻醉下行切痂植皮术。有 2 型糖尿病史 5 年,规律服用二甲双胍。

体格检查:患者全身Ⅱ度烧伤面积50%,Ⅲ度烧伤面积15%。口鼻周围深度烧伤,张口度二指,声音嘶哑,双肺呼吸音稍弱,痰较多,未闻及明显干湿性啰音。入院后查血常规:白细胞11.5×10^9/L,红细胞2.35×10^{12}/L,血红蛋白160g/L。经治疗后术前复查:白细胞12.0×10^9/L,红细胞2.30×10^{12}/L,血红蛋白120g/L。空腹血糖7.8mmol/L。

入室后,桡动脉穿刺有创动脉血压 110/60mmHg,心率 85 次/min,呼吸频率 25 次/min,体温 36.6℃。

手术 4 小时,血压出现下降达 80/45mmHg,心率 100 次/min,体温 35.7℃。经大量输血输液、小剂量缩血管药物处理后,血流动力学指标恢复正常。

【疾病的基础知识】

1. 吸入性损伤的诊断

吸入性损伤(inhalation injury,INI)的诊断通常是基于密闭空间内烧伤、查体及实验室检查。纤维支气管镜检查是临床诊断吸入性损伤最可靠的方法。体格检查包括:①面颈和前胸部烧伤,尤其口鼻周围深度烧伤;②鼻毛烧焦、口唇肿胀、口腔或口咽部红肿,有水疱或黏膜发白;③刺激性咳嗽、口腔有炭末;④声音嘶哑、吞咽困难或疼痛;⑤呼吸困难和/或伴哮鸣音。在密闭空间烧伤及体格检查有上述发现,无论有无影像学资料、纤维支气管镜检查结果如何,均应按照吸入性损伤开始预防和治疗,尤其是对老年、小儿及暴露于烟雾时间较长的患者。

本节案例患者被烧伤时处于密闭空间内,查体见面部烧伤,声音嘶哑合并吞咽困难,虽然未行纤维支气管镜检查,应按照吸入性损伤处理。

2. 吸入性损伤后呼吸系统的病理生理变化

上呼吸道的直接热力和蒸汽损伤可导致咽部、声门和喉部水肿，导致气道梗阻。气道肿胀并不一定伴随烧伤后立即出现，但可能在一段时间内快速发展（特别是同时进行液体复苏时），因此需要频繁地重新评估呼吸状态。上呼吸道水肿通常在3~6天内消退，可以通过抬高床头和避免输入过多液体而缓解。

吸入烟雾或化学物质使呼吸道黏膜受损、感染，导致支气管痉挛和出血，黏膜碎片堵塞小气道会导致肺泡塌陷和肺不张。吸入化学或有毒物质使肺泡表面活性物质生成减少，可引起肺泡损伤和肺水肿，从而导致通气血流比例失调、肺内分流、气体交换受阻和肺顺应性下降。呼吸道和肺的损伤也可发生在没有吸入损伤的严重皮肤烧伤中。其机制包括烧伤部位产生的炎症介质、液体复苏的影响和感染。

3. 烧伤深度的判断

（1）Ⅰ度（红斑性）：不穿透表皮的烧伤为Ⅰ度烧伤。由于屏障完好，烧伤处干燥呈红色。可以不治疗或只需镇痛和保湿，愈合非常快。

（2）Ⅱ度（水疱性）：烧伤达到真皮但未穿透真皮层为Ⅱ度烧伤。其中伤及整个表皮和部分真皮乳头层者为浅Ⅱ度；伤及真皮乳头层以下，残留部分网状层者为深Ⅱ度。因为表皮屏障的消失，伤口会形成水疱，不遮盖会渗出组织液。由于血管和神经没有被破坏，伤口受压发白，疼痛剧烈。

（3）Ⅲ度（焦痂性）：完全破坏真皮并进入脂肪为Ⅲ度烧伤。因为所有的血管系统和真皮神经都被破坏了，疼痛程度比Ⅱ度烧伤要轻很多。伤口可以是任何颜色，且比表浅烧伤干燥，无水疱。

4. 烧伤后的主要病理生理变化

烧伤发生后早期的24~48小时，以心排血量（cardiac output，CO）降低、各器官灌注减少为特征。血管内容量减少、心肌抑制、肺血管阻力和全身血管阻力增加导致心排血量减少。烧伤早期血管通透性增高，主要以血浆丢失为主，血浆渗透至组织间隙导致血液浓缩，进一步引发代谢性酸中毒。肾小球滤过降低、醛固酮和抗利尿激素水平升高导致尿量减少。

烧伤后48~72小时，开始高代谢阶段，其特征是耗氧量、二氧化碳产量和心排血量增加，包括皮肤、肾脏和肝脏在内的所有器官的血流量均增加，外周血管阻力下降。儿茶酚胺分泌增多、心动过速。骨髓造血功能下降，血浆渗出减少，可出现贫血。在此阶段，即使没有合并吸入性损伤，也可能出现肺水肿、肺炎或急性呼吸窘迫综合征。组织内的液体经淋巴系统重新进入循环，水肿液的再吸收和严重的烧伤会引发肺水肿。分解代谢激素释放增多，加之胰岛素抵抗，导致蛋白分解代谢增强、血糖增高。

吸入一氧化碳会降低血红蛋白携氧能力，使氧合血红蛋白解离曲线左移，导致组织缺氧。

氰化物是一种含氮物质，燃烧时产生有毒气体。任何有烟雾吸入性损伤史的患者，在有充足的氧气供应情况下出现阴离子间隙代谢性酸中毒时，都应怀疑是否存在氰化物中毒。氰化物中毒时混合静脉血氧饱和度常升高，提示氧不能被组织有效利用。

5. 烧伤的病理生理过程分期及处理

根据病理生理过程，分为体液渗出期（休克期）、感染期、修复期，各期之间相互交错，有时难以区分。任何需要超过2~3周愈合的烧伤都应该考虑切痂和植皮，以减少增生性瘢痕的形成。

（1）体液渗出期：渗出期体液的丢失可能会导致休克。大面积烧伤患者需要的液体复苏量大于其他类型的创伤患者。这个时期治疗重点在于液体复苏，纠正水和电解质紊乱，防治肾功能不全，镇痛和保暖。同时避免复苏液体过量（fluid overload），液体过量会增加呼吸功能不全、心力衰竭的风险。确定液体复苏的初始速度后，应根据尿量调整液体，目前建议将尿量维持在$0.5~1ml/(kg·h)$。

（2）感染期：出现在渗出期后或在渗出期内。此期常需要多次手术，术中渗血较多。烧伤患者易发生感染的原因有：大面积烧伤后主要屏障皮肤已经丧失，细菌易侵入；创面大量组织坏死及渗出液，细菌易繁殖；多器官功能下调，免疫功能抑制，最终引发脓毒血症。此外，长时间使用呼吸机和导尿管会增加医源性感染的风险。早期需要广谱抗生素的积极治疗，然后根据培养结果缩小抗生素的范围。

（3）修复期：包括残余创面或残余肉芽创面的修复，后期创面愈合后产生不同程度的瘢痕增生、挛缩，肢体及其他部位功能障碍。注意2~3周时在开放性伤口中产生的引起增生性瘢痕的信号，减少烧伤瘢痕的形成。通过控制高代谢反应减少肌肉消耗，改善烧伤患者的预后。

6. 烧伤患者的病理生理变化对药物代谢的影响

在烧伤过程中，与大多数酸性和中性药物结合的白蛋白浓度降低。α_1酸性糖蛋白（AAG）结合阳离子药物,如利多卡因、普萘洛尔、肌肉松弛药和一些阿片类药物。AAG 是一种急性时相反应蛋白,在烧伤患者中浓度增加,降低了 AAG 结合药物的游离度。

在烧伤早期,心排血量以及肝、肾血流减少。依赖肝肾代谢的药物清除率可能会下降。随后高动力阶段开始,肝脏的血流量增加,这些药物的清除会随之增加(如丙泊酚、芬太尼)。烧伤患者的转氨酶活性可能发生改变。Ⅰ期反应包括氧化、还原、羟基化和去甲基化反应,在烧伤患者中削弱(如地西泮的主要代谢途径是经肝药酶发生的去甲基化和羟基化)。Ⅱ相反应涉及偶联、葡萄糖醛酸化和硫酸化,似乎相对不受影响(如劳拉西泮)。

7. 烧伤患者行气管插管应考虑的问题

(1) 合并吸入性损伤可能导致呼吸道和肺部损伤。烧伤后面部水肿或挛缩,张口可能受限。面部的敷料和胃管以及局部的渗出物和抗生素的使用,可能使面罩闭合不良。感染或脓毒血症、肠水肿和阿片类药物的应用可使胃排空减慢,误吸(aspiration)风险增加。

(2) 和成人不同,小儿一般不合作,不适宜清醒插管。存在气管插管困难的患儿,术前应用抗胆碱类药以减少口咽分泌物和喉痉挛,常采用吸入麻醉诱导(首选七氟烷),慎用静脉麻醉药,禁用肌肉松弛药,保留自主呼吸。也可以使用氯胺酮、右美托咪定等适当镇静并维持咽肌张力,同时做好充分的表面麻醉和局部阻滞,为纤维支气管镜插管提供良好的条件。

(3) 面部烧伤时,气管插管的固定相对困难。穿过烧伤区域的胶带或绑带会刺激伤口或损伤移植物。为了避免意外拔管,必须小心固定气管插管。

本节案例患者肥胖,有面颈部烧伤、张口受限、吸入性损伤,预计可能有气管插管困难。保证气道通畅最安全的方法是在表面麻醉及轻度镇静下行清醒气管插管。可直视下插管,也可经纤维支气管镜引导插管。可能术后延迟拔管时,可选择经鼻气管内插管。当患者有急性肺损伤需要长期机械通气时,可以考虑早期气管切开。

8. 烧伤患者的补液方案

现已有多种补液方案作为烧伤患者的液体复苏(fluid resuscitation)指南。常用的有 Parkland 和 Brooke 输液方案。①Parkland 方案建议首先补充乳酸钠林格液,补液量按 4ml/(kg·1%烧伤面积)计算,烧伤 24 小时后给予胶体液;②Brooke 方案建议联合输注乳酸钠林格液和胶体液。林格液按 1.5ml/(kg·1%烧伤面积)计算,胶体液按 0.5ml/(kg·1%烧伤面积)计算。

无论哪种补液方案,都采取前 8 小时给予总输液量的 1/2,输注液体的速度应根据生理反应调整。

在烧伤患者的液体复苏中,开始胶体液治疗的理想时间仍存争议。现在普遍的趋势是比以前建议的 24 小时更早开始使用胶体液。由于生理盐水可能与代谢性酸中毒相关,晶体液常选用乳酸钠林格液。对儿童或有低血糖可能的成人患者,可以在乳酸钠林格液中添加 5%的葡萄糖溶液。无论使用哪种方案,应根据患者病情调整补液计划。在围术期,避免液体过负荷十分重要。

9. 肥胖或病态肥胖的烧伤患者液体复苏注意事项

目前,大多数烧伤患者的复苏方案在估计 24 小时液体需求量时都考虑了患者的体重。对肥胖和病态肥胖患者,根据公式使用实际体重计算获得的初始液体复苏量可能导致液体过量和潜在的并发症,如肺水肿以及机械通气时间延长。使用计算机辅助决策系统和 Parkland 公式中的理想体重(IBW)估算肥胖患者的液体需求量可能更加合理。

有研究表明,体重增加与液体复苏量需求降低(ml/kg)和死亡率升高相关。肥胖患者液体复苏效果不佳及预后不良可能有多重原因。随着患者体重指数的增加,估算的烧伤体表面积可能不正确,躯干和腿部的烧伤面积被低估,手臂和头部区域被高估。肥胖患者本身可能存在血糖及代谢异常,导致死亡率增加。

【术前评估与准备】

10. 烧伤患者术前评估的注意事项

烧伤患者的术前评估与其他患者存有共性又具有特殊性,其特殊性包括:①了解患者的烧伤面积、烧伤严重程度、烧伤部位、烧伤病程阶段、有无并发症(全身炎症反应综合征、急性肺损伤、肺水肿、肺部感染、肺栓塞、脑水肿);②有无吸入性损伤、是否有困难气道;③评估呼吸、循环是否稳定(休克、通气功能障碍);④是否有急性肝肾功能损伤及多器官功能障碍;⑤是否有合并疾病(冠心病、高血压、糖尿病、哮喘、肝肾功能不全);⑥与外科医师和重症监护团队的沟通至关重要,了解手术计划的细节有助于评估失血量、计划血管通路、有创监测的建立和准备适当的血液制品;⑦是否伴有感染、精神状态改变、胃潴留情况、对药物反应的改变、血管通路建立的难易;⑧已经进行了哪些治疗,液体复苏情况、实验室检查(血常规、血气分析、电解质)结果等。

本节案例患者全身Ⅱ度烧伤面积50%,且合并吸入性损伤,已达到美国烧伤协会对重度烧伤的定义。患者肥胖,合并面颈部烧伤、张口受限,存在困难气道风险。既往糖尿病病史,术前红细胞破坏(2.30×10^{12}/L),预计手术时间长、失血多等,都会影响患者预后及增加麻醉管理的难度。

11. 烧伤患者的术前准备

(1) 及时液体复苏,纠正酸碱失衡和电解质紊乱。

(2) 合并吸入性肺损伤的患者应进行全面的气道检查,当气道受损时应考虑尽早气管插管,必要时选择多通气模式的治疗性呼吸机。

(3) 对伴有肾衰竭或严重高血钾的患者,可考虑血液透析。

(4) 重度烧伤患者需要营养支持,以满足高代谢需求,建议采用肠内管饲,并尽快开始营养。

(5) 大面积烧伤患者常伴有焦虑,清醒患者可以在术前给予必要的镇静治疗。

(6) 对于有困难气道(difficult airway)的患者,备好所需设备。

(7) 考虑术中失血多,应建立大口径静脉通路。静脉穿刺导管须缝扎固定,以免脱落。

(8) 可扩展监测中心静脉压、肺毛细血管楔压、心排血量及心排血指数。

(9) 强调体温保护,提前将术中所需液体进行加温,手术室温度不宜调节过低。

12. 烧伤患者红细胞减少,血红蛋白升高的原因

严重烧伤后48小时甚至更长时间内,血浆持续流失。血浆丢失至组织间隙,导致组织和器官灌注受损而发生休克。但烧伤早期不仅有血浆丢失,还有红细胞破坏,因此可见红细胞减少。休克期由于血浆外渗血液浓缩,血红蛋白实验室检查结果可出现假性增高,一旦液体复苏完成、血液稀释,患者贫血问题随即显现。

本节案例患者急诊查:红细胞2.35×10^{12}/L,血红蛋白160g/L;术前复查:红细胞2.30×10^{12}/L,血红蛋白120g/L。术中手术失血及液体治疗后,存在严重贫血风险,应准备术中输血。

13. 电烧伤患者麻醉的注意事项

触电烧伤具有独特的病理生理特征。麻醉方式应选择全身麻醉,电烧伤常有神经损伤,因此避免使用椎管内麻醉和神经阻滞麻醉。由电烧伤引起的软组织损伤会大大增加对液体的需求。严重电击伤幸存者会发生心律失常。暴露在高电压或低电压电流下均可对心肌造成损伤。肌肉组织的电热损伤可表现为组织水肿和坏死,并可导致筋膜间隙综合征和横纹肌溶解。肌肉损伤引起的肌红蛋白尿可引发急性肾衰竭,需尽早行晶体液复苏,使尿量达到2ml/(kg·h),必要时可给予碳酸氢钠碱化尿液,还可使用甘露醇和呋塞米利尿,促进肌红蛋白排泄,防止肾小管损伤。电烧伤患者对深麻醉以及对呼吸、循环等抑制作用强的药物非常敏感,因此,多选用阿片类药物、非去极化肌肉松弛剂复合吸入麻醉的平衡麻醉的方法。

14. 烧伤患者麻醉药物的选择

烧伤患者麻醉药物的选择应根据患者的血流动力学、肺部情况,以及是否存在困难气道等综合考虑。

(1) 麻醉前泵注一定量的右美托咪定可以缓解患者的焦虑状态。

(2) 麻醉诱导可选择丙泊酚或依托咪酯。在烧伤高动力期,丙泊酚的清除和分布容积增加。与非烧伤患者相比,严重烧伤患者可能需要更大的剂量或增加丙泊酚的输注速度来达到或维持有效血药浓度,同时需要考虑使用大剂量丙泊酚的不利影响。

(3) 吸入麻醉药的选择对烧伤患者预后几无影响,但由于手术中可能会使用肾上腺素减少创面出血,应避免使用氟烷以降低心律失常的发生率。

(4) 氯胺酮与阿片类镇痛药相比,有保留气道反射和自主呼吸的优点。尽管氯胺酮可以诱导儿茶酚胺的释放,但大剂量的氯胺酮可导致烧伤患者低血压。有时使用氯胺酮苏醒质量不佳,通常建议合用苯二氮䓬类药物减少苏醒时的精神症状。

(5) 烧伤初期患者感知疼痛的能力可以因意识水平降低、低氧血症以及低血压而下降,恢复期对阿片类药物的需求增加,剂量应做调整。

(6) 推荐选择非去极化肌肉松弛药,且最好无组胺释放作用,如顺式阿曲库铵、维库溴铵、罗库溴铵等。

15. 影响烧伤患者预后的主要因素

有数据分析显示预测烧伤后死亡的 3 个危险因素：年龄大于 60 岁、烧伤面积大于 40% 以及合并吸入性损伤。患者是否合并其他内科疾病以及血糖的控制也是影响烧伤患者预后的关键因素。体重指数增加会影响液体复苏的效果及患者预后。

本节案例患者肥胖，烧伤面积大，既往糖尿病，且合并吸入性损伤，病情重，应密切关注预后。

【术中管理】

16. 烧伤患者在切痂植皮手术中血压降低、心率升高的可能原因及处理

发现低血压后立即用肝素盐水冲洗有创动脉测压管道，排除管路堵塞所导致的血压不准确；同时计算失血量，并急查血气，查看血红蛋白及乳酸值。然而在烧伤手术过程中很难准确估计失血情况，术中无法有效地收集丢失的血液，且患者伤口内的出血不易发现。

大面积烧伤患者，由于切痂植皮失血量大，首先考虑是否容量不足，出血同时进行补液治疗并尽量控制出血，监测血流动力学、尿量、中心静脉压及血气。有条件还可监测心排血量、心指数及外周血管阻力、肺毛细血管楔压，有助于指导治疗。同时进行体温保护，防止低体温的发生。

若给予液体复苏、大剂量缩血管药物后，血压仍不稳定，应高度怀疑患者因创面毒素吸收而发生感染中毒性休克。临床上确定发生感染中毒性休克的标准为：患者已经存在脓毒血症，尽管有充分的容量复苏仍需要缩血管药物维持平均动脉压（MAP）≥65mmHg，并且血清乳酸水平增高。液体复苏是感染性休克治疗中十分重要的环节，复苏同时应注意监测，开始阶段根据血流动力学评估输液情况，MAP 目标为 65mmHg。在怀疑或诊断感染性休克 1 小时内立即启动抗感染治疗。液体复苏首选晶体液，建议使用平衡液或生理盐水，但有研究提示，醋酸林格液更加安全有效。大量使用晶体液时，可考虑联合输注白蛋白，不建议使用羟乙基淀粉。血管活性药物首选去甲肾上腺素作为一线升压药。复苏稳定后（1 天以后）应根据需要采取限量输液策略。数天到数周后，采取负平衡输液策略，以移除此前累积的多余液体。

本节案例患者手术时间长，术野渗血多，术中出现血压下降、心率增快，考虑主要原因为有效循环血容量不足，经积极的液体治疗后血流动力学指标渐平稳。术中快速输血补液时，应采取加温措施，预防术中低体温的发生。

17. 高代谢状态的烧伤患者术中管理注意事项

持续的肠内或肠外营养可以部分减轻烧伤患者的高代谢反应（hypermetabolism reaction），减少肌肉蛋白的损失。术前 8 小时禁食很难满足重度烧伤患者的高热量需求，而且患者可能难以耐受。有研究表明，在整个手术过程中，进行肠内营养的可行性和安全性，表明在胃部幽门以外的手术中进行肠内营养是成功的，条件是采用气管插管或气管切开（防止误吸胃内容物）来保护气道。然而术中保持肠内营养在有些情况下应十分谨慎，如可能增加腹部压力（术中俯卧位）或需要进行气道手术（气管造口术）。

高代谢状态导致二氧化碳产量增加，有肺损伤的患者建议使用小潮气量通气，呼吸频率常需高于正常患者。

18. 烧伤患者发生肺水肿的原因及处理

肺水肿（pulmonary edema）可分为血流动力学肺水肿和通透性肺水肿两大类。烧伤患者发生肺水肿的原因：①术前合并吸入性损伤，肺表面活性物质灭活和肺毛细血管内皮细胞受损；②大面积烧伤时需大量输血输液等处理，液体过快或过量，会使心脏负荷增加，肺毛细血管静水压增加，心脏负荷增加；③患者术前伴有心肺功能不全，全身感染或肺部感染，炎性介质损伤肺上皮细胞层；④烧伤后血浆白蛋白减少，胶体渗透压下降；⑤围术期发生误吸损害肺组织。

处理包括：①寻找病因；②纠正低氧血症，维持气道通畅，术中呼吸机可以使用 PEEP；③控制输液速度；④使用强心剂、利尿剂、吗啡、扩血管药物；⑤采取坐位和头高位；⑥使用抗生素预防和控制感染。

19. 烧伤患者术中体温下降的危害及防治

临床上一般体温在 34~36℃ 即为轻度低体温。烧伤患者易出现低体温，且耐受性差。术中大量液体进出和大范围体表暴露易引起低体温。低体温的危害：血管收缩导致代谢性酸中毒、凝血功能障碍、影响药物代谢造成苏醒延迟、严重时发生心肌缺血和心律失常、术后寒战增加耗氧量，抑制免疫细胞功能易引发感染。

围术期的体温保护（body temperature protection）应该包含术前预防、术中维持体温、术后 PACU 持续体温保

护。术前可以适当升高室温预防低体温;术中应采取输血输液加温、加温毯、尽量减少皮肤表面暴露、用塑料或隔热材料包裹头部和四肢,调节手术室的温度;术后注意体温监测及保温。

20. 烧伤患者的术中输血策略

虽然烧伤患者术中失血量较多,但对血流动力学稳定,且无大量失血的患者仍建议采用限制性输血策略,以有效减少输血次数,避免输血相关并发症的发生。血液成分治疗适用于有生理需要的患者,但是预计有持续的失血时需要提前输血预防明显贫血的发生。术中及时补充新鲜冰冻血浆及血小板,可减少输血需求。已有多种技术被用于术中出血的最小化:如局部应用凝血酶,分阶段进行手术操作,手术速度快且动作轻,局部应用或皮下注射血管收缩剂等。

21. 烧伤患者发生凝血功能障碍的原因

烧伤或其他类型的创伤患者失血休克时易陷入致命的"死亡三联征",亦称"死亡三角",即低体温、酸中毒、凝血功能障碍,三者之间互为因果、相互作用,可形成恶性循环。

烧伤患者发生凝血功能障碍(coagulation disorders)的因素有:烧伤后血浆丢失,凝血因子丢失,血小板被破坏;大量液体复苏可引起凝血因子的稀释和低体温;低体温能降低凝血酶活性,抑制血小板聚集;组织灌注不足引发酸中毒,抑制各种凝血因子的活性,促进纤维蛋白原的降解。

防治烧伤患者凝血功能障碍除了恢复凝血功能,还须纠正酸中毒和低体温。

22. 烧伤患者选用肌肉松弛药应考虑的问题及原因

烧伤后肌肉松弛药的药理学特征可发生显著而持续的改变。

(1) 推荐选用非去极化肌肉松弛药(nondepolarizing muscle relaxant),避免使用去极化肌肉松弛药。烧伤患者使用琥珀胆碱可导致严重的高血钾症,引发心搏骤停,应慎用或禁用。

(2) 为避免血流动力学波动和气道反应,最好使用无组胺释放作用的肌肉松弛药。

(3) 选用非去极化肌肉松弛药应行剂量调整。在烧伤后 3~7 天,患者对非去极化肌肉松弛药可产生耐药性,达到有效肌肉松弛效果所需的剂量增加。罗库溴铵可用于严重烧伤患者行快速顺序诱导,但诱导剂量需增加到 1.2~1.5mg/kg。即使采用 1.5mg/kg 的罗库溴铵诱导,烧伤患者达到有效肌肉松弛时间亦会延长到90秒。

烧伤患者非去极化肌肉松弛药耐药性的本质源于药效学的改变。烧伤患者对非去极化肌肉松弛药耐药反应的原因包括:①烧伤可以引起乙酰胆碱受体数量的上调;②与 α_1 酸性糖蛋白(AAG)的结合增强使非去极化肌肉松弛药在肾脏和肝脏的清除增加;③近期研究表明,α_7 神经元烟碱型乙酰胆碱受体(α_7AChR)的表达与肌肉松弛药的耐药性有关。

【术后管理】

23. 烧伤患者术后气管拔管应考虑的问题

(1) 烧伤患者拔管前不仅要评估肺部状态,还要评估上呼吸道和声门状况。气管导管套囊放气后出现良好的漏气是声门能适当开放的间接估计。拔管前可通过喉镜或纤维支气管镜进行喉部情况的再次评估。

(2) 面颈部烧伤不仅在术前存在插管或面罩通气困难,并且术后口腔的渗血、肿胀,头颈部厚重的敷料可能会加重呼吸道梗阻,增加拔管后插管和面罩通气的难度。

(3) 合并吸入性肺损伤及氧合不良者,术后常需机械通气(mechanical ventilation),可保留气管导管。轻到中度吸入性损伤建议氧疗,必要时可以采取经鼻高流量氧疗,不建议行无创正压通气治疗;中到重度吸入性损伤患者经高浓度吸氧或经鼻高流量氧疗仍不能改善低氧血症或者呼吸做功明显增加时,应尽快行有创机械通气。中到重度吸入性损伤患者(尤其是 $PaO_2/FiO_2 < 150mmHg$)机械通气时应实施俯卧位通气。

24. 烧伤患者术后镇痛应考虑的问题

烧伤患者的术后镇痛(postoperative analgesia)效果直接影响患者的恢复。如果烧伤患者的疼痛控制不佳,产生焦虑状态会加剧疼痛,有效的镇痛可以降低患者代谢需求。据报道,严重烧伤患者焦虑和疼痛不能得到有效治疗与创伤后应激综合征密切相关。烧伤患者的术后镇痛需要注意:烧伤患者对镇痛药的敏感性和耐受性随时间而增加;烧伤痛会导致痛觉过敏,长时间阿片类药物的使用也可发生药物引起的痛觉过敏。

(1) 非甾体抗炎药(non steroidal anti-inflammatory drug,NSAID)是治疗轻微烧伤的一线镇痛药。非甾体抗

炎药和苯二氮䓬类药物常与阿片类药物合用,焦虑会加重疼痛,而苯二氮䓬类药物可以减轻焦虑。右美托咪定可用于烧伤患者的镇静,并可以降低阿片类药物的需求。

(2)阿片类药物耐受性的治疗包括阿片类药物的转换(吗啡→芬太尼→美沙酮)和非阿片类药物的联合应用。

(3)患者自控镇痛(patient-controlled analgesia,PCA)已被证明是一种安全有效的阿片类镇痛方法,可用于儿童和成人烧伤患者的疼痛治疗。

(4)外周神经阻滞(peripheral nerve block,PNB),特别是椎旁阻滞(paravertebral block,PAB)和腹横肌平面阻滞(transverse abdominal plane block,TAPB)可用于烧伤患者镇痛,亦可放置导管以延长术后镇痛时间。但存在留置导管和深部神经阻滞区域感染的风险。

(5)硬膜外麻醉可应用于烧伤患者术后镇痛,但应根据患者情况谨慎选择。在烧伤或附近区域置管,容易引发感染。

(王 俊)

第二节 整形手术的麻醉

【知识点】

1. 整形手术的麻醉前评估
2. 整形手术麻醉方式的选择
3. 颌面外科的气道管理
4. 经鼻气管内插管的适应证和禁忌证

5. 整形手术中严重并发症的防治
6. 控制性降压理论与实践
7. 整形手术后的管理要点

【案例】

患者男,19岁,62kg。上颌骨发育不足。拟于全麻下行上颌骨 LeFort-Ⅰ型截骨前移术。

术前X线胸片、心电图、血常规、肝、肾功能、离子及其他实验室检查均未见异常,无其他系统疾病史及家族遗传史。

患者入室后监测:血压110/66mmHg、心率64次/min、$SpO_2$99%、体温36.2℃。为减少手术失血,术中拟采用控制性降压。

手术过程中,患者的脉搏突然降至40次/min,经暂停手术操作,静脉注射阿托品后恢复正常。

【疾病的基础知识】

1. 整形外科手术的常见术式及麻醉方法的选择

整形外科是外科学的一个分支学科,治疗范围主要是皮肤、肌肉及骨骼等创伤、疾病,先天性或后天性组织或器官的缺陷与畸形。现代整形外科范畴较广,美容外科亦属其分支,常见术式为眼部手术,鼻部手术,胸部手术,上、下颌部手术,皮瓣修复,吸脂手术及脂肪填充手术等。选择麻醉时应以患者能接受、安全无痛、术后恢复迅速为原则,根据患者年龄、体质、精神状况,手术的部位、范围、时间长短等综合考虑而定。

(1)局部区域麻醉(regional anesthesia)适用于部位浅表、范围小的手术,对生理干扰小,易于管理,在整形外科手术中应用广泛。

(2)外周神经阻滞(peripheral nerve block,PNB)麻醉要求操作者能熟练掌握支配手术区域的神经丛和神经干的分布、走向和阻滞方法,缺点是手术区疼痛感受器阻滞不易完善。

(3)全麻的优点在于能阻断机体对手术应激的反应,消除疼痛与不良神经反射,解除患者的焦虑感。气管插管能确保气道通畅,便于口腔及头面部手术操作的安全进行,并适合于术中使用低温、控制性降压和机械通气等技术,为外科手术提供最理想的手术条件,并较好地控制机体的生理变化。随着麻醉药物和技术日益更新,越来越多的患者选择在安全、舒适的全身麻醉下接受手术。

本节案例患者行正颌手术,口内操作,术中需截断上颌骨并前移,手术渗血多。为保证气道安全,阻断疼痛刺激和不良神经反射,更好地调控术中的各项生理指标,选择气管内插管全身麻醉。

2. 可伴发困难气道的先天性颅面部畸形及麻醉注意事项

先天性异常可能导致气道处理复杂化,特别是伴有颅面部畸形患者,对于那些同时出现全身各部位多处畸形的,临床上通常采用"综合征"来命名,研究表明唇腭裂和近 200 多种综合征有关,其中很多会影响到麻醉的处理,这些综合征中颅颌面畸形综合征最常见。

(1) 小颌畸形综合征(Pierre Robin syndrome):表现为小下颌畸形,严重者呈鸟状面容,腭裂,舌后坠,呼吸困难,部分患儿伴先天性心脏病及肢体畸形。

(2) 多发颜面异常综合征(Treacher Collins syndrome):是颧骨骨结构的发育异常,累及颞骨、上颌骨及下颌骨,为双侧性。

(3) 眼-耳-脊柱发育不全综合征(Goldenhar syndrome):表现为一侧的面部发育不全,并伴有颈椎发育不良,其中部分患儿伴有各种先天性心脏病,还可能存在肾畸形。

(4) 肢端面骨发育不全(Nager syndrome):是以面骨发育不全和轴前性肢体畸形为主的疾病。

(5) 腭心面综合征(velo-cardio-facial syndrome, VCFS):以腭裂、腭咽闭锁不全、先天性心脏病和免疫缺陷为临床特征。

这些头面部的各种先天性畸形均有不同程度颌骨、口周软组织及舌发育的异常,可同时存在小颌、短颈、鼻咽腔狭小、高腭弓、腭垂过长等畸形而造成困难气道,易出现声门位置的变异和喉镜暴露困难,部分患者还可能出现严重的上呼吸道梗阻,导致气管插管困难。

术前准确预测患儿是否插管困难十分重要,一般情况下小于 6 月龄的患儿伴有下颌退缩或双侧唇裂的,插管困难的发生率较高;而对于 5 岁以上,不属于颅面部综合征的患儿,则很少出现困难插管,正常情况下,使用小儿喉镜暴露能见到会厌和声门,但下颌退缩使得舌体移动的潜在空间明显减少因而暴露不佳。舌体的移位和声门的可视度在一定程度上取决于下颌的位置、舌体的大小以及颈椎和颞下颌关节的伸展度,疑有气道问题的患儿禁用肌肉松弛药。

一般而言,单纯的腭裂较之单纯的唇裂,合并其他综合征的概率更大。唇腭裂的患者中合并先天性心脏病的比例在 5%~10%,合并重要脏器病变的患儿对麻醉及手术的耐受力进一步下降,增加了麻醉的处理难度。

【术前评估与准备】

3. 颌面部手术麻醉的特点

颌面部手术是治疗牙颌面畸形,矫正上下颌骨以及颜面形态异常的手术方法。现代正颌外科(orthognathic surgery)最常用的术式为上颌 Lefort-Ⅰ型截骨术、双侧下颌升支矢状劈开截骨术和水平截骨颏成形术。

通常正颌手术均采用气管内插管全身麻醉,由于手术操作多涉及上下颌骨的切开、复位和固定,患者往往伴有较严重的颅面畸形,因此,手术前困难气道(difficult airway)的预估、围术期的呼吸、循环管理等都与其他手术的全麻有所不同,风险也相对较大。

正颌手术有需经口内入路以及多次进行暂时性颌间牵引固定的特点,为保证患者术中气道通畅、避免影响手术医师操作,术中气道维持需采用低压高容气囊的钢丝气管导管或预成型的异形导管进行经鼻气管内插管。研究表明:经右鼻孔插管比经左鼻孔插管更简便安全,鼻出血概率小,部分患者只需在可视喉镜下,通过头部屈曲、压迫喉部、膨胀套囊、逆时针旋转导管等几个手法辅助即能引导导管插入声门而不需要插管钳的帮助。

正颌手术患者存在呼吸道解剖结构异常,为插管带来不可预测的困难,特别是同时伴有张口受限的情况时,预计有困难气道的患者,原则上应采用清醒插管(awake intubation)。插管前应用适量的鼻黏膜血管收缩压及充分润滑导管,可以减少鼻黏膜损伤引起的出血。经鼻气管内插管有并发鼻窦炎、咽后壁损伤或穿孔及鼻翼压力性损伤等风险。

4. 整形手术中常见的插管路径

整形手术常用插管路径有:①经鼻气管内插管(nasotracheal intubation);②经口气管内插管(orotracheal intubation);③颏下气管内插管(submental endotracheal intubation);④气管切开处插入导管。路径选择应根据手术需要而定,如无特殊禁忌应以不妨碍手术操作为原则。

一般颅底、眼眶、鼻部、上颌骨、上颌窦手术宜经口插管,而下颌骨、腮腺区、口腔内及颈部手术宜经鼻插管,相对而言,经鼻插管适用于需保留自主呼吸气管插管、张口困难患者及长时间机械通气者,在头部整形及口腔颌面外科麻醉中更为普遍,其优点有:①鼻插管固定较好,不会左右移动,便于术中管理;②鼻导管的耐受性较好,适合术后保留导管;③鼻导管紧贴咽腔后壁,对舌、颊、龈等部位的手术干扰相对要小;④非创伤性。一项针对口腔癌的回顾性研究中指出,与气管切开相比较,经鼻气管内插管具有缩短 ICU 病房及住院时间、较早经口服用药物及减少胃造瘘等方面具有优势。

与经口气管内插管相比,经鼻插管的导管最大直径通常较小,气道阻力也相应增高,因为会增加气道阻力及鼻窦炎的风险,选择插管方式时应权衡利弊。经鼻气管内插管的实施要点:①通常选择病灶对侧鼻孔,插管前要了解操作侧鼻腔是否通畅,滴入麻黄碱使鼻黏膜血管收缩;②可先放入鼻咽通气道扩张鼻道,热水加温导管使其变软并润滑,有利于导管通过鼻咽间的弯曲;③导管插入时与面部垂直,前端斜口应面对鼻甲,以减少对鼻甲的损伤,导管在鼻咽后壁处遇到阻力,应在头后仰及颈部伸展状态下轻轻推送导管,严禁使用暴力;④如依然不能通过,可先退出导管,置入管芯将导管弯成半圆形,帮助导管尖端通过鼻咽弯曲部,然后拔出管芯;⑤也可将弹性探条置入口咽部,气管导管经弹性探条引导通过鼻咽弯曲部。

5. **经鼻气管内插管的禁忌证及气管切开后麻醉适应证**

经鼻气管内插管的绝对禁忌证同经口气管插管:喉头水肿,急性喉炎,喉头黏膜下血肿,插管损伤可引起严重出血;除非急救,禁忌气管内插管。

经鼻气管内插管的相对禁忌证包括严重的系统性疾病,呼吸道炎症,气道高反应性,高度反流误吸风险,以及鼻内肿物,鼻中隔偏曲,鼻出血,颅底骨折特别是筛骨骨折以及凝血功能障碍,计划全身应用抗凝治疗和/或溶栓治疗等情况。

下列情况下,通常需先行气管切开后再麻醉:①口、鼻、咽部有活动性出血;②会厌及声门部炎症、软组织肿胀或异物阻挡而妨碍显露声门;③出现上呼吸道梗阻无法维持通气;④全面部骨折(上、下颌骨和鼻骨复合骨折)者在手术复位过程中需多次改变气管插管路径;⑤合并严重颈椎损伤出现截瘫者需长时间呼吸支持等。

【术中管理】

6. **正颌手术麻醉维持中气道管理的注意事项**

正颌手术创伤大,时间长,面部非术野区又常常被遮盖,麻醉医师远离对气道的掌控,一旦出现通气问题,后果严重,因此应重视术中的气道管理:①完成麻醉诱导和插管后,气管导管应固定牢靠,避免压迫鼻中隔,还应保护及遮盖眼睛;②术中应严密观察有无导管扭曲、打折、滑脱及接口脱落等异常情况,及时发现处理;③间断排放导管套囊气体,以防止长时间压迫气管壁而造成气管黏膜的损伤甚至软骨的坏死;④及时吸引导管内痰及血液等分泌物,防止阻塞气管导管;⑤长时间的手术应定时作血气分析,及时调整呼吸参数,避免缺氧、二氧化碳蓄积和酸碱平衡失调;⑥给予肾上腺皮质激素甲泼尼龙或地塞米松预防术后喉水肿;⑦术后,应严格掌握拔管指征,密切注意拔管后有无呼吸道梗阻、呕吐误吸、通气不足等情况。

7. **控制性降压的定义及颌面外科控制性降压的要点**

麻醉期间,在保证重要脏器氧供的情况下,采用降压药物和技术,人为地将平均动脉压(MAP)降至适当水平,在达到减少手术野出血目的的同时,又不导致重要脏器缺血缺氧性损害的技术称为控制性降压(controlled hypotension)。终止降压后,血压可迅速恢复至正常水平,不产生永久性器官损害。给药后需要达到以下目标之一:①减少基础平均动脉压(MAP)的30%;②目标 MAP 在 50~65mmHg;③收缩压降低到 80~90mmHg。

控制性降压既可通过加深麻醉而达到降压目的,亦可应用降压药物。常用的降压药物包括扩血管药硝普钠、硝酸甘油等;钙通道阻滞剂尼卡地平、地尔硫䓬等;肾上腺受体拮抗剂艾司洛尔、拉贝洛尔等。在控制性降压时,可尽量使手术部位高于身体其他部位,可使术野内血压最低而不影响其他部位灌注,降压的过程中须实施有创动脉监护。控制性降压需要有充足的血容量保证,及时给予晶体及胶体进行扩容,保证循环血量充足,同时起到血液稀释的作用。

控制性降压可减少组织渗血并提供一个干燥的手术野,在预计有大量失血的口腔颌面外科和整形外科手术中,采用控制性降压技术能有效地减少失血量,避免大出血对患者造成的生命威胁和输血带来的不良反应。在离断游离上颌骨骨段等操作时可使血压降至适宜水平,待重要步骤结束后要立即复压,一方面避免过度降压造成重要组织器官缺血,另一方面也有助于外科医师判断和止血。在某些精细的显微外科手术如血管吻合术中应用控制性降压可获得满意效果。

过度降压会造成重要器官血流灌注下降,造成缺氧和微循环失调,故控制性降压务必适度,时间也不宜过长(≤30分钟)。对于有严重心脑血管疾病、重要脏器功能疾患者,应权衡利弊,严格掌握控制性降压的适应证和禁忌证。①当伴有颅内压增高时,实施降压须慎重,由于颅内压增高可引起脑灌注下降,故一般宜在降低颅内压后或切开脑膜后再实施降压,过度的降压会影响脑血管的自主调节;②血管扩张剂可降低心脏后负荷,改善左心功能并减少心脏做功和耗氧量,但必须与舒张压下降相平衡;③肾脏:对不伴有肾脏基础疾病的患者,MAP在60~150mmHg范围内,肾血流量通过内在机制进行自身调节而保持平衡,降压过程注意监测尿量。

本节案例患者术中行有创动脉监测,充分扩容维持尿量在1ml/(kg·h)以上。手术进行至截骨时,调节体位至轻度头高位,同时采用硝普钠持续泵注[0.5~8.0μg/(kg·min)],调控血压,维持收缩压在80~90mmHg之间,持续时间30分钟。患者术中失血明显减少,血气分析及pH无异常。

8. 三叉神经-心脏反射的定义、发病机制及防治措施

三叉神经是脑神经中最大的一对,为混合性神经,其感觉根在颞骨岩部尖端的三叉神经压迹处扩展成扁平的半月神经节,神经节的周围突聚成三叉神经的三大分支:眼神经、上颌神经及下颌神经。

三叉神经-心脏反射(trigemino-cardiac reflex,TCR)最初被描述为眼-心反射(oculo-cardiac reflex,OCR),直到1989年提出了"三叉神经-心反射"这一术语,是机体对三叉神经分布区内压力作用的一种生理反射。口腔和颌面外科手术在刺激或操作三叉神经相关区域时,可出现与麻醉因素无关的心率、窦性节律及平均动脉压的显著变化。发生TCR的病例中以年轻男性及面中部手术多发。面骨骨折、软组织重建或上颌骨的正畸手术均可发生。有研究表明:颌面部手术(包括LeFort-Ⅰ型截骨术、面中部骨折、颧骨骨折和颞下颌关节手术)TCR的发生率为1%~2%;颅底手术为8%~18%。另有研究证实,颌面外科术中心动过缓的发生率为1.6%,与此相符。

TCR的发病机制被认为是刺激三叉神经本身或其分支的感觉支,经半月神经节向三叉神经感觉核传递神经冲动,形成反射弧的传入通路,然后这些神经元在网状结构中与迷走神经运动核的传出通路相接,抑制性刺激通过各种神经回路传递到心脏和全身血管系统。上颌骨Lefort-Ⅰ型截骨时,部分上颌骨及其附着的神经血管、肌肉等组织会被人为地向前移动或者左右摆动,上颌骨分离的同时,附着的相关神经也会受到相应的刺激或牵拉,支配颌面部结构的神经中,与上颌骨关系最为密切的为上颌神经,上颌神经为感觉神经,是三叉神经的一个重要分支,因此Lefort-Ⅰ型截骨时出现的不良神经反射就为"三叉神经-心脏反射"。临床表现为心律失常、心动过缓、房室传导阻滞、呼吸暂停、晕厥、呕吐,严重时可致心搏骤停。与其有相似临床表现的眼心反射实际上是三叉神经分支中的眼支受到刺激或者牵拉引发的,当行正颌手术时,要操作轻柔,警惕三叉神经的上颌支、下颌支及眼支所引发的TCR。

TCR的预防及处理方法有:①识别可能发生TCR的因素,包括高危手术以及术前焦虑、麻醉较浅、低氧血症、高碳酸血症,以及高龄或药物引起的迷走神经张力增高等。避免或最小化牵拉通常被推荐作为一线治疗。②预防性治疗,使用阿托品和/或周围神经阻滞。预防性使用阿托品是有争议的,因为TCR发生可能无法预测;局部注射利多卡因可能是一种有效的方法。③重视麻醉过程中的心电监护,不应关闭或调小报警音量。

发生TCR后,应立即停止手术操作,通常可恢复患者的正常心律;如停止手术操作后,心律仍未恢复,则需要静脉给予阿托品、肾上腺素,甚至需要心脏按压处理。尽管TCR发生率不高,但此种有害反射可能危及患者生命,应给予重视。

本节案例患者术中心率突然下降,原因为上颌骨前移或离断时,附着的上颌神经受到牵拉引起的生理反射(TCR)。及时提醒外科医师暂停手术操作,并给予阿托品静脉注射后心电图恢复正常。术中严密的心电监护在该类手术的麻醉管理中起重要作用。

9. 脂肪栓塞及脂肪栓塞综合征

脂肪栓塞(fat embolism)是由于循环血流中出现的脂肪滴阻塞小血管所致,常见于长骨骨折、脂肪组织严重挫伤、关节成形术和整形外科的吸脂手术。脂肪栓塞主要影响肺和神经系统,脂肪栓塞的后果取决于脂肪滴的大小和量的多少,以及全身受累的程度。发生脂肪栓塞时,脂肪栓子从静脉进入右心系统,再到肺动脉,直径大于20μm的栓子引起肺动脉分支、小动脉或毛细血管的栓塞;直径小于20μm的栓子可通过肺泡壁毛细血管经肺静脉至左心到达体循环的分支,引起全身多器官的栓塞,最常阻塞脑的血管,引起脑水肿和血管周围点状出血。肺脂肪栓塞可突发呼吸急促,呼吸困难和心动过速,脑脂肪栓塞引起的神经症状包括兴奋、烦躁不安、谵妄和昏迷等。

脂肪栓塞综合征(fat embolism syndrome,FES),是机体对体循环中脂肪的生理性反应,脂肪栓塞和FES并

非同义词,几乎所有骨盆或股骨骨折的患者均能检测出脂肪栓塞,但是脂肪栓塞综合征的发病率低于1%,罕见且致命。脂肪栓塞综合征临床表现差异很大,病变可分为肺型和脑型或两者兼有。

Gurd和Wilson在1974年提出了用于诊断FES的主要和次要标准,诊断FES至少需要符合其中任何1条主要标准和4条次要标准。

（1）主要标准:至少符合以下3条中的1条,①呼吸功能不全;②大脑受累;③瘀点性皮疹。

（2）次要标准:至少符合以下几条中的4条,①发热;②心动过速;③视网膜改变;④黄疸;⑤肾功能改变。

（3）实验室检查特征:①脂肪微球蛋白血症(必需);②贫血;③血小板减少症;④红细胞沉降率>70mm/h。

FES可出现呼吸系统、神经系统、血液系统及皮肤的体征和症状,多发生于骨折或手术后24~72小时。FES的临床表现可呈渐进性,也可呈暴发性,导致急性呼吸窘迫和心搏骤停。早期诊断和心肺支持,可能改善愈后。

（1）呼吸系统表现:主要症状为呼吸困难、咳嗽、咳痰,典型肺部X线可见全肺"暴风雪"状阴影,如无继发感染,肺部X线影像可以很快消失。

（2）神经系统表现:主要表现为头痛、失眠、兴奋、谵妄、昏迷、尿失禁等症状。偶可有斜视、瞳孔不等大及尿崩症等。

（3）皮下出血:主要表现为前胸部、腹部等皮肤疏松部位出现瘀斑,也可见于结膜或眼底,伤后1~2天可成批出现,迅速消失,可反复发生。

10. 整形吸脂手术中发生脂肪栓塞的机制及其临床表现

随着美容整形行业的快速发展,吸脂术已成为整形外科的一种常见手术,吸脂引起的脂肪栓塞的并发症也时有发生,严重的脂肪栓塞可导致急性心力衰竭或死亡。吸脂手术中发生脂肪栓塞可能的原因有:手术操作位于脂肪层,造成脂肪层血管损伤及脂肪细胞碎裂,形成大量脂滴,在静脉的回吸作用下会使部分脂滴进入循环系统,在小血管内造成栓塞,栓塞的后果常因脂肪细胞的数量、局部血管的阻塞程度和机体的一般状况而有所不同。

脂肪栓塞的病理生理学涉及机械堵塞和生化学说两种机制:机械阻塞可引起远端肢体缺血,当脂肪栓子随血流运行进入肺动脉及其分支,导致肺动脉和右心压力增加及心排血量减少,表现为中心静脉压升高,颈静脉扩张,T波高尖,显著的右室流出道阻塞导致右心衰竭,同时,栓子造成肺脏与血液之间的气体交换减少,诱发急性呼吸衰竭。在卵圆孔未闭的人群中可出现反常栓塞,脂肪栓子通过未闭卵圆孔从右心到左心,并可能导致脑或心肌缺血事件,脑脂肪栓塞的典型表现是困倦、嗜睡、谵妄,很少伴有中枢神经系统功能缺损,这是与脑血管疾病的区别点。生化学说认为:栓塞的脂肪分解成游离脂肪酸,与ARDS的发展和心功能障碍相关。血管内皮损伤,可通过内皮素-1,纤维蛋白,中性粒细胞等炎症途径激活。这条通路的激活可导致肺血管收缩(肺动脉高压),血管通透性增加(肺水肿),血小板聚集(血小板减少症)和$\dot{V}/\dot{Q}$不匹配(血氧不足)。

全身麻醉状态下可能缺乏上述典型症状,且脂肪栓塞早期临床表现不明显,诊断较为困难,当在吸脂手术中出现心率及心脏节律改变、低氧血症或伴随高气道压、术后呼吸困难、意识障碍及皮肤瘀斑时,应注意脂肪栓塞的可能。

11. 整形手术中减少术中失血及异体血输入的方法

随着医学技术不断发展、手术量及用血量不断攀升,血源短缺问题日益严重。同时,异体输血导致的病毒感染、免疫抑制、输血相关性急性肺损伤等不良反应也越来越引起关注。

某些整形外科手术,如正颌手术及皮瓣移植术失血量常较多,麻醉管理中减少术中出血的方法一般有:①抬高手术部位,使术野位于身体最高点;②麻醉平稳,预防体动及呛咳;③对肝功能不良的患者术前给予促凝药物,增加血液凝固性,以减少手术渗血;④控制性降压可减少组织渗血,在正颌手术中应用较为普遍。

除了这些减少手术失血的方法外,围术期血液保护的应用可有效减少异体输血。血液保护是指保护和保存患者的血液,减少丢失破坏和污染,术前自体血预留、血液稀释、回收式自体输血及抗纤溶药物等在术中单独或结合使用是常用的方法。急性等容性血液稀释(acute normovolemic hemodilution)是一种血液保护技术,即在术前采集患者的自体血备用,同时输入胶体液及晶体液用于补充血容量,在手术需要时将其回输。急性等容血液稀释虽不减少出血量,但可减少血液中有形成分红细胞的丢失,使输血量和输血比率下降,而且操作简便,优点显著,因此近些年来在临床上得到广泛应用。其不足之处有:①由于血红蛋白被稀释而导致血液携氧能力下降,可能使组织器官氧供不足发生损伤;②由于晶体或胶体液的大量补充,而导致的容量过负荷,造成循环系统的负担以及组织水肿。回收式自体输血(recycling autotransfusion)是另一种常用技术,指采用血液回收装置,将患者手术区域失血或体腔内无污染的积血进行回收集中并经严格无菌技术予以抗凝、洗涤、过滤、浓缩、储存等一系列处理后再回输给患者,此方法回输给患者的主要成分是红细胞。该方法在血液保护策略中具有重要作用,可显著减少麻醉术中患者异体血的使用还可降低并发症。除此之外,还应连续监测血压和评估血容量,及时监测凝血机制,做好输血输液加温以及患者保温工作。

12. 整形外科皮瓣手术及保证移植皮瓣存活的麻醉注意事项

皮瓣(skin flap)也称带蒂移植皮肤,由皮肤和皮下组织构成,在转移过程中需有蒂部相连接,也可暂不连接,移植后再进行血管吻合。皮瓣移植(skin graft)能覆盖深大创面,保护深部组织,修复缺损皮肤组织,恢复皮肤的完整性,在整形外科中广泛开展。其手术特点是:组织缺损较大、手术时间长,由于血管吻合操作精细,要求绝对制动,术野清晰。因此完善的麻醉效果和良好的循环稳定成为保障移植皮瓣成活的关键。术前应扩容,适当血液稀释,降低血液黏度,改善微循环;术中及时补充血容量,使移植皮瓣血管充盈,注意血流动力学平稳,维持水电解质平衡,保温防止体温过低等措施有利于维持皮瓣吻合血管的良好灌注,防止血管栓塞;一般术中不使用升压药,因为其缩血管作用会引起血管收缩,影响皮瓣供血。术后疼痛可使机体释放5-羟色胺(5-HT),5-HT有强烈缩血管作用,可导致血管痉挛或血栓形成,故术后应完善镇痛,避免术后血管痉挛发生血管危象,以提高移植皮瓣成活率。

【术后管理】

13. 正颌手术后防止气道梗阻的措施

正颌手术患者在截骨术中需将上、下颌骨前部后退,咽腔会明显缩小,加之手术后的颌间固定、导管气囊压力过大压迫性水肿、创面及口咽部肿胀、引流不畅导致血肿等原因,易发生气道梗阻(airway obstruction),若患者术后未完全清醒即拔除气管导管,极易因舌后坠加重气道梗阻而出现窒息。因此,术后要根据需要留置气管导管并严密观察伤口及引流情况,给予地塞米松或甲泼尼龙预防喉头水肿,必须严格掌握拔管指征,应在患者完全清醒、充分吸引后拔除气管导管。套囊漏气试验可以评估声门下口径,判断气道有无狭窄或梗阻,以套囊放气后可听到明显的漏气声为标准,如果合适的导管型号下听不到漏气的声音,常常需要推迟拔管。但有研究表明该方法用于清醒患者时,受患者配合程度、神经肌肉功能状态影响,假阳性较多,可能会导致机械通气时间不必要的延长。拔管后抬高床头15°～30°可有效促进头颈部静脉回流,减少出血及颜面部肿胀,利于膈肌活动,增加肺通气量,防止胃内容物反流误吸,预防肺部感染,同时备好紧急气管插管及气管切开准备。

14. 正颌手术后需要延迟拔管的情况及须考虑的问题

关于外科矫正颌骨发育畸形的术式多达十几种,而经典的正颌手术主要有四种:①Lefort-Ⅰ型截骨术,主要用于矫治各类上颌骨畸形;②下颌升支矢状劈开术,主要用于矫治各类下颌骨畸形;③颏成形术,主要用于矫治各类颏部畸形;④双颌手术:同时矫治上、下颌骨畸形。其中部分患者术后需要延迟拔管,考虑因素包括:①涉及上下颌截骨的手术创伤大、时间长,术后颌骨解剖位置改变导致咽腔缩小;②长时间手术肌肉松弛药镇静药未代谢完全,导致肌肉松弛舌后坠;③手术后的颌间固定、气管黏膜水肿、创面肿胀、引流不畅导致血肿等原因易发生术后上呼吸道梗阻。

过去,外科医师可能会预防性气管切开,但有研究表明与延迟拔管(delayed extubation)相比,预防性气管切开并不能获得更多益处,除了气管切开是有创性操作、本身就存在风险外,一些并发症:小至肥厚性瘢痕形成,大至套管阻塞和呼吸停止等,亦不容小觑。有报道称,除个别特殊病例需术后早期行气管造口外,相同术式的患者中延迟拔管组比气管切开组术后恢复更快、住院时间更短,这也符合ERAS的要求。

选择合适的拔管时机是保证围术期患者安全的重要环节,术后推迟拔管时间,在患者完全清醒并确保没有出血、分泌物和水肿的情况下进行拔管无疑是可行的好方法,但随着导管滞留时间的延长,可能出现炎性细胞的活化,及释放大量炎性介质、细胞因子导致的瀑布式炎性反应,导致肺内感染甚至SIRS等并发症,因此,在确保气道安全前提下,提倡早期拔管。可应用瑞芬太尼输注技术,能在患者意识完全清醒且能遵循指令下拔管,避免带管及拔管期间引发的呛咳、躁动以及血流动力学的波动。当预计存在拔管后梗阻,对是否需重新插管没有把握时,推荐使用气道交换引导管辅助,可在需要时快速重建气道。

15. 正颌手术后急性疼痛处理的注意事项

术后痛是手术后即刻发生的急性疼痛,是伤害性疼痛,如果不能在初始状态下被充分控制,则可能发展为慢性术后疼痛。正颌手术通常创伤较大，不仅涉及软组织，还涉及骨性创面，改变了颌骨的位置和咬合关系。所以颌骨手术后疼痛较剧烈，再者正颌手术常需要延迟拔管，术后疼痛及气管插管的双重刺激对机体不良影响很大，良好的术后镇痛可以减低创伤应激反应及对免疫功能的抑制，对减少术后感染和患者预后有积极作用。

正颌手术后推荐多模式镇痛（multimodal analgesia），受术式及术后敷料包扎的影响，正颌术后神经阻滞镇痛困难，常用镇痛方法为：对乙酰氨基酚和/或 NSAID 药物和阿片类药物及其他类药物的组合。应联合应用作用机制不同的药物，包括阿片类、曲马多、NSAID 等。患者自控镇痛（patient-controlled analgesia，PCA）具有起效较快、无镇痛盲区、血药浓度相对稳定、可通过冲击剂量及时控制爆发痛，并有用药个体化、患者满意度高等优点，适用于正颌手术患者。良好的镇痛可促进术后呼吸功能的恢复，但要避免或谨慎使用镇静药物，因其与镇痛药合用可出现明显的呼吸抑制，这在存在气道梗阻风险的正颌患者中十分危险，术毕前应给予抗呕吐药，术后恶心呕吐可能为麻醉药的不良反应，或分泌物、血液及手术创伤对咽喉部的刺激造成，早期大量呕吐可造成创口污染、误吸，并有窒息的危险。要防止镇痛药长期应用产生的药物耐受，身体依赖和精神依赖。

（王　俊）

第三节　精神疾病患者的麻醉

【知识点】

1. 抑郁症和双向性精神障碍的诊断与治疗

2. 精神分裂症患者的临床表现、治疗方法和麻醉注意事项

3. 焦虑症患者的临床表现、治疗方法和麻醉注意事项

4. 厌食症患者的临床表现、治疗方法和麻醉注意事项

5. 选择性 5-羟色胺再摄取抑制剂的作用机制、

不良反应及使用者的麻醉注意事项

6. 三环类抗抑郁药的作用机制、不良反应及使用者的麻醉注意事项

7. 单胺氧化酶抑制剂的作用机制、不良反应及使用者的麻醉注意事项

8. 锂剂的作用机制、不良反应及使用者的麻醉注意事项

【案例】

患者女，68 岁，身高 160cm，体重 70kg。拟行左侧乳腺癌根治术。既往高血压病史 13 年，药物控制于 120～130/60～75mmHg；肾功能不全病史 5 年，肌酐 187μmol/L，尿素氮 12.90mmol/L；抑郁症 3 年。目前服用药物包括加巴喷丁 300mg t.i.d.，奥美拉唑 20mg q.d.，氢氯噻嗪 25mg q.d.，帕罗西汀 20mg q.d.，盐酸安非他酮 75mg q.d.。

1. 抑郁症的定义、诊断、治疗及麻醉管理注意事项

抑郁症（depression）是常见的精神疾病，从情绪障碍的严重度和持续时间上区别于正常的悲伤和悲观。抑郁症患者伴有躁狂发生被归类为躁狂-抑郁症（mania-depression）或双相情感障碍（bipolar disorder）。严重抑郁症的确切病理生理原因尚不清楚，目前认为最可能的原因是胺类神经递质传导通路异常。

严重抑郁症的诊断需要下列症状至少 5 项持续存在 2 周以上，包括情感低落、对日常活动缺乏兴趣、体重和食欲波动、失眠或嗜睡、烦躁、疲劳、无价值感或负罪感、注意力集中困难、自杀观念等。

抑郁症治疗方法包括抗抑郁药物、心理治疗、电惊厥疗法（electroconvulsive therapy）治疗。70%～80% 的患者对药物治疗有效，对抗抑郁药物耐受或者用药禁忌的患者可以采用电惊厥治疗。如果患者合并精神病症状，如妄想、幻觉、紧张症，除使用抗抑郁药物治疗外还需要合并使用抗精神病药物。

抑郁症的主要治疗药物作用于儿茶酚胺和/或 5-羟色胺通路。主要包括选择性 5-羟色胺再摄取抑制剂（selective serotonin reuptake inhibitor，SSRI）、三环类抗抑郁药（tricyclic antidepressant）和单胺氧化酶抑制剂（monoamine oxidase inhibitor，MAO）。

2. 双向性精神障碍的临床表现及主要治疗方法

双向性精神障碍（two-way mental disorder）的典型特征为抑郁与躁狂交替发作，间歇期行为正常。躁狂期表现为持续高涨的欣快情绪，患者常有夸张的想法和计划，也会出现易怒和亢奋，严重情况下，可出现精神病性妄

想和幻觉。

躁狂症(mania)需要立即治疗,锂剂为主要的治疗药物,其他药物包括抗癫痫药物如卡马西平和丙戊酸盐,抗精神病药物奥氮平。

3. 精神分裂症的临床表现、治疗方法及麻醉注意事项

精神分裂症(schizophrenia)的主要特征为非正常的现实尝试和思维过程。疾病的特点包括两大类别的症状。阳性症状表现为对正常行为的扭曲或夸大的反映,包括妄想和幻觉。阴性症状表现为正常功能的缺失或减少,包括单调的感情、情感淡漠,社会或职业功能障碍。

目前认为本症可能由神经递质特别是多巴胺功能过度活跃所致。通过药物拮抗多巴胺受体尤其是 D_2 和 D_4 受体,可以改善一系列的精神症状,特别是阳性症状。传统的抗精神病药物为广谱的多巴胺受体拮抗剂,影响几乎所有的多巴胺受体亚型。因此,这类药物多有运动方面的不良反应,包括迟发性运动障碍、静坐不能、急性肌张力不全和帕金森综合征。

围术期需要继续服用抗精神病药物(antipsychotics),对于精神分裂症患者麻醉管理需要注意的是药物所致的不良反应,包括 α 肾上腺素受体拮抗引起的体位性低血压、Q-T 间期延长可能产生的尖端扭转型室性心动过速、癫痫、肝肾功能障碍、体温调节异常和镇静作用。特别要注意抗精神病药物与麻醉药物之间的相互作用。

4. 焦虑症患者的临床表现、治疗方法及麻醉注意事项

焦虑被定义为一种不安、恐惧或是不详预感的主观感受。焦虑症(anxiety)常伴有神经质、失眠、臆想症和躯体病痛。已经证明,γ-氨基丁酸神经递质与焦虑症发病有关。

由可辨识的压力造成的焦虑症通常具有自限性,很少需要药物治疗。由不现实的或过度的忧虑和恐惧导致的焦虑症需要药物治疗。

部分 5-羟色胺 2A 型拮抗药丁螺环酮是非苯二氮䓬类抗焦虑药,不会产生镇静和药物耐受及依赖。苯二氮䓬类药物(benzodiazepines)可以结合 GABA 受体,产生短暂但有效的缓解作用。其他具有 GABA 能特性的药物,如加巴喷丁、普瑞巴林及双丙戊酸钠均对焦虑症有效。

5. 厌食症患者的临床表现、治疗方法及麻醉注意事项

严重厌食症(anorexia)可合并心血管系统并发症,包括心肌收缩力受抑制。饥饿或低钾血症导致的室性心律失常可能导致猝死。心电图表现包括 QRS 低波幅、非特异性 ST-T 改变、窦性心动过缓、U 波、Q-T 间期延长。呕吐、滥用泻药或利尿剂可导致低钠血症、低氯血症、低钾血症及代谢性碱中毒。

自主神经系统改变可导致体温下降、体位性低血压、心动过缓。患者通常伴有贫血、中性粒细胞减少以及血小板减少性紫癜。

厌食症患者治疗较为困难,主要目标为恢复正常的进食行为、促进体重增加、治疗并发症、减轻精神病症状。通常随着营养改善,患者伴发的抑郁、焦虑、强迫等症状会逐渐缓解,因此不建议将药物治疗作为单独或主要治疗方法。三环类抗抑郁药、锂剂及其他抗精神病药物治疗不一定有效,选择性 5-羟色胺再摄取抑制剂可有效治疗强迫症,特别是氟西汀可能对治疗神经性厌食症有一定作用。

麻醉前需要评估患者由于厌食导致的病理生理改变,术前注意排查心功能异常、电解质异常、低血容量和胃排空延迟。患者围术期心律失常的风险增加。

6. 选择性 5-羟色胺再摄取抑制剂的作用机制、不良反应及使用者的麻醉注意事项

选择性 5-羟色胺再摄取抑制剂(SSRI)是治疗轻度到中度抑郁的常用药物,抑制 5-羟色胺在神经元突触的再摄取,而对去甲肾上腺素和多巴胺的再摄取没有显著作用,因此不良反应较少。通常的不良反应为失眠、兴奋、头痛、恶心、腹泻、口干和性功能障碍。

突然停止使用 SSRI,尤其是半衰期短、代谢物无活性的帕罗西汀和氟伏沙明,会导致停药综合征,通常发生于突然停止 SSRI 的 1~3 天后,症状包括头晕、易怒、情绪波动、头痛、恶心、呕吐、肌张力障碍、颤抖、嗜睡、肌痛和疲劳。重新使用 SSRI 的 24 小时内症状可以缓解。

SSRI 中,氟西汀(fluoxetine)是肝细胞 P450 酶有效的抑制剂,会增加依赖于肝代谢清除的药物的血浆浓度,例如,三环类抗抑郁药物治疗同时加用氟西汀会导致三环药物血药浓度增加 2~5 倍,一些由肝细胞 P450 酶系统代谢的抗心律失常药物和 β 肾上腺素受体拮抗剂也会出现效能增强的现象。

血清素综合征(serotonin syndrome)是一种潜在的威胁生命的不良药物反应,这种不良反应会出现在治疗

性药物使用、药物过量或血清素能药物相互反应过程中。大量药物可引起血清素综合征。这些药物包括 SSRI 和非典型周期性抗抑郁药物、单胺氧化酶抑制剂、阿片类药物、止咳药、抗生素等,典型症状为激动、谵妄、多动症、反射亢进、阵挛和高热。治疗方法包括支持治疗、控制自主神经功能不稳、肌肉活动过量和高热。

7. 三环类抗抑郁药的作用机制、不良反应及使用者的麻醉注意事项

三环类抗抑郁药通过抑制去甲肾上腺素和 5-羟色胺突触的再摄取治疗抑郁。但是同时也会影响其他神经化学系统,包括组胺能和胆碱能系统。所以,不良反应较多,如体位性低血压、心律失常和尿潴留。只选择性用于部分抑郁症患者,并作为慢性疼痛综合征的辅助治疗。

麻醉管理重点在于三环类抗抑郁药物的不良反应与麻醉期间应用药物的相互作用。患者通常在围术期继续服用抗抑郁药,应用三环类抗抑郁药物治疗的患者,由于中枢儿茶酚胺活性的增加可能导致麻醉药需要量增加。同时,去甲肾上腺素浓度升高,导致使用间接作用的升压药如麻黄素后,升压作用更为明显,而且患者对于交感神经刺激反应过度。处理低血压,应该使用小剂量直接作用的血管升压药,而不是非直接作用的药物。长期使用三环类抗抑郁药可改变机体对泮库溴铵的反应,与之类似的还有氯胺酮、哌替啶以及含肾上腺素的局麻药,最好避免使用。

本节案例患者抑郁症 3 年,目前服用药物包括三环类抗抑郁药,拟于全麻下行左侧乳腺癌根治术。伴有高血压和肾功能不全,麻醉管理重点在于三环类抗抑郁药物的不良反应和与麻醉期间应用药物的相互作用,特别是术中血流动力学的管理。

8. 单胺氧化酶抑制剂的作用机制、不良反应及使用者的麻醉注意事项

单胺氧化酶抑制剂是大脑单胺氧化酶 A 和 B 两种形式的抑制剂,通过抑制儿茶酚胺和 5-羟色胺的降解改变神经递质浓度,通常不作为一线用药,不良反应较多。

最常见的不良反应为体位性低血压。

应用单胺氧化酶抑制剂的患者可以安全耐受手术麻醉,目前不推荐择期手术前停药 14 天的做法。对于停药后焦虑的患者,术前药物可以给予咪达唑仑。麻醉诱导期间,患者对麻醉药物的中枢神经系统作用和通气抑制反应可能会增强。避免使用氯胺酮,以免导致交感神经系统过度兴奋。由于中枢神经系统去甲肾上腺素水平的升高,对麻醉药物的耐受增加。避免应用泮库溴铵、哌替啶,局麻药物避免添加肾上腺素。可以实施椎管内麻醉,但须谨慎防范麻醉平面过高和低血压。

与三环类抗抑郁药物类似,为降低围术期高血压发生,避免可能的对交感神经系统的刺激,如麻醉偏浅、局部可卡因喷洒、使用间接作用的升压药。处理低血压,宜选择直接作用的升压药物如去氧肾上腺素,并从小剂量开始,谨慎使用。

术后镇痛避免应用哌替啶,可使用吗啡、非阿片类镇痛药和非甾体抗炎药。

9. 锂剂的作用机制、不良反应及使用者的麻醉注意事项

锂是碱金属,一价阳离子,能最低限度与蛋白结合,可作用于大脑多种信号通路,影响神经递质释放。其治疗作用可能与依赖磷脂酰肌醇转换的第二信使系统有关,锂对跨膜的离子泵也有影响,对腺苷酸环化酶有抑制作用。

锂剂(lithium)的治疗窗很窄,理想的血药浓度为 0.8~1.0mmol/L,需要进行血药浓度监测以防止中毒。锂剂治疗的不良反应包括认知功能障碍、体重增加及震颤。锂可以抑制甲状腺激素的释放,约 5% 的患者可出现甲状腺功能减退。长时间使用锂剂可能导致加压素抵抗性尿崩症,表现为多尿。心脏的不良反应包括窦性心动过缓、窦房结功能失调、房室传导阻滞、T 波改变和心室兴奋性增加。血清锂浓度超过 2mmol/L,患者可出现中毒反应,表现为骨骼肌无力、共济失调、镇静状态和 QRS 波增宽,严重者可出现房室传导阻滞、低血压和癫痫,需要血液透析治疗。锂通过肾脏全部排出,噻嗪类利尿剂可增加锂在近端小管重吸收,袢利尿剂对锂剂重吸收无影响,含钠溶液或渗透性利尿剂可增加锂经肾脏排泄。非甾体抗炎药和血管紧张素转化酶抑制剂会增加锂中毒的风险。

术前评估是否有锂中毒(lithium poisoning)非常重要,围术期需要监测锂的血药浓度。避免限制液体摄入和过度利尿。为预防锂在肾脏大量重吸收,可以合理静脉应用含钠溶液。禁止使用噻嗪类利尿剂。监测心电图以防范锂导致的传导系统异常或心律失常。联合使用镇静药和锂剂可以降低患者对麻醉药物的需要。锂剂可能导致去极化和非去极化肌肉松弛剂作用时间延长,建议给予神经肌肉功能监测。

(赵　磊)

第四节　电休克治疗的麻醉

【知识点】

1. 电休克治疗的定义
2. 电休克治疗的适应证、禁忌证
3. 电休克治疗的病理生理学反应
4. 精神药物和麻醉的关系
5. 电休克治疗麻醉前的评估和准备
6. 电休克治疗麻醉药物的选择
7. 电休克治疗麻醉方式的选择
8. 电休克治疗麻醉的监测
9. 电休克治疗的术后管理

【案例】

患者男,45 岁,173cm,65kg。抑郁症患者,数次自杀未遂,药物治疗难以控制,拟行电休克治疗。磺胺类药物过敏。入院时患者神清,查体无特殊。偶有活动后胸闷,患病前可爬 4 层楼。术前化验检查提示:WBC 8.5×10^9/L,RBC 4.05×10^{12}/L,Hb 103g/L,AST 105U/L。体温 36.5℃,心电图提示窦性心律,ST-T 轻度改变,心率 80次/min。

【疾病的基础知识】

1. 电休克治疗

临床上所称的电休克治疗(electroconvulsive therapy,ECT),又称电抽搐治疗。在使用镇静药和肌肉松弛剂使患者意识消失后使用少量电流诱发全面性脑性癫痫发作的治疗,称为改良电休克治疗(modern ECT/modified ECT,MECT)。

1938 年 4 月 18 日,意大利神经精神病学家,Lucio Bini 和 Ugo Cerletti 第一次将电击导致的惊厥作为治疗精神分裂症的一种方法。但是骨折和认知损伤等并发症让人们开始对这种治疗进行深刻反思。20 世纪60 年代,改良电休克治疗开始实施,包括使用麻醉和肌肉松弛剂。这样做的目的是为了防止少见但很严重的并发症,如长骨骨折及脱位、舌咬伤、肌痛、跌伤等。目前,世界卫生组织已经禁止使用未改良的电休克治疗。

MECT 是在生命体征监测下,通过给予患者静脉麻醉药和肌肉松弛剂实施麻醉,使患者入睡且肌肉完全松弛,在此基础上给予患者电刺激治疗,从而治疗精神疾病的方法。

MECT 控制精神症状的机制迄今尚未完全阐明,但治疗过程中诱导出有效的全脑癫痫样放电是保证疗效的关键,必须对患者进行脑电监测。

MECT 主要用来治疗重度抑郁,但也适用于其他疾病患者,包括双相情感障碍、精神分裂症、分裂情感性障碍、紧张症和抗精神病药恶性综合征。

电流可以通过双侧大脑半球或仅仅通过非优势大脑半球,以减轻记忆损害。电流刺激可以诱发癫痫大发作,包括一个短暂的强直期和紧随其后的较长的阵挛期。脑电图显示的变化与自发性癫痫大发作时类似。

MECT 通常按疗程进行。所需要的治疗次数因患者精神障碍的恢复情况有较大的个体差异。抑郁症一般需要 6~12 次治疗。MECT 疗程没有标准的治疗次数,也无法预测某一患者需要多少次治疗。大多数患者经6~12 次治疗缓解,但有些患者仅需 3 次,而另一些患者则需要 20 次或以上。

2. 电休克治疗的适应证

MECT 主要用于重度抑郁症(depression)患者的治疗,一般为二线治疗措施,当多种精神类药物无效时予以实施。在本节案例中,患者为重度抑郁,有自杀倾向,且多种药物治疗无效,可考虑行 MECT。当临床表现提示有明显疗效时 MECT 也可以作为一线措施。在一些紧急情况下,特别是当患者处于严重自杀倾向、营养不良/脱水和紧张型精神分裂需要紧急处理时,MECT 被推荐为一线治疗,还用于因某些原因不能耐受药物治疗的患者,如妊娠期妇女。

抑郁症中,MECT 缓解率约为 60%~80%。然而,其复发率也非常高。一些研究显示,MECT 治疗精神病亚型的抑郁症比单独使用抗抑郁类药物有效。有遗传倾向的抑郁症患者对药物和电休克治疗反应较差。

3. 不适合进行电休克治疗的情况

如果 MECT 对脑血流、颅内压、心率和血压的作用会因患者的合并症对其导致不良影响,应当谨慎进行 MECT。有颅内占位或者脑血管疾病的患者使用该技术的风险增加。

但是在近期的一些病例报道中,神经功能检查无异常的颅内病变以及神经影像学提示极小或无水肿、无占位效应的颅内疾病患者可以安全使用 MECT。对于有颅内占位或血管病变的患者,强烈建议请神经内、外科医师会诊。近期发生脑梗死的患者应当将 MECT 推迟到至少发病后 1 个月进行。同样,有不稳定型心脏病,包括失代偿的充血性心力衰竭、严重血管疾病、瓣膜病、近期心肌梗死和控制不佳的高血压患者发生并发症的风险都较高。

安置了永久心脏起搏器(permanent pacemake)或心脏电复律器/除颤器的患者采用电休克治疗,这些设备大多数是有屏蔽功能的,不会受诱发癫痫产生的电流的不利影响。但为防止电流外漏、琥珀胆碱或癫痫产生的肌电位引起起搏器故障,可将起搏器转为非同步模式。监测心电图、脉搏血氧体积描记波形,以及触诊外周动脉搏动以证实心脏起搏器不间断的正常功能。

电休克治疗已经可以在心脏移植患者中安全地实施。对这样的患者来说,迷走神经对心脏支配的缺失消除了缓慢性心律失常的危险。然而,交感神经反应仍然存在。

4. 电休克治疗对中枢神经系统的病理生理学影响

MECT 治疗会产生多种脑部影响,包括脑血流量增加和颅内压升高。脑耗氧量也有所增加。若体循环血压的升高速度超过脑的自动调节,可能会导致颅内压迅速升高。因此,MECT 不常用于患有颅脑占位性疾病或颅脑损伤的患者。

MECT 可能导致不良认知反应(adverse cognitive effect)、定向障碍和谵妄。MECT 导致的不良认知反应包括急性意识模糊、顺行性遗忘(anterograde amnesia)、逆行性遗忘(retrograde amnesia)。急性意识模糊状态是癫痫发作和麻醉的共同结果。通常在 MECT 操作后 10~30 分钟消除。意识模糊状态可能包括发作后激越,通常的处理方法是静脉给予一次咪达唑仑(如 1~3mg)或丙泊酚(如 0.5mg/kg)。顺行性遗忘系指记住新获得信息能力的下降,多发生于 MECT 疗程期间,一般在疗程结束后 2 周内消除。建议患者在急性发病期 MECT 疗程期间和在单次 MECT 治疗后至少 24 小时避免驾驶,或在急性发病期 MECT 疗程结束后 1~2 周内不要做出重要的商业或个人决定。逆行性遗忘是指遗忘近期的记忆,是 MECT 最易引起焦虑的认知影响。与右侧单侧 MECT 相比,双侧 MECT 可引起更多的逆行性遗忘。逆行性遗忘比顺行性遗忘恢复的更慢。

5. 电休克治疗对心血管系统的病理生理学影响

MECT 对血压和心率的影响非常大,对缺血性心脏病患者极为不利。治疗期间随着患者进入强直发作阶段,会出现 15~20 秒的副交感神经放电。这可导致心律失常,包括伴或不伴低血压的心动过缓、房性心律失常、房性期前收缩、室性期前收缩、房室传导阻滞和心搏停止。因为很多患者经口摄取困难导致容量不足或服用精神类药物引起轻微低血压,麻醉诱导时容易发生更为严重的低血压。阵挛发作时会引起儿茶酚胺释放激增,从而导致心动过速和高血压。这些血流动力学反应持续至发作后期,通常在发作 10~20 分钟内缓解。若患者通气不足,高碳酸血症亦可导致高血压。EEG 监测提示心动过速的持续时间与发作持续的长短有关。首次 MECT 会逐渐增加电流强度直到产生癫痫大发作。当电刺激后没有发生癫痫大发作,副交感兴奋会占主导,患者会经历持续的心动过缓。

合并有急性冠脉综合征、失代偿性的充血性心力衰竭、明显的心律失常以及严重的瓣膜性心脏病的患者应在实施 MECT 之前进行心脏科的会诊。

6. 电休克治疗引起的其他器官功能的改变

MECT 会引发癫痫发作(epileptic seizure),此时氧耗增加,不仅会引发神经系统和心血管系统的病理生理学反应,还对其他重要生命器官,特别是既往存在缺血的器官,可能会造成进一步影响。

(1) 恶心:治疗后一过性的恶心较常见,多为麻醉和气道操作所致,可能是空气进入了胃部。有严重 MECT 后恶心的患者应预防性静脉使用止吐药物。胃未排空的患者出现反流、误吸风险增加,可致吸入性肺炎。

(2) 重度骨质疏松患者骨折的风险增加,应格外注意确保肌肉充分松弛。

(3) 牙齿和舌损伤:当口腔牙齿保护不充分时,松动的牙齿在 MECT 过程中存在脱落并可能被误吸的风险,需要在 MECT 前固定或拔除。

（4）头痛：是 MECT 最常见的非严重性不良躯体反应。应告知患者预计每次治疗后都可能会有头痛。通常给予对乙酰氨基酚或 NSAID。对 MECT 后剧烈头痛患者，可考虑预防性静脉给予对乙酰氨基酚或 NSAID。

（5）其他躯体症状：患者有时诉其他躯体症状，如肌痛，这可能是琥珀胆碱诱导的肌束颤动所致。首次治疗后立即出现肌痛的情况很常见，此后肌痛较少见。首次治疗后也可能出现暂时性颌部和颈部不适，其原因是刺激期间颌部咬紧和/或这些肌肉的肌束颤动。不过，一项研究评估了一组抑郁患者在 MECT 前和急性发病期 MECT 过程中的情况，发现除了头痛，其他躯体症状的频率并未增加。该研究提出，这些其他躯体症状可能是由于抑郁性疾病、使用精神药物或停用这类药物所致。

7. 实施电休克治疗麻醉所必需的设备及人员条件

MECT 麻醉通常是手术室外麻醉，须由有经验的麻醉医师管理，并且有训练有素的护士协助。患者的苏醒必须在适当培训的人员中开展。所有 ECT 麻醉需要安排一名非常有经验的麻醉医师全权负责。

所有处理气道和复苏的设备，如多功能麻醉机、氧源、喉镜、气管导管、喉罩、吸引器、除颤器、急救药品、全麻药品都要处于随时备用状态。转运设备处于备用状态。

【术前评估与准备】

8. 电休克治疗患者的术前评估

理想的 MECT 术前准备的目的是减小术中和术后风险。全面的病史采集和体格检查有助于确定相关的危险因素。病史应回顾既往麻醉或 MECT 中遇到的问题。MECT 没有绝对禁忌证，大多数患者接受 MECT 不会出现严重并发症，但临床医师应寻找可能需要干预和处理的危险因素。重点考虑心肌缺血或心律失常的危险因素、心力衰竭以及存在脑肿瘤或其他神经外科问题等。本节案例患者为中年男性，偶有活动后胸闷，心电图提示 ST-T 轻度改变，患病前可爬四层楼，考虑心脏功能尚可。

（1）对合并有不稳定型心绞痛、失代偿性心力衰竭或伴有严重症状的瓣膜病患者，应推迟 MECT 直到这些疾病病情稳定。对于这些患者，推荐请心脏科医师会诊。已有心脏疾病的患者应继续使用硝酸酯类、β 受体拮抗剂和其他降压药。如果患者正在使用 β 受体拮抗剂，麻醉诱导时使用阿托品可以降低心搏停止风险。

（2）明确有无颅骨骨折史，以便更合理地放置电极。

（3）记录任何已知的药物过敏史。

（4）患者很可能接受过一个疗程的抗抑郁药物治疗且疗效不佳。患者以前对 MECT 的反应（从症状改善角度和生理变化角度）有助于制定后续治疗方案及判断后续治疗疗效。

（5）对于口腔情况，要全面检查龋齿和松动的牙齿。因为 MECT 刺激可能造成短暂强烈的咬肌收缩。任何人工牙齿包括烤瓷冠、镶牙、桥接牙、植入牙和骨内牙托都要记录。

（6）一般而言，患者的药物治疗应当持续进行。

9. 电休克治疗麻醉前准备的注意事项

（1）由监护人签署知情同意书。

（2）麻醉前 2 小时患者可以服不含酒精的无渣透明液体；成人和儿童麻醉前 6 小时可进易消化食物，如面包、牛奶等；操作前 8 小时可正常饮食。以下特殊情况禁食、禁饮时间要延长：任何胃肠动力紊乱（胃肌轻瘫、胃肠道梗阻、胃食管反流）、病态肥胖症等，以确保麻醉安全。

（3）关注 MECT 前化验及检查结果，老年患者建议评估心肌酶情况，避免发生心血管意外事件。

（4）摘掉义齿、首饰和眼镜等，卸妆（尤其指甲油），穿开衫，排空膀胱，开放静脉、连接心电监护。

（5）根据患者具体情况制定个体化麻醉方案。如在麻醉中使用去极化肌肉松弛剂时，应注意潜在恶性高热风险。

（6）新近发生或未愈的骨折患者，采用 MECT 应适当加大肌肉松弛药剂量，请骨科医师评估是否会影响骨折的愈合。

10. 特别关注电休克治疗患者术前精神类药物应用情况的原因

在 MECT 之前应核查患者目前的用药情况，包括处方药、非处方药以及补充或替代药物。精神科医师、麻醉科医师或会诊医师应决定哪种药物继续使用，而哪种逐渐减量至停药。

（1）在 MECT 疗程期间，包括抗抑郁药、抗精神病药和锂盐在内的许多精神药物可继续使用，因为它们具有协同效应而不影响安全性。MECT 当天早上的用药应当在患者从当天的 MECT 操作中恢复后再给予。

（2）治疗前使用利血平应视为禁忌证。

（3）锂盐可能会增加 MECT 的不良认知反应，并延长琥珀胆碱的作用。

（4）苯二氮䓬类药物具有抗癫痫作用，会提高癫痫发作阈值、缩短癫痫发作持续时间并降低 MECT 癫痫发作的强度，可能降低 MECT 的临床疗效。MECT 期间应当停用。

如果患者需要在 MECT 期间继续使用苯二氮䓬类药物，可将长半衰期药物换为短半衰期药物，并在每次 MECT 治疗前停用前晚剂量。此外，小剂量的苯二氮䓬类药物或可应用。对 MECT 操作本身非常焦虑的患者可在治疗前 30~60 分钟应用苯二氮䓬类药物（如 1mg 劳拉西泮舌下含服）。

（5）接触过有机磷农药或其他制剂者，应常规检查血胆碱酯酶活性和生化检查，警惕血钾降低和血钾升高。

【术中管理】

11. 电休克治疗麻醉诱导药物的选择

为达到理想的麻醉效果，麻醉药物的合理搭配使用一直是麻醉医师关注的重点。电刺激和麻醉药物引起的比较常见的不良反应有电刺激治疗期间的血流动力学波动、治疗后头痛和认知功能障碍等。麻醉用药力求速效、短效，以利于监护和限制癫痫发作的病理生理反应，并对癫痫发作及其持续时间干扰最小。

（1）丙泊酚和依托咪酯同样适用于 MECT 麻醉。在给予高刺激电量的情况下，丙泊酚麻醉后的癫痫发作持续时间明显短于依托咪酯，易致发作不充分，但丙泊酚组麻醉后不良反应发生率明显低于依托咪酯，如急性谵妄、头痛、低热等，提示丙泊酚对预防 MECT 后不良反应效果更好。

（2）氯胺酮和依托咪酯可以改善 MECT 引起的癫痫质量和持续时间，但是氯胺酮可能与术后定向恢复时间较长有关，而依托咪酯与癫痫后高血压以及电刺激之前的自发性癫痫有关。依托咪酯用于 MECT 老年患者，能避免血流动力学剧烈波动，对发作质量无明显影响。

12. 电休克治疗麻醉方法的选择及气道的保护和管理

（1）除非特别需要，通常不用气管插管。

（2）麻醉前持续预充氧有助于增加氧储备。

（3）治疗前置入牙垫，防止咬舌并保护患者的牙齿。

（4）静脉注射丙泊酚或依托咪酯，至患者意识消失，瞬目反射消失后给予肌肉松弛药；肌肉松弛药通常选择琥珀胆碱（0.5~1.25mg/kg），静脉注射后约 1 分钟起效，可见患者眼面、口角及全身肌肉抽搐后进入肌肉松弛，自主呼吸停止，此时为刺激最佳时机。

亦可选择作用时间更长、相对更安全的肌肉松弛药，在 BIS 监测下应用麻醉机行机械通气进行 MECT，称再升级 MECT。再升级 MECT 治疗成功率可达 100%，安全性大幅提高，患者感觉更舒适。通常需放置喉罩。

（5）麻醉开始时启动气道和呼吸支持；电刺激时进行过度通气，以降低惊厥发作阈值，延长发作时间；惊厥期进行手动通气可减少低氧血症的发生，直至自主通气恢复。

13. 电休克治疗麻醉用药的选择

（1）麻醉诱导前注射抗胆碱药物，可以减少唾液分泌和预防心动过缓。

（2）艾司洛尔有助于防治心动过速，作用时间短，可控性好。有国外学者经研究表明右美托咪定 1µg/kg 比艾司洛尔 1.0mg/kg 对改善 ECT 引起的心血管反应有更显著的作用，可能替代艾司洛尔的使用，但右美托咪定有延迟苏醒的缺点。

（3）琥珀胆碱因起效快、作用时间短而成为首选的肌肉松弛剂。

（4）非去极化肌肉松弛药，如阿曲库铵、美维库铵、罗库溴铵亦可选用，但要关注药物起效时间和代谢影响因素。与琥珀胆碱相比，非去极化肌肉松弛药作用时间长，但对血流动力学影响轻微，药理学特性稳定，禁忌证少，不引起血钾升高和治疗后肌痛。

（5）有研究表明 MECT 前给予丙泊酚 0.5mg/kg 后给予 1.0µg/kg 瑞芬太尼与只给予丙泊酚 1.0mg/kg 相比，不仅对循环系统和治疗后的恢复情况没有影响，还可以延长癫痫发作和脑电发作时间。

（6）MECT 后头痛肌痛等并发症会影响患者对治疗的依从性，降低对治疗的满意度。一些学者对舒芬太尼在 MMECT 中的使用做了研究，发现电刺激前 0.2µg/kg 的舒芬太尼联合丙泊酚和琥珀胆碱诱导可以达到较好的发作效果和镇痛效果,并且可以降低治疗后恶心呕吐、头痛和肌痛的发生率。

14. 电休克治疗时的监测项目

电休克治疗时应监测以下项目:ECG、血压、脉搏氧饱和度、BIS、肌肉松弛监测和脑电监测。此外,可以进行肌电图监测,以评估肌肉的电活动。

脑电监测至关重要,可及时确认脑性癫痫已发生和已结束。EEC 能够显示早期的局部癫痫,在 5~10 秒后,此局部癫痫发展成为全面的强直性癫痫。癫痫持续 15~120 秒较为理想。如果癫痫时间超过 120 秒,则归类为"延长"状态,此时,需要给予药物来终止癫痫发作,如丙泊酚或地西泮。

【术后管理】

15. MECT 治疗结束后可能出现的不良认知反应

许多患者在 MECT 疗程中及疗程结束后会出现一些不良认知反应,包括急性意识模糊、顺行性遗忘及逆行性遗忘,通常较为短暂。通过许多人类及非人灵长类研究,MECT 不会造成结构性脑损伤。MECT 的不良认知反应受电极放置、刺激类型、剂量以及麻醉的影响。研究发现,认知储备低下的患者记忆丧失比认知储备高的患者更为严重。如果担心出现认知问题,我们可以使用 MMSE 量表在开始 MECT 前评估基线认知状态,并在最后一次 MECT 治疗后再次评估,以此来监测 MECT 疗程中的认知改变。

16. 电休克治疗后可以返回病房的标准

MECT 治疗结束后将持续监测血氧饱和度、心率和无创血压,直到患者清醒并且在呼吸空气的情况下保持血氧饱和度的稳定。待患者完全清醒并得到麻醉医师许可后方可离开治疗室或恢复室。完全清醒标准为神志清醒,对答切题,无嗜睡感;吞咽反射、咳嗽反射良好,无饮水呛咳。

17. 电休克治疗的疗效评价

可通过 HAMD 抑郁评分量表(Hamilton depression scale)及其分值变化进行评价。HAMD 抑郁评分量表分含 17、21 和 24 项三种量表,临床常用 24 项量表。总分 58 分,<8 分为正常或临床治愈,8~20 分为可能抑郁,>20 分诊断抑郁症,>35 分为重度抑郁。

ECT 反应(ECT reaction):是指经电休克治疗后 HAMD 评分较基础值下降 50%。

缓解定义:经电休克治疗后,连续 2 次 HAMD 评分<10 分。

停止电休克标准:①达到缓解;②连续 3 次 ECT 治疗其 HAMD 差值(即第 2 次减第 1 次,第 3 次减第 2 次)均小于 3 分。

ECT 次数不是进行电休克的绝对指征,但国际公认 ECT 次数一旦超过 12~15 次,其并发症高于患者疗效收益。

(安海燕)

第五节 日间手术的麻醉

【知识点】

1. 日间手术患者选择的标准
2. STOP-BANG 的评分标准
3. 日间手术前检查的判断标准
4. 儿童日间手术前的评估注意事项
5. 监测麻醉(MAC)的实施和管理要点
6. 日间手术"快通道"麻醉及其要点
7. 日间手术术后并发症的预防
8. 日间手术患者离院的注意事项

【案例】

患者女,48 岁,身高 165cm,体重 65kg。拟行腹腔镜胆囊切除术。患者于麻醉门诊行日间手术麻醉评估。自述高血压病史 5 年余,最高达 165/95mmHg,平日规律服用硝苯地平缓释片,1 片/d,血压控制于 130/70mmHg;糖尿病病史 3 年余,平日通过运动,减肥与口服降血糖药治疗,血糖控制平稳。患者自述半年前全麻下行双侧输卵管结扎术后发生恶心呕吐。查体:神清,查体合作。体温 36.3℃,呼吸 14 次/min,血压 135/80mmHg,心率 86 次/min。各项实验室检查结果未见明显异常。

【术前评估与准备】

1. 日间手术的准入和禁入标准

日间手术(ambulatory surgery)不同于传统手术模式,手术患者应严格筛查,以确保患者能安全进行日间手术。

(1) 适合行日间手术及麻醉的患者一般应符合以下条件:①ASA Ⅰ、Ⅱ级患者。ASA Ⅲ级患者有并存疾病,并在术前经过充分的调整和治疗稳定后,也可行日间手术。②年龄:一般建议选择 1 岁以上、65 岁以下的患者。研究表明年龄超过 65 岁患者,行日间手术的术后死亡率、术中出现并发症、术后转入住院病房及出现肺部并发症的发生率均有所升高,但年龄不能单独作为日间手术患者选择的因素。③预估患者术中及麻醉状态下生理功能变化较小。④预估患者术后呼吸道梗阻,剧烈疼痛及严重恶心呕吐等并发症的发生率较低。

(2) 下列情况下,成人不建议行日间手术:①全身状况不稳定的 ASA Ⅲ 或Ⅳ级患者,术后需较长时间监护和治疗。②预估术中失血较多患者。③较大的经腹、经胸、经颅手术。④可能因潜在或已并存的疾病,预估会导致术中出现严重并发症的患者(如恶性高热家族史过敏体质者)。⑤逾期出现急性上呼吸道感染未愈者,哮喘发作及持续状态。⑥困难气道患者,如张口困难、颞颌关节炎、颈颞颌部活动受限等也应慎重评估手术可行性。⑦预估术后呼吸功能恢复时间长的病理性肥胖或阻塞性睡眠呼吸暂停综合征(obstructive sleep apnea syndrome,OSAS)患者。但 OSAS 并不是日间手术的绝对禁忌证。具有 OSAS 病史的成年人或使用 STOP-BANG 评分被识别为有风险的成年人,应在麻醉前评估中予以识别,建议这些患者避免术后应用阿片类药物,如果可能的话,采用区域局部麻醉方式,根据 ASA 推荐使用 STOP-BANG 筛查工具。⑧吸毒、滥用药物者,心理障碍、精神疾病及抗拒手术治疗不积极配合的患者。⑨手术当天无陪同或监护者、拒绝以门诊患者身份行手术治疗。

(3) 下列情况下,婴幼儿不建议行日间手术:①早产儿及 1 岁以下的婴儿;②伴有呼吸系统疾病或心血管系统疾病的婴幼儿;③手术过程中可能造成婴幼儿重大的生理变化,或术后需服用阿片类药物镇痛。婴幼儿日间手术需要考虑家庭环境、与医院的距离、家属(指父母、监护人或照料者)的交通和电话访问权限等,家属必须能够理解药物使用说明,识别可能需要返回医院治疗的并发症(例如扁桃体切除术后出血),并使用适当的镇痛药,以在家中控制婴幼儿的疼痛。

该患者对照上述准入和禁入标准,选择日间手术行腹腔镜胆囊切除术应属可行。鉴于患者伴有高血压和糖尿病病史,虽然控制良好但亦应进行充分的麻醉前评估和检查。因患者曾有全麻术后恶心呕吐病史,还应积极防治术后恶心呕吐(PONV)问题。

2. 日间手术麻醉前评估的目的及评估方法

日间手术患者术前评估不足或不完善,是目前日间手术管理中较突出的问题之一。有效的术前评估,有助于发现患者的异常情况,并可以预先进行适当的处置,避免不必要的延期或取消手术,降低围术期各种不良事件的发生率。

术前评估的主要目的:①识别出有并存疾病并且术前需要进一步诊断评估或积极治疗的患者,包括存在特殊麻醉问题(如困难气道、恶性高热易感者等)或围术期麻醉和手术并发症发生风险高的患者(如心脏病、肥胖症、哮喘、COPD 等);②术前评估的同时需要对患者进行宣教,指导和帮助患者处理紧张、焦虑的情绪,并取得患者信任,让患者更好地配合手术。

日间手术患者由于手术当日到院,麻醉医师与患者接触时间短暂,难以对其进行客观、全面、准确的评估,建议设立专门的术前麻醉评估门诊(anesthesia preoperative evaluation clinic,APEC)。这样既有利于保证患者安全,也可避免因评估和准备不足导致的手术延期或取消,同时还能减轻患者对手术和麻醉的焦虑情绪。

评估方法:①对于手术或疾病较重患者,应在手术前 1 天由麻醉医师行会诊评估并予以必要的处理和准备;②电话访视或使用网络远程视频访视;③回顾患者历史健康档案;④手术当日清晨与患者面对面访视,同时进行最后一次检查。

总之,每种访视方式都各有利弊,根据不同医院和科室以及手术形式、患者实际情况等,根据实际情况灵活选择相应的诊视方式。

3. 日间手术患者的术前检查

日间手术患者均行常规术前检查是不必要的。要根据患者的现病史、既往病史、手术史、过敏史以及睡眠呼吸暂停综合征等,根据拟行手术情况进行个体化的术前检查,既可以降低患者的医疗费用,又不影响围术期手术质量。

（1）血红蛋白和血细胞比容检测适用于：①手术中可能出血，存在贫血或血细胞增多风险的患者；②年龄小于1岁的幼儿；③怀疑镰状细胞疾病，例如加勒比黑人族患者；④有贫血史；⑤先天性心脏病或慢性疾病史；⑥经期女性和年龄大于60岁的患者。

（2）电解质检查：①高血压史、糖尿病史或肾脏病史；②服用利尿剂、地高辛、激素或血管紧张素转换酶抑制剂。

（3）血糖监测：糖尿病或尿糖检测阳性的患者。

（4）凝血功能检查：①出血病史；②抗凝剂使用史；③肝脏病史，脾脏病史；④营养状况不佳的患者。

（5）胸部X线检查：①有活动性肺病史或伴有临床体征为胸部X线检查的绝对适应证；②高龄、吸烟史、稳定型慢性阻塞性肺疾病、稳定型心脏病、已处于恢复期的近期上呼吸道感染为胸部X线检查的相对适应证。

（6）心电图检查：①男性年龄大于40岁，女性年龄大于50岁；②伴有系统性心血管等疾病（如高血压或外周血管疾病）。

4. 儿童日间手术前评估的注意事项

大多数儿童是健康的，术前评估较少涉及医学筛查，而更多是关于儿童和家庭为当天的手术准备及出院后在家中的护理的注意事项。但是，对于一些儿童来说，还有一些重要的医学问题，需要详细地问诊和术前检查，例如血红蛋白水平和镰状细胞测试。

需要根据年龄强调不同的问题，这可能涉及麻醉方式的选择，例如选择吸入性麻醉诱导还是静脉麻醉诱导。麻醉医师在术前评估时，应向家属说明相关的麻醉操作安全性，减轻儿童及家属对患儿麻醉风险的担忧，儿童通常会担心麻醉苏醒后失控或意识丧失，并且可能不会轻易表达这些焦虑，麻醉医师应给予正确的引导。

尽管大多数儿童都能从麻醉中快速康复，但是提供高质量的医疗服务是必要的，需要建立详细的计划并采取特定策略。许多医疗中心正在引入减少长期禁食的策略，APAGBI、欧洲儿科麻醉学学会和法国儿科学会共同发表了一项共识性声明，内容涉及行全身麻醉前儿童空腹禁食水指南。这些措施包括鼓励术前1小时前饮用清亮液体，禁水时间限定在术前1小时之内。

采用PONV发生率最小化技术，特别对于斜视和扁桃体切除术的高风险手术患儿。这些措施包括考虑选择阿片类药物的必要性、阿片类药物的剂量选择，以及选择适合儿童的有效的止吐药。

随着日间手术的增加，术后疼痛管理的大部分责任落在了父母的身上。父母需要有关疼痛管理的清晰的口头及书面建议，并能获得便捷的电话支持。在麻醉前评估时，应给予初步建议，并在手术当天提供更多具体信息，应向父母强调适当的剂量方案（基于年龄和体重）和不同的镇痛药（如乙酰氨基酚，非甾体抗炎药及适当情况下可口服阿片类药物止痛）。

【术中管理】

5. 监测麻醉的定义及其实施和管理要点

监测麻醉（monitored anesthesia care，MAC）一般指在局麻手术中，由麻醉医师实施镇静或/和镇痛，并监测患者生命体征，诊断和处理MAC中的临床问题。其主要目的是保证患者术中安全，舒适，无痛。

MAC时患者的麻醉标准应与接受全身麻醉或区域麻醉相同，这一标准包括规范的术前评估，术中监测和术后恢复管理。监护时需要保持高度警惕，因为患者可能很快从浅度镇静迅速进入深度镇静（或意识消失），从而会有气道阻塞甚至误吸的风险。同时低血压、心律失常等循环并发症也是导致患者围术期发病率和死亡率升高的主要原因之一。

应用MAC技术时，给予麻醉药的目的是为患者提供镇痛、镇静、抗焦虑，并保证机体快速恢复无不良反应。镇痛药通常只用于减少局部麻醉药的应用剂量和长时间制动给患者带来的不适，以及局麻药无法控制的手术相关疼痛（如内镜检查）。使用镇静催眠药可以使患者在术中得到休息（或睡眠）的同时减轻焦虑，提供一定程度的术中遗忘，使其更好地耐受手术。同时加强了对接受MAC技术的这类患者进行了生命体征检测，及时处理并发症，保证呼吸循环稳定。

近年来患者自控镇静和辅助计算机个性化镇静等技术在MAC中逐步得到应用，取得了很好的临床效果。

6. 局部浸润和区域阻滞技术在日间手术患者应用的优势

采用区域麻醉（regional anesthesia）和外周神经阻滞（peripheral nerve block，PNB），除满足手术需要，还可以

避免全身麻醉引起的反流误吸及减少全身麻醉后常见的不良反应（如恶心、呕吐、晕眩、乏力等），应用低浓度局麻药在手术部位局部浸润是减少术中阿片类药应用和减轻术后疼痛最简便、安全的方法，有利于日间手术患者术后尽早出院。恰当的区域阻滞麻醉有助于促进日间手术患者术后的快速恢复，有效缓解术后疼痛，并避免因术后疼痛得不到有效控制转为住院流程等不良事件的发生。不同的区域麻醉技术可以用于矫形手术、四肢手术、腹部手术等众多手术的麻醉和术后镇痛。超声的应用为神经阻滞技术扩大了区域麻醉在日间手术中的应用，并为其在日间手术的发展提供了保障。超声技术的应用可以提高区域阻滞在日间手术的应用范围。麻醉预备室也可以加快手术的周转，有利于日间手术的运行。

椎管内阻滞：因日间手术出院时间限制在24小时内，为保证出院时达到恢复的安全标准，包括行走自如，疼痛可用口服药控制，无头昏无恶心呕吐和手术切口出血，不推荐应用椎管内阻滞。

7. 日间手术患者施行全身麻醉的管理要点

全身麻醉是日间手术应用较广泛的麻醉方法之一。麻醉深度监测，肌肉松弛监测，靶向输注技术及静-吸复合麻醉在全身麻醉管理中的合理应用，有利于日间手术患者术毕的快速苏醒。

（1）麻醉药物的选择：日间手术宜选择起效迅速，作用时间短，不良反应少的镇静药、镇痛药和肌肉松弛药，丙泊酚、依托咪酯、瑞芬太尼、七氟醚、地氟醚具有以上优势。①静脉麻醉较多使用丙泊酚和瑞芬太尼，丙泊酚能减少术后恶心呕吐的发生率，苏醒质量高；瑞芬太尼消除迅速，停止给药4分钟后其有效作用部位浓度即降低50%。②七氟醚因其安全、迅速、无痛的特点而被广泛应用于小儿麻醉的面罩吸入诱导，故比较适合日间手术麻醉。然而，在麻醉苏醒阶段七氟醚更易导致患者咳嗽，近期有上呼吸道感染的儿童使用七氟醚后增加咳嗽，喉痉挛和低血氧饱和度的发生案例出现。③地氟醚具有气道刺激性，且吸入麻醉药恶心呕吐发生率较高，应用时应注意。④苏醒期躁动是吸入麻醉药的主要缺点，麻醉维持阶段输注丙泊酚1mg/kg，可显著降低苏醒期躁动的发生率。驾驶指南中建议应用异氟醚麻醉后4天内不宜开车，这表明在日间手术中最好使用没有长期镇静不良反应和产生宿醉作用的短效药物。⑤肌肉松弛药使用应根据手术情况选择，对于短时间浅表手术，一般不需使用肌肉松弛药，需要完成气管内插管或在手术中需要肌肉松弛时可根据情况选择中、短时效的肌肉松弛药。

（2）气道管理（airway management）：一般可选择气管插管，喉罩，口咽通气道维持呼吸道通畅。喉罩（laryngeal mask）通气为开放气道支持通气提供了简便方法，并且术中可保留自主呼吸或行机械通气，特别适合日间手术麻醉。喉罩可在不使用肌肉松弛药的情况下顺利置入，有利于加快患者术后肌力恢复，降低诱导和苏醒期患者血流动力学的剧烈波动，但需要注意喉罩不能完全防止异物进入气道，不能用于误吸风险较高的患者。若使用正压通气维持气道或辅助呼吸，胃扩张和继发误吸的风险可能会增加。

【术后管理】

8. 日间手术患者的疼痛管理

评估患者疼痛程度及衍变为慢性疼痛的风险，术后疼痛能否得到有效的控制是日间手术患者能否按时离院的最重要的决策因素之一，因此疼痛必须得到快速有效的治疗，才不至延迟患者下床走动和离院时间。目前业界多强调预防性镇痛，以期取得完全的长时间的覆盖整个围术期的有效镇痛。根据2012年美国ASA围术期急性疼痛管理临床指南，开展多模式镇痛-联合使用不同作用机制的镇痛药物或镇痛措施，通过多种机制产生镇痛作用，有助于获得更好的镇痛效果，同时尽量减少药物的不良反应。作为全身麻醉的补充，局部麻醉或区域阻滞技术可以有效提供术后镇痛，舒适的术后苏醒并减少阿片类药物的需求。常用技术包括手术切口处局部浸润麻醉、关节腔内注射局麻药、神经阻滞（如包皮环切术行阴茎背根神经阻滞等）和骶管阻滞等。如果患者可以经口摄入液体，离院后可口服对乙酰氨基酚、非甾体抗炎药、可待因或其他阿片类药物等。

慢性疼痛会影响患者的工作与生活，导致焦虑和抑郁等精神状态，影响术后康复，并且增加医疗费用。对于日间手术患者的急性疼痛采取多模式镇痛方案进行补救处理，也有助于预防慢性疼痛的发生。鉴于日间手术患者疼痛管理的重要性和复杂性，由专人进行日间手术的疼痛管理有着重要的意义。

9. 日间手术引起恶心呕吐的常见原因

术后恶心呕吐（postoperative nausea and vomiting，PONV）是日间手术后常见的并发症，并且长期困扰着患者。据统计术后呕吐的发生率为30%，恶心的发生率为50%。在一部分高危患者中，PONV发生率

可高达80%。未控制的PONV可延长患者住在PACU时间,增加转非日间手术率和重返院率。影响因素包括:

(1) 患者易感性:①女性;②年龄大于50岁;③PONV病史或晕车病史;④不吸烟;⑤长期应用阿片类镇痛药。

(2) 麻醉因素:是PONV的最可能原因,①挥发性麻醉剂的应用;②氧化亚氮的使用;③术后应用阿片类药物。

挥发性麻醉剂对PONV的影响是剂量依赖性的,并且在手术后的最初2~6小时尤为突出,术后阿片类药物也以剂量依赖的方式增加PONV的风险,术中阿片类药物对PONV的作用微弱,并且不同阿片类药物之间并无作用差异。

(3) 手术类型:胆囊切除术、妇科手术、腹腔镜手术是独立增加PONV风险的危险因素。斜视矫正术、鼓膜切除术和鼓室置管术以及睾丸固定术等均与PONV发生率较高相关。

(4) 其他:①手术时间和麻醉时间延长增加PONV的发生率;②低血压或低氧血症;③术后疼痛。

影响儿童PONV的4个独立预测因素:①手术时间>30分钟;②年龄>3岁;③患者、父母或兄弟姐妹有PONV病史;④斜视手术、扁桃体手术。在儿童中,亚催眠剂量的异丙酚输注与止吐药显著降低PONV的发生率。

10. 对恶心呕吐的高危患者应采取的措施

(1) 止吐药物的应用:5-羟色胺拮抗剂,昂丹司琼成人剂量4mg或托烷司琼2~4mg静脉注射,儿童剂量0.05~0.1mg/kg静脉注射,一次最大剂量4mg;氟哌利多0.062 5~0.125mg(或低至10~20μg/kg)静脉注射,可有效止吐,而且不增加术后镇静作用。像所有药物一样,止吐药也有一定的不良反应。应重视氟哌利多和昂丹司琼会诱导出相似的Q-T间期延长。

(2) 地塞米松成人剂量4~5mg静脉注射,儿童剂量0.015mg/kg静脉注射,一次最大剂量5mg,具有预防PONV的作用。需注意在全身性霉菌感染、活动性结核、疱疹性结膜炎禁用。

(3) 东莨菪碱透皮贴作为术前用药能有效降低PONV的发生率。然而,因其抗胆碱不良反应和对患者术后认知功能的影响,不推荐日间手术老年患者使用。

(4) 联合用药对于高风险的PONV患者推荐2种以上干预措施和/或多模式PONV预防治疗。对预先用药方案:①诱导时即应用地塞米松或阿瑞匹坦;②术毕前30分钟给予甲氧氯普胺;③推荐补救用药:甲氧氯普胺。

(5) 通过使用区域神经阻滞避免全身麻醉。如需应用全身麻醉,则优先使用丙泊酚诱导及维持麻醉,尽量减少挥发性麻醉药的使用。

(6) 尽可能减少围术期阿片类药物的应用。

(7) 一旦手术开始后6小时内需要进行PONV的补救治疗,不应当再次给予患者已经预防应用的药物,而应选择不同作用机制的药物进行补救治疗。

(8) 围术期电针穴位治疗和适宜的容量管理也有一定治疗作用。

11. 日间手术的"快通道"麻醉、术后管理要点及出室标准

手术患者麻醉后恢复可分为3个阶段。

第一阶段即恢复早期:麻醉结束到患者从麻醉中苏醒,此阶段通常在PACU中进行。第二恢复区通常患者为卧位,包括监测拔管和其他治疗。

第二阶段即恢复中期:患者清醒后至达到出院标准,由PACU转入日间手术病房(ambulatory surgery unit,ASU)或普通病房。

第三阶段即恢复晚期:患者能直立行走,待进一步恢复。患者生命体征正常,行动自如,清醒无头昏,疼痛可控、无PONV,即可离院,在家中完全恢复。

如果患者在手术室即达到恢复中期,即术后不经过PACU第一阶段而将患者直接由手术室送至ASU,称为日间手术"快通道"麻醉。促择期日间手术后快通道恢复的围术期麻醉管理要素见表15-5-1。

对于"快通道"麻醉患者出室标准来说,修正的Aldrete评分系统的局限性在于它并没有列出疼痛和恶心呕吐的标准,因此White和Song设计了改良的Aldrete评分系统(表15-5-2),将疼痛和恶心呕吐症状归纳至其中,最高分为14分,只要达到12分以上(任一单项评分均不能少于1分)就可以不用进入PACU。

表 15-5-1　促进择期日间手术后快通道恢复的围术期麻醉管理要素

阶段	麻醉管理要素
术前	• 稳定并存的疾病(如高血压、糖尿病)和鼓励康复性训练、戒烟 • 最大限度地降低焦虑和不安情绪,使患者处于最舒适状态 • 确保有足够的液体补充以防止体液缺失 • 应用适当的预防性治疗以防止术后并发症的发生(如恶心、呕吐、疼痛、肠梗阻)
术中	• 使用的麻醉技术既能提供最佳的手术条件,又能确保迅速的恢复及最小的不良反应 • 通过周围神经阻滞、伤口浸润和/或滴注的途径进行局部镇痛 • 应用多模式镇痛和预防性抗呕吐(包括糖皮质激素的应用) • 最低限度地使用胃管和外科引流,避免过度输液
术后	• 允许达到出院指征的患者进入快通道(即从恢复室较早出院) • 确保充分的出院后镇痛,应用非阿片类的镇痛药,以尽可能地减少对阿片类镇痛药的需求 • 鼓励患者早期下床活动和恢复日常活动

表 15-5-2　改良的 Aldrete 评分系统

项目	离院标准	分数
意识水平	清醒,定向力好	2
	轻微刺激即可唤醒	1
	只对触觉刺激有反应	0
肢体活动	各肢体能完成指令运动	2
	肢体活动减弱	1
	不能自主活动	0
血流动力学	血压波动<基础平均动脉压值的 15%	2
	血压波动在基础平均动脉压值的 15%~30%	1
	血压波动>基础平均动脉压值的 30%	0
呼吸	可深呼吸	2
	呼吸急促但咳嗽有力	1
	呼吸困难且咳嗽无力	0
血氧饱和度	吸空气时能维持血氧饱和度>90%	2
	需鼻导管吸氧	1
	吸氧时血氧饱和度<90%	0
术后疼痛	无或轻微不适	2
	中至重度疼痛需用静脉止疼药物控制	1
	持续严重疼痛	0
术后恶心呕吐	无或轻度恶心,无呕吐	2
	短暂呕吐或干呕	1
	持续中至重度恶心呕吐	0
总分		

12. 日间手术患者的离院标准

日间手术患者离院需同时满足以下 3 项标准。

(1) 改良麻醉后离院评分系统(post-anesthesia discharge score,PADS)被世界各地广泛地应用于许多急诊手术中心,同时也适用于所有日间手术患者,而不局限于手术类型,由于日间手术住院时间短,故应严格掌握麻醉后离院标准。其根据生命体征,活动状态,疼痛,恶心呕吐和手术出血这 5 项来进行评分,满分为 10 分,PAPS 评分需≥9 分(表 15-5-3)。

表 15-5-3   麻醉后离院评分标准（post-anesthesia discharge score, PADS）

	离院标准	评分
生命体征	波动在术前值的 20%	2
	波动在术前值的 20%~40%	1
	波动大于术前值的 40%	0
活动状态	步态平稳而不感头紧，或达术前水平	2
	需要搀扶才可行走	1
	完全不能行走	0
恶心、呕吐	轻度：不需治疗	2
	中度：药物治疗有效	1
	重度：治疗无效	0
疼痛	VAS 0~3 分，离院前疼痛轻微或无终痛	2
	VAS 4~6 分，中度疼痛	1
	VAS 7~10 分，重度疼痛	0
手术部位出血	轻度：不需换药	2
	中度：最多换 2 次药，无继续出血	1
	重度：需换药 2 次以上，持续出血	0

注：总分为 10 分，评分≥9 分可出院。

（2）麻醉医师和手术医师共同评估认可后，患者可出院，并向家属提供书面的家庭恢复期间注意事项，保留日间手术中心联系电话以备急需。

（3）患者必须有负责任的合法成人陪护，并留有确切的联系电话和家庭住址。

若患者达不到离开标准，则进入非日间手术流程，让患者继续住院进一步观察，最大限度地保障医疗安全。

13. 区域阻滞及椎管内麻醉日间手术患者离院的特殊注意事项

接受区域阻滞麻醉的患者的离院标准原则上与全身麻醉相同，但其离院时间远短于全身麻醉。不需等麻醉作用完全消退，但需测试所阻滞区域的肌力和阻滞范围，只需满足离院标准，并接受阻滞肢体保护完好即可离院。须告知患者的离院注意事项包括：①在下肢感觉恢复之前避免开车；②避免麻木的肢体烫伤；③在第 1 个 24 小时内尽可能将患肢抬高以减轻水肿；④下肢感觉麻木时使用扶车、拐杖等；⑤一旦麻木开始消退并出现刺痛时，立即服用止痛药。

接受椎管内麻醉患者，须确保感觉，运动和交感神经阻滞已经完全消退，判断标准为：①肛周感觉，反射和大拇指本体感觉均恢复；②腿和足能够自由活动，可嘱患者用一侧的脚趾在另一侧的腿上自大脚趾到膝来回运动，观察运动神经阻滞是否消退；③无体位性低血压和晕厥等症状；④患者可自行到卫生间排尿，是椎管内麻醉后确定恢复的最佳检查方法。但对于低风险患者（如年龄低于 70 岁、无疝、直肠式泌尿外科手术史），离院无需等待排尿功能恢复。离院前用超声监测膀胱容量，有助于减少患者离院后尿滞留的发生。

14. 即将出院的日间手术患者的指导建议

出院时，所有患者均应接受口头和书面指示，并警告所有可能出现的症状。在可能的情况下，应在陪同患者回家的负责人在场的情况下给出以下指示，即出院后 24 小时内，①饮食：从清亮液体开始，逐步过渡到正常饮食。不能饮用含酒精饮品；②用药医嘱：包括口服止痛药和止吐药如何应用，不能服用未与外科医师或麻醉医师事先沟通的药物；③肢体保护：对于存在区域阻滞残余作用的患者，应给予小心保护直至身体功能完全恢复；④不能开车或操作复杂机器。直至患者可感受到手术部位疼痛，安全地控制自己时方可开车或操作；⑤出现如出血不止，不能排尿，术后顽固性恶心呕吐等严重并发症须立即通知外科医师，以免延误病情。儿童出院需监护人与医师沟通注意事项并确认签字。

（闻庆平）

第六节　血液病患者的麻醉

【知识点】

1. 血液病的分类
2. 常见血液病的治疗与监测
3. 常见出血性血液病的术前评估和优化
4. 常见出血性疾病的围术期管理要点
5. 血栓栓塞事件的风险评估与优化
6. 术前抗凝患者的麻醉选择与决策要点
7. 应用不同抗凝药物实施区域麻醉的风险及建议

【案例】

患者男,15 岁。因房间隔缺损入院。既往发现黄疸 5 年。其父也有轻度贫血及黄疸。查体:贫血貌,脾大肋下 2.5cm。实验室检查:Hb 75g/L,网织红细胞 0.06,白细胞和血小板数正常。骨髓增生明显活跃,以红系增生为主。红细胞渗透脆性试验:在 0.70% 盐水溶液中开始溶血。拟体外循环下行 ASD 修补术。

【疾病的基础知识】

1. 常见血液病的分类

常见血液病(hematopathy)可分为以下种类:①红细胞疾病,各类贫血和红细胞增多症等;②粒细胞疾病,如粒细胞缺乏症、中性粒细胞分叶功能不全(Pelger-Hüet 畸形)、惰性白细胞综合征及类白血病反应等;③单核细胞和巨噬细胞疾病,如炎症性组织细胞增多症、恶性组织细胞病等;④淋巴细胞和浆细胞疾病,如各类淋巴瘤,急、慢性淋巴细胞白血病,多发性骨髓瘤等;⑤造血干细胞疾病,如再生障碍性贫血、阵发性睡眠性血红蛋白尿、骨髓增生异常综合征、骨髓增殖性肿瘤以及急性非淋巴细胞白血病等;⑥脾功能亢进;⑦出血性疾病及血栓性疾病,如血管性紫癜、血小板减少性紫癜、凝血障碍性疾病、弥散性血管内凝血以及血栓性疾病等。

2. 维生素 K 缺乏影响凝血的原因

凝血因子(blood coagulation factor)Ⅱ、Ⅶ、Ⅸ和 X 均由肝脏合成,每个因子都须进行维生素 K 依赖的羧化作用后方可固定在磷脂表面。没有维生素 K 这些凝血因子虽能产生但缺乏功能。Ⅶ因子是半衰期最短的因子,仅存在外源性途径中,所以维生素 K 缺乏(vitamin K deficiency)会首先影响外源性途径。进而随着缺乏程度增加影响内源性途径。

华法林等药物竞争肝细胞上维生素 K 的结合位点。皮下注射维生素 K 可以在 6~24 小时内对抗功能性缺乏。新鲜冰冻血浆可以用来帮助活动性出血或急诊手术时的紧急止血。

3. 凝血因子Ⅷ的特性和止血所需的Ⅷ因子水平

凝血因子Ⅷ(factor Ⅷ)基因位于 X 染色体。特别严重的血友病患者通常有 X 染色体基因组主要部分的反转或缺失或者错义突变,使得Ⅷ因子的活性小于正常水平的 1%。某些患者中会产生功能异常的蛋白,导致Ⅷ因子抗原(蛋白)的免疫检测与Ⅷ因子活性的凝血检测不符。Ⅷ因子是较大、较不稳定的凝血因子之一,和 vWF 结合形成一个非共价复合物才能达到最佳存活状态。尽管 vWF 在维持Ⅷ因子正常水平中起着重要作用,但只有不到 10% 的 vWF 多聚体结合Ⅷ因子。

血友病 A(hemophilia A)的临床严重程度与Ⅷ因子活性最为相关。严重血友病患者Ⅷ因子活性小于正常水平的 1%,通常在童年由于频繁自发的关节、肌肉和重要器官出血而诊断。这些患者需要频繁的Ⅷ因子替代治疗。Ⅷ因子水平维持在参考值的 1%~5% 时可以减少疾病的严重程度,缓解了自发性血肿的风险,但是这些患者手术或外伤出血的风险仍然会增加。Ⅷ因子水平维持在参考值的 6%~30% 的患者仅受轻度影响,但仍面临在大手术时出血过多的危险。重度血友病 A 患者的活化部分凝血活酶时间(APTT)显著延长,轻度疾病患者 aPTT 可能只比参考值延长数秒,而凝血酶原时间(PT)是正常的。

4. 包含凝血因子Ⅷ活性的各种血制品的优缺点

(1) 冷沉淀物(cold precipitate):其优点为可立即获得,低温条件下储存时间长,血液传播性疾病(肝炎、AIDS)风险为低到中度,包含 vWF、Ⅷ因子等。缺点为易发生过敏反应,大量使用后并发高纤维蛋白原血症。

（2）Ⅷ因子浓缩物（factor Ⅷ concentrate）：优点为易于存储配制，保存时间长，效能已知，可使凝血因子及抗凝物质水平快速正常化。缺点为即使采取相应病毒灭活步骤（纳米滤过、巴氏灭菌等），仍存在较高感染风险。

（3）单克隆纯化Ⅷ因子（monoclonal purification of factor Ⅷ）及重组Ⅷ因子（recombinant factor Ⅷ）：优点为性质稳定，保存时间长，生物学安全性高，降低输血风险。缺点为费用较高。

（4）推荐意见：当不考虑花费问题时，通常认为重组或单克隆纯化Ⅷ因子的感染风险更小，因而优于 FFP、冷沉淀物或凝血酶原复合物浓缩物。

5. 血小板减少的常见原因

（1）血小板生成异常（abnormal thrombopoiesis）：可以由骨髓的巨核细胞再生障碍性贫血或发育不全引起，包括先天性发育不全血小板减少症合并桡骨缺失（TAR 综合征）、范科尼贫血、May-Hegglin 异常的患者（循环中有巨大血小板以及白细胞中有 Döhle 小体）、Wiskott-Aldrich 综合征（湿疹、免疫缺陷和血小板减少）；获得性血小板生成障碍可源于骨髓损伤、全系造血过程被抑制、甚至骨髓再生障碍（再生障碍性贫血）。无效血小板生成也可见于维生素 B_{12} 或叶酸缺乏（由酗酒引起）和叶酸代谢缺陷的患者。

（2）血小板破坏异常（abnormal platelet destruction）：非免疫性破坏作为血管内凝血的一部分，血小板的消耗可见于多种临床情况。弥散性血管内凝血（DIC）、获得性免疫缺陷综合征（AIDS）患者可出现消耗性血小板减少症，伴有继发于动脉血栓的末梢器官损伤。血栓性血小板减少性紫癜、溶血性尿毒症和 HELLP 综合征（溶血、转氨酶升高、血小板计数降低）是血小板非免疫性破坏最重要的例子。自身免疫性破坏即血小板减少症是一种常见的自身免疫性疾病的表现。包括成人血小板减少性紫癜、输血后紫癜、药物引起的自身免疫性血小板减少性紫癜、肝素诱导的血小板减少症和特发性血小板减少性紫癜（与药物、感染、自身免疫性疾病无关的血小板减少症一般归类为自身免疫性特发性血小板减少性紫癜 ITP）。

（3）影响血小板功能的先天性异常（congenital abnormal platelet function）：如血管性血友病、获得性血小板功能异常、骨髓增生性疾病、蛋白异常血症、尿毒症、肝脏疾病以及药物抑制。

【术前评估与准备】

6. 围术期凝血功能异常的常见原因

（1）遗传因素：血友病 A 和 B、血管性血友病、无纤维蛋白原血症、凝血因子 V 缺乏症、凝血因子Ⅷ缺乏症、遗传性出血性毛细血管扩张症、蛋白 C 缺乏症、抗凝血酶Ⅱ缺乏症。

（2）获得性因素：弥散性血管内凝血、围术期抗凝、术中凝血、稀释性血小板减少症、凝血稀释、大量输血、特殊手术（CPB、脑外伤、整形、泌尿、产科分娩手术等）、药源性出血及血小板功能障碍、特发性血小板减少性紫癜、血栓性血小板减少性紫癜、导管引起的血小板减少症以及维生素 K 缺乏症。

7. 出血性疾病的常见病因

（1）血管结构及功能异常：遗传性（血管性血友病）、继发性（感染、药物代谢障碍）、免疫性（过敏性紫癜）、其他（单纯性、机械性及老年性紫癜）。

（2）血小板异常：血小板减少（原发性及继发性血小板减少）、血小板功能异常（遗传性和继发性血小板功能异常）。

（3）凝血异常：遗传性（血友病）、继发性（维生素 K 缺乏症、严重肝病）。

（4）血液中抗凝物质增多：异常蛋白血症、类肝素物质增多等。

8. 出血性疾病的评估与术前优化

临床上围术期常见白细胞疾病（恶性血液病）及出血性疾病患者，应明确其病因并做好相应处理准备。尤其恶性血液病患者，其长期化疗导致免疫功能低下，体质虚弱，抵抗力差。

术前应详细了解病史，做必要的检查，明确诊断，对不同的出血性病因进行针对性治疗。纠正贫血、适当补充相应凝血因子、对获得性凝血异常伴出血倾向明显者，需要给予相应的血液制品进行替代治疗。根据不同手术要求尽量达到血小板所需浓度，对于白血病患者，除非急症必需治疗的手术，一般不宜进行手术。

在麻醉方案的设计上，不宜选择需穿刺的麻醉方法，如神经阻滞、腰麻、硬膜外等，应选择全身麻醉。避免经鼻气管内插管。对于免疫功能极差的血液病患者，围术期应积极维护免疫功能状态，避免不必要的免疫抑制，术后最好进入无菌隔离病房，进行增强免疫和抗感染能力的治疗。血友病患者术后维持替代治疗。

9. **手术患者和高危患者围术期血栓栓塞事件的危险分层**

（1）手术患者围术期血栓栓塞的风险分层：①低风险（DVT 概率<10%）：可活动患者行小手术；可自由活动的内科患者；②中等风险（DVT 概率介于 10%~40%）：大多数普通外科、开放性妇科及泌尿科手术；卧床的内科患者；中度 VTE 风险及高出血风险的患者；③高风险（DVT 概率介于 40%~80%）：髋或膝关节置换术患者；髋部骨折手术患者；重大创伤患者；脊髓损伤患者；高度 VTE 风险及高出血风险的患者。

（2）高危患者围术期血栓栓塞（perioperative thromboembolism）的危险分层：①低风险，非风湿性心房颤动的卒中风险评估（CHADS2 评分）0~2 分；既往无脑卒中或 TIA 病史；单次 VTE 发生于至少 12 个月前，没有其他危险因素；人工双叶主动脉瓣膜且无房颤、无脑卒中。②中等风险，风湿性心脏病且 CHADS2 评分 3~4 分；过去 3~12 个月内 VTE 轻到中度的血栓形成倾向；活动性癌症（6 个月内治疗或姑息疗法）；人工双叶主动脉瓣膜伴发房颤（或 TIA、高血压、糖尿病、充血性心力衰竭、年龄>75 岁）。③高风险，CHADS2 评分 5~6 分；3 个月内脑卒中或 TIA 病史；3 个月内 VTE；严重的血栓形成倾向；任何人工二尖瓣笼球或斜碟主动脉瓣，近期（6 个月内）卒中或 TIA 球形或碟形人造主动脉瓣。

10. **血栓高风险患者抗凝治疗的桥接建议**

抗凝患者的围术期管理需要特别考虑。某些手术，如眼科、口腔科、皮肤科、胃肠道治疗过程进行前可不必暂停口服抗凝药治疗。但仍需充分权衡围术期血栓形成和术中及术后出血的风险。

对于大多数手术，需要暂停抗凝治疗。对于中到高度血栓形成风险的患者使用普通肝素（unfractionated heparin，UFH）或低分子量肝素（low molecular weight heparin，LMWH）进行过渡治疗。过渡治疗可以将静脉血栓的风险减少 80%。术前大约 5 天应停用华法林，末次应用华法林后 36 小时使用肝素。持续输注肝素的患者，需要在术前 6 小时停止输注。应用低分子量肝素的患者，如果使用每日 2 次的疗法，末次剂量应该不早于术前 18 小时；如果使用每日 1 次的疗法；应该不早于术前 30 小时。

对于计划使用椎管内麻醉的推荐：如果患者正在接受预防剂量，则在低分子量肝素末次剂量后 12 小时再进行穿刺；如果接受治疗剂量，则在低分子量肝素末次剂量后 24 小时再行穿刺。类似地，硬膜外导管拔出需要根据肝素用量进行调整。

术后恢复抗凝需要评估血栓形成复发的风险，以及考虑到手术本身对患者的高凝状态增加的程度。这些因子还必须与恢复抗凝后出血的风险相权衡。使用华法林后，在 INR 升高之前有大约 24 小时的延迟，因此术后应尽早恢复使用华法林，除非患者有较高的出血风险。可以考虑在 INR 达到治疗水平前使用肝素进行过渡治疗。

11. **血友病患者术前的凝血因子替代治疗**

血友病 A 患者在大手术前一般需要输注Ⅷ因子，以使Ⅷ因子至接近 100% 正常水平（来自正常人群的混合血浆样本），也就是达到 1U/ml。

输注的Ⅷ因子的半衰期约为 12 小时，但根据制剂不同会有变化。进一步补充或再给药通常间隔约 12 小时或更长时间，根据出血事件的严重程度及测得的凝血因子水平而定。

由于Ⅸ因子会在血管内外广泛地分布，血友病 B 患者需要在初次输注大剂量的Ⅸ因子。但Ⅸ因子半衰期长（18~30 小时），不需要过于频繁地输注。

12. **血液病患者行骨科手术前凝血功能的优化**

对于有新鲜骨面存在的骨科手术，应尽可能减少关节假体内或其周围的出血，这些部位的出血可能引起感染、造成周围组织破坏或形成血肿，需要维持凝血因子在正常水平。

相反，对于肢体或手术位点可以用石膏固定，或可以通过缝合达到良好的外科对合的手术，则不需维持凝血因子达 100% 全量活性。Ⅷ因子达到正常水平的 30% 通常就可以保证足够的凝血功能，但是大部分临床医师常将Ⅷ因子纠正至正常水平，这是因为凝血因子水平会因再分布和正常衰减而减少。

对于大型骨科手术而言，Ⅷ因子水平应在术前 1 小时纠正至正常水平。根据手术时长、出血量、初始剂量和凝血因子水平决定是否进行重复输注。

13. **血友病患者抗纤溶治疗的注意问题**

抗纤溶治疗（antifibrinolytic therapy）已被成功用于血友病患者的预防和治疗，并且用于预防或治疗出血、轻微出血（如月经过多和鼻出血）以及小型手术（如拔牙）的术前准备。其在血友病患者行大型手术中的作用尚未被证实。

抗纤溶药物氨甲环酸(TXA)和 ε 氨基己酸(EACA)都是已用于治疗出血的赖氨酸类似物。应用这些药物以最大限度减少出血和输血已进行了深入研究;这些药物在一些手术中,如肝移植(无肝期)、外伤和高危心脏及骨科手术,已被证实有不同程度的效果。

DDAVP 同样会引起体内纤溶酶原激活物释放(引起纤维蛋白溶解),但临床应用时通常不需要抑制纤溶。

14. 术前抗凝患者的麻醉选择和决策要点

研究表明,局部麻醉(通常是椎管内阻滞)会降低术后 VTE 发生率,在下肢关节置换手术中尤为明显。所以局部麻醉成为这种手术和其他有高度 VTE 风险的治疗手段的首选麻醉技术。不过,即使使用椎管内麻醉与早期下床活动、术中抗栓塞弹力袜相结合、VTE 的危险仍然过高。因此,术后使用华法林和皮下肝素等药物预防性抗凝治疗成为高危手术的标准管理方法。

随着常规抗血栓预防方法的应用,在 VTE 高风险患者中局部麻醉相比于全身麻醉的优势还不甚清楚。虽然局部麻醉可以使 VTE 风险轻度降低,同时也可以降低输血的需求,但是这种结果只局限于较早的缺乏药物性预防治疗的病例,不能说明病死率存在显著差异。

美国食品药品管理局禁止对应用低分子量肝素的患者使用椎管内麻醉,因为增加了硬膜外血肿的风险,这可能会进一步限制局部麻醉的应用。

术后使用药物进行抗血栓预防对于 VTE 十分有效,需要谨慎停用这些药物,从而使局部麻醉可以继续使用。

对抗凝治疗绝对禁忌或者有严重出血并发症的患者,可以置入腔静脉滤器预防肺栓塞复发。滤器是有效的,可以使肺栓塞的风险降至低于 4%。对于抗凝失败的癌症患者,可以使用滤器合并继续抗凝,为其提供更大的保障。

15. 应用不同抗凝药物行区域麻醉的风险评估及建议

(1) 皮下应用普通肝素:每日两次及每日总剂量≤10 000 单位时无禁忌;如果预计技术困难,则考虑推迟肝素治疗至阻滞完成后。

(2) 手术中静脉应用普通肝素:椎管内阻滞后 1 小时可以肝素化;末次使用肝素后 24 小时移除导管。

(3) 静脉应用低分子量肝素:每日两次剂量,末次使用后至少 24 小时可进行椎管内阻滞;无论何种区域麻醉,术后首次使用低分子量肝素不应早于术后 24 小时;术后首次使用前 2 小时移除椎管内导管;每日一次剂量:末次使用后至少 12 小时可进行椎管内阻滞;术后 6~8 小时可首次使用低分子量肝素;硬膜外导管可留置;末次使用低分子量肝素后 12 小时移除硬膜外导管。

(4) 华法林:INR 应处于参考值方可进行椎管内麻醉;在接受华法林治疗的起始阶段 INR<1.5 时移除硬膜外导管。

【术中管理】

16. 贫血患者的麻醉管理特点

(1) 合并慢性贫血(chronic anaemia)患者的择期手术应避免可能降低氧输送的一切病理生理因素,如药物引起的心排血量降低、呼吸性碱中毒、医源性过度通气、低体温导致的氧离曲线左移等。全麻状态下由于贫血导致的组织氧输送不足的体征和症状难于鉴别,应特别注意。

(2) 麻醉药物的镇静作用和术中控制性低体温可能造成组织需氧量降低,抵消与贫血有关的组织氧输送减少,然而其程度不可预知。为抵消手术失血的影响可考虑等容血液稀释和术中血液回收。应注意麻醉对交感神经系统和心血管反应的影响可能削弱正常情况下急性等容性血液稀释时的心排血量增加。

(3) 贫血患者红细胞浓度降低、血浆脂质含量减少导致挥发性麻醉药在贫血患者血浆中可溶性降低,其摄取可能会加快。这种变化可能被心排血量的增加所抵消因此贫血患者吸入麻醉诱导速度以及挥发性麻醉药物过量的风险和其他患者之间不存在显著差异。

17. 遗传性球形红细胞增多症患者的麻醉管理要点

遗传性球形红细胞增多症(hereditary spherocytosis)在大多数患者表现为常染色体显性遗传,其主要缺陷是缺乏细胞膜骨架蛋白而导致终身性溶血性贫血(hemolytic anemia)。病变细胞显示异常渗透脆性,循环半衰期缩短。轻症患者可无临床症状或仅表现为轻度溶血性贫血;不足 5% 的患者会发展为危及生命的贫血。患者常有脾大症状、易疲劳,严重程度与慢性贫血程度成比例。患者存在由病毒或细菌感染引发出溶血性危象事件的风险。易发黄疸、细小病毒感染导致短暂再生障碍危象、可因胆色素结石导致胆绞痛发作。

麻醉管理要点：此类疾病患者的麻醉风险主要取决于其贫血严重程度、溶血是否处于稳定状态、是否存在由并发感染引起的溶血恶化状态。短暂性贫血，通常由病毒或细菌感染和胆石症引起，必须在术前评估时加以考虑。对于行体外循环的心脏手术患者，由于球形红细胞比正常红细胞对机械性和剪应力应激状态更加易感，体外循环的应用可能导致大量溶血的风险。目前认为短时间体外循环可能是安全的。有建议称此类患者应避免使用机械性心脏瓣膜。

18. 原发性红细胞增多症患者的麻醉管理特点

原发性红细胞增多症（或真性红细胞增多症）（primary erythrocytosis）是一种干细胞异常引起的造血前体的克隆增殖，通常产生过多的红细胞，血小板和白细胞的数量也可能增加。可能会出现在任何年龄，多数患者在60~70岁发病。常见临床表现包括布加综合征、冠状动脉疾病或脑血栓、肺动脉高压等。治疗手段包括静脉切开、骨髓抑制药物如羟基脲控制血细胞比容。

（1）风险评估：原发性红细胞增多症患者围术期血栓形成及出血的风险增加。血栓形成的风险增加是由于该疾病患者高凝状态基础值会因手术血栓前期增加。出血体质的发病原因通常是由于获得性血友病，该疾病源于血管性血友病因子（vWF）含量的异常降低引起，该因子对于正常血小板黏附十分重要。与高血细胞比容相关的高黏血症容易引起血友病因子的构象变化，使它易受酶裂解。因此，有效的凝血大型多聚体被耗尽，造成了出血。所以，静脉切开术和避免极端脱水可以降低该疾病患者在围术期的血栓形成和出血。

（2）麻醉管理：原发性红细胞增多症患者在围术期存在高凝和出血的风险。术前血细胞比容降至45%可能降低血栓出血性并发症风险。存在血小板增多时应该降低至$400×10^9$/L或者更少。术前7天暂停阿司匹林治疗。去氨加压素和冷沉淀有助于改善血友病因子水平，从而减少出血。

19. 镰状细胞病患者的麻醉管理要点

镰状细胞病（sickle cell disease）患者β珠蛋白亚基中由缬氨酸替代谷氨酸引起脱氧状态红细胞膜变形、氧化损伤、红细胞缩短寿命至10~20天。该疾病的严重程度和进展差异显著。患者年轻时即可出现严重溶血性贫血，进展为骨髓、脾脏、肾脏及中枢神经系统等末梢器官的损害。肾脏是主要的损伤靶器官，30~40岁时可出现慢性肾衰竭。肺和神经系统并发症是发病和致死的主要原因。急性胸痛综合征所加重的持续炎症反应可引起慢性进行性肺损伤。神经系统并发症包括脑卒中，通常是由动脉疾病而非镰状细胞病引起。

（1）麻醉评估：镰状细胞病不会导致围术期发病率或死亡率增加，然而，围术期并发症发生率很高。危险因素包括高龄、近期频发的严重镰状细胞病、基础氧饱和度降低等末梢器官损害的证据、肌酐水平升高、心功能不全、脑卒中史以及并发感染。手术类型的固有风险是一个重要的考虑因素，颅内和胸腔内手术被视为具有高风险。骨科手术尤其是髋关节手术和髋关节置换引起并发症的风险相当大，包括失血过多和出现镰状细胞病事件。

（2）术前输血管理的目标：研究发现，旨在增加正常血红蛋白与镰状血红蛋白比率的积极输血策略并无显著收益，更多保守目标倾向于使术前血细胞比容达到30%。低风险手术患者很少需要手术前输血，接受中到高度风险手术的贫血患者需要输血，将血细胞比容纠正至30%。麻醉技术的选择并不显著影响镰状细胞疾病引起并发症的风险。次级管理目标包括避免脱水、酸中毒和低体温以减少围术期镰状细胞疾病事件的风险。镰状细胞疾病患者不禁忌使用闭塞骨科止血带，但围术期并发症的风险的发生率会增加。

（3）术后疼痛管理：手术部位疼痛以及血管闭塞事件引起的疼痛会加剧围术期并发症。患者可能对阿片类药物有一定程度的耐受，部分患者可能存在镇静药物成瘾，疼痛管理方案应充分考虑这种情况。局部麻醉镇痛措施并非禁忌且可能利于疼痛管理。术后2~3天可能出现急性胸痛综合征，需要密切关注氧合，充分镇痛，并经常输血以纠正贫血和改善氧合。吸入一氧化氮降低肺动脉高压可以改善血液氧合。需要严密观察患者防止出现疼痛危象、脑卒中和感染。

20. 血友病A患者的麻醉管理要点

血友病（hemophilia）A患者面临重大手术时，应提前输注Ⅷ因子浓缩液以保证Ⅷ水平必须接近100%。成人Ⅷ因子的半衰期约12小时，每8~12小时需要重复输注以保持Ⅷ因子水平大于50%。儿童Ⅷ因子的半衰期约为6小时，需要更频繁输注以及实验室检测以确定效能。应测量Ⅷ因子水平的峰值和波谷值以确认剂量水平和剂量间隔。治疗必须持续2周以上，避免术后出血影响伤口愈合。接受骨骼或关节手术的患者可能需要更长的治疗（4~6周的替代治疗）。

新鲜冰冻血浆和冷沉淀都可以用于纠正Ⅷ因子的水平。对于轻度血友病的患者，去氨加压素也可以经静脉或经鼻应用。纤溶抑制剂（氨基己酸和氨甲环酸）可以用于黏膜出血的辅助治疗，特别适用于对口腔科操作。

高达30%的重型血友病A患者接触Ⅷ因子的浓缩或重组产品后最终会产生抑制性抗体。此类患者麻醉管理应首先区分高或低反应组。低反应组对抑制剂的滴度低，对Ⅷ因子浓缩物没有记忆应答，而高反应组对抑制剂的滴度高且表现出显著记忆应答。低反应组患者可以应用Ⅷ因子浓缩物。需要Ⅷ因子的高起始剂量和维持剂量以及频繁的Ⅷ因子水平检测来指导治疗。高反应组不能使用Ⅷ因子浓缩物进行治疗。大出血可以使用活化凝血酶原复合浓缩物或者重组Ⅶa因子。重组Ⅶa因子亦可用于存在获得性抑制剂患者的治疗。虽然通过Ⅶa形成的凝血酶不如Ⅷ因子治疗的作用强，但是重组Ⅶa疗法仍然可以成功控制80%有抑制剂患者的出血。

21. 术中凝血因子Ⅷ的输注及相关问题

正常人群中凝血因子水平变异很大，正常凝血因子水平通常在0.8~1.2U/ml。体内平均每3 000ml血容量约有3 000国际单位各种凝血因子。当体内Ⅷ因子活性小于1%，若Ⅷ因子的输注不会使患者血容量稀释至超过3 000ml，且患者体内无中和性抗体，则需要3 000国际单位的Ⅷ因子才能使其凝血因子水平达到正常（约100%）。给予每千克体重1单位Ⅷ因子可以提高血浆Ⅷ因子水平约2%。

Ⅷ因子浓缩液经配制后在室温下非常稳定，可以采用持续输注的方式。滴定输注可以维持目标的Ⅷ因子水平，避免单次给药所造成的过量或浓度不足。在给予首次负荷量之后可开始持续输注以维持Ⅷ因子水平。

对体内有低滴度的抑制因子的患者，持续输注Ⅷ因子被证明是有效的止血方法。对于抑制因子滴度高且在输注过程中无法监测凝血因子水平的患者，采用持续输注的技术也能够止血，这可能是由于抑制因子的动力学，即达到完全的凝血因子抑制可能需要1~2小时。如果持续输注Ⅷ因子，循环内总会有没有被中和的且有凝血活性的凝血因子存在。长时间持续输注Ⅷ因子并联合应用免疫抑制剂的免疫耐受疗法，可促进对凝血因子的免疫耐受，从而清除抑制因子。

22. 重组活化Ⅶ因子在围术期的应用

活化Ⅶ因子与暴露于损伤部位的组织因子结合，引起局部足够的凝血酶生成，通过区别于活化Ⅷ因子/活化Ⅸ因子复合物的机制，激活凝血因子Ⅴ、Ⅷ、Ⅺ和血小板。大剂量的rFⅦa与凝血酶激活的血小板结合，不需要Ⅷ因子或Ⅸ因子，即可激活Ⅹ因子成为活化Ⅹ因子。这种激活Ⅹ因子、生成凝血酶的机制绕过了Ⅷ因子和Ⅸ因子。这一特殊的止血通路使rFⅦa成为有抑制因子的血友病患者的有力治疗手段。

当只有一个或数个局部损伤时，rFⅦa的促凝血效果有限，因为组织因子的表达受限于这些局部位点。但是，很多会导致DIC临床情况（如缺血性或坏疽性肠病、肢体、组织灌注降低、涉及白细胞释放组织因子的血液系统恶性肿瘤、胎盘早剥会引起全身性组织因子激活，使用rFⅦa血栓形成的风险会增加。

作为说明书内用药，择期手术预防性止血的典型用法是90~120μg/kg，每2~3小时重复用药。对于有抑制因子的血友病患者的轻到中度出血事件，该用法大多数情况下也是有效的。

【术后管理】

23. 血友病患者术后管理的特殊考虑

避免术后镇痛方式造成血友病患者出血非常重要。

（1）避免使用有抗血小板作用、包含阿司匹林或NSAID类的镇痛药。抗组胺和镇咳药也可能会抑制血小板聚集。使用阿片类镇痛药或以乙酰氨基酚作为主要成分的药物用于术后镇痛时，应准确滴定剂量。

（2）当使用区域阻滞导管进行术后镇痛时，注意选择合适的拔管时机，应首先确认Ⅷ因子浓度恢复正常。为避免因Ⅷ因子水平下降而诱发术后出血，建议至少在术后2~4周内补充Ⅷ因子。许多临床医师建议在术后4天内维持Ⅷ因子水平在参考值的80%，其他人认为维持参考值的40%就足够了。术后5~8天维持Ⅷ因子水平在参考值的30%~40%，在此后的2~4周应维持在参考值的10%~20%。

（3）对于行日间手术（ambulatory surgery）后已经出院的血友病患者，推荐持续输注Ⅷ因子浓缩液。可选择就近医学中心或在家里输注Ⅷ因子以提供止血保护。家庭输注纯化的Ⅷ因子浓缩物已被证明安全有效，可考虑用于血友病患者。

（刁玉刚）

第七节　围术期合理输血

【知识点】

1. 围术期输血的相关监测
2. 成分输血指征和注意事项
3. 全血输注指征
4. 自体输血的相关知识
5. 小儿输血

【案例】

患者男,27 岁,体重 60kg。因晚饭后出门散步遭遇车祸入院。入院检查患者呼吸急促,烦躁不安,面色苍白,两侧瞳孔等大,两肺呼吸音对称,BP 85/45mmHg,脉搏细速,115 次/min。腹肌紧张。全腹压痛反跳痛明显,右下腹穿刺抽出不凝血。

【输血基础知识】

1. 围术期输血的相关监测要点

失血量监测(blood loss assessment):在外科医师的参与下,应实时对手术区域进行视觉评估,评估凝血或手术出血的情况。失血情况作定量测定,包括检查吸引罐、止血纱布和外科引流管;

重要脏器灌注或氧供监测:除观察临床症状和体征外,还需监测血压、心率、脉搏氧饱和度、心电图等,必要时可行超声心动图、肾功能监测(尿量)、脑氧饱和度、动脉血气分析和混合静脉血氧饱和度等监测。

凝血功能(coagulation function)监测:包括标准实验室诊断项目,如血小板计数、PT、APTT、INR、纤维蛋白原等,必要时应进行床旁实时凝血功能监测,如血栓弹力图(TEG)、Sonoclot 等。

除常规监测外,术中出血患者应在血细胞比容、血红蛋白水平和凝血功能的监测下指导成分输血;围术期应维持患者前负荷,但要避免全身血容量过高。严重出血时,应考虑动态评估液体反应性和无创心排血量的监测,不应将中心静脉压和肺动脉楔压作为判断血容量的唯一标准;出现急性出血时,建议反复测量血细胞比容、血红蛋白、血清乳酸水平及酸碱平衡情况,以了解组织灌注、组织氧合及出血的动态变化。

2. 红细胞补充量的计算

临床工作可按下述公式大约测算浓缩红细胞补充量。

成人:浓缩红细胞补充量=(Hct 预计值−Hct 实测值)×55×体重/0.60

小儿:红细胞补充量=(Hb 预计值−Hb 实测值)×体重×5(Hb 单位为 mg/dl)

大多数患者维持血红蛋白 70~80g/L(Hct 21%~24%),存在心肌缺血、冠心病的患者维持血红蛋白在100g/L(Hct 30%)以上。

3. 围术期输血指征评分

输注红细胞时,也可参考围术期输血指征评分(perioperative blood transfusion indication score,POTTS)。

决定开始输注的患者血红蛋白浓度及输注后的目标血红蛋白浓度见表 15-7-1。

表 15-7-1　围术期输血指征评分

加分	维持基本正常心排血量所需肾上腺素输注速度/(μg·kg⁻¹·min⁻¹)	维持 SpO_2 ≥95%时所需吸入气氧浓度/%	中心体温/℃	心绞痛
0	不需要	≤35	<38	无
+10	≤0.05	36~50	38~40	运动或体力劳动或激动时发生
+20	≥0.06	≥51	>40	日常活动或休息安静时发生

上述 4 项总计分再加 60 分为 POTTS 总分。最高分为 100 分,即如果总分≥100 分则算为 100 分,评分值对应启动输注 RBC 且需维持的最低血红蛋白浓度。POTTS 评分<实测血红蛋白浓度,不需输注 RBC;POTTS 评分≥实测血红蛋白浓度,需输注 RBC。每一次准备输入同种异体红细胞前均需评分。

【异体输血】

4. 红细胞输注的指征及要点

红细胞制品包括浓缩红细胞(concentrated red blood cell)、红细胞悬液(red blood cell suspension)、洗涤红细胞(washing red blood cell)、少白红细胞(less white blood cell)、辐照红细胞(irradiated red blood cell)等,每单位红细胞制品中红细胞含量相当于 200ml 全血中的红细胞含量。

(1) 输注指征:目前,美国、欧洲、中国等绝大多数国家指南推荐采用限制性输血策略(restrictive transfusion strategy),即血红蛋白≥100g/L 的患者围术期不需要输注红细胞;患者血红蛋白<70g/L 建议输注红细胞;血红蛋白在 70~100g/L 时,应根据患者心肺代偿功能、有无代谢率增高及有无活动性出血等因素决定是否输注红细胞。

以下情况也需要输注红细胞:①术前有症状的难治性贫血患者:心功能Ⅲ~Ⅳ级、心脏病患者(充血性心力衰竭、心绞痛)及对铁剂、叶酸和维生素 B_{12} 治疗无效者;②血红蛋白<80g/L 并伴有症状(胸痛、体位性低血压、对液体治疗反应迟钝的心动过速或充血性心力衰竭)的患者,应该考虑输注红细胞;③术前心肺功能不全、严重低血压或代谢率增高的患者,应保持相对较高的血红蛋白水平(80~100g/L)以保证足够的氧输送;④对围术期严重出血的患儿,建议血红蛋白浓度维持水平应>80g/L。

(2) 红细胞输注的要点:①不能依赖输注红细胞来替代容量治疗;②少白红细胞适用于产生白细胞抗体患者;③洗涤红细胞适用于自身免疫性溶血和对血浆蛋白有过敏反应的患者;④对于行心脏手术的患者,建议输注少白红细胞;⑤高原地区酌情提高血红蛋白水平和放宽输血指征;⑥急性大量失血无同型血源时,建议参考特殊情况紧急输血专家共识,可适量输入 O 型血浓缩红细胞,并密切监测溶血反应。

该患者外伤后入院,临床表现提示伴有失血性休克,可根据术前和术中血红蛋白动态变化情况,按照红细胞输注指征判断是否需要输血以及输多少血,同时应遵循红细胞输注要点。

5. 浓缩血小板的输注指征和输注要点

血小板制品包括手工分离血小板和机器单采血小板,手工分离血小板含量约为 $2.4×10^{10}/L$,保存期为 24 小时;机器单采血小板含含量约为 $2.5×10^{11}/L$,保存期为 5 天;每份机采浓缩血小板(platelet concentrate)可使成人外周血血小板数量增加约(7~10)×10^9/L;小儿输注 5ml/kg 血小板,可使外周血血小板数量增加约(20~50)×10^9/L。

血小板输注主要用于血小板数量减少或功能异常伴异常渗血的患者。输注血小板的需求与手术类型和范围、出血速率、控制出血的能力、出血所致的潜在后果以及影响血小板功能的相关因素(如低体温、体外循环、肾衰竭、严重肝病等)相关。输注血小板时应注意:①血小板计数≥100×10^9/L,不需要输注血小板;②术前血小板计数<50×10^9/L,应考虑输注血小板(产妇血小板可能低于 50×10^9/L 而不一定输注血小板);③血小板计数在(50~100)×10^9/L,应根据是否有自发性出血或伤口渗血决定是否输注血小板;④如术中出现不可控性渗血,经实验室检查确定有血小板功能低下,输注血小板不受上述指征的限制;⑤血小板功能低下(如继发于术前阿司匹林治疗)对出血的影响比血小板计数更重要。

血小板常规输注不应超过一个治疗量(国内 10U 全血制备的血小板相当于 1 个治疗量,一个治疗量就是血浆中血小板数量达到 2.5×10^9 血小板),仅在伴有严重血小板数量减少或重要部位(如中枢神经系统、眼)出血时,才考虑给予一个治疗量以上的血小板;每个治疗量血小板输注后应重新进行临床评估,检测血小板水平,在需要的情况下才继续输注。

6. 新鲜冰冻血浆的输注指征及输注要点

血浆制品包括新鲜冰冻血浆(fresh frozen plasma,FFP)、冰冻血浆(frozen plasma)和新鲜血浆(fresh plasma)。血浆不应该将作为容量补充剂;普通冰冻血浆用于Ⅲ和Ⅷ因子以外的凝血因子缺乏患者的替代治疗。

使用 FFP 的指征:①PT 或 APTT>正常 1.5 倍或 INR>2.0,创面弥漫性渗血;②患者急性大出血输入大量库存全血或浓缩红细胞(出血量或输血量相当于患者自身血容量);③病史或临床过程表现为先天性或获得性凝血功能障碍;④紧急对抗华法林的抗凝血作用(FFP,5~8ml/kg);⑤凝血功能异常患者进行高出血风险的有创操作或手术前,考虑预防性使用新鲜冰冻血浆。

输注血浆时应注意:①新鲜冰冻血浆内含全部凝血因子及血浆蛋白;②每单位(相当于200ml新鲜全血中血浆含量)新鲜冰冻血浆可使成人增加2%~3%的凝血因子,应用时需根据临床症状和监测结果及时调整剂量;③普通冰冻血浆用于Ⅲ和Ⅷ因子以外的凝血因子缺乏患者的替代治疗;④不应将血浆作为容量补充剂;⑤输注FFP有可能导致急性输血相关肺损伤、输血相关循环超负荷以及变态反应;⑥小儿使用FFP有致严重不良反应的风险;⑦新鲜冰冻血浆输注后,应重新进行临床评估和凝血检查,若需要再继续输注。

通常,新鲜冰冻血浆的首次剂量为10~15ml/kg,维持剂量需要根据患者的出血情况和实验室检查结果决定,一般为5~10ml/kg。倘若出现大量出血,使用剂量取决于出血的控制情况,最大剂量甚至可达50~60ml/kg。

7. 1单位新鲜冰冻血浆凝血因子的含量及紧急逆转华法林的作用

1个单位新鲜冰冻血浆约250ml,含有接近正常水平的所有凝血因子,包括约400mg Fib,能提高患者凝血因子水平约3%。通常凝血因子水平在30%以上就可使患者的凝血功能达到正常。

紧急逆转华法林的措施常用于血栓形成风险特别高者,以及时间紧迫无桥接抗凝治疗的时机者:①停用华法林;②维生素K 10mg缓慢静滴;如需24~48小时内逆转则给予维生素K 0.5~2.5mg;③静滴FFP或含有凝血因子Ⅱ、Ⅶ、Ⅸ和X的PCC(4因子PCC),可立即给予PCC 50U/kg或FFP 15~30ml/kg,并加强监测;④其他药物:氨甲环酸、ε氨基己酸等抗纤溶药物。血小板功能障碍可考虑使用去氨加压素(DDAVP);⑤输血,同时应强调凝血和纤溶的功能监测。

8. 冷沉淀的输注指征及输注要点

冷沉淀(cryoprecipitation)是新鲜冰冻血浆在(4±2)℃下融化后获得的血浆沉淀蛋白部分,含有因子Ⅷ、纤维蛋白原、血管性血友病因子(vWF)、纤维结合蛋白(纤维粘连蛋白)以及因子ⅩⅢ。200ml全血分离制备的新鲜冰冻血浆制的冷沉淀为1个单位。纤维蛋白原浓度≥150mg/dl时,一般不输注冷沉淀。若条件许可,对出血患者应先测定纤维蛋白原浓度再决定是否输注冷沉淀。

以下情况应考虑输注冷沉淀:①存在严重伤口渗血且纤维蛋白原浓度<150mg/dl;②存在严重伤口渗血且已大量输血,无法及时测定纤维蛋白原浓度时,将输注冷沉淀作为辅助治疗措施;③儿童及成人轻型血友病A、血管性血友病、纤维蛋白原缺乏症及凝血因子Ⅷ缺乏症患者;④严重血友病A需加用Ⅷ因子浓缩剂;⑤纤维蛋白原水平<1 000g/L的患者,当进行高出血风险的有创操作或手术前,考虑预防性使用冷沉淀。

输注冷沉淀时应注意:①围术期纤维蛋白原浓度应维持在100~150mg/dl之上,应根据伤口渗血及出血情况决定冷沉淀的补充量。在冷沉淀输注结束后,应临床评估、重复检测纤维蛋白原,若需要可再补充;一个单位冷沉淀约含150mg纤维蛋白原,使用20单位冷沉淀可恢复到必要的纤维蛋白原浓度。②冷沉淀用于Ⅷ因子水平低下或缺乏的补充,按每单位冷沉淀含Ⅷ因子80IU估算。轻度、中度和重度Ⅷ因子水平低下或缺乏时,补充剂量分别为10~15IU/kg、20~30IU/kg和40~50IU/kg。③用于纤维蛋白原水平低下或缺乏补充,按每单位冷沉淀含纤维蛋白原150mg估算,通常首次剂量50~60mg/kg,维持量10~20mg/kg。

9. 人纤维蛋白原

纤维蛋白原(fibrinogen,Fib)由肝细胞合成和分泌,为机体止血生理中重要的凝血因子。正常人血浆中浓度一般为2~4g/L,低于2g/L为Fib减少,先天性不足时<1g/L。

Fib减少分为先天性和获得性。临床获得性原因多见,主要为产后大出血、创伤、心血管手术、严重肝损害(如重症肝炎、肝硬化)、DIC、纤溶亢进、化疗等。失血后的消耗和其后的大量液体复苏、血液稀释是导致Fib减少的重要原因,大量输血是造成Fib下降的独立危险因素。

对获得性Fib减少时Fib治疗阈值及目标仍存在争议。2013年欧洲指南推荐Fib低于1.5~2.0g/L时需补充,目标是使Fib达到1.5g/L以上。推荐首次剂量25~50mg/kg。

10. 凝血酶原复合物

凝血酶原复合物(prothrombin complex concentrate,PCC),也称因子Ⅸ复合物,是血浆来源的凝血因子提取物,PCC含有凝血因子Ⅱ、Ⅶ、Ⅸ、X,是人血清来源的一组维生素K相关的凝血因子。

若出现明显渗血和凝血时间延长,建议使用 PPC 20~30IU/kg。临床使用指征和目标包括:①对使用华法林抗凝伴严重出血或颅内大出血的头部损伤;②出血性卒中要求逆转抗凝治疗;③需紧急逆转华法林抗凝治疗的急诊患者,平衡抗凝和出血风险,酌情使用;④监测 INR 以确定充分逆转华法林的抗凝作用,同时调整凝血酶原复合物的剂量。

11. 全血输注的指征

全血输注存在很多弊端,目前主张不用或少用全血,输全血的适应证越来越少,其主要用于:①急性大量失血可能发生低血容量性休克的患者;②只有在失血量超过全身血容量 30% 时,在扩充血容量的基础上,输用红细胞或全血;③用于新生儿,特别是早产儿需要输血或换血治疗者;④严重肝肾功能障碍需要输血者;⑤弥散性血管内凝血需要输血者。

12. 大量失血时的药物辅助治疗

(1) 纤维蛋白原:血浆纤维蛋白原水平<150mg/dl 或血栓弹力图提示功能性纤维蛋白原不足时,可使用纤维蛋白原。纤维蛋白原浓缩物初次输注的剂量为 25~50mg/kg。

(2) 凝血因子 XIII 浓缩物(factor XIII concentrate):应用于凝血因子 XIII 活性<60% 时,治疗剂量为 30IU/kg。

(3) 凝血酶原复合物:若出现明显渗血和凝血时间延长,建议使用凝血酶原复合物(20~30IU/kg)。曾接受口服抗凝药治疗的患者,在运用其他凝血药处理围术期严重渗血前,应给予凝血酶原复合物浓缩物(PPC)和维生素 K。

(4) 对于接受达比加群酯治疗的患者,在急诊手术、介入性操作或者出现危及生命或无法控制的出血并发症,急需逆转达比加群酯的抗凝效应时首选其特异性拮抗剂 Praxbind,逆转效果不佳时给予 PPC 治疗也证明有效。PPC 同样推荐用于紧急情况下逆转沙班类药物的抗凝作用。

(5) 重组活化凝血因子 VII(recombinant activated factor VII):严重渗血时,若常规治疗手段均失败,可考虑使用重组活化凝血因子 VII,它还可用于治疗合并低温或酸中毒的凝血障碍,其使用剂量为 90~120μg/kg,可反复使用。

(6) 氨甲环酸(tranexamic acid):应用于纤溶亢进时,可明显减少患者输血量,推荐剂量为 20~25mg/kg,可反复使用或 1~2mg/(kg·h) 静脉泵注维持。

(7) $[Ca^{2+}]$:维持正常的钙离子水平(≥0.9mmol/L)有助于维持凝血功能正常。

(8) 去氨加压素(desmopressin):预防性应用可使血友病 A 和血管性血友病患者术中出血减少,但重复使用可使疗效降低。

【自体输血】

13. 自体输血的优点

自体输血(autotransfusion)可以避免输注异体血时的潜在输血反应、血源传播性疾病和免疫抑制,对于无法获得同型血的患者也是唯一血源。

14. 贮存式自体输血的适应证、禁忌证和注意事项

贮存式自体输血(stored autotransfusion)是指术前一定时间采集患者自身的血液进行保存,在手术期间使用。

(1) 适应证:患者身体一般情况良好,血红蛋白≥110g/L 或血细胞比容≥0.33,拟行择期手术,且能签署知情同意书,均适合贮存式自体输血;术前估计术中出血量超过自身循环血容量 20% 且必须输血的患者;稀有血型配血困难的患者;对输异体血产生免疫抗体的患者;拒绝输注同种异体血的患者。

(2) 禁忌证:血红蛋白<110g/L 的患者;有细菌性感染的患者;凝血功能异常和造血功能异常的患者;输血可能性小的患者,不需做自体贮血;冠心病、严重主动脉瓣狭窄等心脑血管疾病及重症患者慎用。

(3) 注意事项:按相应的血液储存条件,手术前 2~3 周完成血液采集(可一次或分多次);每次采血不建议超过 500ml(或自身血容量的 10%),两次采血间隔不少于 3 天,最后一次采血应在手术前 3 天完成;采血前后可给予患者铁剂、维生素 C 及叶酸(有条件的可应用重组人促红细胞生成素)等治疗。

15. 急性等容性血液稀释的适应证、禁忌证和注意事项

急性等容血液稀释(isovolemic hemodilution)一般在麻醉后、手术主要出血步骤开始前,抽取患者一定量的自体血在室温下保存备用,同时输入胶体液或一定比例晶体液补充血容量,以减少手术出血时血液的有形成分丢失。待主要出血操作完成后或根据术中失血及患者情况,将自体血回输给患者。

（1）适应证：患者身体一般情况良好，血红蛋白≥110g/L（血细胞比容≥0.33），估计术中失血量大时，可以考虑进行急性等容性血液稀释。年龄并非该技术的禁忌；当手术需要降低血液黏稠度，改善微循环时也可采用该技术。

（2）禁忌证：血红蛋白<110g/L、低蛋白血症、凝血功能障碍、不具备监护条件、心肺功能不良的患者。

（3）注意事项：应注意血液稀释程度，一般使血细胞比容不低于25%；术中必须密切监测患者血压、心率、脉搏血氧饱和度、血细胞比容以及尿量的变化，必要时应监测中心静脉压；采集血液时必须与抗凝剂充分混匀，室温保存6小时内应完成回输，后采集的血液应先回输。

16. 回收式自体输血的适应证、禁忌证和注意事项

回收式自体输血（recycling autotransfusion）是指使用血液回收装置，将患者体腔积血、手术失血及术后引流血液进行回收、抗凝、洗涤、滤过等处理，然后回输给患者。

（1）适应证：回收式自体输血推荐用于预计血量较大的手术，如体外循环、骨科手术、颅脑外科及大血管手术、胸腹腔闭合出血的手术。

（2）禁忌证：血液流出血管外超过6小时；怀疑流出的血液含有癌细胞；怀疑流出的血液被细菌、粪便等污染；流出的血液严重溶血。和白细胞滤器联合使用时，可适当放宽使用适应证。

（3）注意事项：血液回收必须采用合格的设备，回收处理的血液必须达到一定的质量标准。体外循环后的机器余血应尽可能回输患者。也可谨慎用于特殊的产科患者（胎盘疾病、预计出血量大），应用时需采用单独吸引管道回收血液，并于回输时使用白细胞滤器或微聚体滤器。当 Rh 阴性血型产妇使用自体血回输后，建议检测母体血液中胎儿红细胞含量。

【小儿输血】

17. 小儿术前输血的评估

择期手术患儿要求血红蛋白>100g/L（新生儿 140g/L），低于此标准时患儿麻醉危险性可能增加。贫血患儿应在纠正贫血后进行择期手术，某些贫血患儿需行急症手术时，术前可输浓缩红细胞。输注 4ml/kg 的浓缩红细胞可大约增高血红蛋白 5g/L。当伴有先天性或获得性出凝血异常（如 vWF 因子缺乏症），预计术中出血量可能达血容量 10% 以上者，术前应查血型并充分备血。对低血容量或术中可能需大量输血者，应预先置入中心静脉导管。小儿正常 Hct 和可接受的 Hct 见表 15-7-2。

表 15-7-2　小儿 Hct 参考值和可接受值

人群	Hct 参考值/%		Hct 最低可接受值/%
	均值	范围	
早产儿	45	40~45	35
足月新生儿	54	45~65	30~35
1~3 个月	36	30~42	25
3~12 个月	38	34~42	20~25
1~6 岁	38	35~43	20~25

18. 小儿血容量的评估

了解血容量以及失血量对小儿尤为重要，同样容量的失血对小儿的影响明显高于成人。不同人群血容量及血红蛋白参考值见表 15-7-3。术前测定患儿 Hct 和估计血容量（blood volume，EBV），计算最大允许失血量（maximum allowable blood loss，MABL），MABL=EBV×（术前 Hct-可接受 Hct）/术前 Hct。如失血量<1/3MABL，用平衡液补充；如 1/3MABL<失血量<1MABL，用胶体液；如失血量>1MABL，需要输血制品。

19. 小儿失血量的评估

小儿术中应尽量精确估计失血量，但小儿失血量的精确估计较困难，可采用纱布称量法、手术野失血估计法（注意防止低估失血量）等估计失血量，应使用小型吸引瓶，以便于精确计量，术中可使用简易 Hct 和血红蛋白测定，确定丢失红细胞的情况。心动过速、毛细血管再充盈时间和中心-外周温度差是较可靠的参考体征。应注意可能存在的体腔内（腹腔、胸腔）积血。小婴儿的某些诊断性抽血，可能会造成明显的失血，应限量。

表 15-7-3　血容量及血红蛋白含量参考值

人群	血容量/(ml·kg^{-1})	血红蛋白/(g·L^{-1})
早产儿	90~100	130~200
足月新生儿	80~90	150~230
<1 岁	75~80	110~180
1~6 岁	70~75	120~140
>6 岁和成人	65~70	120~160

20. 小儿术中输血指征和注意事项

术中应根据患儿年龄、术前血红蛋白、手术出血量及患儿的心血管反应等决定是否输血。一般来说,对全身状况良好的小儿,当失血量达到估计血容量(EBV)的 15% 以上应给予输血。Hct 对指导输血具有非常大的临床意义,通常将 25% 作为 Hct 可接受的下限,新生儿、早产儿以及伴有明显心肺疾病的患儿(如发绀型先天性心脏病患儿),Hct 应维持在 30% 以上。此外,1 岁以上患儿血红蛋白值低于 70g/L 时应给予输血,目标是让血红蛋白值达到 70~90g/L。

婴幼儿术中少量出血,已丢失其相当大部分的血容量。因此,失血操作一开始就必须积极、快速、等量地输血或适量胶体液(如 5% 白蛋白或羟乙基淀粉)。

小儿输血过程中一般没有必要使用钙剂,除非在容量补足的基础上仍然存在低血压或大量输注血制品时应给予钙剂(10% 葡萄糖酸钙 0.2~0.3ml/kg 或 10% 氯化钙 0.1~0.2ml/kg)。维持正常的钙离子水平(≥0.9mmol/L)有助于术中止血。

（刁玉刚）

第八节　低氧和设备故障

【知识点】

1. 围术期低氧血症的原因和分类
2. 麻醉机故障常见的原因与分类
3. 设备故障与低氧
4. 麻醉机故障所致低氧的预防
5. 设备故障与二氧化碳蓄积
6. 设备故障所致二氧化碳蓄积的预防

【案例】

患者女,72 岁。拟于喉罩全身麻醉下行软镜输尿管结石取出术。既往有支气管哮喘病史,发病时应用沙丁胺醇气雾剂治疗。入室吸空气(FiO$_2$=0.21)时,脉搏氧饱和度(SpO$_2$)为 94%,血压 135/75mmHg,心率 75 次/min。全麻诱导后,SpO$_2$ 降至 85%,收缩压从 110mmHg 降至 80mmHg,脉搏从 86 次/min 降至 60 次/min。麻醉机发出低氧报警。关闭空气,将 O$_2$ 流量调高至 6L/min,吸入 O$_2$ 浓度调至 90%,收缩压随即回升至 110mmHg,心率达 85 次/min,SpO$_2$ 达 98%。

1. 缺氧的类型、原因、特点及低氧血症的定义

(1) 缺氧的常见类型

1) 低氧性缺氧(hypoxic hypoxia):因肺泡气氧分压降低、气体弥散障碍或心内右向左分流所致。特点是脉搏氧饱和度(pulse oxygen saturation,SpO$_2$)和动脉血氧饱和度(arterial oxygen saturation,SaO$_2$)均降低。

2) 血液性缺氧(hemic hypoxia):系指因血红蛋白数量减少或性质改变所致的血氧含量降低。特点是 PaO$_2$ 和 SaO$_2$ 可以正常,但血氧含量或容量下降,动-静脉血氧含量差减小。

3) 循环性缺氧(circulatory hypoxia):因血液循环障碍致使组织器官血流减少或速度减慢而导致的低氧。特点是 PaO$_2$、SaO$_2$、血氧含量和容量正常,动-静脉氧含量差增大。

4）组织中毒性缺氧（histotoxic hypoxia）：指各种原因所引起的组织细胞利用氧的能力减弱而导致的低氧。特点是 PaO_2、SaO_2、血氧含量和容量正常，动-静脉氧含量差减小。

（2）低氧血症（hypoxemia）：通常以 PaO_2 低于 60mmHg 或动脉血氧饱和度低于 90% 为标准。其严重程度的临床划分标准如下：

1）轻度低氧血症：无发绀，$PaO_2>50$mmHg，$SaO_2>80\%$。

2）中度低氧血症：有发绀，PaO_2 30~50mmHg，SaO_2 60%~80%。

3）重度低氧血症：显著发绀，$PaO_2<30$mmHg，$SaO_2<60\%$。

2. PaO_2 与年龄的关系

PaO_2 与年龄有关，随着年龄的增加，动脉血氧分压降低。1972 年，Marshall 和 Whyche 提出吸入室内空气时的下列公式：平均 PaO_2（mmHg）= 102-0.33×年龄（mmHg），此回归方程 95% 可信区间［2 个标准差（SD）］为 10mmHg。

Cerveri 等研究了 40~90 岁的正常非吸烟群体的 PaO_2，发现 40~74 岁之间 PaO_2 与年龄有相关性，并得出公式：PaO_2（mmHg）= 143.6-（0.39×年龄）-（0.56×BMI）-（0.57×$PaCO_2$）。当年龄≥75 岁时，两者不相关。

本案例患者不是低氧血症。入室吸空气（$FiO_2=0.21$）时 SpO_2 为 94%，并不表示是低氧血症。该患者的年龄比 20 岁青年年长 50 岁，因此他的平均 PaO_2 减少 5×5mmHg/10 年，这样就比 20 岁青年的预计 PaO_2（95mmHg）减少 25mmHg。95-25=70mmHg 或者，运用 Marshall 和 Whyche 公式，102-0.33×70=79mmHg。假定血红蛋白、体温及 pH 为正常成人数值，根据标准血氧饱和度-氧分压曲线，此 PaO_2 约相当于氧饱和度 90%。

3. 麻醉输送系统的内容及应具备的功能

麻醉输送系统包括麻醉机（anesthesia machine）、通气机（ventilator）、呼吸环路（breathing circuit）和残气清除系统（waste gas scavenger system）。麻醉机的主要功能是在麻醉输送系统中将压缩气体（如 N_2O）和液态全麻药挥发的蒸气进行精确混合。近年来，麻醉机的结构越来越复杂，又被泛称为麻醉输送系统（anesthesia delivery system）或麻醉工作站（anesthesia workstation）。

完整的麻醉输送系统应具备以下 7 项功能：①可精确输出挥发性吸入麻醉药浓度；②可精确输出患者吸入气体（O_2、N_2O）的流量或浓度；③支持多种通气模式，如自主呼吸，手动辅助通气，机械自动通气等；④能够使 CO_2 重复吸入最小化；⑤可避免麻醉气体对手术室环境的污染；⑥具有防止输出低氧气体的功能；⑦可预防人为失误或设备故障。

4. 常见的麻醉机故障及为保证其安全性应遵循的设计原则

常见的麻醉机故障有以下 4 种：①输送的新鲜气体氧含量低或流量低；②全麻药输出浓度过高或过低；③通气障碍：通气不足、过度通气、气道压过高或过低；④CO_2 重复吸入。

为保障麻醉机的安全性能，应根据以下原则进行麻醉机的设计：

（1）具有防止错误的设计：具备用于医用气体的接头-接入卡口和特定直径接入卡口安全系统，或采用菜单驱动和前台呼吸系统中的自动高压安全泄气阀，以防止正压导致气压伤。

（2）具有输送系统监测功能：可监测压力、容积、流量、呼吸气体成分，以及患者的生理功能，可自动检测输送系统或患者状态。

（3）具有自动化警报系统：当低于或高于参数限制时可自动报警。

（4）可汇集报警情况，智能化提供教学和科研数据。

5. 呼气末二氧化碳波形发生变化提示的问题

（1）二氧化碳图基线升高的原因：最常见的原因为重复呼吸。当二氧化碳图基线升高至 2mmHg 以上时，提示有 CO_2 重复吸入，其原因包括：①CO_2 吸收剂耗尽，染料指示剂无法识别；②回路系统不畅，单向吸气或呼气阀门功能障碍；③新鲜气体流量不足，或吸入气体错误；④输注碳酸氢钠；⑤释放止血带；⑥败血症和其他高代谢事件（发热、恶性高热）；⑦呼吸频率过快。

（2）二氧化碳图波形突然消失的原因：①插管误入食管；②呼吸机断开或故障；③二氧化碳监测设备故障；④气管内插管阻塞；⑤心搏骤停或大面积肺栓塞等危急情况。

6. 麻醉前的设备情况检查

（1）氧源及氧化亚氮（N_2O）源：检查氧源及 N_2O 源与麻醉机氧、N_2O 进气口的连接是否正确无误，气源压是否达到使用要求。

（2）麻醉机、呼吸机及监护仪的电源：检查各线路的电源连接、电压接地装置是否正确到位。

（3）麻醉机的检查：①流量表及流量控制阀，开启控制阀后观察流量表中的浮子运动情况，如浮子升降灵活、稳定，提示流量表及控制钮工作正常；②快速充气阀，堵住呼吸环路的 Y 形管接口处，按快速充气阀，如贮气囊能迅速膨胀，则说明快速输出高流量氧功能良好；③麻醉机的密闭程度，将贮气囊膨胀后，堵住呼吸环路的 Y 形管接口处挤压气囊，如气囊保持不瘪，同时流量表浮子呈轻度压低，提示机器无漏气；④吸气和呼气导向活瓣，按上述方法间断挤压贮气囊，同时观察两个活瓣的活动，正常应为一闭一启相反的动作；⑤氧浓度分析仪，在麻醉机未通入氧的情况下，分析仪应显示21%（空气氧浓度），通入氧后应达到100%；⑥呼吸器的检查，开启电源，预设潮气量 10~15ml/kg，呼吸频率 10~14 次/min，呼吸比 1∶2，然后开启氧源，观察风箱的运行状况，同时调置报警限值，证实运行无误后方可使用；⑦碱石灰，是否装有钠石灰，观察颜色是否有效；⑧挥发罐，是否装有相应的麻醉药，开关是否在关闭位；⑨各种衔接接头是否备好，合适；⑩各种报警装置，特别是低氧的报警装置是否工作正常。

（4）气管插管用具和药品以及其他器械用具的检查：包括喉镜、气管导管、牙垫、口咽通气道、吸引装置、快速输液装置及血液加温装置等是否备齐；注射器抽好的药品是否贴好标签并集中放好，急救药品是否备好。

（5）监护仪的检查：包括血压、心电图、脉搏氧饱和度、呼气末二氧化碳分析仪等功能是否完好，其他还有体温监测仪、有创血压监测仪及压力传感器、脑功能监测仪、麻醉气体分析仪等，应特别注意检查除颤器是否处于正常备用状态。

7. 麻醉过程中与低氧相关的麻醉机故障

（1）错接氧气源：贮气筒的颜色、标签，软管颜色，直径限定安全标准（DISS）以及轴针安全指示系统（PISS）是麻醉机防止气源错接的安全措施。但这些措施并不能从根本上保证不发生错接。因检修等原因，中心供氧系统可能误接空气或氮气，中央供氧系统输出接头有可能存在安装错误，导致 N_2O 接头连接到麻醉机供氧入口。

（2）O_2 供气压力过低：氧气筒内 O_2 耗尽或中心供氧系统无输出，止回阀堵塞，氧气筒阀门失灵关闭，氧气筒或中心供氧系统与麻醉机相接的软管漏气或拧结，与氧气筒或中心供氧系统的接头存在漏气或脱节，高压系统传输管道堵塞或漏气，减压阀被调在关闭位置等原因，可造成 O_2 供气压力过低。

（3）比例系统故障：比例系统（proportioning systems）用以防止输出低于 25% 的氧气。如没有安装比例系统或比例系统出现故障，就可能出现低氧混合气体。如误用氧气源、比例系统失灵、流量调节阀下游漏气、吸入 O_2 被高浓度吸入麻醉药稀释等。

（4）新鲜气 O_2 流量设置过低：新鲜气 O_2 流量必须等于或超过患者的氧耗量。如 O_2 流量设置过低，呼吸环路漏气量较大，吸入 O_2 浓度会逐渐下降，最后导致缺氧。如呼吸环路无严重漏气，适当增加 O_2 流量即可解决。

（5）低压系统堵塞或漏气。

（6）流量计故障。

（7）通气不足。

（8）空气进入：当新鲜气流量不足，患者吸气时可使呼吸环路产生负压。当呼吸环路内的压力低于大气压，室内空气从负压释放阀、贮气囊等漏气部位进入环路中。另外，麻醉残气清除系统，挂式风箱通气机、活塞式通气机、旁路式气体分析仪的使用也会产生环路负压。通气机风箱安装错误或存在漏洞，也会造成空气进入呼吸环路内。

（9）其他：采用紧闭或半紧闭麻醉，容易形成重复呼吸或空气进入，使吸入气中的氧浓度逐步降低。流量控制旋钮意外旋动，人为因素误碰控制开关等，致使氧气流量意外调低或另一气体意外调高，造成吸入氧浓度下降。$P_{ET}CO_2$ 或气道压，可间接反映通气量是否合适，当通气量不足时也会造成低氧血症。

该患者出现低氧血症系因吸入 O_2 浓度过低（$FiO_2 < 21\%$）所致。主要原因是麻醉机系统存在漏气或流量计不准的问题。维修人员打开流量计，发现橡胶密封圈存在破损，导致漏气。流量表顶端漏气，流量表读数与设定值相当，具有隐蔽性。一部分 O_2 在到达共同气体出口之前，已泄漏出去，导致新鲜 O_2 浓度下降，O_2 低压报警和"故障-安全"机制没有触发。

8. 出现流量计故障或不准的情况及其危害

下列情况下流量计可能测量不准:①混用流量计或浮子;②流量计没有校准;③流量计内存在灰尘、油脂或水蒸气凝聚,浮子黏住、损坏或校正错误;④对于电子流量计,存在电路、传感器损坏,或校正系数错误等故障。

流量计测量不准,如 N_2O 实际输出高于 N_2O 流量计测量值,或 O_2 实际输出低于 O_2 流量计测量值,在比例系统出现故障或没有安装比例系统的情况下,就可能导致输出低氧混合气体。

当流量超过最大刻度时,有的流量计浮子在顶部消失。如果流过的气体非氧气(如 N_2O),就会导致低氧。流量计玻璃管破裂漏气,将降低 O_2 的实际输出流量。氧气流量计顶部漏气,会造成氧气大部分流到空气中。

9. 高压和低压系统出现堵塞或漏气的常见原因

高压和低压系统如出现堵塞或漏气,将造成新鲜气流量下降。常见部位如下:①流量调节阀堵塞或漏气;②流量计玻璃管破裂,安装不紧密;③气源与麻醉机相连的阀门或软管漏气,软管拧结,过滤网阻塞等;④在麻醉机管道入口处连接气源的止回阀如出现故障,气体可能直接流到术间或中央供气系统;⑤蒸发器本身、连接处、加药或放药处漏气;⑥与共同气体出口相接的软管脱节、堵塞、漏气或错接。

10. 设备故障导致二氧化碳蓄积的原因

有关 CO_2 吸收剂的问题是二氧化碳蓄积(carbon dioxide accumulation)的最常见原因。但呼吸环路漏气、通气不足、单向活瓣故障等原因所致无效腔量增加而造成重复吸入,也是 CO_2 蓄积的常见原因。

(1) 通气不足(insufficient ventilation)可使 CO_2 蓄积。如果 CO_2 吸入浓度为0,再排除高代谢(CO_2 产生过多),那引起 CO_2 蓄积的原因只能是通气不足。通气不足的原因是呼吸环路没有足够的气量,通气机故障或工作参数设置不恰当。①供气量不足:氧气筒空、阀门堵塞或漏气,供气压力下降。中央供气管道异物堵塞、破裂,接头堵塞或漏气,压缩机停止工作等原因,可使供气压力下降;②呼吸环路堵塞,气流阻力加大,气道压升高;③呼吸环路漏气量一般很小,没有临床意义。如漏气量很大,就会导致通气不足。

(2) 通气机问题:通气机的作用是代替手动,施行自动通气。通气机使用不当或发生故障,如不迅速纠正,可能会带来严重后果。通气机发生问题时,最易导致高碳酸血症、低碳酸血症、气压伤或严重的低血压。长时间每分通气量过低,也会导致低氧血症。

11. 引起 CO_2 吸收不完全或没有吸收的情况

(1) CO_2 吸收剂(CO_2 adsorbents)质量低劣或耗尽,呼出气通过 CO_2 吸收剂后,CO_2 吸收不完全,导致 CO_2 蓄积。吸收剂装填不紧密,以致吸收剂颗粒之间形成隧道,气流通过阻力小,沿隧道的吸收剂在短时间内耗尽,隧道四周的指示剂变色,但 CO_2 吸收罐外层吸收剂未变色,造成假象,以致 CO_2 蓄积。

(2) 有的 CO_2 吸收装置存在旁路开关,此开关正常运行中应设定在"开"的位置,即气流通过吸收剂,只有需要在术中更换吸收剂时才设定在"关"的位置,即吸收剂旁路。更换吸收剂完毕,务必恢复为"开"的位置。否则,呼出气体经吸收剂旁路通过,CO_2 蓄积迅速发生,若不及时发现,后果十分严重。

(3) 吸收剂内部或外部存在分流,导致全部或部分呼出气体绕过吸收剂,也会形成 CO_2 蓄积。CO_2 吸收罐安装不紧或缺失。前面的医师有意去掉 CO_2 吸收罐以提升 CO_2 浓度,而后来使用者未注意到 CO_2 吸收罐缺失,也将导致 CO_2 蓄积。

12. 可引起 CO_2 重复吸入的情况

(1) 单向活瓣故障(one-way valve failure):吸气活瓣和呼气活瓣均为单向活瓣,不允许气流双向流动,确保患者呼出气体经过钠石灰后才与新鲜气体混合,防止 CO_2 重复吸入(CO_2 rebreathing)。如单向活瓣出现故障,相当于增加无效腔量,将使呼出的气体重复吸入,造成 CO_2 蓄积。

单向活瓣上的圆形膜片变形或断裂,不能完整盖住单向阀,使呼吸气流不能单向流动,引起 CO_2 重复吸入。未安装单向活瓣,膜片被水或分泌物黏住而活动受限,膜片清洗后没有放回原处,或者被玻璃罩黏住而不能回复原位等原因,也可能导致 CO_2 重复吸入。

(2) 无效腔(invalid cavity)量过大:无效腔的增加直接导致 CO_2 重复吸入,这在婴幼儿患者身上表现最明显。患者与呼吸系统之间加装湿化器,在潮气量较小的情况下,可导致严重的 CO_2 重复吸入。为了使湿化器远离手术部位加装一段连接管,这将增加无效腔量,必须谨慎使用。

13. 呼吸环路堵塞的可能原因

（1）吸气臂或呼气臂机械变形，环路内存在塑料包装、血液或分泌物等异物，与残气清除系统连接不适当，吸入活瓣或呼出活瓣因水汽凝结堵塞，或 CO_2 吸收剂密封盖没有去掉等原因，造成环路堵塞。

（2）PEEP 阀只允许气流单方向流动，如 PEEP 阀粘贴在关闭位置，或安装位置不当，如将其连接在通气机与呼吸环路之间，或者呼吸环路吸气臂，就增加气流阻力，降低气流量。如反接，气流完全堵塞。

（3）对于只允许单向流动的配件如湿化器等接反可导致堵塞。

（4）贮气囊/通气机切换阀位置错误，气流完全堵塞。湿化器、过滤网、螺纹管扭曲也会对气流造成堵塞。

（5）加热型湿化器因高温可使管道熔化，堵塞气路。

14. 通气机故障

通气机所致的通气不足可分为通气机操作失误和通气机本身故障两种情况。

（1）通气机操作失误主要包括：①手动通气一段时间后，转换为机械通气，而通气机没有正常工作。这种情况经常发生在麻醉诱导后几分钟内；②如通气机打开，通气机/手动转换开关没有切换至通气机位置，则会出现 CO_2 波形趋向直线、呼吸暂停报警和气道压升高或接近 0；③潮气量、每分通气量、呼吸频率、吸入气峰压或吸呼比等参数设置低，造成通气不足。对定压型通气机，如最大气道压设置低，通气量下降；④最大压力报警设置过低，造成潮气量低；⑤气道压过高或过低、呼吸环路断接或 FiO_2 报警被暂停，会造成对报警反应滞后。

（2）通气机故障（ventilatory disturbance）主要包括：①风箱破裂漏气；②控制管线脱节，风箱外壳安装不紧密或破裂，驱动气泄漏，导致潮气量下降；③停电、驱动气压力不足、液体流进电路、电机电路、电源或机械等故障，通气机停止工作；④与溢流阀相连接的控制管线断开，溢流阀破裂或在打开的位置黏住，会在呼气期间导致大量气体流失，进入残气清除系统。表现为呼气末上升型风箱不能回到顶端，而下降型风箱，由于引力作用风箱仍会充满，但可能将空气吸入，导致缺氧；⑤驱动气进入或排出通道堵塞或断接，导致通气周期失败；⑥压力、FiO_2 或呼吸暂停（apnea）报警失灵；⑦通气机问题也可因麻醉机引起。比如，驱动气压力低，呼吸环路断接，阀门失灵，软管错接，残气清除系统堵塞等故障。

15. 预防设备故障引起的 CO_2 蓄积

（1）加强监测：利用气道压、呼吸流量或 CO_2 吸入/呼出浓度监测，可以防止 CO_2 蓄积。但最好的办法是监测 CO_2 吸入/呼出浓度。

如 CO_2 吸收剂和单向活瓣功能完好，CO_2 吸入浓度为 0，CO_2 蓄积最可能的原因是通气不足。如 CO_2 蓄积是由于通气不足，增加每分通气量即可降低环路内的 CO_2 浓度。如吸收剂或单向活瓣存在故障，增加新鲜气流量，也可降低环路内的 CO_2 量。使用 Mapleson 系统导致 CO_2 蓄积，主要是新鲜气流量低造成的。针对此种情况，只要增加新鲜气流量即可。

通气机风箱如破裂漏气，也将导致通气不足，这可从 O_2 浓度变化（如风箱的驱动气为 O_2，O_2 浓度将增加；如为空气，O_2 浓度将下降）和 CO_2 波形下降来判断。进行动脉血气分析，如发现 $PaCO_2$ 高于 45mmHg，可以判断是由于通气不足或 CO_2 重复吸入造成的。

（2）加强观察，及时处理：安装呼吸环路，应操作谨慎，防止错接。通气机风箱应采用上升型，一旦环路大量漏气，能够及时发现。麻醉期间，应加强观察麻醉机的吸入和呼出活瓣的活动，钠石灰颜色变化、胸部活动情况等。只要操作者认真观察，均能及时发现异常情况。CO_2 蓄积的处理，关键在于纠正其原因。加强呼吸管理，适当增加通气量，吸入高流量 O_2，效果取决于 CO_2 蓄积时间，以及严重程度。

（孙莹杰）

参 考 文 献

[1] 邓小明,姚尚龙,于布为,等. 现代麻醉学. 4版. 北京:人民卫生出版社,2014.

[2] Fun-Sun F. Yao. 姚氏麻醉学. 王天龙,李民,冯艺,等译. 8版. 北京:北京大学医学出版社,2018.

[3] KOMASAWA N,NISHIHARA I,MINAMI. A novel abdominal shift method to facilitate ultrasound-guided quadratus lumborum block in obese patients. J Clin Anesth,2019,55:5-6.

[4] ROTHBERG D L,MAKAREWICH C A. Fat Embolism and Fat Embolism Syndrome. J Am Acad Orthop Surg,2019,27(8):

e346-e355.

［5］SCHNELL D,PLANQUETTE B,BERGER A,et al. Cuff Leak Test for the Diagnosis of Post-Extubation Stridor:A Multicenter Evaluation Study. J Intensive Care Med,2019,34(5):391-396.

［6］SINGH T,SANKLA P,SMITH G. Tracheostomy or delayed extubation after maxillofacial free-flap reconstruction? Br J Oral Maxillofac Surg,2016,54(8):878-882.

［7］HERMIDA A P,GLASS O M,SHAFI H,et al. Electroconvulsive therapy in depression:Current practice and future direction. Psychiatr Clin North Am,2018,41(3):341-353.

第十六章 急慢性疼痛

第一节 创伤及手术后急性疼痛

【知识点】

1. 急性疼痛的定义
2. 急性疼痛治疗相关的评估方法
3. 急性疼痛治疗的方式
4. 急性疼痛治疗的常用药物

5. 术后镇痛治疗的策略
6. 急性疼痛治疗常见的并发症及处理
7. 急性疼痛治疗对预后的影响

【案例】

患者女,84岁。因滑倒后右髋关节摔伤伴胸闷6小时入院。6小时前因洗澡后,脚滑不慎摔倒,右髋着地,不能自行站起,右髋部疼痛剧烈,并出现胸闷症状,急诊到院。积极完善术前准备后急诊手术行髋关节置换术。

既往史:高血压病史20年,药物控制尚可;8年前行冠状动脉搭桥术,平素药物控制尚可;6年前脑梗死,遗留血管性痴呆;右下肢陈旧血栓。余无特殊。

入院查体:T 37.0℃,P 110次/min,R 30次/min,BP 140/90mmHg,SpO$_2$ 95%,神志清,但表达不清晰,痛苦面容,呼吸急促。心率快,律齐。两肺呼吸音清。右髋部压痛明显,活动疼痛明显加重。

辅助检查:超声心动提示左房左室扩大,舒张功能减退,EF 50%。下肢彩超提示右下肢陈旧血栓。余无特殊。

蛛网膜下腔麻醉下完成右髋关节置换术,术后安返病房。

【疼痛的基础知识】

1. 急性疼痛

本节中的案例属于急性疼痛(acute pain)。急性疼痛是指短期存在、通常发生于伤害性刺激之后的疼痛。通常由原发疾病引起,随着原发病的治愈,疼痛也随之消失。此外临床上常见的急性疼痛包括手术后疼痛、创伤烧伤后疼痛、分娩痛、急性带状疱疹性疼痛、心绞痛、胆绞痛、肾绞痛等。其中手术后疼痛是临床上最常见和最需要麻醉医师治疗的急性疼痛,而急性疼痛如果在初始阶段未得到完全控制,可能会发展为慢性疼痛。

2. 急性疼痛治疗的重要性

首先,得不到及时有效治疗的急性疼痛会对人体各重要器官系统产生负面反应,影响患者预后。术后疼痛使肺的功能残气量明显减少(一般为术前25%~50%),其中一部分患者由于肺不张导致肺实变、肺炎等严重的呼吸系统并发症。因此,对原有肺部疾病,胸、腹手术,肥胖,高龄患者的影响尤为明显。术后疼痛导致患者血压升高、心律失常等不良反应。心脏做功和氧消耗增加,对有心血管危险因素的患者,由于氧供和氧耗的失衡,从而导致心肌缺血和心肌梗死的机会增多。术后疼痛作为有害刺激可以引起多种分解代谢类激素释放增加,肾上腺素、皮质醇、生长激素、胰高血糖素、甲状腺激素等水平的升高,导致血糖增高,水钠潴留,脂肪和蛋白质分解代谢增强,患者发生负氮平衡,影响患者康复。术后疼痛引起醛固酮、皮质醇和抗利尿激素的释放增加,使得机体潴钠排钾,患者容易出现电解质紊乱,并且外周和肺血管外肺水增加,对于本章中的患者,其心脏储备功能差,甚至可以引起充血性心力衰竭。术后疼痛使交感神经兴奋性增加,反射性抑制内脏平滑肌与胃肠道功能,常引起术后恶心呕吐、腹胀、绞痛,延长胃肠道功能恢复的时间。此外,可以导致膀胱平滑肌张力下降,排尿困难,引起尿潴留,增加泌尿系感染等并发症的发生率。

其次,持续存在的重度未进行适当治疗的疼痛可以导致神经系统发生解剖和生理方面的改变,反复地传入刺激引起神经组织性质的改变,导致神经重塑(neural plasticity),可以使急性疼痛发展成慢性难治愈的疼痛。

此外,未恰当进行急性疼痛治疗的患者,要考虑心理创伤效应。创伤及手术后未控制的急性疼痛造成的严重焦虑,可诱发创伤后应激障碍。本节中的病例,如果不能及时处理摔伤后的疼痛及术后疼痛,可以加重患者精神障碍,甚至出现谵妄。

3. 急性疼痛相关的评估

疼痛是患者的主观感受,我们要利用评估工具将其变得相对可测量,急性疼痛评估包括四方面内容,分别是疼痛评估、镇静评估、运动阻滞评估、不良反应评估。

本节案例中的老年患者应该从这4方面进行全面评估。该患者是一位交流困难的老年人,进行疼痛评估时应选择 Wong-Baker 面部表情量表(Wong-Baker face pain rating scale),它由六张从微笑或幸福直至流泪的不同表情的面部象形图组成,"0"为无痛、"2"为有点疼、"4"为轻微疼痛、"6"为明显疼痛、"8"为严重疼痛、"10"为剧烈疼痛。这种方法亦适用于儿童及无法交流的 ICU 带气管导管的患者。疼痛评估要分别评估静态和动态的疼痛强度,本例患者静态疼痛评分是6,活动时疼痛评分是10,应及时进行急性疼痛治疗。此外急性疼痛治疗要注意评估-治疗-再评估的动态过程,只有活动时的疼痛减轻才能保证患者术后机体功能最大的康复。当然,对于表达能力正常的患者,疼痛程度评估方法最常用的还是视觉模拟量表(visual analogue scale, VAS)和数字分级量表(numerical rating scale, NRS)。

本例患者是老年患者,在保证良好的镇痛效果的同时要预防过度镇静,避免出现呼吸道梗阻及自主呼吸抑制,因此对于该患者需要在评估镇痛效果的同时进行镇静评估。

该患者无论术前还是术后均适合区域阻滞镇痛,但要注意运动阻滞的评估,防止患者因运动阻滞导致的意外损伤,如坠床或者摔倒。

围术期镇痛的各种方案都可能会给患者带来各种潜在的不良反应,与患者自身状态、合并疾病、用药种类和剂量、镇痛方法等相关,需要进行镇痛评估的同时进行不良反应的评估,积极处理不良反应,该患者如果选择区域阻滞镇痛,最常见的不良反应是下肢相关的运动阻滞。如果复合系统性镇痛药物,例如阿片类药物,需要注意呼吸抑制、恶心呕吐、尿潴留、瘙痒、低血压等。

4. 预防性镇痛

为了提高术后镇痛的效果,人们提出了预防性镇痛(preventive analgesia)的概念。预防性镇痛的目的是减少术中、术后的伤害性刺激所导致的痛觉敏化。镇痛干预满足以下两点就可以认为是预防性镇痛:一是能够减轻术后疼痛,且与常规治疗、安慰剂治疗或无治疗相比,术后镇痛药用量减少;二是该措施的镇痛效果超过了所用镇痛药物的临床作用时间。目前认为,时间长于5.5个药物半衰期,就可以认为药物的药理作用已经消失。预防性干预措施并不一定在手术之前实施,也可以在术中或术后实施。

本节案例中的患者由于术前就存在中重度疼痛,所以入院后应及时实施急性疼痛治疗,如实施髂筋膜间隙阻滞,口服镇痛药物等,并且贯穿至手术后,以预防创伤及手术应激导致的中枢和外周痛觉敏化。

5. 急性疼痛的常用治疗方式

常用的急性疼痛治疗管理方式是患者自控镇痛(patient-controlled analgesia, PCA),它是指患者可以决定给药时间和给药剂量,目前临床上常用的 PCA 主要是患者自控静脉镇痛(patient-controlled intravenous analgesia, PCIA)、患者自控硬膜外镇痛(patient-controlled epidural analgesia, PCEA)、患者自控神经阻滞镇痛(patient-controlled nerve block analgesia, PCNA)。

目前没有证据表明常规背景输注能够有更好的镇痛效果,但常规背景输注会增加阿片类药物总用量,从而增加相关不良反应的发生,例如呼吸抑制。在急性疼痛治疗中,随着疾病的控制及手术伤口的愈合,患者每天阿片类药物需求量通常会很快下降,所以使用背景输注的患者,需要不断重新评估,调整其输注速率,以防止出现不良反应,会增加随访的工作量。该患者如果在术后没有条件做区域阻滞可以选择多模式镇痛,伤口的局麻药局部浸润+口服对乙酰氨基酚+羟考酮 PCA 镇痛泵,为什么选择羟考酮作为 PCA 镇痛泵的阿片类药物?没有背景输注的 PCA 镇痛模式设置包括单次给药剂量(bolus dose)+锁定时间(lockout time)。首先,锁定时间是指一个 Bolus 剂量给予之后到下次镇痛泵能产生反应的时间,其目的是保证在给予第 1 次 Bolus 剂量达到最大作用后,才能给予第 2 次 Bolus 剂量,从而避免药物使用过量。通常设置的锁定时间是 5~10 分钟,因为如果锁定时间过长就不能够让患者更有效地进行剂量调整,患者也会对镇痛泵的镇痛效果失去信心。因此,起效快、快速达到药物高峰的药物更安全,这也是该患者为什么选择羟考酮的原因,羟考酮静脉给药 5~6 分钟即可达到药效高峰。其次是单次给药剂量,单次给药剂量决定了 PCA 镇痛的有效性,如果剂量过小,患者得不到充分的镇痛;如果剂量过大,又会出现不良反应。我们希望是既能让患者充分镇痛同时又没有不良反应。该患者是老年患者,单次给药剂量需要相应减小。

6. 急性疼痛的常用治疗药物

常用的急性疼痛药物主要包括系统性镇痛药物和局部镇痛药物。这两大类镇痛药物各有利弊,系统性镇痛药物使用方便,不需要特殊仪器设备,但不良反应较多,局部镇痛药物虽然不良反应较少,但适用的手术类型有限,且往往需要一定的仪器设备来实施。

系统性镇痛药包括阿片类药和非阿片类药,常用的阿片类药包括吗啡、羟考酮、芬太尼及其衍生物地佐辛、喷他佐辛、氢吗啡酮等,非阿片类药物包括非甾体抗炎药、对乙酰氨基酚、曲马多、氯胺酮。非阿片类镇痛药物单独应用或者与阿片类药物联合应用,可以降低阿片类药物相关不良反应,促进患者康复,因此,近年来应用越来越广泛。

本节案例中的老年患者是髋关节骨折,建议尽早(入院 30 分钟内)开始镇痛治疗,如果在入院后的急性疼痛治疗中不能实施区域阻滞镇痛技术,考虑到患者为高龄、合并高血压多年,在此时肝肾功能检查还未出结果,可以首先选择对乙酰氨基酚,它也可与阿片类或曲马多或 NSAID 联合应用,发挥镇痛相加或协同效应。该患者合并严重的冠心病,不适合应用选择性 COX-2 抑制剂,其可能加重心肌缺血,应视为相对或绝对禁忌。对于该患者口服对乙酰氨基酚可以在整个围术期应用,作为多模式镇痛中的基础镇痛药物。当患者疼痛加剧或者经过上述治疗后 Wong-Baker 面部表情量表在 6 分以上时需要加用阿片类药物,根据阿片类药物的药代动力学特点,中长效阿片类药物是首选药物,如羟考酮或氢吗啡酮,采用滴定法达到满意镇痛效果,当然要注意评估阿片类药物相关不良反应,例如恶心呕吐、呼吸抑制等。

7. NSAID 在急性疼痛治疗中的作用和注意事项

NSAID 单独应用或者与阿片类药物联合应用在急性疼痛治疗中发挥着重要作用,可以通过口服或者胃肠外给药,是多模式镇痛中有效的组成部分,可以降低恶心、呕吐和镇静等阿片类药物相关不良反应的风险,推荐 NSAID 应用在无禁忌证的患者急性疼痛治疗中。关于 NSAID 的不良反应,与抑制环氧化酶和前列腺素类生成有关,包括出血增加、胃肠道出血、肾脏功能受损和心血管不良反应等。前列腺素类扩张肾血管床,有利尿和排钠功能,因此对于发生肾功能障碍的高危患者,例如合并肾功能障碍、低血容量、高龄等,使用 NSAID 可能出现肾功能障碍。但 NSAID 镇痛对围术期出血、骨骼愈合、胃肠道吻合口瘘一直存在争议,一些文献报道,骨折患者短期应用 NSAID 并未增加骨折愈合不良的风险。一项前瞻性的观察性研究发现,胃肠手术患者术后 3 天内使用低剂量 NSAID 可显著减少术后阿片类药物用量,同时并未增加吻合口瘘等并发症。

8. 区域阻滞镇痛中常用的局部麻醉药

本节案例中患者可以采用单独应用区域阻滞镇痛或联合对乙酰氨基酚、NSAID、阿片类药物的多模式镇痛,在获得满意镇痛效果的同时尽量降低或者避免阿片类药物的不良反应。目前在急性疼痛治疗中最常用的局部麻醉药是罗哌卡因,也是适合本节案例中的患者,罗哌卡因 2~4 分钟起效,感觉阻滞可达 5~8 小时,同时罗哌卡因具有感觉-运动分离现象,更适合镇痛。但要注意区域阻滞局部麻醉药用量较大,要密切监测防止出现局部麻醉药中毒反应,罗哌卡因心脏毒性较布比卡因低,引起心律失常的阈值高,心脏复苏的成功率高,对中枢神经的毒性较布比卡因低,致惊厥的阈值较高。罗哌卡因每次最大剂量为 200mg,区域阻滞术后镇痛浓度为 0.2%。

9. 有效地控制急性疼痛对预后的影响

手术和创伤的应激反应启动了一系列的生理和代谢事件,导致细胞因子(IL-1、IL-6、TNF-α 等)、儿茶酚胺、皮质醇、生长激素和促肾上腺皮质激素水平的升高、肾素-血管紧张素系统的激活、凝血功能受损及免疫反应改变,这些应激反应会导致重症患者死亡率增高,而减少应激反应可以明显减少发病率。文献报道硬膜外镇痛可以减轻应激反应,从而降低发病率和死亡率。

术后镇痛的一个主要目的就是预防肺部并发症。文献报道,充分控制疼痛,可以减少腹部大手术和胸部手术患者肺不张、肺炎的发生率。对于髋关节骨折患者,比如本章中的老年患者,只有充分镇痛才能翻身、拍背排痰,预防肺部并发症,改善预后,才能降低死亡率。

有效地控制急性疼痛可以降低整体医疗费用和住院时间。在围术期应用疼痛治疗可以将手术和创伤对肠道功能的影响减小,降低大手术和创伤后的胃肠道梗阻的发病率。同时,充分镇痛可以明显减少下腹部和下肢骨科手术患者的血栓并发症。

膝、髋关节置换术等骨科手术术后疼痛剧烈，良好的镇痛有助于患者术后早期功能锻炼，减轻关节粘连，加速关节功能康复，减少相关并发症。硬膜外阻滞、外周区域阻滞以及关节腔注药是这类手术镇痛的有效手段。

在充分的研究证据支持下，有效的控制急性疼痛，可以通过减轻创伤及手术产生的生理反应，减少并发症发生率，缩短住院时间。

【治疗实施】

10. 急性疼痛治疗方法的选择

多模式镇痛（multimodal analgesia）是急性疼痛治疗的最佳方法，所谓多模式镇痛，是指联合应用不同作用机制的镇痛药物，或者不同作用途径的镇痛方法（硬膜外、神经阻滞、静脉、口服等），通过多种机制获得更满意的镇痛效果，降低镇痛相关不良反应的发生。创伤和手术后疼痛是机体产生的一种复杂生理反应，是多种因素综合作用的结果，具有多样性、复杂性的特点。创伤、手术切割、器官牵拉所直接导致的外周伤害感受器的激活，并可能发生神经末梢手术创伤后非特异性变性，从而出现外周痛觉过敏。局麻药周围神经阻滞和应用作用在中枢的阿片类药物对这种损伤引发的疼痛很有效。由外周传入脊髓的大量神经冲动使脊髓背角神经元释放兴奋性氨基酸（EAA），EAA激活脊髓背角的离子型和代谢型EAA受体。EAA受体的激活提高了神经元的兴奋性，从而产生中枢痛觉过敏。因此，除了创伤、手术伤口对神经末梢的机械性损伤引起的疼痛外，组织损伤后周围神经和中枢神经系统敏感化是引起术后疼痛的主要原因。本节案例中是一名老年髋部骨折患者，髋部骨折患者的急性疼痛治疗亦应遵循多模式镇痛的原则。

该患者在术前存在中重度疼痛，经过疼痛评估后，建议尽早（入院30分钟内）开始镇痛治疗，在急诊时可以采用髂筋膜间隙阻滞或股神经阻滞进行镇痛治疗。术中充分镇痛，若无相关禁忌，可首选椎管内麻醉，有效减少手术部位的应激反应。若患者为全身麻醉，无神经阻滞相关并发症时，可根据手术部位实施外周神经阻滞，包括髂筋膜阻滞、股神经阻滞、腰丛阻滞。

术后首选镇痛方案为外周神经阻滞联合PCA。如果没有实施神经阻滞的条件，可以采用伤口局部麻醉药局部浸润联合PCA，多模式镇痛理念要贯穿整个围术期镇痛过程中，若患者无相关禁忌，推荐使用对乙酰氨基酚或NSAID，但本节案例中是老年患者一定要评估患者的肾功能，防止NSAID药物的肾脏毒性，应谨慎使用。静脉患者自控镇痛常用阿片类药物，但对于老年患者应适当减少用药量，并加强术后呼吸功能监测以防止呼吸抑制导致的严重并发症。

11. 阿片类药物在术后镇痛治疗中应用的争论

术后镇痛治疗中，阿片类药物的去与留是目前学术争鸣热点。一直以来，阿片类药物都是控制术后中重度疼痛的主要药物。阿片受体广泛的分布于中枢神经系统和外周组织，但是目前常用的阿片类药物最重要的镇痛作用主要由μ受体和κ受体介导。μ受体有两种亚型：μ_1受体介导镇痛，μ_2受体与呼吸抑制、恶心、呕吐、便秘和欣快感有关。虽然人们非常希望找到一种选择性μ_1受体激动剂，但是迄今为止还没有可以应用于临床的此类药物。此外，术后疼痛可能存在多种机制，虽然阿片类药物是强效中枢镇痛药，但对于神经损伤和炎症引起的疼痛效果不佳。另外，阿片类药物相关的不良反应是其临床应用的主要顾虑，其中对胃肠道功能的抑制是影响外科康复进程的主要顾虑因素之一。同时，阿片类药物滥用也可能出现意识障碍等严重不良事件，导致脑损伤或死亡。

目前大家一致的观点是在保证满意镇痛效果的前提下，尽可能减少阿片类药物的应用，甚至是无阿片镇痛，以降低不良反应的发生，因此，术后镇痛中应积极采用多模式镇痛。通过联合不同作用机制的镇痛药物和多种镇痛方法，阻断疼痛病理生理机制的不同时相和靶位，减少药物整体用量。2016年美国疼痛协会（APS）、美国区域麻醉和疼痛医学学会（ASRA）和美国麻醉医师协会（ASA）共同推出的指南中，推荐了三种技术的多模式镇痛，包括单独或联合应用神经阻滞镇痛、NSAID（以及对乙酰氨基酚）和阿片类药物，以期通过不同作用机制的镇痛药物或技术相协同，达到良好镇痛，将不良反应降低到最小。对于中重度疼痛使用阿片类药物镇痛时，特别是本节案例中的老年患者要采用小剂量滴定给药。推荐使用患者自控镇痛泵进行阿片类药物输注，以保证镇痛效果的同时，尽可能减少阿片类不良反应。

12. 创伤后急性疼痛治疗要遵循的原则

创伤后患者需要尽快对其病情进行正确评估后尽早进行急性疼痛治疗，早期镇痛治疗也有助于减轻对严重创伤的应激反应，提高患者的治疗效果。创伤损伤后未控制的疼痛造成的长期严重焦虑被认为是创伤后应激障碍的一个诱因。创伤后应激障碍（post-traumatic stress disorder，PTSD）是指个体经历、目睹或遭遇到一个或多个涉及自身或他人的实际死亡，或受到死亡的威胁，或严重的受伤，或躯体完整性受到威胁后，所导致的个体延迟出现和持续存在的精神障碍。PTSD 的发病率报道不一,女性比男性更易发展为 PTSD。但急性疼痛治疗有时可影响对病情的正确诊断。另外镇痛措施选择不当也可引起严重不良后果如呼吸抑制、低血压等,在事故现场及时处理有困难。因此严重创伤患者的镇痛治疗是麻醉医师必须面对和常常遇到的棘手问题之一,其应用必须权衡各方面的利弊。

在对创伤患者施行镇痛措施时,必须强调:首先正确判断病情,避免因为镇痛延误病情;所有伴有急性中度、重度疼痛的创伤患者都应给予镇痛治疗;对患者实施预防性镇痛和多模式镇痛。现有的镇痛方式包括药物、神经阻滞、PCEA、PCIA 等方式,可根据不同的情况选择合适的镇痛措施。

本节案例中的老年患者入院后在明确诊断后,Wong-Baker 面部表情量表在 6 分以上,给予患者髂筋膜间隙阻滞(0.4% 罗哌卡因 30ml),20 分钟后 ong-Baker 面部表情量表评估降至 2 分,情绪稳定,顺利完成术前各项检查,入院后 2 小时入手术室进行手术治疗。

13. 合并急性冠脉综合征或者急性心力衰竭综合征患者的术后镇痛

急性冠脉综合征(acute coronary syndrome,ACS)或者急性心力衰竭综合征(acute heart failure,AHF)是创伤及手术后严重的并发症,我们都期望尽量降低或者甚至避免这两种严重并发症发生,但对于平素合并严重心脏疾病的老年患者,创伤后或者手术中、手术后都有可能发生上述两种严重并发症,但此时应如何进行急性疼痛治疗?

首先,我们应该采用积极的态度来治疗急性疼痛,急性疼痛和焦虑会触发大量儿茶酚胺释放,常常会加速患者左室功能恶化,给予积极的疼痛治疗,可以缓解交感过度兴奋,增强对急性冠脉综合征或者急性心力衰竭综合征治疗的效果。其次,建议采用多模式镇痛,无禁忌证的情况下,首先选择区域阻滞镇痛为主的多模式镇痛。尽管 NSAID 作为多模式镇痛治疗中基础用药,发挥了很重要的作用,但是对于急性心力衰竭的患者,考虑到保护肾脏血流,通常将这类药物视为禁忌。虽然阿片类药物的不良反应使得大家在面对急性冠脉综合征或者急性心力衰竭综合征患者时心存顾虑,但其仍是控制创伤及术后中重度疼痛很有效的一类药物,推荐使用吗啡,吗啡可以促进血管舒张,同时阻断交感神经活性,直接作用于窦房结以减慢心率,因此,吗啡是急性心力衰竭血管收缩时理想的镇痛药物。当然要注意监测吗啡造成的呼吸抑制。在患者血容量正常的情况下应用,吗啡对患者血流动力学参数影响很小。但当患者需要内源性儿茶酚胺释放以维持血压时,比如剧烈疼痛的患者,使用吗啡后可能会出现低血压。

总之,合并急性冠脉综合征或者急性心力衰竭综合征的急性疼痛患者需要在密切监测生命体征的前提下,实施多模式镇痛,以获得更好的预后。

14. 急性疼痛治疗的随访

首先建立规范化的术后镇痛随访及管理方案,需要具备专业人员和相应的管理模式,目前较为常见的是术后急性疼痛服务(acute pain service,APS)小组和主管医师负责制。

随访内容包括患者生命体征、疼痛治疗评估,需要有标准化记录。疼痛治疗评估应包括疼痛评估、镇静评估、运动阻滞评估、不良反应评估。疼痛评估注意采用标准化的评估手段(如 VAS 评分)进行疼痛程度评估,包括静态痛和动态痛。同时随访时指导患者正确使用 PCA 泵,处理并发症,处理镇痛泵故障,根据情况调整参数,加药或撤泵等。随访可以由护理人员实施,医师定期查房,指导完成"评估-治疗-再评估"的动态过程。如果实施 PCA 镇痛模式,护理人员应及时收泵,登记用药量,撤泵时间及剩余药量,仔细检查导管是否完整,检查有无穿刺点感染,并做消毒处理。

本节案例中的老年患者是一位创伤患者,创伤后急性疼痛治疗或术后急性疼痛补救镇痛治疗后应在治疗药物或者方法达到镇痛效果峰值时进行及时的评估,在保证患者生命安全的前提下,活动时疼痛减轻才能保证患者术后机体功能的最大康复。

15. 镇痛不全的处理

镇痛不全(insufficient analgesia)是指应用常规镇痛方法的患者,在安静状态时有中度疼痛(镇痛评分 ≥4 分),活动时出现重度疼痛,镇痛不全将严重影响康复进程。急性疼痛治疗过程中有可能出现镇痛不全,但通过及时补救镇痛仍可以达到满意的治疗效果。对于本节案例中的老年患者无论是手术前还是手术后神经阻滞均可能出现阻滞不全,因为髋关节神经支配复杂,没有一种单一神经阻滞方法可以阻滞所有相关神经。因此,该患者需要采用多模式镇痛,并根据评估,如果出现镇痛不全就及时补救。补救方法:①如果使用了 PCA 镇痛模式,护士排除镇痛泵机械原因,检查镇痛泵连接是否正确,是否存在通路堵塞的情况;连续神经阻滞时有无管路移位、渗液和阻塞情况。再询问患者有无按压镇痛泵加药器,按压力度是否足够,亲自为患者按压,同时检查进药情况。如果镇痛泵中药物已经用完,患者仍有镇痛要求的,可继续配制。②如无上述镇痛泵机械原因,护士通知医师,查找原因,调整镇痛泵设置,如有必要加用口服镇痛药物或采用其他镇痛方式。③未使用镇痛泵的患者,术后疼痛剧烈,排除外科相关紧急情况,外科医师在给予静脉注射或者肌内注射阿片类药物进行补救后,病房护士应每30分钟评估1次,评估内容包括疼痛缓解程度、血压、心率、意识状态以及呼吸情况,并记录在病程中。④必要时请麻醉科医师会诊制订急性疼痛治疗方案。

镇痛不全是急性疼痛治疗的不良反应之一。可以通过"评估—治疗—再评估"这一动态过程,使其被及时发现、及时处理,让患者获得满意的镇痛效果。

【并发症的处理】

16. 阿片类药物的常见不良反应及不良反应与镇痛效果之间矛盾平衡

前面已经讲到,目前常用的阿片类药物最重要的镇痛作用由 μ 阿片受体和 κ 阿片受体介导,而 μ_2 受体与呼吸抑制、恶心、呕吐、便秘和欣快感有关。μ_2 受体和 κ 受体介导了阿片类药引发的咳嗽抑制。迄今为止还没有可以应用于临床的选择性 μ_1 受体激动剂,但是阿片类药物的大多数不良反应是剂量依赖性的,所以通过多模式镇痛尽量降低阿片类药物的用药量来减少不良反应的发生,当然有些不良反应是可以预防的。常见的不良反应及处理方法如下:

(1) 恶心呕吐:术后镇痛恶心、呕吐发生率可达30%,恶心呕吐的程度与手术术式、术中麻醉药、焦虑、疼痛等许多因素有关。中、高危患者建议常规使用预防镇吐治疗。由于引起呕吐的原因是多方面的,因此复合应用不同镇吐机制的药物可取得更好的治疗和预防效果。主要药物有 5-HT$_3$ 拮抗剂、地塞米松和氟哌利多。三联镇吐治疗是指上述三种药物联合应用,其中氟哌利多不应超过 1mg。另外还需要注意血容量是否充足,低血压也可引起恶心、呕吐。

(2) 瘙痒:皮肤瘙痒(pruritus)主要由阿片类药物引起,多集中在前胸部、上肢、面部。皮肤表面外观正常,无红疹。如果患者采用的是连续输注复合 PCA 的给药模式,可停用连续输注,改为单次给药即 PCA 模式。如果患者瘙痒严重,或改变给药模式后仍不能有效缓解症状时可用药物治疗,小剂量纳洛酮静脉推注,0.02~0.04mg/次,间隔时间 2~3 分钟,直至瘙痒缓解。也可以采用丙泊酚 10mg/次静脉推注,但维持时间较短。若上述方式仍不能缓解瘙痒时,需改用其他镇痛药物。

(3) 头晕、嗜睡:头晕、嗜睡主要为阿片类药物的中枢镇静作用,贫血和低血压可加重头晕症状。及时纠正贫血和因血容量不足引起低血压。如果患者采用的是连续输注复合 PCA 的给药模式,可停用连续输注,改为单次给药即 PCA 模式。如果按压后,仍有头晕、嗜睡,需改用其他镇痛药物。

(4) 低血压:阿片类药物可引起低血压(hypotension),特别是术中失血较多患者易于发生。应及时纠正贫血和补充血容量。如果患者采用的是连续输注复合 PCA 的给药模式,可停用连续输注,改为单次给药即 PCA 模式。

(5) 尿潴留:尿潴留(urinary retention)的发生一般与硬膜外应用阿片类药物和腰骶段的神经阻滞相关,应用吗啡时尿潴留发生率较高。尽早下地活动,针灸、热敷等物理治疗,必要时导尿。

(6) 呼吸抑制:呼吸抑制(respiration depression)是阿片类药物相关的最严重的不良反应,不及时发现处理,可危及患者的生命安全。过量的阿片类药物抑制了低氧和二氧化碳蓄积对延髓呼吸中枢的刺激作用而引起呼吸抑制。临床表现为呼吸频率的降低、每分通气量下降和氧饱和度降低。有背景连续输注的 PCA 镇痛泵会增加呼吸抑制的发生,因此目前推荐使用无背景连续输注的 PCA 镇痛泵。由于吗啡水溶性较强,经硬膜外吸收并沿脑脊液到大脑中枢的速度缓慢,因此硬膜外吗啡镇痛还可以引起延迟性呼吸抑制,最迟可发生在给药后 10~12 小时。一旦出现呼吸抑制,暂时停用或降低阿片类用药量,经鼻管吸氧。严重呼吸抑制的患者一般都伴有过度的镇静,因此若呼吸频率低于 8 次/min,辅助通气的同时应给予纳洛酮拮抗,纳洛酮 0.4mg 稀释至 10ml,每 2~3 分钟静脉推注 1ml,同时观察呼吸状况,务必不要过度拮抗,因为纳洛酮为广谱阿片类药物拮抗剂,小剂量时可拮抗不良作用,大剂量时拮抗镇痛作用后会引起明显的撤药反应,患者会出现强烈的疼痛和烦躁。

17. 区域阻滞镇痛的并发症及处理

随着区域阻滞镇痛应用越来越广泛,区域阻滞镇痛相关的并发症也引起了大家的重视,重点在于预防、及时诊断及治疗。具体内容见下。

(1) 局麻药中毒:区域阻滞镇痛往往需要较大量的局部麻醉药,虽然注药期间会间断回吸防止注入血管内,但局麻药可以通过破损的血管缓慢进入血液,因此区域阻滞镇痛后要监测患者 30 分钟后方可返回普通病房。局麻药中毒(local anesthetic system toxicity,LAST)表现依程度不同而不同,轻度可表现为口唇麻木、头痛头晕、耳鸣、视物模糊、多语兴奋状态等;中度可表现为面肌抽搐、四肢颤搐、呼吸急迫等;重度则意识消失、呼吸减慢或停止,血压下降引起中枢抑制,进而心脏停搏。治疗:如在注射局麻药过程中出现,立即停止注射局麻药。吸氧,维持气道通畅,必要时行气管插管。控制抽搐发作,可使用苯二氮䓬类和丙泊酚。若发生心搏骤停,立即开始心肺复苏。应用脂肪乳治疗,始剂量:20%的脂肪乳1ml/kg,注射时间>1分钟,随后按0.25ml/(kg·min)持续输注,如果5分钟后,仍未恢复心血管稳定,可以每5分钟重复注射初始剂量(1ml/kg,注射时间>1分钟),持续输注速度可以升至0.5ml/(kg·min)。持续输注脂肪乳,直至循环稳定,脂肪乳最大剂量:12ml/kg。必要时可考虑体外循环。

(2) 神经损伤:神经阻滞导致的神经损伤(injury of nerve)发生率并不高,但的确是困扰外科医师最多的一种并发症。如果外科手术的并发症之一是相关神经损伤,那么由于神经阻滞会延误神经损伤的诊断,建议避免行相关的神经阻滞,例如坐骨神经阻滞会延误腓总神经损伤的诊断,因此术前膝关节外翻畸形或者屈曲挛缩畸形、周围神经病变、椎管狭窄等患者,不建议行坐骨神经阻滞。神经阻滞相关神经损伤重在预防其发生,避免在深度镇静下行外周神经阻滞,因为严重神经损伤的原因之一是神经束膜内注射,而神经束膜内注射时,多数情况下伴随明显的异感和高注射压力,清醒患者大多会有明显的临床不适感。注药时出现异感或阻力过大应停止给药。选择局麻药最小的有效浓度和剂量。不追求过近距离神经注药,使用神经刺激器(避免电流阈值小于0.2mA时注药)可降低神经内注药的发生。一旦出现神经损伤,可采取神经营养(糖皮质激素,维生素B_{12}等)、理疗等方法促进功能恢复。

(3) 导管相关问题:文献报道外周神经置管后,导管意外脱落的概率为1%左右。常见原因包括固定不牢、误操作等。关于导管脱落也是重在预防,可以采取皮下隧道、缝合导管于皮肤、蝶形胶布固定导管、用手术用胶水粘合导管和皮肤。如果导管脱落,建议改用其他镇痛方法以保证患者的镇痛效果。

区域阻滞导管拔除困难的发生概率很小,置入导管时如遇明显阻力,不强行置管,防止导管扭曲、打结。如果确实出现导管拔除困难,不强行拔管,防止导管断裂及损伤神经,可请外科医师协助手术切开拔除导管。

导管穿刺部位局麻药渗漏,这是外周神经阻滞置管后常见的不良反应,如不影响镇痛效果,定期换药即可,如果渗漏严重,镇痛效果不明显,建议拔除导管,改用其他镇痛方式。

(4) 肢体麻木:肢体麻木(extremity numbness)主要为低浓度局麻药作用于神经引起的感觉异常。多为单侧肢体麻感,如运动功能无法保持正常,要防止其他损伤,特别是下肢麻木,需要有护理人员或者家属陪同活动,防止意外跌倒。处理方法:将持续泵入模式改为间断PCA模式,并观察肢体感觉功能恢复情况。大部分患者会在几个小时后恢复。若同时合并运动功能明显障碍,又不能耐受,应停用镇痛泵,改用其他镇痛方法。

(安海燕)

第二节　腰　腿　痛

【知识点】

1. 腰腿痛的相关知识
2. 腰及双下肢的相关体格检查及临床意义
3. 腰腿痛常用辅助检查的意义
4. 腰腿痛诊断及鉴别思路
5. 腰腿痛的治疗原则
6. 腰腿痛的康复指导

【案例】

患者女,26岁。右侧腰痛9个月余。患者于9个月前在工作中从梯子上摔下,此后一直持续右侧腰痛。摔伤后立即行腰部X线检查,结果未见明显异常。神经系统查体无明显异常。数月来行局部热敷和手法治疗,并口服抗炎止痛药,仅能短暂缓解疼痛。疼痛性质为持续性钝痛,严重程度时轻时重。体力活动可加剧疼痛,向前弯腰、在床上翻身时或起床过程中疼痛尤为明显,严重时疼痛可放射至右臀部及大腿后外侧,休息后可减轻。自事故发生以来,患者一直无法工作,难以完成大多数日常家务。因疼痛困扰晚上睡眠。腰部不敢活动,活动时伴有痛苦表情及疼痛加重。体格检查:腰椎前屈活动明显受限,L_3、L_4棘旁压痛(++),骶髂关节压痛(-),髋关节查体未见阳性体征,无下肢肌肉萎缩,无下肢感觉异常。双下肢直腿抬高试验70°。疼痛评分NRS 7分。

【疾病的基础知识】

1. 腰腿痛的定义

腰腿痛（lumbocrural pain）是指以腰痛、腿痛为主要临床表现的一组疾病的总称，包括腰、背、腿、臀等1个或多个部位的酸软、麻木或疼痛，具有病因复杂、治疗周期长、易复发等特点。腰腿痛发病率高，尤其在老年人群中，发病率高达60%～80%。

2. 腰段脊柱的骨性结构及关节韧带结构

人体腰椎共5节，每节椎骨由前部的椎体和后部的椎弓组成。前者是承受重量的部分，后者是保护脊髓的部分。椎弓呈半环形，与椎体围成椎孔，各椎孔连成椎管。椎弓又分为前部的椎弓根和后部的椎弓板。椎弓紧连椎体处称为椎弓根，细而短，呈水平位，其上下缘各有一切迹称椎上切迹和椎下切迹。相邻椎骨的上下切迹共同围成椎间孔。两侧椎弓根向后内方扩展变宽，称椎弓板，并在中线会合。由椎弓发出7个突起，即1个棘突，伸向后方或后下方；1对横突，伸向两侧；1对上关节突和1对下关节突。横突和棘突是背肌牵拉的杠杆，而关节突限制着运动范围和方向。

小关节（关节突关节）功能紊乱（facet joint disorders）是引起腰背痛的原因之一。椎间小关节是滑膜关节，L_1～L_4的小关节在横断面上呈弧状排列，允许椎体间屈伸和侧弯，对旋转则起限制作用；腰骶间小关节面呈额状排列，各关节有关节囊包绕，内有滑膜。因腰椎屈伸活动范围较大，关节囊上下两端松弛，易造成滑囊皱襞卡压，是造成腰背部疼痛的重要原因之一。

连接椎骨的韧带从后向前依次为棘上韧带、棘间韧带、黄韧带、横突间韧带、后纵韧带和前纵韧带。棘上韧带起于枕外隆突，终于骶中嵴，与黄韧带一起保护脊柱，避免过度屈曲；棘间韧带位于相邻两棘突间，较为薄弱；黄韧带为连接椎板间的韧带，起自上位椎板的前缘下方，止于下位椎板上缘，外侧止于关节突，在腰部最为发达，当脊柱前后运动时不变形，但其发生变性、肥厚时弹性减弱，脊柱背伸时可发生褶皱，产生脊髓压迫症状。

3. 腰部肌肉及其神经支配

腰部肌肉起止点、作用及神经支配见表16-2-1。

表 16-2-1　腰部的肌肉起止点、作用及神经支配

分群		名称		起点	止点	作用	神经支配
后群	浅层	臀大肌		髂骨翼外面、骶骨背面	臀肌粗隆及髂胫束	后伸、外旋髋关节	臀下神经及坐骨神经分支（L_4～S_2）
		阔筋膜张肌		髂前上棘、髂嵴的一部分	经髂胫束至胫骨外侧髁	紧张阔筋膜并屈髋关节	臀上神经（L_4～S_1）
	中层	臀中肌		髂骨翼外面	股骨大转子	外展髋关节、前部肌束内旋髋关节，后部肌束外旋髋关节	臀上神经（L_4～S_1）
		梨状肌		第2～4骶椎前面的骶前孔外侧	股骨大转子	外展、外旋髋关节	梨状肌神经（S_1，S_2）
		上孖肌		坐骨小切迹邻近骨面	股骨转子窝	外旋髋关节	骶丛分支（L_4～S_2）
		闭孔内肌		闭孔膜内面及其周围骨面			闭孔内肌神经（L_5～S_2）
		下孖肌		坐骨小切迹邻近骨面			骶丛分支（L_4～S_2）
		腰方肌		坐骨结节	转子间嵴		
	深层	臀小肌		髂骨翼外面	股骨大转子前缘	与臀中肌同	臀上神经（L_4～S_1）
		闭孔外肌		闭孔膜外面及其周围骨面	股骨转子窝	外旋髋关节	闭孔神经及骶丛分支（L_3～S_2）
前群	髂腰肌	髂肌 腰大肌		髂窝 腰椎体侧面和横突	股骨小转子	前屈、外旋髋关节	腰丛分支（L_1～L_4）

腰部脊神经干很短,出椎管后立即分为前支、后支、脊膜支和交通支。脊膜支经椎间孔入椎管分布于椎骨及其韧带、脊髓的血管和背膜;后支细小,在椎间孔处与前支分离后在横突根上缘处分为内侧支和外侧支,后内侧支支配棘突附近的组织结构,后外侧支支配椎间关节连线以外的组织结构,第 1~4 腰神经后外侧支构成臀上皮神经,分布于臀上区皮肤。腰神经后支还常发出窦椎神经,支配椎间盘的纤维环、后纵韧带、硬脊膜外结缔组织和脊髓背膜等。腰神经前支粗大,第 1~3 腰神经前支和第 4 腰神经前支的小部分组成腰丛,主要分支有股神经(L_2~L_4)、闭孔神经(L_2~L_4)、股外侧皮神经(L_2~L_3)和髂腹股沟神经(L_1)等,分布于腰区、腹股沟区及股前部和股内侧部的骨骼、肌肉、皮肤和髋关节等处。第 4 腰神经前支大部分和第 5 腰神经前支合成腰骶干,与骶、尾神经前支共同组成骶丛。主要分支有臀上神经(L_4~S_1)、臀下神经(L_5~S_2)、阴部神经(S_2~S_4)、股后皮神经(S_1~S_4)及坐骨神经(L_4~S_3),分布于盆壁、臀部、会阴、股后部、小腿及足部的肌肉和皮肤等。

【腰腿痛诊疗】

4. 本节案例患者还需要补充的检查

根据此患者的病史、症状、体征及辅助检查,可初步诊断为腰椎小关节功能紊乱(facet joint dysfunction),还应行腰椎 CT 检查或 MRI 检查,以排除腰椎间盘突出症(lumbar disc herniation)、腰椎管狭窄症(lumbar spinal stenosis)及脊柱肿瘤等。

可行红外热成像检查(infrared thermal imaging technology)。红外热像图(infrared thermogram)是利用红外热像仪摄取的机体功能温差显像图,可灵敏反映并精确记录人体生理病理过程中体表温度的变化和分布,是一项通过体温变化观察研究疾病的无创性功能检测技术。在疼痛诊断中,一般炎症或急性软组织损伤时,往往局部温度升高。慢性劳损、神经损伤、囊性病变或脓肿慢性期,往往局部温度降低。

5. 腰椎小关节功能紊乱诊断依据

(1)临床表现:患者多为青壮年,常因弯腰劳动突然直腰过程中突发腰部剧烈疼痛。有的患者在扭身做一动作时产生腰痛(low back pain)。疼痛可出现在腰部、腰骶部和臀部,脊柱的任何活动都会使疼痛加重。临床表现为腰部活动受限,活动时疼痛重,翻身、起坐困难,但无神经根性损害体征。

(2)体格检查:脊柱代偿性后凸或侧凸,一侧或双侧竖脊肌张力增高或痉挛,棘旁可有压痛,腰过屈过伸或旋转时疼痛加重。一般无坐骨神经受累的放射性痛,下肢肌力不受影响,生理反射大多正常。

(3)辅助检查:X 线片可见腰椎生理弯曲消失、侧弯等改变。当小关节发生创伤性关节炎或退变时,可见关节面密度高,关节突变尖,关节间隙变窄。偶在左右斜位片见小关节半脱位。病史较长病变较重的患者,MRI 检查可见病变小关节周围炎性改变。

6. 腰椎小关节功能紊乱的治疗原则

急性期应松弛紧张的腰肌,改善局部循环,消炎镇痛:可卧床休息,试行腰部牵引、理疗,应用非甾体类镇痛药、肌松药等。小关节阻滞既有诊断意义,也是治疗中作用最为迅速有效的方法。慢性期患者可考虑行小关节(脊神经后支)的神经射频治疗。

【鉴别诊断】

7. 腰椎间盘突出症的诊断要点及治疗

腰椎间盘突出症(lumbar disc herniation)常见于 30~55 岁的青壮年;约 60% 的患者有腰扭伤史,多数患者既往有腰痛史。特殊职业,如长期坐位工作、驾驶员等有患该病倾向。其典型症状是腰痛伴单侧或双侧下肢痛。中央型椎间盘突出症患者在腹压急增时(如打喷嚏、咳嗽、解大便、搬重物等),可能发生马尾神经损伤症状。临床表现为腰痛、坐骨神经痛、腰部体态及行走姿势异常、下肢麻木与感觉异常,急性中央型椎间盘突出者还会伴有马尾神经损伤症状。

(1)体格检查:①压痛点在病变间隙的患侧有深压痛,疼痛可沿坐骨神经分布区向患侧下肢放射;②腰椎活动受限:腰椎在各个方向上均有不同程度的活动受限,大多后伸受限比较明显;③肌萎缩和肌力减弱:受累的神经所支配的肌肉,如胫前肌、腓骨长短肌、伸趾长肌、踇背伸肌等,均可有不同程度的肌肉萎缩和肌力减弱。腰 4~5 椎间盘后外突出时,踇背伸肌肌力明显减弱;④感觉减退:受累神经根支配区皮肤针刺痛觉明显减退,其中以固有神经支配区尤为明显;⑤腱反射改变:腰 3~4 椎间盘突出时,出现膝腱反射减弱或消失。腰 5~骶 1 椎间盘突出时,出现跟腱反射减弱或消失;⑥特殊试验:直腿抬高试验(Lasègue sign)及加强试验、屈颈试验、股神经牵拉试验等常为阳性。

（2）辅助检查：X线平片在侧位片可见病变的椎间隙狭窄，正位片可见轻度侧弯。CT检查可清楚地显示椎间盘突出的部位、大小、形态和神经根、硬膜囊受压的情况。同时可显示黄韧带肥厚、关节内聚、后纵韧带钙化、椎管狭窄等情况。椎间盘突出症的CT表现：①椎间盘向后和/或侧方突出，个别可突到椎间孔或椎间孔外；②侧隐窝饱满，神经根淹没，或神经根受突出椎间盘的压迫刺激，水肿变粗；③硬膜囊前间隙消失，硬膜囊受压变形；④突出的椎间盘内可出现点状和/或块状高密度影，为椎间盘钙化征象。腰椎管狭窄症的CT表现分为中央椎管、侧隐窝和椎间孔狭窄，椎管形态改变为三叶草形或柳叶形，椎管前后径变小，10~12mm为相对狭窄，10mm以下为绝对狭窄。MRI检查可更好地对脊髓内病变和椎间盘退变、脱水情况进行显影。

（3）治疗方案及原则

1）非手术疗法，目的以缓解疼痛症状为主：①牵引治疗，间歇式牵引比传统的持续牵引有更好的疗效。但是，牵引治疗并非对所有椎间盘突出症患者有效，其疗效取决于突出的椎间盘与神经根的关系；②手法治疗，不同的推拿、按摩、旋搬手法治疗，均可取得缓和肌肉痉挛或改变髓核和神经根的关系，从而可减轻对神经根的压迫，缓解症状；③理疗、卧床、药物治疗，卧床、理疗并配合消炎镇痛类药物治疗可以很好地减轻神经根的炎性反应，以达到缓解症状的目的；④神经阻滞和注射疗法，采用硬膜外侧隐窝注射和置入导管连续阻滞法，在CT或C形臂X线机引导下，可以直接穿刺到达病变侧隐窝或将导管置入硬膜外间隙，将药物输送到病变局部，直接减轻神经根的炎性反应。

2）微创治疗：微创技术随着科技水平的不断提高，在腰椎间盘突出症的治疗上得到突飞猛进的发展。其方法包括化学溶盘术、经皮椎间盘臭氧消融术、经皮椎间盘射频消融术、经皮椎间盘等离子消融减压术、经皮激光椎间盘减压术、经皮脊柱内镜下椎间盘摘除术等方法，这些方法具有创伤小、组织损伤少、椎管及脊柱稳定性干扰轻等优势，凸显了在椎间盘突出症治疗上的地位。

3）手术治疗：开放手术包括经后路开窗、扩大开窗、半椎板或全椎板切除后，摘除突出的椎间盘，解除神经根的压迫。

8. 腰肌劳损的诊断要点及治疗

（1）病因及临床表现：引起慢性腰部劳损的原因分为两种。常见的是急性腰扭伤之后未经及时合理的治疗，损伤的肌肉、筋膜、韧带修复不良，形成较多瘢痕与周围组织粘连，使腰肌力量减弱，腰部功能减退而产生疼痛。另一种原因是来自积累性损伤，虽无腰部外伤史，但长期工作姿势不良或处于某一特定姿势，过度弯腰劳累，日久形成腰部组织积累性损伤。表现为腰骶部酸痛或钝痛，劳累后加重，休息和改变体位后减轻。捶打和按摩腰部感到舒服，不能弯腰工作，痛重时牵涉臀及大腿后侧。

（2）查体：腰骶部竖脊肌附着处是最常见的压痛点，椎旁、棘间及第3腰椎横突深压痛，臀肌起点及臀部可有压痛点。直腿抬高及加强试验均无放射痛。

（3）治疗方案及原则：①急性期可适当卧床休息3~5天；②局部制动一般腰围即可，持续7~14天，严重者可制动3周以上；③常见压痛点注射治疗，在压痛局部注射消炎镇痛药液（局麻药+糖皮质激素）及低浓度臭氧；④理疗，包括TENS、冲击波、超激光等均有较好疗效；⑤药物治疗，一般NSAID类药物、肌肉松弛药物等可取得良好效果。

9. 腰椎滑脱症的诊断要点及治疗

（1）病因及临床表现：腰椎峡部不连与滑脱是腰腿痛常见原因之一。由于椎弓峡部骨折处新生的骨痂组织中的神经末梢受到峡部异常活动的刺激，或滑脱的椎体压迫神经根和马尾神经，均可引起腰腿痛。单纯腰椎峡部不连与滑脱的患者，主要症状为腰痛，偶可放散至臀部或大腿，劳累后加重，卧床休息即可缓解，与腰椎间盘突出症极为相似，但无神经损害体征。合并椎管狭窄者，除腰痛之外，常伴有一侧或两侧下肢痛、麻或无力，多有间歇性跛行，可有不同程度的神经根或偶有马尾神经损害。

（2）体格检查：腰曲过伸，腰椎棘突有阶梯样变，局部压痛，无明显放射性压痛。

（3）辅助检查：X线检查对于腰椎滑脱具有重要意义，应常规行正侧位和双斜位片，正位可见小关节呈退行性骨关节炎表现，关节突肥大不对称；侧位80%病例在上下关节突间可见到由后向前下的裂隙，椎体向前滑脱，但椎体的前后径不变，滑脱椎间隙狭窄，椎间孔变小；双斜位片可观察有无椎弓峡部裂。CT检查可获取椎体、椎管神经根、神经根管等的直径及有关数据，并观察峡部病损和侧隐窝情况、小关节退变和韧带、椎间盘突出钙化等。

（4）治疗方案及原则：①保守治疗，轻度滑脱引起的下腰痛，可行理疗或局部轻手法按摩。伴有肌肉韧带明显压痛的患者可行局部注射。卧床休息，避免体力劳动及受伤，活动时佩戴腰围，避免滑脱进一步发展；②手术治疗,滑脱Ⅰ°以上,有下肢神经根或马尾神经受压表现,并检查证实因腰椎滑脱致腰椎管狭窄或腰椎不稳时可行手术治疗。

10. **腰椎管狭窄症的诊断要点及治疗**

(1) 病因及临床表现:腰椎管狭窄症分为骨性狭窄和非骨性狭窄。非骨性腰椎管狭窄症多见于40岁以上中老年人,起病缓慢,其狭窄最初始于椎间盘退变,当然也有在骨性狭窄的基础上发生混合性狭窄。老年人腰椎间盘因积累性劳损,出现营养不良、蛋白多糖和水分丧失,胶原酶被激活、纤维环薄弱导致椎间盘突出;在积劳性损伤及其他诱发因素下出现关节突增生内聚、黄韧带肥厚等改变,这些退变均会引起椎管的狭窄。腰椎管狭窄症包括中央椎管狭窄和侧隐窝狭窄,其主要症状是长期腰痛、腿痛、间歇性跛行,且腰痛仅表现为下腰及骶部痛,站立、行走时加重,下蹲、坐位及侧卧位屈髋时减轻;腿痛主要因骶神经根受压所致,常累及两侧,咳嗽时多不加重,但步行时加重,或伴有下肢感觉异常、运动乏力。

(2) 体格检查:患者常无明显体征,因在卧床检查时往往已缓解。症状重而体征轻是本病的特点之一。

(3) 辅助检查:X线、腰椎CT及MRI检查可了解到腰椎及椎管内情况有助于鉴别。

(4) 治疗方案及原则

1) 保守治疗:包括各种理疗、药物治疗缓解疼痛、改善循环、营养神经并加强适应性功能锻炼等。

2) 微创介入治疗:主要解决非骨性狭窄造成的临床问题。这类患者多以麻木和间歇跛行为主要表现,因此在硬膜外间隙单纯注射局麻药和类固醇类药物,往往维持不住疗效。①侧隐窝注射+黄韧带针刀松解,可相对扩大病变的侧隐窝,改善症状;②背根神经节射频调节,可通过神经功能的调节改善症状;③经皮椎间孔镜下黄韧带切除和/或上关节突部分切除,扩大椎管和病变侧隐窝。

3) 手术治疗:创伤较大,一般骨性椎管狭窄较重且复杂的病例,可考虑开放手术治疗。

11. **强直性脊柱炎的诊断要点及治疗**

(1) 临床表现:强直性脊柱炎(ankylosing spondylitis,AS)是一种主要累及脊柱、中轴骨骼和四肢大关节,并以椎间盘纤维环及其小关节周围结缔组织纤维化、骨化及关节强直为病变特点的慢性炎症性疾病。一般先侵犯骶髂关节,由于发病较年轻,男性比女性高发,起病较隐匿,部分患者病变发展缓慢,使得强直性脊柱炎的早期诊断有一定困难,但早期诊断及规范治疗又是降低此病病残率的关键。临床以腰痛和晨僵为突出症状。多始发于青少年,男性多见,起病缓慢,病变多始发于骶髂关节,逐渐累及腰、胸、颈椎,出现椎间关节突关节间隙模糊,融合消失,脊椎体骨质疏松、破坏,韧带骨化终致驼背固定,甚至丧失劳动能力。除腰痛外可伴有胸背、颈部僵硬痛及下肢关节肿痛,病变部位长时间休息后有僵硬感,活动后减轻或消失。

(2) 体格检查:坐位时腰椎前屈受限,脊柱弹性降低甚至消失,脊柱压痛广泛,骶棘肌紧张,骶髂关节压痛或叩痛,4字征可为阳性。如累及颈椎,颏胸距增加。晚期出现明显的胸椎后凸畸形以及颈背部和多关节强直的特殊体态。

(3) 辅助检查:活动期红细胞沉降率加快,C反应蛋白升高,90%以上有HLA-B27阳性。影像学检查:骶髂关节CT、MRI可早期发现关节的炎性改变,X线检查敏感性较低,可示骶髂关节模糊或狭窄,晚期腰椎竹节样改变,则诊断较容易。

(4) 治疗方案及原则

1) 非手术疗法:①药物疗法,现尚无特效药,按国内外指南联合用药。该病属于风湿免疫类疾病,药物治疗是该病的基本和主要治疗,因此及时明确诊断,长期规范用药非常重要。②各种理疗,可改善局部血液循环,消炎止痛,保护和增强关节活动度。③功能锻炼,有助于防止关节畸形强直和肌肉萎缩。

2) 手术治疗:晚期关节畸形强直严重影响患者生活质量,可考虑脊柱矫形手术治疗。

12. **需要与腰腿痛鉴别的其他疾病**

除了以上几种常见疾病的鉴别诊断,还有以下疾病也是导致腰腿痛的常见病因:腰椎椎体结核、椎管内肿瘤、腰及下肢带状疱疹及疱疹后神经痛、骨质疏松症、股骨头无菌性缺血坏死、骶髂关节病变、第3腰椎横突综合征、梨状肌综合征等等。为避免在临床上出现漏诊、误诊,要求:①尽可能地全面采集病史,详细的体格检查;②重视辅助检查,诊断不明确的患者,应常规行X线或胸部检查,作血尿常规、C反应蛋白、血沉、肝肾功能及血糖检查,以利于各种疾病的排查;③腰腿痛患者常规X线平片检查约90%的患者能得到初步诊断,若需进一步检查应根据需要再选择CT及MRI等。还应熟悉各项影像检查的优缺点,如CT为断层影像,可直接观察椎管骨性和软组织的结构,但扫描范围局限,可能遗漏当时不被怀疑的有病变的节段;MRI是三维成像,软组织对比度好,可显示腰椎全貌,观察椎间盘、椎间孔、脊髓及神经根的病变优于 CT,并可观察脊髓及神经根的受压程度和压迫物的性质,但对骨性病变的显像劣于腰椎 CT;④必要时可行诊断性治疗;⑤治疗上不论是非手术治疗还是手术治疗,均应严格掌握适应证,排除禁忌证。总之,腰腿痛病因、临床表现十分复杂,必须将临床症状、体征与影像学检查及其他辅助检查紧密结合,综合分析,根据各自特点最后作出正确诊断。

【小关节功能紊乱治疗】

13. 小关节功能紊乱的治疗原则和方法

(1) 卧床休息:可使腰背部肌肉松弛,被卡压的脊神经后支及滑膜组织也可逐渐恢复原位,促进嵌压组织反应性水肿逐渐消退。

(2) 急性发作时,牵引、推拿、复位可有良好效果。

(3) 物理治疗:磁疗、经皮神经电刺激(transcutaneous electrical nerve stimulation,TENS)、冲击波、偏振光等均有较好疗效。

(4) 药物治疗:给予必要的镇痛药物,如非甾体类镇痛药物、肌肉松弛药物,以及神经营养药物。应首先考虑外用药物,以避免系统用药的严重不良反应。

(5) 微创治疗:对小关节的注射治疗通常是多节段的($L_3 \sim L_4$,$L_4 \sim L_5$,$L_5 \sim S_1$),在病变的关节内及关节周围注射局麻药+长效糖皮质激素,也可注射低浓度($\leqslant 30\mu g/ml$)O_3,许多患者治疗后可疼痛缓解较长时间。但部分患者在治疗数天到数月后症状复发,在鼓励患者功能锻炼的同时,可考虑行小关节(脊神经后支)的神经射频术;因小关节增生压迫神经根而严重疼痛者,可行小关节部分切除和根管扩大减压术。

14. 抗抑郁药治疗慢性疼痛的机制

抗抑郁药(antidepressants)是指具有提高情绪、增强活力的药物。临床上将抗抑郁药分为三环类抗抑郁药、去甲肾上腺素(NE)重摄取抑制剂、5-羟色胺(5-HT)重摄取抑制剂、非典型抗抑郁药和单胺氧化酶(MAO)抑制药。抗抑郁药可显著改善一些慢性疼痛患者的症状,其镇痛作用既有继发于抗抑郁作用的效应,也具有不依赖其抗抑郁作用的独立镇痛效应。在慢性疼痛治疗中,抗抑郁药发挥镇痛作用可能通过如下几种机制:①直接镇痛作用,通过增强从中脑下行到脊髓背角的 NE 和 5-HT 浓度以加强疼痛的下行抑制;②改善合并的精神障碍,通过治疗引起疼痛症候群的隐匿抑郁症,或通过治疗明显的抑郁症提高患者疼痛耐受性来减轻疼痛;③减轻疼痛相关症状,如改善食欲和睡眠状况;④加强阿片类药物镇痛作用。最近研究证实抗抑郁药的镇痛作用除了中枢作用机制外,也可能与外周机制有关。临床上抗抑郁药主要用于伴有慢性疼痛的抑郁症患者和躯体疼痛障碍患者。

【治疗后康复】

15. 腰腿痛康复的建议

(1) 无论是体力劳动还是体育运动,正式开始前,均需对脊柱和四肢进行一些准备活动,遵照循序渐进、量力而行的原则进行。

(2) 保持正确姿势。日常生活中,当搬动较重物体时,先将身体向前靠拢、屈膝、屈髋,再用双手持物,在抬起重物时,膝与髋关节逐渐伸直,以减轻腰部肌肉的负担。如果取放位置高过头部的物品,应站在台子或凳子上,避免伸腰踮脚去取放。

(3) 改善工作环境,在就座时,避免双足悬空;不坐太矮的椅子和低软的沙发,而且避免久坐。

(傅志俭)

第三节　术后慢性疼痛

【知识点】

1. 术后慢性疼痛的定义和特点
2. 术后慢性疼痛的临床特征及发病机制
3. 术后慢性疼痛的鉴别诊断
4. 术后慢性疼痛的治疗
5. 术后慢性疼痛的预防措施

【案例】

患者男,67岁。被诊断为肺癌,在双腔气管插管静吸复合全麻下行左侧肺癌开胸肺叶部分切除术,手术过程顺利,术后使用静脉自控镇痛泵48小时。术后无须放、化疗。术后2周左右患者出现手术切口瘢痕附近火烧样、电击样疼痛,疼痛逐渐加重并向后背放射。有夜间痛醒、完全不能入睡的情况。术后6个月因疼痛严重影响日常生活就诊,体格检查:手术瘢痕平整,无明显隆起,切口附近至背部相应神经节段皮肤触痛(+),痛觉敏感,无明显感觉减退,无红肿,皮温不高。胸部CT示为术后表现,未见肿瘤复发影像。

【疾病的基础知识】

1. 国际疾病分类 ICD-11 对术后慢性疼痛的定义

国际疾病分类(International Classification of Diseases,ICD)是世界卫生组织根据成员国各医学相关学科领域专家的建议制定的国际疾病分类系统。国际疾病分类第十一次修订本(ICD-11)中文版于2019年正式发布,相比于上一版本(ICD-10),ICD-11将慢性疼痛(编码为:MG30)分为慢性原发性疼痛、慢性癌症相关性疼痛、慢性术后和创伤后疼痛、慢性继发性肌肉骨骼疼痛、慢性继发性内脏痛、慢性神经病理性疼痛和慢性继发性头痛或颌面痛七大类。

术后慢性疼痛(chronic postsurgical pain,CPSP)是指发生于外科手术后,且持续时间超出正常愈合过程,即术后至少3个月的慢性疼痛。疼痛局限于手术部位,投射到该部位神经的支配区域,或牵涉皮节(手术/损伤后牵涉到深部躯体或内脏组织)。需要排除感染、恶性肿瘤等其他原因引起的疼痛以及既往已有的持续性疼痛。术后疼痛的病因应该是明确的;若疼痛病因不明,则应把此类疼痛归为慢性原发性疼痛。

2. 术后慢性疼痛的诊断要点

(1) 术后发生的疼痛或术后疼痛强度增加。

(2) 疼痛发病周期至少为3个月,生活质量严重降低。

(3) 疼痛是急性术后疼痛的自然延续或在无症状期之后发生。

(4) 疼痛仅发生于手术部位或牵涉部位。

3. 神经病理性疼痛

1994年国际疼痛研究学会(International Association for The Study of Pain,IASP)将神经病理性疼痛(neuropathic pain,NeP)定义为:神经系统原发性损伤或功能异常所诱发或导致的疼痛。2011年IASP将神经病理性疼痛定义修订为:由疾病或损害影响躯体感觉系统所导致的疼痛,可分为周围性(如带状疱疹后神经痛、糖尿病性周围神经病变、三叉神经痛、残肢痛等)和中枢性(如脑卒中后疼痛、脊髓空洞症疼痛、多发性硬化相关性疼痛等)。

4. 容易发生术后慢性疼痛的手术及发生率

我国尚缺乏CPSP的大样本流行病学资料,以下为美国CPSP的数据供参考(表16-3-1)。

表 16-3-1　美国各类手术 CPSP 发生率

手术类型	CPSP 发生率/%
截肢术	30~85
膝关节成形术	13~44
剖宫产术	6~55
开颅手术	12~25
髋关节置换术	27
腹股沟疝修补术	5~63
椎板切除术和脊柱融合术	10~40
乳房切除术	11~57
冠状动脉旁路移植(CABG)	30~50
开胸手术	5~65

5. 手术后急性疼痛向慢性疼痛转变的发生机制

神经元自发放电,外周敏化与中枢敏化、神经元可塑性改变参与术后慢性疼痛的发生,涉及疼痛信号传导通路中的外周伤害性感受器、背根神经节、脊髓、下丘脑、大脑皮质等部位。手术切口伤害性刺激和神经损伤激活离子通道,引起膜的去极化,继而导致外周敏感化的形成;切口处外周炎症反应释放前列腺素,缓激肽,组胺和细胞因子等炎症介质,作用于初级传入神经纤维末梢,降低末梢神经的兴奋阈值;初级神经冲动传入至脊髓发生中枢敏化;下行抑制作用减弱,下行传导通路易化,引起痛觉过敏。

6. 外周敏化和中枢敏化

组织损伤和持续性炎症是非常强烈和长期的有害刺激。一定强度的刺激在长期传入后,增强了对疼痛通路的反应性,这种现象称为敏化(sensitization),其构成了神经性“记忆”和“学习”的主要形式。敏化可发生于周围的伤害性感受器到脊髓和大脑的任何部位。

外周敏化(peripheral sensitization):感觉神经损伤诱导初级感觉神经元发生神经化学、生理学和解剖学的变化,引起伤害性感受器阈值的降低,放大其传入的神经信号,也可影响未损伤的邻近神经元。

中枢敏化(central sensitization):由于外周炎症或损伤等原因引起的伤害性刺激的长时间作用使脊髓和相关脑区神经元的兴奋性增加(神经元膜兴奋性增加、突触传递增强、伤害性神经元去抑制等原因),进而对传入的信号产生显著的放大效应,表现为对伤害性的反应增强(行为上表现为痛觉过敏)或对非伤害性刺激产生伤害性反应(行为学上表现为痛觉超敏或触诱发痛)。

7. 痛觉超敏、痛觉过敏及感觉异常

痛觉超敏(allodynia):痛觉纤维发生敏化后,对正常情况下的非伤害性刺激能产生反应,如接触衣服或床单等轻微触碰,或温度的微小变化而诱发疼痛。常见于许多神经损伤性疾病,如带状疱疹后神经痛、慢性局部疼痛综合征以及某些外周神经病变。

痛觉过敏(hyperalgesia):对正常情况下引起疼痛刺激的反应增强或延长,是由伤害性感受器传入处理过程异常所致。

感觉异常(dysesthesia):疼痛部位常伴有紧束样感觉、麻木、蚁行感或瘙痒感,也可出现客观的感觉异常:如感觉迟钝或减退,温度觉和振动觉异常。

8. 术后慢性疼痛发生的危险因素

术后慢性疼痛的影响因素很多,持续存在的中、重度急性术后疼痛是发生 CPSP 的主要危险因素。CPSP 的发生和手术因素:手术类型、开放或腔镜手术、术式(是否损伤神经)、手术时长;麻醉及镇痛方式:全身麻醉或椎管内麻醉、是否联合区域神经阻滞、是否多模式镇痛及超前镇痛密切相关。合并其他慢性疼痛;心理社会因素:焦虑、抑郁、睡眠障碍、灾难化恐惧等不良情绪;遗传因素:*COMT*、*OPRM1*、*GCH1* 等基因突变;女性、年轻人、独居、教育水平较低、失业、吸烟的患者具有较高的 CPSP 发生风险。

【CPSP 的临床诊疗】

9. 术后慢性疼痛患者病史采集的要点

在疼痛诊疗过程中,详细的病史采集,是明确诊断的重要前提。

(1) 患者一般资料:包括性别、年龄、职业、民族、婚育状况等,如本节案例,患者 67 岁,男性。

(2) 发病的原因或诱因:如本节案例,患者 6 个多月前,因肺癌行左侧肺癌开胸肺叶部分切除术,手术过程顺利。

(3) 疼痛的特征:包括疼痛部位、疼痛性质、持续时间、伴随症状以及加重或缓解因素。如本节案例,患者术后 2 周左右出现手术切口瘢痕附近火烧、电击样疼痛(为神经病理性疼痛的特征表现),疼痛逐渐加重并向后背放射。术后 6 个月因疼痛严重影响日常生活就诊,有夜间痛醒,有时完全不能入睡的情况(病程超过 3 个月,为中到重度疼痛)。

(4) 既往史、个人史和家族史:手术外伤史、重要脏器疾患史、药物过敏史、长期用药史以及与本次发病有关的诊治史等。本节案例患者术后无须放、化疗,胸部 CT 未见肿瘤复发影,无药物过敏史及特殊个人、家族病史。

10. 术后慢性疼痛患者的疼痛评估和体格检查

可使用视觉模拟量表(visual analogue scale,VAS)、数字分级量表(NRS)进行疼痛强度的评估;使用 McGill

疼痛问卷(MPQ)、简式 McGill 疼痛问卷(SF-MPQ)、疼痛简明问卷(BPI)等工具多维度的评价疼痛;使用 ID Pain 患者自评诊断量表进行神经病理性疼痛的筛查;使用 DN4 量表和 LANSS 量表来鉴别神经病理性疼痛与伤害感受性疼痛;由于 CPSP 患者常伴有抑郁、焦虑及睡眠、社会功能、生活质量的损害,应选择相应的量表如 SF-36 或生活质量(QOL)指数等进行检查。对于本节案例患者,应着重进行感觉神经系统及神经反射相关的详细体格检查。

11. 需要与本节案例患者疼痛相鉴别的疾病及鉴别方法

根据疼痛的特点及伴随症状,评估各种胸痛病因的可能性,完善相应检查。

(1) 对于急性疼痛,应鉴别可能是肺栓塞、主动脉夹层、食管破裂、张力性气胸、急性冠脉综合征、心肌梗死等危及生命的重症患者。

(2) 慢性胸壁疼痛还应和下列疾病相鉴别。

1) 肿瘤复发和转移:肺癌或乳腺癌可能通过直接扩散或转移而累及胸壁,而其他肿瘤偶尔会通过血行转移到胸壁。

2) 椎管内占位性病变:椎管内原发性病变或肿瘤转移到椎体、侵犯肋间神经也可能导致胸壁疼痛。

3) 胸壁原发性肿瘤:较罕见。包括多种肉瘤(骨肉瘤和软组织肉瘤)和多发性骨髓瘤。

4) 带状疱疹及疱疹后神经痛:肿瘤患者术后免疫力低下,带状疱疹及疱疹后神经痛的发生较常见。潜伏在体内的水痘-带状疱疹病毒被激活,带状疱疹发作,产生神经痛。出疹前患者会有轻度乏力、低热、食欲缺乏等全身症状,患处皮肤自觉灼热感或者神经痛,触之有明显的痛觉敏感,持续 1~3 天,亦可无前驱症状即发疹。几天后会出现潮红斑,粟粒至黄豆大小的丘疹,簇状分布而不聚合,继之迅速变为水疱;皮损沿某一周围神经呈带状排列,多发生在身体的一侧。

5) 肋软骨炎:肋软骨关节或胸肋关节处多个部位弥散性胸壁疼痛,压痛区域不伴有发热、红斑或局部肿胀。

12. 术后慢性疼痛患者的治疗原则

CPSP 的治疗应"安全、有效、经济",一般首选药物镇痛治疗,适时进行微创或神经调控治疗。微创治疗的主要目的为去除感觉神经损伤的原因、增加神经血流、促进神经恢复。主要包括神经阻滞、射频治疗及神经毁损等技术,微创治疗也是对患者的一种新的创伤,所以需权衡其对患者的利弊。

CPSP 治疗原则:①早期干预,积极治疗原发疾病;②有效缓解疼痛及伴随症状,促进神经修复,提高生活质量;③配合心理、物理、康复等综合治疗。

微创治疗原则:首先明确神经病理性疼痛感觉神经损伤的原因,针对性进行微创治疗。努力促进感觉神经的恢复过程,尽量避免神经毁损治疗。

【CPSP 的治疗】

13. 术后慢性疼痛患者的药物治疗方案

CPSP 的药物治疗是基础,根据 IASP 和欧洲神经病学会联盟(European Federation of Neurological Societies, EFNS)最新版指南推荐,神经病理性疼痛的药物治疗方案为:

一线药物:钙通道调节剂(如普瑞巴林、加巴喷丁)、三环类抗抑郁药(最常用的为阿米替林)和 5-羟色胺、去甲肾上腺素再摄取抑制药(SSNRI)(常用药物有文拉法辛和度洛西汀等)。局部利多卡因可作为带状疱疹后神经痛(postherpetic neuralgia,PHN)的一线治疗用药,运用于 CPSP 具有一定的疗效,但仍需更多的研究证据支持。

二线药物:①曲马多,具有双重作用机制,可同时作用于 μ 阿片受体和去甲肾上腺素,5-羟色胺受体以达到镇痛效果;②阿片类镇痛药:可单独使用,或与一线药联合使用,常用药物有吗啡、羟考酮和芬太尼等。速释剂型用于爆发痛,缓释剂型用于慢性疼痛的长期治疗;③复方阿片类镇痛药:由对乙酰氨基酚/布洛芬与弱/强阿片类镇痛药物按固定比例组成的一种复合镇痛药物。

其他药物:其他抗癫痫药(如拉莫三嗪、托吡酯)、NMDA 受体拮抗剂、静脉用利多卡因及局部辣椒素等。

药物治疗应建立在保证睡眠、稳定情绪的基础上,并认真评估疼痛性质、治疗前后的症状体征和治疗反应。停药应建立在有效、稳定治疗效果的基础上并采取逐步减量的方法。联合用药时应注意其叠加的中枢抑制效应(如头晕、嗜睡)等不良反应。

14. 普瑞巴林和加巴喷丁的药理特点

自20世纪60年代以来,离子通道调节剂推荐用于治疗神经病理性疼痛。美国FDA批准用于治疗神经病理性疼痛的5种药物中,有3种是离子通道调节剂,即加巴喷丁、普瑞巴林和卡马西平。

加巴喷丁和普瑞巴林可结合到电压门控钙通道的α_2-δ亚基,抑制钙离子内流,减少兴奋性神经递质释放,降低神经突触兴奋性,达到抑制痛觉过敏和中枢敏化的目的。普瑞巴林是神经递质γ-氨基丁酸(GABA)的一种类似物,容易透过血脑屏障,与α_2-δ亚基的结合力是加巴喷丁的6倍。

加巴喷丁口服给药吸收缓慢,2~3小时血浆浓度达峰值,药代动力学呈非线性,因此服药后的药代动力学无法预测,血药浓度不能随药物剂量增加而增高。当剂量从900mg/d增加至3 600mg/d时,加巴喷丁的生物利用度从60%降至33%。普瑞巴林的药代动力学呈线性,个体间变异性较小。空腹口服后吸收迅速,1小时内血浆浓度达峰值。口服生物利用度>90%,而且与剂量无关。此外,普瑞巴林还被批准用于焦虑症、社交恐怖症的治疗。

加巴喷丁和普瑞巴林均可产生剂量依赖性头晕和镇静,临床使用中应注意初始剂量,逐渐加量。

15. 神经阻滞疗法的定义及本节案例患者可选择的神经阻滞

神经阻滞疗法(nerve block therapy)是利用神经阻滞的方法达到解除疼痛、改善血液循环、治疗疾病的目的,可应用于多种慢性疼痛、癌痛、非疼痛性疾病(如面肌痉挛、眩晕等)。区别于外科手术的神经阻滞,慢性疼痛治疗中通常采用较低浓度、较小剂量的局部麻醉药,必要时还加入糖皮质激素等治疗药物,发挥抗炎、阻断疼痛的传导通路、改善血液循环、阻断疼痛的恶性循环的作用。

肋间神经由胸神经前支组成,除T_1神经前支和T_{12}神经前支分别参与组成臂丛和腰丛外,其余均走行于相应肋间隙,T_{12}神经前支走行于肋下,称肋下神经。胸肋间神经支配壁胸膜,其外侧皮支和前皮支分别提供胸外侧和前胸皮肤的感觉神经支配。肋间神经阻滞适用于围术期镇痛、胸壁外伤、肋骨骨折、肋间神经炎、肋骨软骨炎、带状疱疹及疱疹后神经痛的治疗,注射神经毁损药可治疗胸壁癌痛。

本节案例患者出现切口痛,可尝试局部浸润阻滞,此外进行相应节段的肋间神经阻滞、胸椎旁神经阻滞可缓解神经痛,并能为进一步行脉冲射频神经调节治疗提供参考。在超声引导下操作,可降低血管内注射和气胸的风险,并增加治疗的有效性。

16. 神经阻滞疗法常见的并发症

常见的并发症有神经损伤、血管损伤和出血、感染等。操作过程中应注意注射阻力,避免神经内注射。若使用糖皮质激素,应避免肌腱和韧带周围注射,避免糖皮质激素混悬制剂误入血管及蛛网膜下腔。应合理、规范的应用糖皮质激素,避免长时间、大范围使用带来的库欣综合征等不良反应。

17. 射频热凝治疗疼痛的原理及其与脉冲射频的区别

射频热凝术(continuousradiofrequency,CRF)是利用高频电流的持续输出,产生高温效应(温度可高达80℃),选择性地破坏$A\delta$、C类神经纤维、保留$A\alpha$、$A\beta$纤维而达到治疗疼痛且保留粗触觉效果。脉冲射频(pulsed radiofrequency,PRF)是一种神经调节治疗,使用2Hz、20毫秒的脉冲式射频电流,射频针尖端温度不超过42℃,通过电场效应导致靶神经组织的分子结构发生变化以调节神经功能而发挥镇痛作用,对神经纤维解剖结构无破坏作用。

18. 射频热凝和脉冲射频的适应证与并发症

慢性疼痛经非创伤性保守治疗或药物治疗疗效欠佳或不良反应无法耐受者适合进行射频治疗,疼痛复发时可重复射频治疗。射频治疗前应进行诊断性神经阻滞,根据病情准确预判毁损的温度和范围,并在治疗过程中加以选择和控制,在电刺激和电阻监测下准确定位神经,推荐在(CT、X线、超声)等可视化技术引导下操作。

脊神经脉冲射频可用于治疗带状疱疹后神经痛、神经根性疼痛、颈源性头痛、神经损伤后疼痛、CPSP等。

本节案例患者如果药物镇痛的疗效不佳,经神经阻滞治疗后能部分缓解疼痛,可考虑选择性神经根脉冲射频调节治疗。

此外,射频热凝/调节治疗还广泛用于其他疼痛疾病的治疗,如三叉神经半月节射频技术已成为原发性三叉神经痛的主要治疗手段之一;交感神经节射频治疗血栓闭塞性脉管炎的顽固性疼痛、糖尿病并发的下肢血管病变、周围神经病、复杂性区域疼痛综合征;椎间盘射频可治疗颈椎、腰椎间盘突出带来的颈肩、腰腿疼痛;肩关节、骶髂关节、膝关节疼痛也可使用射频技术进行治疗;肌筋膜、软组织疼痛也是射频治疗的适应证。

射频技术治疗慢性疼痛的并发症神经损伤、血管损伤和出血、感染、皮肤烧伤等。因穿刺部位不同还可能有其他相关的并发症：三叉神经痛半月节射频还可能导致面部感觉障碍、眼部损害、咀嚼无力、脑膜炎等；椎间盘突出症射频可能导致椎间盘感染、椎体终板的热损伤、腹膜后血肿等并发症。

19. 脊髓的电刺激及其临床适应证

脊髓电刺激（spinal cord stimulation，SCS）是指将刺激电极安放于椎管的硬膜外腔后部，通过电流刺激脊髓后柱的传导束和后角感觉神经元，从而达到治疗疼痛或其他疾病的一种方法。SCS 采用经皮或外科手术的方式将电极植入硬膜外间隙，并通过植入电池来供能，是一种神经调制技术，可用于治疗神经病理性和交感神经介导的慢性疼痛。

总体来讲，对于保守治疗无效的慢性疼痛患者，应考虑使用 SCS。在美国，FDA 已批准脊髓电刺激具体适应证包括复杂区域疼痛综合征（complex regional pain syndrome，CRPS）、腰椎术后疼痛综合征（failed back surgery syndrome，FBSS）、慢性痛性周围神经（丛）病变、多发性硬化导致的下肢痛、带状疱疹后神经痛和幻肢痛等。在欧洲，脊髓电刺激被批准用于顽固性心绞痛和周围肢体缺血症的治疗。

20. 可以用于术后慢性疼痛治疗的心理和康复疗法

催眠与暗示疗法、认知行为疗法、生物反馈疗法是调节疼痛的心理方法，对缓解腰背痛等一些慢性疼痛显示出积极作用。针灸是我国传统医学的重要组成部分，近年来更多的研究表明电针刺激能较好地治疗慢性疼痛。此外，局部理疗、触发点灭活、热敷、红外、音乐疗法等可能具有一定疗效。今后需要更多的研究为这些治疗手段提供证据。

【CPSP 的预防】

21. 术后疼痛的治疗原则

2016 年由美国疼痛学会（American Pain Society，APS）、美国区域麻醉和疼痛学会（American Society of Regional Anesthesia and Pain Medicine，ASRA）和美国麻醉医师协会（American Society of Anesthesiologists，ASA）共同发布了术后疼痛管理循证医学临床实践指南，2017 年中华医学会麻醉学分会发布成人手术后疼痛处理专家共识。两部指南中提出：做好围术期急性疼痛管理能降低术后慢性疼痛的发生率。

推荐围术期对患者进行个性化镇痛，实施多模式镇痛策略，联合应用不同镇痛技术或不同作用机制的镇痛药物，作用于疼痛传导通路的不同靶点，发挥镇痛的相加或协同作用。具体内容有详见本章第一节。

22. 围术期减少术后发生 CPSP 的措施

围术期系统性药物如对乙酰氨基酚及非甾体抗炎药、区域神经阻滞、椎管内镇痛等方法能提高急性疼痛的管理效果，减少阿片类药物的使用及不良反应，但是需要更多高质量的研究来明确这些干预措施是否能减少CPSP 的发生，手术中尽可能减少组织和神经损伤，也可有效预防 CPSP。

23. 围术期使用普瑞巴林或加巴喷丁对发生 CPSP 的影响

由手术、炎症、创伤导致的外周和中枢敏化是 CPSP 发生的重要机制。加巴喷丁和普瑞巴林的镇痛机制与减少组织损伤诱发的背角神经元过度兴奋、抑制中枢敏化有关，可用于治疗术后急性疼痛。

目前国外已经有较多关于此类药物用于术后急性疼痛的报道，但是结果并不一致，这可能与试验设计、加巴喷丁/普瑞巴林的剂量、给药方案及手术类型不同有关。2012 年《麻醉与镇痛》杂志（*Anesthesia and Analgesia*）发表了一篇系统综述纳入 3 项研究，经 Meta 分析普瑞巴林能有效降低心脏、膝关节术后慢性疼痛的发生率。2013 年的另一项 Meta 分析加入了新的 2 项研究进行比较，得出普瑞巴林不能预防术后慢性疼痛的发生。2017年 *Pain* 杂志发表的系统综述收集了既往研究中部分未发表的数据，样本量更大，共纳入 18 项研究，2 458 例患者。在术后 3 个月、6 个月、12 个月，普瑞巴林与对照组相比并没有明显降低术后慢性疼痛的发生率。今后有关术后疼痛的研究中应更加重视 CPSP 这一问题，进行长期随访，为临床实践提供更强的证据。

24. 截肢后疼痛综合征的定义及预防

截肢后疼痛综合征（postamputation pain syndrome，PPS）是截肢手术后顽固的神经病理性疼痛，包括幻肢觉、幻肢痛和残肢痛，大多数患者会发生其中一种或多种症状。①幻肢觉：主观感觉被截除的肢体仍然存在，但这种感觉不伴有疼痛，常无需特别处理。②幻肢痛（phantom limb pain，PLP）：有幻肢觉并且幻肢伴有疼痛，疼痛性质常被描述为电击样痛、抽痛、跳痛、灼痛和刺痛等，疼痛的部位常位于幻肢的远端。③残肢痛（residual limb pain，RLP）：肢体残端可能发生剧烈的疼痛，局部极度敏感，轻微触碰即引起疼痛加剧，常由于神经残端神经瘤造成。

对于截肢手术,围术期更应做好充分的疼痛管理方案。此外,有部分研究报道腰交感神经阻滞、截肢后镜像治疗和肢体替代治疗能减少 PAP 的发生。

25. 开胸手术后慢性疼痛的病因及预防

开胸手术后慢性疼痛(chronic post-thoracotomy pain,CPTP)被认为是多种因素作用的结果,包括皮肤切口损伤和胸壁结构炎症,肋骨移位、压迫/撕裂/传导中断引起肋间神经损伤、切除和肺胸膜损伤。

开胸手术围术期应积极采取多模式镇痛方案:硬膜外镇痛、胸椎旁神经阻滞、非甾体类解热镇痛抗炎药,尽量减少术中神经损伤。与开胸手术相比,胸腔镜手术的伤害性较小,疼痛程度会有所减弱,但由于镜头、操作仪器、引流管对肋间神经的挤压损伤,胸腔镜术后的慢性疼痛仍然较高。

26. 乳房切除术后疼痛综合征及预防

乳房切除术后疼痛综合征(postmastectomy pain syndrome,PMPS)是乳腺癌手术和/或局部放疗或化疗后,在胸壁、腋窝和/或同侧肢体出现烧灼痛、电击痛或突然的锐痛和/或神经病理性症状(如麻木、感觉过敏和感觉异常),无感染或疾病复发。PMPS 患者的其他症状包括胸壁肌肉疼痛、肩关节活动度减小,以及肩部和/或手部握力减弱。

超前镇痛可能使术后早期疼痛降至最低,但可能无法完全预防 PMPS 的发生。建议在手术切开前,采用长效局部麻醉剂(如布比卡因、罗哌卡因)浸润手术部位,以减轻术后早期疼痛。对于已有长期术前疼痛史的患者,建议在手术前开始镇痛治疗。腋窝淋巴结清扫过程中肋间臂神经被横断或受损,可导致上臂内侧感觉改变,为了将感觉障碍的风险减至最低,除非存在肉眼可见的转移性病变,建议在手术过程中保留肋间臂神经。心理社会危险因素,如焦虑、抑郁和人际冲突,可能会导致或加剧急性和慢性疼痛,应及早进行干预。

27. 腹股沟疝修补术后慢性疼痛的临床特征及预防

腹股沟疝修补术后慢性疼痛综合征(chronic postoperative inguinal pain,CPIP)有典型的临床"三联征":切口或手术区域附近有烧灼痛或突然的锐痛,且沿特定的腹股沟神经分布放射;腹股沟神经分布区存在感官知觉受损的证据;腹股沟神经浸润麻醉可以缓解疼痛。MRI 检查可鉴别非神经病变型疼痛,如补片感染或复发疝。

手术、补片相关的神经损伤(神经瘤形成)是腹股沟疝修补术后 CPSP 发生的重要原因。常见的下腹部及腹股沟区皮神经包括髂腹股沟神经、髂腹下神经、生殖股神经和股外侧皮神经,注意手术方式和补片位置能减少 CPSP 的发生。

(刘 慧)

第四节 癌 痛

【知识点】

1. 癌痛的定义、病因与病理生理分类
2. 癌痛的评估及治疗
3. 癌痛的三阶梯药物治疗及原则
4. 阿片及非阿片类药物在癌痛治疗中的合理应用
5. 癌痛危象的定义与处理原则
6. 患者自控镇痛技术在癌痛治疗中的合理应用
7. 椎管内镇痛技术在癌痛治疗中的应用
8. 癌痛的综合干预

【案例】

患者男,45 岁。10 个月前被诊断为右肺中央型小细胞肺癌,局限期。手术切除右肺,采用依托泊苷+顺铂化疗 6 个疗程,肺部未发现新的病灶。3 个月前患者胸背部、四肢皮肤曾出现针刺感和麻木感,自觉可以忍受,未经治疗 1 个月后自行缓解。近 1 个月胸背部剧烈疼痛,疼痛位于双侧 T_6 水平,VAS 评分 6~7 分,并且伴有发作性疼痛,发作时 VAS 评分≥8 分。口服盐酸羟考酮缓释片 80mg/12h,塞来昔布 200mg 每日 2 次,疼痛缓解不理想(VAS 4~5 分),疼痛发作时,口服盐酸吗啡即释片 20mg 解救,疼痛改善不明显,严重影响日常活动和睡眠。1 周前全脊柱 MRI 检查提示 T_6、T_0、L_1 多个椎体转移,T_6 椎体压缩性骨折,双侧附件受累,来疼痛门诊寻求进一步治疗。

【疾病的基础知识】

1. 癌痛的定义

癌痛(cancer pain)又称为癌症相关性疼痛(cancer-related pain),特指癌症本身或癌症治疗引起的疼痛。癌痛绝大多数为慢性疼痛,但也可以表现为急性疼痛、持续性疼痛或爆发痛。

2. 癌症患者疼痛的常见病因

癌症患者的疼痛常常由多种原因导致,主要包括:

(1) 与癌症相关的病因,如肿瘤生长、肿瘤侵犯、肿瘤转移以及肿瘤直接分泌炎性致痛物等导致的疼痛。

(2) 与癌症治疗相关的病因:如肿瘤切除、肿瘤化疗、肿瘤放疗、肿瘤靶向治疗和免疫治疗等导致的疼痛。

(3) 与癌症无关或合并的病因:如肿瘤合并感染、肿瘤合并各种关节炎、筋膜炎、痛风、颈椎病、腰椎间盘突出症、糖尿病周围神经病变等慢性疼痛性疾病。

3. 癌痛按病理生理发生机制分类及各类型的临床特点

癌痛按病理生理发生机制分为伤害感受性疼痛(nociceptive pain)和神经病理性疼痛(neuropathic pain)。临床也常见两种类型同时存在,称为混合性疼痛。

伤害感受性疼痛如癌症相关的躯体和内脏痛;神经病理性疼痛,如癌症本身或癌症治疗引起神经压迫、神经损伤或交感神经功能障碍等导致的疼痛,不同类型的癌痛表现为不同的临床特征(表 16-4-1)。

表 16-4-1　癌痛病理生理分类及临床特点

癌痛病理学分类		临床特点
伤害感受性疼痛	躯体痛	疼痛通常局限在局部,主要表现为尖锐痛、酸痛、跳痛
	内脏痛	疼痛通常模糊难以定位,常伴有牵涉痛,可放射到躯体的表面。空腔脏器障碍时,主要表现为隐痛或绞痛,肿瘤侵及脏器的被膜时,主要表现为酸痛、锐痛及跳痛
神经病理性疼痛	神经压迫	疼痛常局限在受压的神经根、神经丛及周围神经的支配区域,放射影像学检查可以发现肿瘤压迫神经
	传入神经损伤	疼痛特点类似于神经压迫性疼痛,可出现感觉迟钝或异常性疼痛,在疼痛区域伴随传入感觉功能缺失
	交感神经相关痛	异常的浅表烧灼样痛,可伴随深部的酸痛成分 伴随症状包括皮肤血管扩张、皮肤温度升高、异常出汗、营养变化和异常疼痛。标志性的特点是非皮区类型的疼痛,可以采用交感神经阻滞来证实诊断

4. 易发生骨转移的原发肿瘤、骨转移癌的主要转移途径及好发部位

除原发性骨肿瘤外,骨是恶性肿瘤第三大常见的转移部位,仅次于肺和肝。晚期转移性疾病患者按肿瘤类型划分的骨转移相对发生率为:乳腺癌占 65%~75%,前列腺占 65%~75%,甲状腺占 60%,肺占 30%~40%,膀胱占 40%,肾细胞癌占 20%~25%,黑色素瘤占 14%~45%。其特征是剧烈疼痛、活动能力受损、病理性骨折、脊髓压迫、骨髓再生障碍和高钙血症。

骨转移瘤的转移途径有直接蔓延、淋巴和血行转移,以血行转移为主,大多发生在骨骼中轴线血运丰富且缓慢、骨松质含量较多的部位,如脊柱、骨盆、肋骨和肢体的近端是骨转移瘤最好发的部位。

5. 骨相关事件及临床意义

骨相关事件(skeletal-related event,SRE)是指肿瘤骨转移和/或骨转移所造成的临床影响,后者多为骨转移的常见并发症,包括严重的癌性骨痛、病理性骨折、恶性高钙血症和脊髓压迫等。

SRE 可导致严重疼痛、患者死亡风险增加。对病理性骨折或脊髓压迫患者进行手术和放疗、改变抗癌方案以治疗骨痛和恶性肿瘤所致高钙血症均使得医疗费用增加,患者总体生活质量下降。

6. 化疗药物导致疼痛的原因

疼痛是化疗药物常见的不良反应之一。药物种类不同,引起疼痛的机制和临床表现不一样。如长春碱类及紫杉类药物可导致周围神经轴索退变和脱髓鞘,以周围神经痛多见,常伴有肢端麻木,有时表现为腹痛和手足烧灼样疼痛,停药后多数可以消失;顺铂等铂类化疗药物可以引起周围神经炎症导致疼痛;奥沙利铂和硼替佐米作用于神经元,导致线粒体损伤、神经元空泡化等,可引起痛觉敏感和感觉异常。此外,注射化疗药物引起的静脉痉挛与化学性静脉炎、药物对腹膜和膀胱刺激也可引起疼痛,如静脉注射表柔比星、丝裂霉素可出现注射痛,腹腔灌注吉西他滨、顺铂引起腹痛,异环磷酰胺经肾排至膀胱可刺激膀胱出现疼痛等。

7. 癌痛给癌症患者带来的影响

癌痛是癌症患者最常见的并发症。未缓解的癌痛不仅导致患者功能损害、活动停止、社会孤立以及情感和精神上的痛苦。而且在某些情况下,无法控制的癌症疼痛还可能导致治疗的停止,对患者的生存产生负面影响。癌症患者对疼痛甚至比对死亡的恐惧更大,同时家人和朋友也在目睹身患癌症的亲朋所经历的痛苦时遭受痛苦的煎熬。

8. 癌症患者疼痛的评估

对癌痛患者的评估应实现全面、动态和多维综合评估,主要包括:

(1) 所有的患者在每次和医师接触时必须筛查疼痛。

(2) 常规量化和记录患者描述的疼痛部位、疼痛强度和疼痛性质,以及患者报告的爆发痛、使用的治疗药物及其对疼痛的控制效果、疼痛缓解的满意度等。

(3) 医务人员应对功能影响和患者任何与疼痛治疗相关的特殊问题(包括精神和心理方面的评估)进行评估。如有必要,从照护者那里获取关于疼痛和功能影响的额外信息。

(4) 必须按特定的时间间隔进行疼痛的再评估,使镇痛治疗能给患者提供最大获益并将不良反应降至最低,确保治疗计划适合其后的维持治疗。

(5) 如果出现新的疼痛或疼痛恶化,必须进行重新全面的评估疼痛,对持续性疼痛应定期进行评估。

(6) 评估阿片类药物滥用/误用/分流的危险因素。

(7) 根据需要,鼓励患者在复诊间隔期间报告当前的疼痛状况。

9. 难治性癌痛的定义、诊断标准及常见类型

难治性癌痛是指由肿瘤本身或肿瘤治疗相关因素导致的中、重度疼痛,经过规范化药物治疗 1~2 周患者疼痛缓解仍不满意和/或不良反应不可耐受。

难治性癌痛的诊断需同时满足以下两条:①持续性疼痛数字化评分≥4 分和/或爆发痛次数≥3 次/d;②遵循相关癌痛治疗指南,单独使用阿片类药物和/或联合辅助镇痛药物治疗 1~2 周患者疼痛缓解仍不满意和/或出现不可耐受不良反应。

常见的难治性癌痛包括骨转移癌痛、癌性内脏痛、爆发性癌痛、癌症相关神经病理性疼痛,以及各种癌性疼痛综合征。

10. 爆发性癌痛的定义和诊断标准

爆发性癌痛(breakthrough cancer pain,BTCP)是指癌痛患者在持续稳定控制疼痛的基础上出现的瞬间加剧的疼痛。诊断爆发性癌痛须同时满足以下 3 个条件:①存在慢性癌痛的基础;②近 1 周基础癌痛得到充分控制(NRS 评分≤3 分);③疼痛短暂地急性加重。

11. 爆发性癌痛的类型

爆发性癌痛通常分为两类。

(1) 事件性爆发痛:与特定活动或事件相关联的加剧性疼痛。又分为:①由自愿行为引起的意志性爆发痛,如运动、进食等;②由非自愿行为引起的非意志性爆发痛,例如肠痉挛;③诊疗性爆发痛,与诊断或治疗等干预措施有关,例如伤口换药等。

(2) 自发性爆发痛:指在没有任何特定活动的情况下发生的自发或特发的加剧性疼痛,常常无法预测。

除此之外,还存在剂量终末期疼痛(end-of-dose failure pain)。其发生在下次给予长效镇痛药物之前,并且可归因于长效镇痛药剂量不足或后续给药间隔过长。

12. 癌症患者的疼痛危象及处理原则

采用数字分级量表(NRS),如癌症患者的疼痛≥8 分时,称为疼痛危象(pain crisis),其原因可能与癌症本身或癌症治疗相关、也可能与癌症无关。癌症患者的疼痛危象应作为急症处理,采取综合措施,快速缓解疼痛。

【癌痛治疗原则】

13. 癌痛管理的"5A"目标

疼痛管理的目标强调结果要达到"5A"，即：①analgesia（优化镇痛）；②activities（优化日常生活）；③adverse effects（尽可能使药物不良反应降到最低）；④aberrant drug taking（避免异常给药）；⑤affect（疼痛和情绪之间的关系）。

14. WHO 癌痛三阶梯治疗及其原则

1986 年，世界卫生组织（WHO）用 26 种文字，在世界范围内推广癌痛三阶梯止痛原则，推荐根据癌痛患者的疼痛程度和原因，按三个阶梯选择止痛药品，即对轻度疼痛患者选用非甾体抗炎药（或加辅助药物）；对中度疼痛患者选用弱阿片类药物（或加辅助药物）；对重度疼痛患者使用强阿片类药物（或加辅助药物）。同时提出口服给药、按阶梯给药、按时给药、个体化给药和注意用药细节（随时处理可能出现的药物不良反应）的治疗原则。

15. 癌痛治疗的常用方法

（1）抗癌治疗：包括姑息性手术、姑息性化疗和放疗等。

（2）药物治疗，包括非甾体抗炎药、弱阿片类药物、强阿片类药物和辅助药物。

（3）侵入性治疗：包括神经阻滞、神经毁损、鞘内药物输注系统植入术、椎体成形术、放射粒子植入术等。

（4）其他治疗：包括物理治疗和心理支持治疗等。

16. 阿片类药物维持治疗的原则

（1）对于持续性疼痛应定期给予止痛药，并在爆发痛时给予补充剂量。每次补充剂量为前 24 小时长效或定期口服阿片类药物总量的 10%~20%。

（2）对于稳定剂量的短效阿片类药物控制良好的慢性持续性疼痛，可采用缓释或长效阿片制剂。

（3）如果患者持续需要阿片类药物按需给药，或当阿片类药物按时给药在作用峰值或给药终末期不能缓解疼痛时，则增加阿片类药物缓释剂的剂量。

（4）监测患者/家属阿片类药物使用的异常行为，防止潜在性的误用或滥用。

【癌痛的药物治疗】

17. 塞来昔布与盐酸羟考酮的分类

塞来昔布属于非甾体抗炎药，可特异性的抑制环氧合酶-2（COX-2）阻止炎性前列腺素（PG）类物质的产生，达到抗炎、镇痛及退热作用；羟考酮（oxycodone）是从生物碱蒂巴因（thebaine）中提取的半合成阿片类药物，主要通过激动中枢神经系统内的 μ 阿片受体和 κ 阿片受体发挥镇痛作用，镇痛效能一般为吗啡的 1.5~2 倍。

18. 非甾体抗炎药的常见不良反应

（1）胃肠道损害：胃肠道损害是 NSAID 最常见不良反应，与其抑制 COX，尤其是 COX-1，削弱了胃黏膜屏障，造成胃黏膜损伤有关。此外还与 NSAID 对胃肠黏膜的直接刺激、抑制血小板凝集、自由基释放等其他多种因素有关。临床主要表现为消化不良、黏膜糜烂、胃十二指肠溃疡、出血，甚至穿孔。

（2）心血管病风险：心血管风险主要与 NSAID 抑制 COX-2，进而抑制前列环素（PGI_2）的产生相关。PGI_2 具有抗动脉硬化、抗血栓、对抗血管紧张素 II、扩张血管、降低血压的作用。当 PGI_2 降低时，会引起高血压加重，血栓形成，患者易并发心脑血管不良反应，甚至导致心肌梗死、心力衰竭加重和脑卒中。

（3）肾损害：NSAID 肾损害可表现为急性肾功能不全、间质性肾炎、肾乳头坏死及水钠潴留、高血钾等，与 NSAID 抑制 PG 合成受阻，引起血管收缩、肾血流量减少和肾小球滤过率降低有关。

（4）血液系统损害：几乎所有 NSAID 均可抑制血小板的聚集，使出血时间延长。此外也可导致再生障碍性贫血和粒细胞减少，如保泰松、吲哚美辛和双氯芬酸等。

（5）其他不良反应：如头痛、头晕、嗜睡、失眠、感觉异常、麻木等神经系统不良反应和特异体质患者出现皮疹、血管神经性水肿、哮喘等过敏反应。

19. 阿片类药物的镇痛机制

阿片类药物通过激活阿片受体（主要为 μ 阿片受体）发挥镇痛作用。阿片受体存在于神经系统中与疼痛传递和控制有关的许多区域，包括初级传入神经元、脊髓、中脑和丘脑。阿片类药物在神经系统通过多个层次的作用产生镇痛作用：①作用于突触前和突触后的 μ 阿片受体，可抑制脊髓初级传入终末多种神经递质的释放，如包括去甲肾上腺素、乙酰胆碱和神经肽 P 物质；②作用于脊髓背角神经元 μ 阿片受体，可抑制背角伤害感受性神经元的兴奋性；③作用于中脑导水管周围灰质区和延髓中缝核的 μ 阿片受体，可激活下行抑制系统，对脊髓背角产生抑制作用，减少伤害性刺激向中枢的传导。

20. 阿类药物导致的便秘及其诊断标准

阿片类药物导致的便秘（opioid-induced constipation，OIC）是指经阿片类药物治疗后出现的便秘。定义为：当患者启动、改变或增加阿片类药物治疗时，新发便秘或原有便秘症状加重。OIC Rome-Ⅳ诊断标准应同时包括以下至少 2 项。

（1）至少 25% 的排便感到费力。

（2）至少 25% 的排便为干球粪或硬粪。

（3）至少 25% 的排便不尽感。

（4）至少 25% 排便时有肛门直肠梗阻感或阻塞感。

（5）至少 25% 的排便需要手法辅助（用手协助、盆底支持等）或操作排便。

（6）每周自发排便少于 3 次。

21. 阿类药物导致便秘的机制

在胃肠道中，阿片受体主要由肠黏膜和肠黏膜下神经元、Cajal 间质细胞和肠固有层的免疫细胞表达。在整个支配肠的神经系统中，激活 μ、δ 和 κ 三种受体中的任何一种都会抑制乙酰胆碱从中间神经元和运动神经元的释放，以及其他抑制介质如一氧化氮的释放。μ 阿片受体和 δ 阿片受体的激活可抑制黏膜下分泌运动神经元，减少氯依赖性水进入肠腔，使肠内容物脱水，导致大便干燥、排便困难；激活 μ 阿片受体还可导致胃肠道环状肌层产生更强烈和更频繁的非推进性收缩，通过增强腔内液体再摄取，降低基线肌张力，可导致大便更硬、更干燥、收缩力降低；μ 阿片受体的激活也增加了肛门括约肌张力，进一步导致排便困难；此外，慢性刺激 μ 阿片受体可能也与食管运动和括约肌功能障碍有关。

22. 治疗 OIC 的常用药物

治疗 OIC 常用缓泻剂。从广义上讲，任何刺激或促进肠道排空的药物都可以被认为是缓泻剂。主要包括：①渗透性缓泻剂，如乳果糖、柠檬酸镁、氧化镁乳剂等；②刺激性缓泻剂，如番泻叶、比沙可啶、匹可硫酸钠等；③粪便软化剂，如多库酯钠等；④润滑剂，如矿物油。

新型缓泻剂包括：①选择性 5-TH$_4$ 受体激动剂普鲁卡必利；②作用于肠道中氯离子通道和鸟苷酸环化酶受体，促进肠液分泌的鲁比前列酮；③外周 μ 阿片受体拮抗剂（peripherally acting μ-opioid receptor antagonist，PAMORA），如纳地美定、纳洛醇醚和甲基纳曲酮。

对于传统缓泻剂耐受（inadequate laxative response，ILR）的 OIC 患者，不推荐使用普鲁卡必利和鲁比前列酮，推荐使用 PAMORA。

23. 癌痛治疗时，强阿片类药物需要剂量滴定的原因

强阿片类药物治疗癌痛时其疗效和安全性存在显著的个体差异，通过阿片类药物剂量滴定，采用最佳剂量（最低有效剂量），可以使患者最大获益，既能缓解患者疼痛且能在整个用药间隔期最大限度地改善患者的功能而又不会引起难以控制的不良反应。

24. 需要滴定的强阿片类药物

以下情况需要进行阿片类药物滴定：①初始使用强阿片类药物治疗的患者；②使用弱药物效果不佳需要替换使用强阿片类药物的患者；③由于疼痛强度的增加，已经接受高剂量强阿片类药物治疗的患者或出现新的急性疼痛问题；④由于之前持续治疗镇痛不足的中、重度疼痛患者，需要进行强化和快速干预的患者。

25. 阿片类药物耐受与阿片类药物诱导的痛觉过敏的鉴别

FDA 将阿片类药物耐受（opioids tolerance）定义为每天接受至少 25μg/h 芬太尼贴剂、60mg 口服吗啡或

30mg 口服羟考酮、8mg 口服氢吗啡酮或另一种等效剂量的阿片类药物,持续用药 1 周或更长时间。

对于阿片类药物耐受患者,通过增加阿片类药物的剂量通常可以缓解疼痛,而阿片诱导的痛觉过敏(opioid-induced hyperalgesia,OIH),可能出现新部位、新性质的疼痛,增加阿片类药物的剂量不仅疼痛不能缓解,而且可能加剧疼痛。

26. 阿片类部分激动剂和混合激动/拮抗剂不适合用于癌痛的治疗的原因

阿片类部分激动剂(如丁丙诺啡)或混合的激动剂/拮抗剂(如喷他佐辛、布托啡诺等),其止痛作用存在封顶效应,且对 μ 受体有不同程度的拮抗作用。癌痛患者,常常需要使用较大剂量的强阿片类药物(μ 受体激动剂),部分激动剂和混合激动/拮抗剂与强阿片类药物联合使用存在相互剂量转换困难、可能导致后者止痛效能下降、诱发出现戒断症等许多不确定因素,因此不建议在慢性癌痛中使用此类阿片类药物。

27. 阿片类药物滥用、成瘾、躯体依赖和假性成瘾

(1) 滥用:处方阿片类药物的不当使用导致临床上显著的损害和/或心理痛苦。

(2) 成瘾:具备以下特征的物质异常使用称为成瘾,包括:①失去控制,渴望使用;②强迫使用和执着;③尽管有伤害仍继续使用。

(3) 躯体依赖:某些药物的药理学特性,定位为仅在剂量突然减少、停药或给予拮抗药物后发生的戒断综合征。

(4) 假性成瘾:心理痛苦和感觉寻求药物的行为发生在疼痛没有缓解的情况下。当获得止痛时这些行为消退。

28. 阿片类药物的轮换及需考虑阿片类药物轮换的情况

由于阿片类药物之间的不完全性交叉耐药,当一种阿片类药物镇痛效能下降或不良反应不能耐受时可以从一种阿片类药物转换或轮换为另一种阿片类药物使用,这一过程称为阿片类药物的轮换(opioid rotation)。

因为患者个体对不同阿片类药物会出现不同反应。对于镇痛不足和无法耐受阿片类药物不良反应的患者,阿片类药物轮换是几乎所有医师都可以应用的简单方法。更换为另一种阿片类药物可以更好地平衡药物不良反应与镇痛。根据等效镇痛剂量指南转换为另一种阿片类药物,如美沙酮或经皮芬太尼透皮贴剂。进行药物轮换时要密切监测,推荐在住院条件下进行。

29. 氢吗啡酮及与吗啡比较所具有的特点

氢吗啡酮(hydromorphone)又名二氢吗啡酮或双氢吗啡酮,是吗啡的半合成衍生物。是一种强效 μ 阿片类受体激动剂。与吗啡相比,具有脂溶性高、起效更快、镇痛作用强(效价为吗啡的 8~10 倍,鞘内给药为吗啡的 5 倍)、代谢产物无毒性、治疗指数(LD_{50}/ED_{50})高(为吗啡的 3 倍)的特点。

30. 美沙酮的作用机制及用于癌痛治疗的适应证

美沙酮(methadone)有左旋体及右旋体,左旋体较右旋体效力强 8~50 倍。常用制剂为外消旋体,其中 *L*-美沙酮为阿片受体激动剂,同时激动阿片 μ 受体和 δ 受体;*D*-美沙酮为 NMDA 受体拮抗剂,发挥保持阿片受体敏感性,抑制中枢敏化的形成的作用。

美国国立综合癌症网络(National Comprehensive Cancer Network,NCCN)成人癌痛临床实践指南简称为 NCCN 成人癌痛指南(2019 版)推荐美沙酮用于以下情况:①用于其他阿片类药物未能缓解的癌痛或阿片类药物导致的痛觉过敏;②在某些情况下(如有精神疾病症状或药物滥用病史的癌痛患者),美沙酮可能比其他类阿片更适合用于疼痛控制。

31. 双膦酸盐类药物治疗骨转移癌痛的机制

研究表明双膦酸盐治疗骨转移的机制包括:①可以被破骨细胞选择性吸收,并选择性抑制破骨细胞活性,诱导破骨细胞凋亡,从而抑制骨吸收;②抑制破骨细胞成熟;③抑制成熟破骨细胞的功能;④抑制破骨细胞在骨质吸收部位的聚集;⑤抑制肿瘤细胞扩散、浸润和黏附于骨质。双膦酸盐能抑制破骨细胞对骨小梁的溶解和破坏,因此能阻止肿瘤转移引起的溶骨型病变、减少骨吸收、减轻骨痛及由骨转移所致的高钙血症及其他 SRE。

32. 双膦酸盐类药物使用的时机、用药时间及主要不良反应

研究证明双膦酸盐用于治疗骨转移的中位时间为 9~18 个月。因此,除非不能耐受该类药物的不良反应或出现禁忌证,推荐至少应持续用药 9 个月以上,并根据患者获益情况考虑是否长期用药。停药指征:用药过程中出现明确与骨改良药物治疗相关的严重不良反应;或临床医师认为继续用药患者不能获益。

主要不良反应包括颌骨坏死、肾毒性、低钙血症以及流感样症状(骨痛、发热、疲乏、寒战及关节或肌肉痛)。

33. 爆发性癌痛的药物治疗及阿片类药物解救剂量的确定

目前,对爆发性癌痛的药物治疗还没有"金标准"。治疗方案包括优化通过定期给予止痛药或使用长效镇痛药来治疗持续性癌痛,并给予补充剂量的短效镇痛药来治疗爆发痛。

爆发性疼痛可以进一步评估分为以下几类,分类对治疗有着直接影响。

(1) 偶发性疼痛:与特定活动或事件相关或偶然发生的疼痛,预期到这些事件(如物理治疗活动或可能诱发疼痛的常规操作)可能可以通过短效阿片类药物来处理。

(2) 剂量末期出现的疼痛:阿片类药物按时给药间隔终末期发生的疼痛,即还未到下一次给药时间就开始发作疼痛,可能可以通过增加阿片类药物定时给药的剂量或频率来管理。

(3) 无法控制的持续性疼痛:持续阿片类药物定时给药无法得到常规控制的疼痛,可以通过调整阿片类药物定时给药的剂量来管理。

一般采用每小时需要的短效阿片类药物剂量来解救,给予的剂量为前 24 小时长效或定时口服阿片类药物总量的 10%~20%。

34. 癌症相关神经病理性疼痛治疗的一线辅助药物及其代表药物

国内外众多指南均推荐使用抗惊厥药和抗抑郁药作为治疗癌症相关神经病理性疼痛治疗的一线辅助药物。前者与电压依赖性 N 型钙通道的 α_2-δ 亚基相结合,减少钙离子内流,从而减少兴奋性神经递质的释放和疼痛向中枢的传导,代表药物有加巴喷丁和普瑞巴林;后者是特异性 5-羟色胺和去甲肾上腺素的再摄取抑制剂,代表药物有阿米替林和度洛西汀。

【癌痛的综合干预】

35. 癌痛综合干预主要的适用人群、综合干预团队主要成员及常用的综合干预方法

除药物干预外,癌痛综合干预在弱势群体(如虚弱、年老、儿童)中可能特别重要,这些人群对标准的药物干预可能耐受性较低或患者更偏向于采取非药物干预。

综合干预起效需要通过团队决策采取多种治疗手段进行疼痛管理。团队的成员应包括肿瘤科医师、护士、疼痛专科医师、姑息治疗临床医师、康复科医师、神经科医师、心理科医师、社会工作者、精神病科医师、理疗师等。

综合干预可采取认知手段、物理手段或介入手段,使疼痛得到缓解或功能得到改善。

36. NCCN 成人癌痛指南推荐的物理疗法

NCCN 成人癌痛指南(2019 版)推荐用于癌痛治疗的物理疗法包括:①提供睡眠、沐浴和行走支持;②指导患者调整体位;③指导运动疗法和功能锻炼;④节约能量,放慢活动节奏;⑤按摩;⑥热敷和/或冷敷;⑦经皮神经电刺激(TENS);⑧针灸或指压按摩;⑨超声刺激。

37. 癌痛治疗中常用的神经调控方法

神经调控(neuromodulation)技术,例如脊髓刺激和脑深部电刺激疗法并不常用于癌痛管理。主要用于缓解癌症病情好转/稳定患者的神经病理性疼痛综合征。

经皮神经电刺激和针刺疗法被认为可以激活内源性疼痛缓解路径。通过皮肤电极将低能量刺激作用在粗大的有髓鞘外周神经可以显著减轻疼痛。针灸是用针刺入皮肤和其下肌肉治疗疼痛的神经调节技术。很多内在因素都会影响针灸的效果,然而对针灸敏感的患者,针灸作为辅助治疗可以控制部分癌痛。

【癌痛的介入治疗】

38. 经皮椎体成形术用于骨转移癌痛治疗的适应证和禁忌证

(1) 适应证包括:①恶性肿瘤所致的椎体转移性疼痛;②存在骨折风险;③经磁共振成像或核素成像证实的有症状的椎体微骨折和/或 CT 提示溶骨性病变且椎体高度无明显变小;④骨转移放疗后疼痛不能缓解的患者。

(2) 禁忌证包括:①无症状椎体压缩性骨折;②持续性感染;③对聚甲基丙烯酸甲酯或造影剂过敏;④椎体压缩性骨折,>70%高度损失;⑤肿瘤伸入管内/硬膜外腔;⑥成骨性骨转移。

39. 患者自控镇痛用于癌痛治疗的适应证及优点和缺点

癌痛治疗中,患者自控镇痛(patient-controlled analgesia,PCA)主要用于:①快速滴定癌痛患者阿片类药物剂量;②爆发痛频繁癌痛患者的疼痛控制;③存在吞咽困难或胃肠道功能障碍癌痛患者的持续治疗;④临终患者的镇痛、镇静治疗。

与传统的给药方式(口服、经皮等)相比,PCA给药用于癌痛的治疗具有起效迅速、血药浓度平稳、可按需个体化给药、不良反应小等优点;但PCA给药需要专用设备(PCA泵)、专业人员(麻醉或疼痛医师)、并且患者能理解和配合方可安全使用。由于采用有创(皮下、静脉、硬膜外或鞘内)途径给药,使用便利性较差,长期使用,尤其院外使用存在潜在性的感染和安全风险。

40. 内脏神经毁损术在癌痛治疗中的应用及其并发症

癌痛治疗中,通常采用神经毁损术(neurolysis),神经阻滞(nerve block)只适用于诊断性治疗,不建议长期、反复使用。常用的内脏神经毁损术(visceral nerve neurolysis)包括:

(1) 腹腔神经丛毁损术,适用于:①胰腺癌或胃癌、肝癌、食管癌等上腹部肿瘤所导致的疼痛;②其他恶性肿瘤腹膜后转移导致的疼痛。不良反应包括低血压、腹泻和刺激性疼痛。血尿、气胸等较少见,截瘫罕见。

(2) 上腹下神经丛毁损术,适用于盆腔原发肿瘤或转移瘤所致的下腹部及会阴内脏痛。不良反应包括:①穿刺损伤、出血、感染等;②如阻滞范围广,可导致大、小便障碍;③如经椎间盘路径可能导致椎间盘炎。

(3) 奇神经节毁损术,适用于直肠癌或其他恶性肿瘤导致的肛门会阴区局限性疼痛。不良反应包括直肠穿孔、感染、瘘管形成、出血等。罕见不良反应为毁损药物扩散至腰骶脊神经周围或进入硬膜外导致的截瘫。

41. 适用椎管内药物输注系统治疗癌痛的情况

采用多模式镇痛治疗后癌痛未得到充分控制者;接受阿片类药物等治疗虽有效,但其不良反无法耐受者;自愿首选椎管内药物输注系统(intrathecal drug delivery system,IDDS)植入术治疗的癌痛患者,均可采用IDDS治疗。

42. 与传统的全身给药途径相比,鞘内输注阿片类药物的优势

与全身用药相比,IDDS椎管内注射镇痛药物,主要作用于脊髓阿片受体,药物使用剂量小(1mg鞘内吗啡等效于300mg口服吗啡),能有效缓解全身阿片类药物治疗效果不佳的疼痛,且药物不良反应低,可明显改善患者的生存质量。

43. 影响椎管内阿片类药物在脑脊液中扩散的因素

(1) 阿片类药物的特性:水溶性药物(吗啡)较脂溶性药物(芬太尼、舒芬太尼)在蛛网膜下腔扩散更广。

(2) 药物输注的速度和容量和:速度越快、容量越大,药物在CSF中的扩散越广。

(3) CSF的流动:蛛网膜下腔CSF流动很慢,且呈钟摆式震荡,CSF循环1次,腰部CSF向头部移动约9mm、胸部CSF移动4mm,颈部最慢。

(4) 蛛网膜下腔的微结构:包括蛛网膜小梁、齿状韧带,对药物的扩散和分布均会产生影响。

(5) 其他:血压、每搏量(SV)、胸内压(呼吸)甚至腹腔内压力也会影响药物在CSF中的扩散。

44. 椎管内药物输注系统植入术的并发症

(1) 手术操作相关并发症:包括皮下淤血和血肿、脑脊液漏、低颅压头痛、脊神经损伤、脊髓损伤、硬膜外出血和血肿、蛛网膜下腔出血、术后感染或长期使用后椎管内感染。

(2) 药物相关并发症:椎管内阿片类药物的不良反应较其他药物要常见,主要包括恶心呕吐、小便困难和瘙痒;药物(吗啡)超量可导致延迟性呼吸抑制/停止;便秘少见,过敏反应偶见。

(3) 输注装置相关并发症:包括导管打折、断裂、脱开,完全性植入泵移位、装置故障、低电量输出、再注药失败等,由于药物骤停皆可导致撤药反应。

(4) 医源性并发症:完全性植入泵加药时出现药物误注射、剂量过大继发的不良反应。参数人为设计错误等导致药物剂量过大及其不良反应。

(5) 管尖端炎性肉芽肿(主要发生在IDDS长期使用吗啡、氢吗啡酮的患者,使用芬太尼和舒芬太尼未见报道)。

(金　毅)

第五节　肌筋膜疼痛综合征

【知识点】

1. 肌筋膜疼痛综合征的相关基础知识
2. 肌筋膜疼痛综合征的主要症状
3. 针刺穴位与激痛点的重叠性及针感的相似性
4. 传统医学慢性伤筋范畴
5. 肌筋膜疼痛综合征的诊断
6. 背肌筋膜炎的鉴别诊断
7. 背肌筋膜炎的辅助检查
8. 肌筋膜疼痛综合征的治疗

【案例】

患者女,48岁。项背部疼痛1个月余,加重1周。患者1个月余前因劳累过度出现项背部疼痛,以酸痛为主,VAS 3~4,休息或揉按后有所缓解。近1周疼痛明显加重,VAS 5~6。查体:双侧肩胛骨内侧广泛压痛(+),颈椎棘突旁压痛(-)。颈椎X线检查无异常发现。诊断:(背)肌筋膜炎(急性)。

经C_4、C_5、C_6夹脊穴、大椎穴及双侧肩胛骨内侧肌肉硬结、压痛明显处4个阿是穴电针治疗,频率为2Hz,留针30分钟。每日1次,连续治疗10次。患者疼痛明显缓解,VAS 0~1,偶有不适。

3个月后该患者再次就诊我科,患者初次治疗后2个月后因局部受凉项背部疼痛复发,近2周明显加重,VAS 4~5,以背部持续性酸胀痛或钝痛为主,伴紧束感和重物压迫感,晨起加重,活动后减轻,而过度活动又加重。查体:双侧斜方肌下胸部的斜行肌纤维,双侧肩胛内缘附近的胸髂肋肌及肌筋膜,大小菱形肌均有明显的激痛点,可触及骨骼肌压痛紧张带。诊断:背肌筋膜炎(慢性)。治疗经过:非甾体抗炎药、抗抑郁药物、肌松药等进行对症治疗;同时予以超声引导下激痛点干针治疗,每日1次,连续治疗10次。疼痛明显缓解,患者仍感深部肌肉不适。继续拨针治疗3周,每周1次,同时辅助肉毒杆菌毒素痛点注射(注射用A型肉毒毒素100U,生理盐水稀释致10ml,每个痛点注射2.5U)。3周后疼痛消失,VAS 0,治疗后半年随访,疼痛治疗效果满意。

【疾病的基础知识】

1. 肌筋膜疼痛综合征

肌筋膜疼痛综合征(myofascial pain syndrome,MPS)是指骨骼肌和筋膜的一种无菌性炎症,以激痛点(trigger point,TrP)为主要临床特征,按压肌筋膜激痛点时,产生局限性及牵涉性疼痛,其可以单独发病,也可以与其他疾病共同发病。当机体受到外伤、劳损、风寒等不良因素刺激时,可以诱发MPS急性发作,急性期没有得到有效治疗容易转为慢性MPS,其疼痛并不像运动后酸痛一样具有自限性。

2. 肌筋膜疼痛综合征的发病机制

(1)能量代谢危机:Simons于1981年首次提出能量代谢危机学说。该假说认为各种诱发因子和易感因子造成肌肉损伤导致局部运动终板功能异常,出现了乙酰胆碱在终板处的漏出现象,促终板处的肌细胞膜持续去极化,大量钙离子从肌质网释放,引起肌纤维持续性收缩,形成可触摸到的肌内紧张带。肌肉持续收缩可导致局部缺氧和高代谢状态,三磷酸腺苷(adenosine triphosphate,ATP)供给不足,造成局部能量代谢危机,同时局部组织释放组胺、5-羟色胺、缓激肽和P物质等,刺激传入神经末梢引发触发点疼痛,同时,刺激交感神经可产生局部交感症状。

(2)中枢敏化:中枢敏化(central sensitization)是脊髓或脊髓上位伤害性感觉神经元对外周刺激过度兴奋或过度反应的状态。当肌筋膜疼痛综合征长期得不到治疗时,持续伤害性刺激的输入会造成脊髓后角神经元池的致敏。1998年Hong等认为激痛点与脊髓对易化的感觉神经纤维和功能障碍的终板在脊髓内的整合密切有关。Fernández-De-Las-Peñas C研究表明激痛点可以诱导中枢敏化,中枢敏化也可以促进激痛点的活跃。后角神经元长期兴奋性增高,其受体池会被扩大,运动控制的策略也会受到修改。因此,中枢致敏后会改变骨骼肌张力及慢性局部生物力学不平衡。此外,中枢致敏后还会出现局部痛觉敏感和特征性的触发点局部抽搐反应。

(3)肌梭异常电位学说:1993年,Bames等通过研究TrP电位活动,提出肌梭异常电位学说,认为TrP的出现是由于交感神经兴奋刺激了肌梭内纤维,导致其收缩所致。此学说解释了 MPS 患者具有放射痛和自主神经功能紊乱的现象。但有些学者对其存在怀疑态度,他们认为肌电图检查使用的银针很难穿入肌梭被膜,因此记录的电位是否为肌梭电位值得怀疑。

(4) 肌组织瘢痕纤维化学说:人体软组织受急性或慢性损伤后发生的一系列病理和生理变化会对被破坏组织产生修复和对被扰乱的生理功能进行恢复,肌筋膜处成纤维细胞活跃,产生大量的胶原和基质等,于是产生瘢痕、粘连或挛缩,导致肌细胞内肌动蛋白和肌球蛋白解离困难,形成 TrP。该学说认为肌筋膜触发点条索或硬结为瘢痕组织纤维化所造成,MPS 中受累的肌肉可发生类似的纤维化。针具的治疗正是基于此学说,并取得了一定的疗效。

【诊断与治疗】

3. 肌筋膜疼痛综合征的临床表现

(1) 症状:①有明显的诱因,包括局部或临近部位的外伤、劳损、风寒。②女性发病多于男性。③主要表现:胸背部慢性持续性酸胀痛或钝痛,疼痛呈紧束感或重物压迫感。疼痛晨起加重,活动后减轻,过度活动又加重。局部受凉或全身疲劳、天气变冷等可诱发或加重疼痛,遇热可减轻疼痛。④重者可睡眠中痛醒。⑤有时出现病变部位弹响。⑥伴有情绪紧张。⑦少数患者有感觉过敏、感觉减退或感觉过度等症状。

(2) 体征:通过体格检查进行诊断,包括骨骼肌生物力学检查、神经系统检查和激痛点检查等。触诊确定激痛点诊断准确性较高。检查时,先轻轻地触诊肌肉中的硬结,然后仔细寻找硬结中剧烈的点状压痛,该压痛点即 TrP。除确定 TrP、肌肉部位及患者疼痛部位外,明确急性 MPS 转变成慢性 MPS 的持续因素,如机械因素(结构性或体位性)、系统性因素、相关医疗条件、心理压力等。

4. 激痛点

(1) 激痛点(trigger point):也称触发点、扳机点,多位于运动神经终板区,触诊时疼痛最剧烈且可引发牵涉痛,有时还可产生感传性自主神经症状及本体感觉障碍的部位。根据其是否伴有自发性疼痛,可分为活性激痛点(active trigger point)与隐性激痛点(latent trigger point),前者可自发地引起疼痛,而后者在受压下才会引起疼痛。激痛点的产生常与内脏性疼痛、神经根性疼痛及肌筋膜性疼痛有关。肌筋膜激痛点(myofascial trigger point,MTrP)是指受累骨骼肌内可触及的紧绷肌带(taut band)所含的局部高度敏感的压痛点。常位于受累肌肉的中部或肌腹上,或肌肉与肌腱交界处、肌筋膜边缘易拉伤处、肌肉附着于骨突的部位等,其面积通常小于 $1cm^2$,持续压迫(10秒)或针刺常可引起该肌肉相关区域的牵涉痛,此处亦可触及小结节,相应的肌肉痉挛、疼痛、活动受限。0.5% 利多卡因痛点注射可使疼痛消失。在无机械性或系统性的持续因素的情况下,如果肌肉保持适度活跃但不超负荷,新激活的活性 MTrP 偶尔也会自发地退化为隐性 MTrP。活性 MTrP 比隐性 MTrP 更易激惹,且对体格检查表现出更强烈的反应。

(2) 局部抽搐反应:指弹拨式触诊 TrP 使紧绷肌带纤维出现的短暂性的抽搐反应。紧绷肌带可通过触诊来定位,并测试局部颤搐反应,还可通过手指按压触发点再现患者的疼痛不适。用手指在横向肌纤维的方向轻微拨弄肌纤维,会感觉到肌筋膜激痛点里像绳索般的硬结,紧绷肌带的范围为此硬结延伸到肌肉两端的附着处,呈颗粒型、条索样或块状等多形态化表现。

(3) 触诊特点:①伴有或不伴有脊柱侧弯,局部皮肤和皮下组织增厚,可触及条索、紧绷肌带和 TrP;②触及病灶时的异常感与病者产生同步知觉;③病情的敏感期、麻痹期在同一患者身上产生不同反应,麻痹期反应迟钝,敏感期特别敏感。

5. 针刺穴位与激痛点的重叠性及针感的相似性

从其临床特征来看,针刺穴位与传统针灸学中的阿是穴十分类似,但它更系统,且有现代医学的理论与临床基础。在治疗 MPS 方面,激痛点针刺疗法的临床疗效也较传统针灸更好。两者无论是针感、生理病理特征或临床主治均有一定的相似性,而且机械刺激 TrP 也可产生类似循经感传的现象。

(1) 针刺穴位与激痛点位置的重叠性:MTrP 的经典著作《肌筋膜疼痛与机能障碍:激痛点手册》指出,全身存在 255 个激痛点,大约比中国传统针灸经穴的 2/3 稍多,主要用于治疗肌筋膜炎引起的疼痛综合征等。Dosher 比较了 255 个 MTrP 和 747 个经穴及经外奇穴,发现 92% 的 MTrP 与针灸穴位在解剖上相对应,79.5% 的穴位所主治的局部疼痛与其对应的 MTrP 相似。由于 MTrP 所诱发的疼痛可以沿整块肌肉向远端部位传导,产生牵涉痛,且当机械刺激如针刺时,可长时间地减轻疼痛,这与针刺刺激穴位的效应十分相似。

（2）针感的相似性：针刺穴位时，施针者常会感觉到针下的局部有一定的沉重感，这种沉重感主要是由于腧穴部位肌肉轻微紧张性收缩所造成的。如果针感强烈，还会出现明显的肌肉收缩现象，《类经附翼》的"气至，如摆龙尾"。这一现象与机械刺激 MTrP 时出现的局部抽搐现象相同。

MPS 受累的肌肉常有多个 MTrP，每一个 MTrP 都有自己固定的诱发感传痛区域。一个原发性 MTrP 可继发性地诱发另一个邻近的 MTrP，第 2 个继发性 MTrP 又可诱发更远处的 MTrP，从而造成远距离牵涉痛。这样，原发性与继发性的 MTrP 便形成了一条感传线，每一个 MTrP 均有相对固定的感传线。Dosher 研究发现，肌筋膜疼痛感传路线与相应的经穴所在的经络分布完全或基本完全一致的占 76%，部分一致占 14%。除了牵涉痛以外，机械刺激 MTrP 还可诱发出相应路径的神经血管反应，这与循经感传现象也十分相似。

6. 激痛点的好发部位

常见背肌激痛点好发次序：①斜方肌下胸部的斜行肌纤维，以左侧常见；②左肩胛内缘附近的胸髂肋肌及肌筋膜；③大小菱形肌；④胸段棘肌及胸最长肌。

（1）背阔肌：位于背下部及胸后外侧的皮下，起于 $T_7 \sim T_{12}$ 胸椎及全部腰椎棘突，髂嵴后部，肌束斜向外上方，止于肱骨小结节。收缩时使肱骨内收内旋和后伸，上肢上举被固定时，能上提躯干。

（2）菱形肌：位于斜方肌的深层，为菱形的扁肌，起自下 $C_6 \sim C_7$ 颈椎及 $T_1 \sim T_4$ 胸椎的棘突，肌束斜向外下方，止于肩胛骨脊柱缘的下半部。菱形肌收缩可使肩胛骨向脊柱靠拢，并使其略向内上方。

（3）斜方肌：位于项部及背上部的皮下，起于枕外隆突项韧带及全部胸椎的棘突和棘上韧带，向外侧延伸，止于锁骨的肩峰端及肩胛骨的肩峰，肩胛冈。斜方肌收缩能牵引肩胛骨向脊柱靠拢，一侧收缩可使头屈向同侧，两侧同时收缩时，可使头后仰。

以上数肌均有筋膜覆盖，连成一个整体，形成背肌筋膜。

7. 肌筋膜疼痛综合征的常见诱因

肌筋膜疼痛综合征的常见诱因包括：①骨骼肌肉系统或椎间盘的创伤；②疲劳，睡眠不足，情绪不佳；③缺乏运动或运动过量，姿势不良；④炎症，如胆囊炎、阑尾炎、胃炎；⑤局部受凉，如吹空调；⑥激素水平变化，如绝经后综合征；⑦营养不良；⑧心肌缺血；⑨肥胖；⑩吸烟。

8. 肌筋膜疼痛综合征的诊断要点

临床医师应获得完整的一般病史、疼痛区域的外伤史及疼痛史，并做一些特殊检查以排除其他疾患。除了对患者进行全面的常规体格检查外，还对每一块疑有活性或潜在 TrP 的肌肉进行肌筋膜检查，并对导致 TrP 的体位和结构异常进行评估。

主要诊断要点如下：①主诉区域性疼痛；②TrP 诊断：可触及骨骼肌压痛紧张带；紧张带上有高度敏感点；弹拨紧张带可引起局部抽搐反应；按压 TrP 可使症状再现；存在自发性牵涉痛或经常引发牵涉痛；③气温降低或疲劳时，疼痛加重；④诊断性治疗：在激痛点注射小剂量局部麻醉药后疼痛消失；⑤增加肌肉血流的药物、理疗或者锻炼可使疼痛减轻；⑥排除心肺疾病及局部占位性或破坏性病变；⑦影像学 X 线与血清学检查无异常。

9. 背肌筋膜炎的鉴别诊断

首先排除疼痛是否来自其他的病变，如排除皮肤切口和瘢痕痛、骨膜痛、纤维肌痛、关节痛等非肌筋膜的疼痛，并排除肌骨骼系统疾病、神经疾病、内脏疾病、感染性疾病、新生物和精神性疼痛等；应识别伤后高应激性综合征（post-traumatic stress disorder，PTSD），指伴随的中枢神经系统损伤使伤害感受及 TrP 的激惹性显著增高。着重需与以下三种疾病鉴别诊断：

（1）脊柱结核：虽然比较少见，但是早期常有可能误诊为胸背部肌筋膜炎。脊柱结核疼痛的特点为持续性、进行性加重，无缓解期，疼痛的位置较深，位于脊柱区域，有叩击痛。病变均在椎体，肌强直使局部脊柱屈伸活动受限，晚期可出现椎间隙破坏、骨破坏、病理性骨折，伴有椎旁脓肿等。X 线检查可发现骨质破坏、椎间隙变、后突畸形、冷脓肿，少部分可见砂粒状死骨。

（2）胸椎小关节紊乱：常伴有背部肌筋膜炎，主要表现为活动后疼痛加重，压痛点较深，局部肌肉无条索状，浅层的痛点注射局麻药物多不能缓解，疼痛程度与气温变化无关。胸椎 CT 可观察胸椎小关节的形态和结构，以及骨质增生情况。

（3）脊柱原发肿瘤和转移性肿瘤：肿瘤所引起胸背部疼痛多表现持续性夜间痛，因此患者就诊时需详细询问病史,胸椎 MRI 检查可帮助鉴别诊断。此外,需与胸膜炎、肺部疾病等鉴别。

10. 背肌筋膜炎的辅助检查

(1)针刺肌电图:是将针与肌电图仪器相连并缓慢刺入治疗区域,观察到运动单元活动电位(motor unit action potential,MUAP)时,表明针位于激痛点附近,其形态与肌束震颤相似。

(2)磁共振弹性成像:筋膜痛患者紧张带的硬度较周围肌肉组织约高 50%。

(3)超声成像:超声成像可见筋膜增宽,回声不均,有时可见血流,少部分患者可见增生的细小神经。

(4)红外热像图:一种比较灵敏、快速、方便且无创的显像技术。当机体发生某些病变时,红外热像图也会随温度的变化发生相应的变化。急性软组织损伤往往局部温度升高,在长期慢性劳损时,往往局部温度降低。肌筋膜炎患者胸背部患侧与健侧的温差明显高于正常人,然而红外热成像法的准确性和可靠性的调查评估仍有争议,因此很难在诊断和评估中达成共识。

11. 肌筋膜疼痛综合征的药物治疗原则

疼痛治疗的目的主要是通过消除病因、阻断神经的痛觉传导和提高痛阈而达到减轻疼痛的感觉和反应;通过改善血液循环,特别是局部小血管功能和微血管循环,解除骨骼肌或平滑肌痉挛;通过改善神经营养,恢复神经正常功能,此外,还包括改善全身或主要脏器的功能状态以及进行精神心理治疗等。药物治疗主要为对症治疗,包括非甾体抗炎药、抗抑郁药物、肌松药物等。非甾体抗炎药虽能减轻疼痛,但长期治疗存在胃肠道风险,且停药后病情易复发,临床中应用该类药物时间不宜过长。可以增加肌肉松弛药以缓解肌肉紧张、促进睡眠增加,抗抑郁药以提高痛阈来辅助治疗。疼痛不仅是躯体受到有害刺激的结果,而且患者的精神、心理状态、社会和经济因素也可影响患者的疼痛程度。疼痛的产生起源于外周,感觉却在中枢,需要综合治疗。

12. 肌筋膜疼痛综合征的针刺治疗方法

在传统医学理论,MPS 在病位归为"经筋之病"。《灵枢·经筋》曰:"经筋之病,寒则反折筋急,热则筋弛纵不收,阴痿不用,阳急则反折,阴极则俯不伸"。经筋刺法广义上指所有沿经筋走行施行针刺的方法,狭义上指应用围刺、透刺、排刺等针刺方法。经筋刺法因其安全可靠、疗效显著,广泛运用于临床。

由于 MPS 不仅可以引起疼痛、肌肉运动与感觉障碍,还可引起一些感传性自主神经功能障碍,如血管收缩、头晕、耳鸣、汗出异常、腹泻、便秘、痛经等。因此,一些表面看起来是内脏疾病的症状,但实际上可能是 MTrP 引起的。针刺灭活这些 MTrP 后,可以帮助减轻或消除这些症状。针法治疗中各种针都可用来穿刺 MTrP。触发点被准确刺到,肌肉会有抽搐反应(跳动)或扎(针)牵涉痛。针刺能直接刺激机体 MTrP,可使其去活化或直接损毁功能异常的运动终板,从而阻断乙酰胆碱的过度释放,打破能量危机的恶性循环,继而使肌紧张带的张力下降,有效缓解疼痛。针刺造成 MTrP 局部损伤,出现钾离子局部聚集,形成一种低强度损伤性电流,这种损伤性电流能刺激 A-δ 神经纤维,从而达到止痛效果。

针刺疗法的治疗原则为通痹止痛。以病痛局部主穴,结合循经及辨证选穴位。主穴位为阿是穴及局部经穴。行痹者:疼痛部位游走,痛无定处,配穴加膈俞、血海;痛痹者:疼痛部位较剧,痛有定处,遇寒痛减,得热痛减,局部皮色不红,触之不热,加关元、肾俞;着痹者:酸痛,有肿胀,肌肤麻木不仁,阴天加重,加阴陵泉、足三里。

(1)干针疗法:亦属于传统针灸学一部分。不加任何局部麻醉剂进行针刺 TrP,可以反复针刺,引出肌肉抽搐跳动、牵涉痛;通常毫针和圆利针使用较多,带刃针刀较少选用。在 MTrP 针刺疗法中,较粗的针具对所穿透的组织密度与质感能有较好的触觉反馈。通常 MTrP 损害严重、局部紧张度高者选用直径较粗、硬度更高的针具,达到快速、高效消除或失活 MTrP 的目的,有效缓解症状。然而过粗的针具可对真皮层造成损伤,痛感加剧,而且盲刺时运针,行针也伴随副损伤。故在选取针粗细时应综合考虑以期得到最佳之疗效。推拿在古代与针灸结合应用,针前的取穴和去针之后都要进行按摩,在 MTrP 处进针与提插时应顺着肌纤维方向进行。对于表浅的激痛点,针刺时,将激痛点固定在两手指之间,并在距其 1~2cm 处进针,针尖与皮肤约成 30°,顺着肌纤维方向刺入皮肤。针刺得气后,可留针 10~20 分钟,或接通电针仪,通电 20 分钟。可以在疼痛剧烈部位施以皮肤针叩刺后出血少许,施以火罐。

(2)湿针疗法:即对触发点反复穿刺,尽量引出肌肉的跳动。当患者感觉难忍的酸胀痛时,给予 0.1~0.2ml 局部麻醉剂,以减轻穿刺时的疼痛。一般情况下用 Φ0.4mm 的注射针头可以减少针后的针眼处的疼痛感。

（3）针刀疗法：在触发点的治疗中，针刀主要用于对增厚和挛缩的触发点上的肌筋膜横向切割予以松解，也可直接穿刺触发点。同时可以在局麻下用于对肌肉附着处触发点和附着处粘连以及挛缩硬化关节囊和韧带进行松解。

（4）拨针治疗：拨针的针尖像九针中圆针一样圆钝，这是与中医其他有刃微创针具的最大不同之处，是传统针灸疗法与现代技术的结合，陈超然在此基础上进行了发掘。由于 MPS 病变肌筋膜组织附着的骨膜组织受到持续性的应力后出现炎症、渗出、肿胀、增生、钙化等系列病理改变。拨针治疗可将筋膜、肌腱、骨膜应力过大挛缩之处松解开，还可将附着在骨关节不同平面的腱性纤维，包括骨纤维管进行有效的松解。总之，拨针治疗可疏通气血、活血化瘀、改善微循环、消除无菌性炎症、恢复生物动力学的动态平衡，具有治疗范围广、疗效快、效果显著等特点。拨针治疗将传统针灸治疗的点、线的治疗线路扩展到面。出针后拨罐，取罐后指腹按压 3~5 分钟，敷药覆盖。

13. 肌筋膜疼痛综合征的其他治疗方法

（1）发散式冲击波疗法（radial extracorporeal shockwave therapy）：非侵入的微创疗法。冲击波是一种脉冲声波，具有宽频、高压强和瞬时性的特点，穿越人体组织时，其能量不易被浅表组织吸收，可直接到达人体深部组织。治疗头与患者的疼痛区域紧密接触，通过压力差效应、机械振荡效应、空化效应达到对 MTrP 进行松解，促进 MTrP 的灭活。治疗周期为 1 次/周，4~5 次为 1 个疗程。

（2）射频热凝疗法（radiofrequency thermocoagulation therapy）：一种通过射频仪器发射高频射电电流产生电场效应和热效应作用于靶点区域产生治疗效果的一种治疗技术，能较好地控制毁损灶与神经的关系、毁损灶的温度及范围。对于反复发作顽固性的 MPS，可用射频针穿刺 MTrP，通常每个 TrP 予以 40~60℃、120 秒射频热凝治疗以利于松解粘连，消除无菌性炎症，改善软组织环境，以利 MTrP 的灭活。临床上该疗法可与针刺治疗、理疗、功能锻炼等联合应用治疗 MPS。

（3）肉毒素注射治疗：肉毒杆菌毒素是一种强有力的神经毒素，在中枢及外周均有镇痛作用，通过抑制乙酰胆碱释放，导致肌肉松弛，减少肌肉局部缺血。A 型肉毒杆菌毒素的激痛点注射，在 MPS 的治疗中取得显著的疗效，可数周或数月持续缓解疼痛；通常用 A 型肉毒毒素 100U，生理盐水稀释成 10U/ml，每个痛点注射 2.5U。

（4）O_3 治疗：低浓度 O_3 对接触到的组织发挥增加氧供、改善组织缺氧、消除氧自由基、灭活促炎因子等作用。通常使用 20~30μg/ml 的臭氧对 MTrP 注射治疗，每个痛点 1~5ml，总量不超过 30ml，每周 1~3 次，2~4 周为一个疗程，也可在射频热凝治疗后立即予以臭氧注射治疗。

（5）物理疗法：超激光治疗、超声波治疗及经皮神经电刺激疗法等均是非侵入性和无痛性的物理疗法，具有安全性高、低风险的特点。均能改善病变组织局部血液循环、促进新陈代谢、减轻炎症、降低感觉神经兴奋性，从而缓解疼痛。

（6）功能锻炼：根据 MPS 病变部位采取不同的功能锻炼，有利于增强肌肉力量和耐力、恢复肌肉和韧带的生理活性、促进肌筋膜粘连的松解，以巩固其他疗法治疗的效果。

（7）认知行为疗法：认知行为疗法（cognitive behavior therapy）是一种有结构、短程及认知取向的心理治疗方法。慢性严重的 MPS 容易出现焦虑、抑郁等心理问题，反过来又加重 MPS 的症状。对 MPS 患者予以积极的认知行为疗法可帮助患者矫正对对己、对人或对事的消极态度，积极配合医者治疗、合理的功能锻炼，对患者的康复非常有利。

【康复要点】

14. 肌筋膜疼痛综合征的康复要点

现代人的生活节奏越来越快，工作压力也越来越大，许多人长时间维持同一姿势工作，胸背部肌筋膜炎综合征有年轻化趋势。预防要点如下：①防止潮湿，避免受寒；②急性扭伤应积极治疗，安心休息，防止转成慢性；③体育运动或剧烈活动前，做好热身活动；④纠正不良工作或劳动姿势，如弯腰过久或伏案过低等等；⑤不要久站久坐，避免长时间保持一个固定的姿势；⑥防止过劳，在各项工作或劳动中注意劳逸结合；⑦注意饮食，控制体重；⑧睡眠充足，避免睡太软的床铺。

（王祥瑞）

参 考 文 献

［1］ FALLON M,WALKER J,COLVIN L,et al. Pain Management in Cancer Center Inpatients:A Cluster Randomized Trial to Evaluate a Systematic Integrated Approach-The Edinburgh Pain Assessment and Management Tool. J Clin Oncol,2018,36(13): 1284-1290.

［2］ FINNERUP NB. Nonnarcotic methods of pain management. N Engl J Med,2019,380(25):2440-2448.

［3］ SZIGETHY E,KNISELY M,DROSSMAN D. Opioid misuse in gastroenterology and non-opioid management of abdominal pain. Nat Rev Gastroenterol Hepatol,2018,15(3):168-180.

［4］ CHEVILLE A L,MOYNIHAN T,HERRIN J,et al. Effect of Collaborative Telerehabilitation on Functional Impairment and Pain Among Patients With Advanced-Stage Cancer:A Randomized Clinical Trial. JAMA Oncol,2019,5(5):644-652.

［5］ KRAVITZ R L,SCHMID C H,MAROIS M,et al. Effect of Mobile Device-Supported Single-Patient Multi-crossover Trials on Treatment of Chronic Musculoskeletal Pain:A Randomized Clinical Trial. JAMA Intern Med,2018,178(10):1368-1377.

［6］ COLLOCA L,LUDMAN T,BOUHASSIRA D,et al. Neuropathic pain. Nat Rev Dis Primers,2017,3:17002.

［7］ FOSTER N E,ANEMA J R,CHERKIN D,et al. Prevention and treatment of low back pain:Evidence,challenges,and promising directions. Lancet,2018,391(10137):2368-2383.

［8］ MAHER C,UNDERWOOD M,BUCHBINDER R. Non-specific low back pain. Lancet,2017 Feb 18,389(10070):736-747.

［9］ COLVIN L A,BULL F,HALES T G. Perioperative opioid analgesia-when is enough too much? A review of opioid-induced tolerance and hyperalgesia. Lancet,2019,393(10180):1558-1568.

［10］ BLINDERMAN C D,BILLINGS J A. Comfort care for patients dying in the hospital. N Engl J Med,2015,373(26): 2549-2561.

［11］ BENDIXEN M,JØRGENSEN O D,KRONBORG C,et al. Postoperative pain and quality of life after lobectomy via video-assisted thoracoscopic surgery or anterolateral thoracotomy for early stage lung cancer:a randomised controlled trial. Lancet Oncol, 2016,17(6):836-844.

第十七章 重症监护治疗

第一节 危重症患者的术后管理

【知识点】

1. 危重症的范畴
2. 围术期危重症的高危因素
3. 危重症患者术后的循环功能管理
4. 危重症患者术后的呼吸功能管理
5. 危重症患者术后的神经功能管理
6. 危重症患者术后麻醉相关并发症的管理
7. 危重症患者术后的肾功能管理
8. 过敏性休克后的管理

【案例】

患者男,78 岁。冠心病史 14 年,冠脉支架置入术后 8 个月。晚饭后 1 小时被车撞伤。送入医院急诊科时该患者:面色苍白、呼吸急促、意识淡漠。BP 80/40mmHg,HR 120 次/min。左大腿无法活动伴创面出血,可见成角畸形;右侧胸痛,胸廓塌陷;头皮裂伤出血、头痛伴恶心呕吐;腹部明显膨隆,腹腔内穿刺抽出不凝血。术前诊断:左下肢开放性骨折,右侧血气胸,脾破裂,失血性休克,冠状动脉粥样硬化性心脏病支架植入术后。术后无法脱机拔管,血压需大剂量去甲肾上腺素维持,转入 ICU。

1. 危重症的概念

危重症是指患者的生命功能处于一种不稳定的状态,并且严重威胁生命。常见的危重症包括严重心律失常、休克、脓毒症、急性呼吸窘迫综合征(acute respiratory distress syndrome,ARDS)、心力衰竭、肝衰竭和肾衰竭等。危重症治疗需要专业医务人员,联合多学科的专业理论、知识和技术,通过完备的临床监测、抢救治疗和严密的临床管理,危重症患者的预后才能得到最大程度的改善。

2. 围术期危重症的常见诱发因素

(1) 术前危重症的常见诱发因素:①年龄因素,如 70 岁以上老年人(有 1 个以上重要脏器生理功能损害)、婴幼儿;②术前有重要脏器疾病,如高血压、糖尿病未控制者、急性心肌梗死、严重慢性阻塞性肺疾病、严重肺部感染、肝肾功能异常、凝血功能障碍和神经系统疾病等;③严重创伤,创伤>3 个器官或>2 个系统;开放创伤 2 个体腔;多发长骨和盆骨骨折;估计失血超过 1 000ml;④各种类型休克,包括感染性、过敏性、心源性、神经源性及失血性休克;⑤严重疾病,如脓毒症、急性胰腺炎、胆道感染、消化道梗阻、穿孔及坏死;⑥室腔压力改变,如颅内压高,肺动脉高压,腹内压高及室筋膜综合征等;⑦其他,如饱胃,恶心,呕吐,昏迷,贫血,低蛋白血症;⑧术前行肿瘤放疗化疗。

(2) 术中因素:①手术相关,如时间长、操作难度大、意外脏器损伤、大出血;②非计划再次手术和急诊手术;③术中发生剧烈血流动力学波动、严重低氧血症、心肺骤停;④需要高级监测和多种药物治疗者;⑤大量输血输液,血糖和血乳酸难以纠正者。

(3) 术后因素:①术中病情变化未有效纠正或不稳定者,如活动性出血、中重度贫血、低氧血症、血流动力学不稳定;②术后新发昏迷、急性心肌梗死、栓塞综合征、器官衰竭;③术后并发症,如术后大出血、感染、吻合口瘘、体温升高>38.3℃超过2天;④术后中重度疼痛、不能尽早下地活动、睡眠障碍、焦虑等;⑤术后使用麻醉药的拮抗药所致不良反应。

上述情况都应个体化查找诱发原因,以便危重症患者术后的对因处理,利于术后早期康复。

3. 危重症患者术后循环管理的要点

对于各类危重症患者,如休克、急性心力衰竭、大失血、严重低血压、呼吸功能不全、严重肺部感染、心内直视手术、大动脉瘤手术的患者,术后循环功能不稳定,并且存在术后麻醉药残余作用、低氧和高碳酸血症、低温等影响,可导致患者心血管功能进一步的病理生理变化。在术后这一阶段,心血管功能的监测、评估以及正确处理,对危重症患者术后平稳恢复非常重要。

危重症患者术后常见的循环监测包括心电图、有创/无创动脉血压、中心静脉压、肺动脉压、心排血量、凝血功能、心血管和肺超声等。

手术后患者循环相关并发症的处理:

(1) 术后高血压:①回顾病史和麻醉手术过程,鉴别导致血压高的原因,排除或纠正可能的原因,如术后疼痛、低氧血症、高碳酸血症、颅内压高、术后躁动等不良因素;②硝酸甘油滴鼻,可预防气管拔管时高血压反应。拔管前用0.2%硝酸甘油经鼻黏膜滴药,可有效预防拔管刺激引起的高血压;③应用血管活性药物:去除可能诱因后,血压仍持续增高,MAP>90mmHg,根据情况选用适宜的血管扩张药(如硝酸甘油、乌拉地尔、β受体拮抗剂、α受体拮抗剂、钙通道阻滞药等)。

(2) 术后低血压:①需要根据病史和手术麻醉过程,判断低血压的可能原因;②血容量不足是恢复期低血压最常见的原因,应监测血压、中心静脉压、尿量,进行快速输液处理;③严密监测血流动力学,在纠正低血容量的同时,应选用血管收缩药或正性肌力药。

(3) 术后心律失常:①窦性心动过速:镇静、镇痛、补充血容量、避免使用引起心率增快的儿茶酚胺类药;②窦性心动过缓:应用抗胆碱药(阿托品)、β受体激动剂,停用β受体拮抗剂或安装心脏起搏器。如为颅内压升高或严重低氧血症引起的心动过缓,应积极针对病因处理;③室性心律失常:室性期前收缩为频发性、多源性,应用利多卡因1mg/kg静脉注射,1~4mg/min静脉滴注。必要时采用电除颤。

(4) 术后心力衰竭:控制心率(70~90次/min)和维持必要的前负荷。如心指数过低,使用血管扩张药降低外周血管阻力。当SVR低或低血压,可应用正性肌力药。在药物治疗同时,应继续测定心排血量(CO)、根据HR、SV、CO选择或调整药物,维持较好的心功能。

(5) 心肌梗死患者的术后管理:心肌梗死既可能发生于术前,也可能出现于术中和术后。不论发生在哪一时段,首先都要求预防患者缺血缺氧,保持氧的供需平衡是非常关键的。因此,查找心肌梗死的诱因,明确心肌梗死的部位、范围,了解目前心脏功能状况,是否有心力衰竭、低血压、严重心律失常、凝血功能异常等。因此,术后管理主要是保持呼吸道的通畅,合理应用血管活性药,预防冠状动脉痉挛,避免血压心率剧烈波动,维持血流动力学的平稳,有效镇痛,维持内环境平衡。适度镇静,减轻患者术后因疼痛、紧张、焦虑、缺氧以及感染等刺激,造成机体的氧供需失衡。

4. 术后低氧血症的原因及处理原则

低氧血症(hypoxemia)是麻醉手术后常见的并发症,轻度或短时一般不会造成严重损害,但较长时间缺氧以及严重缺氧将给机体造成严重的损害,例如循环功能抑制或不可逆的脑缺氧性损害等。依据 PaO_2 监测值进行分级:低氧血症的轻、中及重度,其 PaO_2 分别为60~80mmHg、40~60mmHg 和<40mmHg。临床上也常用脉搏氧饱和度进行监测。低氧血症不仅与循环相关,同样与呼吸系统密切相关。

(1) 麻醉手术后出现低氧血症的常见原因存在于围术期多个环节。从围术期的角度观察,主要分为术前原因、术中麻醉和手术原因、术后原因。

1) 术前原因:患者的基础疾病影响通气与弥散功能,呼吸道梗阻,反流误吸,阻塞性睡眠呼吸暂停低通气综合征,肺部疾病(如慢性支气管炎、慢性阻塞性肺疾病、支气管哮喘、肺水肿、ARDS、血胸、气胸等),心血管系统疾病(如心功能不全、缩窄性心包炎、肺动脉高压、合并右向左分流的心脏病以及肺栓塞等),神经系统疾病(如严重颅脑外伤、颅内高压、脑水肿、脑疝等),休克,严重感染,严重贫血以及肥胖等。

2) 麻醉原因:椎管内阻滞平面过高,呼吸肌麻痹,全脊麻,膈神经被阻滞;全身麻醉气管插管通气困难、呼吸道不通畅;镇静镇痛药物使用不当,造成呼吸循环抑制;术中液体管理不当致肺水增加,阻碍肺泡-毛细血管气体交换造成缺氧。

3）手术原因：①口腔、鼻咽喉手术，黏膜充血水肿，上呼吸道阻塞；②胸部或上腹部手术，手术疼痛，包扎过紧，呼吸受限；③胸腔闭式引流不畅；④颅脑手术后伴发的中枢性呼吸功能障碍；⑤体外循环心内直视手术后急性心力衰竭、低排综合征以及神经系统并发症等。

4）术后因素：全身麻醉镇静、镇痛以及肌肉松弛药的残余作用所致呼吸抑制。呼吸系统术后并发症（拔管后舌根后坠、误吸、分泌物等所致呼吸道阻塞，肺炎、支气管或喉痉挛、肺不张等）；术后出血、严重贫血、休克等；脑水肿、脑卒中或缺血缺氧性脑损害等影响呼吸与血氧的情况。

（2）术后低氧血症的预防和处理措施

1）术前全面掌握患者病情，了解各脏器功能状态，对低氧血症或有潜在低氧血症的高危患者应当进行全面评估，并进行对因处理和有效的氧疗。

2）根据患者病情、手术需求以及麻醉条件，选择合适的麻醉方式，合理用药，加强监测，做好预防缺氧的综合措施准备。

3）保持呼吸道通畅，这是进行各种呼吸支持治疗的必要条件。

4）氧疗的目的在于提高动脉血氧分压和氧饱和度，纠正低氧血症，确保对组织的氧供应，从而改善组织缺氧。

5）为了支持呼吸和循环功能，采用机械通气，实施肺保护性通气策略也是治疗严重低氧血症的重要措施。

6）术后充分镇痛，鼓励咳痰，防治肺不张，调整体位，有利于术后呼吸功能的恢复。

7）注意纠正贫血和低蛋白血症。

5. 术后急性肺动脉高压的早期诊断和处理原则

肺动脉高压（pulmonary arterial hypertension，PAH）是一组由不同病因和发病机制引起的以肺血管阻力持续增加为特征的临床综合征。静息状态下心导管测定平均肺动脉压（mean pulmonary artery pressure，mPAP）>25mmHg 或运动状态下 mPAP>30mmHg，同时肺毛细血管楔压和左心室舒张末期压<15mmHg 即可诊断 PAH。

（1）早期诊断 PAH：诊断 PAH 需要结合临床表现及相关辅助检查，PAH 临床上可出现烦躁不安、晕厥、呼吸困难、发绀和皮肤苍白等。体格检查时能够发现颈静脉扩张（三尖瓣反流时可见 cV 波），搏动性肝大，第二心音中的肺动脉瓣成分增强，体位性水肿以及偶尔发生的全身性水肿。

中心静脉压力波形能够显示出右心衰竭时的征象，三尖瓣反流通常发生于右心室压力升高之后，此时在中心静脉压曲线上可以监测到大的 V 波。肺动脉导管可以动态测量肺动脉压，计算肺血管阻力（pulmonary vascular resistance，PVR），并鉴别 PAH 与左心衰竭的关系。

超声心动图可以评估双侧心室功能、PAP 及三尖瓣功能。同时也可以监测到主要的肺部动脉血管和栓子。PAH 时超声心动图可见右心室扩张、三尖瓣反流、心房心室矛盾运动以及肺动脉瓣关闭不全。此外，超声多普勒检查可用于评估房室压力及肺血流。

（2）紧急处理原则：①解除肺血管痉挛，静脉给予酚妥拉明或前列环素 2，舒张血管平滑肌，扩张血管，改善血液循环。②保持气道通畅，充分供氧，提高肺对缺氧的耐受性，降低因缺氧造成的肺动脉痉挛，提高血氧饱和度。发生肺动脉高压危象时，可立即机械通气改善患者缺氧。③有效镇静，减少应激反应。尤其对于术后需要机械通气的患者，防止躁动和人机对抗，可联合应用镇静镇痛药，必要时使用肌肉松弛药。④肺动脉高压危象时常伴随右心功能不全，需要紧急处理，包括适当的前负荷、维持灌注压、使用正性肌力药提高右心功能，使用血管扩张药降低肺血管阻力、纠正酸碱失衡、改善氧合状态等。⑤及时纠正水、电解质紊乱及酸碱失衡，保证内环境稳定。

6. 术后呼吸道管理的要点

术后呼吸道管理是围术期管理的重中之重，由于术前患者疾病状况及术中手术和药物的影响，使得术后呼吸道并发症发病率常居高不下，如肺炎、气道损伤、环杓关节脱位、喉头水肿及声嘶等。对于危重症患者，术后呼吸道并发症更是威胁生命安全的关键因素，因此危重症患者的术后呼吸道管理是临床上的重要问题。

（1）术后常见呼吸道相关并发症

1）未清醒患者舌后坠，它是最常见的一种上呼吸道梗阻现象，麻醉药的残余作用使下颌和舌肌肉松弛，引起舌后坠。舌后坠可导致上呼吸道梗阻，临床表现为打鼾、吸气性呼吸困难，低氧血症、发绀严重者甚至窒息死亡。此时应立即清理口咽腔分泌物和异物，托起下颌并放置口咽/鼻咽通气道，行面罩加压给氧。如果梗阻还不能解除，则应考虑置入喉罩或气管插管。

2）喉痉挛，是指声带突然痉挛导致声门关闭。常由于口咽腔分泌物、出血、操作刺激以及异物等所引起，多见于全麻苏醒期刚拔管的患者。发生喉痉挛时临床表现为突然发作的烦躁、大汗、吸气性呼吸困难、口唇发绀、吸气时伴高亢的喉鸣音及反常呼吸等。此时应立即停止一切刺激和操作,清除分泌物,并且进行面罩加压给氧。如果不能纠正缺氧,应立即环甲膜穿刺置管维持通气,或者立即使用速效肌肉松弛剂行气管插管人工通气。

3)呕吐误吸,全麻术后早期吞咽和咳嗽反射尚未完全恢复,可能因恶心呕吐发生反流误吸。当误吸酸性胃内容物,会引起严重的化学性肺炎,即 Mendelson 综合征(Mendelson syndrome)。临床表现为支气管痉挛、肺间质水肿、肺透明膜变、呼吸困难及发绀等。为防止呕吐误吸,可在术前及术毕拔气管导管前,给予抗呕吐药物,苏醒拔管时应观察意识和肌力的恢复情况,对有呕吐误吸高危因素的患者,如术前饱胃、安置胃管的患者应通过吸引减轻胃内压,预防反流。

(2)特殊手术的术后呼吸道管理

1)口腔、颌面及颈部手术后,可因咽或颈部肿胀、渗出或出血、血肿压迫致上呼吸道急性梗阻。面颈部手术敷料包扎过紧也会加重气道梗阻,造成处理困难。对于这类全麻插管患者,应在完全清醒后拔管,并且在拔管前评估气道的通畅度,如吸引口咽腔、气管导管内的分泌物和剪断气管导管套囊外口,轻柔拔出导管,利用有残余气体的套囊带出导管外壁与气管黏膜之间的分泌物,并继续给氧,观察病情变化。

2)小儿手术,小儿气管因其解剖原因在插管后易发生喉水肿、喉痉挛,引起气道梗阻。术前应了解小儿病史,明确可能导致喉痉挛发生的危险因素,术后应常规雾化吸入糖皮质激素及抗生素等。一旦出现气道梗阻,应立即使患儿头部后仰,采用纯氧面罩加压给氧,如果症状不能控制,伴通气量不足、$PaCO_2$ 升高或心动过缓、意识减退时,应立即行气管插管,保证通气。另外,再次插管所选气管导管的口径应比原来小一个型号。

3)呼吸道烧伤患者,这类患者多采用气管切开,必须加强气道管理和呼吸治疗,有必要给予湿润、温热的较高浓度氧气,并保证气道通畅。如果试图给这类患者拔出气管导管,须在严密监测下进行拔管前封管测试,拔管后如果患者呼吸频率增加 25% 或氧饱和度降低 5%~10%,需考虑经气管切开口再插管。另外,应注意烧伤后瘢痕,肉芽肿的形成引起的气道狭窄,影响通气。

7. 危重症患者术后神经功能的管理要点

(1)术后意识障碍:意识状态可以反映大脑的重要功能。意识障碍不仅见于局部结构性脑损伤患者,也可继发于缺氧、毒性或代谢性疾患和药物作用等全身因素。这些因素也常见于围术期危重症患者,由于麻醉手术和危重疾病的相互影响,可引起手术后严重意识障碍。需要结合术前病因和病情,如糖尿病酮症酸中毒、电解质紊乱等,加强监测和及时处理。

(2)术后中枢神经系统的评估

1)APACHE 评分:常用于评估病情的危重程度和预测转归。继 APACHE Ⅱ 之后,临床上多采用 Knaus 等修订提出的 APACHE Ⅲ。对于神经系统的评估,APACHE Ⅲ 与传统的格拉斯哥昏迷量表不同,是根据患者对疼痛或语言刺激能否睁眼进行分类后,再根据患者对疼痛和语言刺激的反应进行评分(表 17-1-1)。

表 17-1-1　APACHE Ⅲ 中的神经系统评价方法

睁眼(自发性、疼痛或语言刺激)				
对语言或疼痛刺激的反应	有定向力/回答正确	言语混乱	不能理解的语言/仅能发声	无反应
遵嘱	0	3	10	15
疼痛定位	3	8	13	15
屈曲/去皮层强直	3	13	24	24
去大脑强直/无反应	3	13	29	29
无睁眼(自发性、疼痛或语言刺激)				
对语言或疼痛刺激的反应	有定向力/回答正确	言语混乱	不能理解的语言/仅能发声	无反应
遵嘱	NA	NA	NA	16
疼痛定位	NA	NA	NA	16
屈曲/去皮层强直	NA	NA	24	33
去大脑强直/无反应	NA	NA	29	48

注:NA 代表不适用。

2) 格拉斯哥昏迷量表:1974 年 Teasdale 和 Jennett 两位医师建立了格拉斯哥昏迷量表(Glasgow coma scale, GCS)。GCS 由睁眼、体动和语言三部分组成,每项有不同等级和评分值。总分为 15 分,代表完全清醒;14~12 分为轻度意识障碍;11~9 分为中度意识障碍;8 分以下为重度意识障碍;最低为 3 分,代表觉醒和知晓功能全部丧失(表 17-1-2)。

表 17-1-2 GCS 评分表

项目	评分	
E:睁眼反应	4 分	自发睁眼
	3 分	呼唤睁眼
	2 分	疼痛刺激时睁眼
	1 分	任何刺激无反应
V:语言反应	5 分	回答切题
	4 分	回答错误
	3 分	言语混乱
	2 分	仅能发声
	1 分	无反应
M:运动反应	6 分	遵嘱运动
	5 分	疼痛定位
	4 分	疼痛躲避
	3 分	刺激时屈曲
	2 分	刺激时过伸
	1 分	无反应

GCS 的临床意义:是目前应用最为广泛的急性意识障碍评估手段,可靠性和可重复性较好。主要适用于:①评估患者当前意识状态,小于或等于 8 分为重度意识障碍;②预测脑损伤患者转归,适用于脑创伤、缺血、出血和脑膜炎等患者,低于 6 分并超过 48 小时,提示预后不良;③作为危重症患者预后评分的一部分,整合 GCS 的评价体系,主要包括急性生理学和慢性健康状况(APACHE)Ⅱ评分、简化急性生理学评分(SAPS)、器官衰竭评分(SOFA)、创伤和损伤严重程度评分(TRISS)等。

3) 意识障碍患者的神经系统体格检查包括四个方面:①呼吸方式,不同平面的脑结构损害可产生不同类型的呼吸节律异常;②瞳孔反射,对意识和中枢神经系统检查,瞳孔检查是首要体征;③眼球运动,应包括静止眼球位置、评价自发性眼球运动以及反射性眼球运动;④肢体动作,检查患者接受外界刺激时的肢体动作,有助于判断脑损伤部位和意识深度。通常选用的疼痛刺激有眼眶上缘压迫、甲床重力压迫。

(3) 术后中枢神经系统的检测:中枢神经系统(central nervous system,CNS)功能状态的判断涉及疾病的临床表现、神经系统检查、影像学资料以及仪器监测结果等多方面因素,任何单一的观察指标都有很大的局限性,必须综合分析,才可能作出较为准确的判断。临床常用的 CNS 功能监测包括颅内压监测、脑电生理监测、脑血流量监测和脑组织氧监测。

1) 颅内压监测:颅内压(intracranial pressure,ICP)是有脑组织、脑脊液(CSF)和脑血流(CBF)三种颅腔内容物的容积之和对颅腔壁产生的压力。常以侧卧位测量脑室内压力值表示。ICP 正常值 10~15mmHg,而 > 20mmHg 可能与不良预后相关。

ICP 监测分为有创和无创两种方法。脑室内或脑实质内监测为有创的 ICP 监测,而脑室内 ICP 监测较为精确和实用。有创 ICP 监测的优点是数据直观、实时。但也可能存在感染、出血和创伤等风险。无创 ICP 监测通过视网膜、耳鼓膜、生物电阻抗、脑电和脑血流等多种技术实现。虽然无创 ICP 监测技术避免了许多操作风险,但其精确和量化仍未得到满意解决。ICP 对预后的预测作用尚不确定。

2) 脑电图监测:脑电图(electroencephalography,EEG)监护是脑功能监护的重要内容。通过 EEG 量化分析和模式分析可对脑损伤严重程度进行评估,EEG 量化分析通过脑电波 α、β、θ 和 δ 波的频率、振幅和生理特征,进行观察定量分析脑电生理和病理损伤情况。EEG 模式分析可以根据脑电图出现的全面抑制、暴发抑制、癫痫样活动以及 EEG 反应性消失等异常改变,提示颅内疾病和 ICP 增高引起的损伤脑,与脑缺血、缺氧、脑代谢紊乱及癫痫发作预后相关。

3)脑血流量监测:大脑血流非常丰富,其重量只占体重的 2%,血流量却占心排血量的 15%～20%(约800ml/min)。测定脑血流(cerebral blood fluid,CBF)的方法有直接法和间接法。同位素清除(无创吸入和有创颈内动脉注射)技术为直接测定法,通过扩散和清除同位素速率来检测 CBF。其优点是准确可靠,但不符合床旁连续、简便等监测要求。

经颅多普勒超声(transcranial Doppler ultrasound,TCD)技术为间接测定法,通过 Doppler 方程式计算出 RBC 运动速度,从而间接了解脑血流状态。TCD 反应颅内压的相关指标:搏动指数对脑灌注压和颅内压变化十分敏感。其优势利于床旁操作简便快捷。由于受操作者技术水平以及患者自身条件(如颅骨厚度)的影响,结果判定须慎重。

4)脑组织氧合监测:在 ICP 增高或全身低血压的情况下,脑灌注压(CPP)降低,产生继发性脑缺血缺氧,加重脑水肿,使 ICP 进一步增高形成恶性循环。因此在监护 ICP 时,为防止继发性脑损害,同时监测脑氧供需平衡状态,已成为早期发现和治疗低氧血症的重要措施。

临床上最常用的脑组织氧(brain tissue oxygen,BTO)监测技术是测定 SaO_2-$SjvO_2$ 差值。采用 Seldinger 技术测定 $SjvO_2$,将单腔抗感染中心静脉导管置入病灶侧颈内静脉 13～15cm 处(相当于颈内静脉球部)。抽血速度不超过 4ml/min。抽取的颈静脉血和动脉血进行血气分析。根据分析结果计算动脉-颈静脉氧含量差($AVDO_2$)和脑氧摄取率。

8. 危重症患者术后苏醒延迟的管理要点

全身麻醉苏醒期是指停止麻醉药后患者从无意识向清醒转变,并完全恢复机体的保护性反射的过程。一般需要 30～60 分钟,如果手术麻醉结束 90 分钟内意识不恢复,且对指令仍无反应,即称为苏醒延迟。对于使用短效麻醉药维持麻醉的情况下,如果停止麻醉 30 分钟后患者未能如期苏醒,应该警惕苏醒延迟的可能。

麻醉苏醒延迟的影响因素众多,包括年龄、手术种类、手术时间、药物作用、患者的全身情况及伴发病等。

老年人、婴幼儿、营养不良、贫血和低蛋白血症等患者对麻醉药的需求量减少,需注意麻醉中的用药量,术毕仔细观察患者生命体征。另外,临床上发现黄疸患者发生苏醒延迟较无黄疸的患者多,这可能与药物的作用机制和代谢相关,目前推荐使用丙泊酚静脉靶控输注麻醉,有助于减少黄疸患者术后苏醒延迟的发生。

患者伴存低体温、肝肾功能减退、水电解质酸碱平衡紊乱、甲状腺功能减退、术前服用催眠药等均可引起苏醒延迟。麻醉用药量应酌减。

如果术中存在长时间低血压致脑灌注不足或血流动力学剧烈波动,不仅可引起苏醒延迟,还有可能发生脑卒中,对高血压、动脉粥样硬化以及糖尿病的患者尤其应警惕。

其他代谢因素,如低血糖、高渗性非酮症糖尿病昏迷、低钠血症等也可影响术后麻醉苏醒。加强血糖、电解质的监测和调控,也是有利苏醒的。

应掌握复合应用麻醉性镇痛药和镇静药对 CNS 的作用时间及强度,调控抑制效应对苏醒的影响;吸入麻醉药具有强化非去极化肌肉松弛药的肌肉松弛效应,因此在苏醒时应警惕肌肉松弛残余作用引起的低氧血症对苏醒的影响。

目前主张采用短效吸入麻醉药(如七氟醚、地氟醚)、短效静脉麻醉药(如丙泊酚)和阿片类药物复合应用,维持内环境平衡,促进如期苏醒。对于评估有苏醒延迟的高危因素者,容易出现脏器功能失衡的脆弱患者,尤其需要个体化实时选择和调整用药。

9. 危重症患者术后麻醉药的残余作用和监测要点

(1)对循环的影响:主要表现为血压变化。苯二氮䓬类镇静剂及丙泊酚均可引发低血压,血流动力学不稳定尤其是低血容量的患者更易出现。阿片类镇痛药在血流动力学不稳定、低血容量或交感神经张力升高的患者更易引发低血压。所有强效吸入麻醉药都有减弱心肌收缩力的作用,产生循环抑制作用。肌肉松弛药对自主神经系统的兴奋或抑制和胺释放以及去极化肌肉松弛药引起的血钾升高和心血管不良反应。

因此,应严密监测血压(有创血压或无创血压)、中心静脉压、心率和心律,适当液体治疗,力求维持血流动力学平稳,必要时给予血管活性药物。

（2）对呼吸的影响:术后麻醉药残余作用对呼吸抑制有剂量依赖性,通常表现为潮气量降低,呼吸频率增加或降低。麻醉性镇痛药具有抑制呼吸中枢的作用。此外,肌肉松弛药的残余作用也会加重呼吸抑制。为此,密切应观察患者的临床表现,常规监测脉搏氧饱和度及血气分析,维持呼吸道通畅,保证供氧。

（3）对中枢神经功能的影响:阿片类镇痛药可以加强镇静药物的作用,也可出现幻觉;大剂量哌替啶可导致神经兴奋症状(如欣快、谵妄、震颤、抽搐)。苯二氮䓬类镇静剂也可引起躁动甚至谵妄等反常兴奋反应。

（4）对消化系统的功能的影响:阿片类镇痛药可抑制肠道蠕动,引起便秘、恶心、呕吐、肠绞痛等。

（5）对其他功能的影响:所有吸入麻醉药都会使颅内压升高,去极化肌肉松弛药如琥珀胆碱可能引起术后肌痛,胃内压、眼压和颅内压增高,还可能诱发肌球蛋白尿和恶性高热。

10. 危重症患者术后肾功能的管理要点

危重症患者术前可能存在不同程度的肾功能损害,在麻醉和手术后也可因各种原因引起急性肾功能损害或慢性肾功能损害急性发作。常继发于大面积烧伤、创伤应激、骨盆骨折、挤压综合征、大手术后、大出血、严重感染及休克等,发病机制各不相同,主要为有效循环血量和肾脏灌流量锐减。如果未能及时纠正,将会导致肾细胞和肾小管缺血坏死,诱发急性肾衰竭,尤其对原有慢性肾病或潜在肾病的患者更易出现。应加强肾功能相关监测,评估与治疗。

术后肾功能保护的原则:①一般治疗,卧床休息,充分补充营养和热量;②维持水、电解质及酸碱平衡,恢复有效循环血容量,预防多脏器的损伤及并发症发生;③控制感染选用敏感抗生素;④透析治疗包括血液透析、血液滤过或腹膜透析,及早清除毒素对机体各系统的损害,有利于损伤细胞的修复;⑤积极治疗原发病,及早发现导致急性肾衰竭的危险因素,并迅速去除,促进肾小管上皮细胞再生修复;⑥避免使用肾毒性药物等。

11. 过敏性休克后的管理要点

过敏反应指某种物质触发的威胁生命的全身反应,多为突发、偶发,也可于24小时后迟发。过敏反应根据机制分为4种类型,包括Ⅰ型过敏反应、Ⅱ型过敏反应(细胞毒性变态反应)、Ⅲ型过敏反应(免疫复合物过敏反应)和Ⅳ型过敏反应(迟发型过敏反应)。根据过敏反应对循环的影响程度分级,Ⅰ级对循环影响轻,不需要血管活性药物处理,Ⅱ级轻度抑制循环,Ⅲ级为过敏性休克,Ⅳ级心搏骤停。临床上常表现为皮疹、喉头或气管黏膜水肿、喉痉挛、支气管痉挛、循环衰竭和神经系统症状等。其主要的机制是由于过敏反应引起的肥大细胞和嗜碱性粒细胞迅速脱颗粒释放大量组胺,导致外周血管舒张、毛细血管通透性增高以及腺体分泌增加。

（1）预防措施:①术前应充分掌握相关病史;②对于有高危因素的患者术前应提前给予地塞米松20mg静脉注射预防过敏;③术中应严密监测患者临床表现,包括皮肤、消化系统、呼吸系统和循环系统等。尽量避免使用引起组胺释放和过敏的药物;④一旦发生过敏反应,须立即脱离可疑的过敏原。

（2）抢救措施

1）稳定循环:①首选肾上腺素,根据病情分级使用不同剂量。Ⅰ级患者不用肾上腺素,Ⅱ级患者静脉注射肾上腺素$10\sim20\mu g$,$5\sim10$分钟后可注射相同剂量,Ⅲ级患者静脉注射肾上腺素$100\sim200\mu g$,$1\sim2$分钟后可重复注射相同剂量,必要时持续静脉输注$1\sim10\mu g/min$,Ⅳ级患者按心肺复苏用药。肾上腺素肌内注射用法:成人$0.3\sim0.5mg$,小儿$0.01mg/kg$,$3\sim10$分钟后可重复注射。肾上腺素用量均应根据循环监测进行调整。②容量治疗:快速输注晶体溶液($20ml/kg$),同时采取头高脚低位,促进回心血量,维持有效循环容量。③循环严重抑制时可持续静脉泵注去氧肾上腺素、去甲肾上腺素、血管升压素和胰高血糖素。

2）呼吸支持:①氧疗,Ⅰ～Ⅱ级患者鼻导管或面罩吸氧,Ⅲ～Ⅳ级患者应气管插管,人工通气。由于喉头水肿,气管导管型号宜选小$1\sim2$个型号,并加强呼吸相关参数监测;②解痉平喘,可选用沙丁胺醇、溴化异丙托铵或氨茶碱缓解支气管痉挛。

3）其他药物治疗:①静脉注射肾上腺糖皮质激素,立即静脉注射琥珀酸氢化可的松(不含乙醇)$1\sim2mg/kg$,6小时后可重复给予,24小时不超过300mg;②抗组胺药物的联合应用:异丙嗪、雷尼替丁和氯雷他定等,也可静脉缓慢注射10%葡萄糖酸钙$10\sim20ml$抗过敏治疗。

患者痊愈后4～6周应该完成皮肤试验,确定过敏原,并将结果告知患者和家属,同时填写过敏反应警示卡记录在案,并上报药物不良事件至相关部门。

（闵　苏）

第二节　多脏器功能不全综合征

【知识点】

1. 多器官功能不全相关的定义
2. 多脏器功能不全综合征（MODS）的常见病因和高危因素
3. MODS 的发病机制
4. MODS 的病理改变
5. MODS 的诊断和评分标准
6. MODS 的早期治疗原则
7. MODS 的抗感染治疗
8. MODS 的器官保护和治疗原则

【案例】

患者男，66 岁。有 COPD 病史。腹腔镜胆囊切除术后第 3 天，出现反复咳嗽、咳痰、发热。体格检查：体温 38.5℃，脉搏 110 次/min，呼吸 30 次/min，血压 85/45mmHg。术后第 4 天，咳嗽、咳痰减轻，但出现胸闷、气促，不能平卧，尿量减少。患者呈半坐卧位，呼吸急促，烦躁不安，给予无创机械通气和抗感染等治疗。10 小时后，患者神志意识清楚，皮肤黏膜干燥，伴有皮下瘀点、瘀斑，双肺呼吸音粗，满布哮鸣音及湿啰音，心率 120 次/min，心律不齐，可见频发期前收缩，腹胀，轻度腹部压痛，无反跳痛，肠鸣音较弱，3 次/min。血氧饱和度 90% 左右，血气分析：pH 7.24，$PaCO_2$ 39mmHg，PaO_2 58mmHg，碱剩余 −10mmol/L。辅助检查：血常规 WBC 18.5×10^9/L，Neu 88%，Hb 102g/L，PLT 48×10^9/L；尿常规：GLU（+++）；便常规：WBC+，OB±；生化：[Na^+] 131mmol/L，[K^+] 2.9mmol/L，[Cl^-] 98mmol/L，CO_2 17mmol/L，Glu 28.7mmol/L，BUN 8.6mmol/L，Cr 167μmol/L，AST 178U/L，ALT 244U/L，CK-MB 48U/L；凝血时间：PT 21.8 秒，APTT 37.9 秒，FIB 0.9g/L，D-二聚体 1 567μg/L，该患者诊断考虑是什么？应该如何处理？

【疾病的基础知识】

1. 多器官功能不全、全身炎症反应综合征及多脏器功能不全综合征

多器官衰竭（multiple organ failure，MOF）是一种病因繁多、发病机制复杂、病死率极高的临床综合征。主要是指机体在经受严重损害（如严重疾病、外伤、手术、感染、休克等）后，发生两个或两个以上器官可逆性功能障碍，甚至恶化为多器官功能衰竭的综合征。MOF 最早由外科医师提出，1973 年 Tilney 提出"序贯性系统衰竭"的概念，其定义是患者在严重炎症感染后，出现两个以上的器官连续性的功能障碍，必须依赖临床处理才能维持内环境稳定。1977 年，Eiseman 等首次提出 MOF 的名称，并完善了 MOF 的概念和诊断标准。

全身炎症反应综合征（systemic inflammatory response syndrome，SIRS）的定义是感染或非感染病因作用于机体引起的一种全身性炎症反应临床综合征。1991 年美国胸科医师协会与美国重症医学会（ACCP/SCCM）认为，脓毒症（sepsis）是导致 MOF 的主要原因，涉及调节失调的反应，导致机体损伤和器官系统损害。全身炎症反应综合征的概念用于描述与其起因无关的系统性反应，主要分为三个阶段：①感染或非感染因素引起机体的免疫应激反应；②大量细胞因子和炎症介质释放；③级联反应导致更剧烈的炎症反应。此时，机体的病理生理变化主要是高代谢状态和多种炎症介质的失控性释放，临床诊断需要以下各项中的至少两项成立：①体温 > 38℃ 或 < 36℃；②心率 > 90 次/min；③呼吸 > 20 次/min 或 $PaCO_2$ < 32mmHg；④白细胞计数 > 12×10^9/L，或 < 4.0×10^9/L，或幼稚粒细胞 > 10%。

现代病理生理学和免疫学的研究也显示，无论非感染或感染因素均可诱发全身炎症反应，当失代偿时导致免疫炎症细胞大量激活和炎症介质异常过量释放，并进入循环系统产生持续性全身性炎症瀑布反应，最终导致 MOF。SIRS 是 MOF 的必经之路，而 MOF 是机体反应失调的发展结果，这是认识上的最大飞跃。因此，严重疾病、外伤、感染、休克等危重症患者疾病后期到死亡都会经过 SIRIS 到 MOF 这一共同途径。

1991 年美国胸科医师协会与美国重症医学会也提出，用多脏器功能不全综合征（multiple organ dysfunction syndrome，MODS）取代多器官衰竭的概念。MODS 是指严重创伤、感染、休克以及炎症等原发病发生 24 小时后，同时或序贯发生两个或两个以上器官或系统的功能障碍，最终至衰竭的临床综合征。MODS 定义表现了器官

或系统受明显损害后,出现连续性、进行性的病理生理演变过程。MODS强调了与应激密切相关的急性全身性器官功能损害,在概念上应注意以下几点:①原发的致病因素是急性的,继发的受损器官远离原发损害的部位,例如急性胰腺炎所致的ARDS和ARF;②从原发损害到发生MODS,往往有一间隔期,可为数小时或数天;③受损器官原来的功能基本正常,一旦阻断其发病机制,功能障碍是可逆的;④在临床表现上,各器官功能障碍的严重程度不同步,有的器官已呈现完全衰竭(如无尿性肾衰竭),有的器官则可为临床不明显的"化学性"衰竭(如血转氨酶升高)。MODS代表了从创伤、感染等损害到脓毒症的最严重的结果,并与高死亡率和高致残率有关。由于MODS的概念强调了疾病的发展过程,表现了疾病由轻到重、由代偿到失代偿的演变过程,有利于早期诊断、预防和治疗,因此被广泛接受。

2. ICU患者出现MODS的发生率和死亡率

MODS的发病率高、预后差,已居ICU病房死亡原因的首位,是现代医学危重症面临的重大难题。MODS的致残率也很高,据出院一年后的随访显示,仍然有50%以上的MODS患者无法恢复工作或基本生活能力。

根据美国危重医学会的报道,MODS的发病率为240~300/10万人口,每年大约有75万例脓毒症患者,其中30%死于器官衰竭。脓毒症患者常见的器官衰竭包括循环、肾、肺、胃肠、肝、血液和中枢神经系统。在许多重症医学中心,多脏器系统功能障碍甚至比单一系统功能障碍更为常见。西班牙的一项研究报告说,78%的重症监护病房中的脓毒性休克患者有一个以上的器官系统紊乱,只有22%的严重脓毒症患者表现为单一器官衰竭。

除了感染因素,晚期创伤患者最常见的死亡原因也是MODS。根据统计资料不同,大约50%的ICU患者会发展成为MODS(发生率在25%~80%)。1991~1996年的一项研究发现,1 056例入住ICU的患者中,MODS的发生率为32.1%,其中脓毒症、大手术、创伤等是MODS的主要原发病因。

MODS的病死率很高,并随衰竭器官的数目增加而增高。对北京市内五家医院ICU内1990~1996年收治的MODS患者的回顾性分析发现,死亡率为39%。另一项南京的回顾研究也显示,1991~1996年MODS病死率高达49%。北京协和医院ICU也统计了214例ARDS患者,发生MODS的病死率为57.2%,病死率与累及器官成正比。通常,每增加一个器官衰竭,死亡率会提高11%~23%。因此,两个以上器官衰竭MODS患者死亡率在20%~75%,3个以上的器官衰竭且病程超过1周,死亡率高达60%~98%。病死率还与患者的年龄、病因和基础病变等因素有关。在累及的器官中,最常见的是呼吸系统和血管系统,而急性肝衰竭和神经功能障碍的发生率较低。其中,循环系统衰竭对预后的影响最大。

3. MODS的常见病因和高危因素

(1) 常见病因

1) 严重创伤:多发性创伤、脑外伤、大面积烧伤、挤压综合征等。

2) 严重感染:多继发于急性梗阻性化脓性胆管炎、急性坏死性胰腺炎、严重腹腔感染、创伤后的感染等。

3) 外科大手术:如心血管手术、胸外科手术、颅脑手术、胰十二指肠切除术等。

4) 各种类型的休克:低血容量、感染性休克、过敏性休克等。

5) 各种原因引起的低氧血症:如吸入性肺炎及急性肺损伤、ARDS。

6) 心搏骤停复苏不完全或复苏延迟:有报道称,心肺复苏成功后患者发生MODS的比例超过70%。

7) 病理产科,如羊水栓塞、胎盘早剥等:羊水栓塞引起的孕产妇死亡在产妇死亡的因素中占第四位,发病迅速且病情危重,因此需要密切观察,做到早期发现早期防治。

8) 剧烈运动、横纹肌溶解、热射病:多为年轻男性,常出现在高温环境下,长期剧烈运动,如马拉松等,合并有急性呼吸窘迫综合征、弥散血管内凝血、休克、横纹肌溶解、肾衰竭、脑水肿、肝衰竭等。

9) 特殊感染、各种中毒:恶行疟疾、登革热、重症恙虫病。中国境内并无疟疾、登革热流行,因此病例多为非洲输入性病例。一旦发现回国人员出现不明原因的发热、黄疸、肝功能异常,应该考虑排除这类感染性疾病。此类感染性疾病常合并有贫血、血小板迅速减少、急性肾衰竭、严重的低蛋白血症、凝血功能障碍等。

(2) 危险因素:见表17-2-1。

表 17-2-1　MODS 常见危险因素

分类	具体因素
自身因素	高龄 生活习惯(抽烟、嗜酒) 既往存在基础疾病(严重营养不良、恶性肿瘤、肾衰竭、COPD、糖尿病等) 持续存在感染病灶或已经出现多部位感染
感染	腹部感染、腹部脓肿、腹膜炎 肺炎 颅内感染 皮肤或软组织感染 特殊感染(登革热、疟疾等)
无菌性炎症	重症胰腺炎
缺血性疾病	动脉瘤破裂 低血容量性休克、感染性休克 肠坏死
免疫疾病	自身免疫疾病 器官移植排斥反应
中毒	药物反应(常见药物有异丙酚、胺碘酮、单抗、抗惊厥药物、化疗药物等) 砷中毒 药物毒性反应(常见有可卡因、致幻剂、水杨酸类、对乙酰氨基酚)
内分泌疾病	肾上腺危象 酮症酸中毒 嗜铬细胞瘤 甲状腺风暴 黏液性水肿昏迷
医源性因素	输血溶血反应 机械通气导致的肺损伤 中心静脉置管感染

4. MODS 的发病机制

MODS 的发病机制非常复杂,经过数十年的研究和探索,国内外专家已经提出多种 MODS 发病机制的假说。但是多数观点认为,尽管病因多种多样,导致 MODS 发生发展的机制是相似的,都与 SIRS 和炎症反应密不可分。在感染或无感染的情况下均可发生 SIRS,而大量释放的炎性物质和细胞因子会导致序贯性的器官功能损伤,最终导致 MOF 和 MODS。

(1) 二次打击假说和炎症失控假说:目前,在 MODS 发病机制假说中,被广泛接受的是失控和过度的免疫和炎症反应,这也被认为是最重要的病理发展过程。在疾病的早期,严重创伤、感染、休克等因素形成第一次打击,引起机体应激反应,免疫系统的激活会增强机体自身的防御能力抵抗疾病。但是由于多重致病因素的累积下,自身免疫和炎症反应被逐渐放大直至失控状态,激活大量免疫细胞释放细胞因子和炎症介质的过程又被称为炎症介质瀑布。此时过度释放的炎症介质将会导致自身细胞和器官损害,形成了第二次打击。由于两次打击或者多次打击,机体自身不仅是受害者,释放的炎症介质也是伤害者,进一步加重了器官功能的损害,最终直接导致 MODS。细胞因子与炎症介质的过度释放包含细胞因子(TNF、IL-1、IL-6、IL-8、PAF)、补体(C3a 和 C5a)、氧自由基、环氧化酶产物、组胺、5-羟色胺等。

(2) 缺血再灌注假说:各种疾病和损伤导致休克和复苏都会引起身体器官微循环缺血和再灌注过程,这也被认为是 MODS 的基本环节。缺血再灌注引起组织损伤的过程主要有:①组织氧代谢障碍:主要由于贫血、低血压、低氧血症等因素导致的组织氧供减少,以及内环境紊乱和组织间隙水肿等导致的组织氧利用障碍引起;②氧自由基损伤:长时间缺血缺氧后,复苏和再灌注过程中,虽然能够改善休克和为组织提供必需的氧供,但是也会诱发氧自由基的大量产生和释放,还会直接引起组织损伤和间接引起细胞因子/炎症介质的释放；③内皮细胞和粒细胞的作用:微循环障碍发生后,毛细血管内皮细胞的损伤会导致中性粒细胞的黏附,激活的中性粒细胞不仅可以加重内皮细胞的损伤,同时还会释放炎症介质导致连锁反应,加重器官微循环障碍和实质细胞损害。

（3）肠源性假说和肠道细菌与内毒素移位假说:研究发现,临床上 MODS 合并脓毒血症的患者,有 30% 左右无法找到明确的感染和病原菌。但是,MODS 患者血培养中常发现与肠道菌群相似的细菌。因此,一些学者认为,肠源性感染在 MODS 中起到重要作用。在动物研究中,肠道细菌和内毒素移位可以导致器官衰竭已经被证实,但是目前肠道菌群移位理论在人类 MODS 病理生理的意义仍然存在争议。部分学者认为,只有当人体自身免疫力低下时,肠道菌群的移位才会导致 SIRS 和 MODS 的产生,而其他病例则无法用这一理论解释。而且,临床上也发现,即使选择性杀灭肠道内细菌,也无法防止 MODS 的发生。

5. **MODS 中各个器官的病理改变**

（1）肺功能障碍:肺是 MOF 发病过程中最容易和最早受到损害的器官,主要病理变化为:①肺泡毛细血管膜通透性增加；②肺泡 II 型细胞代谢障碍；③肺血管调节功能障碍；④肺微循环障碍。

光镜下显示,肺间质重度水肿,血管扩张淤血,部分小血管及肺泡隔毛细血管内多见微血栓形成。肺泡隔增厚,其中见慢性炎细胞、大单核细胞及肺泡 II 型上皮细胞浸润增生。弥漫性肺泡水肿及肺泡出血,表现为肺泡腔充满粉红色水肿液并伴有退变的肺泡巨噬细胞、白细胞及脱落的肺泡 II 型上皮细胞。

电镜下显示,毛细血管内皮细胞明显水肿,线粒体肿胀、絮状变及空化变,胞质饮泡增多并形成大泡,内皮间紧密连接松解形成裂隙。部分内皮细胞结构模糊,胞膜崩解。毛细血管腔内见粒细胞与血小板增多、聚集,局部与管壁内皮细胞黏附,并见一些细胞碎片和颗粒状物。基底膜水肿、不规则增宽,局部形成裂隙样空腔；肺泡壁厚部与肺间质纤维结缔组织疏松水肿,偶见淋巴细胞浸润。部分病程较长病例伴有成纤维细胞与胶原纤维增生,肺泡 I 型上皮细胞明显肿胀,肺泡 II 型上皮细胞呈现较广泛的修复性增生。

（2）肾功能障碍:肾血流灌注不足以及毒素和炎性介质引起的组织损伤是造成 MODS 时肾功能障碍的主要原因。光镜显示,肾间质充血、水肿,伴淋巴细胞、单核细胞浸润。肾小球多缺血改变,毛细血管腔闭塞或扩张。肾小球毛细血管内微血栓形成。肾小管上皮坏死脱落,管腔内可见透明管型和细胞管型；严重病例可见肾组织片灶状出血、坏死。电镜显示,肾小球毛细血管内皮增生、肿胀及空泡变性,内皮窗孔消失。管腔内血小板附壁。基底膜厚薄不均及灶性疏松,或见空泡样结构。肾小球系膜区高电子致密物质显著增多,系膜细胞明显增生。

（3）胃肠道功能障碍:小肠黏膜呈节段性片状出血和糜烂,部分病例出现黏膜溃疡甚至穿孔。其病理生理基础是胃肠道黏膜屏障功能损害,由应激情况下肠道的微循环障碍,黏膜上皮细胞缺血,黏膜通透性增加造成。这可促使肠内细菌移位,诱发 SIRS 和加剧 MODS。胃肠道壁各层血管扩张、充血,肠壁小血管腔内中性粒细胞聚集,周围淋巴细胞浸润伴间质水肿。肠壁水肿主要表现在黏膜上皮下形成疏松的水肿区。病程后期小肠绒毛大部溶解消失,固有膜中大量淋巴细胞浸润,上皮下明显水肿。

（4）肝功能障碍:肝脏在代谢、解毒、免疫、凝血等方面具有重要功能,一旦遭受低血流灌注、炎性介质、细菌及内毒素等损害将会发生功能障碍。

光镜下可发现,肝窦内多见浸润的中性粒细胞和一些退变萎缩的单核细胞。肝细胞胞质疏松、空泡变性与嗜酸性变,多见肝细胞灶状坏死,坏死灶周围见大量中性粒细胞等炎细胞浸润。严重病例可见肝细胞大片坏死和肝出血改变。

电镜下,肝细胞胞质线粒体肿胀、絮状变及髓鞘样变,内质网增生、扩张及脱颗粒,溶酶体增多,可见大小不等的脂滴。肝细胞核仁浓缩,异染色质边移,部分肝细胞核固缩。坏死区肝细胞崩解,细胞膜消失,胞质电子密度降低,线粒体稀疏散在,伴有淋巴细胞等炎细胞浸润。

（5）心功能障碍:由于机体的调节功能和心脏本身具有的储备能力,心功能障碍多在 MODS 较晚期时才趋于明显,但是一旦出现则是预后不良的指征。导致心室功能障碍的主要病理生理因素有:①冠状动脉血流减少；②内毒素对心肌的毒性；③心肌抑制因子；④心脏微循环障碍。

光镜下,心肌间质与心内膜下明显水肿,可见片灶状出血。小血管周围可见慢性炎细胞浸润。多见单个心肌纤维或小灶状心肌组织变性坏死改变,表现为肌纤维固缩红染、结构模糊或空泡样溶解变。严重病例可见大片状心肌纤维断裂、分离现象。

电镜下,心肌间质弥漫水肿,间质小血管扩张,内皮细胞肿胀、细胞器变性、饮泡增多,胞质形成指状突起,内皮连接松解增宽。血管管腔内可见粒细胞、单核细胞及血小板聚集附壁现象。心肌纤维细胞核异染色质浓染边集,核周胞质内溶酶体增多。心肌纤维基质电子密度降低呈重度水肿改变,肌原纤维排列疏松,Z带增粗、排列紊乱,呈颗粒状分解。肌原纤维呈凝聚变性,基质电子密度增高,或见肌丝分离、溶解,局部肌原纤维丧失。线粒体肿胀、增生,伴脂性致密物沉积,或呈部分絮状变、髓鞘样变及空泡化。心肌闰盘扩张、松解,可见泡状颗粒。

【MODS 的诊断】

6. MODS 的临床表现

由于病因众多,因此 MODS 的临床表现具有多样性的特点。总体来说,MODS 通常最先累及肺部,大部分患者首先出现急性呼吸窘迫综合征的症状。

(1) 呼吸系统:早期可见呼吸频率(RR)加快>20 次/min,吸空气时动脉氧分压(PaO_2)下降≤70mmHg,动脉氧分压与吸入氧浓度之比(PaO_2/FiO_2)>300。X 线胸片可正常。中期 RR>28 次/min,PaO_2≤60mmHg,动脉二氧化碳氧分压($PaCO_2$)<35mmHg,PaO_2/FiO_2<300。胸片可见肺泡实性改变(≤1/2 肺野)。晚期则呼吸窘迫,RR>28 次/min,PaO_2≤50mmHg,$PaCO_2$>45mmHg,PaO_2/FiO_2<200。胸片肺泡实性改变加重(≥1/2 肺野)。

(2) 心脏:由心率增快(体温升高 1℃,心率加快 15~20 次/min)、心肌酶正常,发展到心动过速、心肌酶(CPK、GOP、LDH)升高,甚至恶性心律失常、二至三度房室传导阻滞、心室颤动、心跳停止。

(3) 肝脏:丙氨酸转氨酶急剧升高,超过正常值 2 倍以上、血清胆红素>17.1μmol/L 可视为早期肝功能障碍,进而血清胆红素可>34.2μmol/L,重者出现肝性脑病。

(4) 肾脏:轻度肾功能障碍,在无血容量不足下,尿量能维持 40ml/h,尿钠、血肌酐可正常。进而尿量<40ml/h,使用利尿剂后尿量可增加,尿钠 20~30mmol/L、血肌酐为 176.8μmol/L 左右。严重时无尿或少尿(<20ml/h,持续 6 小时以上),利尿剂冲击后尿量不增加,尿钠>40mmol/L、血肌酐>176.8μmol/L。非少尿肾衰者尿量>600ml/24h,但血肌酐>176.8μmol/L,尿比重≤1.012。

(5) 胃肠道:可由腹部胀气,肠鸣音减弱,发展到腹部高度胀气,肠鸣音消失。重者出现麻痹性肠梗阻,应激性溃疡出血。

(6) 凝血:轻者可见血小板计数减少<100×10^9/L,纤维蛋白原、凝血酶原时间(PT)及凝血酶原激活时间(TT)正常。进而纤维蛋白原可≥2.0~4.0g/L,PT 及 TT 比正常值延长 3 秒,优球蛋白溶解试验>2 小时。重者血小板计数<50×10^9/L,纤维蛋白原可<2.0g/L,PT 及 TT 比正常值延长>3 秒,优球蛋白溶解试验<2 小时,有明显的全身出血表现。

(7) 中枢神经系统:早期有兴奋或嗜睡表现,唤之能睁眼,能交谈,能听从指令,但有定向障碍。进而可发展为对疼痛刺激能睁眼、有屈曲或伸展反应,但不能交谈、语无伦次。重者则对语言和疼痛刺激均无反应,出现浅度或深度昏迷。

(8) 代谢:可表现为血糖升高或降低、血钠降低或增高以及酸中毒或碱中毒。由于缺氧、组织低灌注和高代谢状态同时存在,血乳酸(Lac)会迅速升高。

7. MODS 的诊断和评分标准

目前,国内外对于 MODS 的诊断尚缺乏统一的标准,因此许多学者和机构提出不同的诊断和病情评分标准。例如,1985 年 Knaus 提出的 APACHE Ⅱ 修正诊断标准;1994 年感染相关器官衰竭评分系统(SOFA);1997 年修正的 Fry-MODS 诊断标准;国内比较权威的是 1995 年全国危重病急救医学会议制定的 MODS 病情分期诊断及严重程度评分标准;2008 年由 MODS 中西医结合诊治/降低病死率研究课题组提出的多器官功能障碍综合征诊断标准、病情严重度评分及预后评估系统和中西医结合证型诊断(表 17-2-2~表 17-2-5)。

这些 MODS 诊断和评分标准集中在主要的六个器官系统上,根据测量指标的不同,判断器官系统的功能障碍程度;虽然使用的变量不同,但是这些量表的功能和表现相似。对 MODS 进行评估和量化有重要意义。在患者进入 ICU 时测量评分,可以客观地衡量了现有器官功能障碍的程度和性质,从而提供了对疾病严重程度和管理优先顺序的洞察。按照病情的变化和发展进行评估,提供了临床状态改善或恶化的证据。在整个住院期间,评分和量化的结果提供了一个随着时间的推移,进行动态评估的过程。

表 17-2-2　MODS 的诊断标准

项目	诊断标准	
心血管功能障碍	a. 收缩压<90mmHg b. 平均动脉压（MAP）<70mmHg c. 发生休克、室性心动过速、心室颤动等严重心律失常、心肌梗死	具备 a、b、c 三项之一，即可诊断
呼吸系统功能障碍	氧合指数（PaO_2/FiO_2）<300mmHg	具备即可诊断
中枢神经功能障碍	a. 意识出现淡漠或躁动、嗜睡、浅昏迷、深昏迷 b. 格拉斯哥昏迷评分（GCS）≤14 分	具备 a、b 两项之一，即可诊断
凝血系统功能障碍	a. 血小板计数（PLT）<$100×10^9$/L b. 凝血时间（CT）、活化部分凝血酶原时间（APTT）、凝血酶原时间（PT）延长或缩短；3P 试验阳性	具备 a、b 两项之一，即可诊断
肝脏功能障碍	a. 总胆红素（TBil）>20.5μmol/L b. 血白蛋白（ALB）<28g/L	具备 a、b 两项之一，即可诊断
肾脏功能障碍	a. 血肌酐（SCr）>123.76μmol/L b. 尿量<500ml/24h	具备 a、b 两项之一，即可诊断
胃肠功能障碍	a. 肠鸣音减弱或消失 b. 胃肠引流、便潜血阳性或出现黑便、呕血 c. 腹内压（膀胱内压）≥11cmH_2O	具备 a、b、c 三项之一，即可诊断

注：2008 年由 MODS 中西医结合诊治/降低病死率研究课题组提出。

表 17-2-3　简化的 MODS 诊断标准（Fry-MODS）

项目	诊断标准
呼吸衰竭	需持续使用呼吸机≥5 天 FiO_2 大于等于 0.4
肝衰竭	血清胆红素>34.2μmol/L 天冬氨酸转氨酶（AST）及乳酸脱氢酶（LDH）高出正常值 2 倍
肾衰竭	血肌酐（SCr）>176.8μmol/L
胃肠道衰竭	上消化道出血、应激性溃疡、需输血 2 个单位以上

表 17-2-4　MODS 严重程度的评分系统

器官、系统	指标	得分				
		0	1	2	3	4
呼吸系统	PaO_2/FiO_2 比例/mmHg	>300	226~300	151~225	76~150	≤75
肾脏功能	血肌酐/（μmol·L^{-1}）	≤11	12~22	23~39	4~56	≥57
肝脏功能	血胆红素（μmol·L^{-1}）	≤12	13~35	36~70	70~140	>140
心功能	心率校正值（PAHR）=心率×[右心房压（或中心静脉压）/平均动脉压]	≤10	10.1~15	15.1~20	20.1~30	>30
凝血系统	血小板计数/（$×10^9$/L）	>120	81~120	51~80	21~50	≤20
神经系统	格拉斯哥评分	15	13~14	10~12	7~9	≤6

表 17-2-5 感染相关器官衰竭评分系统（SOFA）

器官、系统	指标	得分				
		0	1	2	3	4
呼吸系统	PaO_2/FiO_2 比例/mmHg	≥400	<400	<300	<200 且呼吸机支持	<100 且呼吸机支持
肾脏功能	血肌酐/$(mg \cdot dl^{-1})$	<1.2	1.2~1.9	2.0~3.4	3.5~4.9 或尿量< 500ml/d	≥5.0 或尿量< 200ml/d
肝脏功能	血胆红素$(mg \cdot dl^{-1})$	≤1.2	1.2~1.9	2.0~5.9	6.0~11.9	≥12.0
循环系统	血压或药物使用量	无	平均动脉压 <70mmHg	多巴胺用量≤ 5μg/(kg·min) 或任何剂量的 多巴酚丁胺	多巴胺用量>5μg/ (kg·min)或(去 甲)肾上腺素用量 ≤ 0.1μg/(kg · min)	多巴胺用量> 15μg/(kg·min) 或(去甲)肾上腺 素用量＞0.1μg/ (kg·min)
凝血系统	血小板计数/$(×10^9/L)$	>150	101~150	51~100	21~50	≤20
神经系统	格拉斯哥评分	15	13~14	10~12	6~9	<6

8. 利用评分标准判断 MODS 患者预后

MODS 死亡率评价标准，其中当患者评分为 9~12 分时死亡率约为 25%，评分为 13~16 分时死亡率约为 50%，评分为 17~20 分时死亡率约为 75%，而评分如果大于 20 分，则死亡率接近 100%。

目前认为，MODS 死亡率评估标准和 SOFA 评分都可以很好的估计 MODS 患者的预后，其中 SOFA 对诊断多脏器衰竭综合征的特异性和敏感性平衡较好，而且在心血管系统衰竭的评估要优于其他标准。

9. 可以用于指导 MODS 诊断和治疗的特殊实验室检查与监测

推荐进行无创或有创血流动力学监测指导早期治疗。严重 MODS 患者，往往合并心功能不全，应根据血流动力学监测（如脉压、每搏量变异率等动态监测指标，或动脉压、心率等静态监测指标）指导液体复苏和心功能支持。没有条件进行有创血流动力学监测的，可采用无创血流动力学监测和心脏超声。液体充分复苏后平均动脉压（mean arterial pressure，MAP）仍<65mmHg 时，推荐使用血管活性药物。

目前建议常规监测血糖水平，特别是使用糖皮质激素或喹诺酮类抗生素者。根据血糖水平，调整血糖监测的频率。有条件时，可以检测全血糖化血红蛋白（HbA1c），特别是血糖持续并显著高于 7.8mmol/L，则需严密监测；如 HbA1c≥6.5%，提示既往已存在高糖状态。

乳酸（Lac）反映组织缺氧状态及灌注不足程度，可作为反映细胞缺氧和组织灌注不良的有效指标。危重症患者由于多种原因导致乳酸水平升高，乳酸水平可反映疾病严重程度。临床研究也证明，动脉血乳酸值反映全身灌流状态，严重脓毒症和脓毒性休克患者液体复苏过程中，乳酸和乳酸清除率可作为判断预后的指标。血乳酸或碱缺失可作为评估及监测严重感染和感染性休克的 MODS 患者低灌注严重程度的敏感指标。

早在 20 世纪 70 年代，使用肺动脉导管评估全身血流动力学和指导休克患者的复苏就取得了广泛的认可。除了测量心房充盈压力和心排血量，右心导管还可以测量混合静脉血氧饱和度（$S\bar{v}O_2$）。这个参数给出了全身供氧与需氧量之间的关系。在这方面，小于 70% 的 $S\bar{v}O_2$ 提示系统氧输送不足，并应通过液体负荷、输血或者血管活性药物促进相应的治疗。由于操作复杂、容易出现并发症等原因，肺动脉导管的使用正在逐渐减少。近年来越来越多研究发现使用中心静脉导管监测上腔静脉血氧饱和度（SvO_2）在严重脓毒症或 MODS 患者中的应用价值。利用 SvO_2 70% 为目标，进行早期目标导向的血流动力学复苏方法可以使 28 天全因死亡率相对降低 32%。

经食管超声监测心脏功能，也是一项指导血流动力学复苏的微创技术，而不会涉及中心静脉穿刺或者肺动脉置管的相关风险。最近的一些研究认为使用经食管超声指导 MODS 患者液体治疗，可以降低感染并发症的发生率，缩短 ICU 和住院时间。

【MODS 的治疗】

10. MODS 的早期治疗原则

MODS 一旦发生,不易控制,临床上尚未有效的防治方法,死亡率非常高。因此临床上应该加强预防,早期发现危险因素并积极采取干预手段,是降低 MODS 病死率的最重要方法。早期治疗原则应该包括:①积极处理原发病,减少 MODS 的诱因;②早期积极、科学地进行液体治疗。

11. **强调早期液体复苏治疗的意义**

循环系统功能障碍对于 MODS 患者的预后影响巨大,应提倡早期(24 小时内)液体复苏的原则。在进行液体复苏后,仍然存在低血压的患者应积极使用血管活性药物。首选药物一般是去甲肾上腺素,但是液体复苏不充分者不宜采用。传统观点认为,严重创伤、感染、休克等患者应早期给予大量补液,充分恢复机体的有效血容量,维持血压在正常水平,保证组织的血流灌注和氧供。传统学者认为,早期、足量的液体复苏治疗,才能有效提高患者生存率,降低病死率及后期并发症的发生率。但是,近年来的研究和临床发现,这种单纯追求血压正常的液体复苏方法,会导致液体超负荷。通常认为,一旦补液后导致患者体重增加超过 10%,就有可能导致液体超负荷。过量输液往往会引起内脏器官的血容量灌注不足,从而导致器官损伤,诱发 MODS,增加 MODS 相关死亡率。如果出现液体超负荷,应减少或停止输液,改用利尿或血液净化治疗。

另一些学者也提出,限制性液体复苏可以显著降低休克患者的出血量,稳定血流动力学,保护心脑肾等重要器官灌注,同时还能减轻酸中毒和降低血浆炎性介质(TNF-α、IL-2)水平,从而改善预后。早期液体复苏,可以按照 10~30ml/kg 的标准进行液体复苏。推荐晶体液作为严重脓毒症和感染性休克的首选复苏液体。临床需要或者条件许可时,可以根据病情用人血白蛋白代替部分等效晶体量,用于短期的容量替代;老年患者,尤其是合并凝血功能异常的患者,有条件还可以考虑应用新鲜或冰冻血浆。羟乙基淀粉不能提高严重脓毒症的近远期生存率,且可能存在肾损害,不推荐用于液体复苏。

12. MODS 抗感染治疗与其他感染的区别

感染是 MODS 的首位诱因,占发病诱因中的 76.1%,其中肺部感染最多,高达 38.1%。MODS 患者通常是危重状态,抵抗力低下,极容易并发严重感染,特别是医院内感染和多重耐药菌感染。MODS 患者中常见的感染细菌为鲍曼不动杆菌、铜绿假单胞菌、肺炎克雷伯菌、大肠埃希菌、金黄色葡萄球菌等,这类细菌的感染特点是复杂性和难治性,常需要大量强效广谱抗生素治疗。

根据感染部位,推荐初次经验性抗感染治疗应包括覆盖所有可能的致病微生物。通常情况下使用碳青霉烯(美罗培南、亚胺培南、多利培南)或 β 内酰胺酶抑制剂的复合制剂(哌拉西林他唑巴坦或头孢哌酮-舒巴坦)。一旦获得病原菌的药敏试验结果,则调整为针对性的抗生素。如存在耐甲氧西林金黄色葡萄球菌(MRSA)感染的危险因素时,可考虑使用万古霉素、替考拉宁、利奈唑胺等。对于军团菌感染高危风险的患者还可加用大环内酯类或氟喹诺酮类,同时预防真菌感染。原则上抗生素治疗疗程 7~10 天,经验性联合治疗不超过 3~5 天,根据具体病情和药敏试验调整用药类型和使用时间。

使用糖皮质激素与感染扩散的矛盾一直存在争论,危重 SIRS 和 MODS 接受糖皮质激素辅助治疗,能够在呼吸生理、免疫及血流动力学方面显著获益,且显著降低死亡风险。目前各国指南中对糖皮质激素在重症感染治疗中的推荐尚不一致,用药过程中需密切监测感染、血糖等指标,并逐渐减量。

13. MODS 的器官保护和治疗原则

(1)治疗呼吸功能障碍:MODS 常常首先累及肺脏,主要表现为急性呼吸窘迫综合征(ARDS),最重要的治疗方式是吸氧和机械通气。临床证实,低氧浓度低潮气量机械通气有利于 ARDS 患者呼吸功能的恢复,即 FiO_2 <0.6,采用潮气量 6~8ml/kg,呼气末正压(PEEP)5~15cmH$_2$O,吸气末平台压力<30cmH$_2$O 的保护性肺通气策略。

肺部感染并发 MODS 在治疗上较棘手,且死亡率较高,一般为 20%~70%。首先应解除诱因,控制肺部感染,结合药敏试验选择敏感的抗菌药物。为了避免肺部感染发展成为 MODS,早期治疗重点是纠正低氧,防治急性肺损伤和急性呼吸窘迫综合征。必要时,需要早期采用机械通气治疗,但是应该注意无菌操作,避免机械通气过程加重肺部感染。

(2)循环系统功能障碍的治疗:由于早期创伤和炎症因子的二次打击,MODS 患者很容易出现心脏功能受损。首先建议使用多种手段监测心脏功能,如血气分析、有创动脉血压、中心静脉压、混合静脉血氧饱和度、经胸超声及经食管超声等。治疗过程中,应该在监测手段指引下,进行目标导向的液体治疗和输血,维持满意的心排血量。用正性肌力药物维持心肌收缩力,如肾上腺素、异丙肾上腺素、多巴胺、多巴酚丁胺;有急性心力衰竭者,可以选用地高辛、毒毛花苷 K、氨力农等;对伴随有冠状动脉疾病的患者,还可以使用硝酸甘油等血管扩张药物;对于中重度心力衰竭和肾性高血压,可以加用血管紧张素转换酶抑制剂(ACEI)。

(3)治疗肾功能障碍及血液净化治疗:尽量选择肾毒性较小的抗生素治疗。经肾排泄的抗生素需要根据患者 eGFR 的水平来确定相应的治疗剂量或用药频率。必要时监测抗生素的血药浓度,如万古霉素等。建议维持跨肾灌注压以保持肾功能。跨肾灌注压主要是由 MAP 和中心静脉压(central venous pressure,CVP)决定的,建议 MODS 患者的 MAP>65mmHg,高血压患者>80mmHg,CVP 为 8~12cmH$_2$O。在 MAP 和 CVP 均达标的情况下,若尿量<0.5ml/(kg·h)超过 6 小时,建议采用利尿治疗,尽量保证尿量>40ml/h。

建议在条件允许时早期使用肾脏替代治疗(renal replacement therapy,RRT)治疗。早期进行 RRT 治疗可以避免炎性介质的级联效应,重建机体免疫内稳态,阻断各器官的进一步损害,为进一步救治创造条件。在以下情况时可考虑进行 RRT:①血尿素氮>27mmol/L 或每日上升 10.1mmol/L;②顽固性高钾血症,血钾>6.5mmol/L,或血钠>160mmol/L,或血钠<115mmol/L,血镁 4mmol/L;③难以纠正的代谢性酸中毒(pH<7.15 或 HCO$_3^-$≤13mmol/L,或每日 HCO$_3^-$下降>2mmol/L);④非梗阻性少尿(尿量<200ml/d)或无尿(尿量<50ml/d);⑤难以纠正的容量负荷过重或对利尿剂无反应的水肿(尤其肺水肿);⑥怀疑累及相关终末器官,如出现心内膜炎、脑病、神经系统病变或肌病。

(4)治疗消化系统功能障碍:建议加强保护胃肠黏膜屏障功能的完整性,维护肠道菌群平衡。感染和应激可导致胃肠黏膜受损、屏障功能障碍,抗生素可引起肠道菌群失调。对应激性胃黏膜病变及非甾体抗炎药(NSAID)引起的药物性损伤导致的胃肠道出血首先选用质子泵抑制剂(proton pump inhibitors,PPI)如奥美拉唑等;选用标准剂量 PPI 静脉滴注或持续泵入,持续 3~5 天,病情稳定后改为口服用药,直至停药。

控制感染和治疗原发病时,应注意保护肝功能。MODS 患者易发生药物性肝损伤,严重者致肝衰竭,联合抗生素抗感染时引起的肝损伤在老年男性患者中更常见。建议根据 MODS 患者肝功能状态调整用药方案,尽量避免易致肝损伤的药物,同时可应用保肝药物改善肝功能、促进肝细胞再生修复、增强肝解毒能力,维持白蛋白水平在 30g/L 以上,凝血因子水平在正常范围。加强肝性脑病的管理和预防,控制蛋白质摄入量,补充乳果糖以降低血氨,补充支链氨基酸、微生态制剂、神经递质调节药物等都有助于肝性脑病管理。

(5)治疗中枢神经系统功能障碍:治疗过程中,应用格拉斯哥昏迷评分量表(Glasgow coma scale,GCS)对昏迷程度进行量化评价,联合脑电图、诱发电位、经颅多普勒等检查进行脑功能评估。积极降温治疗,控制体温,保护脑组织。当体温超过 38℃时应采用物理降温措施,如采用头部冰袋、冰枕、冰毯,有条件的医院可选择冰帽降温,必要时采用人工冬眠疗法。

(6)治疗血液系统功能障碍:在血红蛋白≤70~90g/L 时,输注红细胞,但要尽快确定贫血病因,尤其需要排除急性出血等原因,如存在心肌缺血、严重低氧血症,建议血红蛋白维持≥90g/L。对于凝血功能异常者,如果有明显出血或出血倾向,可输注新鲜或冰冻血浆纠正出血。对于肝功能障碍或凝血因子Ⅱ、Ⅶ、Ⅸ和Ⅹ缺乏或功能减低者,可以在输注血浆同时,肌内注射维生素 K。当血小板计数≤10×10^9/L 时,无论是否有明显出血,或当 PLT≤20×10^9/L 并存在出血高风险时,建议预防性输注血小板。对活动性出血,外科手术或者介入性操作,血小板需要达到≥50×10^9/L。

(7)治疗代谢障碍:MODS 患者处于应激状态,容易诱发严重胰岛素抵抗、高血糖毒性损害。无论有无糖尿病史,一旦空腹血糖>10mmol/L,原则上需启用胰岛素治疗或增加胰岛素剂量,以有效控制血糖、保护胰岛 B 细胞功能。对病情尚稳定、外周循环状态较好者可采用与肠内营养相对应的皮下胰岛素注射模式。对需肠外营养治疗、外周循环欠佳、胰岛素抵抗(>50U/d)明显的患者需静脉给予胰岛素,建议采用微量胰岛素泵持续输注模式控制血糖。治疗中应注意避免发生严重低血糖,警惕可能出现的低血糖,及时减少胰岛素用量。

碳酸氢盐治疗组织低灌注所致乳酸酸中毒的严重感染患者且 pH≥7.15,不建议使用碳酸氢钠来改善血流动力学或减少血管活性药物用量。在大量输注血制品的过程中监测离子钙的水平并维持在正常范围内。细胞内钙离子浓度降低会引起血小板活性降低,同时也会导致心脏收缩力和外周血管阻力降低,为保证心血管及凝血功能正常,建议血浆离子钙浓度维持在>0.9mmol/L,大量输血制品时因为其中含有枸橼酸盐能够结合离子钙,因此,应该严密监测离子钙水平。

早期积极干预酸碱平衡紊乱,液体复苏时可考虑使用限氯晶体液复苏。酸碱平衡紊乱是危重症患者病情的重要组成部分,是原发疾病凶险进程的早期信号,需要早期积极干预。患者静脉输液对酸碱平衡有重要影响,给患者输注大量等渗液体(5%葡萄糖注射液、0.9%生理盐水)或低渗生理盐水时可出现稀释性酸中毒。大量输注生理盐水的患者会出现高氯酸中毒,且会增加肾损伤和RRT的风险。因此,液体复苏时应考虑使用限氯晶体液。

(8)营养支持治疗:在MODS的病理生理反应中,机体会导致代偿性的高代谢状态,甚至是失代偿的代谢衰竭。临床上会表现为高血糖、高血脂、免疫亢进或抑制、肌肉萎缩以及器官功能失常,因此对MODS患者的营养代谢支持十分重要。营养支持虽然无法解决患者的病因,但是能提供患者足够的营养物质,减少了负氮平衡和低蛋白血症,改善代谢和营养原因引起的并发症,缩短患者病程并降低死亡率。

营养支持包括必需的碳水化合物、氨基酸和脂肪等。其中,碳水化合物每日需要量应不低于5g/kg,每日热量维持在100kJ/kg。脂肪乳过度应用可导致低氧血症、菌血症及免疫问题,因此长链脂肪乳每日不要超过1g/kg。高代谢患者会导致负氮平衡,因此可以加大蛋白质的摄入量,每日使用1~2g/kg的氨基酸。另外,治疗中加用胰岛素将血糖控制在正常范围内,可以改善重症患者的预后,降低MODS发病率。

目前营养支持已成为ICU危重症患者的标准化治疗之一,常见营养支持的方法有肠内营养(EN)和完全肠道外营养(TPN)。大量研究数据证实,采用肠内在体液免疫方面优于肠外营养。肠内营养还可以促进肠道功能,恢复肠黏膜的完整性和正常的肠道菌群。对于肠道功能完整的危重症患者进行营养支持时,应首选肠内营养,或者肠内营养结合肠外营养。

(梅　伟)

第三节　心肺复苏

【知识点】

1. 心搏骤停的定义与判断
2. 心肺复苏与电除颤的原理
3. 成人心肺复苏的操作
4. 初级生命支持与高级生命支持
5. 复苏后治疗
6. 儿童心肺复苏的流程与要点
7. 新生儿窒息的复苏要点
8. 新生儿人工呼吸与胸外按压的操作
9. 新生儿窒息复苏的常用药物

【案例】

患者男,54岁。因车祸伤由急诊科转入中心手术室拟行左下肢外伤手术治疗。痛苦面容,外周静脉通路2条,鼻导管氧枕吸氧,左下肢纱布包扎,表面大量血迹。监护仪显示窦性心律,HR 105次/min,NIBP 92/67mmHg,SpO₂ 100%。听诊示窦性心动过速,无心脏杂音。双肺呼吸急促,听诊双侧呼吸音清晰、对称。四肢:左下肢活动受限,左下肢明显肿胀。腹部:无异常。患者在等待手术的过程中出现心室颤动,立即予以心肺复苏。急查动脉血气分析,血钾8.5mmol/L。立即静脉予以钙剂、胰岛素、碳酸氢钠、呋塞米等处理。心肺复苏15分钟,电除颤两次后,患者恢复窦性心律。

【疾病的基础知识】

1. 心搏骤停

心搏骤停是指心脏因急性原因突然丧失其有效的排血功能而导致循环功能停止,周身血液循环停滞,组织缺血、缺氧的临床死亡状态。

心搏骤停时心脏功能状态可表现为4种形式:心室颤动(VF)、无脉性室性心动过速(VT)、无脉性心电活动(PEA)和心脏停搏。其中心室颤动最为多见,心室颤动时心肌纤维失去协调一致的收缩,不规则的快速蠕动,无排血功能。QRS波形消失,代之以大小不等的蠕动波形。无脉性心电活动包括心肌电-机械分离、室性自搏心律、室性逸搏心律等。

2. 心搏骤停院外与院内的生存链

心搏骤停院外生存链的 6 个环节包括:①识别和启动紧急医疗服务系统;②即时高质量心肺复苏;③快速除颤;④基础及高级急救医疗服务;⑤高级生命支持和骤停后护理;⑥复苏后康复。

心搏骤停院内生存链的 6 个环节包括:①监测和预防;②识别和启动紧急医疗服务系统;③即时高质量心肺复苏;④快速除颤;⑤高级生命支持和骤停后护理;⑥复苏后康复。

3. 心肺复苏的原理与电除颤的原理

针对心搏骤停所采取的一切抢救措施,称为心肺复苏(cardiopulmonary resuscitation,CPR)。CPR 的关键措施是胸外按压和除颤。胸外按压分为两个阶段,按压与回弹。由于胸外按压所产生的胸腔内压力的阶段性变化,产生血流流动。胸外按压导致所有胸腔内血管结构的压力均匀地升高,这一阶段将血液从胸腔中排出,通过大动脉输送到全身。理论上胸外按压的力度越大,产生的心脏(实际上是胸部)输出量和脑血流量就越大。心脏的舒张期发生在胸外按压的减压阶段——此时胸部反弹至其正常,完全扩张。在这一阶段,主动脉瓣的关闭保持了高于心腔内压力的主动脉压力,心腔内压力急剧下降,产生的"真空"效应,吸引血液从外围返回胸腔,填充心脏、肺和大血管,为下一次胸外按压做准备。所以回弹越好,负压越强,再灌注越好,回心血量越多,更有利于下一次胸外按压时心脏的射血。

胸外按压时,心脏在胸骨和脊柱之间挤压,泵出血液。放松后,血液回心。此为心泵机制。按压时,胸腔内压增加,使血液流向颈动脉。胸腔内压力的增减,类似心脏挤压。此为胸泵机制。

电除颤的原理是让外加瞬间电流使所有心肌细胞在同一时间除极,并均匀一致地进行复极。由于窦房结兴奋性最高,它首先发放激动,从而恢复有规律的、协调一致的心电活动和搏动。最初几分钟内电除颤成功率很高,如果除颤延迟,心室颤动患者的存活率每分钟下降约 7%。

4. 成人心肺复苏的操作流程与要点

(1)将患者去枕仰卧于硬板或平地上,头部与心脏处于同一平面,两下肢抬高 15°,以利于静脉回流和增加心排血量。

(2)施救者跪于患者一侧,以一手掌根部置于胸骨的下半部,即双乳头之间。手掌与患者胸骨纵轴平行以免直接按压肋骨,另一手掌平行重叠在该手背上,手指伸直并相互交叉。

(3)施救者两肘关节绷直,借助双臂和躯体重量向脊柱方向垂直下压。每次下压使胸骨下段及其相连的肋软骨至少下陷 5cm,但不大于 6cm 后即放松胸骨,便于心脏舒张。手掌可与患者胸壁保持接触,但应避免在按压间隙倚靠在患者胸上,以便每次按压后使胸廓充分回弹,在胸骨充分回弹后再次下压,弹回与按压的时间大致相同,如此反复进行。

(4)胸外心脏按压的频率成人为 100~120 次/min。胸外心脏按压频率和深度之间存在反比关系,尤其是在较快的按压频率下。有研究证明,当按压频率大于 140 次/min 时,超过 80% 的患者平均深度不够(<38mm)。因此,将按压频率保持在推荐范围内有助于优化关键生理参数和其他重要心肺复苏指标。2015 年 AHA 心肺复苏指南更新,强调施救者应做到尽可能减少胸外按压中断的次数和时间。胸部按压的中断已被证明对复苏期间的血流动力学有显著的不利影响。暂停胸外按压后,脑血流灌注迅速降低到零,并可能需要 15 次或更多次按压才能达到与暂停前相同的幅度。对于没有高级气道接受心肺复苏的心搏骤停成人患者,实施心肺复苏的目标应该是尽量提高胸部按压在整个心肺复苏中的比例,目标比例为至少 60%。有研究证实,对于可除颤心律患者,第一次除颤前,胸部按压比例增加可提高存活率。

(5)单人或双人施行 CPR 时,均为连续胸部按压 30 次后,再给予连续 2 次人工呼吸(30∶2,避免过度通气)。已建立高级气道(例如气管插管、食管气管导管、喉罩气道)的每 6 秒给予 1 次呼吸(每分钟 10 次呼吸)。施救者应持续实施心肺复苏,直到自动体外除颤器或有参加训练的施救者赶到。

(6)每 2~3 分钟或 5 组 CPR 循环(5 组 30∶2 循环)后对患者做一次判断,触摸颈总动脉搏动和观察有无自主呼吸动作出现(不超过 10 秒)。若心跳和呼吸已恢复,则应在严密观察下进行后续处理,否则继续进行 CPR。

(7)临床上心脏按压有效的标志是:①大动脉处可触及搏动;②发绀消失、皮肤转为红润;③测得血压;④散大的瞳孔开始缩小、甚至出现自主呼吸,说明脑血流灌注已经重建。

5. 初级生命支持与高级生命支持

初级生命支持包括:①立即识别心搏骤停和启动紧急医疗服务系统(EMS);②尽早实施高质量的 CPR;

③尽早进行电除颤。

高级生命支持包括:①维持呼吸道通畅和有效人工呼吸支持(高级气道装置:口咽和鼻咽通气道、食管-气管联合导管、喉罩、气管插管、气管切开等);②恢复和维持自主循环(采取高质量的复苏技术和药物治疗以迅速恢复循环,并采用体液治疗和药物来维持循环稳定);③有症状的心动过速和心动过缓的处理(控制不稳定的或症状性的心动过缓,可使用药物,首选药物是阿托品,合适时选用起搏;心动过速可用电复律或药物,或两者合用);④心肺复苏期间的监测(EEG、$P_{ET}CO_2$、冠脉灌注压、动脉血压、中心静脉压、SpO_2、SvO_2 等)。

6. 复苏后的治疗

复苏后治疗包括:①呼吸管理(呼吸支持;调整氧浓度,避免氧中毒;避免过度通气,使 $P_{ET}CO_2$ 达到 35~40mmHg);②维持血流动力学稳定(监测生命体征预防心律失常再发;补液和使用血管活性药物;治疗导致心搏骤停的直接原因);③目标温度管理(目标温度选定在 32~36℃,并至少维持 24 小时,避免温度过高);④防治多器官功能障碍或衰竭(心搏骤停后综合征);⑤脑复苏;⑥心搏骤停后神经学结果评估(评估方法包括脑电、诱发电位、影像学检查、脑脊液及血清标记物等)。

7. 儿童心肺复苏的流程与要点

(1) 检查反应及呼吸:轻拍患儿双肩,并大声说话:"喂! 你怎么了?"对于婴儿,轻拍足底。如患儿无反应,快速检查是否有呼吸。如没有自主呼吸,或呼吸不正常,须大声呼救,并启动紧急反应系统,获得自动体外除颤仪(automatic external defibrillator, AED)或手动除颤仪,并准备开始进行 CPR。

(2) 启动紧急反应系统:院内复苏或多人在场时,应立即派人启动紧急反应系统并获取除颤/监护仪或AED;院外单人复苏应首先进行 5 个回合 CPR 后,再启动紧急反应系统。然而,目击心搏骤停时应首先启动紧急反应系统,并获得除颤仪,再回到患儿身边进行 CPR。

(3) 评估脉搏:医疗人员可最多用 10 秒触摸脉搏(婴儿肱动脉,儿童颈动脉或股动脉),如 10 秒内无法确认触摸到脉搏,或脉搏明显缓慢(60 次/min),需开始胸外按压。非医疗人员可不评估脉搏。

(4) 胸外按压:儿童胸外按压时使用单手或双手按压法,掌根按压胸骨下 1/2(中指位于双乳头连线中点);婴儿胸外按压时,单人使用双指按压法,位于乳头连线下,双人使用双手环抱法,拇指置于胸骨下 1/2 处。胸外按压时,按压速率至少为每分钟 100 次,按压幅度至少为胸部前后径的 1/3(婴儿大约为 4cm,儿童大约为5cm),用力按压和快速按压,减少胸外按压的中断,每次按压后胸部须回弹。

(5) 打开气道及人工通气:不怀疑存在头部或颈部损伤的患儿,采用仰头-提颏法打开气道。怀疑可能存在头部或颈部外伤的患儿,采用"推举下颌"法打开气道,推举下颌法无法有效打开气道时,仍可使用仰头-提颏法。患儿无自主呼吸,或呼吸不正常时,予两次人工呼吸。在院外,采用口对口或口与口鼻进行通气。医疗人员在院内进行人工呼吸可使用气囊面罩通气。避免过度通气,仅需要使胸廓抬起的最小潮气量即可。不推荐常规使用环状软骨压迫法。

(6) 按压与通气的协调:①未建立高级气道时,单人复苏按压通气比 30∶2;双人复苏按压通气比 15∶2。一般要求每 2 分钟两名施救者应交换职责,每次交换 5 秒完成。②建立高级气道后(气管插管后),负责胸外按压的医疗人员以每分钟 100 次的频率进行不间断按压,负责通气者以每 6~8 秒给予 1 次人工呼吸的速度(8~10 次/min)进行通气。两名施救者不再进行按压与呼吸的配合。③仅给予人工呼吸支持当患儿无自主呼吸或呼吸衰竭时,但存在大动脉搏动,且脉搏大于 60 次/min,无须给予胸外按压,可仅呼吸支持,每 3~5 秒 1 次人工呼吸通气(12~20 次/min),每次呼吸时间持续 1 秒,并观察胸廓是否随每次呼吸而抬举。

(7) 除颤:当患儿出现心搏骤停时,应立即进行 CPR,并连接监护仪或除颤仪。如为不可电击心律(心跳停搏,无脉电活动),应尽快建立静脉或骨髓通路,给予肾上腺素,剂量:0.01mg/kg(0.1ml/kg, 1∶10 000)静脉注射或骨髓腔注射;或者 0.1mg/kg(0.1ml/kg, 1∶1 000)气管内给药,3~5 分钟后可重复,每 2 分钟评估心律。如为可电击心律(心室颤动,无脉室性心动过速),应尽快除颤,首剂 2J/kg, 2 分钟后再评估心律,无效可加倍除颤剂量,最大不超过 10J/kg。顽固性心室颤动或室性心动过速可予胺碘酮或利多卡因,同时治疗可逆性病因。

8. 心搏骤停的可逆病因

AHA 提出心搏骤停原因的鉴别诊断包括 5H 和 5T。5H 是指低血容量(hypovolemia)、缺氧(hypoxia)、酸中毒(hydrogen ion/acidosis)、高/低钾血症(hypo-/hyperkalemia)、低体温(hypothermia)。5T 是指张力性气胸(tension pneumothorax)、心脏压塞(tamponade)、中毒(toxins)、肺栓塞(thrombosis of pulmonary)、冠脉栓塞(thrombosis of coronary)。

9. 新生儿窒息的原因

新生儿窒息的病因大致可以分为以下 3 类：①母体因素(合并疾病、妊娠或分娩异常、分娩期间用药)；②胎儿因素(早产、先天性畸形、脐带压迫或脱垂、宫内感染、胎粪吸入等)；③新生儿因素(低体重、新生儿休克、新生儿低体温等)。

10. 新生儿窒息复苏的流程与要点

(1) 初步复苏措施(保持体温；体位：肩部垫高 2~3cm；清理呼吸道；拍打足底或摩擦背部以促使出现呼吸)于 20 秒内完成。

(2) 评价：根据呼吸、心率、肤色三项体征评价，做出下一步处理决策。①出现正常呼吸，心率>100 次/min，黏膜肤色红润可停止复苏；②如无自主呼吸或仅有喘息，心率<100 次/min，立即用气囊复苏器加压给氧；③心率<80 次/min，加用胸外心脏按压，如仍无好转，行气管插管、人工呼吸、药物治疗。

11. 新生儿人工呼吸与胸外按压的操作要点

新生儿人工呼吸时采用新生儿球囊，手指加压，潮气量为 20~40ml，呼吸比为 1.5∶1，频率为 30~40 次/min，前两次加压的压力可为 30~40cmH_2O，其后压力为 10~20cmH_2O 即可。

新生儿复苏胸外按压的指征是适当辅助氧气通气 30 秒后，心率仍小于 80 次/min。因为通气是新生儿复苏最有效的措施，而胸外按压有可能与通气对抗，复苏者应在开始胸外按压之前确认给予了最佳辅助通气。胸外按压以采用拇指手掌法为最佳。操作者将两手拇指并排于患儿胸骨中下 1/3 交界处，其余手指围绕胸廓托在后背，用两拇指向下按压，每分钟 120 次，按压深度为胸廓前后径的 1/3，有效按压可摸到股动脉搏动。当心率>120 次/min，血压>80/20mmHg，瞳孔缩小并于中间位，指示心脏复苏满意，否则应加用药物治疗。

12. 新生儿窒息复苏的常用药物

新生儿复苏时，很少需要用药。新生儿心动过缓通常是由于肺部通气不足或严重缺氧，纠正心动过缓的最重要步骤是充分的正压通气。

(1) 肾上腺素。①指征：45~60 秒的正压通气和胸外按压后，心率持续<60 次/min。②剂量：新生儿复苏应使用 1∶10 000 的肾上腺素。静脉用量 0.1~0.3ml/kg；气管内用量 0.5~1ml/kg。必要时 3~5 分钟重复 1 次。③给药途径：首选脐静脉给药。如脐静脉插管操作尚未完成或没有条件做脐静脉插管时，可气管内快速注入，若需重复给药，则应选择静脉途径。

(2) 扩容剂。①指征：有低血容量、怀疑失血或休克的新生儿在对其他复苏措施无反应时。②扩容剂：推荐生理盐水。③方法：首次剂量为 10ml/kg，经脐静脉或外周静脉 5~10 分钟缓慢推入。必要时可重复扩容 1 次。

(3) 其他药物：分娩现场新生儿复苏时一般不推荐使用碳酸氢钠。

(梅　伟)

第四节　弥散性血管内凝血

【知识点】

1. 弥散性血管内凝血(DIC)的定义
2. DIC 的分期特点及临床意义
3. DIC 的高危诱发因素
4. 纤维蛋白溶解系统受损
5. 凝血因子消耗和纤溶系统活化的监测及研究

进展
6. DIC 现行诊断系统及评价
7. 原发性纤溶亢进
8. DIC 的治疗进展
9. 血栓弹力图的临床价值

【案例】

患者女，39 岁，孕 3 产 2。妊娠高血压综合征，瘢痕子宫，二次剖宫产产后大出血，转入我院。急诊入手术室，拟行全子宫切除术。入室血压 78/40mmHg，心率 145 次/min，呼吸 29 次/min，SpO_2 测不出，患者意识模糊，面色及全身皮肤苍白，呼吸急促，皮肤湿冷，多处花斑。入院诊断：①产后大出血；②失血性休克；③DIC？④羊水栓塞？⑤多器官衰竭？

1. DIC 的定义

弥散性血管内凝血(disseminated intravascular coagulation,DIC)是在众多疾病进展过程中,致病因素使全身性血管内凝血系统被弥散性激活,微循环中形成广泛的微血栓,导致组织和器官损伤;因凝血因子和血小板大量消耗,又引起继发性纤维蛋白溶解功能增强,导致患者出现多部位出血、休克、器官功能障碍及微血管病性溶血等临床表现。临床上,大多数 DIC 发病急、进展快、病情复杂、诊断困难、病死率高,是一种危重的临床病理综合征。

2. DIC 分期的特点及临床意义

根据 DIC 的病理生理特点和发展过程,典型的 DIC 可分为如下三期。

(1)高凝期:各种致病因素使机体凝血系统被激活,促使凝血酶生成明显增多,各脏器微循环内可有严重程度不同的微血栓形成,血液呈高凝状态。部分患者可无明显临床症状,尤其在急性 DIC 时,持续时间短暂,易于忽略。实验室检查发现患者凝血时间和复钙时间缩短,血小板黏附性增高。

(2)消耗性低凝期:大量凝血酶和微血栓形成,使凝血因子和血小板大量消耗;同时也可伴发继发性的纤溶功能增强,所以血液呈低凝状态。患者常有严重程度不等的出血症状,也可有休克或脏器功能障碍的临床表现。实验室检查可见血小板明显减少,血浆纤维蛋白原含量明显减少,凝血时间和复钙时间明显延长,部分患者有纤溶功能指标的异常。

(3)继发性纤溶亢进期:在大量凝血酶及Ⅻa 的作用下,纤溶酶原激活物被激活,使大量纤溶酶原变成纤溶酶,纤维蛋白降解,纤维蛋白降解产物(FDP)大量生成,该物质又具有抗凝性质,使纤溶和抗凝作用增强。该期患者出血十分明显,严重患者合并休克和多器官功能障碍的临床症状。实验室检查还可见凝血块或优球蛋白溶解时间缩短、凝血酶时间延长、血浆鱼精蛋白副凝固试验(3P 试验)阳性、血浆中出现 FDP。

3. DIC 的高危诱发因素

DIC 不是一种独立的疾病,而是众多疾病发展过程中产生凝血功能障碍的最终共同途径。易于发生 DIC 的基础疾病有很多,在我国以感染性疾病最常见,恶性肿瘤次之,广泛组织创伤及手术、产科意外也是 DIC 发病的常见病因。常见诱发 DIC 的高危基础疾病如下。

(1)感染性疾病:包括各种严重的细菌感染(革兰氏阴性或阳性杆菌感染、败血症等)、病毒感染(病毒性肝炎、病毒性心肌炎、流行性出血热、重症乙型脑炎等)和其他感染(寄生虫、立克次体、深部真菌)等都可诱发 DIC。革兰氏阴性菌的内毒素、革兰氏阳性菌的黏多糖、病毒及其抗原-抗体复合物等都可损伤组织及血管内皮细胞,促进血小板、白细胞活化,促进凝血功能增强,损伤抗凝及纤溶功能,使凝血与抗凝功能平衡紊乱。

(2)肿瘤性疾病:包括各种实体瘤(胰腺、胃、前列腺、肺、食管、结肠等组织器官癌变)、白血病、骨髓增生性疾病等。瘤栓、肿瘤坏死组织和肿瘤细胞分泌的各种酶类物质、早幼粒细胞中的颗粒成分均具有组织凝血活酶特性,可激活外源性凝血系统,诱发 DIC。放、化疗后所致的肿瘤细胞大量破坏,释放出其中的促凝物质,使 DIC 更容易发生。

(3)广泛组织创伤及手术:包括严重组织创伤、挤压综合征、大面积烧伤、复合性骨折、体外循环、脏器大手术、器官移植排斥反应等。由于损伤组织大量凝血活酶释放,可激活外源性凝血系统。其次,内皮损伤后暴露的内皮下胶原等组织也可通过激活因子Ⅻ,启动内源性凝血过程。蛇毒中含有直接激活因子 X 的蛋白酶。

(4)产科意外:包括羊水栓塞、胎盘早剥、前置胎盘、死胎综合征、妊娠高血压综合征等。孕妇从第三周开始,血液中血小板及凝血因子逐渐增多,而抗凝血酶-Ⅲ(AT-Ⅲ)、组织型纤溶酶原激活物(t-PA)、尿激酶型纤溶酶原激活物(u-PA)则降低,来自羊水、胎盘及死胎中的大量组织凝血活酶及其他酶类进入母体血液循环可激活外源性凝血系统。羊水中还含有直接激活因子 X 的物质,可迅速导致 DIC 的产生。

(5)其他:包括严重肝病、免疫性疾病(如系统性红斑狼疮、结节性多动脉炎、自身免疫性溶血性贫血)、输血反应、急性出血性坏死性胰腺炎、急性心肌梗死、急性严重中毒或蛇咬伤等。

4. 纤维蛋白溶解系统受损的过程和意义

纤维蛋白溶解系统是人体抗凝血系统中重要的组成部分,是维持人体正常生理所必需,在清除体内产生的纤维蛋白凝块、防止血栓形成中起到重要的作用。纤溶过程与凝血过程相互制约,处于动态平衡,以维持正常的止血过程。

纤溶系统中,除了使 Fbg 或 Fbn 变为可溶性的 FDP 外,还存在负反馈调节,纤溶酶原激活抑制物(PAI-1)能抑制 t-PA 和 u-PA 的活性;α_2 抗纤溶酶(α_2AP)可以抑制 Pl 活性,使其失去活性。在 DIC 早期,血管内皮细胞受损,减少了 t-PA 的生成,增加了 PAI-1 释放,从而削弱受损内皮本身的促纤溶功能;同样,受损的血管内皮细胞膜上的血栓调节蛋白(TM)表达减少,使其促进蛋白 C 活化的能力降低,也导致局部纤溶功能降低。另外,微血管部位的纤溶活性也可能无明显降低,但由于微血管内凝血功能激活和大量纤维蛋白形成,超过了 Pl 及时清除的能力,使得 Fbn 沉积并形成微血栓。因此,微血管局部的抗凝活性降低和纤溶活性绝对或相对降低,是透明微血栓形成和保留的一个重要条件。

5. 凝血因子消耗和纤溶系统活化的监测及治疗进展

除广泛使用的凝血功能指标外,某些分子标志物,如可溶性纤维蛋白单体、抗凝血酶、蛋白 C、凝血酶-抗凝血酶复合物、纤维蛋白凝血酶原片段 F1+2、纤溶酶-抗纤溶酶复合物等,对于 DIC 的早期诊断、分期和分型具有一定价值。这些分子标志物结合传统实验室指标,可提高 DIC 诊断的灵敏度和特异度。此外,血栓弹力图(TEG)和旋转血栓弹性测量(ROTEM)已被用于诊断凝血障碍和指导创伤和外科复苏。与常规凝血功能检查相比,使用 Fbg 后 TEG 和 ROTEM 可更早(1~3 小时)检测到血凝块强度增加。ROTEM 还可检测到早期凝血时间和血块溶解的变化。两者在监测、评估凝血及纤溶系统功能方面都优于常规凝血指标(CCT)。

基于活化部分凝血活酶时间(APTT)的凝块波形分析(CWA)是评估高凝性和血栓性疾病凝血及纤溶系统功能的新方法。研究显示,虽然静脉血栓栓塞(VTE)患者与无静脉血栓栓塞患者的平均 APTT 没有差异,但 VTE 患者的平均 CWA 参数显著升高,且较高的 CWA 参数与急性静脉血栓栓塞显著相关。此外,通过 Logistic 回归分析凝血形成的速度(一阶导数)和加速度(二阶导数),凝血酶原时间(PT)一阶和二阶导数抛物线段面积(凝血形成的整个周期)等参数,并结合 CWA,发现凝血酶原时间比(PTR)与肝硬化患者出血风险增加有关。

6. DIC 的现行诊断系统及评价

DIC 不是独立的疾病,而是在基础疾病上发生的临床综合征,因此基础疾病的存在是 DIC 发生的前提条件。DIC 发生、发展的过程涉及止血、凝血、纤溶等多个系统;临床表现包括但不限于出血、微循环障碍、微血管栓塞和微血管病性溶血等。因此,诊断 DIC 的实验室指标应能涵盖上述各个方面。

中华医学会血液学分会血栓与止血学组于 2014 年起通过多中心、大样本的回顾性与前瞻性研究,建立了中国弥散性血管内凝血诊断积分系统(CDSS)。2017 年 6 月被正式写入《弥散性血管内凝血诊断中国专家共识(2017 年版)》。目前国际上常用的 DIC 积分系统还包括国际血栓与止血协会标准(ISTH)、日本急诊医学学会标准(JAAM)、日本卫生福利部标准(JMHW)。现行 DIC 诊断积分系统的比较见表 17-4-1。

表 17-4-1　现行 DIC 诊断积分系统的比较

指标	评分	ISTH	JAAM	JMHW	CDSS	
					非恶性血液病	恶性血液病
PLT($\times 10^9$/L)	0	>100	≥120	>120*	≥100	
	1	≤100	①80≤PLT<120 ②24 小时内下降>30%	80<PLT≤120*	①80~100 ②24 小时内下降≥50%	①<5 ②24 小时内下降≥50%
	2	≤50		50<PLT≤80*	<80	
	3		①<80 ②24 小时内下降>50%	≤50*		
PT/s	0	<3		<15	<3	
	1	3≤PT<6		15≤PT<20	3≤PT<6	
	2	≥6		≥20	≥6	
APTT/s	0				<10	
	1				≥10	

续表

指标	评分	ISTH	JAAM	JMHW	CDSS
PT-INR	0		<1.2	<1.25	
	1		≥1.2	1.25≤PT-INR<1.67	
	2			≥1.67	
D-二聚体/(μg·ml⁻¹)	0	<1.0			<5
	1				
	2	1.0≤D-二聚体<5.0			5~9
	3	≥5.0			≥9
FDP/(μg·ml⁻¹)	0		<10	<10	
	1		10≤FDP<25	10≤FDP<20	
	2			20≤FDP<40	
	3		≥25	≥40	
FIB/(g·L⁻¹)	0	>1.0	≥3.5	>1.5	≥1
	1	≤1.0	<3.5	1.0<FIB≤1.5	<1
	2			≤1.0	
SIRS 评分	0		≤2		
	1		≥3		
潜在疾病	0				
	1	必需		存在	
	2				必需
凝血与出血表现	1			存在*	①不能用原发病解释的严重或多发性出血倾向 ②不能用原发病解释的微循环障碍或休克 ③广泛皮肤、黏膜栓塞,灶性缺血坏死、脱落及溃疡形成,或不明原因的肺、肾、脑等脏器衰竭
器官衰竭	1			存在	
总分		DIC≥5	DIC≥4	DIC≥7	DIC≥7

注:* 表示此项不含恶性血液病患者。

诊断系统的灵敏、特异度和预后价值直接影响其临床应用和推广。由于不同研究群体间的异质性导致结果差异,有关不同积分系统的 DIC 诊断效能仍存争议。研究表明 CDSS 具有最高的 DIC 诊断率和最高的死亡敏感性;此外,4 个 DIC 诊断积分系统均具有较好的预后评估价值。动态进行 CDSS 积分监测将有助于 DIC 患者的评估、管理及改善预后。依据 DIC 诊断积分系统积分不足以诊断 DIC 时,仍需继续动态观察凝血功能,并应重视非显性 DIC 的可能。

7. 原发性纤溶亢进的定义

原发性纤溶亢进症是在无异常凝血的情况下,由于纤溶系统活性异常增强,导致 Fbn 过早、过度破坏和/或 Fbg 等凝血因子大量降解,并引起自发性、多发性不同程度出血。

原发性纤溶亢进可分为先天性和获得性两种,且以后者居多。先天性原发性纤溶亢进的常见原因包括先

天性 α_2AP 缺乏、先天性 PAI-1 缺乏或功能不全、先天性纤溶酶原激活物增多等。获得性的常见原因包括：①严重肝脏疾病时纤溶酶原、α_2AP 生成减少，而肝脏清除 t-PA、u-PA、t-PA-PAI-1 复合物等的能力严重受损；②可释放纤溶酶原激活物的肿瘤，如前列腺癌、胰腺癌、急性早幼粒细胞白血病等；③前列腺胰腺、子宫、卵巢胎盘、肺、甲状腺等富含 t-PA 的组织器官发生肿瘤、创伤或进行手术时 t-PA 释放入血液；④溶栓治疗时 t-PA、尿激酶或链激酶使用过量；⑤羊水栓塞等。

原发性纤溶时由于没有病理性凝血酶的生成，抗凝血酶水平正常，而纤溶酶异常增多，可导致纤维蛋白原降低、FDP 异常增加、D-二聚体阴性或不升高，且鱼精蛋白副凝试验阴性。此外，原发性纤溶亢进时血栓未形成，血栓弹力图表现为 MA 偏低或正常、LY30 明显升高。

一旦确诊原发性纤溶亢进症，应积极采取针对性治疗，包括治疗原发病、去除诱发因素、抗纤溶治疗和替代治疗等。采用抗纤溶药物治疗大多可取得良好效果。目前常用的抗纤溶药物包括氨基己酸、氨甲环酸和氨甲苯酸等。在使用纤溶抑制剂的基础上可适当补充纤维蛋白原等凝血因子。

8. DIC 治疗原则的要点

DIC 早期阶段的识别和危险分层将会对 DIC 的治疗带来很大的益处。

由于 DIC 病情复杂，临床防治难度较大，依据症状和凝血的动态变化，结合当前诊断系统，一旦考虑 DIC 倾向或确诊 DIC，应及时启动治疗方案。DIC 的治疗基本方案可以概括为以下三个方面：①处理基础疾病；②针对消耗的止血组分的支持替代治疗；③控制血栓形成或纤溶进程。

（1）原发病治疗始终是终止 DIC 病理过程的最关键措施；在某些情况下，凡是病因能迅速去除或控制的 DIC 患者，凝血功能紊乱往往能自行纠正；但多数情况下，相应的支持治疗，特别是纠正凝血功能紊乱的治疗是缓解疾病的重要措施。

（2）DIC 治疗宜采取分期治疗原则：①在 DIC 早期以微血栓形成为主，此期治疗目的在于抑制广泛性微血栓形成，此期治疗目的在于抑制广泛性微血栓形成，防止血小板及各种凝血因子消耗，因而以抗凝治疗为主，未进行充分抗凝的 DIC 患者，不宜单纯补充血小板和凝血因子。②DIC 中期为消耗性低凝期，此期仍需抗凝，但因凝血因子进行性消耗，易发生出血，故在充分抗凝的基础上，应补充血小板和凝血因子替代治疗。伴高危出血风险、存在活动性出血或需要创伤性检查及外科手术时，要考虑血液制品支持治疗。血小板低于 $50\times10^9/L$ 且伴有活动性出血时，需治疗性输注血小板，对于无出血倾向的 DIC 患者，并不主张预防性输注血小板；另有观点认为血小板低于 $(20\sim30)\times10^9/L$ 且不伴活动性出血时，需预防性输注血小板。PT 与 APTT 比值>1.5 且伴活动性出血是另一个替代治疗指征，此类患者可输注新鲜冰冻血浆，如因限制液体入量而无法输注血浆时，可考虑用凝血因子浓缩物，部分纠正凝血因子的缺失。重组因子Ⅶa 仅批准用于伴有抑制物的血友病患者和血小板无力症患者，尚缺乏应用于 DIC 的循证医学依据，超适应证使用需要认真评估潜在的血栓形成风险。凝血酶原复合物亦是如此，目前均不推荐用于治疗 DIC 伴发的出血。新鲜冰冻血浆若无法纠正严重的低纤维蛋白血症（<1g/L），可考虑使用 Fbg 浓缩物或冷沉淀。此外，基因突变和多态性也影响到 DIC 患者止血功能的改变，也许通过特定基因的筛查，可以早期识别严重基础疾病伴发 DIC 高危人群。③DIC 晚期为继发性纤溶亢进期，此期微血栓基本停止，继发性纤溶亢进是主要矛盾。若纤溶亢进是出血的首要原因，则可适当应用抗纤溶药物，按需补充血小板和凝血因子。对于有出血倾向而未排除 DIC 或疑似 DIC 的患者，不宜将抗纤溶药物作为首选止血药单独应用，以免诱发或加重 DIC。

9. 脓毒血症 DIC 的治疗进展

感染是 DIC 最常见的原因，30%~50% 脓毒症患者出现 DIC，约占 DIC 总数的 50%。脓毒血症 DIC 是炎症与凝血系统互相对话、相互作用的复杂病理生理过程，防治难度大，病死率高达 28%~43%。

通常脓毒症患者在采取控制感染、清除病灶等综合措施后，抗生素的应用宜早期、广谱、足量，尽早减少感染对微血管系统的损害。在综合治疗的基础上，针对脓毒血症 DIC 的治疗的关键是要判断是否有活动性出血或血栓形成。如果患者没有出血，根据相关指南，应采用肝素或低分子量肝素行抗凝治疗。若合并出血或有出血倾向，则推荐补充血液制品，如新鲜冰冻血浆、血小板或凝血因子。

抗凝治疗在脓毒血症 DIC 的治疗地位尚无定论，多数学者认为其可降低脓毒症 DIC 患者尤其是早期 DIC 患者的病死率。目前使用的抗凝药物包括抗凝血酶、血栓调节蛋白、组织因子途径抑制物、肝素及中药等。抗凝血酶与凝血酶通过精氨酸-丝氨酸肽键结合，灭活凝血酶活性，发挥抗凝作用；血栓调节蛋白与凝血酶结合，降低凝血酶活性，加强蛋白 C 活化，并选择性灭活 FⅤ和 FⅧ，从而发挥抗凝；组织因子途径抑制物除有抑制组织因子外，还抑制 FⅡ和 FX，是理想的抗凝药物；但这三种药物在脓毒血症 DIC 抗凝疗效上尚无统一意见，且尚未在我国上市，目前不适宜我国脓毒血症 DIC 患者的治疗。针对该病，我国使用较多的仍是肝素及中药。普通肝素和低分子量肝素已广泛应用于脓毒血症 DIC 的治疗，但迄今尚无循证医学资料显示它们能降低该病的病死率；某些中药单体及复方制剂等具有活血化瘀、抑制血小板聚集、改善微循环、抗感染等作用，可一定程度改善脓毒血症 DIC 预后。

10. 产科 DIC 的治疗进展

产科 DIC 的发生率为 0.03%~0.35%，其主要病因包括急性产后出血（宫缩乏力、宫颈和阴道裂伤及子宫破裂）、胎盘早剥、子痫前期、子痫、HELLP 综合征、稽留死胎、流产感染和宫内感染、羊水栓塞、妊娠期急性脂肪肝等。正常妊娠期存在生理性的血栓前状态，且有许多药物及手术止血措施应对产后出血，但围产期出血导致的 DIC 仍是造成孕产妇死亡的首要因素。阻断产妇体内凝血物质的来源是治疗产科 DIC 的首要措施，如分娩期间为了控制产科 DIC，需要控制感染，同时尽早娩出胎儿，清理宫腔；如果情况严重，则需要切除子宫。

肝素能预防产科 DIC 的进一步发展，主要源于肝素能对血小板、纤维蛋白等凝血因子的消耗起到一定的阻止作用，并能够帮助患者血液凝血功能恢复正常水平；但产科 DIC 血液的高凝期非常短，在高凝期过后快速进入消耗性低凝期，因此用药时机的把控十分重要。指南推荐：①羊水栓塞一旦诊断应尽快使用；②合并胎盘早剥时应及时终止妊娠，慎用肝素；③平均动脉压大于 18.7kPa 时慎用；④合并重症肝炎及血小板计数很低时禁用。

产科 DIC 应慎用催产素，由于产妇在子宫大出血情况下处于休克状态，肌肉松弛，对药物的反应性减弱或丧失，即使使用催产素，对患者所起的作用非常小。在产妇情况严重的情况下，使用催产素有可能将子宫血窦中的羊水和有形的物质再次挤入母体中进一步加重了产妇的病情。一般情况下由于产科 DIC 患者容易发生出血性休克，为了有效控制患者 DIC 的进展，需要阻断激活患者体内凝血的物质，需及时对产妇进行子宫切除，进而减少胎盘剥离面大血窦的出现情况，同时也能减少羊水和有形的物质进入母体血液中，避免出现再次循环，最终有效控制患者的 DIC。近年，有报道在发生出血性休克产妇的宫腔喷洒凝血酶，能有效控制子宫出血，避免子宫切除。

11. 血栓弹力图的临床价值

血栓弹力图（thromboelastography，TEG）是由血栓弹力图仪描记的凝血动态过程曲线，是一种能动态分析血小板、凝血因子、纤维蛋白原等血液成分之间相互作用、血凝块形成和纤维蛋白溶解全过程的曲线图。

（1）血栓弹力图的基本原理：凝血结果是产生某个血凝块，其物理特性（强度与稳定性）很多情况下对凝血功能是否正常起到决定性的影响。TEG 可以精准、及时地检测患者的凝血功能，从凝血直至血凝块产生到最后稳固。通过对凝血因子活性、Fbn 或是血小板功能实施动态性监测，同时提供凝血、纤溶属性、动态相关的资料，根据 TEG 的相关参数判断出凝血活动中凝血因子、血小板、Fbn、Fbn 溶解的异常环节、帮助分析凝血功能异常的直接原因。

（2）血栓弹力图的主要指标及意义：①凝血因子反应时间（R），是从凝血系统启动到形成第一块可检测到的血凝块所需要的时间（分钟），即血样置入 TEG 开始到描记图振幅达 2mm 所需的时间，即启动凝血的时间。反映凝血因子及凝血抑制因子间的动态平衡，凝血因子活性增高时 R 值缩短；②纤维蛋白聚合时间（K），是从凝血开始即 R 时间终点至描记图振幅达到 20mm 所需的时间，代表纤维蛋白形成和交叉连接形成血栓获得固定弹性黏度所需的时间，纤维蛋白原功能增强时 K 值缩短；③纤维蛋白聚合功能（Angle），是从血凝块形成点至描记图的最大曲线弧度做切线与水平线的夹角，反映纤维蛋白原的功能；④血块最大强度（MA），是描记图曲线两侧最宽距离，指的 TEG 图上的最大振幅，即最大切应力系数（mm）反映纤维蛋白凝块形成的最终强度，是纤维蛋白原与血小板相互连接的最强的动力学特性，主要反映血小板的功能，功能增强时 MA 值增加；⑤血块消融比例（LY30），是指 MA 确定后 30 分钟血凝块减少速率（%），反映纤溶系统活性；⑥凝血状态指数（CI），是根据上述指标计算出的参数，反映凝血的综合状态，正常值是-3~3，>3 提示高凝状态，<-3 提示低凝状态。

（3）血栓弹力图的临床应用：TEG 主要有 4 种检测类型，具备最全的检测功能。即普通 TEG 检测、快速 TEG、TEG 肝素酶对比和 TEG 血小板图。①普通 TEG 检测以高岭土作为激活剂，主要用于评估凝血全貌和判断凝血状态，指导成分输血，半段促凝和抗凝等药物的疗效及评估患者血栓发生概率，预防术后的血栓发生，可常规化应用于全部疾病。快速 TEG 以高岭土和组织因子为激活剂，内外源途径同时激活，在十几分钟内提供测量结果。②快速 TEG 检测凝血迅速、简便，ACT 的值可以预测创伤患者短期内有无大输血需求，并可用于监测肝素抗凝,更适用于急诊和手术患者凝血功能监测。③TEG 肝素酶对比检测可以评估肝素、低分子肝素及类肝素药物疗效。常用于围术期判断肝素抵抗情况、监测肝素化情况和评价鱼精蛋白对肝素的中和效果。④TEG 血小板图用于评估抗血小板药物对血小板的抑制情况。抗血小板药物药效过强易引发出血风险,不足则引发血栓风险。

TEG 的适应证有如下:①围术期各种凝血异常的筛查;②术前评估凝血全貌,判断出血风险;③各种出血原因的鉴别诊断、指导成分输血;④输血前原因判断,输血后效果评估;⑤诊断手术期凝血功能紊乱,指导输血和用药;⑥鉴别诊断原发性纤维蛋白溶解亢进和继发性纤维蛋白原溶解亢进;⑦监测各种促凝、抗纤或抗凝等药物的疗效,如华法林、比伐卢定、诺其(重组人凝血因子Ⅶa)、戊糖、氨甲环酸等,指导正确使用;⑧高凝状态诊断,评估血栓发生概率;⑨使用各类抗血小板药物患者的疗效判断,鉴别出血、再缺血原因,术前出血风险评估;⑩各种使用肝素的手术或治疗中,如 CPB(体外循环)、器官移植、肾脏透析、血液透析、各类介入、PCI 等,药物效果、凝血状况及鱼精蛋白中和效果的评估;⑪使用低分子量肝素抗栓治疗的疗效判断;⑫各类手术尤其是 PCI(经皮冠状动脉介入治疗)、介入、骨科、妇科、器官移植、CABG(冠脉搭桥术)、ECMO(体外膜氧合器)、血管外科、神经内科、神经外科等术后的血栓发生的评估;⑬监测凝血因子不足;⑭血小板功能检测;⑮血友病的治疗;⑯急性创伤、烧伤、休克患者的凝血功能评估;⑰各种溶栓治疗如尿激酶、链激酶、t-PA 等监测;⑱高血栓风险患者的体检。

(夏中元)

第五节 脓 毒 症

【知识点】

1. 脓毒症和脓毒性休克的定义
2. 脓毒症的发病机制
3. 脓毒症患者的临床表现
4. 脓毒症和脓毒症休克的诊断流程和诊断标准
5. 脓毒症患者的术前准备
6. 脓毒症的治疗
7. 脓毒症的围术期监测
8. 脓毒症患者的麻醉要点

【案例】

患者男,78 岁。胆囊结石史 20 年,突发上腹痛伴恶心呕吐 3 天。入院诊断为急性胆囊炎。查体:患者较烦躁,呼吸急促,全腹压痛、反跳痛、肌紧张。T 37.8℃,HR 124 次/min,BP 78/52mmHg。吸空气时,血气分析提示 PaO_2 45mmHg,$PaCO_2$ 30mmHg,血乳酸 4.8mmol/L。

【疾病的基础知识】

1. 脓毒症和脓毒症休克

1991 年美国胸科医师协会和美国危重病医学会(ACCP/SCCM)会议共识提出了最初的脓毒症定义(Sepsis 1.0)。脓毒症是宿主对感染的全身炎症反应综合征(systemic inflammatory response syndrome,SIRS),包括全身炎症反应引起的体温、呼吸、心率及白细胞计数等方面的变化。然而,创伤、感染、休克等情况也会出现这些反应。因此,脓毒症是各种严重侵袭造成机体内炎症介质大量释放所致的全身效应。随着人们对疾病认识的不断深入,2014 年最新的脓毒症定义标准为:脓毒症是指感染的宿主反应失控,导致危及生命的器官功能障碍。着重强调:①感染引发宿主非稳态反应的严重性;②超出了感染原本的可致死性;③强调早期诊断的必要性。进而提示脓毒症的病理生理机制远较感染更为复杂。脓毒症患者出现一个或多个器官功能障碍,即为重度脓毒症(sever sepsis)。脓毒性休克是重度脓毒症的特殊类型,伴有循环衰竭和细胞代谢异常,经充分液体复苏仍不能纠正其低血压和组织低灌注,病死率极高。

2. 脓毒症的发病机制与临床意义

目前脓毒症的生物学指标和病理生理学机制尚未明了,涉及复杂的全身炎症网络效应、基因多态性、免疫功能障碍、凝血功能异常、组织损伤以及宿主对不同感染病原微生物及其毒素的异常反应等多个方面,与机体各器官、系统病理生理改变密切相关。

（1）细菌内毒素：细菌内毒素可直接或间接触发脓毒症的病理生理变化，在其过程中炎症反应严重失控，造成免疫功能紊乱、高代谢状态和器官功能损害。

（2）炎症介质：各种感染因素会激活机体单核-吞噬细胞系统及其他炎症反应细胞，产生并释放大量炎性介质。内源性炎症介质，包括血管活性物质、细胞因子、趋化因子、氧自由基、血浆酶系统产物及血纤维蛋白溶解途径等相互作用形成网络效应，并引起全身各器官、系统的广泛损伤。早期细胞因子如肿瘤坏死因子-α（TNF-α）、白介素-1（IL-1）和晚期细胞因子（如高迁移率族蛋白 B1，HMGB1）与脓毒症并发症的发生发展密切相关。而针对不同炎性介质拮抗治疗的临床研究目前均未取得满意效果。这也提示脓毒症发病机制的复杂性。最新发现认为：脓毒症是由多种原发病因、不同病原体及其毒力因子、宿主基因组多态性及其反应的不均一性所引起的复杂病理过程。

（3）免疫功能紊乱：脓毒症免疫功能紊乱的机制包括：一方面是作为免疫系统重要调节细胞 T 淋巴细胞功能失衡，炎症介质向抗炎反应漂移，致炎因子减少，抗炎因子增多；另一方面则表现为免疫麻痹，及细胞凋亡与免疫无反应性，T 淋巴细胞对特异性抗原刺激不发生反应性增殖或分泌细胞因子。

（4）肠道黏膜屏障功能受损：20 世纪 80 年代以来，人们发现肠道是机体最大的细菌及内毒素储存库，应激反应时很容易引起肠道细菌/内毒素移位，造成机体感染，引发脓毒症及多器官功能不全。严重损伤诱发的应激反应又可造成肠道黏膜屏障破坏，肠道菌群生态失调以及机体免疫功能下降，进一步促使肠道细菌/内毒素移位，触发机体过度炎症反应与器官功能损害。

（5）凝血功能紊乱：脓毒症通过与炎症反应相互促进，内毒素和 TNF 通过诱发巨噬细胞和内皮细胞释放组织因子，可激活外源性凝血途径；被内毒素激活的凝血因子Ⅻ，可激活内源性凝血途径，最终导致弥散性血管内凝血（DIC）。

（6）基因多态性：临床上可以见到同一致病菌感染的不同个体，其临床表现和预后截然不同。人体对应激打击的易感性与耐受性、临床表现多样性以及药物治疗反应的差异性，均表明基因多态性等遗传因素对于脓毒症的发病机制具有重要影响。

3. **脓毒症患者的临床表现**

脓毒症的症状和体征通常是非特异性的。起病急，病情重，发展迅速；可以单发疾病，也可以伴随其他疾病发生。临床主要表现：①突发寒战，继以高热可达 40~41℃，或低体温；②头痛、头晕、恶心、呕吐、腹胀，面色苍白或潮红、出冷汗，意识淡漠或烦躁、谵妄和昏迷；③心率加快、脉搏细速，呼吸急促或呼吸困难；④肝脾可增大，严重者出现黄疸或皮下出血。如病情发展，感染未能控制，可急剧发展为多器官功能不全乃至衰竭。

脓毒性休克时表现出血流动力学不稳定，低血压、脉压增大等高心排血量性心力衰竭的典型体征。不同的感染源其临床表现不同。

4. **脓毒症和脓毒性休克的诊断**

由于脓毒症是宿主对感染产生的炎症反应失控，容易出现危及生命的器官功能障碍。诊疗过程中应强调两个方面：①评估脓毒症感染与器官功能损害的严重程度及其机制；②临床治疗中需要对患者进行及时诊断和干预。

针对 ICU 和非 ICU 患者，脓毒症最新诊断标准有所不同。ICU 的脓毒症患者/可疑患者，采用序贯器官衰竭估计评分（sequential oran failure assessment，SOFA），当 SOFA≥2 分时，诊断成立。对于非 ICU 的患者/可疑患者，则选用重症患者快速评分（quick sOFA，qSOFA），当出现两项（收缩压≤100mmHg，呼吸频率≥22 次/min，意识改变）或两项以上阳性时，即诊断为脓毒症。

感染性休克指感染导致的循环衰竭和细胞代谢异常，是脓毒症的一个亚型。诊断标准为脓毒症患者经过积极液体复苏后，仍需要升压药物维持平均动脉压≥65mmHg，血乳酸>2mmol/L。脓毒性休克的住院病死率超过 40%。

脓毒症和脓毒性休克患者临床标准识别流程图见图 17-5-1。

【围术期管理】

5. **脓毒症患者的术前准备要点**

明确诊断脓毒症的患者，把握手术治疗的时机是最困难的。如果需要紧急手术，评估和衡量脓毒症对脏器功能的损害程度至关重要。因为，脓毒症病情能否在手术前得到控制，对于预后有较大影响。当紧急情况必须

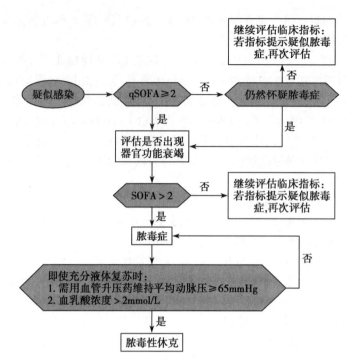

图 17-5-1   脓毒症和脓毒性休克患者临床标准识别流程图

手术治疗时,发生和加重脏器衰竭的风险明显增加,耐受麻醉和手术风险能力大大降低。为了准确把握手术的安全时机,对脓毒症的支持治疗需全程进行,即手术前、术中和术后并举。早期合理的使用抗生素是控制和改变脓毒症病程的关键措施。脓毒症的抗生素应用原则如下:①切皮前 30 分钟内应用;②对于较大手术的患者增加剂量;③超过 3 小时的手术需要追加使用;④根据手术类型使用适当的药物;⑤根据耐药模式选用适当的药物。

6. 脓毒症的治疗原则

(1)早期液体复苏:由于脓毒症血管收缩舒张功能异常和通透性增加,机体在早期就出现了血容量减少,组织器官出现低灌注状态。因此,及时进行有效的液体复苏已成为脓毒症治疗的关键措施。早期液体复苏有助于改善脓毒症休克患者的预后,一旦出现组织灌注不足的临床征兆即应立即实施液体复苏,不要等到转入ICU 后才实施。脓毒症治疗指南提出:在进行初期复苏的 6 小时内,脓毒症早期目标导向治疗(early goal-directed therapy,EGDT)包括:①中心静脉压(CVP)8~12mmHg;②平均动脉压(MAP)≥65mmHg;③尿量≥0.5ml/(kg·h);④SvO_2≥70%或者 SvO_2≥65%。

(2)控制感染:①获取生物学证据,尽可能在使用抗生素之前获取生物学标本,进行细菌/真菌培养。采取标本包括血液、痰液、尿液、伤口分泌物等。培养结果有助于有针对性的使用抗生素治疗;②使用抗生素,由于早期获得生物学证据的机会有限,因此尽快根据临床经验选用抗生素治疗,同时依据病情进行疗效评估,既保证疗效又要防止发生细菌耐药。一旦获得细菌培养结果,应根据药敏试验结合临床情况,尽快改为靶向治疗,使用有效的窄谱抗生素;③去除感染源,在脓毒症治疗的同时,应积极寻找感染原因,如涉及外科感染,如化脓性胆管炎、脓肿形成、肠梗阻、化脓性阑尾炎等,应及时手术干预,清除病灶或进行引流;如为医源性材料感染,如静脉导管、尿导管或植入人工器材等,应及时取出材料并作微生物培养。

(3)血管活性药物:最好在有创血流动力学监测下进行。①如果液体复苏后仍不能改善患者的血压和脏器低灌注状态,则应给予缩血管升压药物治疗;当出现危及患者生命的脓毒性休克时,即使存在明显低血容量,此时也应在扩容治疗的同时使用缩血管升压治疗;②对于脓毒性休克的患者,首选去甲肾上腺素,亦可选择多巴酚丁胺、血管升压素等;③对于伴有低心排血量的患者,多巴酚丁胺为首选;④如果出现严重代谢性酸中毒(pH<7.15),使用血管活性药物的效果往往欠佳,应先积极纠正酸中毒和扩容治疗。

(4)糖皮质激素:脓毒症患者往往伴有肾上腺皮质功能不全,对于经液体复苏后仍需给予升压药物维持血压的患者,可以考虑给予小剂量的糖皮质激素治疗,首选氢化可的松,每日剂量 200~300mg,或者甲泼尼龙40mg,q.6h. 或 q.8h. 静脉注射,3~5 天。

（5）机械通气与辅助通气：对于重度脓毒症患者，当出现急性肺损伤/急性呼吸窘迫综合征（ALL/ARDS）时，应及时进行机械通气治疗以改善组织缺氧状态，并且建议选择低平台压、小潮气量通气、允许性高碳酸血症的肺保护性通气策略。

（6）血糖控制：由于脓毒症患者存在胰岛素抵抗情况，血糖的耐受差。循证医学已经证实：脓毒症患者的血糖过高是其不良预后的危险因素。因此，既要控制血糖在合理水平（<8.3mmol/L），还要防止低血糖，同时要加强血糖监测。

（7）非甾体抗炎药：用于严重细菌感染的作用尚存争议。许多病例报告表明，在接受 ICU 治疗的患者，使用非甾体抗炎药会增加细菌感染的严重性，导致休克和多器官衰竭。因此，脓毒症患者的抗感染治疗应尽早使用抗生素为宜。

（8）早期目标指导性治疗和集束化治疗：为了更好地规范实施脓毒症治疗措施，目前推荐将上述脓毒症治疗措施组合成一套方案，即早期目标指导性治疗和集束化治疗。

拯救脓毒症患者的行动-集束化治疗，要求在 1 小时内完成的项目包括：①检测血乳酸水平，如初始血乳酸>2mmol/L 应重复检测；②应用抗生素前获取血液培养标本；③使用广谱抗生素；④低血压或血乳酸 ≥4mmol/L 时，按照 30ml/kg 给予晶体液；⑤液体复苏期时或液体复苏之后仍有低血压，予升压药维持 MAP ≥65mmHg。

此外，可给予适当镇静，加强重要脏器功能支持，防止出现应激性溃疡、深静脉血栓、DIC 等严重并发症。

7. 脓毒症患者围术期监测

脓毒症患者的监测应坚持持续、分级的原则。除了常规的基本生命体征的监测之外（心率、血压、体温、脉氧饱和度、呼气末二氧化碳分压等），还应注重针对脓毒症并发症易累及器官的监测。

（1）心功能损害：可通过血流动力学参数监测、心脏超声监测[包括经胸心脏超声（TTE）、经食管心脏超声（TEE）、连续多普勒无创血流动力学监测（USCOM）]、血管造影技术以及经肺热稀释脉搏轮廓连续监测技术（PiCCO）等进行监测。

（2）肾功能损害：除了严密监测患者尿量、尿色、比重、BUN 和 Cr 等指标以外，还应密切关注急性肾功能损伤的各项早期敏感指标：主要有中性粒细胞明胶酶相关脂质运载蛋白（NGAL）、估计肾小球滤过率（eGFR）和肾损伤分子-1（KIM-1）。

（3）肺功能：除一般的临床观察之外，如皮肤黏膜颜色、体位、呼吸频率、潮气量、每分通气量、呼吸音等，还要对患者的肺容量、肺通气功能、换气功能、呼吸动力学、血液气体分析等进行全面监测。另外，胸片、CT 以及肺超声监测均有助于动态判断患者胸腔和肺的异常变化和疗效。

（4）脑功能：动态监测患者意识状态、语言、神经反射。脓毒症相关性脑病（sepsis-associated encephalopathy，SAE）是脓毒症患者严重的中枢神经系统并发症。头颅 CT、MRI 及脑电图 EEG 常作为诊断 SAE 的辅助工具。虽然 CT 和 MRI 缺乏特异性，但仍可排除一些其他原因引起的脑功能障碍，而 EEG 可作为诊断 SAE 较为敏感的工具，超过 80% 的患者存在脑电图异常。

（5）容量：除了常规的血压、心率、中心静脉压、肺动脉楔压监测之外，唯捷流（vigileo）血流动力学监测可以观察每搏量变异率（stroke volume variation，SVV），但要考虑机械通气对回心血量的影响，进而干扰 SVV 的准确性。

（6）骨骼肌：脓毒症患者骨骼肌舒缩功能减退，可导致患者乏力、呼吸困难、缺氧、发绀、误吸、吞咽困难以及下肢深静脉血栓形成等相关并发症，严重影响预后。另外，还会影响全身麻醉肌肉松弛药的使用效果，为了脓毒症患者肌肉松弛药的合理使用，准确评判气管导管拔管时机，应使用肌肉松弛监测仪或肌电图监测。

8. 脓毒症患者麻醉选择的要点

（1）局部麻醉或神经阻滞：上肢手术常用臂神经丛阻滞，下肢手术可以选腰丛或坐骨神经阻滞下完成手术，注意局麻药中毒，严密监测，控制药量。若患者意识不清或循环不稳定，不宜选择此方法。

（2）椎管内麻醉：若患者循环呼吸状态良好，意识清楚的患者可以选择。注意适当的液体复苏，严密监测，控制麻醉平面。对于感染性休克患者以及凝血障碍者，椎管内麻醉不宜采用。

（3）全身麻醉：对于意识障碍、饱胃、循环不稳定、有椎管内麻醉禁忌者，可以选择气管插管全身麻醉。并给予适宜麻醉深度，提供肺保护性通气策略支持，目标导向的液体治疗管理，以及维持水电解质酸碱平衡。

9. 脓毒症患者麻醉深度的掌控

麻醉过程应综合临床表现(如体动、血流动力学变化、药物浓度)和 EEG 监测结果。麻醉镇静深度不仅仅监测其数字,还应观察脑电图波形,根据病情来调整适宜麻醉深度。普通患者全身麻醉维持脑电指数 40~60,老年患者或严重感染患者维持 50~60,以减少麻醉药对脓毒症患者重要脏器的功能影响。

(闵　苏)

第六节　深静脉血栓和肺栓塞

【知识点】

1. 静脉血栓栓塞症及肺栓塞的定义
2. 深静脉血栓的常见危险因素及评估
3. 深静脉血栓的诊断
4. 肺动脉血栓栓塞症的诊断
5. 围术期深静脉血栓的分层和预防
6. 静脉血栓栓塞症的抗凝治疗
7. 合并静脉血栓栓塞症患者的麻醉管理
8. 超声在血栓栓塞症的应用

【案例】

患者男,82 岁,75kg,185cm。因跌倒致左上肢及左下肢疼痛伴活动障碍 3 天从外院转入。既往患 2 型糖尿病,原发性高血压病。入院时 T 36.8℃,P 105 次/min,R 22 次/min,BP 136/80mmHg。查体:神志清晰,无头晕黑矇、胸闷气促等;左上肢及大腿部疼痛伴活动障碍,左手掌背伸畸形,左肱骨内侧皮下青紫,左下肢外旋 45°畸形,不能站起及坐立。X 线示:左侧柯氏骨折,左尺骨茎突骨折,下尺桡关节脱位;左肩关节肱骨颈骨折,断端错位;左股骨粗隆间骨折,骨片分离。诊断:左股骨转子间骨折,左肱骨外科颈骨折。入院后两天在全身麻醉下行左髋关节置换术和左肱骨外科颈骨折内固定术,手术进行 1 小时后患者血压下降、SpO_2 下降、听诊发现右下肺呼吸音减弱、右上肺无呼吸音、左肺呼吸音正常,气道阻力 16cmH₂O。立即暂停手术行抢救治疗,明确诊断。

1. 静脉血栓栓塞症、深静脉血栓形成、肺栓塞及其相互关系

静脉血栓栓塞症(venous thromboembolism,VTE)是指血液在静脉内不正常地凝结,使血管完全或不完全阻塞,属静脉回流障碍性疾病。静脉血栓栓塞症包括肺栓塞和深静脉血栓形成,是同一种疾病在不同发病阶段、不同部位的临床表现形式。静脉血管管壁损伤、血液高凝状态及血管内血流速度缓慢均可引起 VTE 的发生。VTE 严重威胁患者的生命,属于医院内高发疾病;骨科、心内科、呼吸科、ICU 及各科危重症患者是高危人群,应以预防为主才能降低医院内的发病率。

深静脉血栓(deep vein thrombosis,DVT)形成是指血液在深静脉腔内异常凝结,阻塞静脉管腔,导致静脉回流障碍,引起远端静脉高压、肢体肿胀、疼痛及浅静脉扩张等临床症状。可发生在全身各部位静脉,多见于下肢,可造成不同程度的慢性深静脉功能不全,严重时可致残。下肢深静脉血栓是肺栓塞血栓栓子的主要来源,预防下肢深静脉血栓形成可降低发生肺血栓栓塞症的风险。

肺栓塞(pulmonary embolism,PE)是以各种栓子阻塞肺动脉系统为其发病原因的一组疾病或临床综合征的总称,包括肺血栓栓塞症(pulmonary thromboembolism,PTE)、脂肪栓塞综合征、空气栓塞、羊水栓塞、异物栓塞、细菌性栓塞、肿瘤性栓塞等。其中,PTE 是最常见的类型,即为来自静脉系统或右心的血栓阻塞肺动脉或其分支所导致的疾病,以肺循环和呼吸功能障碍为其主要临床和病理生理特征,是围术期患者死亡的主要原因。

临床中应树立 VTE 的整体概念,DVT 与 PTE 关系密切,引起 PTE 的血栓主要来源于 DVT,有研究发现 90%PTE 的血栓来源于深静脉血栓脱落,PTE 与 DVT 均属于静脉血栓栓塞症(VTE),为 VTE 的两种类别。临床诊断 DVT 时应注意是否合并 PTE,诊断 PTE 时要寻找 DVT 的证据。

2. PTE 的病理生理特点

PTE 栓子可以来源于下腔静脉路径、上腔静脉路径或右心系统,其中大部分来源于下肢深静脉。多数情况下 PTE 继发于 DVT,约 70% 的 PTE 患者可在下肢发现 DVT;而在近端 DVT 患者中,通常有 50% 的患者存在症状性或无症状 PTE。随着颈内静脉、锁骨下静脉置管和静脉内化疗的增多,来源于上腔静脉路径的血栓亦较前有增多趋势;右心系统来源的血栓所占比例较小。PTE血栓栓塞可以是单一部位的,也可以是多部位的。病理检查发现多部位或双侧性的血栓栓塞更为常见。影像学发现栓塞更易发生于右侧和下肺叶。PTE发生后,栓塞局部可能继发血栓形成,参与发病过程。肺动脉发生栓塞后倘若其支配区域的肺组织因血流受阻或中断而继发坏死称为肺梗死(pulmonary infarction,PI)。

（1）肺血管阻力（PVR）增加和心功能不全:栓子阻塞肺动脉及其分支达一定程度（30%～50%）后,因机械阻塞作用,加之神经体液因素（血栓素 A_2 和5-羟色胺的释放）和低氧所引起的肺动脉收缩,导致PVR增加,动脉顺应性成比例下降。PVR的突然增加导致了右心室后负荷增加,肺动脉压力升高。右心扩大致室间隔左移,使左心室功能受损,因此,左心室在舒张早期发生充盈受阻,导致心排血量的降低,进而可引起体循环低血压和血流动力学不稳定。心排血量下降,主动脉内低血压和右心室压升高,使冠状动脉灌注压下降,特别是右心室内膜下心肌处于低灌注状态,使得心肌缺血。

（2）呼吸功能不全:PTE的呼吸功能不全主要为血流动力学障碍的结果。心排血量降低导致混合静脉血氧饱和度下降。PTE导致血管阻塞、栓塞部位肺血流减少,肺泡无效腔量增大;肺内血流重新分布,而未阻塞血管灌注增加,通气血流比例失调而致低氧血症。部分患者（约1/3）因右心房压力增加,而出现卵圆孔再开放,产生右向左分流,可能导致严重的低氧血症,部分栓子可因此而进入体循环,造成脑栓塞等,形成所谓反常性栓塞。远端小栓子可能造成局部的出血性肺不张,引起局部肺泡出血,表现为咯血,并可伴发胸膜炎和胸腔积液,从而对气体交换产生影响。由于肺组织同时接受肺动脉、支气管动脉和肺泡内气体三重氧供,故肺动脉阻塞时较少出现肺梗死。如存在基础心肺疾病或病情严重影响到肺组织的多重氧供,则可能导致肺梗死。右房压力过高时,在生理性卵圆孔未闭的患者可致卵圆孔右向左单向开放,出现心内右向左分流。

（3）慢性血栓阻塞性肺动脉高压（chronicthromboembolic pulmonary hypertension,CTEPH）:部分急性PTE经治疗后血栓不能完全溶解,血栓机化,肺动脉内膜发生慢性炎症并增厚,发展为慢性PTE;此外,DVT多次脱落反复栓塞肺动脉亦为慢性PTE形成的一个主要原因,肺动脉血栓机化,伴随不同程度血管重构、原位血栓形成,导致管腔狭窄或闭塞,PVR和肺动脉压力逐步升高,形成肺动脉高压,称为CTEPH;多种影响因素如低氧血症、血管活性物质（包括内源性血管收缩因子和炎性细胞因子）释放可加重这一过程,右心后负荷进一步加重,最终可致右心衰竭。

3. PTE 的诊断

要准确诊断肺血栓栓塞,必须先了解肺血栓栓塞的危险因素、临床症状、体征,必要时辅以相应的检查手段,方可确诊。

（1）危险因素:按血栓来源则可以分为原发性和继发性两类（表17-6-1）。根据德国病理学家 Rudolf Virchow 的理论,按照血栓形成的机制可分为静脉血液淤滞、静脉系统内皮损伤和血液高凝状态（表17-6-2）。住院患者常见的高凝状态包括恶性肿瘤,妊娠及围生期,雌激素替代治疗,创伤或者下肢、髋部、腹部及骨盆手术,炎症性结肠疾病,肾病综合征,感染中毒症,易栓症等。

表 17-6-1　按血栓来源 PTE 的危险因素分类

原发性危险因素	继发性危险因素
由遗传变异引起,包括Ⅴ因子突变、蛋白C缺乏、蛋白S缺乏和抗凝血酶缺乏等,常以反复静脉血栓栓塞为主要的临床表现	指后天获得的易发生PTE的多种病理生理异常,包括骨折、创伤、手术、恶性肿瘤、慢性心肺疾病、口服避孕药等

表 17-6-2　血栓形成的机制

静脉血液淤滞	静脉血管壁损伤	血液高凝状态
心房颤动、左室功能不全、制动或瘫痪、静脉功能不全或静脉曲张、肿瘤、肥胖或妊娠等导致的静脉阻塞等	创伤或手术、静脉穿刺、化学刺激、心脏瓣膜病或瓣膜置换、导管植入等	恶性肿瘤,妊娠及围生期,雌激素替代治疗,创伤或下肢、髋部、腹部及骨盆手术,炎症性结肠疾病,肾病综合征,感染中毒症,易栓症等

（2）临床症状：PTE 的临床症状与栓子的大小、栓塞发生的速度以及基础心肺功能相关，故临床表现缺乏特异性。围术期非全麻患者临床表现：呼吸困难、胸痛、咯血、晕厥和休克、心律失常甚至心搏骤停等（表 17-6-3）；麻醉监护状态下的表现为：轻度的肺栓塞仅表现一过性的 SpO_2 下降、低血压；重度的肺栓塞表现为突然出现的 SpO_2 下降、$P_{ET}CO_2$ 突然降低、低血压或休克、心律失常甚至心搏骤停，同时血气分析为低氧血症和高碳酸血症。$P_{ET}CO_2$ 和 $PaCO_2$ 差别显著增大是肺栓塞的特征性表现。

表 17-6-3　非全身麻醉状态时 PTE 的临床症状

症状	特点及原因分析
呼吸困难	为最常见的症状，主要表现为气短
胸痛	可见于肺远端发生梗死造成的胸膜炎性胸痛，亦可见于中央性肺血栓引起的右心心肌缺血
咯血	远端小栓子可能造成局部的出血性肺不张，引起局部肺泡出血
晕厥	部分患者可以因为晕厥首诊入院，常被误诊为脑血管疾病。晕厥不代表发生了血流动力学障碍，部分与神经体液反射有关
低血压	继发肺动脉高压，室间隔左移，左心充盈受损，心排量下降

（3）PTE 的常见症状：①呼吸急促，呼吸频率>20 次/min，是最常见的体征；②心动过速；③血压变化，严重时可出现血压下降甚至休克；④发绀；⑤发热：多为低热，少数患者可有中度以上的发热；⑥颈静脉充盈或搏动；⑦肺部可闻及哮鸣音和/或细湿啰音，偶可闻及血管杂音；⑧胸腔积液的相应体征；⑨肺动脉瓣区第二心音亢进或分裂，$P_2>A_2$，三尖瓣区收缩期杂音。

（4）辅助检查

1）动脉血气分析：急性 PTE 患者常表现为低氧血症、低碳酸血症、肺泡-动脉血氧分压（$P_{A-a}O_2$）增大。但部分患者的血气分析结果亦可以完全正常。

2）心电图：急性 PTE 的心电图表现在大多数病例为非特异性。较为多见的表现包括 $V_1 \sim V_4$ 的 T 波改变和 ST 段异常；其他心电图改变包括完全或不完全右束支传导阻滞、肺型 P 波、电轴右偏、顺钟向转位等。心电图改变多在发病后即刻开始出现，以后随病变的发展演变而呈动态变化。

3）胸部 X 线片：大多数病例胸部 X 线片有异常表现，但缺乏特异性。可表现为区域性肺血管纹理变细、稀疏或消失，肺野透亮度增加；肺野局部浸润性阴影；尖端指向肺门的楔形阴影；肺不张或膨胀不全；右下肺动脉干增宽或伴截断征；肺动脉段膨隆以及右心室扩大征；患侧横膈抬高；少至中量胸腔积液征等。仅凭 X 线胸片不能确诊或排除 PTE，但在提供疑似 PTE 线索和除外其他疾病方面，X 线胸片具有重要作用。

4）超声心动图：超声心动图在提示诊断和除外其他心血管疾患方面有重要价值。对于严重的 PTE 病例，超声心动图检查可以发现右室壁局部运动幅度降低；右心室和/或右心房扩大；室间隔左移和运动异常；近端肺动脉扩张；三尖瓣反流速度增快；下腔静脉扩张，吸气时不塌陷等。这些征象说明肺动脉高压、右室超负荷和肺源性心脏病，提示或高度怀疑 PTE，但尚不能作为 PTE 的确诊标准。右心室壁的厚度如果增厚，提示慢性肺源性心脏病。若在右房或右室发现血栓，同时患者临床表现符合 PTE，可以诊断 PTE。超声检查偶可因发现肺动脉近端的血栓而确定诊断。

5）血浆 D-二聚体：D-二聚体是机体纤维蛋白溶解的产物，主要反映纤维蛋白溶解功能，只要机体血管内有活化的血栓形成及纤维溶解活动，D-二聚体就会升高。在急性血栓形成患者的血清中检测 D-二聚体水平是因为其在凝血和纤溶过程中能够被激活，D-二聚体水平具有很高的阴性预测值。值得注意的是，纤维蛋白溶解功能在很多其他情况下也是异常的，包括癌症、炎症、出血、创伤、手术和坏死。因此，升高的 D-二聚体水平诊断 PTE 的阳性预测值较低，检测 D-二聚体并不能确诊 PTE。目前有很多 D-二聚体的检测方法。定量酶联免疫吸附测定法（ELISA）或 ELISA 衍生的其他方法具有 95% 以上的诊断敏感性，因此能够用来排除低度或中度疑似患者 PTE 的可能性。

（5）确诊手段

1）核素肺通气/血流显像：2019 欧洲心脏病学会（ESC）急性肺栓塞诊断和管理指南指出肺通气/血流扫

描($\dot{V}/\dot{Q}$ 显像)可用于临床疑诊 PTE 患者的诊断,推荐等级 Ⅱa,证据水平 B。它相对比较安全,较少引起过敏反应。肺通气/灌注显像需要联合肺通气进行诊断,通气显像的目的是增加诊断急性 PTE 的特异度,急性 PTE 患者低血流灌注区域的通气功能是正常的(通气和血流不匹配)。典型征象是呈肺段分布的肺灌注缺损,并与通气显像不匹配。但是由于许多疾病可以同时影响患者的肺通气和血流状况,致使通气/血流显像在结果判定上较为复杂,需要密切结合临床进行判读。由于辐射及造影剂使用相对较少,因此其可能优先应用于临床可能性评估为低度可能的门诊患者、胸部 X 线正常的患者、孕妇、造影剂过敏、严重的肾功能不全、骨髓瘤和异常蛋白血症患者。

2) 螺旋 CT 和电子束 CT 肺动脉造影(CTPA):多探测器 CT 肺血管造影具有较高的空间及时间分辨率,并且对于动脉血管可以良好显影。CTPA 对于肺动脉段以上的病变可以充分显影,推荐等级 Ⅰ,证据水平 A。CTPA 诊断 PTE 的直接征象为肺动脉内的低密度充盈缺损,部分或完全包围在不透光的血流之间(轨道征),或者呈完全充盈缺损,远端血管不显影;间接征象包括肺野楔形密度增高影,条带状的高密度区或盘状肺不张,中心肺动脉扩张及远端血管分支减少或消失等。电子束 CT 显像速度更快,可在很大程度上避免因心跳和呼吸的影响而产生伪影。

3) 磁共振血管造影(MRA):MRA 近年来被应用于可疑 PTE 的诊断,推荐等级 Ⅲ,证据水平 A。有临床研究结果显示这项技术虽然有发展前途,但是由于其敏感性较低,其影像结果有较高比例的不确定性,并且紧急情况下不适宜临床应用。

4) 肺血管造影:肺血管造影仍然是诊断或者除外 PTE 的金标准,推荐等级 Ⅲ,证据水平 A。但是由于侵入性小的 CTPA 可以提供与其相似的诊断精确性,所以目前肺血管造影的应用明显减少。

4. PTE 的诊断思路和策略

肺血栓栓塞症对机体危险性大,应遵循临床疑诊-确诊-求因的诊断思路来完成诊断肺血栓栓塞症(PTE)的管理过程,具体如下:

(1) 疑似 PTE 诊断:根据临床表现和 Wells 临床评分(表 17-6-4)。

表 17-6-4　Wells 量表评分

项目			临床判断评分	
			初始版	简化版
既往有 DVT 或 PTE 病史			1.5	1
心率≥100 次/min			1.5	1
4 周内制动或手术			1.5	1
咯血			1	1
恶性肿瘤活动期			1	1
DVT 临床征象			3	1
其他诊断不如 PTE 可能性大			3	1
临床可能性	两分法	不太可能 PTE	0~4	0~1
		可能 PTE	≥5	≥2
	三分法	低度可能性	0~1	N/A
		中度可能性	2~6	N/A
		高度可能性	≥7	N/A

对存在危险因素患者,特别是并存多个危险因素的患者要有高度警惕,特别是在高危病例出现不明原因的呼吸困难、胸痛、晕厥和休克,或伴有单侧或双侧不对称性下肢肿胀、疼痛等对诊断具有重要的提示意义。基本辅助检查(心电图、X 线胸片、动脉血气分析、D-二聚体检测等)可以初步疑诊 PTE 或排除其他疾病。超声检查可以迅速得到结果并可在床旁进行,虽一般不能作为确诊方法,但对于提示 PTE 诊断和排除其他疾病具有重要价值。

（2）对于临床疑诊的病例合理安排进一步检查以明确 PTE 诊断：临床疑诊的病例尽快进行下肢静脉 B 超，如无血栓，1 周后或术前 1 日复查；如 B 超提示有 DVT，明确其位置，评估其状态。

（3）寻找 PTE 的成因和危险因素：对临床疑诊 PTE，即应运用超声检查、核素或静脉造影、MRI 等手段积极明确是否并存 DVT，无论患者单独或同时存在 PTE 与 DVT，应针对情况进行临床评估并安排相关检查以尽可能地发现其危险因素，并采取预防和治疗措施。

（4）诊断流程：在许多临床研究显示，疑诊 PTE 而进行诊断性检查的患者中，确诊 PTE 的概率仍然相当低（10%~35%）。因此，应用恰当的诊断策略，针对性的使用检查，是有必要的。2019ESC 急性肺栓塞诊断和管理指南根据可疑患者病情危险程度（伴或不伴休克）制定诊治流程（图 17-6-1）。

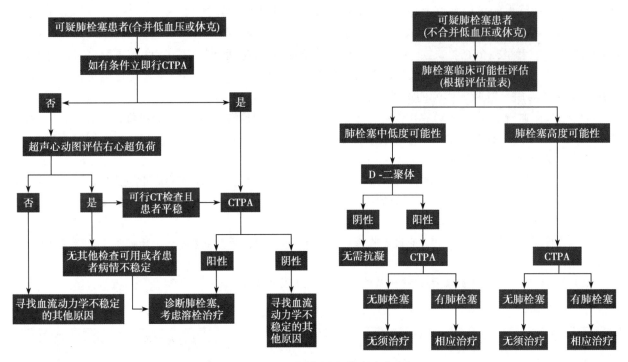

图 17-6-1　2019ESC PTE 指南诊治流程

1）伴有休克或者低血压的疑诊 PTE：可疑的高危 PTE 随时有生命危险，存在休克或低血压的患者病情复杂。这类患者的临床可能性评估往往是高度可能 PTE，其鉴别诊断包括急性瓣膜功能不全、心脏压塞、急性冠脉综合征和主动脉夹层等。在这种情况下，床旁超声心动图将成为有用的初始检查方法。当急性 PTE 患者出现血流动力学失代偿时，床旁超声心动图将会发现急性肺动脉高压和右心室功能不全的证据。对病情极不稳定的患者，只要超声心动图证实右心室功能不全，无须再做进一步检查，即可进行溶栓再灌注治疗。如果心脏超声发现右心室腔内的血栓将进一步支持这一决策。有条件的情况下可以选择床旁经食管超声，有可能直接看到肺动脉及其主要分支内的血栓；另外，床旁超声可以检测到近心端的 DVT。患者在对症支持治疗后一旦病情稳定，即应尽快进行 CTPA 以确定 PTE 诊断。

2）不伴有休克和低血压的疑诊 PTE：CTPA 已经成为疑诊 PTE 患者的主要胸部影像学检查方法。但是由于大多数疑诊为 PTE 的患者都未患有此病，所以 CT 不应作为一线检查手段。急诊收治的可疑 PTE 患者，应该首先测定血浆 D-二聚体浓度，结合其临床可能性评估，大约 30% 患者可以除外 PTE，这些患者不经治疗 3 个月内血栓栓塞风险不足 1%。对于临床高度可能的患者不应测定 D-二聚体，因为即使为阴性结果也无法除外 PTE。

5. PTE 的早期诊断

大量的 PTE 病例未能被及时、正确地诊断出来，如何实现早期诊断成为目前迫切需要解决的问题。我们应该加强对 PTE 的继续医学教育；提高临床医师对于 PTE 的了解和诊断意识，对高危患者提高警惕性；推广急性 PTE 临床可能性评分系统（Well 量表）和快速定量酶联免疫法测定 D-二聚体的应用；掌握急性 PTE 的诊断思路和诊断策略都是非常重要的。另外，应用生化标记物检测和床旁超声心动图技术等诊断系统，是目前提高

PTE 早期诊断的重要措施。

6. **围术期 PTE 的预防**

围术期 VTE 是围术期患者常见的并发症和重要死亡原因之一,因此应以预防为主。一旦发生,要尽量避免引起肺血管栓塞。围术期 VTE 的防治需要手术医师与麻醉科医师共同协商,制定术前、术中、术后规范化的防治措施并严格实施,才能有效降低其发生率,减少相关不良事件。对发生 VTE 的危险因素进行准确评估。

(1) 术前

1) 危险因素评估:术前评估导致血栓形成的各种诱因,针对可改善的危险因素给予相应处理,并选择影响较轻的手术及麻醉方式。急诊手术也应采取适宜的预防措施,最大程度地降低 VTE 发生。术前可根据危险因素进行分层(表 17-6-5)。

表 17-6-5 VTE 危险因素分层

危险分层	主要标准
低度危险*	术前卧床>3 天,或大手术后 12 周内;瘫痪或近期下肢石膏固定;久坐不动;肥胖;妊娠/分娩;静脉曲张等
中度危险*	年龄 40~60 岁;膝关节手术(2 周内);中心静脉置管;恶性肿瘤或化疗;充血性心力衰竭;呼吸衰竭;激素替代治疗或口服避孕药;脊髓瘫痪;妊娠/产后;DVT 后;血栓形成倾向、高血压糖尿病病史多年等
高度危险*	年龄>60 岁;骨盆、髋、大腿骨折;胫、腓骨骨折及下肢严重软组织损伤;髋、膝关节置换术(预计 2 周内进行);重大腹部外科手术后(1 个月内);严重创伤;大面积烧伤;脊髓损伤;高血压Ⅲ级;糖尿病酮症;严重凝血功能障碍等
极高度危险	具有 2 项或 2 项以上高度危险因素;1 项高度危险因素附加低、中度危险因素 2 项

注:* 指仅含有所列危险因素中的 1 项。

2) 相应预防措施:在保证围术期患者基本生命体征稳定的情况下,根据术前危险因素评估,给予相应的预防措施(表 17-6-6)。

表 17-6-6 术前 VTE 危险因素评估与预防措施

危险分层	检查	处理措施
低度危险	D-二聚体如为阳性,进行下肢静脉 B 超;B 超提示有 DVT,明确其位置	低度危险无血栓者,采用基础预防措施:健康教育包括下肢肌肉按摩、足踝活动、抬高患肢;辅助措施包括弹力袜、足底泵等
中、重度危险	尽快进行下肢静脉 B 超检查,如无血栓,1 周后或术前 1 日复查;如 B 超提示有 DVT,明确其位置,评估其状态	①中、高度危险无血栓者,在采取基础预防措施的同时,进行药物预防(低分子量肝素,12 500IU 或 25 000IU,q.d.),维持至术前 12 小时;②中、高度危险有血栓者,尽量采用抗凝溶栓。如有抗凝禁忌或严重的髂股静脉血栓不能抗凝者,进行多学科会诊,确定是否需要放置静脉滤网,或转血管外科手术治疗
极高度危险	下肢静脉 B 超,如无血栓,1 周后或术前 1 日复查;如 B 超提示有 DVT,明确其位置,评估其状态	术前必须进行抗凝治疗,维持至术前 12 小时,低分子量肝素 12 500IU,b.i.d.,根据患者凝血及血栓变化情况决定抗凝持续时间。如抗凝后有出血倾向,应记录出血的时间、部位、程度;查凝血指标和 D-二聚体,根据病情变化请多学科会诊,做出相应处理,与术者一起向患者或家属交代风险

(2) 术中

1) 危险因素评估:术中是否会发生血栓形成,与患者术前的状况、手术体位、手术时间长短、术中是否输血、术中使用止血药物等密切相关。术中危险因素评估见表 17-6-7。

表 17-6-7　术中危险因素评估

危险度	危险因素
低度危险	年龄<40 岁,术前生命体征平稳,术中血压、血糖控制稳定,术中仰卧位且未改变体位,手术时间<30 分钟,未输血、未使用止血药物,无其他危险因素
中、高度危险	年龄 40~60 岁,术前有血栓病史,且术中血压、血糖控制不稳定及电解质紊乱,术中持续低血压或低氧血症,术中采用特殊体位(如俯卧位、头高脚低位、肾脏体位等),手术时间>3 小时,术中不适当使用止血药物及利尿药物,术中大量输血,术中使用止血带及骨水泥,大量肌肉松弛药的使用等
极高度危险	在上述 2 种以上中高度危险因素基础上,年龄>60 岁,骨科大手术(全髋关节置换、全膝关节置换、髋部骨折手术),重度创伤,脊髓损伤等大手术。

2)相应措施:根据术中危险因素评估,给予相应的预防措施。术中首选预防 VTE 的方法为间歇充气加压装置(IPC),其次是弹力袜。不推荐腔静脉滤器作为术中初级预防措施。其处理措施见表 17-6-8。

表 17-6-8　术中危险因素评估后处理

危险度	处理措施
低度危险	低度危险无血栓者:术前采用基础预防措施,术中保持血流动力学稳定,手术尽量避免损伤静脉内膜
中、高度危险	①中、高度危险无血栓者:在采取基础预防措施的同时,控制血压血糖稳定,轻度稀释血液(Hct 维持在 0.35 左右),适度补液,规范使用止血带,避免不适当使用止血药及利尿药 ②中、高度危险有血栓者:在上述预防措施基础上,维持血流动力学稳定,严格控制止血带压力及使用时间,及时给予防止血小板积聚的药物,合理控制容量。如术中发生 VTE,及时给予溶栓治疗:如尿激酶或重组组织型纤溶酶原激活物(rtPA) ③术中全麻患者及特殊体位患者:应高度关注麻醉恢复期及体位变动
极高度危险	在上述中、高度危险因素患者处置的基础上,应更加注意维持血流动力学稳定,止血带使用时间及骨水泥适应证,容量的合理控制及凝血功能的变化

(3)术后

1)术后危险因素评估:术后血栓栓塞症较术前和术中更常见。其诱发危险因素包括:①既往有血栓形成病史,术后卧床过久,活动受限;②某些特殊部位手术:如骨科大手术(全髋关节置换、全膝关节置换、髋部骨折手术),重度创伤,脊髓损伤等;③术中使用骨水泥不当,或长时间使用止血带;④术后体内容量不足,利尿脱水治疗不当;⑤术后止血药物或脂肪乳剂使用不当;⑥术后 DIC 救治不当等。

2)术后预防措施:包括基本预防、物理预防和药物预防。基本预防措施包括:①术后抬高患肢,防止深静脉回流障碍;②常规进行静脉血栓知识宣教,鼓励患者勤翻身,早期功能锻炼,下床活动,做深呼吸及咳嗽动作;③术后适度补液,多饮水,避免脱水;④建议患者改善生活方式,如戒烟、戒酒、控制血糖及控制血脂等。

物理预防措施包括:利用机械原理促使下肢静脉血流加速,减少血液滞留,降低术后下肢深静脉血栓形成的发生率。包括:①足底静脉泵;②间歇充气加压装置;③梯度压力弹力袜等。单独使用物理预防仅适用于合并凝血异常疾病、有高危出血风险的患者。出血风险降低后,仍建议与药物预防联合应用。对患侧肢体无法或不宜采用物理预防措施的患者,可在对侧肢体实施预防。物理预防禁忌证包括:①充血性心力衰竭,肺水肿或下肢严重水肿;②下肢深静脉血栓症、血栓(性)静脉炎或肺栓塞;③皮炎、坏疽、近期接受皮肤移植手术患者;④下肢血管严重动脉硬化或其他缺血性血管病及下肢严重畸形等。

药物预防措施:对有出血风险的患者应权衡预防深静脉血栓形成与增加出血风险的利弊(常用药物见肺血栓栓塞症治疗)。

药物预防注意事项:①由于每种药物作用机制、分子质量及抗 Xa 和抗 IIa 因子活性等存在差异,药物预防过程中只能使用一种药物,不能相互替换。低分子量肝素、磺达肝癸钠不适用于严重肾损害患者;②在进行椎管内置管操作(如手术、穿刺等)前、后的短时间内,应避免使用抗凝药物,并注意抗凝药物停药及拔管时间。

药物预防禁忌证:①绝对禁忌证包括近期有活动性出血及凝血障碍、骨筋膜间室综合征、严重头颅外伤或急性脊髓损伤、血小板低于 $20×10^9/L$。肝素诱发血小板减少症者、急性细菌性心内膜炎等,禁用肝素和低分子量肝素;孕妇禁用华法林。②相对禁忌证包括既往颅内出血、既往胃肠道出血、急性颅内损害或肿物、血小板减少至 $(20～100)×10^9/L$、类风湿视网膜病。

放置下腔静脉滤器(IVCF):IVCF 不推荐作为术中预防 VTE 的初级预防措施。放置 IVCF 的指征是存在抗凝绝对禁忌证的 VTE 患者或抗凝过程中发生 VTE 的患者,以防栓子脱落引起肺栓塞等严重并发症。IVCF 长期放置可使下肢 DVT 发生率增高。因此,对于下肢远端多条静脉血栓、近端深静脉血栓无法进行抗凝溶栓治疗,且近期确实需要接受手术的患者,术前尽量使用临时性下腔静脉滤器(过滤网),以减少并发症的发生。

7. PTE 的治疗方案

虽然 PTE 的血栓可以部分甚至全部自行溶解、消失,但是经过治疗的急性 PTE 患者较未经治疗者病死率降低 5～6 倍。因此,一旦明确诊断,即应积极进行相应治疗。治疗前应先根据血流动力学稳定与否区分高危与非高危,再依据影像学和心脏实验室指标区分中危和低危,快速指导治疗。PTE 的治疗目的是使患者尽快渡过危急期,缓解栓塞引起的心肺功能紊乱和防止复发,尽可能地恢复和维持足够的循环血量和组织供氧。急性高危 PTE 的治疗包括及时吸氧、缓解肺血管痉挛、抗休克、抗心律失常、溶栓、抗凝及外科手术等处理措施。

(1) 一般处理和对症治疗:对于临床高度疑诊或确诊的 PTE 患者,应进行严密监护,监测呼吸、心率、血压、心电图以及动脉血气的变化;为防止栓子再次脱落,要求绝对卧床,保持大便通畅,避免用力;对于有焦虑和惊恐症状的患者应给予安慰并可适当使用镇静剂;对胸痛者可给予止痛剂;对于伴有发热、咳嗽、喘憋等症状的患者给予相应的对症治疗。

(2) 呼吸循环支持治疗:对伴有低氧血症的患者,采用经鼻导管或面罩吸氧。当合并严重的呼吸衰竭时,可使用无创机械通气或经气管插管机械通气。应用机械通气过程中需注意尽量减少正压通气对循环的不利影响。对于出现右心功能不全,心排血量下降,但血压尚正常的病例,可考虑给予多巴酚丁胺和多巴胺;若出现血压下降,可增大前述药物的给药浓度或使用其他血管加压药物。

(3) 溶栓治疗:溶栓治疗可迅速溶解部分或全部血栓,恢复肺组织再灌注,减小肺动脉阻力,降低肺动脉压,改善右室功能,减少 PTE 患者的病死率和复发率。溶栓治疗需要高度个体化,溶栓的时间窗一般定为 14 天以内。从临床表现和心脏超声检查结果在溶栓后 36 小时内的改善情况来看,90% 的患者对溶栓治疗反应较好,症状发生 48 小时内溶栓能获得最大效益。溶栓治疗的主要并发症为出血。用药前应充分评估出血的危险性,必要时应配血,做好输血准备。溶栓前宜留置外周静脉套管针,以方便溶栓中取血监测,避免反复穿刺血管。常用的溶栓药物有尿激酶(UK)、链激酶(SK)和重组组织型纤溶酶原激活剂(rtPA)等。

8. 静脉血栓栓塞症的抗凝治疗

抗凝治疗为 PTE 和 DVT 的基本治疗方法,可有效地防止血栓再形成和复发。抗凝是指抑制体内凝血过程中的一些环节,使凝血时间延长,阻止血栓形成;抗凝本身并不能使已形成的血栓溶解,它能抑制血栓的滋长、蔓延,配合机体自身的纤溶系统溶解血栓,从而达到治疗的目的。对于患静脉血栓栓塞(VTE)的患者,除存在明显活动性出血或较大潜在出血风险,如抗凝治疗获益评估大于出血风险评估,均可使用抗凝治疗。抗凝治疗应坚持早期、足量、足程的原则,以达到迅速缓解症状、减少复发的目的。对于高度可疑 DVT 者一旦确诊应立即开始使用肝素或低分子量肝素进行有效抗凝治疗。对于中、低危 PTE,非近端肢体 DVT 以及 VTE 溶栓后的患者可以应用抗凝治疗。抗凝的标准疗程为 3 个月。在抗凝治疗开始前,尤其需要注意患者是否存在抗凝的禁忌证,如活动性内脏出血、凝血机制障碍、血小板减少症($<100×10^9/L$)、严重未控制的高血压($>180/110mmHg$)。严重肾功能不全、肌酐清除率 $<30ml/min$,推荐肝素抗凝;严重肝功能不全(AST 或 ALT 高于 2 倍正常值上限、或胆红素高于 1.5 倍正常值上限的患者禁用阿哌沙班、达比加群,Child-Pugh 分级为 B/C 级的患者禁用利伐沙班、爱多沙班。2012 版 ACCP 抗栓治疗和血栓形成预防临床指南推荐,存在抗凝禁忌证的急性 PTE 患者,推荐使用下腔静脉滤器,急性 PTE 已植入下腔静脉滤器的患者,推荐在出血风险解除后继续常规抗凝治疗,不推荐永久下腔静脉滤器,因为永久滤器的存在即是延长抗凝的指征。对于确诊的 PTE 病例,大部分禁忌证属相对禁忌证。综合国内外指南,目前 DVT 抗凝治疗时限有如下 5 种情况:①继发于外科手术或一过性因素者,推荐抗凝治疗 3 个月。②首次发生且危险因素不明者,先给予 3 个月的抗凝治疗,疗程结束后评估抗凝-获益风险,决定是否继续抗凝治疗。③伴转移性肿瘤首次发生 DVT 的患者,建议长期抗凝治疗。④具有血栓形成的原发性危险因素(如抗凝血酶缺乏、蛋白 C 或 S 缺乏、凝血酶原基因突变等)的首次发生 DVT 患者,

建议长期抗凝治疗。⑤反复多次发生 DVT 患者,建议长期抗凝治疗。抗凝治疗期间不要中途自行停药,并注意定期复查。

(1) 胃肠外抗凝:普通肝素(UFH):肝素是最常用的抗凝药物,其抗凝作用主要是通过增加抗凝血酶Ⅲ(ATⅢ)的活性,抑制血栓形成。肝素起效快,半衰期短。给药途径有静脉注射和皮下深脂肪层注射两种。肌内注射易发生注射部位血肿,不宜采用。皮下深脂肪层注射方法较简单,但体内肝素浓度不易精确控制、注射部位一般选择在腹壁皮下。静脉注射方法利用微量泵持续静脉给药,此法肝素作用快,剂量容易控制,体内肝素浓度较稳定,容易调节,是较理想的给药方法。使用时应注意肝素带来的大出血、血小板减少和骨质疏松问题。

低分子量肝素(LMWH):低分子量肝素较肝素有很多优越性,由于它主要针对 X a 因子,因此它在抗凝的同时出血的危险性大大降低,其良好的组织吸收性、长半衰期,使用药方法变得简单,用药次数也较肝素减少,一般以皮下注射为主。由于低分子量肝素使用较肝素安全,因此目前其在临床上应用越来越多,并有逐渐替代肝素的趋势。应用低分子量肝素不需监测血凝指标,除非在较特殊的情况下,如肾衰竭(内生肌酐清除率<30ml/min)、极度肥胖(体重>100kg)、极度消瘦(体重<40kg)的患者,按体重给药的剂量要减少。LMWH 主要由肾脏排泄,对严重肾功能不全的患者(肌酐清除率<30ml/min),在初始抗凝时,使用普通肝素是更好的选择,因为普通肝素不经肾脏排泄。对于严重出血倾向的患者,如需抗凝治疗应选择普通肝素进行初始抗凝,一旦出血可用鱼精蛋白迅速纠正。此外,对过度肥胖患者或孕妇,应监测血浆抗 X a 因子活性,并调整剂量。LMWH 分子量较小,肝素诱导血小板减少症(HIT)发生率较普通肝素低,同时不通过胎盘屏障,孕妇使用较安全。

磺达肝癸钠:是一种选择性 X a 因子抑制剂,根据体重调节剂量,一天一次皮下注射,无须监测。对于急性 PTE 无须溶栓治疗的患者,磺达肝癸钠引起静脉血栓复发或大出血事件的概率与肝素相似。目前没有证据证明磺达肝癸钠可以诱发血小板减少。严重肾功能不全(肌酐清除率<30ml/min)患者禁用磺达肝癸钠,因为其可以在体内累积,提高出血风险。磺达肝癸钠也可以在中度肾功能不全(清除率 30~50ml/min)患者体内累积,因此对于这些患者其使用剂量应该减半。

(2) 胃肠内抗凝:①作为口服制剂,华法林成为门诊抗凝治疗的首选药物。它是一种维生素 K 拮抗剂(vitamin K antagonists,VKA),通过抑制依赖维生素 K 凝血因子(Ⅱ、Ⅶ、Ⅸ、Ⅹ)的合成而发挥抗凝作用。华法林的抗凝作用在体内起效慢,一般在服药 2~3 天后开始起效,因此使用时和肝素或低分子量肝素叠加使用,后定期监测。当华法林达到治疗作用时(即 INR≥2.0)停用肝素或低分子量肝素。服药期间要定期监测国际标准化比值(INR),使其值稳定在 1.8~2.5。需要注意的是,华法林和其他维生素 K 抑制剂(VKA)可增加胎儿致畸和流产的风险,妊娠前 6 个月应禁用。机械性瓣膜置换术后的孕期妇女因其他抗凝治疗预防卒中和瓣膜血栓疗效欠佳,故可继续应用华法林,孕期妇女可用低分子量肝素(LMWH)或普通肝素钠(UFH)替代 VKA。准备受孕的妇女的抗凝治疗有两种选择:一是继续应用 VKA 并频繁进行妊娠试验检测,一旦证实怀孕则用 LMWH 或 UFH 替代 VKA;另一种方案是在怀孕前直接用 LMWH 或 UFH 替代 VKA:一旦服药期间出血,须静脉注射维生素 K₁ 或输注血浆。②新型口服抗凝药物:近年来的一些大规模临床试验为新型口服抗凝药物在 PTE 患者中应用提供了循证医学证据。新型口服抗凝药不仅在抗凝有效性方面不劣于华法林,而且在大出血等安全性终点事件方面似乎还优于华法林。2019 欧洲心脏病学会(ESC)急性肺栓塞诊断和管理指南首次就新型口服抗凝药物在急性 PTE 的应用作了全面推荐。4 种新型口服抗凝药(达比加群、利伐沙班、阿哌沙班、依度沙班)均可用于替代华法林,用于初始抗凝治疗。

9. 妊娠期静脉血栓栓塞症

妊娠期静脉血栓的发生风险为同期非妊娠妇女的 5 倍,并贯穿于整个孕期,约 50% 的病例发生在怀孕前 20 周。围生期静脉血栓栓塞症高发的原因主要与血液高凝状态有关。2019 欧洲心脏病学会(ESC)急性肺栓塞诊断和管理指南中指出,在育龄期妇女,口服避孕药是 VTE 最常见的诱发因素,发生在妊娠期的 VTE 是妊娠期妇女死亡的主要原因。与非妊娠妇女相比,妊娠晚期和产后 6 周是风险最高的时期,大约是产后 3 个月的 60 倍。体外受精进一步增加了妊娠相关 VTE 的风险,进而增加 PTE 的风险。因此了解孕产妇肺栓塞的危险因素,进行充分评估并预防,就显得尤为重要。

(1) 危险因素

1) 妊娠期雌激素水平升高诱导肝脏生成凝血因子,并降低纤溶系统的活性,造成生理性血液高凝状态。

2）妊娠期动脉栓塞和静脉栓塞的风险均增加,但以静脉栓塞为主,大约占80%,且多为下肢和盆腔静脉栓塞。妊娠期静脉血容量增加、静脉血流缓慢、妊娠子宫对盆腔静脉的压迫、孕妇活动量减少等多种因素的存在,使妊娠期VTE的发病风险比同龄非孕妇女增加7~10倍,发病率为0.5‰~1.2‰。肺栓塞发生率在妊娠早、中、晚期基本相仿,而产褥期的发病风险则进一步增加至同龄非孕妇女的20倍。但近期有研究显示,妊娠晚期VTE发病率明显高于早、中期,并于产后到达高峰,之后逐渐下降,到产后12周时降至孕前水平。

3）获得性易栓症:获得性易栓症包括自身免疫性疾病,如抗磷脂综合征、系统性红斑狼疮;血液系统疾病,如红细胞增多症、血小板增多症;内分泌疾病,如糖尿病、Cushing综合征;以及肾病综合征、肝病、恶性肿瘤等。抗磷脂综合征和系统性红斑狼疮的孕妇容易发生复发性流产,而一旦成功妊娠,也就成了妊娠期栓塞性疾病的高危人群。

4）其他因素:妊娠期肺栓塞的高危因素还包括:①静脉血栓或肺栓塞病史,是妊娠期肺栓塞或DVT的最主要危险因素,再次妊娠时发病风险明显增加,约1/3妊娠期发生静脉栓塞的孕妇既往有栓塞病史。②肥胖:当体重指数>30kg/m² 时,VTE发病风险增加2~3倍,重度肥胖者(体重指数>40kg/m²)风险更高。③制动或久坐:有研究发现,长途旅行(连续乘坐交通工具4小时以上)之后的几周内发生静脉栓塞的风险增加2倍。④摄入过量红肉或加工肉类、果蔬类摄入不足等。

（2）风险评估:有学者提出一种适用于妊娠期的改良Wells评分法(modified wells score,MWS)(表17-6-9),当总分≥6分时肺栓塞的诊断敏感度和特异度都很高,分别为100%和90%,但阳性预测值仅为36%。Cutts等学者对MWS评分法在临床可疑肺栓塞病例中的诊断价值进行了回顾性分析,≤4分为"不太可能",>4分为"可能",诊断敏感度和阴性预测值都达到100%,特异度60%,阳性预测值为5%。因此,这种临床评估方法有助于筛选可疑病例,并对肺栓塞的风险进行分级,但不能单独用以排除或诊断DVT或肺栓塞。

表 17-6-9　妊娠期改良 Wells 评分法

临床特征	评分
有DVT的临床表现(下肢肿胀、压痛)	3.0
肺栓塞的可能性大于其他疾病	3.0
心动过速	1.5
最近4周内有制动史或手术史	1.5
既往有DVT或肺栓塞的病史	1.5
咯血	1.0
恶性肿瘤(最近6个月内接受过治疗)	1.0

（3）预防:妊娠期肺栓塞的高风险以及妊娠期肺栓塞给母胎造成的严重后害,孕产妇预防肺栓塞等静脉血栓栓塞除了适当增加活动、健康饮食、避免过度肥胖之外,临床上常对一些高危孕妇进行预防性抗凝治疗。但易栓症孕产妇是否能从预防性抗凝治疗中获益? 抗凝指征如何把握? 治疗方案该如何制定? 不同治疗方案的不良反应如何? 解答这些问题还需要更多高质量的大规模随机对照研究来提供证据。

（4）诊断流程:经改良Wells评分量表评估PTE可能性,对于呼吸困难加重而疑似肺血栓栓塞症的患者,血浆D-二聚体不升高具有排除急性肺血栓栓塞症的诊断价值。因此此类患者应先查血浆D-二聚体,应用敏感性和特异性较强的ELISA法检测的D-二聚体才具有可靠的排除价值。对于呼吸困难加重、D-二聚体显著升高等疑似肺栓塞的患者而言,如果没有血压下降或休克表现,应先进行胸部X线检查,除外肺部疾病,如果胸部X线片未发现异常,首选下肢静脉超声检查,此时如果发现新发静脉血栓即可开始规范抗凝治疗,不必进一步完善CTPA或同位素肺通气/血流显像确定是否合并肺栓塞。如果下肢静脉超声检查正常,而且胸部X线片正常,则只需行肺血流灌注扫描检查,判断肺栓塞的可能性,中高度可能性的患者提示肺栓塞,需要规范抗凝治疗;而对于下肢静脉超声检查正常,而胸部X线片有异常改变但不能解释呼吸困难时,可考虑CTPA检查或者选择同位素肺通气/血流显像检查。

（5）注意事项:对于疑诊急性PTE的孕妇,需要平衡潜在的致死性风险和放射暴露带来的危害。文献指出肺$\dot{V}/\dot{Q}$显像和CTPA对胎儿的放射暴露为1~2mSv,均低于危险阈值,但CTPA对孕妇乳腺组织的放射暴露高达 10~70mSv，为肺 $\dot{V}/\dot{Q}$ 显像的 35 倍，会增加孕妇的乳腺癌风险。但文献同时也指出，近年来 CTPA 的技术日趋完善，对母儿的辐射越来越小。此外，CTPA 检查所需要的碘造影剂可以诱发胎儿甲状腺功能减退，所以诊断妊娠合并 PTE 优先选择肺 $\dot{V}/\dot{Q}$ 显像。

（6）治疗：妊娠期间需要充分考虑抗凝药物对孕妇及胎儿的影响。初始抗凝治疗首选皮下注射 LMWH，并根据体重调节剂量。分娩 24 小时前停用 LMWH。妊娠期间不建议使用华法林，该药在妊娠期间可能会导致胎儿中枢神经系统异常，妊娠早期有致畸风险，妊娠晚期可导致胎儿或新生儿出血以及胎盘早剥。磺达肝葵钠在妊娠合并 PTE 的治疗中缺乏相关证据。常用溶栓药（尿激酶、链激酶等）基本不通过胎盘，但存在较高出血风险，无危及孕产妇生命的高危 PTE 不建议常规使用。

10. 妊娠合并静脉血栓栓塞症患者的麻醉管理要点

（1）术前评估与准备：对于确诊合并静脉血栓栓塞-深静脉血栓栓塞/肺栓塞的患者术前评估除了常规的既往病史、体格检查以及实验室检查结果等，尤其应该注意其呼吸系统、循环系统、凝血功能。呼吸系统检查包括：①呼吸困难的程度；②血气分析；③肺功能测试。循环系统检查包括：①完善超声心动图评估病变严重程度以及右心功能；②完善下肢血管超声评估血栓大小以及脱落可能；③完善心电图；④患者是否存在心力衰竭的症状以及体征。对于确诊合并 VTE 的妊娠患者抗凝是其常规治疗，但药物抗凝一般于术前 24 小时停止，凝血功能检查同时行血栓弹力图（TEG）监测，避免椎管内麻醉后出血等相关并发症。术前置入右心漂浮导管动态测压。但对于非全身麻醉患者，难以实施经食道超声心动图监测。

（2）麻醉方式的选择：肺栓塞导致的肺动脉高压、右心衰竭以及心源性休克是患者病情急速恶化的独立危险因素并且是患者死亡的主要原因；肺栓塞导致呼吸功能减退，缺氧、CO_2 潴留、酸中毒，同时妊娠期妇女伴随着孕周增大而渐进增大的心率以及血容量使得心排血量在 32~34 周达峰并持续至分娩，较未孕时增加约 30%，使得心力衰竭的概率大大增加。剖宫产麻醉方式的选择应充分考虑以上因素的影响。椎管内麻醉具有：①有交感阻滞作用，对血流动力影响较小。②扩张外周血管，降低回心血量，降低心肌氧耗。美国芝加哥肺血管病研究所在最新的声明中指出，对妊娠合并肺动脉高压患者，如无穿刺禁忌，推荐行椎管内麻醉。但降低体循环压力，使得心脏收缩力、心率反射性升高，有诱发心力衰竭的风险。应少量、分次、缓慢给药。椎管内麻醉对凝血功能有一定要求。全身麻醉具有：①麻醉效果确切。②充分供氧，便于呼吸管理。③可吸入降低肺动脉压的药物。④可行经食管超声检查。但全麻诱导药物直接抑制心功能、扩张外周动脉、降低体循环压力，械通气会增加胸内压，增加肺动脉压力。若为中低危 PTE 患者，术前抗凝效果理想，血流动力学稳定优先选择椎管内麻醉；如果患者为高危 PTE 患者，血流动力学极度不稳定，伴随呼吸功能进行性减退，需要终止妊娠，行外科取栓或者溶栓，应行全身麻醉，确保有效的呼吸管控和循环支持。

（3）术中管理：①降低右心负荷：限制性输液，控制液体入量精准控容，CVP 动态监测。②控制体循环低血压：尽早选择使用恰当的血管活性药物，同时应避免使用具有正性肌力作用的药物。据 2019 ESC 指南提示，去甲肾上腺素可作为首选的循环支持药物；对于心指数偏低，但血压尚且正常的肺栓塞患者可以考虑使用多巴胺，但心指数的升高可能会加剧通气血流比例的异常。降低肺动脉高压：可选择使用肺血管舒张剂，如前列环素。③注意保暖，对于过度紧张的患者可以适当镇静，但应注意呼吸抑制。④保证呼吸道通畅，提高吸入氧浓度，必要时可以行面罩加压辅助通气。⑤做好全麻插管，以及抢救准备。

（4）术后管理：①充分镇痛，术毕拔除硬膜外留置管，尽可能采取 PCIA 术后镇痛；②维持适当的心率以及血压；③依据 2019 ESC 指南，术后需重新恢复抗凝，推荐使用低分子量肝素并采临时剂量，但必须在拔出拔除硬膜外留置管 4 小时后，同时要考虑穿刺点情况和母体情况。不抑制血小板功能。并维持至术后 3~6 个月。

11. 超声对静脉血栓栓塞症的诊断价值

肺血栓栓塞是肺栓塞中的最常见类型，其根源为来自静脉或右心的血栓栓子阻塞肺动脉继而造成的呼吸及肺循环障碍，其血栓主要源于下肢深静脉，所以深静脉血栓形成（DVT）与肺血栓栓塞实质上是一种疾病的不同部位、不同阶段的不同表现，早期深静脉血栓形成多数没有明显症状，晚期肺血栓栓塞才表现出症状，所以临床上如果单纯依靠症状诊断则容易存在诸多治疗的延误，因为肺血栓栓塞的临床致残致死率较高。随着超声技术的进一步完善，超声诊断分辨率的进一步提高，超声筛查以其结果精准、无创性、操作简便、经济实惠等优势在临床对肺血栓栓塞症的诊断逐渐占据主导地位，备受临床医师的青睐。

（1）彩色多普勒超声对下肢深静脉的诊断

1）彩色多普勒超声是下肢深静脉血栓首选的检查方法。彩色多普勒既能获得血管壁、血管腔和血管周围结构的二维图像,又可以动态观察血流状态和侧支循环情况,可判断血栓部位,确定病变范围,了解管腔阻塞程度,评价疗效。据报道,多普勒彩超检出下肢 DVT 的敏感性为 88%~98%,特异性为 97%~100%,准确性为 97.8%。

2)下肢 DVT 为 PTE 的主要原因,对于 PTE 患者及疑诊患者应该常规检查下肢深静脉。此外高危人群下肢深静脉彩超宜早不宜迟,对于有形成 DVT 高危因素的患者,尤其是妇科、骨科等手术患者,不能等出现临床症状后才作下肢深静脉彩超检查。

3)下肢静脉超声常常选用线阵探头,5~10MHz,扫查范围应包括股总静脉、股深静脉近心端、股浅静脉、腘静脉、胫前静脉、胫后静脉、腓静脉及小腿肌间静脉丛,当发现股静脉血栓时应向上检查髂外静脉、髂内静脉及髂总静脉。

4)下肢 DVT 诊断标准:主要诊断标准有静脉腔内实质性回声、静脉腔不被压缩、静脉腔内血流信号充盈缺损或无血流信号。

(2)超声心动图对于肺动脉栓塞的诊断:超声心动图能技术操作方便、能够及时、迅速地在床旁进行,对于提示 PTE 的诊断和排除其他心血管疾病具有重要的价值,可以作为拟诊 PTE 的一项优先检查项目。尤其对急危重症患者怀疑 PTE 时,超声心动图床旁检测可以早期发现右心功能障碍以及 PTE 相关征象,为急性 PTE 的诊断提供间接支持,从而提高了高危 PTE 的早期诊断,也为治疗争取了时间,有效减少致死性 PTE 的发生,是降低 PTE 高死亡率的关键。超声心动图诊断 PTE 出现的征象如下:

1)右心扩大:急性 PTE 患者由于右心后负荷增加,引起右心腔内径增大,右室/左室前后径比值>0.5,左心室受压呈 D 型改变。

2)右心室室壁运动减弱:健康正常人右室前壁运动幅度>5mm,右室游离壁运动幅度>8mm,而 PTE 患者右室壁基底部至游离部运动幅度减低、甚至消失。当数值小于上述情况提示右室壁运动幅度减低,存在 PTE 可能。

3)肺动脉增宽:健康正常人情况主肺动脉内径<30mm,左右肺动脉内径各自<20mm。而 PTE 患者相应数据则大于上述情况,而慢性肺栓塞患者的主肺动脉内径会明显扩张。

4)下腔静脉增宽,吸气塌陷率减小:健康正常人下腔静脉深吸气会出现明显的塌陷,吸气塌陷率>80%。当下腔静脉内径>2.1cm 和/或吸气塌陷率<50%时,提示右房压力升高,约 15mmHg(病理范围 10~20mmHg)。

5)三尖瓣反流增大:超声心动图根据多普勒效应,依据三尖瓣反流的速度以及右心房的压力,可以大致推算肺动脉压力。由于右心房压力偏低,则三尖瓣反流成了主要影响因素。PTE 患者会出现三尖瓣反流速度增大,当因此测出肺动脉压>50mmHg 时,不管是否伴有额外的肺动脉高压指征,都可以确定为肺动脉高压。

6)肺动脉血流频谱改变:肺动脉血流速度明显减低,血流加速时间缩短,出现指拳征(右室流出道前向血流频谱收缩中期切迹)是 PTE 较为敏感的征象。

7)右心系统血栓:可见到右心系统内以及肺动脉内形态各异的血栓。

8)室间隔运动异常:室间隔偏向左室侧,运动平直,收缩期运动幅度减低,室壁增厚率减小,与右室前壁及左室后壁运动不同步。

9)卵圆孔重新开放:右房压力增高导致卵圆孔重新开放。

12. 空气栓塞

空气栓塞是在输液或输血过程中,以及人为因素下造成的空气进入机体内静脉,直至心脏,引起血液循环障碍的现象。如进入的空气量较大,则会引起机体严重缺氧,造成立即死亡的严重后果。典型的症状是早期的神志丧失,可以伴有或不伴有抽搐或其他中枢神经系统症状,有时可发生从行为改变到轻偏瘫的轻度症状和体征,单独的或伴有气体栓塞的过度肺膨胀可产生纵隔和皮下气肿;气胸少见但更严重,咯血或血性泡沫痰提示肺部损害,医源性动脉气体栓塞罕见。

临床表现多数患者起病急骤,突然出现烦躁不安,极度恐惧,呼吸困难,发绀,剧烈的胸、背部疼痛,心前区压抑感,并迅速陷入严重休克状态。体格检查发现患者的脉搏细弱、血压下降,甚至难以测出;瞳孔散大、心律失常;有时在颈静脉上,可感到血管内气泡在手指下移动;心前区可以听到从滴嗒声至典型的收缩期粗糙磨轮样杂音。脑血管空气栓塞患者可出现强直性或阵发性抽搐,意识丧失,或有头痛、头晕、恶心,继而呼吸困难、呼吸微弱,全身发绀、双目失明、肢体瘫痪或抽搐,最后进入休克。心电图可出现急性肺心病的心电图改变,包括出现肺性 P 波,右束支传导阻滞、右心劳损等征象。中心静脉压测定抽吸空气气栓时测定中心静脉压则升高,并可能抽吸到空气,后者具有确诊意义。心腔穿刺行右心室腔穿刺时,心脏抽得的血液呈泡沫状。心腔穿刺一般情况下不宜采用,但在心跳停止的抢救中可以采用。

空气栓塞的以预防为主,按肺栓塞处理,如有脑性抽搐可应用地西泮,也可应用激素减少脑水肿、应用肝素和小分子右旋糖酐改善循环。

（何开华）

参 考 文 献

[1] 中国麻醉学指南与专家共识/中华医学会麻醉学分会.围术期深静脉血栓/肺动脉血栓栓塞症诊断、预防与治疗专家共识.北京:人民卫生出版社,2014,228-233.

[2] MAGGIORE S M,BATTILANA M,SERANO L,et al. Ventilatory support after extubation in critically ill patients. Lancet Respir Med,2018,6(12):948-962.

[3] MEERT A P,GRIGORIU B,LICKER M,et al. Intensive care in thoracic oncology. Eur Respir J,2017,49(5):1602189.

[4] MUÑOZ M,ACHESON A G,BISBE E,et al. An international consensus statement on the management of postoperative anaemia after major surgical procedures. Anaesthesia,2018,73(11):1418-1431.

[5] ADEGUNSOYE A,STREK M E,GARRITY E,et al. Comprehensive Care of the Lung Transplant Patient. Chest,2017,152(1):150-164.

[6] GILBERT J A. Advancing towards precision medicine in ARDS. Lancet Respir Med,2018,6(7):494-495.

[7] MATTHAY M A,MCAULEY D F,WARE L B. Clinical trials in acute respiratory distress syndrome:challenges and opportunities. Lancet Respir Med,2017,5(6):524-534.

[8] GORDON R J. Perioperative venous thromboembolism:A review. Anesthesia and Analgesia,2017,125(2):403-412.

[9] KONSTANTINIDES SV,MEYER G,BECATTINI C,et al. 2019 ESC Guidelines for the diagnosis and management of acute pulmonary embolism developed in collaboration with the European Respiratory Society(ERS). European Heart Journal,2019,8:1-61.

附录一 高级卫生专业技术资格考试大纲

（麻醉学专业 副高级）

一、专业知识

（一）本专业知识

1. 麻醉学专业的基础知识和理论,包括:

（1）掌握麻醉相关解剖学

（2）掌握麻醉生理学

（3）掌握麻醉药理学

（4）掌握麻醉相关病理生理学

（5）掌握心肺脑复苏

（6）熟悉重症监护治疗

（7）掌握急性疼痛治疗方法,熟悉常见慢性疼痛的治疗原则

2. 掌握疾病、手术和麻醉对生理机能的影响和处理原则。

（二）相关专业知识

1. 掌握手术病人常见并存疾病(包括:心脑血管、呼吸、内分泌、水电解质酸碱平衡紊乱及血液系统疾病等)的病理生理改变及基本治疗方法,在围术期能正确评价其严重程度和手术麻醉的风险性。

2. 掌握常用实验检查及与麻醉相关的特殊检查(如肺功能检查、心功能检查、肝肾功能检查、血气分析等)的基础知识及临床意义。

3. 麻醉生理监测相关知识及应用原则,包括:

（1）掌握全麻深度的临床判断及监测技术

（2）掌握肌松监测方法及其临床意义

（3）掌握血流动力学监测方法及其临床意义

（4）掌握心电图监测方法及临床应用

（5）掌握呼吸功能及麻醉气体的监测方法

（6）掌握体温监测方法

（7）了解经食道超声心动图的临床应用

4. 了解重症监测治疗的基础理论知识

二、学科新进展

1. 熟悉本专业国内外新进展,包括:新理论、新技术、新药物等。

2. 了解相关学科在治疗学方面的新进展,如不停跳冠脉搭桥术、微创外科手术、心血管病的治疗、经食道超声心动图的应用等。

三、专业实践能力

1. 掌握术前病情评估,麻醉前准备,各种麻醉方法的技术规范与管理,麻醉并发症的防治等。熟练掌握呼吸、循环功能的监测方法、操作技能,及其临床应用。

2. 掌握 ASA Ⅲ 级以上病人(例如:各种休克、心脏疾病、肺功能障碍、肝肾功能不全等)的麻醉处理。

3. 掌握心、肺、脑复苏及休克的监测、治疗和各种支持治疗方法。

4. 掌握困难气道处理技术和辅助人工气道的应用(例如纤维支气管镜技术和喉罩的应用),麻醉期间各种紧急情况的处理。

5. 掌握急性疼痛治疗的相关知识和方法,如术后镇痛、分娩镇痛,熟悉常见的慢性疼痛和癌性疼痛的治疗原则。

6. 熟悉危重病人(如:急性呼吸窘迫综合征、心衰、多脏器衰竭等)的监测、治疗和各种支持治疗方法。

7. 熟悉本专业的各种临床治疗指南。

附:

（一）专科麻醉及特殊病症的麻醉

常见:

1. 眼耳鼻喉口腔颌面及整形外科手术麻醉

2. 普通外科手术麻醉

3. 妇科和产科麻醉

4. 泌尿外科手术麻醉

5. 创伤病人麻醉

6. 内镜手术麻醉

7. 小儿麻醉

8. 老年人麻醉

9. 高血压病人麻醉

10. 心脏病人非心脏手术麻醉

11. 呼吸系统疾病病人麻醉

12. 休克病人麻醉

13. 肝肾功能不全病人麻醉

14. 脊柱和四肢手术麻醉

15. 非住院病人手术麻醉

16. 手术室外病人的麻醉

少见：

1. 神经外科手术麻醉

2. 心血管手术麻醉

3. 胸科手术麻醉

4. 内分泌疾病病人麻醉

5. 血液病病人的麻醉

6. 过度肥胖病人麻醉

重症：

1. 器官移植手术麻醉

2. 神经肌肉疾病病人麻醉

（二）　麻醉方法及技术

1. 全身麻醉

2. 椎管内麻醉

3. 神经阻滞

4. 局部麻醉

5. 监护性麻醉(MAC)

6. 控制性降压

7. 低温

8. 血液保护技术

附录二 高级卫生专业技术资格考试大纲

（麻醉学专业 正高级）

一、专业知识

（一）本专业知识

1. 麻醉学专业的基础知识和理论,包括:

（1）熟练掌握麻醉相关解剖学

（2）熟练掌握麻醉生理学

（3）熟练掌握麻醉药理学

（4）熟练掌握麻醉相关病理生理学

（5）熟练掌握心肺脑复苏

（6）熟练重症监护治疗

（7）熟练掌握急性疼痛治疗方法,熟悉常见慢性疼痛治疗原则

2. 熟练掌握疾病、手术和麻醉对生理机能的影响和处理原则。

（二）相关专业知识

1. 熟练掌握手术病人常见并存疾病(包括:心脑血管、呼吸、内分泌、水电解质酸碱平衡紊乱及血液系统疾病等)的病生理改变及基本治疗方法,在围术期能正确评价其严重程度和手术麻醉的风险性。

2. 掌握常用实验检查及麻醉相关特殊检查(如肺功能检查、心功能检查、肝肾功能检查、血气分析等)的基础知识及临床意义。

3. 麻醉生理监测相关知识及应用原则,包括:

（1）熟练掌握全麻深度临床判断及监测技术

（2）熟练掌握肌松监测方法及其临床意义

（3）熟练掌握血流动力学监测方法及其临床意义

（4）熟练掌握心电图监测方法及临床应用

（5）熟练掌握呼吸及麻醉气体的监测方法

（6）熟练掌握体温监测

（7）了解经食道超声心动图的临床应用

4. 了解重症监护治疗的基础知识和理论

二、学科新进展

1. 基本掌握本专业国内外新进展,包括:新理论、新技术、新药物等。

2. 熟悉相关学科在治疗学方面的新进展,如不停跳冠脉搭桥术、微创外科手术、心血管病的治疗、经食道超声心动图的应用等。

三、专业实践能力

1. 熟练掌握术前病情评估,麻醉前准备,各种麻醉方法的技术规范与管理,麻醉并发症的防治等。熟练掌握呼吸、循环功能的监测方法、操作技能,及其临床应用。

2. 熟练掌握 ASA Ⅲ级以上病人(例如:各种休克、心脏疾病、肺功能障碍、肝肾功能不全等)的麻醉处理。

3. 熟练掌握心肺脑复苏及休克的监测、治疗和各种支持疗法。

4. 熟练掌握困难气道处理技术和辅助人工气道的应用(例如纤维支气管镜技术和喉罩的应用)、麻醉中各种紧急情况的处理。

5. 熟练掌握急性疼痛治疗的相关知识和方法,如术后镇痛、分娩镇痛,熟悉常见的慢性疼痛和癌性疼痛的治疗原则。

6. 熟悉危重病人(如:急性呼吸窘迫综合征、心衰、多脏器衰竭等)的监测和治疗和各种支持疗法。

7. 掌握本专业的各种临床治疗指南。

附:

（一）专科麻醉及特殊病症的麻醉

常见:

1. 眼耳鼻喉口腔颌面及整形外科手术麻醉

2. 普通外科手术麻醉

3. 妇科和产科麻醉

4. 泌尿外科手术麻醉

5. 创伤病人麻醉

6. 内镜手术麻醉

7. 小儿麻醉

8. 老年人麻醉

9. 高血压病人麻醉

10. 心脏病人非心脏手术麻醉

11. 呼吸系统疾病病人麻醉

12. 休克病人麻醉

13. 肝肾功能不全病人麻醉

14. 脊柱和四肢手术麻醉

15. 非住院病人手术麻醉

16. 手术室外病人的麻醉

少见：

1. 神经外科手术麻醉

2. 心血管手术麻醉

3. 胸科手术麻醉

4. 内分泌疾病病人麻醉

5. 血液病病人的麻醉

6. 过度肥胖病人麻醉

重症：

1. 器官移植手术麻醉

2. 神经肌肉疾病病人麻醉

（二）　麻醉方法及技术

1. 全身麻醉

2. 椎管内麻醉

3. 神经阻滞

4. 局部麻醉

5. 监护性麻醉(MAC)

6. 控制性降压

7. 低温

8. 血液保护技术

中英文名词对照索引

G

改良电休克治疗　modern ECT/modified ECT,MECT　738
钙通道阻滞剂　calcium channel blocker,CCB　300,380,384
肝动脉血栓　hepatic artery thrombosis,HAT　434
肝肺综合征　hepatopulmonary syndrome,HPS　426
肝肾综合征　hepatorenal syndrome,HRS　428
肝素　heparin　70
肝性脑病　hepatic encephalopathy,HE　427
肝硬化性心肌病　cirrhotic cardiomyopathy,CCM　426
感觉异常　dysesthesia　779
感染性心内膜炎　infective endocarditis,IE　319
高代谢反应　hypermetabolism reaction　727
高钙血症　hypercalcemia　131
高钾血症　hyperkalemia　131,176
高流量　high flow　33
高流量性肺动脉高压　high-flow pulmonary arterial hypertension　12
高镁血症　hypermagnesemia　131
高敏肌钙蛋白　high sensitivity cardiac troponin,hs-cTn　301
高钠血症　hypernatremia　174
高频喷射通气　high frequency jet ventilation,HFJV　268,584
高容量性高钠血症　hypervolemic hypernatremia　175
高渗性非酮症高血糖昏迷　hyperosmolar nonketotic coma　613
高碳酸血症　hypercapnia　384,469
高血糖脱水综合征　hyperglycemic dehydration syndrome　616
高血压　hypertension　352
高血压患者心血管危险分层　cardiovascular risk stratification in patients with hypertension　352
高血压诊断标准　hypertension diagnostic criteria　352
格拉斯哥昏迷评分　Glasgow coma scale,GCS　567,812
膈疝　diaphragmatic hernia,DH　248
梗阻性肥厚型心肌病　hypertrophic obstructive cardiomyopathy,HOCM　377
梗阻性脑积水　obstructive hydrocephalus　182
梗阻性睡眠呼吸暂停　obstructive sleep apnea,OSA　586
梗阻性睡眠呼吸暂停低通气综合征　obstructive sleep apnea hyponea syndrome,OSAHS　586
梗阻性休克　obstructive shock　396
功能残气量　functional residual capacity,FRC　143,497
宫动脉球囊置入术　uterine artery blockage,UAB　642
估计血容量　blood volume,EBV　759
股神经阻滞　femoral nerve block,FNB　88,543
骨相关事件　skeletal-related event,SRE　784
关节周围浸润麻醉　periarticular injection,PAI　544

冠脉球囊扩张　coronary balloon dilatation　363
冠脉再通　coronary recanalization　368
冠状动脉病变评分系统　The Synergy between PCI with TAXUS and Cardiac Surgery,SYNTAX　300
冠状动脉搭桥术　coronary artery bypass grafting,CABG　297
冠状动脉血流量　coronary blood flow,CBF　4,293
冠状动脉造影　coronary arteriography　362
冠状动脉粥样硬化性心脏病　coronary atherosclerotic heart disease,CAD　294
灌洗液　irrigation solution　485
国际标准化比值　international normalized ratio,INR　113
国际疾病分类　International Classification of Diseases,ICD　778
国际神经外科医师联合会　World Federation of Neurologic Surgeons,WFNS　209
国际疼痛研究学会　International Association for The Study of Pain,IASP　778
国际正常化比值　international normalized ratio,INR　178
腘动脉与关节后囊之间注射局麻药　interspace between the popliteal artery and posterior capsule of the knee,IPACK　543
腘窝坐骨神经阻滞　popliteal sacral nerve blocks,PSNB　87
过敏性休克　anaphylactic shock　396

H

海岸征　sea shore sign　159
海姆立克急救法　Heimlich maneuver　706
氦氧混合气　heliox,helium-oxygen　247
含血停搏液　blood cardioplegia　121
何尔登效应　Haldane effect　14
核心温度　core temperature　116
黑-伯反射　Hering-Breuer reflex　15
亨利定律　Henry law　32
红外热成像检查　infrared thermal imaging technology　774
红外热像图　infrared thermogram　774
喉梗阻　laryngeal obstruction　711
喉痉挛　laryngospasm　562,585
喉气管支气管炎　laryngotracheobronchitis　710
喉乳头状瘤病　laryngeal papillomatosis　581
喉罩　laryngeal mask　745
喉罩通气　laryngeal mask airway,LMA　268,591
后负荷　afterload　2
后矢状肛门直肠成形术　posterior sagittal anorectoplasty,PSARP　690
后遗效应　residual effect　40
呼气末正压通气　positive end expiratory pressure,PEEP　414

K

L

Q

R

S

Y